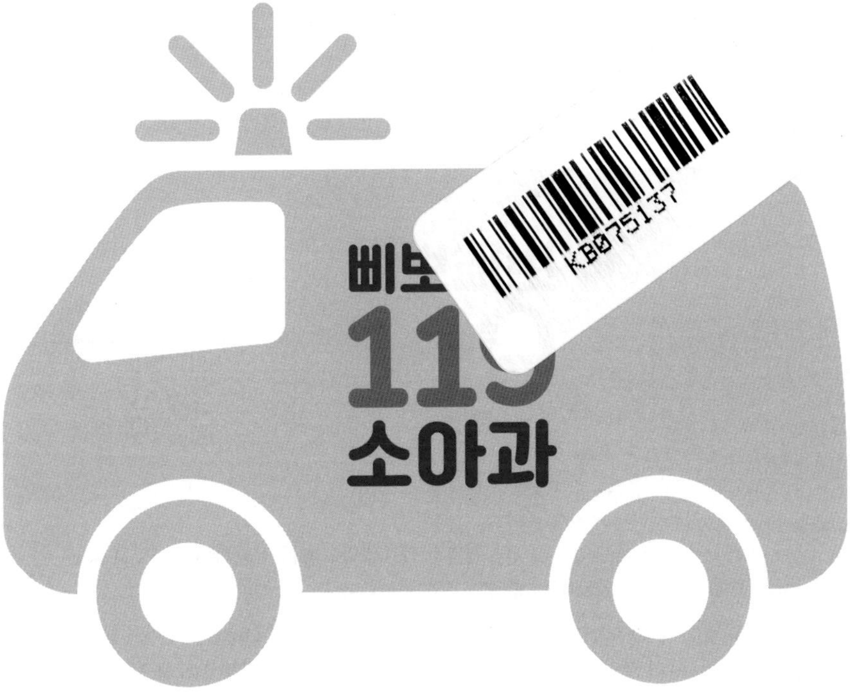
삐뽀
11
소아과

## 일러두기

**QR코드로 만나보세요!!**

QR코드를 통해 하정훈 선생님을 직접 만나보세요. 스마트폰의 QR코드 앱을 이용하여 본문의 QR코드를 스캔하시면 선생님의 친절한 설명이 담긴 동영상과 자료 사진을 만나볼 수 있습니다.

- 육아책은 네비지도나 마찬가지로 계속 업데이트 됩니다. 판이 바뀌지 않아도 쇄를 찍을 때마다 새로운 정보, 바뀐 정보는 계속 업데이트 됩니다. 가능하면 최신판을 보는 것을 권장합니다.
- 이 책의 내용은 의사의 진료를 전적으로 대신할 수는 없습니다. 아이마다 상황마다 서로 다를 수 있기 때문입니다. 아이가 아픈 경우에는 이 책의 내용을 참고하시고 소아청소년과 의사의 진료를 받는 것이 좋습니다.
- 나라마다 의료시스템이나 문화가 다른 경우 아이 키우는 방법이나 질병 치료 방법이 다를 수도 있습니다. 이 책은 대한민국을 기준으로 작성된 내용입니다.
- 본문에 쓰인 말 중에서 '신생아'는 생후 4주까지의 아기를, '아기'(아가)는 돌 이전의 아기를, '아이'는 돌 이후의 아이를 넓게 가리키는 말입니다.
- 본문에 나오는 모든 나이는 만 나이입니다. 즉 세 살은 생후 3년, 흔히 말하는 우리 나이로 네 살을 뜻합니다.
- 책을 읽다 보면 중복되는 내용이 나오기도 합니다. 아이들의 병은 한 가지 병이 다른 병과 연관되어 있는 경우가 많습니다. 병에 대한 이해를 돕기 위해서 꼭 필요하다고 생각되는 설명들은 다소 중복이 되더라도 실었습니다.
- 이 책 끝부분에는 '체중, 신장, 두위, 흉위 백분위수', '소아의 발육 곡선(신장과 체중)', '소아의 신장별 체중 백분위수'가 실려 있습니다. 2018년부터 만 3세 미만에서는 세계보건기구 성장 기준이 우리나라의 표준으로 정해졌습니다. 3세 미만의 나이에 사용하던 대한소아과학회의 표는 삭제합니다. 이 도표들을 보면서 여러분의 아기가 제대로 자라고 있는지 수시로 체크해보세요.
- 2007년부터 '소아과'가 '소아청소년과'로 바뀌었습니다.

개정 13판

# 삐뽀삐뽀 119 소아과

하정훈 지음

소아청소년과 전문의, 하정훈소아청소년과 원장

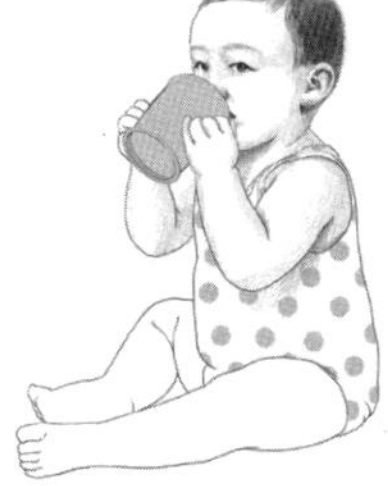

유니책방

# 개정 13판 서문

“아이 한 명 더 낳으시죠.” 이게 제일 무서운 말이라고 하는 엄마들이 많습니다. 아가를 낳기만 하면 되는 줄 알았는데 돈은 돈대로 엄청나게 들어가고, 잠 안 자고 잘 안 먹고 말도 안 듣는 아이를 키우다 보면 정말 힘들고 재미없습니다. 이게 우리나라 많은 부모들의 자화상입니다. 정말 아가를 키우는 것이 이렇게 힘들고 괴로운 것이어야만 한 것일까요? 만일 아이가 말 잘 듣고 잠 잘 자고 밥 잘 먹는다면 아이 키우기 정말 쉽지 않을까요? 이런 육아의 난제에 대해서 이 책은 가장 보편적이고 과학적이고 실제적은 답을 제시하려고 노력했습니다.

최근에 프랑스 육아법이 주목을 끌고 있는데 그대로 따라해서 되기만 하면 아이 키우는 것이 참 쉬울 것 같습니다. 그런데 프랑스 육아법이란 것이 프랑스만의 독특한 육아 문화일까요? 아닙니다. 프랑스뿐 아니라 독일이나 이슬람, 심지어 일본까지도 아이들 키우는 육아법은 약간의 차이는 있지만 기본적으로 거의 마찬가지입니다. 이들 나라의 육아법의 핵심은 사랑하지만 엄하게 키우는 것, 바로 이것입니다. 그런데 이게 바로 우리나라 전통육아의 핵심이기도 합니다. 모든 나라의 육아는 기본적으로 같습니다. 사랑하지만 엄하게 키우는 것. 이것이 오늘날에도 부모들이 꼭 알고 있어야 할 우리나라 전통육아의 핵심입니다. 유행처럼 만들어지는 그럴듯한 육아법들에 너무 현혹되지 마십시오.

아이를 똑똑하게 키우려면 모국어인 우리말을 제대로 가르쳐야 합니다. 모국어 실력은 말을 잘 하는 것뿐 아니라 사고력과 창의력에 정말 중요합니다. 두 돌 이전부터 엄마와 아가 간의 대화보다는 어른들 간의 일상대화를 많이 들을수록 아이들의 두뇌는 더 잘 발달합니다. 하루 6시간 이상 언어 노출이 모국어 발달에 필수입니다. 초등학교 들어가기 전에는 영어조기교육보다 우리말을 제대로 익히는 것이 아이를 똑똑하게 키우고 평생을 좌우하는 경쟁력을 키우는 비법입니다.

사회성은 아이가 평생을 살아가는 데 중요한 기술입니다. 4~5개월의 어린 아가 때부터 부모가 다른 사람 만나는 것을 보여주십시오. 그럼 아가들이 사람 대하는 법을 배우고 다른 사람의 마음을

읽는 법도 배우게 됩니다. 이렇게 보고 자란 아가들이 돌이 되어서 또래랑 매일 놀면서 친구 사귀는 것을 배우게 됩니다. 유아원이 아닌 집에서 동네에서 또래랑 매일 놀아야 나중에 사회에 나가서 다른 사람들과 잘 어울릴 수 있답니다. 어릴 때 또래랑 매일 몇 시간씩 놀이터에서 노는 것이 미래를 위한 가장 확실한 투자입니다.

아가들은 늦어도 8개월에는 훈육을 시작해야 합니다. 안되는 것은 언제라도 안되어야 합니다. 이 시기에 훈육을 시작하면 아가들은 자기통제를 배우고 집에서 가족과 어울려 살아가는 가정의 룰을 배우게 됩니다. 이 세상이 아이 마음대로 되는 것이 아니란 것을 알게 되면서 자기통제를 배우게 되고 이런 아이들이 식당에 가면 돌아다녀서는 안된다는 것도 알게 됩니다. 세 살 버릇 여든까지 가는 법입니다.

아이 키울 때 부모가 공부를 열심히 해야만 제대로 키울 수 있다면 인류는 예전에 멸망했을 것입니다. 미국에 살면 별다른 노력을 하지 않아도 영어를 배웁니다. 그런데 우리나라에 살면서 영어를 배우려면 정말 힘듭니다. 그게 바로 문화입니다. 아이를 키우는 문화 속에서는 누구나 쉽게 아이를 키울 수 있습니다. 아이 키우는 것이 저절로 되지 않는다면 문화가 아닌 겁니다. 그럼 부모가 단순한 지식이 아닌 문화로 받아들여질 정도로 열심히 육아공부를 하는 수밖에 없습니다. 제대로 된 육아법을 배워서 당연하게 생각하고 밀어붙이는 것, 이게 아이를 쉽게 키우는 또 다른 비법입니다.

소아과 영역의 가장 중요한 분야인 육아 분야 역시 최근 가장 활발하게 연구되고 변화되는 분야입니다. 질병뿐 아니라 영양과 이유식과 육아 분야에서도 최근 많은 내용들이 바뀌었습니다. 최신 정보를 가능하면 빨리 제공하기 위해서 판이 바뀌지 않아도 쇄가 바뀔 때마다 개정하는 내용이 많기 때문에 같은 판이라도 2년 정도 지나면 많은 부분에서 차이가 나므로 첫째 때 산 책을 둘째 때 보기 곤란할 것입니다. 육아책을 비롯한 의학책은 물려받거나 중고책으로 사고 팔기는 좀 곤란합니다.

삐뽀삐뽀 119 소아과 책이 출판된 지 이제 27년이 지났습니다. 강산이 두 번 바뀔 정도의 세월이 흐르는 동안 이 책을 변함없이 읽어주신 부모님들께 감사드립니다.

— 2024년 1월

# 개정판 서문

**1**

3년 전 이 책의
초판을 쓰고 난 후
저는 육아에 대한
공부를 본격적으로
시작했습니다.

**2**

개정판에는
초판보다
육아에 관련된
내용이 더욱
많아졌습니다.

**3**

이 책에는
아이를 키우면서
엄마들이 궁금해하는
것들을 빠짐없이
실으려고 노력했습니다.

3년 전 이 책의 초판을 쓰고 난 후 저는 육아에 대한 공부를 본격적으로 시작했습니다. 육아에 대해 모르는 것이 아직도 너무 많다는 생각이 들었기 때문입니다. 공부를 시작하면서 육아에 관한 자료를 찾았는데, 소아과 의사인 제가 공부를 하고 싶어도 우리나라에서는 마땅한 책을 거의 찾을 수가 없었습니다. 그래서 어쩔 수 없이 인터넷을 뒤지기 시작했고, 전 세계의 육아에 관련된 정보를 모으기 시작했습니다. 이렇게 모은 정보들 가운데는 소아과 의사인 저에게도 놀라운 내용들이 많았습니다. 이 정보들을 바탕으로 저는 근거 있는 육아 정보를 체계적으로 정리해왔습니다.

개정판에는 초판보다 육아에 관련된 내용이 더욱 많아졌습니다. 아기를 제대로 키우기 위해서는 아기의 질병에 관해 아는 것도 중요하지만 올바른 육아법을 아는 것이 꼭 필요합니다. 초판에서는 육아에 대해 주춧돌만 놓았다면 개정판에서는 그 위에 기둥을 세우고 벽을 바르고 지붕을 얹었습니

다. 아기의 성장과 발달에 따라 각 단계마다 아기에게 엄마가 교육시켜야 하는 것은 무엇인지, 어떤 것을 끊고 어떤 것을 새로 시작해야 하는지, 아이의 버릇은 어떻게 들여야 하는지, 아이를 유치원이나 어린이집에 보낼 때 사전에 체크하고 준비해야 할 것은 무엇인지, 아이에게 좋은 장난감이나 그림책은 어떤 것인지, 또 아이를 칭찬하거나 야단칠 때는 어떻게 하는 것이 좋은지 등을 소아과 의사의 입장에서 의학적인 근거를 가지고 정리했습니다. 특히 아기의 성장과 발달에 중요한 이유식은 시중에 조리법에 관한 책들은 많이 나와 있지만, 육아 전문가인 소아과 의사가 보기에 결코 동의할 수 없는 내용들로 채워진 것들이 많이 있습니다. 이 책의 이유식 부분은 제가 의학적인 근거를 가지고 가장 신경써서 새롭게 쓴 부분입니다. 그래서 개정판에는 이유식에 관한 내용이 가장 많습니다.

그리고 개정판에는 질병에 관한 내용들도 대폭 추가하거나 개정하였습니다. 의료 과학과 기술이 빠르게 발전해 아기의 질병에 관한 내용도 지난 3년 동안 많이 바뀌었기 때문입니다.

주위에서 보면 아직도 비법을 믿거나 잘못된 경험에 의지해 아이를 키우는 엄마들이 많이 있습니다. 내 아이를 특별하게 키우겠다는 생각은 버리십시오. 소아과 의사가 권유하는 보편적인 육아법으로 아기를 키울 때 아기는 평범하지만 특별하게 잘 자랄 수 있습니다. 소아과는 아기의 질병을 치료하는 곳일 뿐만 아니라 육아에 대한 전반적인 상담을 할 수 있는 곳이라는 것을 잊지 마십시오.

이 책에는 아이를 키우면서 엄마들이 궁금해하는 것들을 빠짐없이 실으려고 노력했습니다. 하지만 자라나는 아이들의 모습은 워낙 천차만별이어서 엄마들이 꼭 알고 싶은 내용인데도 빠진 것이 있을 수 있습니다. 이 책에 미처 담지 못한 내용 가운데 궁금한 것이 있거나 새롭게 바뀌는 의학 정보들에 대해 알고 싶은 분들은 언제라도 저의 홈페이지를 방문해주시기 바랍니다. 나름대로 노력은 했지만 미흡한 점도 있을 것이라고 생각합니다. 이 책을 보시고 저와 다른 견해를 갖고 계시거나 잘못된 부분을 발견하신 분은 언제라도 연락을 주십시오. 더 나은 소아과 의사의 길을 걸을 수 있도록 채찍질하는 비판과 조언의 말씀으로 받아들이겠습니다.

— 2000년 5월

## 초판 서문

**1**

아이를 키우다 보면
엄마들은
궁금한 것이
한두 가지가 아닙니다.

**2**

쉽게 이해할 수 있게
전문용어 대신
일상용어로 설명하려고
노력했습니다.

**3**

아기의 병에
대처하는 능력과
육아에 대한 자신감을
키우세요.

아이를 키우다 보면 엄마들은 궁금한 것이 한두 가지가 아닙니다. 아기들의 예방접종부터 시작해서 한번 걸렸다 하면 쉽게 떨어지지 않는 감기까지. 잘 놀던 아이가 갑자기 열이 나거나 토하고 설사를 할 때 엄마들은 어떻게 대처해야 할지 당황스럽고 막막하기만 합니다. 그래서 아이들의 질병에 관한 정보나 대처법을 알기 위해 주변 사람들에게 물어보기도 하고 의학서적을 뒤적이며 찾아보기도 하지만, 첫 페이지부터 이해하기 어려운 전문용어에 기가 질려 몇 장 넘겨보다 덮어버리곤 합니다. 이 책은 육아와 아기의 질병에 대해서 실례를 중심으로 평이하게 썼기 때문에 전문 의학 지식이 없는 일반인도 누구나 쉽고 재미있게 읽을 수 있습니다. 이 책을 읽다 보면 여러분이 이미 다 아는 이야기도 있을 것이고, 전혀 몰랐던 새로운 사실도 있을 것이며, 또 잘못 알고 있었던 상식도 있을 것입니다.

이 책을 쓰면서 나름대로 두 가지 원칙을 충실하게 지키려고 노력했습니다. 아이를 키우는 아빠로서, 또 아이의 병을 고치는 소아과 의사로서의 경험과 지식을 많은 엄마 아빠들이 쉽게 이해할 수 있게끔 어려운 전문용어 대신 일상용어로 풀어서 설명하려고 노력했습니다. 또 현실에서 부닥치는 어려운 문제와 잘못 알고 있어서 실수하기 쉬운 의학상식들을 중점적으로 다루되 한 가지를 설명하더라도 확실하게, 그리고 실생활에서 써먹을 수 있도록 세심하게 배려했습니다.

이 책은 아이들이 걸릴 수 있는 모든 병을 다 언급하지는 않았으며, 전문가인 의사들에게나 필요한 이론적인 이야기나 여러 가지 복잡한 검사와 특수 치료를 요하는 어려운 병들에 관한 이야기는 아예 빼버렸습니다. 소아과를 찾아온 엄마들이 궁금해하거나 PC통신에서 엄마들로부터 질문받은 병 가운데 아이들이 가장 많이 앓는 흔한 병을 중심으로 다양한 증상에 대한 대처법을 원리적으로 충실하게 다루려고 노력했습니다. 따라서 이 책에는 감기에 대한 내용이 가장 많습니다. 가장 흔한 병이니까요.

육아만 해도 그렇습니다. 많은 부모들이 '내 아이는 다르다'며 특별하게 키우고 싶어 하지만 아이는 평범하게 키우는 것이 좋습니다. 누구네 집 아이는 어떻게 했더니 잘 컸다고 하면 귀가 솔깃해지는 엄마들이 너무나 많습니다. 그래서 비법 아닌 비법이 난무하고 상식을 저버리는 상술에 현혹되어 엄마와 아이가 손해를 보기도 합니다. 소아과 의사들이 권장하는 육아법은 그대로 따라하면 열 명 가운데 아홉 내지 열 명이 건강하게 잘 크는 방법입니다. 다섯 명은 잘 크고 다섯 명은 잘 안 크는 방법을 올바른 육아법이라고 권장하지는 않습니다. 아이 키우기에 있어서 가장 큰 원칙은 때가 되면 할 것은 해야 하고, 하지 말아야 할 것은 하지 말아야 한다는 것입니다. 그때를 미리 알고 대비하지 못하다가 때가 지나서 하려면 몇십 배 힘들고 원하는 효과도 보기 어려운 것이 아기 키우기입니다. 같은 의사의 길을 가면서, 두 아이를 키우는 제 아내 역시 그런 원칙으로 아이를 키웠습니다. 이 책을 통해 엄마들이 아기의 병에 대처하는 능력과 육아에 대한 자신감을 다소나마 갖게 된다면 필자로서는 더 이상의 보람이 없겠습니다.

— 1997년 1월

# 차례

육아로 표시된 육아편을 먼저 보세요

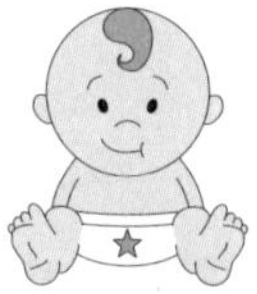

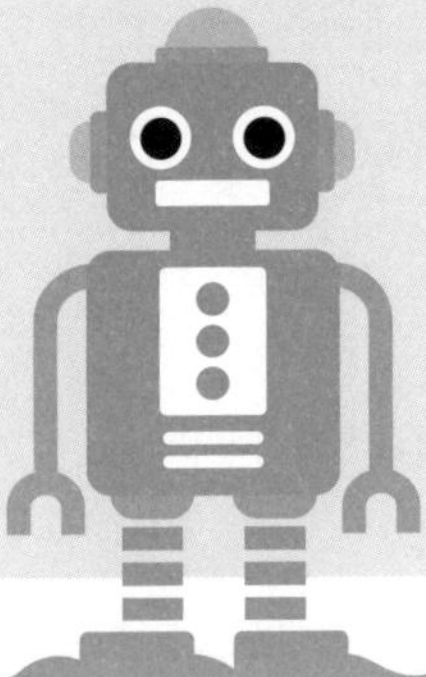

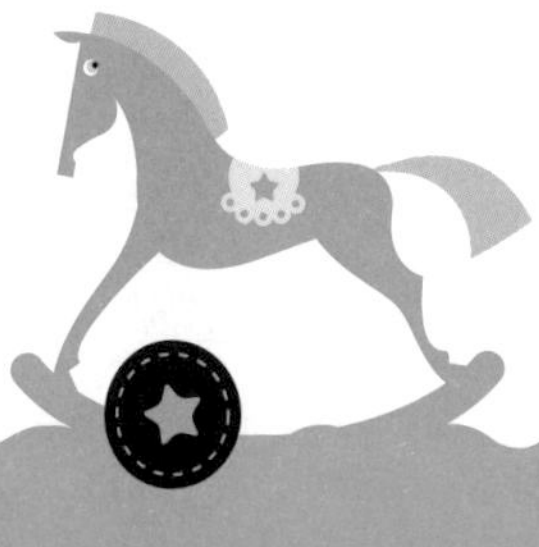

# 프롤로그

## 여기는 119 소아과입니다!

**· 이 책은 아이를 키우면서 부딪히는 여러 문제에 친절한 조언자 역할을 합니다** 이 책에 실린 글은 거의 20년간 PC통신과 인터넷을 통해 육아상담을 하면서 많은 엄마들께서 궁금해하던 내용과 제가 병원에서 진료를 하면서 엄마들로부터 질문받은 내용들을 기초로 한 것입니다. 제가 다른 소아과 의사보다 더 많이 알아서 이런 책을 쓴 것은 절대로 아닙니다. 다만 소아과 의사로서 아이 키우는 엄마들에게 평소 하고 싶었던 말과 병원에서 진료할 때 미처 하지 못했던 설명을 이 책을 통해서 하려는 것뿐입니다.

이 책이 소아과 의사의 진료를 대신할 수는 없지만, 엄마들이 아이를 키우면서 부딪히게 되는 여러 가지 어려움에 대해 친절한 안내자 역할은 할 수 있을 것이라고 생각합니다. 간혹 의학책에 대해서 잘못된 견해를 갖고 계신 분도 있는데, 의학책에서 다루는 여러 가지 내용들은 의료 일반에 관해 조언을 하는 것이지 진료를 하는 것이 결코 아닙니다. 조언과 진료는 많은 차이가 있습니다. 따라서 이 책 『삐뽀삐뽀 119 소아과』 역시 육아와 아기의 질병에 관한 모든 문제를 다 해결해주는 책은 아니라는 점을 분명히 아셔야 합니다. 이 책을 쓴 가장 큰 목적은 동네 소아과에서 진료를 받거나 예방접종을 한 후에 소아과 의사에게 들었어야 할 설명을 듣지 못한 것이 있을 때, 그 설명을 이 책에서 찾아볼 수 있도록 하려는 것입니다.

**· 아기의 건강은 엄마와 소아과 의사가 서로 노력할 때만 지켜져** 아기의 병이나 육아에 관한 문제를 이렇게 책의 형태를 빌려 글로 쓰자니 개별적이고 특수한 변수는 제외시킬 수밖에 없었습니다. 그렇지만 아이를 키우면서 일상생활 속에서 부딪치게 되는 크고 작은 변수들에 대처할 수 있는 커다란 이해의 틀은 제공할 수 있을 거라고 생각했습니다. 알고 있는 의학 지식을 단순하게 나열하는 것은

쉽습니다. 그러나 이것을 현실에 적용하기 위해서는 소아과 진료 경험이 풍부한 전문의의 손을 통해 재해석되고 재정리되어야 합니다. 저 역시 제가 알고 있는 의학 지식을 일반인들이 쉽게 이해할 수 있도록 풀어 쓰려고 노력은 했지만, 사람들이 알고 있는 의학이나 육아에 관한 지식 수준이 워낙 다양해 쉽지가 않았습니다. 아이들은 정말로 천차만별입니다. 책으로 설명할 수 없는 경우도 많습니다. 그리고 아무리 잘 쓴 책이라 하더라도 의사의 진료나 면담을 대신할 수는 없습니다. 육아에는 엄마의 역할이 있고 의사의 역할이 있습니다. 엄마와 소아과 의사가 서로 노력할 때, 우리의 아이들은 건강하고 튼튼하게 자랄 수 있을 것입니다.

**· 육아책은 아이 키우는 데 지도책이나 마찬가지랍니다** 육아책은 아이 키울 때 미리미리 읽어두는 것이 중요합니다. 모르는 길을 갈 때 미리 지도 보고 가거나 네비게이션 지도 업데이트 하고 가면 예측이 가능해서 당황하지 않습니다. 갈림길에 도달하기 전에 미리 차선 바꾸고 속도 줄이고 미리 나갈 준비하지 않으면 어어 하고 갈림길을 보는 순간 걍 지나가 버립니다. 아니면 지나간 것도 모를 수 있구요. 지나간 후 다시 오려면 엄청 돌고 고생하겠죠. 지도는 바뀝니다. 새로 길 만들어지고 예전 길 없어지기도 하고 더 좋은 길이 생기기도 합니다. 육아도 마찬가지입니다. 미리 읽고 알고 있으면 쉬울 일도 모르면 죽어라 고생하는 겁니다. 그리고 삐뽀삐뽀 119 책은 네비게이션 지도나 마찬가지로 육아와 의학적 내용이 계속 업데이트 됩니다. 판이 바뀌지 않아도 쇄를 바꾸어 찍을 때마다 그때그때 업데이트 합니다. 그렇기 때문에 남에게 물려받거나 중고책을 사서는 곤란합니다. 심지어 첫째 때 보던 책이 있어도 둘째 키울 때는 다시 새 책으로 키우는 것이 더 낫습니다.

## 육아 상담은 소아과에서 하는 것이 제일 좋습니다!

**· 육아는 가장 소아과적인 학문입니다** 단편적인 육아 정보를 늘어놓는 정도의 육아 상담은 누구나 할 수 있습니다. 하지만 저는 반드시 소아과 의사의 전문적인 지식이 바탕에 깔려 있어야 제대로 된 육아 상담을 할 수 있다고 생각합니다. 육아에 대해 잘 모르는 사람은 아기들은 그냥 두어도 잘 큰다고 생각합니다. 그리고 육아에 대한 책을 몇 권쯤 읽은 사람은 아기를 잘 키울 수 있다고 자신합니다. 그러나 이런 사람들은 자신의 아기를 잘 키울 수 있을지는 몰라도 제대로 된 육아 상담을 할 수는 없습니다. 육아 상담을 제대로 하기 위해서는 아이들 성장 발달에 대한 해박한 지식과 비정상적인

질병 상태에 대한 전문적인 지식이 필요하며, 부모의 행동 양상도 예측할 수 있어야만 합니다.

**• 육아 상담은 크게 두 부분으로 이루어져 있습니다** 육아 상담은 크게 둘로 나눌 수 있는데, 정상적인 아기에게 미리 지침을 알려주는 것과 육아상 문제가 생긴 아기를 바로잡아 주는 것이 그것입니다. 아기들은 붕어빵 기계로 찍어낸 것이 아니기 때문에 육아 지침서에 쓰여 있는 대로 키울 수 없는 경우가 많습니다. 특히 문제가 있는 아기의 육아 상담을 하기 위해서는 육아 지침서만으로는 어림도 없습니다. 개월별로 성취해야 하는 것을 건너뛰고 있는 아기나, 중지해야 하는 것을 계속하고 있는 아기를 다시 보통의 아기들처럼 만들어주는 것은 고도의 난이도가 요구되는 육아 상담입니다. 예를 들어 두 돌이 지난 아이가 아직도 우유병에 넣은 분유만을 주식으로 먹고 있다면 이것을 고쳐주어야 하는데, 이런 육아 상담은 아이의 성격과 부모의 성격, 가정의 환경, 가족들 간의 힘의 역학을 잘 이해해야 정확한 상담을 할 수 있습니다. 그리고 이런 상담은 한 가지 방법을 사용해본 후 아이와 엄마의 반응을 보고, 다른 방법을 사용할지 아니면 그 방법을 더 강화시킬지를 선택하게 됩니다. 모든 아기와 엄마에게 백발백중 적용되는 비법은 없습니다. 단순한 지식의 나열이 상담은 아닙니다. 육아에 대한 지식과 소아과 의사의 직관을 가지고 엄마와 아기의 상태를 꿰뚫어보면서 나아갈 길을 알려주는 것이 육아 상담입니다.

**• 육아 상담에는 반드시 의학적 지식이 뒷받침되어야 합니다** 아이가 토하는 경우가 있습니다. 물론 이런 경우 단순히 트림을 시키는 것만으로 문제가 해결되는 경우도 있습니다. 그러나 때에 따라서는 수술을 해야 하는 경우도 있으며, 조기에 의학적인 조치를 취하지 않으면 목숨이 위험한 경우도 있습니다. 저 역시 개업 초기에 등골이 오싹해지는 경험을 한 적이 있습니다. BCG를 접종하러 온 아이였는데, 약간 토한다는 엄마의 말을 듣고 무심코 아이 성기를 본 순간 '아이쿠' 하고 바로 큰병원으로 보냈습니다. 성기의 모양은 정상이었지만 색깔이 지나치게 까맸는데, 이 아기는 체내의 칼륨 수치가 엄청나게 높았습니다. 큰병원에 가자마자 응급으로 교환 수혈까지 했다고 합니다. 지금도 간혹 그때 생각을 하면 식은땀이 등 뒤로 쪼르륵 흐릅니다. 소아과 의사의 눈에는 이상한 것이 의학적인 지식이 부족한 사람의 눈에는 이상하게 보이지 않을 수도 있습니다.

**• 경험에 의한 육아법을 경계해야 합니다** 경험에 의한 육아법은 위험한 경우가 있습니다. 어떤 경우에는 부작용이 장기간에 걸쳐 나타나기도 하는데, 경험에 의한 육아법으로는 이런 오류를 발견할 수 없습니다. 선식이 알레르기를 증가시킬 수도 있다고 소아과 의사들은 생각하지만, 경험상 아기에게 좋다고 많이들 먹입니다. 아기가 밤에 운다고 무조건 기응환을 먹이는 엄마도 있는데, 그렇게 하

기보다는 우는 원인을 밝히는 것이 우선입니다.

• **육아 상담을 위해서는 아기의 과거 현재 미래를 다 알아야 합니다** 예를 들어 4개월 된 아기의 엄마가 육아 상담을 위해서 소아과를 방문하면, 소아과 의사는 먼저 엄마가 그동안 아기를 키운 방법에 대해 잘한 점과 잘못한 점을 확인해줍니다. 그리고 4개월에 엄마가 알아야 할 것들을 알려주고, 다음 방문 시까지 해야 할 것들도 알려줍니다. 또한 엄마들이 잘못할 수 있는 것들을 미리 알려주어서 잘못된 방법으로 아기를 키우는 것을 막아주기도 합니다.

• **소아과 이용 형태도 바뀌어야 합니다** 육아 상담을 하기 위해서 육아 상담실을 운영하는 병원을 잔뜩 기대하고 방문했는데, 예방접종만 달랑 해주더라며 분개하는 엄마들을 간혹 봅니다. 많은 엄마들이 이런 식의 육아 상담실 운영에 대해 이구동성으로 배신감을 느낀다고 합니다. 이제는 소아과를 방문할 때 육아에 대해서 궁금한 것을 물어보십시오. 엄마가 자꾸 물어보면 소아과 의사도 알고 있는 지식의 보따리를 펼쳐놓을 것입니다. 특히 접종을 할 때는 그 나이에 맞는 육아 상담이 필수적이기 때문에, 접종하러 갈 때는 소아과 의사에게 질문할 것을 미리 적어 가는 것이 좋습니다.

## 엄마들이 아기를 키우면서 꼭 지켜야 할 원칙들!

• **육아는 때를 놓쳐서는 안됩니다** 육아에서 가장 중요한 것은, 때가 되면 시작할 것은 시작해야 하고 끊을 것은 끊어야 한다는 것입니다. 이 시기를 놓치면 몇 배는 더 힘들어지는 것이 육아입니다. 아이를 키우다 보면 개월별로 성취해야 하는 목표들이 있습니다. 그리고 몇 가지 육아에 필요한 기술들은 서로 유기적으로 연관이 되어 있습니다. 이 연관된 것들을 미리미리 공부해두지 않으면 개월별 목표들을 실천에 옮기기가 매우 힘들어집니다. 예를 들면 돌이 되면 우유병을 끊으라고 권장합니다. 하지만 돌이 되어서 갑자기 우유병을 끊게 되면 아기들이 우유를 안 먹는 경우가 생길 수 있습니다. 돌이 되어서 우유병을 끊기 위해서는 6개월부터 컵을 사용해서 분유를 먹이는 연습을 시작하고, 9개월쯤에는 제법 많은 양을 컵으로 먹이고, 8~10개월부터는 숟가락을 쥐어줘서 아기 스스로 먹는 연습을 시켰어야 합니다.

• **일반적인 원칙을 꼭 알고 있어야 합니다** 육아 상담에서는 일반적인 원칙에서 어긋나도 괜찮은 경우와 어긋나서는 안되는 경우가 있습니다. 생우유를 돌이 지나면 시작하라는 것은 어느 정도 꼭 지켜

야 하는 원칙이지만, 우유병을 돌이 지나면 끊으라는 것은 절대적인 원칙이 될 수가 없습니다. 하지만 가이드 라인에서는 그냥 단순하게 돌이 지나면 우유병을 끊고, 분유를 끊고, 생우유를 시작하라고 합니다. 이 말의 정확한 의미를 알기 위해서는 엄마들이 더 많은 공부를 해야 합니다. 육아 상담은 숫자 놀음이 아닙니다. 아기와 엄마라는 인간을 대상으로 하는 것이기 때문에 엄마와 아기와 소아과 의사가 다같이 노력하고, 아기의 특성과 엄마의 특성에 따른 방법을 선택해야 제대로 된 육아를 할 수가 있습니다. 몇 개월에는 무엇을 하고, 몇 개월에는 무엇을 끊어야 한다는 것을 모든 아이들에게 일률적으로 강요할 수는 없다는 말입니다. 일반적인 원칙으로는 아기가 돌이 되면 우유병을 끊는 것이 좋지만, 아기가 우유병을 18개월에 끊는다고 해서 문제가 되는 것은 아닙니다. 우유병은 늦어도 18개월까지만 끊으면 됩니다. 이럴 경우 엄마에게 늦어도 18개월까지만 우유병을 끊으면 된다고 알려 주는 것은 이론적으로는 완벽한 설명이 될지 모르겠지만, 상당히 많은 경우 아기들이 조기에 우유병을 끊고 제대로 된 식사를 하는 데 실질적인 도움을 주지 못합니다. 돌이 돼서도 우유병을 끊지 못하면 돌이 지나면서 급격히 우유병에 대한 의존도가 높아지는데, 이렇게 되면 아이가 우유만 먹으려 해 18개월에 우유병을 끊는 것이 너무 힘들어지기 때문입니다. 저는 컴퓨터 통신상에서의 육아 상담과 저의 소아과에서의 육아 상담을 다르게 생각합니다. 통신에서의 육아 상담은 일반론을 이야기해주지만, 직접 상담에서는 아기와 엄마의 구체적인 상황에 따라서 다르게 상담을 합니다. 일반적인 원칙은 매우 중요하지만, 똑같은 획일적인 육아 상담으로는 효과적인 육아 상담을 할 수 없습니다.

**· 엄마도 공부합시다** 소아과에서 아기를 진료하다 보면 엄마들이 의사에게 너무 모든 것을 의지하고 있다는 것을 느끼게 됩니다. 병원에 가서 주사를 맞히고 약을 지어 먹이는 것으로 아기 병 치료의 1번부터 100번까지 끝나는 것으로 생각하는 엄마들이 너무나 많다는 것입니다. 소아과 다니기가 너무나 쉬워서 그런지 무조건 의사의 처방만 따르면 된다고 생각할 뿐, 부모들이 마땅히 알아야 할 아기의 병에 대해서는 공부할 필요성을 별로 못 느끼는 것 같습니다. 그리고 병은 집에서도 치료해야 한다는 생각은 뒷전이고 무조건 좋은 약, 좋은 병원에만 가면 병이 낫는다는 그릇된 믿음을 갖고 있습니다. 또 병을 빨리 치료하는 의사가 명의라고 생각하는 엄마들도 많습니다. 그러나 특이한 병을 제외하고는 거의 모든 소아과 의사가 동일한 치료를 합니다. 감기나 장염을 특별히 잘 치료하는 의사는 없습니다. 소아과에 갈 때도 많은 엄마들이 환자로 복작대는 소위 유명 소아과로 몰립니다. 그러나 이런 소아과에서는 아기의 질병과 육아에 대해 차근차근 물어보기 힘듭니다. 주변을 둘러보면

의외로 한가한 소아과가 많습니다. 소아과는 유명해서 복작대는 곳보다는 한가하고 설명을 잘 해주는 곳이 좋습니다. 또 소아과에 갈 때는 궁금한 것을 미리 메모해 빼먹지 않도록 주의하고, 질문의 요점도 명확히 해야 합니다. 또한 아이의 상태를 파악할 수 있는 객관적인 정보를 소아과 의사에게 알려주어야 합니다. 엄마들이 아이의 증상을 정확히 알려주셔야 소아과 의사도 정확한 진단을 내리고, 거기에 맞는 치료를 할 수 있습니다. 아무리 고등교육을 받았더라도 육아에 대해서 공부하고 배우지 않으면 모를 수밖에 없습니다. 일전에 TV에서 우리 아이는 다른 아기와 달리 특별하기 때문에 좋은 이유식을 먹인다는 광고를 본 적이 있습니다. 그러나 이것은 결코 바람직한 일은 아닙니다. 물론 바쁘거나 사정이 있으면 파는 이유식 중에서 좋은 것을 선택해 먹일 수 있습니다. 그러나 파는 이유식이 엄마가 만들어 먹이는 이유식보다 좋을 리 없습니다. 정말로 우리 아기가 다른 아기와 다르다고 생각하신다면, 이유식은 엄마가 손수 만들어 먹여야지요. 모르면 그렇게 될 수밖에 없습니다. 귀한 아기를 함부로 키우지 않으려면 엄마도 공부를 해야 합니다.

**• 소아과 의사가 직접 하는 육아 상담이 훨씬 효과적입니다** 아이들에게 있어 성장의 단계 단계는 투쟁의 연속입니다. 어떤 아이는 크게 아프지 않고 성장의 단계를 잘 밟아 나가기도 하지만, 어떤 아이는 잘 안되기도 합니다. 이는 아기가 붕어빵 찍어내듯이 똑같이 찍혀 나온 존재가 아니기 때문입니다. 엄마도 한 가지 변수입니다. 치료나 육아 상담을 할 때 엄마가 인내력이 있는지, 엄마의 교육 정도는 어떤지, 시부모와 같이 사는지, 그리고 육아에 대한 관심은 어느 정도인지에 따라서 서로 다른 모범 답안이 나옵니다. 육아 상담을 할 때는 엄마가 처한 상황을 정확히 파악해야 합니다. 엄마의 학력과 의지와 경제력 등이 다 육아 상담을 할 때 고려해야 할 것들입니다. 엄마가 맞벌이를 해서 시간이 없는데, 막연히 이유식을 만들어 먹여야 한다고 주장해봐야 소용이 없습니다. 이 엄마에게 가장 적합한 이유식을 권장해야 합니다. 그리고 단독주택에 살 때와 아파트에 살 때 또한 상담하는 내용이 달라집니다. 널찍한 단독주택에서는 아무런 문제도 없지만, 옆집의 숨소리까지 들리는 서민 아파트에서는 밤중 수유를 끊기 위해서 아기를 울리기는 힘듭니다. 할머니가 있고 없고 또한 육아 상담에 막대한 영향을 미칩니다.

**• 육아는 땀과 눈물이 필수, 육아 상담에 비법은 없습니다** 하나를 성취하기 위해서는 엄청난 시간이 걸립니다. 그리고 시기를 놓쳐서 생긴 육아의 문제는 다시 회복하는 데 몇 배의 시간이 걸립니다. 하지만 육아책이나 육아 지침에는 엄마가 알아야 할 가장 중요한 것이 빠져 있습니다. 그것은 엄마들이 흘려야 할 땀과 눈물입니다. 이 점을 명확히 아셔야 합니다.

# 아프면 쉬게 합시다!

**• 모든 병 치료의 첫번째는 휴식입니다** 아이에게 '아플 때는 쉬어야 한다'는 것을 가르치기 위해서라도 아이가 아플 때는 쉬게 해야 합니다. 아플 때도 쉬지 않고 학교에 가게 하면 그 아이는 커서도 자기 자신을 혹사하게 됩니다. 아플 때 쉬어야 하는 보다 중요한 이유는 남들에게 병을 옮기기 때문입니다. 몇 년 전 여름, 유행성 결막염이 한창 유행할 때 온 나라의 안과란 안과는 병원 밖 골목까지 환자들로 줄을 섰었습니다. 눈병에 걸린 아이들의 엄마에게 학교에 보내지 말라고 했을 때 엄마들은 이런 대답을 했습니다. "쉬게 하고 싶고 선생님도 쉬라고 했지만, 결석 처리를 하기 때문에 학교에 보낼 수밖에 없다"는 것이었습니다. 결국 눈병 걸린 아이는 쉬어도 결석 처리를 하지 말라는 교육부의 발표가 있고 나서야 아이들은 학교에 가지 않고 쉴 수 있었고, 눈병도 사라지게 되었습니다.

**• 아플 때 아이를 학교에 보내면 자신도 손해, 남도 손해입니다** 아이에게 인내심을 길러준다고 생각할지 모르겠지만, 아플 때 쉬는 것을 배우지 못한 아이는 아플 때 쉬는 사람을 용납하지 못할 것입니다. 우리나라 사람들은 누가 아파서 무엇을 못하게 되면 별로 고운 눈길을 보내지 않습니다. 결국은 남을 배려하는 마음이 결여되는 것은 아닐까요. 제가 아는 한 선배는 미국 대학에 입학 허가를 받고 나서 교수와의 면담에서 자신이 12년 개근한 이야기를 자랑스럽게 했다가 상당히 곤란한 상황에 처했었다고 합니다. 이유인즉, 남을 생각하고 배려하는 기본 자세가 안돼 있다는 것이었죠. 또 하나, 부모들이 학교를 쉬게 하지 못하는 이유 가운데 하나가 조금 아프다고 학교나 유치원을 안 보내면 습관이 되지 않겠느냐는 것인데, 우리나라처럼 아이들을 못 믿는 나라도 드물 것입니다. 매사에 의심받고 불신만 받은 아이가 건강하고 올바르게 자랄 수 있겠습니까? 이젠 아이들도 믿어줍시다. 억지로 학교에 보내는 부모나 아파도 학교에 오게 하는 선생님은, 아이들이 학교에 가는 것이지 전쟁터에 가는 것이 아니라는 것을 생각해주셨으면 합니다. 전쟁 중일 때야 아파서 쉬면 그 한 번으로 패배하고 말지만, 교육이나 사회생활은 단 한 번으로 승부가 나는 것은 결코 아니니까요.

## 아이의 아픈 부분을 사진으로 익혀두세요

### 신생아 관련

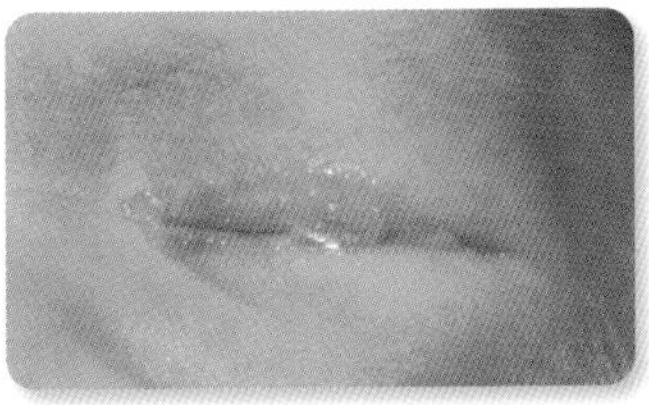

눈물길이가 발달 안된 신생아에게 눈곱이 낀 경우 p.559 참조

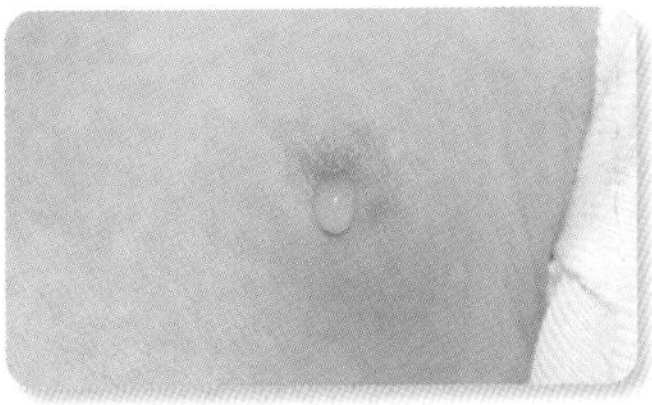

신생아 젖에서 유젖 분비(정상적인 모습, 젖 짜면 안됨) p.563 참조

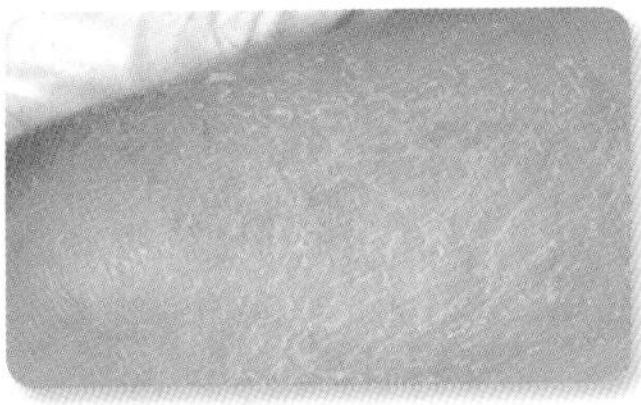

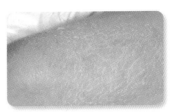

신생아의 정상 피부

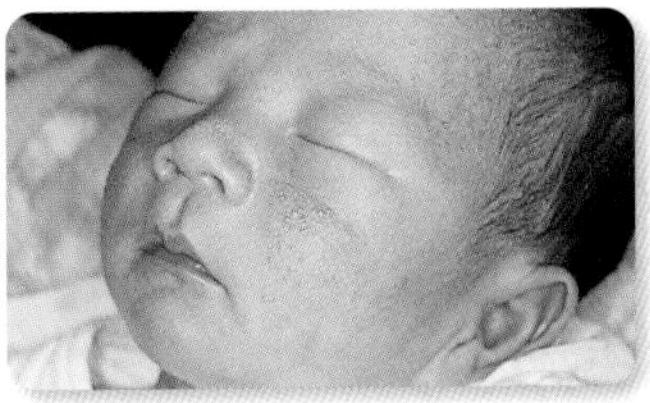

신생아 황달 p.566 참조

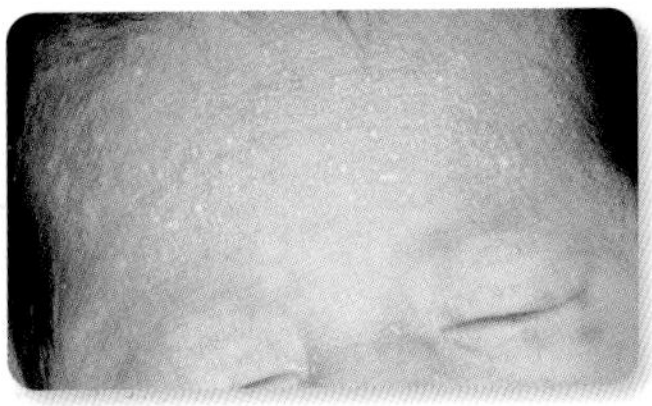

한진(저절로 좋아짐)

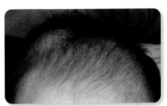

산류(저절로 좋아짐) p.558 참조

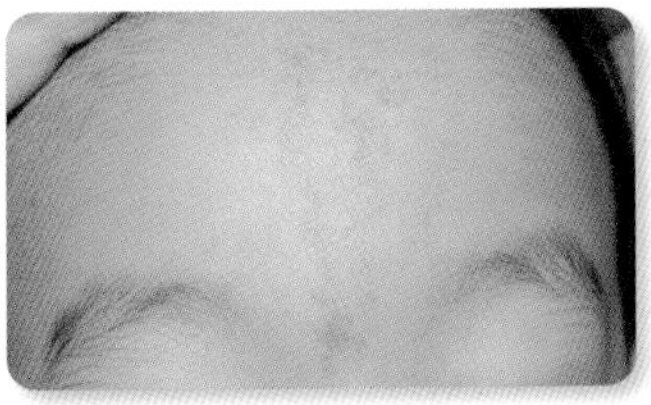

연어반 p.206, 560 참조

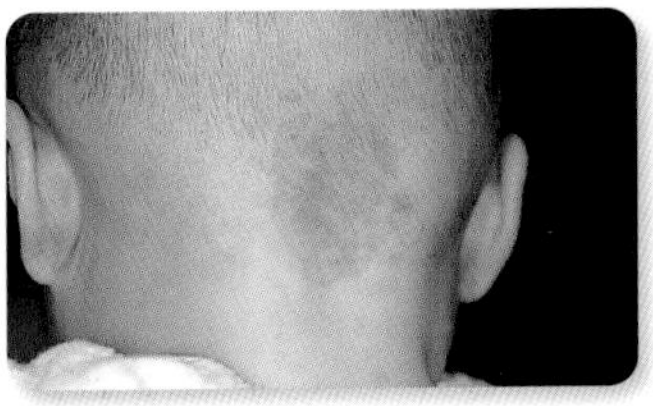

연어반 p.206, 560 참조

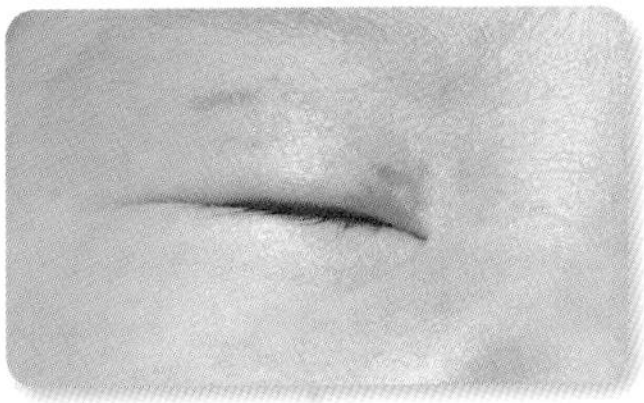

눈에 생긴 연어반 p.206, 560 참조

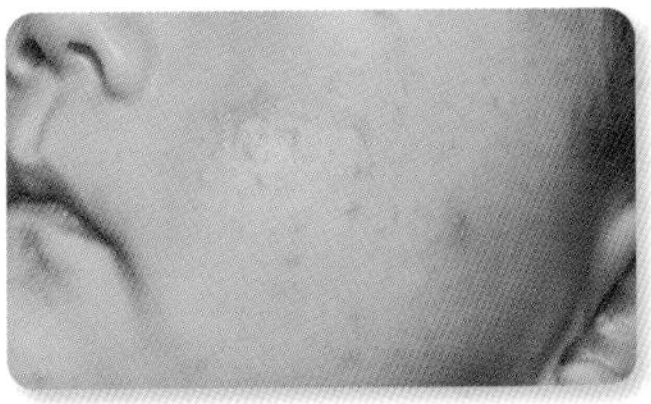

신생아 여드름

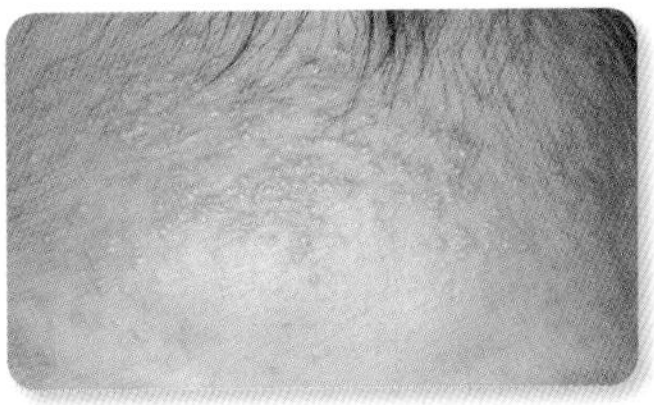

미립종(저절로 좋아짐) p.560 참조

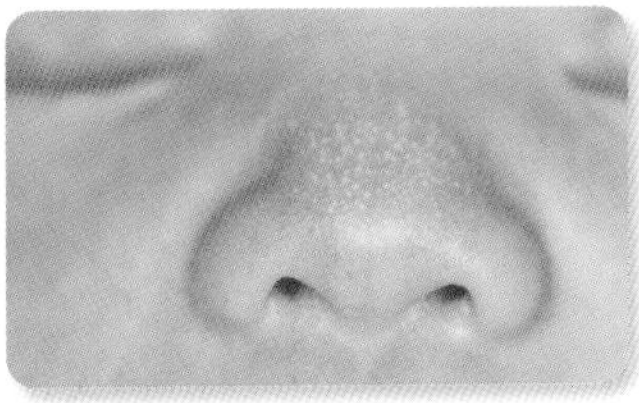

미립종 p.560 참조

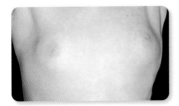

신생아 유방 비대

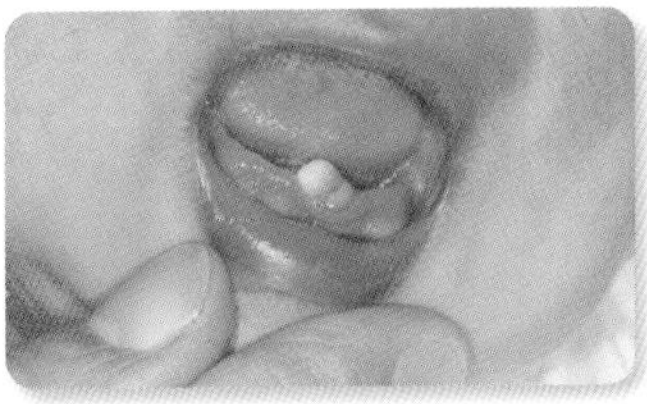

신생아에게 난 귀치(제대로 난 치아가 아니므로 발치를 함) p.958 참조

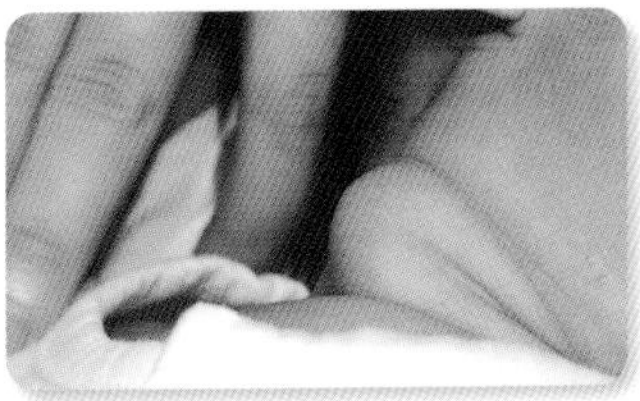

사경(아기 목에 만져지는 덩어리)

## 아이의 아픈 부분을 사진으로 익혀두세요

### 신생아 관련

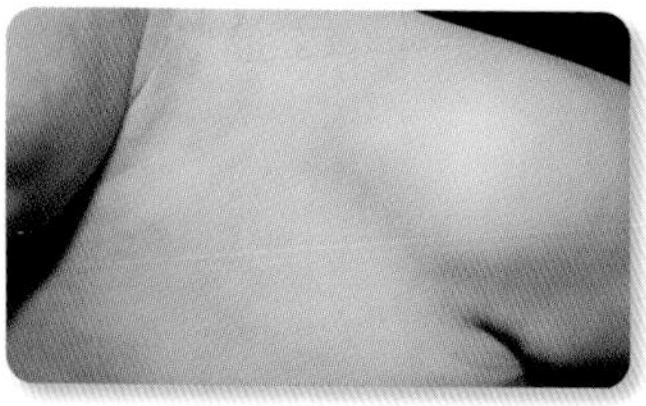
신생아 왼쪽 쇄골 정상

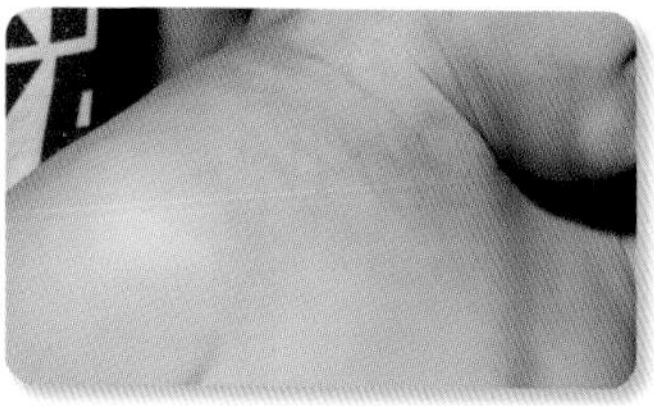
신생아 오른쪽 쇄골 정상

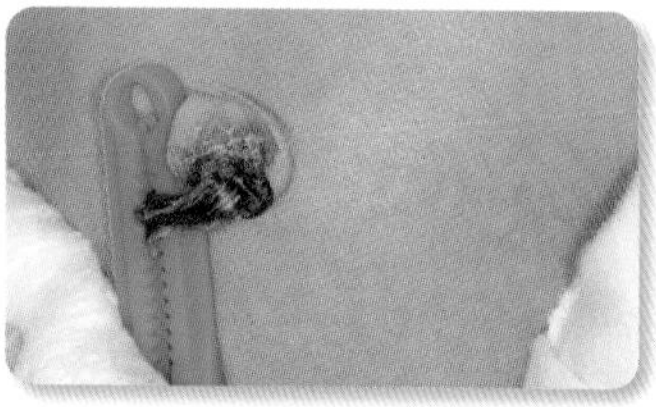
잘 말라가는 배꼽의 탯줄 떨어지기 직전의 모습 p.283 참조

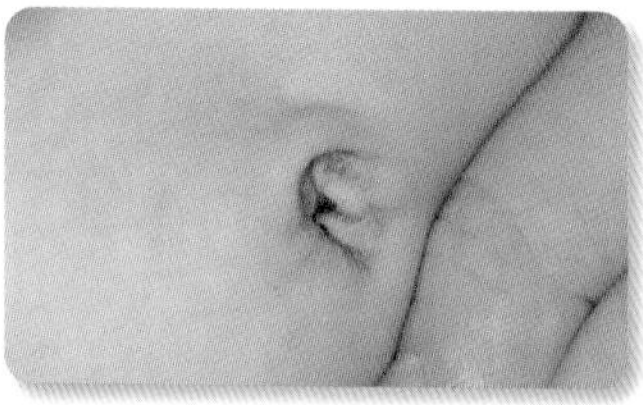
정상 배꼽 p.283 참조

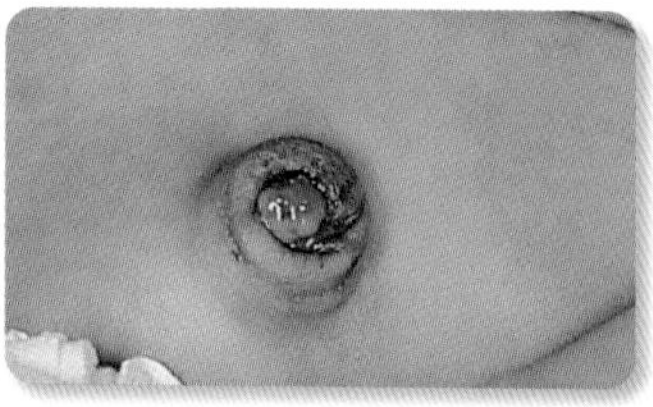
육아종 첫날 p.285 참조

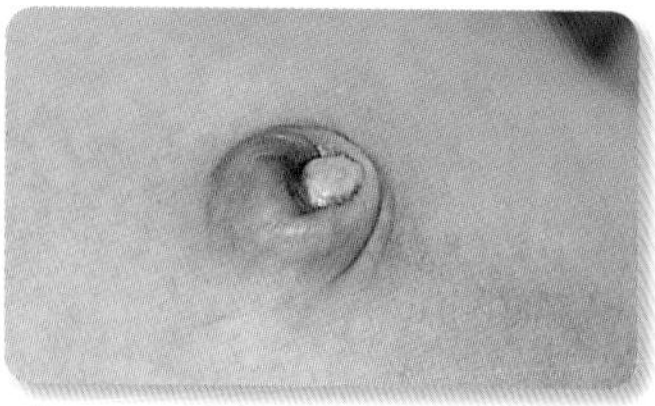
육아종, 질산은으로 지진 모습 p.285 참조

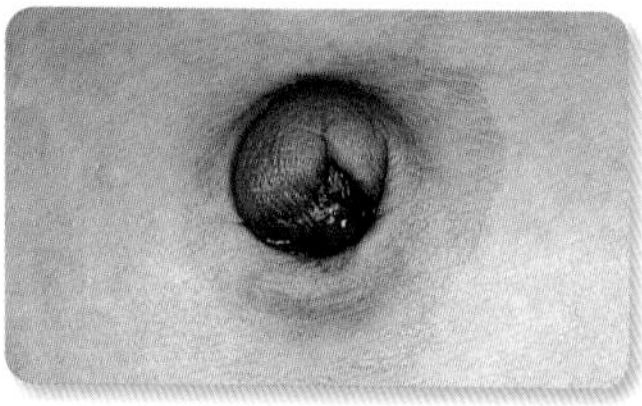
육아종 치료 5일 뒤 p.285 참조

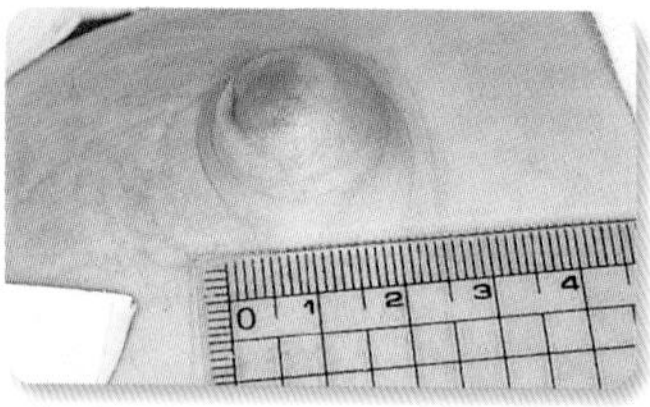

배꼽 탈장 p.346 참조

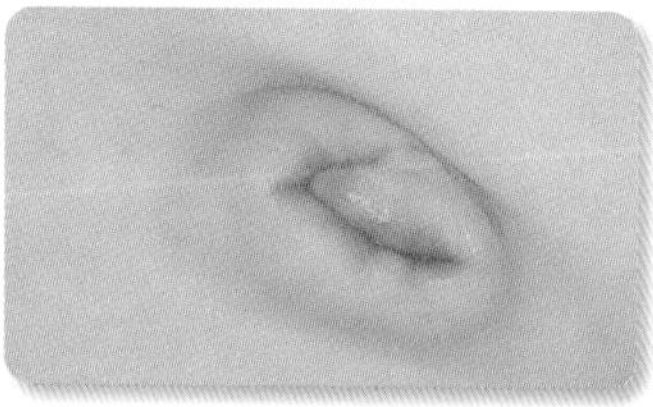
배꼽을 건드려서 생긴 염증 p.284 참조

### 모유수유와 변

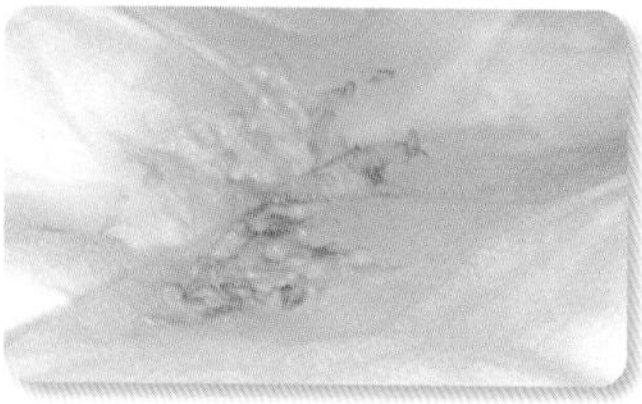
정상 모유변 p.249, 302 참조

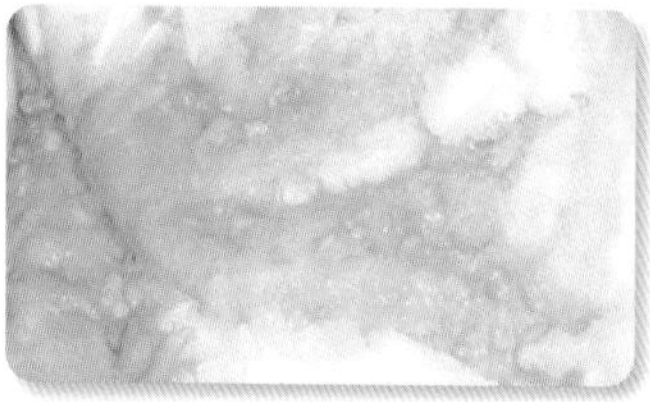
정상 모유변

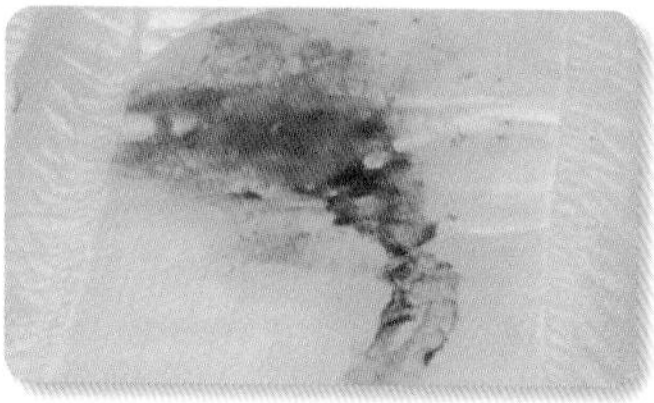
모유수유아 혈변 p.249 참조

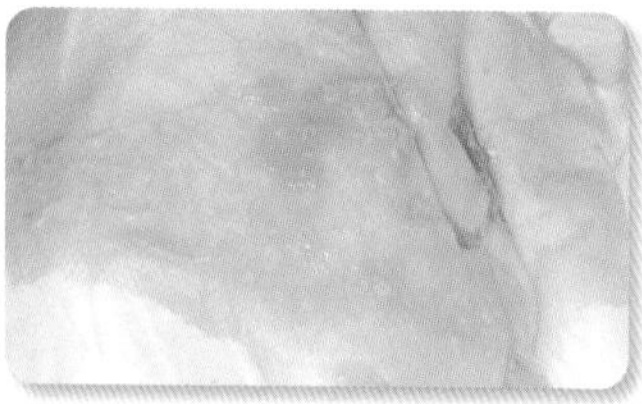
전유후유불균형으로 인한 곱똥

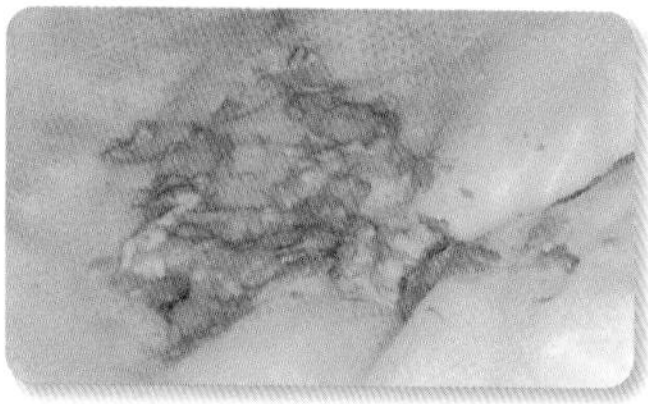
전유후유불균형으로 인한 녹변 p.249 참조

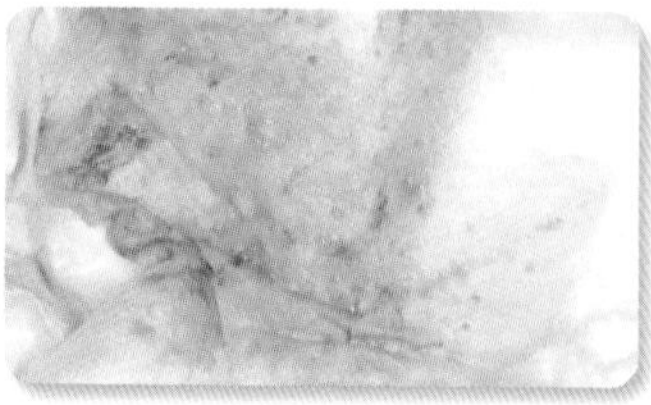
알레르기성 대장염으로 생긴 모유수유아 혈변(엄마의 음식 조절로 좋아짐)

## 아이의 아픈 부분을 사진으로 익혀두세요

### 모유수유와 변

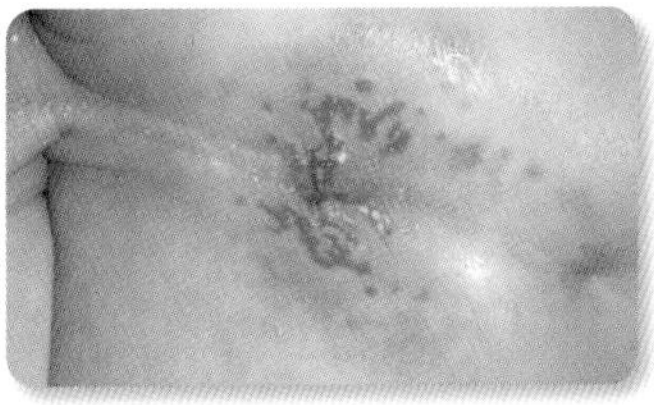

전유후유불균형으로 인한 만성 설사로 엉덩이가 헌 모습(모유를 충분히 비우면 치료됨)

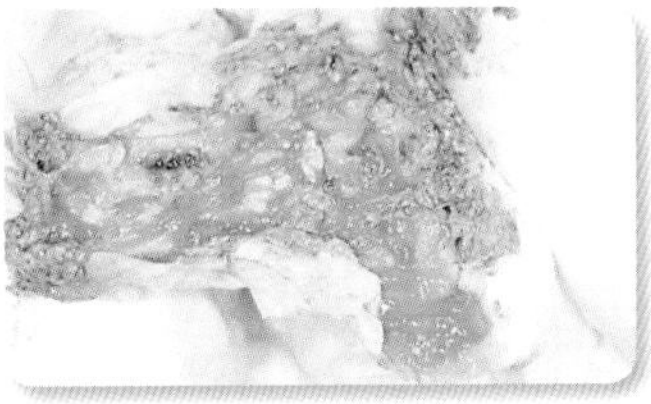

곱똥 p.306 참조

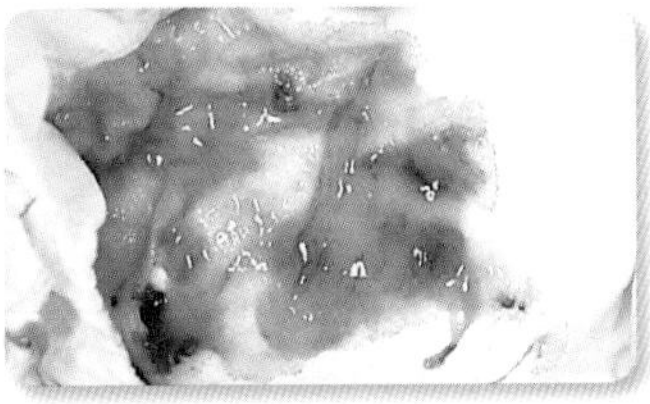

곱똥+피똥

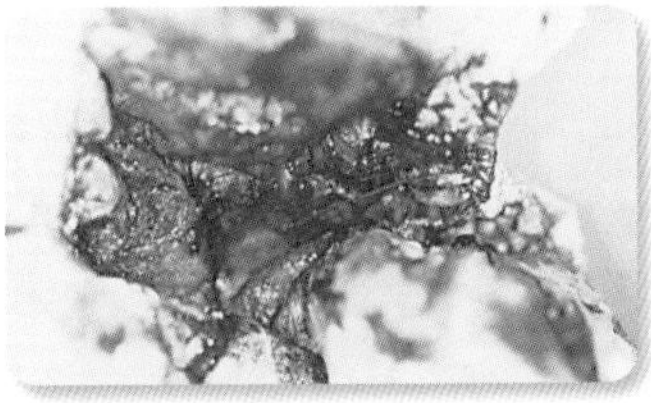

피똥 p.307 참조

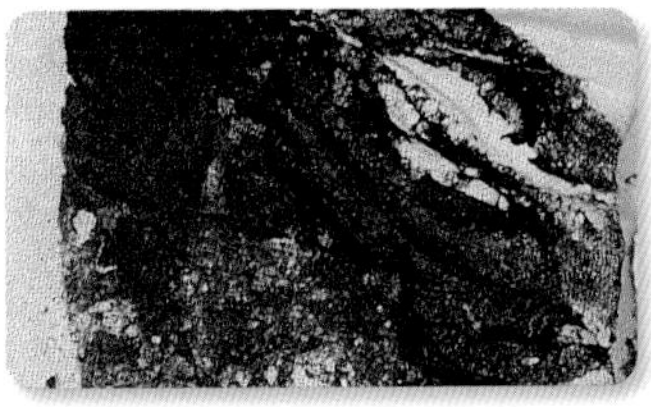

장출혈에 의한 검은 변 p.308 참조

### 변의 이상

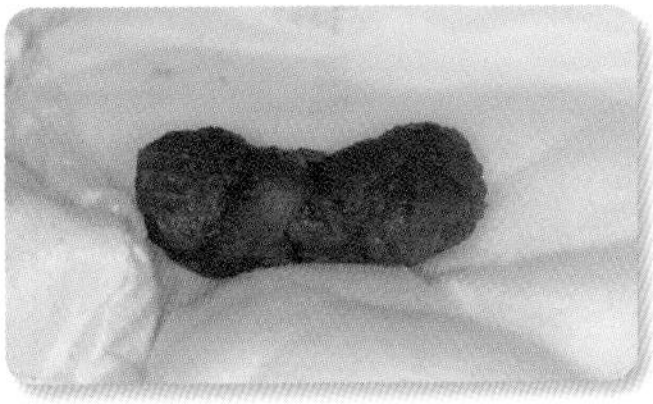

심한 변비 때 나온 피 섞인 변 p.297 참조

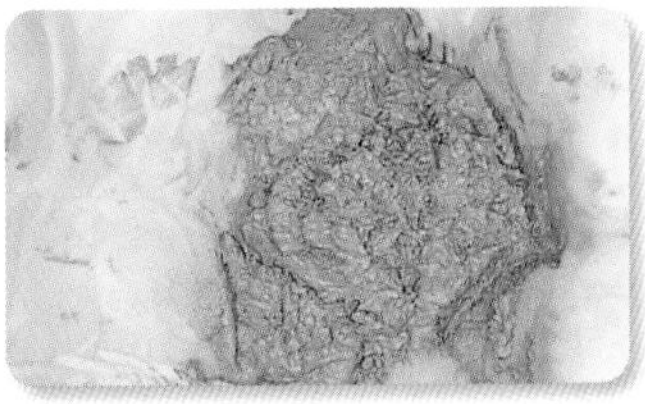

정상 녹변 p.303 참조

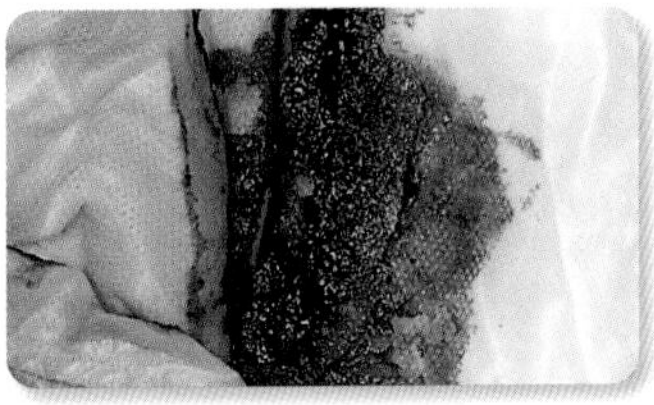

곱똥 p.306 참조

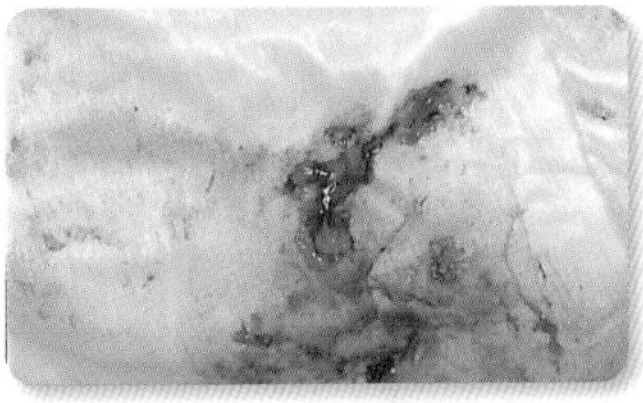

곱똥+피똥

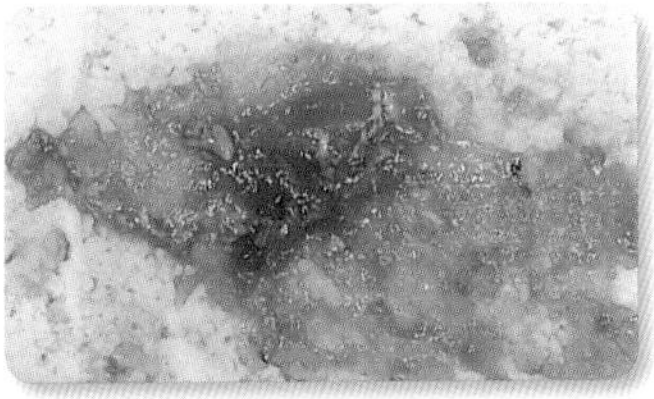

곱똥+흰멍울 p.308 참조

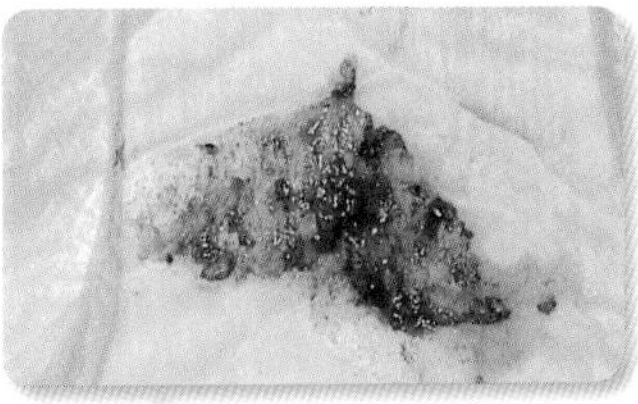

피똥 p.307 참조

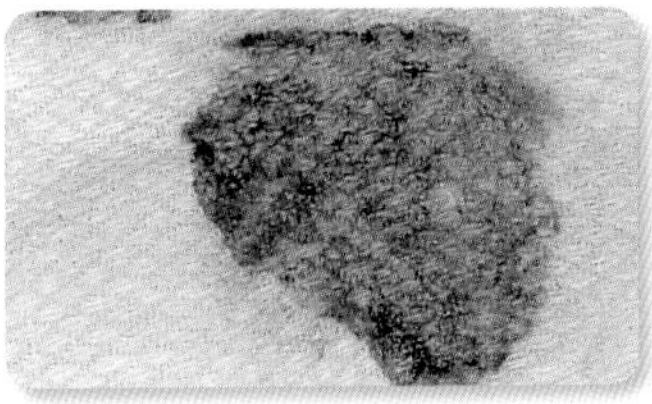

장염 걸렸을 때 피똥 p.308 참조

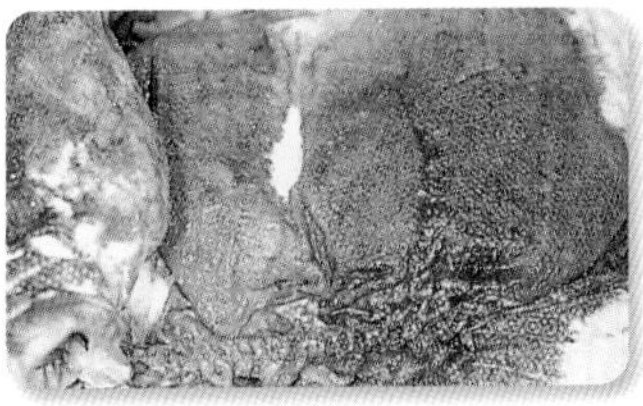

장중첩일 때 피똥 p.308 참조

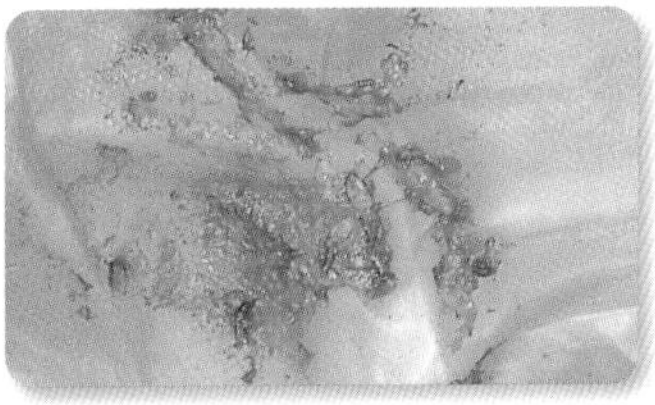

흰 몽우리 변 p.308 참조

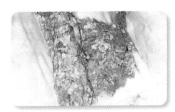

흰 몽우리 변 p.308 참조

## 아이의 아픈 부분을 사진으로 익혀두세요

### 변의 이상

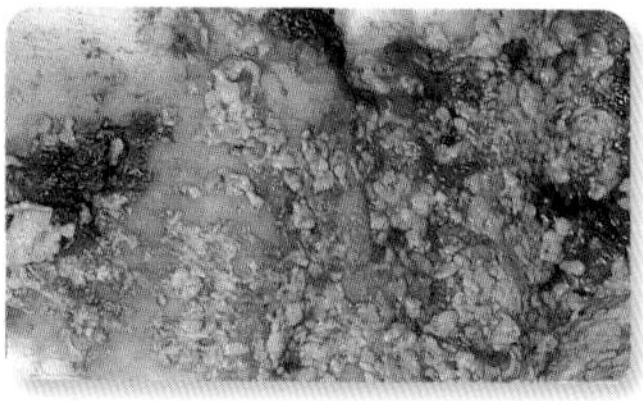

녹변+흰몽우리+곱똥

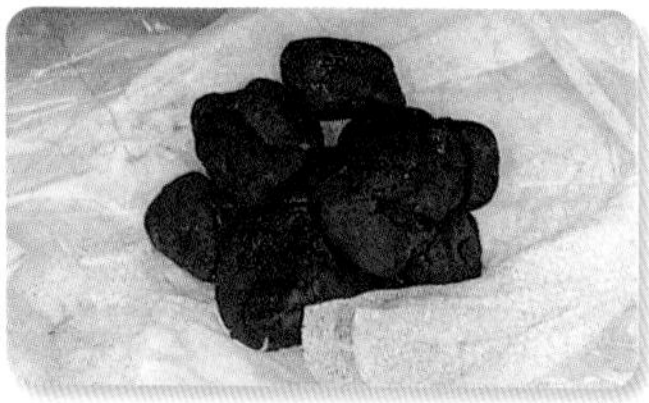

염소똥처럼 생긴 심각한 변비똥 p.310 참조

### 이유식과 변

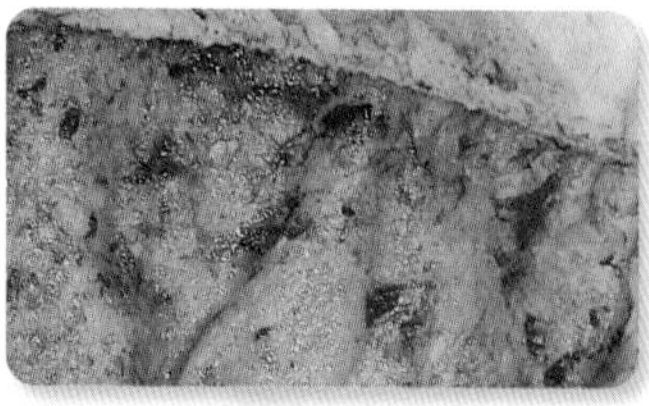

토마토껍질이 섞여 나온 변 p.872 참조

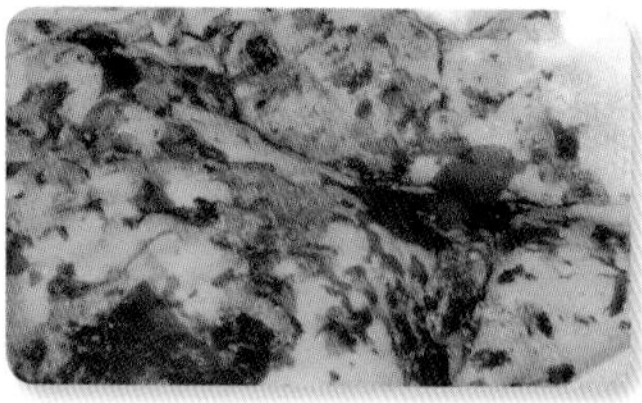

김 먹은 아이의 변 p.872 참조

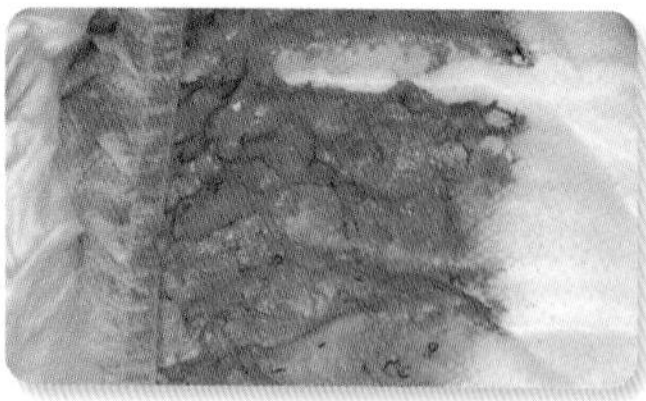

바나나 먹은 아이의 변 p.872 참조

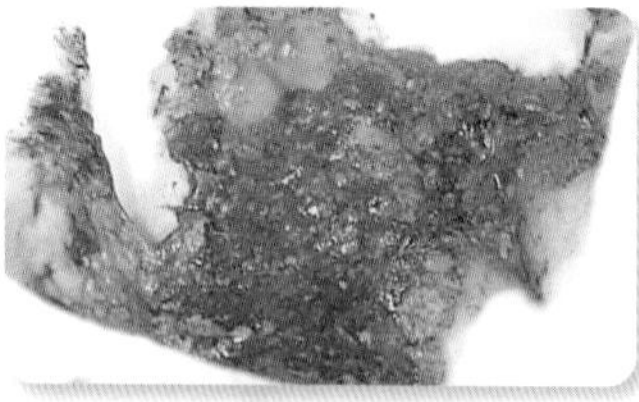

당근즙 이유식 변 p.872 참조

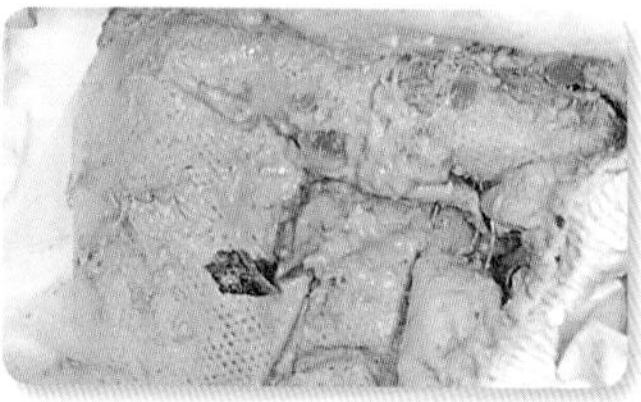

당근과 김이 섞여 나온 변 p.872 참조

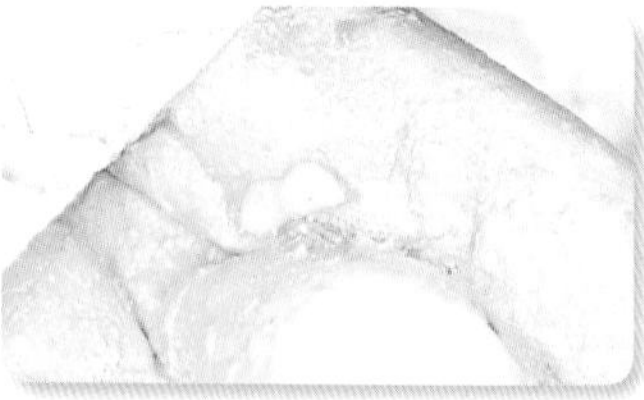

떡볶이 떡이 섞여 나온 변 p.872 참조

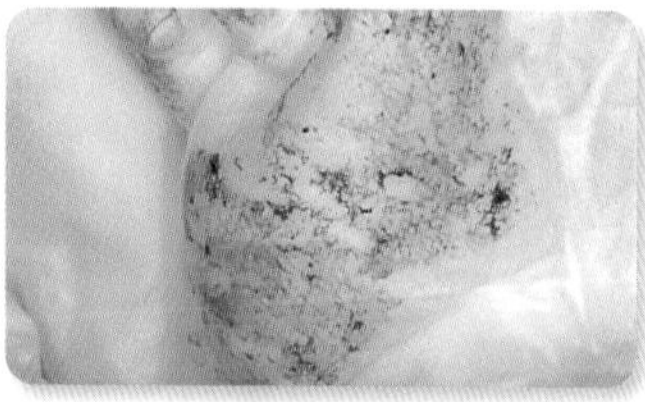

수박이 섞여 나온 변 p.307, 872 참조

이유식과 변

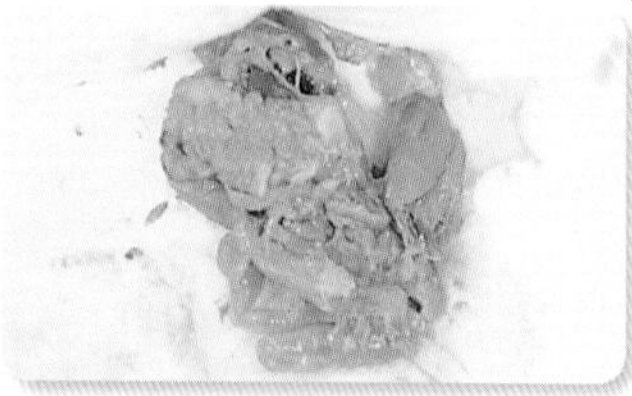

포도를 많이 넣은 이유식 변 p.872 참조

### 소변의 이상

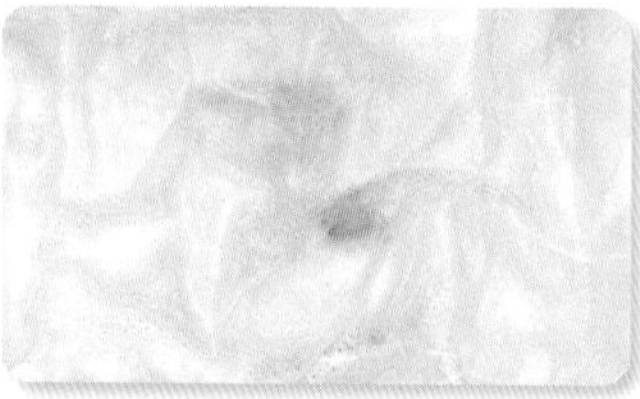

소변의 고름 p.352 참조

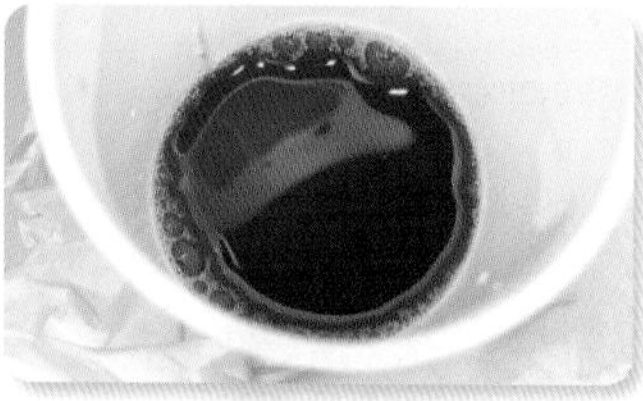

혈뇨(이런 소변을 보면 바로 소아과 의사의 진료를 받으세요) p.355 참조

소변의 이상

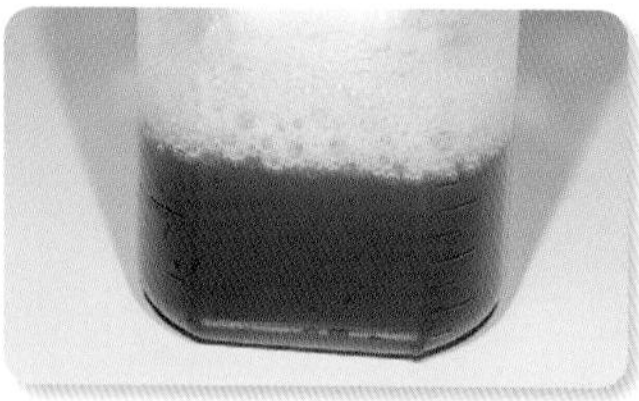

고열 후 콜라 같은 소변을 본 경우(바로 소아과 의사의 진료를 받으세요) p.354 참조

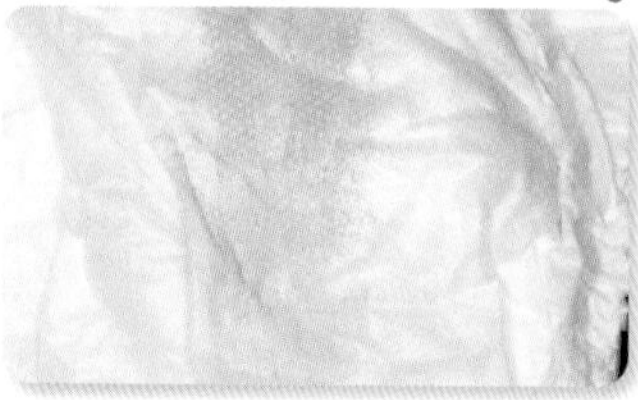

고열 후 생긴 혈뇨(반드시 소아과 의사의 진료를 받으세요) p.355 참조

### 비뇨기 관련

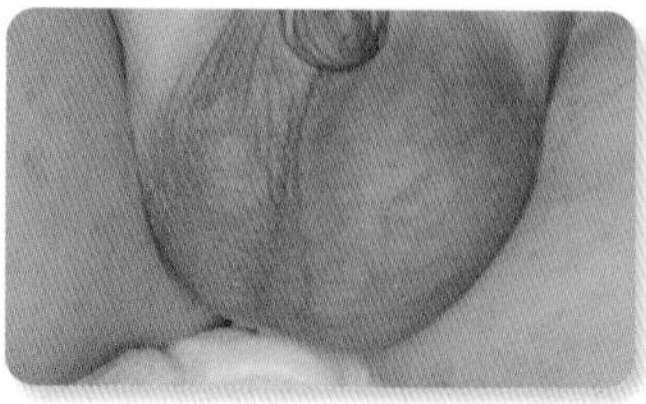

음낭수종(1년 정도 기다리면 좋아짐) p.346 참조

## 아이의 아픈 부분을 사진으로 익혀두세요

### 비뇨기 관련

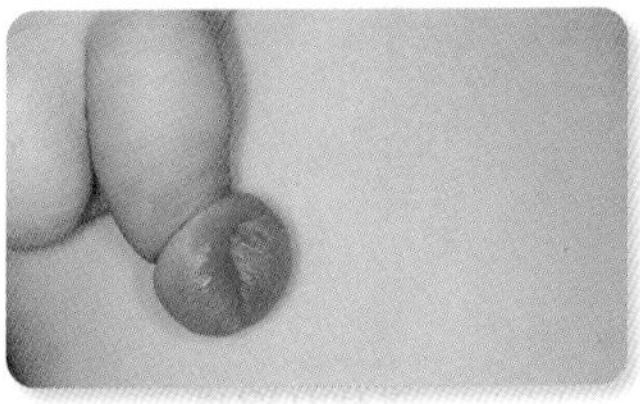
성기 포피에 생긴 혈관부종 p.345 참조

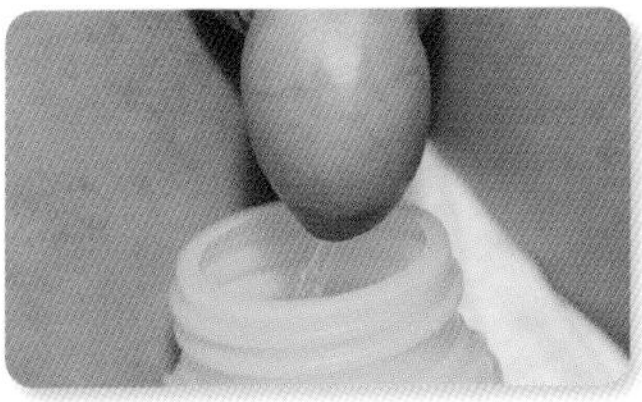
포경이 심한 모습(소변 눌 때 풍선처럼 부풂) p.348 참조

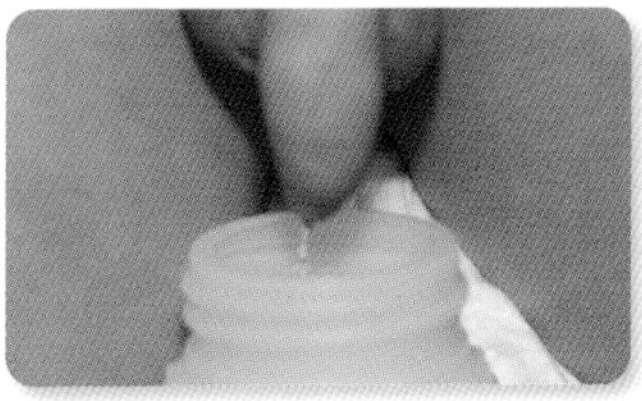
소변 다 눈 모습

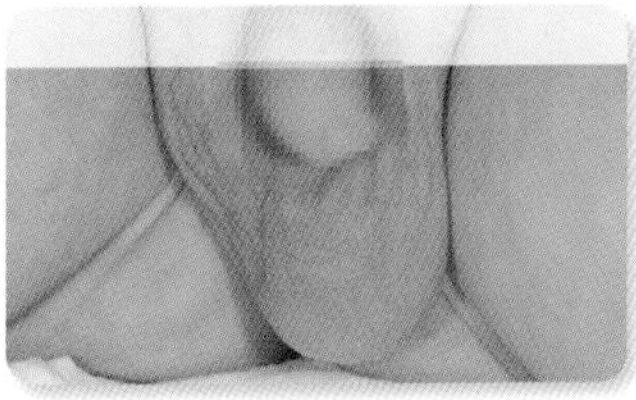
한쪽 고환이 내려오지 않은 경우(1세까지 기다렸다가 안 내려오면 수술) p.344 참조

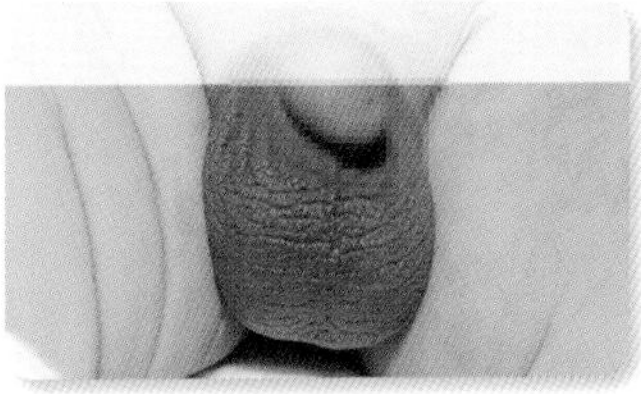
부신피질 과형성증(성기가 새까만 아이는 소아과 의사의 진료를 받아야 함)

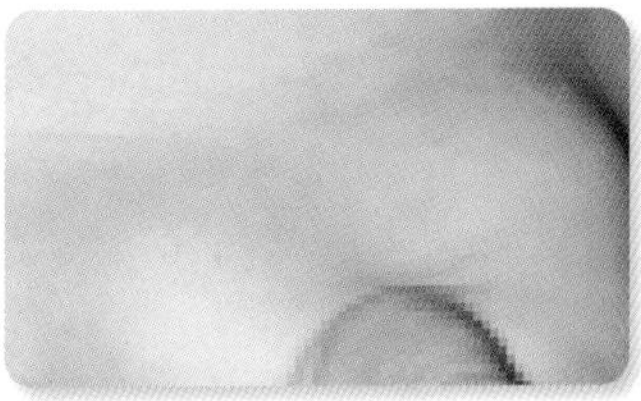
서혜부 탈장 p.346 참조

비뇨기 관련

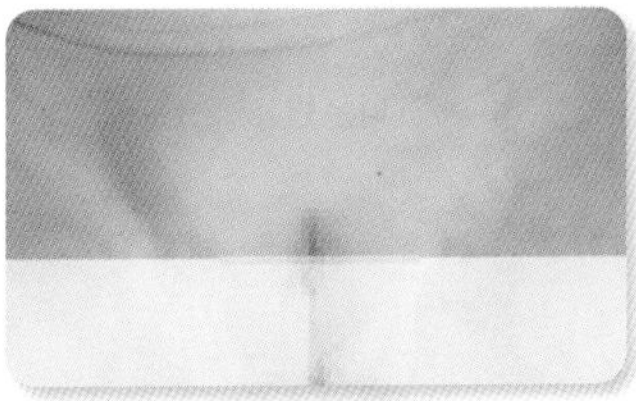
여아에게 생긴 탈장(드뭅니다)

### 감염성 질환

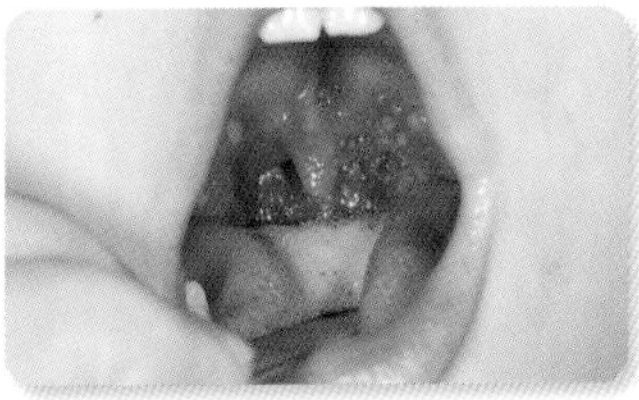
허판자이나 p.889 참조

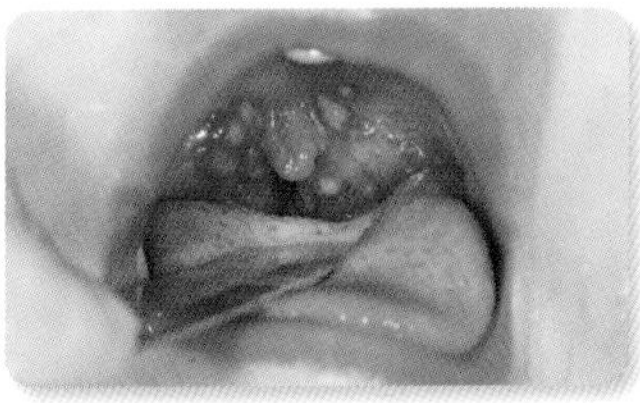
입 안에 생긴 수족구 p.885 참조

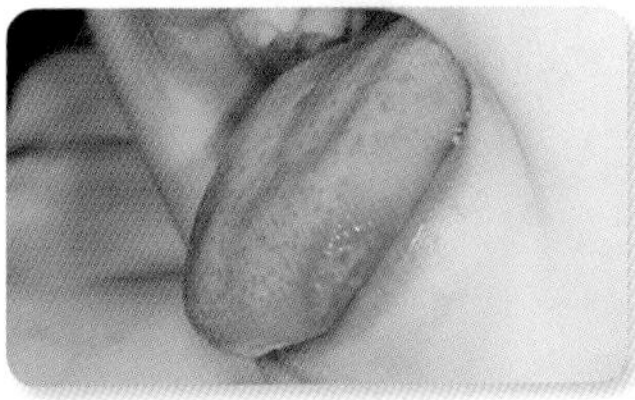
수족구 아이의 입 헌 모습 p.885 참조

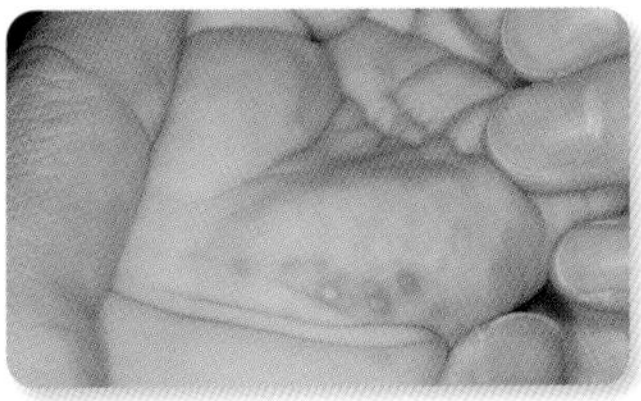
손에 생긴 수족구 p.885 참조

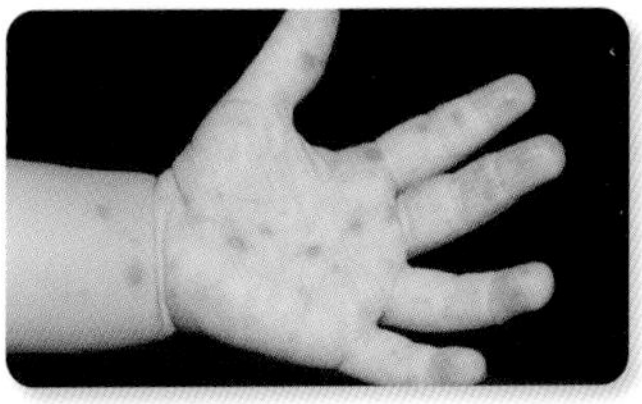
수족구 p.885 참조

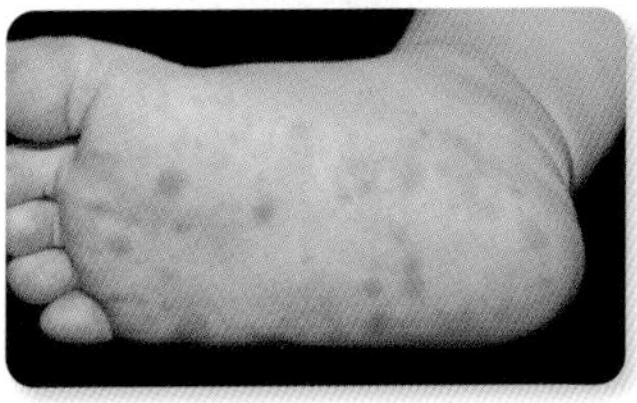
발에 생긴 수족구 p.885 참조

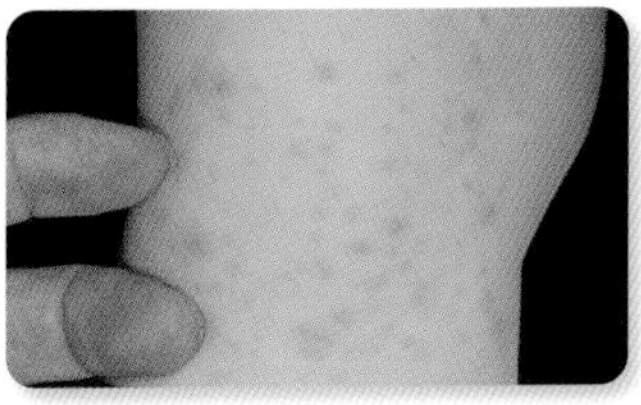
무릎에 생긴 수족구 p.885 참조

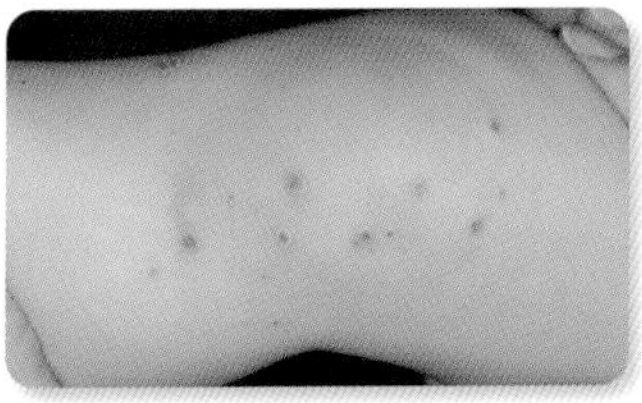
무릎에 생긴 수족구가 좋아지는 모습

## 아이의 아픈 부분을 사진으로 익혀두세요

### 감염성 질환

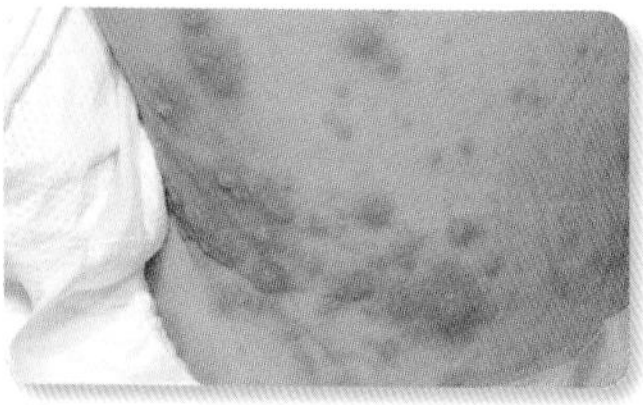
엉덩이에 생긴 수족구 p.885 참조

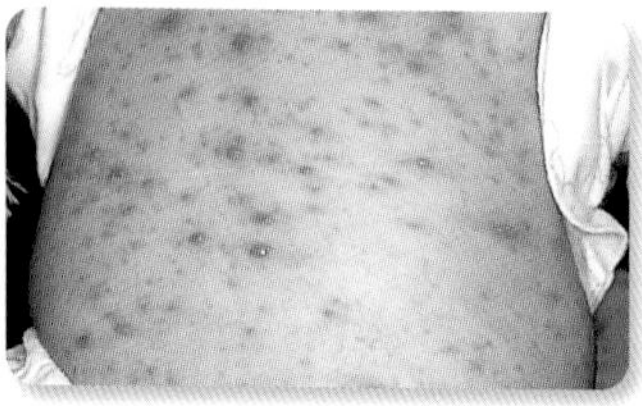
수두(5개월 된 아기) p.464 참조

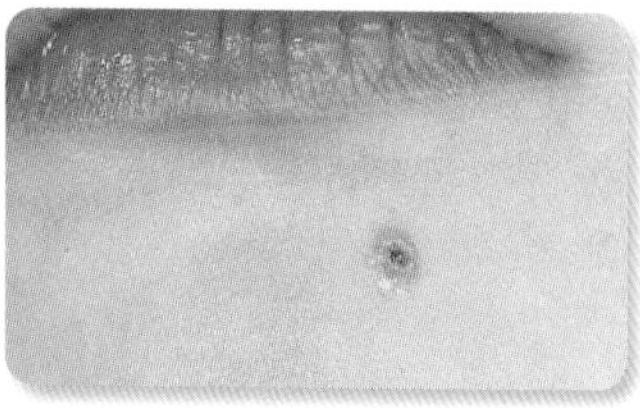
수두(2일째) p.464 참조

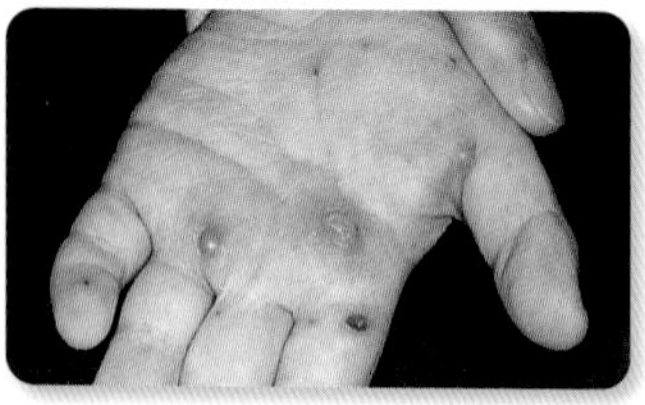
수두(손바닥에 생긴 특수한 수두)

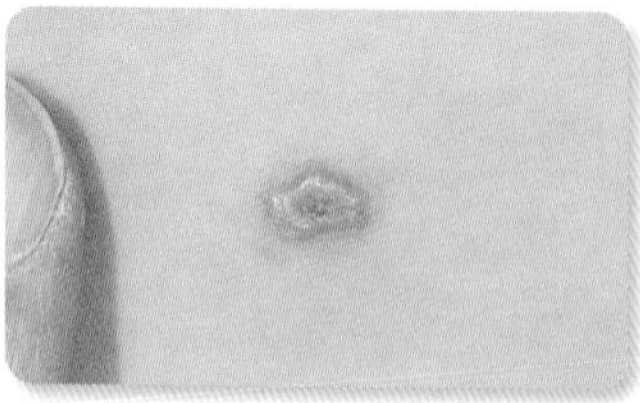
수두병변

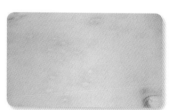

수두 앓은 지 2주 뒤 딱지 떨어진 모습

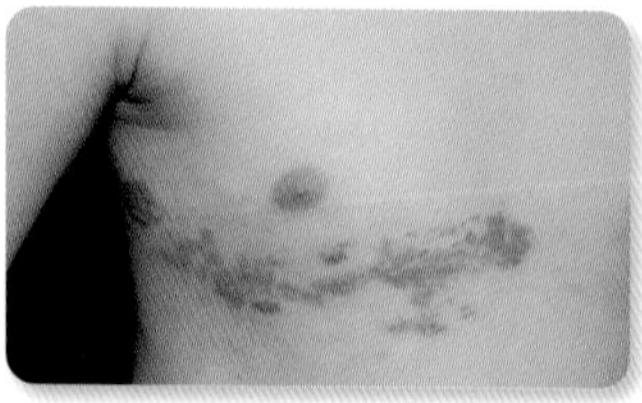
대상포진

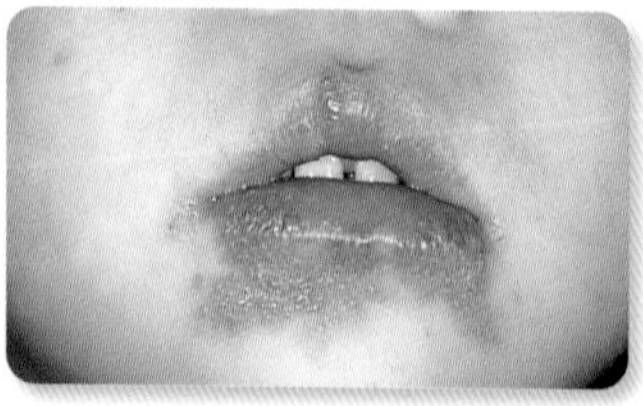
헤르페스성 수포 p.889 참조

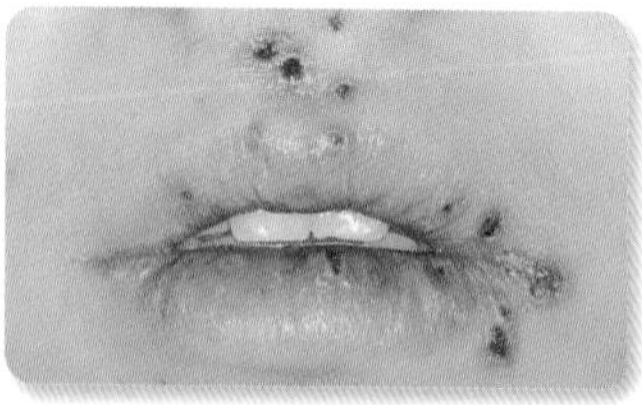
헤르페스 바이러스 p.889 참조

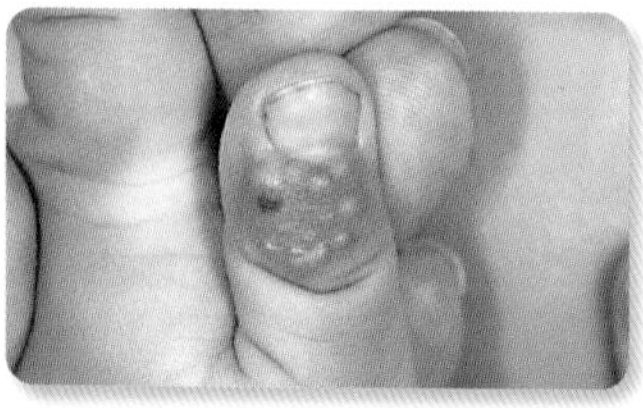
헤르페스성 수포 p.889 참조

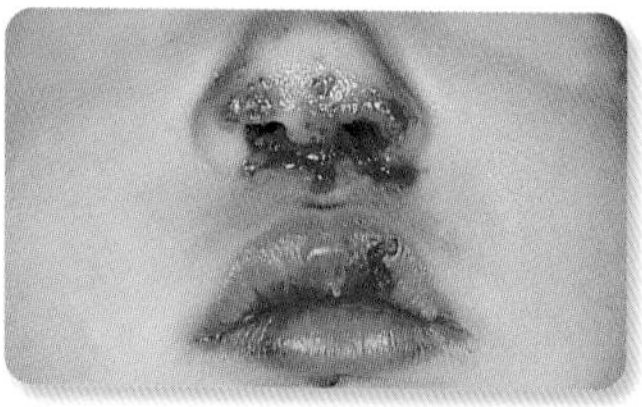
농가진 p.1011 참조

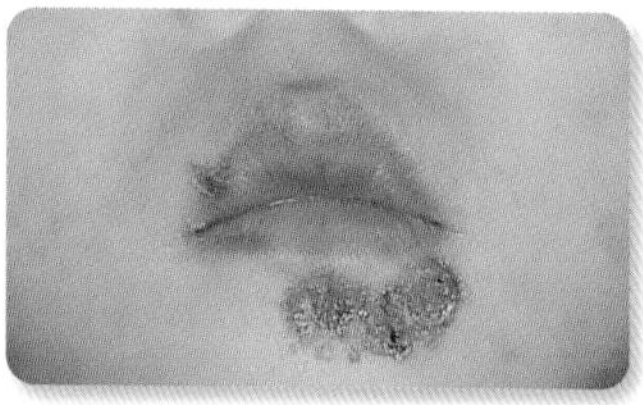
농가진 p.1011 참조

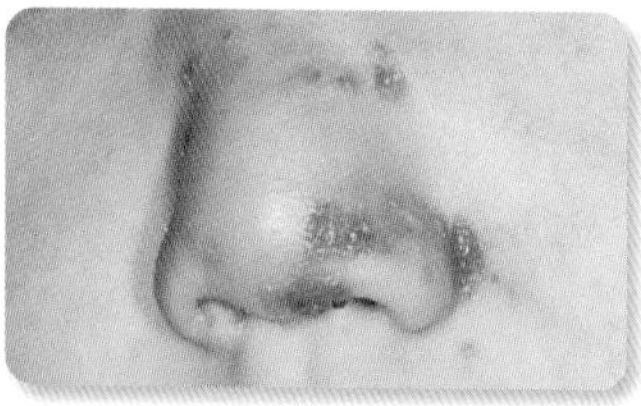
농가진 p.1011 참조

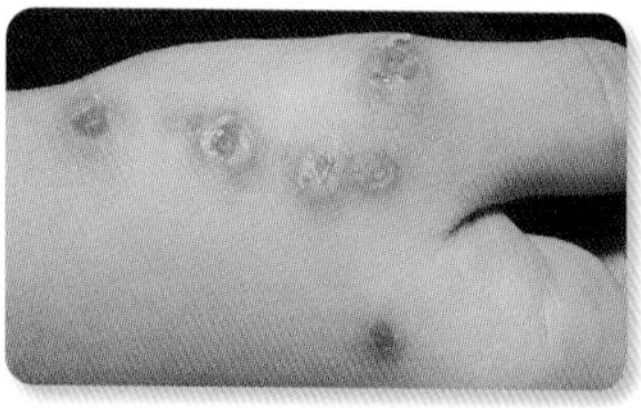
농가진 시작하는 모습

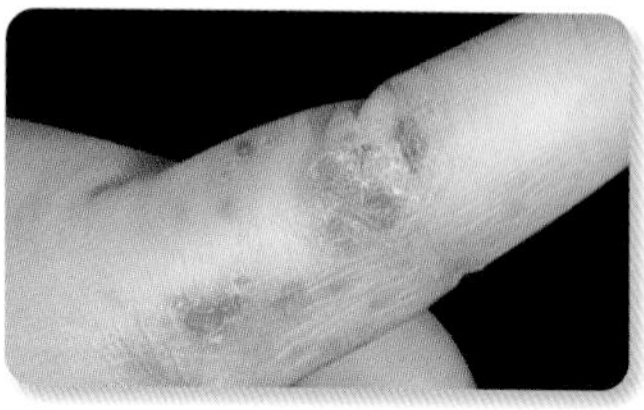
농가진

# 아이의 아픈 부분을 사진으로 익혀두세요

## 감염성 질환

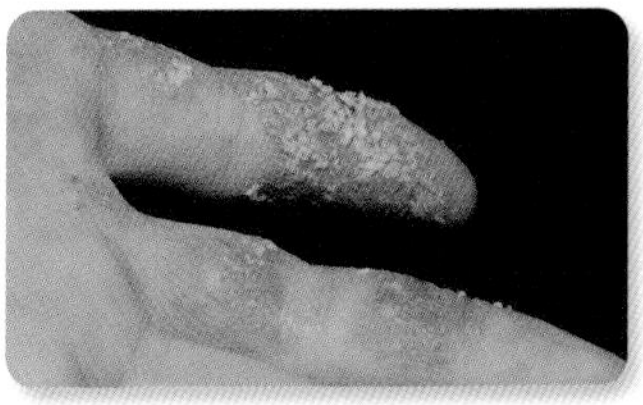

피부에 생긴 세균성 감염

바이러스 발진 p.1012 참조

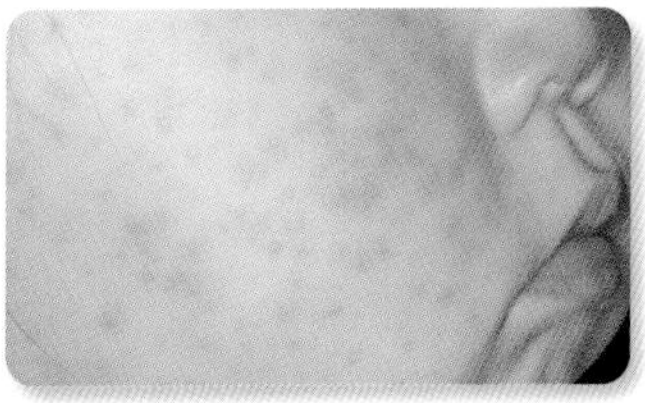

바이러스 발진 p.1012 참조

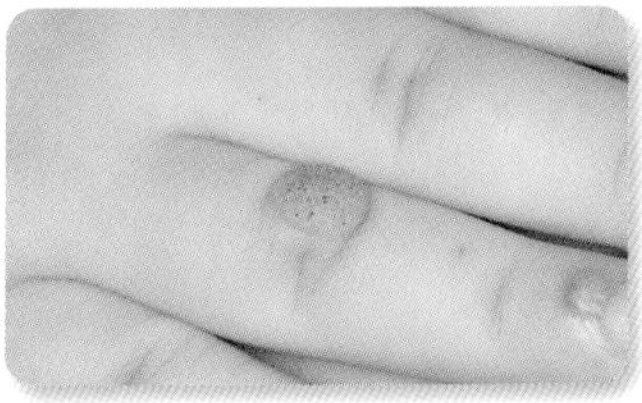

사마귀 p.958 참조

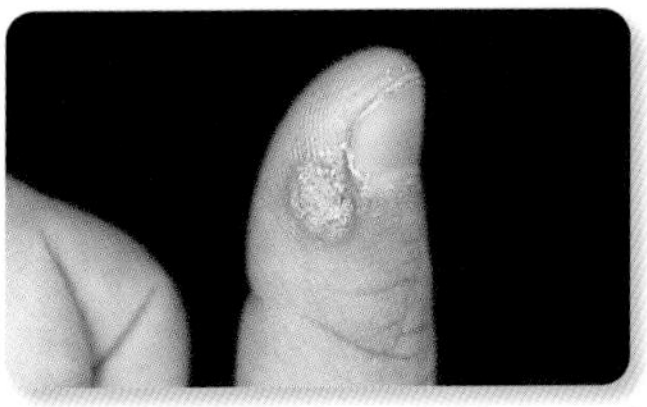

사마귀 p.1010 참조

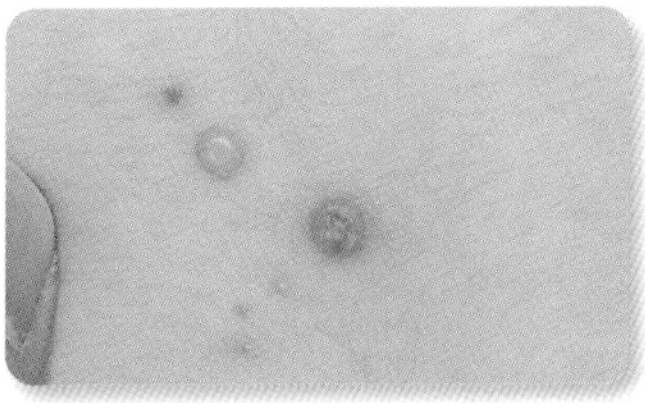

가슴 부위에 생긴 물사마귀 p.1010 참조

감염성 질환

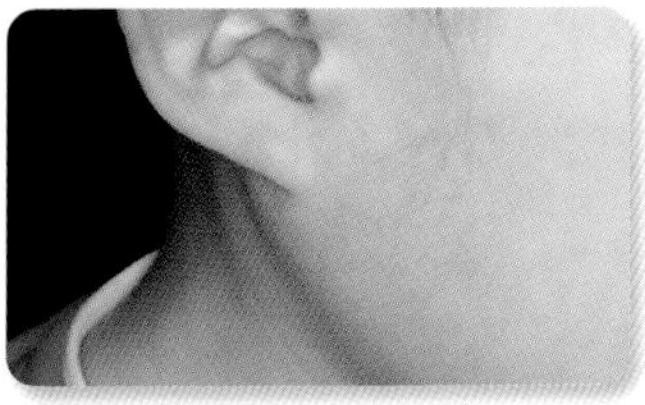

이하선염으로 귀밑이 부은 모습 p.891 참조

## 두드러기

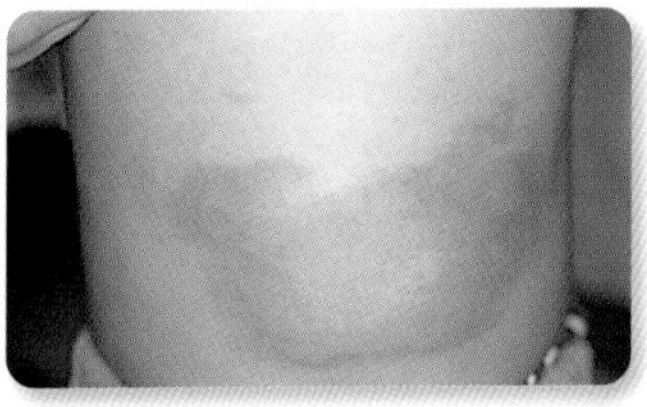

두드러기 p.228 참조

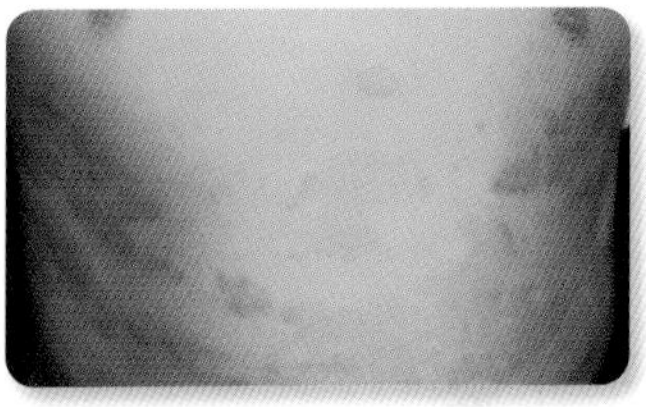

두드러기

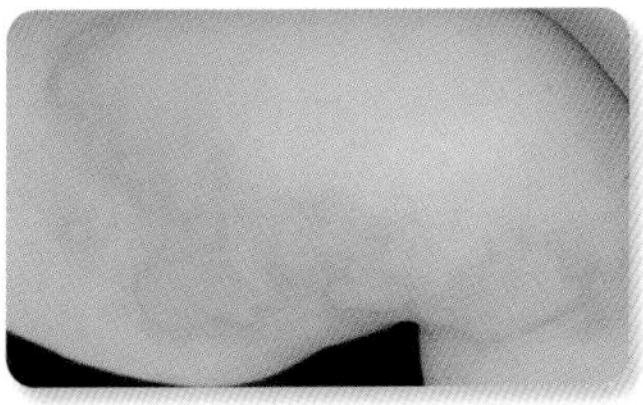

두드러기 p.228 참조

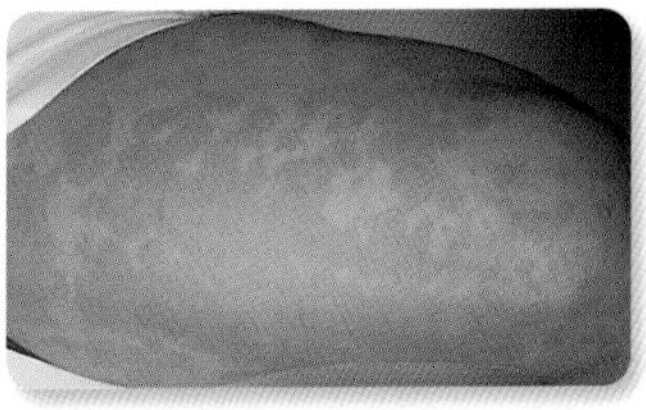

두드러기

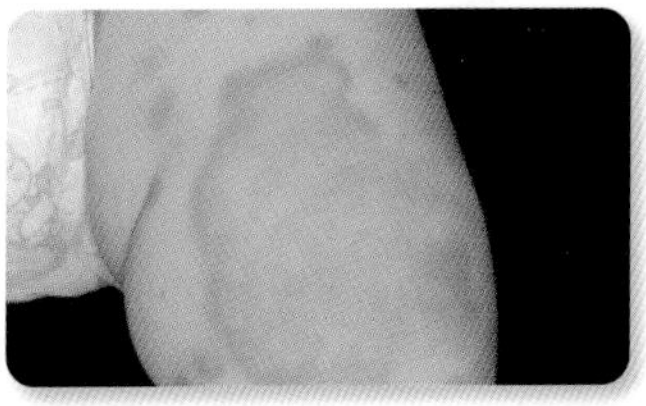

약 때문에 생긴 두드러기

두드러기

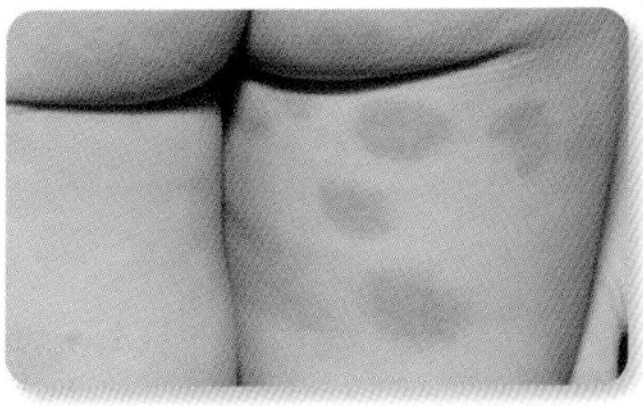

약 때문에 생긴 두드러기 p.228 참조

## 아토피성 피부염

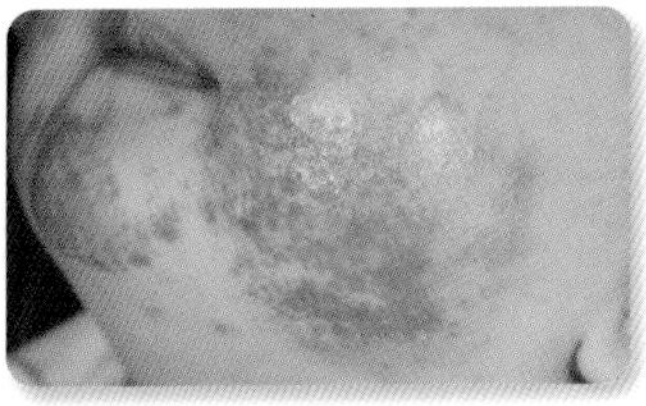

아토피성 피부염(얼굴)이 심한 경우 p.640 참조

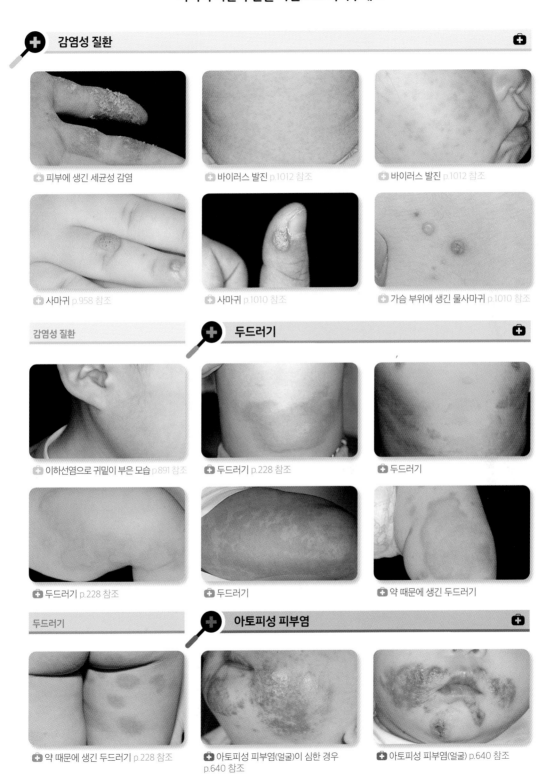

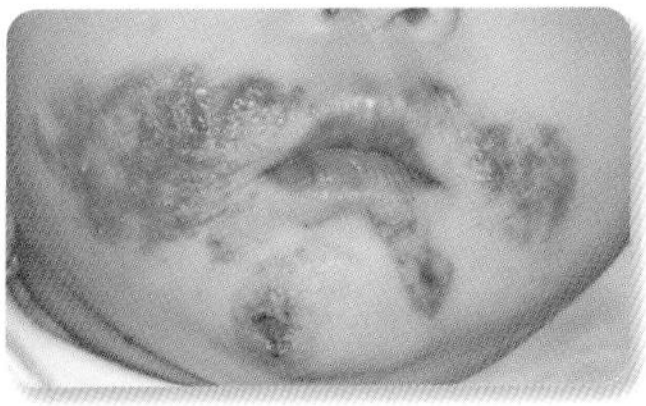

아토피성 피부염(얼굴) p.640 참조

## 아이의 아픈 부분을 사진으로 익혀두세요

### 아토피성 피부염

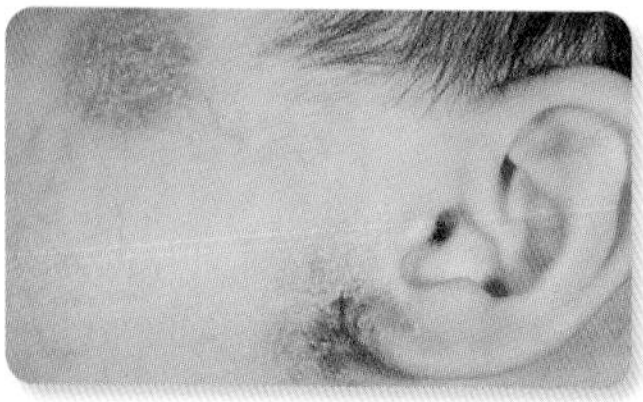
아토피성 피부염(귀)이 심한 경우 p.640 참조

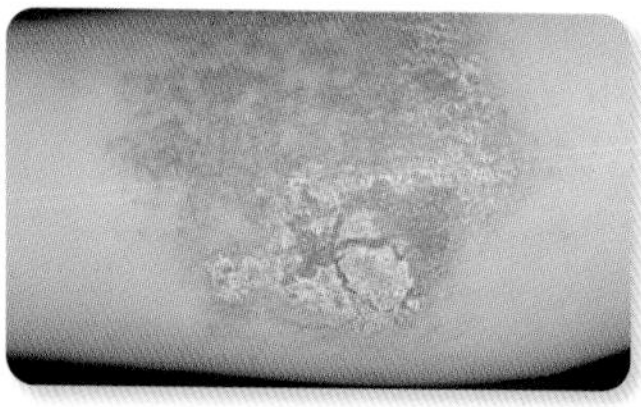
아토피성 피부염(팔)

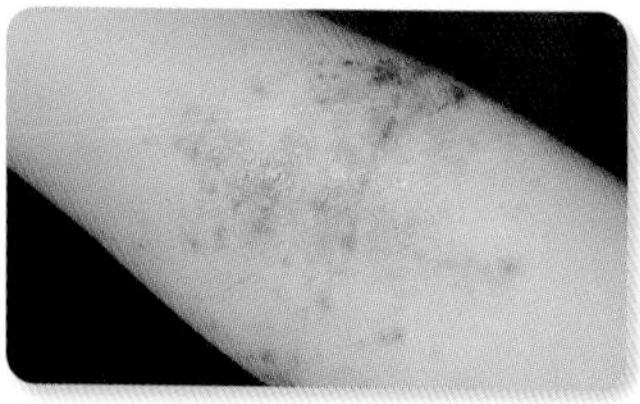
아토피성 피부염(팔)

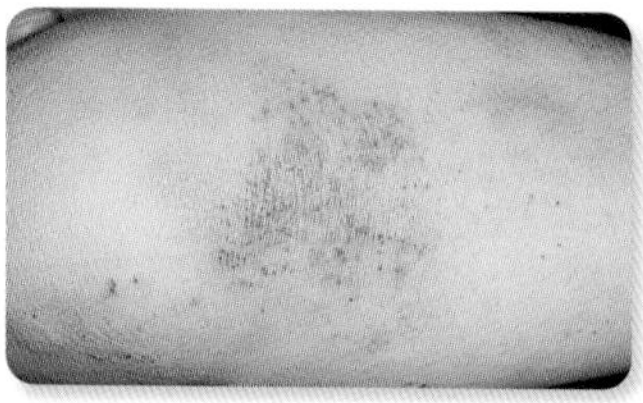
아토피성 피부염(다리) p.589 참조

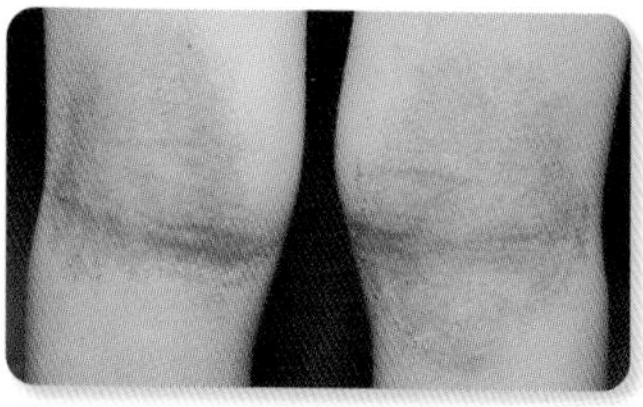
아토피성 피부염(다리 뒤)으로 인한 색소침착

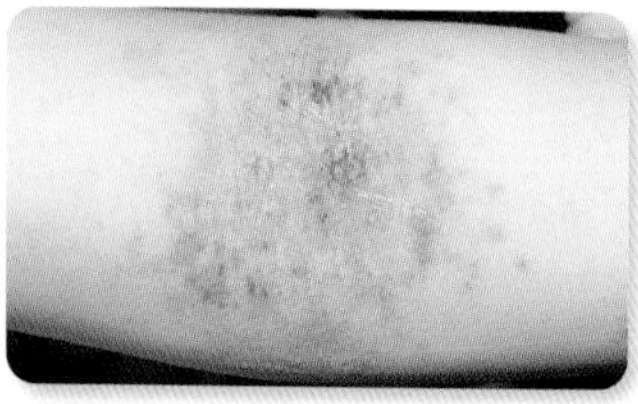
아토피성 피부염이 심한 경우

### 아토피성 피부염

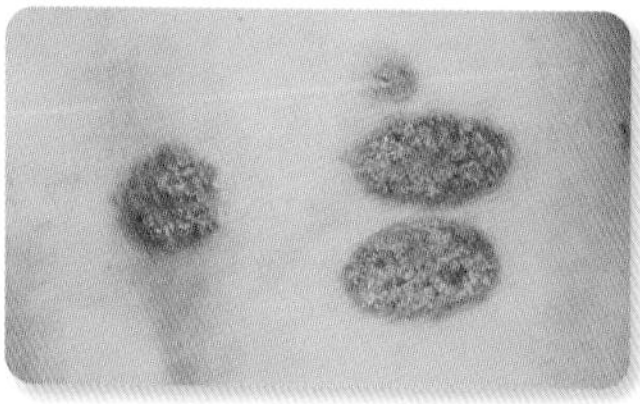
아토피성 피부염이 심한 경우(2차감염이 생김)

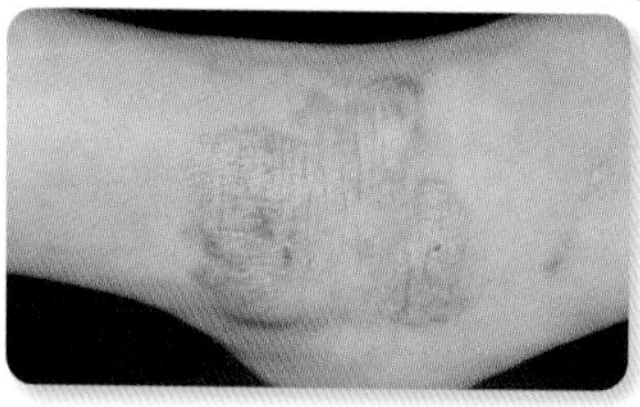
아토피성 피부염의 장기 진행으로 인한 피부 각질

### 피부 질환

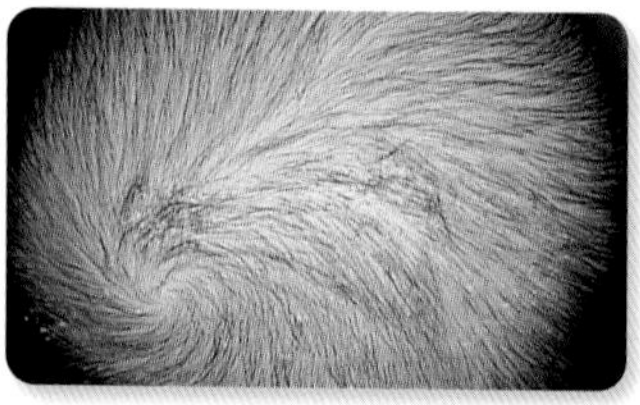
지루성 피부염 p.928, 1010 참조

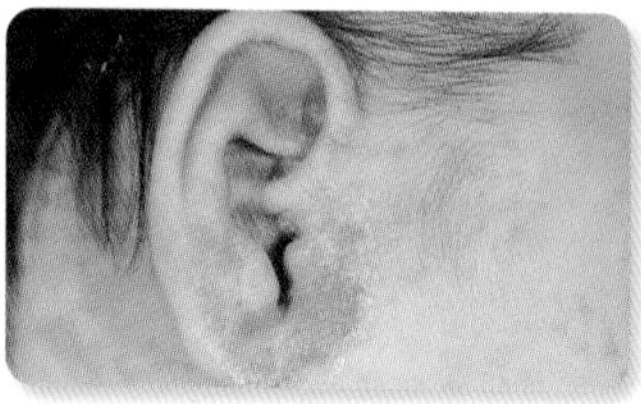
귀에 생긴 지루성 피부염 p.928 참조

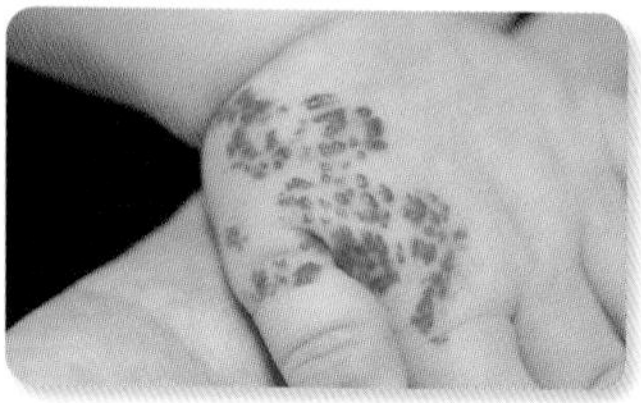
혈관종 p.1008 참조

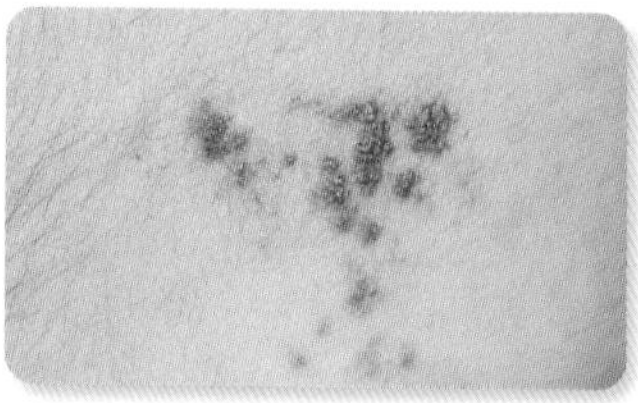
혈관종 p.1008 참조

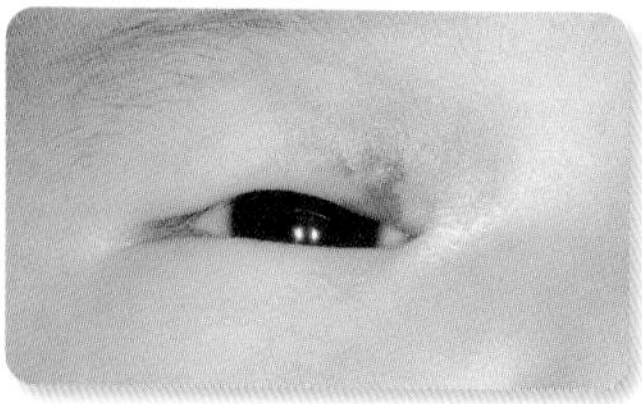
눈꺼풀에 생긴 혈관종(시야를 가리기 때문에 레이저로 수술해야 함) p.1008 참조

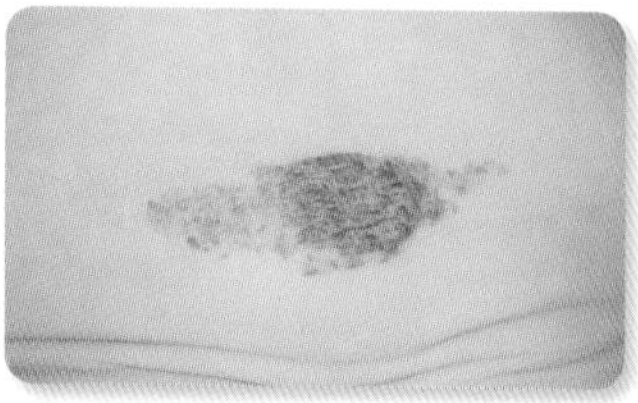
좋아지고 있는 혈관종 p.1008 참조

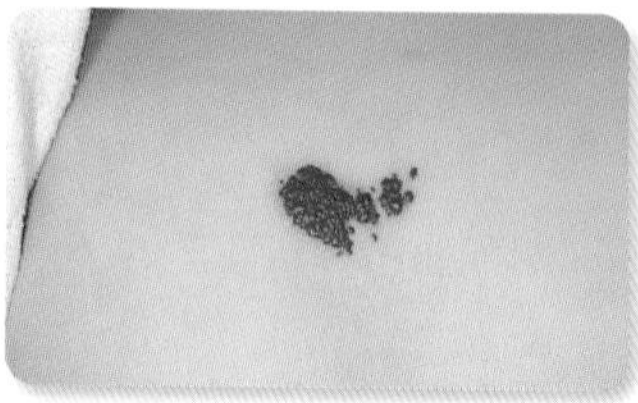
딸기상 혈관종 p.1009 참조

# 아이의 아픈 부분을 사진으로 익혀두세요

## 피부 질환

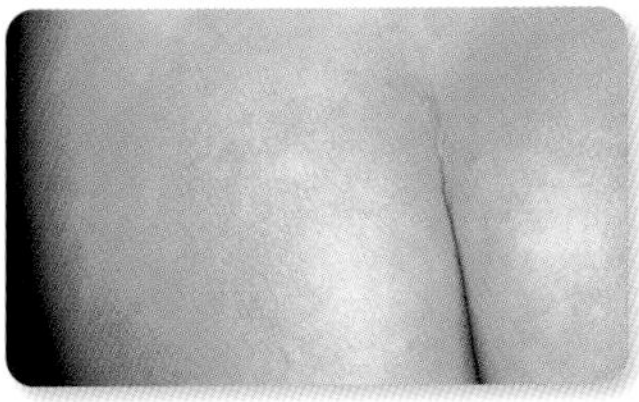
몽고반점 p.1012 참조

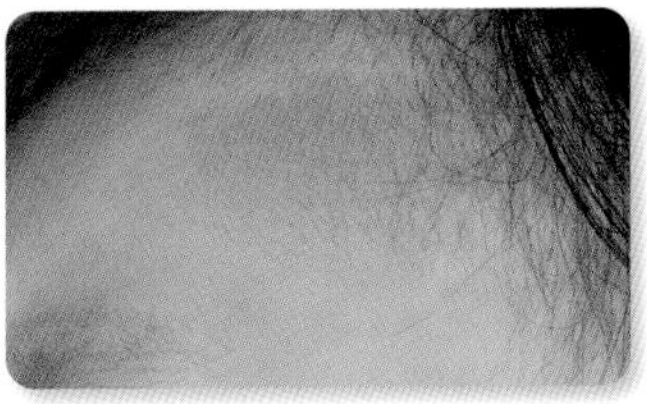
오타 모반(레이저 치료로 상당한 효과를 볼 수 있습니다) p.1019 참조

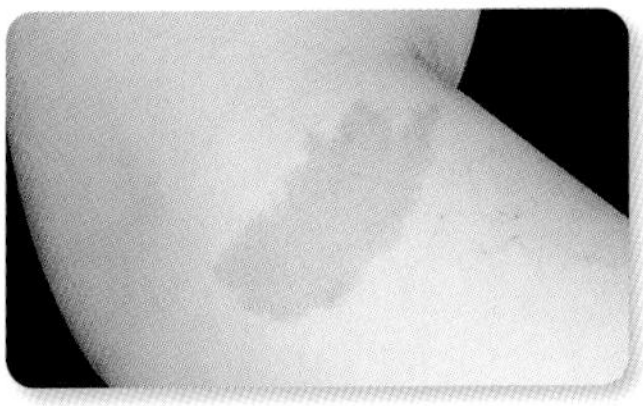
카페오레 점 p.1018 참조

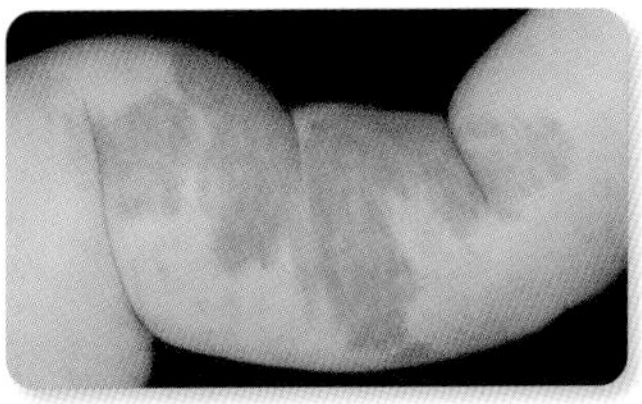
포도주양 혈관종

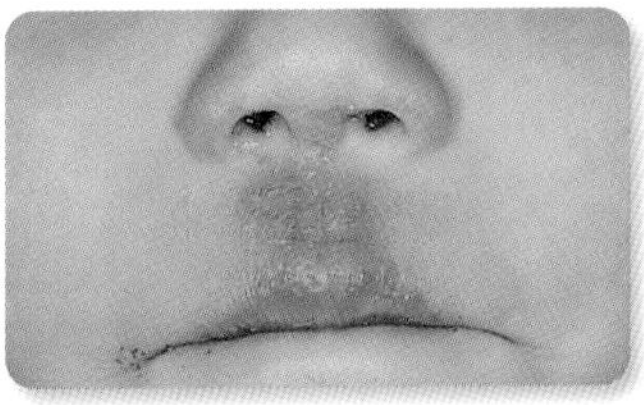
접촉성 피부염 p.1016 참조

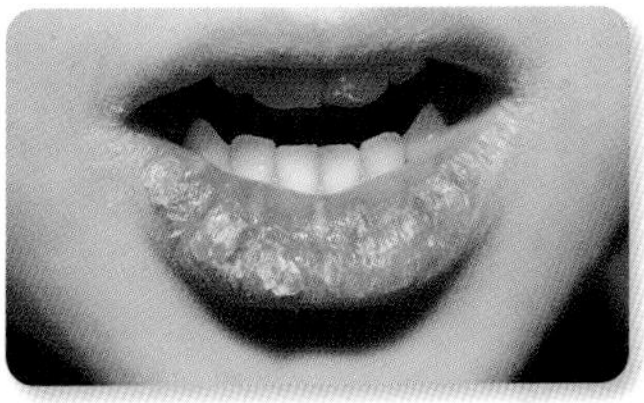
반복적으로 입술에 침을 묻혀 생긴 접촉성 피부염 p.1016 참조

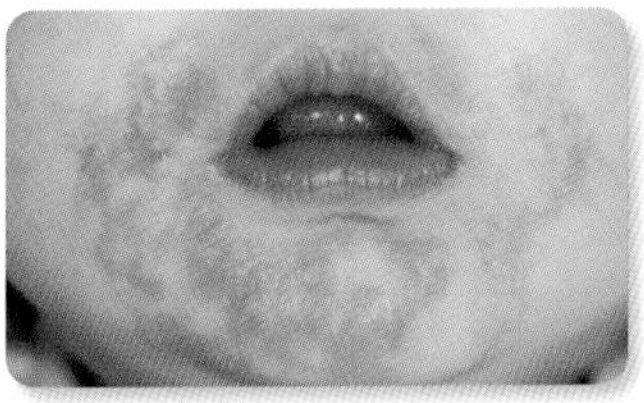
음식물에 의한 접촉성 피부염

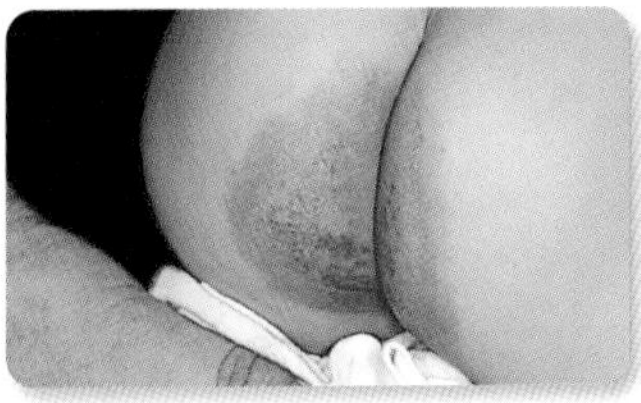
기저귀 발진 p.174 참조

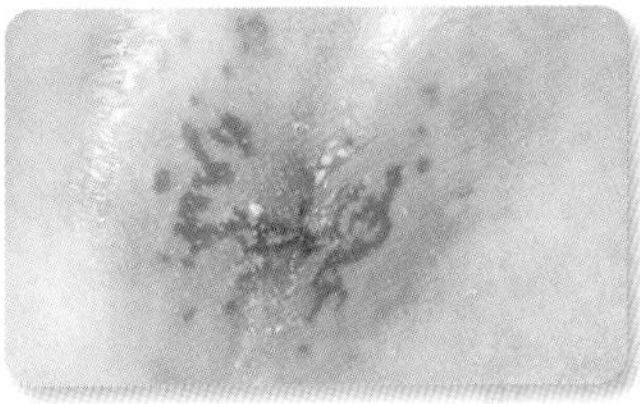
심한 기저귀 발진 p.174 참조

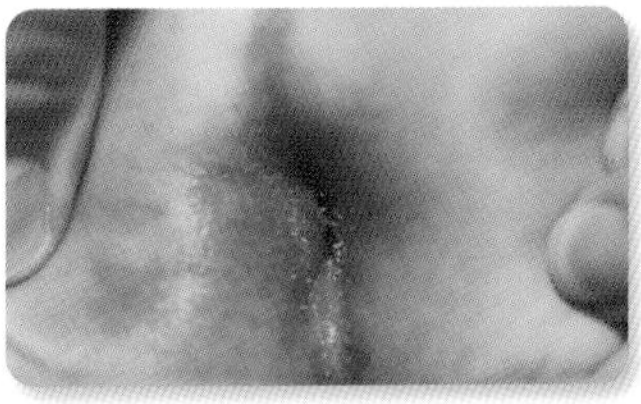
항문 주변 세균성 피부염(항생제 치료를 합니다)

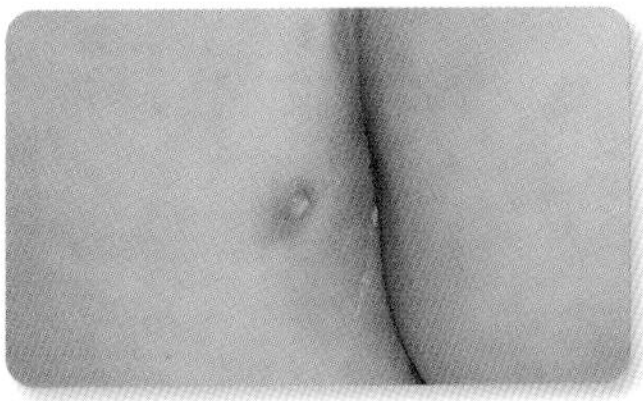
항문 옆 농양

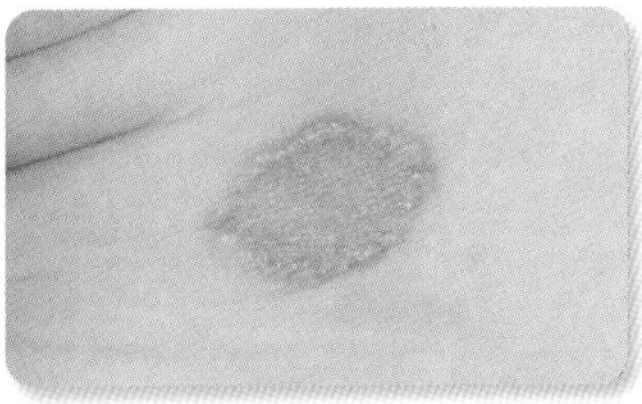
곰팡이 감염(진균 감염)

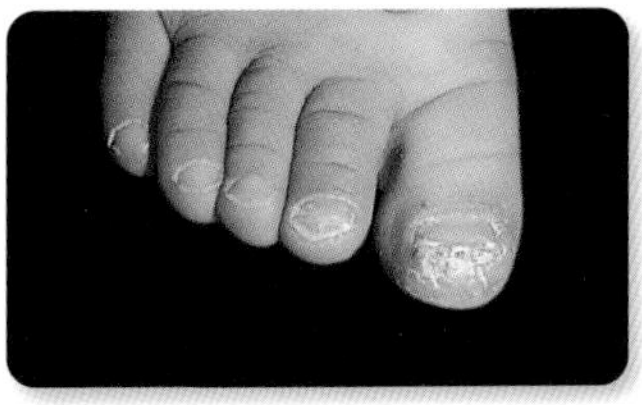
발톱에 생긴 진균 감염

땀띠 p.715 참조

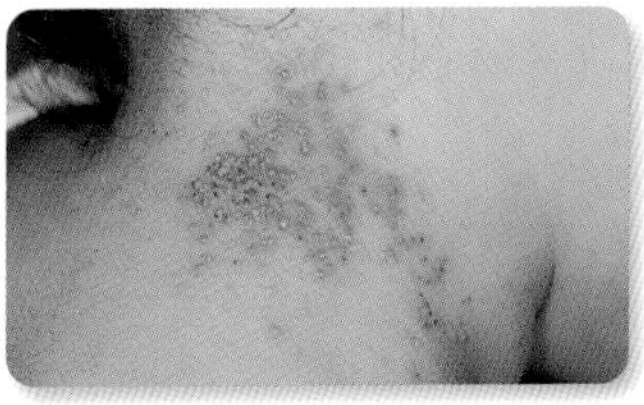
땀띠 p.715 참조

## 아이의 아픈 부분을 사진으로 익혀두세요

### 피부 질환

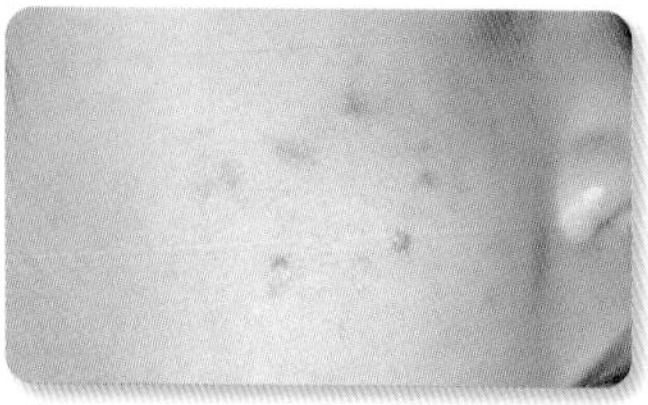
영아 여드름

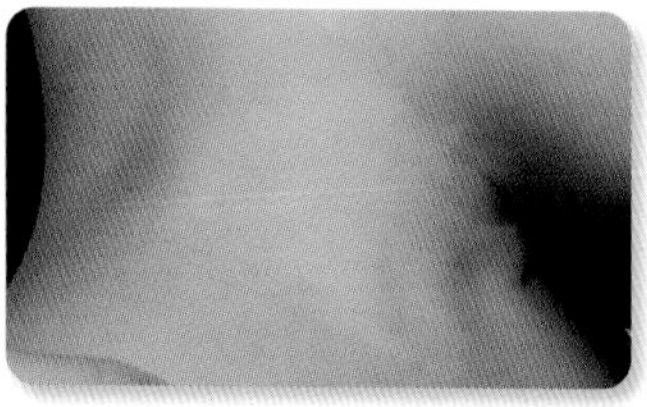
백반증 p.1017 참조

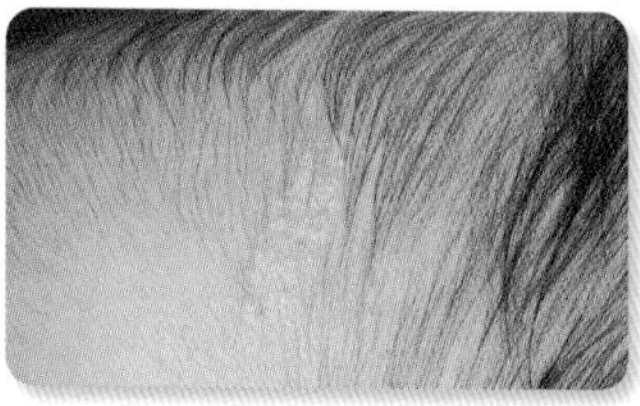
피지선 모반

피부 질환

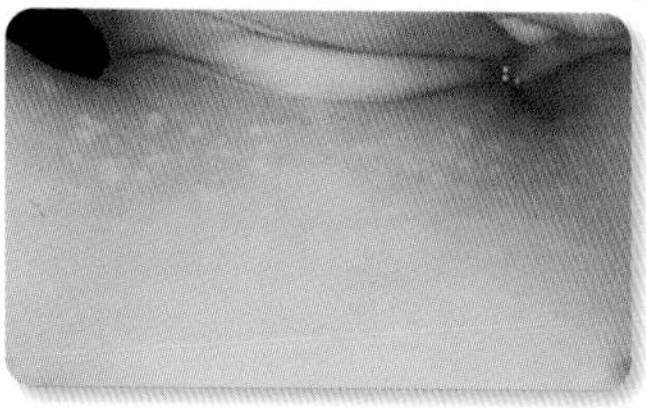
어루러기 p.1014 참조

### 예방접종

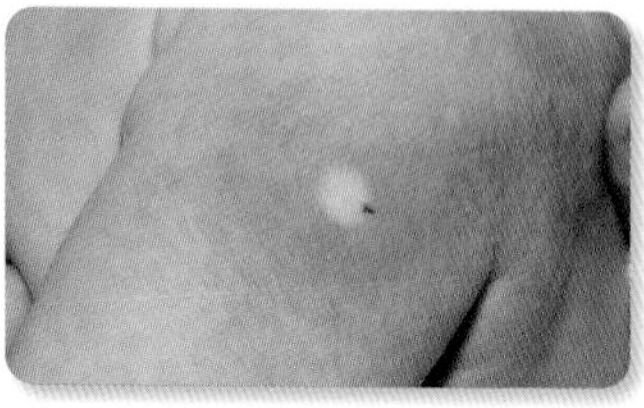
보통 BCG(피내용BCG) 접종 직후의 모습 p.762 참조

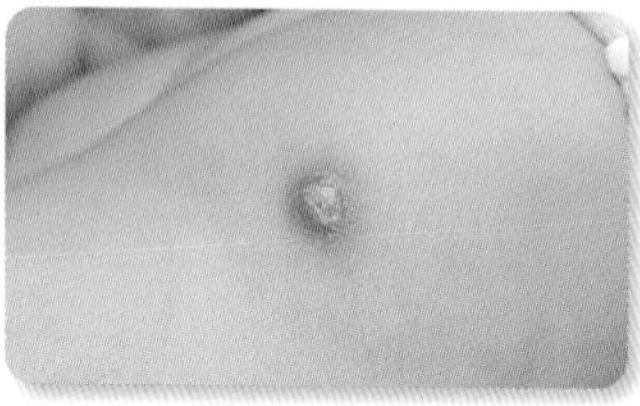
보통 BCG 접종 한 달 뒤 p.762 참조

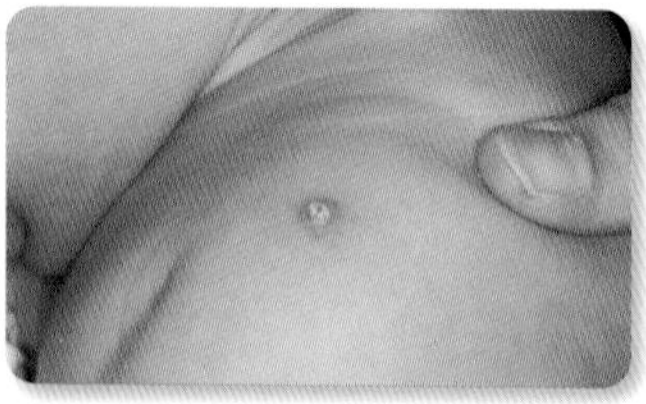
보통 BCG 때문에 생긴 임파선염 p.762 참조

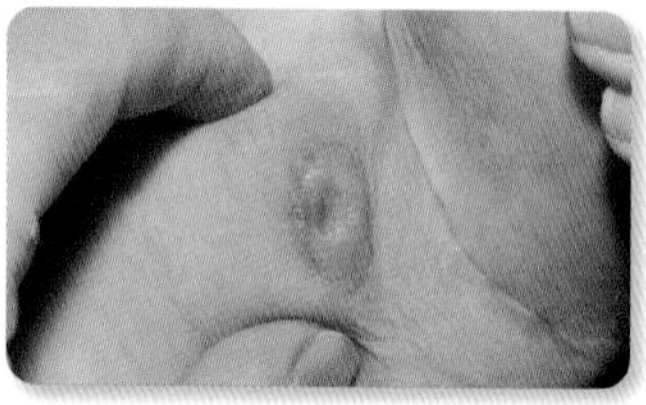
보통 BCG 접종 후 생긴 임파선염이 터진 모습(겨드랑이) p.762 참조

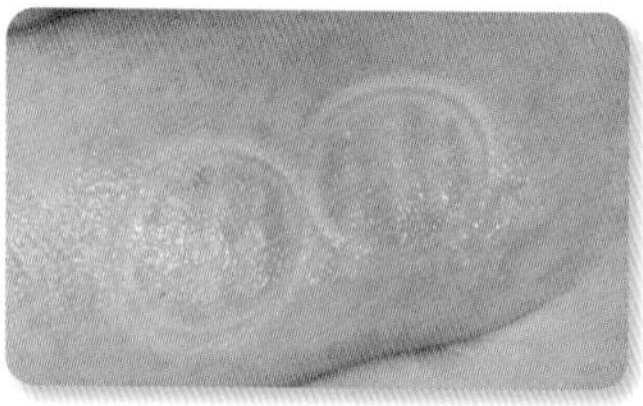
경피용 BCG 접종 직후의 모습 p.762 참조

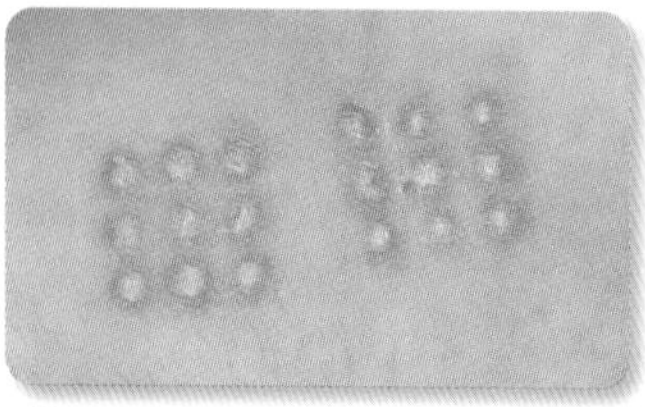
경피용 BCG 접종 한 달 뒤 p.762 참조

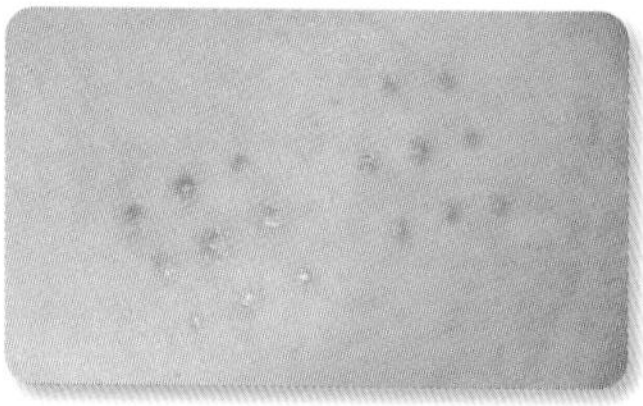
경피용 BCG 접종 두 달 뒤 p.762 참조

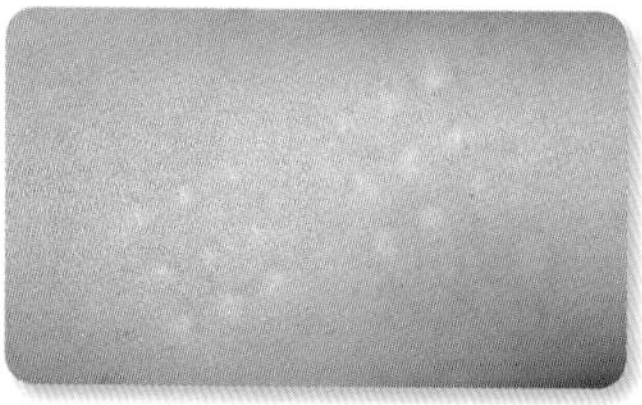
경피용 BCG 접종 2년 뒤 p.762 참조

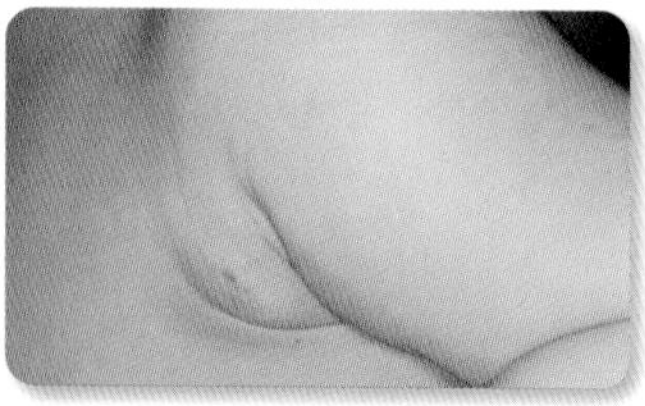
경피용 BCG 때문에 생긴 임파선염 p.762 참조

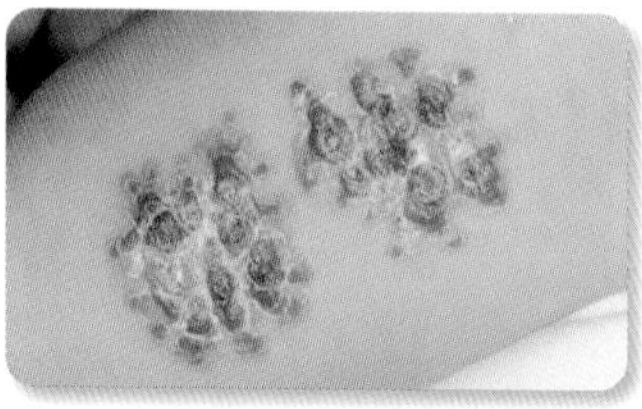
경피용 BCG에 이상반응이 심한 경우 p.762 참조

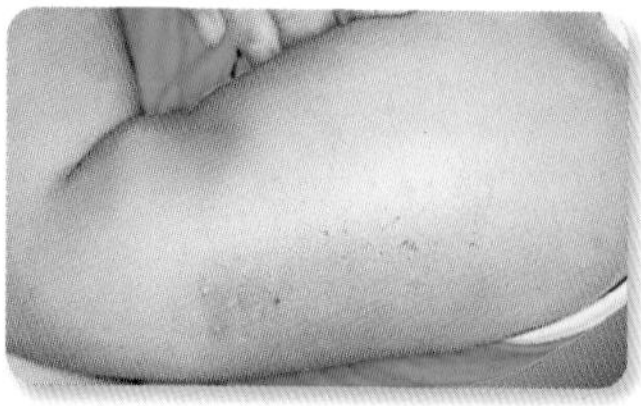
DPT 접종 후 부은 모습 p.771 참조

## 아이의 아픈 부분을 사진으로 익혀두세요

### 예방접종

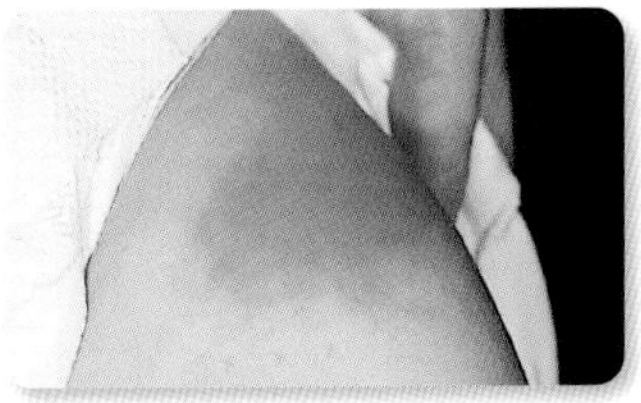

DPT 접종 후 부은 모습

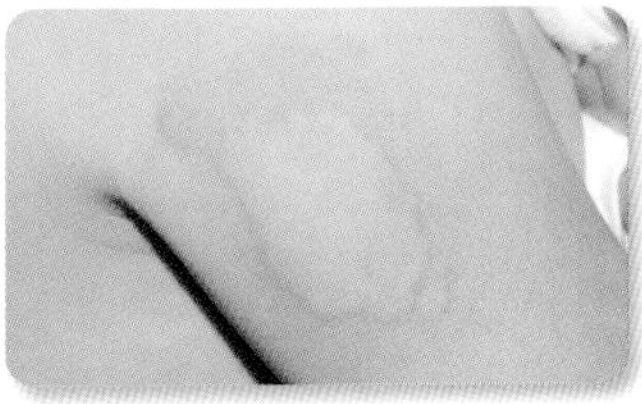

접종 후 생긴 두드러기(다음 예방접종에 대해 소아과 의사와 상의해야 합니다)

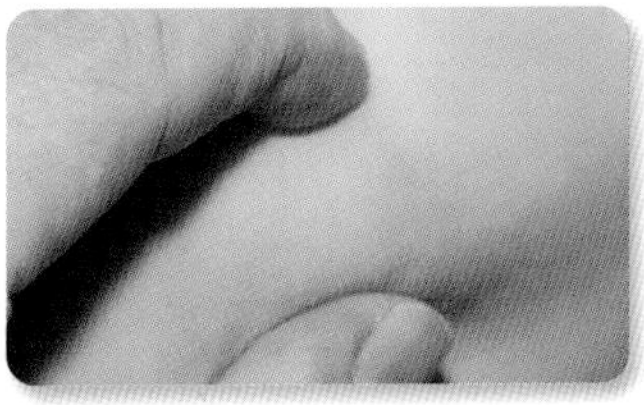

예방접종 후 다리에 생긴 멍울(문지르지 말고 그냥 두면 수개월 내에 사라짐)

### 눈의 이상

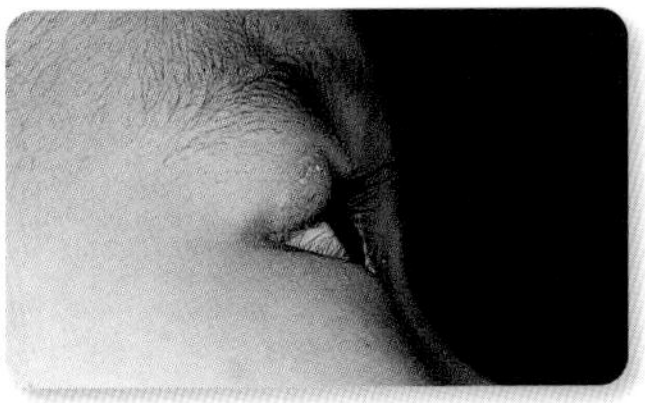

다래끼 p.202 참조

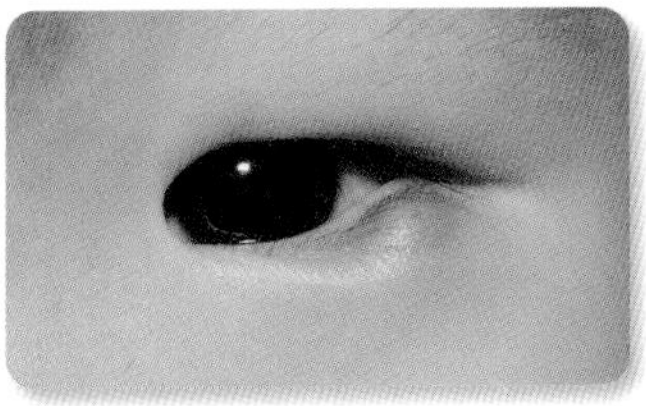

다래끼 p.202 참조

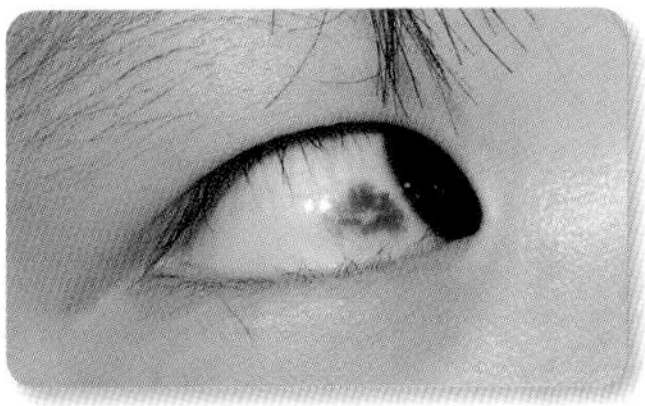

외상에 의한 결막출혈

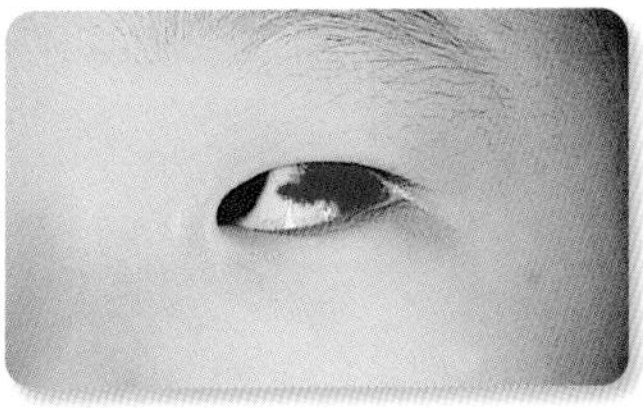

결막하 출혈 p.196 참조

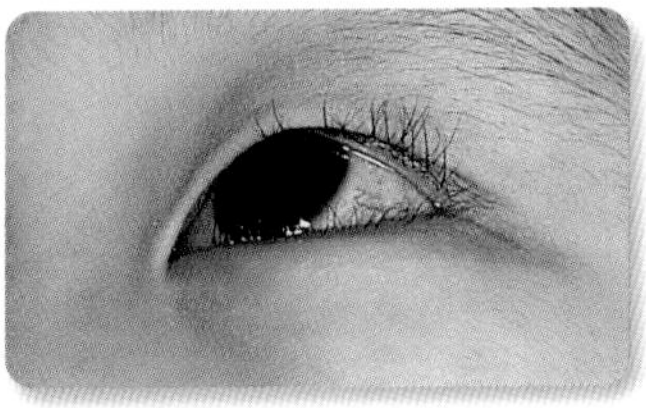

알레르기성 결막염

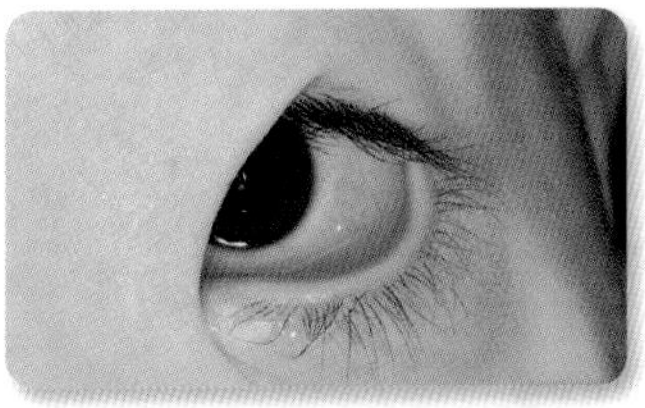

알레르기성 결막염(흰자위 부풂)

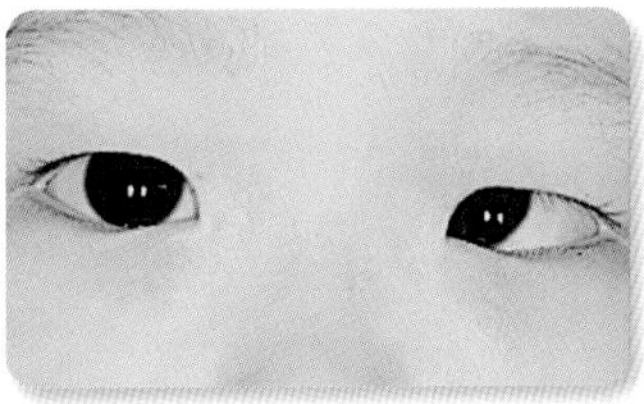

사시 p.198 참조

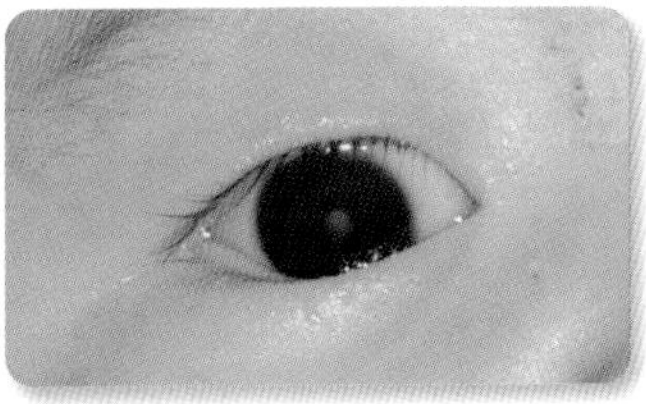

선천성 백내장 p.196 참조

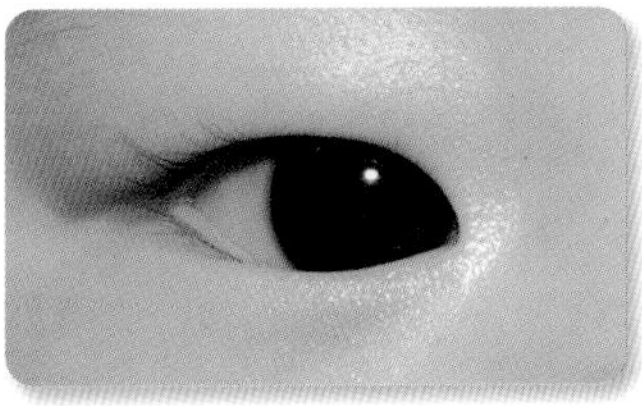

정상 눈

### 입의 이상

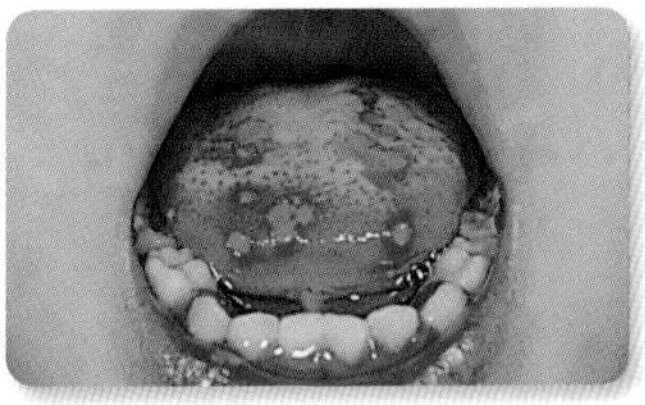

구강 아프타 p.885 참조

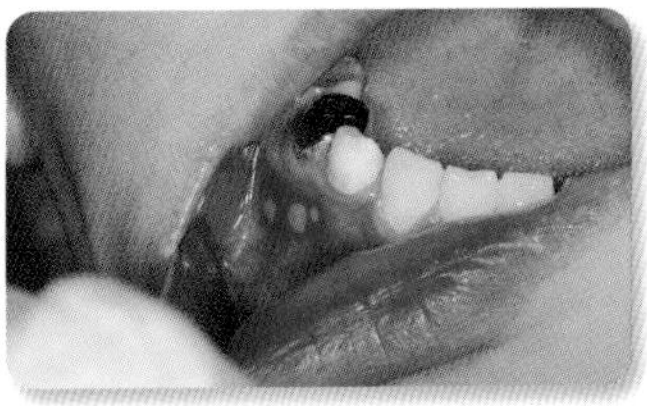

구강 아프타

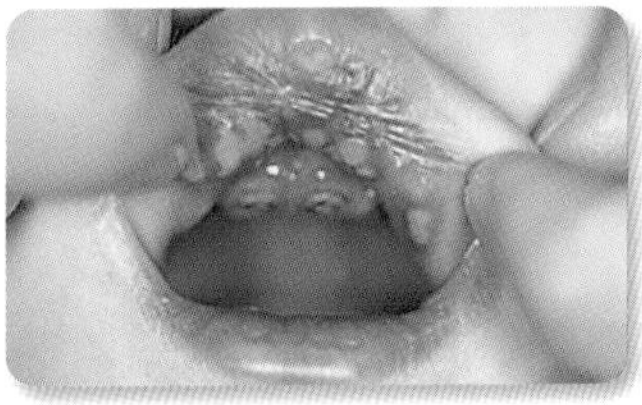

구강 아프타

## 아이의 아픈 부분을 사진으로 익혀두세요

### 입의 이상

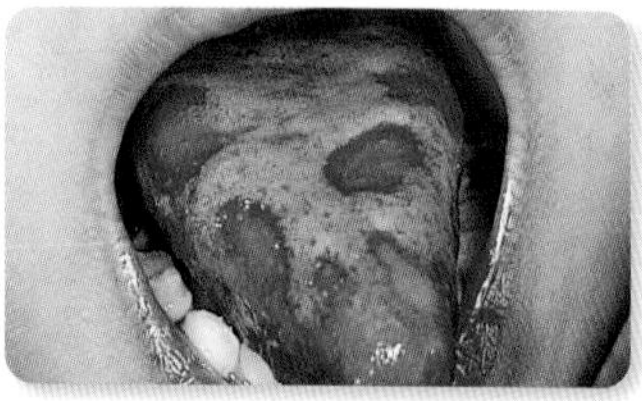

지도상설 p.884 참조

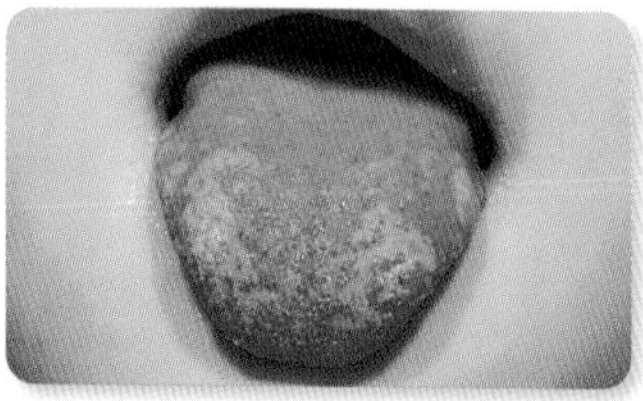

딸기상 혀

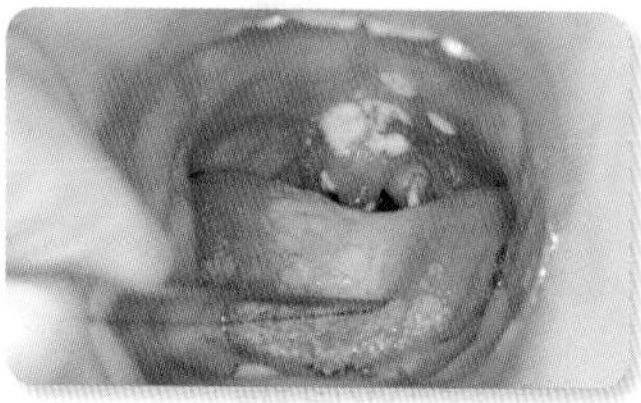

아구창 p.883 참조

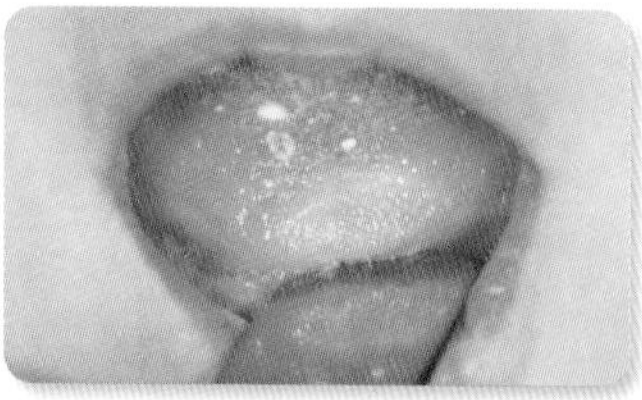

혀에 생긴 아구창 p.883 참조

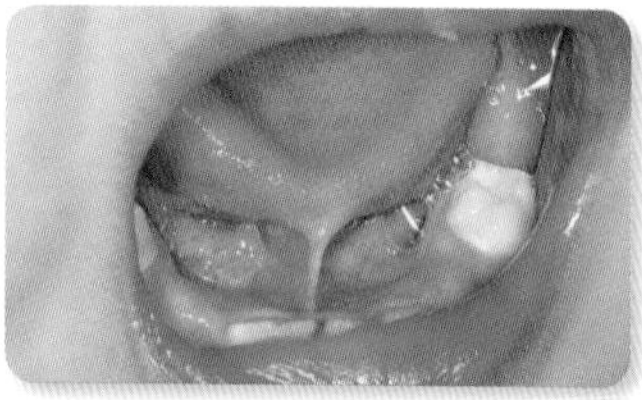

단설소대 p.246 참조

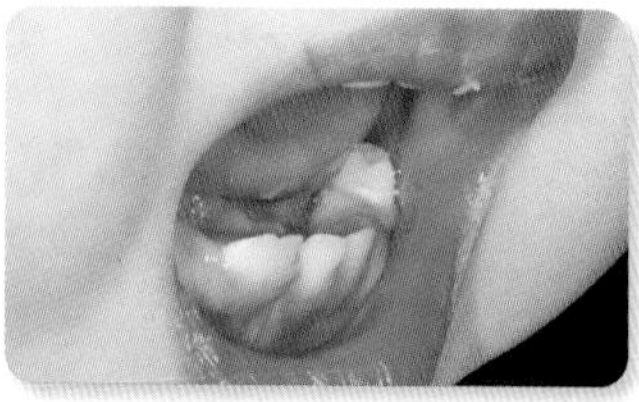

수술 5분 후의 모습

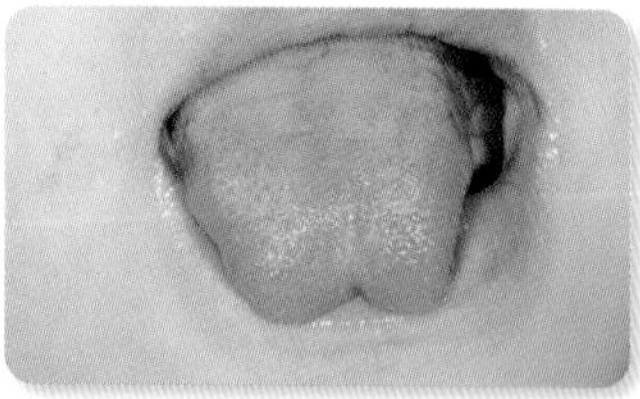

단설소대(혀가 3자 모양으로 말려 들어간 경우)

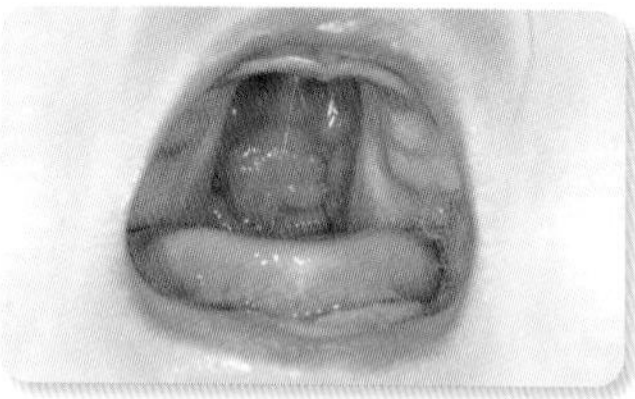

구개열

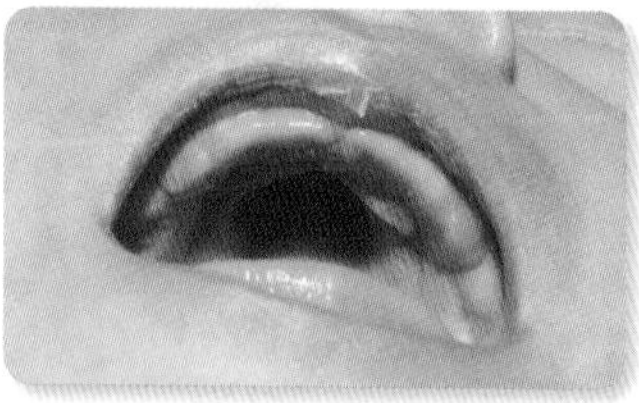

하이아치트팔레이트(입천장이 높은 경우 모유수유 때 문제가 생길 수 있습니다)

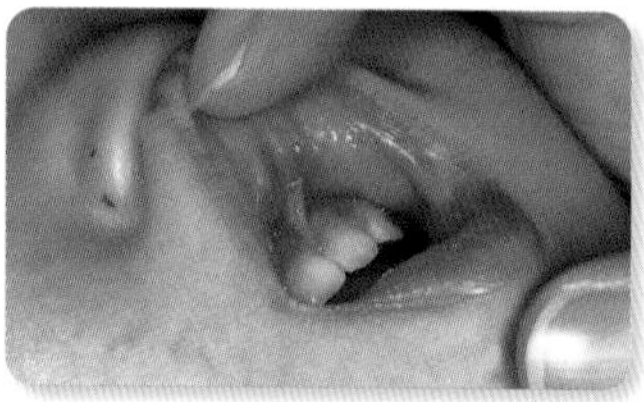

상순소대가 끈어진 모습 p.892 참조

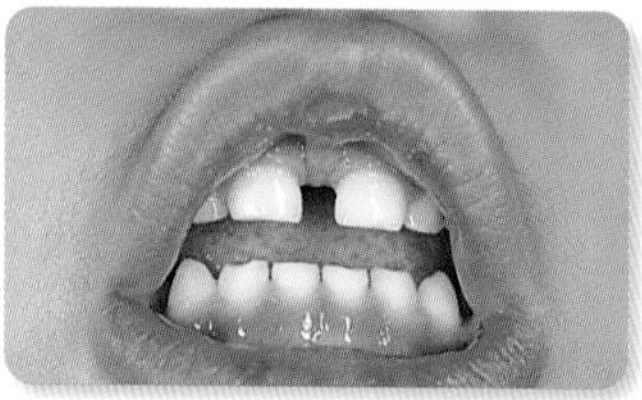

상순소대가 굵어 치아가 벌어진 모습

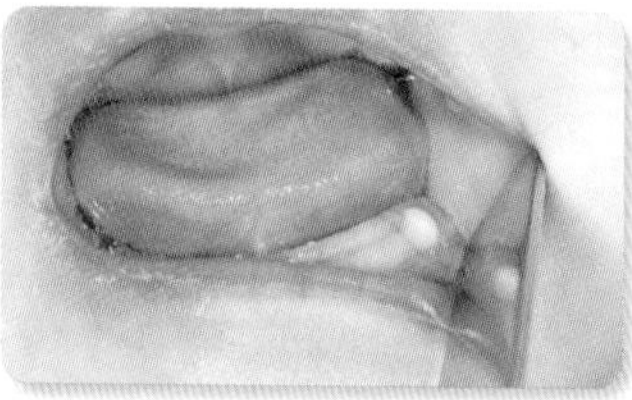

엡스타인 펄(저절로 좋아집니다)

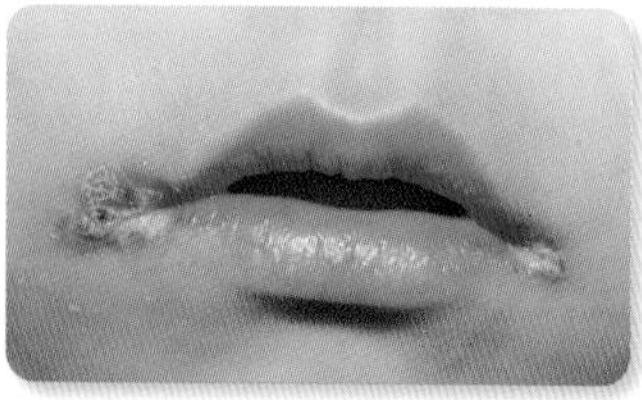

구각염

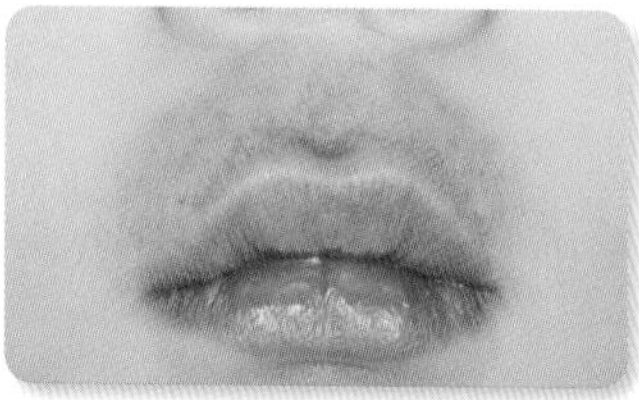

요구르트병 빨다가 생긴 점상 출혈 p.891 참조

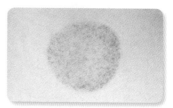

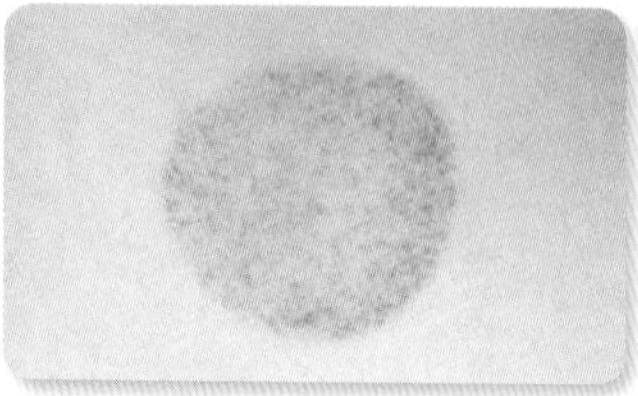

부황 뜬 자국

# 아이의 아픈 부분을 사진으로 익혀두세요

입의 이상

## 손가락 빨기

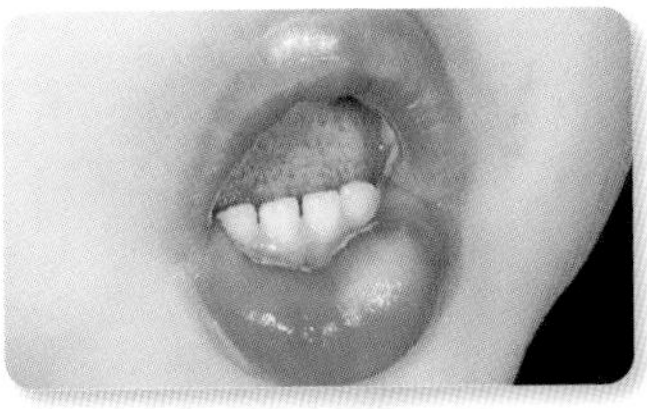

입술 깨무는 아기의 입술 변형

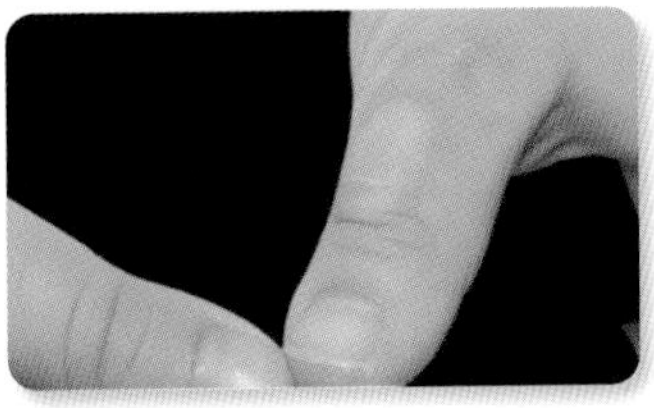

손가락 빨아서 생긴 굳은살 p.165 참조

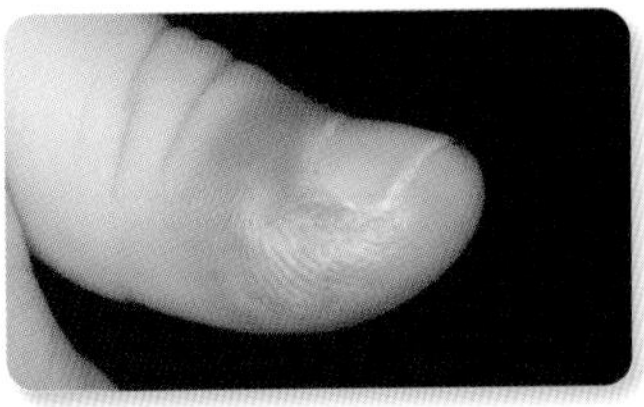

손가락 빠는 아이에게 생긴 염증

손가락 빨기

## 화상

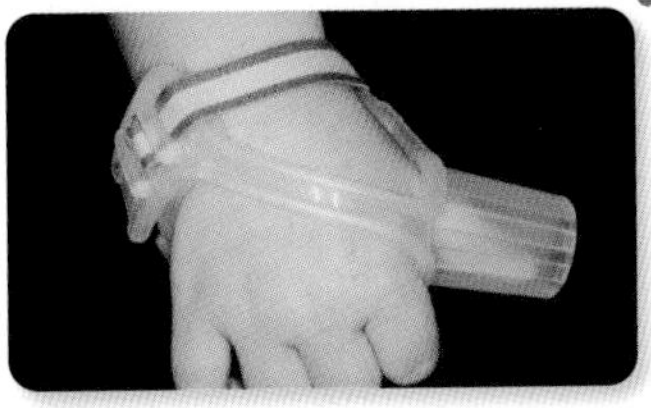

손가락 심하게 빠는 아이에게 교정기를 끼운 모습(꼭 필요한 경우 외엔 사용하지 마세요)

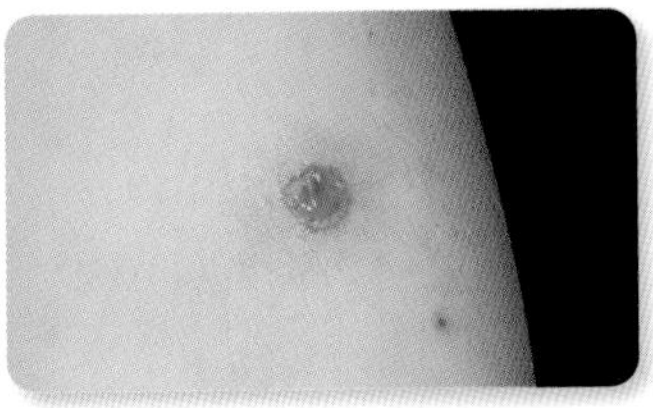

담뱃재로 인한 화상 p.1046 참조

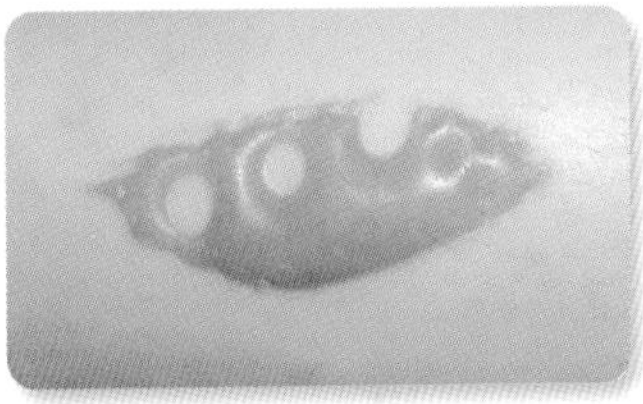

다리미에 덴 화상 p.1053 참조

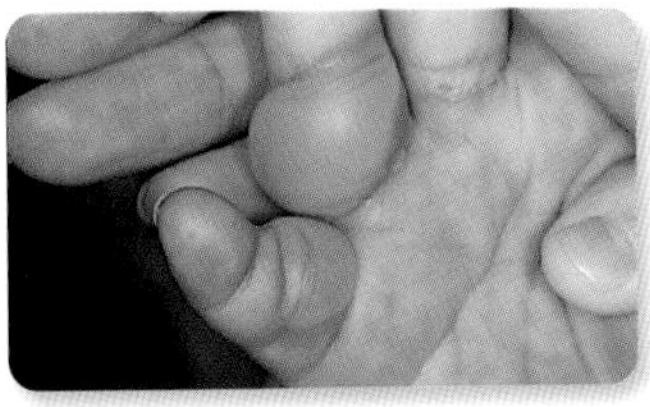

전기밥솥 김에 의한 화상 첫날 p.1053 참조

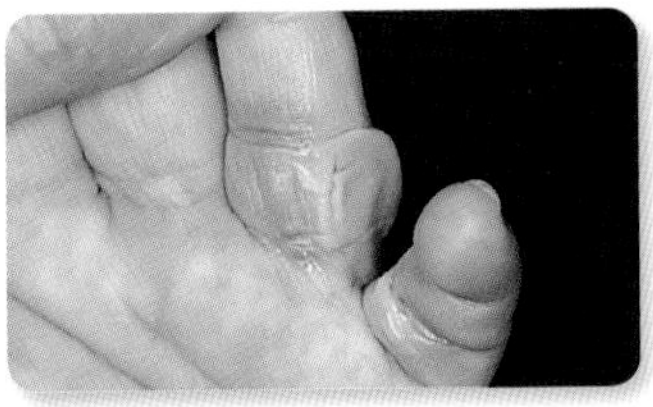

화상 치료 1일째 p.1049 참조

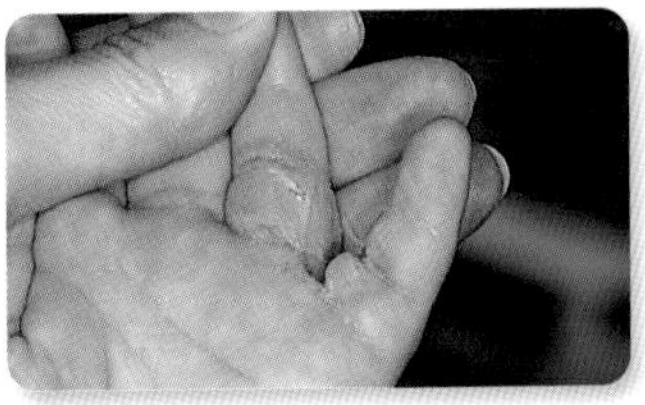

화상 치료 3일째 p.1049 참조

화상

## 기타 증상

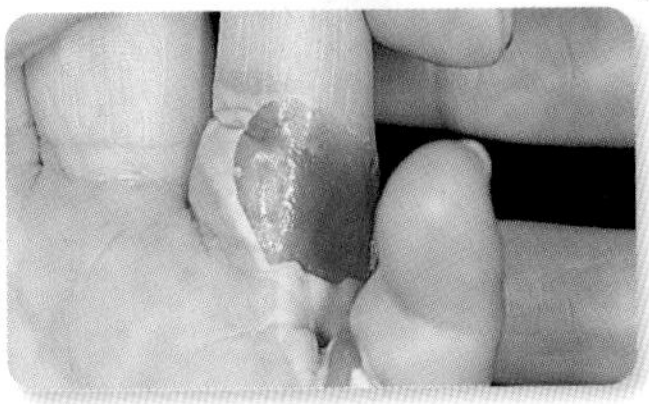

화상 치료 4일째 p.1049 참조

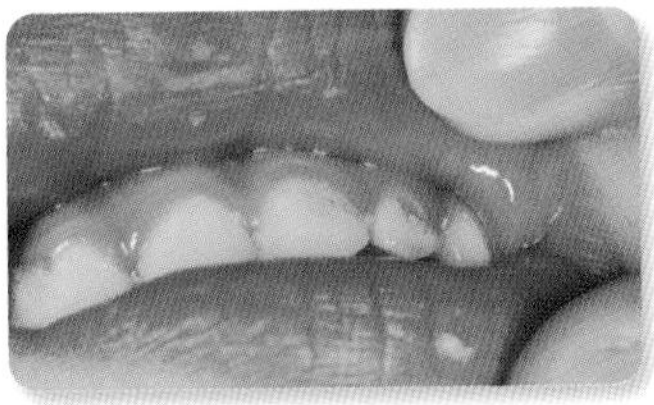

충치가 생기고 있는 모습 p.953 참조

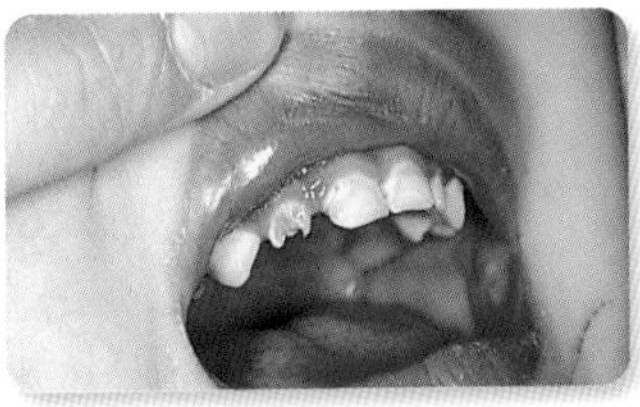

치아 우식증(우유병을 물고 자서 생긴 충치) p.967 참조

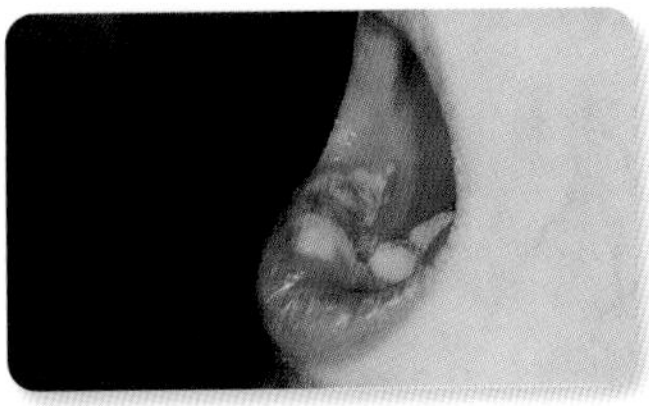

충치 치료 시 마취한 후 입 깨문 모습

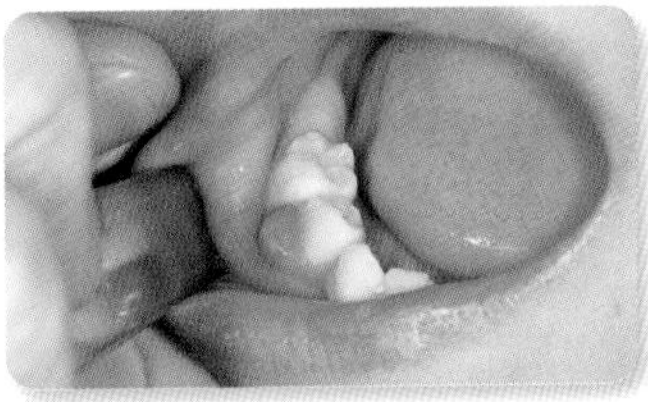

충치가 생긴 치아 때문에 발생한 잇몸의 염증(치과에 가야 합니다)

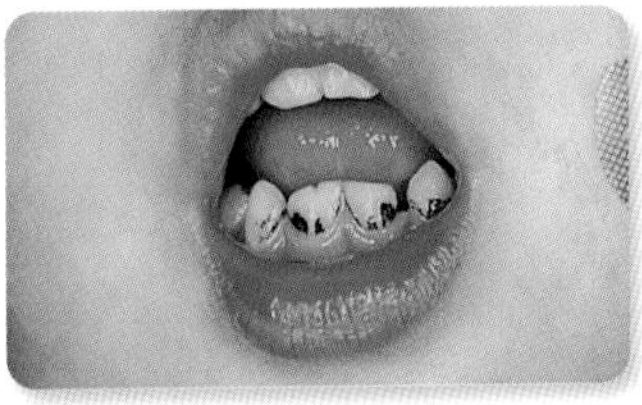

철분제 복용으로 인한 치아 착색 p.961 참조

# 아이의 아픈 부분을 사진으로 익혀두세요

## 기타 증상

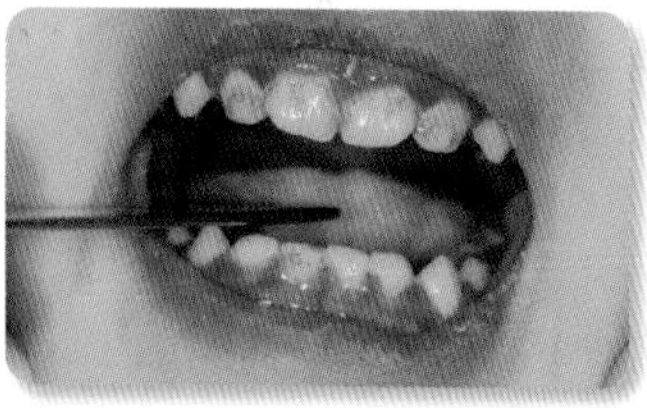

헤르페스 바이러스가 동반된 치은염

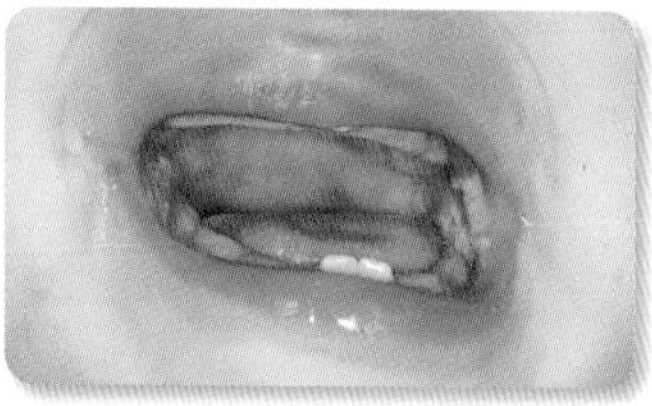

안면 신경마비로 인해 울 때 입이 한쪽으로 비뚤어지는 경우

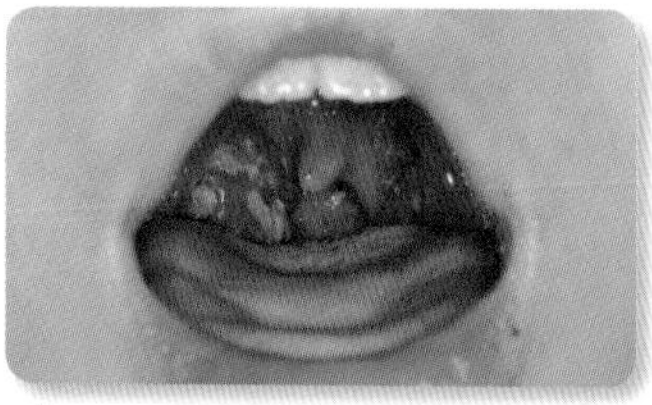

편도선에 세균성 감염이 생긴 모습 p.993 참조

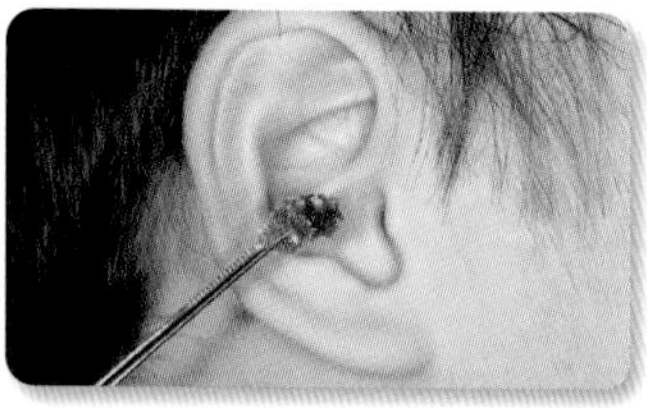

엄청나게 큰 귀지(소아과 의사가 빼야 함) p.927 참조

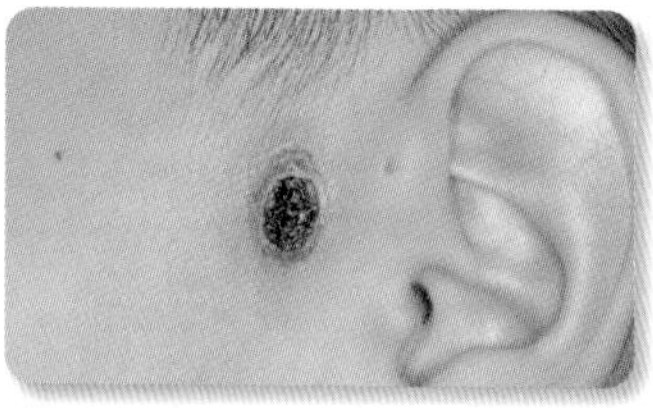

이루공을 통해 생긴 염증 p.930 참조

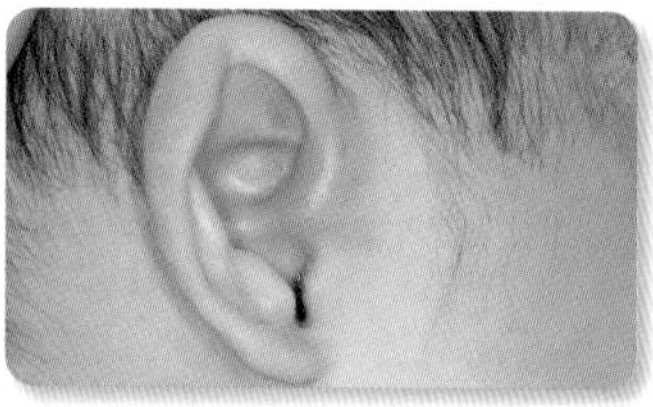

이루공에 생긴 염증 p.930 참조

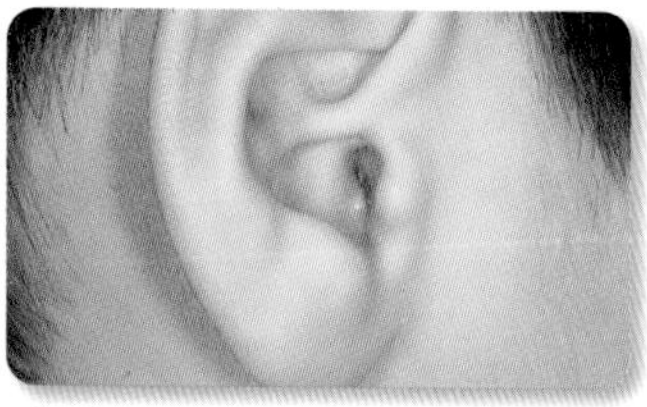

외이도 농염

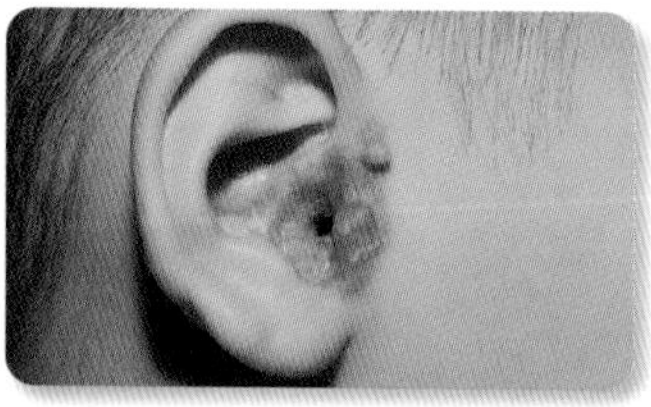

외이도염 p.919 참조

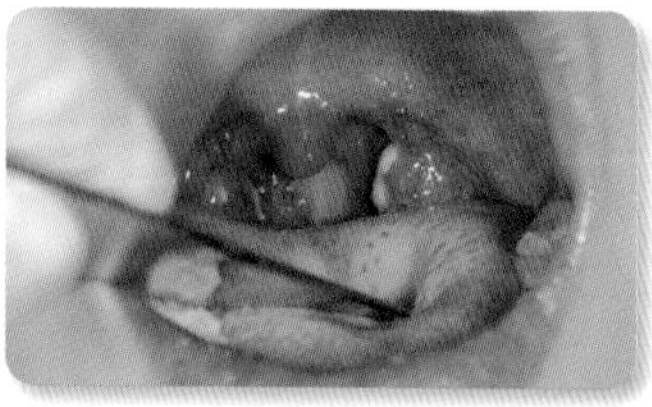

축농증 아이의 목 뒤로 타고 넘어가는 후비루 p.973 참조

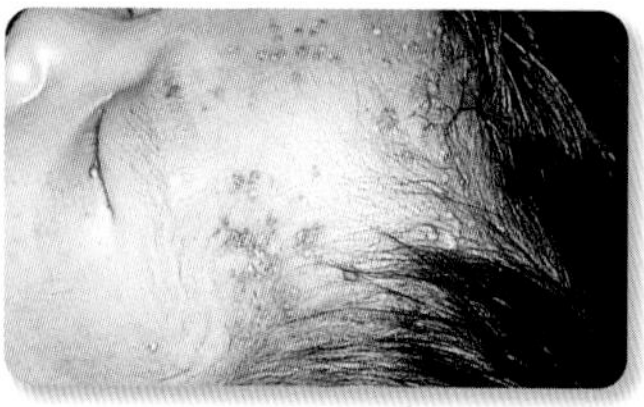

세균성 농양

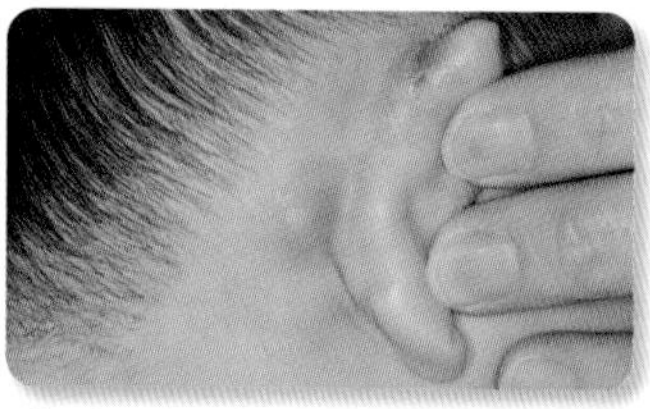

염증 때문에 생긴 귀뒤 임파선염

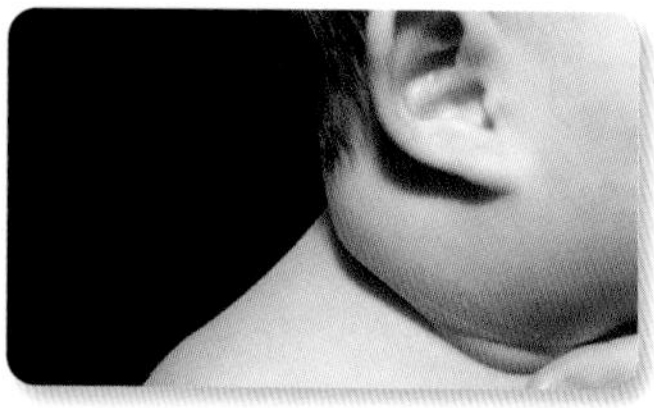

경부 임파선염 p.997 참조

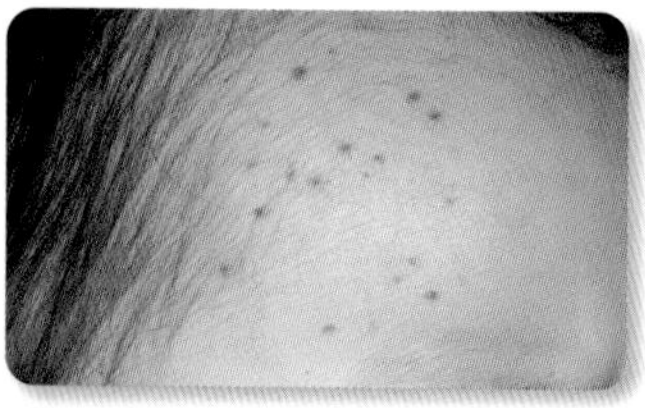

모낭염

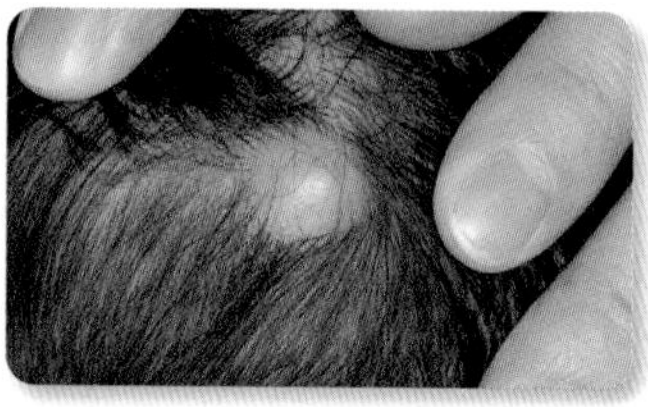

원형탈모

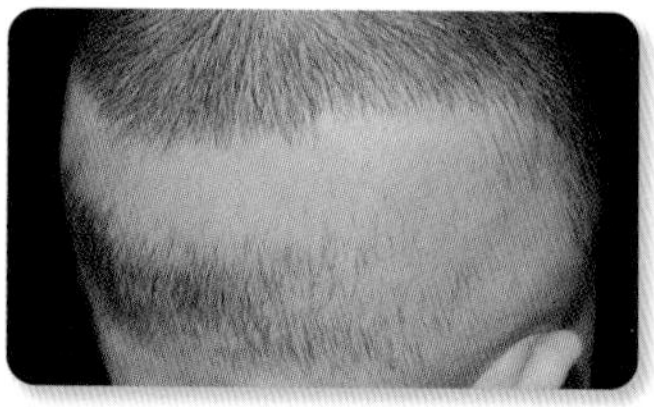

영아 뒷머리 탈모

## 아이의 아픈 부분을 사진으로 익혀두세요

### 기타 증상

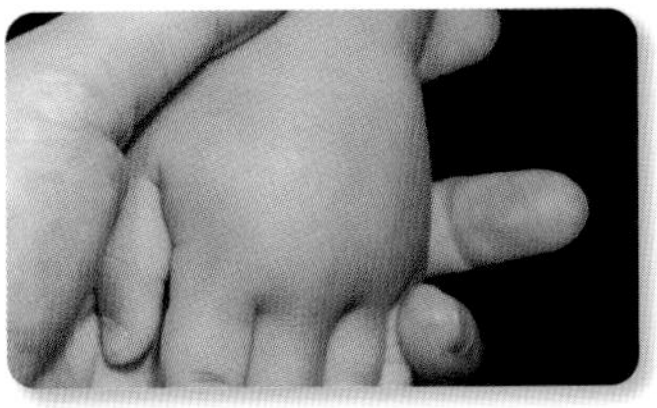

벌레 물려 땡땡 부은 손등 p.376 참조

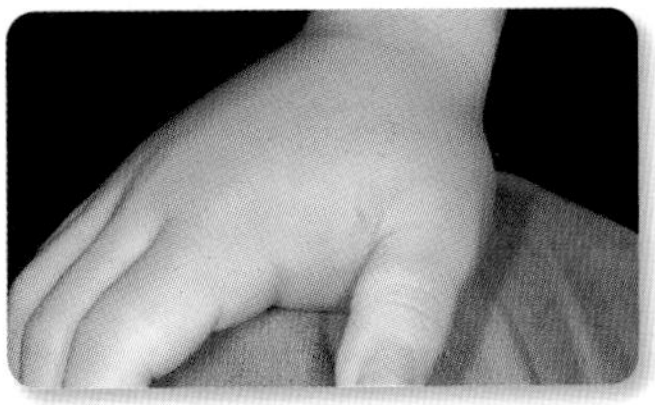

모기 물린 후 손에 염증이 퍼진 모습 p.376 참조

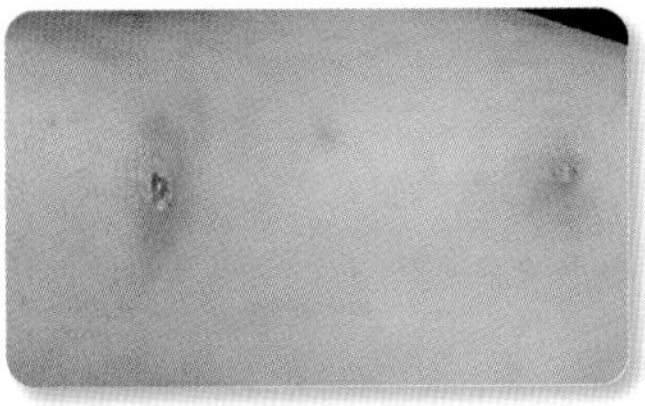

모기 물린 부위 긁어서 생긴 염증 p.376 참조

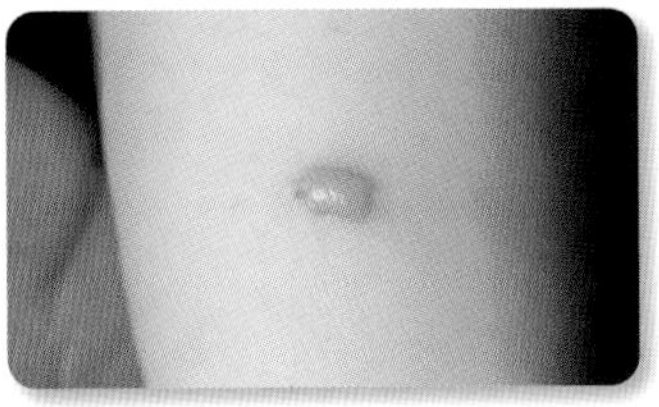

벌레 물려 생긴 물집 p.376 참조

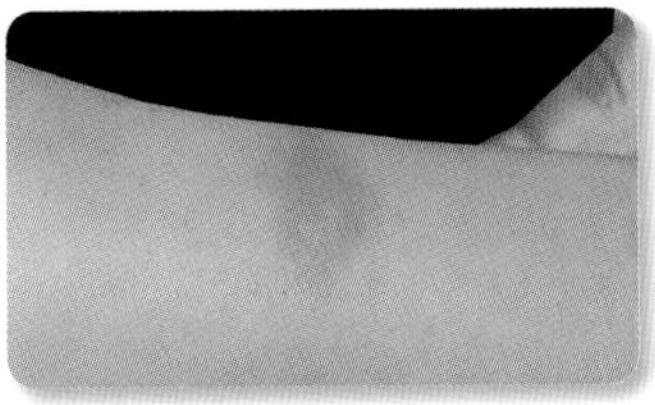

벌레 물린 후 2차 감염 p.376 참조

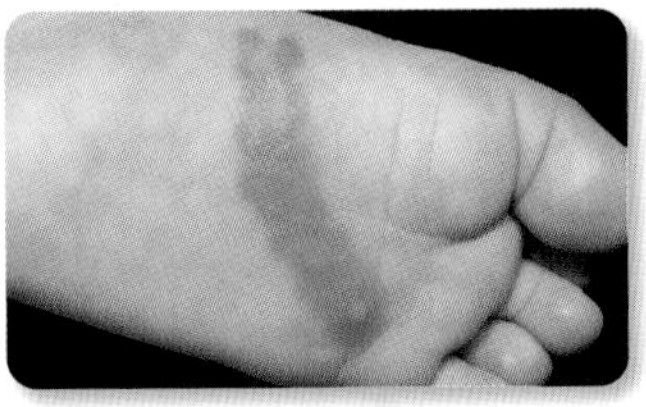

벌레 물린 상처 p.376 참조

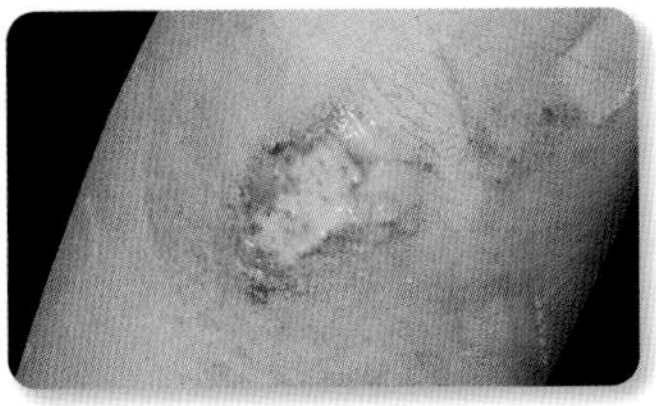

제대로 씻지 않고 상처 치료용 밴드를 붙여서 덧난 경우 p.374 참조

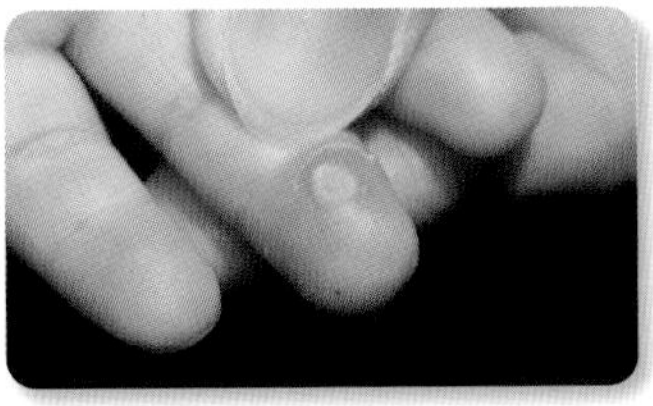

가시 찔린 것을 방치했다가 생긴 염증

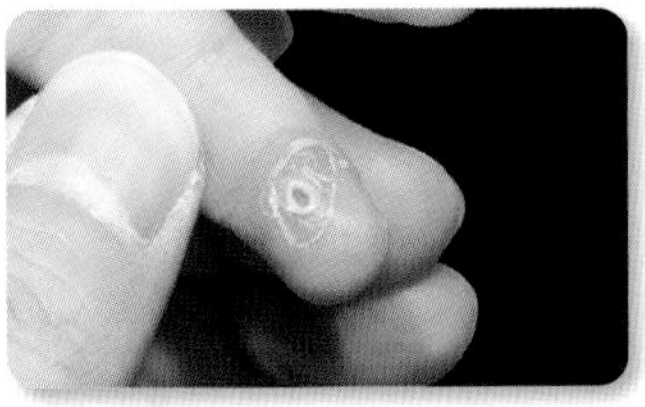

낫는 모습

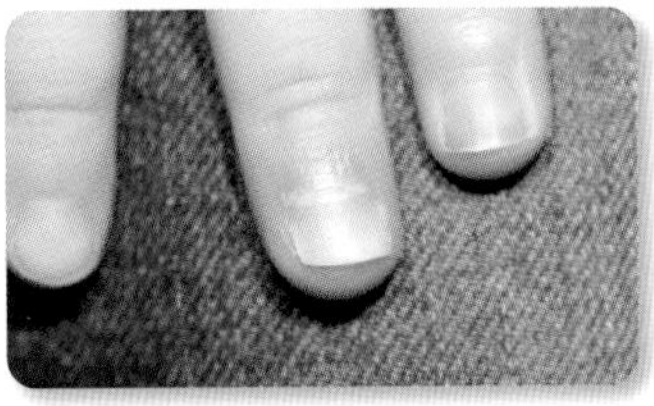

외상에 의한 조갑 박리

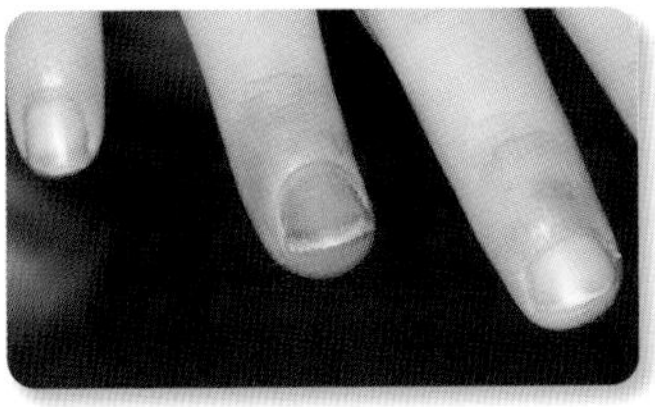

외상에 의한 손톱 밑 혈종(외상 직후 피를 제거해주면 회복이 빠름)

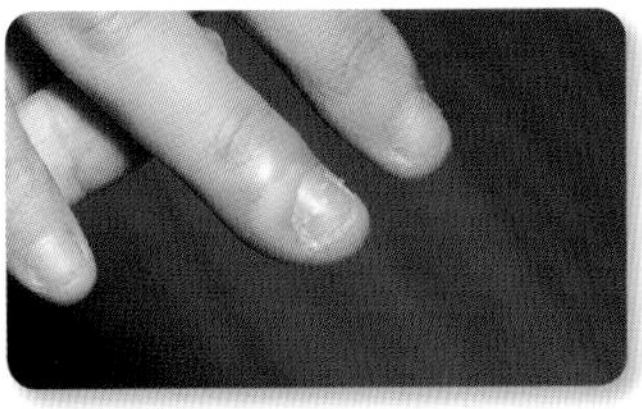

생인손

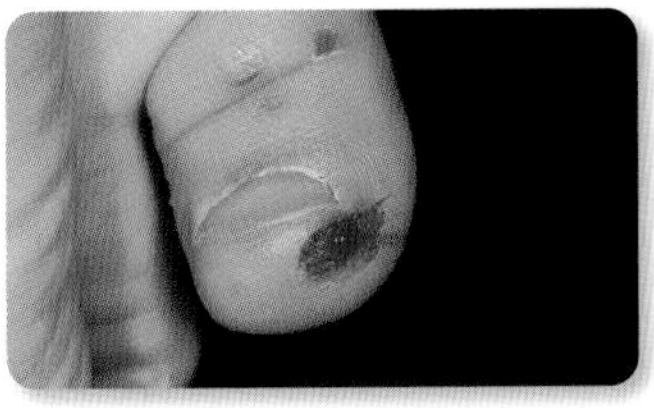

손톱깎이에 살이 일부 잘린 모습 p.553 참조

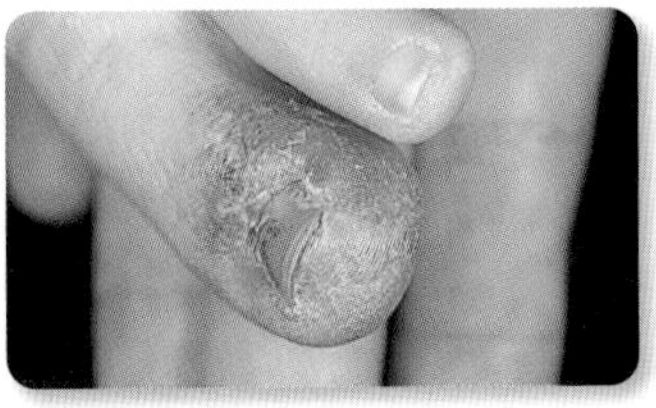

발톱 잘못 깎아 생긴 염증

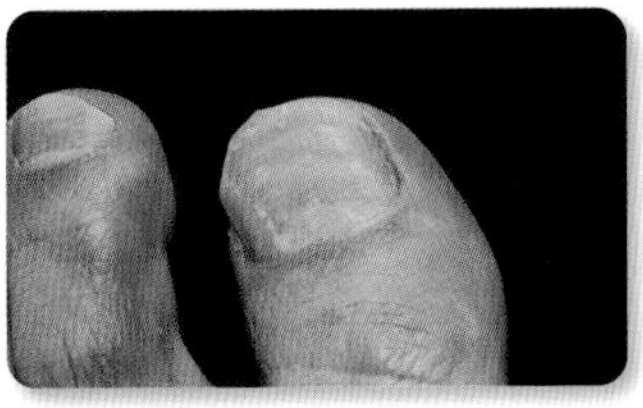

발톱 무좀

# 아이의 아픈 부분을 사진으로 익혀두세요

## 기타 증상

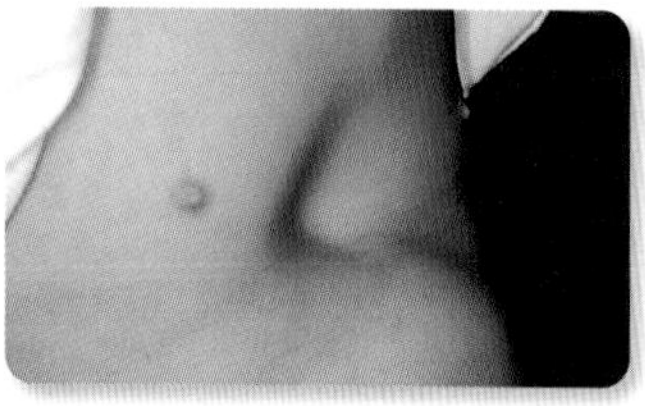
오목 가슴

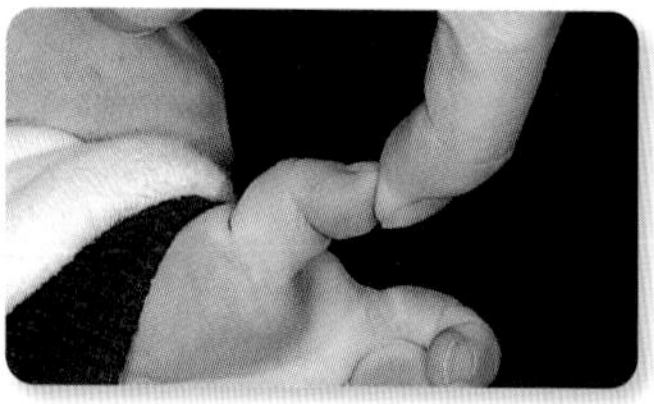
방아쇠수지

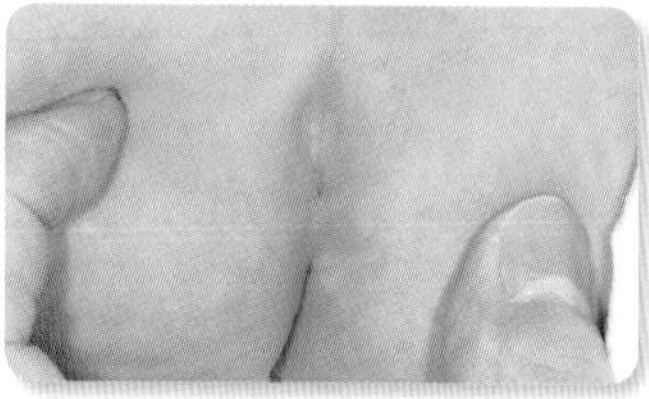
엉덩이 척추 부위 함몰(소아과 의사의 진료가 필요합니다) p.562 참조

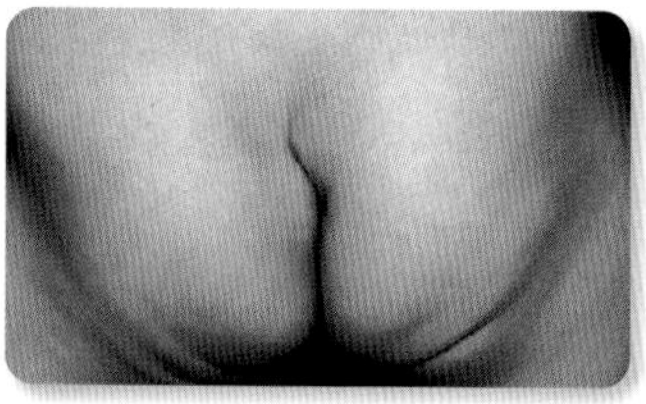
엉덩이 라인이 비뚤 때는 소아과 의사의 진료를 받아야 합니다

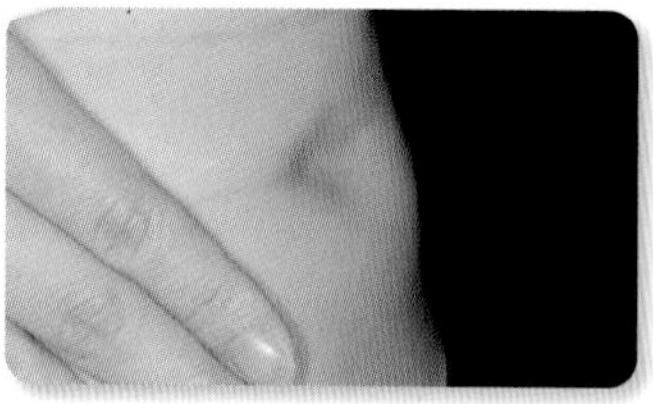
국한성 지방이영양증(피하지방 위축)

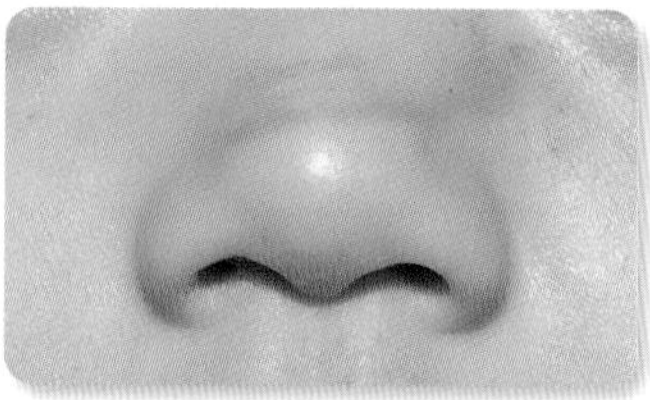
콧등에 물건이 떨어져 생긴 모습(코뼈의 손상 여부를 반드시 확인합니다)

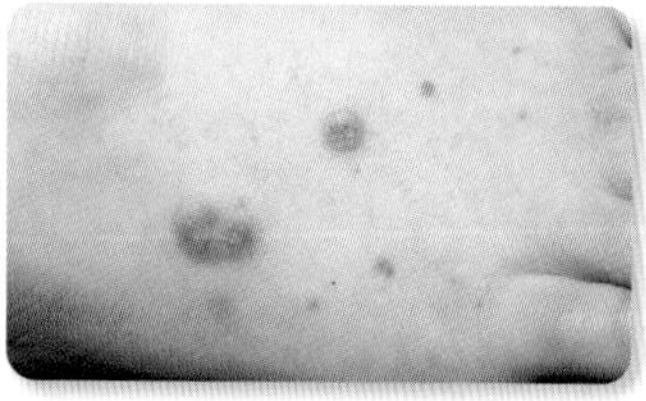
HSP 환자에게 생긴 출혈반점(소아과 의사의 진료를 받아야 합니다)

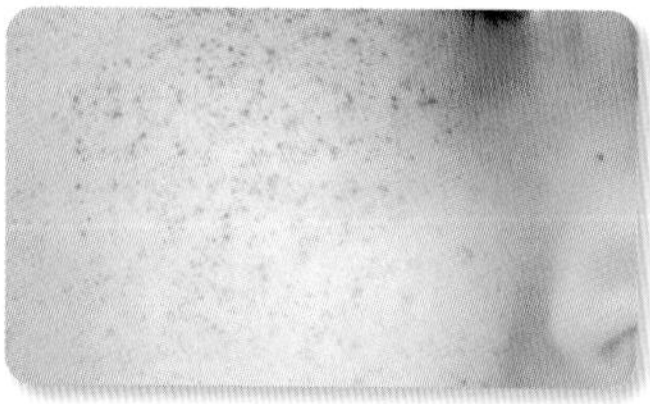
특발성 혈소판 감소증 아이의 점상출혈 모습

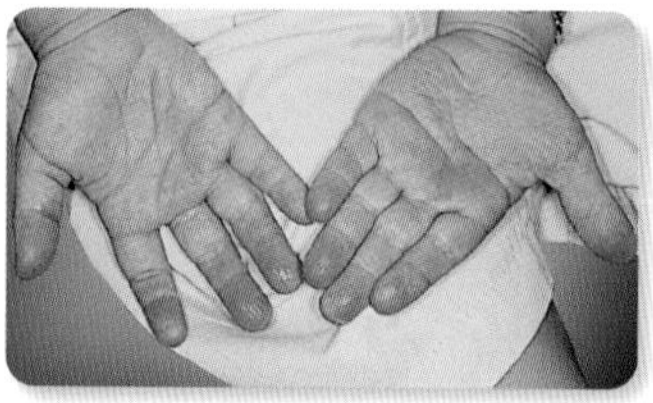
가와사키(손껍질이 벗겨진 모습) p.724 참조

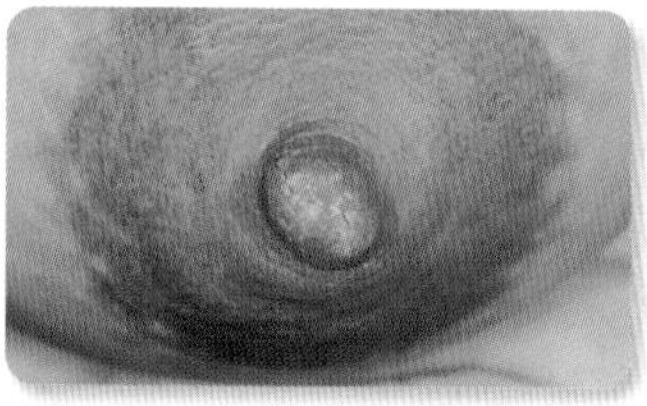
이스트감염 엄마의 유방 p.260 참조

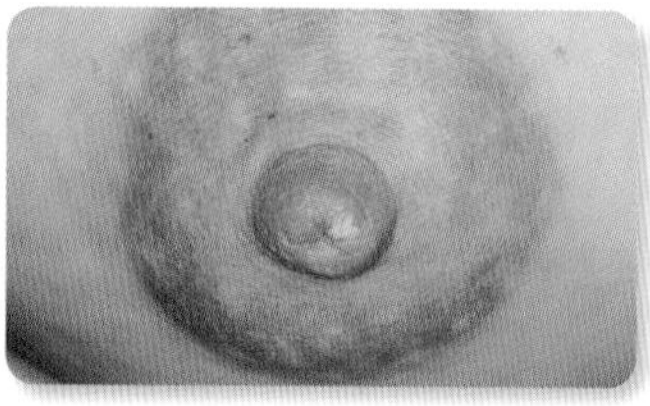
유관 막힘

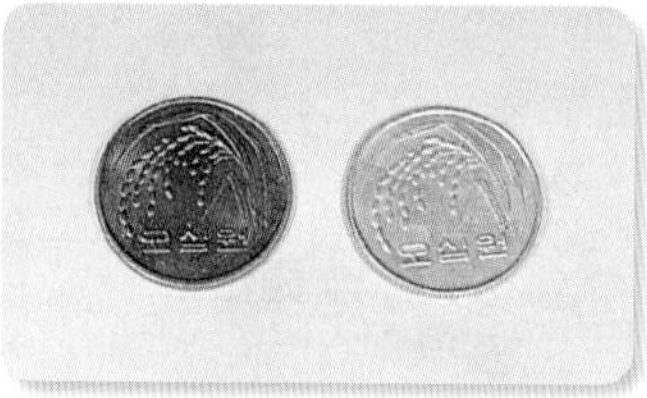
일주일 만에 변으로나온 동전(왼쪽 것) p.656 참조

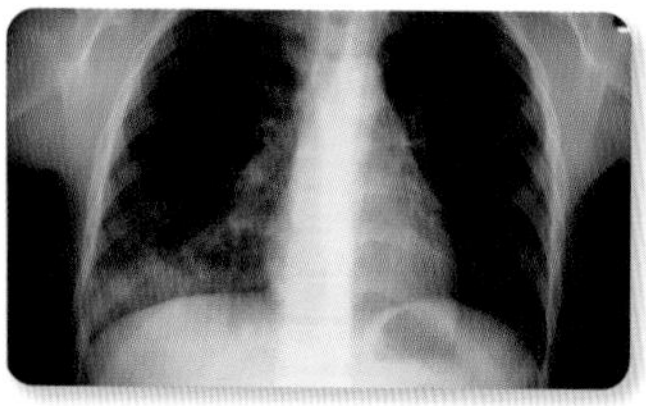
오른쪽 하부 폐렴(사진의 왼편)

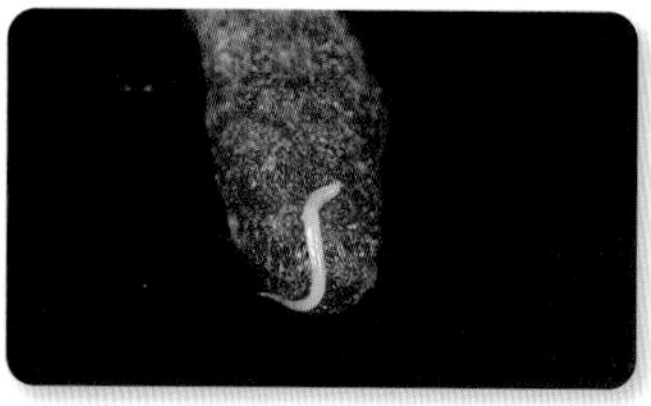
요충 p.172 참조

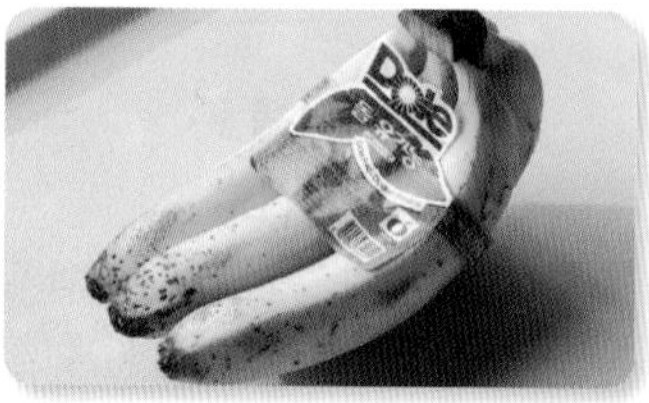
바나나를 먹일 때는 까만 점이 있는 유기농 바나나를 먹이세요 p.859 참조

"엄마가 꼭 알아야 할"

# 연령별 아기 checklist

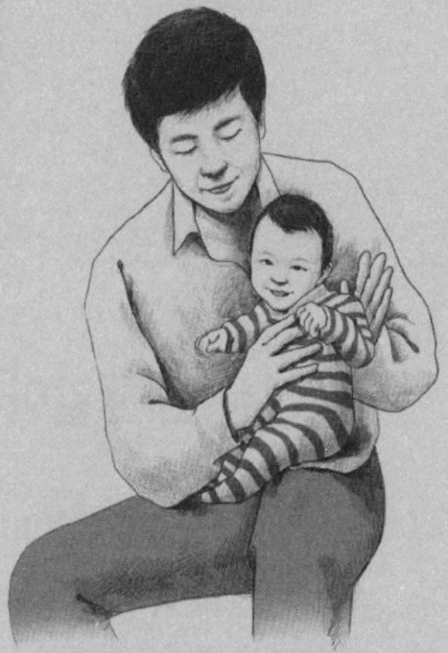

이 책을 처음 보는 초보 부모에게 다음과 같이 읽기를 권유드립니다. 전체를 미리 다 읽어도 좋지만 어린 아기를 키우는 부모님들은 목차에서 우선 육아 부분을 찾아서 읽어 보시고, 질병 부분은 나중에 그때그때 찾아볼 생각으로 넘어가도 좋습니다.

· **임산부**라면 다음 챕터를 순서대로 미리 읽어보는 것이 좋습니다.
1. 연령별 아기 checklist의 2개월까지(26~56p.) → 2. 모유 먹이기(232p.) → 3. 신생아에 대하여(542p.) → 4. 신생아 황달(566p.) → 5. 가정과 아이(102p.) → 6. 아이 키우기(576p.)

· **아기를 막 출산한 초보 엄마**라면 다음의 챕터를 미리 읽어보면 아이 키우기가 더 쉬워집니다.
1. 연령별 아기 checklist의 2개월까지(26~56p.) → 2. 모유 먹이기(232p.) → 3. 신생아에 대하여(542p.) → 4. 신생아 황달(566p.) → 5. 아이 키우기(576p.) → 6. 성장과 발달(430p.) → 7. 예방접종(738p.) → 8. 가정과 아이(102p.), 성격과 버릇(398p.), 수면에 대하여(470p.)

· **1개월 아기를 키우는 부모**라면 다음 챕터는 우선적으로 읽어보는 것이 좋습니다.
1. 연령별 아기 checklist의 4개월까지(42~63p.) → 2. 수면에 대하여(470p.) → 3. 예방접종(738p.) → 4. 성장과 발달(430p.) → 5. 모유 먹이기(232p.) → 6. 아이 키우기(576p.), 가정과 아이(102p.)

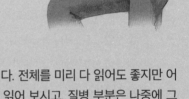

# 출산 전 주의사항

vimeo
임신 전에 알아두세요

YouTube
적어도 39주! 가능하면 40주!!

## 임신 전에 알아둘 것들

**· 의학적인 문제를 미리 해결해두자**

– MMR 두번째 접종을 미리합시다. 풍진 검사를 하고 항체 유무를 확인하는 것도 좋지만 그것보다는 MMR 두번째 접종을 하지 않은 엄마는 그대로 MMR 2차를 접종하시면 됩니다. 우리나라의 대부분의 예비엄마는 그냥 MMR 2차를 접종하고 한 달 이상 간격 두고 임신하시면 됩니다.

– B형간염 항체 항원 검사를 해서 엄마가 B형간염 보유자인지 아닌지 확인하고 항체가 없으면 접종을 하는 것이 좋습니다.

– **Tdap**와 A형간염 접종에 대해서 의사와 상의하시기 바랍니다. 산부인과에서 잘 모르면 접종 전문가인 소아청소년과 의사와 상의하십시오.

– 임신하기 적어도 한 달 이전에는 MMR 두번째 접종을 해야 하고 수두에 걸리지 않은 부모는 수두 접종을 해야 하는데 어릴 때 수두 접종 한 번 맞았으면 두번째를 접종하고, 한 번도 맞지 않았으면 4주 간격으로 두 번 접종하세요. 수두와 MMR 접종을 한 경우 적어도 한 달은 임신을 하지 않아야 합니다. A형간염 접종하지 않은 40세 이하의 임신 예정 여성은 A형간염도 미리 접종해두는 것이 좋습니다.

– 종합 검사를 한번 정도는 해서 특별한 병은 없는지 검사하는 것도 중요합니다. 당뇨나 고혈압 같은 질병이 있는 경우 임신하기 전에 의사의 진료를 꾸준히 받아서

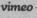

제대로 조절하는 것이 중요하고 임신 중에 변화될 수 있는 치료법에 대해서 미리 상의하여야 합니다.

–35세 이상의 산모는 태아에게 문제가 생길 가능성이 높기 때문에 산부인과 의사에게 임신 전에 진료를 받아서 미리 대비해야 합니다. 제대로 준비한다면 출산에 특별히 더 문제될 것은 없습니다.

• **영양제**

–**적어도 임신 3개월 전부터 미리 엽산은 보충하는 것이 중요**한데 엽산이 포함된 종합비타민제로 먹어도 됩니다. 비타민D와 엽산은 태아의 건강과 엄마의 건강을 위해서 꼭 챙겨서 드세요.

–빈혈이 있는 경우는 의사의 처방을 받아서 철분제를 미리 먹어야 하고 철분이 많은 음식과 채소를 많이 먹어야 합니다.

• **산부인과 선택** 산부인과 병원을 미리 선택하는데 꾸준하게 다닐 수 있는 곳을 선택하고 밤에 급하게 출산할 때도 미리 생각해서 정하는 것이 좋습니다. 모유를 제대로 먹이려면 24시간 모자동실을 해주는 병원을 선택하는 것이 좋습니다.

• **일상생활**

–임신 전 적당한 운동과 체중 조절이 중요합니다. 건강하다면 임신과 출산하는 데 더 쉽게 적응할 수 있답니다. 샤워는 상관없는데, 사우나는 곤란합니다.

–**음주는 태아에게 치명적인 후유증을 남길 수 있으므로 임신 계획이 있다면 임신 전에 음주를 중단하는 것이 중요**합니다. 담배도 임신하기 전에 미리 끊는 것이 좋습니다. 커피 한 잔 정도는 상관없습니다.

–음식은 식품군별로 골고루 먹는 것이 제일 좋은데 무지방 우유 두 컵 정도는 매일 먹는 것이 좋고 현미 잡곡은 50% 이상 섞어 먹는 것이 좋습니다. 과일, 채소도 많이 먹는 것이 좋습니다. **생선은 일주일에 두 번 정도** 먹는 것이 좋은데 수은 함량이 적은 생선으로 먹는 것이 중요합니다. 참치 같은 것은 피하는 것이 좋고 회로 먹는 것은 권장하지 않습니다.

–임신을 할 계획이 있다면 먹는 약은 정말 조심해야 합니다. 별거 아닌 것 같은 감기약도 조심해야 합니다. 임신 첫 한 달간은 임산부 본인도 잘 모를 수 있으므로 약은

미리미리 주의해야 합니다. 평소 먹는 약이 있다면 임신 중에 복용해도 되는지 아니면 다른 약으로 대체해야 하는지 미리 확인해야 합니다. 특히 임신 첫 3개월은 아가의 몸이 만들어지는 시기이므로 이 시기의 약물 섭취는 정말 신중해야 합니다. 여드름 치료제인 로아큐탄 같은 약은 임신 직전에 먹는 경우에도 기형아가 생길 확률이 거의 반 정도나 되므로 임신 6개월 전부터 복용을 중단해야 합니다.

## 임신 중에 알아둘 것들

임신 중에 알아두세요

**의학적으로 꼭 필요한 경우가 아니라면 임신 39주 이상에서 출산하는 것이 권장됩니다. '37주 이상'에서 '39주 이상'으로 지침이 바뀌었습니다.**

**• 태교**

–특별한 태교법을 사용해야 아가를 더 훌륭하게 키울 수 있다고 명확하게 입증된 것은 없습니다. 모든 것을 다 최고의 상태로 태교를 한다고 보통의 임산부보다 아가에게 더 좋은 것은 아닙니다. 남들보다 더 좋은 태교를 하지 못한다고 아가에게 미안해할 필요 전혀 없습니다.

–가장 좋은 태교는 엄마가 행복하게 일상을 사는 것일 겁니다. 음식 골고루 먹고 자기가 좋아하는 음악을 듣고 좋아하는 책을 보고 부부간에 행복하게 지내는 것, 그것이 제일 바람직한 태교일 것입니다. 특정한 음악을 듣는다고 아가가 더 훌륭한 사람이 된다고 저는 생각하지 않습니다. 다만 심리적으로나 육체적으로나 너무 극한 상황은 피하는 것이 좋습니다.

**• 음식**

–음식은 **우유, 계란, 고기를 포함**해서 식품군별로 골고루 먹는 것이 제일 좋은데 우유는 **무지방 우유**로 두 컵 정도 매일 먹는 것이 좋고 현미 잡곡은 50% 이상 섞어 먹는 것이 좋습니다. 과일, 채소도 많이 먹는 것이 좋습니다. **일주일에 90~180g 정도의 해산물**을 먹는 것이 좋은데, 수은 함량이 적은 생선으로 먹는 것이 중요합니다. 참치 같은 것은 피하는 것이 좋고 연어는 수은이 적습니다. 생선회 먹는 것은 권장하지 않습니다.

—적당한 정도의 커피는 상관이 없습니다.

—술은 한 잔을 먹어도 태아의 두뇌 발달에 문제가 될 수도 있다고 알려지고 있으므로 술은 안 됩니다. 약용 식물들은 섭취를 피하는 것이 좋습니다.

**• 약**

—모든 약은 임신 중에는 반드시 의사와 상의하고 복용해야 합니다. 감기약도 파스도 조심해야 합니다. 특히 임신 첫 3개월은 아가의 몸이 만들어지는 시기이므로 이 시기의 약물 섭취는 정말 신중해야 합니다. 평소에 먹던 약이 있으면 임신 중에 복용해도 되는지 아니면 다른 약으로 대체해야 하는지 의사와 상의하여야 합니다. 여드름 치료제인 로아큐탄 같은 약은 임신 직전에 먹는 경우에도 기형아가 생길 확률이 거의 반 정도나 되므로 임신 중에는 절대로 먹어서는 안됩니다.

—임신 중에 한약이나 생약을 함부로 먹는 것은 권장하지 않습니다.

—특정한 영양제를 먹어야 한다는 것도 별 의미가 없는 말입니다. 다만 엽산은 임신 전부터 먹는 것이 좋은데 **엽산이 포함된 종합비타민제**로 먹을 수도 있습니다. **비타민 D**는 꾸준하게 먹는 것이 좋습니다. 철분 보충에 대해서는 산부인과 의사와 상의하여야 합니다.

—**운동도 중요한데 최소 주당 30분 이상 운동을 5회 이상 해야 합니다.**

—출산 후 제대혈 보관은 가족력상 질병이 있는 경우를 제외하고는 개인적으로 꼭 보관해야 하는 것은 아닙니다.

**• 모유수유**

—산전 모유수유 교육은 모유수유를 제대로 하기 위해서는 필수입니다.

—**산전 유방 관리는 일반적으로 권장하지 않습니다.**

—산후조리원 선택할 때는 미리 모유수유를 제대로 하게 도와주는지 확인해야 합니다. **그곳을 이용하는 산모가 24시간 모자동실을 실제로 하고 있는지 확인하는 것이 제일 중요합니다. 엄마가 쉬어야 한다면서 밤에 불과 몇 시간이라도 신생아실에서 아가를 따로 재우면 모유수유를 제대로 하는 것은 정말 힘들어집니다. 짜서 먹이게 하면 안됩니다.** 나중에 아가가 모유를 물지 않고 짜고 먹이는 시간이 두 배가 걸리게 되어 모유수유하기가 정말 힘들어지게 되므로 짜서 먹이고 있는 산모가 있는지 확인해야 합니다.

**• 임산부가 꼭 맞아야 하는 예방접종**

– **Tdap** : 백일해, 파상풍, 디프테리아를 예방하는 접종인데 과거 접종력과 상관없이 매 임신 때마다 **임신 27~36주 사이에 꼭 접종**하는 것이 좋습니다. 보통은 10년 이내에 Tdap 접종을 한 사람은 접종할 필요가 없지만 임신부는 태아에게 백일해 면역을 넘겨주기 위해서 매번 임신할 때마다 접종하는 겁니다. 아빠는 10년마다 한 번 접종하면 됩니다. 할머니 할아버지는 백일해 예방을 위해서는 Tdap 1회 접종하면 되지만, 파상풍과 디프테리아 예방 역시 중요하므로 총 3회 접종을 해야 합니다.

– **독감** : 가을부터 초봄까지 독감 유행시즌에 임산부는 반드시 독감 접종을 해야 합니다. 독감 접종은 임신 기간 어느 시기라도 접종할 수 있습니다. 임산부가 독감을 접종하지 않아서 독감에 걸리면 보통 사람들보다 합병증이 엄청나게 더 많이 발생해서 아가도 엄마도 위험할 수 있으므로 임산부는 독감 접종을 꼭 해줘야 합니다.

## 잘못 알고 있는 상식들

• 유축기는 미리 준비할 이유가 없습니다. 유축기는 엄마가 직장 나가서 유축할 때 외에는 사용할 필요가 없습니다.

• 보통의 임산부가 산전에 유방 관리를 받아야 할 이유는 없습니다. 엄마의 유방은 임신 중에 저절로 젖 먹일 준비가 된다는 겁니다. 그게 가장 자연스러운 겁니다.

## 카시트 꼭 준비하세요!

아가 흔들지 말라는 이야기는 누구나 다 잘 알고 있습니다. 그런데 **카시트를 신생아 첫날부터 사용해야 한다는 것**은 아직도 잘 모르는 분들이 있습니다. 아무리 천천히 차를 몰아도 브레이크를 잡으면 고개를 가누지 못하는 아가는 머리가 확 흔들리게 됩니다. 손으로 흔드는 것보다 엄청나게 더 큰 충격을 아가의 머리에 주게 되어서 머리 나빠질 수도 있답니다. 안고 탈 생각 하지 말고 반드시 산부인과 퇴원할 때부터 카시트를 꼭 사용해야 한다는 것 잊지 마십시오.

## 산후조리원 이용에 관하여

산후조리에 대해서

산모의 쉴 권리, 물론 중요합니다. 하지만 그만큼 중요한 것이 아가가 엄마 옆에 있을 권리입니다. 엄마도 힘들지만 엄마 뱃속에서 열 달 살다가 세상에 나온 아가는 훨씬 더 힘든 시기입니다. 이 시기에 **엄마의 따뜻한 품속에서 24시간 지내는 것이 평생을 좌우하는 애착 형성에 가장 중요한 것**입니다.

산후조리원 이용하지 말라는 말은 아닙니다. 요즈음처럼 핵가족에 출산 후 도와줄 사람 없을 때 산후조리원 제도는 필요한 경우가 많습니다. 출산 후에 모든 것을 다 도와달라고 해도 됩니다. 하지만 가장 중요한 것은 엄마랑 아가랑 24시간 하루 종일 모자동실하는 것입니다. 밤에 잘 때 엄마 쉬라고 서너 시간 정도를 신생아실에 아가를 따로 두는 것도 세계보건기구에서는 권장하지 않습니다.

물론 산후조리할 때 엄마가 쉬는 것도 중요합니다. 그런데 출산 후 누워서 쉬면 쉴수록 몸은 더 힘들어지는 것이 산후조리입니다. 그래서 산후에 엄마가 아가를 돌보면서 적당히 활동하면 산모의 회복이 더 빨라진다는 것이 전문가들의 일반적인 판단이고, 실제로 다른 나라에서는 출산 후 다른 것은 다 도와줘도 우리나라처럼 아가도 대신 봐주면서 산모를 쉬게 하는 나라는 거의 볼 수 없습니다. 대수술 후에도 2~3일만 지나도 움직이게 합니다. 그래야 회복이 빨라집니다. 출산이란 가장 자연스러운 일이므로 출산 후 산모는 일상생활을 해도 저절로 회복되게 되어 있습니다. 인종 차이라 보기 힘든 것이, 외국에 사는 우리나라 교포들 중에서 외국식으로 출산과 산후조리 한다고 문제가 되었다는 이야기는 들어본 적이 없습니다. 어떻게 산후조리하든 그것은 산모가 선택할 수 있습니다. 하지만 **24시간 모자동실은 필수**라고 생각하시면 됩니다. **유방 마사지는 꼭 필요한 것이 아닙니다.**

**24시간 엄마와 아가가 같이 있으면 출산 후 산모가 육아모드로 바뀌게 되어서 2주일 정도 지나면 아가 키우기 쉬워집니다. 24시간 아가랑 같이 지내면서 아가가 먹을 때 같이 먹고 아가가 쉴 때 같이 쉬는 것, 이게 가장 자연적인 육아법의 시작입니다.**

**코로나 유행할 때는 산부인과든 산후조리원이든 신생아실에 맡기지 말고 엄마 품에서 24시간 모자동실하는 것이 의학적으로 권고되고 있습니다.**

엄마 품이 제일 안전합니다!

# 신생아

## 이 시기의 아기는?

아가는 천사입니다. 잠들고 있는 아가의 얼굴은 정말 아름답습니다. 이렇게 아름다운 아가를 키울 수 있는 것은 여러분 인생에 최고의 행운이 될 것입니다. 이 소중한 기회를 즐기려고 노력하십시오. 신생아 시기는 엄마의 뱃속에서 보호되던 아기가 세상과 처음으로 만나는 시기입니다. 아직도 새로운 세상에 적응하기 힘든 시기이기에 엄마 아빠의 적절한 보살핌이 그 어느 시기보다도 중요한 때입니다. 반드시 24시간 엄마와 아기는 같이 생활하면서 적절하게 보살펴줘야 제대로 된 애착관계를 만들 수 있습니다. 아무리 좋은 시설이라도 부모의 품보다 더 좋을 수는 없답니다. 이 시기에도 부모의 역할은 매우 중요합니다. 아가의 필요에 적절하게 반응하고 사랑해주면 아가는 이 세상이 살 만한 곳이라고 배우게 됩니다. 아직 아가는 먹고 자는 리듬도 제대로 자리 잡지 못한 시기이므로 부모가 아가가 먹고 자는 것에 맞춰주어야 합니다. 내 아기를 더 특별하게 잘 키우겠다는 욕심은 버리십시오. 남들처럼만 제대로 키울 수 있어도 크게 성공하는 것입니다. 아기는 어른의 축소판이 아닙니다.

## 이것은 꼭 알아야 합니다!

- **산후조리원을 이용해도 좋습니다. 하지만 24시간 모자동실이 중요한데, 하루에 3~4시간**

**만이라도 아기를 신생아실에 맡기면 나중에 아기 키우기 정말 힘들어질 수 있습니다. 유니세프에서는 반드시 24시간 하루 종일 모자동실을 권고하고 있습니다. 코로나가 유행할 때일수록 아기는 엄마 품에 있는 24시간 모자동실이 더 중요합니다.**

코로나와 모자동실

• 모유수유하는 데 유방 마사지는 권장하지 않고 유선을 뚫는 마사지도 권장하지 않습니다. 모유수유하는 데는 그런 것 없이도 잘할 수 있습니다. 산후 회복을 위한 산후 마사지 역시 권장하지 않습니다. 참고로 단유할 때도 단유 마사지라는 것도 권장하지 않습니다. 전 세계 거의 모든 산모들은 이런 것 하지 않고도 젖 잘 먹이고 회복 잘합니다. 그게 정상입니다.

• 대부분의 엄마는 젖만 물려서 키울 수 있답니다. 생후 첫 수일간 특별한 이유 없이 한번이라도 분유를 먹이게 되면 완전모유수유는 힘들게 됩니다.

• 카시트는 신생아 첫날부터 사용할 수 있습니다. 산부인과 퇴원할 때부터 반드시 카시트를 사용해야 합니다.

• **사두 예방을 위해서 신생아 때부터, 산부인과 퇴원하는 그날부터 터미타임을 해주세요.**

• 아빠도 아가를 많이 안아주고 사랑해주세요. 아빠와 함께하는 시간도 중요합니다.

• 아가 옆에서 어른들이 대화를 많이 하세요. 그게 언어발달에 최고랍니다.

• 가능하다면 생후 1주 이내에 소아과 의사의 정기 점검을 받으시는 것이 좋습니다.

• 아기를 키울 때는 귀동냥으로 키우지 마십시오. 육아는 이제 경험을 넘어서 과학의 경지로 들어간 지 오래입니다. 튼튼하고 똑똑한 아기로 키우고 싶다면 정기적으로 소아과 의사에게 육아상담을 받으십시오. 소아과 의사의 한마디가 아기의 인생을 바꿀 수 있습니다.

## 이 시기에 하지 말아야 할 것들

• 산후조리원 이용해도 좋습니다. 단 산후조리할 때 아가를 신생아실에 맡기지 마세요. 산후에 엄마가 힘들지만 아가는 훨씬 더 힘든 시기랍니다. 엄마 품에서 24시간 있을 수 있는 것은 아가의 최소한의 권리랍니다.

• 신생아 시기에 분유 함부로 먹이지 마세요. 분유 먹이는 만큼 젖이 적게 나와서 완전모유수유가 불가능해집니다.

• 젖 짜서 먹이지 마세요. • 신생아 굶기지 마세요. • 오곡가루를 먹이지 마세요.

• 일광욕하지 마세요. • 두유 먹이지 마세요. • 땀띠분 함부로 바르지 마세요.

• 아기 젖 짜지 마세요. • 폭 싸서 너무 덥게 키우지 마세요.

## 부모를 위한 조언

• **산후조리할 때 누워서 쉰다는 생각보다는 아가를 보면서 빨리 일상에 복귀할 생각을 하십시오.** 대수술 후에도 2~3일만 지나면 움직이게 합니다. 그래야 회복이 빠릅니다. 2주일 정도를 누워서 쉬게 되면 당장은 편하겠지만 도리어 회복이 늦어질 수 있답니다. **산후조리원을 이용할 때는 다른 것은 다 맡기더라도 아가 먹이고 돌보는 것은 가능하면 부모가 직접 하도록 합시다.** 산후 회복에 산후 마사지 해야 하는 것 아닙니다.

• **산후에 우울증은 아주 흔합니다.** 갑자기 슬픈 생각이 들 수도 있는데 이럴 때는 누워 있지만 말고 움직이고 가벼운 산책도 하고 부부간에 대화도 많이 하는 것이 좋습니다. 아가를 직접 돌보면 이런 우울한 마음에서 더 잘 벗어날 수도 있답니다.

• 아빠도 처음부터 육아에 참여해야 합니다. 엄마 아빠가 같이 육아를 할 때 아가는 더 잘 자란답니다.

• 육아는 알면 알수록 쉬워지는 것입니다. 미리미리 공부해서 내 것이 되어야 아가를 키우는 것이 편하게 됩니다. 특히 수면과 식습관과 버릇 들이기는 이미 충분히 숙지해서 당연하게 밀어붙이면 아가는 쉽게 받아들이게 됩니다.

## 신생아의 성장

• 아가들은 태어날 때의 몸무게와 키를 기준으로 성장하게 됩니다. 적게 태어난 아가들은 서서히 다른 아가들을 따라가게 됩니다.

• 성장 기준표는 **세계보건기구 성장표**를 따르는 것이 제일 좋습니다.

• 과거의 생각과는 달리 첫 일주일간도 제대로 수유를 하는 경우는 태어날 때보다 몸무게가 더 나가게 됩니다.

## 발달 상황

• 엎어두면 잠시 고개를 들 수는 있습니다. • 20cm 떨어진 곳의 물체를 볼 수 있습니다. • 큰소리에 놀랍니다. • 엄마 목소리를 듣거나 엄마를 보고 좋아하며 엄마의 체취를 알게 됩니다.

## 이 시기에 엄마가 꼭 알아야 할 육아 상식

• **울음** 울음은 말하지 못하는 아기의 언어입니다. 아기가 배고파서 울면 먹이고 기저귀가 젖어서 울면 갈아주십시오. 하지만 아기들은 원래 별다른 문제를 발견할 수 없는 경우에도 웁니다. 배고파서 우는 게 아닌데 먹는 것으로 아기를 달래서는 안됩니다. 적어도 3개월간은 열심히 안아주세요. 이 시기에 많이 안아준다고 버릇이 나빠지는 것은 아닙니다. 우는 아기가 달래지지 않는다고 화나서 심하게 흔들어서는 안됩니다. 아기를 달래는 제일 좋은 방법은 안아주고 얼러주고 토닥여주고 부모의 따뜻한 말로 달래주는 것입니다. **쉬쉬라는 소리**는 이런저런 방법을 사용한 후에 그래도 안되면 아주 간혹 사용하는 방법이라고 생각하시면 됩니다. **하지만 아기 우는 것 너무 겁낼 필요는 없습니다. 그리고 실제로도 아기를 울리지 않고 키우는 것은 거의 불가능한 이야기이고, 우리 옛 속담에 아기는 적당히 울리면서 키워야 머리가 좋아진다고도 했답니다.**

• **목욕** 배꼽이 떨어지지 않은 아기는 통목욕을 시키지 마십시오. 목욕은 돌까지는 일주일에 3회 정도만 시키는 것이 일반적입니다. 하지만 너무 더워서 땀이 많이 나면 하루에 한 번 목욕시켜도 좋습니다. 목욕 후 귓구멍 안을 면봉으로 파지 마십시오. 신생아 얼굴에 비누는 꼭 필요한 경우가 아니라면 사용하지 마십시오. 땀띠분 사용은 권장하지 않습니다.

• **배꼽 관리** **배꼽은 잘 말려주는 것으로 충분**합니다. **알코올 소독은 권장하지 않습니다.** 대소변으로 오염이 되면 기저귀 갈 때마다 잘 씻기고 말려주십시오. 배꼽이 떨어질 때까지는 통목욕을 시켜서는 안됩니다. 배꼽은 대개 10~14일경에 떨어집니다. 3~4주까지 배꼽이 떨어지지 않으면 소아청소년과 의사와 상의하십시오.

• **녹변을 볼 경우** 녹색변이 나와도 너무 묽거나 횟수가 지나치게 많지 않으면 별 상

신생아

관이 없습니다. 단, 모유를 먹는 아기가 묽은 녹변을 볼 경우에는 모유를 너무 짧은 시간만 먹여 모유 먹일 때 먼저 나오는 앞쪽의 전유만을 많이 먹은 것은 아닌지 확인할 필요가 있습니다. 모유수유는 앞쪽은 당분이 많고 뒤쪽은 지방이 많습니다. 앞쪽만 먹는 경우 당을 상대적으로 많이 먹게 되고 그럼 변이 묽어질 수 있습니다.

• **딸꾹질 할 경우** 수유 중 딸꾹질을 하면 잠시 수유를 중단하고 자세를 다시 잡아서 안고 잠시 얼러줍니다. 5~10분 정도 지나도 멎지 않는다면 모유나 분유를 조금 먹여 볼 수 있습니다.

• **기저귀 갈기** 천기저귀든 종이기저귀든 상관없습니다. 젖으면 빨리 갈아주는 것이 중요합니다. 아기의 엉덩이는 잘 씻고 말리는 것이 좋으며 물티슈보다는 맹물을 이용하여 씻기는 것이 좋습니다. 아래를 닦을 때는 여자 아기의 경우는 앞에서 뒤로 닦아주어야 요로감염 등의 위험을 줄일 수 있습니다.

• **일광욕** 6개월 이전의 아기는 가능하면 햇볕을 직접 쬐지 않도록 주의하세요. 피부암과 주름과 백내장을 유발할 수 있습니다.

• **그밖에 알아두어야 할 것들**

– **언어 발달을 위해서 아기 옆에서 엄마 아빠의 대화를 들려주는 것이 매우 중요합 니다. 하루 대여섯 시간 들려주는 어른들끼리의 대화가 모국어 발달에 필수입니다.** 모국어를 제대로 배우지 못하면 언어에 관한 두뇌가 발달하지 않으니 주의하세요.

– 두 돌까지는 TV를 보여주지도 말고 아기 옆에 켜두지도 맙시다. 스마트폰은 초등학교 들어갈 때까지 절대 보여주지 마세요. 짧은 화상통화는 가능합니다.

– **속싸개**는 사용하더라도 **2개월 전**까지만 사용하고 깨어 있을 때만 사용하세요. 몸은 숨 잘 쉴 수 있게 너무 타이트하게 싸지 말고, 다리는 움직일 수 있게 헐렁하게 덮어주어야 합니다. 다리를 못 움직이게 싸두면 고관절 탈구가 생기기 쉽습니다.

– **손싸개 함부로 하지 마십시오.** 아기는 입이 중요한 감각기관입니다. 손을 빨면서 세상을 느끼고 손과 입의 협응을 배우므로 깨어 있을 때는 손싸개 해두지 마세요.

– **손 빠는 것은 가장 자연스러운 행동입니다. 손가락 빠는 것을 말리지 마시고,** 공갈젖꼭지로 바꾸어야 할 이유는 없습니다.

– 별문제 없어도 아기는 손발이나 턱을 떨고 온몸에 힘을 줄 수 있습니다. 이런 상

태가 지속되거나 점점 더 심해지면 소아과 의사에게 진료를 받아야 합니다.

–아기를 너무 푹 싸지는 마십시오. 하지만 아기는 어른에 비해서 체온을 조절하기 힘들기 때문에 너무 적게 입히는 경우 체온 손실로 위험할 수 있습니다. 옷은 어른보다 하나 더 입힌다고 생각하시면 됩니다.

–신생아 젖을 함부로 짜서는 안됩니다.

–아기를 키울 때 반드시 아빠도 동참을 해야 합니다. 심지어 엄마가 안는 것과 아빠가 안는 것도 아기는 구분을 하게 되고, 엄마다움과 아빠다움을 신생아 때부터 익히는 것이 아기의 뇌 발달과 정서 발달에 중요합니다.

## 수유는 이렇게 하세요

• 모유가 제일 좋습니다. 만일 모유가 부족한 경우는 분유를 먹일 수 있습니다. 두유나 산양유는 권장하지 않습니다. 모유가 최고지만 그게 부족하면 소젖으로 만든 분유가 그 다음으로 좋습니다.

• **수유는 시간을 맞추지 말고 양도 정하지 말고 아기가 배고파할 때 마음껏 먹이는 것이 중요합니다.** 아기에게 맡기다가 주기적으로 소아과 검진 해서 몸무게를 확인하고 먹이는 방향을 정하는 것이 중요합니다.

• 배고픈 아가는 깨서 보채고 손을 입에 넣고 젖을 찾고 빠는 모습을 보입니다. 그럼 바로 먹여야 합니다. 울기 전에 먹이는 것이 중요합니다. 특히 입가에 손을 대서 먹으려 한다고 먹여서는 안됩니다.

• 수유를 할 때는 반응적 수유를 하여야 합니다. 아가의 눈을 바라보고 느낌을 공유하면서 먹이세요.

• 한번 먹일 때 충분히 먹는 것을 처음부터 가르쳐 뱃구레를 키워주세요. 조금 먹다 잠들면 깨워서 한번에 충분히 먹는 습관을 들이는 것이 중요합니다.

• 충분히 먹은 아기는 배불러 포만감에 만족해하며 잠이 들거나 젖에서 떨어지려고 고개를 돌리거나 다른 것에 관심을 보이거나 입을 다물게 됩니다.

• 수유 후 트림을 시킬 수도 있습니다. 한번 수유 시 몇 번 트림을 하기도 합니다.

• 4시간 이상 안 먹고 잘 때는 얕은 잠을 잘 때 깨워 수유하는 것이 좋습니다.

• 수유 시에는 조용하고 평온한 분위기에서 수유를 하는 것이 좋습니다.

• 약간은 의식적으로 밤보다는 낮에 더 먹이려고 노력을 하십시오.

• 잘 먹는 아기는 생후 5~6일경에 하루에 천기저귀를 6~8개 적시고 종이 기저귀라면 5~6개를 적시고 3~4개의 똥기저귀를 만들어냅니다.

• 수유 시 올리는 경우가 흔합니다. 심하게 올리지 않는 경우라면 시간이 지나면 대개 좋아지게 됩니다.

• **비타민D**는 생후 수일째부터 먹이는 것이 중요합니다. 단 사레가 들 수 있는 아가의 경우 지용성으로 먹이는 것보다는 수용성으로 먹이는 것이 좋습니다. 수용성은 현재 동네 소아과에서 파는 곳이 많습니다. 그 외에 초유성분은 권장하지 않고 유산균이나 비타민제제 사용은 정말 신중을 기해야 합니다.

신생아

## 신생아의 모유수유

• 모유가 아기에게 제일 좋은 음식입니다. 두 돌까지 먹이는 게 기본입니다.

**• 엄마와 아기가 하루 종일 24시간 한밤에도 한 방에 같이 있어야 모유수유를 제대로 할 수 있습니다. 하루에 불과 서너 시간만 아기를 신생아실에 맡겨도 제대로 된 모유수유가 힘들어집니다. 엄마랑 아기랑 같이 있는 것은 유대감 형성에도 정말 중요합니다.**

• 첫 수일간 모유만 물리는 것이 모유수유 성공의 핵심입니다. 첫 2~3일간은 모유가 잘 나오지 않지만 대부분의 아기들은 이렇게 적게 먹고도 충분합니다. 하지만 열심히 물려야 나중에 모유수유에 성공할 수 있습니다. 안 나온다고 굶기거나 함부로 분유를 주지 마십시오.

• 아기가 배고파서 먹고 싶어하면 바로 먹이는 것이 중요합니다. 시간을 맞춰서 먹이지 마십시오. 울 때 먹이면 늦은 겁니다.

**• 젖을 짜서 먹이지 말고 직접 물리세요.** 짜서 먹이면 모유도 잘 나오지 않게 되고 나중에 아기가 직접 젖을 물지 않아서 엄청나게 고생할 수 있답니다.

• 첫 수유는 출산 30분~1시간 내에 시작하고, 하루에 8~12회, 한번에 15분 이상 먹이

고 한번 수유할 때 양쪽을 다 물리는 것이 좋습니다. 밤에도 4시간 이상 자면 깨워서 먹입니다.

• 젖은 깊숙이 물려야 하며 젖이 아픈 경우 젖을 잘못 물린 경우가 대부분이므로 수유 자세를 교정받아야 합니다.

• 첫 6개월은 모유만으로도 충분합니다. 물도 주스도 더 먹일 필요는 없습니다.

• 모유 먹이는 아기의 변은 원래 묽게 나옵니다. 물젖이란 없습니다.

• 생후 2~4일쯤 되면 모유가 잘 나오게 됩니다. 이때까지 젖이 잘 나오지 않는 경우는 소아과 의사의 진료를 받아야 합니다.

• 모유수유 중에 엄마가 한약을 먹는 것을 저는 권장하지 않습니다.

• 모유수유하는 엄마는 **엽산**이 포함된 멀티비타민 하나 정도는 먹는 것이 좋고, 오메가 3 등을 보충하기 위해 일주일에 180g 정도의 **생선**을 먹는 것이 좋습니다.

• 젖이 부족한 경우 소아청소년과 의사와 젖 늘리는 방법에 대해서 상의하시기 바랍니다.

• 황달이 있어도 젖을 끊을 필요는 없습니다. 1~2일 정도 일시적으로 중단하더라도 다시 수유를 하게 되므로 젖을 짜고 컵으로 먹이면서 중단해야 합니다.



## 신생아의 분유수유

• 모유가 잘 나오지 않거나 부족한 경우 분유를 먹여야 합니다.

**• 분유는 소젖으로 만든 분유가 제일 좋습니다.**

• 분유를 함부로 바꾸지 마십시오. 훨씬 더 좋은 분유란 없습니다. 분유를 바꿀 때는 바로 바꾸어도 됩니다.

• 특수분유는 소아청소년과 의사의 처방에 의해서만 먹이세요.

• 분유 대신 곡식을 갈아서 먹이거나 콩분유나 두유나 산양유 같은 것을 모유나 분유 대신 먹이는 것은 바람직하지 않습니다.

• 분유는 모유에 비해서 소화가 잘 되지 않기 때문에 하루에 6~8회 정도 먹게 됩니다. 배고파하면 먹이고 아기가 먹고 싶어하는 만큼 먹이는 것이 좋습니다.

• 일반적으로 분유는 끓였다 식힌 70도 이상의 뜨거운 맹물에 타고, 체온 정도로 식혀서 먹이는 것이 권장됩니다.
• 분유를 탈 때는 반드시 손을 씻으십시오. 우유병은 잘 소독하여 사용하십시오.
• 먹다가 남긴 분유는 나중에 다시 먹이지 마십시오.

## 수면 상황

• 신생아기에는 하루에 18~20시간을 잠자고, 밤과 낮의 구분이 없고, 일정한 틀도 없습니다.
• 몰아서 먹고 몰아서 자는 것이 특징입니다. 하지만 서서히 낮은 밝고 밤은 어둡게 구분을 만들어주는 것이 좋습니다. 수유할 때만 정신이 똘망똘망하고 나머지 시간은 오락가락합니다.
• 돌까지는 베개를 사용하지 마세요. 짱구 베개도 마찬가지입니다. 베개 사용이 권장되는 시기는 아기 침대에서 아이들 침대로 옮겨 가는 만 두세 돌 사이입니다.
• 산후조리원에서 아기가 잘 때 한쪽으로만 머리 두지 않게 주의하세요. 머리가 비뚤어지는 사두가 되기 쉽습니다.

## 안전에 주의하세요!

• **카시트는 신생아 첫날부터 반드시 사용해야 합니다.** 고개를 제대로 못 가누는 신생아일수록 카시트에 앉혀야 합니다. 적어도 **두 돌 이상, 가능하면 세 살에서 네 살까지도** 뒷좌석에 뒤를 보게 장착해서 사용하세요. 산부인과 퇴원할 때부터 차를 탈 때는 항상 사용해야 합니다. 차 안에 사고 시 날아다닐 수 있는 물건을 늘어놓지 마십시오.
• **돌까지는 엎어재우지 말고, 옆으로도 재우지 말고, 등 대고 재우세요.** 영아돌연사를 막기 위해서 중요한 예방책입니다. 하지만 **신생아 때부터 기저귀 갈 때마다 잠시잠시 엎어서 고개를 좌우로 해주는 터미타임이란 것을 해주는 것이 머리 모양 비뚤어지는 것을 막아주는 데 도움이 됩니다.**

• 아가 우는 것 겁내지 마세요. 아가가 너무 울거나 달래지지 않아서 화가 날 때는 아가를 안고 있지 말고 안전한 곳에 내려놓고 다른 사람의 도움을 청해야 합니다.

• 아가를 어른 침대나 소파같이 높은 곳에 올려두지 마십시오. 무조건 반드시 떨어진다고 생각하시면 됩니다.

• 공갈 젖꼭지를 끈으로 묶어 목에 걸어두지 마십시오.

• 아가를 안을 때는 반드시 머리를 받쳐주어야 합니다.

• 아가 머리 심하게 흔들지 마세요. 뇌 손상을 초래할 수 있습니다.

• 목욕할 때 물에 빠지지 않게 주의하세요. 목욕 전 미리 주변을 정리하고 목욕 중에는 아가를 두고 단 1초도 자리를 비워서는 안됩니다. 특히 전화를 받는다고 아가를 혼자 두고 가서는 안됩니다.

• 화상 주의하세요. 목욕물에 화상을 입지 않게 엄마 손을 꼭 먼저 담가봐야 합니다.

• 아가를 안은 상태에서 뜨거운 것을 마시지 마세요.

• 모유수유 중에는 한약 먹는 것은 권장하지 않습니다.

신생아

## 이 시기의 접종

BCG
선택의 딜레마

• B형간염 : 출생 직후 B형간염 1차접종. 산모가 B형간염 보유자인 경우에는 헤파빅도 같이 접종합니다.

• BCG : 생후 4주 이내 접종이 원칙이나 조기 접종 시 이상반응이 증가할 수 있으므로 1개월에, B형간염 2차와 같이 접종하는 것이 더 좋을 수도 있습니다.

## 소아청소년과 의사에게 보여야 하는 경우

• 몸무게가 잘 늘지 않는 경우 • 황달이 생긴 경우 • 눈곱이 많이 낀 경우 • 눈동자가 모여 보이거나 이상해 보일 때 • 열이 나거나 기침을 하거나 • 토하거나 설사할 때 • 열이 38도 이상 날 때 • 잘 먹지 않을 때 • 평소와 달리 처지거나 심하게 보챌 때 • 경기를 하거나 의식이 또렷하지 않을 때 • 발진이 돋을 때 • 모유가 부족한 경우

# 1개월

## 이 시기의 아기는?

1개월 아가를 키우는 부모는 이제 정말 힘든 한 고비를 넘긴 것입니다. 아가에게 전적으로 매달리다가 이제는 다른 가족도 생각할 시기가 되었습니다. 애착형성은 매우 중요합니다. 많이 안아주고 사랑해주십시오. 그게 제일 중요합니다. 하지만 사랑만으로 아가를 키울 수는 없습니다. **사랑하지만 엄하게 키우던 우리의 전통 육아 방식은 이 시대에도 잊지 말아야 할 제일 중요한 육아 지침입니다.** 평생 신생아처럼 살아갈 수는 없습니다. 나이에 따라서 정도의 차이는 있지만 아가들의 일상의 틀을 잡아주고 해야할 일은 당연하게 받아들이도록 가르치는 것은 부모의 역할입니다. 카시트 사용은 선택이 아닌 필수입니다. 무조건 해야 합니다. 생후 6주 이상에서 수면교육을 가르칠 때도 너무나 태연하게 당연하게 가르치면 아가도 아주 쉽게 받아들인답니다. 지금부터라도 모든 것이 내 마음대로 되는 것이 아니란 것을 아가들도 배워야 합니다. 이 시기에도 아가의 두뇌는 하루가 다르게 발달합니다. **아가 옆에서 어른들이 대화를 많이 할수록 언어가 발달하고 사고력이 발달하게 됩니다. 엄마 혼자서 아가를 키우지 말고 이웃과 어울려 살면서 아가를 키우도록 노력하십시오. 그게 언어발달, 인간관계 발달에 정말 중요하답니다. 간혹 원더 윅스라고 주수별로 아이의 특성을 적은 글을 보고 거기에 아이를 맞출 생각을 하는 부모도 있는데 그런 것 몰라도 아이 키우는 데는 문제 없습니다.**

## 이것은 꼭 알아야 합니다!

• **아기는 사랑하지만 엄하게 키우십시오.** 이게 우리나라의 전통 육아 방법입니다.

• 아기 옆에서 어른들 간의 대화가 많을수록 아이의 언어가 더 잘 발달하고 언어와 관련된 사고력 두뇌가 더 잘 발달합니다. 가능하다면 **하루에 5~6시간 어른들 간의 대화**를 들려주는 것이 좋습니다. 특히 엄마 혼자 아기와 집에 있는 경우 언어 노출이 부족하지 않게 주의하십시오. 가장 중요한 것은 엄마가 동네에서 친구를 사귀어서 맨날 떠들고 노는 겁니다. 그래야 **아기도 어른들의 대화를 충분히 들어서 우리말을 제대로 배울 수 있습니다.**

• 모든 것을 바로바로 다 들어줄 수는 없습니다. 수유처럼 꼭 필요한 것은 바로 들어주더라도 **꼭 필요한 것이 아닌 욕구에 대한 것은 조금 지연시켜 참는 것도 아기에게 가르쳐야 합니다.**

• **사두 예방을 위해서 기저귀 갈 때마다 5분 이상 터미타임을 해주세요.**

## 이 시기에 하지 말아야 할 것들

• 젖 짜서 먹이지 마세요. • 먹다가 남은 젖도 짜지 마세요. • 아가를 안고 차에 타서는 안됩니다. • 두 돌까지는 아가 옆에서 TV 보거나 켜두지 마십시오. • 비타민D는 꼭 먹어야 하지만 다른 영양제는 함부로 먹이지 마세요. • 엎어 재우지 마세요.

## 부모를 위한 조언

• **엄마가 행복해야 아가도 행복합니다. 애착이란 부모가 행복하게 살면서 아가를 사랑할 때 생기는 것입니다.** 아가에게 올인하는 것은 바람직하지 않습니다.

• 5남매 키운다고 생각하세요. 2명 몫으로 아가를 키우고 3명 몫으로 부부가 행복하게 사세요. 그중에 한 명 몫은 나를 위해서 사용하셔야 엄마도 행복하고 아가도 행복하고 가족이 행복해집니다.

• 아가는 사랑하지만 엄하게 키워야 합니다. 아가가 해야 할 일은 단호하게 밀어붙여야 합니다. 당연하게 해야 할 일을 당연하게 밀어붙이는 것! 그게 바로 문화인 것입니다.

## 1개월 아기의 성장

• **세계보건기구 성장표**를 이용해서 현재 아가가 얼마나 자라고 있는가 확인하시기 바랍니다. 적게 태어난 아가들은 서서히 다른 아가를 따라가게 되는데 너무 빨리 따라가는 것은 곤란합니다.

• 몸무게 과잉은 이 시기에도 바람직한 것은 아닙니다.

• 모유 먹는 아가도 과체중은 주의하여야 합니다. 특히 수유 패턴이 잘못된 경우는 엄청나게 몸무게가 늘 수도 있으니 정말 주의하십시오.

1 개월 아기

## 발달 상황

• 엄마 얼굴 보는 것을 좋아합니다. • 옹알이를 합니다.

• 6주가 넘으면 이제는 엄마를 보고 웃습니다. 이 웃음을 사회적 웃음이라고 하는데 아가의 인지발달과 사회성이 정상으로 발달하고 있다는 증거이기도 합니다.

• 큰소리에 놀라게 됩니다. • 엄마의 목소리 나는 곳으로 고개를 돌릴 수 있습니다.

• 엎어두면 고개를 들 수 있습니다.

## 이 시기에 엄마가 꼭 알아야 할 육아 상식

• 아가는 보고 듣고 경험을 하면 저절로 발달합니다. 아가 옆에서 어른들이 대화를 많이 해서 말을 들려주면 언어가 발달합니다. 하루에 5~6시간 들려주는 대화가 모국어 발달에 필수입니다. **어른들 간의 대화가 언어 발달에 제일 중요합니다.**

• 많이 안아주고 사랑해주면 애착이 발달합니다. **평소에 수시로 아가를 엎어서 놀게 하**

**십시오.** 그럼 근육발달에도 도움이 됩니다. 그리고 누워서도 놀게 하십시오. 아가의 눈에 보이는 수많은 신기한 것들을 보면서 아가의 인지능력이 발달할 뿐 아니라 시력도 발달하게 됩니다. 사랑받고 자란 아이라야 남을 사랑할 줄 알고 어릴 때부터 절제를 배운 아이라야 나중에 쉽게 자신을 다스릴 수 있답니다.

• 밤과 낮을 서서히 인식시키는 것이 좋습니다.

• 물젖이란 없습니다. 모유를 함부로 끊지 마십시오. 설사를 해도 모유를 끊어야 하는 경우는 거의 없습니다.

• **6개월까지는 직사광선으로 일광욕을 시켜서는 안됩니다.** 간접광선으로 충분합니다. 신선한 바람을 쐬는 외기욕은 좋습니다.

• 컬러 모빌을 사용해도 좋습니다. 사시가 되는 것은 아니랍니다.

• 모유가 충분히 잘 나오는 경우는 공갈 젖꼭지를 사용해도 좋은데, 배고픈 아기에게 수유하기 전에 물려서는 안됩니다.

• 손가락 빠는 것은 겁낼 필요가 없습니다. 아가는 손을 빨면서 세상을 느끼고 손을 빨면서 손과 입의 협응을 배운답니다.

• 손톱을 잘 다듬어주십시오. 손톱 깎는 것이 겁나면 줄 같은 것으로 갈아주십시오.

• 손싸개도 가능하면 하지 않는 것이 좋습니다.

• 놀라거나 녹변을 본다고 기응환이나 청심환을 먹이는 것은 권장하지 않습니다.

• 모유수유아는 하루 400IU의 **비타민D**를 먹이는 것이 좋습니다.

## 수유는 이렇게 하세요

• 아가는 시간 맞춰서 먹이지 말고 배고파할 때 먹이는 것이 중요합니다. 힘들면 달래고 졸리면 재워야 합니다. 모든 것을 먹여서 해결하지 마세요. 잘못하면 비만이 되기 쉽습니다.

• 한번에 먹는 양을 가능하면 늘려서 서서히 수유 간격이 길어지게 하는 것이 좋습니다. 뱃고래가 커지면 4~6개월쯤에 밤새 안 먹고도 잘 잘 수 있습니다.

• 분유통에 적힌 양대로 먹이는 것이 아니고 아가가 먹고 싶어하는 양만큼만 먹이

는 것이 중요합니다.

• 너무 자주 먹으려 한다면 한번에 먹는 양을 늘려서 간격을 벌려볼 수도 있습니다. 먹은 지 얼마 안되어서 보챈다고 바로 젖부터 물리지 말고 다른 원인 때문에 보채는 것은 아닌가 살펴보십시오.

• 서서히 밤에는 약간씩 적게 먹이고 재우고, 낮에는 약간씩 먹는 양을 늘리고 놀아 주십시오.

• 아직도 밤중 수유는 필수입니다. 몸무게가 잘 늘지 않는 아기가 4시간 이상 잠을 잔다면 깨워서라도 먹이는 것이 좋습니다.

• 수유 시에 중간 중간 트림을 시키는 것이 좋습니다.

• 모유가 모자라면 모유 늘리는 법을 소아과에서 배우십시오. 그래도 부족하면 소아과 의사와 상의한 후 혼합수유를 하시고, 혼합수유를 할 때는 분유를 먹이는 것을 권장합니다. 콩분유나 산양분유는 권장되지 않습니다.

• 아직도 올리는 아기들이 흔합니다. 올리는 것은 보통 7개월경이면 대개 좋아집니다. 앉을 수 있고 고형식을 시작하면 대개는 좋아집니다.

• 수유 시 문제가 생기는 경우 바로 소아과 의사와 상의를 하는 것이 좋습니다.

## 1개월 아기의 모유수유

• 모유는 시간 맞춰 먹이지 말고, 조금씩 자주 먹이지 말고, 입에 손을 대보고 먹으려고 한다고 먹이지 말고, 보챈다고 먹여서도 안되고, 졸려한다고 수유를 해서 재워서도 안됩니다. 배고파할 때 한번에 충분히 먹이는 것이 가장 기본적인 모유수유방법입니다.

• 모유수유 시에는 한쪽 젖을 충분히 먹이는 것이 원칙입니다. 그리고 더 필요하면 다른 쪽도 물리십시오. 필요한 경우 그 사이에 트림을 시켜도 됩니다.

• 첫 4~6주간은 모유만 먹이는 것이 모유수유 성공의 지름길입니다. 젖을 짜서 먹이지 마세요.

• 만일 젖이 붓고 아픈 경우는 유방 울혈이 생긴 경우가 많은데, 이런 경우는 젖을

더 자주 물려서 젖을 비우는 것이 가장 중요한 치료법입니다. 그리고 젖이 잘 나오게 하기 위해서 따뜻한 물수건을 대주거나 샤워를 하거나 손으로 젖을 짭니다. 유선염이 생긴 경우도 젖을 끊지 말고 더 열심히 먹여야 합니다.

• 모유 먹는 아기의 경우 변이 묽고 자주 누지만 생후 6주 이상이 되면 갑자기 수일간 변을 보지 않는 경우가 흔히 발생합니다. 아기가 잘 먹고 잘 놀고 기분이 좋으면 4~5일 변을 보지 않은 것은 문제가 되지 않습니다.

• 한쪽 젖을 충분히 비우지 않는 경우는 전유를 많이 먹어서 변을 조금씩 자주 볼 수 있습니다. 이런 경우 한쪽 젖을 충분히 비우면 좋아집니다.

## 1개월 아기의 분유수유

• 우유병을 매달거나 기저귀에 기대어 아가 혼자 먹게 내버려두지 마세요.

• 우유병으로 먹이더라도 모유를 수유하는 것처럼 아가와 교감을 하면서 이야기도 걸고 눈도 맞추고 노래도 불러주는 등 사랑을 담아서 먹이세요.

• 분유는 맹물을 끓였다가 70도 이상으로 식혀서 타고 체온 정도로 더 식혀서 먹이십시오.

• 분유를 함부로 바꾸지 마십시오. 훨씬 더 좋은 분유가 있겠습니까? 훨씬 더 좋은 분유란 없습니다.

• 분유는 반드시 정해진 농도로 타야 합니다. 설사를 할 때 소아과 의사의 처방 없이 설사 분유를 먹이거나 분유를 묽게 먹여서는 안됩니다.

• 분유에 영양제나 소의 초유로 만든 제품을 섞어주는 것은 권장하지 않습니다.

## 수면교육

• 1개월이 되면 밤은 어둡고 낮은 밝게 해주세요. 아직은 아가가 밤과 낮을 잘 모르지만 밤과 낮이 있고 이렇다는 것은 알려줘야 합니다.

• **6주부터는 수면교육을 시작하십시오.** 7~8시에 재우고, 안아 재우거나 젖 물려 재우

지 말고 등 대고 재우고, 잠들기 전에 눕혀서 이야기 들려주고 책 읽어주고 노래 불러주고 안아주고 잘 자라 인사하고 불 끄고 자는 수면의식을 시작해야 합니다. 잠은 가르치는 것이고 처음 가르치는 수면의식은 잠은 이렇게 자야 한다는 것을 가르치는 것입니다. 당연하게 밀어붙이는 것이 성공의 지름길인데 망설이면 아가가 더 울어서 실패하기 쉽습니다. 잠을 잘 자도 반드시 수면교육을 하세요. 밤중 수유는 아직도 계속하는 것이 일반적입니다.

## 안전에 주의하세요!

• 신생아 부분의 안전은 그대로 지켜야 하므로 반드시 읽어보시기 바랍니다.

**• 카시트는 반드시 사용해야 합니다.** 적어도 **두 돌 이상, 가능하면 세 살에서 네 살까지도** 카시트가 허용하는 한 뒷좌석에 뒤를 보게 카시트를 장착해서 사용하세요. 무릎이 굽혀지고 발이 뒷좌석의 등받이에 닿는 것은 당연합니다. 산부인과 퇴원할 때부터 차를 탈 때는 항상 사용해야 합니다.

• 돌까지는 엎어재우지 말고 등 대고 재우세요. 영아돌연사를 막기 위해서 중요한 예방책입니다. 깨어 있는 동안은 수시로 엎어두세요.

• 아가가 너무 울거나 달래지지 않아서 화가 날 때는 아가를 안고 있지 말고 안전한 곳에 내려놓고 다른 사람의 도움을 청해야 합니다.

**• 아가를 어른 침대나 소파같이 높은 곳에 올려두지 마십시오.** 무조건 반드시 떨어진다고 생각하시면 됩니다.

• 공갈 젖꼭지를 끈으로 묶어 목에 걸어두지 마십시오.

• 아가 머리 심하게 흔들지 마세요. 뇌 손상을 초래할 수 있습니다.

• 목욕할 때 물에 빠지지 않게 주의하세요. 목욕 전 미리 주변을 정리하고 목욕 중에 아기를 두고 단 1초도 자리를 비워서는 안됩니다.

• 화상 주의하세요. 목욕물에 화상을 입지 않게 엄마의 손을 꼭 먼저 담가봐야 합니다. 분유를 먹일 때 너무 뜨겁지 않은지 반드시 확인하고 먹여야 합니다.

• 땀띠분 함부로 바르지 마세요. 특히 아기 얼굴이나 기저귀 발진 부위에 바르는 것

은 곤란합니다.

• 가습기 메이트는 사용해서는 안됩니다. 구강청결티슈나 방향제를 사용하는 것을 저는 권장하지 않습니다.

• 아가를 돌보는 사람들은 손을 자주 씻어야 하고 기침하는 병에 걸린 경우는 마스크를 착용해야 합니다. 아가 입에 뽀뽀하지 마십시오. 충치 같은 병을 옮길 수도 있답니다.

## 이 시기의 접종

• 4주 이내에 BCG 접종한 아기는 1개월에 B형간염 예방접종을 하게 됩니다. 1개월에 BCG와 B형간염을 같이 접종하는 것도 미리 소아청소년과 의사와 상의하십시오.

• 다음 접종은 2개월에 DPT와 소아마비와 뇌수막염 접종과 폐구균 접종과 로타 접종이 있습니다. 이 **5가지 접종을 같은 날 같은 장소에서 동시 접종하는 것이 제일 좋으며,** 같이 접종한다고 효과가 떨어지거나 이상반응이 증가하지 않습니다. 동시에 접종하면 아기에게 아픈 기억도 줄일 수 있고, 병원 가는 횟수를 줄여 그만큼 병균에 노출될 위험도 줄고, 부모님의 시간도 절약할 수가 있습니다.

• 아가를 돌보는 모든 사람들은 독감접종과 백일해가 포함된 **Tdap 접종**은 반드시 해야 합니다.

## 소아청소년과 의사에게 보여야 하는 경우

• 몸무게가 잘 늘지 않거나 너무 많이 는 경우 • 황달이 아직도 있는 경우

• 눈동자가 모여 보이거나 이상해 보일 때 • 열이 나거나 기침을 할 때

• 토하거나 설사를 할 때 • 열이 38도 이상 날 때 • 잘 먹지 않을 때

• 평소와 달리 처지거나 심하게 보챌 때 • 경기를 하거나, 의식이 또렷하지 않을 때

• 몸에 발진이 돋을 때

# 2개월

## 이 시기의 아기는?

2개월이 되면 이제는 신생아 때와는 달리 세상을 탐구하기 시작합니다. 이제는 엄마와 옹알이로 대화를 할 수 있습니다. 아직은 많이 안아주고 사랑해주십시오. 많이 안아준다고 버릇이 나빠지는 것도 아니랍니다. 이제는 세상을 살아가는 룰을 배우기 시작하는데 카시트 사용에 적응하고 수면의식을 하면서 자는 것을 배우게 됩니다. 이 나이 때부터도 되는 것과 안되는 것을 명확하게 알려주어야 합니다. 이제는 서서히 밤에는 자고 낮에는 논다는 것을 배워야 합니다. 수면교육이 잘된 빠른 아가들은 밤새 먹지 않고도 잘 잡니다.

## 이것은 꼭 알아야 합니다!

• 이제는 **수면교육**을 하고 있어야 합니다. 7~8시에는 잠자리에 들어가야 하고 수면의식을 하고서 잠을 자야 합니다.

• 아가 옆에서 **어른들이 대화**를 많이 하고 아가의 옹알이에 반응하면서 대화를 해주는 것이 언어발달과 언어 사고력 발달에 제일 중요합니다.

• 이제는 밤에 깼을 때 배고파서 깬 경우가 아니라면 스스로 다시 잠들게 내버려두

는 것이 좋습니다.

• **떼를 써도 안되는 것은 안된다**는 것을 지금부터라도 명확하게 알려줘야 합니다.

## 부모를 위한 조언

• 아기 옆에서 어른들 간의 대화를 많이 들려주십시오. **하루에 5~6시간 들려주는 어른들의 대화가 모국어 발달에 필수**입니다. **충분한 대화에 노출된 아가의 옹알이에 반응하면서 아가와 대화를 나누십시오.** 책도 읽어주고 노래도 들려주면 더 좋습니다. 모국어는 듣는 만큼 발달하고 사고력 역시 어릴 때 복잡한 이야기를 많이 들을수록 더 잘 발달하는 것이랍니다.

• 이제는 엄마도 아가에게 매달려서 살 수는 없습니다. 가족들과 일상도 즐기고, 친척이나 이웃과도 만나서 즐거운 시간을 보내야 합니다. 엄마가 행복해야 가족이 행복하고 가족이 행복해야 아가도 잘 클 수 있답니다.

• 늦어도 만 2개월에는 수면교육을 하고 있는 것이 좋습니다. 밤에 재울 때 깨어 있는 상태에 눕혀서 등 대고 혼자서 잠드는 법을 가르쳐야 합니다. 그리고 이제는 밤에 깼을 때도 배고플 때 외에는 바로 반응하지 말고 스스로 다시 잠들게 기다려주세요.

## 2개월 아기의 성장

• 몸무게는 태어날 때 몸무게를 기준으로, WHO성장표를 표준으로 삼아 자라는 것을 보시면 좋습니다. 몸무게가 너무 빨리 늘면 나중에 비만의 위험성이 있으므로 주의하여야 합니다.

## 발달 상황

• 엎어두면 가슴까지 머리를 들 수 있고, 손을 펴고 물건을 쥐여주면 곧 놓칩니다.

• 30cm 정도 떨어져 있는 것을 보고 잠시지만 시선을 따라 움직입니다.

• 소리에 반응을 보여야 하고 사회적 웃음(social smile)을 보여야 합니다.

• 엄마에게 관심을 보입니다. 소리 나는 쪽으로 고개를 돌립니다.

## 이 시기에 엄마가 꼭 알아야 할 육아 상식

• 머리 좋아지게 하는 제일 좋은 방법은 아가 주위에서 엄마 아빠 가족이 이야기를 많이 하는 것입니다. 아가는 말하는 것을 많이 들을수록 언어가 발달하고 복잡한 이야기를 많이 들을수록 사고체계가 잘 발달해서 머리가 좋아집니다. 그래서 아가는 엄마 혼자서 키우는 것이 아니고 대가족이나 마을이 아가 키우는 데 꼭 필요하다고 하는 겁니다.

• **매일 하루의 일상을 일정하게 유지**하는 것이 좋습니다. 같은 시간에 재우고 목욕하고 놀아주세요.

• 많이 안아주세요. 엄마의 사랑을 듬뿍 받고 자란 아가는 머리도 좋아진답니다. 한 번 더 안아주십시오. 아가와 같이 놀아주십시오. 같이 놀아주는 것이 아가의 두뇌발달에 엄청나게 도움이 됩니다.

• 울면 달래주세요. 하지만 아가의 모든 울음을 달랠 수는 없다는 것도 알아두시면 좋습니다.

• 마사지는 아가와 엄마의 스킨십을 높이는 것으로 유용합니다. 하지만 마사지 자체가 아가의 건강을 현저히 증가시키지는 않습니다. 아가에게 무리하게 마사지나 운동을 시킬 생각은 하지 마십시오.

• 아가 머리를 깎아줄 필요는 없습니다. 깎아주나 안 깎아주나 마찬가집니다.

• **목욕은 돌까지는 일주일에 3번이면 충분**합니다. 하지만 땀 많이 나고 냄새가 나는 경우 매일 해도 좋습니다.

• 선명한 컬러 모빌은 아가의 발달에 도움이 됩니다. 밝은 색깔이 있는 물건들이 아가의 관심을 끌 수 있고 좋습니다.

• 공갈 젖꼭지 사용을 너무 겁내지 마십시오. 하지만 모유가 잘 나오지 않은 경우는 사용하지 말고, 배고픈 아기에게 공갈 젖꼭지를 빨려서는 안됩니다. 손가락 빠는 거

내버려둬도 아무런 문제가 없습니다.

• 낮에 깨어 있고 엄마가 곁에 있을 때 간혹 엎어두어서 목과 몸의 힘을 기르게 도와주는 것이 좋습니다. 하지만 기본 자세는 등 대고 노는 겁니다. 그래야 손을 가지고 놀 수 있고 세상을 바라볼 수 있습니다. 항상 엎어두어서는 곤란합니다. 누워서 엄마의 얼굴을 보고 주변을 볼 수 있는 것이 아가의 두뇌발달에 좋습니다. 하지만 잘 때는 등 대고 재워야 한다는 것은 잊지 마세요.

## 수유는 이렇게 하세요

• 한 번에 먹는 양을 늘려서 뱃고래를 키워 먹이는 시간 간격을 띄워야 합니다. 배고프지 않은데 시간 맞춰 먹이거나 우는 아가 달래려고 먹이거나 졸려하는 아가 먹여 재우지 마세요.

• 서서히 낮에 많이 먹이고 밤에는 적게 먹이는 연습을 시작하세요. 2개월에는 5시간, 4개월엔 7시간, 6개월엔 9시간은 밤에 깨지 않고 잘 수 있습니다. 물론 2개월에 10시간 내리 자도 다른 문제가 없다면 깨워서 먹일 필요는 없습니다.

• 이유식 할 때까지는 모유나 분유를 먹는 것으로 충분합니다. 과일주스는 만 12개월 이전에 먹이는 것은 권장하지 않습니다.

• 이유식은 만 6개월에 먹이는 것을 권장합니다. 멀쩡하게 잘 먹어도 나중에 체질이 알레르기로 바뀌어 고생합니다. 시판 이유식보단 만든 이유식이 더 좋습니다.

• 뉘여서 먹이지 마세요. 중이염이 잘 걸릴 수도 있습니다.

## 2개월 아기의 모유수유

• 모유는 두 돌까지 먹이는 게 기본입니다.  돌 지나서도 먹고 싶어하는 만큼 먹여도 좋습니다.

• 모유가 분유보다 더 좋습니다. 가능하면 모유를 먹이십시오. 어쩔 수 없는 경우는 모유의 부족한 양만큼을 분유로 보충하십시오. 혼합수유라도 모유를 끊는 것보다는

낫습니다. 모유가 잘 나오지 않는 경우는 소아과 의사와 상의를 하십시오.

• 똥질을 해도 모유를 끊지 마십시오. 물젖이라는 말은 잘못된 말입니다. 나이가 들면서 젖이 묽게 나오는 것은 수분이 더 필요해서 묽게 나오는 것입니다. 묽게 나오지만 영양은 최고입니다.

• 설사를 할 때도 모유가 최곱니다. **설사한다고 모유를 함부로 끊어선 안됩니다.**

• 모유는 먹일수록 잘 나옵니다. 분유를 섞어 먹이면 그만큼 모유가 적게 나올 수도 있습니다. 모유수유만을 할 생각을 하십시오. 모유는 한쪽 젖을 충분히 먹이는 것이 중요합니다. 그 후 다른 쪽을 빨리십시오. 그 다음에는 반대쪽부터 빨리십시오. 만일 모유 먹는 아기가 젖을 너무 조금씩 자주 먹고 녹변을 본다면 한쪽 젖을 완전히 비우도록 노력해야 합니다.

## 2개월 아기의 분유수유

• 모유가 분유보다 더 좋습니다. 가능하면 모유를 먹이십시오. 어쩔 수 없는 경우는 모유의 부족한 양만큼을 분유로 보충하십시오. 혼합수유라도 모유를 끊는 것보다는 낫습니다.

• 분유를 함부로 바꾸어 먹이지 마세요. 분유를 이것저것 섞어서 먹이지도 마십시오. 분유는 맹물을 끓였다가 70도 이상으로 식혀서 타고 체온 정도로 더 식혀서 먹이십시오. 보리차는 물론, 녹차라든지 둥글레차 같은 것을 탄 물에 분유를 타는 것은 권장하지 않습니다. 멸치 다시물이나 사골국물에 분유를 타서도 안됩니다.

• 분유 대신 두유를 먹이는 것은 권장하지 않습니다. 산양유를 먹이는 것도 곤란합니다. 생식이나 선식은 아기들에게 권장하지 않습니다. 만 3개월까지는 우유병 소독을 철저히 해야 합니다.

• 분유에 영양제나 유산균을 함부로 섞어서 먹이는 것은 권장하지 않습니다. 소의 초유와 사람의 초유는 전혀 다른 것이므로 권장하지 않습니다.

• 찬 분유 먹이지 마세요. 장이 튼튼해지는 것은 아니랍니다.

## 수면교육

• 2개월이 되면 이제 수면교육을 하고 있어야 합니다. 세 가지가 중요한데 첫째, **저녁 7~8시**에는 재우세요. 둘째, **안아 재우거나 젖 물려 재우지 말고 눕혀서 등 대고** 재우세요. 셋째, **재울 때 완전히 잠들지 않은 상태로 눕혀서 15분 정도 이야기 들려주고 노래 불러주고 책을 읽어주고 이마에 뽀뽀해주고 잘자라고 말하고 불 끄고 매일 같은 방식으로 재우는 것이 좋습니다.**

• **너무나 당연하다는 듯이 태연하게 밀어붙이는 것이 중요**한데 엄마가 망설이면 아이는 더 울게 됩니다. 보채거나 운다고 바로 안아주지 말고 잠시 기다려서 스스로 달랠 수 있게 기회를 주십시오. 심하게 울면 안아주는데 그칠 때쯤 되면 눕혀서 자라고 해주는 것이 중요합니다. 울자마자 안아주고 다 그친 후에도 계속 안고 있으면 아이들에게 울면 수면의식 안해도 되고, 울면 엄마가 안아준다는 것을 가르치는 것이나 마찬가지가 됩니다.

• 이제 밤에 깊은 잠, 얕은 잠을 반복해서 자는데 얕은 잠 시기에 반쯤 깨서 보채고 칭얼거리더라도 **배고파할 때 외에는 반응을 하지 않아서 스스로 다시 잠들게 가르쳐야 합니다.** "잠은 이렇게 자야 돼"라고 가르치는 것이 수면의식이므로 일관성 있게 쭉 밀고나가는 것이 중요합니다. 수면교육은 밤중 수유를 끊는 것과는 별개의 문제지만 밤에 깼을 때 먹는 양을 서서히 줄여가는 것도 지금부터 시도하세요.

## 안전에 주의하세요!

• 승용차를 탈 때는 반드시 **카시트**를 사용해서 뒷자리에 뒤를 보게 고정해서 태우는 습관을 들여야 합니다.

• 침대나 소파에 아기를 혼자 두어서는 안됩니다.

• 돌까지는 등 대고 재워야 하고 엎어 재우거나 옆으로 눕혀 재우지 마세요. 아가 침대에 베개나 부드러운 쿠션 같은 것을 두지 마십시오.

• **보행기 태우지 마세요.** 사고의 위험성이 너무 높고 걷는 것이 늦어질 수 있답니다.

• 만 6개월까지는 햇볕에 직접 일광욕을 시키지 마십시오.
• 목욕 시 뜨거운 물에 데지 않도록 미리 물의 온도를 확인하십시오.
• 목욕 시 절대로 아기 혼자 두어서는 안됩니다.
• 아기 안은 채로 뜨거운 음료 마시지 마세요.
• 기응환 함부로 먹이지 마세요.

## 이 시기의 접종

아기가 생후 2개월이 되면 DPT와 소아마비와 뇌수막염과 폐구균과 로타 예방접종을 하기 위해서 소아과를 방문하게 됩니다. 이들 5가지 접종은 같은 날 한꺼번에 접종하는 것을 권장합니다. 로타장염은 먹는 약이고, 나머지는 주사입니다. 4대를 한꺼번에 어떻게 맞히냐고 고민하는 분들도 많지만, 선진국에서는 따로 맞는 나라를 볼 수 없을 정도로 동시 접종은 보편화되어 있습니다. 도리어 한꺼번에 접종하는 것이 아기들에게 유리하기 때문에 따로 접종하지 못하게 하는 나라가 대부분입니다. 이제 로타 백신만 무료가 되면 대충 중요한 백신들은 다 무료가 되는 셈입니다(해주려면 이것도 같이 해주지 쩨쩨하게…). DPT 백신은 콤보로 접종하는 것이 보편화되어 있는데, 펜탁심은 2019년 12월 현재 품절이지만 다행히도 조금 더 효과가 좋다는 의견도 있는 3가 백신인 인판릭스IPV는 정상 공급되고 있습니다. 수막구균 백신은 대한소아과학회에서 접종을 권장하지 않고 있습니다.

## 소아청소년과 의사에게 보여야 하는 경우

• 1개월 부분에 있는 '소아청소년과 의사에게 보여야 하는 경우'를 참고하십시오.
• 큰소리에 반응하지 않는 경우 • 사람을 보고 웃지 않는 경우 • 눈을 맞추지 않는 경우 • 시선이 움직이는 물건을 따라가지 못하는 경우 • 손을 입에 놓지 못하는 경우 • 손바닥에 들어온 손가락을 움켜잡지 못하는 경우 • 엎드린 상태에서 아가를 들었을 때 고개가 처지는 경우

# 4개월

영유아 검진 1차
(생후 4개월 0일부터 6개월 30일까지)

## 이 시기의 아기는?

수면교육이 잘 된 아가들은 밤새 먹지 않고 잘 잡니다. 모유수유를 하는 아가의 경우는 아직도 1~2회 밤에 먹지만 서서히 밤에 반응을 줄여가면 6개월쯤 되면 밤새 안 먹고 자기도 합니다. 아가 옆에서 어른들이 대화를 많이 하고 아가의 언어적 표현에 반응을 잘 할수록 언어가 잘 발달합니다. 그리고 아가에게 이웃의 다른 사람들을 만나는 것을 매일 보여주면 사람을 이렇게 사귄다는 것을 배우게 됩니다. 분유수유하는 아가들은 4~5개월 사이에 이유식을 시작하고 모유 먹는 아가들은 만 6개월에 이유식을 시작합니다. 고개 잘 가누고 눈 잘 맞추고 이제는 뒤집기를 시작하게 됩니다.

## 부모를 위한 조언

• **언어발달**이 무엇보다도 중요한데 아기 옆에서 어른들의 대화가 하루에 대여섯 시간은 되어야 합니다. 그리고 가족 아닌 이웃과 만나는 것을 매일 보여주십시오.

• 이제는 **수면교육**이 제대로 되어서 수면에 대한 패턴이 만들어져야 합니다. 저녁 7~8시에 재우고 수면의식을 하고 재우고 밤에 깼을 때 반응을 하지 않아서 밤새 안 먹고도 잘 수 있어야 합니다. 모유수유하는 아가라면 늦어도 6개월까지는 밤에 안 먹고 잘 수 있게 가르치면 됩니다.

• **이유식**은 6개월에 시작하면 됩니다. 분유를 먹든 모유를 먹든 만 6개월에 시작하는 것을 권장합니다. 이유식은 만들어서 숟가락으로 먹이는 게 원칙인데, 처음에는 쌀죽으로 시작해서 3~4일 간격으로 고기, 이파리 채소, 노란 채소, 과일 순으로 한 가지씩 첨가해갑니다. 주스는 12개월 이전에는 시작하지 마십시오.

• 공갈 젖꼭지나 손가락 빠는 것을 너무 겁내지 마시고, 보행기 사용은 권장하지 않습니다.

• 청결한 것이 좋지만 이제는 우유병을 너무 열심히 소독할 필요는 없습니다.

• 아가가 원하는 모든 것을 다 들어주어야 하는 것은 아닙니다. 이제는 애착도 중요하지만 생활에 내 마음대로 되지 않는 것도 있다는 것을 가르쳐주어야 합니다. **이 시기에도 안되는 것은 안된다고 명확하게 말해야 합니다.**

## 발달 상황

• 발달의 이상을 발견할 수 있는 시기이기 때문에 발달에 대한 관심을 가지고 관찰을 해야 합니다. 대부분의 원시 반사들이 사라지고 자신의 의지에 의한 행동들이 뚜렷해집니다.

• 목을 제대로 가눌 수 있고, 시선이 사물의 움직임을 제대로 포착할 수 있으며, 사회적인 반응을 보이고 미소를 짓거나 소리를 지를 수 있습니다.

• 눈과 손이 조화된 운동을 할 수 있습니다. 특히 머리 가누기와 손으로 물건을 잡는 행동은 4개월 된 아기의 발달 상태를 쉽게 알아볼 수 있는 척도가 됩니다.

• 먹는 시간과 잠자는 시간이 비교적 규칙적으로 됩니다.

## 이 시기에 엄마가 꼭 알아야 할 육아 상식

• 모국어 발달에는 언어노출이 제일 중요한데 **하루 5~6시간 이상**이 되어야 합니다. 아가 옆에서 어른들이 많은 대화를 해야 합니다. 엄마와 아가 둘이서 10시간 이야기해도 어른들 대화 1시간보다 못하다고 보시면 됩니다. 직접 대화를 들려주는 것이

제일 중요한데 이거 없이 라디오나 TV를 들려주는 것은 별 소용이 없습니다. 아기의 옹알이를 말처럼 생각하고 대화를 나누는 것 역시 중요하답니다.

• **아기에게 부모가 가족이 아닌 다른 사람 만나는 것을 가능하면 매일 보여주세요.** 부모가 다른 사람 대하는 것을 봐야 아기는 사람 대하는 법을 배우고 다른 사람의 마음 읽기를 배우기 시작합니다. 이런 것을 보고 자라야 아기는 돌 지나서 또래 친구를 사귈 때 써먹게 됩니다. 이게 평생에 제일 중요한 기술입니다.

• 아기를 키울 때 **일상생활의 일정한 틀**을 잡아주는 것이 매우 중요합니다. 부모가 아기에게 일정한 생활리듬과 한계를 명확히 정해줄 때 아기는 좀더 편안하게 자랄 수 있습니다.

• 아기를 많이 안아주고 사랑해주세요. 버릇 나빠지지 않습니다. 말 자꾸 걸어주고 노래를 불러주세요. 눈도 맞추고 **아기에게 반응을 하면서 같이 놀아주는 것**이 아기 두뇌 발달에 좋습니다. 따라하기 좋아하므로 아기 앞에서 아기가 따라할 수 있는 손짓과 표정을 많이 보여주세요.

• 침 많이 흘린다고 놀라지 마세요.

## 수유는 이렇게 하세요

• 아기가 잘 먹지 않는다고 조금씩 자주 먹이지 마십시오. 잘 먹지 않는다고 잘 때 먹이지 마십시오. 잘 먹지 않는다고 굶겨 보는 것은 절대로 피해야 합니다.

• 이제는 낮에 먹는 양을 늘려서 밤에 먹는 양을 줄여갑시다. 이제는 수면의식이 어느 정도 완료가 되어야 하고, 분유수유아는 4개월이 되면 밤에 9~10시간 정도 안 먹고 잘 수 있고, 부모가 노력하면 이 시기에 모유수유아도 밤새 안 먹고 잘 수도 있습니다. 늦어도 6개월이 되면 9~12시간 정도는 내리 잘 수 있게 해주는 것이 좋습니다. 밤에 깼을 때 바로 젖을 물리지 말고 반응을 줄이는 것이 중요합니다.

• 모유수유는 두 돌까지 하는 것이 기본입니다. 엄마와 아기가 원한다면 두 돌 넘어서 먹여도 상관이 없습니다. 한 번에 먹는 양을 늘려가야 하며 자는 아기에게 젖을 물려서는 곤란합니다.

## 4개월 아기의 모유수유

• 모유수유는 두 돌까지 하는 것이 좋습니다.

• 이제는 서서히 밤에 먹는 양을 줄여가야 합니다. 한번 먹을 때 많은 양을 먹여서 이제는 간격이 제법 벌어졌어야 합니다.

• 모유는 직접 수유하는 것이 제일 좋습니다.

• 직장에 나가는 부모도 모유수유를 할 수 있답니다.

• 모유 먹인 후 남은 젖 짜지 마세요.

• 이제는 밤에 먹는 수유량이 많이 줄었어야 합니다. 밤에 먹는 양을 줄여가면 6개월에 밤새 안 먹고 자는 아가들이 많습니다.

• 모유수유만 하는 **완모 아기의 경우 만 4개월부터 철분 보충**을 해주는 것이 중요하므로 소아청소년과 의사와 철분제 처방에 대해 상의하시기 바랍니다.

4
개
월
아
기

## 4개월 아기의 분유수유

• 이제 우유병을 매번 소독을 할 필요는 없지만 주기적으로 삶아주는 것이 안전합니다. 물론 청결에는 신경을 쓰고 분유를 탈 때는 당연히 손을 씻고 타야 합니다.

• 분유를 함부로 바꿀 이유가 없습니다. 두유나 산양유를 먹이는 것은 권장하지 않습니다.

• 분유에 비타민D 이외의 다른 영양제를 섞어 먹일 필요는 없습니다.

• 분유는 맹물을 끓였다가 70도 이상으로 식혀서 타고 체온 정도로 더 식혀서 먹이십시오.

## 이유식 먹이기

**• 모유를 먹이든 분유를 먹이든 만 6개월에 이유식을 시작하는 것을 권장합니다. 하지만 아직은 분유수유하는 경우는 4~6개월에 시작하는 지침도 있으므로 이 책에서 두 가지 경우를**

**다 적어 놓습니다. 6개월에 이유식을 시작할 경우, 4~6개월이라 표시된 것은 6개월부터라고 읽으시면 됩니다.**

• 이유식은 만들어 먹이고 숟가락으로 먹이세요. 이유식을 우유병에 넣어서 먹이지 마세요.

• 예전에는 아기가 아토피성 피부염이 있거나 가족 중 알레르기 환자가 있다면 만 6개월 전에 이유식을 시작하지 않는 것을 권장했으나, 이제는 그런 제한을 두지 않고 있습니다.

• **이유식은 쌀죽부터 시작하고 4일 간격으로 고기, 이파리 채소, 노란 채소, 과일 순 으로 한 가지씩 첨가**합니다. 숟가락으로 먹이는 것이 원칙이며 시판하는 것을 먹이는 것은 바람직하지 않고 우유병에 넣어서 먹이는 것은 정말로 곤란합니다.

• 4~6개월에 이유식을 시작하는 경우, 6개월이 되기 전이라도 고기를 첨가해서 먹여도 됩니다.

• 과일은 만 4~6개월부터 먹일 수 있지만 과일주스는 만 12개월 이전에 먹이는 것은 권장하지 않습니다.

• 초기 이유식을 할 때는 이유식과 수유 시간을 붙이는 것이 좋은데, 한번에 먹는 양을 늘려서 충분한 양을 먹게 되는 7~8개월이 되면 수유와 이유식은 따로 먹이는 것이 좋습니다.

• **시금치, 당근, 배추는 6개월 이전에는 아기에게 먹이지 마십시오.** 잘못하면 심각 한 빈혈이 생길 수도 있습니다.

• 선식을 먹이는 것은 권장하지 않습니다.

• 이유식은 반드시 앉혀서 먹이는 것이 중요합니다.

## 수면교육

• 애를 키울 때는 아기가 먹고 자는 것만 잘 해도 엄마가 행복합니다. 밤에 잠을 잘 자게 하기 위해서는 지금부터라도 수면교육을 열심히 해야 합니다.

• **만 4개월이면 수면의식이 어느 정도는 자리 잡았어야 합니다.** 안 하고 있다면 지금부터

라도 열심히 수면의식을 하십시오. 그런데 지금 시작하면 좀 어렵습니다.

• 수면의식이란 일정한 형식으로 잠을 재우는 습관을 들이는 것을 가르치는 것입니다. 잠을 잘 자는 것과는 전혀 다른 문제입니다. 밤에 잠을 잘 잔다고 수면의식을 소홀히 하지 마십시오.

• **밤에 깰 때 반응을 줄이세요.** 잘 때는 수면 리듬을 타게 가르쳐야 합니다. 자는 동안 깊은 잠과 얕은 잠을 반복하는데 얕은 잠을 잘 때 반쯤 깨서 보채고 칭얼거리고 움직입니다. 이때 스스로 다시 깊은 잠으로 넘어가도록 내버려둬야 합니다. 이때 안아주거나 젖 먹이거나 얼러주면 확 깨서 잠은 쉽게 들지만 스스로 깊은 잠으로 들어가지 못하고 다음부터는 계속 깨서 달래달라고 울게 됩니다. 그럼 자연적으로 깊은 잠과 얕은 잠을 반복해서 자는 리듬을 배울 수가 없습니다.

• **밤중 수유**는 많이 줄였어야 합니다. 분유수유아는 4개월쯤 되면 밤에 안 먹고 잘 잘 수 있습니다. 아직 밤중 수유를 하고 있다면 늦어도 6개월에는 밤에 9~12시간 안 먹고 자는 것을 가르쳐야 합니다. 모유수유아도 6개월쯤에는 밤새 안 먹고 잘 수 있답니다.

• 이제는 따로 재울 수 있기 때문에 상황에 따라서 시도해볼 수 있습니다. 만일 따로 재우기로 결정한 경우는 만 6개월 이전에는 따로 자는 것을 완료하십시오.



## 안전에 주의하세요!

• 보행기 사용하지 마세요.

• 어른 침대나 소파에 아기 혼자 올려 두지 마십시오.

• 아기 침대에 베개나 질식할 만한 푹신한 것을 두지 마십시오.

• **카시트는 반드시 사용해야 합니다.** 적어도 **두 돌 이상, 가능하면 세 살에서 네 살까지도** 카시트가 허용하는 한 뒷좌석에 뒤를 보게 카시트를 장착해서 사용하세요.

• 시금치와 당근과 배추는 만 6개월 전에는 먹이지 마세요.

• 햇볕에 직접 일광욕을 시키지 마세요.

• 과일 주스 먹이지 마세요.

• 콩분유나 산양분유는 일반적으로 권장하지 않습니다.
• 생식, 선식 하지 마세요.
• 4개월 이전에 모유나 분유나 물 외에 다른 것을 먹이지 마세요.

## 이 시기의 접종

• 4개월에는 DPT와 소아마비와 뇌수막염, 폐구균 예방주사를 맞고, 로타 장염 예방약 을 먹기 위해서 소아과를 방문하게 됩니다. 가능하면 같은 날 한꺼번에 소아과에서 접종하는 것을 권장합니다. 5가지 접종을 한꺼번에 접종해도 상관이 없습니다. 동시에 접종한다고 이상반응이 증가하는 것은 아닙니다.
• 접종한 기록은 반드시 육아수첩에 남겨두시고 평생 보관을 해야 합니다.
• 예방접종은 단순히 접종으로 끝나는 것이 아니고 그 시기에 육아 상담과 아기의 정기 점검을 겸하기 때문에 소아과에 가서 소아과 의사에게 진찰을 받고 접종하는 것을 권장합니다. 소아과 의사의 한마디가 아기의 인생을 바꿀 수도 있습니다.
• 4개월에 영유아 검진을 하러 소아과에 가는 것이 좋습니다.

## 소아청소년과 의사에게 보여야 하는 경우

• 움직이는 물건을 시선이 따라가지 못하는 경우
• 사시가 있거나 눈의 움직임이 어느 방향이든 원활하지 못할 경우
• 사람을 보고 눈을 맞추지 않거나 웃지 않는 경우
• 고개를 제대로 못 가누는 경우
• 소리에 반응이 없거나 옹알이를 못 하는 경우
• 물건을 입에 넣지 못하는 경우
• 세웠을 때 발바닥으로 바닥을 힘줘서 서지 못하는 경우

# 6개월

영유아 검진 1차
(생후 4개월 0일부터 6개월 30일까지)

## 이 시기의 아기는?

이제 아가를 키우는 데 한 고비가 지나가게 됩니다. 제대로 수면교육을 받은 아가들은 7~8시에 재우면 아침까지 푹 자게 되어서 부모가 저녁에는 아가를 키우는 것에서 어느 정도 해방이 됩니다. 하지만 밤새 잘 자던 아가들이 이제 밤에 다시 깨기 시작하는 시기이기도 합니다. 이때 스스로 잠들게 내버려두지 못하면 아가는 밤에 점점 더 많이 깨서 더 많이 먹게 되어 엄마를 잠 못 자게 만들기도 합니다. 이제는 모든 아가들이 이유식을 하고 있어야 하고 고기를 매일 먹어야 성장발달에 정말 중요한 철분을 제대로 보충할 수 있습니다. 서서히 가족과 모르는 사람을 구분할 수 있고 낯선 사람이 오면 울기 시작합니다. 뒤집고, 앉혀두면 잠시 앉을 수 있습니다.

## 부모를 위한 조언

• 아이들은 보고 듣는 것을 모방해서 자신의 것으로 만듭니다. 이 시기 역시 역시 아가의 두뇌가 급격히 발달하고 앞으로 인생을 살아가는 데 정말 중요한 기술을 습득하는 시기입니다. 아이 옆에서 **가족 간에 많은 대화**를 나누고 아이 옆에서 다른 사람을 많이 만나야 아이가 사람의 마음 읽기를 배우고 **다른 사람 대하는 법**을 배우게 됩니다.

• **일상의 스케줄**을 일정하게 유지하고 아가를 대할 때 모든 사람들이 항상 일관성 있게 대하는 것이 중요합니다. 사랑하지만 엄하게 키웠던 우리의 전통육아는 지금 이 시기에도 여전히 최고의 육아법으로 자리매김할 수 있습니다.

• 되고 안 되고를 명확하게 해주고 아가가 원하는 것을 바로 해결해줄 생각 하지 말고 한 템포 늦춰서 스스로 해결할 기회를 줘야 합니다.

• 이제는 우리집이 아가가 중심이 아니고 부모가 중심이란 것을 아가가 느낄 수 있게 해줘야 합니다. 친구 같은 부모까지는 봐줄 수 있지만 부모는 친구가 아닙니다. 아가에게 **부모의 권위**를 잃지 않게 주의하십시오.

## 발달 상황

• 도와주면 혼자 앉아 있을 수 있고, 손을 뻗어 물건을 잡을 수 있으며, 몸을 뒤집을 수 있고, 양손을 몸의 중앙에 모을 수 있습니다.

• 이 월령의 아기가 고개를 제대로 가눌 수 없거나, 옹알이를 하지 않거나, 손으로 물건을 잡으려 하지 않는다면 일단 소아과 의사와 상의를 하는 것이 좋습니다.



## 이 시기에 엄마가 꼭 알아야 할 육아 상식

• 되는 것과 안되는 것을 분명히 하십시오. **사랑하지만 엄하게 키우던 우리의 전통육아**는 요즘 각광받는 프랑스 육아법과 거의 마찬가지이고 지금도 최고의 육아법입니다. **8개월부터는 본격적으로 절제를 가르쳐야 합니다.** 한 종목을 선택해서 절대로 못하게 해서 아이가 자신이 하고 싶어도 할 수 없는 것이 있다는 것을 인식하게 하십시오. 그게 잘 되면 그 다음은 또 다른 것으로 한 가지씩 절제를 가르쳐야 합니다. 하지만 큰 틀은 아기에게 제한을 가하는 것이 아니고 격려를 해주는 것입니다.

• 아가 옆에서 어른들이 대화를 많이 하고 아가의 언어표현에 대해서 반응을 하면서 대화를 하세요. 아가 옆에서 다른 사람을 만나는 것을 보여줘야 사람 대하는 법을 배우게 됩니다.

• 아가와 많이 놀아주는 것이 좋습니다. 소리를 내면서 놀기도 하고 까꿍놀이도 하고 물건 숨겼다가 찾기 놀이도 하고 손도 마주치고 손벽도 치고 물건도 부딪치면서 같이 놀아주세요. 하지만 이제는 아가 혼자서도 장난감 한두 개 가지고 놀게 해줘야 합니다. 화려한 색갈의 장난감도 한두 개는 있어야 하고 거울에 비친 자신의 모습을 보고 즐거워할 줄도 알아야 합니다.

• 밤에 내리 10~12시간을 잘 수 있습니다. 밤에 먹지 않고 9~12시간 이상 재우도록 노력하십시오. 낮잠을 재우는데 오전 오후 각각 1~3시간 정도 한 번씩 재우세요.

• 아기가 좋아하는 담요를 사용하는 것도 잘 재우는 한 가지 방법입니다.

• 이제 **낯가리기**를 하는 아기들이 많습니다. 이럴 때 부모가 안도감을 주고 사랑을 듬뿍 주어야 합니다.

• 분리 불안이 시작됩니다. 예측할 수 없게 사라지는 것이 아가를 제일 불안하게 만든다는 것은 알아두십시오.

• 위험한 곳으로 가지 않게 주의하여야 합니다. 특히 목욕탕으로 들어가는 문은 항상 닫아두어야 합니다.

• 외출 시 자외선 차단제를 사용하는 것이 좋습니다.

**• 치아가 나면 1000ppm 이상의 불소치약을 사용해서 양치질을 해주세요.** 하루에 2번, 한번에 2분 양치질을 해주십시오. 만 3세 미만에서는 쌀알 정도 양을 칫솔에 살짝 묻혀 사용하고 3~6세에는 콩알만큼 치약을 사용하면 됩니다. 양치 후에 바로 거즈로 묻은 치약을 닦아주시면 됩니다. 자기 전 수유 시에는 수유 후 물로 입을 헹궈주는 것이 좋습니다. 생후 6개월, 첫 유치가 나면 **불소도포**를 해주는 것이 충치 예방에 중요합니다. 불소도포를 해주는 소아과나 치과에서 해주시면 됩니다.

## 수유는 이렇게 하세요

• 이유식을 하게 되면 수유량이 줄게 되어 이제는 먹지 않고도 밤새 잘 수 있는 시기가 되었습니다. 밤새 푹 잘 수 있으면 아가도 편하고 엄마도 편하답니다. 잘 자던 아가들이 6개월이 지나면 다시 밤에 깨서 먹으려 하는데 이때 넘어가면 안됩니다.

• 이유식을 시작하면서부터는 수유량이 줄어야 합니다. 밤중 수유부터 끊고 이유식 양이 늘면서 서서히 낮에 먹는 양도 줄여갑니다.

## 6개월 아기의 모유수유

• 모유는 6개월이 지나도 영양이 풍부하며 아기에게 최고의 음식입니다. 단 철분 보충이 매우 중요하므로 고기가 들어 있는 이유식을 매일 주세요.

• 모유를 먹이는 아기라도 소량의 모유는 컵에 담아서 먹이는 연습을 시작합시다.

• 음식이 엄마 젖뿐 아니라 컵에서도 나온다는 것을 알려줄 필요가 있습니다.

• 이제는 모유수유아도 서서히 밤에 먹는 양을 줄여서 10~12시간 이상 안 먹고도 잘 잘 수 있으면 그게 더 낫습니다.

## 6개월 아기의 분유수유

• 분유를 먹는 경우는 소량이라도 **컵**으로 먹이는 연습을 시작하십시오.

• 돌 전에는 모유를 먹이지 않는 경우 반드시 분유라고 명시된 것을 먹여야 합니다.

• 분유통에 적힌 양대로 먹여서는 안되고, 이유식 하면서는 분유 양을 줄여가서 생후 1년이 되면 하루 수유량이 400~500cc 정도가 되게 조절해야 합니다.

## 이유식 먹이기

• 이유식은 고형식이라고 하는데 덩어리 있는 음식을 주는 것입니다. 이유식을 우유병에 담아 주지 마세요. 미숫가루나 깡통 이유식은 권장하지 않습니다.

• 이유식은 반드시 한곳에 앉아서 먹게 해야 합니다. 가능하면 아기 의자를 사용하되 안전벨트를 묶어주세요. 흘리는 것을 두려워하지 맙시다. 아이들은 흘리면서 식사하는 법을 배우게 됩니다.

• 이유식은 만들어서 숟가락으로 먹이십시오. **6개월이 되면 쌀죽부터 시작해서 고기,**

**이파리 채소, 노란 채소, 과일 순으로 첨가**하고, 하루에 두 번 정도는 먹고 있어야 합니다. 고기는 육수가 아니고 고기를 익혀서 잘게 썰어 잘 으깬 것을 먹일 수 있습니다. 소고기와 닭고기와 돼지고기가 좋습니다.

• 아기가 6개월이면 이유식을 한번에 50~100cc 정도, 하루에 2~3번 정도 먹입니다.

• 처음에는 갈아야 하지만 6개월부터는 음식을 완전히 갈아서 주지는 말고 으깨서 줄 수 있습니다. 늦어도 7개월 이전에 갈아주는 것은 졸업해야 합니다. 음식의 질감을 느끼는 것이 무엇보다도 중요합니다.

• 채소 중에서 6개월 전에 권장하지 않던 시금치, 당근, 배추를 먹일 수 있습니다.

아직은 이유식이 주식이 되어서는 안됩니다. 모유나 분유가 주식이어야 합니다. 이유식 잘 먹는다고 분유를 적게 먹어도 상관이 없는 것은 아닙니다.

• 이유식 양이 늘면서 모유나 분유 먹이는 양은 서서히 줄게 되는데, 그래도 하루에 적어도 500~600cc 이상 모유나 분유는 먹어야 합니다.

**• 초기 이유식 할 때는 이유식과 분유를 붙여 먹이세요. 한 끼에 충분한 이유식을 먹을 수 있는 7~8개월 사이에 이유식과 분유는 따로 띄어 먹여야 합니다.**

• 7~8개월이 되면 아기의 손에 부드러운 음식을 쥐여줘서 자신의 힘으로 먹는 기분을 느끼게 해주어야 합니다. **8개월에는 스스로 음식을 선택해서 손으로 집어먹게** 해주어야 합니다. 8개월부터는 숟가락도 손에 쥐여주어 사용하는 연습을 시작하세요. 아기가 흘리는 것을 두려워하지 마시구요.

• **과일**은 만 4개월부터 먹일 수 있지만 **과일주스**는 12개월 이전에는 먹이지 말라는 것이 최근에 바뀐 육아지침입니다. 예전에는 돌 전에 먹이지 말라던 딸기와 토마토도 이제는 이유식 시기에 관계 없이 먹일 수 있게 지침이 바뀌었습니다.

• **아토피성 피부염이 있는 아기**라도 이제는 먹어서 이상이 없는 음식은 특별하게 제한하지 않습니다. 예전에 제한하던 생선, 새우, 조개, 견과류 등도 먹어서 이상이 없으면 돌 전에 먹여도 됩니다. 딸기, 토마토도 마찬가지입니다.

• 밀가루는 4개월부터 7개월 되기 전에 이유식에 첨가를 해야 도리어 알레르기가 적게 생깁니다. 이유식에 밀가루 좀 뿌려 익혀서 주시면 됩니다.

• 컵을 사용해야 합니다.

## 수면교육

• 이제는 저녁에 재우면 아침까지 먹지 않고 자는 아가들이 많습니다. 만일 아직도 **밤에 수유**를 하고 있다면 이제는 서서히 먹는 양을 줄여서 밤새 안 먹고도 잘 자게 가르치는 것이 중요합니다.

• 여태까지 잘 자던 아가들이 이제 밤에 다시 깨기 시작합니다. 특히 분리불안이 시작되면 더 자주 깨게 되는데 이럴 때 재우려고 먹이기 시작하면 다시 밤에 수유가 시작되고 점점 더 심해지게 됩니다.

• 돌까지는 엎어 재우지 말고 반드시 똑바로 눕혀서 재워야 하며, 베개도 사용하지 마십시오.

## 안전에 주의하세요!

• **카시트는 반드시 사용해야 합니다.** 적어도 **두 돌 이상, 가능하면 세 살에서 네 살까지도** 카시트가 허용하는 한 뒷좌석에 뒤를 보게 카시트를 장착해서 사용하세요.

• 아가 혼자 차 안에 두어서는 안됩니다.

• 전기 밥솥의 김 나오는 곳에 화상을 잘 입습니다. 전기 밥솥은 아가의 손이 닿지 않는 곳에 두세요.

• 땅콩, 사탕, 팝콘, 떡같이 목에 걸리기 쉬운 음식은 아기에게 주지 마십시오.

• 고무 풍선을 아기에게 주지 마십시오.

• 아기가 삼켜서 질식할 만한 것을 주변에 두지 말고, 약이나 담배 같은 것은 아기 손이 닿는 곳에 두면 안됩니다.

• 목욕할 때나 목욕탕에 아기를 잠시라도 혼자 두어서는 안됩니다.

• 침대나 소파 위에 아기를 혼자 두지 마십시오.

• 보행기는 사용하지 마세요. 보행기 사용 시에는 아기의 행동 범위가 넓어지고, 높아지고, 또 빨라지기 때문에 이 점을 감안하여야 합니다.

# 이 시기의 접종

• 만 6개월에는 DPT와 소아마비와 뇌수막염과 폐구균과 B형간염 접종을 주사로 맞고, 로타 장염 예방약을 먹기 위해서 소아과를 방문하게 됩니다.

• B형간염 3차는 6개월이 되거든 접종하도록 하십시오.

• 독감 계절이 되면 만 6개월부터 독감 예방접종을 꼭 해야 하는데, 처음 맞는 해에는 4주 간격으로 2회를 접종해야 합니다. 아기를 키우는 부모들도 독감 접종은 반드시 하십시오. 여러 가지 접종을 할 때는 하루에 같이 접종하는 것이 권장됩니다. 동시에 접종한다고 이상반응이 증가하거나 아기가 더 고생하는 것은 아닙니다.

• 접종한 기록은 반드시 육아수첩에 남겨두시고 평생 보관해야 합니다. 접종 시에 소아과 의사에게 아기 육아에 대해 문의하십시오.



# 소아청소년과 의사에게 보여야 하는 경우

• 움직이는 물건을 시선이 따라가지 못하는 경우
• 사시가 있거나 눈의 움직임이 어느 방향이든 원활하지 못할 경우
• 손으로 물건을 잡으려 하지 않는 경우
• 보호자에게 관심이 없는 경우
• 소리에 반응이 없는 경우
• 물건을 입으로 가져가지 못하는 경우
• "아"나 "어" 같은 소리를 내지 못하는 경우
• 뒤집지 못하는 경우
• 소리 내서 웃지 않는 경우
• 온 몸이 뻣뻣하거나 힘이 없어서 흐느적거리는 경우

# 9개월

영유아 검진 2차
(생후 9개월 0일부터 12개월 30일까지)

## 이 시기의 아기는?

모유는 두 돌까지 먹이는 게 기본입니다. 9개월이 되면 이제 이유식을 제법 먹습니다. **이유식은 하루에 3번 먹고, 간식을 2~3번** 먹입니다. 이유식은 한자리에 앉아서 먹어야 하고 이제는 스스로 먹는 것도 가르쳐야 합니다. 덩어리진 이유식에는 채소와 고기가 들어가 있어야 합니다. 아기가 숟가락을 사용해야 하는데, 흘리는 것을 겁내서는 안됩니다. 분유통에 적혀 있는 권장 수유량은 너무 많기 때문에 그대로 먹이기 곤란합니다. 이제 밤중 수유는 끊는 것이 좋고, 수유량도 많이 줄어야 하지만 하루에 적어도 500~600cc는 먹어야 합니다. 분유를 먹일 때는 이때쯤부터 벌써 컵을 주로 사용할 수도 있으며, 돌이 되면 우유병을 끊는 것이 좋습니다. 다른 아가들과 같이 있는 것을 즐거워하는데 아직도 한참은 둘이서 사이 좋게 놀지는 못합니다.

## 부모를 위한 조언

• 이제는 아가가 가정의 일원이 되어야 합니다. **일정한 시간에 자고 깨고 일정한 시간에 먹고 일상생활이 일정해야** 합니다. 식사는 가족과 함께 한자리에서 먹는 것이 좋은데 **바른 식습관**은 이때부터 가르쳐야 합니다. 이제부터는 **가정의 룰**을 가르쳐서 아기에

게 되고 안되는 것을 명확히 알려주어야 합니다. **떼를 써도 안되는 것은 안되어야 합니다.** 안된다는 말을 아끼는 것이 좋지만 안되는 것이 명확한 것은 안된다고 말해야 합니다. 내 마음대로 할 수 없는 것도 있다는 것을 배우는 것은 바른 사회 생활의 첫걸음입니다. 하지만 "그렇게 하지 말라"는 말보다는 "이렇게 하자"는 식으로 바르게 행동하는 법을 긍정적으로 제시해주는 것이 좋습니다. 더 좋은 것은 부모가 아이의 롤 모델이 되어서 부모가 바른 생활을 해야 합니다. 이 시기에 배우는 버릇은 평생을 간다는 것은 잊지 마십시오.

• 아가의 필요에는 즉각적으로 반응하되 욕구를 한 템포 늦게 반응해서 자기 스스로 달래는 법도 가르쳐야 합니다. 부모의 말을 듣게 가르쳐야 합니다. 이 시기에 부모에 대한 권위를 배워야만 나중에 학교에 가서 선생님의 권위도 인정하게 됩니다. 다시 말하지만 아가는 사랑만으로 키워서는 안됩니다. **사랑하지만 엄하게 키우는 것이 중요**한데 성취만큼 좌절을 배우는 것도 중요하다는 것을 잊지 마십시오. 사랑과 절제 그리고 성취와 좌절 등 인생을 있는 그대로 어릴 때부터 배우게 해주세요.

• 이제는 아이에게 올인하지 말고 부부간에 행복하게 지내게 시간도 내야 하고 가족과 이웃이 어울려 사는 생활을 하는 것이 중요합니다.

## 발달 상황

• 길 수 있으며 혼자서 앉아 잘 놀 수 있습니다.

• 손으로 잡고 일으켜 주면 제대로 선 자세를 취할 수 있습니다.

• 양손을 사용할 수 있으며 다른 사람의 행동을 잘 따라합니 다.

• 곤지곤지 같은 놀이를 할 수 있습니다.

• 아이들은 보고 듣고 경험한 것을 토대로 발달합니다. 발달은 빠르게 하는 것은 거의 불가능합니다. 하지만 제대로 발달하게 하기 위해서는 아가와 함께 가족과 이웃들이 많이 떠들고 어울려 사는 것이 중요합니다.

## 이 시기에 엄마가 꼭 알아야 할 육아 상식

• **아기 옆에서 어른들이 대화를 많이 하고,** 아기의 언어적 또는 비언어적 표현에 대해서 항상 말로 대답해주는 것이 언어발달에 중요합니다. **아기 옆에서 가족이 아닌 이웃 사람을 만나는 것을 매일 보여주는** 것이 좋습니다. 그래야 아기들이 사람 마음 읽기를 배울 수 있고 다른 사람 대하는 법을 배우게 됩니다. 이렇게 배운 것을 친구 사귈 때 써먹게 됩니다.

• 스스로 먹으려는 것을 권장하십시오. 흘린다고 먹여만 주어서는 안됩니다.

• 무는 아기에게는 절대로 물 수 없다는 단호한 태도를 보이십시오. 아무리 귀여워도 단 한 번도 허용하지 마십시오.

• 본격적으로 **절제**를 가르쳐야 합니다. 되는 것과 안되는 것을 단호하게 그리고 조용하게 알려주어야 하고 일관성 있는 태도를 취하여야 합니다. 아기가 가지고 놀아서는 안되는 위험한 것을 갖고 싶어하면 치우거나 아기를 데리고 다른 곳으로 옮겨가야 합니다. 만일 안되는 것을 계속하려 하면 1분 정도 아무 관심을 보이지 않고 한 곳에 두고 관심을 보이지 않는 것이 좋습니다.

• 이제는 아기가 가정의 일원이 되어야 합니다. 아기에게 맞추기보다는 이제는 아기가 가족의 생활리듬에 맞추는 것이 매우 중요합니다.

• 아기와 같이 **책 읽는 것**이 좋습니다. 하지만 값 비싼 책보다 엄마가 웃으며 들려주는 이야기 하나가 더 소중하답니다.

• 아기 옆에서 스마트폰 사용하지 마시고 아기에게 스마트폰을 줘서도 안됩니다. 특히 가족과 같이 밥 먹을 때 아기 앞에서 스마트폰으로 딴일해서는 안됩니다.

• TV는 두 돌까지는 보이지도 말고 아기 옆에 켜놓지도 마세요.

## 수유는 이렇게 하세요

• 이제는 이유식 양이 늘면서 수유량이 더 줄게 됩니다. 하루 에너지의 55% 정도는 수유로, 45%는 이유식과 간식으로 먹게 되는데 돌이 되면 수유는 하루에 400~

500cc 정도로 양이 줄게 됩니다. 하지만 이 시기에 하루에 적어도 500~600cc의 수유는 필수라고 생각하시면 됩니다.

• 이제는 이유식 양이 늘게 되어서 이유식과 수유를 붙여서 먹이지 않습니다.

## 9개월 아기의 모유수유

• 아직도 모유는 아기에게 가장 좋은 음식입니다. 하지만 이 나이에는 모유 먹이는 만큼 이유식 잘 먹이는 것도 중요합니다. 9개월부터는 이유식을 잘 먹여서 하루에 먹는 영양의 45% 이상을 이유식으로 먹을 수가 있습니다. 이유식을 잘 먹게 되면 모유 먹는 양은 더 줄게 됩니다.

• 만일 모유가 모자란다면 혼합 수유를 할 수 있습니다. 하지만 아기가 자다가 보챈다고 해서 모유를 물려서는 안됩니다.

• 빈혈이 있는 아기에게도 모유가 분유보다 좋습니다. 단 모유를 먹는 아기는 반드시 6개월부터 **철분**이 풍부한 이유식을 먹고 있어야 합니다. 모유를 먹여도 이유식을 제대로 하지 않으면 심각한 빈혈이 생길 수가 있기 때문에 고기와 푸른 채소가 든 이유식을 잘 먹이도록 하십시오.

• 설사를 한다고 모유를 끊어서는 안됩니다.

## 9개월 아기의 분유수유

• 분유수유를 하는 아기의 경우 지금쯤이면 분유의 상당 부분을 우유병이 아니라 컵으로 먹고 있어야 합니다. 모유 먹이는 아기의 경우도 모유를 짜서 컵으로 먹는 연습을 시키십시오. 컵으로 수유하는 양을 늘려야 돌이 지났을 때 우유병을 끊을 수 있습니다.

• 물을 컵으로 아무리 잘 먹어도 모유나 분유를 컵으로 먹는 연습을 하지 않으면 돌 지나서 우유병 끊고는 우유를 먹지 않는 아이들이 있습니다.

• 우유병을 혼자서 들고 먹게 하지 마십시오. 9개월이 지나서 모유를 직접 먹일 수

없는 경우는 우유병을 사용하지 않고 컵으로 줄 수 있습니다.

• 콩분유나 산양분유는 권장하지 않습니다.

## 이유식 먹이기

• 하루에 **이유식은 3번, 간식은 2번 먹입니다.** 모유나 분유는 하루에 3~5회 먹입니다. 분유통에 적힌 양대로 먹여서는 너무 많이 먹게 되어 곤란한 경우가 많습니다.

**• 이유식은 한곳에 앉아서 먹게 하고 식사 중에 자리를 뜨게 하지 마세요.**

• 이유식을 할 때는 식탁에 높은 의자를 가져와 앉혀주는 것이 좋습니다.

• **손으로 집어먹는 음식**을 식탁 위에 준비해주세요. 어른이 먹는 음식을 그대로 주지는 마시구요. 스스로 음식을 선택해서 먹는 즐거움을 익히게 하십시오.

• 아기가 흘리는 것을 겁내서는 안됩니다. 흘리고 흘리다가 스스로 먹게 될 때 그 성취감은 평생을 가고 나중에 어려운 일이 닥쳤을 때 스스로 극복하는 밑바탕이 됩니다.

• 숟가락 사용 연습을 시키는 것이 좋습니다.

• 생식이나 선식이나 사골국은 권장하지 않습니다.

• 김치나 된장처럼 짠 음식은 먹이지 마세요.

• 돌 전에 생우유 먹이지 마세요.

• 돌 전에 꿀 먹이지 마세요.

## 수면교육

• 저녁 7~8시에 재우고 **수면의식**을 하면서 재워야 합니다. 밤에 깼을 때 특별한 이유가 없다면 스스로 다시 잠들게 기다려줘야 합니다. 밤에 쉽게 재우려고 안아주거나 먹이게 되면 점점 더 많이 깨서 더 울게 되기 쉽습니다.

• 아침에 깨서 먹고 바로 다시 잠을 자면 그게 밤중 수유인 셈입니다.

• 아직도 **밤중 수유**를 한다면 이제는 빨리 중단하는 것이 좋습니다. 서서히 줄여서 끊는 방법과 한꺼번에 중단하는 방법이 있는데 어떤 방법을 사용하든 아가가 우는

것은 피할 수 없는데 우는 것은 두려워하지는 마십시오. 부모가 단호하게 행동할 수록 아가는 더 쉽게 받아들인답니다.

## 안전에 주의하세요!

• **카시트는 반드시 사용해야 합니다.** 적어도 **두 돌 이상, 가능하면 세 살에서 네 살까지도** 카시트가 허용하는 한 뒷좌석에 뒤를 보게 카시트를 장착해서 사용하세요.

• 보행기 사용은 권장하지 않습니다.

• 가스렌지, 전기 밥솥 등 화상을 입을 만한 곳에 아기를 두지 마십시오.

• 침대 위나 소파 위에 혼자서 두지 마십시오.

• 당겨서 넘어질 만한 것을 아기 주위에 두지 마십시오.

• 아기가 약이나 담배처럼 먹어서 위험한 것을 아기 주위에 두지 마세요. 단추라든지 땅콩처럼 숨 막히는 것도 아기 주위에 두지 마십시오.

• 아가 혼자 목욕탕에 들어가지 못하게 하고 욕조에 물 받아두지 마세요. 화상 예방을 위해서 아가 손 닿는 높이의 샤워기 레버 손잡이는 사용 후 반드시 찬물 쪽으로 돌려놓으세요.

## 소아청소년과 의사에게 보여야 하는 경우

• 잡아줘도 발로 몸을 지탱하고 서지 못하는 경우 • 도와줘도 앉지 못하는 경우 • "바바" "다다" "마마" 같은 소리를 내지 못하는 경우 • 아가가 부모가 같이 놀려고 해도 반응이 없는 경우 • 이름을 불러도 반응이 없을 경우 • 가족을 알아보지 못하는 경우 • 손가락으로 가리키는 곳을 보지 않는 경우 • 장난감을 이 손에서 저 손으로 옮기지 못하는 경우

# 12개월

영유아 검진 2차
(생후 9개월 0일부터 12개월 30일까지)

## 이 시기의 아기는?

누구나 겪는 돌치레

이제는 이유식이 주식이 되고 수유가 간식이 됩니다. 하루에 400~500cc 정도의 수유를 하게 되고 2~3번에 걸쳐서 먹는데 잘 때 먹지 않습니다. 한자리에 앉아서 이제는 어느 정도는 스스로 음식을 선택해서 먹을 수 있습니다. 음식은 이제는 거의 진밥 수준으로 먹게 되고 하루 3번 식사에 2~3번 간식 먹습니다. 수면은 항상 일정한 시간인 저녁 7~8시에 자는데 이제는 일정한 수면 패턴이 자리 잡습니다. 밤새 안 먹고 푹 자고 깨더라도 다시 스스로 잠들 수 있습니다. 이제는 부모가 하는 말도 알아듣고 부모의 말을 어느 정도 듣습니다. 어울려 놀지는 못하지만 친구들 만나면 좋아하고 따라쟁이가 됩니다. 스스로 하고 싶어하는 일이 많고 자신이 한 일을 뿌듯하게 생각합니다.

## 부모를 위한 조언

- **하루 일과 리듬은 일정하게 유지**해야 합니다. 8시에 자고 식사와 간식을 일정하게 주십시오.
- **한자리에 앉아서 먹고 식사 중에 절대로 자리를 뜨지 못하게 하세요.** 이제 엄마 말을 들

어야 한다는 것을 아기가 깨닫고 있어야 합니다.

• 아기 옆에서 많은 **대화**를 나누고 들려주는 것이 **언어 발달**에 제일 중요합니다. 제대로 언어 교육이 된 아이는 이제 "엄마, 아빠" 같은 말을 하기 시작합니다. 이 한 마디의 말 속에는 아기가 말로 표현하지 못한 수많은 의미가 들어 있기 때문에 그 생각들을 엄마가 대신 말로 표현해주면 아기의 언어 발달에 큰 도움이 됩니다.

• 이제는 아기가 해달라는 것을 무조건 다 들어줘서는 안됩니다. **절제**를 가르쳐야 하고 안되는 것은 우겨도 안된다는 것을 깨닫게 해줘야 합니다.

• 두 돌까지는 TV 보는 것을 권장하지 않습니다.

• **부모가 다른 사람들 만나는 것을 보여주고 또래랑 매일 놀게 해주는 것이 중요합니다.**



## 12개월 아기의 성장

• 잘 자라던 아기들이 이 시기부터 잘 먹지 않고 한동안은 몸무게가 정체가 됩니다. 그게 정상입니다. 성장표를 잘 확인하시고 표에 맞게 잘 자라고 있다면 형편없이 적게 먹는 것 같아 보여도 스스로 먹는 만큼 먹게 내버려둬야 합니다.

## 발달 상황

• 혼자 일어서고 걸을 수 있습니다. 돌부터 두 돌까지는 걷는 것을 제대로 익히는 기간입니다.

• 새로운 차원의 기동성이 생기고 관심의 영역이 손 닿는 높은 곳까지 확장됩니다.

• 엄지와 검지로 물건을 집을 수 있지만 아주 작은 물건을 정확히 잡지는 못합니다.

• '엄마'를 확실히 발음하며 말하는 단어 수는 3개 정도입니다.

• 옷 입을 때 협조적인 자세를 취합니다.

• 빠른 아기는 소변 가리기를 원합니다.

• 낙서를 할 수 있고 물건의 용도를 알고 사용할 수 있습니다.

## 이 시기에 엄마가 꼭 알아야 할 육아 상식

• 아기에게 가장 좋은 교육은 가족들끼리 사이좋게 지내고 아기 옆에서 어른들이 이야기 많이 나누고 이웃들과 사귀는 것을 보여주고 아기를 또래랑 매일 놀게 하는 것입니다. **통제받지 않은 상황에서 또래와 매일 노는 것**이 아기의 인간관계 형성에 제일 중요합니다.

• 우리말을 능숙하게 배우는 것이 **언어 발달은 물론 사고력 발달에 제일 중요**합니다. **영어 조기교육은 아예 권장하지 않는 전문가들이 많습니다.**

• 분리 불안이 이 시기에 제일 심해집니다. 아기에게 신뢰를 잃으면 안되고 힘있는 부모에게 항상 보호받는 느낌을 주는 것이 좋습니다. 부모가 항상 당당하고 일관성 있어야 아기가 따르고 의지하기 쉽습니다.

• 아기를 때리지 마십시오. 격려가 최고의 스승입니다. **절제**를 가르쳐야 하고 안되는 것은 떼쓰고 우겨도 안된다는 것을 깨닫게 해야 합니다. **좋은 버릇**은 이때부터라도 가르쳐야 합니다. 잘하면 칭찬하고 못하면 무시해버리십시오.

• 보약도 권장하지 않습니다. 남들보다 더 잘 키우려 하거나 더 튼튼하게 키울 생각은 아예 하지 마십시오. 비법은 없습니다.

• 음식을 골고루 먹이는 것이 제일 좋습니다.

• 비타민D는 하루 600IU를 꼭 먹이세요. 돌부터는 비타민D 용량이 늘어난다는 것 잊지 마세요.

• 하루에 2번, 한번에 2분 **불소치약과 칫솔**을 사용해서 양치질을 해주십시오. 만 3세 미만에서는 쌀알 정도의 양을 칫솔에 살짝 묻혀 사용하고 3~6세에는 콩알만큼 치약을 사용하면 됩니다. 양치 후에 바로 거즈로 묻은 치약을 닦아주시면 됩니다.

• 버릇을 잘 가르쳐야 하는데 TV 켜지 말라, 냉장고 문 열지 말라는 말이 먹혀들어야 합니다.

• 교육시킨다고 비싼 책 사고 비싼 장난감을 살 이유는 없습니다.

• 놀다 보면 목마른 것도 잊기 때문에 낮에 충분한 물을 주는 것이 좋습니다.

## 수유는 이렇게 하세요

• 돌이 지나면 모유를 먹든 분유를 먹든 생우유를 먹든 하루에 **400~500cc의 수유**를 하면 됩니다.
• 두유나 산양유는 권장하지 않습니다.
• 어린이 우유보다는 보통의 우유를 권장합니다.
• 우유 대신에 에너지 높은 액상 영양식을 먹이는 것은 권장하지 않습니다.
• 돌부터는 생우유나 2% 저지방 우유를 먹이세요.

## 12개월 아기의 모유수유

• 모유는 돌이 지나서도 아기가 먹고 싶어하면 더 먹여도 좋습니다. 단 수시로 젖을 물려서는 안되고 낮에만 먹이고 하루에 2~3회 정도만 먹이는 것이 좋습니다.
• 모유수유를 하더라도 이유식은 제대로 해야 하고 철분이 많은 고기를 매일 주는 것이 중요합니다.
• 재우려고 젖 물리거나 떼쓰거나 우는 아기를 달래려고 젖을 물리지는 마세요.
• 모유를 2~3번 먹고 있다면 생우유를 먹일 필요는 없습니다.

## 12개월 아기의 분유수유

• 고기, 채소를 잘 먹으면 서서히 분유도 끊고 **생우유**를 먹이십시오. 분유를 끊고 생우유를 먹이는 것이 아니고 생우유 양을 늘리면서 분유를 줄이는 방법으로 바꾸어 주는 겁니다. 두유는 권장하지 않습니다. 우유가 더 좋습니다.
• 우유를 **컵**으로 잘 먹으면 돌쯤 되면 우유병도 끊는 것이 좋습니다. 만일 아직도 우유병으로 분유를 먹이고 있다면 한두 달 안에 서서히 끊으십시오. 우유병을 끊을 때는, 컵으로 먹는 양을 늘리고 난 후 끊는 게 좋습니 다. 그냥 끊으면 우유를 먹지 않으려고 거부하는 아기도 제법 있습니다.

## 이유식 먹이기

• 돌이 되면 밥과 반찬과 고기, 채소 등이 주식이 되어야 합니다. 물론 좀 무르게 요리하고 간을 하지 말고 조금 잘게 잘라서 주는 것이 좋습니다.

• 소금과 지방은 가능하면 사용하지 않는 게 좋습니다. 어릴 때 짜게 먹는 습관은 평생 갑니다. 두 돌까진 김치나 된장처럼 짠 음식은 먹이지 않는 것이 좋습니다.

• 아기는 매번 식사 때마다 스스로 음식을 선택해서 혼자서 먹게 기회를 주고 가르쳐야 합니다. 스스로 먹을 수 있다는 것은 중요한 것이 아니고 스스로 먹고 있어야 합니다.

• 엄마는 어떤 음식을 만들어주고, 언제 어디서 줄 것인가를 결정하십시오. 어떤 음식을 얼마나 많이 먹을 것인가는 아기가 결정할 몫입니다. 다 먹지 않더라도 식사시간이 지나면 조용히 치우면 됩니다.

• 식사는 한곳에 앉아서 먹어야 하고 식사 중 돌아다니는 것은 금지해야 합니다. 미숫가루도 먹이지 마십시오.

• 돌이 되면 주스를 시작할 수 있습니다. 세 돌까지 하루에 120cc 정도가 좋습니다.

## 수면교육

• 저녁 8시에 자고 밤에 깨지 않고 10~12시간을 내리 잘 수 있습니다.

• 잠자는 것은 매일 일정해야 합니다. 가능하면 저녁 7~8시에 재우고 수면의식을 하는 것이 좋은데 책을 읽어주는 것이 수면의식에 포함되면 좋습니다. 밤에 깼을 때 다시 스스로 잠들 수 있게 부모가 반응을 하지 않는 것이 좋습니다.

• TV를 보면서 잠들게 하지 말고 자기 전에는 조용한 분위기에 부모의 사랑 속에서 잠자리에 들게 해주세요.

• 매일 같은 장소에서 잠들게 해주십시오.

## 안전에 주의하세요!

• 자외선 차단제와 모자를 사용하는 습관을 들이십시오.
• 좌변기 뚜껑은 항상 덮어두고 물 담은 그릇을 욕조에 두어서는 안됩니다.
• 전기 밥솥이나 뜨거운 가열식 가습기에 데지 않게 주의하십시오.
• 목욕탕에서 아기가 혼자서 샤워기를 만지게 해서는 안됩니다.
• **카시트는 반드시 사용해야 합니다.** 적어도 **두 돌 이상, 가능하면 세 살에서 네 살까지도** 카시트가 허용하는 한 뒷좌석에 뒤를 보게 카시트를 장착해서 사용하세요.
• 칼이나 가위는 잘 치우고 약이나 위험한 것은 아가 손 닿지 않게 두시고, 목에 걸려 질식할 정도의 작은 물건은 아이 손 닿지 않게 치워야 합니다.
• 요리할 때 가스렌지 위 냄비 손잡이는 아이 손 닿지 않게 안쪽으로 돌려두세요.
• 다리미질 할 때 아가를 근처에 오지 못하게 해야 합니다.
• 두 돌 이전에는 의사의 처방 없이 종합감기약을 함부로 사서 먹이지 마세요.



## 이 시기의 접종

돌이 되면 수두와 MMR이라 불리는 홍역·볼거리·풍진 접종과 뇌수막염, 폐구균, A형간염, 일본뇌염 접종을 할 수 있습니다. 수두와 MMR은 동시접종이 가능하며 따로 접종할 경우는 한 달 이상의 간격을 두고 접종해야 합니다. 하루에 5가지 접종을 한꺼번에 해도 문제가 되지 않으며, 많은 엄마들의 걱정과는 달리 동시에 접종하는 것은 아기들에게 스트레스를 줄여줄 수 있으며, 이상반응도 증가시키지 않습니다.

## 소아청소년과 의사에게 보여야 하는 경우

• 잡고 서 있지 못할 때 • 기지 못할 때 • 아가 보는 앞에서 숨긴 물건을 아가가 찾지 못할 때 • 맘마 엄마 같은 말을 못할 때 • 원하는 물건을 가리킬 수 없을 때
• 한번 제대로 익힌 기술을 다시 못할 때

# 15개월

## 이 시기의 아기는?

가능하면 또래 친구랑 매일 놀게 해주는 것이 좋습니다. 식사는 식탁에 앉아서 가족과 같이 해야 하며 아이 스스로 반 이상 숟가락으로 먹을 수 있어야 합니다. 아기가 엄마 말을 들어야 한다는 것을 명확히 인식하고 있어야 합니다. 안되는 것은 아기가 아무리 떼를 써도 안되어야 합니다. 아기 옆에서 어른들이 대화를 많이 하고 아기의 언어 표현에 대해서 바로바로 반응해주고 아기가 제대로 하지 못한 언어 표현은 부모가 보충해서 말을 해주는 것이 좋습니다. 밥과 반찬과 고기와 채소를 잘 먹으면 이제는 생우유를 먹일 수 있습니다. 아직도 우유병을 빤다면 우유를 컵으로 먹이는 연습을 하면서 서서히 우유병을 끊으십시오. 물론 이유식도 서서히 어른 음식으로 바꾸어줍니다. 이제 이유식보다는 밥과 반찬과 고기와 채소를 먹이는 게 더 좋습니다. 아직도 밤중에 먹인다면 정말로 곤란합니다. 남들보다 더 튼튼하게 키우려고 영양제나 보약을 먹이는 것은 권장하지 않습니다. 건강을 위해 가장 중요한 것은 음식 골고루 먹고 열심히 뛰어놀게 하는 것입니다. 건강에 관한 한 비법은 없습니다. 초등학교 들어가기 전에 외국어를 교육으로 가르치는 것은 권장하지 않습니다. 우리말을 제대로 사용하게 가르치는 것이 두뇌 발달과 사고력 발달에 훨씬 더 중요하답니다.

## 발달 상황

• 숟가락으로 음식을 먹을 수 있으며, 허리를 구부렸다 폈다 할 수 있고, 혼자 걸을 수 있고, 계단을 기어 올라갈 수 있습니다.

• 크레용으로 그리는 시늉을 하거나 2개의 정육면체를 쌓을 수 있고, 작은 조각들을 병에 넣을 수 있습니다.

• 3~5개의 단어를 적절히 사용하고 신체 부위를 말할 수도 있습니다.

• 원하는 물건을 달라고 가리키거나 소리를 낼 수 있고 손가락질을 하기도 합니다.

• 자신이 오줌 싼 것을 알 수 있습니다.

• 서서 걸어다닐 수 있으므로 기어다닐 때에 비해 관심의 영역이 확대되고 사고의 흐름도 빨라집니다.



## 이 시기에 엄마가 꼭 알아야 할 육아 상식

• 아이를 키울 때 애착만 중요한 것이 아닙니다. **애착만큼 중요한 것이 절제**를 가르치는 것이고 성취만큼 중요한 것이 좌절입니다. 내 마음대로 되지 않았을 때 마음에 상처를 입지 않고 빨리 회복할 수 있는 능력을 가르치는 것 역시 매우 중요합니다.

• 아가에게 다양한 언어의 표현을 들려주고 아가가 느낄 수 있는 감정과 행동을 말로 표현해주는 것이 좋습니다.

• **또래랑 매일 놀게 해주세요.**

• 일찍 자고 일찍 일어나게 하며 매일 일정하게 잠자리에 들게 하세요. 밤에 깼을 때 재미있는 관심거리가 없게 주의하세요.

• 분리 불안이 심해질 수 있는데 이런 경우 말없이 사라져 아이를 불안하게 만들지 마십시오.

• 분노 발작이 생기기 시작하는 나이인데 이런 경우는 무시하는 것이 가장 좋은 방법입니다. 관객이 없는 쇼는 없는 법입니다. 말도 걸지 말고 다른 사람들도 똑같이 그 아이를 무시해야 합니다. 하지만 아이의 안전에는 신경을 써야 합니다.

• 평소에 잘하는 것은 칭찬하고 떼써도 안되는 것은 안되어야 합니다.

• 평소에 아이가 스스로 할 수 있는 것과 없는 것을 깨닫게 **아이 행동의 한계를 명확하게 제시**해줘야 합니다.

• 이제는 아이가 선택할 수 있는 기회를 주는 것이 좋습니다. 단 선택을 한 것을 부모가 못하게 해서는 안됩니다.

• 18개월 이전에는 아직 대소변을 가리려고 하지 마십시오.

• 공갈 젖꼭지 좀 더 빤다고 문제가 되는 것은 아니지만 중이염이 잘 생긴다면 끊는 것이 좋습니다.

• 불소치약과 칫솔을 이용해서 양치질 하루 2번 하는 것 잊지 마세요.

## 이유식 먹이기

• 우유는 하루에 400~500cc정도 먹이는 것이 좋습니다. 두유는 권장하지 않습니다.

• 영양제는 비타민D만 권장합니다. 일시적으로 식욕이 떨어질 수 있는데 다른 이상이 없다면 먹는 것을 강요하지 마세요.

• 시판 이유식 먹이는 것은 권장하지 않습니다. 이제는 이유식도 서서히 어른 음식으로 바꾸어갈 수 있답니다. 이제는 밥과 반찬, 고기, 채소를 잘 먹여야 합니다.

• 식사는 먹이는 게 아니고 이제는 스스로 먹는 것이 돼야 합니다.

• 선식은 먹이지 마세요. 생식도 바람직하지 않습니다. 아직도 간은 피하는 게 좋고 너무 기름진 음식을 먹이지 않는 게 좋습니다.

## 이 시기의 접종

아직 MMR 접종을 하지 않았다면 지금 접종하십시오. 아직 뇌수막염과 폐구균 추가 접종을 하지 않았다면 이것 역시 접종해주는 것이 좋습니다. 밀린 접종은 한꺼번에 접종하는 게 좋습니다. 그리고 DPT는 15~18개월에 접종하는데 15개월부터는 언제라도 접종이 가능합니다. 접종 기록은 평생 보관해야 합니다.

# 18개월

영유아 검진 3차
(생후 18개월 0일부터 24개월 30일까지)

## 이 시기의 아기는?

이제는 아이가 부모 말을 잘 들어야 합니다. 가정의 대장은 아이가 아니고 부모란 것을 잊지 마십시오. 밤에 안 먹고 잠도 잘 자야 합니다. 밤에 깨지 않고 깊은 잠을 오래 자야 아이 두뇌 발달에도 좋습니다. 밥도 혼자서 상당 부분 먹고 있어야 합니다. 어떤 반찬을 먹을 것인가 스스로 선택해서 골라 먹는 것이 두뇌 발달에 굉장히 중요합니다. 이제는 말이 급격하게 늘어가는 때가 되었기 때문에 아이와 많은 대화를 나누고 그림책을 많이 읽어주어서 새로운 말을 많이 익히게 해주세요. 친구랑 동네에서 매일 노는 것이 매우 중요합니다. 아직도 우유병을 빨리고 있습니까? 이젠 끊어야 할 나이입니다. 우유병을 오래 빤다고 사랑을 더 주는 게 아닙니다. 엄마에 대한 사랑이 아니고 고무 젖꼭지에 대한 사랑이 깊어봤자 좋을 게 없습니다. 우유는 생우유로 하루 2컵 정도가 적당합니다. 콩으로 만든 음료를 우유 대신 먹이는 건 권장하지 않습니다. 대소변 가리기도 급할 게 없으며 이제 슬슬 시작할 생각을 하면 됩니다. 24개월쯤 시작해도 그리 많이 늦는 건 아닙니다.

## 발달 상황

- 혼자서도 잘 걷습니다. 한 손을 잡고 층계를 걸어 올라갈 수도 있고, 불안하지만

계단을 내려올 수도 있습니다.

• 조금씩 뛸 수 있고. 서랍을 열 수도 있습니다.

• 3개의 정육면체를 쌓을 수 있고, 종이 위에 크레용으로 마구 긋기도 합니다.

• 자기 이름을 말할 수 있고, 그림을 보고 이야기하는 흉내를 냅니다.

• 두 단어를 연결할 수 있고 어휘가 하루에 몇 개씩 늘어나는 어휘 폭발이 오게 됩니다.

• 밖에서 놀거나 혼자서 어떤 것을 해보기를 좋아합니다.

• 흘리긴 하지만 혼자 먹을 수 있고, 오줌을 싸면 엄마에게 알려줍니다.

• 자신이 좋아하는 장난감을 가지고 다니면 좋아합니다.

## 이 시기에 엄마가 꼭 알아야 할 육아 상식

• 아이 옆에서 대화를 많이 하십시오. 특히 식사를 같이 하면서 나누는 대화는 평생의 사고력 발달에 정말 중요합니다. 묻고 답하는 것을 들려주고 아이에게도 간단 명료한 질문을 하고 답하게 하고 설명해주세요. 우리말 잘하게 가르치는 것이 두뇌 발달에 최고이며 영어는 초등학교 전에는 가르치지 않는 것이 더 낫습니다.

• 이 나이의 아이들은 아직 자신이 하고 싶은 것을 왜 부모가 못하게 하는지 잘 이해할 수 없습니다. 이런 경우 놀이처럼 변형해서 가르치는 것도 하나의 방법이고 할 수 없는 것만 강조하지 말고 할 수 있는 것을 강조하는 것도 한 방법입니다. 그리고 너무 많은 제약을 두지 말고 잘할 수 있는 한 가지부터 시작하십시오.

• 가족이 함께하는 시간이 아이들에게 제일 중요합니다. 행복하게 사는 가정을 보고 자란 아이들이 행복하게 살기 쉽습니다. 아이에게 부모가 권위를 잃어서는 안됩니다. 친구 같은 부모까지는 봐주지만 부모가 아이와 친구가 되어서는 안됩니다.

• 떼를 써도 안되는 것은 안되어야 합니다. 아이의 욕구를 모두 들어주는 것이 애착이라고 생각하지 마십시오. 아이의 생각에 공감은 해주되 행동은 아이 마음대로 할 수 없다는 점을 명확히 해야 합니다. 아이 행동의 한계를 명확하게 정해주고 모든 집안 식구들이 동일하게 아이에 적용해야 합니다. 아기에게 TV 켜지 말라는 말이 먹

혀 들어가지 않는다면 버릇을 잘못 들인 것이라고 생각해도 좋습니다. 잘 못하면 타임아웃을 짧게 하면 도움이 됩니다.

• 또래랑 매일 같이 놀게 하면 더 좋습니다. 어린이집이 아닌 동네나 집에서 노는 것이 중요합니다.

• TV는 두 살까지는 보이지 마십시오. 아이를 달래려고 핸드폰을 주어서는 안됩니다. 게임중독으로 가는 첫걸음이 됩니다. 동영상도 보여주면 안됩니다.

• 집 안에서 안전한 곳과 안전하지 않은 곳을 잘 구분해서 아이를 보살펴야 합니다.

• 밀고 끄는 장난감을 주십시오. 이 나이에 아이들이 다른 아이들과 장난감을 같이 가지고 놀 것이라고 기대하지 마십시오. 소중한 장난감 고이 간직할 장소를 마련해 주는 것이 아이들에게 안정감을 줍니다.

• 그림책을 보여주고 책을 읽어주십시오. 아이에게 책을 많이 읽어주는 것은 평생의 자산이 됩니다. 아이 혼자서 책 보게 하지 말고 책을 같이 보면서 말로 그림을 설명하고 책 속에 아이와 같이 몰입하는 것이 좋습니다.

• 다른 아이들을 다치게 할 수 있는, 물거나 때리거나 미는 행동을 하지 않게 가르쳐야 합니다.

• 대소변 가리기를 시작하십시오. 보고 배우는 것이 기본이므로 부모가 보여주는 것이 중요합니다. 급한 거 아니므로 아이에 맞게 서서히 노력하시면 됩니다.



## 18개월 아기 먹이기

• 모유는 두 돌까지 먹이는 게 기본입니다. 그러나 아이에게 절제를 가르치지 않고 모유를 수시로 빨리면 아이 버릇이 없어집니다.

• 밥, 고기, 채소, 우유, 과일을 골고루 먹이십시오. 특히 고기를 적게 먹는 아기가 너무나 많습니다. 철분이 많은 고기는 아기의 두뇌 발달에 필수적입니다.

• 하루에 세 끼 식사, 두세 번의 간식을 먹이고, 모유 안 먹이는 경우는 우유를 하루 400~500cc 정도를 먹입니다. 달고 짜고 너무 기름진 것은 가능하면 피하십시오.

• 식사는 한곳에 앉아서 먹어야 합니다. 일단 자리를 뜨면 식사가 끝이란 사실을 인

식시키십시오.

• 두유, 미숫가루, 생식은 권장하지 않습니다.

• 길거리에서 음식을 먹이지 마십시오. 간식은 간식 시간에만 주세요.

• 시도 때도 없이 냉장고 문을 열고 음식을 꺼 내 먹게 해서는 안됩니다.

• 매 번 식사 때마다 스스로 음식을 선택해서 먹게 해줘야 합니다.

## 안전에 주의하세요!

• **카시트는 반드시 사용해야 합니다.** 적어도 **두 돌 이상, 가능하면 세 살에서 네 살까지도** 카시트가 허용하는 한 뒷좌석에 뒤를 보게 카시트를 장착해서 사용하세요. 무릎이 굽혀지고 발이 뒷좌석에 닿는 것은 당연합니다.

• 아이 손 닿는 곳에 위험한 물건을 두지 마십시오.

• 길에 다닐 때는 반드시 아이 손잡고 다녀야 합니다.

• 화상 입지 않도록 주의하시고 집 안의 전기 콘센트는 안전막이로 막아두세요.

## 이 시기의 접종

18개월에는 DPT 추가접종을 합니다. 소아마비는 6~18개월 사이에 3차를 맞습니다. 하지만 만 4~6세에 접종 시에는 DPT와 소아마비 접종을 같이 해야 합니다. 접종 기록을 평생 보관해야 한다는 것은 잊지 마십시오.

## 소아청소년과 의사에게 보여야 하는 경우

• 걷지 못할 때 • 다른 사람의 행동을 따라하지 못하는 경우 • 6개의 단어를 말하지 못하는 경우 • 새로운 단어를 말하지 못할 경우 • 다른 사람에게 자신이 원하는 물건을 가리킬 수 없는 경우 • 양육자가 나가든 돌아오든 아가가 신경 쓰지 않을 때 • 매일매일 쓰는 익숙한 물건을 모를 때

# 24개월

영유아 검진 3차
(생후 18개월 0일부터 24개월 30일까지)

## 이 시기의 아기는?

이제 아가는 걷고 뛰고 말하는데, 두 단어를 연결하고 문장을 말하기도 합니다. 다른 아이들과 노는 것을 즐기지만 아직은 어울려 놀기는 조금 빠릅니다. 부모 말을 잘 듣는 아이도 있지만 떼쓰는 아이도 많습니다. 이런 버릇들은 앞으로 아이들의 생활에 큰 차이를 만들게 됩니다. 자기가 원한다고 모든 것이 이루어지는 것은 아니란 것도 알게 되고 상황에 맞게 자신의 행동을 어느 정도는 통제할 수도 있습니다. 지적인 호기심이 증가되어 "왜요?", "이게 뭐야?"라는 말을 달고 살게 됩니다.

## 부모를 위한 조언

• 아이에게 올인하지 마십시오. 아이에게 쏟는 정성만큼이나 부부간에 행복하게 살기 위한 관심도 중요합니다. 부모가 행복해야 아이도 더 행복해지는 법입니다.
• 마음으로만 사랑하지 말고 자주 말로 사랑한다고 말하고 평소에 많이 안아주세요. 하지만 사랑과 절제 그리고 성취와 좌절, 인생에서 겪을 수 있는 모든 일을 아이에게 평소에 겪게 해주는 것이 중요합니다. 어릴 때 어른에게 "아 시끄러워, 안돼!" 이런 소리 좀 들었다고 좌절한 부모들은 없었습니다. 너무 사랑만 받고 자란 요즘 아

이들은 단 한 번 안된다는 말에도 쉽게 상처받고 난리를 피우기도 합니다. 평소에 적당한 좌절을 겪은 아이들은 나중에 실패해도 스스로 극복할 능력을 기르게 됩니다.

• 아이와 같이 노는 시간을 즐기세요. 같이 놀면서 아이가 제대로 하지 못하는 말을 풀어서 해주면 언어 발달을 촉진시킬 수 있습니다.

• 아이에게 그림책을 읽어주는 것은 언어 발달, 사고력 발달, 창의력 발달에 매우 중요합니다. 그리고 책 읽는 습관을 들이는 데에도 매우 중요합니다.

## 발달 상황

• 24개월이 되면 육체적인 발달이 어느 정도 본 궤도에 올라갑니다. 이상이 있는 아이들은 이 시기를 전후로 해서 문제를 발견하게 됩니다.

• 이제는 언어나 행동 발달 같은 지능의 발달이 중요합니다.

• 두 문장을 연결해서 말할 수 있습니다.

• 넘어지지 않고도 잘 뛥니다.

• 한쪽 발로 설 수 있고 한쪽 발로 큰 공을 찰 수 있습니다.

• 혼자서 난간을 잡고 계단을 오를 수 있습니다.

• 두 돌 된 아이는 6개의 입방체를 쌓을 수 있습니다.

• 수평선을 그리고 원을 그리는 흉내를 냅니다.

• 간단한 심부름도 합니다.

• 숟가락질도 잘 합니다.

• 옷 벗는 데 협조합니다.

## 이 시기에 엄마가 꼭 알아야 할 육아 상식

• 이 시기의 언어 발달은 아이의 학습능력과 밀접한 연관이 있습니다. 모국어 발달에 제일 중요한 것은 아이 옆에서 어른들끼리 말을 많이 하는 것입니다. 물론 아이 말에 귀 기울이고 아이와 대화를 많이 하는 것도 중요합니다. 아이 자신의 감정을 말

로 표현하게 하세요.

• 이 시기의 아이는 무엇이든지 자기 고집대로 하려고 합니다. 이제는 어느 정도 절제를 가르치되, 아이에게 자신감을 심어주고 자신의 일은 스스로 할 수 있게 도와주는 것이 좋습니다.

• 부모가 권위를 잃어서는 안되며 아이와 싸우는 일은 절대로 없어야 합니다.

• 이 시기 아이는 매를 맞는 의미를 모르기 때문에 체벌을 하지 않는 것이 중요합니다. 그 폭력은 대를 물려서 내려갑니다. 가장 권장되는 교육적인 방법은 '타임 아웃'으로, 이것은 1~2분간 부모가 어떤 관심도 보이지 않으면서 방 한쪽 구석에 아이를 가만히 있게 하는 방법입니다.

• 아이들의 행동을 교정하는 데는 칭찬을 하는 것이 야단을 치는 것보다 훨씬 더 효과적입니다. 단, 아이가 노력한 것에 대한 칭찬을 해야지, 잘된 결과를 가지고 칭찬하는 것은 신중해야 합니다. 잘된 결과를 칭찬하게 되면 실패할 일은 아예 하지 않으려 할 위험도 있기 때문입니다. 칭찬을 하더라도 정말 칭찬받을 만한 일을 했을 때에만 칭찬하는 것이 중요합니다.

• 이제는 대소변 가리는 것에 조금 더 적극성을 보여야 합니다.

• 이제는 TV를 봐도 좋지만, 하루 1~2시간 정도만 보게 합니다. 아이 혼자서 마음대로 TV를 켜고 보게 하는 것은 곤란합니다. 보는 프로그램도 부모가 반드시 선택해주어야 합니다. 만일 TV를 오래 보는 아이에게 그만 보라고 했을 때, 아이가 말을 듣지 않는다면 이미 절제를 가르치는 데 실패하고 있는 것입니다.

• 컴퓨터 게임은 초등학교 들어가기 전까지는 하지 않는 것이 중요합니다. 아이를 달래려고 스마트폰을 주는 일은 절대로 하지 말아야 합니다.

• 아직도 공갈 젖꼭지를 빨 수는 있지만 그리 바람직한 것은 아닙니다.

• 이제 대소변 가리기에 적극적으로 나설 수 있습니다.

• 식사도 스스로 선택해서 스스로 먹게 가르쳐야 합니다. 평소에 입을 옷이나 장난감도 아이 스스로 선택하게 기회를 주십시오.

## 24개월 아기 먹이기

• 우유는 하루에 400~500cc 정도 먹는 것이 좋습니다. 잘 먹고 몸무게가 잘 늘고 있다면 이제는 지방의 섭취를 줄이기 위해서 1% 저지방 우유나 무지방 우유로 바꾸어주는 것이 좋습니다. 어린이용 우유를 먹여야만 한다고 생각하는 소아과 의사는 본 적이 없습니다.

• 모유는 두 돌이 넘어서도 엄마와 아이가 더 먹고 싶어하면 먹여도 좋습니다. 하지만 낮에 두세 번 정도 충분하게 먹는 것으로 충분합니다. 철분 보충을 위해서 고기를 매일 먹이는 것이 좋습니다.

• 흘리더라도 적게 먹더라도 스스로 먹게 교육을 시켜야 합니다. 식사 시간과 간식 시간 외에는 먹을 것을 주지 마십시오.

• 과일 주스는 너무 많이 먹이지 마세요. 과일 주스의 적정량은 1~3세까지는 하루에 120cc 이하, 4~6세는 120~180cc 정도, 7~18세의 아이는 240cc 이하입니다.

• 아직도 우유병을 빤다면 이제는 반드시 끊어야 합니다.

• 밥, 고기, 채소, 과일, 우유 등 다섯 가지 식품군을 골고루 주어야 합니다. 특히 고기와 채소는 매일 줄 생각을 하십시오. 생선은 일주일에 두 번 넘기지는 말구요.

• 건강하게 키우려면 저지방 우유 먹이고, 현미 잡곡 등 통곡식을 50% 이상 섞어 먹이고, 채소를 많이 먹이세요. 그리고 절대 짜게 먹여서는 안 됩니다.

## 안전에 주의하세요!

• **카시트는 반드시 사용해야 합니다.** 적어도 **두 돌 이상, 가능하면 세 살에서 네 살까지도** 카시트가 허용하는 한 뒷좌석에 뒤를 보게 카시트를 장착해서 사용하세요. 무릎이 굽혀지고 발이 뒷좌석에 닿는 것은 당연합니다.

• 움직임이 빨라진 만큼 사고의 위험이 있기 때문에 각별히 신경을 써야 합니다. 찻길을 다닐 때는 손을 잡고 다니십시오.

• 아이 혼자 집에 두어서는 안됩니다. 목욕탕에도 혼자 두지 마세요.

• 세발 자전거를 탈 때도 반드시 헬멧을 사용하여야 합니다.

## 이 시기의 접종

두 돌이 되면 A형 간염 2차와 일본뇌염 사백신 추가접종이 있습니다. 그래고 해마다 가을부터 겨울까지 독감 접종은 꼭 해야 합니다.

## 소아청소년과 의사에게 보여야 하는 경우

• 두 단어 연결을 못할 경우
• 매일 보는 흔한 물건의 이름을 모를 경우
• 다른 사람의 행동과 말을 따라하지 못할 경우
• 간단한 지시를 따르지 못하는 경우
• 잘 걷지 못할 경우
• 한번 습득한 기술을 다시 못하는 경우



**※ 영유아 검진 시기**

| 구분 | 주기 | 검진일(유효기간의 범위) |
|---|---|---|
| 1차 | 4개월 | 생후 4개월 0일~6개월 30(31)일 |
| 2차 | 9개월 | 생후 9개월 0일~12개월 30(31)일 |
| 3차 | 18개월 | 생후 18개월 0일~24개월 30(31)일 |
| 4차 | 30개월 | 생후 30개월 0일~36개월 30(31)일 |
| 5차 | 42개월 | 생후 42개월 0일~48개월 30(31)일 |
| 6차 | 54개월 | 생후 54개월 0일~60개월 30(31)일 |
| 7차 | 66개월 | 생후 66개월 0일~71개월 30(31)일 |

예) 2020년 10월 10일 출생아의 검진 가능 기간은?
4개월 검진: 2021.2.10~2021.5.9 / 9개월 검진: 2021.7.10~2021.11.9

**※ 영유아 구강 검진 시기**

| 구분 | 주기 및 검진일 |
|---|---|
| 1차 | 18개월(생후 18~24개월) |
| 2차 | 42개월(생후 42~53개월) |
| 3차 | 54개월(생후 54~65개월) |

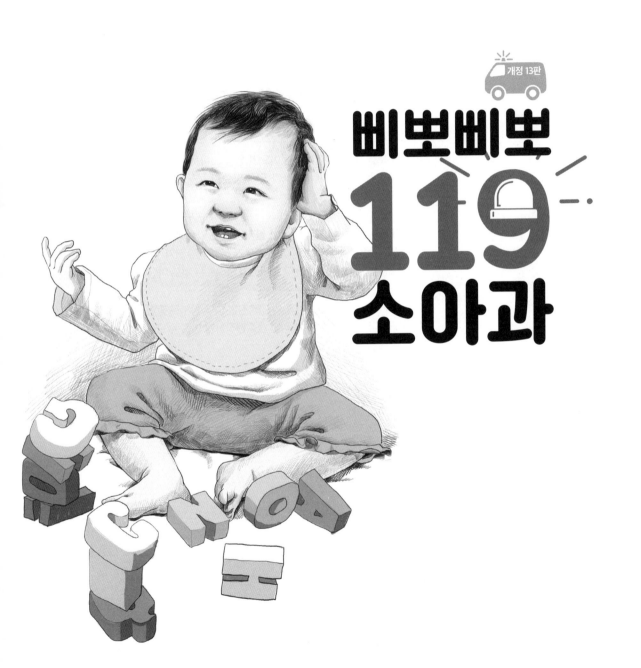

개정 13판

# 삐뽀삐뽀 119 소아과

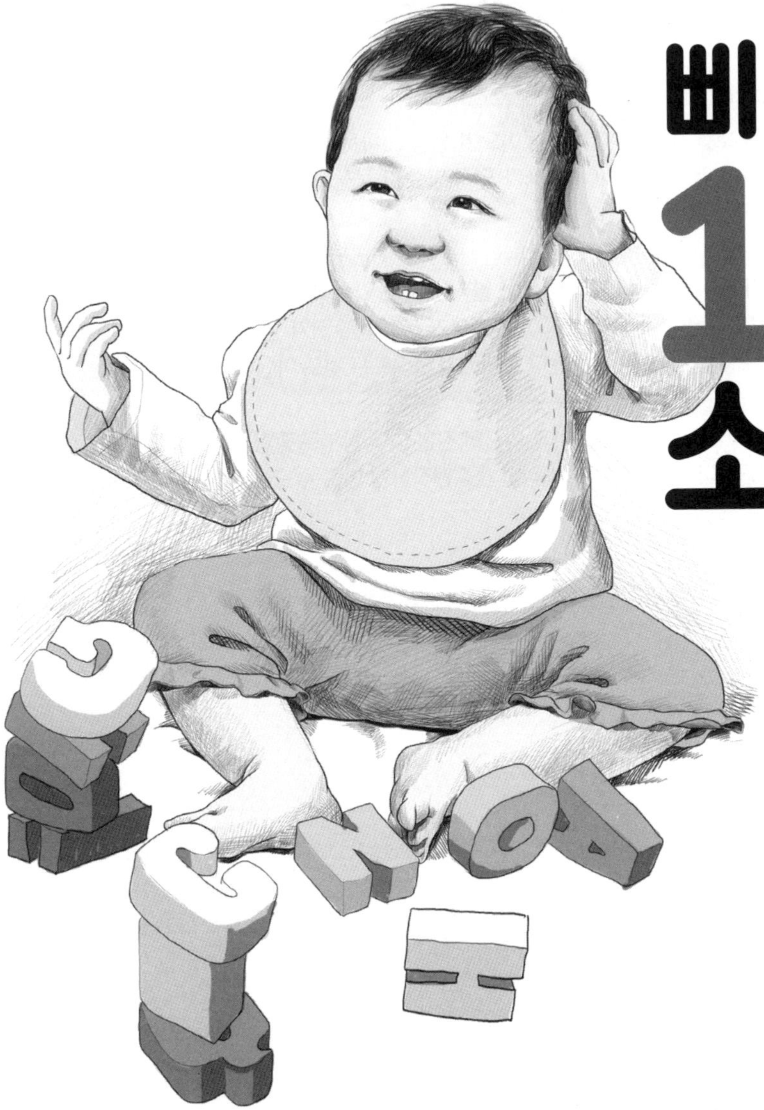

# 가래

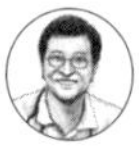

## Dr.'s Advice

가래는 호흡기에 나쁜 것이 들어오면 물청소 하듯이 나쁜 것을 물기에 묻혀 내보내는 역할을 합니다. 가래가 달라 붙으면 물을 충분히 먹이고 가습기를 사용하는 것이 좋습니다.

가래가 많이 끓을 때 가래를 뽑아 달라는 분도 있는데, 가래는 뽑는다고 뽑히는 것이 아닙니다. 그리고 특이한 경우가 아니라면 코가 넘어가서 가래가 되는 것도 아닙니다. 코를 뽑는다고 가래가 줄어드는 것도 아닙니다.

가래와 기침이 많을 때 소아과 의사의 진찰 없이 함부로 종합감기약을 먹여서는 안됩니다. 잘못하면 가래를 더 끈적끈적하게 만들 수도 있고, 가래 배출을 막을 수도 있습니다.

119 소아과

## 가래는 꼭 뱉어야 하나요?

**• 가래는 우리 몸에 유익한 것입니다** 가래는 호흡기에 생기는 끈적끈적한 액체로서 호흡기에 나쁜 것이 들어왔을 때 우리 몸이 물청소를 하는 것이라고 생각하면 됩니다. 호흡기에 들어온 나쁜 것을 그냥 쓸어서는 다 내보낼 수 없으므로 가래라는 끈적끈적한 물기에 묻혀서 내보내는 것이지요. 가래는 우리 몸에 중요한 역할을 하는 유익한 것입니다.

**• 가래를 꼭 뱉어야만 하는 것은 아닙니다** 가래는 기도에서 만들어져 목구멍으로 나옵니다. 가래는 보통 자신도 모르게 삼키게 되는데 위로 넘어가 변으로 나오는 것이 정상적인 경로입니다. 하지만 감기 같은 호흡기 질환에 걸리면 가래가 평소보다 많이 나와 목에 걸리는 듯한 느낌이 들어 의식적으로 뱉게 됩니다. 아기들은 가래를 뱉을 수 없기 때문에 삼키곤 하는데, 그렇다고 너무 걱정할 필요는 없습니다.

**• 가래를 스스로 뱉을 수 있다면 삼키기보다는 뱉는 것이 좋아** 아이들이 가래를 많이 삼키면 속이 불편해하고 소화도 안되며 심하면 토하기도 합니다. 가래를 스스로 뱉을 수만 있다면 삼키는 것보다 뱉는 것이 훨씬 좋습니다. 큰 아이들은 기관지에 있는 가래도 곧잘 끌어올려 입 밖으로 뱉기도 합니다. 간혹 가래를 삼키면 큰일날까봐 소아과에 와서 가래를 뽑아 달라고 부탁하는 엄마도 있습니다. 하지만 가래는 기계로 뽑아야만 하는 것이 아니며, 대개의 경우 기계로 뽑히지도 않습니다. 물론 가래를 뽑아 주어야 하는 경우도 있습니다. 만일 아이가 수술 후 마취에서 덜 깨어나 혼자서 가래를 뱉을 수 없을 때는 특수한 방법으로 가래를 뽑기도 합니다.

## 가래를 배출하는 데 도움이 되는 방법

가래가 심할 때 무엇보다 중요한 것은 쉬는 것입니다. 감기 치료의 1번은 '쉬는 것'임을 절대로 잊으면 안됩니다. 가래가 너무 많거나 지나치게 끈적끈적하면 아이가 힘들어할 뿐만 아니라 기관지를 막아 합병증을 일으킬 수도 있기 때문에 가래를 쉽게 배출할 수 있도록 도와주어야 합니다. 가래 배출을 도와주는 몇 가지 방법을 소개하면 다음과 같습니다.

• **수분을 충분히 먹입니다** 가래의 주성분은 물입니다. 밀가루 반죽을 할 때 물이 많이 들어가면 반죽이 묽어지는 것처럼 아이에게 물을 많이 먹여서 수분을 충분히 보충하면 가래를 묽게 만들 수 있습니다. 특히 감기에 걸리면 아이들이 평소보다 수분을 더 필요로 하기 때문에 물을 먹이는 데 신경을 써야 합니다. 물 대신 희석한 과일주스를 먹일 수도 있습니다.

• **가습기를 사용합니다** 가습기로 공기 중의 습도를 높여 기도에 있는 가래를 직접 묽게 만들어 줍니다. 건조한 공기를 들이마시면 끈적끈적해진 가래가 호흡기에 달라붙어 아이가 숨쉬기 힘들어할 수도 있습니다. 가습기에 대해서는 쓰라 말라 말들이 많습니다만, 소아과 의사들의 일반적인 견해는 호흡기 질환으로 가래가 많을 때 차가운 김이 나오는 초음파 가습기를 사용하라고 권장하고 있습니다. 저 역시 초음파 가습기 사용을 권장합니다. 하지만 찬 김은 아이들의 호흡기에 자극을 주어 기침을 심하게 할 수 있으므로 일부 알레르기 호흡기 전문가들은 따뜻한 김이 나오는 온습기를 사용하라고 권장하기도 합니다. 어떤 것을 사용하든 효과는 비슷합니다. 다만 온습기를 사용할 때는 아기가 뜨거운 김에 화상을 입는 일이 없도록 주의해야 합니다. 가습기를 사용할 때 지켜야 할 기본적인 주의사항은 매일 물을 갈고 가습기를 청소하며, 가능하면 끓였다 식힌 물을 사용하는 것입니다. 그리고 습기가 차지 않게 환기를 잘

**가래를 꼭 뱉어야만 하는 경우도 있습니다!!**

가래를 삼키면 큰일날 것처럼 말씀하시는 분들이 있습니다. 물론 일리 있는 말씀입니다. 예전에는 폐결핵 환자가 많았는데, 폐결핵 환자의 가래에는 결핵균이 많아 그대로 삼키면 장결핵에 걸리기 쉬웠습니다. 그래서 폐결핵 환자들은 가래를 삼키지 못하게 하고 반드시 가래를 받는 타구에다 뱉게 했습니다. 하지만 아기들은 결핵에 걸릴 수는 있어도 폐결핵에는 잘 걸리지 않고 가래를 잘 뱉지도 못하므로 특별한 경우가 아니라면 억지로 가래를 뱉게 하지 않아도 됩니다.

**오해 하나!**
**선생님, 가래 좀 빼주세요!!**
가래가 심하다고 소아과에 와서 빼 달라는 분들이 제법 많습니다. 가래는 보통의 경우 코나 입으로 뽑아낼 수 있는 것이 아닙니다. 뽑아낼 수 있는 것은 콧물과 침 정도이며, 가래를 뽑는다고 해서 감기나 호흡기 질환이 더 빨리 낫는 것도 아닙니다.

**오해 둘!**
**코가 넘어가면 가래가 되나요?**
아이들의 경우 코가 넘어가서 가래가 되는 일은 거의 없습니다. 보통 코는 위로 넘어가서 변으로 나옵니다. 정상적인 아이라면 코가 기도로 넘어가서 가래가 되기 전에 사레가 들어 난리가 날 것입니다. 자칫 잘못해서 물 한 방울이 기도에 들어갔을 때 벌어지는 일을 생각해보세요. 그러면 코가 넘어가서 가래가 되는 것이 오해라는 것을 금방 알 수 있을 것입니다. 드물게 코가 넘어가서 기관지염을 일으키는 경우도 있긴 하지만 일반적으로 코가 넘어가 가래가 된다고 생각할 필요는 없습니다.

하는 것도 중요합니다.

• **체위배담법이란 것도 있습니다** 한쪽으로만 누워 있으면 가래가 기관지 한쪽으로 고일 수 있으므로 누워 있는 위치를 바꿔 주는 방법입니다. 아이의 몸을 이쪽 저쪽으로 자주 돌려주면 가래 배출에 도움이 된다는 방법인데, 이 방법은 주로 수술 후 자기 스스로 기침하지 못해서 가래를 배출할 수 없는 경우에 사용하는 방법입니다. 기침을 할 수 있는 보통 아이들에게서 가래를 배출하기 위해서 체위배담법을 사용하는 것은 별 도움이 되지 않습니다.

• **숨을 크게 쉬는 허핑법도 있습니다** 아주 가래가 많고 기침을 잘 못하는 경우 숨을 크게 들이쉬었다가 갑자기 목구멍에서 소리가 날 정도로 강하게 내뿜는 허핑이란 방법을 예전에는 사용했는데, 이 방법 역시 일반적인 감기나 기관지염의 가래 배출에는 큰 도움이 되지 않습니다.

• **구타진동법은 이제는 권장하지 않습니다** 가래가 아주 심한 경우 가래 배출을 도와주기 위해서 간혹 소아청소년과 의사가 구타진동법을 권하기도 했습니다. 이것은 엄마가 손바닥을 오목하게 만들어서 아이의 가슴과 등을 통통통 두들겨 주어서 기관지에 붙은 가래를 떼어 내어서 배출을 쉽게 해준다고 믿었던 방법입니다. 엄마 손 대신 컵같이 생긴 기구를 이용하기도 합니다. 그런데 최근의 연구에 의하면 이런 방법들은 아기의 감기나 기관지염을 치료하는데 별 도움이 되지 않는다는 것이 밝혀져서 이제는 소아청소년과 의사들이 이런 방법을 권장하지 않고 있습니다.

• **가래는 기침을 하면 기도 밖으로 잘 나옵니다** 어떤 엄마들은 아이가 기침을 하면 기관지가 나빠진다고 기침을 참으라고 야단을 치는데, 기침은 억지로 참으면 안됩니다. 기침은 호흡기에 나쁜 것이 있을 때 그것을 빨리 배출하기 위해서 하는 것이고, 기침 자체는 우리 몸에 좋은 것입니다. 그리고 가래가 많을 때 기침을 적당히 시키면 가래가 더 잘 배출됩니다.

# 가습기와 청정기

## Dr.'s Advice

YouTube
가습기
사용하는 방법

YouTube
미세먼지와
아이 키우기

YouTube
미세먼지와
임신부

**가습기를 사용할 때, 가습기 메이트를 넣어서 사용해서는 안됩니다. 깨끗한 맹물을 사용하는 것이 더 안전합니다.**

호흡기 질환에 걸렸을 때 가습기를 사용하면 가래 배출에 도움이 됩니다. 가습기는 찬 김이 나오는 것을 사용하는 것이 좋은데, 화상을 입지 않게 주의할 자신이 있으면 따뜻한 김이 나오는 온습기를 사용해도 좋습니다.

가습기를 사용할 때는 물을 매일 갈고, 가습기 청소를 매일 하고, 물은 가능하면 끓였다가 식혀서 사용하고, 방 안에 습기가 차지 않게 환기를 잘 해주어야 합니다.

비염이 있는 경우 코 세척 용도로서 초음파 가습기에 식염수를 넣어 사용할 수도 있습니다. 이때는 미지근하게 데운 식염수를 넣어주는 것이 좋으며 아이 코 가까이 대서 코로 숨을 들이쉬게 하면 좋습니다. 코가 많이 막힐 때에는 식염수를 분무기에 넣고 아기의 콧구멍 근처에 대고 코 안으로 뿌려주는 것도 한 가지 방법입니다.

방 안의 적정 습도는 40~50% 정도입니다.

황사나 미세먼지가 날릴 때에는 미세먼지를 거를 수 있을 정도의 좋은 공기청정기를 사용하는 것은 도움이 됩니다.

미세먼지 배출에 특정 음식이 도움이 된다는 말 믿지 마세요. 그런 소리 하는 전문가 본 적이 없습니다.

## 가습기 사용할 때 주의할 점

**• 가습기 사용이 도움이 되는 경우가 있습니다** 가습기를 쓰라 말라 말이 많습니다. 만일 기후가 건조하고 아이가 가래가 심하게 생기는 감기나 모세기관지염, 후두염, 기관지 폐렴 같은 호흡기 질환에 걸린 경우라면 적정 습도를 유지하기 위해서 가습기를 사용하는 것이 도움이 될 수 있습니다.

**• 가습기 청결에 정말 주의하십시오** 가습기의 미세 물방울은 호흡기 깊숙이까지 들어갑니다. 만일 가습기 물통에 균이 자라거나 깨끗한 물을 사용하지 않는 경우는 아이의 호흡기 질환을 유발할 수도 있습니다. 깨끗하게 사용해야 한다는 것 절대로 잊지 마세요.

**• 가습기, 아기에게 직접 틀지 마세요** 가습기는 미세한 물방울이 나오는 것이기 때문에 천식 같은 호흡기 질환이 있는 아기에게 직접 사용하게 되면 기침이 더 심해질 수도 있으니 주의하십시오.

**• 가습기 메이트 절대 사용하지 마십시오** 한동안 가습기 오염을 막으려고 가습기 메이트가 사용되기도 했습니다. 그런데 가습기 메이트가 심각한 호흡기 질환을 일으킨다는 것이 확인되었습니다. 가습기 메이트는 절대로 사용하지 마세요.

## 공기청정기 사용할 때 알아둘 것

**• 공기청정기, 도움이 됩니다** 최근의 좋은 공기청정기는 황사와 미세먼지를 거를 수 있습니다. 특히 미세먼지를 효과적으로 걸러줄 수 있는 좋은 헤파필터를 장착한 제품을 사용하면 더 좋습니다.

**• 공기오염은 못 거릅니다** 공기청정기는 미세먼지 같은 입자를 거르는 데는 효과적입니다. 하지만 공기오염처럼 기체를 거르는 데는 그리 효과적이지 않습니다. 그렇기 때문에 공기오염이 심한 곳에서는 공기청정기 사용한다고 안심할 수는 없습니다. 담배 연기의 위험도 별로 줄여주지 못합니다.

**미세먼지의 위험성**

기도에서 걸러지지 않은 작은 미세먼지는 그대로 우리 몸에 들어와 문제를 일으킵니다. 미세먼지는 아이들 폐 속에 침착되어 호흡기 질환을 일으킬 뿐 아니라 폐발달에도 문제를 일으켜서 어른이 되어서도 만성 폐질환으로 고생할 수 있습니다. 심장과 뇌에 손상을 초래하고 피부와 눈에도 염증을 일으키고 아이들 성장과 발달에 지장을 초래할 수 있고 심지어는 1급 발암물질로 분류될 정도로 만병의 근원이라 할 만합니다.

**미세먼지와 마스크 사용**

미세먼지가 심한 경우 외출할 때 마스크를 사용해야 합니다. **KF인증**된 마스크를 사용해야 하는데 밀착하지 않고 사용하면 아무런 소용이 없다는 것은 꼭 알아두시고 하루 사용하면 버리는 것이 좋습니다. 아이들의 상당수가 마스크를 **제대로 밀착**하지 않고 사용하는데 그럼 어렵게 사용한 보람이 없습니다. **어린 아이들의 경우 숨쉬는 힘이 약해서 제대로 밀착해 사용하면 호흡곤란이 생겨 심장과 폐에 부담을 줄 수도 있어 마스크를 사용하는 것은 신중해야 합니다. 마스크를 제대로 착용한 후 숨쉬기 불편해하면 사용을 중지하여야 한다**는 점도 꼭 알아두셔야 합니다.

**미세먼지와 환기**

미세먼지가 심하더라도 환기는 수시로 해주세요. 환기 후에는 공기 정화기를 최대로 가동시키는 것이 좋습니다. 가정에서 고기나 생선을 구울 때도 미세먼지가 나오기 때문에 요리할 때는 환풍장치를 가동하고 조리 후에도 충분히 환기시키고 공기 정화기를 사용하는 것이 좋습니다.

# 가정과 아이

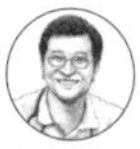

## Dr.'s Advice

YouTube
부부가 먼저 행복해야

YouTube
부모가 먼저고 가족이 먼저

YouTube
엄마 아빠는 한 팀입니다

YouTube
아이는 부모를 닮습니다

YouTube
가족에 대한 소속감, 유대감

YouTube
권위 있는 부모 쉬운 육아 핵심

YouTube
집안일 잘 돕는 아이로 키우기

YouTube
물질적 만족과 성적보다 중요한 것

**행복한 가정에서 행복한 아이가 자란답니다.** 너무 아이에게 매달리지 말고 부부간에 행복하게 지내는 것이 최고 우선이라는 것을 잊지 마십시오.

부모가 아이에게 줄 수 있는 최고의 선물은 함께하는 시간입니다. 가능하면 많은 시간을 아이와 함께 보내려고 노력하시기 바랍니다.

**맞벌이 부부도 아이를 잘 키울 수 있답니다.** 다만 누구에게 맡기더라도 아이의 육아는 부모가 직접 챙겨야 합니다. 특히 언어발달과 인간관계발달은 우리나라에서 정말 심각한 문제가 되고 있습니다.

아이에게 예측 가능하고 일관성 있는 일상의 틀을 만들어주는 것이 매우 중요합니다. 이렇게 틀이 만들어지면 그 틀 안에서 아이는 편안하게 생활할 수 있습니다.

친구 같은 부모는 봐줄 수 있지만 부모가 아이와 친구가 되어서는 안됩니다. 집안에서 대장은 부모입니다. 아이에게 권위를 잃어서는 안됩니다.

**아이를 키울 때 애착은 굉장히 중요합니다.** 하지만 애착만으로는 아기를 제대로 키울 수 없습니다. 애착만큼 중요한 것이 버릇을 가르치는 것입니다. 사랑하지만 엄하게 키우는 것, 지금 꼭 되살려야 하는 우리의 전통 육아랍니다.

119 소아과

# 아이가 생기면 모든 것이 변합니다

아이를 키운다는 것은 단순하게는 엄마 아빠만으로 이루어진 가정에 한 명의 식구가 추가되는 것이라 생각하기 쉽습니다. 하지만 그게 그렇게 간단한 이야기는 아닙니다. 나 자신만 생각하면 되던 싱글 시절이 결혼을 하면서 바뀐 것 이상으로, 아이가 생긴다는 것은 가족에게 엄청나게 큰 변화를 만들게 됩니다. 이제는 가족 전체를 생각해야 하는 시간이 되는 것입니다. 실제로 향후 적어도 30년 이상 부부의 생활에 부모의 역할이 추가되어, 엄마 아빠의 일상을 몽땅 변화시키게 됩니다.

**우리나라 전통육아의 핵심!!**
사랑하지만 엄하게 키우는 것입니다. 어릴 때부터 아이들 버릇은 확실하게 가르쳐야 합니다.

**할머니~ 자식같이 키워주세요!!**
요즈음은 시어머니든 친정어머니든 아기를 봐주기만 해도 감사한 경우가 많습니다. 그런데 할머니가 육아를 할 때는 저는 이 한마디를 꼭 합니다. 손주 키우듯이 키우지 말고 자식 키우듯이 키워달라구요.

YouTube
5% 부족하게 키우세요

YouTube
아이의 한계는 훈육의 핵심

## 가정이 중요합니다

**• 가정은 아이 인생에 가장 중요한 백그라운드가 됩니다** 아기는 세상에 태어나서 20~30세가 되어 독립할 때까지 가정에서 부모와 생활하게 됩니다. 첫 1년간 아이는 엄마 아빠와 부대끼면서 세상을 살아가는 기본적이고도 중요한 방법을 터득하게 됩니다. 사람과 더불어 살아가는 애착을 배우게 되고, 말하고 사고하는 데 필수적인 언어를 배우고, 부모와의 인간관계를 통해서 자신의 행동방식을 터득하게 됩니다. 부모의 육아방식에서 식사습관을 배우고 수면습관도 배우고 버릇도 익히게 됩니다. 아무것도 모를 것 같은 첫 1년간 아이는 부모와 살아가면서 부모에게서 인생을 살아가기 위해 필요한 가장 중요한 것들을 배우게 됩니다.

## 첫 한 달간이 매우 중요합니다

첫 한 달간은 아기도 세상에 적응하는 시기지만 엄마도 새로 태어

**아기를 쉽고 재밌게 키우는 비법!**

아기를 쉽게 키우려면 첫 한 달간은 24시간, 하루 종일, 밤에도 아가는 엄마와 같은 방에서 엄마 품에서 지내야 합니다. 밤에 3~4시간만 아기를 신생아실에 두어도 산후조리 마친 후에 아기 키우기 너무 힘들어질 수 있답니다.

**부모가 행복해야**
**육아도 즐겁습니다!!**

우선 아이 키우는 것을 즐길 마음부터 가지고 시작해야 합니다. 그럼 반은 성공하는 셈입니다. 그리고 엄마도 즐거운 일을 찾아야 합니다. '김치 먹지 말라' 식의 불필요한 제한은 멀쩡한 사람도 괴롭게 만듭니다. 커피를 즐기는 엄마는 한 잔의 커피에도 기분전환이 될 수 있습니다. 내 인생에 아이 키우는 즐거움이 추가되는 것이라 생각하시면 더 좋습니다.

**부모의 권위와 권위적인 부모**

권위적인 부모가 되어서는 곤란하지만 부모가 권위를 잃어서는 안됩니다. 부모의 권위를 인정하지 않는 아이는 학교에서 선생님의 권위도 인정하기 힘들 것이고 나중에 사회에 나가서 자기보다 훌륭한 사람들을 인정할 리 없습니다. 그럼 인생에서 성공하기 정말 힘들어질 겁니다.

YouTube
여백의 육아

YouTube
말 안 듣는 아이

난 아기를 키우는 데 적응하는 시기입니다. 아기는 신생아 시기, 특히 첫 한 달간은 하루 24시간 동안 엄마와 같이 있어야 합니다. 그래야 엄마도 아기를 이해하고, 2주일 정도 지나면 아기 키우는 모드로 전환되어서 육아에 적응하게 됩니다. 그리고 아기들은 엄마와 24시간 같이 있으면서 엄마와의 상호 작용을 통해 인생에서 제일 중요한 다른 사람과의 관계 맺기를 시작합니다. 만일 첫 2주일간 산후조리를 할 때 아기를 불과 몇 시간이라도 신생아실에 맡기게 되면 엄마는 산후조리 기간 동안 몸이 육아 모드에서 정상 모드로 돌아와버립니다. 그럼 2주간의 산후조리 기간이 끝난 후 엄마가 아기를 볼 때 정말 힘들 수 있습니다. 엄마가 아기를 쉽게 키우려면 첫 2주간 24시간 같이 있으면서 아기가 욕구를 표시하는 것을 보고 제대로 반응해주어야 합니다. 그래야 아기 역시 엄마에게 자신이 원하는 것을 요구하는 방법을 배우게 됩니다.

## 아이와 같이 보내는 시간을 즐기십시오

YouTube
저출산 대책 의견!

아이를 키운다는 것은 엄청난 시간과 많은 노력과 비용이 드는 일입니다. 생각하기에 따라서 아이를 키우는 것이 정말 즐거운 일이 될 수도 있고 정말 괴로운 일이 될 수도 있습니다. 우리 사회는 저출산이 심각한 문제가 되고 있습니다. 저출산의 원인과 문제점을 거론하다가, 사람들이 육아가 힘들다고 세뇌가 되어버렸습니다. 하지만 생각하기에 따라서 육아는 정말 즐겁고 보람찬 일이 될 수 있답니다. 등산을 생각해보십시오. 힘들지만 일단 즐기게 되면 산에 가는 것이 더 이상 힘든 일이 아니게 됩니다. 정말 즐기게 되면 누가 말려도 많은 비용을 들여서라도 멀리 있는 산에 가고 또 가게 됩니다. 육아도 마찬가지입니다.

## 미리 공부하고 준비해야 합니다

즐거운 육아란 사실 뭘 알아야 가능합니다. 내가 잘 아는 길을 갈 때는 쉽고 편안하게 갈 수 있는데 내가 잘 모르는 길을 갈 때는 헤매고 힘든 것과 마찬가지입니다. 최근 사회가 변하면서 아이 키우는 것을 본 적도 없이 부모가 되는 경우가 많습니다. 아이 키우는 법을 제대로 가르쳐주는 사회적인 제도도 없습니다. 그렇다고 아기를 낳았다고 모르던 육아를 저절로 알게 되는 것도 아닙니다. 아이를 쉽게 키우고 잘 키우려면 아기를 출산하기 전, 아니 아기를 임신하기 전부터 육아 공부를 하고 미리 준비하는 것이 중요합니다. 아는 만큼 쉬워지고, 아는 만큼 보람도 생기고, 아는 만큼 더 잘 키울 수 있는 것이 육아입니다.

## 부모의 행복도 중요합니다

YouTube
나를 소중하게 생각하세요

YouTube
행복도 대물림 할 수 있어요

아이를 키우는 부모들의 제일 큰 실수는 아이를 위해서 모든 것을 헌신하는 것이 가장 중요하다고 생각하는 것입니다. 하지만 이것은 그렇게 바람직하지 않습니다. 아이를 사랑하되 너무 지나친 희생을 할 생각은 버리십시오. 아이를 키우는 육아란 부모에게 일방적인 희생을 강요하는 것이 아닌, 함께할 가족인 아이를 키우는 것입니다. 연애를 할 때도 죽자고 매달리는 사람이 부담스럽듯이 아이들도 부모가 자기에게 목매달 듯 올인할수록 알게 모르게 부담을 느낄 수밖에 없습니다. 나중에 "내가 이렇게 너를 위해서 희생했는데……"라고 말할 생각은 하지 마십시오. 예전과 달리 이제는 아이가 커서 부모의 노후를 책임지는 시대가 아니랍니다.

YouTube
부부싸움! 아이 피해 최소로 줄이기

**부부싸움 함부로 하지 마세요!**
아이들은 부부싸움에 큰 영향을 받습니다. 부모의 싸움은, 특히 어린 아이들에게는 신들의 싸움이나 마찬가지이기 때문입니다. 싸울 일이 있을 때는 아이가 보지 않는 곳에 가서 싸우세요. 하지만 한두 번 싸우는 것을 봤다고 당장 큰일이 나는 것은 아닙니다. 시련을 극복하면 더 건강한 아이가 되듯이 부부싸움을 보여주더라도 아이들은 어느 정도는 극복이 가능합니다. 특히 부부싸움을 아이가 봤다면 그 후에 화해하는 모습을 보여주는 것이 좋습니다. 극단적인 갈등의 표출인 부부싸움을 타협과 화해로써 해결하는 방법을 가르쳐주는 교육적인 효과가 있습니다. 한 번도 싸우는 것을 본 적이 없고 다툼 후에 화해하는 것을 본 적이 없는 아이들은 나중에 다툼이 생겼을 때 원만하게 해결할 모델을 알 수 없을 수도 있습니다. 그리고 싸운 뒤에 화해 과정을 보지 않았는데도 부모가 다시 다정하게 행동한다면 그것은 더 이상한 일이 될 것입니다.

**보육으로 육아를 대신할 수 없습니다**
보육은 맞벌이 등으로 부모가 아이를 직접 볼 수 없는 그 시간 동안 대신 봐주는 것입니다. 아이를 키우는 제일 중요한 많은 부분에서 보육은 부모의 역할을 대신할 수 없습니다. 보육시설에 아이를 맡기더라도 부모가 꼭 해야 할 육아는 부모가 직접 챙겨야 합니다.

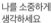

살짝 부족한 것이 좋습니다!!

요즈음의 부모들은 아기가 원하는 것이라면 무엇이든지 들어줄 만반의 준비가 되어 있습니다. 어떤 희생을 해서라도 부모가 어릴 때는 해보지 못하고 가질 수 없었던 많은 것들을 내 아이에게는 해주겠다는 잘못 준비된 부모들이 너무나 많습니다. 하지만 모든 것을 다 들어줄 생각일랑 절대로 하지 마십시오. 풍족하면 소중함을 알기 힘듭니다. 아무리 집이 부자라도 아이는 부자로 키워서는 안됩니다. 장난감도 한 번에 한두 개 정도로 충분합니다. 먹는 것도 아무 때나 무작정 제공해서는 안됩니다. 배고파보지 않은 아이들은 밥의 소중함을 배울 수 없는 법입니다. 아기에게 끌려다니지 마십시오. 살짝 부족해야 자신이 가진 것을 소중하게 생각하게 되고 그래야 아끼게 됩니다. 부족해야 필요성을 느끼고 이 필요성을 느끼는 것이 아이의 자기 발전의 원동력이 됩니다. 모든 것을 다 들어주게 되면 정신적인 무력감에 빠지기 딱 좋습니다. 어른이 되어서 치열한 미래를 스스로 개척해야 할 때가 되면 부족한 것을 스스로 채웠던 아이가 훨씬 더 잘 적응하게 될 것입니다.

권리 이전에 의무!

의무 없는 권리는 없다고 생각하십시오. 사랑받을 권리가 있지만 가정에서 부모의 말을 들어야 할 의무도 있다는 것을 깨닫게 가르쳐야 합니다. 그래야 나중에 사회에서도 권리를 주장하기 이전에 의무를 지키는 올바른 사회인이 될 수 있습니다.

## 아이도 가정의 일원이 되어야 합니다

아기가 태어납니다. 물론 신생아 시기의 처음에는 아기의 모든 것을 다 들어줘야 합니다. 그리고 첫 한 달간은 부모가 아기의 기본적인 욕구에 맞추어 생활하는 것이 매우 중요합니다. 배고파하면 먹이고 졸려하면 재우고 보채면 안아서 달래줘야 합니다. 하지만 항상 아기에게 매달려 살다 보면 엄마는 점점 더 힘들어지고 아기 역시 제대로 된 삶을 살기 힘들게 됩니다. 늦어도 6개월이 되면 이제는 기본적으로 가정이란 틀에 아기가 적응하여 가족이 어느 정도는 일상의 생활로 돌아갈 수 있으면 좋습니다.

**• 아이에게 일상의 룰을 가르쳐야** 아이를 키울 때는 예측 가능하고 일관성 있는 일상의 틀을 만들어주는 것이 매우 중요합니다. 이런 일상의 틀이 만들어졌을 때 아이들은 안심하고 일상을 살아갈 수 있습니다. 생후 2개월만 되어도 밤에 자는 시간을 일정하게 정해주는 것이 예측 가능한 일상의 틀을 만드는 데 첫번째라는 사실을 잊지 마십시오. 이 틀 안에서 아이들을 자유롭게 키워야 합니다. 하지만 모든 것을 자기 마음대로 할 수 없다는 것 역시 배워야 합니다. 등산할 때 등산로를 이용하면 산을 안전하게 즐길 수 있는 것과 마찬가지입니다. 특히 스스로의 욕망을 제대로 억제할 능력이 없는 아이들에게는 스스로의 욕망을 제대로 다스릴 수 있을 때까지 일정한 생활의 규칙과 틀을 만들어주는 것이 매우 중요합니다. 경계를 만들어주고 스스로의 한계를 느끼게 될 때 아이들은 무한정의 욕망으로부터 스스로를 지켜나갈 수 있게 됩니다.

**• 가족끼리의 식사를 즐기세요** 적어도 식사 시간은 가족이 함께 먹고 서로 대화하는 시간으로 만드는 것이 중요합니다. 식사하는 그 시간은 단순하게 밥 먹는 시간만은 아닙니다. 아이에게 바른 식습관을 가르치고, 대화를 하면서 가정의 일원으로 참여하는 것도 배우게 합니다. 그런데 1시간도 아니고 30분 정도 후다닥 밥 먹는 그

시간도 참지 못해 식사 도중에 핸드폰을 만지작거리는 아이를 식당에서 아주아주 흔히 볼 수 있습니다. 이제는 아이들뿐 아니라 어른들도 식사 중에 핸드폰을 만지작거리는 모습을 점점 더 많이 보게 됩니다. 가족과 함께 식사를 하는 것이 아니고 스마트폰과 식사들을 하시는 모양입니다. 적어도 가족과 식사하는 동안에는 식사만을 즐기는 룰은 꼭 만들고 지키도록 하세요.

## 부모의 역할은 정말 중요합니다

우리 사회에서 아이 키우는 데 엄마의 역할은 정말 중요합니다. 전업주부도 있고 직장 다니는 맞벌이 부부도 있습니다. 누가 아이를 키우든 남들이 대신하기 힘든 가정의 역할과 부모의 역할은 분명 있습니다. 흔히 아이 키울 때 양보다 질이 중요하다는 말을 합니다. 하지만 첫 2~3년간의 육아에서 양과 질 둘 다가 충족되면 더 좋다는 것은 알아두시는 것이 좋습니다. 그래서 육아 휴직을 권유하고 근무시간을 줄여서라도 부모 중에 한 사람이 집에 일찍 들어와서 아이와 함께하는 시간을 늘리는 것을 권유하는 것입니다.

**• 대신하기 힘든 부모 역할도 있습니다** 아이를 대신 봐주는 보육도 중요하지만 부모가 가정을 통해서 제일 잘 할 수 있고, 그리고 반드시 해야 하는 정말 중요한 역할도 있습니다.

— 아기와의 일대일 반응
— 언어 발달
— 버릇 들이기
— 부모의 권위 확립하기
— 친구 사귀기와 친척들이나 이웃과 관계 맺기

이런 역할들은 부모가 직접 아기를 키울 때 더 잘해주기 쉽고, 대리 양육자를 구하든 좋은 보육시설에 맡기든 부모의 역할이 정말

**한 템포 늦추는 것이 중요하답니다!!**
말을 하지 못하는 아기들은 자신이 원하는 것이 있을 때 울게 됩니다. 우는 아기들은 안아줘야 합니다. 하지만 아기 때부터 운다고 무조건 바로 안아주기보다는 부모가 옆에 있으면서 한 템포 늦춰 아기가 스스로를 달랠 수 있게 기회를 주는 것이 중요합니다. 우는 아기를 방치하라는 말과는 전혀 다릅니다. 아기를 관찰하고 아기가 말하려는 것에 귀를 기울여주세요. 예를 들면 밤에 칭얼거리는 아기들이 있습니다. 수면 중에는 아이나 어른이나 다 깊은 잠과 얕은 잠을 반복합니다. 얕은 잠의 시기에는 반쯤 깨서 칭얼대고 보채고 움직이다가 다시 깊은 잠으로 들어가기를 하룻밤에도 여러 번 반복합니다. 그런데 만일 반쯤 깬 상태에서 바로 아기에게 반응을 하고 안아주게 되면 아기는 반쯤 깬 상태에서 더 깬 상태가 되었다가 다시 잠들게 됩니다. 그럼 당장은 잠을 재운다는 목적은 달성하게 되지만 아이가 스스로 깊은 잠으로 들어가는 수면 리듬을 배우기 힘들어서 조금 지나면 밤에 더 깨게 됩니다. 아이를 믿으세요. 기회를 주세요. 아이들은 다 잘할 수 있답니다.

YouTube
한 템포 늦춰주세요

YouTube
감사할 줄 아는 아이로 키웁시다

YouTube
부모의 권위는 중요합니다!

YouTube
아이를 대장으로 키우지 마세요!



로 중요한 부분입니다. 언어 발달 문제는 특히 중요한데, 아기가 가정에서 어른들 간의 대화를 많이 들을수록 말도 잘하게 되고 뇌의 언어중추가 더 잘 발달해서 사고력도 좋아질 수 있습니다.

## 부모가 대장입니다

아이를 키울 때 누가 어른인지를 잘 알기 힘든 경우가 종종 있습니다. 아이 말에 절절 매는 부모들. 이것은 정말 곤란합니다. 아이에게 이 세상을 내 마음대로 할 수 있다고 가르쳐서는 안됩니다. 아이도 가족의 일원이고 자신이 원하는 것을 모두 얻을 수는 없고 자신이 따라야 할 더 강한 요구를 가진 존재가 있다는 것을 배워야 합니다. 가정에서는 매일 보는 부모의 말도 따라야 하고, 자라면서 사회에 나가면 다른 어른들의 말도 들어야 한다는 것을 어릴 때부터 배워야 합니다. 친구 같은 부모라면 몰라도 부모가 아이의 친구가 되어서는 정말 곤란합니다.

**· 부모의 권위가 너무나 중요합니다** 예전의 우리 부모들은 자식들이 자기 말을 듣지 않을 것이라고는 상상도 하지 않았습니다. 그러기에 너무나 태연하게 자식들에게 이것저것 하라는 말을 했고 그 말을 들은 아이들은 부모의 말을 듣는 것을 너무나 당연하게 생각했습니다. 그런데 요즈음 아이들은 부모의 말을 듣지 않습니다. 이렇게 말을 듣지 않는 가장 중요한 이유 중 하나는 부모 자신이 아이가 내 말을 들어야 한다는 확신이 부족하기 때문이라고 저는 생각합니다. 우리의 부모들은 집이 가난하든 부자든 배운 사람이든 못 배운 사람이든 가정에서 부모로서의 위치를 잃지 않았습니다. 그게 바로 우리의 전통육아이고, 가정마다 가풍이란 것이 있어서 당연하게 아이들이 어른을 따르게 되었습니다. 그게 되지 않는 집안을 '콩가루 집안'이라고 부르기도 했습니다. 아이와 부모는 수평

**부모 스스로 존경받을 준비가 되어 있나요?**

어린 아기들은 가정에서의 자신의 위치를 모르고 태어납니다. 인지능력이 발달하면서 동물적인 본능으로 자신의 위치를 알게 되고 더 많은 욕구를 충족시키기 위해서 자신의 위치를 차지하려고 노력합니다. 그럼 아이는 어떻게 가정에서의 자신의 위치를 알게 될까요? 그것은 바로 부모가 자신을 대하는 것을 보고 판단하게 됩니다. 무엇보다도 부모는 아이의 부모라는 그 자체만으로 아이에게 존경받아야 한다는 기본적인 자세가 되어 있어야 합니다. 존경받아야 한다고 스스로 확신하지 않으면 아이는 당연하게 부모를 존경하지 못하게 되고 수많은 갈등을 겪게 될 것입니다. 아이를 대할 때 당당해야 합니다. 남들과 비교하지 마십시오. 내가 남들보다 잘해주지 못한다고 미안해하지 마십시오. 아무리 조그만 것을 아이에게 해주더라도 내가 해주는 것을 당당하게 여기고, "감사합니다"라고 말하게 가르치십시오. 그래야 아이는 부모가 해주는 것에 대해서 감사한 마음을 느끼고 부모가 해주는 것을 소중하게 받아들이게 됩니다.

관계가 아닙니다. 동물의 사회에서도 리더가 있고 그 리더가 절대적인 권한을 가지고 있듯이 우리의 가정에서도 위계질서는 필요하고 그 위계질서가 제대로 힘을 발휘할 때 아이는 가정에서 편안하게 생활할 수 있는 것입니다.

**• 가정의 위계질서는 정말 중요합니다** 어른을 존경하고 권위를 인정하는 것은 아이가 가정의 규칙을 받아들이게 하는 기본이 됩니다. 가정의 규칙을 제대로 따르는 아이는 내 마음대로 할 수 없는 것도 있다는 것을 알게 되어서 자기 통제력을 기르게 되고 유치원과 학교에서도 규칙을 지키면서 나뿐 아니라 남도 중요하다는 것을 배우고 선생님의 권위도 인정하게 됩니다. 이런 아이들이 자라서 사회의 규칙도 잘 지키고 다른 사람도 존중하고 사회에서 나보다 훌륭한 사람들을 존경하면서 자신도 존경받을 수 있는 위치로 발전하기 위해서 노력하게 됩니다.

## 아이를 믿어야 합니다

YouTube
내 아이를
믿으세요

아이 스스로 할 수 있는 것은 스스로 하게 내버려둬야 합니다. 아이는 자라면서 전에 할 수 없었던 것을 할 수 있는 나이가 됩니다. 그럼 그 나이에 맞게 할 수 있는 것을 경험하게 하고 스스로 할 수 있게 기회를 주는 것이 중요합니다. 모든 것을 부모가 다 해준다면 아이는 부모에게 지나치게 의존적이 될 수 있습니다. 다만 할 수 있는 것이 어떤 것인가는 부모가 판단해야 합니다. 할 수 없는 것을 아이에게 알아서 하라고 내버려두는 것 역시 아이에게 지나친 부담감을 주게 되고, 극복하지 못하는 아이들을 좌절하게 만들어 자존감이 떨어질 수도 있습니다. 가르쳐야 할 것도 있습니다. 그럼 부모가 솔선수범하시면 됩니다. 그렇게 하면 아이가 보고 배우게 됩니다. 이런 것을 믿으라는 이야기입니다.

**부모의 권위란?**

아이 스스로 결정하게 하는 것이 자연적이라고 오해하는 부모가 있습니다. 물론 언젠가는 모든 것을 스스로 결정하게 되겠지만 성인이 될 때까지는 나이마다 정도의 차이는 있겠지만 인생의 룰을 가르치는 것은 부모여야 합니다. 특히 제대로 된 판단을 하기 힘든 어린 아이들의 경우 부모의 역할은 절대적일 수밖에 없습니다. 그 역할을 할 수 있게 해주는 권한이 바로 부모의 권위입니다.

**아이와의 대화는 정말 중요!!**

아이가 황당한 의견을 말하는 경우도 아이의 말을 잘 들어주면서 아이의 시각에서 대화를 나누는 것이 좋습니다. 하지만 이렇게 말하면 간혹 아이와 부모가 대등하게 토론을 해야 하는 것처럼 생각하는 분도 있는데 그럴 필요는 없습니다. 대화로써 아이들은 자신의 의견을 주장하고 부모를 납득시키려 하고, 부모는 아이들의 말을 들어줍니다. 결국 부모가 옳다고 생각하는 방향으로 가게 되는데 여기에 아이의 의견을 얼마나 반영할 것인가, 그것은 부모가 결정하는 것입니다. 이런 토론은 결국 아이에게 생각하고 결정하는 방법을 가르치게 되고 나중에 유사한 문제에 맞닥뜨리게 되는 경우 스스로 해결할 능력을 키울 수 있게 됩니다. 그리고 아이가 말을 잘 하고 어린이집을 다닌다면 부모만 아이에게 너무 많은 말을 해서는 곤란합니다. 가장 훌륭한 대화법은 상대의 말을 들어주는 것이란 점을 잊지 마십시오.

# 감기

## Dr.'s Advice

YouTube
골치 아픈 두통

YouTube
감기는 치료
안해도 된다?

YouTube
감기 걸린 사람
없는데 우리 아기
감기 걸리는 이유

감기는 만병의 근원입니다. 특히 아이들의 경우는 중이염이나 폐렴, 축농증과 같은 합병증을 많이 일으킵니다. 최근에는 공기 오염이 심해서 한번 감기에 걸리면 잘 낫지 않고 오래가는 경우가 흔합니다.

오래가는 감기일수록 치료를 더 열심히 해야 합니다. 감기를 더 빨리 치료하는 방법은 없습니다. 감기를 치료하는 중에 빨리 낫지 않는다고 이 병원 저 병원 명의를 찾아 헤매시는 분도 있으신데, 이것은 별로 권장할 만한 일이 아닙니다.

기침을 하는 것이 다 감기는 아닙니다. 기침을 한다고 종합 감기약을 사서 먹이는 것은 바람직하지 않습니다.

2008년 식약청에서는 만 2세 이전의 아기에게는 약국에서 파는 종합 감기약을 사서 먹이지 말라고 경고했습니다. 만 2세 이전의 아기가 감기에 걸리면 소아과 의사의 진료를 받고 안전한 감기약을 처방받아서 사용하여야 합니다. "두 살 이전에 감기약을 먹으면 몸에 나쁘다"라는 말은 잘못 알려진 말입니다.

119 소아과

# 호흡기 질환의 대표선수, 감기

호흡기 질환의 대표격인 감기는 급성 비인두염이라고도 하는데, 주로 바이러스 때문에 코와 인두(목구멍 근처)에 염증이 생기는 병입니다. 감기는 우리와 아주 가까운 병입니다. 그래서 많은 사람들이 감기의 치료와 예방에 대해 한마디씩 합니다. 그러나 감기는 잘 안다고 생각하는 것만큼이나 잘못 알고 있는 면도 많은 병입니다. 따라서 감기쯤이야 하는 생각으로 환절기를 맞이하기보다는 미리미리 감기에 대한 지식을 알아두고 대비하는 것이 소중한 아이의 건강을 지키는 지름길입니다. 특히 어린아이들은 어른에 비해 신체적으로 미숙하고 면역성도 떨어지기 때문에 감기에 더 잘 걸리고 합병증도 생기기 쉬우므로 더욱 신경을 써야 합니다.



## 환절기, 감기 조심하세요

**• 감기는 왜 환절기에 더 잘 걸리는 걸까요?** 감기는 추운 겨울보다 봄과 가을에 많이 발생합니다. 환절기에는 바이러스들이 자라기 쉬운 데다가 아이들의 몸이 환절기의 기후와 심한 일교차에 잘 적응하지 못하기 때문입니다. 그리고 날씨가 따뜻해지면 감기 바이러스의 활동이 왕성해져서 4월부터 7월 초까지와 9월부터 12월까지가 연중 감기가 가장 기승을 부리는 때입니다.

**• 황사와 꽃가루가 날리는 봄철에는 특히 더 조심해야** 봄철에 황사와 꽃가루가 날리면 감기 등의 호흡기 질환에 걸리기 쉬울 뿐만 아니라 이미 감기에 걸린 상태라면 합병증이 생기기도 쉽습니다. 황사가 날리면 한동안 우리 주위에 남기 때문에 일주일 이상은 방을 열심히 닦아야 합니다. 특히 중국의 산업발달로 인해 요즘 황사뿐 아니라 미세먼지까지 날아오는 경우가 많아 우리 몸에 무척 해롭습니다. 황사가 날리는 날은 가능하면 외출을 삼가되 피치 못할 사정으로 외출했을 때는 집에 돌아와서 반드시 샤워를 해야 합니다. 게

다가 우리나라는 공기 오염이 심해서 감기에 더 잘 걸리고 증세가 심할 뿐만 아니라 합병증도 많이 생깁니다.

## 생후 6개월이 지나면 아기가 감기에 잘 걸립니다

**• 아기들은 보통 생후 6개월까지는 감기에 잘 안 걸립니다** 감기는 어른보다 아이들이 훨씬 잘 걸리는 병이고, 소아의 다른 모든 질병을 합한 것보다 발병률이 훨씬 높습니다. 아기들은 보통 모체로부터 면역성을 받아가지고 나오기 때문에 생후 6개월까지는 감기에 잘 안 걸리다가, 면역성이 떨어지는 6개월째부터는 감기에 잘 걸리기 시작합니다. 생후 6개월부터 한 살 반이나 두 살까지가 가장 감기에 잘 걸리는 시기여서 감기만 따져도 일 년에 8~10번 이상 걸려 병원에서 살다시피 하는 아기도 있습니다. 하지만 이런 아기도 두 돌이 지나면서부터는 감기에 덜 걸리기 시작합니다.

**• 어린 아기가 감기에 걸리면 온몸의 컨디션이 나빠집니다** 감기의 호흡기 증상으로는 재채기, 기침, 콧물, 가래 등이 있으며, 전신 증상에는 열나고, 보채고, 처지고, 입맛이 떨어지는 등의 증상이 있습니다. 그리고 아기는 호흡기뿐만 아니라 소화기도 감기의 영향을 받기 때문에, 아기가 감기에 걸리면 온몸의 컨디션이 다 나빠집니다. 녹변과 묽은 똥은 아기의 감기에 흔히 동반되는 증상이어서 감기에 걸린 아기는 똥을 질퍽하게 자주 누기도 하고, 소화가 안돼 잘 안 먹고 토하기도 합니다. 또 땀 조절이 잘 안돼 평소보다 땀을 더 많이 흘리기도 합니다. 이때 열은 약을 먹어도 보통 2~3일 동안 지속되는 경우가 흔합니다. 바이러스의 종류에 따라 소화기관인 장에도 영향을 주어 설사를 하기도 합니다.

**• 6개월이 안된 아기는 증세가 약하더라도 진찰을 받아야** 애석하게도 어린 아기는 감기가 심하게 걸려도 밖으로 드러나는 증상이 대수

**파라인플루엔자 감염**

최근 파라인플루엔자 바이러스에 걸린 아이들이 많아지고 있습니다. 3세까지는 거의 모든 아이들이 몇 번씩 걸리는 파라인플루엔자 바이러스 감염은 감기 같은 병인데 좀 심한 경우도 많고 합병증이 잘 생기고 갑자기 나빠지는 경우도 많은 병이다 라고 생각하시면 됩니다. 그래서 파라인플루엔자 바이러스가 돌 때는 감기에 걸렸다고 생각될 때는 기다리지 말고 가능하면 바로 소아청소년과 진료를 받는 것이 좋습니다.

파라인플루엔자는 아주 가벼운 감기 같은 병부터 심한 폐렴까지 일으킬 수 있는데 심하지 않으면 미리 걱정하실 필요는 없고, 소아청소년과 진료를 받으면 중이염 같은 합병증이 생기면 치료해줄 것이고 세기관지염이 심해지거나 폐렴이 의심되어 입원이 필요한 경우는 입원을 위해서 큰 병원에 의뢰해줄 겁니다.

파라인플루엔자 감염은 임상적으로 진단을 붙이는 것이 일반적이고, 상태가 심한 경우는 검사해서 진단을 붙이기도 하는데 검사가 치료에 특별한 도움은 되지 않기 때문에 상태가 심하지 않은데 파라인플루엔자인지 확인하기 위해 큰 병원으로 가서 꼭 검사해야 하는 것은 아닙니다.

파라인플루엔자 감염에 대해서는 유튜브 영상에 상세하게 설명해 두었으니 참고하시기 바랍니다.

YouTube
파라인플루엔자 바이러스 감염

롭지 않은 경우가 많습니다. 따라서 가래가 조금 끓고 가르릉거리는 정도인데도 진찰해보면 모세기관지염인 경우도 있습니다. 어린 아기의 감기는 별다른 증상이 없다가도 갑자기 나빠지는 경우가 많으므로 감기가 걸린 것 같으면 진찰을 꼭 받아봐야 합니다.

**• 감기는 꾸준히 치료해야 합니다** 아이들이 감기에 걸리면 대부분 전신 증상과 소화기 증상이 같이 나타나는 경우가 흔합니다. 물론 아이마다 특성이 있어서 어떤 아이는 콧물 나는 감기에 잘 걸리고, 또 어떤 아이는 열이 나는 감기에 잘 걸리기도 합니다. 그런가 하면 어떤 아이는 두통과 근육통이 동반되기도 하고 목이 아픈 아이도 많습니다. 그러나 어떤 증상을 보이든 감기는 관심을 갖고 꾸준히 치료해야 합니다. 감기는 치료받는 동안 증상이 더 심해지는 경우가 많아서 처음에는 미열이나 재채기만 약간 하던 아이도 치료받는 동안 목이 아프기도 하고 가래와 기침이 심해지기도 해서 힘들어할 수 있습니다. 치료를 한다고 감기 증상이 바로 좋아지는 것은 아니라는 점에 유의하시기 바랍니다.

**생후 6개월 이전의 아기가 감기에 걸리면!!**

생후 6개월이 안된 아기는 원래 잘 아프지 않습니다. 그런데도 이 월령의 아기가 감기에 걸렸다면 태어날 때 면역성을 조금 적게 가지고 나왔다고 생각하면 됩니다. 원래 어린 아기는 면역성을 잘 만들지 못하기 때문에 면역성을 적게 가지고 태어난 아기는 감기가 잘 낫지 않고 나았다가는 또 걸리며 치료 도중에 합병증도 쉽게 생깁니다. 아기에게는 감기가 만병의 근원이므로 제대로 치료해야 하며, 어릴수록 반드시 소아과 의사와 상의해야 합니다. 특히 생후 6개월 이전의 아기가 감기에 걸리면 더욱 신경을 써야 합니다.

## 아이들의 감기는 오래갑니다

**• 우리나라는 공기 오염이 심해서 감기를 달고 사는 아이가 많아** 물고기는 물에서 삽니다. 만약 물고기가 썩은 물에 살게 된다면 제대로 못 살 게 뻔합니다. 마찬가지로 사람은 공기를 마시며 삽니다. 그런데 그 공기가 오염되면 당연히 호흡기 질환에 잘 걸리게 되고, 일단 걸리면 잘 낫지도 않게 됩니다. 공기 좋은 나라에서 살다 온 엄마들은 아이가 외국에 있을 때는 병원에 거의 갈 일이 없을 정도로 건강했는데 한국에 오고 나서부터는 감기를 달고 산다고 불만입니다. 우리나라는 공기 오염이 심각합니다. 그래서 다른 나라보다 감기 환자가 엄청나게 많고 감기 증세도 심한 경우가 많습니다.

**유아원 보내는 첫 몇 달간은 고생합니다!**

집에서 잘 지내던 아이들이 유아원을 다니기 시작하면 갑자기 감기를 달고 살게 되고 나으면 또 걸리는 경우가 많습니다. 이것은 갑자기 이런 저런 바이러스에 노출되는 것이 많아지기 때문에 어쩔 수 없는 것입니다.

**주의! 또 주의!!**

의사들이 말하는 감기와 엄마들이 말하는 감기는 서로 다른 경우가 많습니다. 많은 엄마들이 아이가 인두염, 비염, 모세기관지염, 천식, 폐렴 등에 걸려도 그냥 감기에 걸렸다고 생각하는 경우가 많습니다. 그러나 이들 각각의 질환들은 그 치료 방법이 서로 다르고 특히 모세기관지염이나 천식, 폐렴 등은 의사의 진단 없이 그냥 감기약을 먹이면 증상이 완화되어 병이 심해져도 모를 수 있으므로 주의해야 합니다. 흔히 말하는 감기 증상이 있다고 해서 아이가 꼭 감기에 걸린 것은 아닙니다. 감기쯤이야 하고 가볍게 여기면서 종합 감기약을 먹이다가 병이 나빠진 후에야 소아과 의사에게 오는 경우가 흔합니다. 어린 아기들의 감기는 특히 주의해야 합니다.



**· 아이들 감기는 어른들 감기와 다릅니다** 어른들은 심한 감기에 걸려도 저항력이 있기 때문에 저절로 좋아지거나 수일간 치료하면 증상이 금방 호전됩니다. 그리고 한 번 걸리면 스스로 면역성을 만들어 2~3주 동안은 감기 걱정을 하지 않아도 됩니다. 그러나 아이들은 어른보다는 오래 아픈 경우가 많습니다. 한 번 걸리면 보통 일주일 이상 가기도 하고, 여러 번 반복해 걸리거나 합병증으로 오래 아프기도 합니다. 아이의 감기가 오래갑니다. 어떻게 할까요? 유감스럽게도 아직은 이렇다 할 특효약이 없습니다. 꾸준히 치료하는 것밖에는요.

## 감기에 걸렸을 때 목욕은 어떻게?

**· 열이 없는 감기에 걸렸을 때는** 가벼운 목욕은 해도 좋습니다. 하지만 돌 이전의 아기는 일주일에 두세 번 정도만 목욕을 시키는 것이 좋기 때문에 감기가 심할 때 며칠 목욕을 하지 않아도 상관은 없습니다. 만일 아이가 때가 많아 가려워하고 너무 힘들어하면 살짝 시켜주는 것은 문제가 없습니다. 목욕 시간을 짧게 하고 목욕 후 체온 손실이 되지 않게 바로 마른 수건으로 잘 닦아주면 됩니다. 그리고 목욕 후 바로 재우기보다는 좀 놀게 해서 몸에서 열이 나게 한 다음에 재우는 것이 좋습니다. 하지만 목욕하지 말라고 권장하는 소아과 의사도 많습니다. 그 이유는 감기에 걸린 아이를 목욕시키면 물이 증발하면서 체온이 내려가 아이가 힘들어할 수 있기 때문입니다. 특히 대중목욕탕에 데려가 때 빼고 광 내고 나면 아이가 힘들어서 퍼지는데, 그렇게 되면 체력 손실로 감기가 더 심해질 수 있습니다. 건강한 아이도 목욕을 하고 나면 잠을 잘 잡니다. 그만큼 체력 손실이 크다는 이야기지요. 감기에 걸렸을 때 가벼운 목욕은 괜찮다는 의견이나 목욕은 아예 시키지 말라는 의견 두 가지 다 일

YouTube
잘못 알고 있는
해열제 상식

리가 있습니다.

**• 열이 많이 나는 감기에 걸렸을 때는** 해열제를 먹이고도 열이 심하게 나는 경우가 드물지 않습니다. 열이 많이 난다고 정량 이상의 해열제를 사용해서는 안됩니다. 예전에는 해열제 쓰고도 열이 안 떨어지면 미지근한 물로 닦아주거나 욕조에 5cm 정도 물을 담고 아이의 옷을 다 벗긴 후에 욕조 안에서 놀게 해주라는 것을 권장했지만, 이제는 이런 방법을 꼭 해주라고 권장하지는 않습니다. 열이 나서 너무 힘들어할 때 물로 닦아서 아이 컨디션이 좋아진다면 물로 닦아주는 것도 상관은 없습니다. 힘들어하거나 추워한다면 물로 닦는 것은 하지 않는 것이 더 낫습니다.

## 아이가 감기에 걸렸을 때 찬 것을 먹여도 되나?

**• 찬 것을 많이 먹으면 감기에 잘 걸리나요?** 의학적으로 찬 것을 먹는 것과 감기 걸리는 것은 직접적인 연관은 없습니다. 하지만 식도와 기도는 붙어 있으므로 찬 것을 너무 많이 먹어 입 안이 얼얼할 정도가 되면 그 영향으로 기도의 온도도 떨어집니다. 원래 기도의 벽에 있는 섬모는 우리 몸에 나쁜 것이 들어오면 에스컬레이터처럼 작동해서 나쁜 물질을 몸 밖으로 실어 내보내는 역할을 합니다. 그런데 기도의 온도가 떨어지면 이 섬모 운동의 기능이 떨어져 바이러스나 잡균을 몸 밖으로 잘 내보내지 못해서 감기에 잘 걸리게 됩니다.

**• 감기에 걸렸을 때 찬 것을 먹이면 몸의 기능이 저하될 수 있어** 감기에 걸렸을 때 찬 것을 먹인다고 꼭 나쁜 것은 아닙니다. 어떤 종류의 감기 같은 병에는 의사가 찬 것을 먹이라고 권해서 아이스크림을 먹이기도 합니다. 특히 수족구와 같이 입안이 헌 경우는 아파서 잘 먹지 못하고 열이 날 때 아이스크림을 먹이면, 통증이 완화될 뿐만 아니라 수분 섭취와 영양 보충도 됩니다. 그러나 보통 감기에

**선생님의 한마디!!**
감기에 걸렸을 때 찬 음식을 먹이는 것에 대해서는 의사마다 의견이 다르고, 감기의 종류에 따라서도 다르므로 반드시 진료받는 소아과 의사의 의견을 물어봐야 합니다. 저는 감기에 걸렸을 때 찬 음식 먹이는 것을 별로 권하지 않는 편입니다.

**감기 걸린 아이, 사과와 우유 먹이기**
감기 걸린 아이에게 사과를 먹이면 큰일 나는 줄 아는 엄마도 간혹 있습니다. 그런데 사과 먹는 것 문제 삼는 소아과 의사를 저는 본 적이 없습니다. 우유를 먹으면 가래가 끈적거려진다고 고민하는 엄마도 간혹 있습니다. 그런데 감기에 우유가 문제가 될 특별한 이유는 없습니다.

걸렸을 때 찬 것을 먹이면 소화가 잘 되지 않고 체온이 약간씩 떨어져 몸의 기능이 저하될 수도 있습니다. 그래서 많은 소아과 의사들이 감기에 걸렸을 때는 찬 것을 먹이지 말라고 권하는 것입니다. 또 열이 나는 감기는 장에까지 영향을 미치는 경우가 많기 때문에 열이 좀 떨어지면 변이 묽어지기도 하는데, 이럴 때 찬 것을 먹이면 설사를 하기 쉽습니다.



## 감기를 확실히 예방하는 방법은 없을까?

**감기를 예방하는 비법은 없습니다!!**

숱한 감기 예방 비법들이 있지만 사실 별다른 효과를 기대하기 힘듭니다. 비타민C나 체질 개선제 등도 감기 예방에는 별 효과가 없다고 알려져 있습니다. 마스크를 사용하면 감기를 퍼트리는 것은 조금 막아주어도 걸리는 것을 줄이지는 못합니다. 또 독감 예방접종을 했다고 감기에 안 걸리는 것도 아닙니다. 독감 예방접종은 감기와는 다른 질병인 독감만 예방하는 주사이니까요. 결론적으로, 아이의 몸을 청결히 하고 공기를 맑게 하며 알레르기를 일으키는 원인을 줄이면 감기 등의 환절기 호흡기 질환을 줄일 수 있습니다. 감기에 덜 걸리게 하는 특수한 비법은 없습니다. 감기에 덜 걸리게 하는 약 또한 아직은 없다고 봐야 합니다.

감기를 예방하는 확실한 방법은 없습니다. 그러나 일상생활에서 기본적으로 주의해야 할 사항을 지키면 감기를 어느 정도는 예방할 수 있습니다.

**· 손을 잘 씻기자** 감기가 유행할 때는 가능하면 사람이 많은 곳에는 외출하지 마세요. 외출을 하더라도 옷을 잘 챙겨 입혀 춥지 않게 해야 합니다. 하지만 너무 덥게 입히는 것도 좋지 않습니다. 외출하고 돌아온 후에는 손발을 잘 씻기고 양치질을 시킵니다. 아이의 손을 통해 감염되는 감기 바이러스의 정도가 일반적인 예상을 훨씬 뛰어넘기 때문에 아이의 손발을 자주 씻겨주면 감기에 덜 걸릴 수 있습니다. 그리고 피곤하지 않도록 충분히 쉬게 하고, 영양도 충분히 보충해주세요.

**· 실내 공기를 쾌적하게** 집 안의 곰팡이를 없애고, 구석구석 먼지를 잘 닦아야 합니다. 거실은 물론 아이가 없는 다른 방이나 화장실에서도 담배를 피우면 안됩니다. 가스 레인지를 켤 때는 반드시 환풍기를 틀어서 연소 가스를 실외로 배출시켜야 합니다.

**· 온도와 습도를 알맞게 유지해야** 환절기에는 일교차가 심하므로 아이들이 적응하기 힘듭니다. 게다가 새벽에는 기온이 많이 떨어지므로 이불을 잘 덮어주고 난방도 신경을 써야 합니다. 특히 아파

**감기 예방에 '가장 중요한 것'!!**
아이의 손발을 자주 씻기고, 양치를 자주 하고, 얼굴을 잘 씻겨주는 것입니다. 손을 잘 씻지 않고 눈을 자주 비비거나 코를 자주 파거나 손을 자주 빠는 경우에는 감기에 더 잘 걸릴 수 있습니다. 손만 잘 씻어도 감기가 확 줍니다.

감기 너무 자주 걸리는 유치원 아이

트는 가을에 추워도 난방이 되지 않는 곳이 있으므로 아이가 추워하면 새벽에 전기 스토브라도 켜주는 것이 좋습니다. 적당한 실내 온도는 20~22도 전후입니다. 또 건조한 계절에는 실내 습도를 적당히 유지시켜 호흡기 점막의 자극을 줄여야 합니다. 적당한 실내 습도는 40~50%인데, 아이가 감기에 걸리면 습도를 더 높여야 하는 경우도 있습니다. 특히 아이가 여름 감기에 걸렸을 때는 에어컨이 습기를 없애 실내가 건조해지기 쉬우므로 가습기를 같이 틀어주는 것이 좋습니다.

• **아이에게 알레르기가 있을 때 조심해야 할 것들** 아이에게 알레르기가 있을 때는 집에 애완동물은 물론 꽃도 키우면 곤란합니다. 집안을 청소할 때는 쓸거나 털지 말고 먼지가 나지 않게 걸레질을 열심히 해야 합니다. 진공 청소기도 이왕이면 좋은 제품을 사용해서 먼지를 말끔히 없애야 하고, 바퀴벌레 같은 벌레도 없어야 합니다. 카페트나 먼지 날리는 소파도 치우고, 메밀 베개나 곰 인형 같은 것도 치우십시오. 이런 곳에는 알레르기의 원인이 되는 집먼지 진드기가 잘 자랍니다. 꽃을 말리는 것도 삼가고, 향수도 되도록이면 뿌리지 마세요. 물론 이런 주의사항을 잘 지킨다고 감기가 눈에 띄게 덜 걸리는 것은 아닙니다.

# 감기 치료는 어떻게 할까요?

감기에 특효약은 없지만 심한 경우 소아과에 가서 치료를 받아야 합니다. 그 이유는 쉽게 말해 기간을 줄이기는 힘들어도 100 정도로 심하게 앓을 것을 20 정도로 가볍게 앓게 해주고, 합병증이 100 정도 생길 것을 20 정도만 생기게 해주기 때문입니다. 그리고 감기라고 생각했던 병이 감기가 아닌 경우도 많습니다. 천식이나 모세기관지염, 폐렴, 축농증에 걸린 아이도 겉으로 보기에는 감기 같아 보이는 경우가 많은데, 이런 병은 집에서 엄마가 눈으로 봐서는 알 수가 없습니다. 따라서 아이가 감기에 걸린 것 같으면 소아과 의사의 진찰과 치료를 받아야 합니다.

YouTube
항생제 사용, 오해와 오류

YouTube
항생제 내성 줄이는 법

**항생제 충분히 사용합시다**

항생제는 어떻게 사용할까요? 항생제는 일단 사용하면 병이 완전히 나을 때까지 충분한 기간 사용하는 것이 원칙입니다. 항생제를 먹고 아프던 증상이 없어진다고 바로 중지하면 안됩니다. 항생제를 먹는 도중 증상이 싹 다 좋아져도 반드시 의사가 그만 먹으라고 할 때까지 먹어야 한다는 것 잊지 마시기 바랍니다. 질병과 약의 종류에 따라서 다르지만 일단 한번 시작하면 약과 병에 따라서 일주일에서 10일 내지는 2주일 이상 항생제를 먹여야 하는 경우가 일반적입니다. 약에 따라서 3일 먹고 끝내는 약도 있으니 항생제를 처방받을 때는 언제까지 먹어야 하나를 반드시 확인하시기 바랍니다.

**항생제 내성, 주의하세요!**

항생제 내성 문제는 항생제를 쓰냐, 안 쓰냐 이때 벌써 결정이 된 겁니다. 일단 사용을 하면 항생제를 짧게 쓰는 것이 내성을 더 잘 일으킬 수 있다는 것 잊지 마십시오. 그렇기 때문에 의사가 처방한 항생제는 애가 멀쩡해 보여도 끝까지 다 먹인다는 것 잊지 마십시오.

## 감기 치료에는 왕도가 없습니다

감기에 걸리면 우선 푹 쉬어 안정을 취하게 합니다. 그리고 수분과 영양을 충분히 섭취하게 하고 주위를 쾌적하게 만들어줍니다. 방안이 건조하면 가습기를 틀어 습도를 높여주는 것도 좋습니다. 감기에는 증상을 완화시키는 대증요법이 도움이 됩니다.

**• 감기의 첫번째 치료는 휴식** 감기는 접촉을 통해 전염될 수 있으므로 아픈 아이는 자신뿐 아니라 다른 아이들을 위해서라도 유치원과 학교를 쉬는 것이 좋습니다. 아플 때 쉬어야 한다는 것은 너무나 당연한 이야기지만 우리에게는 너무나 안 지켜지는 원칙입니다. 모든 병의 첫번째 치료는 휴식입니다. 감기에 걸렸을 때도 쉬는 것이 제일 중요합니다. 그런데 많은 엄마들이 병원에서 약으로 치료하는 것에만 너무 의존해서 아이를 쉬게 하는 것이 제일 중요하다는 사실을 잊어버립니다.

**• 감기를 더 잘 치료하는 명의는 없습니다** 주위에서 많이 권유되는 감기에 관한 민간의 비법들 중 특별한 효과가 있어서 저희 아이에게 사용하고 싶은 비법은 본 적이 없습니다. 감기 치료를 잘하는 명의는 더더욱 없습니다. 엄마들 사이에서는 감기를 잘 치료한다는 소아과 명의에 대한 소문이 많이 돌아 아이의 감기가 오래가고 잘 낫지 않으면 혹시나 해서 아픈 아이를 들쳐업고 불원천리 달려가는 분들도 많은데, 별로 권할 만한 일은 아닙니다. 어느 소아과 의사가 치료하든 감기 치료는 다 똑같습니다. 가까운 동네 소아과에 단골을 정해 진료받는 것이 여러모로 아이에게 도움이 될 것입니다.

## 감기에 걸려 열이 날 때는 이렇게

**• 열이 심할 때는 해열제를 먼저 사용하자** 열이 나는 것 자체가 문제되지는 않습니다. 아이가 열이 많이 난다고 해서 머리가 나빠지거

나 뇌에 손상을 입는 경우는 거의 없으니까요. 그러나 열이 많이 나면 아이가 힘들어하고 열성경기를 할 수도 있으므로 우선 열을 떨어뜨려야 합니다. 아이가 열이 많이 나고 힘들어할 때는 타이레놀이나 부루펜 같은 해열제를 먹여 열을 떨어뜨려주는 것이 좋습니다. 그래도 열이 떨어지지 않으면 물로 닦아줄 수도 있습니다. 물로 닦을 때는 옷을 전부 다 벗기고 30도 정도의 미지근한 물을 수건에 적셔서 물이 뚝뚝 떨어질 정도로 살짝 짠 후 구석구석 온몸을 가볍게 문질러가며 닦아줍니다. 하지만 이제는 고열이 날 때 물수건으로 닦아주는 것은 권장되지 않는 방법이란 것은 알고 있어야 합니다. 해열제 사용 후 기다리는 것이 원칙입니다.

**• 아이가 열이 많이 날 때는 소아과 의사의 진료를 받아야** 열이 나는 아기가 열이 39도가 넘을 때, 경련을 할 때, 생후 6개월 미만일 때, 전에 경련을 일으킨 적이 있을 때는 함부로 해열제만 쓰고 있지 말고 소아과 의사의 진료를 받아 열이 왜 나는지 확인하는 것이 중요합니다. 그러나 갑자기 열이 펄펄 나고 소아과에 갈 형편이 안될 때는 해열제를 쓰기도 하는데, 보통 타이레놀이나 부루펜 시럽, 써스펜 좌약 등을 많이 사용합니다. 열에 대해서 좀더 자세히 알려면 이 책의 '열이 날 때' 편을 참고하십시오.

**• 아이가 열이 날 때 싸두지 마세요** 옛날에는 열이 날 때 이열치열이라 하여 이불을 덮어씌우고 땀을 내게 했는데, 이는 결코 좋은 방법이 아닙니다. 이불을 씌워두면 열이 더 올라가 열성 경련을 일으키기 쉽고, 땀으로 인해 수분이 손실되어 탈진하기 쉽습니다. 예전에는 열이 나는 병 가운데 전염성 질환이 많았기 때문에 전염을 막기 위해 이불을 씌워두었을 것으로 추측됩니다. 그때는 다른 아이들이라도 살리기 위한 지혜였겠지만, 의술이 발달한 지금은 굳이 아이를 고생시키며 그런 방법을 쓸 필요가 없다고 생각합니다. 요즘은 홍역에 걸려도 해열제를 사용하고 열이 심하면 미지근한 물로 닦아주기도 합니다. 물론 할머니들께서 들으면 까무라치실 이야깁니

**잠깐 의학 상식!!**

아직도 많은 부모들이 감기쯤이야 하며 약국에서 종합감기약을 사먹이는 것으로 치료를 끝냅니다. 하지만 감기라 믿었던 아이의 병이 단순한 감기가 아닌 경우가 많다는 것을 알아두어야 합니다. 아이가 걸린 병이 감기인지 아닌지는 진찰에 의해서만 구분할 수 있으며, 감기가 아닌 다른 병일 경우 그에 따라 치료가 달라질 수 있습니다. 또한 감기에 다른 병이 겹친 경우도 있는데, 이때도 치료가 달라집니다. 예를 들면 아이의 증상이 감기 걸렸을 때와 전혀 다를 바 없는데도 진찰해보면 천식이 동반된 경우가 있습니다. 아이가 감기에 걸렸을 때는 반드시 이런 의문을 가져야 합니다. 이 아이가 진짜로 감기에 걸린 게 맞나? 소아과 의사인 저도 제 아이가 감기에 걸린 것 같을 때 증상만 보고 진단을 붙이지 않습니다. 반드시 청진을 하고 목을 보는 등 진찰을 하고 난 후에야 감기에 걸렸다는 것을 확인합니다.

**손만 잘 씻어도 감기가 확 줍니다. 감기 치료에 비타민C가 도움이 된다는 의학적 증거를 저는 본 적이 없습니다.**

**부루펜은 소아과 의사의 처방이 없다면 만 6개월 이전에는 사용하지 마세요!!**

**열날 때 찬물은 NO!!**
열이 많이 난다고 아이를 찬물로 닦아주는 분도 있는데, 찬물로 닦으면 아이가 추워서 떠느라 근육에서 열이 더 발생합니다. 그리고 이제는 해열제를 사용한 후에도 열이 떨어지지 않는다고 해서 물수건으로 꼭 닦아주라고 권유하지는 않고 있습니다. 아이의 몸에 물수건을 덮어두는 것 역시 권장하지 않습니다. 물로 닦아주더라도 알코올을 섞는 것은 절대 안됩니다. 닦을 때는 옷을 다 벗기고 미지근한 물을, 물이 뚝뚝 떨어질 정도로 수건에 적셔서 온몸을 가볍게 문질러가며 닦아주면 됩니다.

**고열 나면 감기 아닐 수도!**
감기는 일반적으로 고열이 나지 않으므로 고열이 나는 경우는 감기 말고 인두염처럼 다른 병에 걸렸을 가능성이 있으므로 소아청소년과 의사의 진료를 받는 것이 안전합니다. 꼭 항생제를 사용해야 하는 병에 걸려도 고열이 날 수 있답니다.

다만. 한 가지 주의할 것은 아이가 열이 나면 집에서 열을 재야 한다는 것입니다. 간혹 소아과에서 열을 재야만 한다고 믿는 엄마들도 있는데, 그런 엄마들 가운데는 아이가 집에서는 열이 심했는데 소아과에서 재보니 열이 없다고 잘못 잰 것이 아닌가 고개를 갸웃하는 분도 있습니다. 그러나 이상할 것 하나 없습니다. 열은 오르락 내리락 하는 법이고 소아과에 오기 위해 밖에 나와 바람을 쐬면 열이 떨어지는 경우가 많습니다. 열은 집에서 심할 때 바로 재야 합니다.

## 감기에 걸려 콧물이 나거나 코가 막혔을 때는

**• 코를 풀 땐 한쪽 코씩 번갈아가며** 콧물이 많이 나오거나 코가 막혔을 때는 코를 풀어줍니다. 아이가 협조할 수 있다면 한쪽 코씩 막고 양쪽을 번갈아 가며 풀어주는 것이 좋습니다. 양쪽 코를 다 막고 코를 풀면 코 안의 압력이 높아져서 중이와 코 안의 압력 차이가 발생합니다. 그러면 이관을 통해 코 안의 나쁜 균들이 중이로 쉽게 들어가 중이염이 발생할 확률이 높아집니다. 그래서 코를 풀 때는 한쪽 코만 막고 풀어서 귀로 가해지는 압력을 줄이라고 권하는 것입니다. 콧물이 너무 많이 나오면 필요에 따라 소아과 의사가 항히스타민제를 처방하기도 합니다.

**• 아기의 코가 막혔다고 면봉으로 후비지 마세요** 아기의 코가 막혔을 때는 수분을 더 많이 섭취하게 하고 가습기를 틀어 공기의 습도를 높여주는 것이 코를 묽게 하는 데 도움이 됩니다. 코가 너무 막혀 있으면 코에 점비약을 사용할 수도 있지만 잘못 사용하면 상태를 더욱 악화시킬 수도 있으므로 반드시 소아과 의사와 상의해서 꼭 필요할 때만 사용해야 합니다. 그리고 되도록이면 면봉으로 아기의 막힌 코를 후비지 마세요. 어린 아기의 콧구멍을 코딱지가 막고 있을 경우 식염수를 한두 방울 코에 넣어주거나 분무기에 넣고 뿌

**잠깐 의학 상식!!**

감기에 걸린 아이는 당연히 식욕이 떨어집니다. 열이 나는 감기에 걸리면 더욱 식욕이 떨어지는데, 열이 가라앉은 후에도 한동안은 잘 먹으려 하지 않습니다. 아이가 아플 때는 굳이 이것저것 잘 먹이려고 하지 마세요. 수분만 충분히 섭취하면 별문제 없습니다. 아이가 아파서 잘 먹지 않으면 옛날 사람들은 '체기'가 있다고 했습니다. '체기'는 너무나 다양한 병의 일면만을 강조한 표현입니다. 열나고, 손발 차고, 하품하고, 안 먹고, 토하는 증상을 가진 병은 너무나 많습니다. 일단 소아과 의사의 진료를 받는 것이 중요합니다. 그리고 병에 따라 각기 다른 치료를 해야 합니다.

YouTube

코 뽑아주는 것도 조심조심

린 후 잠시 기다려 불린 다음 흡입기로 살짝 뽑아주십시오.

**· 콧물을 뽑아줘야만 하나요?** 코가 나오기만 하면 코를 뽑아달라고 하는 엄마들이 있습니다. 이럴 때 저는 아기가 피노키오도 아니고 거짓말쟁이도 아닌데 코가 어떻게 나오냐고 우스갯소리를 하지만, 웃을 일이 아닙니다. 많은 엄마들의 생각과는 달리 감기라는 병은 콧물을 뽑고 코 안을 청소해야만 하는 병이 아닙니다. 콧물을 뽑는다고 감기가 빨리 좋아지는 것도 아닙니다. 코를 자꾸 뽑다 보면 코점막이 메마르거나 손상을 입을 수 있고, 콧물 속에 들어 있는 병균을 죽이는 좋은 성분이 함께 제거되어 병이 더 심해질 위험도 있습니다. 다만 코가 꽉 막혀 숨쉬기 힘들어하는 경우에는 흡입기를 이용해서 가볍게 코를 뽑아주는 것이 도움이 되기도 합니다. 코가 많이 막힌다고 코점막을 수축하는 약을 함부로 뿌려주어서는 안됩니다. 또 주위에서 보면 콧물이 나는 감기는 이비인후과 의사가 소아과 의사보다 더 전문적으로 치료한다고 잘못 알고 있는 엄마도 있는데, 아이들의 감기, 비염, 중이염과 수술이 필요 없는 축농증은 소아과 의사가 전문으로 보는 병입니다.

## 감기에 걸려 기침을 많이 할 때는

**· 기침은 꼭 필요한 경우에만 억제시킵니다** 기침은 우리 몸에 좋은 것입니다. 기침은 나쁜 것을 내보내는 역할을 합니다. 기침을 줄이는 치료를 하면 감기 증상이 좋아지는 것처럼 보이지만 감기 치료에는 오히려 손해인 경우가 많습니다. 기침은 꼭 필요한 경우에만 억제시키고, 감기가 치료되면서 기침도 치료되게 하는 것이 좋습니다. 실제로 감기를 치료할 때는 기침을 쉽게 할 수 있도록 가래를 묽게 하고 기관지를 확장시키기도 하는데, 이렇게 하면 일시적으로 기침이 늘어나기도 합니다. 최근에는 자기 전에 꿀을 조금 먹

이는 것이 기침을 억제하는 데 도움이 된다고 알려지고 있습니다. 단, 돌 전의 아기에게는 꿀을 먹여서는 안됩니다.

• **기침을 하면 물을 충분히 먹이세요** 건조한 공기는 호흡기 점막에 자극을 줍니다. 따라서 기침을 많이 할 때는 우선 호흡기에 가해지는 자극을 줄여야 하므로 가습기를 틀어 적당한 습도를 유지하는 것이 필수입니다. 그리고 호흡기 점막에 가래가 달라붙으면 기침을 하기가 힘들어지므로 수분을 충분히 섭취해 가래가 질어지지 않게 해주어야 합니다. 그리고 급격한 온도차가 나지 않도록 주의하세요. 기침은 호흡기에 나쁜 것이 있을 때 그것을 내보내기 위해 하는 것이므로, 함부로 없애면 나쁜 것을 내보내지 못해 감기가 심해지거나 증상이 악화되어 합병증이 생기기 쉽습니다. 기침에 대한 좀더 상세한 내용은 이 책의 '기침' 편을 참고하세요.

**감기 치료 후에 아이가 늘어지면!!**

감기 치료 후에 아이가 기운 없어 하고 축 처지는 경우가 있습니다. 대부분 아픈 동안 잘 못 먹어서 그런 것으로, 시간이 지나면 차차 좋아집니다. 하지만 다른 병이 생기거나 합병증이 생겨서 처지는 경우도 있으므로 의사의 진찰을 받아보는 것이 좋습니다. 시간이 지나면 다 괜찮아진다는 주변 사람들의 말만 믿고 무작정 집에서 기다리면 병만 키울 수도 있습니다. 많은 사람들이 가능성이 적은 것에 대해서는 거의 관심을 두지 않는데, 병은 1%의 가능성만 있어도 확인해야 합니다. 누구에게 어떤 병이 생길지 모르기 때문입니다.

## 감기에 걸리면 합병증이 잘 생겨

• **감기에 걸리면 합병증이 생기지 않도록 신경 써야** 감기에 걸리면 감기 치료도 중요하지만 중이염, 기관지염, 폐렴 같은 합병증이 생기지 않게 예방하고, 또 조기에 발견해 치료하는 것이 중요합니다. 특히 어린 아이들은 중이염이 잘 생기므로 감기 치료 중에 갑자기 많이 보채거나 귀를 자꾸 만지면서 아프다고 하면 소아과 의사에게 귀를 봐 달라고 하세요.

• **감기를 제대로 치료하면 합병증으로 고생을 덜 합니다** 물론 감기를 치료한다고 합병증이 다 예방되는 것은 아닙니다. 합병증은 한마디로 의사가 환자를 열심히 치료했는데도 어쩔 수 없이 생기는 병입니다. 합병증은 나중에 발견되기도 하고 치료하는 중간에 생기기도 하는데, 의사가 아무리 열심히 치료해도 막기 힘든 경우가 많습니다. 그럼 뭐하러 치료하냐고요? 그래도 치료는 해야 합니다.

소위 감기라는 병은 치료하지 않을 때의 합병증이 100이라면, 제대로 치료할 때의 합병증은 20 정도로 줄일 수 있습니다. 그리고 감기의 대표적 합병증인 중이염, 축농증, 후두염, 임파선염, 기관지염, 폐렴 등을 조기에 발견할 수 있어 쉽게 치료할 수 있으므로 큰 도움이 될 수도 있습니다.



## 감기를 치료하다 목이 쉬었는데

**• 감기를 잘못 치료해서 목이 쉬는 경우는 없습니다** 감기 때문에 목이 쉬는 경우는 흔한 일입니다. 감기나 후두염 같은 호흡기 질환에 걸려도 목이 쉴 수 있고, 아이가 보채느라 열심히 운다든지 소리를 지르거나 말을 지나치게 많이 해 성대가 혹사된 경우에도 목이 쉴 수 있습니다. 아무래도 감기에 걸리면 목이 약해지게 마련입니다. 이럴 때는 잘 달래고 충분히 쉬게 하면서 가습기를 틀어 습도를 높여주는 것이 좋습니다. 큰 아이라면 박하사탕 같은 것을 한두 개 먹이는 것도 좋습니다.

**• 감기나 후두염 때문에 목이 쉰 경우** 감기나 후두염으로 목이 쉰 경우 보통 2주 정도 지나면 괜찮아집니다. 별다른 문제가 없다면 집에서 아이를 쉬게 하고, 되도록이면 말수를 줄여 조용조용 말하게 합니다. 입안이 건조하지 않도록 따뜻한 물을 자주 충분히 먹이고, 큰 아이라면 껌을 씹게 하거나 사탕을 빨게 하는 것도 좋습니다. 가습기를 틀어 공기가 건조하지 않게 해주는 것도 좋은 방법입니다. 아이들은 목이 쉬어도 할 말은 다 하려 하기 때문에 엄마가 좀 더 신경 써서 챙겨야 합니다. 심한 경우 아이에게 호루라기를 주어서 엄마를 부를 때 사용하게 하는 것도 좋은 방법입니다. 목소리가 많이 쉬고 2주 이상 지속되는 경우에는 일단 의사의 진료를 받아 다른 문제는 없는지 확인해봐야 합니다.

# 감기와 다른 병이 겹쳤을 때

## 감기 걸린 아이의 눈에 눈곱이 끼면

**· 감기에 걸리면 여러 가지 이유로 눈곱이 낄 수 있습니다** 눈물은 원래 눈물샘에서 나와 눈을 적시고 눈물길이라고 하는 파이프 라인을 통해 코로 빠져나가는데, 아이들은 이 눈물길이 덜 발달되어 좁을 뿐만 아니라 기능도 어른만큼 좋지 않습니다. 감기에 걸리면 결막이 자극을 받아 눈물 생산량이 늘어납니다. 이때 눈물의 양이 눈물을 운반해주는 파이프라인의 능력을 초과하면 눈에 눈물이 고여서 눈곱이 되기도 합니다. 그밖에 알레르기가 있는 아이가 감기에 걸리면 결막에도 염증이 생겨 눈곱이 생길 수 있으며, 특히 열나는 감기에 걸리면 결막염이 잘 생겨 눈곱이 잘 낍니다. 물론 감기와는 상관없이 결막에 염증이 생겨 눈곱이 낄 수도 있습니다. 아이 눈에 눈곱이 끼었을 때 그것이 감기로 인한 것이면 소아과 의사가 안약을 같이 처방해주기도 하고 혹시 다른 병이 의심되면 안과로 보내줍니다.

**· 눈곱이 끼었다고 함부로 안약을 넣지 마십시오** 주의할 것은 지난번에 감기에 걸려서 눈곱이 끼었을 때 의사가 처방해준 안약을 이번에도 똑같은 증상이라고 아이의 눈에 함부로 넣어서는 안된다는 것입니다. 아이의 눈은 민감합니다. 그리고 결막염의 종류에 따라서 치료법과 주의사항이 다 다르므로 집에서 임의로 안약을 넣는 일은 위험합니다. 자칫 상태를 악화시킬 수도 있으니까요.

**· 눈곱을 뗄 때는 거즈에 식염수를 묻혀 녹여서 뗍니다** 눈곱이 심하게 생겨 눈에 달라붙을 정도가 되었다면 눈곱을 그냥 떼지 마십시오. 그냥 떼면 아이가 아파할 수 있으며 눈썹이 빠질 수도 있습니다.

깨끗한 거즈에 식염수를 묻힌 다음 조금씩 녹여서 떼는 것이 좋습니다. 조금 큰 아이는 수건에 따뜻한 물을 묻혀서 눈곱을 떼도 됩니다.

## 감기에 설사가 겹치면

**• 감기에 걸린 아이는 장이 나빠지기 쉽습니다** 아이가 감기에 걸리면 감기 자체로 인해 설사를 하기도 하고, 감기에 장염이 겹쳐서 설사를 하기도 합니다. 감기에 걸린 아이는 장이 나빠지기 쉬운 데다 전반적으로 몸이 약해져 다른 병이 쉽게 겹칠 수 있기 때문입니다. 아주 간혹 있는 일이지만, 감기 치료에 사용한 일부 약 때문에 아이가 설사를 할 수도 있습니다. 합병증이 생겨 항생제를 사용한 경우에는 항생제 때문에 장내 세균에 이상이 생겨 설사를 할 수도 있습니다. 열이 나는 감기를 치료하는 중에 열이 떨어지면서 변을 묽게 보는 경우는 비교적 흔합니다. 예전에 할머니들께서는 '열 떨어지면 똥질한다'는 얘기를 곧잘 하셨더랬습니다. 이런 경우에는 소아과 의사의 치료를 계속 받으면서 기름기가 많거나 너무 차거나 너무 단 음식 같은 것은 피하는 것이 좋습니다. 그렇다고 너무 묽은 음식을 주면 안되고 기름기 없는 고기는 먹여도 좋습니다.

**• 아이가 설사를 한다고 장약을 함부로 먹이면 안됩니다** 가끔 동네 소아과에서 치료를 받다가 아이의 장이 더 나빠졌다고 얘기하는 엄마들이 있습니다. 그러나 1차 의료기관에서 감기나 장염 치료제로 사용하는 약 때문에 아이의 장이 나빠지는 경우는 별로 없습니다. 소아과 의사를 신뢰하고 꾸준히 치료를 받는 게 무엇보다 중요합니다. 아이가 심한 설사를 계속 하는데도 백초, 포룡액, 정로환, 후라베린 큐 같은 소위 장약을 먹이면서 병원에 안 가고 마냥 버티는 엄마들이 많은데, 이러면 정말 곤란합니다. 아이만 고생합니다.

**감기 치료 중에 아이가 설사를 하면!!**

많은 사람들이 감기 치료 중에 설사를 하면 의사가 약 처방을 잘못했기 때문이라고 생각합니다. 그러나 실제로 설사를 하는 대부분의 원인은 감기 자체 때문이거나 감기와 장염이 겹쳐서 그런 것입니다. 만일 아기가 며칠 동안 물똥을 본다면 소아과 의사의 진료를 받는 것이 좋습니다.

**감기에 장염이 겹치면!!**

감기에 장염이 겹치는 경우가 그리 드물지는 않습니다. 그리고 감기를 일으키는 바이러스가 장염을 같이 일으키기도 합니다. 감기를 치료하는 도중이라도 아이가 토하거나 설사를 하면 다시 소아과 의사의 진료를 받는 것이 좋습니다.

**감기 걸린 아이의 배가 빵빵하면!!**

감기 때문에 장 기능에 이상이 생기면 장에 공기가 차서 배가 빵빵해질 수 있습니다. 이런 경우 대부분은 큰 문제가 없습니다. 다른 데는 멀쩡한데 배만 빵빵해서 문제가 된 아이는 아직까지 본 적이 없으니까요. 그러나 아이가 힘들어하고 다른 이상 증세가 나타나면 바로 병원에 가야 합니다. 배가 지나치게 빵빵해 터질 듯해 보이면 장이 마비된 것일 수도 있으므로 한밤중이라도 응급실로 가야 합니다.

## 감기 치료 후에 다리를 아파하면

**· 감기 때문에 일과성 고관절염이 생기기도 합니다** 감기 걸려서 고생하는 아이 중에 간혹 다리가 아프다며 저는 경우가 있습니다. 이것은 대개 엉덩이와 다리의 연결 부위인 고관절에 염증이 생겨서 그런 것입니다. 이것을 일과성 고관절염이라고 하는데, 보통 3~8세 아이들에게 가장 많이 나타나는 관절염으로서 그렇게 드물지는 않습니다. 일과성 고관절염은 감기를 잘못 치료해서 생기는 병이 아니며, 특별한 원인 없이 찾아오는 경우가 많습니다. 그리고 감기 외에도 감염, 외상, 알레르기성 과민증 등이 원인이 되어 나타나기도 합니다.

**· 일과성 고관절염에 걸리면 걷는 것도 조심해야 합니다** 일과성 고관절염을 치료할 때는 관절 운동이 회복될 때까지 다리 쪽에 체중 부담을 주지 않는 것이 기본입니다. 그러려면 가능한 한 2~3주 정도 아이를 쉬게 하고 안정을 취하게 하며 체중이 다리 쪽으로 실리지 않도록 조심해야만 합니다. 일과성 고관절염이 생긴 원인을 밝혀 진단이 내려진 다음 담당 의사가 걸어도 괜찮다고 하면 걷게 해도 되지만, 의사의 진단 없이 무심코 걷게 했다가는 관절에 손상을 입을 수도 있으므로 조심해야 합니다. 애석하게도 감기로 인한 일과성 고관절염을 예방하거나 특별히 치료할 수 있는 방법은 아직까지 없습니다. 이럴 때는 그때그때 병원에 가서 진료를 받는 수밖에 없습니다.

# 감기에 관한 몇 가지 오해

## 감기약은 셀수록 빨리 낫는다?

간혹 약효가 센 감기약을 원하는 분들이 있습니다. 항생제가 세면 셀수록 감기가 빨리 낫는다고 믿는 분들입니다. 그러나 감기는 바이러스가 원인이기 때문에 항생제는 아무런 도움이 안될 뿐 아니라 오히려 우리 몸에 나쁘게 작용할 수도 있습니다. 항생제는 바이러스성 감염이 아니라 세균성 감염일 때만 사용합니다. 세균 때문에 생기는 소위 열감기라 불리는 병 중에는 항생제를 적어도 10일 이상 먹여서 제대로 치료해야 하는 경우도 있습니다. 그렇지 않으면 당장은 멀쩡해 보여도 나중에 심장과 콩팥에 심각한 합병증이 생길 수 있습니다. 그런데 감기 가운데 어떤 것이 세균성인가는 진찰해보아야만 알 수 있습니다. 따라서 아이가 목감기나 열감기에 걸린 것 같다고 의사의 진찰 없이 함부로 예전에 타둔 항생제나 종합감기약을 먹여서 치료하는 것은 정말로 몹시도 진짜로 위험한 일입니다.

## 감기약을 너무 오래 먹이면 안 좋다?

아직도 많은 부모들이 감기쯤이야 하거나, 애들은 아파야 면역성이 생긴다고 잘못 생각하고 있습니다. 그런가 하면 어린 아기에게는 약을 안 먹이는 것이 면역성을 형성하는 데 도움이 된다고 생각하는 분들도 있습니다. 하지만 아플 때 약을 안 먹이면 면역성이 생기기는커녕 아이만 고생할 뿐입니다. 소아과 의사가 사용하는 약은 엄마들이 생각하는 것보다 훨씬 더 안전한 편입니다. 병이 오래간다면 그리고 그 병의 치료에 약이 꼭 필요하다면 당연히 오랫동안이라도 약을 먹여야 합니다. 감기약을 오래 먹인다고 너무 두려워하지 마세요. 저의 아이도 감기 합병증이 겹쳐서 정말 오랫동

안 약을 먹인 적도 있습니다. 감기란 놈이 소아과 의사의 아기라고 봐주지는 않더군요. 물론 감기가 심하지 않아 약을 사용할 필요가 없을 때는 사용하지 않는 것이 좋습니다.

## 감기가 오래가면 백일해가 된다는데

감기가 오래가면 혹시 백일해는 아닐까 걱정하는 분들이 많은데, 백일해를 너무 걱정할 이유는 없습니다. 최근 전세계적으로 백일해가 증가되고 있고 우리나라도 백일해가 돌기는 하지만 아직은 대유행은 아니므로 부모들이 걱정할 정도는 아닙니다. 그리고 아이가 DPT 접종을 했다면 더더욱 걱정할 필요가 없습니다. 백일해는 말 그대로 백일 동안 기침을 한다는 뜻입니다. 그런데 요즘은 백일해가 아니더라도 오래 기침하는 아이들이 많지만, 백일해는 기침 소리가 매우 특징적이어서 금방 알아낼 수 있으니 아이를 봐주는 소아과 의사가 백일해라고 하지 않았다면 백일해에 대해 걱정할 필요는 없습니다. 아이를 키우는 부모는 백일해 예방을 위해서라도 꼭 Tdap를 접종해야 합니다.

## 예전에 감기 걸렸을 때 바로 좋아졌으니 이번에도!

감기는 한 가지 병이 아닙니다. 감기는 여러 가지 원인에 의해 생기는 각기 다른 병이라 생각하면 됩니다. 지난번 감기에 걸렸을 때는 며칠 만에 멀쩡해지던 아이가 이번 감기에는 한참 아플 수도 있고, 전에는 아무런 이상 없이 좋아진 아이가 똑같은 소아과에서 같은 의사에게 같은 치료를 받았음에도 불구하고 이번에는 합병증이 생길 수도 있습니다. 놀라운 것은 감기를 치료받는 동안 다른 감기에 걸릴 수도 있다는 것입니다. 감기약은 증상을 완화시키는 약이지 감기 바이러스 자체를 없애는 약이 아닌 데다, 감기에 걸리면 아이의 몸이 약해지므로 치료받는 동안에 다른 종류의 감기에 걸릴 수 있는 것입니다. 감기란 병은 항상 같은 경과를 밟는 것이 아

니기 때문에 늘 주의해야 합니다. 이번에 걸린 감기가 예전 감기와 증상이 똑같아 보여도 똑같은 감기가 아닐 수 있다는 것을 명심하세요.

## 무슨 의사가 합병증이 생긴 것도 모르냐고요?

**· 합병증은 의사가 치료를 잘못해서 생기는 것이 결코 아닙니다** 우리나라에는 합병증을 의사가 잘못 치료했거나 의사의 오진에 의해 얻는 병쯤으로 생각하는 분들이 너무나 많습니다. 흔히들 하는 얘기는 "아이가 감기에 걸려 동네 소아과에서 치료를 받았는데, 잘 낫지 않아 종합병원에 갔더니 폐렴이라면서 조금만 더 늦게 왔으면 큰일날 뻔했다고 하더라"는 것입니다. 이런 얘기를 듣게 되면 엄마들은 동네 소아과에 가봐야 치료는커녕 괜히 아이 고생만 시키는 것은 아닌가 하는 생각에 동네 소아과 가기를 꺼려합니다. 그러나 감기는 아무리 좋은 약을 쓰고 아무리 유명한 병원에 입원시켜 치료한다 해도 일부에서는 반드시 합병증이 생기는 병입니다. 합병증은 엄마들이 생각하는 것처럼 의사가 치료를 잘못해서 생기는 것이 결코 아닙니다.

**· 큰병원에 간다고 합병증이 안 생기거나 병이 빨리 낫는 건 아닙니다** 동네 소아과 의사가 모르는 합병증을 대학병원이나 종합병원의 소아과 의사가 미리 알 수는 없습니다. 뿐만 아니라 합병증이 생기기 전에 큰병원에 간다고 합병증이 안 생기거나 병이 빨리 낫는 것도 아닙니다. 오히려 미리 큰병원에 데려가면 면역력이 약한 아이들이 다른 병에 감염되기 쉽기 때문에 더 손해일 수 있습니다. 동네 소아과 의사가 어떤 병을 의심할 때 그 의심이 가는 병에 대해 검사할 시설과 인력을 갖춰놓은 곳이 바로 대학병원이나 종합병원입니다. 아이를 치료하는 도중에 합병증이 생기거나 병이 더 심해지면 동네 소아과 의사가 알아서 큰병원으로 의뢰해줍니다. 큰병이 겹친 환자를 마냥 붙잡고 있을 동네 소아과 의사는 한 명도 없으니 안심하셔도 됩니다.

# 감기에 대해 엄마가 궁금해하는 것들(Q&A)



**아이가 감기에 걸렸는데 예방접종을 해도 되나요?**

## 대개의 경우 감기가 심하지 않다면 접종은 가능합니다.

미열이 있어도 예방접종은 가능하지만 요즘 예방접종의 부작용을 두려워하는 엄마들이 많아서 열이 날 때 접종을 해주는 간 큰 소아과 의사는 별로 없는 것 같습니다. 예방접종은 반드시 정해진 날짜에 맞혀야 하는 것은 아닙니다. 가능하면 날짜를 지키는 것이 좋지만 사정에 따라 연기할 수도 있습니다. 그러나 접종의 종류에 따라 연기할 수 있는 기간이 다르기 때문에 접종이 늦어질 때는 소아과 의사와 상의하는 것이 좋습니다. 그리고 감기에 걸렸더라도 소아과 의사가 판단하기에 괜찮다면 예정대로 예방접종을 해도 됩니다. 감기 걸렸을 때 접종했다고 예방접종의 부작용이 더 증가하는 것은 아니니까요. 아이들 예방접종에서 언제 맞히느냐 하는 문제보다 더 중요한 것이 어디서 맞히느냐 하는 문제입니다. 종합병원은 아이들의 예방접종 등과 같은 1차 의료에 적합한 체제가 아닙니다. 만일 집 가까이에 종합병원이 있다면 그곳에서 예방접종을 할 수도 있습니다. 하지만 예방접종은 가능하면 집 근처 동네 소아과에서 하는 것이 좋습니다. 대부분의 종합병원은 아이들이 병문안 오는 것조차도 금지하고 있답니다.

**소아과에 가면 체온을 재주는데 굳이 집에서도 재야 하나요?**

## 당연히 집에서도 체온을 재야 합니다.

아이를 데리고 소아과에 가는 동안 바람을 쐬면 열이 떨어져 체온이 낮게 재어질 수 있습니다. 그리고 열은 시간이 지남에 따라 오르락내리락하므로 열이 많다고 느껴질 때 바로 재야 합니다.

텔레비전에 어떤 의사 선생님이 나와서 감기는 심하지 않으면 치료할 필요가 없다고 말씀하셨는데, 정말 그래도 되나요?

## 맞고도 틀린 이야기입니다. 그런데 감기인 줄은 어떻게 알죠?

공기 좋은 나라에서는 아이가 감기에 걸리면 약을 처방하는 대신 밖에 나가서 노는 것을 권유합니다. 그러나 우리나라는 전세계에서 둘째가라면 서러워할 만큼 공기가 나쁘기 때문에 감기 걸린 아이를 데리고 외출을 했다가는 감기가 훨씬 더 심해지는 게 보통입니다. 우리나라에서는 감기쯤이야 하고 내버려두는 것은 바람직하지 않습니다. 1차 의료를 담당하는 소아과 의사로서 수많은 감기 환자를 진료하다 보면, 공기 좋은 나라에서 만든 의학 교과서와는 전혀 다른 양상을 보이는 경우가 많습니다. 기침만 약간 하는 가벼운 감기였는데도 하루 사이에 갑자기 심해지기도 하고, 합병증이 발생하는 빈도도 높습니다. 한 달 이상 가는 경우도 흔합니다. 그런데도 치료할 필요가 없다고요? 아이들의 감기는 변화무쌍하고 예측하기 어려우므로 일단 감기에 걸리면 병원에서 진료를 받는 것이 좋습니다. 또 하나의 문제는 아이가 감기에 걸렸을 때 그게 가벼운 감기인지 아닌지를 엄마가 제대로 알 수가 없다는 것입니다. 기관지염이 심각한데도 가벼운 감기라고 믿고 있는 엄마들이 저의 소아과에만도 하루에 몇 명씩 찾아옵니다.

감기를 치료하고 있는 중인데 귀가 아프답니다. 어떡하나요?

## 소아과에서 감기 치료할 때 귀도 함께 봐달라고 하세요.

아이들은 감기를 앓는 중에 중이염이 쉽게 걸립니다. 중이염은 항생제를 사용해 치료하는 경우가 많은데 이렇게 항생제를 사용해서 치료하는 전문가는 소아과 전문의입니다. 미국에서는 수술이 필요 없는 중이염은 당연히 소아과 의사가 치료하며, 아이들의 중이염 치료 지침도 미국소아과학회가 만들고 있습니다. 우리나라도 마찬가지입니다.

아이가
감기약을 먹는데
식은땀을
많이 흘립니다.
왜 그렇죠?

## 감기에 걸리면 식은땀을 흘리기도 합니다.

열이 날 때 우리 몸은 열을 떨어뜨리기 위해 땀을 많이 만듭니다. 그런데 해열제로 열을 떨어뜨리면 남는 열이 피부에 땀으로 남게 되어 일시적으로 식은땀이 많이 나기도 합니다. 또한 감기에 걸리면 땀을 조절하는 기능에 이상이 생겨 식은땀을 흘리기도 합니다. 다른 이상이 없다면 물론 걱정할 필요 없습니다. 약이 독해서 식은땀이 나는 것은 아닙니다. 몸이 허해서 나는 것도 아니고요.

아이가 감기에
잘 걸리고 걸렸다
하면 오래갑니다.
병원에 갔더니
알레르기가 있다는데
무엇을 주의해야
할까요?

## 기본적인 주의사항을 철저히 지켜야 합니다.

아이에게 알레르기가 있을 때는 주의해야 할 사항이 많은데, 집에서의 기본적인 주의사항은 이렇습니다. 새나 개나 고양이는 키우지 마시고 벌레 같은 것도 없어야 합니다. 메밀베개는 사용하지 마시고 곰인형처럼 털 많은 인형도 없어야 합니다. 집 안에 먼지가 없어야 하므로 장롱 위나 뒤까지 주기적으로 청소해야 합니다. 화장품을 가급적 적게 쓰고, 바퀴벌레도 컴배트보다는 끈끈이로 잡으세요. 담배는 화장실에서도 피우면 안됩니다. 그리고 가스 레인지를 사용할 때는 꼭 후드를 사용해야 합니다. LNG나 LPG가 연소할 때 나오는 질소 산화물은 냄새는 나지 않지만 호흡기에 상당히 해롭습니다. 그리고 아무리 냄새가 나지 않는다 해도 연소 가스가 밖으로 배출되지 않는 난방 기구는 되도록 사용하지 마세요. 또 알레르기에는 특효약이 없으므로 집에서 의사의 처방 없이 치료할 생각은 아예 하지도 마세요. 우리나라에는 알레르기에 대한 수많은 민간요법과 특효약이 선전되고 있지만 그게 효과가 있다는 데이터는 저는 본 적이 없습니다.

우리 아이가 목이 부어서
열이 많이 납니다.
목에 직접 약을 뿌리거나
목을 소독해주면
좀더 빨리 낫지
않을까요?

## 그래봐야 아무 소용 없습니다.

아이들은 목이 잘 붓습니다. 그리고 흔히 목감기라 부르는 인두염은 전신적인 질환이기 때문에 열이 나고, 호흡기에 여러 가지 문제가 생기며, 소화도 안되고, 온몸이 부대끼고, 목에도 염증이 생깁니다. 목감기나 열감기는 대부분 바이러스성 질환이기 때문에 목에다 소독약을 뿌려도 아무 소용이 없습니다. 예전에는 목이 많이 아픈 아이에게 일부 의사들이 목에다 직접 마취제를 뿌려주기도 했지만 지금은 그렇게 하지 않습니다. 마취제를 뿌려주면 그 순간은 목이 안 아파서 좋지만 사레가 들리기 쉬워 흡입성 폐렴이 생길 수 있기 때문입니다. 당장은 좋아 보여도 나중에 손해 볼 일은 권하지 않습니다. 한마디로 목감기는 목을 소독하거나 목에 직접 약을 바르거나 뿌려서 치료하는 병이 아닙니다. 아주 특수한 경우에만 그런 방법을 씁니다.

선생님~ 선생님~!
우리 아이 감기
똑 떨어지게 주사라도
한 대 팍 놔주세요.
감기가 벌써
일주일짼데요.

## 주사를 맞는다고 감기가 빨리 낫지는 않습니다.

실제로 어떤 엄마는 노래를 부르듯이 주사를 놔달라고 조릅니다. 그러나 주사를 맞는다고 감기가 빨리 낫거나 합병증이 줄어들지는 않습니다. 주사가 필요 없는 경우에도 주사를 놓는 것은 아이를 고문하는 것과 같습니다. 의사가 권하지 않을 때는 주사를 놔달라고 하지 마세요. 주사를 맞으면 아픕니다. 아이가 주사 한 대 맞을 때마다 엄마도 주사 한 대를 맞아야 한다면 주사 놔달라는 말이 쉽게 나오지는 않을 겁니다. 물론 꼭 필요할 때는 반드시 주사를 맞아야 하지만요.

아이를 평소에
춥게 키우면 감기에
덜 걸린다는데요?

**권장되는 방안 온도**
겨울에는 20도 정도,
여름에는 바깥 온도와
5도 이상 차이 나지 않게

## 겨울에 춥게 키우면 더욱 감기에 걸리기 쉽습니다. 그런데 권장하는 방 온도는 20~22도 정도라는 것은 알고 계십시오.

25도까지는 봐줍니다. 우리나라에서 진짜 춥게 키우는 사람은 거의 본 적이 없고 도리어 너무 덥게 키우는 것이 문제입니다. 물론 날씨 추운데 옷 제대로 입히지 않고 내보내면 감기 잘 걸릴 수 있으므로 주의해야 합니다. 그리고 공기가 좋은 나라에서 아이를 춥게 키우면 추위에 대한 저항력도 생기고 약한 감기 정도는 스스로 극복할 수도 있게 됩니다. 그래서 약한 감기에 걸렸을 때는 맑은 공기를 마시라고 나가 놀게도 합니다. 하지만 공기 오염이 심한 우리나라에서 아이를 춥게 키우면 기관지염이나 감기에 더 걸리기 쉬울 수도 있습니다. 감기에 대한 저항력을 키우려고 감기에 잘 걸리는 약한 아이를 춥게 키우는 것은 권장할 만하지 않습니다.

사람들 얘기가
애들 감기에는 항생제를
꼭 먹여야 한대요.
혹시 항생제를 안 써서
감기가 오래가는 것은
아닐까요?

## 아닙니다.

감기라 불리는 병의 대부분은 바이러스성 질환이기 때문에 항생제를 사용하지 않습니다. 항생제를 사용한다고 감기가 빨리 낫거나 좋아지지는 않습니다. 호흡기에는 정상적으로 자라고 있는 좋은 세균들이 있어서 여러 가지 잡균의 증식을 억제합니다. 항생제를 함부로 사용하면 이런 좋은 균들이 모조리 죽어서 병에 걸리기 쉬울 뿐만 아니라 합병증이 생길 수도 있습니다. 물론 항생제를 반드시 10일 이상 먹여야 하는 감기 같아 보이는 병도 많습니다. 항생제를 사용해야 하는 감기 비슷한 병들은 소아과 의사의 진찰 없이는 보통 감기와 구별하기 힘듭니다. 바이러스성 질환에는 항생제를 사용하지 않지만 세균에 의한 질환일 때는 반드시 항생제를 써야 합니다. 그런데 간혹 아이에게 항생제를 먹이면 큰일나는 것처

럼 생각하는 분도 있고, 항생제가 싫다며 병원 약을 거부하고 다른 치료법에 의존하다가 아이만 엄청나게 고생시키는 분도 있습니다. 항생제를 꼭 먹여야 할 때 항생제를 제대로 안 먹이면 나중에 심장과 콩팥에 치명적인 병이 생길 수도 있습니다. 그리고 이런 병들은 항생제를 하루 이틀만 먹여도 증상이 사라지고 아이가 멀쩡해 보여 함부로 약을 끊는 경우도 있는데 이것은 정말로 곤란합니다.

항생제는 현대 의학의 가장 큰 성과 중에 하나입니다. 현대 의학의 성과 중 두 가지를 꼽으라면 저는 주저없이 예방접종과 항생제를 꼽습니다. 그만큼 항생제는 생명을 건지는 약입니다. 특히 세균성 질환의 치료에는 거의 절대적인 효과를 발휘하고 생명을 구할 수 있게 해줍니다. 그러나 항생제는 양면성을 가지고 있어서 잘 사용하면 병 치료에 굉장한 도움을 주지만 남용하거나 잘못 사용하면 오히려 내성만 증가시키므로 매우 주의해서 사용해야 합니다. 우리 사회에서는 항생제뿐만 아니라 수많은 건강 식품들이 남용되고 있는데, 이렇게 몇십 년만 가면 우리나라 사람들의 건강은 무너진 성수대교처럼 될 것입니다. 제발 아이에게 아무 약이나 먹이지 마십시오.

**선생님 죄송한데요, 며칠 후에 우리 아이 발표회가 있거든요. 부작용이 좀 있더라도 감기 똑 떨어지게 약 좀 세게 써주세요.**

## 죄송할 것 하나도 없습니다.

감기약을 아무리 세게 써도 감기가 빨리 낫지는 않습니다. 약이란 사용량이 정해져 있습니다. 정량을 초과해서 사용하면 부작용만 커질 뿐입니다. 일부 약은 많이 사용하면 잠깐 동안은 증상이 좋아지는 듯해도 시간이 지나면 마찬가지입니다. 감기가 똑 떨어지는 약은 없습니다. 그런 약이 있으면 제가 지금 여기서 환자 보고 있겠습니까? 노벨 의학상 두 개는 주겠다고 난리일 텐데요.

아이가 약만 먹으면 잡니다. 약이 너무 독한 건 아닐까요?

## 약이 독하다고 잠을 많이 자는 것은 아닙니다.

감기약으로 처방되는 약 중에는 항히스타민제가 있는데, 이 약을 먹으면 졸릴 수 있습니다. 그러나 사람마다 약에 대한 반응 정도가 달라 어떤 아이는 감기약을 먹어도 아무렇지 않은데, 어떤 아이는 먹자마자 쓰러져 잘 수도 있습니다. 감기약을 먹고 자더라도 심하지 않으면 별문제가 없습니다. 간혹 감기약을 먹으면 아이가 컨디션이 좋아져 아파도 열심히 노는 경우가 있는데, 이런 경우보다는 차라리 약간 졸린 편이 낫습니다. 하지만 너무 지나치게 잔다 싶을 때는 약을 처방해주는 소아과에 말하면 덜 졸리거나 안 졸리는 약으로 처방을 바꿔줄 것입니다. 간혹 감기약에 수면제를 넣었나 의심하는 분도 있는데, 그런 일은 없다고 보시면 됩니다.

우리 아이는 중학교 1학년생입니다. 감기 치료는 이제 내과에서 해야 하는 것 아닌가요?

## 소아청소년과는 21세까지 진료합니다.

그래서 이제는 청소년들이 헷갈리지 않게 소아과란 이름을 소아청소년과로 바꾸었답니다. 엄마는 아이의 감기가 심하면 내과에 간다고 합니다. 내과 약이 소아과 약보다 세기 때문에 더 잘 듣는다나요. 또 어떤 엄마는 간판에 내과, 소아과 두 과목을 본다고 써 있는 병원을 찾아간다고 합니다. 왜냐하면 감기가 약하면 순한 소아과 약을 먹이고 감기가 심하면 센 내과 약을 먹이기 위해서랍니다. 의료법상 의사가 두 개의 진료 과목을 표시할 수는 있지만, 두 과목 모두 전문의인 경우는 우리나라에 거의 없습니다. 그리고 소아과와 내과는 나이로 구분합니다. 소아과에서는 아이의 성장과 발육이 완성되는 시기까지 진료합니다. 소아과에서는 21세까지 소아과에서 진료받기를 권장합니다. 물론 어떤 병원에서는 18세까지만 소아과에서 보기도 합니다. 중학생이 소아과에서 치료받는다고 해서 이상할 것은 하나도 없습니다. 내과 의사가 소아과 의사보다 약

을 더 세게 쓴다고 생각하는 것은 오해입니다. 약은 나이와 병의 종류에 따라 용법과 용량이 정해져 있기 때문에 소아과 의사든 내과 의사든 약을 처방하는 것은 같습니다.

선생님, 보험약은 좀 싸다면서요. 그래서 일부러 일반으로 접수했으니까 제일 좋은 약으로 써주세요.

## 어느 소아과나 일반과 보험의 약 차이는 없습니다.

하긴 보험 수가가 너무 싸니 그런 생각이 드는 것도 무리는 아닙니다. 하지만 그럴 필요는 없습니다. 최소한 소아과에서 감기 치료를 하면서 보험 환자와 일반 환자의 약을 다르게 쓴다는 것은 불가능하니까요.

감기를 치료할 때 어떤 병원에서는 주로 약을 처방하고 어떤 병원에서는 주로 주사를 놓던데, 그 차이는 뭔가요?

## 똑같은 병이라도 치료 방법은 의사마다 조금씩 다릅니다.

주사에 대해서는 의사들 사이에서도 의견이 다양하기 때문에 시비를 가릴 수는 없습니다. 저는 약이나 주사 두 가지의 처방이 다 가능한 경우 치료 효과가 같다면 가능한 한 먹는 약으로 처방합니다. 그렇지만 주사가 필요 없다고 생각하는 것은 아닙니다. 생명이 위태로운 병을 앓을 때는 효과가 즉시 나타날 수 있는 주사가 큰 도움이 되지요. 꼭 필요한 경우라면 당연히 주사를 놓아야 합니다. 그런데 이 '꼭 필요한 경우'라는 것이 의사마다 의견이 다르기 때문에 일률적으로 제가 여기에서 언급하기는 힘듭니다. 하지만 의사들이 약을 처방할 때는 다 안정성을 고려하므로 주사를 맞았다고 해서 너무 걱정할 필요는 없습니다. 참고로 저의 경우는 예방접종을 제외하면 주사를 놓는 아이의 수가 일 년에 열 명을 넘지 않습니다.

# 걸음마와 보행기

## Dr.'s Advice

YouTube
걸음마 연습
필요할까요?

보행기는 꼭 사용해야 하는 것이 아닙니다. 사고의 위험성 때문에 소아과 의사들은 사용하지 말기를 권장합니다. 하지만 편리한 점도 있기 때문에 사고가 나지 않게 주의하면 사용할 수도 있습니다.

보행기 사용은 권장하지 않습니다. 하지만 꼭 태우고 싶을 때는 아기가 혼자 힘으로 허리를 가누고 앉을 수 있어야 탈 수 있습니다. 보통 생후 6~8개월경이 됩니다. 태우더라도 하루에 1~2시간만 태우고, 사고 나지 않게 아기에게서 눈을 떼서는 안됩니다.

보행기를 사용한다고 아기가 빨리 걷게 되는 것은 아닙니다. 아기들은 엄마가 아무리 고민을 해도 자기가 걸을 때가 되어야 걷습니다. 만일 아기가 만 15개월이 되었는데도 제대로 걷지 못할 때는 일단 소아청소년과 의사의 진료를 한번 받아보십시오.

소서 같은 것은, 사용할 수는 있지만 방바닥에 기어다닐 수 있게 내버려두는 것이 아기에게는 더 좋다고 저는 생각합니다.

119 소아과

# 아기 걸음마에 관해 알아야 할 것들

아기들은 다 때가 되면 기고 앉고 서고 걷습니다. 아기마다 자신의 고유한 리듬이 있어서 특별한 이상만 없다면 아기들은 자연적으로 그 리듬을 따라 성장합니다. 아기가 걸음마를 빨리 배우면 똑똑해진다고 잘못 알고 있는 엄마들도 있는데, 걸음마를 빨리 배우는 것과 아기의 지능은 상관이 없습니다. 좀더 정확하게 말씀드리면 아기에게 걸음마 연습을 빨리 시킨다고 아기의 지능이 원래보다 더 좋아지지 않을뿐더러 발달이 더 빨라지는 것도 아니라는 얘기입니다. 몸무게가 많이 나가는 아기보다는 가벼운 아기가 더 쉽게 걷고, 겁이 많은 아기보다는 활발하고 겁이 없는 아기가 더 빨리 걸음마를 시작합니다. 어릴 때 많이 아팠던 아기는 아무래도 걸음마를 늦게 시작합니다.



## 아기가 걸음마를 배우는 시기는 언제인가요?

아기가 자신의 힘으로 서고 걷는 일이 다리의 힘만 튼튼해진다고 되는 것은 아닙니다. 아기의 머리가 발달해서 다리나 허리의 근육을 잘 조절할 수 있어야 걷게 됩니다. 아기들은 보통 돌쯤 되면 어느 정도 걷기 시작하는데, 아기마다 혼자 걷는 시기는 다 다르기 때문에 일률적으로 어떻다고 말하기는 힘듭니다. 걷는 시기는 아기의 기는 모습이나 배밀이 하는 모습에 따라서 빠르거나 늦을 수 있기 때문에 모든 아기에게 적용되는 걷는 시기를 딱 잘라 말하기는 힘듭니다. 빠르면 11개월에 걷는 아기도 있고, 늦으면 18개월이 되어서도 잘 걷지 못하는 아이가 있습니다. 물론 아이마다 특색이 있고 발달 양상이 다르기 때문에 18개월인데 아직 잘 못 걷는다고 아이가 뒤떨어진 것은 아닐까 하는 걱정을 미리 할 필요는 없습니다. 하지만 평균 발달보다 20~25% 늦는 경우는 일단 소아과 의사의 진료를 받는 것이 안전합니다. 참고로 아기가 생후 5개월이 되

었는데도 고개를 못 가누거나, 생후 9개월에도 혼자서 못 앉는 경우, 생후 15개월에도 못 걷는 경우에는 소아과 의사에게 문의해야 합니다.

## 걸음마를 너무 일찍 시작하면?

**• 아기 스스로 걸을 수 있다면 일찍 시작해도 됩니다** 아기가 너무 일찍 걸음마를 배우면 허리에 문제가 생기거나 다리가 휜다고 걱정하는 분들이 있습니다. 아기가 늦게 걸어도 고민, 일찍 걸어도 고민입니다. 아기가 자신의 힘으로 서고 걸을 수 있으려면 다리와 허리의 근육이 어느 정도 발달해야 합니다. 말하자면 걸음마를 시작한 아기는 어느 정도 자신의 힘으로 허리를 가눌 수 있다는 얘기지요. 따라서 자신의 힘으로 걷는 아기는 걸음마를 일찍 시작했다고 허리에 문제가 생기지는 않습니다. 아기 혼자서 걷다가 넘어져서 엉덩방아를 찧는다고 해서 뼈에 이상이 생기는 경우도 거의 없습니다.

**• 걸음마 연습을 억지로 시켜서는 안됩니다** 자신의 힘으로 못 걷는 어린 아기를 일찍 걷게 할 욕심으로 걸음마 연습을 억지로 시키거나, 이제 조금 걸으려는 아기에게 무리하게 걸음마를 강요하면 문제가 될 수도 있습니다. 어떤 분은 아기가 걷는 것이 대견해 아이를 손으로 붙들고 한 걸음씩 일으켜 세우기도 합니다. 하지만 이렇게 강제로 걸음마를 강요하면 안됩니다. 또 아이가 걷고 싶어한다고 부모님이 손을 잡아주거나 겨드랑이를 받쳐주어서 너무 오랫동안 걷는 것을 돕는 것도 바람직하지 않습니다. 이런 식으로 너무 자주 걸으면 다리가 휠 수도 있고 아기의 성장 발달에 문제를 초래할 수도 있습니다.

**아기의 걸음마가 늦는 것 같다구요?**
걷는 데 익숙하지 못한 아기들은 혼자 걷는 것에 겁을 내기 마련입니다. 그러나 시간이 지나면서 서서히 익숙해지면 잘 걸을 수 있게 됩니다. 아기가 제대로 걷지 못하는 것이 꼭 다리에 이상이 있거나 뼈에 이상이 있어서만은 아닙니다. 아빠가 어릴 때 늦게 걸었거나 아기의 여러 가지 컨디션에 따라서 아기가 18개월이 되어도 못 걸을 수 있습니다. 일반적으로 아기가 생후 15개월이 되었는데도 걷지 못한다면 소아과 의사는 발달 전문가에게 의뢰하는 경우도 있습니다. 일반적으로 앉아서 엉덩이를 뭉개며 기어다니는 아기는 걷는 시기가 좀 늦습니다. 이런 아기들은 생후 18개월에도 못 걷는 경우가 흔합니다. 이런 경우에도 발달 전문가에게 아기를 한번 보이는 것이 좋습니다. 혹시 아기가 뇌성 마비 때문에 잘 못 걷는 경우라면 진단 시기가 빠를수록 치료 효과가 좋기 때문입니다. 따라서 만약 아기가 15개월이 되어도 잘 걷지 못한다면 일단 소아과 의사와 상의해서 아기의 운동 발달 상태를 점검하는 것이 좋습니다.

## 아기의 걸음마를 도울 방법은 없나요?

아기의 걸음마를 특별히 돕는 그런 방법은 없습니다. 정확히 말하면 그런 방법 자체가 필요 없다고 해야겠지요. 특별한 경우를 제외하고 아기들은 자연적으로 발달 리듬을 따라가서 때가 되면 다 걷게 되니까요. 또 아기를 연습시켜서 빨리 걷게 한다고 아기의 발달이 빨라지는 것도 아니구요. 하지만 아기에게 아기가 스스로 걷게 만드는 동기를 부여해주는 것은 좋습니다. 걸으려는 아기와 같이 놀아주거나, 아기에게 걸음마를 배우면 자신이 가고 싶은 곳으로 쉽게 옮겨갈 수 있다는 점을 느끼게 해주면 아기는 걸음마를 배우는 데 흥미를 가질 것입니다. 그리고 걸음마 초기에는 걷는 방법이 서투르므로 어른이 약간 보조해주는 것이 좋습니다. 하지만 아직 자신의 힘으로 걷지 못하는 아기를 일찍 걷게 할 욕심으로 억지로 연습을 시키거나, 이제 막 걸음마를 떼려는 아기에게 무리하게 걷기를 강요하면 문제가 생길 수도 있습니다. 또 일찍 걷게 할 욕심으로 허리도 제대로 못 가누는 아기를 보행기에 장시간 태우는 것도 좋지 않습니다. 보행기를 사용하면 도리어 걷는 것이 늦어질 수 있습니다.

**아이가 팔자 걸음이 심하다구요?**
아이의 걸음이 심한 팔자일 때는 일단 정형외과 의사의 진료를 받아보는 것이 좋습니다. 간혹 다리에 어떤 이상이 있어서 아이가 팔자 걸음을 걷는 경우도 있으니까요. 하지만 검사 결과 다른 문제가 없다면 아이의 걸음을 교정해주도록 엄마가 노력하는 것이 좋습니다. 처음에 한번 이상한 모습으로 걷기 시작하면 습관이 되어서 그대로 굳어질 수 있으니까요.

YouTube
까치발 하면
자폐라구요?

## 까치발로 걷는 아기

까치발로 걷는 아기는 일단 소아과 의사의 진료를 한번 받는 것이 좋습니다. 까치발로 걷는 아기들이 의외로 많습니다. 엄마들은 특히 아기가 보행기를 탈 때 까치발로 걷는 것을 처음 발견하고 깜짝 놀라 문의하게 됩니다. 일반적으로 소아과 의사들은 아기가 까치발로 걸으면 꽤 신경을 쓰게 됩니다. 특히 보행기를 타는 전후 시기의 아기일 경우 더 주의 깊게 살핍니다. 단순히 아기의 걷는 버

**까치발로도 걷는 아기**
쉽게 이야기해서 까치발로만 걷는 아이는 문제가 되지만 까치발로도 걷는 아이는 별문제가 없는 경우가 대부분입니다.

룻이거나 보행기의 높이가 높을 때 까치발로 걷는 경우가 대부분이지만, 간혹 운동 장애가 있거나 근육에 이상이 있을 때도 까치발로 걸을 수 있기 때문입니다. 쉽게 말해서 뇌성마비가 있는 아기가 까치발로 걸을 수 있기 때문에 의사들이 신경을 쓰는 것입니다. 그러나 아기의 몸이 지나치게 긴장되고 뻣뻣한 상태가 아니라면 까치발을 한다고 걱정할 필요는 없습니다. 돌이 지나 잘 뛰어다니는 아이들 중에도 습관적으로 까치발을 하는 아이가 많습니다. 이런 아이들은 잘 걸을 수 있는데도 재미로 이렇게 까치발을 하는데, 대개는 시간이 지나면서 좋아집니다.

# 안 태우는 것이 더 좋은 보행기

보행기를 꼭 사용해야 한다고 생각하는 분들이 많습니다. 대부분의 아기들이 보행기를 사용하니 당연히 우리 아기도 보행기를 사용해야만 걷는 데 도움이 된다고 생각하는 것이지요. 하지만 아기가 보행기를 꼭 타야 하는 것은 아닙니다. 보행기는 아기에게 필수적인 것이 아닙니다. 보행기는 권장되지 않고 있으며, 어쩔 수 없이 보행기를 태울 때는 적당히 태우는 것이 좋습니다. 그리고 집에 턱이나 계단이 있다면 보행기를 아예 사용하지 않는 것이 더 낫습니다.

## 보행기를 사용하는 시기

보행기,
가능하면
사용하지 마세요

**· 소아과 의사들은 생후 6~8개월 이전에는 보행기를 사용하지 말라고 합니다** 생후 8개월 된 아기라도 앉는 데 힘들어하면 보행기를 사용하지 않는 것이 좋습니다. 물론 사용하지 않는 것이 더 낫습니다. 간혹 생후 3~4개월부터 아기를 보행기에 태우는 분도 있는데, 이것은 곤란한 일입니다. 제대로 앉아 있지도 못하는 아기를 보행기

에 태우면 아무래도 아기의 몸에 무리가 생깁니다. 이 월령에 보행기를 타는 아기들은 몸이 한쪽으로 기울어진 채 타게 되니까요. 당장 겉으로 드러나는 이상은 없더라도 이 월령의 아기는 보행기에 태우지 않는 것이 좋습니다. 미국 소아과학회에서는 아예 보행기 사용 금지 운동을 하고 있습니다. 저도 되도록이면 보행기를 사용하지 말 것을 권하는데, 그래도 꼭 사용하겠다는 분들은 아기가 제대로 허리를 가눠 잘 앉아 있을 수 있을 때 보행기에 태우십시오.

**• 보행기를 언제까지 태워야 하나?** 이 문제는 보행기가 처음 생긴 목적을 되짚어보면 그 답을 알 수 있습니다. 보행기는 처음에 아기의 걸음마를 도와주려는 목적으로 생겼습니다. 하지만 보행기를 탄다고 걸음마를 일찍 배우게 되지는 않는다는 것이 밝혀졌습니다. 따라서 걸음마를 배우는 것과는 상관없이 보행기에 태울 것인가 말 것인가를 정하면 됩니다. 요즘은 보행기를 아기 혼자 놀게 할 목적으로 사용하는 분들이 많습니다. 이런 경우에는 아기를 언제까지 보행기에 태울 수 있다고 정해진 시기는 없습니다. 엄마의 필요 때문에 보행기에 앉혀두려 해도 아기가 보행기에서 벗어나 혼자 걸으려고 발버둥치면 그만 태울 수밖에 없습니다. 아기들은 대개 혼자 잘 걷게 되면 보행기에 잘 안 타려고 하므로 보행기를 그만 태우는 시기에 대해 크게 고민할 필요는 없습니다.

**보행기 사용은 권장하지 않습니다!!**

1. 보행기를 꼭 사용해야 하는 것은 아닙니다.
2. **보행기에 태우려면 생후 6~8개월쯤 되어 아기가 허리를 제대로 가눌 수 있어야 합니다.**
3. 보행기는 하루 한두 시간 이내로 태웁니다.
4. 보행기를 탄 채 넘어지거나 부딪치지 않도록 안전에 신경을 써야 합니다.

## 보행기를 사용하면 걸음마를 일찍 배우게 되나요?

보행기를 사용한다고 아기가 걸음마를 일찍 배우게 되는 것은 아닙니다. 다시 말해서 걸음마를 도울 목적으로 보행기를 사용할 필요는 없다는 얘기지요. 보행기가 없던 시절에 아기들이 걸음마를 배우는 데 문제가 있었다는 얘기는 들어본 적이 없습니다. 오히려 보행기를 사용하면 걸음마를 배우는 시기가 늦어질 수도 있습니

다. 특히 하루에 2시간 이상 아기를 보행기에 태우면 걸음마가 늦어질 위험성이 있는데, 그 이유는 아이가 자신의 다리의 힘으로 몸을 지탱하지 않고 걷기 때문입니다. 아기의 걸음마 연습에 도움을 주려면 보행기보다 밀고 다니는 보행기구가 낫다고 합니다. 하지만 그렇게 한다고 해도 빨리 걷게 되는 것은 아니랍니다.



## 보행기의 단점이 있다면서요?

보행기를 사용할 때 가장 큰 단점은 엄마가 아기에게 관심을 덜 기울일 수 있다는 것입니다. 마냥 엄마의 손을 필요로 하던 아기가 보행기에 타면 온 방을 빙빙 돌아다니며 혼자서도 잘 놀게 되니 아무래도 엄마가 관심을 덜 쏟게 됩니다. 이는 곧 아기가 엄마의 사랑을 덜 받게 될 위험성이 있다는 것입니다. 그 밖의 단점으로는 다음과 같은 것들이 있습니다.

**· 안전 사고가 일어나기 쉽습니다** 아기가 보행기를 타고 돌아다니게 되면 행동반경이 커져서 화장대로 가서 화장품을 집어먹기도 하고, 위험한 물건을 이것저것 함부로 만지기도 합니다. 소아과에서 흔히 보는 보행기 사고는 아파트 현관 입구에서 신발 신는 쪽으로 보행기를 끌고 가다 뒹구는 것입니다. 이층집에 산다면 아기가 계단에서 구르지 않게 주의해야 합니다. 보행기를 타는 아기가 있는 집에서는 아기의 안전에 신경을 많이 써야 합니다. 그리고 세워 놓는 옷걸이는 자칫하면 아기가 보행기를 밀고 다니면서 잡아당길 수 있습니다. 아기가 옷걸이를 당기면서 뒤로 물러나면 아기의 얼굴 쪽으로 옷걸이가 넘어져 다치는 경우도 많습니다. 만일 눈이라도 찔리면 큰일나겠지요. 간혹 국그릇이 얹혀 있는 식탁보를 잡아당겨 화상을 입기도 합니다. 보행기를 타면 기어다닐 때와는 달리 아기의 키가 갑자기 커진다는 것을 반드시 명심해야 합니다.

**보행기의 장점은 무엇일까요?**

보행기는 아기의 행동반경을 넓혀줄 수 있다는 장점이 있습니다. 아기 혼자 돌아다니며 호기심을 충족시킬 수 있다는 것은 무엇보다 큰 장점 가운데 하나입니다. 그리고 엄마의 일손을 덜 수 있으며, 보행기에 태우면 아기들이 덜 보채는 경향이 있어 장점이 되기도 합니다.

•• 
꼭 알아두세요!!

보행기의 높이가 아기의 다리가 질질 끌릴 정도로 낮으면 안됩니다. 아기의 다리에 무리를 주게 될 수도 있고 앉는 자세에 나쁜 영향을 미칠 수도 있으니까요. 특히 아기의 다리가 90도 정도 옆으로 닿는다면 곤란하지요. 다리에 적당한 힘이 더해지면 설 수 있을 만큼의 높이는 되어야 합니다. 다리가 항상 구부러져 있을 정도로 낮다면 곤란합니다.

**• 안짱다리가 될 수 있습니다** 아기를 보행기에 대롱대롱 얹어놓듯이 오랫동안 앉혀두면 안짱다리가 될 수 있습니다. 하지만 하루에 보행기를 1~2시간 태우고 높이를 제대로 조절한다면 안짱다리 걱정은 안 해도 됩니다.

**• 앉거나 걷는 자세에 영향을 미칠 수 있습니다** 보행기 사용이 아기의 자세에 영향을 미치는 것은 아기가 자랐는데도 보행기 높이를 조절하지 않아 다리를 옆으로 질질 끌고 다니면서 발생하는 문제입니다. 보행기 높이는 아기의 성장에 따라 조절해야 합니다. 그리고 허리를 못 가눠 제대로 앉아 있을 수도 없는 아기를 보행기에 오랫동안 태우면 앉는 자세에 무리가 올 수 있습니다.



## 보행기 사용할 때 이런 점에 주의하세요

**• 아기가 보행기를 타면 행동반경이 넓어집니다** 보행기를 타면 아기의 행동반경이 커져 기어다닐 때보다 더 먼 거리를 다니게 됩니다. 그리고 아기의 행동반경이 옆으로만 커지는 것이 아니라 높이도 커집니다. 여태까지 기던 상태에서의 손놀림이 갑자기 몇십 센티미터 정도 훌쩍 높아지니 그만큼 아기의 손이 닿는 범위가 넓어집니다. 아기를 보행기에 태울 때는 이 점을 미리 염두에 두어야 합니다.

**• 보행기를 타면 아기의 행동 속도가 빨라집니다** 보행기를 타는 아기의 행동은 번개 같습니다. 잠깐만 한눈을 팔아도 아기는 엄마의 손이 닿는 범위를 벗어나 사고를 일으키기 쉽습니다. 엄마의 바쁜 일손을 덜기 위해 아기를 보행기에 태우더라도 되도록이면 아기에게서 눈을 떼면 안됩니다.

# 결핵



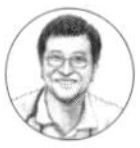

## Dr.'s Advice

우리나라는 아직도 결핵이 많은 나라입니다. 그렇기 때문에 꼭 BCG 접종을 해야 합니다.

잠복결핵 진단이 붙은 아이도 반드시 결핵 치료를 해야 합니다. 중간에 임의로 치료를 중단해서는 안됩니다.

결핵약은 효과가 좋습니다. 그런데 아직 우리나라가 결핵왕국인 가장 큰 이유 가운데 하나는 약을 먹다가 중단하는 경우가 많기 때문입니다. 결핵약을 먹다가 중단하면 약에 내성이 생기고, 일단 내성이 생기게 되면 그 다음부터는 치료가 엄청나게 힘들어집니다. 한번 치료를 시작하면 소아청소년과 의사가 그만 먹으라고 할 때까지 약을 먹이는 것이 결핵을 치료하는 데 가장 중요합니다.

활동성 결핵에 걸린 사람과 접촉한 아이는 반드시 소아청소년과 의사에게 이 사실을 알리고 진료를 받아야 합니다.

119 소아과

## 우리나라에는 결핵 환자가 엄청 많습니다

**• 우리나라는 결핵왕국입니다** 우리나라를 '결핵왕국'이라고 표현하는 의사가 있을 정도로 아직도 우리나라에는 결핵 환자가 엄청 많습니다. 간혹 아직도 우리나라에 결핵이 있느냐며 놀라는 분들이 있는데, 결핵 환자가 없는 것이 아니라 병을 숨기는 풍습이 있어 자신이 결핵 환자라고 말하는 사람이 없는 것뿐입니다.

**• 주위에 결핵 환자가 있으면 결핵이 옮을 수 있습니다** 결핵은 결핵균이 폐나 기관지에 침범해서 생기는 병이기 때문에 기관지나 폐의 질환을 얘기할 때 결핵은 빠지지 않습니다. 요즘은 BCG 예방접종으로 예전보다 결핵 환자가 많이 줄기는 했지만, BCG 예방접종을 해도 결핵이 완전히 예방되는 것은 아니라서 주위에 결핵 환자가 있으면 결핵이 옮을 수 있습니다. 때로는 주위에 결핵 환자가 없는 듯한데도 결핵에 걸리는 경우가 있습니다. 이는 결핵에 걸려도 아무런 증상이 없어 결핵에 걸린 줄 모르는 사람들이 우리 주위에 생각보다 많기 때문입니다.

미국에서
태어난 아기
BCG 접종

미국 아이
한국 방문과
결핵반응검사

## 아이들의 결핵은 증상이 거의 나타나지 않습니다

집안에 결핵 환자가 있으면 모든 식구들이 결핵반응검사를 받게 되는데, 이때 아이들이 결핵에 걸린 것을 알게 되는 경우가 많습니다. 가족력이 없다 해도 우연히 해본 결핵반응검사를 통해 감염 여부를 알게 되기도 합니다. 아이가 결핵에 걸렸다고 말하면 많은 분들이 기침도 하지 않는데 무슨 결핵이냐고 황당해합니다. 아이들은 어른과는 달리 결핵에 걸려도 폐결핵으로 걸리는 경우가 그리 많지 않아서 결핵 때문에 기침을 하는 경우가 별로 없습니다. 아이들의 결핵은 대개 우연히 발견되며, 발견된다 해도 엄마들이 느낄 수 있는 증상이 없는 경우가 대부분입니다.

**아이들 결핵의 증상**

아이들의 결핵은 초기에는 특별한 증상이 없는 경우도 많습니다. 시간이 지나면서 가벼운 기침부터 열이 나기도 하고 식욕부진에 소화불량, 체중감소 등 특별히 결핵을 의심하기 힘든 증상을 보입니다. 심한 경우 가래에서 피가 나오기도 하고 임파선이 붓기도 합니다. 특히 어린아이들의 경우 심각한 결핵성 뇌막염이나 온몸으로 결핵균이 퍼지는 파종성 결핵이 잘 생기기 때문에 주의해야 합니다.

## 결핵이 일으키는 병 중에는 걸리면 위험한 것들이 있습니다

결핵균이 우리 몸에 들어오면 여러 가지 병을 일으키는데, 그 대표적인 것이 폐결핵이지만 더 위험한 것이 결핵성 뇌막염과 속립성 결핵입니다. 결핵성 뇌막염은 결핵균이 뇌까지 퍼지는 것인데, 이 병에 걸리면 생명에 치명적일 수 있고, 치료되더라도 후유증을 많이 남깁니다. 그리고 결핵 환자의 대부분은 폐결핵을 앓는데, 이때의 결핵균은 한곳에 자리를 잡고 더 이상 퍼지지 않는 특성이 있습니다. 하지만 어린 아이들은 결핵균이 몸의 다른 곳으로 쉽게 퍼져 심각한 결핵에 걸릴 수가 있습니다. 예를 들어 결핵균이 신장, 뼈 등으로까지 퍼져 결핵이 생기면 목숨을 위협할 수 있는데, 이것을 속립성 결핵이라고 하며, 목숨이 위험할 수도 있습니다. 그래서 아이들 결핵이 무서운 것이고 이렇게 심각하게 결핵이 퍼지는 것을 막기 위해서 BCG 접종을 하는 것입니다.

## 결핵 환자와 접촉한 경우

아이들의 경우 결핵에 노출된 경우는 나이에 따라서 약간 다르기는 하지만 흉부 엑스레이 사진이나 객담검사를 시행합니다. 양성이면 결핵치료를 하고 음성이면 결핵피부시험을 시행합니다. 결핵피부시험 결과 음성인 경우는 결핵약을 8주간 먹인 후 다시 피부시험을 하여 음성이면 약을 중단하고 양성이면 잠복결핵으로 판단하고 총 9개월간 결핵약을 먹이게 됩니다. 대부분 소아청소년과에서 어린아이들에게 결핵약을 먹이는 경우는 잠복결핵인 경우입니다.

**결핵 밀접 접촉자란?**
- 최근 3개월 이상 같이 거주한 가족 및 동거인.
- 하루에 8시간 이상, 1주일에 5일 이상 매주 만나는 경우.

## 결핵 진단에는 결핵반응검사가 가장 중요합니다

**잠복결핵이란?**

결핵은 결핵균에 감염되어 병에 걸린 것인데 감염되고도 당장은 병에 걸리지 않은 잠복결핵도 많습니다. 쉽게 말해서 결핵균에 감염이 되어 있는데 우리 몸이 잘 방어해서 질병으로 발전하지 않고 대치 중인 상태라고 보시면 됩니다. 잠복결핵이 있는 10명 중 한 명은 어느 날 갑자기 결핵에 걸려 주위 사람들에게 결핵을 퍼뜨릴 수 있습니다. 질병이 되기 전에 결핵약을 먹어 균을 죽이는 것이 잠복결핵 치료입니다.

아이들의 결핵 진단에서는 결핵반응검사가 제일 중요합니다. 다른 문제가 없더라도 결핵반응검사에서 결과가 양성으로 나오면 잠복결핵으로 판정하고 결핵약을 반드시 먹여야 합니다. 결핵반응검사 결과와는 달리 흉부 엑스레이 사진은 멀쩡하게 나오는 경우가 많습니다. 흉부 엑스레이 사진이 멀쩡하게 나오면 안심해서 소아과에서 준 결핵약을 먹이지도 않는 엄마들이 많은데, 그래서는 안됩니다. 아이들은 흉부 엑스레이 사진이 멀쩡해도 결핵반응검사에서 양성 반응이 나오면 치료를 해야 합니다. 흉부 엑스레이에 결핵 병변이 보이면 결핵 치료를 하는 것입니다.

## 결핵반응검사를 하는 이유

**결핵피부시험 양성 기준**

BCG 접종에 상관없이 판정합니다.

— 경결 직경 10mm 이상

— 이전 검사보다 6mm 이상 증가

- **결핵균에 감염되어 있는지 확인하기 위해서** 결핵균에 감염된 경우는 결핵반응검사에서 양성이 나옵니다. BCG 접종과 상관없이 일단 결핵반응검사에 양성이면 결핵균에 감염되었다고 보시면 됩니다. 결핵반응검사 결과 양성인 경우는 소아청소년과 의사의 처방에 따라서 결핵약을 복용하여야 합니다.
- **BCG 접종 후 효과는 확인 불가** 예전에는 BCG 예방접종 후 3개월이 지나면 결핵반응검사를 해서 접종 효과를 확인하기도 했지만, 이제는 접종 효과를 확인하기 위해서 결핵반응검사를 하지 않습니다. 결핵반응검사의 결과는 BCG 접종의 효과와는 별 상관이 없다는 것이 밝혀졌기 때문입니다.

## 치료하다 중단하면 훨씬 손해입니다

**• 결핵약은 아이들에게 안전한 약입니다** 결핵 진단이 나와 치료 처방을 받으면 고민고민하며 주위 사람이나 친척들에게 조언을 구하다 결국 몇 달이 지나도록 결핵 치료를 시작도 못 하는 분들이 있습니다. 그러나 결핵약은 아이들에게 비교적 안전한 편이므로 약을 먹더라도 너무 걱정하지 않아도 됩니다. 치료를 위해서는 보통 9개월에서 1년 동안 약을 먹이게 되는데, 투약 기간은 의사의 판단에 따라 달라질 수 있습니다. 특히 '아이나'라는 결핵약은 어린아이들에게 아주 안전한 약입니다. 의사의 지시에 따라 복용하기만 하면 1년 동안 계속 복용해도 별다른 문제가 없습니다. 다른 선진국에서는 '아이나'라는 결핵약과 몇 가지 현대적인 치료약으로 결핵을 거의 박멸하다시피 한 상태입니다.

**• 결핵 치료에는 비법이 따로 없습니다** 간혹 결핵 치료에 더 좋은 약이 없냐고 아주 진지한 얼굴로 물어보는 엄마들이 있습니다. 그리고 소아과에서 결핵 진단을 받고 나면 곧바로 아는 분들에게 연락해 어떤 치료를 해야 하냐고 물어보는 엄마도 있습니다. 결핵의 치료는 의사가 아닌 결핵을 잘 모르는 사람들에게 물어봐야 아무 소용 없습니다. 결핵 치료에는 비법이 따로 없습니다. 지금의 결핵약은 아주 획기적인 약으로 제대로 치료만 하면 대개는 잘 낫습니다. 하지만 약을 제대로 안 먹이면 잘 낫지 않는 것이 또한 결핵입니다.

**• 결핵약을 함부로 중단하면 치료가 더 힘들어집니다** 우리나라에 아직도 결핵 환자가 많은 이유는 뭘까요? 선진국에서 사용하는 것과 같은 좋은 결핵약이 없어서일까요? 아닙니다. 저는 우리나라에 아직도 결핵이 많은 원인 가운데 하나가 결핵약을 오래 먹이면 몸에 나쁠까 봐 몇 개월 먹이다가 중단하고 한약을 먹이는 등 중간에 다른 치료를 하는 분들이 많기 때문이라고 생각합니다. 결핵약을 함부로 중단하면 약에 대한 내성이 생겨서 그 다음부터는 치료가 더

**결핵에 걸리면 보신을 해야 하나요?**
결핵에 걸렸다고 하면 우선 몸보신부터 생각하는 사람들이 많은데, 요즘은 몸이 허약해서 결핵이 잘 낫지 않는 사람은 거의 없습니다. 결핵 치료의 1번은 결핵약을 빼먹지 않고 꾸준하게, 의사가 그만 먹으라고 할 때까지 잘 먹는 것입니다.

**소아과 의사의 한마디!!**
결핵반응검사는 결핵을 진단하는 데 아주 유용하고 필수적인 검사입니다. 그러나 BCG 예방접종을 하고 결핵반응검사를 하면 대개의 아이들은 검사 결과가 양성으로 나옵니다. 그렇게 되면 결핵반응검사 결과 나온 양성 반응이 BCG 예방접종 때문인지 결핵 때문인지를 알 수 없습니다. 참고로 말씀드리면 미국의 경우 결핵 발생률이 줄어 요즘은 BCG 예방접종을 하고 있지 않습니다. BCG 예방접종을 하면 결핵반응검사로 결핵 진단을 붙이기 힘든 경우가 있기 때문입니다. 하지만 우리나라는 워낙 결핵이 많기 때문에 이러한 진단상의 문제점에도 불구하고 BCG 접종을 합니다.

힘들어집니다. 결핵약은 반드시 의사가 그만 먹이라고 할 때까지 꾸준히 먹여야 합니다. 절대로 치료 도중에 결핵약을 임의로 끊어서는 안됩니다.

## BCG 예방접종을 해도 결핵에 걸릴 수 있나요?

**BCG 접종 후 결핵 양성일 때!**

BCG 접종을 한 경우도 결핵반응검사 결과 양성이 나온 경우 소아과 의사의 판단에 따라서 결핵약을 꼭 먹어야 하는 경우가 많습니다. 결핵반응이 양성인 경우는 아이의 몸에 결핵균이 들어와 있는 경우일 수 있으며, 이런 경우는 나중에 결핵이 발병하는 것을 막기 위해서, 즉 미리 치료를 하기 위해서 결핵약을 먹이는 것입니다.

놀랍게도 BCG 예방접종을 했어도 결핵에 걸릴 수 있습니다. 부모들의 기대와는 달리 BCG 예방접종을 하는 가장 중요한 목적은 결핵을 예방하는 것보다 결핵균이 온몸에 퍼지는 것을 막아주는 것이기 때문입니다. BCG 예방접종을 하지 않은 상태에서 결핵균이 몸에 들어오게 되면 결핵균이 온몸으로 퍼질 수 있는데, 뇌나 콩팥으로 결핵이 퍼지면 결핵성 뇌막염이나 속립성 결핵 등 치명적인 병이 되어 아이의 생명이 위태로울 수도 있습니다. BCG 예방접종을 하면 결핵균이 우리 몸에 들어오더라도 폐결핵으로 국한되고 폐 밖으로 결핵균이 퍼지는 것을 막아줄 수 있습니다. 따라서 우리나라와 같이 결핵이 많은 나라는 당연히 BCG 예방접종을 해야 합니다. 한동안 결핵이 증가한다고 초등학교에서 BCG 접종 흉터가 없는 경우 다시 접종하기도 했지만, 이제는 초등학교에서의 BCG 재접종을 하지 않습니다. 사실 만 5세부터는 BCG 접종 자체가 큰 효과가 없기 때문에 이 나이부터는 BCG 접종을 할 필요가 없다고 생각하는 전문가들이 많습니다. 실제로 미국에 살다가 온 아이들 중에 BCG 접종을 하지 않은 아이들은 우리나라에 귀국한 후 결핵반응검사를 하고 BCG 접종을 하는데 만 5세 이상의 아이들은 BCG 접종을 해주지 않고 있습니다. 결핵을 줄이려면 결핵에 걸렸을 때 결핵약을 잘 먹게 강조하는 것이 가장 중요합니다. 오늘도 수많은 결핵 환자들이 결핵약은 제대로 먹지도 않고 민간요법이니 뭐니 하면서 딴 데 눈을 돌리고 있는 것이 우리의 서글픈 현실입니다.

# 경련(열성 경련)

## Dr.'s Advice

아이가 경련을 할 때는 절대로 당황해서는 안됩니다. 겁이 난다고 경련을 하는 아이들 들쳐 업고 병원으로 달려가서도 안됩니다. 일단 눕혀 놓고 숨을 잘 쉴 수 있게만 해주면서 멎기를 기다리십시오. 열이 심하면 옷을 벗기고 물로 닦아주는 것도 좋습니다.

열성 경련을 한다고 머리가 나빠지는 것은 아닙니다. 열성 경련을 한다고 간질이 되는 것도 아닙니다. 하지만 열이 날 때 경련을 하는 것이 다 열성 경련은 아닙니다.

열성 경련이 멎으면 일단 소아과 의사의 진료를 받아서 열성 경련이 확실한지 확인하십시오. 열성 경련이 반복되면 혹시 다른 문제는 없는지 뇌파검사 등의 검사를 하기도 합니다.

열성 경련은 재발하는 경우가 많습니다. 하지만 또 경련할까 봐 아무리 노력해도 열성 경련을 더 줄이기는 힘듭니다. 열이 많이 나면 그때 해열제 먹이는 것이 제일 좋은 예방법입니다.

119 소아과

# 아이가 경련을 하면

경련은 흔히 경기라고도 불리는데, 아이가 의식을 잃고 몸의 일부가 이상한 움직임을 보이는 것을 말합니다. 경련은 특별한 이유 없이 생기는 경우가 대부분이지만 일부 경련은 두고두고 반복되는 경련성 질환 때문에 생길 수도 있습니다. 흔히 경련성 질환하면 간질을 떠올리는데, 경련성 질환은 엄청나게 많습니다. 다행히 아이들이 하는 대부분의 경련은 열이 심해서 나타나는 열성 경련입니다. 열이 있을 때 경련을 하는 것과 열이 없을 때 경련을 하는 것은 엄청난 차이가 있습니다.

## 열이 없을 때 하는 경련은 문제가 있습니다

열이 없을 때 경련을 한다면 뭔가 문제가 있다는 것을 의미합니다. 이런 경우는 경련성 질환이나 뇌의 손상, 몸의 전해질에 이상이 생겼을 수 있습니다. 당뇨가 있던 아이라면 저혈당이 생겼을 수도 있고 약물 중독이 원인일 수도 있습니다. 열이 없이 경련을 하면 반드시 소아과 의사의 진료를 받아야 한다는 것을 잊지 마십시오. 특히 경련이 5분 이상 지속되거나, 15초 이상 숨을 멈추거나, 머리를 다친 후에 갑자기 경련을 한다면 119를 불러서 큰 병원 응급실로 바로 가는 것이 좋습니다.

## 열이 있을 때 하는 경련은 대개 별문제가 없습니다

YouTube
열성 경련을 할 때!

**• 절대로 엄마가 당황하면 안됩니다** 아기를 키우다가 흔히 경험하는 경련은 거의 대부분이 열성 경련입니다. 열성 경련이란 감기나 기타 열이 나는 병에 걸려서 열이 많이 날 때 뇌에 다른 이상이 없는 상태에서 고열 때문에 경련을 하게 되는 것을 말합니다. 대개는

**알아두세요!!**
열성 경련은 보통 생후 9개월에서 5세까지 잘 발생하고, 생후 9개월 이전과 5세 이후에는 잘 발생하지 않습니다. 가장 많이 발생하는 월령은 생후 14~18개월입니다. 8세가 지나면 경련을 하는 아이가 전혀 없는 것은 아니지만 일단 안심해도 됩니다.

열이 많이 나거나 열이 갑자기 오른 상태에서 아기가 의식이 없어지면서 눈이 조금 돌아가고 좌우대칭으로 손발을 약간씩 탁탁 떨면서 뻣뻣해집니다. 열이 나면서 경련을 할 때 그 대부분은 열성 경련이고, 열성 경련의 대부분은 별다른 문제 없이 좋아집니다. 아기가 경기를 할 때 제일 중요한 것은 절대로 엄마가 당황하면 안된다는 것입니다. 열성 경련은 길어야 15분 정도 하는데, 경기를 오래 한다고 아기가 숨막혀 죽는 일은 없습니다. 단순 열성 경련은 아이가 어릴 때 일시적으로 하는 것일 뿐입니다.

**• 아기가 열성 경련을 할 때는 이렇게 해줍니다** 아기가 경련을 하면 침착하십시오. 절대로 당황해서는 안됩니다. 우선 아기를 눕히고 옷을 벗기고 편안한 자세를 취해준 다음 옆에서 지켜봐 주십시오. 어떤 분은 경기하는 아기가 손발을 탁탁 떠니까 손발을 꽉 잡아주기도 하는데 이것은 좋지 못합니다. 아기가 파래진다고 인공호흡을 하는 것도 좋지 않습니다. 특히 아기 입안에 음식이 있을 때 인공호흡을 하게 되면 음식물이 기도를 막아서 위험해질 수 있습니다. 간혹 혀를 깨물면 안된다고 입안에 숟가락을 억지로 밀어넣어 혀를 다치게 하는 경우를 보기도 합니다. 열성 경련을 할 때 혀를 깨무는 아기는 거의 없으니 입안에 숟가락 같은 것을 무리하게 집어넣지 마십시오. 아기를 반드시 눕혀 두고 기다리다가, 만일 아기가 토하면 고개를 옆으로 돌려서 토한 것이 숨을 막지 않도록 해줍니다. 또 음식을 먹다가 경기를 하면 입안에 있는 것을 빼내야 하는데 이때는 손가락에 수건을 감고 빼내는 것이 좋습니다. 간혹 손가락을 물려서 고생하는 엄마도 있습니다. 경기를 하는 아이가 열이 너무 심할 때는 미지근한 물로 닦아주어 열을 떨어뜨리는 것도 좋습니다. 그리고 도움을 청할 사람이 있으면 도움을 청하십시오. 그래도 겁이 나면 119로 도움을 요청하십시오. 아이가 열성 경련을 할 때 가장 중요한 것은 부모가 절대로 당황해서는 안된다는 것 잊지 마십시오.

**경련 시 바로 병원에 가야 하는 경우!!**

- 열 없이 경련을 일으킬 때.
- 다친 후에 경련을 일으킬 때.
- 열날 때 경련을 하지만 5분 이상 지속될 때.
- 열날 때 경련을 하지만 15초 이상 숨을 멈출 때.
- 여러 차례 경련이 반복될 때.
- 몸의 한 부분이 경련을 일으킬 때.

**단순한 열성 경련이 아니라고 의심되는 경우**

- 15분 이상 경련을 할 때.
- 24시간 내에 2번 이상 경련을 일으킬 때.
- 몸의 한 부분이 경련을 할 때.
- 숨을 15초 이상 멈출 때.

**· 경기를 어떻게 하는지 잘 관찰해야** 경기를 할 때는 당황하지 말고 경기를 어떻게 하는가를 잘 관찰해야 합니다. 열은 몇 도까지 올라가는지, 눈은 어떻게 돌아가는지, 손발은 어떻게 떠는지, 몇 분간 경기를 하는지 등을 알아두어야 나중에 원인을 밝히는 데 도움이 됩니다. 만약 15분 이상 경기를 했다면 열이 아닌 다른 원인에 의한 경기일 가능성이 높으므로 소아과 의사가 필요한 검사를 할 것입니다.

**· 5분 이상 경련이 멎지 않으면** 열성 경련을 하는 아기가 5분 이상 경련이 멎지 않으면 바로 가까운 소아과를 방문하십시오. 이때 절대로 허겁지겁 뛰어서는 안됩니다. 의식이 없는 아기를 안고 뛰면 넘어지기 쉽고, 넘어지면서 아기를 내동댕이칠 수도 있어 매우 위험합니다. 병원에 갈 때는 머리를 잘 받쳐 안고 조심해서 가십시오. 경기가 멎은 아기도 천천히 조심스럽게 데리고 가는 것이 좋습니다. 소아과에서 감기 치료를 받고 있다고 열성 경련이 발생하지 않는 것은 아닙니다. 감기 치료 중에도 고열이 갑자기 나면 경기를 할 수 있습니다. 열성 경련을 한 적이 있는 아기가 열이 많이 나면 체온을 재고, 해열제를 먹이십시오. 그래도 열이 떨어지지 않고 고열이 지속되어 걱정이 되면, 권장되는 방법은 아니지만 미지근한 물수건으로 몸을 닦아서 열을 떨어뜨려주는 것도 한 가지 방법입니다. 단 아기가 추워하면 바로 중지해야 합니다.

**· 경기를 해도 머리가 나빠지는 일은 없어** 아기가 경기를 몇 번 하고 나면 엄마들은 혹시 경기 때문에 아기의 머리가 나빠지지는 않을까, 간질이 되지는 않을까 걱정을 합니다. 그러나 둘 다 안심하셔도 됩니다. 머리 나빠지지도 않고, 생기지 않을 간질이 열성 경련 때문에 생기지도 않습니다. 열성 경련은 100명 가운데 3~4명이 하는 비교적 흔한 병으로 엄마가 미리미리 알아둬서 조치를 잘 취하면 별로 문제가 없는 병입니다.

## 열성 경련 뒤에는 죽은 듯이 잡니다

열성 경련을 한바탕 치르고 난 아이는 경련이 끝난 뒤에 잠을 자는 것이 보통입니다. 간혹 정말 자고 있는 것인지 의심스러울 정도로 의식이 없어 보이는 경우도 있는데, 그다지 놀랄 필요는 없습니다. 경기를 한 뒤에 아이가 잠을 자면 경기를 처음 겪는 엄마는 아이가 경기할 때보다 더 놀라고 당황하게 됩니다. 특히 병원에서 경기가 끝나고 아이가 축 늘어져 의식이 없는데 소아과 의사가 아무렇지도 않다는 듯이 다른 환자를 보러 가버리면 아무리 괜찮은 것이라는 설명을 들었어도 불안하기만 합니다. 경기 뒤에 아이가 축 늘어지는 것은 대개는 자느라 그런 것이니 소아과 의사가 괜찮다고 했으면 너무 걱정하지 않아도 됩니다.

## 열성 경련은 세 명 중에 한 명꼴로 재발한다는데

**열성 경련 재발 잘하는 경우!**

- 1세 이하에서 경련
- 열나고 하루 내 경련
- 열이 38~39도 사이에서 경련
- 열성 경련의 가족력
- 남자아이

**· 열성 경련을 한 적이 있는 아이의 엄마는 공부를 미리 해두어야** 한번 열성 경련을 한 아이는 세 명 중에 한 명꼴로 재발합니다. 특히 처음 열성 경련을 한 때가 돌 이전이거나, 가족 중에 열성 경련을 했던 사람이 있을 때는 재발이 더 잘 될 수 있습니다. 그러므로 열성 경련을 한 번이라도 한 적이 있는 아이의 엄마는 열성 경련에 대한 공부를 미리 해두어서 다음번 경기할 때는 당황하지 않도록 마음의 준비를 하고 있어야 합니다. 열성 경련이 있었던 아이들에게서 간질 발생률이 높다는 보고가 있는데, 이것은 열성 경련 때문에 간질이 생긴다기보다는 간질의 소질을 타고난 아이들이 열성 경련을 더 잘 일으킨다고 보는 것이 옳습니다.

**· 경련을 하는 아이가 열이 있을 때는** 열을 떨어뜨려 주어야 하는데, 물로 닦아주고 해열제 좌약을 넣어주는 것도 좋습니다. 아이들 열을 떨어뜨릴 때는 미지근한 물을 사용해야 하지만, 경련을 할 때는

시원한 물을 사용해도 좋습니다. 아이가 경련을 하면 엄마는 정신을 바짝 차려야 합니다. 경련을 하는 아이를 들쳐 업고 응급실로 뛰어가는 것은 위험합니다. 일단 경련이 멎기를 기다리고 너무 오래 지속된다면 차라리 119를 부르십시오.

**• 열성 경련이 자주 재발할 때는** 이럴 때는 항경련제를 해열제와 같이 처방하기도 합니다. 하지만 열성 경련을 자주 할 때 항경련제를 먹인다고 간질 발생을 줄일 수 있는 것은 아니라고 합니다. 그러나 아이가 신경학적으로 이상이 있는 상태에서 복합적인 경련을 하거나 가족, 특히 부모 형제 중에 비열성 경련 환자가 있거나, 또 열성 경련을 매우 자주 하는 경우에는 항경련제를 사용해서 치료할 수도 있습니다. 그렇지만 아이에게 항경련제를 먹여야 할지 말아야 할지를 엄마가 결정할 수는 없겠지요. 반드시 소아과 의사가 결정하도록 하고 약은 처방에 따라 정량만 사용해야 합니다.



# 경련을 할 때 주의해야 할 것들

## 경련을 할 때는 절대로 아무것도 먹이지 마십시오

흔히 경련을 하면 손을 따거나 기응환이나 청심환 같은 약을 먹이는 엄마들이 많은데 이것은 정말 곤란합니다. 경련을 할 때는 절대로 아무것도 먹이지 마십시오. 물도 안됩니다. 경련을 하는 아이들은 의식이 없기 때문에 입으로 무엇인가를 먹이다가는 잘못하면 기도로 들어가서 흡입성 폐렴에 걸리거나 질식할 위험이 있습니다. 특히 기응환이나 청심환 등의 진정작용을 하는 약들은 더욱 안됩니다. 나중에 진단을 붙이는 데 방해가 되어 진짜 심한 병이 있을 때 진단을 붙이기가 힘들어지기 때문입니다. 흔히 경련하는 아이들이 혀를 깨물까 봐 입에 숟가락이나 손가락을 밀어넣는 엄마도 있는데 이것도 피해야 합니다. 숨을 조금 안 쉰다고 바로 입으로

공기를 불어넣는 엄마도 있는데 대개의 경우 겁나 보여도 정신차리고 아이를 잘 보면 숨은 제대로 쉬고 있는 것을 알 수 있습니다.

## 경련은 매번 처음처럼 대해야 합니다

**· 열성 경련에는 반드시 열이 동반됩니다** 열성 경련은 보통 열이 39도 이상 올라갔을 때 잘 발생하나 38도 정도에서 발생하기도 합니다. 열성 경련은 열이 올라가는 첫 수시간 내에 많이 발생하기 때문에 예방하는 것이 쉽지 않습니다. 만일 열이 없는데도 경기를 한다면 다른 병일 가능성이 높으므로 반드시 소아과에 가서 진찰을 받도록 하십시오.

**· 열이 있을 때 경기를 한다고 다 열성 경련은 아닙니다** 열이 있으면서 경기를 할 때는 다른 질환으로 인해 그럴 수도 있습니다. 다른 질환으로 경기를 했다면 열이 나는 원인을 반드시 밝혀야 합니다. 뇌막염이 있는 경우에도 경련을 일으킬 수 있는데, 이때는 머리가 아프고 토하는 증상이 동반될 수 있습니다. 만일 소아과 의사가 진찰해 본 뒤 다른 큰병이 의심되면 큰병원으로 보내줄 것입니다. 큰병원에서는 경련의 종류에 따라 뇌파 검사를 하기도 하고 뇌 척수액 검사나 뇌 컴퓨터 촬영 등을 하기도 합니다. 그럴 땐 의사의 의견에 잘 따라야만 합니다. 큰일난다고, 애 잡는다고 꼭 필요한 검사를 안 하고 버티다가 아이의 상태가 나빠진 경우도 드물지 않습니다.

**· 경기는 매번 처음 겪는 것처럼 신중하게 대처해야** 뭐든지 빈도가 잦아지면 그러려니 하고 별로 신경을 안 쓰게 되는 것이 사람의 마음입니다. 아이가 열성 경련을 자주 하면 엄마는 만성이 됩니다. 저러다가 좀 있으면 좋아지겠지 하고 있으면 정말로 좋아지고는 하는 것이 아이들의 열성 경련입니다. 하지만 지금까지는 매번 열성 경련이었더라도 이번에는 열성 경련이 아닐 수도 있습니다. 늑대가 99번은 안 나왔어도 이번에는 나올 수 있습니다. 일단 경기를 하면 그것이 열성 경련인지 아닌지 확인하기 위해서라도 소아과를 방문해야 합니다. 경기는 매번 처음 겪는 것처럼 신중하게 대처해야 합

니다. 경기에 대한 경험이 많건 적건 경기가 끝나면 반드시 소아과에 데리고 가서 의사의 진찰을 받으십시오. 아이의 경기를 습관처럼 대하다가는 큰 병의 시작을 놓칠 수도 있답니다.

## 경련을 했는데 예방접종을 해도 괜찮을까요?

열성 경련이 확실한 경우에는 대개 예방접종을 하는 데 별로 문제가 없습니다. 아이가 경련을 했을 때는 반드시 소아과 의사에게 경련을 한 사실을 알리고 소아과 의사의 처방을 받아서 예방접종을 하면 됩니다. 열성 경련이 확실하지 않거나 다른 병이 의심되는 경우에는 간혹 예방접종의 연기를 권장하기도 합니다. DPT 예방접종을 한 것 때문에 경기를 했다고 생각될 때는 다음번에 DPT 예방접종을 하지 않습니다. 그러나 소아과 의사가 진찰해서 경기의 원인이 DPT 예방접종이 아니라고 밝혀지면 계속 접종할 수 있습니다. 또 DPT 접종 후에 열이 나는 병에 걸려서 열성 경련을 했다고 해도 경우에 따라서 계속 DPT 접종을 하기도 합니다. 열성 경련은 큰 문제가 없는 경우가 많기 때문입니다. 이 문제는 반드시 진찰한 소아과 의사와 상의해야 합니다. 열성 경련을 한 적이 있는 아이에게는 예방접종을 하고 난 후에 예방 차원에서 해열제를 먹이기도 합니다. DPT 접종 후 열이 나는 것을 막기 위해서 해열제를 사용할 때는 타이레놀을 사용하는데, 접종 시에 10~15mg/kg을 먹이고 4시간 간격으로 하루에 4~5회 정도 먹이면 DPT 접종에 의한 발열을 줄일 수 있습니다. MMR(홍역·볼거리·풍진) 접종 후에도 열이 날 수 있는데, 보통 7~12일 후에 열이 나 하루이틀간 지속될 수 있습니다. 이때도 타이레놀을 이용해서 열을 떨어뜨릴 수 있습니다. 열성 경련을 한 적이 있는 아이에게 예방접종 후 해열제를 쓸 때는 반드시 소아과 의사와 상의해야 합니다. 열성 경련이든 다른 어떤 경련이든 일단 경기를 한 아이는 예방접종하러 병원에 갔을 때 반드시 소아과 의사에게 그 사실을 알려줘야 합니다.

# 공갈젖꼭지와 손가락빨기

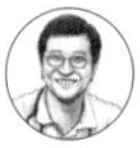

## Dr.'s Advice



모유를 먹는 아기라면 공갈 젖꼭지 사용에 주의해야 합니다. 특히 첫 4주 이내에 공갈 젖꼭지를 사용하게 되면 유두 혼동이 생길 수 있고, 공갈 젖꼭지를 지속적으로 사용할 경우 모유를 적게 먹거나 모유를 일찍 끊을 위험이 있습니다. 특히 배고파할 때 공갈 젖꼭지를 물리는 것은 절대로 피해야 합니다.

신중하게만 사용한다면 공갈 젖꼭지를 사용한다 해도 심리학적으로 큰 문제를 일으키지는 않습니다. 다만 지나치게 많이 사용할 경우, 만 2세 이상이 되면 치아에 문제가 생길 수도 있습니다.

공갈 젖꼭지는 적당히만 사용한다면 그리고 영구치가 나는 만 6세가 되기 전에만 끊으면 의학적으로나 심리적으로 특별히 문제가 될 게 없습니다. 너무 억지로 끊으려 하지 마십시오. 손가락을 빠는 것도 마찬가지입니다. 억지로 손가락 빠는 것을 막으려다가는 아기에게 스트레스만 줄 뿐입니다. 세월이 약입니다.

2005년 10월 미국 소아과학회는 만 1개월이 지나서 공갈젖꼭지를 적당히 사용하는 경우 영아돌연사를 줄일 수 있다고 발표했습니다.

손가락 빠는 것은 가장 자연적인 행동입니다. 아가들은 손을 빨면서 입으로 세상을 느끼고 손과 입의 협응을 배우게 됩니다.

# 공갈 젖꼭지, 알고 사용합시다

아기들은 대부분 빠는 욕구를 충족시키기 위해 손가락을 빠는데, 아기의 빠는 욕구를 손가락 대신 만족시켜주는 것이 바로 공갈 젖꼭지입니다. 한바탕 보채던 아기도 입안에 공갈 젖꼭지만 물리면 신기하게 울음을 뚝 그치고 기분 좋게 열심히 빱니다. 생후 6~7개월쯤 되어 어느 정도 빠는 욕구가 충족되면 공갈 젖꼭지를 그만 빠는 아기들이 많습니다. 공갈 젖꼭지를 문다고 아기에게 의학적으로나 심리적으로 문제가 생기는 것은 아니지만, 몇 가지는 미리 알고 사용하는 것이 좋습니다.

## 공갈 젖꼭지 사용의 장단점

YouTube
공갈젖꼭지
사용에 대하여

YouTube
영아돌연사
예방 효과?

**· 공갈 젖꼭지 사용 시 단점** 모유를 먹는 아기라면 공갈 젖꼭지를 함부로 사용하지 마십시오. 특히 4~6주 이전의 아기에게 공갈 젖꼭지를 사용하면 유두혼동이 생길 수 있고, 모유 양이 줄어들 수도 있습니다. 그 이후에도 신중하게 사용하지 않으면 젖을 일찍 끊게 될 위험이 있습니다. 필요 이상 항상 공갈 젖꼭지를 입에 물려 두면 옹알이하는 아기 입에 마개를 막아 두는 것과 마찬가지가 되어 언어발달에도 지장이 있을 수 있습니다. 두 돌까지 지나치게 공갈 젖꼭지를 많이 빠는 경우 치아에 문제가 생길 수 있고, 영구치가 나는 만 6세가 넘도록 공갈 젖꼭지를 빨면 영구치에 문제가 생길 수도 있습니다. 그리고 너무 늦게까지 사용하면 친구가 놀려 아이가 스트레스를 받을 수도 있으니 친구들이 놀리기 전에 끊는 것이 좋습니다.

**· 공갈 젖꼭지 사용 시 장점** 어린 아기에게 공갈 젖꼭지를 물리면 빨고 싶어하는 욕구를 충족시켜줄 수 있고, 손가락 빨 때 생기는 손가락의 염증을 줄여줄 수 있습니다. 영아산통을 줄여주기도 하며, 정서적으로 안정을 주기도 합니다. 또 이유 없이 보채는 것을 줄일 수 있어 엄마가 좀더 편하게 아기를 돌볼 수 있습니다.

## 공갈 젖꼭지는 언제까지 사용해야 하나요?

**• 분유 먹는 아기라면 생후 6개월 전까지는 상관없어** 생후 6개월 이전에는 아기들의 빠는 욕구가 상대적으로 높은 편인데, 이 시기에는 공갈 젖꼭지를 맘 편하게 사용해도 좋습니다. 6개월 이전의 아기에게 공갈 젖꼭지를 물려 빠는 욕구를 충족시켜주면 손가락 빠는 것을 줄일 수 있습니다. 하지만 6개월 이전이라도 아기가 빨고자 하는 욕구가 없는데 단지 운다는 이유로 공갈 젖꼭지를 계속 물리는 것은 좋지 못합니다. 쉽게 말해서 아기를 달랠 목적으로 함부로 공갈 젖꼭지를 물리지 말라는 것입니다. 울 때마다 아기 입에 공갈 젖꼭지를 물리면 아기가 필요 이상으로 공갈 젖꼭지에 의존하게 될 수도 있습니다.

**• 생후 6개월 이후에는 필요한 경우에만 빨게 하는 것이 좋습니다** 간혹 아이가 커서도 공갈 젖꼭지를 계속 빠는 경우가 있습니다. 그러나 만 6세 이전에 공갈 젖꼭지를 중단한다면 아이에게 의학적으로나 심리적으로 문제가 생기는 것은 아닙니다. 만일 아이가 빨고자 하는 욕구가 강하다면 너무 고민하지 말고 좀더 빨려도 좋습니다. 무리해서 끊게 할 생각은 하지 마세요. 시간이 지나면 대부분의 아이들은 더 재미있는 일에 관심을 갖게 되어 저절로 공갈 젖꼭지를 끊게 됩니다. 초등학교에 다니는 아이들 가운데 가방에 공갈 젖꼭지를 넣고 다니는 아이는 없습니다.

**공갈 젖꼭지를 사용한다고 아기에게 의학적으로나 심리적으로 문제가 생기는 것은 아닙니다.**

모유수유를 할 때는 공갈 젖꼭지 사용에 주의를 해야 합니다. 하지만 지나치게만 사용하지 않는다면 아기의 이가 뻐드렁니가 될까 봐 겁을 낼 필요는 없습니다. 공갈 젖꼭지 때문에 젖니가 뻐드렁니가 될 수는 있지만 영구치가 뻐드렁니가 되지는 않습니다. 즉 영구치가 나는 6세 전까지 공갈 젖꼭지를 끊을 수만 있다면 치아에는 별문제가 없습니다.

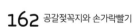

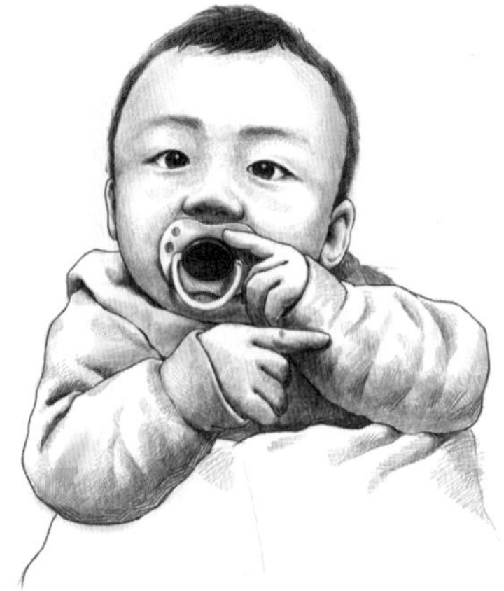

## 아기들은 어느 때 빨고 싶어하나요?

아기들은 본능적으로 빠는 욕구를 가지고 있습니다. 심지어는 엄마 뱃속에 있을 때부터 손가락을 빠는 아기도 있다고 합니다. 아기들의 빠는 욕구가 본능적인 것이긴 해도 자라면서 무료하거나 심심하면 손가락을 더 잘 빨게 됩니다. 아기가 공갈 젖꼭지나 손가락을 오래 빨 때는 친구를 사귀게 하거나 아기가 재미있어할 만한 놀이를 할 수 있도록 배려해주는 것이 좋습니다. 아기에게 손가락이나 공갈 젖꼭지 빠는 것밖에 재미있는 일이 없다면 그것은 매우 불행한 일일 것입니다. 그밖에 아기가 스트레스를 많이 받아도 손가락이나 공갈 젖꼭지를 오래 빱니다. 걸어다니는 아기가 빠는 것에 너무 집착한다면, 무엇 때문에 스트레스를 받고 있는지 한번 생각해볼 필요가 있습니다.

**공갈 젖꼭지를 꼭 사용해야 하나요?**
공갈 젖꼭지를 꼭 사용해야 하는 것은 아닙니다. 공갈 젖꼭지가 없던 옛날, 공갈 젖꼭지가 없어서 아기에게 문제가 생겼다는 이야기를 들은 적은 없으니까요. 분유를 먹는 아기라면 적당히 공갈 젖꼭지 사용하는 것을 크게 두려워할 필요는 없습니다. 하지만 가장 자연스러운 것은 공갈 젖꼭지가 아니고 손가락을 빠는 것이란 것을 잊지는 마십시오.

## 공갈 젖꼭지를 사용할 때 주의할 점

• **아기가 배가 고파서 울 때 공갈 젖꼭지를 물려서는 안됩니다** 공갈 젖꼭지는 식사 대용이 아닙니다. 배가 고파서 우는 아기에게 아무것도 나오지 않는 공갈 젖꼭지를 빨리면 아기가 화가 나서 분유 등을 잘 안 먹게 될 수도 있습니다.

• **공갈 젖꼭지를 물고 자는 습관은 곤란합니다** 아기가 공갈 젖꼭지를 물고 자는 습관이 드는 것 또한 바람직하지 않습니다. 자다가 물고 있던 공갈 젖꼭지가 빠지면 자꾸 잠을 깰 수 있으니까요. 하지만 자다가 빠진 공갈 젖꼭지를 아기 스스로 입안에 다시 넣을 수 있다면 억지로 떼는 것보다는 차라리 그냥 물리는 것이 좋을 수도 있습니다. 그렇다고 자다가 약간 보채는 아기에게 엄마가 편히 잘 목적으로 공갈 젖꼭지를 습관적으로 입에 물리는 것은 곤란합니다.

**· 공갈 젖꼭지는 소독을 잘해야 합니다** 생후 6개월 이전의 아기들은 면역성이 약하기 때문에 공갈 젖꼭지를 잘 삶아서 소독한 다음 사용해야 아기가 나쁜 균에 감염되는 것을 막을 수 있습니다. 간혹 바닥에 떨어진 공갈 젖꼭지를 손으로 한 번 쓰윽 닦고 아기 입에 물리는 엄마도 있는데, 그래서는 안됩니다. 공갈 젖꼭지가 청결해야 아기가 병에 걸릴 확률이 적습니다. 하지만 아기 스스로 떨어진 물건을 집어서 입에 넣을 수 있다면 어느 정도 면역성이 생긴 월령일 것이므로 너무 '소독! 소독!' 하면서 지나치게 신경 쓰지 않아도 됩니다. 만 4개월쯤 되면 우유병을 지나치게 신경 써서 소독할 필요가 없다는 것을 염두에 두시면 될 것입니다.

**· 공갈 젖꼭지를 줄로 묶어 아기 목에 걸어주면 안됩니다** 아기가 잘 떨어뜨린다고 공갈 젖꼭지를 줄로 묶어 아기 목에 걸어주면 절대로 안됩니다. 아기의 목이 졸릴 수도 있기 때문입니다. 정 고민스러우면 쉽게 끊어지는 아주 가늘고 약한 끈을 써볼 수는 있겠지만, 이것 역시 그리 권장할 만한 일은 아닙니다.

**· 공갈 젖꼭지는 반드시 사서 써야 합니다** 빈 젖병의 젖꼭지 뒤를 휴지로 막아서 공갈 젖꼭지 대신 사용하는 엄마도 있습니다. 이렇게 뒤를 막은 일반 젖꼭지를 아기에게 빨게 하면 아기가 공기를 들이마실 수 있는데, 공기를 마시면 아기에게 문제가 생길 수도 있습니다. 공갈 젖꼭지는 시중에서 판매하는 것을 사서 사용해야 합니다.

## 공갈 젖꼭지를 빨면 욕구불만을 줄일 수 있다면서요?

**· 공갈 젖꼭지를 오래 빨면 의존심이 생기기 쉽습니다** 공갈 젖꼭지를 안 빨리면 아기가 욕구불만이 되므로 두 돌까지 빨려야 한다는 사람도 있지만, 모든 아기가 다 그런 것은 아닙니다. 아기가 열심히

빨고 싶어하면 빨리세요. 하지만 아기가 빨고 싶어하지 않는데 엄마의 필요에 의해 빨리는 것은 곤란합니다. 아기가 공갈 젖꼭지를 오랫동안 빨면 공갈 젖꼭지에 대한 의존심이 생기기 쉽습니다. 아기는 당연히 사랑으로 키워야 하지만 아기의 욕구를 지나치게 충족시켜주는 것은 사랑이 아닙니다. 아기도 약간씩 절제를 배워야 하고, 그것을 가르치는 사람은 바로 엄마입니다.

**• 그렇다고 강압적으로 무리하게 끊지는 마십시오** 최근 공갈 젖꼭지를 오래 빨면 IQ가 떨어지고 중이염에 걸릴 확률이 높아진다는 보고들이 나오고 있습니다. 소수의 의견이지만 공갈 젖꼭지를 필요 이상 빨리지 말라는 주의의 말로 새겨들으면 좋을 듯합니다. 모든 일이 다 그렇듯이 공갈 젖꼭지도 무리하게 강압적으로 끊게 할 수는 없습니다. 대개는 세월이 해결해줍니다. 하지만 다 큰 아이가 공갈 젖꼭지를 빨고 있으면 주위에서 그리 고운 눈초리를 보내는 것은 아닙니다. 이런 것도 좀 신경을 쓸 필요는 있다고 생각합니다.



# 손가락 빨기에 대해 좀더 알아봅시다

## 아이들은 손가락을 왜 빠는 걸까요?

YouTube
빨기 욕구와 애정결핍

**• 생후 6개월을 기준으로 손가락 빠는 것의 의미가 달라** 손가락을 빠는 아이들이 제법 있습니다. 어떤 아이들은 쪽쪽 소리가 날 정도로 맛있게 손가락을 빨아먹기도 합니다. 어린 아기들은 그렇다 치더라도 다 큰 아이가 손가락을 빨고 있는 모습을 보면 왠지 좀 어색해 보이는 게 사실입니다. 손가락 빠는 것이 욕구불만 때문이라거나 애정결핍 때문이란 이야기를 주위에서 하면 엄마는 괜히 자존

**사실 손가락을 빠는 것이 그리 문제가 되는 것은 아닙니다!**
손가락이나 공갈 젖꼭지를 빨아도 아이에게 의학적으로나 심리적으로 문제가 생기지는 않는다는 것이 소아과 의사들의 공통적인 견해입니다. 아이가 손가락을 빨더라도 낮에 잘 놀고, 다른 아이들과 관계가 원만하고, 잘 때나 심심할 때나 배고플 때나 피곤할 때에만 간혹 손가락을 빠는 정도라면 그리 염려할 것은 없습니다. 성장 과정의 한 단계라고 생각하십시오. 하지만 손가락을 지나치게 열심히 빠는 아이들에게는 문제가 생길 수도 있습니다.



심이 상해 손을 못 빨게 하려고 아이에게 야단을 치기도 합니다. 아이가 손가락을 빠는 것은 나이에 따라서 약간 다른 의미가 있습니다. 보통 생후 6개월을 기준으로 생각하면 편합니다.

**• 생후 6개월 이전의 아기가 손가락을 빨면** 생후 6개월 이전의 아기들이 손가락을 빠는 가장 큰 이유는 빠는 욕구를 충족시키기 위해서란 의견이 지배적입니다. 손가락을 빪으로써 아기는 만족을 느낄 수가 있습니다. 6개월 이전의 아기가 손가락을 빠는 것은 어찌 보면 당연한 일일 수도 있습니다. 대개 시간이 지나면 아기들은 서서히 손가락 빨기를 그칩니다. 이때까지는 아기가 손가락을 빨더라도 그냥 두는 게 좋습니다.

**• 생후 6개월 이후의 아기가 손가락을 빨면** 6개월이 넘은 아기가 손가락을 빨면 6개월 이전의 아기와는 달리 습관이란 측면에서 생각해볼 필요가 있습니다. 6개월이 넘은 아기의 경우 정서 발달에 꼭 필요한 과정이라기보다는 무료함을 달래거나 위안을 얻을 목적으로 손가락을 빠는 경우가 흔하니까요. 손가락을 심하게 빨면 습관성 행동장애라는 표현을 사용하기도 합니다. 다시 말하면 아기의 나이에 따라서 손가락을 빠는 것이 다른 의미를 갖는다는 이야깁니다. 6개월이 지난 아기가 손가락을 빨 때는 아기가 심심하지는 않은지 반드시 생각해봐야 합니다.

## 손가락을 빨면 어떤 문제가 생길 수 있나요?

**• 손가락 염증이나 피부염이 생기기도 합니다** 손가락을 자꾸 빨면 아기의 손가락에 염증이 생기기도 합니다. 치료를 위해 약을 사용할 때는 아기가 손을 계속 빨 것을 염두에 두고 의사와 상의하는 것이 좋습니다. 또 손가락이 항상 침에 젖어 있게 되면 피부염이 잘 생기고, 손가락이 접히는 부분에 자칫 접촉성 피부염이 생길 수도 있습니다. 잘 씻겨주고, 직접 빨지는 않지만 침이 흐르는 부위는

로션이나 바셀린을 발라서 피부를 보호해주는 것이 좋습니다. 피부염이 심하면 의사의 진료를 받아야 합니다.

**• 심리적인 문제가 있을 수도 있습니다** 아기들은 커가면서 외부로 눈을 돌려 자신을 발전시켜야 합니다. 그러나 손가락을 열심히 빨면 그 자체로 무료함을 잊을 수 있기 때문에 '논다'라고 하는 아주 중요한 자극을 손해 볼 수가 있습니다. 일전에 고무젖꼭지를 오래 빠는 아기들의 경우 IQ가 떨어진다는 연구 논문이 발표된 적이 있습니다. 일리 있는 이야깁니다. 그리고 초등학생 정도의 큰 아이가 손가락을 심하게 빠는 경우 놀림감이 되거나 해서 학교 생활이 위축될 수도 있습니다. 또 아이가 손가락 빠는 것을 부모가 지나치게 싫어할 경우 부모 말을 따르지 못하는 데 대한 죄책감도 느낄 수가 있고, 본의 아니게 거짓말을 하게 될 위험도 있습니다. 아이가 숨어서 손가락을 빨게 만들어서는 안됩니다.

**손가락을 빨면 정서가 안정된다?**

**Oh, No!**

아이들이 손가락을 두 돌 세 돌 될 때까지 오래 빨면 정서적으로 안정된다는 이야기를 하시는 분도 있는데, 이것은 오해입니다. 필요 이상으로 손가락을 오래 빨면 오히려 의존심을 키우는 경우가 많습니다.

YouTube

손가락 빠는 아이 어떻게 할까요?

## 손가락을 못 빨게 하는 좋은 방법 없나요?

**• 가장 중요한 것은 엄마의 사랑과 화목한 가정 분위기** 시도 때도 없이 틈만 나면 입으로 손가락이 들어가는 아이들에게는 엄마가 손가락을 덜 빨게 하는 조치를 취해주는 것이 좋습니다. 물론 이것은 하루아침에 되는 일이 결코 아닙니다. 경우에 따라서는 몇 개월에서 몇 년이 걸리기도 합니다. 엄마의 마음이 급한 것은 이해가 가지만, 금방 해결되는 문제가 아니므로 절대로 무리해서는 안됩니다. 모든 일이 그렇듯이 손가락 빠는 것도 당장 그치게 하는 비법은 없습니다. 손가락 빠는 것을 막는 가장 좋은 방법은 엄마의 사랑과 화목한 가정 분위기입니다. 야단을 치거나 강제로 못 빨게 하는 것은 아이에게 스트레스만 줄 뿐입니다. 정도가 심하지 않을 때는 엄마가 너그러이 받아주는 것이 좋습니다.

**손가락 오래 빨면 치아 변형이 온다면서요?**
아기가 손가락을 오래 빨면 유치가 튀어나오는 등 유치의 변형이 생길 수 있습니다. 하지만 6세쯤 돼서 영구치가 날 때까지만 손가락 빨기를 그치면 영구치의 변형은 없다고 합니다.

**• 친구가 많아야 합니다** 손가락 빠는 아이들은 친구랑 매일 열심히 놀게 해주십시오. 낮에 열심히 논 아이는 저녁에 잘 때 손가락을 적게 빨게 됩니다. 엄마와 노는 것도 좋지만 자기 또래의 아이들과 노는 것이 중요합니다.

**• 장난감도 중요합니다** 장난감을 주어 아이가 심심하지 않도록 하는 것도 좋습니다. 너무 많은 장난감을 주지 말고 한두 개 정도 주는 것이 좋습니다. 하지만 속보이게 손가락을 빨려는 순간 아기의 그 손에 장난감을 쥐어주지는 마십시오. 이것 역시 아이에게 스트레스를 주는 행위입니다.

**• 껌도 도움이 됩니다** 좀 큰 아이의 경우 껌을 씹게 하면 손가락을 덜 빨기도 합니다. 하지만 어린 아기들에게는 껌을 주지 않는 게 좋습니다. 씹기보다는 삼키는 경우가 더 많기 때문입니다.

**• 손가락을 빨지 않으면 상을 주는 것도 한 방법입니다** 좀 큰 아이의 경우 반대 급부인 상을 주는 방법도 있습니다. 하지만 만 두 살 이전의 아기는 상을 주어도 왜 받는지 모르기 때문에 소용이 없습니다. 두세 살 된 아이는 상을 주면 왜 받는지는 알지만 손가락 빠는 것을 억제할 만한 능력은 아직 없습니다. 상은 좀더 큰 아이에게 주면 효과가 있을 것입니다.

## 손 못 빨게 하려고 이런 방법을 쓰지는 마세요

손가락을 빠는 아기들에게 엄마들이 흔히 사용하는 방법들은 대개 아기의 손가락 빨기를 멈추는 데 별로 도움이 안되거나 손해를 보는 방법들입니다. 모든 일이 엄마가 마음먹은 대로 되는 것은 아닙니다. 엄마가 보기에 아이가 조금만 노력하면 손가락을 안 빨 수 있을 것 같아 보여도 그게 생각처럼 쉽지 않다는 것을 이해하셔야 합니다. 너무 야단치거나 억지로 중지시키면 아이의 상태를 악화시킬 수 있으므로 주의해야 합니다. 대개의 경우 시간이 지나면 저

절로 손가락을 안 빨게 되므로 너무 고민하지 마시고, 다른 문제만 없다면 느긋하게 기다리면서 아이가 심심하지 않게 해주는 것이 좋습니다.

**• 야단을 치지 맙시다** 많은 엄마들이 손가락 빠는 아이를 보면 야단을 칩니다. 손! 이란 엄마의 외마디 외침에 아이들은 움찔하며 입으로 들어가던 손을 뒤로 감춥니다. 하지만 많은 소아과 의사들은 아이가 손가락을 빨 때 야단치는 것을 권장하지 않습니다. 손가락을 빠는 아이에게 손가락을 빨지 말라고 하는 것은 어른에게 담배를 끊으라거나 술을 끊으라고 하는 것과 똑같이 힘들고 시간이 걸리는 일입니다.

**• 강제로 손을 빼지 맙시다** 손가락을 빤다고 야단치면서 강제로 입에 든 손가락을 빼는 것은 아이에게 스트레스만 줄 뿐입니다. 정도가 심하지 않을 때는 엄마가 너그러이 받아주는 것이 좋습니다.

**• 쓴 약이나 붉은 약을 발라주지 맙시다** 아이의 손에 쓴 약을 발라주는 것도 좋은 방법이 못됩니다. 손가락을 못 빨게 하는 효과보다는 심리적인 부담을 주는 측면이 더 강하기 때문에 별로 권장하고 싶지 않은 방법입니다. 간혹 빨간 소독약을 잔뜩 발라두시는 엄마들도 있는데, 아이가 그런 약을 계속 빨아 먹으면 건강은 물론 심리적으로도 좋지 않으며 성공할 확률 또한 적습니다. 별로 권장할 만한 방법이 아닙니다.

**• 강제로 못 빨게 하지 맙시다** 손에 반창고를 붙여두거나, 장갑이나 양말을 씌워두거나, 손을 침대에 묶어두거나, 손에 아예 나무를 대서 아기의 손가락이 입에 들어갈 수 없게 만드는 것은 아기에게 좋지 못한 영향을 미칠 뿐만 아니라 도리어 치료에 역효과를 주는 경우가 많기 때문에 전문가들은 이런 방법 역시 사용하지 말 것을 권합니다. 심한 경우에는 아기에게 좌절감을 안겨줄 수도 있습니다. 하지만 아주 염증이 심하게 발생한 경우는 소아과 의사와 상의해서 손가락을 입에 넣지 못하는 보조기구를 사용할 수 있습니다.

# 기생충

## Dr.'s Advice

아직도 기생충이 꽤 있습니다. 특히 생식을 즐기는 집안에서는 기생충이 더 많이 있을 수 있습니다. 예방적으로 먹이는 기생충 약은 두 돌이 지나야 먹일 수 있습니다.

요충은 유치원에서 집단적으로 발병하기도 합니다. 요충이 있을 경우, 밤에 엉덩이에서 요충이 기어다니는 것을 볼 수 있습니다.

요충약은 2주 간격으로 두 번 이상을 집안 식구 모두 다 먹어야 합니다. 그리고 세탁을 철저히 하고 침구에 있는 요충의 알도 완전히 죽여야 재발하지 않습니다.

아이들에게 생선회나 육회를 먹이는 것은 권장하지 않습니다. 민물회는 물론 바다생선회도 아이들에게 먹이는 것은 권장하지 않습니다.

## 설마 아기에게 기생충이 있을라고요?

**두 살 되면 무조건 기생충 약을 먹어야 하나요?**

요즈음은 기생충이 많이 줄었기 때문에 특별한 이유가 없다면 예방적 목적으로 기생충 약을 먹는 것은 권장하지 않습니다. 최근에 기생충에 걸린 아이들이 많이 생기는 지역이 해안가나 강 근처인 경우가 많기 때문에 이런 지역에 살고 있다면 소아청소년과 의사와 상의해서 기생충 약 복용을 고려할 수 있습니다.

**• 최근 조사에 의하면 아직도 기생충이 많다고 합니다** "요즘도 기생충이 있나요?" 하고 묻는 엄마들이 있습니다. 해마다 따뜻한 봄날이 되면 연중행사로 초등학교에서 기생충 약을 먹이던 그때 그 시절에는 기생충도 종류별로 많았지만, 생활 환경이 좋아진 요즘에는 기생충은 먼 나라의 이야기처럼 들리기만 합니다. 그러나 기생충에 걸린 아이들이 예전처럼 많지는 않지만 최근 조사에 따르면 일부 지역에서는 다섯 명 가운데 한 명꼴로 기생충에 감염되어 있다고 하니 지금도 기생충에 대해 완전히 안심할 수는 없습니다. 그리고 요즘은 생식이 유행이고 아이들에게 활어회를 먹이는 부모도 제법 있어 의외로 기생충이 있는 아이들이 많다고 합니다. 설마 기생충이 있으랴 하는 생각에 그동안 기생충이 있는 아이를 발견하지 못한 것도 기생충에 감염된 아이들이 늘어나게 된 원인입니다.

**• 아기들에게도 기생충이 생길 수 있습니다** 기생충 하면 일반적으로 회충, 요충, 십이지장충 등을 말합니다. 아기들은 먹는 것이 뻔해 절대로 기생충이 생기지 않을 것이라고 생각하는 분들이 많은데, 아기에게도 기생충이 생길 수 있습니다. 대개의 기생충은 눈에 보이지 않아 기생충이 있는지 잘 모르지만, 요충은 아이들의 엉덩이 근처에서 하얀 실같이 꿈틀거려 엄마들이 발견하고 깜짝 놀라 소아과에 달려옵니다. 아주 간혹 회충이 항문에 끼인 채 소아과에 오는 아이도 있습니다.

**• 화장실에 다녀와서는 손을 꼭 씻고, 변기는 항상 청결하게** 최근 일부 조사에 의하면 유아원같이 단체 생활을 하는 곳에서 집단적으로 요충이 발생한다고 합니다. 어린이집이나 유치원에 다니는 아이들에게 특히 화장실을 다녀온 후 반드시 손을 씻는 습관을 들이는 것이 매우 중요합니다. 그리고 아이들이 사용하는 변기는 항상 깨끗하게 유지하고 다른 아이들이 지저분하게 사용한 변기는 반드시 소독하는 것이 좋습니다.

## 요충은 단체로 감염되기 쉽습니다

**요충약을 먹일 수 있는 나이!!**
예전에는 요충약을 두 돌 이전에는 먹을 수 없다고 생각했고, 실제로 약 설명서에도 두 돌 이전에 사용하는 것이 금기로 되어 있습니다. 하지만 요충약은 두 돌 이전에도 안전하게 먹일 수 있는 약들이 있기 때문에 나이에 상관없이 치료를 합니다. **요충약뿐 아니라 기생충 약은 요즘은 예방적으로 미리 먹이지는 않습니다.** 그리고 엉덩이가 가렵다고 무조건 요충약을 먹는 것도 권장하지 않습니다.



요충

YouTube
요충과
구충제 사용법

- **요충이 있으면** 요충이 있으면 밤에 잠잘 때 항문주변을 자꾸 가려워하고 긁기도 하고 아파할 수 있습니다. 심한 경우 수면장애가 생길 수도 있습니다. 이럴 때는 옷을 벗겨서 엉덩이를 확인하는 것이 중요합니다. 항문주변이나 속옷에서 아주 가늘고 5mm 정도 되는 흰 실 같은 요충이 보이면 확진할 수 있습니다. 기생충을 가지고 가서 진료를 받은 것이 좋은데 그게 곤란하면 사진이라도 찍어 가면 도움이 됩니다. 하지만 요충감염이 있어도 요충을 볼 수 없는 경우가 많기 때문에 항문이 많이 가렵다고 하면 의사의 진료를 받는 것이 좋습니다.
- **요충약은 식구가 몽땅 두 번 이상 먹어야** 요충감염이 있으면 기생충약을 먹이면 됩니다. 약은 어린 아가부터 안전하게 먹을 수 있는 약이 있습니다. **온가족이 다같이 먹어야 하는데 3주일 간격으로 3회**를 먹어야 재발을 확실하게 막을 수 있습니다. 약은 신생아 때부터 사용할 수 있으며, 어른이나 아이나 같은 용량을 사용하기도 합니다.
- **요충알이 남아 있으면 다시 감염될 수 있어** 요충이란 놈들은 아이의 항문에서 나와 아이의 엉덩이나 이불에다 알을 낳습니다. 요충약을 아무리 열심히 먹여도 이불이나 아이의 옷에 요충 알들이 남아 있으면 다시 감염될 수 있습니다. 요충을 치료할 때는 아침에 엉덩이 잘 씻어 피부에 붙어 있는 요충알을 제거해주고 속옷과 잠옷은 자주 갈아 입히고 침대보도 자주 갈아주면 좋습니다. 침대보를 갈기 어려운 경우 스팀다리미로 충분히 다려주시면 도움이 됩니다. 물론 손 자주 씻어줘야 하고 손톱을 짧게 잘라주는 것도 중요합니다.

## 기생충에 대한 몇 가지 오해

**알아두세요!!**
아이에게 기생충이 있으면 소아과 의사와 상의한 다음 소아과 의사의 처방을 받아서 약을 사용하십시오. **현재 우리나라에서는 기생충이 많이 줄어 예방 차원에서 기생충 약을 먹이는 것은 권장되지 않고 있습니다.** 요충을 제외한 대개의 기생충은 약을 한 번만 먹어도 박멸됩니다. 그런데 특이한 기생충은 일반 기생충 약으로도 없애지 못하는 경우가 있습니다. 아기에게 기생충이 있는 것 같으면 한번쯤 소아과 의사와 상의하는 것이 좋습니다.

• **바닷물고기에는 기생충이 없다?** 바닷물고기에도 기생충이 있을 수 있으므로 회도 그렇게 안전한 편은 아닙니다. 특히 잘 씹지 못하는 아이에게 금방 잡은 활어회를 먹이는 것은 좋지 않습니다. 단 장시간 냉동한 뒤 적당한 가공을 거친 것은 기생충에 관한 한은 안전하지만 참치회 같은 경우는 수은의 함량이 높기 때문에 아이나 임산부가 먹는 것은 권장하지 않습니다. 아이들에게 생선은 날것으로 먹이지 말고 익혀 먹이는 것이 제일 안전합니다.

• **민물고기에는 기생충이 없다?** 기생충 역시 깨끗한 물을 좋아하기 때문에 깨끗한 물에 사는 민물고기에도 기생충이 많습니다. 더구나 오염 문제 때문에 민물고기는 회로 먹는 것도 권장하지 않고 익혀먹이는 것도 신중해야 합니다.

• **소고기 육회에 참기름을 치면 기생충이 다 죽는다?** 간혹 소고기 육회를 아이에게 먹이는 엄마도 있습니다. 참기름을 듬뿍 넣어서 먹이면 기생충이 다 죽는다고 자기 최면을 거시는 분도 있는데, 천만의 말씀입니다. 육회를 참기름에 아무리 버무려도 기생충은 죽지 않습니다. 소고기 육회는 아이에게 먹이지 않는 것이 좋습니다.

• **돼지고기 너무 바싹 구워서 먹지 마세요** 최근 우리나라에서는 돼지고기 기생충이 거의 발견되지 않기 때문에 돼지고기를 지나치게 많이 구워서 먹는 것은 권장되지 않습니다. 하지만 최근에 우리나라 돼지에 기생충 감염이 거의 없다고는 하지만 돼지고기 육회를 아이에게 먹이는 것은 정말로 곤란합니다.

# 기저귀 발진

## Dr.'s Advice

YouTube
기저귀 발진

기저귀 발진을 예방하는 방법은 기저귀를 자주 갈아주고, 엉덩이를 잘 말리는 것입니다. 종이 기저귀든 천 기저귀든 상관이 없습니다. 어느 것을 사용하든 일단 기저귀가 젖으면 바로 갈아주는 것이 중요합니다.

기저귀 발진이 생겨 잘 낫지 않고 오래가면 소아청소년과 의사의 처방을 받아 연고를 사용하게 됩니다. 이때 분을 같이 뿌리면 기저귀 발진이 더 심해질 수 있습니다.

기저귀 발진은 생기는 부위에 따라서 원인이 다를 수 있기 때문에, 전에 받았던 연고를 함부로 다시 발라서는 곤란합니다.

119 소아과

# 기저귀 발진에 대해 알아봅시다

기저귀를 사용하는 아기는 누구나 한번쯤은 기저귀 발진이 생길 수 있습니다. 특히 아기가 설사를 할 때는 바로바로 기저귀를 갈아주기가 힘들어서 아기의 엉덩이가 푹 젖어 발갛게 익기도 합니다. 기저귀 발진은 제대로 치료하면 대부분 며칠 만에 좋아집니다. 하지만 피부가 약한 아기들은 기저귀 발진이 한번 생기면 오래가서 엄마와 아기를 괴롭히기도 합니다.

## 기저귀 발진은 왜 생기는 걸까요?

• **기저귀 발진은 젖은 기저귀를 빨리 갈아주지 않아서 생깁니다** 젖은 기저귀는 아기의 피부를 무르게 만들어서 조금만 자극을 받아도 피부가 쉽게 손상됩니다. 그래서 최근에는 젖은 피부에 손상을 적게 주기 위해 윤활 성분을 입힌 기저귀가 개발되기도 했습니다. 소변을 본 기저귀를 오래 차고 있으면 습기 외에도 소변에서 만들어진 암모니아 같은 물질의 자극을 받아 피부가 붉어질 수도 있습니다. 그리고 대변을 본 상태에서 기저귀를 오래 차고 있으면 대변에 들어 있는 소화 효소들이 아기의 약한 피부에 손상을 입혀 기저귀 발진이 잘 생깁니다. 이렇게 손상받은 피부에는 칸디다라는 곰팡이가 잘 자라는데, 곰팡이 때문에 생기는 기저귀 발진은 엉덩이보다는 주로 사타구니, 성기, 배 쪽에 잘 생깁니다.

• **특정 음식물을 먹어도 기저귀 발진이 생길 수 있습니다** 과일을 과식하면 변이 산성이 되어 아기의 엉덩이를 발갛게 자극합니다. 특히 이유식 초기에 지나치게 많은 양의 과일을 먹이면 변 자체가 산성이 될 뿐 아니라 설사를 일으켜 기저귀 발진이 잘 생깁니다. 그리고 이유식을 하면서 새로운 음식을 첨가해갈 때 이유식의 원칙을 잘 지키지 않으면 변의 양상이 바뀌어 아기에게 기저귀 발진이 생

기저귀 발진

**기저귀 발진이 잘 생기는 경우**
• 설사하거나
• 이유식 초기 변 묽게 보거나
• 모유를 전유만 먹을 때
• 항생제 사용해서 변 묽어질 때

기기 쉽습니다.

**・제대로 세탁되지 않은 기저귀도 발진을 유발합니다** 천 기저귀를 사용하는 경우 세탁 후 기저귀에 남아 있는 세제나 표백제 등이 피부에 자극을 주어 염증이 생기기도 합니다. 천 기저귀는 잘 빨고 잘 헹구고 잘 말려야 합니다. 특히 아토피성 피부염이 있는 아기는 자극에 민감하기 때문에 제대로 세탁되지 않은 기저귀를 사용하면 기저귀 발진이 생기기 쉽습니다.

## 기저귀 발진을 예방할 수 있는 방법은 없나요?

**기저귀 발진 키 포인트!!**
아기 엉덩이가 젖으면 잘 닦아주고 말리세요. 기저귀 발진용 연고를 바를 때는 그 위에 파우더를 뿌리지 마세요. 연고와 파우더가 범벅이 되면 피부가 숨을 쉴 수 없어 아기의 상태가 더 나빠집니다.

**・기저귀를 바로 갈아주어야 합니다** 기저귀 발진의 제일 중요한 예방법은 천 기저귀든 종이 기저귀든 기저귀가 젖으면 바로 갈아주는 것입니다. 아기가 대소변을 본 후에는 물로 엉덩이를 깨끗이 씻어주고 비눗기가 남지 않도록 신경을 써야 합니다. 목욕 후 엉덩이에 피부 보호제를 발라주는 것도 좋습니다. 처음 아기를 키우느라 지친 새내기 엄마들은 간혹 밤새 아기 엉덩이가 변으로 범벅이 되어도 모른 채 콜콜 주무십니다. 밤에 기저귀를 갈아줄 자신이 없을 때는 천 기저귀보다는 흡수력이 좋은 종이 기저귀를 사용하는 것이 더 좋을 수도 있습니다. 그리고 차를 타고 장거리 여행을 떠날 때는 아기 엉덩이를 씻길 물이나 물휴지를 넉넉히 가지고 가는 것이 좋습니다.

**・통풍이 잘 되도록 신경 쓰고, 기저귀를 자주 삶아줍니다** 기저귀를 찬 부위에 공기가 잘 통하도록 해주어야 합니다. 오줌이 샐까 봐 아기의 엉덩이를 비닐 커버로 밀봉하다시피 꼭꼭 싸두면 엉덩이 피부가 숨을 쉴 수 없게 됩니다. 그리고 천 기저귀를 세탁할 때는 물로 충분히 헹궈 비눗기가 남지 않도록 하고 살균 소독이 되도록 자주 삶아서 청결한 상태를 유지해야 합니다. 그리고 세탁 전에 기

저귀를 물에 담가두는 것은 세균이나 곰팡이가 자랄 수 있는 절호의 찬스를 만들어주게 되므로 피하는 것이 좋습니다. 단, 세탁을 철저히 할 수만 있다면 똥 기저귀에서 변을 털어낸 다음 물에 담가두어도 좋습니다. 담가두면 세탁이 편합니다.

**• 기저귀는 햇볕에 자주 말리는 것이 중요합니다** 기저귀는 햇볕에 완전히 말려야 살균이 됩니다. 같은 햇볕이라도 유리창을 통과한 햇볕에는 살균에 필요한 자외선이 거의 없기 때문에 직접 내리쬐는 햇볕에 말려야 합니다. 장마철이라 기저귀가 잘 마르지 않을 때는 전열기나 헤어 드라이어를 이용해 말려도 괜찮습니다. 빨래 건조기를 사용하는 것도 좋습니다.

## 기저귀 발진은 어떻게 치료하나요?

**• 대소변을 본 후에는 엉덩이를 잘 씻어주고 잘 말려야 합니다** 아기의 엉덩이를 씻은 다음 말리기가 힘들면 헤어 드라이어기를 이용해도 좋습니다. 하지만 헤어 드라이어기를 너무 가까이 대 아기의 엉덩이를 구워먹지 않게 주의해야 합니다. 헤어 드라이어기를 찬바람이 나오도록 해서 사용하는 것도 좋습니다.

**• 증상이 심하면 일정 시간 기저귀를 안 채우는 것이 좋습니다** 기저귀 발진이 생기면 기저귀를 채우지 않는 것이 좋은데, 쉬운 일이 아닙니다. 증상이 심하지 않다면 그대로 채워두는 것도 괜찮습니다. 그러나 엉덩이 짓무름이 심한 경우는 하루에 몇 시간씩 엉덩이를 벗겨두는 것이 좋습니다. 따뜻한 방에서 얇은 이불 위에 옷을 입힌 채 엉덩이만 내놓고 밑에는 기저귀를 깔아 놀게 합니다.

**• 반드시 의사의 처방을 받은 연고를 사용해야 합니다** 기저귀 발진이 심하거나 며칠이 지나도록 나아지지 않고 아기가 아파하는 것 같으면 소아과 의사와 상의하세요. 심한 경우는 의사의 처방을 받아

**기저귀 발진 치료는 이렇게!!**

기저귀 발진의 치료는 자주 갈아주고, 잘 말리고, 미지근한 물로 충분히 씻고, 대변 봐서 지저분하면 도브 비누처럼 부드러운 비누를 사용한 후 말려주세요. 잘 낫지 않으면 소아과 의사의 진료를 받는 것이 좋고, 엉덩이가 심하게 헐어서 아픈 경우는 베이킹소다 한 숟가락을 물 한 대야에 녹여서 좌욕을 시켜주는 것이 아픈 것을 줄여줄 수 있습니다. 그리고 이렇게 심하게 헌 경우에는 바로 소아과에서 치료를 하는 것이 좋습니다. 설사 때문에 생긴 기저귀 발진은 물로 잘 씻은 후에 산화아연(Zinc oxide) 함유 크림, 비판텐 크림 같은 것을 바르면 도움이 됩니다.

연고제를 사용해야 합니다. 흔히 바르는 피부 보호 로션류는 적극적인 치료 효과가 적습니다. 기저귀 발진의 원인은 한 가지가 아니므로 연고를 함부로 사용하면 안됩니다. 곰팡이가 원인인 경우는 흔히 바르는 기저귀 발진용 연고를 바르면 더 심해질 수도 있습니다. 그리고 엄마는 기저귀 발진과 다른 종류의 피부질환을 혼동할 수도 있으므로 반드시 소아과 의사의 진료를 받아 아기의 상태에 맞는 적절한 연고를 처방받아 사용해야 합니다.

**기저귀 채울 때, 이것도 알아두세요!!**

기저귀를 고정할 때는 가능하면 안전핀이나 기저귀 커버를 사용하세요. 흔히 사용하는 고무줄은 아기의 배를 조일 수 있으므로 가능하면 사용하지 않는 것이 좋습니다. 배가 조여도 아기는 조인다는 말을 할 수 없으니까요.

## 연고제를 바를 때, 이런 점에 주의하세요

**• 전에 바르던 연고를 함부로 바르면 안됩니다** 아기의 엉덩이가 발갛게 익으면 엄마들은 기저귀 발진이라고 굳게 믿고 전에 바르던 연고를 또 바릅니다. 심지어 아기가 농가진에 걸렸는데도 그런 줄 모르고 기저귀 발진용 연고를 바르다가 병을 악화시켜 아기를 고생시키는 엄마도 있습니다. 그러나 아기 엉덩이가 발갛게 익는 원인에는 기저귀 발진 외에도 여러 가지가 있으며, 같은 기저귀 발진이라 해도 곰팡이가 원인인 경우에는 보통 때 바르는 기저귀 발진 연고와 좀 다른 연고를 사용하기도 합니다. 그리고 저라면 기저귀 발진에 결코 사용하지 않을 연고인데도 기저귀 발진에 사용할 수 있다고 적혀 있어서 팔리는 것이 있습니다. 약은 반드시 소아과 의사의 진찰을 받고 처방을 받아서 사용하십시오.

**기저귀 발진은 크게 두 종류!**

스테로이드 연고를 사용하는 습진 종류와 항진균 연고를 사용하는 곰팡이 감염 두 종류가 있는데 치료가 다르답니다.

**• 연고를 바른 위에 함부로 분을 바르면 안됩니다** 아기가 기저귀 발진에 걸렸을 때 엄마들이 저지르기 쉬운 실수가 연고를 바르고 그 위에 분을 듬뿍 뿌려두는 것입니다. 이렇게 연고를 바른 뒤 분을 뿌려두면 피부가 숨을 쉴 수 없어서 증상이 더 심해지고 잘 낫지도 않습니다. 연고를 바른 다음 그 위에 분을 뿌리지 마세요. 땀이나 오줌에 범벅이 된 분이 아기의 피부에 붙어 있으면 절대 안됩니다.

# 천 기저귀 vs 종이 기저귀

## 천 기저귀와 종이 기저귀, 장단점은 무엇일까요?

• **천 기저귀의 장점과 단점** 천 기저귀는 공기가 잘 통하고 값이 싸며 환경 친화적인 제품입니다. 세탁만 하면 다시 쓸 수 있으며, 트림을 시킬 때 턱 밑에 받치는 등 다른 용도로도 사용할 수 있다는 것도 천 기저귀의 장점입니다. 하지만 천 기저귀는 옆으로 변이 샐 수 있고, 기저귀 표면이 젖기 때문에 아기가 대소변을 봤을 때 빨리 갈아주지 않으면 아기 엉덩이가 대소변에 짓무르기 쉽고 부모가 직접 세탁해야 하는 단점이 있습니다.

• **종이 기저귀의 장점과 단점** 종이 기저귀는 놀랍게도 천 기저귀보다 위생적입니다. 또 흡수력이 좋아서 기저귀가 젖어도 표면에 물기가 비교적 적어 엉덩이가 뽀송뽀송합니다. 그래서 기저귀 발진을 줄이는 데도 종이 기저귀가 천 기저귀보다 아주 조금이지만 더 낫습니다. 방수가 잘되는 것도 종이 기저귀의 큰 장점 가운데 하나입니다. 특히 보육원이나 어린이집 등에서는 아기들에게 종이 기저귀를 사용하는 것이 더 위생적입니다. 종이 기저귀가 천 기저귀보다 소변이나 대변이 샐 가능성이 적어 대소변을 통해 병이 전염될 확률이 적기 때문입니다. 하지만 종이 기저귀는 값이 비싸고 환경을 오염시킨다는 것이 단점입니다.

## 어떤 기저귀를 사용하는 것이 더 좋을까요?

• **밤에 잘 때나 여행할 때 종이 기저귀를 사용해도 좋습니다** 보통 천

**기저귀와 환경 문제!!**
종이 기저귀를 쓸 때는 환경 문제를 생각하지 않을 수 없습니다. 하지만 천 기저귀 역시 세탁할 때마다 소비되는 세제로 인한 물의 오염 등 역시 환경 문제가 있기 때문에 환경 문제만을 놓고 어느 기저귀가 더 좋은지를 정하기는 힘듭니다. 사용한 종이 기저귀를 버릴 때 끙한 것을 그대로 싸서 버리는 엄마들이 많은데, 이러면 곤란합니다. 종이 기저귀에 든 끙은 반드시 변기에 버리고 나머지만 싸서 버려야 환경 오염을 줄일 수 있습니다.

기저귀가 종이 기저귀보다 더 낫다고 생각하는 분들이 많습니다. 그러나 천 기저귀가 종이 기저귀보다 특별히 나은 점은 없습니다. 오히려 환경 문제나 비용 문제를 신경 쓰지 않는다면 종이 기저귀가 천 기저귀보다 더 나은 면도 있습니다. 천 기저귀는 일단 젖으면 표면이 젖기 때문에 아기의 엉덩이에 지속적인 자극을 줄 수 있습니다. 따라서 천 기저귀를 사용하면 종이 기저귀보다 자주 갈아주어야 합니다. 그리고 낮에는 천 기저귀를 쓰더라도 밤에는 종이 기저귀를 사용하는 것이 좋습니다. 밤에는 기저귀를 제때 갈아주기가 힘든데, 천 기저귀는 수분 흡수가 잘 안되기 때문입니다. 물론 여행할 때도 종이 기저귀를 사용하는 것이 좋습니다.

**• 종이 기저귀를 너무 겁내지 마세요** 천 기저귀든 종이 기저귀든 제때 잘 갈아주기만 하면 어느 것을 사용하든 괜찮습니다. 의학적인 면과 비용이나 환경 문제 등 여러 가지 면을 고려할 때 종이 기저귀와 천 기저귀는 일장일단이 있기 때문에 두 가지를 함께 적절하게 사용하는 것이 좋습니다.

## 천 기저귀의 올바른 세탁과 건조 방법

천 기저귀는 빨아서 다시 사용할 수 있다는 것이 큰 장점입니다. 일회용 종이 기저귀와는 달리 끙이나 쉬한 것을 잘 씻고 말려서 다음에 다시 사용할 수 있습니다. 기저귀에 세균이나 곰팡이가 자라면 아기가 감염되기 쉽습니다. 소변에는 오줌을 분해해 암모니아를 만드는 세균이 있는데, 이런 균들이 증식을 하면 기저귀 발진이 잘 생깁니다. 그러므로 아기의 엉덩이는 물론 기저귀를 잘 씻고 잘 말리는 것이 무엇보다 중요합니다.

**기저귀를 물에 담가두면 곤란합니다!!**

아기의 변이나 오줌이 밴 기저귀를 불린다고 세탁 전에 물에 담가두는 분들이 많은데, 좋은 방법이 아닙니다. 기저귀를 물에 담가두면 세균이나 곰팡이가 자랄 수 있는 절호의 찬스를 만들어줄 뿐입니다. 물에 담가 둔 기저귀는 조금만 지나면 세균이 바글바글 자라게 됩니다. 바로 세탁을 하든지 아니면 변기에다 변만이라도 처리하고 소독 표백제 용액에 담가두세요. 단, 기저귀를 물에 담가두었을 때는 세탁을 철저히 해야 합니다. 기저귀를 소독하는 방법은 삶는 것과 산소계 소독 표백제를 사용하는 것, 일광 소독 등이 있습니다.

**• 천 기저귀의 올바른 세탁 방법**

1. 천 기저귀는 잘 빨고 잘 말려야 하며 자주 삶는 것이 좋습니다. 세탁할 때는 충분히 헹궈 비눗기가 없도록 하는 것이 중요합니다.
2. 주기적으로 살균 소독이 되는 표백제 등으로 기저귀를 소독해야 합니다. 옥시크린이나 락스 등을 이용할 수도 있는데, 이때 중요한 것은 세제가 완전히 다 빠지도록 잘 헹궈야 한다는 것입니다. 세제가 남아 있으면 아기의 연약한 피부에 손상을 주기 때문입니다.
3. 기저귀가 젖으면 바로바로 세탁하는 것이 제일 좋습니다. 쉽지 않은 일이겠지만요.

**• 천 기저귀의 올바른 건조 방법**

1. 천 기저귀는 햇볕에서 완전히 말려야 살균이 됩니다. 햇볕이 유리창을 통과하면 살균에 필요한 자외선이 유리창에 거의 대부분 흡수되어 버리므로 살균력이 떨어집니다. 기저귀를 말릴 때는 반드시 직접 햇볕이 닿는 실외에서 말려야 합니다.
2. 장마철에 기저귀가 잘 마르지 않을 때는 전열기에 말리기도 합니다. 급할 때는 헤어 드라이어기를 사용해도 됩니다. 경제적으로 여유가 있다면 건조기를 사용하는 것이 더 좋겠지요. 전기 건조기를 사용하면 전기 요금이 엄청나게 나온다는 점은 미리 알고 계십시오. 최근에는 가스를 사용한 건조기도 나오고 있습니다.
3. 방바닥에 기저귀를 말리면 안됩니다. 적당히 따끈따끈한 데다 물기 있는 기저귀에 방바닥에 묻어 있던 균이 달라붙어서 금방 번식해 기저귀가 오염됩니다. 방바닥이 지저분하다는 것을 잊지 마세요.
4. 특히 아기의 옷이나 이불에서 지린내가 나면 몽땅 걷어다 살균 소독되는 표백제로 소독해야 합니다. 삶는 것도 좋은 방법입니다. 기저귀나 아기의 몸에서 지린내가 나면 아기 건강의 명백한 적신호라는 것을 잊지 마십시오.

# 기침

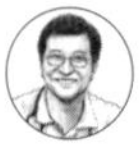

## Dr.'s Advice

기침은 호흡기에 들어온 나쁜 것을 내보내기 위해서 하는 것입니다. 기침은 우리 몸을 지키는 파수꾼 같은 것입니다.

기침이 심하면 많은 엄마들이 기침을 줄여달라고 합니다만, 기침을 일으키는 병을 치료하지 않고 기침만 줄이면 우리 몸의 나쁜 것을 밖으로 못 내보내게 됩니다.

기침을 가볍게 한다고 감기일 거라고 생각하면 큰 오해입니다. 기침을 하는 병은 수도 없이 많습니다. 아이가 기침을 할 때 함부로 종합감기약을 먹여서는 안됩니다. 기침을 줄이는 약도 함부로 사용해서는 안됩니다. 기침은 우리 편입니다.

기침을 치료하는 것이 아니고 기침을 일으키는 병을 치료하는 것이 중요한 것입니다.

# 기침에 대해 꼭 알아야 할 것들

## 기침은 우리 몸을 지키는 파수꾼

• **기침은 우리 몸에 들어온 나쁜 것을 내보내기 위해 하는 것** 기침은 우리 몸을 지키는 파수꾼과 같습니다. 밥을 먹다가 조그만 밥풀이 기도로 들어가면 재채기와 함께 기침을 심하게 해서 밥풀을 내뱉듯이, 나쁜 것이 우리 몸의 호흡기에 들어오면 그것을 내보내기 위해 기침을 하게 됩니다. 기침을 억지로 못하게 하면 몸 안에 들어온 나쁜 것을 내보내지 못해 더 심한 호흡기 질환에 걸릴 수도 있습니다.

• **기침이 심할 때는 습도 조절과 쾌적한 환경 유지에 신경 써야** 건조한 공기는 호흡기 점막에 자극을 주므로 기침을 많이 할 때는 습도가 적당하도록 조절해야 합니다. 또 가래가 마르면 기침을 하기가 힘들어지기 때문에 가래를 묽게 하기 위해 수분을 충분히 섭취해야 합니다. 실내에 먼지나 곰팡이가 없도록 늘 청결하고 쾌적한 환경을 유지해야 하며, 환기할 때는 온도 차가 심하지 않도록 주의해야 합니다. 간혹 아이가 기침이 심할 때 꿀에다가 여러 가지를 섞어 먹이는 분도 있는데, 돌 이전의 아기들에게 꿀을 먹이는 것은 위험할 수 있으므로 절대로 안됩니다.

## 아이의 기침이 심할 때는 이렇게 하세요

• **반드시 소아과 의사의 진료를 받아야 합니다** 아이가 기침을 심하게 하는데도 병원에 가지 않고 육아책이나 의학 상식에 관한 책만 찾

**기침을 심하게 하면 폐가 나빠진다?**
기침을 심하게 하면 폐가 나빠진다고 생각하는 분들이 많습니다. 그러나 이것은 앞뒤가 바뀐 이야기입니다. 호흡기 질환에 걸리면 우리 몸의 나쁜 물질을 배출하기 위해 기침을 심하게 하는 것이지, 기침을 심하게 해서 호흡기가 나빠지는 것은 아닙니다.

아보는 분들이 많습니다. 기침이 심할 때는 기침을 줄이기 위해 집에서 할 수 있는 모든 방법을 시도해보더라도 반드시 소아과 의사의 진찰을 받아 기침이 심한 원인을 밝혀야 합니다.

**• 기침이 심할 때는 쉬는 것이 제일 중요합니다** 모든 병이 그렇듯이 아이가 기침을 많이 할 때는 쉬게 하는 것이 제일입니다. 아이에게 '극기'를 가르친다며 아파서 반쯤 퍼진 아이를 억지로 유치원에 보내는 엄마들도 있는데, 이러면 정말 곤란합니다. 아픈 아이들은 쉬게 해야 합니다. 그것은 우리 아이를 위한 일일 뿐만 아니라 다른 아이에게 전염되는 것을 막는 일이기도 합니다.

**• 평소보다 물을 많이 먹여야 합니다** 가래가 호흡기 점막에 달라붙으면 기침이 더 심해질 수 있는데, 끈적끈적한 가래를 녹이려면 몸에 수분이 많은 것이 좋습니다. 또한 기침이 심하면 몸에서 배출되는 수분의 양이 늘어나므로 평소보다 물을 많이 먹여야 합니다. 물을 충분히 먹이면 기침이 심할 때 도움이 됩니다.

**• 가래가 심하면 배출해줍니다** 가래가 아주 많을 때 가래를 잘 배출할 수 없는 경우 등을 두들겨주거나 숨을 크게 들이마셨다가 한꺼번에 힘껏 내뱉게 하면 가래가 잘 나오기도 합니다. 물론 이것은 필요한 경우 소아과 의사와 상의해서 좀 큰 아이에게 할 수 있는 방법입니다.

**• 기침을 많이 할 때는 습도를 높여주십시오** 건조한 공기는 호흡기 점막에 자극을 줍니다. 따라서 기침을 많이 하는 아이의 호흡기 자극을 줄여주기 위해서는 적당한 습도를 유지하는 것이 필수입니다. 가래가 호흡기 점막에 달라붙으면 기침이 더 심해질 수 있으므로 수분 섭취를 늘리고 가습기도 사용해 가래를 묽게 만들어주어야 합니다. 가습기는 호흡기 질환의 보조 치료 기구로서 적절하게 사용하면 도움이 됩니다. 그밖에 실내외의 온도 차가 크지 않도록 신경을 써야 하며, 먼지 등이 없게 집 안을 청결히 하는 것도 중요합니다. 필요에 따라서 너무 심한 기침을 하는 경우 기관지 확장제

등의 치료약을 사용하기도 하는데, 이것은 반드시 소아과 의사의 처방을 받아서 사용하도록 하십시오.

• **집 안 환경을 쾌적하게 해야 합니다** 집 안의 공기가 나쁘면 기침이 심한 아이에게 좋지 않습니다. 집 안에서는 담배를 피우면 안됩니다. 베란다는 물론 화장실에서도 피워서는 안됩니다. 가스 레인지를 사용할 때도 환풍기를 틀어야 합니다. 먼지도 적어야 하며, 곰팡이도 없어야 합니다. 그리고 방 안의 온도도 적당해야 합니다. 차가운 방 안 공기는 아이의 호흡기에 자극을 주게 됩니다. 특히 가을에 난방이 안되는 아파트일 경우 새벽에 아이가 추워하면 전기 스토브라도 켜주는 것이 좋습니다. 또 공기가 건조할 때는 가습기로 습도를 조절해주는 것이 좋습니다.

• **기침을 줄이기 위해 함부로 약을 먹이면 안됩니다** 주위에서 보면 기침에 잘 듣는 기가 막힌 약이 있다고 좋아하는 엄마들이 가끔 있습니다. 그리고 아이가 기침만 하면 그 약을 먹입니다. 하지만 아이의 기침이 심할 때 함부로 약을 먹여 기침을 줄이면 안됩니다. 기침을 줄이는 약은 소아과 의사의 처방에 따라 아주 신중하게 사용해야 합니다. 기침을 함부로 줄이면 우선은 편할지 몰라도 결국은 합병증으로 아이가 고생할 가능성이 높기 때문입니다.



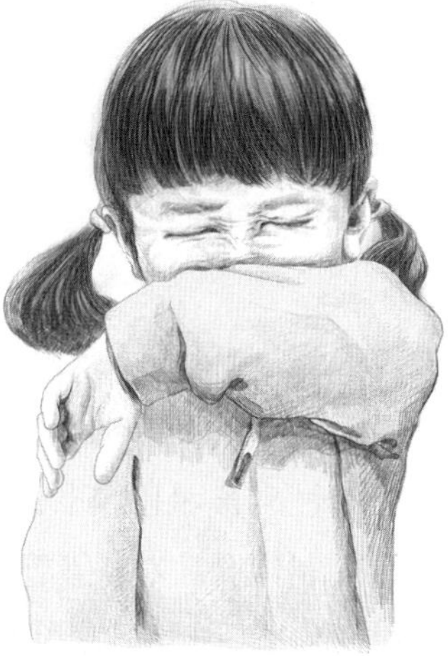

**기침을 할 때는 입을 가려라!!**

기침을 하면 입안의 수많은 파편들이 공기 중으로 날아갑니다. 이때 감기를 일으키는 바이러스들이 같이 날아가 다른 사람에게 감기를 전염시킬 수 있습니다. 남에게 감기를 전염시키는 것을 줄이려면 입을 가리고 기침을 하고, 사람과 대화 중일 때 기침이 나오면 고개를 돌리고 기침을 하십시오. 마스크는 감기 예방에 효과가 별로 없지만, 감기나 독감이 유행할 때는 병이 퍼지는 것을 조금은 줄일 수 있습니다. 손으로 입을 가리기보다는 손수건이나 휴지를 사용해서 입을 가리고 기침을 하는 것이 좋습니다. 만일 그런 것도 없다면 그림처럼 소매에 입을 대고 기침을 하도록 가르치십시오. 그런 후에 반드시 손을 잘 씻도록 해야 합니다.

# 기침을 줄이지 마세요

**· 우리나라 엄마들은 '빨리빨리'병이 있습니다** "기침을 줄이지 말라니요?" 기침을 함부로 줄이면 안된다는 의사의 말에 기가 찬다는 듯이 반문하는 분들이 종종 있습니다. 기침은 우리 몸에 좋은 것이라는 의사의 설명을 듣고 나면 더욱 기가 막힌다는 표정으로 "그럼 병원에는 뭐하러 오나요?" 하고 되묻습니다. 우리나라에는 '빨리빨리'병이 있다고 합니다. 의사가 고칠 수 없는 고질병 가운데 하나인데, 병원에 와서도 예외가 아닙니다. 약 한 봉지 먹으면 당연히 기침이 줄어야 하고, 설사는 멎어야 하며, 열도 뚝 떨어져야 직성이 풀립니다. 그것도 모자라 아침저녁으로 주사를 놔달라고 주문하는 분도 있습니다.

**· 감기를 치료해야지 기침을 치료하면 안돼** 의사들이 의사가 되기도 전에 귀에 못이 박히도록 듣는 이야기가 바로 "감기를 치료해야지 기침을 치료하면 안된다"는 것입니다. 의사들은 기침을 '우리 몸의 파수꾼'이라고 부릅니다. 어떤 의사는 기침을 집 지키는 개에 비교하기도 합니다. 기침은 우리 몸의 호흡기에 들어온 나쁜 것을 내보내기 위해 하는 것입니다. 기침을 하면 목에서 공기가 훨씬 세게 나오기 때문에 효과적으로 호흡기 안의 나쁜 것을 밀어낼 수 있습니다. 감기에 걸렸을 때보다 기관지염이나 폐렴에 걸렸을 때 기침이 더 심하다는 것은 다 아실 겁니다. 병이 심할수록 호흡기 안에 나쁜 것이 많기 때문에 기침을 더 심하게 해야만 밖으로 내보낼 수 있습니다.

**· 의사들은 기침 줄이는 약을 함부로 사용하지 않습니다** 많은 엄마들의 기대와는 달리 의사들은 기침이 심하다고 함부로 기침을 줄이는 약을 사용하지 않습니다. 심지어 어떤 때는 약을 사용하면 일시적으로 기침이 더 심해지기도 합니다. 감기가 심할 때 기침을 함부로 줄이다가는 우리 몸속에 있는 나쁜 것을 내보내지 못해 병이 더

**이런 기침은 응급치료를 받아야 합니다!!**

**· 하나**, 음식을 먹던 아이가 갑자기 기침을 하고, 침을 많이 흘리고, 얼굴이 파랗게 변하고, 숨을 쉬기 힘들어하면 이것은 가장 응급인 상태입니다. 음식이 기도에 걸리면 이런 증상을 보이는 경우가 많은데, 이럴 때는 바로 119구급대를 부르는 것이 상책입니다. 물론 응급실이 집 근처에 있다면 바로 아이를 데려가야 합니다. 어린 아기들 주위에 땅콩이나 구슬, 장난감 조각 등과 같이 목구멍에 걸릴 만한 것이 없도록 잘 치워두어야 합니다.

**· 둘**, 기침을 많이 하던 아이가 숨쉬기 힘들어하면 바로 응급실로 가야 합니다. 헉헉대며 말을 하기 힘들어하고, 누워 있기 힘들어하고, 숨쉬기가 힘들어 갈빗대나 배가 숨을 쉴 때 쑥쑥 들어가기도 하고, 입술이나 손톱 밑이 파랗게 변하기도 하면 폐에 문제가 생긴 것일 수 있습니다. 그 대표적인 것이 폐렴일 것입니다.

**· 셋**, 기침을 하던 아이가 침을 갑자기 많이 흘리면서 아파 보이고 잘 삼키지 못하는 경우에도 바로 소아과에 가야 합니다. 수족구나 인두염, 후두개염 등이 이런 증상을 일으킵니다. 이 중에서도 후두개염은 드문 병이기는 하지만 아이의 생명을 위협할 수도 있기 때문에 주의를 해야 합니다. 아이가 후두개염에 걸리면 침을 많이 흘리면서 숨을 가쁘게 쉬고, 숨쉴 때 입을 벌리게 됩니다. 기침을 하는 아이에게 이런 증상이 동반될 때는 밤중이라도 응급실로 가야 합니다.

심해지거나 합병증에 걸리기 쉽습니다. 그래서 의사들은 기침을 효과적으로 줄일 수 있는 약을 가지고 있지만, 꼭 필요한 경우가 아니면 잘 사용하지 않습니다. 감기에 걸렸을 때 기침과 콧물, 가래가 나오는 것은 다 이유가 있습니다. 겉으로 드러난 증상만 보고 임의로 기침약, 가래약, 콧물약을 사용하는 분들이 있는데, 증상은 좋아져도 자칫 병을 악화시킬 수 있으므로 함부로 사용하면 안됩니다.

**이런 기침은 응급치료를 받아야 합니다!!**

• **넷**, 아이의 기침이 갑자기 심해지면서 고열이 나거나, 기침할 때 가슴을 심하게 아파하거나, 기침을 하면서 가래에 피가 섞여 나오거나 하면 일단 폐렴이나 기도에 이물이 들어가 염증을 일으킨 것은 아닌지 의심해봐야 합니다.

• **다섯**, 생후 1개월 이전의 아기가 기침을 하면 폐렴이 아닌지 꼭 확인할 필요가 있습니다.

## 기침을 줄이는 특별한 처방이 있다구요?

어떤 할머니들은 손자의 감기가 오래가서 구하기도 힘든 생가재즙을 먹였다며 산삼이라도 먹인 듯 자랑스럽게 말씀하셔서 저를 놀라게 합니다. 아이에게 생가재즙을 먹이는 풍습은 홍역을 앓고 난 뒤 기침이 오래갈 때 먹이던 민간요법에서 비롯된 것입니다. 하지만 실제로는 그다지 효과가 없으며, 게다가 민물가재의 기생충은 매우 위험하기도 합니다. 별로 효과도 없는 생가재즙을 먹여 기생충으로 아이를 고생시키지 마세요. 지금까지 듣도 보도 못한 특이한 처방을 들으면 귀가 솔깃해지는 분들이 많지만, 건강과 직결된 문제를 제대로 알지 못하고 사용했다가는 오히려 병만 더 깊어질 수 있습니다. 중요한 것은 기침을 줄이는 것이 아니고 기침을 하게 하는 원인을 찾아 치료하는 것입니다. 아이가 기침을 심하게 하면 소아과 의사의 진료를 받는 것이 좋습니다. 소아과 의사는 민간 요법보다 몇백 배 더 효과적으로 기침 줄이는 약을 처방할 수 있지만, 꼭 필요한 경우가 아니라면 기침을 줄여주지 않습니다. 만일 돌이 지난 아이가 병은 심하지 않은데 밤에 기침이 심해서 힘들어하는 경우라면 소아과 의사와 상의해서 자기 전에 꿀을 조금 먹이는 것이 기침을 줄이는 데 도움이 될 수 있습니다.

**가벼운 기침을 할 때 치료를 해야 하나?**

기침을 가볍게 할 때 소아과에 가야 할지 말아야 할지 고민하는 분들이 많습니다. 만일 이런 고민을 하는 분들 중에 아이를 키워본 경험이 별로 없는 분이라면 소아과 의사의 진료를 받고 그 진찰 소견에 따르라고 권유하고 싶습니다. 진찰상 다른 문제가 없다면 치료가 필요 없을 것이고 소아과 의사가 약을 처방하지 않을 것입니다.

# 이런 기침 저런 기침

기침은 병이 아니라 증상입니다. 기침을 하게 되는 병은 아주 가벼운 것에서부터 당장 병원에 가야만 하는 심각한 것까지 매우 다양합니다. 기침을 하게 되는 가장 흔한 병은 감기입니다. 하지만 아이가 기침을 한다고 다 감기에 걸린 것은 아닙니다. 모세기관지염이나 폐렴, 후두염 같은 호흡기 질환에 걸려도 대개 기침이 주된 증상으로 나타나기 때문입니다. 기침이 나오면 일단 기침의 양상에 따라 각각 다른 병을 의심해보고 그에 따른 치료를 받아야 합니다.

## 생후 1개월도 채 안된 신생아가 기침을 하면

**· 생후 1개월도 채 안된 아기가 기침을 하면 주의해야** 물론 한두 번 기침을 하다가도 잘 먹고 잘 노는 등 멀쩡해 보이면 그리 염려할 필요는 없습니다. 하지만 기침이 잦다면 바로 소아과 의사의 진료를 받는 것이 좋습니다. 생후 1개월이 안된 어린 아기도 감기에 걸립니다. 하지만 기침만 할 뿐 증상이 심해 보이지도 않는데 이미 폐렴으로 넘어간 경우도 있으므로 반드시 소아과 의사의 진료를 받아야 합니다.

**· 신생아에게 감기 같은 증상이 있을 때는 반드시 폐렴을 의심해야** 어린 아기는 폐렴에 걸려도 당장 보기에는 크게 아파 보이지 않아서 엄마들이 방심하기 쉽습니다. 하지만 어린 아기들은 면역성이 부족하기 때문에 갑자기 상태가 나빠져 위험할 수도 있습니다. 간혹 어린 아기들은 감기에 안 걸린다는 말을 듣고 기침을 심하게 하는데도 괜찮겠지 하며 맘 편하게 생각하는 분도 있는데, 이것은 오해입니다. "아기들은 감기에 안 걸린다"는 말은 "아기에게 감기 같은 증상이 있을 때는 반드시 폐렴을 의심하라"는 주의의 말이라고 생각하면 됩니다.

## 쌕쌕거리는 기침

**잠깐 의학상식!!**

감기 걸린 아이가 10일 이상 기침을 하고 누런 코가 계속 나오면 축농증을 의심해봐야 합니다. 급성 축농증일 경우 열이 동반되며 낮뿐만 아니라 밤에 잘 때도 심하게 기침을 합니다. 아침에는 가래와 구역질이 동반된 기침을 하기도 합니다. 축농증에 걸린 아이는 아침에 일어나면 눈 주위가 붓기도 하고 좀 큰 아이의 경우 머리가 아프기도 합니다. 이런 경우는 바로 소아과에서 진료를 받는 것이 좋습니다. 간혹 돌도 지나지 않은 어린 아기도 축농증에 걸리기도 하지만 이 나이 아이들에게 축농증은 생각보다 훨씬 드문 병이며, 보통은 만 두 살이 지나야 잘 걸리는 병이랍니다.

**• 모세기관지염에 걸리면 쌕쌕거리는 기침을 심하게 해** 만 두 살이 안 된 아이들은 모세기관지염에 잘 걸립니다. 모세기관지염에 걸린 아이는 쌕쌕거리고 기침을 심하게 하며, 가래가 끓고, 콧물도 나고, 숨을 가쁘게 쉽니다. 증상이 더욱 심해지면 숨이 차기도 하고 잘 먹지도 않습니다. 열은 날 때도 있고 안 날 때도 있습니다. 모세기관지염에 걸리면 2~3일 동안 갑자기 증상이 심해지기도 합니다. 요컨대 모세기관지염을 치료하는 도중에 아이가 갑자기 숨이 차거나 먹지 못해 탈진해서 입원하는 경우도 있다는 말입니다. 모세기관지염에 걸렸을 때 찬 가습기를 사용하면 치료에 도움이 되는 경우도 있으므로 소아과 의사와 상의 후 사용하십시오.

**• 천식에 걸리면 쌕쌕거리는 기침이 자꾸 반복됩니다** 아이가 천식에 걸리게 되면 쌕쌕거리는 기침을 하는데, 밤에 심해지며 찬 공기를 들이마시거나 운동을 하고 나면 갑자기 심해지기도 합니다. 천식이 심한 경우에는 숨쉬기가 힘들고 가슴이 답답하며 갈비뼈 사이가 쑥쑥 들어가기도 합니다. 이런 천식의 증상들은 갑자기 시작되는 경우가 많습니다. 천식은 유발 요인들이 있어서 반복적으로 발병하는 것이 특징이므로 주의해야 합니다. 갑자기 천식을 일으키거나 심하게 만드는 유발 요인으로는 감기, 담배 연기, 찬 공기, 곰팡이, 지나친 운동, 스트레스 등이 있습니다. 간혹 천식을 근본적으로 치료하겠다고 비법을 찾아 헤매는 분도 있는데, 천식은 조절하는 것이지 한번에 나을 수 있는 병이 아닙니다. 특히 밤중에 많이 하는 기침은 알레르기나 천식이 있는 아이들에게 특징적으로 나타납니다. 최근에는 천식을 치료하고 조절할 수 있는 새로운 약들이 많이 개발되어 사용됩니다. 천식에 대한 자세한 내용은 이 책의 '천식과 알레르기' 편을 참고하십시오.

## 컹컹 개 짖는 소리를 내는 기침

**주의! 어린 아기의 기침!!**
생후 3개월 이하의 아기가 기침을 할 때는 반드시 소아과 의사의 진료를 받아야 합니다. 어린 아기들은 많이 아파도 어른처럼 제대로 표현하지 못하며, 엄마도 아기의 상태만 보고는 그 정도가 얼마나 심한지 판단하기 어렵습니다. 감기에 걸려 기침을 하는 건지 그냥 기침만 하는 건지 모르기 때문에 고민이 많이 될 수밖에 없습니다.

후두염에 걸렸을 때는 컹컹 개 짖는 듯한 기침을 합니다. 숨이 차고, 숨을 들이쉴 때 그르렁 소리가 나기도 하며, 목도 쉽니다. 후두염에 걸린 아이는 낮에 멀쩡해 보이다가도 밤이 되면 증상이 심해지는데, 2~3일 동안 심하게 앓을 수도 있고 몇 년 동안 반복해서 발병할 수도 있습니다. 후두염 증상이 나타나면 찬 김이 나오는 가습기를 사용하는 것이 좋습니다. 밤에 갑자기 후두염 증상이 심해져서 숨이 막혀하면 목욕탕에 들어가 뜨거운 물을 틀어 수증기가 자욱하게 한 다음 아이를 안고 있으면 아이의 상태가 좋아집니다. 그래도 상태가 호전되지 않으면 창문을 열어 시원한 공기를 마시게 합니다. 이런 방법으로도 호전되지 않고 아이가 숨이 많이 차 힘들어할 때는 바로 응급실로 가서 치료를 받아야 합니다.

## 밤에만 하는 기침

**· 밤에만 기침하는 경우 여러 가지 원인이 있습니다** 감기나 비염에 걸려서 그럴 수 있고, 알레르기가 있거나 축농증에 걸렸을 때도 밤에 기침을 합니다. 일종의 천식이 밤에만 생겨도 그럴 수 있는데, 이런 아이들은 대개 낮에 멀쩡하기도 합니다. 이렇게 밤에만 기침을 하는 경우에는 괜찮겠지 하고 그냥 두거나 종합감기약만 열심히 먹이지 말고 소아과 의사의 진찰을 받아 기침의 원인을 확인해야 합니다. 다른 병이 있을 수도 있으니까요. 간혹 의사의 처방 없이 기침약이나 민간 처방을 임의로 사용하는 분들이 있는데, 밤에 기침을 하는 원인을 우선 밝히는 것이 중요합니다. 예를 들어 천식 같은 병에 걸렸을 때 밤에 기침을 한다고 기침을 억제시키면 아이가 더 고생할 수도 있습니다. 천식은 제대로 치료하지 않을 경우

**아이가 쉿소리 나는 기침을 할 때!!**
기관 기관지염에 걸리면 그릇 깨지는 듯한 기침을 하는데, 할머니들은 이런 기침을 '항아리 기침'이라고 표현합니다. 요즘 엄마들은 '쉿소리 나는 기침'이라고 표현하기도 하는데, 집에서는 이런 기침 소리만으로 기관 기관지염과 감기를 구분하기 힘듭니다. 아이가 밤에 기침을 심하게 하느라 잠을 못 잔다고 하소연하는 엄마들도 있습니다. 기관 기관지염에 걸리고 나서 3~4일 정도 지나면 쉿소리를 내면서 기침을 심하게 하지만 열은 그렇게 많지 않습니다. 손가락으로 아이의 목을 눌러 기관을 자극하면 쉿소리를 내면서 기침을 합니다. 하지만 엄마들이 집에서 이런 기관지 자극을 할 필요는 없습니다. 자극이 반복되면 오히려 기침만 늘 뿐이므로 병원에서 의사의 진료를 받는 것이 좋습니다.

기도가 망가져서 나중에 평생 고생할 수도 있습니다.

**• 새벽에만 기침이 심할 때는 꼭 의사의 진찰을 받아야** 아이가 낮에는 기침을 별로 안하다가 아침이나 새벽에 많이 할 때는 반드시 소아과 의사의 진찰을 받아야 합니다. 새벽에 하는 기침은 단순한 감기 증상일 수도 있지만 알레르기나 천식, 축농증 등 다른 병이 생겨서 그럴 수도 있습니다.

## 마른 기침

마른 기침은 가래 없이 가볍게 하는 기침이나, 심하지 않게 가끔씩 하는 기침을 말합니다. 낮에는 계속 기침을 하다가 잠잘 때 멈추는 경우, 틱이라는 습관성 행동장애가 있거나 심리적으로 스트레스를 받아 마른 기침을 한다고 의심할 수 있습니다. 이런 경우 대개 다른 호흡기 질환의 증상은 없습니다. 하루에 서너 차례 하는 가벼운 기침에 민감하게 반응할 필요는 없습니다. 감기나 다른 병에 걸리지 않아도 공기가 나쁘면 아이가 기침을 하고 코가 막힐 수 있습니다. 우리나라는 공기 오염이 심하기 때문에 감기에 걸리지 않은 아이가 기침을 하는 경우가 흔합니다. 따라서 마른 기침을 한다고 미리 약을 사먹일 필요는 없습니다. 하지만 기침이 심해지거나 가래가 나오는 등 다른 증상이 겹치면 소아과에서 진찰을 받는 것이 좋습니다.

# 눈의 이상

## Dr.'s Advice

시력은 6세가 되면 거의 다 발달합니다. 어릴 때 시력이 나쁜데 안경을 사용하지 않으면 시력이 발달하지 않아 약시가 되므로 눈의 정기점검은 필수입니다.

어린 아기의 눈이 모여 있으면 안과 의사의 진료를 받으십시오. 사시를 내버려 두면 약시가 될 수도 있답니다.

안약을 함부로 사용하지 마십시오. 눈곱이 끼고 눈이 충혈되는 병은 여러 가지인데, 병의 종류에 따라서 사용하는 안약이 달라집니다.

초등학교 이전의 어린아이가 시력이 나빠서 안경을 처방받은 경우, 반드시 안경을 사용해야 합니다.

아이들은 정기적으로 안과 검진을 받는 것이 좋습니다. 특히 엄마나 아빠 중에 눈이 나쁜 사람이 있다면 꼭 정기적으로 점검을 받아야 합니다.

아이들은 밖에서 뛰어놀아야 시력이 발달합니다. 충분한 햇빛이 안구의 정상적인 성장을 돕습니다.

119 소아과

# 눈에 대하여 엄마가 알아두어야 할 것들

아이의 시력을 시력표로 검사하는 것이 가능한 나이는 2~3세부터입니다. 아이의 시력이 궁금하면 예방접종하러 소아과에 갈 때 시력표를 한번 읽혀 보거나 동네 안과를 방문해서 시력 검사를 받아보는 것이 좋습니다. 간혹 이상이 없다고 생각한 아이에게서 시력의 이상이 발견되는 경우도 있습니다. 아이들의 시력은 5~6세가 되면 완성됩니다. 그러나 이때 이상을 발견하면 시력을 회복할 수 없기 때문에 늦어도 3세가 되면 안과 검진을 한번쯤은 받아봐야 합니다. 그리고 아이가 초등학교에 들어가기 전에도 반드시 안과 검진을 받아보세요. 시력 검진을 받으러 안과에 갈 때는 미리 전화로 문의한 다음 가는 것이 좋습니다. 너무 바쁜 시간에 찾아가면 시력 검사를 받기 힘드니까요. 특히 여름방학 같은 때는 눈병 환자가 많아 바쁘기 때문에 이런 때 시력 검사를 해달라고 하면 딱지맞기 쉽습니다.

## 시력을 보호하는 특별한 방법이 있나요?

아기의 시력 보호를 위한 방법은 안과 의사가 잘 알 것이고 소아과 의사가 말씀드릴 수 있는 것은 상식 정도입니다. 안과 의사의 의견에 따르면 텔레비전을 많이 본다고, 또는 가까이에서 본다고 시력이 나빠지지는 않는다고 합니다. 그러나 부모가 시력이 많이 나쁠 때는 아기 역시 어릴 때부터 시력에 신경을 써야 합니다. 아기의 눈을 위해 부모가 할 수 있는 특별한 일은 없습니다. 일상적인 주의 사항과 정기 점검이 중요합니다.

**• 아기가 있는 방은 조명이 적당해야 합니다** 아기가 있는 방이 너무 밝거나 너무 어두우면 아기의 눈에 좋지 않습니다. 영양을 잘 섭취하는 것도 시력을 위해 중요하지만 현재 우리나라에서 영양이 문제가 되는 아기는 거의 없습니다. 그리고 충분한 휴식도 중요합니다.

**두 돌 전에는 TV를 안 보는 것이 좋아!!**

두 돌이 될 때까지는 텔레비전을 보이지 마십시오. 직접 보이지 않더라도 방에 텔레비전을 켜두기만 해도 아이들의 두뇌발달에 좋지 않은 영향을 미칠 수 있습니다. 두 돌이 지난 아이의 경우에도 하루 1~2시간 정도만 부모가 미리 선택한 내용으로 TV 시청을 할 수 있습니다. 하루 2시간 이상의 TV 시청은 아이들에게 다른 접촉, 예를 들면 엄마와 놀 시간이나 친구와 사귈 시간을 빼앗고 피동적인 지식 습득의 위험성이 있기 때문에 좋지 않습니다. 아이들 스스로의 경험과 놀이를 통해 습득한 지식이 아이들 성장에 훨씬 더 도움이 됩니다.

**· 안과 정기 검진이 필요합니다** 아기의 시력을 보호하려면 무엇보다도 안과 의사의 정기 검진이 필요한데 현재 우리나라에서는 거의 이루어지지 않고 있습니다. 일부 안과 의사와 일부 나라에서는 1세 이전에 안과 정기 검진을 받기를 권장하기도 합니다. 실제로 1세 이전의 아기들 가운데 눈에 이상이 있는 경우가 있으며, 드물지만 일찍 발견할수록 아기의 시력이 덜 나빠지는 병도 있습니다. 안과 정기 검진은 이런 드문 병을 일찍 발견하는 데 도움이 됩니다.

## 텔레비전을 가까이에서 보면 눈이 나빠지나요?

아기들은 눈에 보이는 가까운 세계에 대해 강한 흥미를 느끼기 때문에 시야에 들어오는 모든 것을 열심히 탐색합니다. 그러다 보니 텔레비전 화면 앞에 바짝 다가서기도 하고 화면을 손으로 만져 보려고도 합니다. 하지만 이렇게 가까이에서 텔레비전을 보는 것은 좋지 않습니다. 아기가 텔레비전을 가까이에서 본다고 눈이 나빠지는 것은 아니지만 바른 자세를 유지하는 것은 중요합니다. 아기들은 처음엔 눈이 매우 나빠서 1세가 되기 전까지는 시력이 0.4 정도이다가 점차 발달하여 만 6세가 되면 정상 시력인 1.0에 도달합니다. 따라서 한창 시력이 형성될 무렵에 물체를 바로 보는 습관을 들이는 것이 매우 중요합니다. 텔레비전을 볼 때는 최소한 2m 정도는 떨어져서 봐야 합니다.

YouTube

모빌의 장단점과 주의사항

## 모빌은 시각 발달에 좋습니다

**· 모빌을 사용한다고 사시가 되지는 않습니다** 모빌을 사용하는 엄마들 가운데 아기가 사시가 되지는 않을까 걱정하는 분들이 많은데,

:)

**모빌을 효과적으로 잘 다는 방법!!**
모빌은 아기의 눈에서 20cm 정도 거리를 둔 뒤 정면이나 위보다는 45도 각도를 유지하며 오른쪽이나 왼쪽으로 자주 위치를 바꿔가며 달아주는 것이 가장 효과적입니다. 아기는 볼 수 있는 반경이 짧기 때문에 너무 먼 곳에 모빌을 다는 것은 좋지 않습니다. 또 아기의 바로 머리 위에 놓거나 머리 뒤쪽에 놓으면 아기가 모빌을 볼 때 머리를 뒤로 젖히거나 눈을 치켜떠야 하기 때문에 자세가 불안정하고 힘들어집니다.

모빌과 사시는 아무 상관 없습니다. 사시는 선천적으로 혹은 일정한 상해에 의해 눈 근육이 잘 조절되지 않아 생기는 것이지, 눈을 위로 치켜 뜨거나 한쪽만 본다고 생기는 것은 아닙니다.

**• 모빌을 형광등 바로 아래 달아주면 안됩니다** 모빌은 빛이 아기의 눈에서 측면에 위치하도록 달아야 합니다. 그래야 아기의 눈이 편안한 상태에서 모빌의 형태와 움직임을 보고 즐길 수 있습니다. 모빌을 고를 때는 아기가 심심하지 않게 움직이고 소리 나는 모빌이 좋으며, 다양한 모양과 크기, 여러 질감을 가진 선명한 색상의 모빌은 아기의 두뇌를 발달시키는 데 도움이 됩니다.

## 눈에 티가 들어갔을 땐 어떡해야 하나요?

**• 식염수를 이용해서 제거하고, 잘 안되면 바로 안과로 가세요** 눈에 들어간 티는 식염수를 눈에 부어서 제거하거나 식염수를 적신 거즈로 조심스레 티를 묻혀내야 합니다. 좀 큰 아이일 경우에는 깨끗한 물에서 눈을 떠보게 하는 것도 도움이 될 수 있습니다. 잘 안되면 바로 안과로 가세요. 안과가 집에서 멀다면 눈동자를 움직이지 않도록 눈을 가리고 가는 것이 좋습니다. 눈에 티가 들어가면 아이들은 자꾸 눈을 비비려고 하는데, 딱딱한 티가 들어갔을 때 눈을 비비면 눈에 상처가 생겨 시력이 손상될 수도 있습니다.

**• 눈에 들어간 티를 혀로 묻혀내려고 하지 마세요** 아직도 사람의 침을 의약품으로 믿는 분들이 있습니다. 그래서 아이가 벌레에 물려서 상처가 나도 침을 발라주고, 눈에 티가 들어가도 침이 묻은 혀로 핥아줍니다. 입안은 우리 몸에서 가장 세균이 많은 곳이며 침에도 세균이 많이 있습니다. 침이 묻은 혀로 눈에 들어간 티를 핥아 빼내려고 하다가는 아이가 결막염에 걸려서 고생할 수도 있습니다.

## 난시가 심한데 어떡해야 하나요?

**아기 눈에 형광등은 어떤 영향을 미치나?**

일반적으로 아기들은 태어나서 1년 정도까지 시력이 0.4 정도의 수준이 됩니다. 그 후 점차 시력이 발달해 만 6세가 되어야 정상 시력인 1.0에 도달합니다. 따라서 아기의 방에 형광등을 켜준다고 아기 시력에 문제가 생기지는 않습니다. 물론 형광등 불빛이 아기의 눈 가까이에 비친다면 문제가 되겠지만, 방 안에 켜두는 정도의 불빛으로는 문제가 되지 않습니다.

아직까지 난시의 원인이 확실히 밝혀진 건 아니지만 일반적으로 각막이 비정상적으로 울퉁불퉁할 때 난시가 생깁니다. 눈으로 어떤 물체를 보면 눈 속으로 들어오는 영상의 초점이 눈의 각막과 렌즈를 통과해서 망막 한 곳에 모아지는 것이 정상입니다. 그런데 각막이 울퉁불퉁하면 영상의 초점이 망막 한 곳에 모아지지 않고 여러 곳으로 분산되므로 물체가 희미하게 보이거나 영상이 겹쳐 보이게 됩니다. 드물게 각막은 정상이지만 렌즈가 비정상일 때도 난시가 될 수 있는데, 난시가 심하면 쉽게 눈이 피로하고, 머리가 아플 수 있으며, 눈을 자주 비벼 염증을 유발할 수 있기 때문에 바로 안과 의사의 치료를 받아야 합니다. 난시는 정도에 따라 적절한 안경으로 치료하면 됩니다. 안경을 착용함으로써 굴절 이상을 교정하여 시력을 개선하고 시력을 보호할 수 있습니다. 안과 의사가 안경을 쓰라고 처방을 내리면 지시대로 따라야 합니다.

# 눈의 이상에 대해 알아봅시다

## 안과 의사의 진찰이 필요한 경우

어린 아이들은 눈에 이상이 있어도 말로 표현하지 못합니다. 그래서 시력이 나쁘거나 사시가 심해도 부모가 모르고 그냥 지나치기 쉽습니다. 아이의 눈에 이상이 있다고 생각되면 바로 소아과 의사와 상의하거나 안과 의사의 진료를 받아야 합니다. 안과 의사의 진찰이 필요한 경우는 다음과 같습니다.

- 눈동자가 하얗게 보이거나 눈동자가 모인 것 같을 때

- 텔레비전이나 책을 볼 때 자꾸 가까이 다가가서 보려고 할 때
- 응시하면서 눈을 찌푸리거나 비비고 고개를 기울일 때
- 생후 3~6개월 이상 된 아기가 눈을 잘 못 맞추는 것 같을 때
- 일정한 곳을 주시하지 못하거나 눈동자가 떨리는 것 같을 때
- 눈꺼풀이 처졌을 때
- 아이가 피곤하거나 아프면 눈이 약간씩 돌아갈 때
- 밝은 곳에 나가면 한쪽 눈이 감길 때
- 가족 중에 근시나 원시, 약시나 사시가 있을 때
- 유전적인 눈의 질환이 있을 때
- 미숙아로 태어나 인큐베이터에서 산소를 공급받았을 때
- 아이의 성적이 갑자기 떨어졌을 때

## 아기의 눈이 좀 이상한 것 같아요

**• 아기 눈동자 주위의 출혈은 시간이 지나면 나아져** 신생아 중에는 검은 눈동자 주위에 빨간 띠가 둘러져 있는 아기가 있습니다. 빨간 띠가 생기는 이유는 출산 시 산도를 통해 나올 때의 충격으로 눈동자 주위에 출혈이 생기기 때문인데, 2~3개월이 지나면 거의 없어집니다. 기침을 심하게 하거나 스트레스가 있을 때도 모세혈관이 터져 이런 현상이 나타날 수 있습니다. 그러나 이런 출혈은 일시적이고 시간이 지나면 흔적 없이 사라지므로 의사가 문제가 없다고 한 경우는 너무 걱정할 필요가 없습니다.

**• 한쪽 눈을 잘 감는데 괜찮은 건가요?** 별문제 없는데도 아기가 한쪽 눈을 잘 안 뜨는 경우가 있습니다. 눈곱이 끼어도 그럴 수 있는데, 평소 두 눈 다 잘 뜨던 아기라면 걱정하지 않아도 됩니다. 정 걱정되면 예방접종하러 소아과에 갈 때 의사에게 물어보세요. 아주 드물게 한쪽 눈이 잘 안 떠지는 병이 있긴 하지만, 흔치 않은 병이니 미리 걱정할 필요는 없습니다.

## 미숙아 망막증을 방치하면 눈이 멀 수도

미숙아로 태어난 아기들 중에는 퇴원할 때 병원에서 안과를 예약해주는 경우가 있습니다. 그런데 아기의 눈이 괜찮아 보인다고 안과에 가지 않는 분들이 있습니다. 이거 큰일 날 소리입니다. 임신 36주 미만에 태어났거나 체중이 2kg 미만으로 태어난 미숙아 중에는 간혹 눈의 가장 주요한 부분인 망막 근처에 혈관이 자라서 시력에 치명적인 장애를 입는 경우가 있으므로, 필요하면 레이저 등을 이용해서 치료를 해야 합니다. 이 미숙아 망막증은 일찍 발견해 안과에서 치료하면 시력 손실을 예방할 수 있습니다. 미숙아 망막증이 생기면 근시 녹내장(눈 안의 압력이 과도하게 상승하는 병)과 사시가 생길 수 있으며, 방치하면 눈이 멀 수도 있습니다. 방치로 인해 시력이 손상된 후에는 치료가 되지 않으므로 미숙아 중에서 필요한 경우는 생후 4~8주에 안과 의사의 선별 검사를 받아야 합니다. 이 시기가 병원에서 퇴원한 후라면 당연히 예약을 미리 해주거나 안과 방문에 대한 설명을 듣게 됩니다. 병원에서 안과 진료를 예약해주었다면 반드시 진료를 받아야 합니다.

YouTube
사시, 두고 보는 병 아닙니다

## 사시는 일찍 발견해서 교정해야 합니다

**· 사시는 비교적 흔한 질환으로 종류도 다양합니다** 우리나라 소아의 4% 정도가 사시일 정도로 흔한 눈의 이상이 바로 사시이며, 종류도 다양합니다. 눈이 안쪽으로 몰린 영아 내사시는 유아에게 가장 흔히 나타나는 사시입니다. 조절성 내사시는 원시인 아기가 물체를 똑똑히 보려고 할 때 눈이 가운데로 몰리는 것을 말합니다. 이 외에도 두 눈이 모두 정면을 바라보는 정상 위치에 있지만 눈 한쪽 구석의 피부가 안쪽 흰자위를 가려 눈이 안쪽에 몰린 것처럼 보이

는 가성 내사시, 한쪽 눈의 까만 동자가 항상 바깥쪽으로 돌아가 있는 외사시, 피곤하거나 텔레비전을 오랫동안 시청한 후 또는 멍하니 먼 곳을 바라볼 때 가끔씩 한쪽 눈이 바깥쪽으로 돌아가는 간헐적 외사시 등이 있습니다.

**• 사시는 조기에 치료해야 시력 손실을 막을 수 있어** 아기들은 원래 눈이 모여 있는 것처럼 보이는 경우가 많습니다. 흔히 미간이 넓어서 눈이 모여 보이는 것이라고 하지만, 모든 아기들이 별문제가 없는 것은 아닙니다. 간혹 정말 사시가 있는 아기들이 있는데, 이런 아기들은 조기에 치료를 해야만 시력의 손실을 막을 수 있습니다. 아기들은 원래 어릴 때 눈이 모여 보이다가 나중에 좋아진다는 주위의 말을 믿고 있다가 치료 시기를 놓치는 분도 있습니다. 어릴 때 눈이 모여 보인다는 것은 생후 6개월까지의 아기들이 가성사시라고 해서 사시가 없는데도 눈이 모여 보이다가 시간이 지나면 저절로 좋아지는 경우를 말합니다. 하지만 생후 6개월 이전에 발생하는 선천성 유아 사시는 가능하면 빨리 교정해주어야 시력 손실을 막을 수 있기 때문에, 소아 사시 전문의들은 일단 아기의 눈이 모여 보이면 빨리 안과 의사의 진료를 받고 이상 여부를 확인할 것을 권장합니다.

**• 눈이 멀쩡해 보이는 아이들도 안과 검진을 받아볼 필요가 있습니다** 아이들의 시력은 5~6세가 되면 대충 완성되는데, 이때까지 아이의 시력이 나쁘다는 것을 모르고 있다가는 아이의 시력을 영영 회복할 수 없게 될 수도 있기 때문에, 아이의 눈이 조금이라도 이상한 것 같으면 바로 소아과 의사와 상의하거나 안과 의사의 진료를 받아야 합니다. 일반 안과를 방문해도 되고 요즘은 좀더 특수한 소아안과가 생겨 아이들의 눈만 전문으로 보는 곳이 있으니 그런 안과를 선택해도 됩니다. 저는 아이의 눈이 조금만 이상해 보여도 안과 진료를 받게 합니다. 생각보다 눈에 이상이 있는 아이들이 많기 때문입니다. 우리나라도 조만간 안과 정기 검진이 생겨야 할 것 같습

**엄마와 눈을 못 맞추는 아기!!**

아기가 엄마와 눈을 못 맞추고 시선을 한 곳에 고정시키지 못하거나, 정면에 있는 사물을 보는데 턱을 들거나 내려서 초점을 맞추고, 눈을 자주 비비는 등의 증상을 나타내면 사시를 의심해 봐야 합니다. 이런 경우에는 일단 안과 의사의 진료를 받는 것이 좋습니다. 만일 안과가 주위에 없다면 아기가 단골로 다니는 소아과 의사에게 아기 눈을 한번 봐 달라고 하세요.

**사시 치료 방법에는 어떤 것들이 있나요?**

사시를 수술하지 않고 치료하는 방법으로는 치료 효과가 있는 안경을 착용하는 방법과 안대를 이용해 하루에 두세 시간씩 교대로 눈을 가려주는 가림법이 있습니다. 그러나 이런 치료 방법에도 불구하고 사시가 지속될 경우에는 수술을 해야 하는데, 수술 여부는 아기를 본 의사의 판단에 따르는 것이 좋습니다. 사시 수술은 비교적 안전한 편이지만, 눈이 돌아간 정도가 심하면 한 번의 수술만으로 완전 교정이 어렵고 재발하는 경우도 있으므로 수술 후 정기적인 관찰과 치료가 필요합니다. 이때 2차 수술이 필요한 경우에는 2차 수술까지 받아야 합니다.

니다. 실제로 많은 나라에서 1세 이전의 아기들 눈을 정기 검진해서 사시 등의 질환을 조기에 발견함으로써 아이들의 시력이 나빠지는 것을 방지하고 있습니다. 눈이 멀쩡해 보이는 아이들도 정기 점검을 위해 안과에 갈 필요가 있습니다. 저의 아이들도 어릴 때 계속 소아안과 의사의 검진을 받았습니다.

**• 사시는 약시가 될 확률이 큽니다** 사시는 미관상의 문제만 있는 것이 아니라 나중에 약시라는 무서운 후유증이 생길 수 있으므로 주의해야 합니다. 아이들의 눈은 태어날 때는 시력이 약하다가 눈을 사용하면서 서서히 시력이 좋아집니다. 6세쯤 되면 어른만큼의 정상 시력을 갖게 되는데, 6세가 지나면 더 이상 시력이 발달하지 않습니다. 만일 그동안 눈을 사용하지 않아 시력이 나쁘다면 6세 이후 더 이상 시력이 발달하지 않으므로 영영 회복하기 힘듭니다. 사시인 아이들은 두 눈의 초점이 맞지 않기 때문에 한쪽 눈으로 들어오는 영상을 무시하게 됩니다. 다시 말하자면 사시인 아이들은 한쪽 눈을 사용하지 않기 때문에 사용하지 않는 눈의 시력이 발달하지 못해 나중에 안경을 써도 시력이 좋아지지 않는 약시가 될 수 있다는 것입니다. 따라서 아이의 눈이 모인 것 같으면 괜찮아지겠지 하고 마냥 맘 편하게 생각할 게 아니라 일단 안과에 가서 확인하는 것이 중요합니다. 사시는 늦게 발견할수록 시력의 손상이 커집니다.

## 아기의 눈에 눈곱이 자꾸 끼면

**• 눈곱이 끼는 데는 여러 가지 원인이 있습니다** 태어날 때 산도를 통과하면서 세균에 감염되어 눈곱이 끼기도 하고, 선천적으로 눈물길이 제대로 발달되지 않아도 눈물이 잘 흐르지 못해 눈곱이 낍니다. 그리고 아이가 감기에 걸려도 눈곱이 끼는 경우가 많습니다. 그 밖에 알레르기 있는 아이는 눈에도 알레르기성 염증이 생겨서 눈

**알아두세요!!**
눈곱이 많이 끼는 아이는 아침에 눈이 안 떠져 울 수도 있습니다. 이런 경우는 식염수를 거즈에 묻혀서 눈곱을 떼든지 아니면 따뜻한 물수건을 눈 위에 살짝 덮어 눈곱을 녹인 다음 떼는 것이 좋습니다. 억지로 눈곱을 떼려 하다가는 속눈썹이 빠지는 경우도 있습니다.

곱이 낄 수 있습니다.

• **눈곱이 계속 끼면 의사의 진료를 받는 것이 좋습니다** 아기 눈에 눈곱이 끼면 깨끗한 거즈에 식염수를 묻혀서 닦아내고, 그래도 눈곱이 계속 끼면 의사의 진료를 받는 것이 좋습니다. 방치했다가는 결막에 문제가 생길 수도 있으니까요. 결막염이 심해서 눈곱이 낄 때 치료가 늦어지면 아기 눈이 손상될 수도 있습니다. 그러나 잘 먹고 잘 놀고 눈이 빨갛지도 않으며 겉으로 보기에 별다른 이상이 없다면, 눈곱이 끼더라도 기다려 볼 수 있지만, 의사의 진료를 받고 이상이 없는지 확인하는 것이 중요합니다.

• **눈곱이 낀다고 집에서 엄마가 임의로 안약을 넣어서는 안됩니다** 안약이란 눈에 병이 생겼을 때 넣는 수많은 약들을 통칭하는 말입니다. 그냥 눈이 충혈되었거나 눈곱이 끼었을 때 잘 듣는 약이란 없습니다. 잘못 사용하면 오히려 큰 고생을 할 수 있으므로 진찰받은 후에 사용하는 것이 좋습니다. 경우에 따라서는 눈물길을 인위적으로 넓혀주거나 뚫어주는 조치를 취하기도 합니다.

• **눈물길이 막혀 있을 때는 마사지를 해주면 좋습니다** 마사지 방법은 아주 간단합니다. 양미간을 엄지와 검지로 잡으면 통통한 주머니 같은 것이 만져지는데, 이것을 의사에게 배워서 하루에 두세 차례씩 주물러주면 됩니다. 이 마사지를 눈꼽이 안 낄 때까지 해주는 것이 좋습니다.



## 속눈썹이 눈을 찌른다구요?

• **속눈썹이 자꾸 눈을 찌르면 진료를 받아야** 속눈썹이 눈을 찌르는 병은 여러 가지가 있는데, '첩모난생' '안검내반' 등 홍콩 액션영화 제목 같은 병들이 바로 이런 병들에 속합니다. 속눈썹이 눈을 자꾸 찌르면 눈물을 많이 흘리고, 햇볕 아래에서 눈을 잘 뜨지 못하거

나, 각막염과 결막염 등에 잘 걸리게 됩니다. 또 눈곱이 자주 끼고 눈이 가려워서 자주 비비기도 합니다. 각막염이나 결막염이 생겼을 때는 반드시 제대로 치료해야 합니다. 방치하면 2차 감염으로 고생할 수가 있습니다.

**• 수술은 꼭 필요한 경우에 만 3세가 지나서 합니다** 대개 만 3세 정도까지는 염증이 생길 때마다 안약 등으로 치료하며, 몇 개의 눈썹만 눈에 닿을 때는 꼭 필요한 경우에만 눈썹을 뽑아줍니다. 수술은 꼭 필요한 경우 대개 만 3세가 지나서 하게 되는데, 어린 아기들의 눈썹은 얇고 부드러워 각막에 심각한 손상을 입히는 경우가 적고 나이가 들면서 저절로 좋아지는 경우도 있기 때문입니다. 하지만 필요한 경우 3세 이전에 수술을 해야 할 때도 있으므로 아기를 진찰한 안과 선생님의 의견을 따라야 합니다.

**눈썹을 잘라주면 눈썹이 길어지나요?**
미용을 위해 아기의 눈썹을 잘라주라고 권하는 의사는 없습니다. 눈썹을 잘라준다고 아기의 눈썹이 더 길어지지는 않습니다. 눈썹은 눈을 보호하는 기능을 하기 때문에 눈썹을 함부로 자르면 눈에 이물질이 쉽게 들어갑니다. 그리고 눈썹을 잘라주다 자칫 아기의 눈을 다치게 할 수도 있으므로 주의해야 합니다.

## 다래끼는 왜 생기며 치료는 어떻게 할까요?

**• 알레르기가 있으면 다래끼에 잘 걸립니다** 다래끼는 눈 주위에 염증이 생겨 고름이 차면서 곪는 것을 말합니다. 하지만 눈 주위가 붉게 변하면서 뭐가 난다고 전부 다래끼라고 할 수는 없습니다. 다래끼가 자주 나는 아이는 대체로 알레르기가 있는 경우가 많습니다. 알레르기가 있으면 가려우니까 눈을 많이 비비는데, 그때 손에 있던 지저분한 균들이 눈썹의 모공을 통해서 침입하면 다래끼가 생깁니다. 간혹 아토피성 피부염 때문에 눈 주위가 붉게 변해도 다래끼처럼 보이는데, 초기에는 쉽게 구분이 안됩니다. 아이를 직접 봐야지만 진단할 수 있습니다.

다래끼 사진

**• 다래끼가 생겼을 때는 병원에 가는 것이 제일 좋은 치료 방법입니다** 의사와 상의해서 치료를 제대로 하면 염증도 빨리 낫고 나은 후에 몽우리가 남는 등의 후유증도 줄일 수 있습니다. 간혹 어떤 분은

**다래끼가 심해지면 뜨거운 찜질을!!**

다래끼는 병원에서 치료하는 것이 제일 좋습니다. 집에서 치료할 때는 뜨거운 찜질을 해줍니다. 찜질을 할 때는 40~45℃의 따뜻한 물주머니로 15~30분씩 하루에 4~6회 정도 하는 것이 좋습니다. 물주머니가 식으면 바로 갈아줘서 일정한 온도가 유지될 수 있도록 합니다. 어린 아기는 찜질을 하기도 힘들지만 잘못하면 데는 수도 있으므로 주의해야 합니다. 다래끼가 충분히 익어서 고름이 잡히면 깨끗한 거즈로 짜줍니다. 곪은 부위 중앙에 눈썹이 나 있으면 그 눈썹을 살짝 뽑아 고름이 나오게 한 다음 완전히 짜줍니다. 고름을 잘못 짜면 나중에 눈꺼풀에 멍울이 남아서 째야 하는 수도 있습니다. 엄마가 자신있게 고름을 짤 수 없다면 안과나 소아과에 가서 안전하게 고름을 제거하는 것이 좋습니다. 이게 무슨 이야기인지 잘 모를 때는 바로 소아과나 안과 의사의 진료를 받는 것이 제일 좋습니다.

다래끼가 생겼다고 안약을 넣기도 하고, 알레르기 반응으로 눈 주위가 부었는데도 다래끼라고 항생제를 먹이기도 합니다. 잘 모를 때는 이 약 저 약 아무 약이나 먼저 써보지 말고 바로 소아청소년과를 방문하는 것이 제일 좋습니다.

• **눈에 손을 못 대게 하고 손을 깨끗하게 씻겨야 합니다** 다래끼가 생긴 아이는 손바닥뿐 아니라 손등까지 잘 씻겨야 합니다. 아이들은 손등으로도 눈을 잘 비비기 때문입니다. 눈을 비빌 때 손에 있는 지저분한 균들이 눈썹의 모공을 통해 침입하면 다래끼가 더 커지고 빨리 낫지도 않게 됩니다. 다래끼는 전염이 잘되는 병은 아니지만, 아이가 여러 명 있을 때는 다래끼가 난 아이의 손뿐만 아니라 다른 아이들의 손도 잘 씻겨야 안전합니다. 물론 수건도 따로 쓰는 것이 좋습니다. 다래끼가 잘 걸리는 아이는 비눗물로 손과 얼굴을 잘 씻고 눈꺼풀에 있는 눈썹도 비눗물로 잘 씻는 것이 예방에 좋습니다. 다래끼를 예방하려고 영양제를 먹여도 다래끼 예방에는 아무런 효과가 없습니다. 다래끼가 생겼다고 돼지고기를 특별히 주의할 필요는 없습니다.

## 유행성 결막염과 아폴로 눈병은 다른 병입니다

• **유행성 결막염에 걸리면 눈이 발갛게 변하고 눈곱이 낍니다** 해마다 여름이면 눈이 발갛게 변하고 눈곱이 끼는 아이들이 병원을 찾습니다. 방학 동안 수영장을 찾는 아이들이 많아지면서 결막염 환자의 수가 급격히 늘어 개학을 하고도 한참 돌게 됩니다. 의사들은 이 병을 EKC, 즉 유행성 결막염이라고 부릅니다. 흔히 눈병 하면 '아폴로 눈병'을 많이 떠올리지만 유행성 결막염과 아폴로 눈병은 서로 다른 병입니다. 비슷한 때에 비슷한 증상으로 눈이 아프기 때문에 엄마들이 증상만 보고 구분하긴 어렵겠지만, 안과에 가면 다 구분해줍니다.

**잠깐 의학상식!!**
유행성 결막염이 전염성이 강하다 보니 환자를 쳐다만 봐도 전염된다고 잘못 알고 있는 분이 많습니다. 하지만 이 바이러스는 넓이뛰기를 못합니다. 환자와 직접 닿지 않고 보기만 하는데 전염이 되지는 않습니다. 또 결막염에 한번 걸렸다고 안심해도 안됩니다. 결막염을 일으키는 바이러스는 한 가지가 아닙니다. 주의하지 않으면 다른 종류의 결막염에 걸릴 수 있습니다. 간혹 미리 안약을 넣으면 예방이 되냐고 문의하는 분들도 있는데, 결막염은 미리 안약을 넣는다고 예방되는 병이 아닙니다.

· **유행성 결막염은 바이러스 때문에 생깁니다** 유행성 결막염은 바이러스, 좀더 정확히 말하면 아데노 바이러스 때문에 생깁니다. 유행성 결막염에 걸리면 갑자기 눈이 붉어지고, 눈물이 많이 나며, 눈꺼풀 속에 모래가 들어간 것같이 거북하고 가려워 눈을 비비게 되고, 눈이 타는 듯이 아프기도 합니다. 그런가 하면 눈이 붓기도 하고, 눈이 부셔 햇볕 아래에서 눈을 찌푸리기도 하며, 심한 경우에는 눈앞이 흐려지기도 합니다. 아이들은 유행성 결막염과 감기가 같이 걸리는 경우도 있습니다.

· **유행성 결막염은 5~7일 정도의 잠복기가 있습니다** 우리 몸에 바이러스가 들어오면 바로 병에 걸리는 것이 아니라 일정 기간이 지나야 병에 걸립니다. 바이러스가 몸에 들어온 다음 병에 걸리기까지의 기간을 잠복기라고 하는데, 유행성 결막염은 바이러스가 들어온 후 5~7일 정도가 지나야 발병합니다. 길게는 2주 후에 발병하기도 합니다. 간혹 어제 안과에 갔다가 눈병이 옮았다고 항의하는 분들이 있는데, 이것은 잠복기가 있다는 것을 모르고 하는 말씀입니다. 물론 안과에서 결막염이 옮는 경우도 있습니다. 안과에서 결막염에 걸린 아이들과 장난을 치다 보면 눈병이 옮을 수 있으니 주의하세요. 그리고 멀쩡한 아이들을 안과에 같이 데리고 가지 마세요.

· **유행성 결막염은 전염성이 강합니다** 유행성 결막염은 특별한 치료법이 없기 때문에 예방이 중요합니다. 이 병은 접촉에 의해 옮기 때문에 유행성 결막염이 돌 때는 되도록이면 사람이 많은 수영장이나 목욕탕에 가지 않는 것이 좋습니다. 결막염은 수건으로도 전염되므로 가족 중에 감염된 사람이 있으면 반드시 수건을 따로 사용해야 합니다. 안약을 넣어줄 때도 환자의 눈꺼풀을 만지고 약을 넣은 다음에는 손을 깨끗이 씻어야 전염을 방지할 수 있습니다. 세숫대야도 환자와 같이 사용하면 안됩니다. 심지어 환자가 잡았던 문 손잡이를 다른 사람이 잡아도 전염될 수가 있습니다.

· **유행성 결막염은 오래갑니다** 유행성 결막염에 걸려 치료를 받는 분들 가운데는 간혹 며칠 치료하다 금방 나아지지 않는다고 다른

안과를 소개해 달라는 분들이 꽤 있습니다. 그러나 유행성 결막염의 경우 치료 초기에는 상태가 더 나빠져 보이게 마련입니다. 그리고 유행성 결막염은 증상이 오래가는데, 보통 2~3주 동안 증상이 진행됩니다. 따라서 유행성 결막염에 걸리면 안과 의사에게 꾸준히 치료를 받는 것이 좋습니다.

## 유행성 결막염에 걸렸을 때 주의할 점

• **가렵다고 눈을 비비지 마세요** 눈을 비비면 염증이 생긴 눈에 자극을 주어 증상이 더 심해질 수 있습니다. 가려운 데를 긁지 말고 참으라는 말 자체가 아이에게는 '미션 임파서블'(불가능한 일)입니다. 더러운 손으로 눈을 문질러 다래끼까지 생기면 치료가 더욱 힘들므로 결막염에 걸린 아이들은 손을 자주 씻겨야 합니다. 그러나 눈을 비비지 못하게 하려고 아이의 눈을 안대로 가리면 더 나빠질 수 있습니다. 안대는 사용하지 마세요.

• **안약을 함부로 쓰면 안됩니다** 우리나라 사람들은 눈이 발갛게 되면 우선 안약부터 넣고 병원을 찾습니다. 그러나 유행성 결막염에 걸렸을 때 함부로 안약을 쓰면 증상만 완화시키게 됩니다. 이렇게 되면 겉으로는 말짱해 보여도 초기에 진단붙이기가 힘들어서 속으로 병이 커질 수 있습니다. 눈병에 걸리면 반드시 의사의 진료를 받고 정확한 치료를 해야 합니다.

• **찜질을 해도 안됩니다** 눈이 아프고 충혈되었다고 찜질을 하는 분들이 가끔 있습니다. 아마 다래끼에 걸렸을 때 하면 좋다는 말을 어디선가 들으신 모양인데, 결막염의 경우에는 뜨거운 찜질을 하면 오히려 병이 더 심해질 수 있습니다.

• **합병증을 주의해야 합니다** 결막염에 걸렸을 때 아이들은 어른에 비해 각막에 합병증이 생길 확률이 적긴 하지만, 간혹 각막이 흐려

**결막염에 좋은 안약이 따로 있나요?**
결막염은 가벼운 것부터 심한 것까지 그 종류가 매우 다양합니다. 치료하는 약도 그 종류에 따라 전혀 다르기 때문에 소아과 의사도 정확히 구분할 수 없을 때는 가까운 안과에 의뢰하는 경우가 많습니다. 그리고 이번 결막염에 걸렸을 때 효과를 보았다고 다음번 결막염에 걸렸을 때도 같은 안약을 사용하는 분들이 많은데, 그러면 안됩니다. 모든 눈병에 잘 듣는 안약이란 없습니다. 눈병의 종류에 따라 사용하는 안약이 다르기 때문입니다. 정확한 진단 없이 안약을 함부로 사용하지 마세요.

지는 경우도 있습니다. 각막이 흐려지면 시력이 떨어지는데, 수개월에서 1년 이상 치료를 하면 시력이 다시 회복됩니다.

• **아픈 아이는 쉬게 해야 합니다** 아이가 유행성 결막염에 걸리면 무엇보다 집에서 쉬게 하는 것이 중요합니다. 전염성이 강한 병은 사람들이 많이 모여 있는 장소에서 잘 옮습니다. 유행성 결막염은 전염성이 매우 강하기 때문에 아픈 아이는 학교나 유치원에 보내지 말고 쉬게 해야 합니다. 그래야 다른 사람에게 전염되는 것도 막고 아이도 더 빨리 회복됩니다.

## 눈의 선천성 지방 종양은 너무 걱정하지 않아도 돼

눈의 코쪽 가장자리에는 정상인 사람도 막 같은 살점이 보입니다. 이 막은 눈의 구조상 꼭 필요한 것입니다. 그런데 간혹 이 막이 귀쪽 가장자리나 다른 부위에서도 보이는 경우가 있는데, 이를 유피지방종이라고 합니다. 선천적으로 유피지방종이라는 혹이 생긴 경우 보통 환자의 30%에서 발달 이상을 동반하는데, 시력에는 영향을 주지 않지만 각막 난시를 일으켜 약시를 초래할 수 있습니다. 간혹 시력이 떨어지거나 외관상 문제를 일으킬 경우에는 수술로 없애는데, 상처가 나은 자국인 반흔이 남는 경우가 많지만 재발하지는 않습니다. 이 혹은 양성이고 크기 또한 대개는 커지지 않으므로 너무 걱정하지 않아도 됩니다. 일단 전문의의 지시에 따르며 경과를 두고 보는 수밖에 없습니다.

## 눈 위의 점인 연어반은 몇 년이 지나면 없어집니다

아기들의 얼굴에는 엷은 반점이 흔하게 생깁니다. 특히 이마 정면

과 눈꺼풀 위, 뒤통수, 머리 속, 목 등에 반점이 잘 생깁니다. 이런 반점들 가운데 가장 흔한 것이 화염상 모반의 일종인 연어반입니다. 대개 아기가 처음 태어났을 때는 엄마도 잘 모르다가 어느날 갑자기 아기에게 그런 점이 있다는 것을 발견하고는 놀라게 됩니다. 아기들의 30~50% 정도에서 이런 점들이 생기는데, 대개 시간이 지나면서 없어집니다. 눈꺼풀에 있는 점은 몇 년이 지나면 서서히 없어지지만, 눈꺼풀에서 이마까지 이어진 것이나 뒤통수와 목 부분에 있는 점은 없어지지 않는 경우도 있습니다. 그러나 색이 옅어지고 머리카락으로 가려지기 때문에 크게 문제가 되는 경우는 없습니다. 하지만 눈꺼풀에 있는 점이 모두 이렇게 없어지는 연어반은 아닙니다. 눈꺼풀에 붉은 점이 보이면 DPT 예방접종을 하러 소아과에 갈 때 의사에게 한번 물어보면 어떤 점인지 정확히 알 수 있습니다.

**근시 예방하는 방법!**
아이들에게 근시가 생기는 원인이 책이나 TV를 가까이 보기 때문이라고들 하지만, 그보다 더 큰 원인은 햇빛을 충분히 보지 못하는 생활 습관 때문이라는 것이 최근에 알려지고 있습니다. 아이들을 밖에서 충분히 뛰어놀게 하는 것은 근시를 예방하는 데에도 중요합니다.

## 시력 나쁜 아이는 조기 검진을 받아야 합니다

아이들의 눈은 어릴 때는 가까운 것밖에 못 보다가 나이가 들면서 점점 좋아지게 되는데, 6세가 넘어가면서 서서히 어른 시력에 가까워집니다. 만일 나이가 들면서 시력이 점차적으로 좋아지지 않는 경우 빨리 조치를 취하지 않으면 나중에 안경을 써도 시력이 제대로 나오지 않는 약시가 될 수 있기 때문에 주의하여야 합니다.

**안과 검진을 받아야 할 시력 기준**

| | |
|---|---|
| 30~36개월 | 한 눈 또는 두 눈의 시력이 0.4 미만 |
| 40~48개월 | 한 눈 또는 두 눈의 시력이 0.5 미만 |
| 54~60개월 | 한 눈 또는 두 눈의 시력이 0.63 미만 |

**시력이 나쁜 아이는 부동시에도 주의해야!**
시력이 나쁜 것도 좋지 않지만 양쪽 눈의 시력이 차이 나는 경우도 주의하여야 합니다. 아이들은 잘 보이는 눈만 사용하고 잘 보이지 않는 눈은 사용하지 않기 때문에 잘 보이지 않는 눈이 약시가 될 위험이 있기 때문입니다. 양쪽 눈의 시력이 시력표상 2칸 이상 차이 나는 경우도 반드시 안과 의사의 검진을 받아야 합니다.

# 대소변 가리기

## Dr.'s Advice

대소변 가리기는 만 18개월부터 24개월 사이에 시작하는 것이 좋습니다. 18개월 이전에 대소변 가리기를 시작하면, 더 늦게까지 대소변을 가리지 못하게 됩니다.

대소변 가리는 것이 쉬운 것 같아도 아기들 마음대로 되는 것이 아닙니다. 절대로 조급하게 아이를 들볶지 마십시오. 대소변은 때가 되면 다 가리게 됩니다.

다섯 살까지 이불에 지도를 그리는 아이들도 흔합니다. 이 사실은 아이와 엄마의 비밀로 하시고, 다섯 살이 넘어서도 야뇨증이 지속되면 소아과 의사의 진료를 받고 치료를 해주는 것이 좋습니다.

119 소아과

# 대소변 가리기 언제부터 시작할까요?

아이를 키울 때 많은 엄마들은 옆집의 아이와 자신의 아이를 비교합니다. 그러면서 같은 또래인 옆집 아이는 벌써 대소변을 가리는데 우리 아이가 대소변을 못 가리면 우리 아이의 발달이 늦은 것은 아닌가 고민을 합니다. 또한 첫째 아이와 둘째 아이를 비교하며 걱정하기도 하지요. 하지만 대소변은 때가 되면 가릴 아이들은 다 가리며, 두 돌에도 대소변을 가리지 못하는 아이들이 수두룩합니다. 아이들은 풀빵 기계로 찍어서 똑같이 나온 붕어빵이 아닙니다. 엄마가 언제까지 기한을 정한다고 아이가 그대로 따라오기를 기대하지 마십시오.

## 대소변 가리기, 경쟁하지 마십시오

**• 대소변 가리기는 아이의 지능지수나 운동신경과 상관이 없어** 아이가 스스로 변기에 가서 혼자 옷을 내리고 대소변을 본 뒤 옷을 올릴 수 있을 때 대소변을 가린다고 말합니다. 대소변 가리기는 대소변을 조절하는 근육을 훈련시키는 것에 불과하며 아이의 지능지수나 운동신경과는 상관이 거의 없습니다. 그런데 대소변을 일찍 가리게 하는 것을 마치 조기 교육을 시키는 것쯤으로 잘못 생각하는 엄마들이 많습니다. 심지어 돌밖에 안된 아기를 대소변 가리는 훈련을 시킨다고 서두르는 엄마도 있습니다. 대소변 가리기를 빨리 시킬 때의 장점은 엄마가 기저귀에서 조금 더 일찍 해방된다는 것뿐입니다.

**• 대소변을 빨리 가리게 하려고 아이를 볶으면 잃는 것이 더 많아** 아이가 대소변을 일찍 가리면 발달이 빠른 것 같다고 좋아하는 엄마도 있는데, 그것은 지독한 오해입니다. 엄마가 대소변 가리기에 지나친 관심을 보이면 아이는 엄마를 기쁘게 하기 위해서 노력을 하지만 기대에 못 미치게 될 때는 스스로 실망할 수 있고 잘 안되는 일

을 하려고 안간힘을 쓰다 보면 스트레스만 받게 됩니다. 그리고 그 스트레스 때문에 나중에 변비나 야뇨증이 생길 수도 있습니다. 너무 빨리 대소변을 가리게 하려고 아이를 들들 볶으면 잃는 것이 더 많습니다. 기저귀 좀 오래 차면 어떻습니까. 특별한 경우가 아니라면 기저귀 찬 초등학생은 보기 힘들 듯이 때가 되면 아이들은 대소변을 다 가립니다. 너무 조급하게 생각하지 마십시오.

## 대소변 가리는 시기, 언제가 좋을까요?

**• 대소변 가리기는 생후 18개월부터 24개월 사이에 시작해야** 대소변 가리기는 생후 18개월부터 24개월 사이에 시작하는 것이 좋습니다. 하지만 대소변 가리기는 아이가 일정한 나이가 되었다고 가능한 것이 아닙니다. 그리고 엄마가 가리는 것이 아니라 아이가 가리는 것이기 때문에 엄마 마음대로 대소변 가리는 시기를 정할 수도 없습니다. 아이가 대소변을 빨리 그리고 제대로 가리는 것은 엄마의 희망사항이긴 해도, 아이의 의지만으로 그렇게 될 수 있는 것은 아닙니다.

**• 조급하게 생각하지 말고 천천히 하십시오** 아이가 대소변을 가리기 위해서는 몇 가지 필요한 전제 조건들이 있습니다. 먼저 아이가 대소변을 누고 싶다는 것을 인식하고 대소변을 참고 화장실까지 갈 수 있도록 조절하는 근육이 발달해야 합니다. 또 엄마

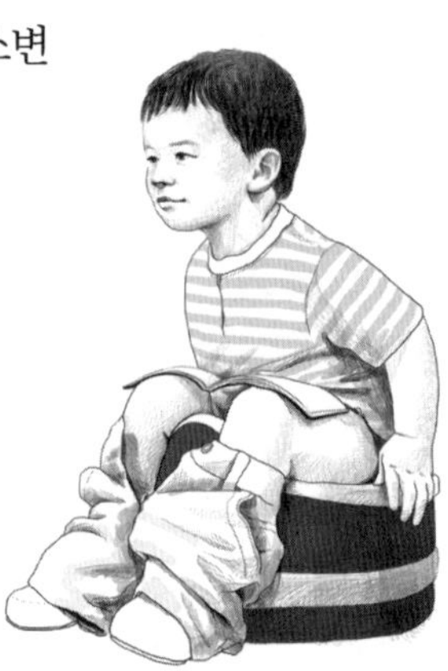

**대소변 가리기 키 포인트**

• **18개월은 지나서** 아이의 대소변 가리기는 18~24개월 사이에 시작할 수 있습니다. 아이가 대소변을 가리려면 대소변을 누고 싶다는 것을 인식하고 화장실에 갈 때까지 참을 수 있도록 조절하는 근육이 발달해야 합니다.

• **느긋하게 해야** 절대로 무리하면 안됩니다. 엄마가 지나치게 대소변 가리기에 간섭하면 아이의 성격 형성에 나쁜 영향을 미칠 가능성이 높으므로 주의해야 합니다.

**대소변을 몇 살까지 가려야 하나요?**
몇 살까지는 대소변을 가려야 한다고 정해진 절대적인 기준은 없습니다. 초등학교에 다니는 아이 가운데 기저귀 차고 다니는 아이를 볼 수 없듯이 아이에게 다른 문제가 없다면 때가 되면 다 대소변을 가리게 됩니다. 일반적으로 대부분의 아이들은 3~4세가 되면 낮에 대소변을 가립니다. 만일 3~4세가 되어도 낮에 대소변을 가리지 못하면 소아과 의사의 진료를 받아보는 것이 좋습니다. 그리고 낮에 대소변을 가린 후 보통 수개월에서 수년이 지나면 밤에도 대소변을 가릴 수 있습니다. 여아의 대부분과 남아의 75% 정도는 만 5세가 되기 전에 밤에 대소변을 가립니다. 만 5세가 넘어서도 밤에 대소변을 못 가린다면 소아과 의사의 진료를 받는 것이 좋습니다.

가 아이에게 변기 사용법 등을 설명해야 하므로 아이가 엄마 말을 잘 알아들을 수 있는 때여야 합니다. 그리고 무엇보다 중요한 것은 아이 스스로가 대소변 가리기를 원해야 한다는 것입니다. 일반적으로 생후 18개월에서 두 돌 사이의 아이들은 어른들 흉내내기를 좋아하지만 독립심이 강해지면서 이유 없는 반항을 많이 하기도 하므로 대소변 가리기에 협조가 잘 안되는 경우가 많습니다. 아이가 대소변 가리기에 반항이 심하면 두 돌이 지났더라도 너무 조급하게 생각하지 말고 좀더 느긋하게 기다리는 것이 좋습니다.

**• 대소변 가리는 시기는 아이들마다 차이가 있어** 생후 12개월 이전의 아기는 대소변을 자신의 힘으로 조절할 수 없습니다. 생후 15개월쯤 되면 아이가 소변을 본 후에 엄마에게 '쉬쉬' 하고 알려주고, 18개월이 되면 소변과 대변을 보고 싶다고 말하기도 합니다. 물론 말한다고 해서 대소변을 가려서 볼 수 있는 것은 아닙니다. 18개월 이전에도 대소변을 조금씩은 조절할 수 있지만, 대부분의 아이들은 만 18개월부터 24개월 사이가 되어야 대소변 가릴 준비가 됩니다. 하지만 대소변을 가릴 수 있는 시기는 아이들마다 큰 차이가 있어서 어떤 아이는 생후 30개월이 넘어도 대소변을 가릴 준비가 안될 수도 있습니다. 보통 18개월에서 24개월 사이에 대소변 가리기를 시작하는 아이들이 많고 이 수치는 평균 수치입니다. 두 돌이 지났는데도 아이가 대소변 가릴 준비가 아직 되지 않았다면 당연히 연기하는 것이 좋습니다.

## 노력하면 일찍 가릴 수 있나요?

물론 엄마가 야단치고 맴매를 한다면 아이가 대소변 가리는 시기를 조금은 앞당길 수 있습니다. 하지만 이렇게 일찍 대소변 가리기를 강요받은 아이는 스트레스를 받을 가능성이 높아져서 엄마의

얼굴만 쳐다봐도 불안해할 수 있고 손가락을 더 열심히 빨기도 합니다. 아이들의 정상적인 심리 발달에 좋지 못한 영향을 미칠 수 있다는 이야기입니다. 또한 야뇨증이나 변비가 더 잘 생기기도 하고, 다른 아이들은 모두 대소변을 가리는 시기에 대소변 가리는 것을 잊어먹는 경우도 생깁니다. 생후 18개월 이전에 대소변을 가리기 시작한 아이들 가운데는 4세가 지나도 대소변을 제대로 가리지 못하는 아이가 많습니다. 반대로 2세를 전후로 대소변 가리기를 시작한 아이는 대개 3세가 되기 전에 대소변을 잘 가리게 됩니다. 특별한 문제만 없다면 아이들은 때가 되면 대소변을 다 가리게 됩니다. 너무 무리하지 마십시오.

**유쾌한 잔소리!!**
아이에게는 변을 볼 때 혼자서 옷을 내리고 올리는 것 또한 쉽지 않습니다. 변기를 규칙적으로 사용할 수 있게 되면 혼자서 내릴 수 있는 기저귀로 바꾸어주고 느슨한 옷으로 입혀주십시오. 그리고 변기는 항상 아이가 볼 수 있는 곳에 두어야 합니다. 옷을 스스로 입고 벗는 것을 잘 하지 못하면 바지를 입힐 수 있는 인형을 준비해 아이가 인형을 가지고 놀면서 옷을 입고 벗는 방법을 알게 하는 것도 좋습니다.

## 대소변 가리기를 연기해야 하는 경우

대소변 가리기는 엄마들이 보기에는 별것 아닌 단순한 일 같지만 아이들에게는 큰일이며 엄청나게 스트레스 받는 일입니다. 따라서 가능하면 아이들이 최상의 컨디션으로 대소변 가리기를 할 수 있도록 배려해야 합니다. 아이가 아프고 난 후에 아직 회복이 안되었거나, 동생이 태어났거나, 이사를 했거나, 집안에 큰일이 있거나 해서 어수선한 상태라면 대소변 가리기를 연기하는 편이 좋습니다. 하지만 아이 스스로 대소변 가리기를 잘하고 있다면 당연히 중지할 필요는 없습니다. 아이들의 성장 과정 중에는 유난히 떼를 부리며 말을 안 듣는 시기가 있습니다. 이런 시기에 대소변 가리기를 시작하면 실패할 가능성이 높습니다. 사실 아이들이 평균적으로 대소변을 가리는 시기는 바로 아이들이 독립심이 강해지면서 부모의 말을 잘 안 듣기 시작하는 때이기도 합니다. 이런 시기는 살짝 피하는 것이 좋습니다. 대소변 가리기는 아이가 대소변 가릴 준비가 되어 있어야 시작할 수 있습니다.

# 대소변 가리기 어떻게 할까요?

아이 스스로 대소변 가리기를 하고 싶어하면 일단 대소변 가릴 준비가 되었다고 볼 수 있습니다. 그리고 아이가 규칙적으로 대변을 봐서 대변 보는 때를 약간은 예측할 수 있어야 합니다. 대소변을 볼 것 같은 얼굴 표정을 짓거나 엉거주춤한 자세를 취하거나 하면 아이가 대소변을 보고 싶어한다는 것을 알 수 있습니다. 아이가 대소변을 싼 기저귀를 차고 있을 때 불편해하고 갈아주기를 원하면 이 아이는 이제 대소변을 기저귀보다는 변기에 누고 싶어할 것입니다. 아이가 변기에 대소변을 보기를 원할 때, 바로 이때가 대소변 가리기에 가장 적합한 때입니다. 그때까지 기다리면 늦는 경우가 많다는 것이 문제이긴 하지만요.

## 대소변 가리기를 위한 몇 가지 준비

• **용어부터 정하자** 우선 대소변이나 성기를 부르는 용어부터 미리 정해두고 아이에게 일러주어야 합니다. 어린아이들은 호기심이 많기 때문에 대소변을 만지려고 하는 경우가 있습니다. 아직 아이들에게 대소변은 더럽고 지저분한 것이 아닙니다. 이런 아이들에게 '지지'라든지 '에비'같이 변에 대한 거부감을 불러일으키는 용어를 사용하면 안됩니다. 있는 그대로 "끙은 가지고 노는 것이 아니다"라고 단호한 표정으로 엄격하게 말해주는 것이 좋습니다. 만일 이 용어들을 처음부터 잘못 사용하면 아이들은 인생의 당연한 동반자인 대소변과 자연스러운 발달 단계 중의 하나인 대소변 가리기에 대해서 잘못된 감정을 가질 수 있습니다. '쉬'라든지 '끙'과 같은 말도 좋고, 있는 그대로 '오줌', '똥'도 좋고, 좀 고상하게 '대변', '소변'도 좋습니다. 변에 대한 부정적인 생각을 아이에게 강요해서도 안됩니다. 이 나이의 아이에게 변은 자신의 일부입니다. 더럽다고 아이의 변을 보고 인상을 찌푸리면 아이는 엄마가 자신을 싫어한다

고 느낄 수도 있습니다. 대소변 가리기, 참 쉽지 않은 일입니다.

**• 시범을 보여주는 것이 좋습니다** 아이가 대소변을 가릴 때쯤부터는 다른 사람들이 대소변 보는 것을 구경시켜주는 것이 좋습니다. 백문이 불여일견입니다. 특히 대소변을 가릴 아이보다 조금 더 커서 이미 대소변을 가리는 아이가 변기를 사용하는 것을 보여주면 제일 좋습니다. 엄마나 언니나 여자 친척은 여아에게, 아빠나 형이나 남자 친척은 남아에게 대소변을 보는 시범을 보이십시오. 그리고 또래 아이가 변기를 사용하는 것을 보여주는 것도 매우 중요합니다. 다만 다른 성별의 아이들이 대소변 보는 것을 보여주면 아이가 혼란을 느낄 수 있으므로 가능하면 보여주지 않는 것이 좋습니다.

**• 아이 변기를 따로 준비하세요** 대소변 가리기를 시작하기 한 달 전쯤 미리 예쁜 변기를 하나 사주어 아이와 친하게 해주십시오. 처음부터 변기로 사용하지 말고 처음 몇 주간은 옷을 입은 그대로 의자처럼 자주 앉히십시오. 즐거운 용도로 사용하는 것이 좋습니다. 앞으로의 용도가 변기면 어떻습니까? 변기에 앉혀서 맛있는 것도 먹이고 좋아하는 책도 읽어주고 재미있는 이야기도 들려주어 변기에 앉는 것은 즐거운 일이라는 인식을 주십시오. 잘한 일이 있으면 칭찬을 하면서 큰상을 주듯이 변기에 앉히는 것도 좋은 방법입니다. 이렇게 해서 아이가 변기에 앉는 것은 즐겁고 변기는 내 친구라고 생각하게 되면 그때 슬슬 본색을 드러냅니다. 이제부터는 대소변을 가리기 위해서 변기에 앉힐 수 있다는 이야기입니다. 아이에게 그 의자가 무엇을 하는 것이고 어떤 때 사용하는 것인지 알려줍니다.

**• 변기는 쉬나 끙을 하는 곳이라는 것을 알려주십시오** 기저귀에 똥을 싼 아이를 변기에 앉힌 다음 기저귀를 갈아보십시오. 그리고 아이가 보는 앞에서 기저귀에 들어 있는 끙을 변기 안으로 떨어뜨려 변기가 무엇을 하는 것인지 눈으로 보여줍니다. 물론 아이가 앉은 채

**대소변 가리기에는 밤낮이 따로 없다!!**

처음에는 대부분의 엄마들이 낮에만 아이들에게 대소변 가리는 연습을 시킵니다. 하지만 낮뿐만이 아니라 밤에 잠을 잘 때도 대소변을 가리도록 연습시키는 것이 좋습니다. 아이가 낮에 대소변을 다 가린 후에 다시 밤에 가리는 연습을 시키면 더 스트레스를 받을 수 있기 때문입니다. 낮이든 밤이든 아이가 자기 전이나 잠자고 일어난 후에는 변기를 사용하도록 권하는 것이 좋은 방법입니다. 그리고 잘 때는 아이가 풀기 힘든 기저귀보다는 스스로 내릴 수 있는 기저귀를 채워 주고 아이가 실수할 때를 대비해서 이불에 비닐 커버를 씌우는 것도 좋습니다. 아이에게 밤중에 일어나서 볼 일을 볼 때 혼자 보기 힘들면 엄마나 아빠를 찾으라고 미리 일러두세요. 만일 아이가 낮에 대소변을 잘 가리게 된 지 1년이 지났는데도 밤에 잠을 잘 때 실수를 한다면 소아과 의사의 진료를 한번 받아보십시오.

**알아두세요!!**

대소변 가리기를 시킬 때는 보통 대변 가리기부터 시키는 것이 좋습니다. 일반적으로 소변 가리기가 대변 가리기보다 힘들고 당연히 시간도 더 걸리기 때문입니다. 처음에는 남자아이도 앉혀서 대소변을 보게 하고 나중에 소변은 서서 보게 합니다. 아빠가 시범을 보이면 남자아이가 일어서서 소변을 누는 시기가 좀더 빨라집니다. 아빠가 변기 사용하는 것을 보지 못한 남자아이 중에는 한동안 소변을 서서 누지 않으려는 아이도 있습니다.

엉덩이를 들게 하고 그 밑으로 끙을 떨어뜨리면 좀더 실감이 날 것입니다. 이 나이의 아이들은 호기심이 아주 많기 때문에 어떤 행동을 한번 보여주면 자기도 그대로 따라하고 싶어합니다. 이 점을 잘 이용하는 것이 좋습니다. 변이 마려울 때쯤 되면 기저귀를 벗기고 변기 근처에서 놀게 하십시오. 그리고 변기는 쉬나 끙을 하는 곳이라는 것을 알려주십시오. 아이가 변기에 자연스럽게 앉기 시작하면 기저귀를 벗기고 앉혀봅니다.

## 대소변 가리기를 시작할 때는

아이가 대소변 가릴 준비가 되었다면 이제 대소변 가리기를 시작할 수 있습니다. 하지만 엄마가 편한 시간에 아이에게 쉬하러 가자고 해서 아이가 쉬를 하는 것은 아닙니다. 처음에는 대소변을 잘 가릴 수는 없어서 일을 저지른 후에 엄마에게 '쉬쉬' 하게 됩니다. 이때는 일을 본 후에 알려주기만 해도 잘했다고 칭찬을 해주십시오. 그러면서 다음에는 꼭 대소변을 보기 전에 알려 달라고 일러줍니다.

**• 아이 페이스를 따르는 것이 대소변 가리기의 지름길** 아이는 대소변을 보기 전에 끙끙 대거나 응응 소리를 내거나 쪼그려 앉거나 놀기를 멈추게 됩니다. 그리고 대소변을 볼 때는 힘이 들어 얼굴이 빨갛게 변하기도 합니다. 이런 때는 대소변이 나오는 것이고 화장실을 사용해야 좋다는 것을 알려주십시오. 식사 후나 낮잠 자기 전에 매일 변기에 가서 앉아보게 하는 것도 아이들의 거부감을 줄이는 데 도움이 됩니다. 하지만 아이가 대소변을 가리는 시기는 엄마 마음대로 정할 수 없다는 사실을 늘 명심하십시오. 아이의 페이스에 맞추어주고 아이의 페이스를 따라주는 것이 대소변 가리기의 지름길입니다. 만일 좀더 빨리 대소변을 가리게 하려고 무리하게 강요

하거나 야단을 치면 아이의 반발을 사기 쉽습니다. 아이가 성공하면 크게 칭찬해주고 실패하면 격려해주어야 합니다.

**· 대소변이 마려우면 아이는 신호를 보냅니다** 대소변이 마려울 때 아이는 엄마에게 말로 의사 표시를 하거나 무의식중에 몸으로 표현하기도 합니다. 아이에게 조금만 신경 쓰는 엄마라면 대소변이 마려울 때 아이의 표정이 변한다는 것을 금방 깨닫게 됩니다. 잘 놀던 아이가 갑자기 얼굴이 상기되면서 찡그리기도 하고 엉거주춤 서서 엄마를 쳐다보기도 하며 남자 아이는 고추를 잡아당기기도 합니다. 또 쪼그려 앉기도 하고 바지를 잡아당기기도 하고 심지어 방귀를 붕붕 뀌는 아이도 있습니다. 기저귀를 달라거나 특정한 곳에 가서 대변을 보기 위해 서 있는 경우도 있는데, 이런 것 역시 아이가 변을 보려는 신호로 이해하면 됩니다. 이런 신호가 보이면 변기에 아이를 몇 분간 앉혀 봅니다. 이때가 바로 대소변 가리기 작전을 시작할 때입니다. 낮잠을 잔 직후나 식사 20분 후에 대소변 가리기 작전을 시작해도 좋습니다.

**· 처음부터 아이 혼자서 대소변을 가리지는 못합니다** 처음에는 엄마가 아이를 변기로 데려가야 하는 경우가 많습니다. 아이가 대소변을 보고 싶어하는 것 같다는 판단이 들면 "지금 쉬 마렵지? 쉬하러 가자"며 아이를 변기로 유도합니다. 아이가 순순히 따라오면 옷을 벗기고 기저귀를 풀러 변기에 앉힙니다. 처음에는 기저귀를 찬 상태로 변기에 앉아서 변을 보게 하고 서서히 기저귀를 차지 않은 채 변기를 사용하게 하는 것도 한 가지 방법입니다. 아이가 변기에 앉으면 "쉬 마렵지, 변기에 쉬하자 쉬~쉬~" 하면서 쉬하는 것을 유도합니다. 만일 아이가 변기에 잘 앉으려 하지 않으면 아이가 좋아하는 것을 변기에 앉혀서 해주는 것이 좋습니다. 책을 좋아하면 책을 보여주고 이야기를 좋아하면 재미있는 이야기를 들려주십시오. 아이는 아이 변기에 앉고 엄마는 어른 변기에 나란히 앉을 수 있다면 아이들이 좀더 쉽게 변기에 앉기도 합니다.

**아이를 변기에 앉힌 채 물 내리지 마세요!!**

방에 놓아두는 변기는 상관없지만 화장실에 있는 변기를 사용한다면 대변 가리기 초기에는 아이가 앉아 있을 때는 물을 내리지 마십시오. 어떤 아이는 대소변을 자기 몸의 일부분이라고 생각하기 때문에 대변이 물에 씻겨 내려가는 것을 보면 겁을 내며 걱정합니다. 또 아이들은 물이 내려가는 소리를 들으면 변기 안으로 빨려 들어가지 않을까 두려워하기도 합니다. 이렇게 되면 아이가 변기에 앉는 것을 겁낼 수도 있습니다. 아이가 변기에서 내려와 화장실을 나가고 난 후에 물을 내리고, 좀 적응이 되면 휴지를 한 장 변기에 넣어서 물을 내리는 것을 보여주십시오. 시간이 지나서 아이가 걱정하거나 두려워하지 않으면 변이 들어 있는 변기의 물을 내리고, 그런 다음에야 비로소 아이 스스로 변기의 물을 내리게 하는 것이 좋습니다.

:)

**알아두세요!!**

보통 아이들은 대소변을 가리는 데 2개월 정도가 걸립니다. 하지만 대소변을 가리는 데 걸리는 기간은 아이들마다 달라서, 단번에 대소변을 잘 가리는 아이가 있는가 하면 몇 달이 걸려도 제대로 못 가리는 아이가 있습니다.

**· 억지로 변기에 앉히거나 야단을 쳐서는 안됩니다** 만일 1분이 지나서 아이가 변기에서 일어나고 싶어한다면 그렇게 해주십시오. 그리고 만일 5분이 지나도 아이가 대소변을 보지 않는다면 아이를 일으켜 세우고 "쉬가 안 나오면 이제 일어나자" 하며 다른 것을 하게 하는 것이 좋습니다. 이제 슬슬 변기는 대소변을 보기 위해서 앉는 곳이라는 것을 인식시켜야 합니다. 긴장을 풀고 대소변을 조절하는 것이 쉽지는 않아서 처음에는 많은 아이들이 변기에서 일어나자마자 대소변을 보기도 하지만 금방 적응합니다. 그리고 변을 볼 때 힘을 잘 주려면 발바닥에 힘을 주고 바닥을 디뎌야 한다는 것을 알려주십시오. 하루에 몇 번씩 규칙적으로 변기에 앉혀 보는 것도 좋습니다. 처음부터 잘하는 아이는 없습니다. 아이가 다른 곳에 실례를 해도 야단치거나 실망하는 모습을 보이지 마세요. 대신 한 번이라도 성공하면 엄청나게 칭찬해주십시오. 만일 아이가 변기에 앉지 않으려 하면 아직은 대소변을 가릴 때가 아닌 것입니다.

## 잘 못하더라도 칭찬해주세요

'칭찬이 가장 훌륭한 스승'이라는 말이 있습니다. 다른 것과 달리 대소변 가리기는 아이가 자신의 의지만으로 할 수 있는 것이 아닙니다. 따라서 잘 못했을 때 부모가 언짢은 표정을 짓거나 야단을 치면 아이가 스트레스를 받을 수 있으므로 주의해야 합니다. 설령 말을 잘 알아듣는 아이라도 대소변 가리기는 엄마 생각처럼 그리 쉬운 일이 아닙니다. 다 큰 아이가 소변을 잘 못 가려도 절대 야단을 쳐서는 안됩니다. 아이가 조금이라도 잘하면 당연히 칭찬을 해주고, 실패하더라도 칭찬 거리를 만들어서 칭찬을 해주십시오. 만일 아이가 대소변 가리기를 성공하면 안아주고 뽀뽀도 해주고 좋

**선생님의 한마디!!**
처음에는 힘들겠지만 대소변을 본 후에는 혼자서 휴지로 뒤를 닦는 법도 배워야 합니다. 여아의 경우 요로나 성기에 균이 들어가는 것을 막기 위해 반드시 앞에서 뒤로 휴지를 사용하는 방법을 알려주어야 합니다. 그리고 어릴 때부터 화장실 사용 후에는 반드시 손을 씻는 습관을 들여야 합니다.

아하는 과자도 좀 사주세요. 그리고 아빠가 집에 들어오자마자 아빠에게 자랑을 하십시오. 아빠도 눈을 동그랗게 뜨고 아이가 대단한 일을 한 것 같은 느낌이 들 만큼 자랑스러워해야 합니다. 사실 대단한 일을 한 것입니다. 아이가 스스로 두세 번 대소변을 변기에 볼 수 있다면 이제 아이 혼자서 할 수 있게 격려하면서 너무 관여하지 말고 지켜보는 것이 좋습니다. 아이 혼자서 내릴 수 있는 기저귀와 옷을 입혀주는 것도 잊지 마시구요.

## 잘 가리던 아이가 다시 못 가릴 수도

**• 대소변을 잘 가리던 아이가 실수를 할 때는** 이럴 때는 아이에게 약간씩 자극이 되는 말을 해주는 것이 좋습니다. "기저귀가 젖으면 기분이 좋지 않을 거야. 엄마 생각에 소변은 변기에 가서 보면 기분이 좋을 것 같은데……" 이런 식으로 약간의 자극을 주십시오. 하지만 아이들에게 고함을 치며 야단치거나 다른 아이와 비교해서 아이들을 기죽이는 말은 하지 마세요. 물론 절대로 때려서는 안됩니다. 만일 아이들을 야단치면 안 그래도 반항적인 두 돌이 지난 아이들은 대소변을 가리지 않으려고 할 수 있습니다. 아이가 좋아하는 옷으로 갈아입히고 아이 스스로 세탁기에 젖은 옷을 넣게 하는 것도 좋은 방법입니다.

**• 스트레스나 환경의 변화 때문에 그럴 수도 있습니다** 두 돌 전후의 아이들은 대변을 자기 몸의 일부와 같이 생각해서 소유하고 싶어하는 경향이 있습니다. 잘 가리던 아이가 갑자기 대변을 못 가린다면 이런 욕구가 갑자기 강해져서 그럴 수가 있습니다. 하지만 대소변을 잘 가리던 아이가 다시 못 가리는 경우에는 가장 먼저 아이에게 심리적인 스트레스나 환경의 변화가 있지는 않은지 확인하고 그 원인을 해결해주어야 합니다. 동생이 생긴 아이들은 엄마의 사

:)

**주의하세요!!**
간혹 아이가 대소변을 못 가리면 아이가 원하는 것을 못 하게 하거나 먹고 싶은 것을 못 먹게 하는 것으로 벌을 주는 엄마가 있습니다. 그러나 이것이 아이에게 부담이 되면 심하게 불안하거나 스트레스를 받을 때 습관적으로 소변을 자주 보게 될 수 있으며, 나중에 아이가 커서도 마음에 그늘을 남길 수 있으므로 주의해야 합니다.

랑을 빼앗겼다고 느낄 수 있고, 유치원에 처음 간 아이는 다른 아이들을 만나는 것에 스트레스를 받을 수도 있습니다. 이런 경우 아이를 야단치면 상태가 더 악화되므로 아이의 심정을 잘 이해해주면서 잘할 수 있을 거라고 격려해주는 것이 좋습니다. 한 번 더 안아주고 한 번 더 따뜻한 말을 건네주는 것이 백 번 야단치는 것보다 훨씬 효과적입니다.

• **벌을 주면 안됩니다** 간혹 대소변을 잘 가리던 아이가 자꾸 옷을 적시면 벌을 주거나 불편하다는 것을 알려줄 셈으로 젖은 기저귀를 그대로 채워두는 엄마도 있는데, 이런 일은 절대로 해서는 안됩니다. 속이 부글부글 끓더라도 기분 좋은 표정으로 아이의 기저귀와 옷을 가능하면 빨리 갈아주어 깨끗하고 마른 것이 좋다는 생각을 아이들이 느끼게 해주는 것이 더 좋은 방법입니다. 그리고 이렇게 해야 아이들 마음에 상처를 남기지도 않습니다. 기저귀가 젖으면 바로 갈아주면서 아이에게 젖으면 바로 말하라고 알려주십시오. 만일 실수한 것에 대해 엄마가 기분 나쁜 태도를 보이면 아이는 엄마에게 기저귀를 갈아달라고 말할 때마다 죄의식을 가질 수 있으니 주의하세요.

## 밖에서 용변 보는 것도 연습시키세요

• **밖의 화장실도 사용할 수 있도록 미리 연습시켜야** 집에서는 화장실에 잘 가다가도 외출을 하거나 유치원에 가면 화장실을 가기 싫어하는 아이들이 있습니다. 그런가 하면 어떤 아이는 여행을 하는 며칠 동안 변을 안 누고 참다가 집에 와서야 화장실에 가기도 합니다. 항상 한 곳의 화장실을 사용하고 집의 깨끗한 변기를 사용하는데만 익숙한 아이는 외출을 하거나 유치원이나 학교에 갔을 때 용변 보는 것을 힘들어할 수가 있습니다. 아이가 밖에서 용변을 보지

**주의하세요!!**

대소변 가리기를 하다가 보면 아이가 스트레스를 받아서 변의 양상이 바뀌기도 합니다. 엄마가 대소변 가리기를 지나치게 강요하면 아이가 변을 참아서 변비가 생기기도 하고, 심한 경우 변을 지리거나 설사를 하기도 합니다. 한 가지 주의할 것은 변을 딱딱하게 본다고 소아과 의사의 처방 없이 함부로 관장약을 사용해서는 안된다는 것입니다.

못한다고 화장실을 이고 다닐 수는 없으니 아이가 적응할 수 있도록 미리 연습을 시켜야 합니다.

**· 아이가 유치원이나 학교에 가기 전에 풀코스를 다 익히도록 해야** 아이들이 크면서 주위에 관심이 슬슬 늘어나고 아이가 특별한 보조기구 없이 어른이 사용하는 변기를 사용할 수 있는 나이가 되면 옆집이나 친구 집의 화장실도 사용하게 하고, 백화점이나 식당 등에 있는 공중 화장실도 사용하도록 연습을 시킵니다. 여러 분위기의 화장실을 사용하는 습관이 들면 밖에서 용변 보는 것을 아무렇지도 않게 생각하게 됩니다. 그리고 일부러 냄새 나는 화장실도 가끔씩 사용하게 해서 아이가 지저분한 것을 지나치게 싫어하거나 피하지 않도록 해야 합니다. 또 좌변기만 사용하던 아이들은 와변기를 사용할 때 불편해하고 쪼그리고 앉기 힘들어하므로 이런 변기를 사용하는 것도 역시 연습을 시켜야 합니다. 아이에게는 쪼그리고 앉는 일이 생각보다 쉽지 않기 때문에 처음에는 도와주어야 합니다. 아이가 유치원이나 학교에 가기 전에 혼자 옷을 벗고 용변을 보고 휴지로 닦고 옷을 올리고 물을 내리는 풀코스를 다 익히도록 해야 합니다. 아이 혼자 닦으면 깨끗하게 못 닦는다고 엄마가 매번 닦아주면 나중에 혼자서 닦을 때 불안해하는 아이도 있습니다.

# 대소변 가리기를 아이가 거부할 때는

두 돌 반이 지난 아이가 별다른 이상이 없는데도 대소변 가리기를 제대로 못한다면 아이가 대소변 가리기 자체를 거부하는 것은 아닌가 꼭 한번쯤은 생각해봐야 합니다. 아이가 대소변 가리기를 거부하는 제일 흔한 경우는 엄마가 아이를 너무 들들 볶을 때입니다. 싫다는 아이를 억지로 변기에 앉히거나 아이가 실수를 하면 야단을 치고 심지어 아이를 때리면 갈수록 아이들은 더 삐딱하게 나갑니다. 고집이 센 아이들은 더 반항적이 됩니다. 5~6세 이전의 아이가 별다른 이상이 없는데도 대소변을 잘 못 가릴 때는 반항심 때문에 그런 것은 아닌가 꼭 한번 생각해보십시오.

## 변을 지리는 유분증이 생길 수도 있습니다

**· 유분증은 주로 심리적인 원인 때문에 생깁니다** 보통 만 4세가 지난 아이들 중에 특별한 신체적 이상이 없는데도 변을 지리는 아이가 있습니다. 이렇게 변을 지리는 것을 유분증이라고 합니다. 유분증은 보통 남아에게서 많이 발생하며, 밤보다는 낮에 주로 그 증상이 나타납니다. 유분증은 장에 선천적인 기형이 있어서 나타날 수도 있지만 일반적으로는 심리적인 원인에서 비롯됩니다. 부모가 맞벌이를 해서 주로 어린이집에서 지내거나, 부모와 떨어져 다른 집에 사는 경우, 동생이 생겼거나 학교를 처음 다니기 시작했을 때, 대소변 가리기 훈련을 무리하게 받았을 때 주로 생깁니다.

**· 유분증이 의심되면 일단 진찰을 받아야** 유분증이 의심될 때는 일단 진찰을 받아서 장에 이상이 없는지부터 확인해야 하며, 원인이 심리적인 것이라면 정서적 장애의 원인이 무엇인지를 파악해 환경적인 변화 등 근본적인 대책을 마련해야 합니다. 그리고 바지에 똥을 쌌다고 해서 야단치거나 벌을 주면 안됩니다. 그렇다고 무관심하게 내버려두어서도 안되고요. 대변 가리기 훈련을 다시 시작해야 하

며, 변은 변기에다 보아야 하고 바지에 변을 보면 안된다는 것을 단호하게 말해주는 것이 중요합니다. 유분증을 치료하려면 가족 모두의 세심한 관심과 노력이 필요합니다. 유분증을 오래 두면 아이의 성격 형성에도 좋지 않은 영향을 미칠 수가 있습니다.

## 대소변 가리기를 거부하는 아이 대처법

· **더 이상 간섭하지 마십시오** 더 이상 아이에게 대소변을 보라 말라 간섭하지 마십시오. 아이에게 "엄마가 너무 괴롭혀서 미안하다. 너를 위해서 그랬지만, 네가 힘들어하는 것 같아서 이제부터는 엄마가 더 이상 대소변 보는 것에 대해서 말하지 않으려고 해"라고 말한 다음 아이 스스로 알아서 하도록 내버려두어야 합니다. 그리고 아이에게 몸 안에서 만들어지는 대변이나 소변을 하루에 한 번쯤은 봐야 한다는 것을 설명해주고, 그럴 때는 스스로 변기에 가서 대소변을 봐야 한다는 것도 알려주십시오.

· **더 이상 재촉하지 마십시오** 이제 간섭을 하지 않겠다고 아무리 맹세를 해도 아이가 계속 대소변을 못 가리면 끝내 참지 못하고 "쉬 마렵지 않니?" 하며 슬쩍 한마디 던지게 되는데 이런 말도 피하십시오. 눈빛도 바꾸지 마세요. 그 대신 아이가 스스로 대소변을 가릴 때는 맛있는 음식을 주거나 재미있는 놀이를 좀더 허용해주는 것이 좋습니다. 요즘 아이들은 대부분 스티커 받는 것을 좋아합니다. 아이가 대소변을 잘 가린 날은 예쁜 스티커를 달력에 붙여주고 이 스티커가 일정한 갯수로 모일 때마다 아이에게 상을 주는 것도 좋습니다. 만일 2주 정도 계속해서 아이가 대소변을 잘 가리게 되면 이런 방법도 슬슬 중지하는 것이 좋습니다. 그리고 엄마가 더 이상 신경 쓰지 않는 만큼 아이가 언제라도 자신이 원하는 시간에 변기에 앉을 수 있도록 배려해주어야 합니다. 엄마의 도움이 없어도 아

이가 생각날 때마다 스스로 변기를 사용하기 위해서는 방과 마루에 변기를 한 개씩 두는 것도 고려해볼 만합니다.

**• 아이가 좋아하는 옷을 입히는 것도 한 가지 방법입니다** 대부분의 아이들은 자신이 좋아하는 것을 더럽히고 싶어하지 않습니다. 따라서 아이가 좋아하는 옷을 입히면 아이들 스스로 변을 가리는 데 조금은 도움이 됩니다. 혼자서 옷을 갈아입을 수 있는 아이라면 옷에 변을 보았을 때 바로 옷을 갈아입으라고 말해두는 것이 좋습니다. 물론 옷은 아이 혼자서 입지만 아이가 찾아 입기 쉽게 옷장에 잘 정돈해두는 것은 엄마가 할 일입니다.

# 잠잘 때 이불에 지도를 그리는 야뇨증

야뇨증이란 밤에 잘 때 이불에 오줌을 싸는 것을 말합니다. 야뇨증이 있는 아이는 방광의 크기가 다른 아이들보다 작아서 밤에 만들어진 소변을 방광에 다 보관하기가 어렵습니다. 그래서 자는 동안 소변을 봐야만 하는데 아이들의 경우 대개 깊은 잠을 자기 때문에 그냥 이불에 싸는 것입니다. 아이들은 보통 만 2세를 전후해서 대소변을 가리는데, 밤에 소변을 가리는 것은 배우기가 힘들어서 열 명에 한두 명 정도는 5세가 되어도 이불에 지도를 그립니다. 6세가 된 아이도 열 명 중에 한 명이 이불에 지도를 그리며, 12세의 아이들 100명 중에 3명이 여전히 이불에 그림 공부를 합니다. 야뇨증은 여자아이보다 남자아이에게 3~4배 정도 흔한데, 부모가 어릴 때 야뇨증이 있었다면 아이도 야뇨증이 생길 가능성이 더 높습니다.

YouTube
야뇨증, 내버려두지 마세요

## 심리적인 요인을 무시할 수 없습니다

밤에 오줌을 안 싸고 잘 자던 아이도 심리적인 스트레스를 받으면 이불을 적시는 경우가 자주 있습니다. 예를 들어 동생이 생겼다거

**야뇨증인 아이를 키울 때 주의할 점!**
야뇨증이 오래가면 아이가 수치심과 열등감을 느낄 수 있고 창피한 마음에 다른 사람과 사이가 좋지 못할 수도 있습니다. 그러나 밤에 소변을 못 가리는 것은 누구에게나 일어날 수 있는 일이며 아이 마음대로 조절할 수 있는 일이 아닙니다. 따라서 아이가 밤에 소변을 못 가린다고 하더라도 열등감을 갖지 않도록 부모가 아이를 정서적으로 안정시켜주어야 합니다. 아이를 야단치거나 다른 사람들 앞에서 농담으로라도 아이가 밤에 오줌 싼다는 이야기를 해서는 안됩니다. 그보다는 밤에 오줌을 싸지 않았을 때 칭찬해주는 것이 백 배 낫습니다.

나, 이사를 했다거나, 유치원에 새로 들어갔다거나, 자기가 좋아하는 장난감이 없어졌다거나, 야단을 심하게 맞았다거나 하는 경우 소변을 잘 가리던 아이가 밤에 지도를 그리기도 합니다. 아이가 느끼는 스트레스는 아이의 눈높이에서 보아야 합니다. 부모가 보기에는 아무것도 아닌 일도 아이들에게는 매우 큰일일 수 있습니다. 만일 동생 때문에 야뇨증이 생긴 아이라면 부모의 사랑을 빼앗겼다는 느낌이 들지 않도록 아이에게 좀더 신경을 써주어야 합니다. 그리고 아이들은 너무 흥분해도 밤에 지도를 그릴 수가 있습니다. 모처럼 아빠랑 신나게 놀았거나 생일 잔치를 했거나 한 날은 밤에 오줌을 싸는 일이 흔합니다. 대소변 가리기에 문제가 있는 아이들도 밤에 계속 그림 공부를 하게 됩니다. 두 돌 반이 지나도 대소변 가리기를 잘 못하는 아이들은 엄마가 아이를 지나치게 볶아서 그럴 가능성이 있습니다. 이런 아이들의 경우 시간이 지나면 낮에는 대소변을 가리게 되지만, 마음속 깊이 감춰진 반항심으로 밤에는 여전히 이불을 적시게 될 가능성이 있습니다. 따라서 대소변 가리기를 할 때는 절대로 아이들을 심하게 야단쳐서는 안됩니다.

## 야뇨증이 문제가 되는 경우도 있습니다

**· 야뇨증은 스트레스가 아닌 다른 원인 때문에 생기기도 합니다** 심리적인 스트레스가 아닌 다른 이상에 의해서 야뇨증이 생기는 경우도 있습니다. 야뇨증은 크게 몸에 어떤 이상이 있어서 생기는 경우 즉 기질적인 원인이 있는 경우와 몸에 특별한 이상이 없는데도 생기는 경우 즉 기질적인 원인이 없는 경우의 두 가지로 나뉩니다. 밤에 연속해서 이틀 이상 오줌을 싼 적이 없는 아이는 보통 기질적인 문제가 없습니다. 그리고 전에 소변을 잘 가렸던 아이라면 처음부터 제대로 못 가린 아이보다 치료가 쉽습니다. 그런데 이런 기질적

야뇨증이 있을 때는 이렇게!!

낮에 물을 많이 먹여서 방광의 크기를 키워주십시오. 그리고 가능하면 저녁 식사 후에는 물이나 주스 등 수분이 많은 음식을 너무 많이 먹이지 마세요. 하지만 목 말라서 먹는 것까지 말려서는 안됩니다. 특히 저녁에는 피자나 우유, 치즈 같은 음식은 피하는 것이 좋습니다. 이런 음식들은 방광을 자극할 수 있는데, 열 명 중에 한 명은 이런 음식에 민감한 체질입니다.

인 문제가 있고 없고를 부모가 구분하기는 매우 어렵습니다. 아이가 밤에 소변을 가려야 할 나이가 되었는데도 못 가리면 일단 소아과 의사에게 문의를 하는 것이 좋습니다.

**• 간혹 특별한 질환 때문에 야뇨증이 생길 수도 있어** 야뇨증의 원인은 상당히 많지만 대부분은 특별한 원인을 밝힐 수 없습니다. 간혹 다른 이상에 의해서 야뇨증이 생긴 경우, 의사의 진찰 소견에 따라서 검사를 한 뒤 원인을 찾을 수도 있습니다. 이때 하는 검사는 보통 소변검사, 소변배양 검사, 야간 수분 제한 후 소변 비중 및 삼투압 검사, 혈청 항이뇨호르몬치 측정, 엑스레이와 초음파 검사 등입니다. 요로감염이나 소아 당뇨가 있으면 야뇨증이 잘 생길 수 있고, 척수에 문제가 생기는 신경 이상이 있을 때도 야뇨증이 생길 수가 있습니다. 그밖에 콩팥이나 방광에 이상이 있어도 야뇨증이 생길 수 있습니다. 하지만 밤에 소변을 못 가리는 아이들의 대부분은 큰 문제가 없으니 미리 너무 걱정하실 필요는 없습니다.

## 야뇨증 치료, 어떻게 하나요?

밤에 소변을 못 가리는 것이 어떤 특정한 원인에 의한 것이라면 그 원인을 밝혀서 치료하면 되는데, 야뇨증은 대개 그 원인을 밝힐 수 없는 경우가 많습니다. 야뇨증 때문에 다섯 살이 되어도 소변을 못 가리는 경우 소아과 의사의 진료를 받아야 하는데, 대개는 치료를 받으면 좋아지므로 너무 걱정하지 않아도 됩니다.

**야뇨증을 치료하기 위한 일반적인 지침**

- 아이에게 야뇨증이 있을 때 방치하지 마십시오. 심한 경우라도 노력하면 치료가 되는 병입니다.
- 야단을 치거나 벌을 주지 마세요. 칭찬해주고 적당한 상을 주는 것이 치료에 훨씬 도움이 됩니다.

**주의하세요!!**

야뇨증이 있는 아이가 밤마다 오줌을 싼다고 기저귀를 채우는 것은 별로 좋은 방법이 아닙니다. 그보다는 혼자서도 쉽게 내릴 수 있는 두꺼운 옷을 입히는 것이 좋습니다. 기저귀를 사용하면 다 큰 아이들의 경우 더 기가 죽고 의욕을 상실해서 상태가 더욱 악화될 수 있습니다. 야뇨증은 아이가 적극적으로 노력해야 빨리 좋아지는데, 소변을 싸도 괜찮게끔 기저귀를 차고 있으면 아이가 밤에 소변을 가려야 할 이유가 사라지게 됩니다.

- 잠자리에 들기 전에 반드시 소변을 보게 하고, 밤중에 소변이 마려우면 일어나서 누라고 일러줍니다. 밤중에 화장실을 쉽게 찾을 수 있도록 불을 켜두는 것도 좋고 남자아이라면 들고 눌 수 있는 통을 방에 갖다 두는 것도 좋습니다. 방에서 화장실까지의 거리가 멀 때는 방을 바꾸거나 간이 변기를 아이 방에 놓아주십시오.
- 부모가 늦게 잠들 경우 부모가 잘 때 한 번 더 소변을 누이고, 가능하면 한밤중에 깨워서 한 번 더 소변을 보게 하는 것이 좋습니다.
- 침대에는 비닐 커버를 씌우고 이불은 지린내가 나지 않도록 자주 빠십시오. 아예 이불이 통째로 들어가는 세탁기를 장만하고 잘 마르는 이불을 사용하는 것이 부모의 스트레스를 줄이는 지름길입니다. 아침에 젖은 이불보를 벗길 때 아이를 동참시키고 아이가 좀 크면 스스로 벗어서 세탁기 앞에 두도록 교육시키는 것도 좋습니다.
- 잠잘 때 아이 옆에 갈아입을 수 있는 옷을 미리 준비해두어서 아이가 오줌을 싸면 스스로 갈아입을 수 있게 배려해주는 것이 좋습니다. 요 위에 깔 수 있는 깨끗한 시트도 한 장 준비해두면 아이가 마른 자리에서 편안하게 다시 잠을 잘 수 있습니다. 젖은 이불에 아이를 자게 하는 것은 피하십시오. 특히 벌을 주는 의미로 젖은 이불에 재우는 것은 아이의 성격 형성에 좋지 않은 영향을 미칩니다.
- 야뇨증이 있는 아이들에게는 탄산 음료나 카페인이 들어 있는 차 종류, 초콜릿, 코코아, 귤, 오렌지 주스 등은 먹이지 않는 것이 좋습니다. 야뇨증을 더욱 악화시킬 수 있습니다.
- 학교에 가기 전에 꼭 샤워를 시켜 아이 몸에서 나는 지린내 때문에 놀림감이 되는 일이 없도록 하십시오.

**행동치료에는 크게 세 가지 방법이 있습니다**

- 방광 용적을 늘리는 운동 : 평소 낮에 오랫동안 소변을 참게 연습을 시키면 방광 용적을 늘리는 데 도움이 됩니다.
- 책임 강화 프로그램 : 적신 침구 및 의류를 아이 스스로 정리하게 해서 세탁기에 넣는 임무를 부여합니다.
- 야뇨증 알람 : 아이가 자면서 소변을 보면 알려주는 기구로, 장치된 알람이 울리면 깨워서 소변을 다시 보게 합니다. 이것은 아이의 상태가 심할 때 병원에서 구입을 권유할 것입니다. 야뇨증 알람을 사용해서 치료하면 통상 2~3개월 후에 효과를 보는 아이들이 많습니다.

**약물치료를 할 때는 일반적인 지침과 행동치료를 병행해야 합니다**

야뇨증을 치료하는 약물로는 항이뇨호르몬제와 항우울제, 방광조절제 등의 약이 있는데, 소아과 의사가 진료 후 필요하다고 판단하는 경우에만 사용합니다. 항이뇨호르몬제는 소변의 생산량을 줄여서, 그리고 방광조절제는 오줌보의 용량을 늘려서 오줌을 싸는 것을 막아줍니다. 이런 방법은 야뇨증을 완전하게 치료하는 방법이 아니고 일시적으로 막아주는 방법인데, 아이에게 오줌을 싼다는 심리적인 부담을 덜어주어서 치료에 도움을 주는 것입니다. 하지만 이런 약을 사용한다고 아이가 바로 좋아지는 것은 아니며 일반적인 지침과 행동치료를 병행하는 것이 중요합니다. 알람을 사용하거나 약을 사용하거나 식사조절과 같은 적극적인 치료법을 사용할 때는 구태여 수분을 제한하거나 화장실에 가라고 자는 아이를 깨울 필요가 없습니다. 하지만 치료하는 소아과 의사마다 의견이 다를 수도 있으므로 이 문제는 단골 소아과 의사 선생님의 의견을 따르는 것이 좋습니다.

# 두드러기

## Dr.'s Advice

YouTube
두드러기

"어, 여기 있었는데." 아기 몸에 이상한 것이 지도 모양으로 나타나서 허겁지겁 소아과에 달려온 엄마가 아기 몸에 난 것이 감쪽같이 없어진 것을 보고 황당하다는 듯이 말을 합니다. 이런 경우 대개는 두드러기입니다.

또한 많은 엄마들이 두드러기가 생기면 식중독을 의심합니다. 하지만 식중독은 배가 아프고, 토하고, 설사를 하는 병입니다. 많은 엄마들이 아이 몸에 두드러기가 생기면 어젯밤에 먹은 음식에 마구 누명을 씌웁니다. 하지만 같은 음식을 반복해서 먹을 때마다 생기지 않으면 그 음식은 무죄입니다.

대부분의 두드러기는 원인을 밝힐 수 없습니다. 하지만 원인을 몰라도 치료하는 법이 있으니 걱정하지 마십시오.

119 소아과

두드러기 사진

## 두드러기가 생긴 것 같은데 어떡해야 하나요?

• **두드러기는 금방 나타났다 사라지는 것이 특징입니다** 두드러기는 담마진이라고도 부르는데, 불규칙한 지도 모양이나 둥근 모양으로 피부가 부풀어오르면서 약간 창백한 색깔을 띠는 것이 특징입니다. 물론 가렵기도 하고요. 두드러기는 불과 몇십 분 사이에 나왔다가 들어가기도 하고 여기 있던 것이 금방 다른 곳으로 옮겨가기도 합니다. 이렇듯 두드러기는 금방 나타났다 사라지는 것이 특징이기 때문에 엄마들도 만성이 되어 신경을 쓰지 않게 됩니다. 하지만 두드러기도 심하면 위험할 수 있습니다.

• **두드러기가 생겼다고 함부로 약을 먹여서는 안됩니다** 아이의 몸에 두드러기가 생기면 약을 함부로 먹이지 말고 원인이 무엇인지 알아내야 합니다. 대부분의 엄마들이 아이에게 두드러기가 생기면 식중독을 의심하지만 사실 식중독이 원인인 경우는 거의 없습니다. 하지만 일단은 최근에 먹은 음식물이나 약을 모두 적어두는 것이 좋습니다.

• **의심되는 음식물이 있으면 그 음식을 일단 끊어보십시오** 두드러기의 원인이라고 의심되는 음식이 있으면 일단 그 음식은 먹이지 말아 봅니다. 만일 이유식으로 어떤 음식을 처음 먹였는데 두드러기가 생겼다면, 1~3개월 후에 그 음식을 다시 먹여서 또 두드러기가 생기는지 확인해보십시오. 그러면 그 음식이 두드러기의 원인인지 아닌지를 알 수 있습니다.

• **알레르기 때문에 두드러기가 생길 수도 있습니다** 두드러기 역시 알레르기가 원인인 경우가 많습니다. 벌에 쏘여도 알레르기 반응이 일어날 수 있으므로 예전에 벌에 쏘여 심한 알레르기 반응이 있었던 사람은 야외에 나갈 때 주의해야 하며, 만일 다시 벌에 쏘이면 바로 병원으로 가야 합니다.

## 두드러기의 치료는 어떻게 하나요?

**식중독이라고 쉽게 단정짓지 마세요!!**

아이의 몸에 두드러기가 생기면 식중독에 걸렸다고 생각하고 약국에서 식중독 약을 사먹이다가, 그래도 낫지 않으면 그제서야 아이를 데리고 소아과를 찾아오는 분들이 많습니다. 예전에야 냉장고도 없었고 음식도 귀해서 상한 음식을 먹는 일이 많았을 테니, 상한 음식 때문에 토하고 설사하고 심한 경우 몸에 두드러기도 생겼을 것입니다. 그러나 요즘은 식중독 때문에 두드러기가 생기는 경우는 거의 없다고 생각해도 됩니다. 식중독 때문에 두드러기가 생길 정도라면 당연히 먼저 토하고 설사를 했겠지요.

• **두드러기는 꾸준히 치료해야 합니다** 소아과에서는 두드러기의 원인을 밝히지 못한다 해도 증상에 따라 조치를 취할 수 있습니다. 두드러기의 1차 치료는 어느 병원이나 똑같은 방법으로 합니다. 간혹 며칠 치료하다가 증상이 나아지지 않으면 병원을 바꾸는 엄마도 간혹 있는데, 치료 도중 병원을 바꾸는 것은 별로 권하고 싶지 않습니다. 두드러기는 한참 오래가기도 하고, 치료해서 상태가 나아졌다가 금방 재발하기도 합니다. 두드러기는 꾸준히 치료하는 수밖에 없습니다.

• **집에서 함부로 약을 먹여서는 안됩니다** 소아과를 찾기 전에 아이에게 약을 함부로 먹이지 마십시오. 두드러기 때문에 소아과를 찾아오는 분 가운데는 아이가 식중독인 줄 알고 전에 먹다 남은 항생제를 미리 먹이고 오는 분들도 있습니다. 어떤 엄마는 아이에게 장약을 먹이고 오기도 합니다. 그러나 함부로 약을 사용하면 정말 위험합니다.

• **가려움증이 심할 때는 찬 찜질을 해주세요** 두드러기가 생기면 간지럽기 때문에 아이가 몹시 힘들어합니다. 이럴 때는 찬물로 찜질을 해주면 가려운 것이 많이 가라앉습니다. 가려움증이 아주 심할 때는 아이가 가려워하는 부위를 얼음 덩어리로 10분 정도 문질러 주는 것도 도움이 됩니다. 단, 차가운 것에 의해 두드러기가 생긴 경우에는 당연한 얘기지만 찬 찜질을 해서는 안됩니다. 그리고 찬 찜질을 했는데도 아이가 몹시 가려워한다면, 게다가 당장 소아과에 갈 형편도 못 되는 경우라면 감기 치료에 사용하던 항히스타민제를 먹여볼 수도 있습니다. 물론 소아과에 갈 수 있으면 가는 것이 더 좋습니다.

**알아두세요!!**

두드러기가 심하면 옷을 약간 헐렁하게 입히고 안정을 취하게 해주는 것이 좋습니다. 병원에서는 증상에 따라 항히스타민제 등을 처방해줍니다. 약은 반드시 처방대로 먹어야 하며, 임의로 약을 끊는 일은 없어야 합니다. 두드러기를 잘 일으키는 음식과 약에는 땅콩, 계란, 우유, 참기름, 치즈, 조개, 페니실린, 아스피린 등이 있으니 참고하십시오.

## 얼굴에 생긴 두드러기는 응급입니다

두드러기가 얼굴에 생기면 간혹 목구멍에도 두드러기가 생길 수 있어 주의해야 합니다. 이런 경우는 숨이 막혀 아이가 호흡 곤란으로 위험해질 수도 있습니다. 얼굴에 두드러기가 생기고 아이가 좀 이상한 것 같으면 바로 소아과를 방문해야 합니다. 밤에는 물론 응급실로 가야겠지요. **두드러기가 생긴 아이가 기침을 하면서 쌕쌕거리며 숨쉬기 힘들어하거나, 침을 흘리면서 음식 삼키는 데 문제가 있거나, 말하기 힘들어하면서 갑자기 말이 느려지고 의식이 오락가락하거나 기절을 한 경우 바로 응급실에 가야 합니다.** 두드러기가 두 시간 이상 지속되거나 아이가 많이 아파 보일 때도 물론 응급실에 가야 하구요. 두드러기가 자꾸 반복되어 생기거나, 아이가 열이 나면서 배가 심하게 아프다고 할 때도 소아과 의사의 진료를 받는 것이 좋습니다. 이렇게 겁나 보여도 두드러기는 전염성이 없기 때문에 다른 아이와 같이 놀아도 상관은 없습니다. 유치원에 가도 좋습니다. 두드러기는 대개 3~4일이 지나면 사라지지만 간혹 6주 이상 지속되어서 만성 두드러기로 넘어가는 경우도 있습니다.

## 약을 먹고 나서 두드러기가 생겼어요

간혹 병을 치료하기 위해서 약을 먹은 후에 두드러기가 생기는 경우가 있습니다. 이런 경우 약 때문에 두드러기가 생겼다고 생각한 엄마들 가운데는 다른 병원에 가서 치료를 하는 분도 있는데, 이것은 곤란합니다. 약을 먹는 도중에 두드러기가 생기면 아기를 치료하는 그 병원에 가서 치료해야 합니다. 그리고 의심되는 약물을 밝혀 그 약의 이름을 알아두어야 합니다. 다른 병원에 꼭 가고 싶을 때는 반드시 사용한 약의 이름을 알아서 가야 합니다.

# 모유 먹이기

## Dr.'s Advice

대한모유수유 의사회 홈페이지

YouTube 신생아 모유수유 제대로 해봅시다

YouTube 모유수유하려면 미리 알아두세요

YouTube 코로나 유행 때도 모자동실 먼저!

YouTube 산후조리할 때 젖 짜서 먹이기?

YouTube 혼합수유하다가 완모로 바꿀 때

YouTube 잘못 알고 있는 모유 상식

YouTube 모유에 과불화화합물?

모유에 대해 좀더 자세히 알고 싶은 분들은 대한모유수유의사회 홈페이지인 http://www.bfmed.co.kr을 방문하십시오. 또 이 홈페이지에는 전국적으로 모유수유 진료를 받을 수 있는 병원이 소개되어 있습니다.

모유 먹여 키운 아이는 IQ가 5~10은 더 좋아집니다. 나중에 집 팔고 땅 팔아도 이만큼 머리가 좋아지게 만드는 것은 불가능합니다.

**모유는 적어도 돌까지는 먹여야 하고, 돌이 지나서도 엄마 아기가 원하면 얼마든지 더 먹여도 좋습니다. 세계보건기구와 유니세프에서는 두 돌까지는 기본으로 먹이기를 권장하고 있습니다.** 두 돌이 지나서도 아기가 먹고 싶어 하면 얼마든지 더 먹여도 좋습니다. 모유를 두 돌, 세 돌 지나서 계속 먹인다고 충치가 더 잘 생기는 것은 아닙니다.

변이 묽다고 모유를 끊어서는 안됩니다. 설사를 하거나, 황달이 있다고 모유를 끊어서도 안됩니다. 모유수유는 엄마의 건강에 좋고, 뱃살을 줄이는 데도 최고입니다.

**생후 4주 이내에는 의학적인 이유가 아니라면 모유를 짜서 우유병에 넣어서 먹이지 말고, 산후조리한다고 아기를 엄마와 떼어놓아서도 안됩니다. 신생아 때 엄마랑 같이 자고 먹고 하는 것이 성격 형성과 두뇌발달에 엄청나게 중요합니다.**

산후조리할 때 유방 마사지 권장되지 않고, 젖 끊을 때 단유 마사지 할 필요 없습니다. 모유수유의 시작과 끝은 자연스러운 것이 제일 좋습니다.

# 모유 먹일 때 알아두어야 할 것들

**모유를 제대로 먹이려면 늦어도 2개월부터는 수면교육을 시작하고, 6개월부터 고기를 포함한 이유식을 제대로 먹이고, 8개월부터는 버릇을 제대로 들여야 합니다.**

모유를 먹이고 싶어하는 많은 엄마들이 밤에 잠을 못 자서 모유를 끊는 경우가 너무나 많습니다. 출산 후 몇 개월은 밤에 깰 때마다 먹이는 것이 별로 힘들게 느껴지지 않지만, 6~9개월 정도가 되면 한계에 다다라 모유를 끊고 싶어하는 엄마도 있습니다. 마음 독하게 먹고 돌까지 어찌어찌 버틴 엄마들도 더 먹이고 싶지만 잠을 잘 수 없어서 끊는 사태가 발생합니다. 모유를 오래 먹이려면 엄마도 아기도 잠을 자야 합니다. 어릴 때부터 수면교육에 신경을 쓰면, 모유도 잘 먹일 수 있고, 엄마와 아기가 잠도 잘 잘 수 있습니다. 모유를 먹든 분유를 먹든 수면교육은 매우 중요한데, 만 2개월이 되면 저녁에 잠을 재울 때 충분히 먹여 누워서 젖 물지 않고 잠드는 습관을 들이고, 3~4개월이 되면 밤에 깬다고 배고프지 않은데도 바로 젖부터 물리기보다는 스스로 다시 잠드는 습관을 들여야 합니다. 이렇게 제대로 수면교육을 시키면 많은 아기들이 6개월에는 밤중에 먹지 않고도 잘 잘 수 있습니다.

## 모유가 최고!

- **모유는 최고의 음식** 모유는 아기에게 최고의 음식이며 엄마가 줄 수 있는 최고의 선물입니다. 모유를 먹여 키운 아기는 머리도 좋아지고 건강하게 자라며 질병에도 잘 걸리지 않습니다. 모유 먹이는 엄마도 덕을 보는데, 출산 후 출혈도 적어지고 회복도 빨라지고 빨리 날씬해집니다. 난소암과 폐경기 전 유방암이 적게 걸리고 나이 들어서 골다공증도 적게 걸립니다.
- **모유를 오래 먹이자** 모유는 적어도 돌까지는 먹여야 하고, 돌이 지나서도 엄마와 아기가 원하면 얼마든지 먹여도 좋습니다. 모유의 장점은 두 돌이 지나서도 지속되며 세 돌이 지나서도 모유를 계속 먹이는 것이 좋습니다. 세계보건기구와 대한소아과학회는 6개월 동안은 모유만을 먹이고 적어도 24개월까지는 모유를 계속 먹이라고 권장합니다. 모유가 아기에게 최고의 음식임은 틀림없지만, 만 6개월이 되면 철분과 아연 등 아기의 성장과 발달에 필수적인 영양분의 공급을 위해서 고기 같은 음식을 포함한 이유식을 시작하는 것을 권장합니다. 이유식이 늘면서 모유는 서서히 먹는 양이 줄게 됩니다. 모유는 그 장점이 먹일 때만으로 끝나는 것이 아니고 평생의 건강과 지능발달에 도움이 됩니다. 모유는 오래 먹일수록 그리고 많이 먹일수록 장점이 점점 더 많아지는데, 특히 돌 전에 모유를 많이 먹이면 머리도 좋아지고, 시력도 좋아지고, 학업성적도 좋아집니다.

YouTube
모유
오래 먹이려면

YouTube
모유 오래
먹이면 큰일??

모유 먹이기

**초유는 원래 적게 나옵니다!!**

생후 첫 3일간은 모유가 적게 나오는데 이것을 초유라고 부릅니다. 특히 첫 1~2일 동안은 소량의 초유만이 나오는데, 하루종일 나오는 양이 다 합해도 20~40cc 정도에 불과한 경우가 많고, 한번 수유 시에 나오는 양은 2~5cc 정도밖에 안될 정도로 아주 소량의 모유만이 나오기도 합니다. 놀랍게도 이 정도로 적은 모유가 신생아에게는 충분한 양입니다. 젖이 잘 나오지 않더라도 하루에 8~12번 한번에 10~15분 정도 열심히 젖을 물리면 수일이 지나면서 모유는 갑자기 증가하게 됩니다. 그런데 그새를 못참고 많은 엄마들이 젖이 많지 않으니까 아기가 탈진될까봐 분유를 먹여야 한다고 생각하는데, 이것은 잘못된 것입니다. 일단 분유를 먹어 한번 배를 불려본 아기는 적은 양의 초유에 만족할 수 없게 되고, 정말로 견딜 수 없어집니다. 그리고 분유를 먹는 만큼 젖을 빠는 횟수가 적어지기 때문에 모유가 잘 나오지 않게 됩니다. 게다가 분유를 먹일 때 우유병을 사용하게 되면 유두혼동이 생겨 엄마 젖을 더 이상 빨지 않으려 하는 심각한 사태가 발생할 수도 있습니다. 의학적으로 꼭 필요한 경우가 아니라면 모유만을 먹이십시오. 이것이 모유수유에 성공하기 위한 가장 중요한 첫걸음입니다.

YouTube

초유를
버린다구요?



## 모유수유의 장점

모유는 아기를 키우기 위해서 신이 내린 선물입니다. 모유는 아기를 키우는 데 필요한 최고 품질의 영양이 풍부하게 들어 있습니다. 특히 모유에는 엄마 뱃속에서는 받을 수 없었던 면역 성분이 풍부하게 들어 있어 병에 저항력이 강한 아이로 키울 수 있습니다. 간혹 분유가 모유만큼 좋다고 믿는 분도 있으신데 모유는 모유고 분유는 분유일 뿐입니다. 분유는 모유의 껍질만 흉내낼 뿐이지 모유가 될 수 없습니다. 호박에 줄 긋는다고 수박이 될 수는 없습니다.

- **모유수유 아기는 이렇게 좋다**

  **머리가 좋아진다** : 모유를 먹인 아기는 지능도 높고 인지발달이 빠르고 학업성취도도 더 좋습니다.

  **감염성 질환에 적게 걸린다** : 모유를 먹인 아기는 분유를 먹여 키운 아기에 비해서 장염(3배), 중이염(3배), 뇌막염(3.8배), 요로감염(2.5~5.5배), 폐렴 및 하기도 감염(1.7~5배)에 적게 걸립니다.

  **알레르기가 적게 생긴다** : 아토피성 피부염 및 천식(2~7배)이 적게 생깁니다.

  **기타** : 1형 당뇨(2.4배)와 영아돌연사(2배) 등이 적게 생깁니다.

- **모유수유 엄마는 이렇게 좋다**

  **산후 회복이 빠르고 합병증이 적다** : 젖을 빨면 옥시토신이라는 호르몬이 분비되어서 자궁 수축이 촉진되기 때문에 출생 후 출혈도 줄일 수 있습니다.

  **날씬해진다** : 모유수유를 하면 임신하기 전의 몸무게로 더 빨리 돌아갈 수 있습니다.

  **엄마도 건강해진다** : 나중에 골다공증도 적게 생기고 난소암과 폐경 전 유방암도 적게 걸립니다.

  **정신적으로도 좋다** : 자신감이 생기고 아기에 대한 사랑이 커집니다.

모유수유를 위한 국가적인 투자는 우리 민족의 장래에 큰 이득이 되는데 그 비용을 아끼려 하는 것이 참 안타깝습니다. 모유수유 비율을 높이고 모유수유를 제대로 하기 위해서는 소아청소년과 의사와 모유수유전문가의 제대로 된 상담이 필수적입니다.

## 엄마가 모유를 먹이기 힘든 이유

• **출산 직후 병원에서 아기와 엄마를 떼어놓기 때문에** 이제 출산 후 모유수유를 시작하는 엄마들은 많습니다. 하지만 산부인과뿐 아니라 산후조리원에서도 하루 24시간 모자동실을 해야 하는데 산후조리원의 신생아실에 맡겨놓는 경우가 많기 때문에 젖을 제대로 먹이기 힘든 상황이 되었습니다.

• **모유가 나오기까지 아기가 탈진할까 봐** 출산 직후 처음 하루이틀 동안은 모유가 잘 나오지 않습니다. 그러다 보니 아기가 탈진할까 봐 분유를 먹이는 엄마들이 많습니다. 한번 분유 맛을 본 아기는 모유를 먹지 않으려는 경향이 있습니다. 안 먹으려 하니 당연히 덜 빨고, 덜 빠니 당연히 모유 양이 줄게 됩니다.

• **모유를 먹이면 몸매가 나빠질까 봐** 모유를 먹이면 몸매가 나빠진다고 믿는 분들이 아직도 있는데, 이는 잘못된 상식입니다. 모유를 먹여 아기를 키우면 엄마가 더 날씬해집니다.

• **모유 황달 때문에** 모유 황달이 있어도 모유를 끊을 필요는 없습니다. 간혹 황달 수치가 너무 높은 경우 황달 수치를 떨어뜨리기 위해서 일시적으로 모유를 중지하거나 혼합수유를 하는 경우도 있는데, 이때는 젖을 짜주어야 하고 분유는 컵으로 먹여야 합니다.

• **제왕절개를 했거나 조산한 경우** 제왕절개 수술을 해도 모유 먹이는 데는 아무런 문제가 없습니다. 출산 후 엄마가 회복하는 데 시간이 좀 걸려도 바로 먹일 수 있으면 모유를 먹이는 것이 좋습니

**주의하세요!!**

보통 아기를 출산한 후 첫 4~6주 동안은 모유만을 먹여야 모유가 잘 나옵니다. 이때가 되기 전에, 다시 말하면 첫 4주 이내에 아기에게 분유를 먹이게 되면 모유수유에 실패할 가능성이 높아집니다. 만일 어쩔 수 없이 분유를 먹이더라도 컵이나 수유보충기를 이용하여 먹이십시오. 가능하면 4주 이내에는 모유만을 먹이는 것이 모유수유에 성공하는 지름길입니다.

**모유보다 분유가 더 좋지 않나요?**

모유가 더 낫다고 강조하면 의아스러운 눈길로 "분유에 영양이 더 골고루 들어 있고 모유에는 없는 여러 가지 성분이 들어 있어서 더 좋다던데요?" 하는 엄마들이 있습니다. 광고의 힘은 참으로 큽니다. 그러나 분유회사들이 내세우는 첫번째 목표는 모유에 가까운 분유를 만들자는 것이지 모유보다 더 좋은 분유를 만들자는 것은 아닙니다. 지금까지 모유보다 더 좋은 분유는 개발된 적이 없습니다. 모유는 아기에게 최고의 음식입니다. 모유 먹이기에 대한 홍보 부족으로 모유에 대해 잘 모르기 때문에 모유를 먹이는 것이 엄청나게 고생스럽다고 잘못 알고 지레 기가 질리는 엄마들이 많습니다. 모유 먹이는 법을 미리 잘 교육받으면 분유 먹이기보다 훨씬 더 편하게 아기를 키울 수 있습니다.

다. 심한 조산이라 병원에서 특수 분유를 먹이라고 한 경우가 아니라면 모유를 먹이는 것이 좋습니다.

**• 잘못된 사회 인식과 홍보 부족 때문에** 모유 먹이기에 대한 홍보가 부족해 모유가 좋다는 사실을 잘 모르는 엄마도 많습니다. 모유보다 분유가 더 좋을지도 모른다는 말도 안되는 헛소문이 나도는 것이 우리나라의 현실입니다.

## 모유수유에 성공할 수 있습니다

**• 모유수유는 쉽다** 아기가 모유를 빠는 것은 본능입니다. 하지만 엄마가 모유를 먹이는 것은 본능이라기보다는 교육입니다. 예전엔 누구나 아기에게 모유 먹이는 모습을 보고 자랐기 때문에 당연히 모유를 먹였습니다. 누구나 모유를 먹일 수 있으며 제대로만 배운다면 모유를 먹이는 것은 분유 먹이기보다도 더 쉽습니다. 하지만 젖을 먹이는 것을 보지도 못하고 모유 먹이기에 대해서 제대로 배운 적이 없는 신세대 엄마에겐 모유 먹이기가 그렇게 쉬운 것만은 아닙니다. 모유를 먹이겠다는 각오만으로 모유를 먹일 수 있는 것은 아닙니다. 모유가 좋은 것을 알고 출산 전부터 모유를 먹이는 법에 대해서도 배워야 합니다.

**• 신생아실 퇴원 후 2~3일째 소아청소년과 방문이 매우 중요** 모유수유를 제대로 하기 위해서는 출생 1주 이내에 소아청소년과를 방문하는 것이 무엇보다도 중요합니다. 이때 소아청소년과에 갈 때는 모유를 먹은 기록과 대소변 기록을 가지고 가야 합니다. 하지만 우리나라에서는 첫 소아청소년과 방문 시기가 출생 후 한 달이 지난 경우가 많기 때문에 대부분의 모유수유모들은 모유수유에 대한 문제점을 해결할 기회조차 가지지 못하는 것이 현실입니다. 이렇게 엄마들은 모유만을 먹여서 아기를 키울 수 있는 기회를 박탈당한

**밤에 깨워서 먹일 때 주의할 점들!**

밤에 깨워서 먹일 때 완전히 잠든 상태에서 먹이는 것은 별로 바람직하지 않습니다. 잠든 상태에서 먹이게 되면 나중에 스스로 배고파서 먹게 되는 습관을 들일 수가 없기 때문에 수유량이 점점 줄거나 폭식을 하는 경우가 많습니다. 하지만 어릴 때부터 밤에는 잠자는 것을 가르치는 것 역시 매우 중요하기 때문에 밤에 깨워서 먹일 때는 낮과는 달리 불을 좀 어둡게 해도 좋으며 낮처럼 엄마, 아빠, 형까지 총동원되어 떠들썩하게 먹이기보다는 조용히 먹이는 것이 좋습니다. 완전히 깨지 않아도 일단 잠을 깬 상태면 먹여도 좋습니다. 하지만 어떤 아기들은 밤에 깨워도 잘 먹지 않는 경우가 많습니다. 이런 경우는 30분에서 1시간 정도가 지난 후에 다시 깨워서 먹여보십시오.

**소아청소년과 의사의 한마디!!**

모유를 수유할 때 제대로 젖꼭지를 물린 경우는 우유병을 빨 때보다 공기를 적게 마시게 됩니다. 하지만 어떤 아기들은 공기를 먹는 경우가 있기 때문에 트림을 시키는 것이 필요할 수 있습니다. 보통 한쪽 젖을 먹이고 트림을 한번 시키고, 나머지 젖을 먹인 후 다시 트림을 시킵니다. 한번 수유 시에 중간중간 여러 번의 트림을 해도 상관이 없습니다. 만일 수유 후에 트림을 하지 않으면 가볍게 곧추세워 안아서 등을 쓰다듬어 보시고 토하지도 않고 불편해하지도 않으면 눕혀도 좋습니다. 모유수유 후에 반드시 트림을 해야만 하는 것은 아닙니다.

YouTube
먹다 잠드는 신생아

YouTube
잘 때만 먹는 아기

채 모유가 잘 나오지 않으면 분유를 먹이게 됩니다. 이런 상태에서 분유를 한 달 정도 먹이고 소아청소년과에 오게 되면 아무리 모유의 중요성을 강조해도 이미 모유수유를 제대로 하기에는 많은 시간과 노력이 추가로 필요하겠지요. 모유수유와 아기들의 건강한 수유를 위해서 선진국처럼 퇴원 후 2~3일째에 소아청소년과를 방문하여 정기 점검을 받는 것이 매우 중요할 것입니다.

# 귀여운 아기에게 본격적으로 모유 먹이기

## 신생아 모유 먹이기

YouTube
하루 24시간! 모자동실이 중요

YouTube
코로나 유행해도 모자동실이 중요

• **엄마랑 아기랑 같이 잡시다** 모유 먹이기에 성공하려면 적어도 한 달은 엄마와 아기가 24시간 내내 같은 방을 사용하면서 아기가 먹고 싶어할 때마다 먹이는 것이 가장 중요합니다. 산후조리원에서도 밤에 신생아실에 아기를 맡겨서는 안됩니다.

• **모유만을 먹입시다** 아기를 분만하고 처음 3일 동안은 소량의 초유가 나오는데, 적게 나와도 아기가 그 나이에 먹고 살기에 충분한 양입니다. 대부분의 만삭아는 제대로 자주 젖을 빠는 것만으로도 필요한 만큼의 수분과 영양을 얻을 수 있습니다. 적게 나온다고 분유나 설탕물을 먹이거나 다른 음식을 먹이지 않는 것이 좋습니다. 일단 모유 외에 다른 것을 먹게 되면 모유수유에 실패할 가능성이 더 많아집니다.

• **모유수유 빨리 시작합시다** 아기가 태어난 후 가능하면 30분~1시간 이내에 젖을 빨리는 것이 좋습니다. 만일 아기가 처음부터 모유를 빨 수 없는 상황이라면 회복기간 동안 엄마와 같이 지내게 해줘야 합니다. 아기가 젖을 빨면 모유 생산이 서서히 증가하며 자궁을

**이것도 알아두세요!!**
신생아실에서 시간에 맞춰 먹던 아기는 배가 고파도 스스로 찾아먹는 법을 모릅니다. 이런 아기가 퇴원 후 집에 와서 스스로 엄마 젖을 찾아먹는 법을 배우는 데는 며칠이 걸리기 때문에 퇴원 후 처음 며칠간은 배고파할 때 먹는 법을 가르치기 위해서 아기를 특별히 잘 관찰해야 합니다.

**배고프면 먹는다는 것을 가르쳐야 합니다**

모유를 먹이는 아기는 배고파할 때 먹이고, 한 번 먹일 때 충분히 먹이는 것이 중요합니다. 조금씩 자주 먹이지 말고, 시간 맞춰 먹이지 말고, 입에 손을 대서 빨려고 한다고 젖 먹이지 말고, 보챈다고 젖부터 먹이지 말고, 졸려한다고 젖 물려 재우지 마십시오. 배고파하지 않는데도 젖을 자꾸 먹이게 되면 아기는 배고파야 먹는다는 사실조차 배우지 못합니다. 이렇게 먹다가 일단 살이 한번 찌기 시작하면 그 살들이 먹을 걸 달라고 아우성치기 때문에 이제는 툭하면 먹으려고 해서 잘못하면 살이 뒤룩뒤룩 찝니다. 더 심각한 문제는 이제 아기도 힘든 일이 생기면 먹는 것으로 위안을 삼으려 합니다. 이것이 잠재의식에 박히면 나중에 커서 어려운 일이 생겼을 때 극복하려 노력하기보다는 술로 해결하려 할 수도 있습니다. 음식은 배고플 때만 먹이는 것이라는 걸 잊지 마십시오.

YouTube
아기가 배고파할 때 먹이세요

YouTube
아기 수유! 3시간마다 먹이지 마세요

YouTube
4시간 자면 깨워서 먹이라구요?

YouTube
4시간 자면 깨워 먹이고 3시간마다 먹이지 말라구요?

수축시켜 출산 후에 출혈을 줄여줍니다.

• **먹이는 횟수** 모유는 24시간 동안에 8~12번을 먹여야 합니다. 이보다 적게 먹이면 모유가 잘 만들어지지 않아서 모유만으로 수유하기가 힘들어집니다. 아기가 자면 어떻게 하냐구요? 깨워서라도 이 정도는 먹이는 것이 좋습니다.

• **먹이는 시간 간격은?** 시간 맞춰 먹이지 마세요. 아기가 배고파하면 먹여야 합니다. 먹지 않고 계속 자는 신생아는 먹은 지 3~4시간이 지나면 깨워서라도 먹이는 것이 좋은데, 낮에는 2~3시간이 되면 깨워서 먹이고 밤에는 4시간 정도 안 먹고 자는 경우 깨워서 먹이는 것이 좋습니다. 하지만 밤에 한 번 정도는 5시간 내리 자도 깨우지 않고 그냥 둘 수 있습니다.

• **배고파하면 먹입시다** 아기가 배고파하면 먹여야 합니다. 신생아의 경우 특정 시간대에 한꺼번에 몰아서 매시간 먹는 경우가 흔하기 때문에 시간을 맞춰 먹이려는 시도는 바람직하지 않습니다. 가능하면 아기가 먹고 싶어하면 바로바로 빨리는 것이 좋은데, 배고픈 아기는 똘망똘망해지고 움직임이 증가하고 입맛을 다시고 젖을 찾으려 하고 젖꼭지 앞에서 먹으려고 입을 크게 벌리기도 합니다. 아기가 울 때까지 기다리지 마십시오. 잘 관찰해서 배고파 울기 전에 아기에게 젖을 먹일 수 있어야 합니다. 배고파할 때 먹이려면 엄마와 아기가 같은 방에서 자는 것이 중요합니다.

• **한 번 수유 시에 양쪽 젖을 다 먹입시다** 한쪽을 15분 이상 충분히 빨리고 반대편 젖을 또 물려 15분 이상 충분히 먹입니다. 이번에 두번째 물렸던 젖은 다음번에 먼저 물려야 합니다. 두번째 젖을 빨면서 아기는 잠들 수 있습니다.

• **충분히 빨립시다** 모유는 한 번 수유 시에 15분 이상 수유를 하여 한쪽 젖을 완전히 비우고 아기가 더 먹고 싶어하면 다른 쪽도 15분 이상 더 빨리십시오. 하지만 모유가 잘 나오지 않는 신생아 초기에는 1시간 이상 젖을 먹는 아기도 있고 조금씩 자주 먹는 아기도 있

YouTube
수유텀
지켜야 할까요?

YouTube
수유텀 고칠 때
알아둘 것들

배고플 때 먹게
바꿀 때 주의!

'배고프면 다
먹게 된다' 의미

**유두 혼동이란?**
생후 3~4주 이전에 우유병 젖꼭지나 공갈 젖꼭지를 사용하면 아기에게 유두혼동(nipple confusion, nipple preference)이 생길 수도 있습니다. 이것은 아기가 쉽게 빨리는 우유병 젖꼭지에 금방 익숙해져서 엄마의 젖을 물지 않으려고 하는 현상을 말합니다. 이것은 고무 젖꼭지와 엄마 젖을 무는 방법의 차이뿐 아니라 우유병 젖꼭지에서 분유가 더 쉽게 나오고 더 빨리 나오기 때문에 생기는 것입니다. 유두혼동은 생후 3~4주가 지나면 비교적 적게 생기기 때문에 우유병은 적어도 생후 1개월은 지나서 시작하는 것이 좋습니다. 만일 한 달 이전에 모유를 짜서 먹여야 한다면 컵이나 스푼이나 보충기를 이용하는 것이 좋습니다. 하지만 출생 후 우유병을 좀 빨았더라도 젖 열심히 물리면 대부분의 경우 유두혼동이 생기지 않고 젖을 잘 먹일 수 있기 때문에 지레 겁을 먹고 모유수유를 포기하는 일은 없어야 할 것입니다.

유두혼동과 예방

습니다. 그게 정상입니다. 하지만 젖이 잘 돌게 된 이후에도 계속 50분 이상 아기가 젖을 먹으려 한다면 제대로 먹지 못하고 있는 것은 아닌가 확인할 필요가 있습니다. 반쯤 먹다가 졸려서 자면 트림을 시키거나 기저귀를 갈아주거나 가벼운 마사지를 해주는 등 아기를 깨워서라도 계속 먹여 한쪽 젖을 충분히 먹여야 합니다. 만일 충분히 먹이지 않아 유방에 여분의 젖이 남게 되면 울혈이 생겨 불편할 수 있고, 유방을 충분히 비우지 않으면 모유의 양이 줄 수 있습니다. 또한 충분히 젖을 비우지 않으면 지방이 많은 후유(hind milk)를 제대로 먹지 않아서 체중 증가와 두뇌 발달에 문제가 될 수 있습니다. 하지만 후유를 먹이겠다고 앞쪽을 짜내고 뒤쪽만 먹여서는 안됩니다.

**• 아기의 수유와 수면 리듬에 엄마가 맞추세요** 아기는 몰아서 먹고 몰아서 잡니다. 아기가 먹을 때 엄마도 먹고 아기가 자면 엄마도 바로 잠을 자야 합니다. 아기가 잘 때 못다한 일을 한다고 잠시라도 시간을 지체하거나 친구들에게 카톡을 한다고 10~20분을 낭비하게 되면 엄마는 절대적으로 수면이 부족해서 힘들게 됩니다. 다른 모든 일은 남에게 맡기더라도 아기가 잘 때는 엄마도 스위치 끄고 바로 잠자는 것이 최고 좋은 산후조리입니다.

**• 하루에 8번 이상 수유하세요** 아기가 먹고 싶어할 때마다 충분히 젖을 물리는 것이 좋습니다. 대충 8~12회가 되는데, 신생아 시기에 아기의 수유 횟수가 하루에 8번 이하로 적을 때는 깨워서라도 먹이는 것이 좋습니다.

**• 우유병 사용을 자제합시다** 만일 의학적인 필요에 의해서 젖을 물릴 수 없거나 분유 등으로 보충식을 먹여야 할 경우는 우유병을 사용하지 말고 컵이나 스푼이나 보충기(supplementer) 같은 것을 사용하는 것이 좋습니다. 3~4주 이전에 우유병 젖꼭지를 빨아본 아기들은 유두혼동이 생겨 엄마의 젖을 빨지 않을 수도 있습니다.

**• 신생아를 굶겨서는 안돼** 정말로 어처구니없는 이야기지만 신생

아를 굶기면 태변이 잘 나오고 건강해진다는 미신을 믿는 사람들도 있습니다. 이는 출생 후 수일간은 적은 양의 초유만으로도 아기가 충분히 살아갈 수 있는 상황을 잘못 이해한 것으로, 이렇게 적은 양의 초유지만 아기에게는 매우 중요한 것으로 꼭 먹여야 합니다. 신생아를 굶기지 말라는 것은 유니세프와 세계보건기구에서 성공적인 모유수유를 위해서 가장 강조하는 내용 중 하나입니다.

**• 젖을 짜서 먹이지 마세요** 젖은 직접 물릴 수 없는 의학적인 이유가 있거나 엄마와 아기가 어쩔 수 없이 떨어질 수밖에 없는 경우를 제외하고는 반드시 직접 물려야 합니다. 최근 산후 조리를 하는 엄마들 중에서 밤에 6시간 정도 신생아실에 맡기면서 젖을 짜서 주는 엄마도 있는데 이런 것은 절대로 해서는 안됩니다. 산후 조리 기간이 끝나서 집에 갔을 때, 모유를 짜고 그것을 다시 먹이면 그냥 젖을 물리는 것보다 두 배의 시간이 걸리는데 그 고생을 왜 사서 합니까? 그리고 모유가 제대로 나오지 않는 신생아 시기에 짜서 먹이면 모유가 확 줄어버릴 수도 있습니다. 모유는 직접 먹이는 것이 제일 좋습니다.

**• 밤중 수유 이렇게 합시다** 신생아의 경우는 밤에도 젖을 먹어야 모유가 잘 나오고 아기의 몸무게도 잘 늘게 됩니다. 모유를 충분히 먹여서 아기가 잘 자라고 잠도 잘 잔다면 그것보다 행복한 일은 없을 것입니다. 밤에 배고파 깨는 아기는 먹여야 합니다. 하지만 젖을 한 번에 충분히 먹이는 연습을 하면 서서히 아기가 밤에 자는 시간도 길어질 수 있습니다. 8주에 밤에 적어도 5시간은 내리 자는 아기들이 많지만 모유를 먹는 아기라도 빠른 경우 만 2개월에 10시간 내리 자기도 합니다. 늦어도 3~6개월까지는 밤새 안 먹고 잘 수 있는 것이 밤에 깨서 먹는 것보다 엄마도 편하고 아기도 편합니다. 분유 먹는 아기뿐 아니라 모유 먹는 아기도 마찬가지로 가능하면 빨리 밤새 안 먹고 자게 해주는 것이 좋습니다.

**양쪽 젖 수유와 한쪽 젖 수유**

젖은 한쪽 젖을 15분 정도 충분히 빨리고 다른 쪽 젖도 15분 정도 빨리는 것이 좋습니다. 한쪽 젖을 충분히 빨고 그만 먹으려고 하거나 먹는 중 포만감에 잠이 들면, 트림을 시키거나 기저귀를 갈아주거나 약간 서늘하게 해주고 다른 쪽 젖을 빨리는 것이 좋습니다. 모유수유 초기에는 이렇게 양쪽 젖을 빨리는 것이 모유 생성을 촉진하기 때문에 중요합니다. 특히 우리나라처럼 태어나서부터 바로 모유를 먹이기가 힘들고 모유만을 먹이기도 힘든 경우 젖을 제대로 먹이기 위해서는 보통보다는 더 많은 빨기 자극이 필요합니다. 이런 경우 양쪽 젖을 빨리는 방법이 모유수유에 성공하는 데 더 낫습니다. 실제로 양쪽 젖을 먹은 아기들이 모유수유에 좀더 잘 적응하는 것 같습니다. 수주 정도 양쪽 젖을 빨려서 모유가 충분히 나오게 되어 한쪽 젖만으로도 아기가 만족하면 그때부터는 한쪽 젖만을 빨려도 좋습니다.

YouTube
모유수유 후 젖 짜지 마세요

YouTube
모유, 유축해서 먹이지 마세요

# 이제 젖을 물립시다

모유를 잘 먹이기 위해서는 수유 자세가 좋아야 하고 젖을 제대로 물려야 합니다. 젖을 먹일 때 엄마의 유방에 생기는 대부분의 문제가 잘못된 젖 물리기에서 비롯된 것이라 해도 과언이 아닐 정도로 젖 물리기는 중요합니다. 모유수유를 할 때 엄마가 배워야 하는 가장 중요한 기술이 바로 젖 물리기입니다. 젖을 제대로 물리기 위해서는 아기를 안는 자세도 좋고 편해야 합니다. 수유 자세와 젖 물리기에 대해서 알아봅시다.

**한쪽 젖만 빨 때 다른 쪽 젖도 빨리는 방법!!**

• 아기가 배고파할 때 잘 안 빠는 젖을 먼저 물립니다.

• 한쪽 젖이 잘 안 나와서 아기가 안 빨려고 할 수도 있으므로, 엄마가 긴장을 풀고 느긋하게 휴식을 취하는 것이 좋습니다. 계속 아기가 안 먹을까 봐 걱정하면 젖은 점점 더 안 나와서 아기가 더 빨지 않으려고 합니다. 젖이 잘 안 나오는 유방은 부드럽게 마사지를 해서 자극을 주는 것이 좋고, 아기가 먹고 난 후 손이나 유축기로 젖을 짜주는 것도 좋습니다. 이렇게 하면 충분한 양의 젖을 먹일 수도 있고, 양이 주는 것도 막을 수 있습니다.

• 아기가 졸려하거나 잘 때 안 빠는 쪽 젖을 물려서 빨립니다.

• 수유 자세를 바꿔보는 것도 좋습니다.

## 수유 자세

**• 좋은 수유 자세와 제대로 젖 물리기가 중요** 처음에 좋은 수유 자세를 배우는 것이 중요합니다. 초기 모유수유 시 생기는 문제는 대부분 나쁜 수유 자세와 연관이 있습니다. 모유수유 자세를 잘 알고 첫 2주간 자세를 바로잡는 것이 편안한 수유를 위해서 중요합니다.

**• 엄마와 아기의 위치** 젖을 효과적으로 빨기 위해서는 아기와 엄마의 자세가 중요합니다. 기본적으로 엄마가 편한 자세를 잡고 아기가 편하게 젖을 빨 수 있는 자세를 잡아야 합니다. 자세가 불편하면 긴 시간 모유를 먹이기 힘듭니다. 우선 아기를 엄마의 유방 높이까지 충분히 올리는 것이 기본입니다. 그리고 아기의 몸 전체가 엄마의 젖을 향하게 안아주어야 합니다. 이때 아기의 귀와 어깨와 엉덩이는 일직선을 이루게 됩니다. 아기의 배는 엄마의 배를 향해야지 아기의 배가 하늘을 보고 아기의 목만 엄마쪽으로 돌려서 젖을 물리면 안됩니다. 아기의 머리 위치는 엄마의 젖꼭지 높이와 거의 같거나 약간 낮아야 아기가 효과적으로 젖꼭지를 물 수가 있습니다. 이런 자세로 젖을 물리면 됩니다. 한 가지 주의할 것은 아기의 위치를 잡고 젖을 넣어주어야지 엄마의 몸을 기울여서 젖을 입에 물려

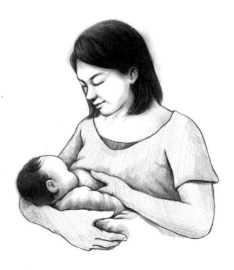

**요람식 자세(cradle hold)**
가장 일반적인 수유 자세. 아기의 머리가 엄마의 팔꿈치 부근에 오기 때문에 힘이 적게 든다는 장점이 있습니다.

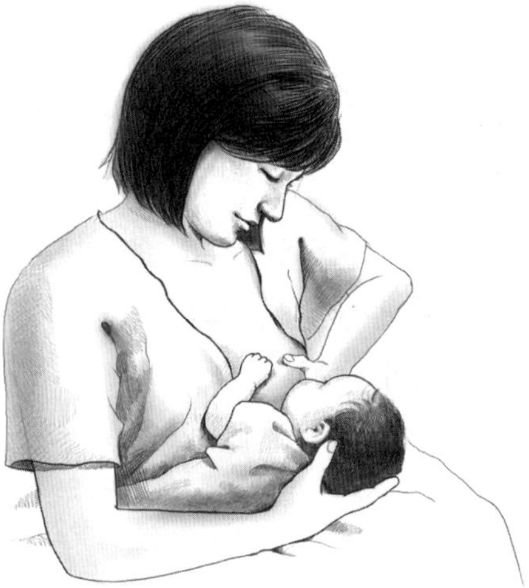

**교차요람식 자세(crossover hold)**
젖 물기 힘들어하는 아기에게 좋은 자세. 엄마의 손이 아기의 머리를 받치기 때문에 비교적 움직임이 자유로운 손으로 아기의 위치를 잡기 편합니다.

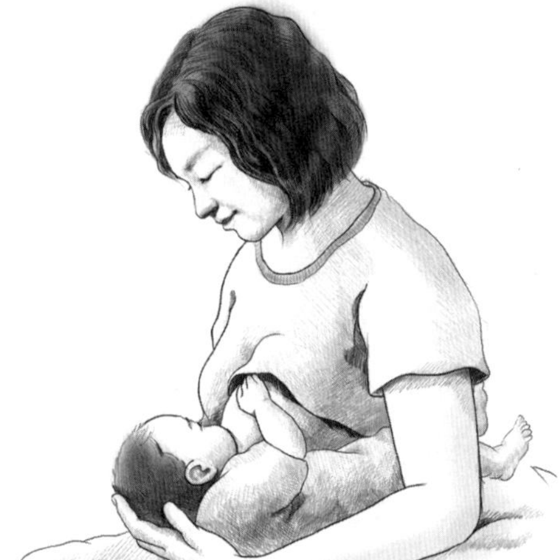

**미식축구공 잡기식 자세(clutch hold)**
제왕절개 수술로 출산한 엄마에게 좋은 자세. 수술부위에 아기 체중이 실리지 않아 편하게 수유할 수 있습니다.

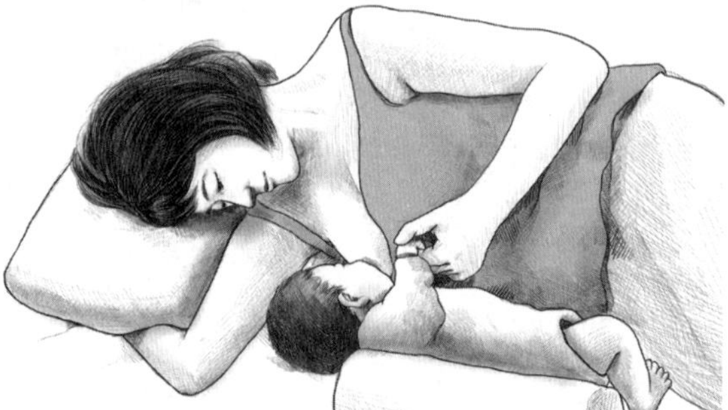

**누워서 먹이는 자세(reclining position)**
엄마가 힘들거나 제왕절개한 엄마에게 좋은 자세. 누워서 먹이니 편할 것입니다.

서는 안된다는 것입니다. 그리고 젖을 물리기 위해서 아기의 고개나 몸이 비틀려서도 안됩니다. 아기 머리 윗부분을 잡고 입안에 젖을 물리려고 머리를 밀게 되면 아기는 젖을 빨지 않고 머리를 버팅길 수도 있습니다. 만일 수유 중 아기가 미끄러져 위치가 바뀌어 불편해지면 다시 위치를 잡아주는 것이 좋습니다. 아기와 엄마의 위치를 잡는 데 베개와 의자를 잘 이용하는 것이 무척이나 중요합니다. 방바닥에서 모유를 먹이는 것보다는 등받이가 있는 의자에 앉아서 발판에 발을 얹어 무릎이 약간 높아진 상태에서 수유를 하는 것이 편합니다. 편하게 자세를 잡고 먹이는 것이 좋습니다. 방바닥에 앉아서 먹이는 것이 더 편하시다구요? 그럼 그렇게 하셔도 좋습니다. 엄마와 아기가 가장 편한 자세로 먹이는 것이 제일 좋은 것입니다.

**사출반사(let-down reflex)란?**
모유는 아기가 젖을 빨면 그 자극이 뇌로 가서 옥시토신(oxytocin) 분비를 증가시키는데, 이것이 혈류를 따라 유방에 와서 유관의 수축을 일으켜 유방에서 모유가 뿜어져 나옵니다. 이것을 렛-다운 리플렉스(let-down reflex) 또는 사출이라고 하는데, 모유수유는 이 점에서 우유병을 빠는 것과 크게 다릅니다. 아기가 빠는 것은 사출을 일으키는 데 가장 중요한 자극으로 처음에는 아기가 빨아도 사출이 생기는 데 수분이 걸리지만, 생후 2~3주경이 되어 잘 생기게 되면 아기가 젖 먹으려고 울기만 해도 젖이 흘러나오기도 합니다. 처음에 모유가 잘 나오지 않을 때는 급하게 자주 빨고 가끔 삼키던 아기가 젖 사출이 잘 되면 한 번에 삼키는 양이 많아져서 서서히 규칙적으로 먹습니다. 스트레스를 받거나 유방이 아프거나 울혈이 되거나 흡연을 하거나 심한 음주를 하거나 카페인을 많이 섭취하는 경우 사출이 잘 되지 않습니다. 얼음이나 찬물 찜질은 사출을 억제합니다. 조용한 곳에서 편안한 마음을 가지는 것과 따뜻한 찜질과 부드러운 마사지와 아기가 빠는 것과 젖 빠는 아기의 이미지를 떠올리는 것은 사출을 도와줍니다.

## 젖 물리기

젖을 무는 자세는 아기가 젖을 효과적으로 빠는 데 무척이나 중요합니다. 그리고 제대로 젖을 물지 않으면 젖꼭지가 아프거나 헐 수 있습니다. 젖을 물릴 때는 젖꼭지만 물려서는 안되고 아기의 한입 가득히 젖을 깊숙이 물려야 합니다.

• **젖을 물릴 때는 유방을 지지해줘야** 유방이 큰 엄마의 젖은 중력으로 약간씩 처져 그대로는 아기가 물기 쉽지 않습니다. 엄마의 손으로 젖의 아래 위를 받쳐 젖 물기 쉽게 해줘야 합니다(U-hold: 엄지손가락은 아기 코 방향에 두고, 나머지 네 손가락은 아기 턱 방향을 받쳐주는 자세). 이때 손가락은 반드시 유륜보다 뒤에 위치해야 합니다.

• **아기를 유인해야** 아기는 엄마의 젖 냄새를 맡고 젖을 찾기도 하지만 받친 엄마의 젖으로 아기의 입술을 살짝씩 건드려주면 아기

는 입을 벌리게 됩니다. 입을 하품하듯이 크게 벌리면 잽싸게 젖을 깊숙이 물려줍니다. 만일 젖으로 아기 입술을 건드려도 잘 벌리지 않으면 다시 한번 젖으로 아래 입술을 건드리면서 엄마의 손으로 아기의 턱을 아래로 약간 밀어주면서 엄마가 입을 벌리고 '아' 소리를 내줍니다. 그럼 아기가 엄마 따라서 입을 벌리게 되는데, 이때 젖을 물리면 됩니다.

• **젖은 깊이 물려야** 젖은 충분히 깊게 물려 아기의 잇몸이 젖꼭지를 지나서 유륜을 물고 있어야 합니다. 이렇게 물게 하기 위해서는 아기 입을 충분히 벌린 후에 재빨리 깊숙이 젖을 물려야 합니다. 조금 벌린 입으로 젖을 밀어넣어서는 안됩니다. 충분히 깊게 물린 아기의 입을 옆에서 보면 윗입술과 아랫입술이 140도 이상의 각도로 크게 벌어지고, 아랫입술은 안쪽이 약간 뒤집어진 채 엄마의 젖에 닿습니다. 아기의 턱은 유방을 누르고 코는 엄마 젖 위에 살짝 닿게 됩니다. 코가 유방에 닿아도 아기는 대개 숨을 잘 쉽니다. 만일 아기가 숨 쉬기 힘들어하면 코가 닿은 유방 부위를 손으로 누르는 것이 아니라, 아기 엉덩이를 엄마 쪽으로 끌어당겨 지렛대 작용으로 코가 약간 떨어지게 하면 됩니다. 충분히 깊게 물리면 아기의 혀는 잇몸을 지나서 앞으로 나온 채 엄마의 젖꼭지 아래에 위치하게 됩

**젖에서 떼어내기**

배부르게 먹은 아기는 스스로 젖에서 떨어지거나 잠이 듭니다. 배고플 때 먹는 정상적인 수유 과정을 제대로 익힌 아기들은 충분히 먹으면 스스로 그만 먹게 됩니다. 수유 도중에 젖을 그만 빨려야 할 경우가 생겼을 때는 잘 씻은 손가락을 입 옆으로 밀어넣어서 아기가 젖꼭지를 물지 않게 방지해주면서 젖에서 떼어내야 합니다. 턱을 아래로 당겨주는 것도 한 가지 방법입니다. 먹고 있는 아기에게서 그대로 젖을 빼다가는 아기가 젖꼭지를 물 수 있으니 주의하십시오. 물리면 굉장히 아픕니다.

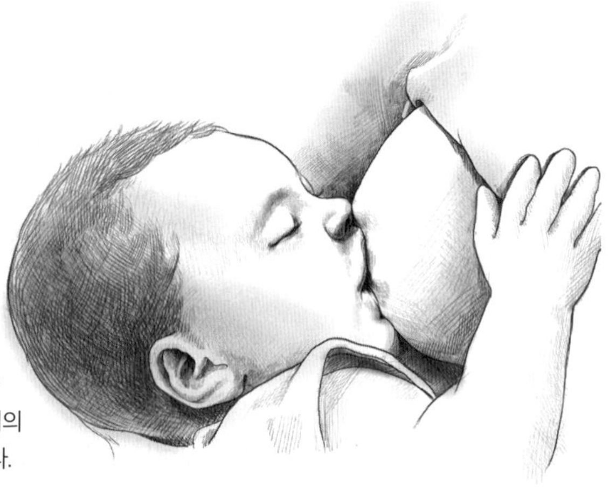

**젖 물리기**

충분히 깊게 물린 아기의 입을 옆에서 보면 윗입술과 아랫입술이 140도 이상의 각도로 크게 벌어지고, 아랫입술은 안쪽이 약간 뒤집어진 채 엄마의 젖에 닿습니다. 아기의 턱은 유방을 누르고 코는 엄마의 젖 위에 살짝 닿게 됩니다.

니다. 그리고 젖의 중앙을 무는 것이 아니고 젖의 아래쪽을 좀더 많이 물어서 젖꼭지가 입천장쪽을 향하는 것이 올바른 젖물기입니다. 아기가 제대로 젖을 물고 있다면 엄마의 젖꼭지 부근의 검은 피부가 아래쪽보다는 위쪽이 더 많이 보여야 합니다. 제대로 물지 않아서 아픈 경우에는 젖에서 아기를 뗀 후 다시 물려야 합니다. 젖을 제대로 물릴 수 있다면 모유수유의 한 고비는 넘긴 것입니다.

• **젖을 깊이 물리지 않으면** 젖을 깊이 물리지 않아서 젖꼭지만 물리는 경우 아기의 잇몸이 젖꼭지에 닿게 되어서 젖이 상처를 입기 쉽고 잇몸에 의해서 젖꼭지가 눌려 모유가 잘 나오지 않게 됩니다. 그리고 젖을 입안으로 끌어들이는 혀의 움직임이 효율적이지 못하게 되어 젖을 잘 먹기 힘들어집니다. 젖은 깊이 물리는 것이 좋습니다.

## 출생 후 바로 젖을 빨릴 수 없는 경우(조산아)

출생 후 바로 젖을 빨릴 수 없는 경우는 조산아처럼 의학적인 이유로 소아청소년과 의사의 처방에 의해서 젖을 먹일 수 없는 경우에 한합니다. 최근 젖을 직접 물릴 수 있는 엄마가 힘들다는 이유로 젖을 짜서 우유병에 넣어서 아기에게 먹이는 것을 보는데 이것은 모유수유를 포기하겠다는 것과 다를 것이 없습니다. 만일 분만 후에 의학적인 이유로 모유를 바로 먹일 수 없는 경우라면 젖을 짜주어야 합니다. 아기에게 모유를 먹일 수는 없어도 젖을 짜주면 모유 생성을 촉진할 수 있고, 나중에 모유를 먹일 수 있을 때 모유가 잘 나와 모유를 먹일 수 있습니다. 가능하면 빠른 시간 내에 짜는 것이 좋으며, 늦어도 6시간 이내에 젖을 짜는 것이 좋습니다. 이런 경우 3시간 간격으로 젖을 짜주는 것이 좋으며, 적어도 하루에 6번 정도는 젖을 짜주는 것이 좋습니다. 구태여 잠에서 깨면서까지 젖을 짤

**모유는 돌까지 먹이는 것이 기본!!**
두 돌까지는 모유를 먹이는 것이 최곱니다. 적어도 돌까지는 먹여야 하며, 두 돌이 지나서도 아기가 더 먹고 싶어하면 먹이라는 것이 대한소아과학회의 공식 견해입니다. 세계보건기구에서는 적어도 두 돌까지 먹이는 것을 권장합니다. 예전에는 6개월이 지나면 빈젖이라고 끊으라고 했지만, 그것은 엄청나게 잘못된 말입니다. 모유는 언제까지 먹이는 게 좋을까요? 모유는 돌까지 먹이는 것이 기본이지만 얼마든지 더 먹여도 상관없습니다. 여러분 명심하십시오. 모유는 돌까지 먹이는 것이 기본입니다. Everybody once more! 모유는 돌이 기본입니다. 그 이상은 더 좋아요.

**분유 먹는 아기가 더 잘 큰다고요?**
분유를 먹는 아기가 더 잘 큰다는 말은 사실이 아닙니다. 하지만 만 6개월경부터 이유식을 시작하게 되면 모유를 먹는 아기의 경우는 이유식의 양이 늘어감에 따라서 모유 양이 줄지만, 분유를 먹는 아기의 경우는 이유식의 양이 늘어도 먹는 분유의 양은 별로 줄지 않습니다. 그래서 이유식 후반기에 일시적으로 분유수유 아기가 모유수유 아기보다 몸무게가 많이 나가게 됩니다. 하지만 이 시기가 지나가면 모유를 먹는 아기가 더 튼튼하게 자라게 됩니다. 분유수유 아기가 일시적으로 몸무게가 더 나가는 것은 더 튼튼하다는 의미가 아니고 일종의 비만이라고 생각하는 전문가들이 많습니다.

필요는 없지만, 밤에도 아기에게 모유를 먹이듯이 젖을 짜면 더 잘 나오게 됩니다. 단, 젖이 찬 느낌이 들어서 불편한 경우라면 밤에도 젖을 짜주어야, 울혈이 생겨 고생하지 않을 수 있습니다. 한 번에 너무 오래 짜는 것보다는 양쪽 젖을 동시에 15분 정도 짜고 이 횟수를 6번 이상으로 늘리는 것이 효과적입니다. 팽만한 느낌이 들던 젖이 부드러워졌다고 느낄 때까지 충분히 젖을 짜는 것이 중요합니다. 만일 젖이 잘 나오지 않는다면 밤에도 젖을 짜주는 것이 젖을 많이 나오게 하는 데 도움이 됩니다.

## 설소대가 짧은 아기(단설소대의 경우)

**• 단설소대란?** 혀의 아랫쪽에 혀와 붙은 끈인 설소대가 혀의 윗면과 아랫면의 경계선 근처에 붙어 혀가 길게 나오지 않고 혀의 움직임을 방해하는 것을 말합니다. 모유를 먹는 아가의 경우 엄마 유방을 충분히 깊이 물고 혀를 움직여서 모유를 빨게 되는데 설소대가 짧은 경우는 젖을 깊이 물기 힘들고 혀를 움직여 모유를 빨기 힘들어서 수유장애가 생길 수 있습니다. 하지만 단설소대가 심해도 분유를 먹는 것은 대부분의 경우 아무런 문제가 없습니다. 설소대가 짧은 경우 혀를 내밀 때 삼자로 보이고 혀가 입 밖으로 길게 나오지 않습니다.

**• 단설소대가 있어도 수유에 장애가 없거나 심하지 않은 경우** 접종할 때 소아청소년과 의사와 주기적으로 상의하면서 혀가 자라면서 저절로 좋아지기를 1~2년 기다리면 됩니다. 혀를 내밀어서 아랫입술 아래까지 혀가 나오면 단설소대 때문에 발음 문제가 생기지는 않는다고 봅니다. 하지만 단설소대가 심한 경우 모유수유에 문제가 될 수 있고 나중에 발음에 문제가 되는 경우도 있고 기능상 별문제가 없어도 심한 삼자 모양으로 미관상의 문제가 될 수도 있습니다.

**단설소대와 언어 발달은 연관이 없습니다!**

간혹 아이의 발음이 부정확해서 단설소대가 아닌가 고민하는 경우를 봅니다. 현재 우리나라에서 이런 경우는, 언어 노출 부족으로 우리말을 배우지 못한 경우가 대부분입니다. 이런 아이들은 발음이 부정확한 것과 동시에 말이 늦는 것도 동반됩니다. 단설소대가 심하면 발음이 부정확해지는 것이지 말이 늦어지지는 않습니다.

**단설소대에 대해 오해하는 것들!**

• 단설소대가 심한 경우 혀 차는 소리가 나기도 하는데 설소대가 있든 없든 젖을 깊이 물지 않으면 혀 차는 소리가 납니다. 이것으로 단설소대가 심하다고 평가하지 않습니다.

• 돌 지나면 수술할 때 전신마취를 해야만 한다고 생각하시는 분도 있는데 이것은 잘못된 이야기입니다. 돌이 지나도 두 돌 세 돌이 지나도 단설소대의 대부분은 전신마취 없이 동네 병원에서 잘라줄 수 있습니다.

• 돌 지나면 간단한 수술을 못 한다는 말을 하는데 이건 조금 다른 이야기입니다. 이 수술은 아이가 협조를 해줘야 하는데 나이가 들면 아이가 힘이 세지고 움직여서 수술하기 힘들므로 돌이 지나면 수술해주지 않는 경우가 많은 겁니다. 물론 아주 심한 경우나 설소대 부위에 혈관이 큰 것이 있어서 그냥 자르면 출혈이 심할 수 있으면 전신마취를 해서 수술을 해야 합니다. 하지만 이런 경우는 그리 흔치 않습니다.

YouTube
단설소대에 대해 오해하는 것들

단설소대 수술병원

**• 단설소대가 심한 경우 잘라주는 수술을 하면 됩니다** 단설소대 수술은 대개의 경우 **예방주사보다 아프지 않습니다.** 대부분 마취 없이 수술을 하게 됩니다. 대부분은 피도 별로 나지 않지만 아주 간혹 심하게 출혈이 생겨 지혈에 시간이 걸리기도 하므로 이 점은 미리 알고 있으셔야 합니다. 모유수유에 장애가 있는 경우는 신생아 때 잘라주는 것이 좋습니다. 수유장애가 있던 아가의 경우 단설소대를 잘라준다고 수유장애가 저절로 좋아지는 것이 아니고 짧게 물던 습관을 고쳐 깊이 물게 가르쳐야 합니다. **설소대 수술을 한 후에는 혀가 움직이고 침이 있기 때문에 다시 붙는 경우는 거의 없다고 보시면 됩니다.** 간혹 수술 후 남은 부위가 짧아 보이면 다시 의사의 진료를 받으시면 됩니다.

**• 수유장애가 없고 심하지 않은 경우 한 돌이나 두 돌 정도 되어서 혀가 길게 나오지 않아 혀 짧은 소리를 할 위험성이 있는 경우 수술을 하기도 합니다** 돌이 지나면 전신마취하고 수술을 해야만 한다는 말은 잘못된 이야기입니다. **돌이 지나도 대부분의 단설소대는 전신마취 없이 간단하게 수술을 할 수 있습니다.** 현재 짧은 설소대를 잘라주는 수술을 해주는 소아청소년과가 많이 있습니다. 물론 아주 심하고 유착이 심한 경우는 전신마취가 필요한 경우도 있지만 그것은 드문 경우이니 미리 걱정할 필요는 없습니다.

## 모유의 양이 부족하다구요?

**• 모유가 부족한지는 어떻게 알까요?** 아기들은 대개 모유를 먹고 나면 포만감으로 2~4시간 동안 잠을 잘 잡니다. 그런데 모유를 먹고 나서도 잠을 잘 안 자고, 잠들더라도 자주 깰 때는 모유가 부족한 것일 수도 있습니다. 출산한 지 2~3주쯤 지난 다음에 수유 때가 되거나 모유 먹일 생각만 해도 젖이 따끔거리거나 젖이 나온다면 일

**모유를 충분히 먹은 아기는?**

예전에는 출생 후 1~2주일간 몸무게가 줄어도 상관없다고 말했지만, 이제는 생후 1주에도 제대로 먹으면 몸무게가 늘게 됩니다.

**대변**

• 1~2일째는 하루에 1~2회의 대변을 보는데 검고 타르같이 끈적끈적한 변을 봅니다.

• 3~4일째는 하루에 2회 이상 변을 보고 녹색에서 노란색 변이 나타나기 시작합니다.

• 5~7일째까지 변이 노랗고 작은 멍울이 있으며 하루에 적어도 3~4회의 변을 봅니다.

• 모유가 잘 나오면서 한 달까지는 모유수유를 할 때마다 자주 대변을 보기도 합니다.

**소변**

• 1~2일에는 2~3회 소변을 보고, 5~7일째부터는 6개 이상 소변 기저귀를 보는데, 소변 기저귀는 색깔이 없거나 약간 노르스름할 수 있습니다.

• 수유 후 다음 수유 시까지 1~3시간 동안 아기가 만족하고 행복해 보입니다.

• 24시간 동안 적어도 8~12회 수유합니다.

단 모유가 잘 나온다는 증거입니다. 모유가 부족한지 확인하는 방법에는 두 가지가 있습니다.

**· 기저귀 수를 세어 봅니다** 우선 가장 쉽게 알 수 있는 방법은 기저귀 수를 헤아려보는 것입니다. 1~2일째까지 하루에 2~3개의 소변 기저귀에 1~2개의 대변 기저귀를 가는 것이 정상입니다. 3~4일째부터는 4~5개의 소변 기저귀와 2개의 대변 기저귀가 나오는 것이 보통입니다. 만일 모유를 먹는 아기가 5~7일에 하루에 적어도 6회 이상의 소변과 3~4회의 대변을 보지 않는다면 일단 소아청소년과 의사와 모유가 잘 나오는가에 대해서 상의하는 것이 좋습니다. 3~4일 이후의 아기가 하루 소변 기저귀를 2개 이하로 적실 때는 탈수 증상은 없는지 소아청소년과 의사의 진찰을 받고 확인할 필요가 있습니다. 소변은 한번에 30~60cc 정도는 봐야 1회 본 것으로 간주하고, 대변은 적어도 500원짜리 동전 크기 정도는 봐야 1회 본 것으로 계산합니다.

**· 몸무게를 재봅니다** 모유가 부족한지 확인하는 가장 중요한 것은 몸무게 증가를 보는 것입니다. 기준은 세계보건기구 성장표입니다(1083쪽 참조). 일주일에 한두 번 몸무게를 재서 다른 아기들에 비해서 몸무게가 적게 는다면 모유의 양이 적지 않은지 의심해보아야 합니다. 출생 후 2~4일간은 아기의 몸무게가 약간 줄기도 하지만, 생후 4~5일경이 되어 모유가 충분하고 잘 먹게 되면 몸무게가 하루에 15~30g 이상 늘게 됩니다. 잘 먹는 아기는 생후 1주가 되면 태어날 때보다 100g 이상 몸무게가 느는 경우가 많습니다. 몸무게가 태어날 때보다 7% 이상 감소한 경우는 몸무게 감소가 너무 많으므로 모유가 부족하거나 잘 먹지 못하는 것은 아닌가 확인해야 합니다. 모유가 부족해서 몸무게가 잘 늘지 않는 경우 바로 소아청소년과 의사와 상의해서 모유 늘리는 법을 배워야 합니다.

**모유는 우유병처럼 눈금이 없죠?**

모유는 우유병처럼 눈금이 없어서 아기가 제대로 먹고 있는지, 그리고 얼마나 먹었는지 가늠하기가 어렵습니다. 원칙은 아기가 빨 때까지 빨리라는 것입니다. 하염없이 빨고 있다면 문제가 되겠지만, 대부분의 아기들은 배가 부르면 그만 빱니다. 모유 빨리는 시간은 딱 정해진 것은 아니지만 제일 좋은 것은 아기 스스로 포만감을 느껴 입을 뗄 때까지 충분히 빨리는 것입니다.

**모유 먹는 아기에게 보충할 수 있는 것들!!**

**· 비타민D** 모유만을 먹인 아기는 첫 수일부터 400IU의 비타민D 보충이 필요할 수 있습니다. 소아청소년과 의사와 상의하십시오.

**· 철분** 생후 1개월부터 하루 몸무게 1kg당 2mg의 철분을 보충해줄 수 있습니다. 만 6개월부터는 철분이 풍부한 고형식을 시작해야 합니다.

**· 비타민B12** 엄마가 철저한 채식주의자라면 비타민B12가 부족할 수 있기 때문에 모유 먹는 아기를 위해서라도 채식주의자 엄마가 비타민B12가 포함된 종합 비타민제를 먹는 것이 필요합니다.

YouTube
모유수유아, 비만 주의!

YouTube
먹는 양 적당한지 확인하는 법

YouTube
모유 늘리는 효과적인 방법

## 모유를 먹는 아기의 변

**모유를 먹이면 변이 묽어집니다!!**
보통 모유를 먹는 아기의 변은 분유를 먹는 아기의 변보다 묽습니다. 모유를 먹는 아기는 정상이어도 하루에 변을 10번 이상 볼 수 있습니다. 그리고 물기가 많아서 기저귀를 푹 적시기도 하고 거품이 이는 경우도 흔합니다. 모유를 먹이는 아기의 변을 처음 본 사람이나 아기를 키워본 적이 없는 초보 엄마들은 아기의 변이 이렇게 나오면 설사라고 생각합니다. 간혹 할머니들께서는 모유 먹는 아기의 변이 묽게 나오면 물젖이라서 그렇다며 젖을 끊게 하기도 하는데, 그럴 필요는 없습니다. 아기가 모유를 먹는데 변이 물기가 많고 거품이 많이 생기면 설사라고 단정짓지 말고 우선 변을 가지고 소아과를 방문해 소아과 의사의 의견을 들어보아야 합니다.

**모유수유와 설사!**
설사를 해도 모유는 계속 먹여야 합니다. 아주 심한 장염의 급성기에는 일시적으로 전해질용액을 먹이는 경우도 있지만, 급성기가 지나면 바로 모유수유를 정상적으로 해야 합니다. 설사에 의해 일시적으로 유당불내성이 생긴 경우에도 모유를 계속 먹이는 것이 권장됩니다.

• **모유를 먹이면 아기의 변이 묽어집니다** 모유를 먹는 아기의 변은 분유를 먹는 아기의 변보다 묽습니다. 엄마가 물이나 주스 등을 많이 먹어서 아기의 변이 묽게 나오는 것은 아닙니다. 하지만 지금까지는 아기가 변을 묽게 보지 않았는데 갑자기 변이 묽어졌다면 관심을 가지고 살펴봐야 합니다. 하지만 많이 묽고 녹변이 나오는 경우는 아기가 모유를 너무 자주 조금씩 먹어 전유만을 먹는 것은 아닌가 확인할 필요가 있습니다.

• **모유 먹는 양이 적어지면 변을 잘 안 보기도** 모유를 먹는 신생아는 변을 하루에 열 번도 넘게 볼 수 있는데, 3~4주가 지나면 변의 양상이 바뀌기 시작합니다. 만 6주가 되면 일주일쯤 변을 안 보고도 태연할 수 있습니다. 어린 아기의 변은 먹는 것과 밀접한 관련이 있기 때문에 간혹 모유 먹는 양이 적어지면 변을 잘 안 보기도 합니다. 그럴 땐 아기가 먹는 양을 잘 어림해보고, 다른 문제가 없으면 아기가 변을 며칠 못 보더라도 그냥 두고보는 것이 좋습니다. 아기가 변을 며칠 동안 못 봤다고 함부로 관장을 하는 일은 없어야 합니다.

• **녹변을 보는 아기인데 문제가 없을까요?** 분유 먹는 아기가 녹변을 보는 경우 물기가 많지만 않다면 별문제 없습니다. 단 모유를 먹는 아기라면 너무 자주 먹여 젖을 충분히 비우지 않는 경우 탄수화물이 상대적으로 많은 전유만 많이 먹게 되면 장 운동이 빨라져서 물기가 아주 많은 녹변을 볼 수 있습니다. 문제는 전유만을 많이 먹으면 지방이 풍부한 후유를 먹지 못하게 될 위험이 있는데, 지방이 부족하면 성장과 발달에 문제가 될 수도 있습니다. 수유 시 충분히 젖을 빨려서 한쪽 젖을 완전히 비워 아기가 지방이 풍부한 후유를 먹을 수 있게 노력해야 합니다.

# 황달 때문에 모유를 끊는 경우는 없습니다!

- 모유를 일시 중단하는 경우 평소 먹는 만큼 열심히 짜야 합니다!
- 분유를 먹이더라도 컵으로 먹이자!
- 모유 황달이 의심된다고 해도 황달이 3주 이상 지속되는 경우 황달 검사가 필요한 경우가 있습니다!

**모유수유와 황달(정상 만삭아)**

생후 5일 이전에 황달이 생긴 모유수유아의 경우 모유 그 자체가 문제는 아니지만 아주 드물게 황달이 아주 심한 경우는 모유수유를 일시적으로 중지할 수도 있습니다. 그리고 생후 1주가 지나서 심한 황달이 생겨 모유가 원인이라고 추정되는 경우는 일시적으로 모유수유를 중지하는 경우도 있는데 이때는 엄마가 다음의 사항을 꼭 알아두어야 합니다.

**1.** 모유는 끊는 것이 아니고 중지하는 것이며 아주 특별한 경우가 아니라면 만 48시간 이내에 다시 모유수유를 시작합니다.

**2.** 모유수유를 중지하는 동안 열심히 모유를 짜고 있어야 합니다. 짜주지 않으면 불과 하루만 모유를 먹이지 않아도 모유가 줄어서 더 이상 모유수유를 할 수 없는 경우가 많습니다. 하루 6~8회, 1회 15분간 유축기나 손을 이용해서 젖을 짭니다.

**3.** 모유를 중단하는 경우 분유를 먹이는데 이때는 우유병 말고 컵으로 먹이십시오. 우유병을 사용하면 유두혼동이 생겨 다시 모유를 먹일 때 엄마 젖을 빨지 않으려 할 수 있습니다.

**4.** 모유를 다시 먹일 수 있는지 확인하기 위해서 소아청소년과 의사와 상의하여야 합니다.

생후 5일 이내에 생기는 황달은 모유를 적게 먹여서 생겼을 수 있기 때문에 이런 경우는 모유를 끊어서는 안되고 오히려 모유수유량을 늘려야 합니다. 모유수유량을 늘리기 위해서는 모유를 더 자주 빨리고 밤중에도 수유를 하여야 합니다. 모유가 원인이 아닌 경우라면 더욱이 모유를 끊을 필요가 없을 것입니다.

생후 5일이 지나서 황달이 생길 때는 모유가 원인일 수 있는데, 이때도 모유를 계속 먹여야 합니다. 다만 황달이 아주 심한 경우 황달 수치를 빨리 떨어뜨리기 위해서 일시적으로 혼합수유를 할 수는 있습니다. 황달이 심하다고 해도 진단의 목적으로 모유를 중단하는 것은 바람직하지 않습니다. 이런 경우는 피 검사를 해서 병적 황달인가 아닌가를 확인하는 것이 원칙입니다. 그런데 황달이 너무 심해서 황달 수치를 떨어뜨릴 목적으로 혼합수유를 권유받았다면 24시간 이상 할 필요는 없고 길어도 48시간을 넘기지 않게 주의하십시오.

그리고 모유는 먹지 않는 만큼 바로 줄어버리기 때문에 모유를 일시적으로라도 중단할 경우 평소 아기에게 모유를 먹였던 만큼의 젖을 짜주어야 모유가 줄지 않는다는 것 꼭 알아두시기 바랍니다. 모유를 일시적으로 중단하는 동안에는 우유병 대신 컵이나 숟가락이나 보충기라는 것을 사용해서 먹이는 것이 다시 모유수유로 돌아갈 때 쉽습니다. 간혹 유두혼동 때문에 우유병을 사용하면 모유 먹이기 어렵다고 포기하는 분도 있는데 대부분의 경우 다시 모유를 먹이는 데는 크게 문제가 되지 않습니다.

YouTube
황달 있다고
모유 중단할까?

## 특수 분유를 권유받은 경우

어떤 이유든 모유 황달 때문에 일시적으로 모유를 중단하도록 소아청소년과 의사에게 권유받은 경우 특수 분유 사용을 권고받는 경우가 있습니다. 특수 분유를 사용하면 맛이 없어 다시 모유수유를 하기 쉽고, 부모도 보통 분유를 먹일 때보다 특수 분유를 먹이고 있으면 아기의 황달이 좋아진 다음에도 무심코 계속 분유 먹이는 일을 줄일 수 있기 때문입니다. 그래서 모유를 일시적으로 중단하고 분유를 먹일 때 특수 분유를 사용하기도 합니다.

# 직장 나가는 엄마를 위한 모유수유

모유는 엄마의 사랑을 먹이는 것입니다. 직장을 다니는 엄마들도 모유로 아기를 키울 수 있으며, 아기는 모유를 먹을 권리가 있습니다. 우선 직장에서 모유를 짜고 보관하여 아기에게 먹일 만한 여건이 되는가 확인하십시오. 이것이 불가능한 경우 필요 이상 죄책감을 느낄 필요는 없습니다. 이런 경우는 어쩔 수 없이 분유를 먹이십시오. 직장에서 짜서 모유수유를 제대로 하기 위해서는 직장에 나가기 전에 모유수유를 확립하는 것이 중요합니다. 적어도 4~6주간은 모유만을 먹여서 모유가 잘 나오게 해야 합니다. 평소에 유축기를 사용하는 연습을 미리 해두어야 합니다. 가능하면 성능이 좋은 전동식 유축기를 준비하고 기왕이면 양쪽 젖을 동시에 짜는 것으로 준비하는 것이 좋습니다. 출근하기 며칠 전부터는 직장에서 젖을 짤 시간에 젖을 짜고 출근할 시간 직전과 퇴근 시간에 맞추어 젖을 먹이는 연습을 해보아야 합니다. 그리고 근무 시간이 긴 경우 적어도 3시간 간격으로 젖을 짤 계획을 세우고 미리 실행해보는 것이 좋습니다. 4시간은 넘기지 않는 것이 좋습니다. 조기에 직장에 복귀할 것이 결정되었다면 생후 4~6주경부터는 모유를 우유병이나 컵에 담아서 먹이는 연습을 하여야 합니다. 직장에서 모유를 짤 형편이 되지 않는다면 출근하기 전과 퇴근한 후와 자기 전, 하루에 3번이라도 모유를 먹이는 것이 아기에게는 좋습니다.

## 유축기의 사용

**모유를 먹이면 빈혈이 잘 생긴다는데?**
아닙니다. 모유에는 철분이 적지만 모유의 철분은 흡수가 훨씬 더 잘 됩니다. 빈혈은 모유냐 분유냐의 문제가 아니라, 모유수유 중 철분이 부족해질 수 있는 만 6개월부터 이유식으로 얼마나 철분을 잘 보충해주느냐에 달린 문제입니다. 모유를 먹는 아기일수록 철분이 풍부한 고기를 늦어도 6개월부터는 먹이는 게 중요합니다. 아토피성 피부염이 있는 아기도 만 6개월부터는 철분 보충을 위해 이유식을 시작해야 합니다.

직장에 가서 젖을 짤 때는 유축기를 사용하는 것이 효과적입니다. 직장 다니면서 모유를 먹일 생각이 있으시다면 유축기 사용에 대해서 반드시 알아두셔야 합니다.

**• 전동식으로 젖을 짜는 기계가 있습니다** 젖은 손으로만 짜는 것이 아니고 전동식 기계로도 짤 수 있는데, 이 기계는 살 수도 있고 대여할 수도 있습니다. 우리나라에서 구할 수 있는 대표적인 상표가 메델라인데 인터넷에서 검색이 가능합니다. 유축기는 전자동 유축기가 효과적입니다. 양쪽을 동시에 짜는 전동식 유축기를 사용하는 것이 좋습니다.

**• 한쪽을 짜는 유축기와 양쪽을 짜는 유축기가 있어** 유축기는 한번에 양쪽 젖을 동시에 짜는 것이 시간을 절약할 수 있고 젖을 효과적으로 짤 수 있고 모유의 생성도 효과적으로 자극할 수 있습니다. 한번에 보통 10~15분 정도 유축기를 사용하는데, 한쪽만 짜는 유축기로는 적어도 20~30분의 시간이 걸리는 것을 양쪽을 짜는 유축기를 쓰면 그 반 정도의 시간에 짤 수가 있습니다. 직장에 나가서 짧은 시간에 모유를 짜야 하는 엄마가 시간을 절약하기 위해서도 한쪽만 짜는 유축기보다는 양쪽을 동시에 짜는 유축기를 사용하는 것이 좋습니다.

**• 유축기 사용에 실패하지 않으려면** 모유가 모자라서 유축기를 사용하다 실패한 엄마들이 항상 하는 말이 짜도 잘 나오지 않아서 그만두었다는 말입니다. 당연한 말입니다. 원래 모유 생성을 촉진하기 위해서 짜는 경우는 짜서 나오지 않는 것이 당연합니다. 이렇게 짜서 젖이 나오지 않아도 짜주면 유방에서 "젖이 모자란다 오바!"라고 젖이 모자란다는 신호를 엄마의 뇌로 보내고 뇌에서는 "알았다 오바!" 하면서 젖을 더 만들어야 한다는 신호를 엄마의 유방으로 보내서 젖이 더 많이 만들어지게 됩니다. 이렇게 젖을 짜서 젖이 더

만들어지는 것이 하루아침에 되는 것이 아니고 수일에서 길게는 한 달 이상이 걸리기도 합니다. 유축기를 사용할 때는 너무 높은 압력으로 젖을 짜면 아프고 유방 조직에 손상을 줄 수 있기 때문에 주의하여야 합니다. 젖이 잘 나올 때까지는 약한 압력으로 짜고 젖이 제대로 나오면 압력을 높여주는 것이 좋습니다. 젖 짜는 것이 하루 이틀 만에 되는 것이 아닙니다. 짜서 젖이 나오지 않는다고 쉽게 포기하면 안됩니다.

## 손으로 젖짜기

우선 젖을 짜고 짠 젖을 다룰 때는 반드시 손을 잘 씻고 다루는 모든 기구를 잘 씻어야 합니다. 손으로 젖을 짜는 것은 간편하고 쉽습니다. 젖이 가장 효과적으로 나오는 경우가 바로 아기가 젖을 빨 때입니다. 엄마가 젖을 짤 때도 바로 아기가 젖을 빨 때와 비슷하게 짜야 합니다. 엄마의 손을 이용해서 젖을 짤 때는 한 손을 이용해서 젖을 짜게 되는데, 엄지와 검지로 유두의 약간 바깥쪽을 잡고 이 손가락에 가슴을 기댄다는 느낌이 들게 자세를 잡습니다. 그리고 손가락으로 가슴에 수직방향으로 힘을 가합니다. 이런 식으로 유방을 돌아가면서 반복하게 되면 젖을 완전히 비울 수 있습니다. 또 다른 방법이 권장되기도 하는데 엄지손가락을 엄마의 젖 위에 두고 나머지 손가락을 잘 붙여서 젖의 아래쪽에 둡니다. 이때 손가락의 위치는 유두나 유륜을 잡고 있으면 안됩니다. 그리고 유방에 압력을 가하는데 가슴벽과 직각인 방향으로 그대로 힘을 가합니다. 그런 다음 원위치하고 손가락을 굴리듯이 유륜 주위를 굴리게 됩니다.
손으로 젖을 짜라고 하면 많은 엄마들이 한쪽 젖을 다 짠 후에 다른 쪽 젖을 짤 생각을 합니다. 하지만 한번 젖을 짜는 동안 양쪽 젖을 번갈아가면서 짜는 것이 좋습니다. 우선 한쪽 젖에서 3분에서 5분

**소의 초유를 꼭 먹여야 할까요?**

요즘 모유를 못 먹여 가슴 아픈 엄마들이 소의 초유를 분유에 타서 먹이곤 합니다. 하지만 저는 별로 권장할 마음이 없습니다. 소와 사람은 면역체계가 다르기 때문에 소의 면역성분을 먹는다고 아기가 병에 덜 걸리는 것은 아닙니다. 소의 초유를 먹고 아기가 진짜로 병에 훨씬 덜 걸린 것이 확실합니까? 만일 그렇다면 혹시 아기가 '응애'하고 울지 않고 '음매'하고 울지는 않던가요?

**모유는 두 돌까지 빨려도 상관없습니다!**

모유를 먹이는 엄마들 중에는 돌이 지나서도 아기에게 계속 젖을 먹이고 싶어하는 분들이 꽤 많습니다. 젖은 자연스럽게 떼야 한다며 만 두 살이 넘도록 아이에게 젖을 먹이는 분도 계십니다. 당연히 두 돌이 지나서도 모유를 계속 먹이는 것이 더 좋습니다. 하지만 모유를 오래 빨게 하려면 8개월부터 절제를 제대로 가르쳐야 합니다. 절제를 가르치지 않은 채 모유를 두 돌까지 빨게 되면 아이 고집이 똥고집 되기 쉽습니다. 또 아이가 성장함에 따라 모유만으로는 철분 등의 영양소를 충분히 공급할 수 없기 때문에 고기, 채소 등의 고형식을 잘 섭취시키는 것이 매우 중요합니다.

정도 젖을 짜십시오. 그리고 다른쪽을 또 그만큼 짜고 이렇게 번갈아가면서 짜면 됩니다. 이렇게 해서 한번 젖을 짤 때는 보통 20~30분 정도가 걸립니다. 양쪽을 동시에 짜는 유축기를 사용하면 이 시간을 반으로 줄일 수 있기 때문에 편합니다. 손으로 젖을 짤 때는 아프지 않습니다. 만일 손으로 젖을 짤 때 아프다면 젖을 짜는 방법이 잘못되어 있을 가능성이 높습니다. 초유는 손으로 짜는 것이 유축기를 사용하여 짜는 것보다 잘 짜집니다.

## 모유의 냉동 보관

모유는 장기 보관이 가능한데, 그러기 위해서는 냉동 보관이 필수적입니다. 모유 보관 용기는 완전 멸균된 것을 사용해야 하며, 밀봉이 가능해야 합니다. 유리 용기와 플라스틱으로 만든 냉동 전용 용기를 사용할 수 있습니다. 우유병을 사용하거나 물건을 포장했던 플라스틱 통을 사용하는 것은 권장하지 않습니다. 얼음 얼리는 트레이에 모유를 얼려서는 안됩니다. 꽉 채워서는 안되고 얼 때 부피가 늘어나는 것을 감안해서 약간의 여유를 두고 모유를 담아야 합니다. 모유를 담은 용기는 공기가 통하지 않게 밀봉을 해야 합니다. 얼어 있는 모유에 새로 짠 모유를 섞어서는 안됩니다. 하지만 소량씩 짜낸 젖은 0~15도 정도의 냉장고에 보관했다가 24시간 이내에 미리 짰던 젖과 함께 같은 용기에 담을 수 있습니다. 모유를 담은 용기 각각에 담은 날짜와 이름을 적어두고 오래된 것부터 사용하여야 합니다. 이번에 모유를 담은 용기는 냉동고의 가장 안쪽으로 넣어두고 가능하면 오래된 것을 앞으로 위치를 바꾸어주십시오. 한 번에 60~120cc 정도로 나눠서 얼리는 것이 좋습니다.

**• 냉동 모유는 제대로 녹이는 것이 매우 중요합니다!**

– 냉장고에 12시간 넣어두기.

**모유의 보관**

**상온 보관**

• 섭씨 25도: 4시간.

• 아이스팩이 들어 있는 아이스백: 섭씨 15도, 24시간.

**냉장 보관**

• 모유 보관의 기본은 냉장 보관입니다. 냉장 보관은 냉동 보관에 비해서 모유 내의 면역성분의 보존이 더 잘 됩니다.

• 섭씨 4도: 새로 짠 모유를 잘 밀봉한 것은 24시간 내에 사용하는 것이 좋습니다. 냉장으로 8일까지는 보관할 수 있다고 하지만 72시간이 지나면 버리는 것이 안전합니다.

• 얼렸던 것을 녹인 모유: 섭씨 4도, 24시간.

**냉동 보관**

• 냉장 냉동이 분리되지 않은 소형 냉장고에서는 2~4주간 보관 가능.

• 냉장 냉동 분리형 냉장고는 3~4개월 보관 가능.

• 영하 19도 이하를 유지할 수 있는 냉동고에서는 6개월 이상 보관 가능.

• 하지만 냉동하면 모유의 지방 성분이 서서히 분해되기 때문에 특별한 이유가 없다면 3개월 이내에 사용하는 것이 좋습니다.

YouTube

모유와 분유 차게 먹이기

**해동된 모유의 모습**
모유가 녹으면 지방 성분이 위로 떠올라 층이 지게 되는데, 잘 섞어서 아기에게 주어야 합니다. 모유는 엄마가 먹은 음식에 따라서 약간씩 색깔이 달라지고 시큼하거나 비누 냄새같이 이상한 냄새를 풍기는 경우도 있습니다. 제대로 보관되었고 아기가 좋아한다면 문제될 것이 없습니다.

– 실내에 놔두기 : 오염되지 않게 주의하고 장시간 방치하지 말아야 합니다. 소리 나는 타이머를 사용하는 엄마도 있습니다.
– 37도 이하의 미지근한 물에 담가 놓기 : 처음에는 찬물에 담가 약간 온도를 올린 다음 미지근한 물에 담그는 것이 좋습니다.
– 전자렌지에서 해동시키면 안됩니다.
– 한번 녹인 모유를 다시 얼려서는 안됩니다. 냉장고에서 녹인 모유는 데우지 않은 것이라면 냉장고에서 24시간 보관 가능합니다.
– 먹다 남은 것을 다시 냉장 보관하지 마세요.

**모유 먹는 아기도 이유식은 꼭 해야!**
그 좋은 모유를 먹는 아기도 생후 6개월부터는 이유식을 시작해야 합니다. 모유 속의 철분은 흡수는 아주 잘 되지만 절대량이 부족하기 때문에 모유만으로는 아기에게 필요한 철분을 제대로 보충할 수가 없습니다. 그래서 6개월에는 고기와 채소가 들어 있는 이유식을 먹여야 합니다. 간혹 빈혈을 예방할 목적으로 6개월부터는 모유를 끊고 분유를 먹여야 한다고 주장하는 사람도 있는데, 이것은 곤란합니다. 분유에 철분이 많이 들어 있는 것은 사실이지만 철분은 고기와 채소에 들어 있는 것이 최고입니다. 더구나 고기 속에는 아기의 성장과 면역에 필수적인 아연과 동물단백이 풍부하게 들어 있기 때문에 고기를 매일 먹는 것이 매우 중요합니다.

## 아기가 우유병을 잘 빨지 않으려고 할 때

모유수유를 하던 아기에게 우유병으로 수유를 하려 하면 잘 먹지 않는 경우가 있습니다. 우유병을 잘 빨지 않을 때는 우선 엄마가 아닌 다른 사람이 우유병으로 먹여보십시오. 아기는 젖을 먹을 때 그 맛과 분위기를 같이 즐깁니다. 우유병에 모유가 들어 있어도 엄마가 안고 먹이면 아무래도 아기는 젖을 빨고 싶어합니다. 그 다음으로 해볼 것은 엄마가 평소에 젖 먹일 때와는 다른 자세를 취해보는 겁니다. 아기를 앞으로 안는데, 엄마의 오른손을 아기의 허벅지에 걸쳐서 아기가 엄마에게 등을 기대게 안으십시오. 그리고 왼손으로 우유병을 쥐고 아기에게 빨리십시오. 엄마와 같은 방향으로 앞을 바라보게 안고서 우유병을 빨리면 아기는 이 자세가 젖 먹을 때와 다르기 때문에 젖 먹을 생각을 하지 않고 우유병을 빨 수도 있습니다. 그래도 빨지 않으면 그 자세에서 서서 걸어다니면서 먹여보십시오. 우유병 젖꼭지에 따라서 아기의 기호가 다른 경우도 있습니다. 여러 우유병 젖꼭지를 사용해보십시오. 길이가 긴 것을 좋아하는 녀석도 있기 때문에 조금 긴 것을 사용해보는 것도 좋습니다.

# 그밖에 엄마가 알아두어야 할 것들

## 모유가 잘 나오게 하려면

모유가 잘 나오게 하는 특별한 음식은 큰 의미가 없습니다. 밥, 채소, 고기, 과일, 우유 등의 5가지 식품군을 골고루 먹는 것이 제일 좋습니다. 물은 목마를 때 마음껏 먹는 것으로 충분합니다. 모유 1000cc를 생산하기 위해서는 800kcal의 열량이 필요합니다. 임신 중에 미리 저장해 둔 지방에서 300kcal를 충당하고, 나머지 500kcal는 엄마가 평소보다 음식을 더 많이 먹어서 보충하게 됩니다. 더 좋은 모유를 만들 수 있는 특별한 음식이란 것은 없습니다. 영양이 골고루 갖춰진 균형 잡힌 식사를 하는 것이 중요합니다. 그리고 출산 후에 불은 몸을 줄일 목적으로 다이어트를 지나치게 하는 것은 아기가 먹을 음식을 빼앗는 것이나 마찬가지입니다. 다이어트보다는 오히려 식사를 적당히 하면서 모유를 먹이는 것이 엄마의 몸매를 예쁘게 만드는 데 더욱 효과적이라는 사실을 잊지 마세요.

## 모유 재수유

모유수유를 중지했던 엄마도 다시 모유를 먹일 수 있습니다. 모유수유를 끊은 지 얼마 되지 않았거나 아기의 나이가 3개월 이하일 때는 재수유의 성공률이 높습니다. 이 경우 완전히 모유수유만을 할 수는 없다고 해도 모유수유의 여러 가지 장점을 얻을 수 있기 때문에 피치 못할 사정으로 모유수유가 중단된 경우는 다시 수유

**급속 성장기(growth spurts)란?**
아기들이 항상 똑같은 속도로 자라는 것은 아닙니다. 아기가 자라는 시기 중에는 급속히 성장하는 시기와 활동이 증가하는 시기가 있습니다. 당연히 더 많은 칼로리가 갑자기 필요합니다. 더 많은 칼로리 수요를 채우기 위해서 갑자기 아기의 모유 요구가 느는 경우가 있습니다. 이때 아기는 모유를 먹고도 더 먹으려 하고 열심히 먹이는데도 마치 부족한 것처럼 배고파합니다. 이럴 때 많은 엄마들은 모유가 부족한 것은 아닌가 의심하고 분유를 더 먹이기도 하는데 이것은 바람직하지 않습니다. 이 시기는 2~3주와 6주와 3개월에 잘 생기는데, 이때 엄마가 충분한 영양을 섭취하고 수분 보충을 충분히 하고 푹 쉬면서 며칠간에 걸쳐서 모유를 더 자주 먹이면 모유의 공급은 늘어나게 됩니다. 아기가 열심히 먹으려 하면 더 열심히 먹이고 충분히 먹은 아기가 자주 먹으려 하면 자주 먹여도 좋습니다. 그러면 수일 안에 아기가 필요로 하는 만큼의 충분한 모유가 만들어져 아기의 욕구를 채워주게 됩니다. 하지만 급속 성장기가 모든 아기에게 일정하게 오는 것도 아니고, 급속 성장기란 것이 생기지 않는 아기들도 많기 때문에 **부모들이 급속 성장기를 알아야만 하는 것은 아닙니다. 그런 것 몰라도 아기가 배고파서 먹고 싶을 때 마음껏 먹이시면 그걸로 충분한 겁니다.**

하는 것이 권장됩니다. 기본은 모유를 자주 빨리는 것입니다. 하루에 8~10번 이상을 빨리고 밤에도 2번 이상 빨리면 좋습니다. 양쪽을 동시에 짜는 좋은 유축기를 사용하는 것이 재수유에 매우 중요한 역할을 합니다. 모자라는 것은 분유로 채우는데, 이때는 보충기를 이용하여 먹이는 것도 좋습니다. 필요한 경우에는 약을 처방해서 복용하기도 하는데, 이 방법은 다른 모유수유를 자극하는 방법을 적극적으로 시도해본 후에도 안되면 의사의 처방을 받아서 사용할 수도 있습니다.

## 갑자기 모유를 안 먹는 아기

잘 먹던 3~8개월의 아기가 갑자기 모유를 먹지 않으려는 경우가 있습니다. 이런 경우 많은 부모들은 아기에게 젖이 맞지 않거나 이제 아기가 모유를 그만 먹으려 한다고 생각하는데, 1세 이전의 아기가 스스로 모유수유를 그만두지는 않습니다. 이런 경우 모유를 잘 먹이기 위해서 노력해야 합니다. 엄마의 월경이나 엄마의 과식과 비누나 향을 바꾸는 것과도 연관이 있고, 엄마가 스트레스를 받아도 모유의 맛이 달라집니다. 특히 한쪽 젖에 유선염이 생기면 젖맛이 약간 짜져서 젖을 안 먹으려 하는 경우도 있습니다. 아주 간혹은 유방암과도 연관이 있기 때문에 한쪽 젖을 갑자기 지속해서 거부하는 경우는 의사와 상의하는 것이 안전합니다. 아기가 중이염에 걸리거나 아구창이 생기거나 치아가 나거나 코가 막혀도 모유수유를 잘 하지 않으려 합니다. 엄마한테 많이 놀란 경우에도 수유를 거부하는 수가 있습니다. 원인을 밝혀서 모유수유를 위해서 노력하면 수일 내로 좋아지게 됩니다. 우선은 열심히 모유를 먹이려고 노력하는 것이 제일 중요합니다. 환경을 조용하게 하고 다른 사람이 없이 엄마와 둘이 있는 상태에서 먹도록 해보십시오. 그래

**만 6개월의 식욕 급증기!**
만 6개월은 또 다른 식욕 급증기인데, 이 시기가 되면 아기는 모유만으로 욕구를 채우지 않고 이유식에 관심을 가지게 됩니다. 이때가 되면 부모 역시 이유식을 먹일 준비가 되어 있어야 합니다. 이제 아기의 식사는 모유만을 먹이던 시기에서 고형식을 같이 먹이는 시기로 접어들게 되면서 돌까지 서서히 이유식으로 얻는 칼로리의 비율을 높여가게 됩니다. 모유를 먹는 아기의 경우 이유식이 늘어나면 모유를 먹는 양이 다소 줄어들게 됩니다.

**혼합 수유가 나쁜가?**
모유는 아기에게 제일 좋은 음식입니다. 모유만을 먹일 수 없는 불가피한 사정이 있을 때는 혼합 수유를 하십시오. 모유가 적은데 모유만을 고집하다가 아기가 영양 부족으로 문제가 되는 경우를 간혹 봅니다. 혼합 수유는 모유만 먹이는 것보다는 좋지 않고 분유만 먹이는 것보다는 낫습니다. 혼합 수유를 할 바에는 차라리 모유를 끊고 분유만을 먹이는 것이 더 낫다고 알고 있는 엄마도 있는데, 이것은 잘못된 상식입니다.

YouTube
급속 성장기

**모든 엄마가 모유만을 먹여서 아기를 키울 수는 없습니다!!**

모든 여성이 다 임신할 수 있는 것은 아니듯이 모든 엄마들이 다 모유만을 먹여서 아기를 키울 수 있는 것은 아닙니다. 모유에 대한 중요성을 너무 지나치게 강조해서 모유만을 먹이려다가는 모유가 정말로 잘 나오지 않는 엄마의 아기는 모유 부족으로 심각한 위험에 빠질 수도 있습니다. 아기를 키울 때는 질도 중요하지만, 양도 중요합니다. 만일 모유가 제대로 나오지 않아서 아기가 계속 많이 배고파할 때, 아기가 젖을 빨아먹고 난 후에도 저혈당이 피검사로 확인될 때, 심각한 탈수가 있을 때, 젖이 늦게 돌아서(생후 5일 이상 늦어져) 체중이 7% 이상 감소할 때, 생후 2주까지 출생 시의 몸무게를 회복하지 못할 때, 모유가 충분히 공급되는데도 잘 못 먹을 때처럼 모유가 심각하게 부족할 경우에는 분유로 보충하는 것에 대해 소아청소년과 의사와 상의해야 합니다.

YouTube
철분 보충 위해 혼합수유를??

YouTube
모유 먹이는 엄마의 기호품

YouTube
모유수유 중 파마와 염색

도 안되면 모유를 짜서 일시적으로 컵으로 먹이는 것이 좋습니다. 빠는 것이 충족되지 않으면 아기가 엄마젖을 다시 물고 싶어하게 됩니다. 모유를 먹지 않는다고 우유병을 물리면 상태가 더 나빠질 수 있으니 주의하십시오. 좀더 안아주고 얼러주고 목욕을 같이 하는 것도 도움이 됩니다. 잘 먹지 않는 경우, 모유를 유축기로 짜지 않으면 모유가 줄어서 모유를 더 이상 먹일 수 없는 사태가 발생할 수도 있습니다.

## 수유하는 엄마가 주의해야 할 음식

• **커피, 녹차, 홍차, 초콜릿, 코코아** 카페인이 든 음료를 너무 많이 마시면 모유를 통해서 카페인이 아기의 몸에 많이 들어가 아기가 보채거나 잠을 자지 않을 수 있습니다. 커피는 하루에 2잔까지는 큰 문제를 일으키지 않지만 신생아 시기에 수유할 때에는 엄마가 가급적 커피를 드시지 않는 것이 좋습니다. 종합 감기약 가운데도 카페인이 함유된 것은 아기에게 문제를 일으킬 수도 있습니다.

• **술** 어쩌다가 맥주나 와인을 한두 잔 정도 마시는 건 괜찮지만, 술을 많이 마시고 젖을 먹이면 아기에게 문제가 될 수 있습니다. 250cc의 와인이나 350cc의 맥주를 마신 경우 최소 2시간이 지난 후에 수유하십시오. 술을 더 많이 마셨다면 당연히 더 오랜 시간 동안 수유를 하지 말아야 합니다. 술을 마시면 젖의 분비가 감소해 모유수유 자체가 어렵게 되며, 음주 후 수유하는 일이 반복되면 아기가 뇌 손상으로 고생할 수 있다는 것도 잊지 마십시오.

• **담배** 아기 옆에서 담배를 피우면 아기 역시 담배를 피우는 것과 마찬가지입니다. 아기가 없는 곳에서 담배를 피운다 해도 모유를 통해 나온 니코틴이나 타르가 아기에게 피해를 줄 수도 있으므로, 아기를 키우는 엄마는 가능하면 담배를 끊는 것이 좋습니다. 담배

를 피운 직후에는 수유를 하지 마십시오. 하지만 흡연하는 엄마의 모유라도 분유보다는 훨씬 낫습니다. 또한 담배는 모유를 적게 나오게 만들기도 합니다.

## 모유를 먹이는 엄마의 유방 이상

**• 젖이 심하게 붇는 유방 울혈** 아기가 태어난 후 며칠 동안 제대로 젖을 빨지 못하는 경우 젖이 불어 유방이 커지고 팽팽해집니다. 심한 경우는 유방이 몹시 아프고 아기가 젖꼭지를 제대로 물 수 없을 만큼 울혈이 심해지기도 합니다. 이런 경우에는 수유 전에 젖을 약간 짜내어 유방을 부드럽게 한 다음 수유하는 것이 좋습니다. 유방 울혈은 대개 수유를 하면서 좋아지는데, 양쪽 젖을 고르게 사용해야 나아집니다. 유방 마사지는 유방의 바깥쪽에서 젖꼭지 쪽으로 밀면서 젖을 짜듯이 해야 하는데, 반드시 손과 가슴을 깨끗이 닦고 해야 합니다. 젖몸살이 생기면 젖 먹이는 사이에는 아픈 것을 줄이기 위해서 찬찜질을 해주십시오.

**• 유두가 갈라진 경우** 모유를 먹이는 자세가 잘못되어 아기가 젖꼭지를 물면 유두가 갈라집니다. 갈라진 젖꼭지로 모유를 먹이려면 아프기도 하거니와 피가 나기도 해 젖을 빨리기가 힘들지만 먹일 수 있으면 먹여야 합니다. 너무 아픈 경우는 며칠간 먹이지 않을 수도 있지만 이런 경우는 유축기로 젖을 짜주어야 합니다. 수유 후에는 아기의 침이 남지 않게 물로 헹군 후 말려주고 심한 경우는 모유를 전문으로 하는 의사의 진료를 받아 약을 바르는 것이 필요합니다.

**• 유방에 염증이 생기는 유선염** 유선염은 엄마 젖에 세균이 들어가서 생기는데, 보통 한쪽 유방에 잘 생깁니다. 유선염에 걸리면 온몸에 열이 나고 기운이 없어지며, 염증이 생긴 부위가 붓고 아픕니

**수유 중인 엄마가 약을 먹어야 할 때에는?**
모유를 먹이는 엄마가 먹는 약은 모유를 통해 아기에게 전달될 수 있기 때문에 반드시 의사에게 수유 중이라는 사실을 알리고 약을 처방받아야 합니다. 종합 감기약도 함부로 먹으면 곤란합니다. 하지만 감기약 중에는 모유를 먹이는 엄마가 먹어도 상관없는 약도 많으므로 제대로 의사의 처방을 받아서 먹는다면 아기에게 별문제는 없습니다. 따라서 수유 중이라고 아픈데 약도 안 먹고 괜히 생고생할 필요는 없습니다. 그리고 호르몬 성분의 먹는 피임약 가운데는 수유 중인 엄마가 먹으면 안되는 약도 있으니 주의해야 합니다.

**미역국은 산모도 일주일에 두 그릇 정도만!!**
최근 우리나라 사람들에게 갑상선 문제가 엄청나게 발생하고 있습니다. 정확한 원인이 무엇이든 일단 갑상선과 연관이 있는 요오드를 지나치게 섭취하지 않도록 주의하는 것이 우선일 것입니다. 일주일에 미역국은 두 그릇을 초과해서 먹는 것을 저는 권장하지 않습니다.

YouTube
모유수유 중에
약 조심하세요

YouTube
산후조리와
미역국

다. 갈라진 젖꼭지로 들어간 균에 의해 생긴 염증이 모유가 나오는 구멍을 막기 때문에 젖이 고여 아픈 것입니다. 유선염에 걸리면 바로 의사의 진료를 받고 항생제로 치료해야 합니다. 유선염이 있는 경우에도 모유는 자주 빨리는 것이 치료를 위해 중요합니다. 아기가 빨 때 너무 아프면 우선 감염되지 않은 쪽 젖을 물려 젖이 돌게 한 후에 바로 감염된 쪽 유방으로 수유를 하면 아픈 것을 줄일 수 있습니다. 간혹 아기에게 모유를 먹일 때 항생제를 먹으면 좋지 않다고 생각해서 증상이 좀 가라앉아 참을 만하면 약을 끊고 치료를 중단하는 엄마들이 있는데, 이런 경우 재발의 위험성이 있기 때문에 반드시 의사가 그만 먹어도 좋다고 할 때까지 약을 먹어야 합니다.

**· 엄청나게 아픈 이스트감염** 모유를 먹이고 난 뒤에 더 아픈 병은 흔치 않습니다. 만일 유두에 별다른 상처가 없이 모유를 먹일 때도 아프다가 모유를 먹인 후에 더 아픈 경우라면 이스트감염을 꼭 생각해야 합니다. 심한 경우는 밤에 자다가 젖을 꿰뚫고 지나가는 듯한 심한 통증으로 잠을 잘 수 없는 경우도 있습니다. 이런 경우는 반드시 이스트감염을 의심해야 하고, 모유에 대해서 잘 아는 소아청소년과 의사나 산부인과 의사의 진료를 받아서 치료해야 합니다. 항진균제를 바르거나 먹게 되는데, 아기도 입안에 증상이 있든 없든 반드시 같이 치료를 해주어야 합니다. 바르는 약을 처방받은 경우는 수유 후에 젖을 가볍게 헹구고 마른 수건으로 톡톡 닦아 말린 후 아기 입 닿는 부분 이상을 충분히 발라주고, 나중에 젖 먹일 때 닦지 말고 그냥 먹이게 됩니다. 한쪽만 아파도 양쪽을 다 발라주어야 합니다.

YouTube
정말 많이 아픈
이스트 감염

YouTube
유방울혈
알아봅시다

YouTube
유선염!
모유 먹이세요

**B형간염 보유자인데 모유를 먹여도 되나요?**

엄마가 간염 보유자일 경우, 활동성이든 비활동성이든 상관없이 출생 직후에 헤파빅과 B형간염 예방접종을 제대로 접종한 아기라면 모유를 먹인다고 해서 B형간염에 걸리는 확률이 더 증가하지는 않습니다. 헤파빅은 이미 만들어진 면역성을 아기에게 넣어주는 것으로 B형간염 접종의 효과가 생길 때까지 아기를 충분히 보호할 수 있는 것으로 알려져 있습니다. 주의할 것은 생후 1개월과 생후 6개월에 B형간염 접종을 마저 한 후 생후 9개월에 항체 검사를 해서 항체가 생겼다는 것을 반드시 확인해야 한다는 것, 잊지 마십시오 (HBeAg 양성 음성 유무는 모유수유하는 데는 중요하지 않습니다).

**모유 먹이는 엄마가 궁금해하는 것!**

모유를 먹이는 엄마가 사랑니나 충치 등 치아 문제로 약을 먹어야 할 때는 치과 의사에게 수유 중임을 미리 알려야 합니다. 통상 이런 경우 치과에서는 모유를 먹일 때 먹어도 괜찮은 약을 처방해줍니다. 대부분의 감기약은 모유수유 중에 엄마가 먹어도 상관은 없지만 감기약 중에서 비충혈 완화제는 모유량을 줄일 수 있기 때문에 처방 시 반드시 의사와 상의하십시오. 퍼머는 모유수유 중이라도 상관없습니다.

## 모유를 끊을 때 알아두어야 할 것

모유 끊는 약을 먹지 마십시오. 서서히 젖을 적게 먹이면 젖은 나오지 않게 됩니다. 횟수를 줄이거나 짜는 양을 줄이거나 간격을 늘리는 방법을 사용하는데, 어떤 방법을 사용하든지 간에 서서히 진행시켜야 합니다. 예를 들면 수유를 한 번 줄이게 되면 3~4일 정도 엄마와 아기가 적응할 시간을 두고 잘 적응이 되면 다음 한 번을 더 줄입니다. 이렇게 하지 않으면 도리어 역효과로 젖을 끊기 힘든 상황이 발생할 수 있습니다. 수유를 줄이면 젖이 차는 경우가 있습니다. 이런 경우 아기에게 빨리거나 젖을 다 짜버리면 젖은 줄지 않습니다. 만일 젖이 꽉 찬 느낌이 들면 젖을 짜는데, 이때는 완전히 짜지 말고 꽉 찬 것이 없어져 불편하지 않을 정도만 짜주는 것이 좋습니다. 젖이 유방에 남아 있게 되면 유방은 젖이 더 이상 필요 없다는 신호를 뇌에 보내고 뇌는 젖의 생산을 서서히 줄이게 됩니다. 엄마 유방에 양배추 잎을 붙이면 모유를 끊는 데 도움이 되기도 합니다. 먼저 냉장고에 넣어서 차게 한 양배추 잎 가운데 구멍을 뚫어 젖꼭지만 내놓고 브래지어 밑에 붙입니다. 젖말리는 약을 사용하는 것은 권장하지 않습니다.

• **모유 갑자기 끊지 마세요** 모유를 먹이다가 사정이 있어서 분유나 생우유로 바꿀 경우 모유를 끊고 난 후 분유나 생우유를 먹일 생각을 해서는 안됩니다. **모유를 중단하기 전에 적어도 수주일간 분유나 생우유를 늘려가면서 서서히 교체해 나가는 것이 중요합니다.** 끊고 먹이려고 하면 전혀 안 먹어서 고생하기도 합니다.

• **모유 끊을 때 단유 마사지 할 필요 없습니다** 돌이 지나서 모유를 끊는 엄마들 중에는 단유마사지라는 것을 하지 않으면 큰일나는 줄 아는 분도 있는데, 이것은 사실이 아닙니다. **모유는 먹는 양을 줄여가면 서서히 줄게 되어 끊게 되는데 거의 대부분의 경우 마사지란 것이 필요하지 않습니다.**

**모유를 늘리는 법!!**

모유가 부족할 때 젖을 열심히 물리는 것만으로는 어림도 없는 경우가 많습니다. 물론 모유를 늘리기 위해서는 충분한 횟수를 물려야 하고 충분한 시간 동안 물리는 것은 가장 기본입니다. 그리고 수유 후반기에 아기가 젖을 빨다가 삼키는 소리가 들리지 않으면 젖을 꾹 누른 채로 먹여서 젖을 완전히 비워주는 것이 가장 중요합니다. 이렇게 해서 젖이 늘지 않는 경우는 모유를 전문으로 하는 소아청소년과 의사나 의료인의 상담을 받아야 합니다. 유축기를 사용하는 것이 중요한데, 반드시 양쪽을 동시에 짜는 병원급 전동 유축기를 사용해서 수유 후에 젖을 다 비운 후 나오지 않는 젖을 **10분씩 하루 6회 정도** 짜야 합니다. 좋은 것을 대여해서 사용하는 것이 좋습니다. 수유보충기도 도움이 되기도 합니다. 그러고도 젖이 늘지 않는 경우에는 모유 늘리는 약을 처방하기도 합니다. **모유를 늘리기 위해서 유방 마사지를 권유하는 전문가를 저는 본 적이 없습니다.**

YouTube
모유 끊을 때 주의할 점!

YouTube
단유 마사지 필요하다고요?

# 모유수유, 이것도 꼭 알아두세요!

YouTube
함몰유두!
임신 중, 출산 후
대처방안

**• 모유수유 중에도 감기 치료를 할 수 있습니다.**
단, 감기약은 반드시 의사의 처방을 받아야 합니다. 모든 예방접종은 모유수유 중에 접종할 수 있습니다.

**• 함몰 유두인 경우도 모유수유를 할 수 있습니다.**
아기들은 유두를 무는 것이 아니고 유륜을 무는 것이기 때문에 유두가 함몰되었다고 해서 모유수유를 할 수 없는 것이 아닙니다. 함몰 유두일 때는 보통보다 젖을 물기가 조금 어렵기 때문에 한 번이라도 우유병을 빨아본 아기는 엄마 젖을 물지 않으려 하기가 쉽습니다. 함몰 유두라면 신생아 때부터 엄마 젖만을 물리는 것이 중요합니다. 출산 전에 함몰 유두를 교정하려고 미리 노력할 필요는 없습니다.

**• 제왕절개를 받은 엄마도 모유수유를 할 수 있습니다.**
제왕절개를 한 경우 엄마가 정신이 들면 바로 수유를 시작하여야 합니다. 이때는 엄마가 힘들어서 제대로 수유를 하기 힘들기 때문에 산부인과 측에서 충분한 배려를 해주어야 합니다. 수술 부위가 아프지 않게 수유하는 법을 미리 배워두십시오.

**• 미숙아도 모유를 먹일 수 있습니다.**
미숙아도 모유수유를 할수록 머리가 좋아집니다. 모유에는 아기들의 두뇌 발달에 필수적인 DHA가 듬뿍 들어 있답니다.

**• 쌍둥이도 모유를 먹일 수 있습니다.**
모유는 먹이는 만큼 나옵니다. 두 아기가 빨아먹으면 모유는 두 배가 나옵니다. 쌍둥이라도 젖을 열심히 물리면 모유가 부족한 경우는 거의 발생하지 않습니다.

**• 신생아도 컵으로 먹일 수 있습니다.**
만일 분유를 보충해야 하는 경우라면 우유병보다는 컵이나 숟가락으로 먹이는 것이 좋습니다. 한번 먹여본 엄마들은 신기해합니다. 단 어른처럼 많은 양을 한 번에 먹지는 못합니다. 소량을 천천히 주어야 합니다.

**• 모유수유 시 일분 정도 바늘로 콕콕 찌르는 듯이 많이 아픈 경우, 대개는 1~2주 정도 지나면 좋아집니다.**
정상적으로 생길 수 있는 현상이니 너무 걱정하지 마십시오. 하지만 심하게 아픈 경우는 의사의 진료를 받으시는 것이 안전합니다. 심한 경우 타이레놀 같은 진통제가 필요하기도 합니다.

**• 모유수유를 하는 동안에도 다이어트를 할 수 있습니다.**
하지만 과도하게 체중을 줄이는 것은 바람직하지 않으며, 최소한 분만 후 첫 2달 동안은 의식적으로 체중을 빼려고 해서는 안됩니다. 그 이후에 한 달에 2kg 이하로 체중을 서서히 줄이는 것은 가능합니다.

**• 모유를 먹일 때는 엄마가 물을 충분히 마셔야 합니다.**
하지만 억지로 먹을 필요는 없고 목 마를 때 충분히 먹는 것으로 족합니다.

• **모유를 먹이는 엄마라면 한약을 함부로 먹어서는 안됩니다.**
한약의 성분이 모유에 나올 수 있기 때문에 모유수유 엄마가 한약을 먹는 것은 권장하지 않습니다.

• **아토피성 피부염 있는 아기 모유 먹이기.**
당연히 모유를 먹이는 것이 중요합니다. 단, 모유수유를 하는 엄마는 땅콩과 견과류는 수유 중에 피하는 것이 좋고, 우유하고 계란은 소아청소년과 의사가 피하라고 하면 먹지 않는 것이 좋습니다.

• **모유는 6개월이 지나도 영양이 떨어지지 않습니다.**
모유는 아기에게 최고의 음식이며, 돌이 지나서도 분유보다는 모유가 아기에게 더 좋습니다. 두 돌이 지나서도 모유의 장점은 지속됩니다. 또한 모유의 장점은 모유수유를 끊은 후에도 평생을 지속합니다.

• **모유를 먹인다고 아기에게 빈혈이 더 잘 생기는 것은 아닙니다.**
생후 6개월까지는 아기에게 필요한 모든 영양이 모유에 들어 있지만 만 6개월부터는 철분이 풍부한 고기와 푸른 채소가 들어 있는 이유식을 만들어 먹여야 합니다. 분유를 먹인다고 빈혈이 덜 걸리는 것은 아닙니다. 중요한 것은 철분이 든 이유식을 만들어 먹이는 것입니다.

• **황달이 있어도 모유는 계속 먹여야 합니다.**
특히 생후 5일 이내에 황달이 있는 경우 모유를 더 열심히 더 자주 먹여야 합니다. 5일 이후에 황달이 있는 경우에는 드물게 일시적으로 모유수유를 1~2일간 중지하는 경우가 있는데, 이때도 모유를 아주 끊는 것은 아닙니다. 중지하는 동안 유축기를 이용해서 모유를 열심히 짜야 다시 모유를 먹이기가 쉬워집니다.

• **엄마가 감기에 걸려도 모유를 먹여야 합니다.**
엄마가 감기에 걸리면 이미 감기 바이러스는 아기에게 옮겨진 상태입니다. 이때 감기가 옮을까 봐 모유를 먹이지 않으면 감기는 이미 옮겼는데 엄마의 젖을 통해서 전달해줘야 하는 면역성분을 얻지 못해서 아기가 감기에 더 잘 걸립니다. 엄마가 감기에 걸렸을 때는 더욱더 모유를 먹이는 것이 좋습니다.

• **장염으로 설사를 해도 모유를 끊어서는 안됩니다.**
장염이 있는 경우도 모유를 먹이는 것이 아기에게 더 유리합니다. 설사를 한다고 분유를 먹여서는 안됩니다.

• **모유수유 중 아기 변이 너무 묽고 횟수가 너무 잦다고 모유를 끊고 분유로 바꾸어서는 안됩니다.**
물젖이란 없습니다. 만일 아기가 한쪽 젖을 완전히 빨지 않고 찔끔찔끔 먹으면 지방이 풍부한 후유를 적게 먹게 되어 변을 자주 그리고 묽게 보게 됩니다. 이런 문제는 한쪽 젖을 끝까지 빨리는 것으로 대개 해결됩니다.

• **임신을 해도 모유는 먹일 수 있습니다.**
모유수유 중에 갑자기 둘째가 생긴 경우 첫째 아이가 먹으려 하면 계속 모유를 먹여도 좋습니다. 다만 유산한 적이 있거나 출혈이 있거나 자궁 통증이 있거나 엄마의 몸무게가 늘지 않을 때는 모유수유를 지속하기 곤란할 수 있기 때문에 의사와 상의해야 합니다.

• **젖 끊는 약은 함부로 사용하지 마십시오.**
젖은 서서히 아기에게 먹이는 양을 줄여가면서 끊는 것이 원칙입니다. 모유 끊는 약 중에서 팔로델이라는 약을 사용하는 것은 권장하지 않는데 일단 사용한 경우라도 모유를 다시 먹이고 싶다면 바로 먹여도 좋습니다. 팔로델을 먹은 상태에서 모유를 수유해도 상관이 없습니다.

# 밥 먹이기

## Dr.'s Advice

아이가 밥을 잘 안 먹을 때에는 태어날 때에 비해서 몸무게가 너무 빨리 늘고 있지 않은가 확인하십시오. 이런 경우는 스스로 몸무게를 조절하는 중이랍니다.

밥을 잘 먹지 않는 아이들이 있습니다. 식사 시간에 음식을 잘 만들어주십시오. 식사 시간 30~40분이 지나면 아이가 먹지 않더라도 과감하게 치우십시오. 밥을 잘 안 먹더라도 간식은 소량만 주십시오. 아이가 먹지 않았다고 간식을 배부를 만큼 많이 주어서는 안됩니다. 그리고 다음 식사 시간에 배고파하면 더 주십시오. 식사 때 이 밥 안 먹으면 다음 밥 먹을 때까지 배고파도 밥 먹을 수 없다는 것을 아이에게 명확하게 인식시키는 것이 밥 잘 먹게 하는 최고 좋은 방법입니다. 다만 시간이 한참 걸립니다. 며칠 굶어도 아이가 안 먹는다고 불평하는 엄마들을 간혹 보는데, 옆에서 곧 줄 것처럼 걱정하고 있으면 아이들은 안 먹고 버팁니다. 배고프면 다 먹게 되어 있습니다. 너무 탈진되면 소아과 의사와 상의하십시오.

아이가 먹을 음식을 선택하는 것은 부모이고, 얼마나 먹을 것인가는 아이가 선택하게 하면 됩니다.

적게 먹는다고 제발 좀 먹어 달라고 따라다니면서 먹이거나, 음식을 안 먹는다고 초콜릿이나 사탕을 먹이는 것은 곤란합니다. 식사를 적게 했다고 간식을 많이 늘리지도 마십시오. 예전에 먹을 것이 없던 시절에 비하면 정말로 배부른 소리들입니다.

## 밥 먹이기, 너무 일찍 시작하지 마세요

**• 돌은 지나서 밥을 먹이는 것이 좋습니다** 소아과 의사는 돌 지나서 밥을 먹이라는데 우리 아기는 돌이 안 되었는데도 밥을 먹는다고 좋아하는 부모들이 있습니다. 하지만 좋아하실 것 하나 없습니다. 생후 7개월쯤 된 아기들이 밥을 먹을 때는 대개 한번에 큰 숟가락으로 두 숟가락 이상 먹지 못하고, 생후 9개월 10개월이 되어도 두 숟가락에서 멈추는 아기들이 대부분입니다. 적어도 하정훈소아과에서는 그렇습니다. 한번에 두 숟가락 이상 먹지 않는 데다 양도 더 이상 늘지 않으며, 좀 지나면 죽도 밥도 반찬도 안 먹는 경우가 흔히 생깁니다. 돌이 되기 전에 밥을 먹이면 처음에는 오물오물 잘 먹는 것처럼 보여도 나중에는 이유식 실패의 지름길이 되고 맙니다.

**• 아기마다 개성이 있지만 일반적인 방법을 따르는 것이 좋아** 옆집 아기가 생후 6개월부터 밥을 먹는다고 우리 아기도 잘 먹게 되리라는 보장은 없습니다. 아기들은 로보트가 아닙니다. 아기마다 개성이 있습니다. 하지만 생후 9개월에 벌써 밥만 달라는 아기도 있고, 두 돌까지 우유만 먹는 아기도 있는데, 이런 것은 곤란합니다. 개성도 중요하지만 아기의 건강에 손해가 되지 않는 범위 내에서 아기의 개성을 존중하는 것이 좋습니다. 그렇지만 대부분의 아기들은 엄마가 노력하면 보편적인 육아법으로 잘 키울 수 있습니다. 하지만 밥을 잘 먹는 아기가 모유나 분유도 충분히 먹고 소화도 잘 시키고 반찬도 골고루 먹을 수 있다면 생후 9개월 된 아기라도 굳이 밥을 끊을 필요는 없습니다. 현재 밥을 잘 먹고 먹는 양도 조금씩 늘고 있다면 밥을 약간 질게 해서 먹이고 고기와 채소와 다른 반찬도 골고루 먹이면 됩니다.

## 밥 먹는 데 문제가 있는 이런 아이 저런 아이

돌 전후부터 일찌감치 부모가 올바른 식사 습관을 들이도록 노력해야 합니다. 아이의 식사 습관이 좋지 않거나 잘 먹지 않고 엄마의 마음에 들지 않는 부분이 있으면 명확히 지적해야 합니다. 아이들은 자신이 잘하는지 잘 못하는지를 엄마의 표정을 보고 알게 됩니다. 한 가지 주의해야 할 것은 아이의 식사 습관을 고치기 위해 밥 잘 먹으면 식사 후에 맛있는 간식을 주겠다거나 원하는 것을 사주겠다는 등의 약속을 하면 안된다는 것입니다. 물론 거짓말로 그런 약속을 하면 더더욱 곤란하구요. 밥 먹는 일로 아이와 거래하지 마세요. 어릴 때부터 안되는 것은 안된다고 명확히 해야 합니다. 나중에 아이가 크면 가르쳐야지 했다가는 늦습니다. 세 살 버릇 여든까지 갑니다.

**· 잘 안 먹는 아이** 밥을 잘 안 먹는 아이들이 있습니다. 다른 아이들은 밥 한 그릇을 뚝딱 비우고도 더 먹으려 해 비만이 걱정되는데, 우리 아이는 아무리 맛있는 것을 해주어도 먹지를 않습니다. 아이가 장기간 밥을 잘 안 먹을 경우 몇 가지를 생각해봐야 합니다. 우선 아이의 몸무게가 잘 늘고 있는지 확인해야 합니다. 실제로 잘 먹고 있는데 옆집 아이만큼 안 먹어 상대적으로 적게 먹는다고 느끼는 경우가 많습니다. 사람마다 먹는 양은 다 다릅니다. 아이가 진짜로 안 먹는다면 혹시 병에 걸린 것은 아닌지 확인할 필요가 있습니다. 빈혈 같은 병이 있으면 식욕이 떨어집니다. 평소에 적당한 운동을 하는 것도 식욕을 늘리는 데 중요합니다. 방에만 있어서는 운동 부족으로 식욕이 떨어집니다. 주변에 정신적으로 흥분될 만한 흥미거리만 있어도 안됩니다. 적당한 선에서 절제를 시켜야 합니다. 노는 데 열중하다 보면 배고픈 줄도 모르는 것이 아이입니다. 밥을 잘 안 먹는 아이에게 밥 먹으라고 너무 강요하지 마세요. "얘들아 밥 먹자" 한 마디면 충분합니다. 밥상 앞에 나타나지 않으면

**소아과 의사의 한마디!!**
육아책을 보면 돌 전후부터 아기에게 진밥이나 된죽을 먹이라는 말이 나옵니다. 소아과 의사도 돌이 지난 다음 밥 먹이기를 시작하라고 합니다. 밥을 너무 일찍 먹이게 되면 이유식에 실패할 위험이 있는 데다 아기가 소화를 잘 못 시킬 수도 있기 때문입니다. 물론 소화를 잘 시키는 아기도 있겠지만 밥과 함께 반찬도 먹어야 한다는 점 등을 고려하면 돌 이전에 된밥을 먹이는 것은 권장하지 않습니다. 하지만 아기마다 약간의 차이가 있다는 점은 꼭 염두에 두십시오.

YouTube
잘 안 먹는 아이 이것 먼저 확인

**단것만 좋아하는 아이!**
사탕만 먹고 밥을 잘 안 먹는 아이가 있습니다. 아이가 단것을 즐겨 먹는다면 집 안에 단것을 두지 마세요. 집 안에 잔뜩 단것을 두고 다른 식구들은 즐겨 먹으면서 아이한테만 주지 않는 것은 그야말로 고문입니다. 하지만 단것을 영원히 안 줄 수는 없습니다. 아이들이 원할 때 한 개 정도 주는 것은 괜찮습니다. 단, 지나치게 단것을 많이 먹으려는 아이에게는 단호하게 "없다"고 말할 수 있어야 합니다.

식사는 반드시 한자리에서!

YouTube
아이들 간식! 아무 때나 먹게 하지 말자

그것으로 식사를 끝내면 됩니다. 밥을 잘 안 먹는 아이에게 많이 먹이려는 욕심으로 밥을 가득 퍼줘도 안됩니다. 밥을 더 주더라도 아이가 먹을 수 있는 양만큼만 주어야 합니다. 그렇지 않으면 아이가 미리 질려버립니다.

**• 놀면서 먹는 아이** 놀면서 밥을 먹는 아이도 있습니다. 밥 한 숟가락 먹고 온방을 뛰어 놀고, 또 한 숟가락 먹고 한참 텔레비전을 보다가 엄마가 수십 번을 불러야 밥상 앞으로 출두합니다. 놀면서 먹거나 텔레비전을 보면서 먹는 습관은 어릴 때부터 말려야 합니다. 식사는 식탁에서 어느 정도 격식을 갖추고 해야 한다는 것을 어릴 때부터 가르치십시오. 어릴 때부터 아이가 식사를 할 때는 엄마가 옆에서 식사를 하는 형식을 갖추어주는 것이 좋습니다. 엄마가 아이에게 밥을 먹이면서 텔레비전을 보느라 한눈을 팔다 보면 아이도 당연히 밥 먹을 때 한눈을 팝니다. 아이는 밥상에 앉혀둔 채 밥 한 숟가락 먹이고 일하고 또 한 숟가락 입에 떠먹이고 일하는 엄마를 지켜보는 아이는 이리저리 움직이면서 먹는 것이 당연하다고 배우게 됩니다. 아이가 식사 중에 놀기 바빠 자리를 뜨면 바로 밥상을 치우는 것이 좋습니다. 아이가 놀면서 먹겠다고 떼를 쓰더라도 엄마가 계속 단호한 태도를 취하면 대개는 고쳐집니다.

**• 오래 먹는 아이** 밥 한 숟가락을 입에 물고 10분 동안 오물오물 하는 아이가 있습니다. 1시간이 걸려도 밥 한 그릇을 채 못 먹는 아이도 있습니다. 이렇게 되면 엄마는 하루종일 아이 밥 먹는 것에만 매달리게 됩니다. 하염없이 오래 먹는 아이에게는 식사 시간을 서서히 줄여서 30분 정도로 제한하는 것도 좋습니다. 일단 식사 시간을 제한하기로 결정한 후에는 아이에게 일러준 다음 일관된 태도를 취해야 합니다. 밥을 오래 먹는 것이 습관이 되면 고치기 참 어렵습니다. 이런 습관은 대개 어릴 때 억지로 음식을 먹을 것을 강요받은 아이에게 많이 나타납니다. 음식은 먹는 것이지 먹이는 것이 아닙니다.

• •
‿

**김치는 언제부터 먹여도 되나요?**
돌이 지나면 밥과 반찬이 주식이 되며 어른이 먹는 음식은 대부분 먹여도 괜찮습니다. 물론 간은 싱겁게 하고 무르게 좀더 익혀 주어야 합니다. 아이가 좋아한다면 돌이 지난 아이에게 매운 음식을 조금씩 먹여도 괜찮습니다. 그렇지만 소금이 들어간 음식인 김치를 먹이는 것은 두 돌까지 피하는 것이 좋습니다. 씻어 먹이면 되지 않느냐, 덜 짠 김치를 주면 되지 않느냐라고 말하시는 분들도 있지만, 소금에 절이지 않고 만든 김치는 이미 김치가 아니랍니다. 우리 음식이라고 반드시 아이들에게 먹여야 하는 것은 아닙니다. 김치보다는 우리 아이가 훨씬 더 중요하답니다. 둘 중에 하나를 택한다면 당연히 우리 아이의 건강을 택할 것입니다. 짠 음식을 먹게 되면 고혈압, 심장병, 위암 등 성인병이 걸릴 위험이 현저하게 높아진다는 것은 이미 잘 알려진 사실입니다. 우리나라 사람들이 엄청나게 짜게 먹고 김치와 된장이 그 중심에 있다는 것 역시 불편한 진실이랍니다.

**• 편식하는 아이** 요즘 편식하는 아이들이 많습니다. 먹을 것이 많아 골라 먹을 수 있는 기회가 주어지니 자기가 좋아하는 것만 먹는 것이지요. 아이가 편식을 할 때는 혹시 엄마가 좋아하는 음식만을 주로 만들어주지 않았는지 한번 생각해봐야 합니다. 사람은 저마다 기호가 다 다릅니다. 아기들도 마찬가지입니다. 간혹 엄마가 정성 들여 만든 음식을 안 먹는다고 편식하는 아이라고 오해하는 엄마도 있습니다. 그러나 아이들이 좋아하는 음식과 엄마가 좋아하는 음식이 항상 일치할 수는 없습니다. 이럴 때는 아기에게 주는 음식을 다른 방법으로 조리해보는 것도 좋습니다. 대개의 아이들은 심각한 편식을 하는 것 같아도 엄마가 특정 음식만 자꾸 만들어주지 않고 이것저것 골고루 만들어주면, 대개 시간이 지나면서 자신에게 필요한 음식을 골고루 먹게 됩니다. 아이의 편식, 너무 걱정하지 마십시오. 아이들은 배가 고프면 반드시 먹게 되어 있습니다.

**• 밥을 물에 말아주어야 먹는 아이** 다른 것은 몰라도 물에 밥을 말아주는 것은 별로 권하고 싶지 않습니다. 우선 물에 밥을 말아주면 침의 소화효소가 밥에 작용하지 않게 됩니다. 그리고 물에 밥을 말아 먹는 아이치고 제대로 씹는 경우를 못 봤습니다. 씹는 것은 아주 중요한 소화운동 가운데 하나로서 소화의 첫 단계라고 할 수 있습니다. 그뿐만이 아닙니다. 물에 밥 말아 먹는 아이가 반찬을 제대로 먹는 경우도 별로 못 봤습니다. 반찬을 잘 먹지 않는 아이가 영양을 고루 섭취하지 못할 것은 불을 보듯 뻔한 일입니다. 물에 밥을 말아 먹는 것은 삼키기 쉽고 편하게 먹을 수 있기 때문에 한번 맛들이면 끊기 힘든 습관이 됩니다. 아이에게 덩어리를 씹는 연습을 시키기 위해서라도 물에 밥을 말아주면 안됩니다. 씹는 것은 아이의 두뇌를 발달시키는 가장 중요한 자극 가운데 하나입니다. 그런데 아이의 치아가 몇 개밖에 없다고요? 그런 것은 별로 상관없습니다. 이가 없으면 잇몸으로 씹으면 됩니다.

YouTube
밥 잘 먹게 하는 비법!

YouTube
밥 안 먹는 아이 굶기라구요?

YouTube
식사 중에 자리 떠나지 않기

YouTube
밥 먼저 먹어도 일어나지 않기

YouTube
어린이집에서 혼자 잘 먹는 아이

YouTube
머리 좋아지는 식습관

## 아이가 밥을 잘 먹게 하려면

**• 좋은 식사 습관을 들여야 합니다** '밥을 잘 먹는 아이', 이거 별거 아닌 것 같지만 어떤 엄마에게는 절실한 소원입니다. 아이가 밥을 잘 먹게 하려면 처음 밥 먹이기를 시작할 때부터 좋은 식사 습관을 들여야 합니다. 그러기 위해서는 무엇보다 식사는 즐거운 일이라는 것을 아이의 마음에 심어주어야 합니다. 식사 시간은 밥을 먹는 시간이기도 하지만 가족이 모여서 하루의 정담을 나누고 서로를 확인하는 시간이기도 합니다. 아이들에게는 부모와의 대화를 통해 사회를 간접적으로 익히는 아주 중요한 시간이기도 합니다. 식사 시간은 텔레비전을 보는 것 이상으로 재미있는 시간이라는 것을 아이가 느끼게 해주어야 합니다. 엄마나 아빠가 식사 시간을 즐기지 못하면 아이도 역시 식사 시간이 즐거울 리 없습니다.

**• 강제로 먹이면 안됩니다** 돌이 지난 아이의 경우 잘 먹으면 한 끼 식사당 밥을 반 공기 정도 먹는 경우가 많습니다. 하지만 이것은 평균적인 수치일 뿐 꼭 그렇게 먹여야 한다는 뜻은 아닙니다. 대개의 아이들은 항상 같은 식욕으로 밥을 먹지는 않습니다. 어떤 때는 갑자기 별다른 문제가 없는데도 먹는 것이 확 줄기도 하고, 몸무게가 한동안 늘지 않기도 합니다. 이런 경우 혹시 어떻게 되지는 않을까 하는 조급한 마음에서 아이에게 억지로 음식을 먹이려 하다가는 식사의 즐거움을 배우지 못하고 '밥은 억지로 괴롭게 먹는 것'이라는 기억만 남길 수 있습니다. 자발적으로 안 먹는 아이가 강제로 먹인다고 잘 먹게 되는 일은 별로 없습니다. 또 밥을 잘 안 먹는다고 간식을 늘리면 당연히 식사량은 더 줄게 마련입니다. 다른 이상이 없다면 아이가 좋아하는 맛있는 것도 만들어주면서 시간을 두고 좀 느긋하게 기다려줍시다. 절대로 아이에게 강제로 밥을 떠먹이거나 때려서 먹이는 일은 없어야 합니다. 설마 그럴 리가 하는 분도 있겠지만 그런 엄마들이 더러 있습니다. 아이들은 대개 배가 고프면 다 잘 먹게 됩니다.

## 아이 혼자서 제대로 밥을 먹으려면

**돌이 된 아기가 아직도 잘 씹지 못한다면!!**

이유식을 제대로 하지 않고 액체 음식을 주로 먹이면 이런 문제가 많이 발생합니다. 특히 우유병에 이유식이나 선식을 넣어 먹인 아기들이 잘 씹지 못하는 경우가 많습니다. 씹는 것은 연습을 해야 가능합니다. 그리고 그 연습에는 몇 개월의 기간이 필요합니다. 액체로 편하게 음식을 먹던 아기가 씹는다는 새로운 기술을 혼자 익히기란 쉽지 않습니다. 때가 되면 엄마가 아기에게 어느 정도는 강요해야만 새로운 기술을 익힐 수가 있습니다. 늦어도 만 10개월까지는 덩어리를 먹는 연습이 어느 정도 완료되지 않으면 그 이후에는 덩어리 먹는 것 자체를 거부하는 경우가 많기 때문에 주의하여야 합니다.

**· 돌 지난 아이의 식사 습관은 엄마 하기 나름입니다** 아이가 돌이 지나면 좋은 식사 습관을 들이려는 노력을 해야 합니다. 이 시기의 아이들은 혼자 먹으려는 욕구는 큰 반면 아직 혼자 먹는 기술이 부족해 몸과 마음이 따로인 경우가 많습니다. 그래서 여기저기 음식을 흘리거나 숟가락을 던져버리거나 손으로 음식을 덥석 집어들기도 하지요. 물론 이 모든 것은 정상적인 발달 과정이므로 음식을 흘린다거나 손으로 먹는다고 해서 엄마가 혼내거나 먹여주면 아이가 위축되므로 주의해야 합니다. 통상 생후 8개월에서 12개월 사이에는 아이들이 혼자 숟가락 쓰는 연습을 하게 됩니다. 그러나 엄마가 훈련시키지 않으면 두 돌이 되어도 숟가락을 쓰지 못할 수가 있습니다. 이 시기에 연습을 잘한 아이는 생후 15~18개월쯤 되면 스스로 숟가락을 사용해서 음식을 먹을 수 있으므로 이때부터는 먹여주지 말고 아이 스스로 먹을 수 있게 도와주세요.

**· 아이 혼자서 밥을 제대로 먹으려면** 숟가락을 제대로 사용해서 먹는 아이는 우유병을 사용해서 먹는 아이보다 식사 습관이 좋고 편식을 적게 하는 경향이 있습니다. 이유식을 하기 위해서는 반드시 숟가락을 사용해야 합니다. 우유병에 이유식을 넣어서 먹이게 되면 아이가 사레 들기 쉽고 너무 많이 먹어서 비만이 되기도 쉽습니다. 7~8개월에 손으로 집어먹는 음식을 주고 8개월쯤부터는 숟가락을 사용해서 먹는 연습을 해주는 것이 좋습니다. 흘리더라도 숟가락을 이용해서 스스로 먹는 연습을 하면 돌쯤 되면 제법 많은 양을 혼자서 먹을 수 있습니다. 생후 18개월이 되어서도 혼자 숟가락으로 먹는 연습이 제대로 되지 않으면 아이는 계속 먹여달라고 입만 벌리게 됩니다. 아이 혼자 먹을 수 있는데도 좀더 빨리 먹일 욕심으로 엄마가 먹여주다가는 '식사란 먹여주는 것'이라는 생각을 심어줄 수도 있습니다. 아이 스스로 먹는 습관을 들여 혼자 먹는

일이 즐거운 일이 되도록 해야 합니다. 혼자서 먹는 것을 배우기 위해서는 생후 6개월부터 컵을 사용하고 **8개월부터는 숟가락을 쥐여 주고, 음식을 스스로 선택해서 먹는 기쁨을 느끼게 해주어야 합니다.**

## 아이들 아침은 꼭 먹입시다

**• 아침을 거르면 성장에 나쁜 영향을 미칩니다** 옛날부터 우리나라는 아침을 든든히 먹는 습관이 있었습니다. 하지만 요즘은 아침을 거르거나 부실하게 먹는 아이들이 많습니다. 여러 이유가 있겠지만 건강에 좋다는 이유로 아침을 거르는 것은 잘못된 생각이며, 성장기의 아이들에게는 더더욱 바람직하지 않습니다. 아이들이 하루를 살아가려면 많은 에너지가 필요합니다. 밤새 아무것도 먹지 않아 허기진 상태에서 아침마저 거르고 하루를 시작하면 여러 가지 문제가 생길 수 있습니다. 의학적으로도 아침을 굶는 게 바람직하지 않다는 것이 많은 전문가들의 의견입니다. 아침을 굶으면 성장기 아이에게 필수적인 영양이 제때에 제대로 보충되지 않아 몸에 무리가 가게 됩니다. 에너지를 사용해야 하는데 먹은 것이 없으므로 성장을 위해 저장해 둔 에너지를 빼서 사용하게 되므로 한창 자라는 아이의 경우 아침이든 점심이든 끼니를 거르면 성장에 나쁜 영향을 미치게 됩니다.

**• 아침을 굶으면 뇌의 활동에 지장을 줍니다** 뇌의 활동에는 많은 에너지가 필요합니다. 심장이 온몸에 피를 보내는 활동으로 많은 에너지를 사용한다지만 뇌는 심장의 세 배에 가까운 에너지를 사용합니다. 아침식사를 걸러서 공복감이 생기면 뇌가 자극을 받아 몸이 생리적으로 불안정하게 됩니다. 그러나 밥을 먹으면 혈당이 올라가고 올라간 혈당은 시상하부라는 뇌의 식욕 중추를 안정시켜 생리적으로 우리 몸을 안정시킵니다. 뇌는 활동하는 데 필요한 에

**생우유 많이 먹으면 빈혈이 생긴다!!**
우유는 철분이 부족한 대표적인 음식입니다. 따라서 우유를 많이 먹으면 철분이 들어 있는 다른 음식을 제대로 섭취하지 못해 빈혈이 생기기도 합니다. 그리고 우유는 우리 몸에서 철분의 흡수를 방해하는 수도 있기 때문에 철분제를 먹일 때도 우유랑 같이 먹이는 것은 권장하지 않습니다. 또 시중에는 일반 우유에 부족한 철분을 강화한 '철분 강화 우유'도 나와 있지만, 철분의 보강과 체내 흡수는 별개의 문제이므로 철분 강화 우유만으로 철분을 보충할 생각은 하지 않는 것이 좋습니다. 철분도 철분이지만 다른 영양소도 생각해서 음식은 골고루 먹는 것이 좋습니다. 우유를 많이 먹이는 것 역시 편식입니다.

YouTube
아침밥
꼭 먹이세요!

YouTube
아침밥
잘 먹이는 비법

너지를 거의 당분에서 얻기 때문에 아침밥을 든든히 먹어두면 유치원이나 학교에 가서 공부하는 데도 도움이 됩니다.

**• 아침을 거르면 위에 장애가 생길 수 있습니다** 한 끼만 굶어도 속이 쓰린 사람이 많습니다. 아이들의 위도 아무리 신품이라지만 자꾸 끼니를 걸러서 혹사시키면 탈이 날 수 있습니다. 또 우리 몸의 호르몬 가운데 부신 피질 호르몬은 밥을 먹어야 분비가 잘 되는데 끼니를 거르면 호르몬의 분비가 불규칙해져 인체의 리듬이 흔들리게 됩니다.

**• 아침식사는 생활을 규칙적으로 한다는 측면에서도 중요합니다** 아침식사는 아이들에게 끼니를 때우는 것 이상의 의미가 있습니다. 아침식사를 불규칙하게 하는 것은 하루의 생활 자체를 불규칙하게 만드는 것입니다. 아이들은 어른과 달라서 불규칙한 생활 속에서 바른 생활을 찾아내기가 매우 힘듭니다.

**• 아침을 먹는 것은 가정 교육 면에서도 매우 중요합니다** 요즘은 대부분 핵가족이라 아이들이 집에서 어른들과 함께 식사를 할 수 있는 기회가 별로 없습니다. 엄마 아빠가 바쁘기 때문에 저녁식사를 같이 할 수 없는 집도 많구요. 아침에 일찍 일어나 식구들이 모두 모여 식사를 하면 같이 대화를 나눌 수 있고 식사 예절도 배울 수 있습니다. 간혹 식당에서 뛰어노는 아이들이 있는데, 이는 집에서 식사 예절을 제대로 배우지 못했기 때문입니다. 아이들의 식사 예절은 부모가 가르쳐야 합니다. 아이에게는 사랑을 충분히 주는 것만큼이나 예절을 바르게 가르치는 것도 중요합니다.

## 돌 된 아기, 이런 것들 먹여도 되나요?

제일 피해야 할 음식은 김치, 된장, 굴비 같은 짠 음식입니다. 짜게 먹으면 어른이 되어서 고혈압으로 고생할 수 있습니다. 아기들에

**생수, 먹일까 말까?**

어린 아기들에게는 어떤 물이든 끓였다 식혀서 먹이는 것이 좋습니다. 생수가 좋다고 생각해서 일부러 먹이는 분들도 있는데, 제 생각은 좀 다릅니다. 일전에 본 신문에는 상당수의 생수 품질을 믿을 수 없다는 기사가 있었습니다. 사실 생수가 절대적으로 안전하다는 근거는 없습니다. 저도 꽤 큰 생수 회사의 물을 먹다가 바꾼 적이 있는데, 그 이유는 생수 물통에 이끼가 있었기 때문입니다. 재활용하는 통의 소독이 부실한 경우였는데, 만약 조금만 오염되었다면 저도 몰랐을 것입니다. 끓인 물을 먹이는 것이 생수를 먹이는 것보다 더 안전합니다. 물론 제대로 만든 깨끗한 물이라면 못 먹일 이유가 없지만 저는 적어도 아기들에게는 생수를 그대로 먹이는 것은 권장하지 않습니다.

게 껌은 주지 않는 편이 좋습니다. 엄마가 껌을 즐겨 씹으면 아기가 호기심에 달라고 하는데, 이때 한두 번 주다 보면 습관이 생겨 아기가 껌을 즐기게 됩니다. 그러나 이 월령의 아기는 껌을 씹지 않고 삼키는 경우가 많습니다. 삼키든 씹든 아기에게 껌은 주지 마십시오. 여러 가지 면에서 좋을 것이 없습니다. 그리고 아이스크림 같은 찬 음식은 조금씩 주는 것은 괜찮지만 너무 많이 먹이면 소화기에 부담을 줄 수 있으므로 주의해야 합니다. 사탕이나 초콜릿 같은 단 음식을 먹으면 아기가 이유식을 잘 못할 수도 있기 때문에 조금 더 큰 다음에 주는 것이 좋고, 산에서 떠온 약수물을 아기에게 먹일 때는 반드시 끓였다 식혀서 사용하십시오. 여시니아(Yersinia)란 균으로 오염된 약수물의 경우 어른들에게는 별 탈을 일으키지 않지만 아이들에게는 고열과 복통을 일으킬 수 있습니다. 비타민제는 엄마가 꼭 원하면 먹여도 좋지만 반드시 먹여야만 하는 것은 아닙니다. 또 간혹 비타민C가 많다고 귤껍질을 달여 먹이는 엄마도 있는데, 요즘 귤껍질에는 농약이 많아서 오히려 손해일 것 같습니다. 그리고 무엇보다 견과류라 부르는 땅콩, 호두, 잣 등은 먹이지 마세요. 견과류를 먹다가 사레가 들어 호흡기로 들어가면 위험합니다. 이런 아기들이 드물지 않아서 특히 땅콩은 소아과 의사들이 폭발물처럼 취급하는 위험한 음식입니다. 그리고 보약 같은 것도 저는 별로 권장하지 않습니다. 보약 먹는 우리나라 아이들이 보약 안 먹는 외국 아이들에 비해 더 튼튼하다고는 생각되지 않기 때문입니다.

# 배가 아플 때

## Dr.'s Advice

배가 아플 때 약을 함부로 먹이지 마십시오. 배가 아프면 소아과 의사의 진료를 받는 것이 좋습니다. 아이가 갑자기 배가 아프다고 하는데 병원에 갈 수는 없고 하니 우선 장약이라도 먹여야겠다구요? 그리 심하게 아파하지 않으면 잘 관찰하면서 한번 버텨보십시오. 저절로 좋아질 수도 있습니다. 많이 아프다구요? 그럼 약 먹이지 말고 바로 응급실로 가십시오. 배 안 아프게 하는 약을 먹이면 맹장같이 심한 병이 있을 때 진단이 늦어질 수도 있습니다.

그리고 배 안 아프게 하는 약을 먹이면 지금 당장은 편할지 몰라도 몸 안의 나쁜 것을 내보낼 수 없기 때문에 나중에 아이가 커서 고생할 수도 있습니다. 어른이 되어 만성적으로 장이 나빠질 수도 있다는 얘깁니다.

119 소아과

YouTube
배가 아플 때
대처하는 법

YouTube
햄버거병?
용혈성요독증후군

YouTube
식중독,
단순 배탈과 달라요

## 배가 아프다고 함부로 약을 먹이면 안돼

"배 아프다"는 "머리 아프다", "다리 아프다"와 더불어 아이들이 아프다는 3대 레퍼토리 가운데 하나입니다. 배가 아픈 것은 다양한 원인에 의해 생길 수 있는 증상인데, 대개의 경우는 시간이 지나면서 특별한 조치를 하지 않아도 좋아집니다. 하지만 간혹 빨리 손을 쓰지 않으면 위험한 경우도 있으므로 신경을 써야 합니다. 배가 아픈 아이를 소아과에 데려오는 엄마 중에 아이에게 아무것도 먹이지 않고 그냥 오는 분은 많지 않습니다. 아이가 배가 아프다고 하면 일단 집에서 무슨 약이든 먹여서 배를 안 아프게 해보려다 그래도 아파하면 그제서야 소아과에 데려오는 것입니다. 배가 아픈 아이에게 함부로 약을 먹이는 것은 도리어 손해가 될 수 있으므로 주의해야 합니다. 소아과 의사도 아이가 열이 날 때 먹이는 약은 알려줘도 배 아플 때 먹이는 약은 알려주지 않습니다. 배가 아픈 것은 병이 아니라 하나의 증상으로 배가 아플 수 있는 병이 있다는 것을 알려주는 신호입니다. 원인을 모르고 신호만 없앤다면 배가 아픈 원인을 밝히기 힘들어집니다. 물론 배가 약간 아프다고 하면서도 잘 먹고 잘 놀면 좀 기다려볼 수 있습니다. 그러다가 배 아픈 게 좀더 심해지면 소아과에 데려가면 되는데, 이런 경우에도 소아과에 가기 전에 배 안 아프게 하는 약을 먹이면 안됩니다. 미리 약을 먹여 증상을 완화시킨 뒤 소아과를 방문하면 병을 진단하기 힘들고, 진단이 늦어져 적절한 치료 시기를 놓칠 수도 있습니다.

## 아이가 자주 배가 아프다고 할 때는

**• 만성복통일 때는 진찰을 받아야만 원인을 알 수 있어** 만성복통은 최근 3개월 동안 아주 심한 복통이 세 번 이상 반복된 경우를 말합니

**배가 아플 때 소아과에 가기 전에 주의할 점**

아이가 배가 아플 때 이것저것 함부로 먹여서는 안됩니다. 맹장염이나 장폐색이 의심될 정도로 심하게 아픈 아이가 아니라면 물은 먹여도 좋습니다. 하지만 약은 함부로 먹이지 마세요. 미리 약을 먹여 증상을 완화시킨 다음 병원에 가면 정확한 진단을 붙이기가 힘듭니다. 밤에 많이 아픈데 어떡하냐고요? 좀 견뎌보다 약을 먹여야 할 정도로 아프다고 하면 당연히 응급실로 아이를 데려가야 합니다.

다. 만성복통은 스트레스가 원인인 경우와 원인을 잘 알 수 없는 경우가 대부분이어서 소아과에서 진찰을 받아야만 확인할 수 있습니다. 간혹 위에 헬리코박터라는 균이 자라서 만성복통을 일으키기도 하는데, 이것을 방치했다가는 큰병이 될 수 있으므로 초기에 발견해서 치료해야 합니다. 아이에게 만성복통 증상이 나타날 때는 바로 소아과에 가야 합니다. 만성복통이 있는 아이는 대개 소아과 의사가 큰병원으로 보내서 검사를 받게 합니다.

**· 다른 이상은 없는데 평소 배가 자주 아프다고 하면** 주위에서 보면 이런 아이들이 많이 있습니다. 유치원 다니는 아이들은 배 아프다는 말을 잘 하고 학교 다니는 아이들은 머리 아프다는 말을 잘 합니다. 아이들이 흔히 하는 말이기는 하지만 정말 이상이 있는 경우도 간혹 있으니 꾀병 부린다고 야단만 칠 것이 아니라 아이의 상태를 잘 관찰해보아야 합니다. 평소와 달리 좀더 아파하거나 다른 이상이 보이면 소아과 의사의 진료를 받아야 합니다. 진찰해서 이상이 없다면 옛날 어른들처럼 엄마 손은 약손하고 배를 문질러주는 것도 좋은 방법입니다.

## 장염이나 장중첩 때문에 배가 아픈 경우

**· 장염에 걸려 설사를 할 때 임의로 지사제를 먹여서는 안돼** 아이가 갑자기 배가 아프다며 토하고 설사하면 장염이기 쉽습니다. 아이가 장염일 경우 일단 집에서 전해질 용액을 먹이고 좋아지지 않으면 소아과 의사의 진료를 받습니다. 만일 변에 피나 코 같은 것이 섞여 나오면 세균성 장염일 수도 있으니 더욱 주의해야 합니다. 특히 여행 중에 배가 아프다며 토하고 설사를 하면 식중독이나 대장균에 의한 장염일 가능성이 높은데, 이런 때 임의로 지사제를 먹이면 안됩니다. 설사는 몸 안의 나쁜 균을 몸 밖으로 내보내는 역할

을 하기도 하는데, 설사를 멈추게 하는 지사제를 먹이면 나쁜 균을 내보내지 못해 갑자기 아이의 상태가 나빠질 수도 있습니다.

**• 장중첩은 빨리 발견해서 병원으로 가야** 배가 1~2분 동안 아주 심하게 아프다가 10~20분 정도는 말짱하고 또다시 아픈 증상이 반복되면 장중첩일 가능성이 큽니다. 장중첩으로 배가 아픈 아이들은 다리를 배쪽으로 붙이고 우는 경우가 많고, 시간이 지나면서 피가 섞인 변을 보다가 나중에는 토마토 케첩 같은 변을 보기도 합니다. 장중첩은 빨리 발견해서 치료하지 않으면 장이 터지고 썩기 때문에 바로 응급실로 가야 합니다. 주로 유아들이 걸리지만 간혹 초등학생 정도의 아이가 걸리기도 합니다.

## 맹장염으로 배가 아픈 경우

**• 아이들 맹장염은 진단 붙이기 힘들어** 심한 복통이 3시간 이상 지속되면서 아이가 다리를 굽히고 배를 못 만지게 하고 열이 나면 일단 맹장염을 의심해야 합니다. 배 아픈 것은 일반적으로 명치 부위가 아프다가 배꼽 부위를 거쳐 우하복부가 아프게 됩니다. 아이들은 처음에 배가 가볍게 아프기 때문에 초기에 맹장염을 의심하기 힘듭니다. 점점 심해져 눌렀다가 손을 뗄 때도 아프면 맹장염을 의심하기 시작합니다. 배가 아픈데 허리를 펴지도 못하고 잘 걷지도 못하는 경우는 맹장염을 꼭 의심해야 합니다. 그런데 아이들은 어디가 정확하게 아픈지 모르는 경우도 많아서 초기에 진단을 붙이기가 쉽지 않습니다.

**• 맹장염이 의심될 땐 아무것도 먹이지 말고 바로 병원으로** 어른과 달리 아이들은 맹장염 진단 붙이기 정말 어렵습니다. 아이들에게 흔히 발생하는 병이 아니고 맹장염 비슷한 병이 이 나이에 흔하고 아픈 위치도 어른과 다른 경우가 많고 별로 심하지 않다고 갑자기 터

**이렇게 배 아플 땐 바로 병원으로!!**

- 1세 이전의 아기가 배 아파 보일 때.
- 배에 힘을 주고 울거나 다리를 배에 붙이고 울 때.
- 3시간 이상 계속 복통을 호소할 때.
- 배가 아프다며 1~2분 정도 울다가 10~ 20분 정도 조용하다가를 반복하면서 피가 섞인 변을 볼 때.
- 배가 아프다고 하면서 흔히 똥물이라고 하는 초록빛을 띤 노란 물을 토할 때.
- 배에 손을 못대게 할 정도로 아파할 때.
- 사고를 당한 후나 배를 맞은 후에 심한 복통을 호소할 때.
- 복통 부위가 사타구니 부근이거나 고환 부근이거나 오른쪽 아랫부분일 때.
- 토하거나 설사를 한 후 3시간이 지나도 복통이 지속될 때.
- 전에 배를 수술한 적이 있는 아이가 배가 아프다고 할 때.
- 이상한 것을 먹은 후 배 아프다고 할 때.
- 배가 심하게 아프다는데 원인을 알 수 없을 때.

YouTube
소아 맹장염

**스트레스로 배가 아픈 경우!!**
평소에는 전혀 다른 이상 없이 잘 먹고 잘 놀고 멀쩡해 보이는 아이가 가끔씩 배가 아프다고 호소하면 스트레스 때문에 배가 아픈 것이거나 꾀병일 수 있습니다. 하지만 대개의 경우 꾀병보다는 스트레스에 의한 경우가 많습니다. 스트레스 때문에 배가 아픈 경우는 심리적인 문제가 원인이며 진짜로 아이가 아프다는 것이 꾀병과 다른 점입니다. 아이의 환경을 잘 살펴서 스트레스를 풀어주는 것이 좋습니다.

지면서 심하게 아파 터진 후에야 맹장염 진단이 붙는 경우가 흔합니다. 배가 아프다고 장약이나 진통제를 함부로 먹였다가는 진단이 늦어질 수 있고 맹장이 터질 때까지 모를 가능성이 높아질 수도 있습니다. 맹장염은 터지기 전에 진단 붙여서 수술하는 것이 중요합니다. 그런데 아이들은 그게 힘들기 때문에 터진 후라도 빨리 수술하는 것이 중요합니다.

## 요로감염, 탈장 등으로 배가 아플 때

**• 배 아프고 소변 볼 때 아파하면 요로감염일 수 있어** 아이가 배가 아프다고 하면서 열이 펄펄 나고 소변을 볼 때 아파하는 경우, 그리고 소변을 자주 보거나 소변에서 이상한 냄새가 나고 갑자기 이불에 지도를 그리는 경우에는 요로감염을 의심해봐야 합니다. 요로감염은 오줌이 나오는 소변길에 염증이 생기는 것인데, 요로감염에 걸린 아이들 중에는 드물지만 요로에 기형이 있거나 소변이 거꾸로 흐르는 방광 요관 역류증이라는 병이 동반될 수도 있기 때문에 나중에 신장이 망가질 수도 있습니다. 따라서 요로감염 치료 후에 초음파나 방사선 검사를 해야 하는 경우가 있습니다. 약을 하루 이틀만 먹여도 증상이 좋아지지만 반드시 의사가 그만 먹이라고 할 때까지 약을 먹여야 합니다. 임의로 치료를 중단하면 멀쩡해 보여도 다시 재발할 수 있고 반복되면 신장에 상처를 남길 수도 있습니다. 요로감염에 대한 자세한 내용은 이 책의 '비뇨생식기' 편을 참고하십시오.

**• 배가 아프면서 사타구니나 고환 부위가 부으면** 배가 아프면서 사타구니나 고환 부위가 부으면 탈장일 수 있습니다. 만일 부은 것이 가라앉지 않고 통증이 심하면 바로 응급실에 가야 합니다. 탈장 부위가 꼬이면 바로 장이 썩어서 큰 문제가 생길 수도 있습니다.

## 감기 치료 중에 배가 아프다고 할 때

**• 감기 걸린 아이가 배 아파하면 일단 진찰을 받아야** 감기에 걸리면 배가 아프다고 하는 아이들이 많습니다. 아이들의 감기는 어른과 달라서 호흡기에만 걸리는 것이 아니라 장에도 같이 걸리는 경우가 제법 있기 때문입니다. 우리나라에서는 열이 많이 날 때 배가 아프다고 하면 '체했다'고 표현하기도 했습니다. 미국에서는 '배가 아픈 감기'(stomach flu)라고 표현하기도 합니다. 이런 경우 아이에게 문제가 있어서 배가 아픈지 아니면 단순히 감기 때문에 배가 아픈지는 엄마가 판단하기 힘듭니다. 실제로 감기에 걸린 아이가 맹장염이나 장염이 동반되어 배가 아픈 경우도 있으니까요. 따라서 아이가 배가 아프다고 할 때는 의사의 진찰을 받는 것이 좋습니다. 아이가 심하게 배를 움켜쥘 정도로 아프다고 하면 몇 시간 전에 의사가 진찰해서 괜찮다고 했어도 다시 진찰받는 편이 좋습니다.

**• 진찰 없이 증상만 가지고 약을 쓰면 안돼** 아이가 배가 아프다고 할 때 너무 많이 힘들어하지 않으면 죽을 먹이고 물을 좀더 먹이세요. 하지만 많은 엄마들이 아이가 배가 많이 아프다고 하면 우선 배 안 아프게 하는 약을 먹이는 경우가 아주 흔합니다. 하지만 의사의 진찰 없이 단순히 배가 아프다는 증상만을 가지고 임의로 약을 쓰는 것은 별로 바람직한 일이 아닙니다. 감기에 걸린 아이가 배가 아프다고 하면 당연히 다른 가능성에 대해서 생각해보는 것이 아이의 안전을 위해서 중요합니다.

**잠깐 의학 상식 !!**

아기가 배가 아프면 꼭 장에 탈이 난다고 해서 선천적으로 장 기능이 좋지 않다고 단정지을 수는 없습니다. 장 기능이 정상인 아기들도 뱃속에 가스가 차 있습니다. 당연히 변도 들어 있고요. 만일 문제가 있다면 어떤 문제인지 아기를 진찰한 의사와 상의하는 것이 좋습니다. 병이 있다면 그 병의 치료가 중요하지 엑스레이 사진에 나오는 가스와 변은 의미 없는 경우가 많습니다. 어른들도 변을 잘 보지 못한 채 시간이 지나면 가스가 차고 방귀가 나옵니다. 아기들도 마찬가지입니다. 변비가 생겨서 변을 잘 못 보니까 뱃속에 똥과 가스가 차게 되는 겁니다. 이런 경우 아침식사가 장 운동을 자극해 배변 기능을 갖게 하므로 끼니를 거르지 않도록 하고, 음식을 먹일 때도 대변의 양을 증가시킬 수 있는 섬유질이 풍부한 음식을 충분한 물과 함께 섭취하도록 하세요. 우유나 치즈 같은 것을 너무 많이 먹이지 마시고요.

## 변비 때문에 배가 아픈 경우

변을 자주 못 보는데 배가 아프고 딱딱하면 변비가 원인일 수 있습니다. 하지만 아기들은 변비가 복통의 원인인 경우는 별로 없습니

다. 만일 변비가 복통의 원인이면 변을 쉽게 보도록 도와주는 것이 제일 중요합니다. 이유식을 하는 아이들은 물을 많이 먹이고 채소와 과일을 좀더 먹이는데, 바나나 같은 과일은 변비를 유발할 수 있으니 먹이지 않는 것이 좋습니다. 돌이 지난 아이가 우유를 주식으로 하고 있다면 변비가 심해서 배가 더 아플 수도 있습니다. 돌이 지난 아이는 밥을 주식으로 하고, 우유는 하루에 두 컵 정도만 먹이는 것이 좋으며 많아도 세 컵을 넘지 않게 먹이는 것이 좋습니다. 변비에 대한 자세한 내용은 '변비와 관장' 편을 참고하십시오.

## 영아산통 때문에 배가 아픈 경우

**영아산통의 원인**

1. 배가 고플 때, 또는 너무 많이 먹었을 때
2. 피곤할 때
3. 부적절한 수유법
4. 들이마신 공기가 많을 때
5. 체질적으로 긴장성인 아이
6. 가족이 긴장 상태거나 불화가 있을 때
7. 소란한 주위 환경

**· 어린 아기의 영아산통은 시간이 약** 흔히 배앓이라고도 하는 영아산통은 특히 어린 아기들에게 나타나는 경우가 많고, 숨이 넘어갈 듯 심하게 우는 것이 특징입니다. 얼굴은 새까맣게 되고 숨은 넘어갈 듯하고 식은땀도 나며 배에 힘을 주고 울어댑니다. 아기가 밤에 울 때는 소아과에도 못 가고 곤란하지요. 특히 1~2개월 된 어린 아기들이 울 때는 별다른 대책이 없습니다. 대개 생후 4개월이 되면 영아산통이 사라지니 그때까지 기다리는 수밖에 없습니다.

**· 아기에게 영아산통이 있을 때 집에서 할 일** 일단 영아산통이라는 진단이 붙으면 아기를 편하게 해주어야 합니다. 안아주고 약간씩 흔들어주는 것이 좋습니다. 뱃속에 공기가 들어가면 더 힘들어하므로 분유를 타느라 흔들었던 우유병을 잠시 세워놓아 공기 방울이 위로 떠오르게 해주고, 수유할 때도 공기를 적게 들이마시도록 우유병을 약간 세워주는 것이 좋습니다. 아기가 젖이나 우유를 먹은 후에는 트림을 시키고, 조용한 환경을 만들어주며, 가정 불화가 없도록 합니다. 아기와 엄마 모두 알레르기 있는 음식을 피하고 아기에게 수유 시 너무 많이 먹이거나 너무 적게 먹이지 않도록 하는

것이 조금 도움이 되니 참고하십시오. 그리고 엄마가 마음이 편해야 아기를 편하게 해줄 수 있다는 것도 잊지 마세요. 영아산통에 대한 자세한 내용은 이 책 '수면에 대하여' 편의 영아산통(콜릭) 부분을 참조하십시오.

## 아이가 체했다구요?

• **현대 의학에 "체했다"는 병은 없습니다** 열이 나면 손발이 차게 되는 경우는 흔합니다. 아이가 배가 아프면서 열이 심하고 토하고 안 먹고 손발이 차고 하품을 실실 하면 사람들은 흔히 "체했다"고 말합니다. 그러나 현대 의학에 "체했다"는 병은 없습니다. 체했다는 아이들을 진찰해보면 인두염, 성홍열, 중이염, 뇌막염, 장염 등 여러 가지 다른 병이 있는 경우가 많습니다. 특히 어린 아이들은 급성 인두염에 걸리면 소화기 증상을 많이 일으키기 때문에 배가 많이 아프기도 합니다.

• **손발이 차면 함부로 따지 말고 소아과를 방문하세요** 체했다는 병명은 이런 여러 가지 병을 구분하지 못했던 과거에 사용하던 병명입니다. 하지만 아무리 열심히 설명해도 돌아서면 의사가 체한 것도 모른다고 말하는 분들이 있기 때문에 의사들 중에도 설명은 체했다고 하고 진찰 소견대로 치료하는 분도 있습니다. 체했다고 손발 따면 검은 피가 나오는 것은 당연한 이야기입니다. 지금 당장 엄마 손을 따도 정맥피니까 검붉은 피가 나옵니다. 저는 지금까지 체한 아이를 본 적이 없습니다. 손발이 차다고 함부로 따지 마시고 해열제를 먹인 뒤에도 열이 심하게 나면 해열제 주의사항을 잘 읽어보신 후 필요한 경우 최대용량까지 사용하시고 소아과를 방문하는 것이 좋습니다. 뇌막염이나 장티푸스, 식중독 등 전혀 다른 병들도 이런 증상을 일으키기 때문에 주의해야 합니다.

# 배꼽

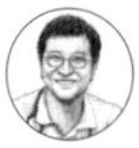

## Dr.'s Advice

배꼽은 아기가 엄마 뱃속에 있을 때 아기와 엄마를 연결해주던 생명줄입니다. 출생 후부터 기능이 없어지는데, 잘 닦고 말려주면 배꼽은 저절로 떨어집니다. 배꼽이 떨어질 때까지는 통목욕시키지 마세요.

배꼽은 알코올로 소독하지 말고 말리는 것으로 충분합니다.

배꼽은 10~14일경에 떨어지는데, 3~4주가 되어도 배꼽이 떨어지지 않으면 소아청소년과 의사의 진료를 받는 것이 좋습니다.

배꼽에서 진물이 나거나, 피가 나거나, 냄새가 날 경우에는 일단 소아청소년과 의사의 진료를 받는 것이 좋습니다. 특히 배꼽에서 살이 자라 나오는 것 같을 때는, 두고보지 말고 바로 소아청소년과 의사의 진료를 받는 것이 좋습니다.

119 소아과

YouTube
배꼽 언제까지 떨어지나요?

YouTube
배꼽 소독에 관한 의학적 권고

## 배꼽은 저절로 떨어질 때까지 그냥 두십시오

• **아기가 바깥 세상으로 나오면 더 이상 탯줄은 필요 없어** 탯줄은 아기가 엄마 뱃속에 있을 때 영양을 공급받고 노폐물을 배설하던 통로, 즉 생명줄이었습니다. 그러나 아기가 엄마 뱃속에서 바깥 세상으로 나오면 더 이상 탯줄은 필요 없게 됩니다. 그래서 깨끗이 소독한 칼이나 가위를 사용해서 양쪽 끝을 묶고 중간을 잘라버립니다. 예전에는 사기그릇 조각을 이용해 자르기도 했는데, 소독을 하지 않고 사용했던 탓에 파상풍에 걸리는 아기가 많았습니다. 하지만 요즘은 병원에서 분만하기 때문에 소독한 기구를 써서 탯줄을 자르므로 파상풍에 걸리는 아기는 없습니다.

• **배꼽에 남아 있는 탯줄은 10~14일 정도 지나면 저절로 떨어져** 신생아의 배꼽은 탯줄을 자른 후 바로 닫히는 것이 아니라 10~20일 정도 지나야 닫힙니다. 잘라내고 남은 탯줄은 10~14일 정도 잘 말리면 거무스름하고 딱딱하게 변하면서 저절로 떨어집니다. 떨어지지 않는다고 억지로 떼어내면 염증이 생길 수도 있으니 주의해야 합니다. 집에서는 시간이 걸리더라도 저절로 떨어질 때까지 그냥 두어야 하며, 3~4주 정도가 되어도 배꼽이 안 떨어지거나 배꼽 부위에서 냄새가 나거나 진물이 나거나 피가 나오면 소아청소년과 의사의 진료를 받는 것이 좋습니다. 남아 있던 탯줄이 떨어진 자리에서 약간씩 피가 나면 잘 말려주면서 기다려보도록 하십시오. 그래도 피가 계속 나면 소아청소년과에서 진료를 받는 것이 좋습니다.

## 배꼽 소독, 이렇게 하세요

• **목욕을 시킨 후에는 배꼽의 물기를 완전히 제거해야** 떨어지지 않은 배꼽은 잘 말리는 것이 가장 중요합니다. 목욕을 시킬 때 물이 좀

들어가는 것은 괜찮지만 목욕을 시킨 다음에는 바로 싸두지 말고 배꼽의 물기를 완전히 제거한 후에 말려주는 것이 좋습니다.

• **배꼽은 잘 말려주는 것이 매우 중요** 배꼽은 완전히 떨어져 깨끗해질 때까지 잘 말려주는 것이 좋습니다. 알코올이나 다른 소독제를 사용하지 않고 말려만 주는 것이 최근에 전문가들이 권장하는 방법입니다. 하지만 아직까지 알코올을 사용해서 소독하는 것을 권장하는 전문가도 있습니다. 저는 말려만 주는 쪽으로 한 표 던집니다. 기저귀를 갈거나 목욕할 때마다 마른 거즈로 잘 닦아준 후 완전히 말려주십시오. 배꼽이 배와 만나는 부분이 피부에 겹쳐서 젖어 있는 경우는 주위 피부를 살짝 눌러주어서 그 부분도 말리는 것이 도움이 됩니다. 배꼽에 염증이 생겼을 때는 소아과 의사의 진료를 받고 치료해주는 것이 더 좋습니다. 특히 염증이 심해서 진물이 나거나 육아종이라는 덩어리가 생기거나 피가 나는 경우는 바로 소아과 의사의 진료를 받는 것이 중요합니다. 간혹 병원에서 배꼽 안쪽을 소독할 때 배꼽을 벌리는 것을 보고 놀라는 엄마들이 있는데, 배꼽을 벌려도 문제될 것이 없으므로 걱정하지 않아도 됩니다. 그리고 공기에 오래 노출시켜주는 것이 좋기 때문에 기저귀를 채울 때 배꼽 위까지 채우지 않도록 하는 것이 좋습니다. 배꼽이 떨어지지 않은 아기를 목욕통 속에 담가 하는 목욕은 하지 않는 것이 좋습니다.

## 신생아의 배꼽에서 진물이 날 때

• **진물이 나도 잘 말려주면 대개는 괜찮습니다** 잘라낸 배꼽은 10~20일이 지나야 닫히는데, 그동안 피나 진물이 날 수도 있습니다. 신생아의 배꼽에서 나오는 진물은 단백질과 영양이 풍부하기 때문에 세균이 자라기 쉽고 염증이 생겨 곪기도 합니다. 그러나 배꼽에서

배꼽 염증 사진

진물이 나온다고 다 염증이 생기지는 않습니다. 이런 경우 잘 말려보고 안되면 소아과 의사의 진료를 받도록 하십시오.

**• 진물만 나올 때는 거즈를 덮지 말고, 염증이 있을 때는 거즈를 덮어야**

배꼽 주위가 붉게 변하거나 진물이 나와 냄새가 날 정도라면 소아과를 방문하는 것이 좋습니다. 집에서 베타딘으로 소독하지 마십시오. 엄마가 아기의 상태에 대해서 정확하게 판단하기란 쉬운 일이 아닙니다. 염증 없이 단지 진물만 나올 때는 집에서 잘 말려주시고 거즈로 덮어두지 마세요. 배꼽은 노출시켜 말리는 것이 제일 좋습니다. 하지만 염증이 생겨 병원에서 치료받을 때는 병원에서 덮어준 거즈를 떼지 마세요. 밖에서 균이 더 들어갈 수도 있습니다.

## 배꼽에 뾜록 튀어나온 살, 육아종

육아종 사진

간혹 배꼽이 떨어진 후에도 계속해서 진물이 나오는 경우가 있습니다. 배꼽에 염증이 생겨서 그럴 수도 있지만 살이 자라서 그럴 수도 있습니다. 이렇게 살이 자라서 튀어나온 것을 육아종이라고 하는데, 심하지 않은 육아종은 잘 말려주기만 하면 점차 자연스럽게 없어집니다. 육아종이 뾜록하게 튀어나왔을 때는 소아과에서 질산은 용액으로 지져서 없애주기도 하고, 심하면 잘라내는 수술을 하기도 합니다. 굳이 수술이라는 말을 붙이기도 무색한 아주 간단한 수술입니다. 아기도 별로 아파하지 않습니다. 그밖에 배꼽 탈장에 대해서는 이 책의 '비뇨생식기' 편의 탈장 부분을 참고하십시오.

# 변비와 관장

## Dr.'s Advice

변비가 있으면 아기가 먹는 음식을 잘 살펴봐야 합니다. 변은 잘 먹어야 잘 나옵니다. 특히 이유식을 할 나이가 지난 아기는 채소를 잘 먹여야 합니다

돌이 지난 아이의 경우, 우유를 많이 먹이면 변비가 잘 생깁니다. 요구르트와 바나나는 변비를 치료하는 음식으로 분류되지는 않습니다.

아기에게 변비가 있을 때는 고민하지 마시고 소아청소년과 의사와 상의를 하십시오. 무엇을 어떻게 먹일까 상담하는 것도 중요하지만, 지금 문제가 되고 있는 변비를 치료해주는 것도 중요합니다.

관장을 함부로 시키지 마십시오. 하지만 꼭 필요한 경우에 하는 관장을 겁내서도 안됩니다. 특히 장기간 지속된 변비의 경우, 치료 초기에 관장이 꼭 필요한 경우도 많습니다.

돌이 지난 아기에게서 심한 변비가 생겨 아기가 변 누기를 겁내는 상황이 되면 음식만으로 변비를 치료하는 것은 거의 불가능합니다. 이런 경우는 반드시 소아청소년과 의사의 진료를 받고 적극적인 치료를 해주어야 합니다.

# 변비의 원인과 증상

변을 볼 때 힘들어하면서 얼굴이 빨개지는 것을 변비라고 하지는 않습니다. 변을 오랫동안 못 보거나 딱딱한 변을 볼 때 변비라고 말합니다. 물론 두 가지 증상이 한꺼번에 나타날 수도 있습니다. 변비는 제가 이렇게 쉽게 이야기는 하고 있지만 오랫동안 지속되는 경우가 많아서 힘들어하는 아이를 보고 있는 부모들은 가슴이 탑니다. 엄마도 같이 변비에 걸린 것처럼 힘들어하는 것이 아이들의 변비입니다. 변을 볼 때 아프기도 하고 변을 보는 데 시간이 엄청나게 걸리기도 합니다. 변비로 딱딱한 변이 뱃속에 차 있을 때는 변비가 있는 중에 물변을 팬티에 지리기도 합니다. 다시 말씀드리면 변비가 아주 심한 경우는 딱딱한 변을 며칠 간격으로 보고 그 중간중간에 물변을 누기도 합니다.

YouTube
변비,
그 답답함을
해결해봅시다

변비 사진

## 변비는 왜 생기는 걸까요?

**• 만 2세 미만인 아기들의 경우 특별한 이유 없이도 잘 생깁니다** 물론 변비가 동반되는 병이 있기도 하고, 감기나 그 밖의 다른 병에 걸려 식욕 부진으로 잘 못 먹기 때문에 변비가 생길 수도 있습니다. 일반적으로 아기들의 변비는 먹는 것과 밀접한 관련이 있습니다. 변이란 원래 덩어리를 만들어주는 음식을 먹어야 잘 누게 되는데, 우리나라에서는 생우유를 필요 이상으로 많이 먹이는 경향이 있어서 아기들이 변비로 고생하는 경우를 자주 보게 됩니다. 한 살이 넘은 아기가 변비로 고생할 때는 생우유를 줄이고 채소나 과일을 많이 먹이면 좋습니다.

**• 섬유질이 부족한 음식을 먹으면 변비가 생기기 쉽습니다** 소아과 의사들은 우스갯소리로 "끙은 밀어내기 한판"이라고 합니다. 먹는 것이 많으면 끙은 저절로 밀려나오게 마련입니다. 끙이 일정한 크기가 되면 장이 끙을 밀어낸다고 생각하면 됩니다. 변을 참는 게

**변비를 일으키는 3대 요소!!**
섬유질이 부족한 음식을 많이 먹거나, 수분 섭취가 부족하거나, 운동이 부족할 때 변비가 생길 수 있습니다. 특히 감기에 걸렸을 때 물을 적게 먹고 활동을 적게 하면 변비가 잘 생깁니다. 모유만 먹는 아기에게 변비가 생기면 음식보다는 다른 것에서 원인을 찾아야 합니다. 그리고 대소변을 가리는 시기에 심리적 요인으로 인해 변비가 생기기도 합니다.

얼마나 힘든지는 여러분도 경험해서 잘 알고 있을 것입니다. 아기들도 특이한 병에 걸리지 않는 한 먹는 것만 잘 먹으면 "변비야 생겨라" 하고 고사를 지내도 잘 안 생깁니다. 그럼 무조건 많이 먹이면 변이 만들어지는가? 그렇지는 않습니다. 물을 많이 먹는다고 변이 만들어지지는 않습니다. 변은 덩어리를 만들어주는 음식을 먹어야 잘 만들어집니다. 덩어리를 만들어주는 음식이란 바로 섬유질이 많은 음식을 말합니다. 주성분이 섬유질인 풀을 뜯어먹는 초식동물에게 변비가 없다는 사실을 생각해보면 쉽게 이해가 될 것입니다. 돌이 지난 아이에게서 가장 흔히 보는 변비는 우유를 많이 먹어 생기는 것인데 우유에는 섬유질이 거의 없습니다. 돌이 지난 아이에게는 우유를 하루에 500cc 정도 먹일 것을 권장합니다.

**· 수분이 부족해도 변비가 생길 수 있습니다** 변비라는 것은 변이 딱딱한 것을 말합니다. 만일 우리 몸에 수분이 부족하면 우리 몸은 수분의 손실을 줄이려고 소변의 양도 줄이고, 변으로 나가는 수분도 줄이기 위해 변에서 물기를 가능한 한 다시 흡수하여 딱딱한 변을 내보내게 됩니다. 어린 아기들의 경우 필요한 수분의 양은 많은데 목이 마르다고 스스로 물을 찾아 마시지는 못하기 때문에 수분 부족에 의해서 변비가 생길 수 있습니다. 모유를 먹는 아기들은 별도의 물을 더 먹일 필요가 없지만 분유를 먹는 아기들은 수분 부족에 의한 변비가 잘 생깁니다.

**· 변을 너무 참아도 변비가 생깁니다** 간혹 집에서만 변을 보려는 아이가 있습니다. 낯선 곳에서는 도저히 변을 못 봐 여행이라도 하면 며칠 동안 변을 참기도 합니다. 이런 일이 반복되면 변비가 생깁니다. 그리고 변비 때문에 항문이 찢어져 피가 나는 경우가 있는데, 이런 경우 변을 볼 때 아프기 때문에 변이 밀려나올 때까지 참게 됩니다. 변을 참는 시간이 오래될수록 변은 더 딱딱해지고 더 커지기 때문에 상황은 더욱 악화됩니다.

**· 대소변 가리기를 너무 무리하게 시켜도 변비가 생길 수 있습니다** 아이가 채 준비가 되지도 않은 상태에서 너무 일찍 대소변 가리기를 강요하면, 아이가 심리적으로 스트레스를 받아 변 보기를 힘들어할 수 있는데 이럴 경우 변비가 생기기도 합니다.

**· 아이가 아파도 변비가 생길 수 있습니다** 아프게 되면 수분이 더 필요할 뿐만 아니라 식욕을 잃어서 먹는 양도 줄기 때문에 변비가 생기기 쉬운 조건들을 갖추게 됩니다. 간혹 치료 중에 약 때문에 아이에게 변비가 생겼다고 약을 끊는 엄마들이 있는데 약 때문에 변비가 생기는 경우는 별로 없습니다. 그리고 스트레스를 받아도 변비가 잘 생기는데, 이는 스트레스 때문에 먹는 양이 준 탓도 있지만 장의 움직임이 사람의 기분에 많은 영향을 받기 때문입니다.

# 나이에 따른 변비

우선 어린 아기의 변비 이야기를 할 때는 이 말을 먼저 해야 합니다. 어린 아기가 변을 볼 때 얼굴이 발갛게 되도록 힘을 주고 얼굴을 찡그리고 팔다리를 바둥거리고 끙끙거리고 힘을 주는 것은 대개의 경우 정상이라는 사실입니다. 아기들은 아직 변을 볼 때 힘을 주는 법을 잘 몰라서 얼굴에도 힘을 줘보고 팔다리도 바둥거린다고 생각하시면 됩니다. 그리고 아기들은 아직 항문의 크기가 작아서 보통의 변을 볼 때도 힘을 줘야만 변이 나오기도 합니다. 이런 경우 별문제가 없으며, 시간이 지나면 좋아지는 경우가 대부분입니다. 그런가 하면 아기가 3일이 지나도 변을 보지 않아서 지켜보는 엄마가 변비 생긴 것같이 답답해지는 경우도 있습니다. 어린 아기들은 별다른 문제 없이 일주일까지 변을 안 보고도 태연할 수 있습니다. 나중에 한꺼번에 본 끙이 기저귀 밖으로 넘치기도 하는데, 어디에 그렇게 많은 변이 들어 있었는지 신기하기도 합니다.

# 어린 아기의 변비

**모유 먹는 아기의 변비!!**
생후 5일이 지난 모유를 먹는 아기는 하루에 3~4회 정도로 변을 자주 보는 것이 보통입니다. 하지만 만 6주경이 되면 모유 속의 카제인이라는 성분이 증가하기 때문에 변의 횟수가 갑자기 줄어들 수 있습니다. 심지어 며칠 동안 변을 보지 않는 경우도 발생할 수 있습니다. 잘 먹고 잘 놀고 기분이 좋다면 대개의 경우는 큰 문제가 되지 않습니다.

**· 아기들의 경우 일주일에 변을 한 번만 보기도 합니다** 엄마들은 흔히 주위의 다른 아기들과 자신의 아기를 비교하곤 합니다. 다른 아기들이 하루에 변을 서너 번 보면 자신의 아기도 그래야만 정상인 줄 아는 엄마가 많습니다. 그러나 아기들 가운데는 하루에 변을 서너 번 보는 아기가 있는가 하면 일주일에 한 번만 보는 아기도 있습니다. 모두 정상일 수 있습니다. 아기가 잘 먹고 잘 놀고 기분이 좋으면 기다려볼 수 있습니다. 다른 이상이 없어도 한 5일 정도가 지나면 확인하는 차원에서 한번 소아과 의사의 진료를 받아보는 것이 좋습니다. 어린 아기가 변을 2~3일 안 본다고 함부로 관장시키는 것은 곤란합니다.

**· 어린 아기에게 변비가 생기면 일단 다른 병이 있는가 의심을 해봐야** 특히 모유만 먹는 생후 4주 이내의 아기가 하루에 변을 1회 이상 보지 않으면 모유 먹는 양이 부족하지 않은가 소아과 의사의 확인을 받는 것이 좋습니다. 6주 이상의 아기는 정상적으로 수일간 변을 보지 않을 수도 있습니다. 갑상선 기능이 떨어진 아이도 심한 변비가 생길 수 있기 때문에 어린 아기의 변비가 계속되면 소아과 의사와 반드시 상의를 해야 합니다.

**· 분유를 먹는 아기에게 변비가 생기면 물을 좀더 먹여야** 변비가 생기면 일단 먹는 수분의 양이 부족한 경우가 가장 흔하기 때문에 물을 더 먹이는 것이 좋습니다. 경우에 따라서는 분유에 물을 조금 더 첨가해서 먹이기도 합니다. 아주 간혹 소아과 의사가 분유를 진하게 타서 먹이라고 권장하는 경우도 있는데 이런 경우는 소아과 의사의 처방에 따라야 합니다. 변비가 생겼다고 관장을 자꾸 하거나 12개월 이전의 아기에게 과일 주스를 먹여 변비를 치료하려고 하는 것은 곤란합니다. 아기의 소변이 노랗고 소변의 횟수가 적다면 우선 수분의 양이 부족하지는 않은가 반드시 확인해야 합니다.

## 이유식을 시작하는 아기들의 변비



• **섬유질이 많은 채소나 과일을 많이 먹이십시오** 이유식을 하는 나이가 되면 아이들에게 여러 가지 이유식을 나이에 따라 먹여야 합니다. 만 6개월이 되면 이유식으로 죽을 먹여야 하는데, 죽에는 서서히 섬유질이 있는 채소를 넣어야 합니다. 그리고 과일을 먹여서 아기의 배가 커진 만큼 그 배를 채울 덩어리를 만들 재료를 아이에게 제공해주어야 변이 잘 생겨서 밀려나올 끙이 생깁니다. 변이 일정한 크기가 되어야 장이 끙을 밀어낸다고 생각하시면 됩니다. 간혹 이유식 양을 늘리고 섬유질이 많은 채소나 과일을 많이 먹이라고 권장하면 적게 먹이면서도 많이 먹인다고 주장하시는 엄마들이 있습니다. 이유식은 반드시 육아책을 보고서 양을 가늠해야 합니다. 이유식에는 여러 가지 채소를 섞어서 장에 섬유질을 공급해주는 것이 필수적입니다.

• **물이나 과일을 먹이는 것도 도움이 됩니다** 생후 6개월부터는 과일을 먹일 수 있는데, 즙을 짜서 먹이기보다는 과일을 통째로 갈거나 으깨서 먹이는 것이 좋습니다. 물론 이유식을 하는 아기도 수분 부족으로 변비가 생기기 쉽기 때문에 충분한 물을 먹여야 합니다. 특히 모유만 먹던 아기의 경우 이유식 초기에 변비가 생기기도 하는데, 이는 처음 보는 음식물을 아기의 장이 어떻게 처리해야 할지 몰라 장 속에 한참을 두게 되어 변이 딱딱해지기 때문입니다. 이럴 때는 물 60cc에 설탕 한 티스푼을 넣어 먹이거나 과일을 갈아 먹이면 도움이 됩니다. 6~12개월 된 아기가 변비가 심하면 사과를 갈아 물 타서 먹이거나 서양 자두(prune)를 퓨레로 만들어 몇 숟가락 먹입니다. 미국 같으면 쌀죽을 오트밀(oatmeal)로 바꾸는 것이 도움이 됩니다. 쌀죽은 변비를 유발할 수도 있습니다. 퓨레로 만든 살구도 도움이 되며 1/4컵 정도의 배를 갈아 먹여도 변을 잘 보게 됩니다. 서양 자두인 말린 프룬은 이제 대형 할인 매장이나 인터넷 상점에서 쉽게 구할 수 있습니다.

## 우유병 끊고 우유를 줄여야 하는 돌 된 아이의 변비

• **우유를 많이 먹으면 변비가 생기기 쉬워** 우유는 섬유질이 적은 대표적인 음식인 데다 돌 지난 아이가 우유를 많이 먹으면 다른 음식을 적게 먹게 되어 당연히 변비가 생기기 쉽습니다. 실제로 저의 소아과에서 가장 흔히 보는 변비도 우유를 너무 많이 먹어서 생기는 변비입니다. 이런 변비는 쉽게 치료되지도 않습니다. 돌이 되면 우유병과 분유를 끊고, 우유는 생우유로 바꿔서 하루에 두 컵 정도만 먹이도록 하십시오. 그리고 밥과 반찬을 주식으로 먹이십시오. 우유는 섬유질이 부족한 음식이므로 우유를 먹여서 생긴 변비는 우유를 줄이고 식사량을 늘려야만 치료가 가능합니다. 물을 적게 먹는 아이는 물이나 주스를 좀 많이 먹이는 것이 좋습니다.

• **변비를 줄이겠다고 요구르트를 먹이는 것은 권장하지 않아** 우유를 많이 먹어서 변비가 생긴 아이에게 변비를 줄이겠다고 요구르트를 더 먹이는 것은 권장하지 않습니다. 놀랍게도 요구르트는 변비를 일으키는 음식으로 분류되어 있습니다. 설탕이 많이 들어간 요구르트를 먹으면 처음에는 변비 치료에 도움이 되는 것 같아 보입니다. 그러나 요구르트를 먹는 만큼 아기가 다른 음식을 안 먹게 되어 섬유질의 섭취가 줄면서 변비가 더 심해지는 것을 흔히 봅니다. 간혹 분유를 끊으니 변비가 생겼다고 다시 분유를 먹이는 분도 있는데 변비를 막겠다고 분유를 계속 먹여서는 안됩니다. 분유를 끊고 밥을 먹이면 분유로 들어가던 수분의 양만큼 물을 더 보충해 줘야 하므로 물을 더 먹이는 것이 좋습니다. 물을 더 먹이지 않으면 수분 부족으로 변비가 생길 수 있습니다. 수분 보충보다 더 중요한 것은 채소를 많이 먹이고 여러 가지 반찬을 골고루 먹이는 것입니다.

# 대소변 가리기를 하는 아이의 변비

**변비가 심해도 물똥을 쌉니다!**
간혹 변비 중간에 물똥을 싸는 아이도 있는데, 이것을 설사로 착각하고 설사를 멎게 하는 약을 임의로 먹이는 엄마를 보기도 합니다. 그러나 변비가 심한 경우 딱딱한 변비 변 대신에 물변을 싸는 경우가 흔하기 때문에 아이가 물똥을 눈다고 무조건 설사라고 생각해서는 곤란합니다. 대소변 가리기를 시작하자마자 아이에게 변비가 생긴 경우에는 일단 대소변 가리기를 중지한 뒤, 약간 간격을 두고 아이가 스스로 시작할 수 있도록 유도해 주는 것이 좋습니다. 평소에 채소와 과일을 많이 먹이고 적당한 운동을 시켜야 변비를 막을 수 있습니다.

**• 대소변 가리기를 너무 일찍 시키면 변비가 생길 수도 있어** 조기 교육 열풍이 불고 있습니다. 대소변 가리기도 예외는 아닌 듯합니다. 옆집 아이는 돌이 지나자마자 바로 대소변을 가렸는데 15개월이나 지난 우리 아이는 아무리 연습을 시켜도 대소변을 못 가린다며 속상해하는 웃지 못할 일이 벌어지기도 합니다. 그러나 대소변 가리기는 만 18개월은 지나서 시키는 것이 좋고 24개월에 시작해도 그리 늦지는 않습니다. 대소변 가리기를 너무 일찍 시키는 경우 아이가 스트레스를 받아서 변비가 생기기도 하므로 주의해야 합니다.

**• 심하고 오래된 변비는 섬유질 많은 음식만으로는 치료되지 않습니다**
일단 변비가 오래되고 심하게 되면 똥덩어리가 너무 크고 딱딱해서 똥 눌 때 아프거나 항문이 찢어져서 똥을 눌 때마다 심한 통증이 느껴지는 경우가 있습니다. 이런 경우 아이는 똥 눌 때 아플까 봐 겁이 나서 똥을 참는 경우가 생길 수 있습니다. 똥 마려운 표정을 하면서 구석에 가서 다리를 배배 꼬고 똥을 참는 경우도 있습니다. 이런 경우는 똥 누는 것을 너무 강요하지 말고 좌욕을 시켜서 항문의 근육을 좀 풀어주고, 뱃속에 찬 딱딱한 똥덩어리를 제거하기 위해서 관장을 하기도 하고, 아이가 똥 눌 때 아파서 참는 잘못된 배변 습관을 고쳐주기 위해서 변을 부드럽게 만들어주는 약을 장기간 복용하고, 섬유질이 많은 음식을 충분히 먹는 것이 좋습니다. 이때 사용하는 약들은 아이들에게 장기간 사용해도 별문제가 없으며, 충분히 사용 후 아이가 똥을 참지 않고 스스로 기분 좋게 변을 볼 시기가 되면 서서히 약 먹는 것을 줄여가야 합니다. 일단 한 번이라도 변비가 생겨서 똥구멍이 찢어져 피가 난 후에 아이가 변을 참는 것처럼 보이면 바로 소아과 의사의 진료를 받는 것이 좋습니다.

# 아기에게 변비가 있을 때 알아둘 것들

아이를 키우는 엄마들은 누구나 한번쯤 아이의 변비 때문에 고민한 적이 있을 정도로 아이들에게도 변비는 흔한 병입니다. 그리고 흔하긴 한데 일단 생기면 쉽게 치료하는 방법을 찾기도 힘든 것이 바로 변비입니다. 아이에게 변비가 생기면 주위에서는 이것을 먹여라, 저것을 먹이면 금방 좋아진다더라, 이렇게 하면 한 달 가던 변비가 하루아침에 낫는다더라 하면서 갖가지 비법들을 전수해줍니다. 그러나 그 많은 비법들이 우리 아이에게만은 별다른 효험을 보이지 못해서 또 다른 비법을 찾아나서는 것이 우리의 현실입니다. 그렇다고 소아과를 방문해도 속 시원히 치료해주는 것도 아니고요. 그럼 어떻게 하면 이 변비를 낫게 할 수 있을까요. 그럼 한번 알아봅시다.

## 변비에는 특별한 약이 없다

**· 정장제를 복용한다고 해서 변비가 좋아지진 않습니다** 아기가 변비에 걸리면 엄마들은 우선 약을 먹여서 치료할 생각부터 먼저 합니다. 그래서 흔히 사용하는 것이 소위 '장 좋아지는 약'입니다. 우리나라 엄마들은 이름을 줄줄 욀 정도로 많은 정장제를 알고 있습니다. 하지만 정장제는 종류에 따라서 다양한 역할을 하기 때문에 꼭 필요한 경우 소아과 의사가 처방을 하면 그것을 사용하는 것이 제일 좋습니다. 대개의 정장제가 아기 몸에 해롭거나 나쁜 것은 아니지만 별도움이 되지 않는 것도 있습니다. 만일 다른 아기들이 먹는데 우리 아기만 안 먹여서 불안하다면 먹이세요. 그러나 절대로 정량을 초과해서 먹이지는 마십시오. 변을 묽게 하는 약도 우선은 좋지만 대개의 경우 갈수록 변비를 심하게 만들 위험이 있으므로 소아과 의사의 처방 없이 부모가 임의로 사용하지 않는 것이 좋습니다.

**· 모든 변비에 잘 듣는 특별한 약은 없습니다** 변비의 원인이 무엇이든 집에서 엄마가 할 수 있는 일부터 해야 합니다. 섬유질이 풍부하게 들어 있는 음식을 적게 먹어서 변비가 걸린 아이는 우선 이것

부터 개선을 하고, 그래도 안되면 소아과 의사의 진료를 받아 다른 문제는 없는지 확인해야 합니다. 엄마의 정성과 바른 지식, 그리고 세월이 변비 치료의 가장 중요한 비법입니다.

**변비에 피해야 할 음식들!!**
우유, 아이스크림, 요구르트, 치즈, 삶은 당근, 감, 바나나, 노란 호박, 익힌 사과 소스 등 변을 딱딱하게 만들어주는 음식은 아기의 변비가 해결될 때까지는 피하는 것이 좋습니다. 즙을 낸 바나나는 변비를 일으키지도 않고 악화시키지도 않습니다. 간혹 밥을 많이 먹이면 변비가 안 생긴다고 생각하는 엄마들이 있는데, 쌀밥 자체는 변비를 유발하는 식품입니다. 여러 가지 반찬을 고루 같이 먹여야 이 반찬에 들어 있는 섬유질이 변비를 예방해줍니다.

## 변비에는 섬유질 공급이 필수

• **변비가 있는 아기는 특히 이유식에 신경을 써야 합니다** 변비가 있는 아기에게는 평소에 여러 가지 종류의 채소를 섞은 이유식으로 섬유질을 공급해주는 것이 필수적입니다. 간혹 채소와 과일을 먹이라고 권하면 우리 아이는 과일과 채소를 엄청나게 먹는데 그래도 변비가 심하다고 하는 엄마들이 계십니다. 이런 경우 다시 물어보면 이파리 채소가 아닌 감자 같은 것을 먹이면서 많이 먹이고 있다고 생각하는 엄마도 있고, 과일을 짜서 즙만 먹이는 엄마도 있습니다. 과즙은 섬유질이 없어서 변비 치료에 별로 도움이 되지 않습니다. 과일은 통째로 먹이거나 강판에 갈아서 먹이는 것이 좋습니다.

• **과일을 많이 먹였는데도 변비가 생겼다면** 생후 6개월부터는 과일을 갈아서 먹일 수 있는데, 즙을 내지 말고 과일을 통째로 강판에 갈거나 으깨서 먹이는 것이 더 좋습니다. 과일이나 채소가 변비에 좋다니까 녹즙기나 주서기로 즙을 내서 먹이는 분들이 의외로 많은데, 변비가 있는 아기에게 주스를 만들어 먹일 때는 가급적 녹즙기는 사용하지 않는 것이 좋습니다. 섬유질을 걸러내니까요. 파는 주스도 과일을 갈아서 만들기보다는 압착을 해서 즙을 낸 것이 많다고 합니다. 과일을 많이 먹이고도 변비가 생기는 경우란 이런 경우를 두고 하는 말입니다. 생후 6개월에는 이유식으로 죽을 먹이는데, 죽에도 섬유질이 있는 이파리 채소가 들어가야 합니다. 6~7개월이 되면 이유식의 양을 늘려야 하는데, 이 시기에 이유식의 양을 늘리지 않으면 변비가 잘 생깁니다. 6개월이 된 아기는 채소와

고기가 들어 있는 이유식을 한 끼에 50cc 이상 하루에 두세 번 먹일 수 있고, 9개월 된 아기는 한 끼에 120cc 이상의 이유식을 하루에 세 번, 간식을 두 번 먹일 수 있습니다. 채소주스보다는 채소를 그대로 먹이는 것을 권장합니다.

• **채소나 과일의 섬유질보다 곡류의 섬유질 섭취가 중요** 변비 예방을 위해서는 채소나 과일의 섬유질보다 곡식의 섬유질 섭취가 특히 중요합니다. 섬유질이 제 기능을 하기 위해서는 물이 많이 필요한데, 좀 큰 아이들은 소변을 충분히 볼 정도로 많은 물을 마시는 것이 섬유질이 제 기능을 하게 도와주며 변비를 줄여줄 수 있습니다. 물론 적당한 운동을 해야 장의 운동도 활성화됩니다. 참고로 소아과 의사가 권장하는 하루 섬유질 섭취 권장량은 아이들의 나이+5g입니다. 예를 들면 8세는 8+5=13g입니다. 섬유질 권장량의 최대량은 하루에 35g입니다.

• **변비를 줄여주는 대표적인 음식들** 섬유질이 많은 채소와 과일로는 서양 자두, 살구, 배, 복숭아, 콩, 완두, 시금치, 건포도, 브로콜리, 양배추, 팝콘(4세가 지나면 먹이세요), 곡식을 통째로 갈아 만든 시리얼이나 빵 종류 등을 들 수 있습니다. 그러나 요리하는 법에 따라서 변비를 유발하기도 하고 치료하기도 하기 때문에 주의하셔야 합니다. 사과는 섬유질이 많고 솔비톨(sorbitol)이 많아서 변비 치료에 도움이 되긴 하지만 갈아서 즙을 내 먹으면 변비 치료에 별로 도움이 되지 않습니다. 또 사과를 익혀서 퓨레를 만들어 먹거나 애플소스로 만들어 먹으면 오히려 변비를 유발할 수도 있습니다. 그렇기 때문에 애플소스 같은 것은 설사를 하는 아이들에게는 도움이 될 수 있습니다. 바나나는 변비 때 권장할 만한 음식은 아닙니다. 외국에서는 변비가 있으면 서양 자두를 권장하는 의사들이 많습니다. 이 과일을 제일 먼저 먹입니다. 서양 자두에는 이사틴(isatin)이라 불리는, 변을 묽게 보게 하는 성분이 들어 있고, 섬유질도 다른 과일에 비해 3~6배 정도 많이 들어 있으며, 변비 치료에 중요한 당분인 솔비톨도 들어 있습니다. 솔비톨은 장에서 흡수되

**유쾌한 잔소리!!**
엄마 아빠 둘 다 직장에 다니는 등의 사정으로 파는 이유식을 사먹이는 아기에게 변비가 생겼을 때는 채소나 과일을 많이 먹일 수 있는 방법을 연구해야 합니다. 엄마나 아빠가 직장에서 돌아오면 저녁만이라도 섬유질이 듬뿍 들어 있는 이유식을 만들어 먹이십시오.

지 않는 성분(sugar alcohol)으로 변을 묽게 만듭니다. 사과 주스와 배 주스도 섬유질과 솔비톨이 풍부하게 들어 있어서 변비 치료에 효과적입니다.

• **변비 치료 제대로 알고 바로 해야 합니다** 바나나를 많이 먹고 변비가 생긴 아이도 있었습니다. 변비에는 과일을 많이 먹이라는 이야기를 들은 아이 엄마가 생각하기에 바나나도 과일이니까 많이 먹이자고 생각했나 봅니다. 충분히 익지도 않은 바나나를 하루에 4개씩 식사 대신 먹였으니 오죽했겠습니까? 아무 과일이나 많이 먹여서는 절대 안됩니다. 또 변비에 요구르트가 좋다는 말을 듣고 하루에 우유를 1,000cc 이상 먹는 아이에게 요구르트를 두세 개 먹이는 엄마도 있었습니다. 이런 경우 처음에는 좀 좋아지는 것 같아도 조금 지나면 변비가 더 심해집니다. 요구르트 양만큼 다른 음식 먹는 양이 줄어들어 섬유질 섭취가 줄 수밖에 없으니까요. 우유를 많이 먹는 아이에게 변비가 생기면 다른 유제품의 양을 늘리지 말고 우유도 줄이는 것이 좋습니다.

## 항문이 찢어져서 피가 나면

심한 변비로 변이 딱딱하게 나와 항문이 찢어지면 그 다음부터는 항문이 아프기 때문에 변을 참느라고 변비가 더 심해지기도 합니다. 이때는 흔히 변에 피가 묻어 나오는데, 변이 나온 뒤에 변 위에 뚝뚝 떨어지는 경우가 많습니다. 이럴 때는 좌욕을 시켜주고 진통제와 관장약을 사용하기도 합니다. 아이의 변비가 심하고 오래되어 항문이 찢어져서 똥 눌 때 아픈 것이 겁나 똥 누기를 겁내는 상태까지 되었다면 이제는 섬유질 많은 음식을 먹는 것만으로는 치료할 수 없고 적극적으로 변비를 치료하실 때가 되었다고 보시면 됩니다. 이때는 반드시 소아과 의사의 진료를 받고, 좌욕도 꾸준하

기능성 변비,
잘 치료해야
합니다!

게 해주어야 되고, 꽉 찬 똥을 제거하기 위해서 관장도 해주어야 하고, 변을 묽게 만드는 약을 꾸준하게 먹여서 아이의 똥 참는 잘못된 배변 습관을 고쳐주는 것이 매우 중요합니다. 좌욕은 찢어진 항문의 회복을 도와주는 가장 중요한 처치로 하루에 4~5회 정도, 한번에 10분 이상 하는 것이 좋습니다. 좌욕을 할 때 물 한 대야에 베이킹 소다를 2숟가락 넣고 좌욕을 해주는 것을 권장하는 사람도 있습니다. 아기가 변을 보려고 힘을 줄 때 엉덩이를 따뜻한 물에 담가 항문의 통증을 줄여주어 변을 잘 보게 하는 엄마도 있는데 아주 좋은 방법입니다. 일단 항문이 찢어져서 피가 나면 반드시 소아과를 방문해서 의사와 상의해야 합니다. 항문에서 피가 난다고 모두 항문 파열인 것은 아닙니다. 다른 원인에 의한 것일 수도 있기 때문에 직접 확인하는 것이 중요합니다.

## 관장, 집에서는 함부로 하지 마세요!

**• 관장은 소아과 의사가 매우 신중하게 선택하는 치료법입니다** '변비' 하면 '관장' 하고 떠오를 만큼 관장은 변비의 가장 보편적인 치료법인데, 특히 만성변비가 생겨서 아이가 변을 참는 경우는 장 속에 찬 딱딱한 변을 제거하는 데 아주 효과적인 방법입니다. 하지만 아이가 며칠간 변을 보지 못한다고 집에서 부모가 임의로 관장을 시키는 것은 바람직하지 않습니다. 근본적인 원인에 대한 처방 없이 자꾸 관장을 하게 되면 습관성이 되어 나중에는 관장에 의해서만 변을 보는 기막힌 사태가 벌어질 수도 있기 때문입니다. 또 자주 관장을 하다가 아기 항문이 손상되기라도 하면 아기가 항문이 아파서 변을 참느라 변비가 더 심해질 수도 있습니다.

**• 어린 아기의 변비는 항문을 자극하는 방법을 써보는 것도 좋아** 항문을 자극하는 방법은 간단합니다. 면봉에 베이비오일을 묻힌 후 아이의 항문에 1cm 정도만 넣고 살살 돌리면서 자극을 주면 됩니다.

• •
‿

**관장이 필요한 경우도 있습니다!!**
변비가 오래되어서 뱃속에 똥이 하나 가득 찬 경우나 변비 때문에 똥구멍이 찢어져서 똥 누기 너무 아파하는 경우는 관장을 해주는 것이 필요할 수 있습니다. 이런 경우는 소아과 의사의 처방을 받아서 관장을 해주십시오.



수은 체온계에 베이비오일을 묻혀서 자극할 생각은 하지도 마십시오. 잘못하다 체온계가 깨지기라도 하면 큰일납니다. 그래도 변을 안 보면 30분이나 한 시간 정도 지난 뒤에 한번 더 시도해봅니다. 휴지를 뾰족하게 말아서 항문에 살짝 찔러넣었다가 빼기도 합니다. 좀더 적극적인 방법은 새끼손가락의 손톱을 짧게 깎고 잘 다듬어서 긁히지 않는지 확인한 후에, 베이비오일을 충분히 묻혀 아기의 항문 주위를 몇 번 문질러 항문 근육을 풀어주면서 서서히 항문 속으로 1cm 정도 넣었다가 빼는 것을 서너 번 반복하는 것입니다. 그래도 안되면 30분이나 한 시간 후에 다시 한번 시도해봅니다. 이때 다치지 않게 주의해야 하는데, 자신이 없으면 아예 시도하지 마십시오.

**• 관장을 할 때 주의해야 할 점들** 관장을 꼭 해야 할 경우에는 소아과 의사의 처방을 받아 약국에서 관장기와 관장약을 사서 설명서대로 하면 됩니다. 글리세린이 주성분인 관장약은 1세 이하에서는 한번에 5cc 정도 넣고, 1~5세는 10cc, 6~11세는 20cc, 그 이상은 한번에 30cc를 사용하는 것이 일반적입니다. 관장약이 너무 차면 아기에게 자극이 될 수 있으므로 손으로 감싸서 관장약의 온도를 체온 정도로 맞추는 것이 좋습니다. 또 항문 주위에는 베이비오일을 많이 묻혀서 관장기가 들어가면서 항문이 손상을 입지 않도록 주의해야 합니다. 관장약을 넣을 때는 공기가 같이 들어가지 않도록 주의하면서 서서히 넣어야 하며 절대로 정량보다 많이 넣어서는 안됩니다. 그리고 관장약을 넣은 후 잠시 항문을 막고 있는 것이 좋습니다. 그냥 두면 관장약이 흘러나와 소용없게 되는 경우도 있습니다. 당연한 얘기지만 관장을 하면 아기가 변을 봅니다. 그러므로 미리 변을 받을 준비를 해야 합니다. 관장하는 데만 신경을 쓰다가 정작 변이 나오면 당황하는 분들도 있습니다. 간혹 아이를 처음 키우는 엄마들 중에는 관장하는 게 겁난다고 병원에 와서 관장을 해달라고 하는 분도 있습니다. 관장은 집에서 하는 것이 편하지만, 꼭 필요한 경우 소아과에서 관장을 해줄 것입니다.

# 변의 이상

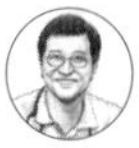

## Dr.'s Advice

아기의 변이 이상하면 변을 가지고 가서 소아과 의사의 진료를 받아야 합니다. 녹변은 아기들에게 아주 흔하며, 녹변을 보더라도 다른 이상이 없다면 대개의 경우 문제가 되지 않습니다.

모유를 먹는 아기의 변은 묽습니다. 변이 묽다고 물젖은 아니며, 모유를 끊어서도 안됩니다. 변에 코나 피 같은 것이 섞여 나오는 경우는 반드시 소아과 의사의 진료를 받아야 합니다. 세균성 질환이 있는 경우에 이런 일이 흔합니다.

이유식을 시작할 때는 변이 이상해지는 경우가 흔합니다. 충분한 간격을 두고 새로운 음식을 첨가하여 무엇 때문에 이상이 생겼는지를 알 수 있어야 합니다.

119 소아과

# 아기의 변은 어떤 특징이 있을까?

변이 문제가 되는 것은 어린 아기들의 경우입니다. 좀 큰 아이들의 경우는 변에 이상이 있으면 어른들의 경험에 비추어 생각할 수 있지만, 어린 아기들은 변을 보는 습관과 변의 양상이 어른들과 많이 다르기 때문에 정상적인 변과 비정상적인 변을 구분하기가 매우 힘듭니다. 특히 몇 가지 사실에 대해서는 많은 엄마들이 잘못 알고 있는 경우가 많은데, 그 대표적인 것이 녹변과 모유를 먹는 아이들의 물변, 그리고 어린 아기들의 변비입니다.

## 아기들이 변을 보는 양상은 나날이 바뀝니다

• **아기의 변은 어떤 변이 정상이라고 딱 잘라 말할 수 없습니다** 아기는 갓 태어나서는 거무스름한 태변을 보고, 며칠 뒤 녹색을 띤 노란색의 전이변을 보다가, 다시 며칠 뒤부터 노란색의 변을 보게 됩니다. 아기의 변은 어른과 달라서 먹는 음식과 몸의 컨디션, 월령에 따라 상당한 차이를 보이므로 어떤 변이 정상이라고 딱 잘라 말할 수 없습니다. 간혹 아기의 변이 노랗지도, 모양이 예쁘지도 않으면 비정상이라고 생각하는 엄마도 있는데, 아기는 어른의 축소판이 아니므로 어른과 같은 변을 보지 않습니다.

• **변을 보는 횟수도 아기들마다 천차만별** 변을 보는 횟수도 먹는 음식에 따라 하루 1~5회를 보는가 하면 일주일에 한 번만 보는 경우도 있습니다. 물론 어느 경우나 정상일 수 있습니다. 일반적으로 모유를 먹으면 변을 하루에 보통 4~5회를 보고 많은 경우에는 하루에 10회 이상까지도 자주 봅니다. 모유와 달리 분유를 먹으면 횟수가 적어지는 경향이 있으나 항상 그렇지는 않습니다. 모든 아기들은 개성이 있다는 사실을 잊지 마십시오. 변을 보는 양상 또한 나날이 바뀌는데, 하루에 한 번 변을 보던 아기가 갑자기 두세 번 변을 보기도 하고 4~5일 동안 변을 안 보기도 합니다.

## 모유를 먹는 아기의 변

**아기의 변이 묽으면 물젖?**
간혹 할머니들이 모유 먹는 아기의 변이 묽게 나오면 물젖이라고 젖을 끊게 하기도 합니다. 사실 소아과 의사들은 물젖이라는 표현을 쓰지 않습니다. 변이 묽게 나오는 가장 흔한 원인은 젖을 조금씩 자주 먹여서 한쪽 젖을 완전히 비우지 않기 때문인 경우가 많습니다. 이런 경우 한쪽 젖을 충분히 빨려서 완전히 비우게 되면 변이 좀 좋아지게 됩니다. 아기의 변이 묽다고 모유를 끊어서는 안됩니다.

YouTube
모유수유아
녹변! 주의할 점

**· 모유 먹는 아기의 변은 분유 먹는 아기의 변보다 묽어** 많은 사람들이 아기도 어른과 같이 모양을 제대로 갖춘 변을 본다고 생각하고 있습니다. 게다가 모유만 먹이는 집이 아직도 그렇게 많지 않은 우리의 현실에서 분유 먹이는 옆집 아기들의 변이 다 제대로 모양을 갖춘 변이다 보니 당연히 아기의 변이 그러하리라고 추측합니다. 그러나 모유만 먹는 아기의 변은 분유를 먹는 아기의 변보다 묽게 마련입니다. 모유를 먹는 아기는 하루에 변을 정상적으로도 3~4회 이상 볼 수도 있습니다. 물기가 많아서 기저귀를 푹 적시기도 하고 거품이 이는 경우도 흔합니다. 모유를 먹는 아기의 변을 처음 본 사람이나 아기를 키워본 적이 없는 초보 엄마들은 아기의 변이 이렇게 나오면 설사라고 생각하는데, 대개는 정상입니다. 하지만 대부분의 엄마들은 잘 구분을 할 수가 없습니다. 아기가 변을 묽게 보는데 그게 정상인지 아닌지 잘 모를 때는 변을 가지고 소아과를 방문해 소아과 의사의 의견을 들어보는 것이 좋습니다.

**· 어린 아기의 변은 먹는 양과 밀접한 관계가 있습니다** 그러나 모유를 먹인다고 항상 변을 묽게 자주 보는 것은 아닙니다. 모유를 먹는 아기는 하루에 변을 3~4회도 넘게 보는 경우도 있지만 생후 6주가 넘은 아기는 일주일쯤 안 보고도 태연할 수도 있습니다. 어린 아기의 변은 먹는 것과 아주 밀접한 관계가 있습니다. 간혹 모유 먹는 양이 적어질 경우 변을 잘 안 보는 아기도 있습니다. 아기가 먹는 양을 잘 어림해보고 다른 문제가 없는 경우 아기가 변을 며칠 못 봐도 별다른 이상이 없는 것 같으면 기다리는 게 좋습니다.

**· 모유를 먹는 아기의 변이 다 묽게 나오는 것은 아닙니다** 모유를 먹는 아기의 변도 분유를 먹는 아기의 변만큼이나 모양을 갖추기도 합니다. 그러므로 모유를 먹는 아기의 변이 묽게 안 나오고 아기가 며칠 동안 변을 못 봤다고 함부로 관장시키는 일은 없어야 합니다.

모유를 먹고도 보채지 않고 잠을 잘 자며 몸무게가 꾸준히 는다면 모유를 계속 먹이는 것이 좋습니다. 모유 먹는 아기의 변은 색깔이 노란색, 녹색, 갈색 등 일정하지 않습니다. 따라서 아기가 녹변을 본다고 무조건 걱정할 필요는 없습니다. 그리고 아기의 변은 이유식을 주기 전까지는 냄새가 별로 심하지 않습니다.

## 녹변에 대해 한번 알아볼까요

생후 1개월쯤 된 아기를 데리고 소아과에 온 엄마들에게 물어보면 아직도 아기에게 기응환을 먹이고 있는 엄마가 제법 있습니다. 그 이유를 물어보면 하나같이 "아기가 놀래서", "푸른 똥 또는 놀랜 똥을 누어서"라고 대답들을 합니다. 간혹 BCG 예방접종을 맞기 전까지는 변을 예쁘고 노랗게 잘 보던 아기가 BCG 예방접종을 한 뒤로 놀라서 그런지 녹변을 본다고 하는 엄마들도 있습니다. 그러나 녹변은 많은 엄마들의 말처럼 변이 푸른색을 띠는 것이 아니라 초록색, 쑥색 등의 색깔을 띠는 것을 가리킵니다. 아기들은 별다른 이상이 없는데도 녹변을 볼 수 있습니다. 하지만 아기의 변이 어른처럼 누르스름한 색일 것이라고 생각한 엄마들에게는 상당히 놀라운 일이라 할머니나 옆집 아주머니에게 물어보고 이것을 "놀랜 똥"이라고 한다는 것을 알게 됩니다.

**· 녹변은 어떻게 만들어지는 걸까요?** 아기가 섭취한 음식물은 식도, 위를 지나 십이지장에 이르면 간에서 분비된 담즙(쓸개즙)과 섞여 녹색을 띠게 되고 이것이 다시 소장, 대장을 거치면서 색깔이 옅어져 노란색으로 변합니다. 이때 일부 음식물에 의해 담즙의 양이 증가하거나, 음식물에 녹색 색소가 많이 섞여 있거나, 그밖에 여러 가지 이유로 장 운동이 빨라져서 음식물이 장을 통과하는 시간이 짧아지면 녹변을 보게 됩니다.

**분유 먹는 아기의 변은?**
분유를 먹는 아기의 변은 묽지만 약간의 모양을 갖춘 경우가 많습니다. 변의 색깔은 주로 연노란색이나 연갈색입니다. 어른의 변같이 모양이 제대로 잡혀 있진 않지만 대개의 엄마들은 그리 고민하지 않습니다. 간혹 아기가 녹변을 본다고 분유를 바꾸려고 문의하는 분들이 있는데, 분유를 바꾼다고 녹변이 황금빛 변으로 나오지는 않습니다.

녹변 사진

YouTube
녹색변?
황금색변
아니어도 좋아요

YouTube
황금변의 신화?

**아기의 변이 이상하다구요?**
아기의 변이 이상하다고 소아과를 찾는 분들 가운데는 첫째 아기도 변이 이렇지 않았고 옆집 아기도 안 그렇다고 하는 엄마들이 있습니다. 아기들은 풀빵 기계로 찍어낸 것이 아닙니다. 한 엄마에게서 태어났다 해도 첫째와 둘째가 다릅니다. 하물며 다른 집의 아기와 똑같을 리 없겠지요. 정상적인 변이라고 해서 딱 정해진 횟수와 모양이 있는 것은 아닙니다. 어떤 아기에게는 정상인 변이 어떤 아기에게는 비정상일 수 있습니다. 그렇기 때문에 변이 정상이냐 아니냐를 판단할 때는 변의 상태와 더불어 아기의 상태도 같이 봐야 하는 것입니다.

**· 녹변은 병이 아니고 하나의 증상일 뿐입니다** 아기가 녹변을 보는 경우는 매우 많습니다. 장 운동을 증가시키는 세균성 장염이나 바이러스성 장염 등에 걸린 경우, 우유 알레르기 등에 의해 장 운동이 빨라지는 경우, 스트레스나 정신적으로 흥분한 경우, 일부 음식물에 의해 담즙이 증가되는 특이한 경우, 음식물의 색소가 변에 영향을 미치는 경우, 별다른 문제가 없이도 녹변이 나오는 경우 등 수없이 많습니다. 아기의 장도 감정을 갖고 있습니다. 장은 기분의 상태에 따라 운동이 달라지며 흥분하거나 스트레스를 받아도 장의 운동이 불규칙해지고 빨라집니다. 즉 녹변이 나올 수 있다는 이야기입니다. 분유를 먹는 아기의 경우 별다른 이상이 없이 녹변을 누는 경우는 대부분 큰 문제가 없습니다. 모유를 먹는 아기가 묽은 녹변을 자주 볼 때는 전유 후유 불균형이 문제가 될 수도 있습니다.

**· 분유 먹는 아기의 경우 색깔보다는 내용에 신경 써야** 녹변이 정상이냐 아니냐 하는 문제는 노란 변이 정상이냐 아니냐 하는 문제와 같습니다. 노란색 변이라도 묽게 나오거나 갑자기 변의 모양이 바뀌면 엄마가 신경 써야 합니다. 하루에 한 번 정도 변을 보는데, 변 상태가 질퍽하며 짙은 쑥색이고 냄새가 많이 나는 정도의 변이라면 괜찮습니다. 잘 먹고 잘 놀고 기분이 좋으면 별로 걱정할 것이 없습니다. 시큼한 냄새가 많이 날 수도 있습니다.

**· 녹변이 항상 정상인 것은 아닙니다** 분유 먹는 아기의 경우 녹변을 눠도 대부분의 경우는 정상입니다. 하지만 아기가 평소와 다르게 변을 보거나 변의 양상이 갑자기 변하면 일단 관심을 가져야 합니다. 아기의 상태가 이상하면서 변이 갑자기 녹색으로 바뀌면 임의로 약을 먹이기보다는 다른 질병이 동반된 것은 아닌지 소아과에 가서 확인해야 합니다. 감기에 걸려도 초기에 녹변이 나올 수 있으며, 장염이 있을 때는 녹변을 보는 횟수가 증가하고 물기가 많으며 경우에 따라서 코 같은 것이나 피가 섞여 나오기도 합니다. 열이 나는 경우도 있고 보채며 식욕이 감소하기도 합니다. 이런 경우에는 소아과에 가서 진찰을 받고 치료를 해야 합니다. 그러나 대개

**모유 먹는 아기가 녹변을 볼 때!!**

모유를 먹는 아기가 녹변을 보는 경우는 문제가 되는 경우도 있습니다. 모유는 한 번 수유 시에 처음에 나오는 전유의 성분과 나중에 나오는 후유의 성분이 다른데, 처음에는 탄수화물의 비율이 높고, 나중에는 지방의 비율이 높습니다. 아기가 모유를 충분히 빨지 않고 조금 빨다 그만두면 탄수화물만 주로 섭취하게 됩니다. 탄수화물을 많이 섭취하게 되면 아기가 변을 자주 보고, 묽게 보고, 녹변을 볼 수도 있습니다. 이 경우는 녹변이 문제가 되는 것이 아니고 아기의 두뇌 발달에 가장 중요한 지방의 섭취가 불충분하게 되어 머리가 나빠질 수도 있다는 것이 문제가 됩니다. 모유를 먹는 아기가 녹변을 볼 때는 젖을 충분한 시간 동안 빨려서 전유와 후유를 골고루 먹게 해야 합니다.

1~2주 이상 가지는 않습니다. 간혹 녹변이 나오는 경우 함부로 약을 쓰는 분도 있는데, 이것은 곤란합니다. 아기에게 포룡액, 기응환, 우황 청심환, 심지어는 로페린 시럽까지 먹이는 분들도 있는데, 소아과 의사는 이런 것을 권장하지 않습니다.

**• 우유 등에 알레르기가 있어도 장 운동의 증가로 녹변을 볼 수 있어**

이런 경우에는 장기간 설사가 지속되기도 하고 구토 등이 동반되기도 합니다. 이런 증상을 보인다면 벌써 소아과를 자주 방문했을 것이며, 진단 결과에 따라 의사로부터 특수 분유의 사용을 권유받았을 것입니다. 그밖에 색소 등에 의한 녹변은 먹은 음식의 색깔을 확인하면 되고, 담즙이 증가하는 식품에 의한 녹변은 일시적인 경우가 대부분이므로 너무 걱정하지 않아도 됩니다.

## 아기의 변비, 잘못 알고 있는 분들이 많습니다

어린 아기들은 하루에 한 번씩 변을 잘 보다가도 어느날 갑자기 4~5일씩 안 보기도 합니다. 이런 경우 엄마들은 흔히 아기에게 변비가 생겼다고 단정하는데, 어린 아기들은 다른 이상이 없어도 일주일 동안 변을 안 볼 수 있습니다. 그래도 일단 4~5일 동안 아기가 변을 안 보면 소아과 의사와 상의하는 것이 좋습니다. 집에서 미리 변을 잘 보게 하는 약을 먹이거나 관장을 함부로 시키지는 마세요. 신생아들은 끙할 때 힘을 주는 방법을 아직 잘 모르기 때문에 온 세상 끙을 혼자 다 하듯이 몸이 발갛게 변하도록 힘을 주기도 합니다. 그리고 어린 아기들은 아직 항문의 크기가 상대적으로 작기 때문에 변이 나올 때 더 힘들어하기도 합니다. 그러나 변을 눌 때 힘들어해도 별다른 이상이 없고 잘 먹고 잘 놀면 변비라고 말하기 곤란합니다. 아기가 변을 볼 때 힘주는 방법을 서서히 배우게 되면 온몸에 힘주는 것이 사라집니다.

# 아기 변의 다양한 양태와 변의 이상

어떤 아기는 변을 볼 때 마치 온 세상 끙을 혼자 다 보는 것처럼 온몸에 힘을 주어 얼굴이 시뻘개지곤 합니다. 그러나 나중에 기저귀를 살펴보면 변이 그렇게 딱딱하지도 않은 경우가 많습니다. 아기가 평소에 잘 놀고 잘 먹으면서 변도 이상하지 않으면 별로 걱정할 필요 없습니다. 끙할 때뿐 아니라 쉬할 때도 온몸에 힘을 주는 아기가 있는데, 이것 역시 다른 문제가 없다면 그리 걱정하지 않아도 됩니다. 하지만 변이 딱딱하다든지 아기의 변에 코나 피 같은 것이 섞여 나오면 아기의 몸에 이상이 생겼다는 신호이므로 소아과를 방문해 진료를 받아야 합니다. 소아과를 방문할 때는 아기의 변을 가져가 의사에게 보여주고 진료를 받는 것이 가장 확실한 치료 방법입니다.

## 변에 코 같은 것이 섞여 나오는 곱똥

곱똥 사진

변에 코 같은 것이 섞여 나오는 것을 곱똥 또는 점액성 변이라고 합니다. 주로 설사변에 끈적끈적한 코 같은 것이 묻어 나오는데, 이런 경우 장염에 걸렸을 가능성이 큽니다. 물론 다른 원인에 의해 곱똥을 누는 경우도 있지만 대부분은 장염에 걸렸을 때 곱똥을 봅니다. 아기가 곱똥을 보았을 때 아기의 상태가 그다지 나쁘지 않으면 조금 기다려볼 수 있고, 이유식을 하면서 새로 시작한 음식이 있으면 그것을 중단하고, 과즙을 많이 먹이고 있으면 양을 줄이십시오. 하지만 제일 확실한 방법은 아기의 변을 가지고 가서 소아과 의사의 진료를 받는 것입니다. 우스갯소리 같지만 간혹 코나 가래가 넘어가서 변에 섞여 나오는 것이 아니냐고 물어보는 분도 있습니다. 하지만 코나 가래는 위를 통과할 때 소화 작용을 거치기 때문에 그대로 변에 섞여 나오는 일은 없습니다.

## 변에 피가 섞여 나오는 피똥

**수박을 먹고 변을 보면 피처럼 보이기도!!**
해마다 여름이 되면 가끔 엄마들이 놀라서 기저귀를 싸들고 소아과로 뛰어오기도 합니다. 아기가 수박을 먹고 난 후에 변을 보면 변에 수박이 묻어 나오는 경우가 있는데, 이 수박이 꼭 피처럼 보이기 때문입니다. 피보다 더 피 같습니다. 피는 시간이 지나면 약간 거무스름해지는데 수박은 시간이 지나도 처음 그대로 선명해서 보는 엄마의 가슴을 섬뜩하게 합니다.

혈변 사진

간혹 변에 피가 섞여 나오는 경우가 있습니다. 대개는 소량의 피가 섞여 나오는데 이런 경우 많은 엄마들은 이질을 먼저 떠올립니다. 일단 변에 피가 섞여 나오면 의사들은 긴장합니다. 피가 섞여 나오는 병치고 어느 것 하나 간단한 것이 없기 때문입니다. 아기의 변에 피 같은 것이 섞여 나오면 소아과 의사의 진료를 받는 것이 좋습니다. 이때 반드시 기저귀를 가지고 가십시오.

• **세균성 장염일 때** 아이가 장염에 걸려서 변에 피가 섞여 나올 때 약간의 코 같은 곱이 같이 섞여 나오는 경우가 많습니다. 이런 경우에는 물론 변을 보는 횟수도 증가하고 물기도 증가합니다. 변의 상태가 이런 아이들은 열도 나고 힘들어하기도 하므로 엄마가 보기에도 장염에 걸린 아이처럼 보입니다. 아기가 세균성 장염에 걸렸다고 판단될 때 약을 10일 이상 먹여야 하는 경우도 있습니다. 진찰 소견상 의사가 세균성 장염이 의심된다고 할 때는 치료 도중 아이가 멀쩡해졌다 해도 의사의 지시 없이 임의로 약을 끊으면 절대로 안됩니다.

• **항문이 찢어졌을 때** 변비 등으로 인해 아이의 항문이 심하게 찢어지면 아이가 선혈이 나오는 변을 볼 수 있습니다. 대개는 변을 다 본 후에 피가 똑 똑 떨어지는데, 간혹은 변 중간에 피가 묻어 있는 경우도 있습니다. 아이의 변에 피가 섞여 나오는 것은 대개 변이 딱딱하게 나오는 것과 연관이 있으므로 오늘이 아니더라도 며칠 사이에 아기가 딱딱한 변을 보았거나 변을 보면서 힘들어한 적이 있었는지 생각해보세요. 이때는 좌욕을 시켜주는 것이 좋습니다. 좌욕은 따뜻한 물로 하루에 4~5회 정도, 한번에 10분 이상 하면 됩니다. 변비가 있다면 당연히 변비 치료도 같이 해야 합니다. 항문이 찢어져서 피가 나오면 소아과 의사의 진료를 받는 것이 좋습니다.

**아기가 방귀를 너무 자주 뀐다구요?**
방귀를 자주 뀐다고 문제가 될 것은 없습니다. 하지만 아기가 힘들어하거나 냄새가 심한 경우라면 장에 탈이 났을 수도 있고 소화 기능에 문제가 생겼을 수도 있습니다. 이런 때는 진찰을 해보아야만 정확한 원인을 알 수 있는데, 변에 이상이 없다면 진찰을 해도 정확히 모르는 경우가 많이 있습니다. 일반적으로 아기들은 자기 스스로 어느 정도 회복 능력이 있기 때문에 변에 이상이 없고 아기에게 별다른 문제가 없다면 대개는 시간이 지나면 나아집니다.

• **장에 출혈이 있을 때** 드물긴 하지만 장에서 심한 출혈이 생겼을 때 피의 색깔이 검게 변하기도 전에 항문으로 선혈이 나올 수 있습니다. 이런 경우는 보통 항문에 문제가 생겨 피가 나올 때보다 많은 양의 피가 나옵니다. 장 출혈이 의심될 때는 응급상황이므로 한밤중이라도 변을 가지고 병원으로 가야 합니다.

• **장중첩일 때** 토마토 케첩같이 약간 끈적끈적하고 비교적 골고루 붉게 물든 듯한 피똥을 누면서 아이가 1~2분 정도 자지러지게 울다가 10~20분 정도 조용하고 또 1~2분 정도 자지러지게 울다가 10~20분 정도 조용하고를 반복하면 장중첩을 의심해야 합니다. 대부분 이런 경우는 피똥 때문이라기보다는 아기가 아주 심하게 울기 때문에 한밤중에라도 아기를 업고 병원 응급실로 가게 됩니다.

## 아기 변의 다양한 양상들

• **흰 몽우리가 나오는 변** 아기의 변에 순두부처럼 흰 몽우리가 섞여 나오는 경우가 있는데, 이것은 대개 모유나 분유 속의 유지방이 응고되어 나오기 때문입니다. 흔히 할머니들이 '생똥' 또는 '산똥'이라고 부르는데, 아기가 소화가 안돼 그렇다고 생각하십니다. 그러나 흰 몽우리가 보인다고 막연히 소화 불량이라고 판단하면 안됩니다. 정상인 경우에도 변에 흰 몽우리가 나오는 경우가 많으니까요. 아기가 흰 몽우리가 있는 변을 보더라도 그 밖의 다른 이상이 없고 잘 먹고 잘 논다면 크게 걱정하지 않아도 됩니다. 물론 장염에 걸리거나 장 운동이 나빠져서 변에 흰 몽우리가 섞여 나올 수도 있는데, 장 운동이 빨라지면 분유가 장에 머무르는 시간이 줄어들어서 흡수가 덜된 채로 변으로 나오기 때문입니다. 감기에 걸려서 장이 나빠진 경우에도 이런 변이 나옵니다. 주의할 것은 변에 흰 몽우리가 섞여 나온다고 장약을 남용하면 안된다는 것입니다. 아

기의 상태가 의심스러울 때는 소아과 의사의 진찰을 받아보는 것이 중요합니다. 또 어떤 분은 아기가 소화가 안돼 변에 흰 몽우리가 섞여 나온다며 설사할 때 먹는 특수 분유나 알레르기가 있을 때 먹는 특수 분유를 먹이기도 하는데, 이것 역시 곤란합니다.

**• 당근이 그대로 섞여 나오는 변** 이유식을 하는 아기의 변에 당근이 섞여 나온다고 비정상적인 변이 아닌지 소아과 의사에게 문의하는 분들이 심심찮게 있습니다. 이런 경우 다른 이상이 없다면 크게 신경을 쓸 필요가 없지만 정 고민스러우면 당근을 좀더 푹 삶아주고 좀 으깨주십시오. 물론 당근뿐 아니라 옥수수나 김, 그밖에 여러 가지 과일 껍질도 아기의 변에 그대로 섞여 나올 수 있습니다.

**• 끈적끈적한 찰흙 같은 변** 코 같은 것이 없고 단순히 끈기만 있는 경우라면 괜찮습니다. 어떤 아기의 변은 기저귀에 찰싹 달라붙기도 합니다. 이런 경우 드물지만 아기에게 이상이 있을 수도 있으므로 아기의 현재 상태를 잘 살펴봐야 합니다. 아기가 잘 먹고 잘 놀고 기분이 좋다면 변에 이상이 있더라도 기다려볼 수 있습니다.

**• 폭삭 썩는 냄새가 나는 변** 어떤 아기는 진찰실에서 끙을 누면 온 동네에 화생방 경보를 내릴 정도로 지독한 냄새를 피우기도 합니다. 물론 소화가 잘 안돼 냄새가 지독한 경우도 있지만 이상이 없는 경우가 더 많습니다. 냄새만 지독할 뿐 별다른 이상 없이 아기가 잘 먹고 잘 논다면 크게 염려하지 말고 기다려보세요. 아기의 장이 다 썩는 것 아니냐며 고민하는 엄마도 있는데, 정 고민되시면 한 번쯤 소아과 의사의 진료를 받는 것도 좋습니다.

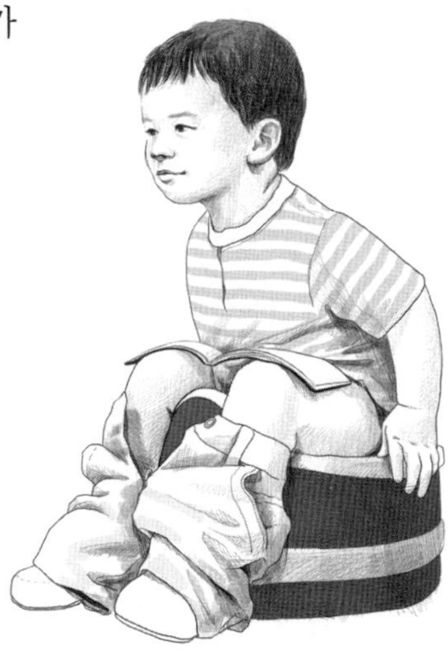

**• 염소 똥같이 딱딱한 변** 변비가 있는 아기들은 대개 염소 똥같이 딱딱한 변을 봅니다. 어떤 아기는 딱딱한 변이 굵어서 항문이 찢어지기도 합니다. 이런 변을 보는 아기는 대개 먹는 양이 부족하거나 먹는 음식에 섬유질이 부족한 경우가 많습니다. 분유를 먹는 아기가 변을 잘 못 보고, 변을 보더라도 딱딱한 경우에는 물을 더 먹이고 분유에 설탕을 좀 타서 먹이는 것이 좋습니다. 좀더 자세한 내용은 이 책의 '변비와 관장' 편을 참고하십시오. 이유식 먹일 나이가 되면 과일 주스나 채소 등을 더 먹이는 것이 좋습니다. 물론 오랫동안 딱딱한 변을 볼 때는 소아과에서 진료를 받아 원인을 밝혀야 합니다.

검은 변 사진

**• 자장면 색깔의 검은 변** 이런 변은 대개 위나 십이지장과 같은 상부 소화기관에 출혈이 생겼을 때 볼 수 있습니다. 녹색을 띤 짙은 쑥색의 변과는 달리 자장면 같은 검은색을 띱니다. 이런 경우는 반드시 소아과 의사가 진료해서 원인을 밝혀야 하므로 기저귀를 가지고 소아과를 방문해야 합니다. 하지만 이렇게 자장면 색깔의 변이 나와도 괜찮은 경우가 있습니다. 빈혈 치료를 위해 철분약을 먹고 있는 경우 변이 검게 나올 수 있습니다. 이런 경우는 병적인 것이 아니므로 염려할 필요가 없습니다. 물론 검은 색깔을 띤 음식을 먹어도 변이 검어질 수 있는데, 짙은 쑥색이 아닌 자장면 색깔의 검은 변을 누면 반드시 변을 가지고 소아과 의사에게 가서 이상이 있는지 없는지를 확인해야 합니다.

**• 쌀뜨물같이 부옇게 나오는 변** 콜레라나 가성 콜레라(장염)에 걸리게 되면 설사가 쌀뜨물같이 부옇게 나옵니다. 콜레라에 대해서는 엄마들이 미리 걱정하실 필요가 없습니다. 우리나라에서는 콜레라가 거의 발생하지 않는 데다 설령 발생한다 하더라도 설사가 너무 심해 바로 병원으로 달려가게 되니까요. 문제는 가성 콜레라입니다. 가성 콜레라는 로타 바이러스라는 바이러스로 인해 발생하는 장염으로 콜레라를 닮은 가짜 콜레라를 말합니다. 증상은 콜레라

와 비슷하지만 별문제 없이 좋아집니다. 변의 이상보다는 설사가 심해서 저절로 소아과에 가게 되므로 변의 양상에 민감할 필요는 없습니다.

- **변 전체가 흰색을 띤 변** 흰색의 몽우리가 몽글몽글 있는 변이 아니라 변 전체가 흰색을 띤 변을 말합니다. 이 흰색 변은 신생아에게 아주 드물게 문제가 됩니다. 변이 노란색을 띠는 이유는 앞에서 설명드렸습니다. 그런데 여러 가지 이유로 담즙이 변에 섞이지 못하면 변이 흰색이 됩니다. 이렇게 아기가 흰색 변을 보는 경우 담도가 막히는 병에 걸리지는 않았는지 반드시 의심을 해야 합니다.

# 병원 다니기

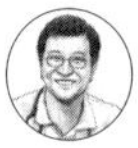

## Dr.'s Advice

아기가 태어나면 집에서 가까운 곳에 있는 소아과를 단골로 정해서 다니십시오. BCG 등의 접종을 하러 꼭 아기가 태어난 병원에 가야만 하는 것은 아닙니다.

큰병원이 아기의 병을 더 잘 치료하는 것은 아닙니다. 동네 소아과를 다니다가 입원이나 검사가 필요하면 동네 소아과 의사가 큰병원으로 보내줄 것입니다. 아기의 감기가 낫지 않는다고 이 소아과, 저 소아과 다니는 것은 좋지 않습니다.

감기나 비염이나 중이염은 소아과 의사가 치료하는 전문 분야입니다. 특히 콧물이 나는 경우 이비인후과에서 코를 치료해야만 한다고 잘못 알고 있는 엄마들도 있는데, 이것은 심각한 오해입니다.

접종을 하러 소아과에 갈 때는 반드시 육아에 대해서 소아과 의사와 상담하십시오.

119 소아과

## 병원에 갈 것인가 말 것인가

**• 엄마들은 육아에 있어 수많은 전설과 투쟁하곤 합니다** 책에서 얻은 엄마의 지식과 경험에서 얻은 시어머니의 지식이 상반될 때는 커다란 갈등을 겪게 됩니다. 7~8남매를 키우신 할머니의 육아론을 듣노라면 일면 수긍이 가는 면이 있긴 하지만 황당한 경우도 많이 있습니다. 특히 많은 아이를 건강하게 키우신 할머니는 아이들은 그냥 내버려둬도 잘 자란다고 생각하는 경향이 있습니다. 며느리가 아이가 아파 병원에 간다고 하면, "무슨 쓸데없는 소리, 날 봐라. 7남매 키우면서 병원 한번 안 갔는데도 아무 탈 없이 잘 크지 않았느냐. 너도 내 말 듣고 내가 하라는 대로만 하면 잘 키울 수 있다"며 고집을 부리는 분도 있습니다. 실제로 저희 병원에도 시어머니 몰래 나와 아기를 진료받게 한 엄마가 있었습니다. 아기가 기관지염이 무척 심했는데, 시어머니가 폐렴으로 다 죽어가는 당신의 아이(아기 아빠)를 민간요법으로 살려낸 경험이 있다며 병원에 못 가게 했답니다.

**• 증상만 보고 섣불리 병의 원인을 판단해서는 안돼** 병이란 원래 다양한 양상을 보이므로 섣불리 원인을 판단해서는 안됩니다. 똑같은 증상이라도 그 증상을 일으킬 수 있는 병들은 수없이 많습니다. 똑같은 진단명을 가진 병이 어떤 경우에는 하루 만에, 어떤 경우에는 두 달 만에 낫기도 하고 또 어떤 경우에는 별의별 약을 다 써도 안되다가 포기하면 낫기도 합니다. 심지어는 의사가 생각하기에도 기적이다 싶은 경우도 많습니다. 그러나 의사들은 그러한 특이한 경우에 대해서도 무엇 때문에 좋아졌나를 합리적으로 생각하려고 노력합니다. 사람들은 남들이 '좋다더라' 하는 수많은 민간요법을 사용하다 어느 순간 아이의 상태가 갑자기 좋아지면 바로 그때 사용한 민간요법을 무슨 비방이나 비법처럼 광고하고 다닙니다. 우리나라처럼 비방과 비법, 만병통치약이 난무하는 나라도 드물 것

입니다. 그런데도 평균 수명은 전세계에서 마흔 번째도 안되고 사십대 남자의 사망률도 세계 최고입니다. 물론 옛것이 옳고 중요한 때도 있지만 소아과 영역에서의 옛것은 위험한 경우가 많습니다. 예를 들어 토하고 설사하는 아이를 굶기는 것, 열나는 아이에게 옷을 껴입히는 것, 홍역 걸린 아이에게 생가재즙 먹이고 이불 씌워놓는 것, 화상 입은 데 된장 바르는 것 등은 위험한 잘못된 방법들입니다. 아이가 아프면 소아과에 가서 진료받는 것이 가장 좋습니다.

## 진찰과 진단과 처방은 의사에게, 조제는 약사에게

**· 어떤 약을 쓸지는 반드시 의사의 진찰에 의해서 결정되어야** 의약분업이 되었다고는 하지만 아직도 의사의 진찰 없이 약국에서 약을 함부로 사서 먹는 것이 너무나 보편화되어 있습니다. 얼마 전까지는 마음대로 사먹을 수 있던 약을 전문 약이라 하여 살 수 없다고 하니까 이제는 무슨 약인지도 제대로 모르는 한약을 사서 먹이는 어처구니없는 일도 벌어지고 있습니다. 어떤 병에 어떤 약을 쓸 것인가는 의사의 진찰에 의해서 결정되어야 한다고 생각합니다. 똑같은 증상이라도 진찰 결과에 따라 전혀 다른 약을 써야 하는 경우가 있기 때문입니다. 단순한 감기처럼 보여도 잘못 치료하면 평생 후유증으로 고생할 수도 있습니다.

**· 약의 종류 및 용법은 의사가 결정하여 처방전에 명시합니다** 흔히 '약은 약사에게 진료는 의사에게'라는 말을 하지만 이것은 오해의 소지가 있는 표현입니다. 더 정확한 표현은 '진찰과 진단과 처방은 의사에게, 조제는 약사에게'입니다. 조제란 말에 대해서도 오해가 많은데, 조제란 의사가 써준 처방전에 따라 약사가 약을 조합하고 포장하는 것을 말합니다. 약의 종류 및 용법은 의사가 결정하여 처방전에 명시하여 줍니다. 병을 진단하고 무슨 약을 쓸 것인가를 결

**소아과는 몇 세까지 진료하나요?**

소아과는 육체적·정신적 성장이 끝나는 시기까지의 연령을 대상으로 합니다. 만 21세까지를 소아과 연령으로 잡고 있는 나라가 제법 있습니다. 우리나라는 18~21세까지 병원마다 다르게 진료합니다. 나이에 따라서 엄청나게 다양한 양상을 보이는 것이 소아들이고 똑같은 병이라도 나이에 따라서 전혀 다른 모습을 보일 수 있기 때문에 내과 영역과 소아과 영역은 구분되어야 합니다. 소아과 연령은 21살까지라 생각하시면 됩니다. 하지만 대학병원의 경우 여러 가지 사정상 내과와 소아과를 나누는 나이가 좀 다릅니다. 이 점은 큰 병원의 접수처에서 상의하시면 됩니다.

정하는 것은 전적으로 의사의 영역입니다.

**• 병은 의사의 진료를 받고 원칙대로 치료하는 것이 가장 좋아** 어떤 엄마는 한 대에 2만원씩 하는 수입 주사를 세 번만 맞으면 감기에 안 걸린다는 말을 듣고 솔깃해서 아이에게 야매(의사 면허가 없는 사람이 의료 행위를 하는 것)로 그런 주사를 맞히기도 합니다. 감기를 잘 낫게 하는 주사가 있기는 합니다. 호르몬제나 감마 글로불린 같은 약을 쓰면 감기는 거짓말처럼 금방 좋아지는 경우도 있습니다. 그러나 이런 약들은 부작용이 심해서 의사들도 특수한 경우가 아니면 잘 쓰지 않고, 쓰더라도 주의해서 사용합니다. 이런 약을 감기 치료에 사용하는 것은 빈대 한 마리 잡으려고 초가삼간 태우는 것 만큼이나 어리석은 일입니다. 아이의 병을 치료하는 데는 왕도가 없습니다. 의사의 진료를 받고 원칙대로 치료하는 것이 가장 좋습니다. 아이의 감기, 비염, 알레르기 등을 소아과 의사보다 더 잘 치료하는 방법이 있다고 믿는 것 자체가 이상한 일입니다.

## 아기의 성장 발달과 육아 문제는 소아과 고유의 영역

소아과 의사가 진료하는 내용은 두 가지입니다. 아픈 아기를 안 아프게 하는 것이 하나이고, 아기를 튼튼하게 키우도록 도와주는 것이 다른 하나입니다. 감기를 치료하는 데는 소아과 의사나 내과 의사나 거의 차이가 없습니다. 하지만 아기의 감기에 동반되는 여러 문제에 대해서는 아무래도 소아과 의사가 더 많이 알기 때문에 문제가 발생했을 때 더 적절하게 대처할 수 있습니다. 그리고 아기의 성장 발달과 육아 문제는 소아과 의사 고유의 영역입니다. 내과와 소아과는 이 점에서 전혀 다릅니다. 예를 들어 정신과적인 병은 의사라면 누구나 일반적인 상식을 갖고 있지만 정신과 상담은 정신과 의사 외 다른 어느 과 의사도 자신 있게 못합니다. 아이의 성장

발달과 육아 문제도 마찬가지입니다. 아이들이 감기 때문에 소아과에 오면 간혹 있을 수 있는 발달 장애나 성장 부진 등을 관찰해 이상 유무를 좀더 빨리 발견할 수 있고 미리 대처할 수 있습니다. 이런 점 때문에 소아과 의사들은 엄마에게 단골 소아과 의사를 정해 꾸준히 다니라고 권장합니다.



## 미리 큰병원에 가는 게 더 좋지 않나요?

**• 동네 소아과 의사만 믿고 있다가 괜히 병만 키웠다구요?** 많은 엄마들이 동네 소아과에서 아이 감기를 치료하다가 증세가 심해져 큰 병원에 갔더니 폐렴이라고 했다며 큰일 날 뻔했다는 얘기를 주위에서 심심찮게 듣습니다. 이런 이야기를 들을 때마다 엄마들은 아이가 폐렴에 걸려 있는 것도 모르는 동네 소아과 의사만 믿고 있다가 괜히 병만 더 키우는 것은 아닐까 고민합니다. 그러나 감기 같은 병은 치료하다 보면 일부에서는 반드시 합병증이 생기게 마련입니다. 이 합병증이 생길 확률은 동네 소아과를 다니나 대학병원을 다니나 거의 마찬가지입니다. 쉽게 이야기하면 아예 처음부터 대학병원에 입원시켜 치료해도 감기에서 기관지염이나 폐렴으로 넘어가는 합병증 발병률을 동네 소아과 다닐 때보다 줄일 수 없다는 것입니다.

**• 미리 큰병원으로만 찾아다니는 것은 아이에게 오히려 손해** 합병증은 한마디로 의사가 환자를 열심히 치료했는데도 어쩔 수 없이 생기는 병입니다. 합병증은 치료가 끝난 뒤에 발견되기도 하고 치료하는 도중에 발견되기도 하는데, 의사가 아무리 열심히 치료해도 막기 힘든 경우가 많습니다. 그럼 뭐하러 치료하냐구요? 그래도 치료해야 합니다. 쉽게 말해 감기를 치료하지 않을 때의 합병증 발병률이 100이라면, 감기를 제대로 치료할 때의 합병증 발병률은 20

**유쾌한 잔소리!!**

엄마가 설명을 들을 준비가 되어 있으면 의사는 한 마디라도 더 해줄 수밖에 없습니다. 그러나 엄마가 설명을 들을 마음이 없거나 아무런 준비도 해오지 않으면 당연히 의사의 설명도 간단해질 수밖에 없겠죠. 소아과를 방문할 때는 꼭 궁금한 것을 메모해 가십시오. 소아과가 가장 한가한 시간을 미리 알아서 가는 것도 질문을 여유 있게 할 수 있는 요령입니다.

정도로 줄일 수 있기 때문입니다. 아이를 치료하다가 큰병원에 갈 필요가 있을 때는 동네 소아과 의사가 반드시 큰병원으로 보내주므로 너무 걱정하지 않아도 됩니다. 사실 저는 몇 가지 특수한 질환을 제외하고는 큰병원보다 동네 소아과에 다닐 것을 권합니다. 미리 큰병원으로만 찾아다니는 것은 아이에게 오히려 손해인 경우가 많습니다. 사람이 많고 북적대는 큰병원에 가면 면역력이 약한 아이들의 경우 쉽게 병균에 감염될 수 있고, 큰병원에는 워낙 환자들이 많이 몰려 아이의 질병과 육아에 대해 자세한 설명을 듣기도 어려우니까요. 특히 예방접종을 하러 아기가 태어난 먼 곳의 병원까지 가는 것은 별로 권장하고 싶지 않습니다.



## 한가한 소아과가 좋습니다

**· 유명 소아과보다는 설명을 잘 해주는 소아과가 좋아** 대부분의 엄마들은 소아과 하면 사람들로 북적북적대는 종합병원 소아과나 유명 소아과를 떠올립니다. 그러나 그런 곳에 가면 육아에 대한 지식은 거의 물어보기 힘듭니다. 주변을 한번 둘러보세요. 의외로 한가한 소아과가 많습니다. 소아과는 크고 유명한 곳보다는 한가하고 설명을 잘 해주는 곳이 좋습니다. 더 좋은 약, 잘 낫는 소아과, 우리 아이에게 맞는 소아과, 그런 것은 다 미신입니다. 그보다는 설명을 잘 해주는 소아과, 아이를 이해해주는 의사가 훨씬 좋습니다.

**· 병원이 가장 한가한 시간을 알아두었다 방문하세요** 엄마들은 대개 일정한 시간대에 집중적으로 밀려옵니다. 한 엄마에게 편한 시간은 다른 엄마에게도 편한 시간이기 때문이지요. 그러나 환자가 많이 밀리면 아무리 성의 있는 의사라도 엄마들에게 육아에 대한 설명을 충실하게 해줄 수 없습니다. 미리 전화를 해보거나 처음 병원에 갔을 때 한가한 시간이 언제인지를 확인해둔 다음 그 시간대에

가는 것이 한 마디라도 설명을 더 들을 수 있는 방법입니다. 그리고 점심 시간 직전이나 퇴근 시간 직전은 가능하면 피하세요. 그 시간에 진료를 받으러 가면 아무래도 시간에 맞춰 진료를 끝내야 하는 중압감 때문에 의사의 마음은 바쁠 수밖에 없습니다. 특별한 이유가 없다면 점심 시간과 퇴근 직전의 시간은 피하는 것이 좋습니다.

## 의사를 시험하지 마세요

**• 의사에게 아이에 관한 정보를 숨기는 것은 무모한 일입니다** 아이의 병에 대해 좋지 않은 소리를 들은 엄마들은 대부분 다른 병원에 가서 다시 확인하려고 합니다. 먼저 갔던 소아과에서 진단 붙인 병명을 숨긴 채 다른 의사는 뭐라고 하는지 알아보려는 것입니다. 먼저 갔던 소아과의 의사가 혹시 오진을 한 것은 아닐까 하는 의심에 미리 말을 안하는 것이지요. 예전에 중이염 진단을 받은 아기가 있었습니다. 이 아기 엄마에게 10일 이상 약을 먹이면서 치료를 해야 한다고 했는데 두번 오더니 그 다음부터는 오지 않았습니다. 나중에 다시 왔길래 왜 계속 치료받지 않았냐고 물었더니 다른 병원에 가니까 이상이 없다고 해서 약을 끊었답니다. 그래서 물어봤지요. 새로 찾아간 병원의 의사에게 중이염 치료중이라고 말씀드렸냐구요. 그 말은 안했답니다. 그냥 감기 치료하면서 귀도 봐달라고 했답니다. 그러나 중이염 같은 병은 원래 일정 기간 동안 꾸준히 약을 먹어야 완치되는 병으로 약을 10일 이상 복용해야 합니다. 며칠 약을 먹어서 염증이 가라앉으면 마치 다 나은 것처럼 말짱해 보이는데, 이 상태에서 다른 병원을 찾아가면 다른 병원의 의사가 중이염을 발견할 수 없습니다. 불안하기 때문에 다른 병원으로 가서 확인하는 것까지는 좋습니다. 하지만 그 전 의사는 어떤 진료를 했고 어떤 병명을 붙였는지까지 숨겨서는 안됩니다. 일단 치료를 시작하면 다른 의사는 진단을 붙일 수 없거나 잘못 진단하게 되는 경우

**아이의 증상을 미리 파악한 뒤 병원에 가야!**

아이가 아파서 소아과에 갈 때는 미리 아이의 증상을 잘 살펴보고 가야 합니다. 동반되는 특이한 증상이 있으면 그것도 미리 파악해두시고요. 간혹 아이가 어디가 어떻게 아픈지 전혀 모르는 채 병원에 오는 분도 있어서 의사들이 난처할 때가 있습니다. 엄마가 소아과에 갈 형편이 못되어 다른 사람을 보낼 때는 증상을 정확히 알려주거나 메모를 해서 보내야 합니다.

도 흔하기 때문입니다.

**• 의사가 올바른 진단을 붙이려면 아이의 증상에 대해 자세히 알아야** 간혹 "어디가 아파서 오셨습니까?" 하고 물으면 "그걸 선생님이 아시지 제가 어떻게 압니까?" 하고 반문하는 분도 있습니다. 의사는 진찰만 하면 모든 병을 다 알아낼 수 있다고 생각하는 모양입니다. 의사가 올바른 진단을 붙이려면 우선 아이의 증상에 대해 자세히 알아야 합니다. 아이의 증상은 늘 아이와 함께 있는 엄마가 가장 잘 알 수 있습니다. 아이의 증상에 대한 엄마의 자세한 설명을 듣고 난 다음 의사는 의심되는 부위를 진찰하고 그 진찰 소견에 따라 필요한 경우 검사를 합니다. 그런 다음에야 아이의 병에 대한 최종 진단을 내리는 것입니다.

**질문을 할 때는 객관적인 증거를 제시하는 것이 좋아!**

대부분의 소아과 의사는 엄마가 아이에 대해 궁금한 것을 질문한다고 해서 싫어하지 않습니다. 단 질문의 요점만은 명확히 해야 합니다. 질문이 모호하면 의사도 제대로 된 대답을 해주기 어렵습니다. 이를테면 "아기가 잘 안 먹는데요"라고 말하기보다는 "3일 전에 감기에 걸리면서 하루에 우유를 800cc나 먹던 아기가 지금은 500cc도 안 먹습니다"라고 표현하는 것이 좋습니다. 그리고 비교적 객관적인 근거를 소아과 의사에게 제시하는 것도 필요합니다. 아기의 변이 이상하면 변을 가지고 가야 하고 기저귀에 붉은 것이 묻어 나오면 기저귀를 가지고 가야 합니다. 또 미열이 계속 있는 것 같으면 며칠 동안 체온을 재서 그래프로 그려서 가면 진단을 내리는 데 큰 도움이 됩니다.

## 병원에 갈 때는 궁금증을 메모해 갑시다

**• 소아과는 육아 지식을 얻을 수 있는 곳이기도 합니다** 소아과는 병을 치료하는 곳만은 아닙니다. 육아에 필요한 전반적인 지식을 얻을 수 있는 곳이기도 합니다. 아이를 키우다가 모르는 것이 있으면 소아과 의사와 상의하세요. 치료와 육아 모두 소아과 의사의 중요한 임무입니다. 그런데 집에서는 물어볼 것이 많았는데 막상 병원에 오니까 다 잊어버렸다고 하는 엄마들이 무척 많습니다. 아이에 대해 궁금한 점이 있으면 그때그때 메모해 두었다가 병원에 갈 때 가지고 가서 물어보면 좋습니다. 아직도 밤중에 우유를 먹는데 치아에 이상은 없겠는지, 사시같아 보이는데 눈에 이상은 없는지, 보행기는 태워야 하는지 말아야 하는지, 요구르트는 언제부터 먹여야 하는지, 이유식은 어떻게 만들어 먹여야 하는지, 말이 늦는데 괜찮은지, 잘 못 걷는데 별다른 이상은 없는지, 쉬와 끙은 언제부터 가리는지, 아이의 발달은 제대로인지, 몸무게는 잘 늘고 있는지 등등. 마음만 먹으면 물어볼 것이 너무나 많습니다.

# 분유 먹이기

## Dr.'s Advice

YouTube
분유 먹이기,
분유 끊을 때

YouTube
외출 시
분유 먹이기

YouTube
분유수유아,
비만 주의!

YouTube
멸균우유와
저지방 멸균우유

YouTube
분유통에 있는
먹는 양, 주의!

YouTube
분유 보관 방법
알아두세요!

YouTube
분유 하루치
한꺼번에 탈 때

YouTube
분태기?
극복하는 방법

모유보다 좋은 분유는 없습니다. 모유는 적어도 돌까지는 먹이는 것이 좋습니다. 모유를 먹일 수 없는 경우라면 분유를 먹여야 합니다. 분유를 탈 때는 맹물로 타는 것이 좋습니다. 많은 엄마들이 더 좋은 분유를 찾으시는데, 분유는 대개 비슷합니다. 어느 것을 먹여도 상관이 없으며, 어떤 것을 먹인다고 아이가 더 잘 크는 것은 아니라고 생각합니다.

분유와 이유식은 분야가 다릅니다. 이유식을 잘 먹는 아기도 돌까지는 모유나 분유를 반드시 먹어야 합니다. 두뇌 발달에 매우 중요합니다. 특수 분유는 함부로 먹여서는 안됩니다. 꼭 소아과 의사의 처방을 받아서 먹이기 시작하고, 끝내는 시점도 소아과 의사와 상의를 해야 합니다.

생후 6개월부터는 모유나 분유를 컵으로 먹이기 시작하고, 9개월부터는 본격적으로 컵으로 먹이기 시작하고, 돌이 지나면 우유병을 끊고 분유도 끊고 생우유(살균 처리된 시판우유)를 먹이는 것이 좋습니다. 모유는 두 돌까지 먹여도 상관없습니다. 철분을 먹이기 위해서 두 돌까지 분유를 먹여야만 하는 것은 아닙니다. 철분은 고기와 채소로 먹이는 것이 더 좋습니다.

분유 먹이다가 돌부터 우유로 바꿀 때는 멸균우유보다는 생우유로 먹이는 것이 기본이라고 생각하시면 됩니다. 생우유를 기본으로 먹이되 냉장고 없는 곳으로 외출할 때는 멸균우유를 사용할 수 있습니다.

새로 바뀐 내용인데, 돌부터 두 돌 전에는 보통의 생우유를 먹이면 되고, 두 돌부터는 1% 저지방이나 무지방 우유로 바꾸어 먹이는 것이 건강에 좋습니다. 몸무게가 많이 나가는 경우는 돌부터 2% 저지방 우유를 먹이는 것이 더 좋습니다.

119 소아과

# 분유에 대하여 꼭 알아두어야 할 것들

모유는 아기에게 가장 좋은 음식입니다. 적어도 돌까지는 모유를 먹여야 하며 두 돌이 지나서도 아기가 먹고 싶어하면 더 먹여도 좋습니다. 가능하면 혼합수유도 하지 마십시오. 만일 모유가 부족하다면 어쩔 수 없이 분유를 같이 먹여도 좋습니다. 소아과 의사들이 모유가 분유보다 좋다면서 모유의 우수성을 강조하니까 분유가 나쁘다고 오해하는 분들이 있습니다. 그러나 분유는 엄마의 모유에 가깝게 만들려고 수십 년간 노력한 결과물입니다. 모유 다음으로는 소젖으로 만든 분유입니다. 간혹 분유보다 콩으로 만든 음료나 미숫가루 같은 것이 더 낫다고 큰 오해를 하는 엄마들도 있는데 돌까지는 모유, 그게 정 안되면 분유를 먹이는 것이 제일 좋습니다. 돌 전에 분유 대신 생우유를 먹여서는 안됩니다.

YouTube
아기가 배고파할 때 먹이세요

YouTube
아기 수유! 3시간마다 먹이지 마세요

YouTube
아기 수유! 양을 정해서 먹이지 마세요

## 분유는 반드시 보리차에 타먹인다?

**· 분유를 탈 때는 맹물을 끓였다 식혀서 사용하는 것이 좋아** 분유는 원래 맹물에 타는 것을 기준으로 만들어진 것입니다. 보리차로 분유를 타는 것은 권장되지 않습니다. 분유가 처음 들어왔던 예전에는 수인성 전염병이 하도 많아서 물을 끓여서 분유를 타게 하기 위해 보리차에 타서 먹이라고 권장한 적이 있었습니다. 그런데 이제는 누구나 분유를 탈 때 끓였다 식힌 맹물을 사용하기 때문에 보리차로 분유를 타서 먹이는 것은 권장하지 않습니다. 보리차를 먹이면 소화가 잘 된다, 그런 말은 하지 않습니다. 분유 탈 때는 생수도 끓였다 식혀 사용하십시오. 물은 **2분 동안 팔팔 끓여야** 합니다. 전기포트를 사용하면 물이 끓으면 바로 꺼지기 때문에 전기포트를 분유 타는 물 끓이는 용도로 사용하는 것은 적합하지 않습니다.

**· 분유를 탈 때 맹물을 쓰는 이유** 흔히 분유 타는 물로 둥글레차, 결명자차, 녹차, 멸치 끓인 물, 다시마 삶은 물, 사골 국물, 영지 끓인

물 등 별의별 것을 다 사용하는데, 저는 이런 물들로 분유 타는 것을 권장하지 않습니다. 우선 4개월 이전에 이런 것으로 분유를 타면 알레르기가 증가하는 것도 문제지만, 차 종류에는 카페인이 들어 있는 경우가 많고 멸치나 다시마 물은 강한 맛과 짠맛 때문에 나중에 아기가 이유식을 잘 안 먹게 되는 경향이 있습니다. 특히 칼슘을 보충하려고 사골을 곤 국물이나 멸치와 다시마 우려낸 물을 사용하는 분들이 있는데, 분유에 가장 많은 것이 바로 칼슘이기 때문에 그런 걱정은 하지 않으셔도 좋습니다. 물론 예전에는 우리나라에 젖소가 없었기 때문에 달리 칼슘을 보충할 방법을 찾기가 힘들었습니다. 따라서 부족한 칼슘을 보충하는 데 멸치 국물이나 사골국은 아주 좋은 식품이었습니다. 하지만 요즘 아기들이 흔히 먹을 수 있는 분유에는 칼슘이 풍부하게 들어 있기 때문에 이제는 별로 필요가 없게 되었습니다. 분유에는 모유보다는 못하지만 아기에게 필수적인 모든 영양분이 거의 다 들어 있습니다. 맹물에 타는 것을 전제로 만든 것이 바로 분유이기 때문에 다른 것을 첨가하려고 고민할 필요도 없습니다. 사실 비타민제나 다른 영양제를 꼭 섞어서 먹여야 하는 것도 아닙니다. 만일 시골에서 살고 있다면 우물물로 분유를 타는 경우에 주의해야 합니다. 농약 성분 중에는 질소 성분이 있는데 이것이 우물을 오염시킬 경우 질소가 많이 들어 있는 우물물로 분유를 타서 먹은 신생아는 청색증이 생길 수도 있습니다. 우물물로 분유를 탈 때는 수질 검사를 반드시 한 다음 사용해야 합니다.

## 분유, 얼마만큼 먹여야 할까요?

분유를 먹이는 데 표준량이란 것은 큰 의미가 없습니다. 우리 아기가 꼭 그렇게 먹어야 하는 것도 아니고요. 분유는 월령에 따라 알

**돌 전 아기가 먹는 분유의 평균 횟수 및 분량**

간혹 분유통에 적힌 양만큼 먹지 않아서 큰일 났다고 고민하는 부모들이 있습니다. 그런데, 분유통에 적힌 수유량만큼 먹는 아이를 저는 별로 보지 못했습니다. 실제로도 정상체중으로 이유식 제대로 먹는 아기들은 분유통에 적힌 양보다 훨씬 적은 양을 먹는 것이 일반적입니다. 얼마나 먹어야 하는가에 대한 정답은 없습니다. 아기마다 먹어야 하는 분유의 양은 각기 다르기 때문입니다. 6개월 미만에서는 하루 최소 600cc 이상은 먹어야 하고 6개월부터 돌까지는 하루 최소 500~600cc를 먹으면 됩니다.

**분유는 반드시 70도 이상의 뜨거운 물로 타야 하는가?**

일반적으로 권장되는 분유 타는 물의 온도는 70℃ 이상입니다. 이것은 사카자키란 균을 죽이기 위해서입니다. 그런데 피치 못할 경우 분유를 타서 바로 먹이는 경우라면 70℃ 이상의 뜨거운 물이 아닌 체온 정도의 미지근한 물로 타서 먹일 수도 있습니다. 다만 이렇게 미지근한 물로 탄 경우는 보관해서 먹이면 안됩니다. 사카자키 균은 미지근한 물로 탄 경우 제대로 죽지 않습니다. 분유통 속의 사카자키 균은 오염이 되어 있더라도 극히 미량이기 때문에 바로 타서 먹이면 병을 일으키지 않지만, 보관해서 먹이면 세균이 왕창 자라서 병을 일으킬 수 있기 때문입니다.

**대한모유수유의사회가 권장하는 조제분유 올바르게 타는 방법!!**

모유는 아기에게 최고의 음식입니다. 하지만 여러 가지 이유로 엄마젖 대신 아기들에게 가루 조제분유를 먹이고 있다면 아기의 건강을 위해서 분유 타는 방법을 정확하게 알고 있으셔야 합니다. 가루 조제분유는 흔히 생각하고 있듯이 무균 상태가 아니며, 엔테로박터 사카자키 혹은 살모넬라와 같은 균이 들어 있을 수 있습니다. 출생 체중이 작은 아기나 조산아, 혹은 태어난 지 4주 미만의 신생아들이 가장 위험하지만, 모든 아기들에게 먹일 분유를 탈 때는 언제나 오염되어 있을지도 모를 세균을 죽이고, 분유를 타고, 식히고, 먹이는 과정에서 새로 오염되지 않도록 예방하는 것이 중요합니다.

❶ 분유를 타기 전에 식탁이나 탁자 위를 깨끗한 수건으로 닦고, 손을 비누와 따뜻한 물로 최소한 15초 이상, 특히 손톱 밑을 신경 써서 깨끗하게 닦습니다.

❷ 분유를 탈 때 쓰는 모든 도구는 반드시 따뜻한 비눗물로 닦고 깨끗이 헹군 후에 열탕 소독하는 것이 좋습니다.

❸ 70도 정도의 온도에서는 세균을 죽일 수 있기 때문에 깨끗한 물을 끓인 다음 물 온도가 70도 이상인 상태에서 타십시오.

❹ 번거로워도 분유는 먹일 때마다 새로 타야 합니다. (세균은 실온에서 빨리 자라고, 냉장고 안에서도 살아남을 수 있기 때문에 일단 탄 분유는 오래 두었다가 먹일수록 아기가 병에 걸릴 위험이 높아집니다.)

❺ 세척 후에 깨끗하게 잘 말려두었던 우유병에 적정 용량의 물을 붓습니다. 분유를 덜어내는 숟가락이나 정량으로 깎아내는 플라스틱 막대도 소독된 것을 사용합니다.

❻ 분유통에 써 있는 물과 분유의 비율을 정확히 맞춰 적정 농도로 탄 후 뚜껑을 꼭 닫고 가루가 잘 녹을 때까지 부드럽게 흔들어줍니다.

❼ 분유를 탄 우유병을 흐르는 찬 물로 재빨리 식히되 뚜껑 부분에는 물이 닿지 않도록 해야, 식히는 물로 인한 오염을 막을 수 있습니다.

❽ 수유 전에는 반드시 팔목 안쪽에 조제한 분유를 조금 떨어트려보아 온도가 적절한지 확인합니다.

❾ 먹다 남은 분유는 아까워도 두었다가 다시 먹이지 말고 반드시 버려야 합니다.

❿ 외출할 때도 미리 분유를 타서 가져가지 말고, 끓인 물은 따로 준비하고, 깨끗한 용기에 가루 분유를 1회 분량을 담아 가서 먹기 직전에 타야 합니다. 아니면 멸균액상분유를 먹이는 것이 좋습니다. (액상조제분유는 조유 후 세균을 죽이기 위해 열처리한 다음 밀봉한 것이기 때문에 뚜껑을 따지 않은 상태로는 저장이 가능합니다.)

특히 면역 기능이 약한 신생아 시기부터, 아니 아기가 태어난 그 순간부터 가장 안전한 엄마 젖만을 먹이시기를 바랍니다. 그러나 피할 수 없는 경우라면 위의 방법을 잘 지켜서 세균 감염을 예방해야 하겠습니다.

맞은 양을 먹이는 것이 좋지만 기본적으로는 아기가 먹고 싶어하는 양만큼, 먹고 싶어하는 시간에 먹이는 것이 좋습니다. 아기가 만 2개월쯤 되면 밤새 안 먹고 자는 시간을 늘릴 수 있습니다. 이 시기가 되면 보통 5시간 정도는 안 먹을 수 있는데, 밤에 반응을 줄여가면 10시간 이상 내리 자는 아기도 있습니다. 3~4개월이 되면 대개의 아기들은 밤새 안 먹고 잘 수 있습니다. 참고로 돌 전에 먹이는 분유의 평균 횟수 및 분량은 옆의 글과 같습니다. 하지만 이 수치는 어디까지나 평균일 뿐, 내 아기를 꼭 그렇게 먹여야만 한다는 뜻은 절대 아닙니다. 아기들은 붕어빵 기계로 찍어낸 것이 아니기 때문에 먹는 것도 다 다를 수밖에 없습니다.

## 분유를 미리 타두어도 좋을까?

분유는 지방과 단백질이 풍부한 음식이어서 상하기 쉽기 때문에 탄 즉시 바로 먹이는 것이 좋습니다. 상온에서는 2시간 이상 보관해서는 안됩니다. 하지만 피치 못할 사정이 있다면 미리 타서 냉장고에 넣어두었다가 먹일 수도 있습니다. 제대로 멸균된 상태로 탄 분유는 48시간까지 냉장고에 보관할 수 있고, 먹일 때는 중탕으로 데워서 먹이십시오. 전자레인지를 사용해서 데우는 것은 권장하지 않습니다. 아기의 입이 한 번이라도 닿았던 분유는 두었다 먹여서는 안되고 냉장고에 보관해서도 안됩니다. 액상 분유는 일단 개봉하면 냉장고에서 48시간 이상 보관하지 마시고, 분유 타려고 끓였던 물은 냉장고에서 48시간 정도 보관이 가능하고 상온에서는 수시간 정도밖에 보관할 수 없습니다. 분유를 미리 타둘 때는 우유병을 잘 소독하고, 충분히 끓였다가 식힌 물을 사용해야 합니다. 그리고 탈 때 균이 들어가지 않도록 주의하고 타자마자 바로 우유병을 밀봉해야 합니다.

**분유를 탈 때 물과 분유의 적정 비율은?**

분유는 종류마다 물을 타는 양이 다릅니다. 타는 양은 분유통에 적혀 있습니다. 분유 20cc를 탄다는 말은 물에 분유를 넣어서 합했을 때 20cc가 되게 탄다는 것을 뜻합니다. 그러나 씨밀락 분유의 경우는 물 60cc에 분유 한 숟가락을 타게 됩니다. 분유통에 적혀 있는 지시를 정확하게 읽고 분유를 타는 것이 좋습니다.

**분유 안전하게 먹이는 법**

- 분유 탈 때는 손 잘 씻고 타자.
- 4개월까지는 분유통과 젖꼭지 소독을 철저하게 하자.
- 분유 타는 물의 온도는 70℃ 이상이 기본이다.
- 분유 탄 것은 상온에서 2시간 지나면 버리자.
- 일단 먹기 시작한 분유는 1시간 지나면 버리자.
- 분유 탄 것은 냉장고에서 48시간 이상 보관하지 말자.
- 한 번이라도 입 댄 분유는 냉장보관해서는 안된다.

YouTube
분유 탈 때 주의할 점

YouTube
분유통에 적힌 양은 참고사항

# 아기에게 좋은 분유는 어떤 분유일까?

**• 섞어 먹일까? 한 가지로 먹일까?** 아주 간혹 어떤 분유를 먹일까 고민하다가 여러 가지 분유를 섞어서 먹이는 분이 있습니다. 설마 누가 그렇게 할까 싶지만 그런 분들이 간혹 있는 게 사실입니다. 출생부터 첫 돌까지는 철분 강화 조제분유를 주어야 합니다. 조제분유는 소젖을 아기가 쉽게 소화할 수 있도록 가공하고 철분이나 비타민 등 부족한 영양소를 첨가하여 최대한 모유와 비슷하게 만들려고 애쓴 것이므로 기본 성분은 거의 비슷합니다. 따라서 어느 회사의 제품을 먹이든 아기 성장에는 큰 영향을 미치지 않습니다. 분명한 건 분유가 모유보다 못하다는 것입니다. 사정상 모유를 먹이지 못하고 분유를 먹여야 할 때는 어느 것이든지 한 가지 종류로 먹이십시오. 여러 통의 분유를 한꺼번에 따서 먹이면 한 통만 딸 때보다 더 오래 사용하게 되므로 오염의 위험성도 높아집니다. 산양분유나 콩분유를 보통 분유와 섞어 먹이는 것도 권장하지 않습니다.

**• 최신 분유가 더 좋겠지?** 가끔 신제품 분유 선전이 나오면 아기의 분유를 바꾸려고 소아과에 문의하는 엄마들이 많습니다. 몇십 년 단위로 보았을 때는 분유가 많이 좋아진 것이 사실이지만, 신제품 분유가 지금 먹이는 분유보다 눈에 띄게 좋을 것이라고는 생각되지 않습니다. 분유를 처음 먹는 아기라면 최신 분유를 선택해서 먹이는 것도 좋겠지만 지금까지 먹던 분유가 있는 아기의 경우 신제품 분유로 바꾸는 것은 좋다고 생각하지 않습니다. 분유를 바꿔서 고생하는 아기도 있으니까요.

**• 분유를 바꿀 때는** 일반적으로 엄마들은 아기가 태어나서 처음 먹은 분유를 계속 사용하는 경향이 있습니다. 소화능력이 덜 발달한 아기가 혹시 배탈이라도 날까 봐 걱정이 되기 때문이지요. 특별한 이유가 없다면 굳이 분유를 바꿔 먹일 필요는 없지만, 분유들 간에는 가공 방법상의 약간의 차이만 있을 뿐이어서 설령 바꿔 먹인다

**분유 꼭 단계별로 먹여야 하나?**
요즘 분유에는 아기의 성장에 따라 단계별로 된 분유가 나오고 있는데 꼭 연령에 맞춰서 먹일 필요는 없을 것 같습니다. 월령별 발달에 따라 필요한 성분을 조금 다르게 첨가했을 뿐이니까요. 한두 달 차이란 큰 것이 아닙니다. 그러니 몸무게가 적게 나간다고 해서 굳이 다른 월령의 것을 먹일 필요도 없겠지요.

**개봉한 분유는 한 달 안에!!**
분유는 일단 개봉하면 기본 원칙이 한 달 안에 사용하는 것입니다. 단, 분유통에 3주 이내에 사용하라는 내용이 있으면 그 분유는 3주 이내에 사용해야 하는 것입니다. 냉장고에 보관해서는 안되며 그늘지고 시원한 곳에 보관해야 합니다. 벌레가 들어가지 않게 뚜껑을 잘 닫아서 보관해야 하며, 습기가 차서도 안됩니다. 분유를 덜 때 사용하는 숟가락은 반드시 원래 제 분유통에 들어 있던 것을 사용해야 하며, 손잡이는 오염되기 쉽기 때문에 따로 보관했다가 사용할 때 깨끗하게 소독해 사용하는 것이 제일 좋습니다.

YouTube
개봉한 분유 언제까지?

YouTube
분유 바꿔 먹이기

해도 아기에게 이상이 없다면 큰 문제가 되지는 않습니다. 분유를 바꿀 때는 많은 엄마들이 며칠간에 걸쳐 서서히 양을 조절하면서 바꿔야 한다고 생각하지만 그래도 좋고, 단번에 바꾸어줘도 아무런 문제가 없습니다.

**· 분유와 산양분유** 많은 엄마들이 비싼 산양분유는 보통 분유보다 비싼 만큼 더 좋은 것이리라 생각합니다. 하지만 소아과 의사들은 모유를 먹이지 못하는 돌 전의 아기들에게 모유 대신 먹이는 것으로는 소젖으로 만든 보통의 분유를 권장합니다. 돈 문제를 떠나서 보통의 아기들에게 산양분유를 권하는 소아과 의사는 본 적이 없습니다. 산양분유가 모유와 가깝기 때문에 알레르기가 적게 생긴다는 말들은 있지만 이런 말을 하는 소아과 의사는 본 적이 없습니다. 물론 산양분유가 소아과 의사가 알지 못하는 어떤 특수한 장점이 있는지는 모르지만, 그냥 평범하게 모유 아니면 보통 분유를 먹이는 것이 제일 무난합니다.

## 외국 분유, 국산보다 정말 좋은가?

**· 함량 차이가 있긴 하지만 분유는 대개 비슷합니다** 간혹 외국 분유가 국산 분유보다 훨씬 더 좋다고 잘못 알고 있는 엄마들이 있습니다. 외국 분유를 먹이면 아기가 키도 더 크고 머리도 더 좋아진다고 생각하는 것이지요. 심지어 모유보다 외국 분유가 더 좋다고 생각해서 모유를 끊고 외국 분유를 먹이는 엄마들도 있습니다. 정말이지 기가 막힐 일입니다. 분유마다 약간의 함량 차이가 있긴 해도 대개는 비슷하므로 어느 것을 선택해도 상관이 없습니다.

**· 외국 분유 먹여도 됩니다** 우선 외국 분유를 먹이면 아기의 키가 더 잘 큰다는 것은 외국 분유에 칼슘이 좀더 많이 들어 있는 경우도 있어서 생긴 오해 같습니다. 우리나라에서 시판되는 보통의 분

**분유 마음 편하게 먹이기도 힘듭니다!**

최근에 분유 속에 식중독균이 발견된 적도 있고, 몸에 좋지 않은 성분이 포함된 사료를 먹여서 키운 젖소로부터 만든 분유가 엄마들의 마음을 불편하게 만듭니다. 아이들 먹거리만은 마음 편하게 먹일 수 있는 세상이 되었으면 좋겠습니다. 이런 고민을 하지 않으려면 모유를 먹이는 것이 가장 좋습니다. 하지만 어쩔 수 없이 분유를 먹일 때에는 몇 가지를 고려해두어야 합니다. 첫째, 돌까지는 분유라고 표시된 제품을 먹여야 합니다. 유당 함량이 부족해서 분유라고도 표시할 수도 없는 이유조제식을 분유 대신에 먹이는 것은 권장하지 않습니다. 둘째, 모유가 최고지만 모유를 먹일 수 없는 경우는 소의 우유로 만든 분유를 먹이는 것을 권장합니다. 특별한 경우에는 콩을 원료로 만든 콩분유를 소아과 의사의 처방을 받아서 사용할 수는 있습니다. 단 분유가 아닌 콩음료는 돌 전 아기에게 먹여서는 안 됩니다. 셋째, 산양분유를 먹이는 것은 일반적으로 권장되지 않으며, 산양분유를 권장하는 소아청소년과 의사를 저는 본 적이 없습니다. 넷째, 일본 원전사태 이후에 분유의 오염을 걱정하시는 분들도 있는데, 현재 우리나라에 시판되는 분유는 방사능 오염을 걱정할 필요가 전혀 없습니다.

**타우린은 엄마가 전혀 신경 쓸 필요 없어!!**

타우린은 아기가 태어난 지 한 달이 지나면 아기의 몸에서 만들어지기 시작해, 생후 6개월 정도가 지나면 따로 먹이지 않아도 될 만큼 충분히 만들어집니다. 타우린이 아기의 시력과 두뇌 발달을 도와주는 것은 사실입니다. 성장기 분유에는 타우린을 뺀 것도 있지만, 어린 아기들이 먹는 분유에는 우리나라의 분유에도 타우린이 첨가되어 있습니다. 분유를 먹이실 경우 타우린은 엄마가 전혀 신경을 쓸 필요가 없습니다. 현재 우리나라 엄마들 사이에서 생후 6개월 지난 아기들이 먹는 씨밀락의 '성장기 분유'가 인기라는데, 놀랍게도 이 분유통에는 이런 의미의 말이 적혀 있습니다. "이것은 모유의 대용품이 아닙니다." 분유는 모유의 대용품이어야 하는데 놀랍죠!!! 씨밀락의 본고장인 미국에서 엄마들이 가장 많이 먹이는 분유는 이게 아니고 보통 씨밀락분유랍니다.

YouTube
컵 사용과
우유병 사용

유에도 아기의 성장에 필요한 충분한 칼슘이 들어 있습니다. 외국 분유와 국산 분유에 칼슘의 함량 차이가 있긴 해도 그 정도의 차이는 별 의미가 없습니다. 외국 분유를 먹이면 머리가 좋아진다는 것 또한 외국 분유에 타우린 성분이 들어 있기 때문에 생긴 오해로 생각됩니다. 외국에서는 분유를 먹이는 경우 태어나서 첫 돌이 될 때까지는 한 종류의 분유를 계속 먹이는 경우도 있습니다. 우리나라에서는 개월별로 서로 다른 분유를 먹이기도 하지만 이것을 엄격하게 지켜야 하는 것은 아닙니다. 다만 돌 전에는 모유를 먹이는 것이 중요하고 모유를 먹일 수 없는 경우에는 반드시 분유라고 이름이 명시되어 붙은 분유 제품을 먹여야 합니다. 돌 전의 아기에게 분유라고 이름이 붙지 않은 것을 모유 대신 먹이는 것은 저는 권장하지 않습니다.

## 분유를 컵으로 먹여도 되나요?

분유를 컵으로 먹이라구요? 6개월부터 분유도 컵으로 먹이기 시작하라고 하면 10명 중 7명은 이렇게 되묻습니다. 그렇습니다. 아기가 생후 6개월이 되면 물이나 분유를 한 모금 정도씩 컵으로 먹여보고 생후 9개월부터는 분유를 컵으로 먹이는 연습을 본격적으로 시작하는 것이 좋습니다. 물론 처음에는 쉽지 않습니다. 하지만 이때가 지나면 컵으로 먹이기가 더 힘들어지는 아기도 있습니다. 우유병을 즐기게 될 수도 있다는 이야깁니다. 돌이 되어 우유병을 끊기 위해서는 컵을 조기에 사용해야 합니다. 아기가 컵을 제대로 사용하기 위해서는 6개월 정도의 연습 기간이 필요합니다. 돌이 지나면 우유병을 끊는 것이 좋은데, 계속 우유병을 빨던 아기가 돌이 지났다고 "엄마, 나 이제 우유병 끊을래" 하고 우유병을 집어던진다고 기대했다가는 큰코 다칩니다. 아기가 우유를 흘리는 것이

싫어서 컵으로 안 먹이는 엄마들이 많은데, 흘리더라도 자꾸 해봐야 잘하게 됩니다. 해도 해도 안될 때는 할 수 없지만 늦어도 한 살 반까지는 우유병을 끊는 것이 좋습니다.

## 찬 분유를 먹이면 아기의 장이 튼튼해진다?

YouTube
분유와 모유 차게 먹이기

YouTube
찬 분유 먹여도 될까?

찬 분유를 먹이면 장이 튼튼해진다고 믿는 엄마들이 있습니다. 찬 분유를 먹이는 것은 엄마에게는 편리하겠지만 아기에게 도움이 되는 경우는 별로 없고 잘 안 먹는 경우가 많습니다. 아기에게 먹이는 분유는 보통 체온이나 상온 정도의 온도로 먹이는 것이 좋지만, 아기가 잘 먹으면 찬 분유를 먹이는 것도 문제가 되지 않습니다. 다만 미숙아의 경우는 어릴 때 찬 우유 먹이는 것은 소아과 의사와 상의를 하셔야 합니다. 감기나 호흡기 질환에 걸렸거나 설사를 하는 아기에게는 찬 분유를 먹이게 되면 병이 더 심해질 수 있기 때문에 좀더 주의하는 것이 좋습니다.

**먹다 남긴 분유는 반드시 버려야!**
남긴 분유를 아기에게 먹이는 가장 흔한 경우는 밤에 분유를 먹일 때입니다. 밤에 분유를 먹이다가 아기가 잘 안 먹으려 하면 우유병을 머리맡에 두고 아기가 보챌 때마다 물려주곤 합니다. 그러나 먹다가 남긴 분유는 쉽게 상하기 때문에 바로 버리는 것이 좋습니다.

## 먹다 남은 분유를 먹이면 안되나요?

YouTube
먹다 남긴 분유 먹이지 마세요

먹기 시작한 지 1시간이 지난 분유는 먹이지 마세요. 아기가 우유병으로 분유를 먹을 때 일정량을 먹으면 우유병 안의 기압이 낮아져 우유병 안으로 '꼬로록' 하고 공기가 빨려 들어갑니다. 바로 이때 아기의 입안에 있던 세균과 침도 우유병 속으로 같이 빨려 들어가게 됩니다. 빨려 들어간 침에 있는 소화효소는 우유병 속에 있는 분유를 조금씩 소화시키면서 변성을 일으켜 분유를 쉽게 상하게 하고, 함께 빨려 들어간 세균은 이렇게 변성된 분유를 훨씬 더 빨리 상하게 합니다. 그러나 이런 설명 없이 남긴 분유는 먹이지 말

YouTube
분유, 제대로 알고 보관하자

YouTube
분유, 묽게 타지 마세요

라고 하니 엄마는 그 아까운 분유를 버리면 벌 받을 것 같다는 생각에 냉장고에 넣어두었다가 나중에 먹이는 것입니다. 아기가 먹다 남긴 분유는 주저하지 말고 버리세요.

## 분유를 묽게 먹이면 설사가 예방되나요?

젖을 먹는 아기에게 모유보다 더 좋은 것은 없기 때문에 분유는 모유를 닮으려고 발버둥칩니다. 당연히 분유의 농도도 모유를 근거로 정해집니다. 일반적으로 분유를 묽게 타면 아기에게 필요한 영양이 부족해질 수도 있고, 맛이 싱거워져 아기들이 싫어할 수도 있습니다. 반대로 진하게 타면 소화가 잘 안될 수도 있고 비만이 생길 수도 있습니다. 급성장염의 초기에 설사가 아주 심한 경우, 분유를 일시 중지하고 전해질 용액을 먹이기도 합니다. 하지만 이 경우에도 늦어도 반나절 이내에 바로 정상 농도로 먹이는 것이 장의 회복에 도움이 됩니다. 특히 장염 후에 아기가 또 설사를 할까 봐 분유를 묽게 타는 엄마가 있는데, 분유를 묽게 타서 먹이면 오히려 장의 회복이 더뎌져서 고생하는 수가 있습니다. 분유를 진하게 해서 먹이니 아기가 설사도 안하고 배도 든든해하더라는 의견에도 별로 동의하지 않습니다. 이런 아기들은 정상 농도로 먹였어도 마찬가지였으리라고 생각합니다.

## 특수 분유는 특수하게 좋은 건가요?

**· 특수 분유는 설사를 치료하는 분유가 아닙니다** 아기가 설사를 많이 해서 탈수가 되면 먹이는 분유 대신 전해질 용액을 먹이다가 반나절 내로 바로 원래 먹던 분유를 먹입니다. 설사가 지속되는 경우,

흔히 설사 분유라고 말하는 특수 분유를 먹일 수 있습니다. 하지만 이런 특수 분유는 설사할 때 먹는 분유지 설사를 치료하는 분유가 아닙니다. 설사를 심하게 하는 아기에게 특수 분유만 먹이면서 나아지기를 기다리는 엄마도 있는데, 그건 좀 무모한 일입니다. 설사할 때 먹는 특수 분유는 말 그대로 특수하게 가공한 분유로, 설사하는 아기의 장을 더 나빠지지 않게 하면서 영양을 보충해주는 분유입니다. 설사할 때 먹을 수 있다는 것 그 이상은 아닙니다. 그런데 아기가 설사를 할 때 특수 분유를 먹여서 좋아진 후에 다시 일반 분유를 먹이니까 또 설사를 한다고 아예 특수 분유만 계속 먹이는 엄마들이 있습니다. 사실 설사할 때 먹는 특수 분유나 우유 알레르기가 있을 때 먹는 특수 분유를 먹이면 변이 좀 좋아지기도 합니다. 그러나 특수 분유는 필요한 목적에 맞게 넣을 것은 넣고 뺄 것은 빼서 가공한 분유입니다. 쉽게 얘기해서 나사 빠진 분유라고 할 수 있습니다. 이런 분유는 반드시 소아과 의사의 처방을 받아서 먹여야 합니다. 아기들이 먹는 것은 성장에 중요한 영향을 미치므로 변이 좋아진다는 이유로 특수 분유를 계속 먹인다면 아기에게 도리어 손해일 수 있습니다.

· **특수 분유는 의사의 지시에 따라 필요할 때만 사용** 설사를 자주 하는 아기의 엄마 중에는 꼭 필요한 경우도 아닌데 특수 분유를 몇 달씩 먹이는 분이 있습니다. 분유만 바꾸면 아기가 설사를 하니 겁이 나서 못 바꾸겠다고 합니다. 설사를 할 때 먹는 특수 분유나 우유 알레르기일 때 먹는 특수 분유는 꼭 필요한 경우에만 사용해야 하고, 필요가 없어지면 바로 평소에 먹던 일반 분유로 바꿔주어야 합니다. 그리고 이런 특수 분유는 반드시 의사의 지시에 따라 시작하고 병이 호전되면 의사와 끊는 시기를 상의해야 합니다. 장염을 앓고 난 뒤에 유당불내성이 생겨도 요즘은 아주 특별한 경우가 아니라면 특수 분유를 먹이지 않습니다. 분유 함부로 바꾸지 마십시오. 특수 분유는 시작하는 것은 쉽지만 끊기는 어렵습니다. 설사가 멎으면 소아과 의사의 처방에 따라 서서히 일반 분유로 바꿔주십

**국산 분유냐, 미제 분유냐?**

미제 분유를 먹이겠다는 분들이 간혹 있습니다만, 분유는 분유일 뿐 미제 분유를 먹이면 더 잘 큰다는 얘기는 근거 없는 말이라고 생각됩니다. 미국 소가 한국 소보다 더 좋을 이유는 없지요. 하지만 출산 후 한 달 정도 있다가 미국으로 이민을 가야 하는 경우, 그때 가서 분유를 바꾸는 것이 불안하다면 미제 분유 먹이는 것을 말리고 싶지는 않습니다. 그러나 미제 분유가 더 좋을 것이라는 생각으로 잘 먹고 있는 국산 분유를 구태여 수입품으로 바꾸어주는 것은 별로 권장할 만한 일이 아닙니다. 물론 처음부터 미제 분유를 먹였다면 그대로 먹이십시오. 어느 것이 더 낫다는 것이 아니라 분유를 중간에 바꾸는 것을 권장하지 않는다는 말입니다.

YouTube

노란 변 보는 분유?

시오. 아기의 설사가 나았는데도 특수 분유를 계속 먹이는 것은 좋을 것이 하나도 없습니다.

**모유 Best, 분유 Yes, 두유 ???**
분유를 먹을 월령의 아기에게 굳이 두유를 먹일 필요가 없습니다. 간혹 알레르기를 줄이기 위해서 먹인다는 분이 있습니다. 하지만 미국 소아과 학회에서도 모유를 못 먹일 경우 분유를 먹여야 하며 의학적으로 꼭 필요한 경우가 아니라면 콩으로 만든 것보다는 우유로 만든 분유를 먹이라는 의견을 내놓고 있습니다. 아기에게는 엄마 젖이 최곱니다. 그리고 그 다음은 분유입니다. 만일 소아과 의사가 콩분유를 권장하는 경우는 먹여도 좋습니다. 하지만 두유와 콩분유는 다른 것입니다.

## 콩분유가 분유보다 좋은 것 아닌가요?

**• 아기에게는 엄마 젖이 최고, 그 다음이 분유입니다** 요즘 주위에서 보면 분유 대신 식물성 단백질인 콩분유를 먹여 키우겠다는 엄마들이 있습니다. 소아과 의사가 분유보다 모유가 좋다는 것을 강조하다보니 분유가 나쁜 것으로 생각된 모양인데, 모유를 제외하면 분유가 최고입니다. 분유는 수십 년간 막대한 연구비를 들여 엄마젖에 가깝게 만들려고 노력한 훌륭한 상품으로 아홉 가지 필수 단백질이 골고루 들어 있는 1급 단백질 식품입니다. 분유를 값싼 콩으로 만들지 않고 훨씬 비싼 우유를 원료로 해서 만드는 것은 다 그만한 이유가 있는 것입니다. 돌 이전의 아기에게는 콩분유보다는 분유를 먹이는 것이 좋습니다. 아기가 분유를 정 안 먹으려고 할 경우 콩분유를 먹인다고 해서 큰 문제가 생기지는 않습니다. 그러나 이런 경우에는 반드시 이유식을 제대로 하고 있다는 전제가 있어야 합니다. 또 분유와 콩분유를 섞어 먹이는 것보다는 따로따로 먹이는 것이 더 좋습니다.

**• 아기를 키우는 데는 콩분유보다는 분유가 더 좋습니다** 아기들의 성장을 위해서는 필수적인 단백질이 필요한데, 동물성 식품인 우유·고기 등에는 아기의 성장에 필요한 아홉 가지 필수 단백질이 골고루 들어 있습니다. 따라서 식물성 단백질인 콩으로 만든 콩분유보다는 동물성 단백질인 우유로 만든 분유가 아기에게는 더 좋습니다. 게다가 콩분유에 들어 있는 칼슘이나 미네랄은 흡수 면에서 분유만 못합니다. 특히 미숙아의 경우에는 미네랄이 더 많이 필요하기 때문에 반드시 콩분유 말고 분유를 먹여야만 합니다. 물론 부모

**우유만 먹으려는 아기!!**

밥을 안 먹으려고 하는 아기들의 상당수는 우유를 많이 먹는 아기들입니다. 우유나 분유, 파는 이유식으로 잔뜩 배가 부른 아기가 밥을 잘 안 먹으려고 하는 것은 어찌 보면 당연한 일입니다. 이유식을 해서 고체 음식으로 바꿔야 하는 중요한 이유 가운데 하나는 같은 영양가를 먹더라도 고체로 된 음식보다 액체로 된 음식이 부피가 커서 아기의 위에 부담을 주기 때문입니다. 우유를 주식으로 먹는 아기는 밥을 먹는 아기보다 위에 들어가는 음식의 양이 많습니다. 잘 토하는 아기들 가운데는 우유를 너무 많이 먹는 아기가 많습니다.



가 채식주의자인 경우, 아기에게 분유 대신 기어코 채식만 먹이겠다는 분도 있을 수 있습니다. 이런 분들은 아기에게 모유를 먹이든지 콩분유를 먹일 수 있습니다. 사실 콩분유도 먹을 만은 합니다. 하지만 아기를 키우는 데는 콩분유보다는 분유가 더 낫습니다.

**• 콩분유를 먹여야만 하는 경우도 간혹 있습니다** 예전에는 설사 후 유당불내성이 생긴 경우, 바로 유당이 없는 콩분유를 먹였더랬습니다. 하지만 요즈음은 설사 후 유당불내성이 생긴 경우는 특별한 경우가 아니라면 콩분유를 사용하지 않기 때문에 소아과 의사의 처방을 받아서 꼭 필요한 경우만 사용하는 것이 좋습니다. 그밖에 우유 알레르기가 있을 때도 콩분유를 사용할 수 있지만 우유 알레르기가 있는 아기들은 콩에도 알레르기 있는 경우가 많고, 우유로 만든 HA분유 같은 것이 있기 때문에 꼭 콩분유를 먹여야만 하는 것은 아닙니다. 하지만 필요에 따라서는 콩으로 만든 특수 분유를 먹여야 할 때도 있습니다. 예를 들면 유당을 분해하는 효소가 없어 우유를 먹으면 설사하는 아기나 선천성 대사이상이 있는 아기의 일부가 그렇습니다. 이런 경우에는 의사의 처방을 받아서 분유 대신 콩으로 만든 특수 분유를 먹이기도 합니다. 콩분유를 먹인 아이들이 아토피나 다른 알레르기가 덜 생기는 것도 아니라는 연구 결과도 최근 발표되고 있습니다. 아기에게는 엄마 젖이 최곱니다. 그리고 그 다음은 분유입니다.

## 분유에 시판 이유식을 섞어 먹이면?

이유식은 당연히 시판 이유식보다는 집에서 엄마가 직접 만들어 먹이는 것이 좋습니다. 일부 광고에서 마치 집에서 이유식을 만들어 먹이면 영양의 불균형을 초래할 것같이 광고를 하는데, 육아책 참고해서 조금만 신경 쓰면 어떤 영양소를 일부러 빼려고 해도 어려울 정도니 영양의 균형은 그다지 걱정 안하셔도 됩니다. 집에서

만들어 먹일 형편이 안돼 시판 이유식을 사먹이더라도 분유에 섞여 먹이거나 우유병을 이용해서 먹이는 것은 좋지 않습니다. 분유와 이유식을 섞어 먹이면 아기가 맛을 느낄 수 없어 편식할 가능성이 높습니다. 또 이유식은 분유에 비해 맛있기 때문에 우유병에 넣어 먹이다 보면 분유를 거부하고 이유식만 고집할 수가 있으며, 분유를 통해 얻어야 할 영양소를 충분히 공급받지 못하게 됩니다. 그리고 이유식을 우유병에 넣어 먹이면 아기가 비만이 되기 쉽습니다. 게다가 이유식은 영양분 공급과 함께 고체 음식을 먹이는 연습을 시키는 것으로도 중요한데, 이유식까지도 이렇게 우유병에 넣어 먹이면 음식물을 씹을 기회가 적어지게 됩니다. 그리고 우유병에 이유식을 넣어서 먹이면 나중에 우유병을 떼기도 더 힘들어집니다. 만일 사정이 여의치 않아서 시판 이유식을 사먹일 수밖에 없다면 우유병에 넣어 먹이지 말고 걸쭉하게 해서 숟가락으로 떠먹이는 것이 좋습니다.

YouTube

몸무게 때문에 두 돌까지 분유 먹인다고요?

# 돌 지난 아기, 분유냐 생우유냐!

엄마들은 분유가 생우유보다 영양가가 많으니 분유를 계속 먹이는 것이 좋다고 생각하는 것 같습니다. 그럼 어른들은 왜 영양가 많은 분유를 먹지 않고 생우유를 먹는 걸까요? 단순 비교를 하면 분유가 생우유보다 영양가가 많은 것이 사실입니다. 하지만 돌 지난 아이는 분유든 생우유든 우유가 주식이 아니라는 점이 중요합니다. 돌이 지난 아이들은 밥하고 반찬, 고기, 채소를 골고루 먹고 우유는 하루에 500cc 정도 먹는 것이 좋습니다. 아이가 철분이 풍부한 고기와 푸른 채소를 잘 먹게 되면 철분이 보강된 분유는 더 이상 먹일 필요가 없고, 생우유로 바꾸어 먹일 수가 있습니다. 하지만 고기와 채소를 제대로 먹지 않는 아이라면 분유를 생우유로 바로 바꾸어 먹여서는 안됩니다. 이런 경우는 우선 고기와 채소를 매일매일 주어서 충분한 양을 먹게 되면 그 다음에 분유를 생우유로 바꿔주는 것이 좋습니다. 분유 좀더 오래 먹는다고 큰 문제가 생기는 것은 아닙니다.

**분유와 생우유의 차이점!!**

어린 아기는 아직 장이 제대로 기능을 못하여 모유 외의 다른 음식을 소화시킬 능력이 떨어집니다. 분유는 송아지가 먹는 우유를 아기가 먹을 수 있게 모유와 비슷하게 가공하고, 거기에다 모유에 있는 영양소들을 일부 첨가한 것입니다. 다시 말해 분유는 소의 젖을 아기의 장에서 소화가 잘 되도록 가공한 것이며 거기에 약간의 비타민과 필수적인 영양소들을 첨가하여 물에 타기 쉽게 만든 것입니다. 이에 비해 생우유는 글자 그대로 젖소에서 짠 우유를 살균 소독만 한 것으로, 우유의 영양가가 그대로 살아 있는 신선한 음식입니다. 시중에 나와 있는 분유에는 성장기에 필요한 철분이 전부는 아니지만 일부는 보충되어 있습니다. 분유를 선전하면서 엄마젖을 닮았다고 선전하는 것은 바로 이런 이유에서입니다. 그러나 아무리 좋은 분유라도 '엄마젖보다 낫다'라고는 절대로 선전할 수 없습니다.

YouTube
돌 지난 아기
우유 먹이기

YouTube
생우유, 돌 전에
먹이지 마세요

YouTube
몸무게 잘
늘지 않는 아기

YouTube
생우유, 돌 전에
먹여도 되는 경우

## 생우유와 분유는 무엇이 다를까?

• **생후 12개월까지는 모유나 분유를 먹이십시오** 생우유는 젖소에서 짜낸 젖을 가공하지 않고 소독만 한 것이고, 분유는 신생아들에게 소화 흡수가 잘 되도록 가공하고 필요한 성분을 더 보충한 것입니다. 돌까지는 아기의 장이 약하므로 모유나 분유를 먹여야 합니다. 돌 전에 생우유를 먹이면 알레르기가 생길 수 있고, 소화 흡수에 문제가 생겨 구토나 설사 등의 부작용이 발생할 수 있으므로 주의해야 합니다.

• **생우유는 돌이 지나서 시작하는 것이 좋습니다** 그런데 생우유는 알레르기를 일으키기 쉽고, 어린 아기에게 먹이면 장에서 출혈을 일으킬 수도 있으며, 너무 많이 먹으면 빈혈이 잘 생기는 등의 부작용이 있기 때문에 돌이 지나서 시작하는 것이 좋습니다. 아기가 돌이 지나면 분유든 생우유든 어떤 것을 먹여도 문제가 없습니다. 하지만 분유는 어린 아기에게 알맞게 만든 제품이고 돌이 지난 아이는 생우유를 충분히 소화 흡수시킬 수 있는 능력이 있으므로 굳이 타기에도 번거로운 분유를 먹일 필요는 없습니다. 그리고 밥을 포함해 다른 음식을 잘 먹는 아기라면 생우유나 분유를 꼭 먹이지 않아도 되므로 엄마가 너무 생우유냐 분유냐라는 문제로 고민할 필요가 없습니다. 그러나 돌이 지났는데 아이가 아직 밥과 여러 가지 음식을 잘 먹지 못해도 분유를 생우유로 바꿔 먹여도 상관없습니다. 또 분유 먹고 다른 이상이 없었던 아기라면 생우유로 바꿔 먹일 때 설사나 변비 같은 부작용을 미리 걱정할 필요는 없습니다.

## 돌 지나면 생우유를 먹일 수도 있습니다

• **돌이 지나면 생우유를 먹일 수 있습니다** 우유도 너무 많이 먹으면

곤란합니다. 분유를 먹던 아이가 돌이 지났다면 보통 우유를 먹이는 것이 좋은데, 그 양은 하루에 400~500cc 정도가 적당합니다. 어린이 우유보다는 보통 우유를 먹이는 것을 더 권장하며, 두유는 저는 권장하지 않습니다. 단 생우유를 먹일 때는 철분이 풍부한 고기와 푸른 채소를 잘 먹이고 있다는 것이 전제조건이 되어야 합니다. 돌이 지나면 우유는 칼슘과 단백질의 보충용으로 필요한 보조식이지 주식은 될 수 없습니다. **일반적으로 돌이 지난 아이에게는 생우유나 2% 저지방 우유를 먹일 수 있고 두 돌 지난 아이에게는 1% 저지방 우유나 무지방 우유를 먹이는 것이 권장됩니다.** 단 돌이 지난 아이가 고기와 채소 같은 철분이 풍부한 고형음식을 제대로 섭취하지 못할 때는 분유를 좀더 오래 주는 것이 좋습니다. 분유를 먹이는 것은 미봉책일 뿐, 고형음식을 주식으로 하는 노력은 계속해야 합니다. 하지만 18개월까지는 고기 잘 먹이고 분유는 생우유로 바꾸어주는 것이 좋습니다. 모유는 두 돌 이상 계속 먹이는 것이 더 좋습니다. 모유를 계속 먹인 아이는 돌이 지났어도 생우유를 같이 먹일 필요가 없습니다. 돌이 지나면 분유든 생우유든 우유병 대신에 컵으로 먹이는 것이 좋습니다. 돌이 지나서도 우유병으로 우유를 먹이는 경우 빨리 컵을 사용해서 우유 먹이는 양을 늘려 14개월 이전에 우유병을 끊는 것이 좋습니다. 우유병을 한 돌 반에서 두 돌까지 사용하게 되면 고형식을 거부하기도 합니다.

**• 저온살균 우유와 고온살균 우유의 차이점은?** 우유는 살균 방법에 따라 62.5도에서 30분 정도 살균하는 저온살균 우유, 72~75도에서 15초 정도 살균하는 고온살균 우유, 135도에서 5초간 살균하는 초고온살균 우유가 있습니다. 이런 살균 방법의 차이는 원유의 등급 차이에서 비롯됩니다. 젖소에서 짠 생유 1ml에 세균이 10만 마리 이하로 검출되면 저온살균을 할 수 있습니다. 저온살균 우유는 고급 원유를 사용하고 유산균을 파괴하지 않으며 지방을 일정하게 분산시킨다는 점에서 좋은 우유로 알려져 있지만, 생산과정에서

**소아과 의사의 한마디!!**

돌 지난 아이는 우유가 주식이 되지 않는 것이 좋습니다. 그리고 돌이 지나면 분유를 생우유로 서서히 바꿔 먹이는 것이 좋습니다. 보조 식품으로서의 우유는 분유보다 신선한 생우유가 더 좋습니다. 모유는 두 돌이 지나서도 그리고 6~7세까지도 먹이는 것이 문제가 없는데, 제대로 먹이는 것이 중요하다는 것 꼭 알아두시기 바랍니다.

**저지방 우유 사용을 신경 쓰세요**

두 돌 이전에는 지방 섭취를 많이 제한해서는 안됩니다. 지방은 두뇌발달에 필수적인 영양소이기 때문입니다. 두 돌이 지나면서부터는 서서히 지방 섭취를 줄여야지 비만과 성인병을 예방할 수 있습니다. 특히 우유에 들어 있는 지방은 몸에 좋지 않은 포화지방이 많기 때문에 고기 줄 때 기름덩어리는 떼고 아이에게 주듯이 우유에 붙은 기름도 좀 줄여서 주는 것이 좋습니다. 그게 바로 저지방 우유나 무지방 우유를 주는 것입니다. 아이들 우유, 어른 우유 이렇게 구분하지 말고 나이에 맞게 우유를 주면 됩니다. 살찐 아이뿐만 아니라 보통 아이들도 그렇게 주어야 합니다. 몸무게가 미달이면 보통 우유를 좀더 오래 먹일 수도 있습니다.

가공 시간을 지키는 문제나 유통과정에서 변질 우려 등의 문제가 있습니다. 이 점만 해결된다면 저온우유가 당연히 더 좋습니다. 그러나 생우유의 기본 성분은 저온우유든 고온우유든 거의 비슷하기 때문에 어느 것이 좋을까 하고 굳이 고민할 필요는 없습니다. 중요한 것은 돌 지난 아기의 경우 신선한 생우유를 매일 500cc 정도 먹이는 것이 가장 좋다는 것입니다.

## 우유를 많이 먹으면 키가 잘 큰다?

흔히 우유는 완전식품이라고 하는데, 이것은 좀 곤란한 이야깁니다. 우유는 원래 소가 송아지에게 먹이는 음식이므로 송아지에게 완전하면 완전했지 아기에게 완전할 수는 없습니다. 우유를 많이 먹을수록 키가 잘 큰다는 것 또한 오해입니다. 우유에는 뼈의 성장에 꼭 필요한 칼슘과 단백질이 많이 들어 있어서 아기의 성장에 많은 도움을 줍니다. 하지만 뼈는 칼슘과 단백질만으로 이루어지는 것은 아닙니다. 인과 다른 무기질과 여러 가지 필수 영양소들을 골고루 섭취해야 뼈도 튼튼해지고 아기도 잘 큽니다. 아기의 성장 발달에 좋다는 생각에서 우유를 필요 이상으로 많이 먹이면 다른 음식을 못 먹게 되어 도리어 아기의 성장에 지장을 줄 수 있습니다. 모든 음식은 적당히 먹는 것이 좋습니다. 우유도 적당히 먹여야 합니다. 돌 지난 아기의 하루 먹는 우유량은 400~500cc 정도입니다. 그 정도면 아기의 성장에 필요한 충분한 양의 칼슘을 섭취할 수 있습니다.

**생우유는 어떤 것이 좋은가요?**

"생우유를 먹이세요" 말을 하면 애들한테 어린이 우유나 고칼슘 우유를 먹여야만 한다고 생각하는 엄마들도 있는데, 그렇게 생각하는 소아과 의사는 본 적이 없습니다. 아주 특별한 경우가 아니라면 아무것도 첨가되지 않은 보통의 우유를 먹는 것을 권장합니다. 우유에 제일 많은 것이 칼슘인데, 거기다가 칼슘까지 더 섞어서 고칼슘 우유를 먹이면 우짜라는 말입니까? 칼슘도 너무 많이 먹으면 문제가 생길 수도 있습니다. 바나나우유를 좋아한다구요? 그럼, 우유에다가 바나나를 직접 갈아서 첨가해서 먹이세요. 바나나맛 우유보다는 훨씬 더 낫다고 저는 생각합니다. 아기용 우유를 먹는 것도 저는 권장하지 않습니다. 어른들이 먹는 보통의 우유면 충분합니다.

YouTube
두 돌 전 아기 우유 차게 먹이기

YouTube
저지방 우유 먹이기

# 우유병에 대해 알아두어야 할 것들

우유병 젖꼭지의 구멍 크기는 어느 정도가 적당할까요? 우유병을 뒤집었을 때 1초에 한 방울씩 똑똑똑 흘러나오는 것이 좋습니다. 그리고 물과 분유는 진하기가 다르기 때문에 먹일 때 다른 젖꼭지를 사용하는 것도 좋습니다. 일반적으로 아기들이 사용하는 젖꼭지는 그 형태가 매우 다양합니다. 모양이나 재질은 말할 것도 없고 구멍의 크기 또한 다 다르고 제각기 특성이 있습니다. 선택은 엄마가 하는 것이지만 한 가지 중요한 것은 아기들은 월령에 따라 빠는 힘이 다르기 때문에 젖꼭지 구멍 또한 그에 따라서 어느 정도는 맞춰주어야 한다는 사실입니다. 아기들은 자라면서 먹는 양이 증가하기 때문에 한꺼번에 먹는 양도 점점 많아지게 됩니다. 따라서 그때그때 적절하게 젖꼭지를 교체해주는 것이 좋습니다. 간혹 아기의 개월수가 늘어가는데도 여전히 신생아 때 쓰던 젖꼭지를 사용해서 젖 빠는 아기를 짜증나게 하는 엄마들도 있는데, 이것은 좋지 않습니다.



## 우유병 소독은 언제까지?

YouTube
우유병 소독

**• 어린 아기들의 우유병은 철저히 소독해야** 어린 아기들은 면역이 약하기 때문에 가능하면 사용하는 용기는 철저히 소독을 해주는 것이 좋습니다. 어떤 분들은 소독을 안해야 면역성을 키울 수 있다고 하는데 이것은 난센스입니다. 물론 아기들도 외부의 균에 적당히 노출돼야 합니다. 하지만 이런 균들은 아기들이 자기의 손을 빨아먹거나 공기 중에 돌아다니는 균들이 입속으로 들어가는 것만으로도 충분합니다.

**• 만 4개월부터는 우유병 소독을 철저히 할 필요는 없어** 아기가 손으로 이것저것 만지고 빨아먹는 때인 생후 5~6개월쯤 되면 우유병 소독을 그렇게 열심히 할 필요가 없다는 것쯤은 알고 있을 것입니다. 의학적으로 볼 때도 만 4개월부터는 우유병 소독을 그렇게 철

저하게 할 필요는 없습니다. 5~6개월이 지나더라도 우유병을 끊을 때까지는 주기적으로 한 번씩은 삶아서 소독을 해주는 것이 좋습니다. 하지만 일부 나라에서는 돌까지 우유병을 삶아서 소독하라고 권장하고 있기 때문에 확실하게 하시려면 돌 때까지 소독해도 됩니다.

**• 먹다 남은 우유병은 반드시 끓여서 소독해야** 먹다 남은 분유는 바로 버려야 합니다. 먹다 남은 분유를 그대로 우유병에 담아두면 시간이 지나면서 우유병에 균이 자라 보통의 세척으로는 균이 다 없어지지 않습니다. 특히 아기가 먹다가 남긴 분유는 바로 변질되어 상하므로, 일단 먹다 남은 분유를 그냥 두었다면 그 우유병은 반드시 끓여서 소독을 해야 합니다. 특히 밤에 분유를 빨릴 때 이런 일이 잘 생기지요. 한 가지 주의할 것은 소독은 나중에 하더라도 씻는 것은 바로 해야 한다는 것입니다. 나중에 씻으려 그냥 두었다가는 먹다 남은 분유가 누룽지처럼 말라붙기도 합니다. 이런 경우는 우유병을 충분히 불려서 분유 찌꺼기를 남김없이 제거한 다음 열탕 소독을 합니다. 한 가지 유의해야 할 것은 소독을 잘한 우유병은 보관도 잘 해야 한다는 것입니다.

**우리 아기에게 맞는 우유병 젖꼭지는?**

흔히 제품에 표시되어 있는 '몇 개월용'이라는 표기는 일반적인 얘기일 뿐이지 꼭 우리 아기가 그렇게 먹을 수 있다거나 먹어야 한다는 뜻은 아닙니다. 젖꼭지 단계를 높인 후 아기가 잘 흘리고 사레 들려 한다면 아직은 젖꼭지 단계를 높일 때가 아닙니다. 젖꼭지 구멍에서 나오는 양보다 아기가 삼킬 수 있는 능력이 적은 것이니까요. 이럴 때는 젖꼭지 단계를 낮춰줘야 합니다. 만일 단계를 낮춘 후에도 아기가 잘 흘리고 사레 들어 한다면, 다른 문제는 없는지 확인하기 위해서 소아과 의사의 진료를 받을 필요가 있습니다. 대개의 경우 시간이 지나면 삼킬 수 있는 양이 늘어나 잘 먹게 되므로 다른 문제만 없다면 이전 젖꼭지를 좀더 사용하다가 바꾸어주면 됩니다.

## 우유병과 환경호르몬

**• 젖병에서 환경호르몬이 검출돼 충격을 주고 있습니다** 최근 남성의 생식기능을 떨어뜨리는 환경호르몬(내분비계 장애물질)에 대한 논란이 극심한 가운데, 얼마 전 일부 대학의 실험 결과 젖병이나 치아 발육기 같은 플라스틱 제품에서도 환경호르몬이 검출됐다고 해서 충격을 주고 있습니다. 그러나 현재 환경호르몬에 대한 대책은 고사하고 실상조차도 제대로 밝혀지지 않고 있는 것이 현실입니다. 어린 아기를 키우는 데 가장 기본적인 도구인 젖병에서도 환경

**우유병 소독할 때 주의할 점!!**

염소 소독이 제대로 된 수돗물을 사용하는 경우는 뜨거운 물에 식기세척제를 사용해서 씻은 후 뜨거운 물로 헹구어주는 것으로 충분합니다. 주기적으로 삶아서 소독하면 더 좋을 것입니다. 만일 염소 소독이 제대로 된 것인지 미심쩍은 경우는 5~10분 정도 끓는 물에 소독하는 것이 좋습니다.

호르몬이 나온다니 정말 가슴만 답답할 뿐입니다.

**· 환경호르몬에 노출되는 것을 최대한 줄이려면** 국립 환경연구원이 일상생활에서 환경호르몬에 노출되는 것을 최대한 줄이기 위해 손쉽게 실천할 수 있는 방안을 제시했는데, 그 내용을 보면 음식물은 육류보다는 곡류, 채소, 과일을 섭취하고, 전자레인지에 플라스틱 또는 랩으로 음식을 씌워 데우는 것을 삼가라고 권하고 있습니다. 또 과일이나 채소는 흐르는 물에 깨끗이 씻고 되도록 껍질을 벗겨 먹으며, 1회용 식품용기의 사용 자제를 권하고 있습니다. 아울러 다이옥신 등을 발생시키는 담배를 끊고, 살충제도 너무 많이 사용해서는 안되며, 이밖에 주거지 근처 정원이나 텃밭에 농약을 살포하지 않도록 하고, 환경호르몬이 검출된 플라스틱 제품이 어린이 입에 닿지 않도록 주의를 기울여줄 것을 당부하고 있습니다.

**· 플라스틱 우유병 대신 유리 우유병을 사용할 수도** 그런데 장난감 같은 것은 몰라도 젖병을 아기 입에 닿지 않게 하는 것은 사실 현재로서는 불가능합니다. 정말 갈림길에서 이러지도 저러지도 못하는 난처한 지경입니다. 이대로 우유병을 사용하자니 환경호르몬의 공포를 떨칠 수가 없고, 그렇다고 달리 사용할 만한 도구가 있는 것도 아니고, 설령 있다 하더라도 그 또한 안전하다는 보장이 없으니까요. 앞으로 이 문제가 어떻게 풀려갈지는 두고봐야겠지만 현재로서는 그냥 지금의 방식을 고수하는 수밖에는 없을 것 같습니다. 그래도 플라스틱 우유병보다는 유리 우유병을, 전자레인지를 사용하는 것보다는 끓는 물에 젖병을 소독하는 것이 그나마 조금은 더 안심이 될 것 같습니다. 하지만 아직은 큰 문제는 없다는 것이 일반적인 견해입니다. 너무 걱정하지 마세요. 모유를 먹이면 이런 걱정은 하시지 않을 수 있습니다. 모유는 여러모로 아기에게 최고의 음식입니다.

**우유는 몸에 좋은 겁니다!**

우유 먹이지 말라는 말을 하는 사람을 마치 건강에 대해서 굉장한 지식을 가진 사람으로 오해하는 사람도 있습니다. 그런데 놀랍게도, 정말 놀랍게도 우유는 건강에 좋은 것이랍니다. 우유를 먹는 것이 건강에 좋다는 것은 이미 과학적으로 밝혀진 내용입니다. 우유를 먹으면 뼈가 튼튼해진다는 것은 다 아시지만, 우유를 먹으면 놀랍게도 심장병도 적게 걸리고, 2형 당뇨병도 적게 걸리고 심지어는 고혈압도 적게 걸립니다. 놀랍죠?

**적당히 먹는 우유 양이란 !**

4세 미만에서는 500cc 정도,
4세부터 9세 미만에서는 600cc 정도,
9세부터는 700cc 정도,
부모님도 하루에 700cc 정도, 다시 말하면, 하루에 세 컵 정도의 우유를 먹는 것이 좋습니다. 두 돌부터 어른까지 모두 저지방 또는 무지방 우유로 먹는 것이 성인병 예방을 위해서 매우 매우 중요하다는 것은 잊지 마십시오.

# 비뇨생식기



## Dr.'s Advice

요로감염은 아이들에게 흔한 병입니다. 아이가 고열이 나고 소변을 자주 보거나 소변을 보면서 아파할 때는 꼭 소아과 의사의 진료를 받고 치료를 하는 것이 좋습니다. 요로감염은 반드시 항생제로 치료를 해야 하는데, 소아과 의사가 그만 치료하자고 할 때까지 항생제를 먹이는 것이 원칙입니다. 임의로 중단하면 절대 안됩니다.

더 중요한 것은 요로감염의 치료가 끝난 후에 꼭 해야 하는 검사가 있습니다. 요로감염이 있는 아이들 중에는 콩팥에 기형이 있거나 소변이 거꾸로 흐르는 아이들이 드물지만 있습니다. 이런 것은 조기에 발견하면 치료가 가능한데, 그냥 내버려두면 나중에 콩팥이 망가지는 수가 있습니다. 그때는 후회해도 늦습니다. 요로감염은 치료보다 치료 후 검사가 더 중요합니다. 잊지 마십시오.

아이들의 서혜부 탈장은 반드시 수술을 해야 하는 병입니다.

119 소아과

# 아이들에게 흔한 요로감염

## 갑자기 소변을 자주 보면 요로감염을 의심해야

YouTube
잘못하면
큰일나는
요로감염!

YouTube
요로감염
예방법

YouTube
이럴 때 요로감염
의심하고
소아과 가야



· **요로감염에 걸리면 갑자기 소변을 자주 봅니다** 요로감염에 걸리면 요로감염이 생긴 위치에 따라서 배가 아프기도 하고, 아랫배를 누르면 아프기도 하고, 열이 있을 수도 있습니다. 좀 큰 아이들은 소변을 볼 때 아프다고 말하기도 하고, 방금 전에 소변을 보고도 또 보고 싶어하기도 합니다. 그런가 하면 소변을 찔금찔금 흘리기도 합니다. 만성적인 요로감염은 증상이 모호하기 때문에 정기적인 소변 검사에 의해서 우연히 발견되기도 합니다. 요로감염은 반드시 소변 검사를 한 다음 진단을 붙이고, 진단이 붙으면 보통 10일 이상 항생제를 먹게 됩니다.

· **요로감염은 어떻게 해서 생기는 걸까요?** 아이들의 경우 신장과 방광, 신장과 요도 간의 거리가 성인에 비해 매우 짧고 박테리아나 병원체에 대한 저항력이 약하기 때문에 신우신염을 일으킨 박테리아가 요관→방광→요도의 순서로 계속 퍼져서 요로감염이 생길 수 있습니다. 신우신염이란 박테리아나 바이러스 또는 그밖에 다른 종류의 병원체가 신장에 침입하여 염증을 일으키는 것을 말합니다. 독감 혹은 감기를 앓고 난 뒤나 패혈증이 있거나 신체 다른 부위에 어떤 염증이 있을 때 박테리아가 혈류를 따라 신장에 침투하여 신우신염을 일으키기도 합니다.

· **요로감염은 균을 완전히 없앨 때까지 치료해야 합니다** 아이에게 요로감염이 있을 경우 증상을 없애는 것은 아주 간단합니다. 항생제를 며칠만 먹여도 열이 나고 많이 아프던 아이가 갑자기 좋아집니다. 그러나 증상이 좋아졌다고 병이 다 나은 것이라고는 할 수 없

**요로감염이 자주 반복될 때!!**

요로감염이 자주 반복되면 소아과 의사가 예방약을 처방해주는 경우도 있습니다. 아이에게 항생제를 장기간 먹이면 요로감염의 재발을 별다른 문제 없이 효과적으로 막을 수 있습니다. 간혹 방광이나 소변길에 문제가 있어서 요로감염이 생기기도 하는데, 이럴 때는 소변을 본 후에 한 번 더 소변을 보게 하면 약간 도움이 됩니다.



습니다. 요로감염은 균을 완전히 없앨 때까지 치료를 해야 하므로 의사가 이제 됐다고 할 때까지는 치료를 중단해서는 안됩니다. 그리고 요로감염이 치료되었다고 모든 치료가 끝나는 것도 아닙니다. 요로감염에 걸린 아이들 중에는 드물지만 요로에 기형이 있거나 방광 요관 역류증이라는 병이 동반되는 경우도 있기 때문에 치료가 끝났더라도 반드시 검사를 받아야만 합니다. 간혹 힘들여 검사를 잔뜩 한 후에 정상이라는 말을 들으면 좋아하기보다 괜히 했다고 불평하는 부모들이 있습니다. 검사상 정상으로 나오는 아이들이 훨씬 많지만 간혹 이상이 있는 아이들이 분명히 있고, 그런 아이들은 나중에 엄청난 후유증이 생길 수 있기 때문에 헛수고를 하더라도 반드시 검사를 해야 합니다. 이런 병들은 조기에 발견해서 치료하면 대개의 경우 별문제가 없지만, 아주 심한 경우에는 수술이 필요합니다. 모른 채 방치하면 나중에 콩팥이 망가져 회복불능의 상태가 될 수도 있습니다.

**· 요로감염일 때는 소변 역류가 없는지 반드시 확인해야** 신장에서 만들어진 소변은 요관를 통해서 방광으로 보내져 저장되었다가 일정량이 모이면 요도를 따라서 몸밖으로 배출되게 됩니다. 이때 정상적인 경우라면 소변은 몸밖으로만 나와야 합니다. 그런데 방광 요관 역류증이 있으면 소변이 밖으로만 나오는 것이 아니고 거꾸로 신장 쪽으로도 흐르게 됩니다. 이것을 그냥 방치하면 요로감염이 재발하기도 하고 신장에 심각한 손상을 줄 수도 있습니다. 따라서 요로감염이 있는 아이들은 초음파나 방사선을 이용한 검사, 또는 핵의학을 이용한 검사를 하여 소변 역류가 있는지 반드시 확인해야만 합니다. 소변 역류는 방광 안에 있는 요관이 너무 짧아서 생기는 증상인데, 그 정도에 따라 5등급으로 분류됩니다. 1·2 등급이면 약물로만 치료가 가능한 상태이고, 3등급이면 약물치료와 수술치료 양쪽에 걸쳐 있는 상태이며, 4·5 등급이면 수술이 필요할 수 있는 상태입니다. 이때 수술은 요로를 방광 안의 근육 밑에 길게 심어 주어서 소변이 역류되지 않도록 하는 것입니다.

## 요로감염을 줄이려면 이렇게 하세요

• **사타구니를 씻을 때 조심해야 합니다** 비누를 사용해서 사타구니를 자주 씻으면 피부에 자극을 줄 수 있습니다. 또한 우리 몸을 보호하는 균이 씻겨 나가면서 잡균들이 잘 자라 요로감염에 더 잘 걸리게 됩니다. 특히 사춘기 이전의 여아는 생식기가 연약하기 때문에 문제가 생기기 쉽고, 자칫 요로에 자극을 줘 요로감염과 비슷한 증상이 지속적으로 나타날 수도 있습니다. 따라서 목욕을 할 때는 비누를 푼 욕조에 몸을 담그지 말고 몸에 묻은 비누는 잘 씻어야 합니다. 목욕 시간도 15분 이내로 줄이고 목욕 후에는 꼭 소변을 보게 합니다. 간혹 하루에도 몇 번씩 엄마들이 사용하는 베타딘 등의 소독약으로 아이의 성기를 닦아주는 엄마도 있는데, 그러면 안됩니다. 성기에 자극을 줘 염증이나 질염을 일으키기 쉽습니다.

• **소변을 참지 말아야 합니다** 아무리 급한 일이 있더라도 아이가 소변을 보고 싶어하면 바로 소변을 보게 해줘야 합니다. 차를 타고 가다가도 아이가 소변을 보고 싶다고 하면 이동식 변기를 이용하든지 아니면 근처 다른 곳의 화장실을 이용하여 아이가 소변을 참지 않게 해주세요. 그리고 3~4시간 간격으로 주기적으로 소변을 보게 해야 합니다. 평소에 물을 많이 먹여 소변을 자주 보게 함으로써 방광을 자주 씻어내어 균이 자랄 틈을 주지 않는 것이 좋습니다. 소변의 색깔이 노랗고 횟수가 적다면 물을 많이 먹여야 합니다.

• **너무 꽉 끼는 옷은 좋지 않습니다** 꽉 끼는 바지보다는 치마가 더 낫습니다. 팬티도 면으로 된 헐렁한 것을 입히고 스타킹은 면으로 된 것이라도 입히지 마십시오. 그리고 잘 때는 헐렁한 큰 옷을 입히고 팬티는 벗겨두는 것이 좋습니다.

• **손을 잘 씻겨주어야 합니다** 아랫쪽으로 손이 자주 가는 아이들은 손을 잘 씻겨주어야 합니다. 지저분한 손으로 아랫도리를 만지면 세균에 오염될 가능성이 더 높습니다.

**· 여자아이는 변을 앞에서 뒤로 닦게 연습시킵니다** 여자아이의 경우 변을 뒤에서 앞으로 닦으면 대변의 수많은 균들 때문에 요로감염에 더 잘 걸릴 수 있습니다. 그리고 물을 많이 먹여서 변비가 안 생기도록 하고, 변비가 생긴 아이들은 바로 소아과 의사의 진료를 받아 조치를 취하는 것이 중요합니다. 대소변 가리기를 너무 일찍부터 강요하는 것도 좋지 않습니다.



# 아이들에게 흔한 비뇨생식기의 이상

## 신생아에게서 고환이 안 만져지면

YouTube
고환 없는 아기
(잠복고환)

**· 미숙아는 음낭에 고환이 없는 경우가 흔합니다** 남자아이들의 고환은 음낭에 들어 있는 것이 정상입니다. 고환은 태아일 때는 아기의 뱃속에 있다가 태어날 때쯤 해서 음낭으로 내려오게 됩니다. 그런데 간혹 태어날 때까지 고환이 음낭으로 내려오지 못하고 뱃속에 남아 있는 경우도 있습니다. 그렇기 때문에 달을 못 채우고 태어나는 미숙아나 저체중 출산아는 음낭에 고환이 없는 경우가 흔합니다. 미숙아나 저체중아로 태어난 경우 30% 정도 고환이 내려와 있지 않고 정상적으로 달을 채우고 태어난 만삭아는 약 5% 정도에서 고환이 내려오지 않은 상태로 태어납니다. 고환이 내려오지 않은 아기의 대부분은 6개월 이내에 고환이 음낭으로 내려오는데 6개월이 지나면 내려오는 경우가 확 줄어들게 됩니다.

**· 6개월이 지나도 고환이 내려오지 않을 경우 소아과 진료를 받아야 합니다** 생후 6개월에도 고환이 내려오지 않았다면 저절로 내려오기를 기대하기 힘들므로 반드시 의사에게 문의해야 합니다. 이때는

수술을 받아야 하는데 구체적인 것에 대해서는 외과 의사나 비뇨기과 의사가 판단할 것입니다. 생후 1년이 지났는데도 음낭에 내려오지 않은 고환을 그냥 두면 30~40대가 되었을 때 뱃속에 들어 있는 고환에 암이 생길 확률이 높아집니다. 또한 고환을 그냥 뱃속에 둔 채로 1년이 지나면 고환이 제 기능을 못하는 수도 있습니다. 고환이 한 개는 내려오고 한 개는 안 내려온 경우에도 마찬가지입니다. 생후 1년이 지났는데도 고환 한 개라도 내려오지 않는다면 수술을 받아야 합니다.

## 고추 끝이 빨갛게 되면서 아파하면

흔히 귀두포피염이라고 부르는 병이 있습니다. 고추 끝이 빨갛게 되고 아이들이 조금 아파하며 자꾸 고추 끝을 쥐어뜯기도 합니다. 밤에 고추 끝이 빨갛게 되면서 아이가 아파하면 우선 타이레놀 시럽 같은 약을 먹이십시오. 그러나 아이가 갑자기 오줌 누는 것도 힘들어하면서 많이 아파하면 응급실이라도 가야 합니다. 상태가 심해지거나 반복적인 염증으로 아이가 괴로워하면 그때는 다른 조치가 필요하지만 미리부터 걱정할 필요는 없습니다. 타이레놀이 없으면 부루펜 시럽을, 부루펜 시럽이 없으면 써스펜 좌약을 써도 좋습니다. 그리고 아침이 되면 소아과 의사의 진료를 받으십시오. 대개의 경우 별문제 없이 좋아지지만 간혹 치료를 안하고 그냥 두었다가 염증이 심해지는 경우도 있습니다. 피부에 염증이 생긴 것이 원인일 때는 소변길 전체의 염증으로까지 발전하지는 않지만, 괜찮겠지 하고 두고보기보다는 소아과 의사의 진찰을 받아보는 것이 좋습니다. 혹 기저귀 발진 때문에 고추 끝이 허는 수도 있습니다. 이런 경우도 소아과 의사의 진료를 받아야 하며, 자극성이 적은 비누로 매일 잘 씻기고 말려주는 것이 좋습니다. 그래도 잘 낫지

**태어날 땐 만져지던 고환이 안 만져질 때!!**

아기가 태어날 때는 고환이 만져졌는데 나중에 만져보니까 고환이 안 만져지는 경우도 있습니다. 이럴 때는 아기를 따뜻한 방에 눕혀 놓고 만져보면 고환이 만져질 수도 있습니다. 이 경우는 고환이 완전히 안 내려온 경우와 달리 별다른 문제는 없지만 일단 의사의 정확한 진찰을 받아야 합니다.

하지만 출생시에는 고환이 내려와 있었는데 나중에 올라가는 경우도 있습니다. 이런 경우가 제법 있기 때문에 부모가 수시로 고환이 제대로 내려와 있는가 확인하는 것이 좋습니다. 이런 경우 내버려두면 처음부터 고환이 안 내려온 경우와 마찬가지로 문제가 될 수 있습니다.

그리고 내려왔다 올라갔다 하는 고환도 있는데 이런 경우는 꾸준히 관찰하면서 수술 여부를 결정해야 합니다.

고환이 만져지지 않는 경우 부모가 임의로 진단을 내릴 생각은 아예 하지 마십시오. 실수라도 하는 날이면 두고두고 후회할 수도 있으니까요. 소아청소년과 의사의 정확한 진단이 필수입니다.

않고 아이가 아파서 소변을 보기 힘들어하면 고추가 잠길 정도까지 미지근한 물을 넣은 욕조에 아이를 앉혀서 30분에서 1시간 정도 놀게 하십시오. 대개의 경우 이렇게 하면 통증이 줄어들면서 아이가 욕조 안에서 소변을 보게 됩니다.

## 사타구니 부위가 붓는 '서혜부 탈장'

**· 탈장은 장기가 본래의 부위에서 일탈한 상태입니다** 탈장은 다른 말로 헤르니아라고도 하는데, 아기에게 흔히 볼 수 있는 탈장은 배꼽(탯줄) 탈장과 서혜부 탈장입니다. 그 가운데 문제가 되는 것은 서혜부 탈장입니다. 탈장은 그냥 두어도 다시 들어가는 경우가 많기 때문에 시간이 지나면 좋아지겠지 하는 기대감을 갖고 마냥 기다리는 엄마들도 간혹 있습니다. 하지만 어린 아기들의 탈장은 꼬이는 경우가 많습니다. 따라서 어린 아기일수록 가능하면 빨리 수술을 해야 합니다.

**· 서혜부 탈장이란 소장이 음낭으로 빠져나오는 병** 고환은 아기가 태아였을 때는 아기의 뱃속에 있다가 태어나기 석 달 전쯤 해서 서혜관이란 길을 통해 음낭 속으로 이동합니다. 고환이 음낭으로 내려온 다음에는 서혜관이 막혀야 정상입니다. 그런데 어떤 이유로 이 서혜관이 제대로 막히지 않게 되면 뱃속에 있는 소장이 시시때때로 음낭 쪽으로 빠져 나오기도 하는데, 이것을 서혜부 탈장이라고 합니다. 서혜부 탈장은 아이가 울 때나 숨을 깊이 들이쉴 때, 또 크게 웃을 때와 같이 배에 압력이 가해지는 경우에 잘 생깁니다. 서혜부 탈장이 있는 아기들은 고환이나 사타구니 부위가 주기적으로 붓습니다. 탈장 부위를 만지면 말랑말랑하고 누르면 들어가는데 아기가 별로 아파하지는 않습니다. 크기 또한 커졌다 작아졌다 합니다.

**고환에 물이 차는 음낭수종!!**

고환에 물이 차는 하이드로셀(hydrocele)이라는 병은 흔히 음낭수종이라 불리며, 여러 가지 종류가 있습니다. 아이들에게 생기는 음낭수종은 대부분 수술을 하지 않아도 되지만, 어린 아기들에게 생기는 음낭수종은 수술을 해야 하는 때도 있습니다. 하지만 대부분의 경우 그냥 두어도 1년 안에 좋아지기 때문에 수술을 할 필요가 별로 없습니다. 수술 여부는 전문가가 진료를 해서 구분합니다. 신생아의 음낭수종이 1년 이상 지속되면 대개 탈장과 연관되어 있는 경우가 많기 때문에 수술이 필요하기도 합니다. 간혹 고환에 찬 물을 바늘로 빼 달라는 분도 있는데, 특이한 경우가 아니라면 하지 않는 방법입니다. 음낭수종 수술은 비교적 간단한 편이고, 수술 후에는 대개 완치가 됩니다.

YouTube
서혜부 탈장
그냥 두지 마세요

**· 서혜부 탈장은 빨리 수술을 해야 하는 병입니다** 특히 신생아는 탈장 부위에서 장이 더 잘 꼬일 수도 있기 때문에 가능하면 빨리 수술을 해줘야 합니다. 돌 이전의 아기도 빨리 수술하는 경우가 많고, 돌 이후의 아이는 별다른 증상이 없을 경우 아이의 상태를 봐서 적당한 때를 택해 수술을 합니다. 단 미숙아(예를 들면 2.5kg 미만)라든지, 아이의 건강 상태가 안 좋다든지, 아이에게 다른 특별한 질환이 있다든지 하는 경우에는 수술을 미룰 수가 있습니다.

**· 같은 병명이라도 어른과 아이에겐 다른 병일 수 있어** 탈장된 장이 좁은 공간 안에서 꼬이는 것을 감돈이라고 합니다. 감돈이 되면 장에 피가 통하지 않아 장에 돌이킬 수 없는 손상을 주게 됩니다. 탈장 부위가 작아지지 않고 아기가 계속 심하게 울 때는 바로 큰병원 응급실로 달려가야 합니다. 하지만 음낭이 부풀어 있어도 탈장이 아닌 음낭수종 등의 다른 병일 수도 있으므로 일단 의사의 진료를 받고 확인하는 것이 좋습니다. 탈장이 생겼을 때 중요한 것은 반드시 의사의 지시에 따라야 한다는 것입니다. 간혹 아이에게 수술하는 것은 무조건 안된다든지, 어른의 경우 탈장대를 해서 치료를 하니까 아이도 수술하지 않고 치료하겠다고 버티시는 분들이 있는데, 어른과 아이는 다릅니다. 똑같은 병명이라도 어른과 아이에게 전혀 다른 병일 수 있으며, 치료 방법이 다른 경우도 많습니다. 서혜부 탈장 역시 그러합니다.

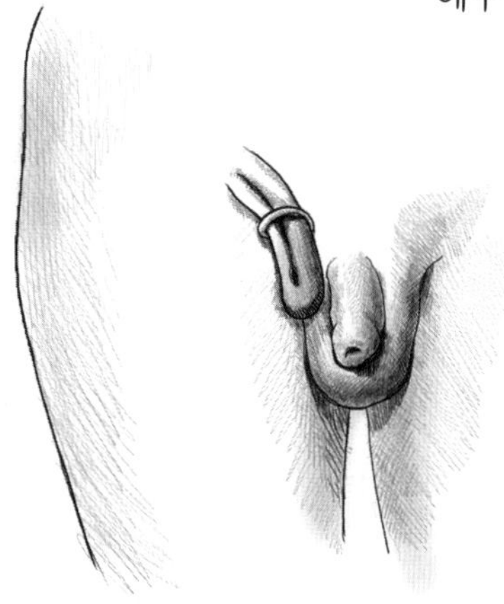

**서혜부 탈장은 소장이 시시때때로 음낭 쪽으로 빠져나오는 병입니다**
서혜부 탈장이 있는 아기들은 고환이나 사타구니 부위가 주기적으로 붓습니다. 탈장 부위를 만지면 말랑말랑하고 누르면 들어가는데 아기가 별로 아파하지는 않습니다. 크기 또한 커졌다 작아졌다 합니다. 신생아의 경우 탈장 부위에서 장이 더 잘 꼬일 수도 있기 때문에 가능하면 빨리 수술을 해줘야 합니다.

## 포경수술, 꼭 해야 하나요?

YouTube
포경수술



**· 포경수술을 반드시 해야 하는 것은 아닙니다** 남자아이의 성기는 포피가 덮고 있는데 이 상태를 포경이라고 하며, 이 포피를 제거하는 수술을 포경수술이라고 합니다. 간혹 포경수술이 꼭 필요하냐고 묻는 엄마들이 있습니다. 포경수술을 하면 의학적으로는 약간의 이득이 있습니다. 하지만 포경수술을 하지 않는 것 역시 나름 장점이 있기 때문에 포경수술에 대해서는 의사와 상의해서 결정하세요. 포경수술을 하게 되면 요로감염을 줄이고 포피종양 발생을 줄여주는 효과가 조금은 있지만, 포경수술의 부작용과 아기가 받는 스트레스 역시 만만치 않기 때문입니다.

**· 신생아의 포경수술, 요즘은 별로 하지 않는 것이 추세입니다** 포경수술을 해야 한다고 주장하는 의사들 사이에서도 아기가 태어나자마자 포경수술을 해주는 것이 좋은지에 대해서는 이견이 많습니다. 한동안은 아기가 태어나자마자 포경수술을 해주는 것이 유행이었지만, 요즘 우리나라에서는 출생 후 포경수술은 하지 않는 것이 일반적인 추세입니다. 최근에는 포경수술한 아기는 거의 본 적도 없을 정도입니다. 그리고 소아청소년과 의사도 반드시 출생 직후 포경수술을 해야 한다고 말하지는 않습니다. 꼭 해야 될 때는 마취를 잘 해서 수술 시 아프지 않게 해주어야 합니다.

**· 포경수술을 해줘야 하는 경우도 있습니다** 대개의 포경수술은 의학적인 목적보다는 문화적이나 종교적인 목적으로 하는 경우가 많으며, 정상 아이의 경우는 굳이 수술을 할 필요가 없지만, 부모가 원하는 경우는 수술할 수 있습니다. 물론 포경수술을 하면 약간의 의학적인 이로움이 있기는 합니다. 어릴 때는 포피가 뒤로 젖혀지지 않아도 나이가 들면 대개 뒤로 젖혀지므로 미리 걱정할 필요는 없지만 포경으로 인해서 오줌을 잘 못 누거나, 귀두포피염이라고 해서 포피에 자꾸 염증이 생기거나, 포피가 짧아서 음경이 잘 못 자

**포경수술 하지 않은 아기의 고추 관리!!**
어린 아기를 목욕시키면서 성기를 닦아준다고 성기를 덮고 있는 포피를 힘을 주어 뒤로 젖히려는 분들이 있는데, 이것은 곤란합니다. 포경수술을 하지 않은 아이들의 포피는 힘을 주어서 뒤로 젖히지 마십시오. 상처가 나거나 염증이 생길 수가 있습니다. 그리고 포경수술을 하지 않은 아기의 고추 끝에 염증이 생기는 경우 대부분은 곰팡이가 원인입니다. 염증이 생기면 붉게 변하면서 아프기도 하고, 헐기도 하고, 가렵기도 합니다. 이때는 소아과 의사의 진료를 받고 항진균 연고로 치료를 해야 합니다. 간혹 세균 감염으로 유사한 증상이 나타날 수 있는데, 이때는 항생제를 사용해서 치료합니다. 아이가 자꾸 성기에 손을 대면 손을 자주 씻어주고 성기도 잘 씻어주는 것이 염증을 막을 수 있는 지름길입니다.

랄 것 같을 때는 포경수술을 해야 합니다.

**• 군대에서 예전에 포경수술을 했던 이유** 예전에는 군대에 목욕을 제대로 할 수 있는 시설이 없었습니다. 게다가 전쟁에라도 나가면 위생과는 아예 담을 쌓고 살 수밖에 없었고, 특히 참호를 파고 전쟁을 하던 시절에는 물웅덩이에서 몇 달씩 버텨야 했습니다. 당연히 포경수술을 안한 사람들의 경우에는 귀두 포피 안쪽으로 균이 들어가서 염증이 많이 생겼습니다. 그래서 포경수술을 하지 않은 사람들에게 거의 강제로 시행을 했던 것입니다. 포경수술, 반드시 해야 하는 것은 아닙니다. 하지만 군대에 가면 다 하는 것이 추세라고 하니 아이들이 크면 수술을 해주는 것도 좋을 것입니다.

## 여자아이 질에서 분비물이 나올 때

딸아이와 함께 소아과를 찾아와서는 "얘 너 좀 나가 있거라" 하고 진료실에서 아이를 내보낸 뒤 조심스레 말문을 여는 엄마들이 있습니다. 여자아이들의 질에서 분비물이 나오면 왠지 이상한 병에 걸린 것은 아닐까 하고 걱정스러워서 그러는 것이지요. 좀 큰 아이도 그렇지만 신생아의 질에서 분비물이 나오면 엄마의 고민은 더 심해집니다. 소아의 질에서 분비물이 나오면 흔히 냉이 나온다고 표현하는 분들이 많은데, 이는 정상인 경우와 병적인 경우로 나눌 수 있습니다.

**• 질에서 분비물이 나오는 경우가 흔한가요?** 상당히 흔합니다. 아이들의 경우 크면서 한두 번은 질염에 걸리기 때문에 질의 분비물은 여자아이를 둔 부모라면 누구나 한 번쯤 겪게 되는 문제입니다. 그리고 정상적인 아이들 중에서도 질에서 분비물이 나오는 경우가 있기 때문에 꽤 많은 아이들에게서 분비물이 나오는 것을 보게 됩니다.

**신생아 여아 질에서 피가 날 때!!**
태어난 지 얼마 안되는 여자 신생아의 질에서 드물게 피 같은 분비물이 나오는 경우가 있습니다. 이것은 아기가 엄마의 뱃속에 있을 때 영향을 받던 에스트로젠이라는 호르몬이 태어난 뒤에는 사라지기 때문에 생기는 것으로 아무 문제가 없습니다. 하지만 항상 생각해야 할 것은 다른 가능성도 있을 수 있다는 것입니다. 외상이나 그 밖의 다른 출혈성 질환 때문에 유사한 증상이 나타날 수도 있으므로 일단 소아과 의사의 진료를 받는 것이 가장 안전합니다.

비뇨생식기

**· 아이들의 질에서 분비물이 잘 나오는 이유** 아이들의 질은 어른의 질과 달리 여성 호르몬의 자극을 받지 못해서 약합니다. 그리고 어른의 질에는 질의 내부를 산성으로 유지시켜 균의 증식을 억제하는 이로운 균들이 있는데, 아이들은 이 균이 아직 자라지 못해서 질의 내부가 중성입니다. 그래서 균의 증식이 쉽기 때문에 아이의 질에서는 분비물이 잘 나옵니다. 또 아이들은 신체 구조상 항문과 질의 거리가 짧아서 대변의 균이 질 속으로 들어가기 쉽고, 지저분한 손으로 자신의 성기를 긁거나 일종의 방어 역할을 하는 음모가 아직 발달하지 못해 어른보다 균이 들어가기 쉽습니다.

**· 아이의 질에서 분비물이 나오면** 일단 의사의 진료를 받는 것이 좋습니다. 가능하면 분비물이 묻어 있는 아이의 속옷을 가지고 가십시오. 만일 분비물만 나오는 것이 아니고 피도 섞여서 나온다면 그것도 반드시 가지고 가야 합니다.

**· 여러 가지 원인이 있을 수 있습니다** 아기의 질에서 분비물이 나오는 원인은 세균에 의한 것, 이물질에 의한 것, 곰팡이에 의한 것 등 여러 가지가 있습니다. 물론 정상인 경우도 있고요. 당연한 얘기지만 원인에 따라 치료 방법도 달라집니다.

**· 소아과에 가도 되고 산부인과에 가도 됩니다** 산부인과는 산과와 부인과를 합한 것으로 산과는 출산을, 부인과는 여성 고유의 질환을 담당합니다. 여아의 질에서 분비물이 나오는 것은 산부인과와 소아과 두 개 과에 걸치는 문제입니다. 이런 경우 통상적으로는 먼저 소아과를 방문합니다. 진찰 결과 소아과 영역을 넘어서거나 부인과 의사가 진료하는 것이 더 나을 때는 소아과 의사가 산부인과로 가라고 말해줄 것입니다.

**· 아무 약이나 함부로 먹이지 마세요** 아이의 질에서 분비물이 나오면 많은 엄마들이 먼저 약국에 가서 약을 지어 먹이다가 그래도 낫지 않으면 소아과에 데리고 옵니다. 그러나 소위 '냉'에는 의사의 처방 없이 이 약 저 약 함부로 먹이면 더 심해지는 것도 있으므로

약을 먹일 때는 주의해야 합니다. 약을 먹이기 전에 소아과에 데리고 오십시오.

**• 기본적인 주의 사항을 꼭 지키십시오**

1. 지나치게 자주 비누 등을 사용해서 씻으면 도리어 염증을 일으킬 수도 있으므로 주의해야 합니다.

2. 아이들은 질의 점막이 약하기 때문에 옷에 남아 있는 세탁제, 자극성 있는 비누, 색깔 있는 화장지 등에 의해서도 '비특이성 외음부 질염' 같은 염증이 생길 수 있습니다. 비특이성이라는 말이 붙는 것은 균에 의한 염증이 아니기 때문입니다.

3. 너무 꼭 끼는 바지나 속옷을 입으면 외음부에 습기가 많아지면서 곰팡이 등이 쉽게 자랍니다. 속옷은 면으로 만든 것을 입히고 바지는 너무 끼지 않는 것을 입히십시오. 속옷도 땀이 많이 차면 자주 갈아입히는 것이 좋습니다.

4. 변을 닦을 때 휴지를 앞쪽에서 뒤쪽으로 움직여 닦아야 대변으로 인한 질염을 줄일 수가 있습니다.

5. 손을 자주 씻게 하고 성기가 가렵다고 자꾸 긁지 못하게 해야 합니다.

6. 질염에 자주 걸릴 때는 아이가 혹시 자위행위를 하지는 않는지 잘 관찰해야 합니다. 이런 경우 지저분한 손으로는 자위행위를 못하게 해야 합니다. 자위행위 자체를 못하게 막지는 마십시오.

7. 정상인 경우라도 신생아나 초경이 시작되기 전의 아이는 질의 분비물이 나올 수가 있는데, 이것은 맑고 희며 냄새가 나지 않습니다. 하지만 이런 경우라도 분비물이 묻은 옷가지를 가지고 소아과 의사의 진료를 받아서 정상이라는 것을 확인하는 것이 좋습니다.

8. 치료하는 도중에 증상이 좋아졌다고 임의로 약을 끊어서는 안 됩니다. 병의 종류에 따라서는 증상이 없어져도 약을 꾸준히 사용해야만 재발하지 않는 병도 있기 때문입니다.

# 아이들에게 흔한 소변의 이상

## 소변을 너무 자주 본다구요?

아이들은 원래 어른보다 소변을 자주 본다는 것을 감안하더라도 유난히 소변을 자주 보는 아이들이 있습니다. 많은 엄마들이 아이가 소변을 찔끔찔끔 자주 보는 것을 심각하게 생각하지 않습니다. 그래서 오줌소태라며 약국에서 이런저런 약 좀 사먹이고 증상이 호전되면 까맣게 잊어버리곤 합니다. 하지만 그렇게 간단치 않은 경우도 있기 때문에 주의해야 합니다.

**· 소변을 자주 보면 우선 심리적 요인을 생각할 수 있어** 사실 아이들은 별다른 병적 이유 없이 심리적으로 스트레스를 받으면 소변을 자주 보기도 합니다. 유치원에 다니기 시작하면서 갑자기 소변을 자주 보는 아이가 있는데, 이런 아이도 TV를 보거나 친구들과 재미있게 놀 때는 소변 보는 것을 잊습니다. 또한 너무 조기에 대소변 가리기를 강요해도 아이가 스트레스를 받아 소변을 자주 볼 수 있습니다. 그런가 하면 부모의 관심을 끌기 위해서 소변을 자주 보는 아이도 있습니다. "엄마 나 쉬 마려" 하는 귀여운 아이의 말을 듣고도 관심을 안 가질 부모가 어디 있겠습니까. 아이가 소변을 자주 보는 원인은 대부분 이 두 가지 경우이며, 이런 아이들은 시간이 지나면 대개 별문제 없이 좋아집니다.

**· 드물지만 당뇨나 변비 등 다른 원인 때문에 소변을 자주 볼 수도** 아이에게 당뇨가 있거나 요붕증이 있어도 소변을 자주 보는데, 이런 경우는 소변의 양이 많습니다. 또 만성 신부전이 있어도 소변을 자주 보며, 이때는 고혈압이 동반되기도 합니다. 변비가 심한 경우에도 방광이 압박받아 소변을 자주 보고, 감기약의 일종인 항히스타민제를 복용해도 소변을 자주 봅니다. 그밖에 탄산음료나 감귤류,

:)

**소변에서 이상한 냄새가 난다구요?**
소변에서 이상한 냄새가 나는 것 같으면 일단 어떤 냄새가 나는지 잘 맡아보아야 합니다. 몇 가지 특징 있는 소변 냄새가 있는데, 몸의 상태가 이상하거나 병이 있을 때 간혹 소변에서 독특한 냄새가 날 수 있습니다. 너무 독특한 냄새일 때 그리고 그것이 지속될 때는 소변을 받아서 바로 소아과 의사에게 가는 것이 좋습니다. 소변을 본 뒤 바로 가져가십시오. 특정 질병에 걸리면 과일 냄새나 쥐오줌 냄새 같은 특징적인 냄새가 날 수 있습니다.

카페인이 들어 있는 음료를 마셔도 요로가 자극을 받아 소변을 자주 볼 수 있습니다. 아이가 소변을 자주 본다면 소아과 의사에게 진료를 받을 때 반드시 알려주는 것이 좋습니다.

**• 소변을 자주 보면 일단 소아과 의사의 진료를 받아야** 아이가 소변을 자주 볼 때 어떤 것을 먹으면 좋고 어떤 것을 먹으면 당장에 낫는다는 비법을 말하는 부모도 있는데, 큰일 날 소리입니다. 특히 아이가 요로감염일 경우 이것은 무모하다 못해 위험할 수도 있습니다. 아무리 명의라도 요로감염은 검사를 해보지 않고서는 확인할 수 없고, 요로 역류가 있는지는 더더욱 알 수 없습니다. 소변을 자주 보는 아이들은 소아과 의사의 진료를 받아서 우선 요로감염이 있는지를 확인해야 합니다. 진료 결과 요로감염이 있는 것으로 판명되면 치료를 받고 필요한 경우에는 반드시 요로감염의 원인과 동반되는 이상이 있는지도 확인합니다. 특히 집안 식구가 요로감염에 걸린 적이 있다면 요로의 기형이 있을 가능성이 더 높기 때문에 주의해야 합니다. 검사를 했는데도 아무 이상이 없을 때 비로소 아이가 심리적인 요인으로 소변을 자주 보는 것은 아닌지 생각해 볼 수 있습니다.

## 아기가 소변을 잘 안 본다구요?

아기들은 어른보다 소변을 자주 봅니다. 그런데 간혹 소변을 잘 안 보는 아기들이 있습니다. 아기가 평소보다 소변을 잘 안 볼 때는 엄마가 일단 신경을 써야 합니다. 아기들이 섭취한 수분은 주로 소변으로 나갑니다. 아기가 소변을 적게 본다는 것은 수분 섭취량이 적든지 아니면 땀이나 설사 등으로 인해 수분 손실이 많다는 이야기입니다. 몸이 붓지 않고 다른 이상이 없다면 수분 섭취가 적은 것이므로 일단 수분 섭취를 늘리십시오. 그래도 아기가 소변을 잘 안 보

고 다른 이상이 있다면 의사와 상의해야 합니다. 이유가 무엇이든지 소변을 너무 오랫동안 안 보면 신장에 이상이 초래될 수 있으므로 주의해야 합니다. 아기가 소변을 잘 안 볼 때는 엄마가 좀 긴장해야 합니다. 특히 장염에 걸려 설사를 하는 중에 8시간 이상 소변을 보지 않는다면 바로 소아과 의사의 진료를 받는 것이 좋습니다.

## 소변에 거품이 지나치게 많다구요?



맑은 맹물은 저어도 거품이 나지 않지만 맹물에 비누를 풀거나 계란을 섞은 다음 저으면 거품이 납니다. 소변에 거품이 나는 이유는 우리 몸의 여러 노폐물들이 소변에 섞여 있기 때문입니다. 대개의 거품은 정상이지만 소변에 거품이 이상하리만큼 많이 나온다면 소아과 의사의 진료를 받을 필요가 있습니다. 당뇨나 단백뇨가 있는 경우 소변에 섞여 나오는 이물의 양이 증가하고 이렇게 이물이 증가할수록 소변에 거품이 생기기 쉽기 때문입니다. 검사를 해보면 대부분 이상이 없는 경우가 많지만 간혹 이상이 발견되는 경우도 있으므로 정기 검사를 하는 셈치고 한번 확인해보는 것이 좋습니다.

## 소변에서 피가 나오는 혈뇨

YouTube
혈뇨, 미리 알아두세요~

**• 육안적 혈뇨와 현미경적 혈뇨** 혈뇨는 소변에서 피가 나오는 것인데 눈에 보이게 피가 나오는 육안적 혈뇨와 눈으로 보기에는 멀쩡한데 검사상으로만 피가 나오는 현미경적 혈뇨가 있습니다. 피가 잘 응고되지 않는 출혈성 질환이 공통의 원인일 수 있는 것을 빼고는 각각의 경우가 조금 다른 병의 증상일 수 있습니다.

**• 현미경적 혈뇨가 있을 경우** 아이들의 경우 현미경적 혈뇨가 있는

경우는 과거 육안적 혈뇨가 있었는가를 확인하고 현재 고혈압이 있는가를 확인해야 합니다. 다른 문제 없이 혈뇨만 나오는 경우는 대개는 심각하지 않은데 **단백뇨가 같이 나오는 경우는** 사구체신염처럼 좀 곤란한 병일 수도 있어서 큰 병원에서 신장조직검사까지 시행할 때도 많아 주의해야 합니다. **현미경적 혈뇨만 있는 경우도 열 명 중 한 명 꼴로는 요로감염이나 고칼슘혈증이나 신낭종 같은 기형이 동반되는 경우가 있어서** 의사의 진료를 꼭 받아야 합니다.

• **육안적 혈뇨가 있는 경우** 육안적 혈뇨 중 선홍색의 피가 보이면 요로의 아래쪽에 문제가 생긴 것으로 이런 경우는 요도나 방광에 염증이나 상처가 생긴 경우가 많습니다. 당연히 소아청소년과 의사의 진료를 받아야 합니다. 육안적 혈뇨 중 커피색이나 간장색 소변을 눈다면 요로의 윗쪽인 신장에 문제가 생긴 경우인데 결석이나 사구체신염 등 좀더 심각한 문제가 원인일 수 있습니다. 이런 경우 반드시 소아청소년과 의사의 진료를 받고 치료를 제대로 해야 합니다.

• **혈뇨, 가볍게 생각하지 마세요** 혈뇨가 있을 때 부모가 할 수 있는 것이 거의 없습니다. 하지만 혈뇨가 있어도 당장은 다른 문제가 없는 경우가 많고 시간이 지나면 혈뇨 그 자체는 저절로 좋아지는 것처럼 보여서 신경쓰지 않는 경우가 많습니다. 그리고 실제로도 큰 문제가 없이 좋아지기도 합니다. 하지만 간혹 심각한 병의 초기 증상으로 혈뇨가 나오는 경우가 있고 초기에 대응을 재대로 하지 않으면 나중에 신장에 문제가 생겨 점점 더 심해질 수도 있습니다. 그렇기 때문에 혈뇨가 나오는 경우는 소아청소년과 의사의 진료를 지속적으로 받는 것이 중요하다는 것은 꼭 기억해두셔야 합니다.

• **아기 기저귀가 붉게 물드는 경우** 어린 아가들의 경우 혈뇨가 아닌데도 소변 기저귀에 피 같은 것이 묻어나는 경우가 있습니다. 특히 신생아의 경우 소변을 본 기저귀가 붉게 물들어 있는 것을 흔히 볼 수 있습니다. 비교적 경계가 뚜렷하며 약간의 분홍빛을 띠기도 하

**소변에 하얀 침전물이 있을 때!!**
소변에는 여러 가지 유기물질이 섞여 있는데, 온도가 낮아지면 이 유기물질이 고체로 변해서 뿌연 침전물이 생길 수 있습니다. 그러나 요로감염이나 기타 다른 원인에 의해서도 이런 증상이 나타날 수 있기 때문에 정확한 검사를 받아보는 것이 좋습니다. 특히 아이들의 요로감염은 요로감염 자체도 문제지만 나중에 다른 문제가 생길 수도 있기 때문에 항상 심각하게 생각해야 합니다. 아기에게 특별한 문제가 없더라도 정기적으로 소변 검사를 해서 아기의 상태를 파악하는 것이 아기의 건강을 위해 좋습니다.

혈뇨 사진

요산 사진

는데, 어떤 경우는 가루 같은 것이 만져지는 것을 느낄 수도 있습니다. 혈뇨와는 달리 시간이 지나도 색이 변하지 않는다면 요산이 나오는 건데 대개 문제 없습니다. 요산 때문에 기저귀가 붉게 물들 때는 수유량을 좀더 늘리는 것이 좋습니다. 하지만 어린 아가들도 진짜 혈뇨가 나오는 경우도 있으니 기저귀를 가지고 소아청소년과 의사의 진료를 받는 것이 안전합니다.



## 아기의 소변이 노랗게 나올 때는

• **소변이 노란 이유는 대부분 수분 부족 때문** 아기의 소변이 약간 노란 것은 정상입니다. 하지만 노란색이 진하다면 우선 아기가 섭취하는 수분의 양이 좀 부족하지는 않은지 따져봐야 합니다. 날이 더우면 아기들이 땀을 많이 흘려서 소변이 노랗게 변하는 경우가 종종 있습니다. 모유를 먹는 아기들은 땀을 많이 흘리더라도 물을 따로 더 먹이지 않아도 됩니다. 모유만으로도 충분히 수분을 보충할 수 있으니까요. 하지만 분유를 먹는 아기들은 땀을 많이 흘리면 몸에서 필요로 하는 수분의 양이 그만큼 더 늘어나기 때문에 별도로 수분을 보충해줄 필요가 있습니다. 만일 아기의 소변이 노랗게 변했다면 먼저 소변의 양이 줄었는지부터 확인하십시오. 아기의 몸이 붓지 않은 상태에서 소변의 양만 줄었다면 수분이 부족한 것이므로 물이라도 충분히 먹여 수분을 보충해주어야 합니다. 대개 수분 섭취가 늘면 소변의 양도 늘어나면서 소변 색깔이 다시 옅어집니다.

• **수분을 충분히 먹였는데도 소변이 계속 노랗다면** 아기가 수분을 충분히 섭취하고 소변을 잘 보는데도 소변이 계속 노랗게 나온다면 소아과 의사의 진료를 받아보는 것이 좋습니다. 대부분의 아기들은 이상이 없지만 간혹 이상이 있는 아기도 있기 때문입니다. 간혹 소변에 피가 섞여 나오는 경우에도 단순히 소변의 색깔이 진하다고 말하는 엄마도 있습니다. 이런 경우 일단 진찰을 받아서 아기에

게 이상이 있으면 의사가 그에 따른 적절한 조치를 취해줄 것입니다. 아기의 소변이 계속 노랗게 나올 때는 헛걸음하는 셈치고 아기를 봐주는 단골 소아과 의사에게 한번 보여주십시오.

## 소변에 인이나 단백이 많이 섞여 나오면

**· 소변에 인이 섞여 나오면 구루병 같은 질환이 생길 수 있어** 인은 인체의 골격 형성과 세포 구성을 위한 필수 요소입니다. 혈액 내에 인의 농도가 비정상적으로 높게 되면 우리의 몸은 신장을 통해서 소변으로 인을 더 많이 배출합니다. 그러나 다른 이상으로 인이 흡수되지 못하고 소변으로 배출되면 골격계에 문제가 생겨 구루병 같은 질환에 걸릴 수도 있습니다. 이런 때는 분유보다는 모유수유를 하는 것이 좋습니다. 분유에 비해 모유에 인의 성분이 훨씬 적게 함유되어 있기 때문입니다. 먹고 있는 음식에 충분한 단백질과 칼슘이 함유되어 있다면 하루에 필요한 양의 인을 섭취하는 데는 별문제가 없습니다.

**· 소변에 단백이 섞여 나오면 신증후군일 수도 있어** 신증후군이란 소변을 통해 비정상적으로 단백이 많이 배출되어 핏속의 단백 농도가 정상 이하로 감소되고 신장 사구체가 손상을 입어 정상적으로 소변을 만들어내지 못하는 병입니다. 이 병에 걸리면 혈중 단백질이 떨어져 부종이 생기고 핏속의 지방 농도가 비정상적으로 높아지는 등 여러 종류의 생화학적 변화가 생깁니다. 일반적으로 이 병은 예후가 좋은 편이지만 몇 년 동안 약을 먹어야 하는 경우도 있습니다. 신증후군을 앓는 동안은 감기 등의 바이러스성 호흡기 전염병이나 박테리아성 전염병에 걸리기 쉬우므로 좀더 주의해야 합니다. 하지만 단백뇨가 나오면서 혈뇨가 같이 나오는 경우는 매우 주의해야 합니다. 이런 경우는 신장 자체에 문제가 있을 가능성도 있기 때문입니다.

# 비만



## Dr.'s Advice

아기들은 원래 통통합니다. 하지만 통통한 정도를 넘어서서 지나치게 살이 찐 경우는 주의해야 합니다. 어릴 때 찐 살은 지방세포 수를 증가시키기 때문에 나중에 어른이 되어서도 고생할 수 있습니다.

어릴 때 찐 살은 나이 들면 다 빠진다라는 말은 잘못된 말입니다. 예전에야 젖 먹고 살찐 애들은 나중에 먹을 게 없어서 살이 빠졌지만, 요즘처럼 먹을 게 넘치는 시대에 저절로 살 빠질 것을 기대하는 것은 난센스입니다.

돌 때 비만인 아이는 반 이상이 나중에도 비만이 될 수 있고, 두 돌까지 비만인 아이는 80% 이상에서 나중에 비만이 될 수 있습니다.

아기가 배고파할 때만 먹이십시오. 비만인 아기들 중에는 아기가 울면 달랠 목적으로 엄마가 모유나 분유를 먹인 경우가 많습니다. 그리고 이유식을 우유병에 넣어서 먹이는 것 역시 비만의 중요한 원인 가운데 하나입니다. 이유식은 만들어서 숟가락으로 먹이십시오.

아이의 비만 정도를 알고 싶으신 분은 이 책 뒤에 실려 있는 '소아의 신장별 체중 백분위수' 표를 참고하시면 됩니다. 이제는 대한소아과학회 성장표보다는 세계보건기구에서 나온 성장표를 기준으로 하는 것이 좋다고 말하는 전문가들이 훨씬 더 많습니다.

YouTube
소아비만은
만병의 근원

YouTube
모유수유아,
비만 주의!

YouTube
분유수유아,
비만 주의!

YouTube
아기 때부터
당뇨 주의!

## 아이가 비만인 것 같다구요?

**• 같은 또래에서 체질량 지수가 95백분위수 이상이면 비만** 비만은 키에 비해 몸무게가 많이 나가는 것입니다. 2017년 새로 개정된 대한소아과학회의 기준은 체중(kg)을 키(m)로 두 번 나눈 수치인 체질량지수가 자신의 연령에서 95백분위수 이상을 비만이라고 하는데, 85백분위수 이상이면 비만이 될 위험성이 높다고 생각하시면 됩니다.

**• 비만의 원인은 대부분 칼로리의 과잉 섭취 때문** 아이들의 비만이 질병 때문에 생기는 경우는 거의 없습니다. 대개는 먹는 양에 비해 활동량이 적기 때문에 생깁니다. 아이가 비만이라고 생각될 때는 소아과에서 진찰을 받아본 뒤 비만 치료를 해야 합니다. 흔하지는 않지만 만약 비만의 원인이 다른 질병 때문이라면 그 질병의 치료도 병행해야 합니다.

**• 비만인 아이는 성인병에 잘 걸리고 정신적인 문제도 생길 수 있어** 살이 찌면 풍채 좋고 튼튼해 보이는데 무엇이 문제일까요? 아이도 살이 찌면 어른들처럼 고혈압, 당뇨 등과 같은 성인병에 걸리기 쉽습니다. 그리고 가장 큰 문제 중에 하나는 예민한 사춘기 때 자기 몸매에 대한 자신감 상실로 정신적인 스트레스를 심하게 받을 수 있다는 것입니다. 부모는 아이가 건강해 보여서 좋다고 생각할지 몰라도 아이에게는 심각한 문제가 아닐 수 없습니다. 학교나 주위의 친구들에게서 뚱뚱하다고 놀림을 받으면 굉장히 심각하게 고민하는 아이들이 있는데, 이런 아이는 전반적으로 자신감을 상실하고 열등감에 빠지게 됩니다. 그런 상태가 심해지면 소아과 치료뿐 아니라 정신과 치료도 함께 받아야 하는 상황이 발생할 수도 있습니다.

## 어릴 때 찐 살은 다 빠지나요?

**이것도 알아두세요!!**
아기가 비만이 되는 것을 막기 위해서는 올바른 식습관을 들이는 것과 더불어 아기의 활동량도 중요합니다. 아기가 먹는 것에 비해 살이 더 찐 것 같다면 평소에 어떻게 노는지를 체크해보십시오. 몸을 많이 움직이도록 해야 칼로리가 소비되고 비만 예방에도 도움이 됩니다. 아기가 살이 너무 많이 쪘다면 소아과 의사와 잘 상의해야 합니다.



**• 애석하게도 그렇지 못합니다** 아이가 살찌는 것과 어른이 살찌는 것은 다릅니다. 아이가 살찌는 것은 지방세포 수가 늘어나는 것이고 어른이 살찌는 것은 지방세포 수는 그대로인 채 세포의 크기만 커지는 것입니다.

**• 어릴 때 비만이었던 아이는 커서도 살찌기가 쉬워** 어릴 때 뚱뚱했던 아이도 대개는 성장하면서 살이 빠집니다. 하지만 어릴 때 많이 쪘던 아이는 커서 살이 빠진다고 지방세포 수가 줄지는 않습니다. 지방세포 수는 여전히 그대로이기 때문에 커서 살이 빠져도 이미 늘어나 있던 지방세포는 숨어 있는 시한폭탄처럼 있다가 어느 순간 터져 다시 무자비하게 살을 찌울지 모릅니다. 지방세포 수가 늘어난 아이는 지방세포가 먹을 것을 달라고 아우성칠 때 살이 잘 찌고, 찐 살을 빼기가 그만큼 더 힘듭니다. 아기가 당장 찐 살보다 더 심각한 것은 일단 과식하는 습관이 들면 나중에 고치기 정말 어렵다는 것입니다.

**• 아이가 비만이 되는 것을 막으려면** 일반적으로 만 1세 이전의 아기들은 대부분이 비만 상태로 보이지만 이 시기 아기들은 성장이 더 중요하기 때문에 비만을 그다지 걱정할 필요가 없습니다. 만 1~3세는 활동량이 늘어나 체중이 주는 시기로 적절한 영양 섭취에 주의해야 하는데, 이 시기가 되어도 계속 살이 찐 상태라면 식습관을 미리 조심하는 것이 좋습니다. 밥을 많이 먹어서 탄수화물의 섭취량이 많으면 비만이 되기 쉬우므로 두 돌이 지나면 저탄수화물, 저지방, 고단백 식사를 하도록 해야 합니다. 그러나 두 돌까지는 두뇌의 성장에 지방이 필수적이기 때문에 지나친 지방 섭취는 곤란하더라도 적정한 섭취는 꼭 필요하며, 저지방식 또한 해서는 안됩니다.

## 비만 예방을 위해 지켜야 할 주의사항

**주의하세요!!**
아이가 살이 쪘다고 무조건 몸무게를 줄이는 것은 옳지 않습니다. 아이가 현재의 몸무게를 유지한 상태로 성장해가면서 상대적으로 살이 빠지는 방법을 택해야 합니다. 어릴 때는 몸이 가장 왕성하게 성장하고 두뇌도 가장 발달하는 시기입니다. 그러므로 아이가 살이 쪘다고 무조건 굶기거나 영양 섭취를 소홀히 하면 비만보다 더 심각한 문제가 생길 수도 있으니 주의해야 합니다.

1. TV를 보면서 음식을 먹지 못하게 해야 합니다. TV를 보면서 음식이나 간식을 먹으면 화면에 정신이 팔려 배가 부른 것도 모르고 계속 먹게 되어 살이 찌기 쉽습니다.
2. TV 시청이나 컴퓨터 게임 오래 하지 말고 운동을 열심히 해야 합니다.
3. 아기가 울 때마다 우유병을 물려서 달래면 안됩니다. 우유병은 아기가 배고파할 때만 주십시오.
4. 이유식을 할 때 우유병에 담아 먹이지 마십시오 비만의 지름길입니다.
5. 간식을 너무 많이 주지 마십시오. 그리고 간식으로 과자나 단 음식을 많이 주는 것은 피하십시오.
6. 아이가 포동포동하게 살찐 것을 좋아하는 어른들이 많은데 살찐 것이 곧 건강의 척도는 아닙니다.
7. 음식을 남기지 못하게 야단쳐서는 안됩니다. 특히 학교에서 급식을 하는 경우 아이들에게 똑같은 양의 식사를 주고 남기지 못하게 하는 것은 곤란합니다. 자신이 먹을 양을 덜어 먹게 하고, 양이 많다고 느끼는 아이는 덜어서 적게 먹을 수 있도록 배려를 해주어야 합니다.
8. 살을 빼려고 끼니를 걸러서는 안됩니다. 특히 아침 식사를 거르게 되면 공부하는 데 문제가 생길 수도 있습니다.

## 비만을 치료할 때 꼭 지켜야 할 것들

• **먹는 양은 줄여도 여러 음식을 골고루 먹어야 합니다** 아이들은 성장이라는 중요한 과정에 있기 때문에 음식을 적게 먹더라도 성장에

필요한 필수 영양소의 섭취는 이루어져야 합니다. 따라서 칼로리는 줄이되 여러 가지 음식을 골고루 먹게 해야 합니다. 패스트푸드는 가능하면 피하도록 하시고 탄산음료도 피하는 것이 좋습니다. 채소도 많이 먹고 밥은 가능하면 현미를 많이 섞어서 먹는 것이 좋습니다. 밥은 꼭꼭 씹어 먹고 식사는 허겁지겁 먹기보다는 맛을 음미하면서 천천히 먹도록 하십시오.

• **살을 함부로 빼서는 안됩니다** 갑자기 심하게 운동을 하면 허기가 져서 더 먹게 되어 살이 더 찔 수도 있습니다. 또 무작정 굶겨서 살을 빼게 해도 안됩니다. 아이들의 비만 치료는 살을 빼는 것이 아닙니다. 몸무게는 현재대로 유지하되 아이가 자라면서 날씬해질 수 있도록 하는 것입니다.

• **일상적인 운동을 생활화해야 합니다** 요즘 아파트에 사는 사람들이 늘어나면서 아이들의 운동량이 전반적으로 줄었습니다. 그리고 컴퓨터 게임 등이 유행하면서 아이들이 움직이지 않고 노는 시간이 많아져 쉽게 비만이 되곤 합니다. 비만인 아이는 일단 운동량을 늘려야 합니다. 특별한 운동을 시작하는 것도 좋지만 그보다는 일상적인 운동을 생활화하는 것이 더 좋습니다. 아파트 계단을 오르내리는 것도 좋고, 가까운 거리는 걸어다니는 것도 좋습니다. 아파트 15층에 사는 어떤 엄마는 엘리베이터를 이용하지 않고 아이와 함께 걸어다닌다고 합니다.

• **정신적인 면도 고려해주어야 합니다** 요즘 아이들은 자신의 몸매에 신경을 많이 씁니다. 자신뿐 아니라 같이 다니는 친구의 몸매에도 신경을 쓰는 아이들이 많습니다. 아이들로부터 뚱뚱하다는 말을 들으면 아이가 우울증에 빠지기도 하고 친구들에게 따돌림을 당하면 심한 외로움을 느끼기도 합니다. 엄마들은 이런 점을 잘 헤아려 아이가 자신감을 잃지 않도록 용기를 주어야 합니다. "뭐 그런 걸 가지고 신경을 쓰냐"는 말보다는 자신감을 북돋을 수 있는 말을 해주는 것이 좋습니다.

**알아두세요!!**

비만의 치료에는 본인의 의지와 더불어 가족의 협조가 필수입니다. 가족들이 아이가 비만이라는 사실을 다 알고 있어야 하며, 아이에게 비만을 치료해야 한다는 것을 느끼게 해주어야 합니다. 비만인 아이가 보는 데서 식구들이 살찌는 음식을 맛있게 먹는다면 아이의 비만은 치료하기 힘들어집니다. 다소 불편하더라도 아이와 가족의 건강을 위해 식사 조절을 함께 해야 합니다.

**선생님의 한마디!!**

비만인 사람이 몸무게를 줄이는 방법은 먹는 양을 줄이고 운동을 많이 하는 것입니다. 성장기의 학생들은 다이어트를 할 때 성장에 필요한 단백질을 충분히 섭취하고 탄수화물과 지방은 적게 섭취하며 짜지 않은 식사를 하는 것이 좋습니다. 만일 다이어트를 지나치게 하면 성장에 필요한 필수적인 영양분을 섭취하지 못하게 되어 키가 적게 자랄 위험도 있으니 주의해야 합니다. 다이어트 이상으로 운동을 많이 하는 것이 중요합니다. 운동은 자전거 타기나 계단 오르기, 조깅과 같은 가벼운 운동을 규칙적으로 해야 합니다. 한꺼번에 땀을 왕창 흘리는 운동을 가끔 하는 것은 다이어트 방법으로 별로입니다.

## 다이어트, 이런 점에 주의하세요

YouTube
몸무게 과잉인 아기
몸무게 조절할 때

최근에는 날씬한 몸매에 대한 관심이 높아지면서 살찌는 것에 대한 두려움이 거의 강박관념에 이를 정도입니다. 그래서 감수성이 예민한 성장기의 학생들은 친구들이 "너 살쪘다"고 하는 말 한마디에도 쇼크를 받고 다이어트를 합니다. 실제로 그다지 살이 찌지 않은 아이들조차 지레 겁을 먹고 다이어트를 합니다.

• **한 가지 음식만 먹는 다이어트는 곤란합니다** 채식 위주의 식사는 성장기의 아이들에게 바람직하지 않습니다. 사람이 살아가는 데는 칼로리만이 중요한 것은 아니고 각종 비타민과 미네랄들도 꼭 필요합니다. 흔히 다이어트를 시작하는 사람이면 누구나 콜레스테롤이 나쁘다는 것을 알고 있지만, 콜레스테롤이라는 영양소는 우리 몸을 유지하게 하는 필수적인 성분이기 때문에 성장기 아이들의 경우 지나치게 콜레스테롤 섭취를 억제하면 나중에 문제가 생길 수 있습니다. 최근 밥과 국수만 빼고 육식을 마음껏 먹는 황제 다이어트라는 것이 장안의 화제가 된 적이 있습니다. 이런 방법을 쓰면 초기에 일시적으로 살이 빠지는 것은 사실이지만, 장기간 지속하거나 그만두면 다시 살이 찌게 됩니다. 이런 식으로 장기간 다이어트를 하게 되면 영양소의 불균형을 초래할 수 있으며, 게다가 육식을 많이 하면 성인병에 걸릴 위험도 높아지게 됩니다. 살 빼는 약은 부작용 때문에 의사의 처방 없이 사용하는 것은 권장하지 않습니다. 또 적게 먹으려고 끼니를 거르는 것은 가장 피해야 할 일입니다. 적은 양을 세 끼 식사와 두 번 간식으로 나누어 먹이는 것이 좋습니다.

※ 아이들은 태어날 때를 기준으로 자라는 것이 일반적입니다. 작게 태어난 아이는 작게 자라고 크게 태어난 아이는 크게 자라는데 나이가 들면서 서서히 다른 아이들과 같아지게 됩니다. 적어도 두 돌까지는 세계보건기구 성장표를 참고하여 그 기준을 너무 벗어나지 않게 키우십시오.

• **다이어트를 할 때는 가족의 협조가 필수적입니다** 비만은 유전이라 할 만큼 가족의 식사 습관과 연관이 있으므로 가족이 모두 다이어트를 한다는 기분으로 동참해야 합니다. 비만은 만성병입니다. 다이어트를 해서 몸무게를 줄여도 몇 년 후에는 대부분 몸무게가 다시 늘어나기 때문에 다이어트는 꾸준히 지속해야 한다는 것을 잊지 마십시오.

세계보건기구
성장표가 기준!

# 빈혈

## Dr.'s Advice

YouTube

빈혈!
머리 나빠질
수도 있어요

소아청소년과 전문의들이 어린 아기들에게 빈혈이 생기는 것을 막아주는 가장 중요한 방법으로 꼽는 것이 출생 직후 신생아의 탯줄을 묶는 시간을 1분에서 1분 30초 정도 늦추는 것입니다. 그럼 아기에게 피가 많이 흘러들어가서 빈혈이 예방됩니다. 이것에 대해서 출산할 산부인과 의사와 미리 상의하는 것이 좋습니다.

생후 6개월이 지나면 아기들은 철분의 보충이 필요합니다. 철분 보충을 위해서 이유식을 해야 하는데, 6개월이 지나면 이유식에 고기와 채소를 섞어주어야 합니다. 그리고 돌이 지나면 우유의 양은 하루에 500cc 정도로 조절해주는 것이 좋습니다. 주식이 밥과 반찬, 고기와 채소가 되어야 합니다.

철분 보충을 위해서 분유를 두 돌까지 먹여야만 하는 것은 아닙니다. 제대로 식사를 하는 아이라면, 돌 지나면서부터는 분유보다는 생우유를 먹이는 것이 중요합니다. 빈혈이 있는 것 같다고 함부로 철분제를 사서 먹이는 것은 권장하지 않습니다. 빈혈이 있는 것 같으면 일단 소아과 의사의 진료를 받고 필요한 경우 철분약을 먹입니다.

119 소아과

# 빈혈의 원인과 치료

정상적으로 태어난 아기들은 엄마 뱃속에서 미리 6개월치의 철분을 받아서 태어납니다. 따라서 생후 6개월이 지나면 엄마 뱃속에서 받아 나온 철분을 다 써버리기 때문에 이유식 등을 통해 따로 철분을 공급해주어야만 합니다. 물론 모유에도 철분이 들어 있기는 하지만 하루 필요량의 5%도 안 되게 들어 있으므로 만 6개월이 되면 모유만으로는 아기에게 필요한 철분을 충분히 보충해주기가 힘듭니다. 아기에게 철분이 부족하면 피가 묽어져 빈혈이 생기는데, 이것을 철 결핍성 빈혈이라고 합니다.

## 철 결핍성 빈혈은 어떤 경우에 생기나요?



**• 생후 6개월부터 이유식을 통한 철분 섭취가 부족할 때** 아기들에게 철 결핍성 빈혈이 생기는 가장 흔한 경우입니다. 아기들은 매우 빨리 자라기 때문에 생후 3~4개월이면 벌써 몸무게가 태어날 때의 두 배가 됩니다. 몸무게가 늘어났다는 것은 피도 더 많이 생겼다는 것을 의미합니다. 생후 6개월쯤 되어 엄마에게서 받은 저장철을 거의 다 사용하더라도 이유식을 제대로 시작한 아기라면 철분이 풍부한 음식을 먹을 수 있기 때문에 철분이 결핍되는 경우는 별로 없습니다. 그러나 의외로 많은 엄마들이 아기에게 이유식을 제대로 해주지 않아서 철 결핍성 빈혈에 걸리는 아기가 상당히 많습니다. 특히 우리나라는 모유 먹는 아기들 중에서 고기를 잘 먹이지 않는 경우가 많기 때문에 9개월쯤 되면 이미 빈혈이 심각하게 생겨 있는 경우가 종종 있습니다. 모유를 먹일수록 이유식은 제대로 해야 됩니다.

**• 미숙아는 빈혈이 생기기 쉽습니다** 아기들은 엄마 뱃속에 있을 때 탯줄을 통해 엄마에게 철분을 공급받습니다. 엄마가 빈혈이 있었더

라도 임신 40주가 되면 아기는 엄마에게 충분한 양의 철분을 받아서 태어나게 됩니다. 그러나 임신 37주 이전에 태어난 미숙아는 엄마에게서 충분한 양의 철분을 받지 못하고 태어나기 때문에 생후 6개월 이전에 철 결핍성 빈혈이 생기기 쉽습니다. 또한 미숙아의 적혈구는 수명이 짧고 빨리 망가져 빈혈이 더 잘 생길 수 있습니다. 하지만 아기가 미숙아라고 너무 걱정할 필요는 없습니다. 출산한 병원에서 아기가 태어난 날짜에 맞춰 비타민이나 철분을 미리 보충해주니까요.

## 아기가 빈혈이 있는지 어떻게 알 수 있나요?



**· 아기에게 빈혈이 있으면 이런 증상이 나타납니다** 빈혈이 있는 아기들은 별다른 증상이 없는 경우도 있지만, 안색이 창백하고 밥을 잘 안 먹고 보채며 잘 울어대고 쉽게 지치는 증상을 나타내기도 합니다. 빈혈이 좀더 심하면 숨이 가빠지고 맥박이 빨라지기도 합니다. 또 잘 먹지 못해 기운이 없으니 축 처지기도 하고, 흙이나 종이나 얼음 등을 집어먹는 이식증을 보이는 아기도 있습니다. 아기가 빈혈이 심하면 병에 걸리기 쉽고, 성장 장애가 생길 수 있고, 머리도 나빠질 수가 있는데, 엄마들은 아기가 빈혈이 아주 심할 때까지 그런 증상을 못 느끼는 경우가 많습니다.

**· 철 결핍성 빈혈은 혈액 검사를 하면 바로 알 수 있어** 요즘은 간염항체 검사를 할 때 빈혈 검사를 같이 하는 경우가 많은데 검사를 해보면 생각했던 것보다 상당히 많은 아기들이 빈혈 증세를 보이고 있어 의사인 저조차도 깜짝 놀랄 정도입니다. 조사에 의하면 아기들의 10% 이상이 빈혈 증세를 보이고 있다고 합니다. 저희 소아과에서 검사를 했을 때는 더 많은 아기들이 빈혈이 있는 것으로 나타났습니다.

**• 철 결핍성 빈혈은 눈으로만 봐서는 확인하기 어려워** 눈밑이 검거나 안색이 창백하면 빈혈이 아니냐고 묻는 분들이 있는데, 아기의 빈혈은 눈으로 봐서는 확인하기 어렵습니다. 특히 철 결핍성 빈혈은 검사를 해야만 알 수 있습니다. 요즘은 간단하게 손가락 끝을 찔러 혈액을 채취해 빈혈 검사를 하는 방법도 있지만 제대로 채혈해서 CBC와 저장철 등을 같이 검사하면 더 정확하게 빈혈을 진단할 수 있기 때문에 이 방법으로 검사하기를 권장하는 소아과 의사가 많습니다.

**알아두세요!!**
음식에 철분이 얼마나 들어 있는가도 중요하지만, 얼마나 아기 몸에 잘 흡수되는 철분인가도 중요합니다. 예를 들어 계란 노른자에는 철분이 많이 함유되어 있지만 돌 이전의 아기가 먹으면 잘 흡수되지 않습니다. 모유에 들어 있는 철분은 분유에 들어 있는 철분에 비해 몇 배나 더 잘 흡수되기 때문에 함유된 철분의 양을 단순 비교하는 것은 큰 의미가 없습니다. 아무리 영양가가 높은 음식이라도 체내에서 소화를 못 시키면 그림의 떡일 뿐입니다. 철분의 보충을 위해서는 이유식을 만들어 먹이는 것이 중요하며, 6~7개월경에는 고기와 채소가 들어 있는 이유식을 주는 것이 중요합니다.

## 빈혈 치료를 위한 올바른 식습관

**• 철분이 많은 음식을 꾸준히 먹이십시오** 철분이 많은 음식으로는 뭐니 뭐니 해도 고기가 최곱니다. 그 외에도 푸른 채소와 굴, 대합, 바지락, 김, 미역, 다시마, 파래, 건포도, 쑥, 콩, 강낭콩, 들깨잎 등을 들 수 있습니다. 그런데 다시마는 요오드가 너무 많아 함부로 먹이면 안 되고, 조개는 청정지역에서 자란 것을 골라서 먹이는 것이 좋습니다. 빈혈이 치료된 후에도 아이에게 철분이 많이 들어 있는 음식을 꾸준히 먹여야 한다는 점을 잊지 마십시오.

**• 우유를 많이 먹여서는 안됩니다** 철 결핍성 빈혈이 있는 돌 지난 아이의 경우 우유를 하루 500cc 정도만 먹이는 것이 좋습니다. 우유를 많이 먹이지 말아야 하는 이유는 3가지입니다. 첫 번째 이유는 우유가 철분약의 흡수를 방해하는 경우가 있기 때문입니다. 두 번째는 우유는 철분이 부족한 대표적인 음식인데, 우유를 많이 먹으면 그만큼 철분이 많은 다른 음식을 적게 먹게 되기 때문입니다. 세 번째 이유는 우유에 알레르기가 있는 아이의 경우 우유를 많이 먹으면 철분이 손실될 수 있기 때문입니다.

**• 우리집 식단에 문제는 없는지 점검해보십시오** 첫째 아이가 철 결핍

성 빈혈이 있으면 둘째 아이도 빈혈이 있는 경우가 많습니다. 이것은 가족이 식사를 할 때 철분이 함유된 음식을 적게 섭취하기 때문입니다. 한번쯤 우리집 식단에 문제가 없는지 생각해보는 것도 좋습니다.

**· 편식은 금물! 균형 있는 식사가 중요합니다** 음식에 들어 있는 철분은 우리 몸에 똑같이 흡수되지 않습니다. 육류에 들어 있는 철분은 비교적 흡수가 잘 되고 계란의 노른자에는 철분이 많이 들어 있지만 돌 때까지는 아기 몸에 잘 흡수되지 못합니다. 따라서 계란 노른자로 철분을 보충할 생각은 하지 마십시오. 그리고 육류에 들어 있는 철분이 비교적 흡수가 잘 된다고 해서 육류만 먹여서는 안됩니다. 채소에 들어 있는 비타민C나 칼슘은 철분이 체내에 잘 흡수되도록 돕기 때문에 육류와 함께 채소를 골고루 먹여야 합니다. 하지만 빈혈이 있는 아이도 철분이 많이 들어 있다는 음식만 많이 먹어서는 안되고 골고루 균형 있는 식사를 하면서 철분이 든 음식은 더 많이 먹어야 합니다. 또한 빈혈이 철분이 부족해서 생기는 것만은 아니므로 빈혈이 있다고 의심될 때는 반드시 의사와 상의해서 치료해야 합니다.



# 철분 보충과 관련해 꼭 알아야 할 것들

## 우유로 철분을 보충할 수 있나요?

**· 우유는 철분이 부족한 대표적인 음식입니다** 흔히 우유를 완전식품이라고 알고 있는 엄마들이 많은데, 이것은 오해입니다. 우유는 철분의 흡수를 방해할 뿐만 아니라 철분이 부족한 대표적인 음식이

기 때문에 돌 지난 아이가 우유를 많이 먹으면 빈혈이 발생할 확률이 그만큼 높아집니다. 실제로 다른 음식은 별로 먹지도 않고 생우유만 많이 먹어서 생긴 빈혈 때문에 뇌에 심각한 손상이 생긴 아기도 있었습니다. 또 우유 단백질 알레르기가 있는 아기에게 생우유를 먹이면 장 출혈을 일으키는 경우가 있어 철분의 손실을 초래할 수도 있습니다.

**• 철분 강화 우유로 부족한 철분을 보충할 생각은 하지 말아야** 철분 강화 우유만으로 부족한 철분을 보충할 생각은 아예 안 하는 것이 좋습니다. 우유에 철분이 많이 들어 있는 것과 아기의 몸에 철분이 많이 흡수되는 것은 약간 다른 문제이니까요. 우유를 많이 먹이면 그만큼 철분이 들어 있는 다른 음식을 섭취하는 양이 줄기 때문에 아기에게 필요한 철분의 총량이 부족해 빈혈이 생길 수가 있습니다. 뿐만 아니라 철분 외의 다른 부족한 영양분은 또 어떻게 하시겠습니까? 우유를 많이 먹이는 것 또한 편식이라는 사실을 잊지 마십시오.

**• 철분강화 분유로도 철분을 완전하게 보충할 수는 없어** 그럼 우유 대신 분유를 먹이면 되지 않느냐구요? 우유와 마찬가지로 철분이 강화된 분유라 해도 분유만으로 철분을 보충할 생각은 안 하는 것이 좋습니다. 이유식을 제대로 하지 않은 상태에서는 철분 강화 분유를 아무리 먹여도 철분을 완전하게 보충할 수 없기 때문입니다. 아기들에게 흔히 나타나는 철 결핍성 빈혈은 먹는 음식에 철분이 부족해서 생기는 것이므로 빈혈이 있는 아기는 철분제와 함께 철분이 들어 있는 음식을 많이 먹여야 합니다.

**• 빈혈 예방을 위해서는 우유 대신 철분이 풍부한 음식을 먹여야** 생우유를 많이 먹으면 빈혈이 생긴다고 합니다. 맞습니다. 돌이 지난 아이에게는 생우유를 먹이는 것이 좋은데 하루에 500cc 정도만 먹여야 합니다. 그 이상 먹이면 아이가 철분이 들어 있는 다른 음식을 잘 안 먹기 때문에 당연히 빈혈이 생길 수 있습니다. 간혹 빈혈

**빈혈이 있으면 모유를 끊어야 하나요?**

Oh, No! 아닙니다. 모유가 시중에서 팔고 있는 분유보다 철분이 적은 것은 사실입니다. 하지만 모유에 있는 철분은 분유에 있는 철분보다 아기의 장에 흡수가 잘 되도록 만들어졌습니다. 모유는 엄마가 아기를 위해 만드는 것이므로 철분도 아기에게 적합하게 만들어져 효율이 높을 수밖에 없습니다. 철분이 많이 들어 있는 분유를 먹이기 위해서 모유를 끊을 필요는 없습니다. 대개 빈혈이 생기는 시기는 이유식을 할 때부터이므로 생후 6개월부터는 모유를 먹이면서 이유식으로 철분을 보충해 주는 것이 좋습니다. 모유는 적어도 돌까지는 먹이는 것이 좋습니다.

**완모하면 빈혈이 적게 생기는가?**

모유에 있는 철분은 분유에 있는 철분보다 아기의 장에 흡수가 잘 되도록 만들어진 것은 맞습니다. 흡수가 잘 됩니다. 하지만 이것 믿고, 완모하니까 빈혈이 안 생길 거라고 생각해서는 정말 곤란합니다. 모유 속에 들어 있는 철분의 절대량이 적기 때문에 아무리 흡수가 잘 되어도 모유에 들어 있는 철분만으로는 아기에게 필요한 철분을 제대로 보충할 수는 없습니다. 그래서 완모하는 아기들도 만 6개월부터는 철분이 풍부한 이유식을 먹이는 것이 중요합니다.

**철분제 먹일 때 반드시 주의해야 할 것!!**

절대 정량을 초과해서 먹이면 안됩니다. 더 먹인다고 빈혈이 빨리 치료되는 것은 아닙니다. 부작용만 생길 뿐입니다. 또한 아이가 빈혈이 있다고 철분제를 함부로 사서 먹여도 안 됩니다. 원인에 따라 치료가 전혀 다른 경우도 많기 때문에 빈혈이 있을 때는 반드시 빈혈의 원인을 밝혀야 합니다. 그리고 철분제를 먹였는데도 아이의 빈혈이 좋아지지 않으면 다른 원인이 있는지 병원에 가서 확인해야 합니다.



을 예방하기 위해서 분유를 많이 먹여야 한다고 생각하는 분들도 있는데 이것 역시 오해입니다. 원래 분유는 고형식을 잘 못 먹는 돌 이전의 어린 아기들이 먹는 음식입니다. 아기들은 이유식의 단계를 거쳐 돌이 지나면 어른이 먹는 음식을 먹어야 합니다. 돌이 지난 아이는 분유보다는 생우유를 먹으면서 철분이 든 음식을 골고루 먹어야 빈혈을 예방할 수 있습니다. 단 음식을 제대로 먹지 못하고 우유만 먹는 아이라면 일시적으로 분유를 먹일 수는 있습니다. 하지만 이런 경우에도 빠른 시일 내에 철분이 든 음식을 골고루 먹이고 분유를 생우유로 바꾸어 주십시오. 돌이 지나면 이유식도 끊고 어른이 먹는 음식을 아이에게 맞게 조리해서 골고루 주어야 합니다. 식사만 제대로 한다면 철분 역시 여러 가지 음식에서 충분히 얻을 수 있고, 또 그렇게 철분을 보충하는 것이 가장 좋습니다. 생우유를 많이 먹어서 빈혈이 생기면 분유를 먹이는 것보다는 철분이 풍부한 다른 음식을 먹이는 것이 더 낫습니다.

## 철분제, 함부로 먹이지 마세요

**· 철분제 먹일 때는 이렇게 먹이세요** 아이가 빈혈이 있으면 의사의 처방에 따라 철분제를 먹여야 하는데 아기들에게는 물약으로 된 철분제를 먹이는 것이 좋습니다. 물약이 없으면 알약을 갈아서 철분 흡수를 도와주는 비타민 C가 많이 함유된 오렌지 주스 등에 타서 먹이면 됩니다. 우유는 철분의 흡수를 방해하는 음식이므로 약을 먹일 때 물 대신 우유와 함께 먹이는 것은 좋지 않습니다. 참고로 우유 외에 철분의 흡수를 방해하는 음식으로는 커피, 홍차, 녹차 등이 있습니다. 철분제는 식사와 식사 사이에 먹이는 것이 흡수에 도움이 됩니다.

**· 증상이 좋아져도 철분제를 6~8주 동안은 계속 먹여야** 철분제를 먹

**철분제, 많이 먹으면 위험해요!**
대부분의 철분제는 햇볕에 노출되면 약의 효과가 떨어지므로 반드시 습기가 적고 그늘진 서늘한 곳에 보관해야 합니다. 그리고 철분제는 생각보다 위험한 약이므로 아이들의 손이 절대로 닿지 않는 곳에 보관해야 합니다. 약이 맛있어서 더 먹으려고 하는 아이도 있고 엄마 몰래 꺼내 먹다가 중독이 되는 아이도 있습니다. 가장 흔한 약물 중독의 하나가 철분제 중독입니다. 많이 먹으면 위험한 약이란 사실을 잊지 마십시오. 만일 아이가 많은 양의 철분제를 먹었다면 바로 소아과 의사에게 보여야 하며 밤이면 큰병원 응급실로 가야 합니다.

이기 시작하면 1주 이내에 빈혈 증상이 좋아지는데, 그렇더라도 6~8주 동안은 계속 철분제를 먹여야 하는데, 보통 3개월은 먹이게 됩니다. 우리 몸에는 일정량의 철분이 저장되어 있어야 하는데, 빈혈이 있던 아이는 몸 속에 저장된 철분을 다 써버린 상태입니다. 철분제를 먹여서 다시 필요한 만큼의 철분을 저장하는 데 보통 6~8주가 걸립니다. 간혹 아이가 창백해 보인다고 철분제를 계속 사서 먹이는 엄마들이 있는데, 철분제는 특별한 이유가 없으면 6개월 이상 먹이지 않는 것이 좋습니다. 의사의 처방 없이 함부로 먹여서는 절대 안됩니다. 철분제는 함부로 장기간 계속 먹이면 안 되는 약이라는 것을 잊지 마십시오.

**· 철분제의 부작용에는 이런 것들이 있습니다** 철분제를 먹일 때 흔히 발생하는 부작용으로는 설사, 검은 똥, 복통, 구역질 등이 있습니다. 그리고 간혹 아기들에게 물약으로 된 철분제를 먹이면 치아 표면의 법랑질이 일시적으로 검게 착색되기도 합니다. 이럴 때는 철분제를 알약으로 먹이거나 물약은 빨대를 이용해서 먹이면 됩니다. 철분제 복용 후 베이킹 소다가 든 치약을 사용해서 양치질을 잘해도 빨리 없어집니다. 그리고 치아의 착색은 철분제를 끊으면 시간이 걸리지만 좋아지며 검은 똥을 누는 것도 걱정하지 않아도 됩니다.

**· 부작용이 의심되면 이렇게 하세요** 약에 의한 부작용은 약의 용량과 밀접한 관련이 있으므로 약의 용량을 줄이거나 약 먹이는 시간을 식후로 조절하면 대개의 경우 수일 내로 부작용이 사라집니다. 다시 말해 철분제의 복용량을 줄이거나 복용 시간을 식사와 식사 사이에서 식사 직후로 옮기면 흡수되는 철분의 양이 줄어들어 부작용도 줄어든다는 뜻입니다. 부작용이 의심될 때는 일단 소아과 의사와 상의하세요.

# 상처가 났을 때

## Dr.'s Advice

상처가 나면 집에서 치료하기보다는 의사의 진료를 받고 치료를 하는 것이 흉을 줄이는 방법입니다. 찢어진 상처는 4시간 이내에 치료를 해야 감염을 줄일 수 있고, 꿰매야 하는 상처는 늦어도 12시간 안에는 꿰매야 합니다.

지혈을 위해서 상처 부위에 바셀린 같은 것을 바르는 분들이 많은데, 그러면 도리어 상처 회복에 방해가 되는 수도 있습니다.

꿰매야 할 정도의 상처를 알코올로 소독하고 병원에 가서는 안됩니다. 알코올로 소독한 부위는 꿰맬 경우 잘 아물지 않을 수도 있습니다.

벌레가 물린 곳도 일단 붉게 변하면서 염증이 생기는 것 같으면, 의사의 진료를 받고 치료를 해주는 것이 좋습니다.

# 날카로운 것에 찔리거나 베었을 때

## 상처에 아무거나 바르지 마세요

**• 상처 부위에 아무거나 바르면 치료하기가 더욱 힘들어져** 간혹 아이들이 칼에 찔리거나 베이는 경우가 있습니다. 가벼운 상처일 때는 지혈만 잘해도 상처가 저절로 아뭅니다. 그런데 상처가 크게 났을 때도 엄마들은 지혈에만 급급해서 가루약이나 항생제를 상처에 듬뿍 바르고 병원에 옵니다. 이런 경우에는 상처를 치료하기가 더욱 힘들어집니다. 약만 바르고 오는 경우는 그래도 양반입니다. 별의별 것을 다 바르고 옵니다. 감자가루, 밀가루, 녹말가루, 오징어 뼛가루 등등 주방에서 쓰는 재료는 지혈제로 다 이용할 수 있다고 생각하는 것 같습니다. 특히 아이의 상처 부위에 바셀린을 듬뿍 발라주고 오는 엄마가 많은데, 바셀린을 많이 바르면 지혈에는 약간 도움이 되지만 꿰매야 할 정도로 상처가 큰 경우에는 상처 회복에 오히려 지장을 줄 수 있습니다. 아이의 상처가 꿰매야 할 정도로 클 때는 지혈제를 사용하지 말고 깨끗한 거즈나 수건으로 상처 부위를 눌러서 일단 피를 멎게 한 다음 병원에서 치료하는 것이 좋습니다. 그래야 아이에게 흉이 덜 남게 치료할 수가 있습니다.

**• 벌어진 상처는 꿰매는 것이 원칙** 꿰매야 할 정도로 벌어진 상처는 가능하면 4시간 이내에 꿰매야 염증을 줄일 수 있으며, 늦어도 12시간 안에는 조치를 취해줘야 합니다. 더 늦으면 상처가 아무는 데 문제가 생길 수도 있습니다. 병원이 가까우면 상처 부위를 일단 눌러 지혈하면서 바로 병원으로 가십시오. 병원이 멀고 상처가 지저분하면 비누 같은 것으로 더러운 것을 씻어 없앤 다음 바로 병원으로 가십시오. 간혹 상처 부위가 더러울 때 입으로 빨아내는 엄마도 있는데 입안의 균이 상처 부위에 들어가면 상처를 곪게 만들어 쉽게 흉이 질 수도 있기 때문에 피하는 것이 좋습니다.

**항생제 연고 사용!!**
상처가 심하지 않고 피가 많이나지 않고 지저분하지 않은 가벼운 상처의 경우 항생제 연고를 사용할 수 있습니다. 하지만 얼굴에 상처가 생겼는데 정확하게 평가하기 힘든 경우는 바로 의사의 진료를 받으십시오. 그거 내버려뒀다가 흉이라도 생기는 경우 정말 골치 아픕니다. 다른 부위라도 심한 상처의 경우는 항생제 연고 바르지 말고 바로 의사의 진료를 받는 것이 더 낫습니다.

## 다친 부위의 흉을 적게 하려면

**• 작은 상처라도 병원에 가는 것이 좋습니다** 상처가 작다고 그냥 집에서 치료하다 잘못해서 염증이 생기면 흉이 남게 됩니다. 따라서 상처 부위가 눈에 잘 띄는 부분이거나 상처 부위에서 피가 나면 일단 병원에 가서 의사의 진찰을 받고 깨끗한 소독약과 거즈로 상처를 치료하는 것이 좋습니다. 그리고 필요에 따라 소염제나 항생제를 처방받아서 먹이면 상처 부위에 염증이 생기는 것을 줄일 수 있습니다. 상처가 났을 때는 별것 아니라고 생각했다가 나중에 문제가 생기거나 흉이 커지면 좀더 빨리 병원에 안 간 것을 후회하는 분들이 많습니다. 특히 정말 별것 아닌 상처로 얼굴 같은 데 흉이 생기면 그것만큼 안타까운 일도 없습니다. 상처가 작더라도 병원에 가서 치료를 받는 편이 좋습니다. 보통 상처가 1cm 이상이면 꿰매는 경우가 많은데, 요즘에는 꿰매지 않고도 벌어진 상처를 붙여주는 반창고가 개발되어 있기 때문에 상처가 크지 않을 때는 필요한 경우 의사가 사용을 권할 것입니다. 하지만 외상으로 병원을 찾는 경우 대개는 실로 꿰매게 됩니다.

**• 바셀린은 상처의 소독이나 회복에 지장을 줄 수 있습니다** 아이의 상처 난 부위에 바셀린을 듬뿍 바르고 오는 분들이 제법 많습니다. 상처 부위에 바셀린을 바르면 지혈에는 약간 도움이 되지만, 상처를 꿰매야 할 때는 상처 회복에 지장을 줄 수도 있습니다. 상처가 지저분한 경우라도 소독약을 함부로 바르지 말고 깨끗한 물이나 식염수로 잘 씻고 난 후 깨끗한 거즈로 덮은 다음 의사의 진료를 받으십시오. 상처가 큰 경우에는 함부로 약을 바르지 말고 깨끗한 거즈나 작은 수건 등을 상처에 대고 눌러 지혈을 시키면서 곧바로 병원에 가야 합니다. 한밤중에 다쳤다면 응급실로 가야 하고요. 섣불리 집에서 지혈을 시키려 하다가는 오히려 상처 치료에 방해가 될 수 있습니다. 간혹 많이 다쳐 꿰매야 할 상처 부위를 집에서 알

**녹슨 못 등에 찔렸을 때는!!**

녹슨 못 등에 찔리면 아무리 작은 상처라도 의사의 진료를 받아야 합니다. 특히 파상풍 예방접종이 제대로 안된 아이는 예방접종 카드를 가지고 병원에 가서 상처 치료와 함께 파상풍 접종을 해야 합니다. 참고로 상처가 깨끗한데 10년 정도 파상풍 접종을 하지 않았거나, 상처가 지저분한데 5년 이내에 파상풍 접종을 한 적이 없다면 파상풍 접종과 함께 파상풍 면역 글로불린을 맞아야 하는 경우가 많습니다.

**상처치유 밴드 사용!!**

상처치유 밴드는 깨끗하고 작은 상처에 사용하면 피부의 새살 돋는 것을 도와줄 수 있습니다. 원래는 상처 부위에 딱지가 생기고 그 딱지 밑에 살이 돋는데 이 역할을 상처치유 밴드가 대신해서 회복을 도와주는 것입니다. 상처치유 밴드는 3~5일 정도 붙여두면 도움이 됩니다. 하얗게 부풀어오른 것이 밖으로 샐 경우는 교체해줘야 하고 농이 찬 것 같으면 바로 의사의 진료를 받아야 합니다. 상처가 깨끗하지 않다거나 농이 생기거나 진물이 많이 나는 경우는 집에서 상처치유 밴드를 사용하는 것보다는 의사의 진료를 받는 것이 안전합니다. 사용에 자신이 없는 경우 집에서 상처치유 밴드를 임의로 사용하는 것은 곤란합니다.

**이마에 퍼렇게 멍이 들면!!**

아기가 이마라도 찧어서 퍼렇게 멍이 들면 엄마들은 몹시 속이 상합니다. 할아버지 댁에라도 가야 하거나 며칠 뒤가 돌잔치라면 퍼런 멍이 언제 없어질지 더욱 고민이 되지요. 다친 정도에 따라 차이는 있지만 멍이 없어지는 데는 보통 2주 이상 걸립니다. 멍은 피하조직으로 피가 새어나와 색소가 침착되는 것인데 이것이 다 흡수되려면 시간이 걸립니다. 물론 심한 경우에는 퍼렇다 못해 누런 색소가 한참 더 가는 수도 있습니다. 멍이 생겨서 아이가 많이 아파할 때는 찬 찜질을 해주면 아이가 좀 덜 아파합니다.

코올로 소독하고 병원에 가는 분도 있는데, 이것은 곤란합니다. 상처 부위에 알코올을 바르면 아이가 많이 아파할 뿐만 아니라, 다친 부위의 조직에 손상을 주거나 아무는 것을 더디게 할 수도 있습니다. 심지어 어떤 분은 소독을 한다고 배갈을 붓고 오는 분도 있는데 이런 것은 피하십시오.

**• 딱지 떼지 마세요** 상처가 아물 때 생기는 딱지는 떼지 말아야 합니다. 아이들은 새살이 돋을 때 간질간질하니까 자꾸 딱지를 떼려고 합니다. 그러나 딱지를 떼면 흉이 남지 않을 상처도 흉이 남을 수 있습니다. 딱지는 떼지 말고 그냥 두게 하십시오.

**• 붕대 풀지 마세요** 아이들은 상처를 붕대로 싸두면 답답하니까 자꾸 물어뜯거나 손으로 풀려고 합니다. 게다가 상처를 싸두면 염증이 더 생긴다고 자꾸 풀어주시는 할머니들도 계십니다. 그러나 일단 병원에서 상처를 소독한 뒤 싸둔 붕대는 다음에 병원 갈 때까지는 풀어서는 안됩니다. 상처에 싸둔 붕대를 함부로 풀면 세균이 침입하기가 더 쉬워지니까요.

**• 상처 부위가 햇볕 노출되지 않도록 주의하세요** 화상과 마찬가지로 상처가 아문 부위는 햇볕에 오래 노출되면 검게 변합니다. 그렇게 해서 흉이 지면 아이들이 수치심을 느낄 수도 있으므로 엄마가 미리 신경을 써줘야 합니다. 아이가 밖에 나갈 때 상처 부위가 얼굴이라면 챙이 넓은 모자를 씌우고, 팔다리라면 자외선 차단 크림을 바른 뒤 긴 소매와 긴 바지를 입히는 것이 좋습니다.

**• 흉이 심할 때는 성형수술도 고려해봐야 합니다** 상처에 흉이 심하게 남아 보기 흉하면 성형수술을 고려해 봐야 합니다. 아이가 흉 때문에 의기소침해져서 대인관계나 학업에 지장을 줄 수도 있으니까요. 물론 수술은 아이가 성장한 뒤에 해야 합니다. 만일 아이가 성장하기 전에 수술을 하면 상처 부위가 자라서 애써 성형한 효과가 없을 수도 있기 때문입니다.

# 모기나 벌레에 물린 상처는?

## 모기나 벌레에 물렸을 때

벌레 물림 사진

아이들 가운데 유난히 모기나 벌레에 잘 물리는 아이가 있습니다. 벌레에 물려서 문제가 되는 경우는 드물지만 간혹 알레르기 반응을 일으키거나 특이한 벌레에 물렸을 때는 문제가 되기도 합니다. 대개는 모기에 물리는 경우가 많은데, 물린 자국만 봐서는 어느 벌레에게 물린 건지 쉽게 구별되지 않습니다.

**· 물린 곳을 긁다보면 염증이 생기기도** 모기나 벌레에 물려도 염증이나 알레르기 반응이 안 생기면 약간 가렵다가 괜찮아집니다. 그러나 물린 곳이 가려워서 긁다보면 손톱에 있던 균 때문에 염증이 생기기 쉽습니다. 여름에는 화농이 생겨 더 심하게 붓기도 합니다. 따라서 아이의 손톱을 짧게 깎아주고 물린 부위와 손은 깨끗하게 씻겨야 합니다. 모기 물린 자리에 염증이 생겼다고 면역성이 약해진 것은 아닙니다. 물론 면역성이 약한 아이가 잘 곪지만 그런 아이는 그리 흔치 않습니다. 가볍게 붓다가 가라앉는 경우는 신경 쓸 필요가 없지만 물린 부위가 많이 붓고 딴딴해지고 화끈거리면 병원에 가서 치료해야 합니다. 특히 물린 자리에 수포가 생기거나 진물이 나면 꼭 병원에 가서 치료하는 것이 좋습니다. 병원에서는 가려움증을 덜어주는 약이나 염증을 가라앉히는 약을 처방해줍니다. 집에서 가려움증을 덜게 해주려면 찬 찜질을 하는 것이 좋습니다.

**· 벌레에 물린 상처를 우습게 보면 안됩니다** 저희 소아과의 경우 벌레에 물려서 생긴 상처 때문에 1년에 여러 명의 아이들이 상처를 짼니다. 벌레에 물린 것쯤이야 하고 가볍게 생각했다가 화농이 심해져서 째는 것이지요. 일단 상처에 염증이 생기면 바로 소아과를

**상처 난 부위를 싸두면 안된다?**

예전에는 상처가 난 부위를 싸두면 큰일 난다고 생각했습니다. 그때는 소독약이 없어서 일단 상처가 나면 세균이 침입하기 쉬웠기 때문에 실제로 더운 날 상처를 싸두면 큰일이 나기도 했습니다. 세균이 침입한 상태에서 상처를 싸두면 균이 많이 번식하고 쉽게 곪아 상처가 더 커지니까요. 그러나 요즘은 소독약과 항생제가 발달해서 병원에서 소독을 하고 약을 먹으면 상처 부위가 세균이 없는 상태가 됩니다. 그러므로 외부에서 균이 들어가는 것을 막기 위해 상처를 싸두는 것이 상처의 회복에 도움이 됩니다. 병원에서 상처를 치료받은 후 상처에 감아둔 붕대는 함부로 벗기지 마십시오. 화상에 의한 상처도 마찬가지입니다.

가는 것이 좋습니다. 벌레에 물린 것 가지고 소아과까지 갈 필요가 있느냐고 고민할 필요는 없습니다. 소아과는 아이들의 병을 치료하는 곳일 뿐만 아니라 아이들의 상태가 정상이라는 것을 확인하는 곳이기도 하니까요. 여름에는 특히 모기에 물리지 않게 주의하세요. 아이들에게는 모기장이 최고입니다.

## 벌에 쏘였거나 개미에게 물렸을 때

**• 벌에 쏘이면 병원에서 치료하는 것이 좋아** 벌에 쏘였을 때 병원이 가까이 있다면 병원에서 치료하는 것이 좋습니다. 벌에 쏘였다고 큰 문제가 되는 것은 아니지만, 간혹 아주 고생하는 경우도 있으므로 집에서 된장 바르고 마냥 버티고 있으면 안됩니다. 벌에 쏘이면 독주머니가 든 벌침이 남아 있는 경우가 많습니다. 벌에 쏘인 곳은 잘 닦아주고 벌침이 남아 있는 경우는 침을 빼내야 하는데, 침을 손으로 뽑으려다가는 자칫 독주머니를 건드려 벌의 독을 퍼뜨릴 수도 있으므로 핀셋이나 날카로운 칼로 조심스럽게 제거해야 합니다. 벌에 쏘였을 때 알레르기 반응을 일으켜 위험하게 되는 경우가 가끔 있으므로 심하게 쏘였거나 전에 벌에 쏘였을 때 고생한 적이 있는 아이는 바로 병원에 데려가세요.

**• 아이가 개미에게 물렸을 때는** 아이가 개미에게 물렸을 때, 많이 가려워 힘들어하기도 합니다. 물린 곳을 가려워서 긁게 되고, 긁다 보면 손톱 속의 균이 긁어서 난 상처를 통해서 피부로 침입하기 시작해 화농이 생길 수 있습니다. 화농을 방지하기 위해서는 개미에게 물린 곳을 깨끗하게 잘 닦아주어야 하며, 아이의 손톱을 짧게 깎고 손을 자주 씻겨주어야 합니다. 물린 곳을 많이 가려워하는 경우는 스테로이드 연고를 바르면 도움이 됩니다.

**모기 물린 데에 뜨거운 숟가락 대지 마세요!**
최근에 모기 물린 자리를 덜 가렵게 하려고 뜨거운 물로 데운 숟가락을 대어주는 경우를 간혹 봅니다. 아이들에게는 이런 것 하지 마세요. 특히 어린아이는 화상을 입을 수 있고, 실제로 이렇게 하다가 화상 입은 아이들이 간혹 발생하고 있습니다.

**벌레 물린 데 침 바르지 마세요!!**
많은 분들이 아직도 침을 의약품으로 사용하고 계십니다. 아이가 벌레에 물려서 가려워하거나 물린 부위가 부으면 그 자리에 침을 발라주곤 합니다. 침을 바르면 확실히 덜 가렵습니다. 침이 아니라 물을 발라도 가려움증은 줄어듭니다. 왜냐하면 물이 증발할 때 생기는 기화열로 인해 상처 부위가 차가워지는데, 이것이 마치 찬 찜질을 하는 것과 같은 효과를 내기 때문입니다. 하지만 입은 우리 몸에서 가장 병균이 많은 곳입니다. 당연히 침에도 병균이 많을 수밖에 없습니다. 잘못하면 연약한 아이에게 병균을 옮길 수도 있으므로 상처 부위에 침을 바르는 것은 삼가해야 합니다.

**벌레 쫓는 약도 있습니다!**
벌레에 잘 물리는 아이라면 벌레가 많은 곳에 갈 때 미리 DEET라는 성분이 든 약을 바르고 가는 것이 좋습니다.

# 선천성 대사이상

## Dr.'s Advice

선천성 대사이상 검사는 꼭 하는 것이 좋습니다. 그중에서도 갑상선 기능 검사 결과 문제가 되는 아기들이 간혹 있습니다. 이런 검사들을 해서 문제가 발견되는 경우, 조기에 치료하면 대개는 큰 문제를 일으키지 않습니다.

특히 갑상선 기능 저하증의 경우, 늦게 발견할수록 그리고 치료가 늦어질수록 아이의 머리가 더 나빠집니다. 증상이 나타나서 갑상선 기능 저하증을 의심할 때가 되면 이미 시기가 늦습니다. 생후 1주일경에 하는 검사를 통해 조기에 발견해서 치료를 하면 큰 문제가 생기는 것을 막을 수 있습니다.

119 소아과

## 선천성 대사이상 질환이 뭔가요?

• **선천성 대사이상 질환은 조기 발견이 중요합니다** 선천성 대사이상 질환은 우리 몸에 필수적인 여러 가지 효소나 호르몬의 선천적인 이상으로 인해 생기는 병입니다. 주로 뇌와 간에 영향을 미치는 선천성 대사이상 질환은 심각한 지능장애를 초래하기도 하고 간과 콩팥을 망가뜨리기도 합니다. 그냥 두었다가는 평생 치명적인 장애를 안고 살아야 하기 때문에 질병을 일으킬 수 있는 원인을 미리 검사해서 밝힌 뒤 치료를 받도록 해야 합니다. 조기에 진단을 붙이기만 하면 식이요법이나 호르몬 치료로 정상이나 정상에 가까운 생활을 할 수 있습니다.

• **선천성 대사이상 검사는 어떻게 하나요?** 요즘은 거의 대부분의 아기들이 선천성 대사이상 검사를 받습니다. 조산원에서 아기를 낳는 경우 이 문제에 대해 잘 상의하여 빼먹지 않게 주의하십시오. 대사라는 것은 우리 몸에서 여러 가지 물질들이 분해되는 과정을 말하는 것인데, 먹은 것을 제대로 처리하지 못해서 병이 생기는 것을 대사이상이라고 합니다. 선천성 대사이상 검사로 밝혀낼 수 있는 질병에는 단풍 당뇨증, 페닐케톤요증, 히스타딘혈증, 갈락토스혈증, 호모시스틴요증, 갑상선 기능 저하증 등이 있습니다. 갑상선 기능 저하증이란 몸에서 갑상선 호르몬이 적게 만들어져 생기는 병을 말합니다. 선천성 대사이상 검사는 아무것도 먹이지 않고 검사하면 오차가 있을 수 있으므로 태어나자마자 바로 검사하지 않고 일단 모유나 분유를 며칠 먹인 후에 발꿈치 옆쪽에서 피를 뽑아 검사합니다. 보통 수유를 충분히 한 뒤 생후 일주일 정도 되었을 때 검사합니다.

## 선천성 대사이상 검사는 어디서 하나요?

요즘은 서울 지역 대부분의 산부인과에서 선천성 대사이상 검사를 해주는 것으로 알고 있습니다. 검사를 받으려면 우선 출산할 병원의 의사에게 선천성 대사이상 검사를 하는지 미리 확인한 뒤 검사해 달라고 부탁해야 합니다. 그래야만 다른 검사 기관에 의뢰해서라도 그 결과를 알려줄 것입니다. 해당 지역의 보건소에서도 아기의 선천성 대사이상 검사를 실비 또는 무료로 해주고 있는 것으로 알고 있습니다. 저렴한 비용으로 검사를 받고 싶은 분은 출산 전에 지역 보건소에 미리 문의해보십시오. 동네 소아과는 BCG 예방접종(생후 0~4주)을 하러 갈 때 처음 가게 되므로 소아과에서는 생후 일주일경에 시행하는 선천성 대사이상 검사를 하기가 힘듭니다. 하지만 우리도 미국처럼 출생 후 1주 이내에 소아과에 가서 정기검진과 모유상담을 받는 것이 정착되면, 이 검사도 소아과에서 하게 될 것입니다.



## 선천성 대사이상 검사를 안했는데 어쩌죠?

신생아를 데리고 온 엄마에게 열심히 선천성 대사이상 검사에 대해 설명을 하는데, 옆에서 듣고 있던 한 엄마의 얼굴이 점점 심각해지더니 걱정스러운 표정으로 묻더군요. "우리 아이는 지금 세 살인데 그런 검사 안했는데 어떡하지요?" 많이 큰 아이가 지금까지 잘 자랐다면 신생아 때 선천성 대사이상 검사를 안 받았다고 고민할 필요는 없습니다. 이 검사는 신생아에게 필요한 검사이기 때문에 아이가 일단 잘 자랐다면 검사할 필요가 없습니다. 선천성 대사이상에 의한 질환들은 아이가 크면 대개 의사의 진찰에 의해서 진단을 붙일 수 있으므로 지금까지 진찰해준 소아과 의사가 별다른 말이 없었다면 걱정할 필요가 없습니다.

## 겁나서 어떻게 아기 갖겠냐구요?

선천성 대사이상 질환에 대한 이야기를 하면 어떤 엄마는 둘째 가지기가 겁난다고 합니다. 첫째는 아무것도 모르는 상태에서 낳았는데 아는 것이 많아지니까 둘째 낳기가 더욱 겁난다고 합니다. 하지만 미리 걱정할 필요는 없습니다. 선천성 갑상선 기능 저하증을 제외하고는 우리나라에서 한 해 태어나는 신생아 40만 명 남짓 중에 선천성 대사이상 질환이 있는 아기는 200명 정도입니다. 극히 드문 병이지요. 일년에 교통사고로 사망하는 사람이 1만 명이 넘는다는 걸 생각하면 그다지 걱정하지 않아도 될 것 같습니다. 최근에는 보건당국에서도 신경을 많이 써서 선천성 대사이상 검사는 거의 다 하고 있습니다.

**소아과 의사의 한마디!!**

선천성 대사이상 질환을 가지고 태어났어도 일찍 발견해서 조치를 취하면 완치가 되거나 어느 정도 치유가 가능하기 때문에 결코 미리부터 걱정할 필요는 없습니다. 그러나 미리 발견하지 못해서 치료 시기를 놓치게 되면 아이는 평생 정신박약이나 신체장애를 안고 살아야 하기 때문에 조기 발견이 무엇보다도 중요합니다. 이 검사는 우리나라보다 못사는 나라에서도 신생아 모두에게 시행할 정도로 신경들을 많이 쓰는 검사입니다.

## 갑상선 기능 저하증이란?

**• 갑상선 호르몬은 성장과 지능 발달에 매우 중요** 갑상선이란 말을 많이 들어보셨을 것입니다. 갑상선은 사람 목 앞 후두부에 있는 H자 모양의 아주 작은 내분비선으로 몸의 신진대사를 조절하는 역할을 합니다. 갑상선 호르몬에는 '진짜 갑상선 호르몬'과 '자극 호르몬'이 있습니다. '진짜 호르몬'은 호르몬의 역할을 하는 것이고 '자극 호르몬'은 갑상선 호르몬이 부족할 때 많이 분비하라고 자극을 하는 호르몬입니다. 특히 갑상선 호르몬은 가장 중요한 호르몬 중의 하나로 아이들의 성장과 지능 발달에 매우 중요합니다. 갑상선 호르몬이 부족할 때는 갑상선 저하증을, 갑상선 호르몬이 과다하게 분비될 때는 갑상선 항진증을 일으키게 됩니다. 아이에게 갑상선이 문제가 될 때는 갑상선의 기능이 떨어질 때입니다. 통계적으로 보면 4,500~7,000명 가운데 한 명 꼴로 선천성 갑상선 기능

저하증에 걸린 아기가 태어난다고 합니다. 이 병에 걸린 아기는 잘 자라지 못하고 지능도 많이 떨어지며 두개골 성숙에도 지장이 생깁니다.

**• 갑상선 기능 저하증이라는 진단이 붙으면** 되도록 빨리 엘 싸이록신(L-thyroxine)이라는 합성 갑상선 호르몬 제제를 먹여야 합니다. 아이 몸에서 갑상선 호르몬이 전혀 만들어지지 않는다면 이 약을 평생 먹어야 하는데, 약을 먹을 때는 주기적으로 병원에 다니면서 일년에 몇 번씩 검사를 받아야 합니다. 의사의 지시에 따라 용량 조절에 주의하면서 약을 먹이면 비교적 안정된 생활을 할 수 있습니다.

## 갑상선 기능 저하증의 주요 증상과 치료는?



**• 이 병에 걸리면 잘 자지 못하고 지능도 많이 떨어집니다** 갑상선 기능 저하증에 걸리면 신생아 황달이 오래가고 입을 항상 벌린 채 혀를 입 밖으로 내밀고 있으며 멍한 표정을 짓습니다. 또 머리의 대천문이 열려 있고 머리카락도 거칠며 배꼽 탈장이 흔하고 변비도 잘 걸립니다. 시간이 지나도 성장이 되지 않아 키가 작고 지능도 낮습니다. 이 병은 다른 방법으로는 치료가 안됩니다. 간혹 만병통치약이라는 약을 먹이다가 오히려 아이의 지능만 더 떨어뜨리는 경우가 있는데, 이 병은 반드시 소아과 의사의 지시를 받으면서 꾸준히 치료해야 합니다.

**• 병을 발견하고 나서 치료하면 이미 늦습니다** 선천성 갑상선 기능 저하증은 증상이 나타나서 병을 발견하고 치료하면 이미 늦습니다. 미리 발견해서 치료하지 않으면 아기가 잘 자라지 못하고 IQ도 많이 떨어지게 됩니다. 생후 3개월에 치료를 시작하면 평균 IQ 89, 3~6개월에 치료를 시작하면 IQ 70, 7개월 이후에 치료하면 IQ 54

일 정도로 치료를 시작하는 시기와 IQ는 밀접한 관련이 있습니다. 그만큼 조기 진단과 조기 치료가 매우 중요합니다. 이 병을 조기 진단하기 위해서 요즘은 신생아 때 갑상선 기능 검사를 시행합니다. 물론 이 검사는 다른 대사이상 검사와 같이 시행합니다.

## 갑상설낭종이 발견되면 수술로 완전히 떼어내야

갑상선 이야기가 나온 김에 갑상설낭종에 대해서도 간단하게 설명드리겠습니다. 갑상설낭종은 목 중앙부에 생긴 물주머니 같은 것인데, 감기 등으로 염증이 생기면 물이 나오는 구멍이 목의 피부 바깥쪽으로 뚫려서 발견되는 경우가 많습니다. 가끔 어른이 되어서야 발견되는 경우도 있습니다. 이것이 생긴 것은 엄마의 잘못도 아빠의 잘못도 아닙니다. 일단 갑상설낭종이 발견되면 의사의 진찰을 받고 필요한 경우 수술을 해서 떼어내야 합니다. 속에 들어 있는 낭종까지 완전히 들어내지 않으면 다시 재발하기 때문입니다. 갑상설낭종은 설갑상선과 구분하기가 매우 힘들기 때문에 수술을 할 때는 반드시 갑상설낭종 검사를 해야만 합니다. 자칫 설갑상선을 갑상설낭종으로 착각해서 떼어냈다가는 평생 갑상선 호르몬 약을 먹어야 하는 일이 발생하기 때문입니다. 수술 전에 반드시 갑상선 스캔이란 검사를 해서 확인해야 합니다. 수술이 얼마나 커질 것인가는 아기의 상태에 따라서 다르기 때문에 아기를 진찰한 의사 선생님께 문의를 하셔야 합니다.

# 설사

## Dr.'s Advice

설사는 장에 나쁜 것이 있을 때 나쁜 것을 내보내는 역할을 합니다. 그러므로 설사를 할 때 설사를 멎게 하는 지사제를 함부로 사용해서는 안됩니다. 특히 세균이 원인인 설사의 경우는 나쁜 것을 내보낼 수가 없어 위험할 수도 있습니다.

설사를 할 때는 아이가 탈진되지 않게 주의하십시오. 아이가 8시간 이상 소변을 보지 않을 때는 바로 소아과 의사의 진료를 받으십시오.

설사를 심하게 하는 아이에게는 전해질 용액을 먹이는 것이 좋습니다. 이온음료를 전해질 용액 대신 먹이는 것은 별로 권장할 만한 일이 아닙니다. 아이가 밤에 설사를 심하게 할 때를 대비해서 전해질 용액을 상비약으로 비치하는 것이 좋습니다.

설사를 하더라도 늦어도 6시간 이내에는 원래 먹던 음식을 제대로 먹이는 것이 중요합니다. 멀건 흰죽만 계속 먹이거나 분유를 묽게 타서 먹이는 것은 일반적으로 권장되지 않습니다.

만일 설사가 심해서 약을 먹여야 할 정도라면, 집에서 약을 먹이지 마시고 응급실로 가서 의사의 진료를 받고 먹이는 것이 좋습니다. 그리고 설사를 한다고 모유를 끊어서는 안됩니다.

장염에 자주 걸리는 경우, 아연제제를 먹이는 것이 장염을 예방하는 데 도움이 될 수 있습니다.

# 설사의 원인과 증상들

아이들이 가장 흔하게 걸리는 병은 감기와 설사입니다. 사실 아이를 키울 때 이 두 가지 병에만 안 걸린다면 아이가 아파서 소아과 의사 얼굴 볼 일도 별로 없을 것입니다. 공기 오염이 심해지면서 감기 환자가 계속 늘어나는 것과는 달리, 장염은 생활환경이 좋아지면서 크게 감소하고 있는 것이 사실입니다. 그러나 여전히 설사는 감기 다음으로 흔한 병임에 틀림이 없습니다. 설사는 감기와 달리 많은 엄마들이 오해를 하고 있는 병이기도 하고, 지금의 치료법이 전통적인 치료법과는 다른 점이 있어서 엄마들이 당황해하는 병입니다. 설사에 대해서 몇 가지 필수적인 사항을 알아두면 이런 오해를 약간은 없앨 수가 있습니다.

## 설사는 병이 아니라 증상입니다

설사 사진

보통의 변보다 횟수가 증가하고 변에 물기가 많아지는 경우를 가리켜 설사라고 합니다. 설사 그 자체는 병이 아니라 병의 증상을 가리킵니다. 이 말은 설사를 치료하기 위해서는 설사를 일으키는 원인을 먼저 밝혀내야 한다는 것을 의미합니다. 설사를 하면 변을 보는 횟수가 증가하고 변에 물기가 많아지면서 양도 늘어나며 냄새도 고약해집니다. 일반적으로 모유를 먹는 아기는 분유를 먹는 아기에 비해서 변을 묽게, 자주 보는 경향이 있습니다. 따라서 모유를 먹는 아기들의 변이 묽다고 해서 설사를 한다고 하지는 않습니다. 평소 변을 묽게 보는 아기라면 변이 설사냐 아니냐를 잘 구분해야 합니다. 평소보다 변의 횟수가 증가하고 물기가 증가하는 것을 설사라고 하는 만큼, 평소에 딱딱한 변을 2~3일에 한 번 보던 아이가 물기 많은 변을 하루에 한 번만 본다면 이런 경우도 일단 장의 상태가 바뀐 것이고 변의 상태가 바뀐 것으로 생각해야 합니다.

## 백 번 설명하기보다는 기저귀 한 번 보이는 것이

**• 병원 갈 때는 비닐 봉지에 기저귀를 담아가세요** 많은 엄마들이 설사하는 아기를 병원에 데리고 와서는 아기의 변에 대해 한참 동안 장황하게 설명합니다. 소아과 의사로서는 엄마의 설명을 10분 듣는 것보다 아기의 변을 한 번 보는 것이 더 정확하고 속 시원한 일입니다. 많은 엄마들이 의사가 싫어할까 봐 일부러 변을 안 가지고 온다고 하지만 사려 깊은 소아과 의사라면 아기 변을 보고 얼굴을 찌푸리지는 않습니다. 소아과에 아기의 변이 묻은 기저귀를 가져가는 것은 전혀 이상한 일이 아닙니다. 다만 변이 묻은 기저귀는 소아과 쓰레기통에 버리지 마시고 집에 가져가십시오. 다른 아기들에게 병을 옮길 수도 있습니다.

**• 자가 진단은 절대 금물입니다** 일전에 어떤 엄마는 아기의 설사 때문에 소아과를 이곳저곳 2개월이나 다녔다고 합니다. 며칠 치료해서 안 나으면 다른 소아과를 찾아다니고 해서 결국은 저희 소아과까지 왔습니다. 전에 다니던 소아과에서도 의사가 변 좀 보자고 했지만 냄새 나는 기저귀를 가져가는 게 싫어서 안 가져갔답니다. 그래서 제가 몇 번을 당부한 끝에 가져온 변을 보니까 정상이었습니다. 엄마는 아기가 예쁜 변을 안 보니까 설사인 줄만 알았답니다.

**• 약은 세게 쓰면 부작용만 증가합니다** 위에서 예로 든 엄마는 그래도 이해가 갑니다. 정작 문제가 되는 경우는 의사가 아기 변의 상태를 물어보면 아기의 병을 빨리 낫게 할 욕심으로 물기가 아주 많은 것처럼 증상을 뻥 튀겨서 설명하는 엄마들입니다. 약을 좀 세게 쓰면 아기가 빨리 나을 거라고 생각해서 그런 것이지요. 아기가 빨리 낫기를 바라는 엄마의 마음을 모르는 바는 아니지만 의사에게 아기의 증상을 있는 그대로 설명하지 않으면 자칫 위험할 수도 있습니다. 약을 세게 쓴다고 해서 병이 빨리 낫는 것은 아닙니다. 설사약은 세게 사용하면 오히려 부작용만 증가하게 될 수도 있습니다.

## 설사를 일으키는 원인은 다양합니다

**• 설사를 일으키는 원인은 무수히 많습니다** 설사를 원인별로 분류해 보면 크게 급성 감염성 설사와 감염 이외의 원인에 의한 설사 두 가지로 나눌 수 있습니다. 급성 감염성 설사로는 바이러스성 설사, 세균성 설사, 기생충에 의한 설사가 있고, 감염 이외의 원인에 의한 설사로는 항생제 사용에 의한 설사, 장외 감염으로 인한 설사, 식이성 설사, 영양 불량성 설사, 알레르기성 설사, 면역 결핍성 설사, 독성 설사 등이 있습니다. 설사의 원인이 이렇게 다양한 만큼 엄마들이 직접 원인을 밝히는 것은 쉽지 않습니다.

**• 엄마밖에는 원인을 밝힐 수 없는 경우도 있습니다** 아기가 상한 우유를 먹었다든지 생우유만 먹으면 설사를 한다든지 하는 경우는 엄마가 주의 깊게 관찰하지 않으면 의사가 원인을 밝히는 데 애를 먹게 됩니다. 설사의 원인도 예전과는 많이 달라지고 있습니다. 냉장고가 없고 위생이 불결하던 시절에는 식중독이나 이질, 장티푸스 등의 수인성 전염병에 의한 설사가 많았지만 요즘 흔한 노로바이러스 장염과 로타 장염은 바이러스가 원인인 설사입니다. 우유 알레르기에 의한 설사도 드물지 않습니다.

**• 아기가 설사를 하면 일단 소아과 의사의 진찰을 받아야** 엄마들이 한 가지 알아두어야 할 것은 엄마들이 생각하는 설사의 원인과 의사가 진단 붙이는 원인이 같지 않을 수도 있다는 것입니다. 어떤 엄마는 아기가 우유만 먹으면 설사를 한다고 생각해서 의사와 상의도 하지 않고 아기에게 특수 분유를 먹이기도 합니다. 그러나 막상 진찰을 해보면 우유 알레르기보다는 감기가 원인인 경우도 있습니다. 그러므로 엄마가 아기의 설사 원인에 대해서 이거다라고 단정을 지은 뒤 나름대로 치료를 시작하기보다는 일단 소아과 의사의 정확한 진찰을 받아보는 것이 좋습니다.

**꼭 실천하세요!!**

아기가 묽은 변을 볼 때 설사인지 아닌지, 설사면 얼마나 심한지를 알 수 있는 가장 확실한 방법은 아기의 변을 가져가 의사에게 직접 보여주는 것입니다. 병원 갈 때 반드시 비닐 봉지에 기저귀를 담아 가세요.

**노로바이러스 격리기간**

노로바이러스는 전염이 잘 되는 병입니다. 아이가 어린이집을 다니거나 학생일 경우 구토와 설사의 증상이 없어진 후 3일까지는 공동생활을 피하는 것이 권고됩니다. 그리고 전염을 피하기 위해서 환자뿐 아니라 같이 생활하는 사람도 수시로 비눗물로 손을 30초 이상 씻는 것이 좋습니다.

## 설사를 할 때 동반되는 증상들

**함부로 진단을 붙이지 맙시다!!**
소아과에서 아이들을 진료하다 보면 엄마들께서 미리 진단을 붙여서 반쯤 치료하다가 안되면 오는 경우가 종종 있습니다. 설사란 다들 크면서 몇 번씩 하는 별것 아닌 병처럼 생각하기 쉽지만 예전에는 설사 때문에 고생도 많이 했고 위험하기도 했습니다. 설사를 하는 병에 걸렸을 때 제대로 치료하지 않으면 예나 지금이나 아이들이 고생하는 것은 마찬가지입니다.

**• 설사할 때의 증상은 진단을 붙이는 데 중요한 정보** 설사는 장에 탈이 났다는 하나의 신호입니다. 설사를 할 때는 아이가 어떤 상태인가를 판단하기 위해서 동반되는 다른 증상을 잘 살펴보아야 합니다. 설사를 할 때 동반되는 증상은 엄마가 아이를 소아과에 데려가야 할 것인가를 결정하게 하는 중요한 정보일 뿐만 아니라 소아과 의사가 진단을 붙이는 데도 중요한 정보입니다. 그래서 소아과에 갈 때는 변 기저귀를 가지고 가서 보여주는 것이 좋습니다. 변을 볼 때 변에 코 같은 것이 많이 묻어 나온다면 장에 염증이 생겼을 가능성이 있으며, 변에 피가 섞여 나온다면 세균성 장염일 가능성이 높습니다. 설사에 피가 섞인 변이 나오고, 아이가 자지러지고, 10~20분 간격으로 아이가 운다면 장이 꼬여서 그럴 수도 있습니다. 변이 변기에 뜨거나 심한 복통에 구토가 동반되는 등의 증상 역시 설사의 원인을 밝히는 데 중요한 단서가 됩니다. 설사에 흔히 동반되는 곱똥과 피똥에 대해서 조금 말씀드리겠습니다.

**• 변에 코 같은 것이 섞여 나오는 곱똥** 설사변에 코 같은 것이 섞여 나오는 경우가 드물지 않게 있습니다. 이런 경우 소아과 의사들은 아이가 세균성 장염에 걸렸을 가능성이 높다고 판단합니다. 물론 세균성 장염이 아닌 다른 원인 때문에 그럴 수도 있습니다. 예를 들면 이유식 초기에 아기의 장이 적응을 못해 곱똥이 나올 수도 있습니다. 그렇더라도 아기의 설사변에 코 같은 것이 섞여 나오면 세균성 장염 때문은 아닌지 반드시 확인해야 합니다. 우스갯소리 같지만 간혹 코나 가래가 넘어가서 그런 것 아니냐고 물어보는 엄마들이 있는데, 코나 가래는 위를 통과할 때 소화작용을 거치기 때문에 삼킨 코나 가래가 그대로 변에 나오는 경우는 별로 없습니다.

**• 변에 피가 섞여 나오는 피똥** 일단 변에 피가 섞여 나오면 의사들은 긴장합니다. 피가 섞여 나오는 병치고 어느 것 하나 간단한 것

**곱똥이나 피똥이 나올 때는!!**
일단 소아과를 방문해 아기의 변을 보여주고 의사의 진료를 받는 것이 가장 확실한 방법입니다. 진찰 소견상 세균성 장염이 의심된다고 할 때는 치료 도중 아이가 멀쩡해졌다고 의사의 지시 없이 먹이던 약을 임의로 끊어서는 절대로 안됩니다. 세균성 장염의 경우 약을 10일 이상 먹여야 하는 경우도 있기 때문입니다.

이 없기 때문입니다. 세균에 의해서 생긴 이질 같은 장염이 그러합니다. 장염의 경우 피가 섞여 나올 때는 약간의 곱이 함께 섞여 나오는 경우가 많습니다. 물론 횟수도 증가하고 물기도 증가합니다. 이런 아이들은 엄마가 보기에도 일견 장염에 걸린 것처럼 보입니다. 열도 나고 힘들어합니다. 이런 경우는 세균성 장염의 가능성이 더 높습니다. 피똥을 이야기한 김에 두 가지만 더 이야기하겠습니다. 피가 섞인 변을 누면서 아이가 자지러지게 1~2분 울고 10~20분 조용하고를 반복하면 장 중첩을 의심해야 합니다. 이때는 피똥 누기 전에 아이가 너무 울어서 병원에 오게 되기는 합니다. 그리고 여름에 간혹 놀라서 기저귀를 싸들고 뛰어오시는 엄마들이 있습니다. 어린 아기가 수박을 먹고 난 후에 변에 수박이 나오면 피보다 더 피 같습니다. 피는 시간이 지나면 약간 거무스름해지는데 수박은 시간이 지나도 계속 피 같아서 보는 엄마의 가슴을 섬뜩하게 합니다. 일 년에 몇 번씩은 소아과에서 이런 일이 벌어집니다. 아무튼 아이 변에 피가 섞여 나오면 소아과 의사의 진료를 받는 것이 좋습니다.

## 어떤 때 병원에 데려가야 하나요?

소아과에 걸려 오는 전화 가운데 가장 많은 내용이 "우리 아기의 증상이 이러이러한데 병원에 데려가야 하나요?" 하는 것입니다. 설사를 하는 것 같기는 한데 경험이 없기 때문에 심한 것인지 약한 것인지, 그냥 두어도 되는 것인지 병원에 가야 하는 것인지를 모르는 경우가 있습니다. 이럴 때는 아기의 변을 가지고 병원을 방문하는 것이 가장 좋습니다. 소아과는 아픈 아이를 치료하기 위해서만 찾는 곳이 아닙니다. 아이가 얼마나 아픈지 그리고 정상인지 비정상인지를 확인할 목적으로 소아과를 찾을 수도 있으니까요. 증상

으로는 설사가 심하거나, 설사에 코 같은 것이나 피가 섞여 나오거나, 자장면 같은 색깔의 설사를 하거나, 배를 많이 아파하거나, 열이 많이 나거나, 축 처져 있거나, 힘이 없거나, 흔들어 깨워도 잘 안 깨거나, 주위에 관심이 없어지거나, 설사 때문에 8시간 이상 오줌을 안 누거나 횟수가 많이 줄어들면 아기를 소아과에 데려가야 합니다. 심한 병에 걸렸을 가능성이 높기 때문입니다. 아이가 너무 심하게 처지고 오줌을 안 누면 밤중이라도 응급실로 가야 합니다. 아이들은 어른과는 달리 몸이 작기 때문에 설사를 조금만 심하게 해도 금방 탈수 증상이 나타날 수 있으므로 설사를 많이 하는 아이는 반드시 의사의 진료를 받아야 합니다.

# 아이가 설사를 할 때 알아두어야 할 것들

설사를 일으키는 각각의 병은 각각의 경우에 맞는 특이한 치료법이 있습니다. 세균성 장염은 항생제를 쓰기도 합니다. 우유 알레르기가 있으면 특수 분유를 처방합니다. 하지만 이것은 소아과 의사들이 신경을 쓸 일이고 엄마들이 신경 써야 할 중요한 일은 아이들이 설사를 할 때 반드시 알아두어야 할 일반적인 대처법입니다.



## 가장 중요한 것은 수분 공급입니다

**· 아기가 설사를 하면 우선 수분 섭취에 신경을 쓰십시오** 설사를 하게 되면 몸에서 수분이 빠져나가게 됩니다. 급성 설사를 하는 병은 그 원인에 따른 치료도 중요하지만 일단 탈수를 줄이는 치료를 하는 것이 무엇보다도 중요합니다. 엄마들께서 설사에 대해서 꼭 아셔야 하는 것은 탈수를 막기 위한 방법들입니다. 탈수를 막는 방법에

는 설사를 멈추게 하는 방법과 물을 더 보충해주는 방법 두 가지가 있습니다. 예전에는 설사를 멈추게 하는 방법으로 탈수 문제를 해결하려고 했습니다. 하지만 설사는 장에 있는 나쁜 것을 몸 밖으로 내보내는 중요한 역할을 하므로 무작정 설사를 멈추게 하다가는 나쁜 것을 못 내보내게 되어 아기의 병이 더 심해지거나 위험한 일이 생길 수도 있습니다. 아무리 설사를 하는 아이라도 일단 수분 섭취만 충분히 되면 당장 큰일은 나지 않습니다. 설사를 하면 가장 먼저 수분 섭취에 신경을 쓰십시오.

• **포도당-전해질 용액은 중요하고 안전한 치료 수단** 전해질 용액은 아이를 키우는 가정에 꼭 비치해야 할 상비약입니다. 잊지 마십시오. 전해질 용액은 설사하는 아이에게 입으로 수분과 영양을 공급해주는 것입니다. 포도당이나 염분은 설사를 할 때도 장에서 흡수가 잘 되기 때문에, 소아과에서는 설사하는 아기에게 포도당전해질 용액을 먹여서 먼저 탈수를 막은 뒤 원인 치료를 합니다. 이런 전해질 용액을 설사할 때 먹이면 기본적인 염분과 열량을 보충해줄 수가 있습니다. 밤에 갑자기 설사가 심한데 병원을 갈 수도 없고 전해질 용액도 못 구하면 집에서 만들어 먹일 수도 있지만 가능하면 전해질 용액을 구해서 먹이는 것이 좋습니다. 전해질 용액을 절대로 구할 수 없다면 아주 묽은 쌀죽이나 물 500cc에 소금 1/4 티스푼(1.25g)과 설탕 1 테이블 스푼(15g)을 넣어서 먹일 수도 있습니다. 그것도 안 먹거나 한밤중에 급하면, 권장하고 싶지는 않지만, 최후의 수단으로 포카리스웨트에 물을 1:1로 섞어 500cc를 만들어 당도를 낮춘 후 소금을 아주 조금 섞어주십시오. 전해질 용액은 아기를 키울 때 꼭 구비해야 할 상비약입니다.

**포카리스웨트 조심!!**

포카리스웨트를 평소에 아기에게 물 대신 먹이는 엄마들을 주위에서 흔히 봅니다. 하지만 포카리스웨트는 쉽게 말해서 당도가 높은 설탕 소금물이기 때문에 아기에게 물이나 분유 대신 먹이는 것은 권장하지 않습니다. 참고로 미국의 소아과 의사들은 설사를 할 때는 이온 음료를 먹이지 말라고 합니다.

**전해질 용액, 미리 준비해두세요!**

상비약으로 구비하고 있어야 될 전해질 용액은 '페디라'라는 전문약이 있는데, 의사의 처방이 있어야 살 수 있습니다. 예전에는 약국에서 그냥 살 수 있는 '에레드롤 에프 산'이 있었습니다.

## 모유를 먹는 아기가 설사를 할 경우

**주의하세요!!**
일반적으로 모유를 먹으면 변이 묽게 나옵니다. 간혹 물젖이라서 아기가 설사를 한다며 모유를 끊는 엄마들이 있는데 그럴 필요 없습니다. 아기를 진찰한 소아과 의사가 모유를 먹여도 된다고 하면 걱정하지 말고 먹이세요. 하지만 설사가 심하거나, 극히 드문 경우지만 소아과 의사가 모유 중지 처방을 내렸을 때는 일시 중지해야 합니다. 이때는 소아과 의사가 다른 특수 분유를 권장할 것입니다.

설사만 하면 모유를 끊어야 한다고 생각하는 사람도 있는데, 이것은 말도 되지 않는 이야기입니다. 모유를 먹는 아기가 가벼운 설사를 할 경우에는 모유를 계속 먹여도 됩니다. 설사가 아주 심한 경우에는 소아청소년과 의사의 처방에 따라 탈수된 만큼 전해질을 보충해서 먹입니다. 늦어도 6시간 이내에는 다시 모유를 다시 먹일 수 있습니다. 이유식을 하고 있던 아이의 경우는, 설사가 심하면 탈수된 만큼 전해질을 보충해서 먹이고 늦어도 6시간 이내에는 원래 먹던 음식을 다시 시작하는 것이 중요합니다. 멀건 흰쌀죽만 계속 먹이는 것은 피하세요. 그리고 기름지거나 찬 음식도 피하고, 너무 단 과일주스 같은 것도 피하는 것이 좋습니다. 당도가 높은 음식을 먹으면 설사가 더 심해질 수 있습니다. 이유식에 고기를 첨가하고 있던 아이라면 빨리 다시 고기를 먹이도록 하십시오. 고기가 든 이유식은 장 운동을 진정시켜 설사를 완화시켜줍니다. 모유는 아기 몸에 가장 적합하게 만들어진 음식이므로 설사를 할 때도 아기에게는 최고의 음식입니다. 설사를 할 때 모유를 끊어야 하는 경우는 거의 없으며, 모유를 끊고 특수 분유로 바꿔 먹여야만 하는 경우는 진짜로 극히 드물다고 보시면 됩니다.



## 분유나 생우유를 먹는 아기가 설사를 할 경우

**• 특수 분유는 설사를 치료하는 분유가 아닙니다** 설사가 심할 때는 탈수된 만큼 전해질 용액으로 보충하고 늦어도 6시간 이내에 원래 먹던 모유나 분유를 먹이면 됩니다. 흔히 말하는 설사 분유는 소아청소년과 의사의 처방에 의해서만 사용하십시오. 일반적으로는 설사를 해도 원래 먹던 모유나 원래 먹던 분유를 그대로 먹일 수 있

습니다. 특수 분유는 글자 그대로 설사할 때 먹을 수 있는 분유이지 설사를 치료하는 분유가 아닙니다. 따라서 특수 분유는 소아과 의사의 처방이 있는 경우처럼 꼭 필요한 경우에만 사용해야 하고 필요가 없어지면 바로 평소에 먹던 음식으로 먹이세요.

• **특수 분유, 함부로 먹이면 안됩니다** 특수 분유를 시작할 때는 의사의 진찰을 받고 의사의 지시에 따라 시작해야 하며, 병이 호전되면 의사와 끊는 시기를 상의하셔야 합니다. 간혹 설사를 좍좍 하는 아기에게 이런 특수 분유만 먹이면서 기다리는 엄마들도 있는데 좀 무모한 일이라 생각됩니다. 설사를 할 때 먹는 분유는 특수한 가공을 했기 때문에 설사를 하는 아이들이 먹어도 장이 더 나빠지지 않으면서 영양도 보충되는 그런 분유입니다. 즉 설사할 때 먹을 수 있다는 것 이상은 아닙니다. 대개의 경우는 설사를 해도 보통의 분유를 그대로 먹이면 됩니다.

## 설사를 하는 아이가 먹지 못하거나 탈수가 심할 때



• **링겔 주사, 아무 때나 맞히지 마십시오** 설사를 치료할 때 먹을 수 있는 아기는 먹이면서 치료하지만 먹을 수 없는 아기나 탈수가 심해서 수분 공급이 시급히 필요한 아기는 흔히 링겔 주사라고 하는 정맥 주사를 맞게 됩니다. 링겔 주사를 맞으면 설사가 빨리 낫는다거나 합병증이 줄어든다는 말은 정확한 말이 아닙니다. 이 주사는 설사를 하는 아기가 입으로 먹지 못하거나 탈수가 심할 때만 사용하는 것으로 소아과 의사가 판단해서 놔줍니다. 간혹 입으로도 잘 먹는 아기에게 링겔을 맞혀 달라는 엄마가 있습니다. 그러나 링겔 주사는 설탕 탄 소금물이나 마찬가지입니다. 아기가 심한 설사로 못 먹어서 탈수 증상을 보일 때는 링겔 주사로 생명을 건질 수도 있지만, 먹을 수 있고 탈수 증상도 별로 심하지 않은 아기는 링겔

주사를 맞을 필요가 없습니다. 입으로 먹을 수 있는 아이에게는 세상에서 제일 좋은 링겔 주사도 고깃국물만 못합니다.

**• 아기의 정맥에 주사를 놓는 것은 생각만큼 쉬운 일이 아닙니다** 아기에게 가해지는 정신적인 스트레스는 엄마가 생각하는 것보다 훨씬 클 수가 있습니다. 간혹 어떤 엄마는 아기가 탈수가 심해서 링겔 주사를 맞아야 한다고 하면서 제일 좋은 것으로 놔 달라고 합니다. 이것까지는 이해가 가지만 아주 간혹 제일 비싼 놈으로 놔 달라는 분도 있습니다. 정맥에 주사하는 수액은 용도에 따라서 종류가 정해져 있습니다. 비싸다고 무조건 좋은 것이 아닙니다. 실제로 장염에 의한 탈수 증상에 가장 좋고 흔히 사용되는 수액은 가격이 제일 싼 것에 속합니다. 게다가 요즘은 예전과는 달리 입으로 먹이는 경구용 포도당-전해질 용액이 설사 치료에 효과적이라고 알려지면서 링겔 주사를 맞히는 일도 많이 줄었습니다.

**설사하는 아기의 상비약!!**

설사를 할 때 가장 안전하고 좋은 상비약은 전해질 용액입니다. 아이를 키울 때는 약국에서 전해질 용액 정도는 사서 비치해두십시오. 소위 장약이라 부르는 이상한 약들은 함부로 사용해서는 안됩니다. 설사하고 열이 나는데 그렇게 심각한 경우가 아니라면 타이레놀 먹고 전해질 용액 먹고 아침에 병원에 가십시오.

## 지사제는 병을 악화시킬 수도 있어

**• 설사하는 아기에게 지사제를 함부로 먹여서는 안됩니다** 설사는 장운동을 빠르게 하고 장에 물을 많게 해서 우리 몸에 들어 있는 나쁜 것을 몸 밖으로 빨리 내보내는 역할을 합니다. 따라서 지사제를 먹여서 설사만 멎게 하면 나쁜 것을 몸 밖으로 못 내보내게 되어 병이 갑자기 심해질 수도 있고, 장에 손상을 줌으로써 만성적으로 장이 나빠져 나중에 고생할 수도 있습니다. 특히 코 같은 점액이 섞여 나오는 곱똥이나 피가 섞인 설사를 할 때는 집에서 미리 설사 멎는 약을 사용하면 안됩니다. 잘못하면 위험할 수도 있습니다. 모든 설사에 잘 듣는 약이란 세상에 없으며, 지사제는 설사를 치료하는 약이 아니라는 사실을 명심하셔야 합니다.

**• 설사는 빨리 멈추게 하는 것보다 근본 치료가 더 중요합니다** 또 하나

주의할 것이 있습니다. 간혹 로페린 시럽이라는 지사제를 장약인 줄 알고 미리 어린 아기에게 먹이고 병원에 오는 엄마들이 있는데, 이 약은 경우에 따라서는 장염을 악화시킬 수도 있는 약입니다. 의사의 처방 없이는 절대로 사용하지 마십시오. 물론 소아과 의사가 진찰을 해서 필요하다고 생각되는 경우에는 지사제를 사용하는 게 당연합니다. 그리고 지사제가 꼭 필요한 경우도 있습니다. 그러나 요즘 의사들은 설사를 빨리 멈추게 하는 데 그렇게 매달리지 않습니다. 아기에게 별문제만 없다면 설사의 원인에 대한 근본 치료를 하면서 자연스럽게 설사도 멎게 하는 것이 가장 좋습니다.

## 설사를 하더라도 굶기지는 마세요

**• 요즘은 설사를 하는 아이들도 먹이면서 치료를 합니다** 아기가 설사를 심하게 하면 아기를 굶기는 엄마들도 있습니다. 물만 먹어도 설사를 한다고 하루나 이틀을 굶겨서 아기가 탈진된 경우도 있었습니다. 사실 예전에는 설사를 하면 굶겼습니다. 80년대 이전만 하더라도 아기가 설사를 하면 의사도 굶기라고 했습니다. 먹는 것이 적으면 나오는 것도 적게 마련이어서 설사를 할 때 굶기면 분명히 설사가 줄기는 합니다. 그러나 요즘은 설사를 하는 아기들도 먹이면서 치료합니다. **설사를 할 때도 심한 급성기가 아니라면 대개의 음식은 먹일 수 있습니다. 설사가 심한 경우라면 탈수된 만큼의 전해질 용액으로 보충해서 먹이십시오. 그리고 늦어도 6시간 이내에 원래 먹던 음식을 빨리 먹이는 것이 좋습니다. 흰죽 먹이지 마세요. 차고 달고 기름진 음식만 아니라면 특별히 제한할 음식은 없습니다. 고기도 피할 이유가 없습니다.** 익힌 당근이나 노란 호박 등이 포함된 이유식을 먹이는 것이 조금 도움이 되기도 합니다. 많은 사람들의 상상과는 달리 설사를 할 때 음식을 제한하는 것보다 음식을 제대로 먹이는 것이 더 회복이 빠르

중요

**설사가 멎으면 다시 이유식을!!**

설사 때문에 중단한 이유식은 아기가 아직 어리고 이유식의 초기 단계라면 무리를 할 필요는 없지만 설사가 멎으면 바로 다시 시작해야 합니다. 이유식은 모유나 분유로 보충할 수 없는 영양을 섭취하게 해주며 덩어리를 먹는 연습을 할 수 있는 단계로서 아주 중요하기 때문입니다. 상태가 호전되면 이유식을 조심스럽게 다시 시작하십시오. 이유식을 먹이는 동안 설사를 계속하더라도 소아과 의사가 권유한 경우에는 계속 먹이십시오. 요즈음은 설사를 하더라도 급성기만 지나면 식사를 제대로 먹이는 경우가 많습니다. 대개는 그게 회복이 빠르기 때문입니다. 고기를 먹던 아이라면 빨리 고기를 다시 먹이는 것이 좋습니다. 하지만 차게 주지 말고 기름기는 피하고, 과일주스같이 너무 단 것을 많이 주어서는 안됩니다.

YouTube

설사하는 아이 제대로 먹어야

**설사할 때 먹이는 법!**
설사를 하더라도 입원할 정도로 심하게 탈수가 되지 않은 경우에는 원래 먹던 음식을 그대로 먹이면 됩니다. 다만 차고 달고 기름진 음식만 피하시면 됩니다. 흰죽 계속 먹이는 것은 도리어 설사 회복에 도움이 되지 않습니다.

**토할 때 먹이는 법!**
토를 하더라도 아주 심하게 토하지 않으면 굶기지 않습니다. 토를 하더라도 입원할 정도가 아니라면 가능하면 먹이려고 노력하세요. 다만 음식을 좀 부드럽게 해서 조금씩 자주 먹이려고 노력해야 합니다. 토한다고 굶기면 탈수 때문에 아기 상태가 더 나빠지기 쉽고, 탈수 때문에 입원할 수도 있습니다.

다는 것이 밝혀졌기 때문입니다. 더구나 성장기의 아이들이 설사한다고 음식을 함부로 제한하다가는 제대로 자라지 못할 위험이 있기 때문에 주의하십시오.

**• 설사를 한다고 아기를 굶기면 성장 장애를 초래할 수도** 위에서 예로 든 음식을 먹여도 설사를 하는 경우가 많습니다. 그 이유는 이렇습니다. 아기들은 신체구조의 특성상 음식을 먹을 때 식도가 움직이면 장도 같이 움직입니다. 따라서 이미 장 속에 설사가 만들어져 있는 상태에서 음식을 먹게 되면 식도와 장이 같이 움직여 이미 만들어진 설사가 밀려나오게 됩니다. 설사를 새로 더 하는 것이 아닙니다. 어른이야 훈련에 의해서 식도 따로 장 따로 움직일 수 있으니 이런 걱정이 없지만 아기들은 아직 훈련이 덜 되어서 먹으면 바로 설사를 하는 것입니다. 이런 음식 자체가 설사를 악화시키지 않는다면 당연히 먹이면서 치료하는 것이 아기를 굶겨서 울리고 고생시키면서 치료하는 것보다는 백 배 나을 것입니다. 의사가 먹여도 된다고 하면 설사를 해도 먹이세요. 아기들을 오래 굶기면 성장 장애를 초래할 수도 있으므로 굶기는 것은 신중을 기해야 합니다. 하지만 의사가 굶기는 것이 낫다고 처방을 내리면 그때는 굶겨야 합니다. 그런 경우도 종종 있습니다.

## 그밖에 엄마가 신경 써야 할 것들

**• 손을 열심히 씻기고 변기 청소도 깨끗하게** 설사를 일으키는 바이러스나 세균들은 흔히 입을 통해서 장으로 들어가 병을 일으킵니다. 입으로 들어가는 경로는 여러 가지가 있지만 그중에서도 가장 흔한 것이 손에 묻은 균이 입으로 들어가는 것이라 생각됩니다. 그러므로 설사를 하는 아기가 있으면 우선 손을 열심히 씻겨주고 아울러 변기 청소도 깨끗하게 해야 합니다. 변기에 묻은 미세한 변이

다른 아기의 손을 통해서 입으로 들어가 병을 옮길 수도 있으니까요. 어린이집처럼 여러 아이들이 함께 생활하는 공간에서는 천 기저귀보다 잘 새지 않는 종이 기저귀를 사용하는 것이 장염이 전염되는 것을 줄일 수 있는 방법입니다. 그리고 방바닥을 잘 닦아주는 것 역시 전염을 줄일 수 있는 아주 좋은 방법입니다.

**• 옷을 자주 갈아입히는 것도 중요** 장염 때문에 생긴 설사가 묻은 아기의 옷은 가급적 다른 아기의 옷과 분리해서 세탁하고, 철저한 세탁을 위해 살균 소독제를 사용하는 것이 좋습니다. 설사하는 아기를 만진 엄마도 손을 자주 씻어야 합니다. 특히 기저귀를 간 후에는 비누로 잘 씻어야 하는데 이는 엄마의 손을 통해서 장염 균이 옮을 수도 있기 때문입니다.

**• 엉덩이도 신경 써야** 설사를 하는 아기의 엉덩이는 짓무르기 쉽습니다. 아기가 설사하는 것에만 신경 쓰다 보면 아기의 엉덩이가 빨개져도 못 느끼고 지나치는 수가 있습니다. 변이 묻었다고 아기 엉덩이를 휴지로 자꾸 닦다보면 아기가 아파서 자지러지게 우는 수도 있습니다. 엉덩이 짓무름은 생각보다 아기에게 고통을 주는 일입니다. 발진이 심한 경우에는 엉덩이를 잘 말리고 기저귀를 자주 갈아주어야 합니다. 설사를 많이 해서 엉덩이가 짓물렀을 때는 진료를 받을 때 의사에게 반드시 알려줘야 합니다. 간혹 소아과에서 장염을 치료하면서 엉덩이가 짓무른 것은 약국에서 따로 약을 사다 바르는 분이 있는데, 그럴 필요가 없습니다. 소아과에서 기저귀 발진을 같이 치료해 드리니까요. 그리고 기저귀 발진은 한 종류만 있는 것이 아닙니다. 아기의 엉덩이나 성기 부위에 생긴 것과 사타구니에 생긴 것은 원인이 좀 다를 수 있어 전혀 다른 약을 처방해서 치료하기도 합니다. 기저귀 발진이 생겼을 때는 의사에게 보여주고 치료하는 것이 가장 좋습니다.

**아연제제와 장염!!**

세계보건기구와 유니세프에서는 장염의 위험성이 높은 지역에 사는 아이들에게 아연제제를 먹이기를 권고하고 있습니다. 만일 장염에 조금이라도 덜 걸리고 싶다면 아연제제를 먹이는 것이 도움이 될 수도 있습니다. 그 외에도 아연제제는 아이들의 성장에 도움이 된다는 것이 알려지고 있습니다. 만일 아이를 위해서 뭔가 약을 먹이고 싶다면 아연제제와 비타민D제제를 먹이는 것을 권장합니다. 둘 중에 따진다면 1번이 비타민D이고 2번이 아연입니다.

**주의하세요!!**

간혹 엄마들 가운데 기저귀 발진이 있을 때 기저귀 발진에 바르는 연고를 바르고 분을 듬뿍 발라서 아기의 엉덩이를 뽀송뽀송하게 해주시려는 분들이 있습니다. 그러나 잘 닦고 말려주고 연고를 바른 다음 바로 분을 뿌려주면 연고와 분이 떡이 되어 피부가 숨을 제대로 못 쉬게 되는 수도 있으므로 주의해야 합니다.

# 성격과 버릇

## Dr.'s Advice

아이 버릇은
부모 하기 나름!

세 살 버릇은 여든까지 갑니다. 어릴 때부터 바르게 키워야지 나중에 바로잡으려면 힘이 더 듭니다. 6개월 이전에 이미 자신이 원하는 것을 다 할 수는 없다는 것을 아기에게 명확히 알려줘야 합니다. 그리고 8개월경부터는 이제 되고 안되고를 분명히 알려주어야 합니다.

아이가 자신의 의지로 스스로를 어느 정도 절제할 수 있는 나이는 3~4세입니다. 그렇게 하기 위해서는 어릴 때부터 되고 안되고를 명확히 해서 자기통제력을 키워주는 것이 중요합니다. 아이가 자신의 행동을 다스릴 수 있는 능력은 아이의 장래를 위해서도 매우 중요합니다. 엄마가 TV를 켜지 못하게 했을 때 아이가 켜지 않을 수 있다면 어느 정도 성공한 것입니다.

떼를 써서는 아무것도 얻을 수 없다는 것을 명확히 인식시켜주세요. 우유병을 너무 오래 빨지 않는 것이 좋은데, 18개월이 넘도록 우유병을 빨면 고집이 세지고, 두 돌이 넘어서도 우유병을 빨면 우스갯소리로 성격이 더러워지는 경우가 흔합니다.

**아이 바르고 똑똑하게 키우기에 대한 많은 정보를 저의 트위터에 올리고 있습니다. 팔로우해서 읽어보시면 많은 도움이 될 것입니다. 하정훈의 트위터 계정은 drha119 입니다.**

# 아이들의 성격은 매우 다양합니다

아이들의 성격 형성에는 타고난 기질도 중요하게 작용하지만, 그보다는 어떤 환경에서 어떻게 형성되느냐가 더 중요합니다. 타고난 성격이니 어쩔 수 없는 일이라고 포기하기보다는 귀를 열어 아이의 말을 듣고, 눈을 떠 아이의 행동을 있는 그대로 보고, 항상 아이들의 눈높이에서 아이를 이해해주면 아이들은 더 넓은 세상으로 나가 여러 사람과 어울려 사는 법을 그리 어렵지 않게 배울 것입니다.

## 낯가림이 심한 아이

• **낯가림은 아이가 발달한다는 바람직한 증거 가운데 하나** 아이를 키우다 보면 낯선 사람을 보고 아이가 우는 바람에 당황할 때가 있습니다. 대개는 아이들의 인지 능력이 발달함에 따라 생기는 자연스러운 현상이며, 아이가 발달한다는 바람직한 증거 가운데 하나입니다. 그러나 어떤 아이는 낯가림의 정도가 심해서 부모가 고민을 하기도 합니다. 낯가림은 대개 생후 7~8개월 되어서 심해지는데, 이것은 아이가 정신적으로 성장하여 친한 사람과 낯선 사람을 구별할 능력이 생겼기 때문입니다. 한살 반쯤 되어도 낯가림이 심하다면 아이를 적응시켜주려는 엄마의 노력이 필요합니다. 아이에게는 독립심도 필요하지만 항상 의지할 누군가가 존재한다는 믿음 또한 필요합니다. 아이는 낯선 것을 접하면 우선 두려움을 느끼는데, 옆에 엄마가 있는 것을 알면 안심하고 새로운 것에 호기심을 보이면서 익숙해지는 일련의 심리적인 적응 과정을 거칩니다.

• **아이의 낯가림을 줄여주는 좋은 방법** 아이의 낯가림을 줄여주는 좋은 방법은 아이를 놀라게 하지 말고 시간적인 여유를 갖고 익숙하게 해주는 것입니다. 저는 진료하면서 낯가림이 심한 아이를 대

YouTube
낯가림이 심한 아기, 대처법!

성격과 버릇

할 때는 우선 아이는 쳐다보지 않고 엄마와 대화하다가 아이가 약간 익숙해지면 그제서야 아이와 눈을 맞추고 자연스럽게 대화를 합니다. 그러면 아이가 덜 무서워합니다. 낯선 사람이 처음 아이 앞에 등장할 때는 서서히 주변을 맴돌다 아이에게 접근하는 것도 하나의 방법이며, 아이가 호기심을 갖고 접근할 때까지 어른이 먼저 접근하지 않는 것도 한 방법이 될 것입니다. 평소 아이 주변에 많은 친구가 있게 하는 것도 낯가림을 줄여주는 데 좋습니다. 그리고 평소에 아이를 놀라게 하지 않는 것도 중요합니다. 낯을 가리는 것은 자꾸 사람들을 만나면 점차 좋아집니다. 경험이 최고의 예방법이며 치료법입니다. 낯가림은 정도의 차이는 있지만 특별한 경우가 아니라면 때가 되면 다 없어지는 것이니 너무 걱정하지 마십시오.

## 부끄럼을 많이 타는 아이

아이가 지나치게 내성적이고 소극적이고 맹꽁이같이 보여도 야단을 치거나 윽박질러서는 안됩니다. 아이들은 격려받는 분위기에서 커야 자신감을 갖게 됩니다. 아이들이 가족이 아닌 다른 사람들에게 쉽게 접근하기 위해서는 부모라는 든든한 백그라운드가 어릴 때부터 아이의 마음속에 제대로 자리잡고 있어야 합니다. 엄마가 자신을 잘 돌봐준다는 느낌을 어릴 때부터 가지고 있는 아이들은 남에게 쉽게 접근할 수 있습니다. 내성적인 아이에게 자신감을 갖게 하는 방법은 아이를 놀라게 하기보다는 시간적인 여유를 갖고 서서히 느끼게 해주는 것입니다. 자꾸 놀라게 하거나 불안하게 만들면 아이는 수줍음을 더 탈 수 있습니다. 평소에 아이 주변에 많은 친구가 있게 하는 것도 수줍음을 줄이는 아주 좋은 방법입니다. 아이들에게 경험은 무엇보다도 중요합니다. 자꾸 사람들을 만나면 점차 좋아집니다. 그래도 아이가 많이 부끄러워하고 낯을 많이 가

**부끄럼 많이 타는 아이를 대할 때는!!**

다른 아이와 잘 어울리지 못할 정도로 내성적이라 하더라도 특별한 경우가 아니라면 때가 되면 괜찮아집니다. 아이가 낯을 너무 가린다고 엄마가 불안해하면 아이도 그것을 느끼게 되고, 그러면 아이의 불안감이 더욱 커져 낯가림이 악화될 수도 있습니다. 또 아이가 소극적이라고 엄마가 무엇이든 대신해주게 되면 아이는 스스로 하는 법을 배울 수가 없게 됩니다. 간혹 부끄럼 많고 소극적인 아이에게 적극적인 친구를 사귀게 하려고 애쓰는 엄마들을 보게 되는데, 이것은 도리어 아이 기를 죽일 수도 있으니 주의해야 합니다.

릴 때는 혹시 평소 낯선 사람을 대했을 때 엄마가 아이에게 충분한 안도감을 심어주지 못한 것은 아닌지 생각해봐야 합니다. 아이에게 엄마는 믿을 만한 보호자라는 신뢰감을 줄 때, 아이는 새로운 것을 향해 나갈 용기를 내는 법입니다. 평소 아이에게 충분한 애정을 표시해서 안도감과 신뢰감을 주어야 합니다.

## 잠시도 가만 있지 못하고 산만한 아이

**• 너무 얌전하면 오히려 무슨 이상이 있는 건 아닌지 의심해야** 아이들이 돌이 지나면서 자유롭게 걷기 시작하면 잠시도 가만 있지 않으려 하고, 이 때문에 대부분의 엄마들은 아이가 산만하다고 걱정합니다. 하지만 산만하다는 것은 어찌보면 아이들의 정상적인 발달과정입니다. 수없이 새로운 것을 접하게 되는 아이들이 한 가지에만 몰두한다면 여러 가지를 골고루 배울 수 없을 것입니다. 아이들이 한 가지 일에 흥미를 가지고 집중할 수 있는 시간은 길어야 만 두 살짜리 아이가 5분, 만 네 살짜리 아이가 15분, 그리고 만 여섯 살짜리 아이가 20분 정도입니다. 아이가 너무 얌전히 있다면 오히려 무슨 이상이 있는 것은 아닌지 의심해보는 것이 좋습니다. 산만하고 정신없이 노는 아이들도 시간이 지나면서 차차 집중하는 법을 배우게 되므로 너무 걱정하지 않아도 됩니다.

**• 이런 경우 아이는 더 산만해질 수 있습니다** 아이들의 산만함을 더 부추기지 않으려면 몇 가지 주의할 점이 있습니다. 어릴 때부터 너무 여러 가지를 가르쳐도 아이가 산만해질 수 있습니다. 학원을 여섯 군데나 보낸다는 부모도 있는데, 교육에 대한 욕심을 좀 자제할 필요가 있습니다. 장난감을 너무 많이 사줘도 산만해질 수 있고, 주변 분위기가 너무 어수선하거나 현란해도 아이가 집중하기 어렵습니다. 최근에는 카페인이 든 음료와 인스턴트 식품의 첨가물 중 일

**부모가 당당하세요!**
맨날 아이에게 미안하다는 소리를 입에 달고 다니는 엄마들이 있습니다. 예방주사 맞출 때에도 뭐가 그렇게 미안한지 계속 미안하다는 소리를 합니다. 그럼 아이는 엄마가 진짜 잘못하고 있다고 생각할 수도 있습니다. 예방접종처럼 아이가 당연히 맞아야 할 것들은 담담하게 받아들이게 이야기를 해야 합니다. 남들보다 잘 못해준다고 미안하게 생각할 수는 있습니다. 하지만 아이에게 그 말을 하는 것은 전혀 다른 이야기입니다.

YouTube
미안하다는 말 하지 마세요

### 자기 통제도 가르쳐야 합니다

아이들도 어릴 때부터 이 세상이 내 마음대로 되는 것은 아니란 걸 배워야 합니다. 그런데 그게 잘되는 아이들이 있고 잘되지 않는 아이들이 있습니다. 해서는 안되는 일을 하지 않을 수 있는 능력이 자기 통제 능력인데 타고난 기질도 중요하지만 부모의 교육이 더 중요한 역할을 합니다.

자기 통제를 할 수 없으면 공부를 해야 하는데 게임을 참을 수 없고 새 핸드폰이 나오면 빚을 내서라도 사야 하는 일이 생길 수도 있습니다. 인생을 살아가는 데 욕구는 매우 중요한데 이것을 적절한 선에서 조절해주는 자기 통제 능력은 바른 인생을 사는 데 필수적인 능력입니다.

자기 통제 능력은 어릴 때부터 가르쳐야 합니다. 처음부터 모든 것을 다 배울 수는 없기에 아이들은 발달 단계에 맞게 차근차근 배우는 것이 필요합니다.

제일 처음에는 부모의 권위로서 아이들에게 일상의 틀을 가르치는 것부터 시작합니다. 카시트 사용이라든지 이유식할 때 한자리에 앉아서 먹는 것처럼 사소한 것부터 시작하면 됩니다. 아이들은 가정에서든 사회에서든 내가 따라야 할 룰이 있다는 것을 배워야 하는데 부모가 권위가 있으면 아이들이 말 잘 듣고, 그럼 아이들은 자기 통제를 배울 수 있는 겁니다. 부모가 권위가 있을수록 아이들은 더 쉽게 자기 통제의 첫 단계를 배웁니다.

그 다음은 아이들이 상황에 맞는 행동을 배우면서 통제를 배우게 됩니다. 공공장소에서 떠들지 않게 가르

부가 아이들을 산만하게 만든다는 말도 있으므로 아이들이 먹는 음식은 되도록이면 집에서 만들어 먹이세요.

**• 산만하다고 사사건건 간섭하고 야단치는 것은 피해야** 산만한 아이는 규칙적인 생활을 하게 하는 것이 무엇보다 중요합니다. 부모도 아이와 함께 일찍 자고 일찍 일어나는 습관을 들여 차분히 하루를 시작하는 것이 좋습니다. 에너지가 넘치는 아이는 운동을 시키는 것이 좋습니다. 잠자리에 들기 전에 재미있는 동화책을 읽어주는 것도 아이의 집중력을 높일 수 있습니다. 그래도 너무 산만하면 하루에 15분 정도라도 아이와 모든 것을 같이하는 시간을 가져 아이의 행동을 관찰하고 고칠 점을 정확히 알려주는 것이 좋습니다. 고칠 점이 많다고 한꺼번에 바로잡으려 하지 말고 한두 가지를 정해 그것만은 꼭 지키게 해야 합니다. 산만한 아이를 바로잡겠다고 사사건건 간섭하고 야단치다가는 아이가 반항적인 성격이 될 수 있으므로 조심해야 합니다. 아이의 행동을 바로잡는 가장 좋은 방법은 야단을 치는 것이 아니라 잘한 행동을 격려해주는 것입니다. 간혹, 아이들은 원래 가만 있지 못한다는 것을 핑계로 아이가 공공장소에서 소란을 피워도 두 눈 뜨고 멀건히 바라만 보는 부모도 있는데, 이것은 있을 수 없는 일입니다. 어린아이도 지킬 것은 지켜야 하고 배울 것은 배워야 합니다. 바른 예절을 배워 다른 사람과 함께 살아가는 건강한 사회인으로 아이를 키우는 것은 바로 부모의 책임입니다.

## 고집이 센 아이

**• 툭하면 고집을 부리는 '미운 세 살'** 아이들은 생후 3~4개월쯤부터 약간의 고집이 생기기 시작하여 만 두세 살쯤 되면 고집의 절정기를 맞습니다. 그래서 '미운 세 살'이란 말을 하기도 합니다. 툭하면

치고 식사 중에 돌아다니지 않게 가르치면 됩니다. 그럼 아이들은 주어진 상황에 맞는 행동을 하게 되고 이게 익숙해지면 어느 곳에 가든 눈치를 보면서 상황을 판단하고 스스로의 행동을 통제할 수 있게 됩니다.

그 다음 단계는 아이들이 스스로의 생각으로 행동을 통제하는 겁니다. 그런데 어릴 때부터 앞의 두 단계를 제대로 배우지 못한 아이들은 스스로의 생각으로 자기 행동을 통제하는 것이 정말 힘들어집니다. 그래서 어릴 때부터 부모의 역할이 중요한 것입니다.

아이들의 자기 통제는 인생을 제대로 살아가는 데 필수적인데 어릴 때부터 부모가 틀을 잡아줘야 합니다. 언제 어떤 경우라도 할 것은 해야 하고 안되는 것은 아무리 떼써도 안된다는 것을 인식하고 따를 때 아이의 자기 통제 능력이 제대로 길러진다는 것 꼭 알아두시기 바랍니다.

YouTube
자신을
통제할 수 있는
아이로 키웁시다

YouTube
어른 대화에
끼어드는 아이

"안돼!", "싫어!"를 연발하는 이 무렵의 아이들은 잘할 줄도 모르는 일을 혼자하고 싶어하고, 엄마가 하지 말라는 일은 꼭 해보고 싶다며 고집을 부립니다. 그러나 이런 고집은 아이가 자립적인 인간으로 커나가는 과정에서 자신을 나타내기 위한 하나의 방법이므로 오히려 긍정적인 측면에서 이해해야 합니다.

**• 적절히 관여하되 필요 이상의 통제는 삼가야** 하지만 아이들의 고집을 다 받아줄 수는 없습니다. 아이들은 스스로 원하는 것이 옳은지 아닌지를 제대로 구분할 수 없기 때문에 부모가 적절하게 관여해야 합니다. 안되는 것은 아무리 고집을 피워도 안되어야 합니다. 하지만 아이의 마음을 잘 헤아려 부모가 자기를 이해해준다는 느낌을 받도록 해주는 것이 좋습니다. 필요 이상으로 싫어하는 것을 강요하거나 좋아하는 것을 못하게 해서는 곤란합니다.

**• 제 성질을 못 이겨 분노 발작과 호흡 정지 발작 증세를 보이기도** 문제는 자신의 뜻대로 안되면 소리 지르고 뒹굴며 울고불고 난리를 피우는 아이가 있는가 하면 심지어 길에 드러눕거나 방바닥에 머리를 박는 아이들도 있다는 것입니다. 바로 이런 경우를 가리켜 '분노 발작'이라고 하는데, 만 1~4세 아이들에게서 흔히 나타납니다. 내 맘대로 되지 않는 일을 스스로 바꿀 힘은 없고, 그렇다고 상황을 받아들일 수도 없을 때 아이들은 이런 증상을 보입니다. 심한 경우 울다가 갑자기 소리를 그치고 숨을 쉬지 않아 엄마를 놀라게 하기도 하는데, 이것을 '호흡 정지 발작'이라고 합니다. 호흡 정지 발작은 대개 30초 정도 지나면 다시 정상으로 돌아옵니다. 아이가 제 성질을 못 이겨 극도로 화가 나 이런 현상이 나타나는 것이니까요. 그럼 과연 이럴 때 어떻게 해야 할까요?

**• 해서는 안되는 일과 해도 되는 일을 가르쳐줘야** 아이가 고집이 너무 세 고민스럽다는 엄마들을 보면 대개 아이의 고집 때문에 어쩔 수 없다며 원하는 것을 다 들어줍니다. 일례로 백화점에서 자기가 갖고 싶은 것을 사 달라고 조르던 아이가 많은 사람들 앞에서 울며

YouTube

기질육아!
함부로
하지 마세요

**기질과 행동!**

아이가 타고난 기질은 변화시키기 힘듭니다. 하지만 아이의 행동은 부모가 조절할 수 있습니다. 특히 기질이 강한 아이일수록 부모의 역할이 매우 중요하답니다. 일상생활의 스케줄과 룰을 명확하게 제시해서 지키게 하고 가정에서 아이가 꼭 해야 할 일을 단순 명료하게 제시해서 따르게 가르쳐야 합니다. 이 과정에서 아이의 의견을 듣고 들어줄 것은 미리 반영하되 일단 정해진 것은 일관성 있게 밀어붙여야 합니다.

뒹굴기 시작하면 창피해진 엄마가 얼른 사주는 경우를 들 수 있습니다. 그 다음부터 아이는 갖고 싶은 것이 있으면 엄마가 난처해질 만한 상황을 택해 또 뒹굽니다. 바로 엄마의 약점을 알고 고집을 부리는 것이지요. 아이들이 얼마나 똑똑한데요. 고집쟁이 아이를 대할 때는 부모의 태도가 무엇보다도 중요합니다. 아이에게 해서는 안되는 일과 해도 되는 일을 가르쳐주어야 합니다. 순간을 모면하기 위해 아이가 멋대로 할 수 있는 분위기를 만들어주기보다는 아이가 상황에 대한 이해를 하도록 도와주는 편이 낫습니다.

**• 성격은 타고나는 기질보다는 후천적 환경 요인이 더 중요** 고집쟁이 아이를 대할 때 엄마가 특히 주의해야 할 점이 있습니다. 바로 엄마의 틀에 맞추어 아이의 행동을 무한정 규제하면 안된다는 것입니다. 집 안 구석구석 해서는 안되는 일만 가득하면, 아이의 반발심리가 커져 오히려 고집을 더 피우게 됩니다. 아이의 입장에 서서 아이를 이해하려는 자세가 필요합니다. 그리고 뒹굴거나 머리를 박는 아이에게는 무관심한 태도를 취하는 것이 좋습니다. 성격 버릴까 봐 걱정하는 엄마도 있는데, 아이가 하는 대로 맞춰주는 것이 오히려 성격을 비뚤게 하는 겁니다. 성격은 타고나는 기질보다는 어떤 환경 속에서 어떻게 형성되어가느냐가 더 중요합니다. 아이가 고집을 부릴 때 어쩔 수 없는 일이라고 포기하기보다는 아이를 올바르게 이끌어주는 것이 바로 부모의 역할입니다.

## 공격적인 성향이 강한 아이

**• 물건을 던지는 아이는 공격적 성향이 짙은 경향이 있습니다** 공격성이 긍정적으로 발달하면 사회생활을 하는 데 강하고 건전한 경쟁심이 되지만, 부정적으로 발달하면 반항적이고 악의적인 행동으로 나타나게 됩니다. 어린이들의 공격성은 만 2~4세에 많이 나타나게

**이럴 때 아이는 공격적으로 됩니다!!**
아이에게 공격적인 성향이 나타나는 원인은 부모가 과잉보호를 하거나 아이의 요구를 전혀 받아들여주지 않는 경우, 아이의 감정적 발달이 지장을 받아 자연스럽게 성숙하지 못하기 때문입니다. 아이의 마음속에 불만이 쌓이고 그것이 해결되지 않는 경우 물건을 던지는 등의 표현을 하게 되는데, 처음에는 주로 부모를 대상으로 이런 행동을 보입니다. 하지만 이때 제대로 잡아주지 않으면 자라면서 공격적인 행동이 친구나 다른 사람들에게로 확대되므로 문제를 해결하기가 더 어려워집니다.

되는데, 남자아이가 여자아이에 비해 4배 정도 공격적인 성향이 많은 편입니다. 이 시기의 아이들은 정상적인 경우에도 공격적인 성향이 많이 나타납니다.

**• 공격적인 성향을 보이는 아이를 대할 때 주의해야 할 점** 공격적인 성향이 나타나는 아이를 대할 때 가장 중요한 점은 부모가 사랑하고 있다는 확신을 주는 것입니다. 사랑받는다는 믿음이 있으면 아이는 비뚤어지지 않습니다. 하지만 아이가 하는 대로 모든 것을 다 받아주어서는 안되며, 당연히 절제에 대해서도 가르쳐야 합니다. 아이가 물건을 던지거나 하면 단호하게 그러면 안된다고 알려줘야 합니다. 그러나 절대 체벌을 해서는 안됩니다. 폭력적인 행동을 하지 말라면서 오히려 매를 들면 아이의 입장에서는 정당한 체벌도 이해가 안 가게 마련입니다. 부모의 행동 하나하나가 아이에게 가장 좋은 본보기가 된다는 사실을 잊지 마십시오. 그리고 평소 아이의 말이나 행동에 귀를 기울이고 많이 대화하는 것이 좋습니다. 따뜻한 말 한마디가 값비싼 선물보다 훨씬 더 아이를 감격시킵니다. 아이가 스스로 자신의 잘못된 행동을 느낄 수 있도록 해주는 것이 가장 좋습니다.

## 경쟁심이 강한 아이

**• 지나친 경쟁심은 자신뿐 아니라 다른 사람에게도 해가 될 수 있어** 유난히 이기고 싶어하고, 잘난 척하고, 자기 중심적으로 행동하는 아이들이 있습니다. 이런 아이들은 집안에서 대접받고 자란 경우가 많은데, 부모가 항상 칭찬해주고 일부러 져주기도 하면서 아이의 기를 살려준 탓입니다. 게임을 하더라도 자신이 이겨야만 끝을 내는 이런 성격의 아이들은 친구들에게 따돌림을 받는 경우가 많습니다. 경쟁심이란 어찌 보면 인생을 살아가는 데 매우 중요한 재산

이 됩니다. 각박한 현실에서 치열한 경쟁을 뚫고 생존하려면 남보다 잘하려는 태도가 필수적일 것입니다. 하지만 지나친 경쟁심은 자신뿐 아니라 다른 사람에게도 해가 될 수 있습니다.

**• 스포츠 등을 통해 감정을 다스리는 법을 가르치는 것이 좋아** 자칫 소홀히 지나칠 수 있는 아이들의 경쟁심은 좋은 방향으로 승화시켜 주는 것이 바람직합니다. 스포츠를 가르쳐주는 것도 한 방법입니다. 적당한 활동과 더불어 게임의 법칙을 배우는 데는 스포츠가 가장 좋습니다. 아이들은 스포츠를 통해 이기는 것보다 참여하고 즐기는 것이 더 중요하다는 것을 배우게 될 것입니다. 졌을 때 화를 내고 감정을 주체 못하는 아이에게 야단을 치거나 앞으로 너하고는 게임을 하지 않겠다는 식의 말을 하면 아이의 감정이 상처받을 위험이 있으므로 주의해야 합니다. 평소에 부모가 아이와 게임을 자주 하면서 졌을 때 감정 다스리는 법을 가르치는 것이 좋습니다. 지기 싫어하는 아이의 모습이 바로 우리의 모습은 아닌가 한번 돌이켜볼 필요가 있습니다. 말로는 최선을 다하는 것이 무조건 이기는 것보다 중요하다고 하면서도 자기 아이가 다른 아이에게 뒤처지는 것을 못 참는 어른들이 꽤 많은데, 이기는 사람이 있으면 지는 사람도 있게 마련입니다.



## 겁이 많은 아이

**• 3~5세쯤에는 마음속으로 여러 가지를 상상하며 겁을 냅니다** 아이들은 무서워하는 것이 많습니다. 별것도 아닌 것에 호들갑을 떱니다. 사실 두려움은 아이들에게 매우 중요합니다. 예상할 수 없는 위험으로부터 자신을 보호하는 신중함을 배우려면 일단 모르는 것을 두려워하는 게 가장 확실한 방법이기 때문입니다. 아기들은 모르는 사람을 보면 낯가림을 하고 울어댐으로써 엄마한테 보호해 달라는

신호를 보냅니다. 걸어다닐 때쯤 되면 자는 동안 부모가 어디 갈까 봐 두려워합니다. 뽈뽈거리며 걸어다닐 만큼 자란 아이들이 엄마와 떨어지는 것을 겁내지 않는다면 고아원은 수많은 미아들로 만원이 될 것입니다. 3~5세쯤 된 아이들은 눈에 보이는 것에는 어느 정도 익숙해져 그다지 겁을 내지 않지만, 대신 마음속으로 여러 가지를 상상하며 겁을 냅니다. "아빠, 죽으면 아파요?" 하고 심각하게 묻는 아이에게는 죽음이 이미 현실적인 문제가 되고 있는 것입니다. 물론 놀다 보면 금방 잊어버리지만요. 아이가 무섭다고 울면 무엇 때문에 무서워서 우는지 물어보고 그 원인을 알아보는 것이 좋습니다. 부모에게는 아이의 눈으로 사물을 보는 연습이 필요합니다. "그게 뭐가 무섭다고 그러니"라는 말은 백 번 해도 소용없습니다. 두려움에 떨고 있는 아이에게 무심코 던진 무심한 한마디는 두려움뿐만 아니라 이해받지 못한다는 서러움까지 더해줄 수 있습니다.

**• 아이 편에 서서 이해하고 함께 하려는 자세가 중요** 아이가 두려워한다고 바로 그 문제를 해결할 필요는 없습니다. 아이가 길을 가다 차만 보면 엄마 뒤에 숨는 때가 있습니다. 이럴 때는 적당히 차를 무서워하는 것이 안전에 도움이 됩니다. 개를 두려워한다든지 뱀이나 벌레를 겁낸다든지 하는 것은 시간이 지나면 해결됩니다. 아이의 두려움이 아무리 별것 아닌 듯해 보이더라도 있는 그대로 받아들이고, 아이의 편에 서서 이해하고 두려움을 함께 하려는 자세가 중요합니다. 부모와 함께라면 아이들은 좀더 쉽게 두려움을 떨치고 홀로 설 수 있을 것입니다.

**아이의 두려움을 이겨내게 하는 방법!!**

두려움을 이겨내게 하는 가장 좋은 방법은 아이가 무서워하지 않을 만큼만 경험시키면서 서서히 적응시켜 가는 것입니다. 수영을 배우는 초기에 아이들은 물에 들어가는 것을 겁냅니다. 수영을 하는 동안 숨이 막힌다는 게 물을 두려워하는 이유 중 하나인데, 엄마와 세면장에서 물을 떠 놓고 얼굴을 물에 넣었다 뺐다를 반복하면서 숨쉬는 연습을 같이 해보세요. 엄마가 하는 것을 따라하다 차츰 요령을 알게 되면 수영을 좋아할 수 있습니다.

## 물건에 대한 애착이 심한 아이

**• 분리 불안 시기에 사랑을 못 받으면 물건에 애착이 심해져** 아이들 중에는 유난히 자기가 좋아하는 물건을 밝히는 아이들이 있습니

다. 어디를 가든 좋아하는 곰인형을 끼고 다니고, 어릴 때부터 덮고 자던 이불이 이곳저곳 해지고 너덜너덜해도 그 이불을 덮지 않으면 잠들지 못하는 아이도 있습니다. 요즘 우리 주변에서 심심찮게 볼 수 있는 이런 현상은 아이를 업고 안고 항상 품안에서 키우던 우리의 전통적인 육아 방식의 변화가 하나의 원인일 것입니다. 아기들은 생후 6개월에서 12개월 사이가 되면 잠시도 엄마와 떨어지지 않으려는 분리 불안이 강해집니다. 만일 이 시기에 자신이 원하는 만큼의 충분한 사랑과 관심을 엄마에게서 받지 못하면 아이는 자기 주변의 물건들 가운데서 엄마를 대신할 어떤 것을 찾게 됩니다. 엄마의 따뜻한 품을 느끼게 해주는 이불이나 수건, 곰인형 등에서 마음의 평온을 찾는 것입니다. 물론 이것은 정도의 차이가 있을 뿐 대부분의 아이들에게 나타나는 자연스러운 현상 중 하나입니다. 일부 전문가들은 이런 아이들의 애착을 정상 발육의 한 과정이라고도 말합니다. 하지만 정도가 심한 아이들은 나이가 들면서 물건에 대한 지나친 애착으로 발전하기도 하므로 주의해야 합니다.

**• 야단치거나 물건을 빼앗으면 상태를 악화시킬 수도** 물건에 대한 애착은 대개는 시간이 지나면서 좋아집니다. 아이 스스로 다른 사람의 관심과 사랑을 느낄 때 아이도 다른 사람들에게 관심을 갖게 되며, 물건에 대한 애착은 점차 줄어듭니다. 아이를 한 번 더 안아주고 한 번 더 칭찬해주며 대화하는 시간을 늘려 마음을 편안하게 해주는 것이 좋습니다. 물건에 대한 애착이 지나치게 강하다고 해서 아이에 대한 사랑이 부족한 것은 아닌지 부모가 죄책감을 느낄 필요는 없습니다. 아이가 물건에 애착을 가지면 아이를 좀더 사랑해줘야 한다는 신호로 단순히 생각하면 됩니다. 억지로 아이가 애착하는 물건을 빼앗거나 치워버리고 야단치는 것은 오히려 역효과를 초래할 수 있습니다. 아이에게 더 큰 스트레스를 주어 상태를 악화시키지 않도록 주의해야 합니다.

**이런 경우에는 자폐증을 의심해야!!**

물건에 대한 심한 애착이 시간이 지난다고 저절로 좋아지는 것은 아닙니다. 아이가 어떤 물건에 대해 지나치게 애착을 보이면서 다른 사람에게 별 관심이 없고, 언어 발달도 늦으며, 한 가지 행동을 계속 반복할 경우에는 자폐증 여부를 확인하기 위해 한번쯤 의사와 상의하는 것이 좋습니다. 또한 단순히 곰인형을 좋아하는 것이 아니라 곰인형이 항상 똑같은 상태로 있어야 아이가 편안해한다면 부모가 아이의 행동에 관심을 둬야 합니다. 곰인형 대신 맛있는 것을 사준다는 식의 거래를 하면 절대로 안됩니다. 애정이 아닌 물질적 보상으로 아이들의 이런 행동을 막아보겠다는 시도는 근본적인 문제 해결이 될 수 없습니다. 효과가 더디게 나타나더라도 아이에 대한 사랑과 지속적인 관심이 문제를 해결하고 아이들을 바르게 키울 수 있는 가장 빠른 방법입니다.

## 지나치게 깔끔한 아이

**· 아이가 지나치게 깔끔을 떠는 것은 부모 탓도 있습니다** 밖에서 놀다 보면 더러워질 수도 있고 흙이 묻을 수도 있으련만 그게 싫은 아이들이 있습니다. 남들은 잘 놀고 있는데 혼자서만 옷에 묻은 흙을 털어내느라 제대로 놀지도 못합니다. 놀이터에서뿐 아니라 집에서도 깔끔을 떠는 그 성격은 어디 가지 않습니다. 어릴 때부터 깔끔하게 자란 아이들은 나중에 더러운 것을 참지 못합니다. 엄마가 변을 본 아이의 엉덩이를 몇 번씩 닦아주고 입가에 조금만 뭘 묻혀도 바로 닦아주고, 옷에 조금만 지저분한 것이 묻어도 바로 갈아입히다 보면 아이는 깔끔을 떨 수밖에 없습니다. 그리고 부모가 아이의 장난감이 흩어져 있을 때마다 일일이 정리해주었다면, 아이는 자신의 장난감에 친구들이 손도 못 대게 할 수 있습니다.

**· 친구를 사귀면 지나치게 깔끔한 성격도 변합니다** 지나치게 깨끗한 것만 찾는 아이는 좀 지저분하게 사는 법도 배워야 합니다. 깨끗하게 사는 것도 중요하지만 사람이 늘 깨끗할 수만은 없습니다. 하루 종일 깨끗한 상태로 있기 위해 재미있는 놀이마저 포기한다면 문제가 있는 것입니다. 그러나 친구를 사귀면 이런 지나치게 깔끔한 성격도 변합니다. 진열장의 마네킹이 아닌 이상 노는 아이의 옷이 항상 깨끗할 순 없습니다. 옷에 얼룩이 묻었을 때 좀더 입히는 것도 필요합니다. 얼룩이 좀 크더라도 아이가 스스로 발견하고 갈아입겠다고 할 때까지 모른 척하고 내버려두는 것도 좋습니다. 하지만 버릇을 고치겠다고 일부러 너무 더러운 옷을 입히는 것은 바람직하지 못합니다. 아이의 최소한의 자존심은 존중해줘야 합니다.

**· 일종의 강박관념을 갖고 깔끔을 떠는 아이도 있습니다** 초등학교에 들어간 아이들 중에는 일종의 강박관념을 갖고 깔끔을 떠는 아이도 있습니다. 지저분하면 몸에 균이 들어가 병에 걸리기 쉽다는 사실을 학교에서 배우게 되는데, 아는 것이 병이라고 몸에 균이 들어

올까 두려워 손을 씻고 또 씻고 하는 것입니다. 이럴 때는 야단을 쳐서 고치려 하거나 지나친 관심을 보이지 말고 다른 재미있는 일로 아이의 관심을 유도하는 것이 좋습니다. 또 부모가 지나치게 청결에 대한 강박증을 가지고 있어도 아이에게 영향을 미칠 수 있는데, 이런 경우에는 부모부터 그런 강박증을 고쳐야 합니다. 아이들은 커가면서 성격도 변합니다. 그 변화를 조절해주는 것 또한 부모가 할 일입니다.

# 아이의 버릇, 부모 하기 나름입니다

아이들의 습관이나 버릇은 대개 교육적인 문제입니다. 물론 교육을 해도 안되는 아이가 있지만 대개의 아이들은 어릴 때부터 교육받은 대로 행동을 합니다. 아이들은 자신의 행동에 대해서 처음에는 그 의미를 잘 모릅니다. 자신이 잘못하고 있더라도 주위에서 별다른 말이 없으면 해도 된다고 생각합니다. 아이가 하는 행동이 잘못되었다고 생각한다면 그렇게 해서는 안된다는 것과 그런 행동이 나쁘다는 것을 엄마의 얼굴 표정과 행동으로 분명하고 일관성 있게 알려주어야 합니다. 일시적으로 모면하기 위해서 반대 급부를 주기 시작하면 아이의 행동은 점점 더 나빠집니다. 안되는 것은 어떻게 해서라도 안돼야 합니다. 정도의 강약은 차이가 있겠지만, 일관되게 옳지 않다는 사인을 아이에게 명백하게 보내는 것이 중요합니다.



## 늘 안아달라는 아기

**· 지나치게 많이 안아주는 것만이 아기의 정서 발달에 좋은 것은 아닙니다** 예로부터 아기를 많이 안아주지 않으면 애정 결핍이 생긴다는 것이 우리나라 육아의 보편적인 생각입니다. 그래서 아기가 울면 무조건 안거나 업어서 달래주었습니다. 3개월까지는 많이 안아줄수록 정서가 안정되는 등 여러 면에서 좋습니다. 그러나 요즘은

**아이의 잘못된 행동을 고쳐줄 때 주의할 점!!**

아이의 잘못된 행동을 고쳐줄 때 부모가 상반된 태도를 보이는 것은 좋지 않습니다. 나무라는 아버지와 말리는 어머니 사이에서 아이들은 혼란을 일으키게 되고, 일관성 없는 부모의 태도를 보고 부모를 무시하게 될 수도 있습니다. 한 사람이 아이들을 혼낼 때 다른 한 사람은 강도를 낮추어서 그 의견에 동의하는 정도의 태도를 취하는 것이 좋습니다. 많은 부모님들이 한쪽이 엄하면 다른 한쪽은 부드럽게 아이들을 감싸주어야 한다고 생각하는데, 이런 방법은 도리어 역효과를 초래할 수도 있습니다. 아이의 잘못을 야단치고 있는 아버지를 그러지 말라고 어머니가 말리면 아이들의 그릇된 행동을 고쳐주기가 쉽지 않습니다. 위로하는 것은 야단이 끝난 후에 천천히 해도 늦지 않습니다.

YouTube 우는 아기 어떻게 할까요?

YouTube 손탄다는 것!

YouTube 떼쓰는 아이 어떻게 할까요?

YouTube 떼쓰는 아이 고치는 법

다 큰 아이의 경우 무조건 많이 안아줘야만 사랑을 주고 정서 발달에 도움을 주는 것은 아니라고 합니다. 오히려 넘치는 사랑은 아기에게 절제를 가르치는 데 방해가 될 수 있으며, 버릇을 나쁘게 만들 위험도 있습니다. 외국에서는 생후 3개월 정도까지는 자주 안아주다가, 우리의 기준으로 보면 비교적 어린 나이인 생후 4~5개월부터는 필요한 경우 울리기도 합니다. 실제로 이 월령이 되면 아기는 '울면 엄마가 안아준다'는 것을 명확히 인식하게 됩니다. 물론 생후 3개월 이전에는 콜릭(영아산통)이란 것도 있으므로 안아주는 것에 대한 반론은 별로 없습니다.

**• 한번씩 울리는 것도 필요합니다** 저는 필요한 경우 과감하게 울리는 편을 택했으며, 생후 4개월부터는 적당히만 안아주었습니다. 아기들은 신기하게도 부모가 이제는 안아주지 않으려 한다는 것을 금방 눈치챕니다. 대개의 아기들은 자신의 힘으로 사방을 기어다니는 시기가 되면 안아달라고 하는 것이 줄어드는데, 이 시기가 되어도 내려놓기만 하면 우는 아기의 경우에는 계속 안아주든지 때로는 과감히 울리든지 둘 중에 하나를 택해야 합니다. 울리는 것을 너무 겁내지 마십시오. 물론 울릴 때는 울리더라도 평소 적당히 안아주어서 사랑하고 아낀다는 것을 아이가 느낄 수 있게 해줘야 합니다. 그리고 평소 아이를 적당히 안아줌으로써 부모도 진심으로 아기를 사랑한다는 것을 몸으로 체험해야 합니다. 그러나 아이를 안아줄 때와 울릴 때는 항상 적당히란 사실을 절대 잊으면 안됩니다.

## 떼를 쓰는 아이

**• 떼를 써서 이익을 보았기 때문에 아이는 떼를 씁니다** 조금만 자기 맘대로 안되면 울고불고 난리가 나는 아이들이 있습니다. 심하면 숨도 안 쉬고 까맣게 넘어가기까지 합니다. 이런 아이들을 대하는

엄마들의 태도를 보면 좀 안타까울 때가 있습니다. 떼를 쓰는 아이들을 대할 때는 아이가 떼를 써서 이익을 보았기 때문에 그런다는 것을 깨닫는 것이 중요합니다. 어떤 아이는 잘 있다가도 손님이 오거나 사람들이 많은 곳에 가면 바닥에 뒹굴며 떼를 씁니다. 어떻습니까? 그럴 때 어떻게 아이를 대하셨습니까? 난처해서 맛있는 것을 주거나 나중에 좋은 것을 주겠다는 약속을 하지는 않으셨습니까? 아이의 요구를 거절했다가도 울면 들어준 적은 없었습니까?

**• 떼를 쓰고 뒹굴 때는 무관심한 태도를 취하는 것이 좋아** 저는 소아과 진찰실에서 뒹구는 아이의 엄마에게는 아이를 두고 그냥 나가시라고 합니다. 금방 숨넘어갈 것처럼 뒹굴던 아이도 엄마가 문을 열고 나가기 무섭게 울음을 뚝 그치고 금방 일어나서 따라나갑니다. 아이들이 얼마나 똑똑한데요. 울어봐야 알아줄 사람이 없다는 것을 알면 금방 울음을 그칩니다. 아이들은 부모의 태도를 보고 해도 되는 일과 해서는 안되는 일을 가립니다. 뒹굴고 떼를 써도 아무런 득도 못 보고 자신에게 손해가 된다고 생각하면 아무리 뒹굴게 하려고 해도 아이들은 안 뒹굽니다. 떼를 쓰는 아이에게는 무관심한 태도를 취하는 것이 좋습니다. 안되는 것은 아무리 떼를 써도 안된다는 것을 단호하게 아이에게 알려주어야 합니다. 하지만 아이들이 모든 것을 참고 절제만 하기는 힘이 듭니다. 가지고 싶은 것을 어느 정도는 가지게 해주어야 합니다. 단, 사주더라도 아이들이 원한다고 아무거나 사주어서는 안됩니다. 나이에 맞고 가능하면 교육적이면서도 아이가 흥미를 느낄 수 있는 것을 고르려고 노력해야 합니다.

YouTube
엄마에게만
떼쓰는 아이

**관객 없는 쑈는 없다!**
아무도 봐주지도 않고 들어주지 않는데도 떼를 쓰는 아이는 없습니다. 떼를 쓰는 아이는 떼를 쓸 때 들어주는 사람이 있으니 떼를 쓰는 겁니다.

**눈도 맞추지 마세요!!**
아이가 떼를 쓸 때 단호하게 무시하는 것을 아는 부모들이 많습니다. 중요한 이야기입니다. 그런데 떼쓰는 것을 못하게 하겠다고 말로 고치려 들지 마십시오. 그럼 아이들은 부모의 관심을 얻는 것이 되고 떼를 좀더 쓰면 들어줄 것처럼 생각하기 쉽습니다. 눈도 맞추지 마세요. 이제 곧 나의 떼를 부모가 들어줄 것처럼 기대를 가질 수도 있습니다.

## 소리를 지르는 아이

**• 옹알이를 하면서 소리를 지르는 경우가 많아** 생후 한달 반이 지나

면 아이는 울음소리가 아닌 다른 소리를 내기 시작합니다. 이때부터 울음소리가 길어지고 발전하여 옹알이를 시작하는 것입니다. 옹알이는 생후 6~9개월 사이에 가장 많이 하고 길어지는데, 이때 아이는 스스로 소리를 낼 수 있다는 사실에 자신을 가지고 목이 쉬도록 더 크게 소리를 지르기도 합니다. 물론 아이가 소리를 많이 지른다고 해서 성대가 상하거나 가래가 생기는 일은 없으니 걱정할 필요 없습니다. 엄마는 아기가 말을 배우는 첫 단계인 옹알이를 잘 받아주어야 합니다. 아이에게 자극을 주며 쉬운 발음부터 정확한 단어까지 서서히 가르치고, 아이의 발음이 부정확하더라도 칭찬과 웃음으로 북돋아주어야 합니다.

**· 소리를 지르는 것은 대개 걱정할 필요 없어** 아이는 여러 가지 이유로 인해 소리를 지릅니다. 언어 구사 이전에 의사 소통의 수단으로 사용하거나 음의 감각을 깨달으면서 소리를 지르기도 합니다. 이것은 아이의 성장에 따라 나타나는 정상적인 행동이므로 크게 걱정할 필요는 없습니다. 오히려 음의 감각을 깨달았을 경우라면 함께 큰소리로 노래를 부르는 것이 아이에게 도움이 되기도 합니다. 그렇지만 바깥의 공공장소에서는 소리를 지르면 안된다는 것을 아이에게 가르쳐주어야 합니다.

**· 가끔 부모가 함께 큰소리로 노래를 부르는 것도 좋아** 한편 아이가 스트레스 등으로 소리를 지르고 싶지만 어른들의 꾸중이 무서워 못하는 경우도 있습니다. 이때는 소리를 질러도 괜찮은 장소에서 가끔 부모가 아이와 함께 큰소리로 노래를 부르거나 소리를 지르는 것이 좋습니다. 그렇게 하는 것이 아이의 스트레스 해소에도 도움이 되고 말하기 훈련에도 도움이 되기 때문입니다. 예외적인 경우로, 아이가 경기를 하는 등 위험한 증상을 보이며 소리를 지를 때가 있습니다. 이것은 즐거워하며 지르는 소리가 아니라 무의식적으로 지르는 급작스러운 비명이라고 할 수 있습니다. 이런 경우는 병원으로 데려가 아이의 상태를 확인하는 것이 좋습니다.

**아이가 소리를 지를 때는 이렇게!!**

두세 살 정도 된 아이가 가끔 소리를 크게 지르는 때가 있습니다. 집에서라면 그다지 문제가 되지 않겠지만 사람이 많은 지하철 등의 공공장소에서 소리를 지른다면 엄마는 당황할 수밖에 없습니다. 일반적으로 아이가 공공장소에서 소리를 지르면 부모는 놀라서 더 큰 소리로 아이를 나무랍니다. 하지만 아이는 자기가 소리를 질러 부모의 관심을 끌었다고 생각해 더욱 소리를 지르는 결과가 생길 수 있습니다. 이럴 땐 아이가 처음 소리를 질렀을 때 단호하고도 나지막한 목소리로 조용히 하라고 말을 해야 합니다. 지나친 관심을 보이지 말고 평소처럼 행동하시구요. 아이가 소리를 질러도 부모가 별다른 관심을 보이지 않으면, 아이는 부모가 그런 행동을 좋아하지 않는다는 것을 깨닫고 곧 멈추게 될 것입니다.

## 징징거리는 아이

**징징거리며 우는 아이에게는 이렇게!!**

울고 난 아이를 그냥 방치하면 아이들의 마음에 상처를 남길 수 있습니다. 아무리 정당하지 못한 울음을 터뜨리더라도 부모의 사랑이 담긴 눈길과 따뜻한 사랑을 받는 아이는 엄마의 마음을 점차 이해할 것입니다. 간혹 아이가 말로 해서는 잘 들어주지 않고 울어야만 관심을 기울이는 부모도 있는데, 이런 것은 피해야 합니다. 평소에 아이의 말을 잘 듣고, 요구를 들어줄 것은 아이가 울기 전에 들어주는 것이 좋습니다. 아이에게 원하는 것을 요구하는 바른 방법을 알려주고, 아이의 정당한 요구에는 귀를 기울여야 합니다.

**• 어린 아기에게 울음은 자신을 표현하는 언어입니다** 아기들은 배가 고파도 울고, 짜증이 나도 울고, 기저귀가 젖어 축축해도 웁니다. 무작정 울어대던 아기도 돌이 지나면 화가 날 때나 아플 때나 겁이 날 때처럼 이유가 있어야 울고, 우는 것도 주위를 살펴가며 울게 됩니다. 세 살쯤 되는 아이들은 자신이 하고 싶은 것을 참을 수 있기 때문에 울 때도 괜히 울지는 않습니다. 그러나 큰 아이들 중에서도 툭하면 울고 하루종일 징징거리는 아이들이 있습니다. 병원에 입원할 때 고생한 기억이 있는 아이는 소아과 근처에만 가도 겁이 나서 울곤 합니다. 이런 때는 아이를 달래면서 차근차근 설명을 해줘야 합니다. 애정이 결핍된 아이도 잘 우는데, 이런 경우에는 좀 더 사랑을 나누어주는 것이 중요합니다.

**• 울음이 요술 방망이가 되어서는 안됩니다** 툭하면 울 때는 무엇 때문에 우는지 정확히 아는 것이 중요합니다. 의존심이 강한 아이는 잘못을 저지르면 책임을 회피하기 위해 울기도 하고, 욕구가 강한 아이는 자신이 원하는 것을 얻기 위한 수단으로 울기도 합니다. 만일 우는 원인이 합리적인 게 아니라면 아이가 울더라도 짜증을 내거나 달래려 하지 말고 무관심한 태도를 취하세요. 울음이 요술 방망이가 되어서는 안됩니다. 그렇다고 마냥 울도록 놔두는 것도 좋은 방법이 아닙니다. 잠시 동안 모르는 척 놔두었다가 나중에 왜 우는지 그 이유를 아이가 설명하도록 하는 것이 좋습니다.

**• 우는 것을 너무 억압하면 아이가 울음을 잃어버릴 수 있어** 우는 것도 아이들의 의사 표현의 한 방법입니다. 아이들뿐 아니라 어른들도 의사 표현의 한 방식으로 울 때가 있습니다. 너무 우는 것을 억압하면 아이가 울음을 잃어버릴 수도 있습니다. 이것은 아이가 징징 짜는 것 이상으로 슬픈 일입니다. 아이들이 어떤 방법으로 자신의 요구를 현실화시키는가는 부모의 일관성 있는 태도에 달려 있

습니다. 아이를 키울 때는 육아의 원칙과 개념을 확고히 한 후, 정해진 방침을 흔들림 없이 초지일관으로 밀고나가는 것이 가장 중요합니다.

## 머리를 박는 아이

**• 머리를 박아도 뇌에 손상을 입는 경우는 극히 드뭅니다** 머리를 일부러 부딪는 아이들이 종종 있습니다. 대개 6개월에서 두 돌 사이의 아이들에게 흔한데, 늦어도 두 돌이 되면 저절로 없어지는 경우가 대부분입니다. 대개의 경우는 박아도 그리 심하게 박지 않고, 몇 번 박다가 그만둡니다. 하지만 심한 경우도 있어 멍이 들기도 하고 다치기도 합니다. 아이 스스로 머리를 박는 경우 아프고 피 나고 멍들어도 울지 않는 경우가 흔합니다. 한 가지 다행인 것은 이렇게 열심히 머리를 박아도 뇌에 손상을 입는 경우는 그리 흔치 않다는 것입니다. 하지만 아이가 머리를 잘 부딪는 곳에 스펀지를 대주거나 정도가 아주 심한 경우에는 헬멧을 씌워 만일의 사태에 대비하는 게 좋습니다.

**• 처음 머리를 박을 때 잘 대처하는 게 무엇보다 중요합니다** 머리를 박는 아이들은 자신이 원하는 것을 얻지 못하거나 욕구가 충족되지 못할 때 머리를 더 잘 박는데, 이런 모습을 처음 본 엄마는 당황스러운 데다가 다칠까 봐 두려워서 아이가 원하는 바를 바로 들어주려고 합니다. 머리를 박아서 득을 보는 일이 반복되면 아이는 필요한 것이 있을 때 울거나 말로 하지 않고 머리를 박아서 필요한 것을 얻으려 합니다. 엄마가 버틸수록 머리를 부딪는 강도가 세질 수 있는데, 조금만 더 박으면 엄마가 들어줄 것을 잘 알고 있기 때문입니다.

**• 아이의 관심을 다른 방향으로 유도하는 것이 좋습니다** 아이가 머리

를 자꾸 박을 때는 아이의 관심을 다른 방향으로 돌리는 것이 좋습니다. 예를 들면 방에서 어떤 물건을 가지겠다고 머리를 박으려 하면 아이를 안고 다른 방에 가서 다른 물건에 관심을 갖게 하는 것이 좋습니다. 아니면 안고 밖에 나가서 산책을 해도 좋습니다. 다른 즐거운 것을 느끼게 해주어 머리를 박아야겠다는 생각을 잊게 해주는 것이 좋습니다. 하지만 이것이 말처럼 쉽지만은 않습니다. 아이를 잘 관찰하는 것이 무엇보다도 중요합니다. 물론 평소에 아이에게 좀더 관심을 가지고 좀더 친밀한 접촉을 유지하는 것도 중요하고요. 그리고 엄마 아빠가 좀더 사이좋게 지내는 모습을 아이에게 보여주는 것이 이런 행동을 줄이는 데 도움이 됩니다. 아이도 행복하면 머리를 덜 박습니다.

## 버릇없는 아이

**· 남을 생각하는 예절 교육을 어릴 때부터 시켜야** 식당에서 소리를 지르며 뛰어다니는 아이들을 봅니다. 주위 사람들이 눈총을 주건만 정작 부모들은 태연하게 한담을 주고받습니다. 옆에서 조용히 시키려 들면 남의 아이 기죽인다고 도리어 화를 내기도 합니다. 자기 아이를 버릇없는 아이로 키우고 싶은 부모야 없겠지만 예절 바른 아이로 키우려면 사소한 것부터 신경을 써야 합니다. 어린 아이들은 아직 분별력이 없기 때문에 자신의 행동에 대한 부모의 반응을 보고 어떤 행동을 해도 되는지 안되는지 구분하게 됩니다. 심지어 4개월도 채 안되는 아기조차도 엄마의 눈치를 알아차릴 수 있다고 합니다. 세 살 버릇이 여든까지 간다는 말이 있듯이 어린 시절의 예절 교육은 특히 중요합니다. 어릴 때부터 남을 생각하는 예절 교육을 시켜야 마음속에서부터 도덕의 싹이 트게 됩니다.

**· 부모부터 예절에 대한 확고한 개념을 갖고 있어야** 만일 아이들이

YouTube
눈치없는 아이로
키우지 맙시다

**부모가 예절 바른 행동을 보여줍시다!!**

식당에서 뛰어노는 아이에게 뛰어놀지 말라고 단순히 야단만 치는 것은 아무런 소용이 없습니다. 아이에게 왜 그러면 안되는지 납득할 수 있도록 설명하고 어떻게 행동해야 하는지 자세히 일러줘야 합니다. 또 아이들은 부모가 하는 것을 보고 배우기 때문에 말로 하는 것보다 행동으로 보여주는 것이 훨씬 더 중요합니다. 주입식 교육보다는 시청각 교육이 훨씬 효과적이므로 어른을 보면 인사를 하라는 말 대신 평소 이웃과 만났을 때 부모가 먼저 인사를 하면 그것을 본 아이도 따라서 인사를 할 것입니다. 집안의 할머니 할아버지에게 부모가 먼저 공손하고 어렵게 대하면 아이들 역시 본 대로 행동하게 마련입니다.

YouTube
노키즈존!
권리와 의무

예절에 어긋나는 행동을 했을 때 부모나 주위 사람들이 말리지 않는다면, 아이들에게 그런 행동은 아주 당연한 것이 될 것입니다. 아이는 혼자만 키우는 것이 아니므로 남의 아이라도 잘못은 바로 지적해주고 지적받은 아이의 부모 또한 그것을 받아들일 줄 알아야 합니다. 예절 바른 아이로 키우려면 부모부터 예절 바른 행동이란 무엇인가에 대해 확고한 개념을 가지고 있어야 합니다. 식당에서 뛰어다니는 아이를 보고도 태연한 부모 밑에서 자라는 아이는 식당에서 뛰어다니는 것을 당연하게 생각할 수밖에 없습니다. 예의란 아이를 필요 이상 속박하는 것이 아닙니다. 예의란 남에게 폐를 끼치지 않는 것이고 사람과의 관계를 편하게 해주는 것으로, 결국 자신을 위한 것입니다. 버릇이란 한번 들이면 고치기가 매우 힘들기 때문에 어릴 때부터 예절 바른 아이로 키우려고 노력하는 것이 무엇보다 중요합니다.

**• 어른도 똑같이 예절을 지키려고 노력해야** 평소에 아이들이 지켜야 할 예절을 미리 정해 반복적으로 아이에게 일러주고 왜 그런 행동이 필요한가에 대해서도 자주 설명해주는 것이 좋습니다. 예절이라는 것이 아이들만 지켜야 한다면 곤란합니다. 적어도 아이들이 보는 앞에서는 어른도 똑같이 예절을 지키려고 노력해야 합니다. 부모가 모르는 예절을 아이가 배울 수는 없는 법입니다. 이 점을 꼭 명심하십시오. 아이들 교육은 다 마찬가지이지만, 잘못한다고 야단만 쳐서는 아이들이 좋은 예절을 배울 수 없습니다. 어떤 것이 예절 바른 행동이며 어떻게 행동해야 하는가를 확실하게 알려주고 아이가 잘했을 때 칭찬해주는 것이 예절 바른 아이로 키우는 지름길입니다. 올바른 예절과 몸가짐은 사회 생활의 기본입니다. 아이를 지나치게 사랑한 나머지 버릇없이 키우면 나중에 커서 사회 생활에 적응하는 데 힘이 들 수 있습니다. 아이의 잘못이 부모 탓으로 돌아가는 데는 다 그만 한 이유가 있는 것입니다.

## 잘 무는 아이

• • 
‿

**이불을 열심히 빠는 아이!!**

이불을 열심히 빠는 아이가 있습니다. 이불을 치우면 난리가 납니다. 빨더라도 좀 깨끗한 것을 빨라고 깨끗한 다른 이불을 주면, 잠을 잘 못 자기도 합니다. 이것은 일종의 습관성 행동장애로 대개의 경우 시간이 지나면서 서서히 좋아집니다. 정상적인 발달 과정의 하나로 생각하면 됩니다. 잠이 들 때나 힘들 때, 심심하거나 무료할 때 그럴 수 있으며, 긴장하거나 불안할 때도 그럴 수 있습니다. 이때 억지로 이불을 빼앗거나 야단치면 아이에게 더 큰 스트레스를 주게 되어 상태를 악화시킬 수 있습니다. 이런 아이에게는 더 많은 사랑과 관심을 보여야 하며, 심심해하지 않도록 세심한 배려를 해줘야 합니다. 또 더러운 것을 빨지 않게 자주 세탁을 해주어야 하며, 집착의 정도가 심한 경우 아예 같은 것을 한두 개 더 구입해서 몰래 바꾸어주는 것도 좋습니다. 하지만 담요 같은 것은 똑같은 것을 구하기 힘든 경우가 많습니다. 아이들은 면적에 대한 개념이 아직은 부족하므로 이럴 때는 담요를 반으로 나누어 아이가 반을 가지고 있을 동안 나머지 반을 세탁하는 방법도 있습니다. 대개는 시간이 지나면서 해결되지만, 정도가 너무 심한 경우에는 소아과 의사의 진료를 받아보는 것도 좋습니다.

**• 처음 물 때 단호한 태도가 매우 중요** 아이들이 무는 것은 나이에 따라서 그 의미가 약간 다릅니다. 통상 1~2세의 어린 아이들이 무는 것은 너무나 자연스러운 일로서, 이가 나는 시기이므로 이가 근질근질해서 무는 것입니다. 또한 어린 아이들에게는 무는 것이 감각을 익히는 경험이기도 합니다. 별로 바람직하지는 않지만 아이들에게는 손으로 신기한 것을 만져보는 것만큼이나 주변의 것을 한번씩 물어보는 것도 새로운 경험입니다. 그리고 무는 것은 말을 아직 잘 못하는 아이가 자신을 표현하는 한 방법이며, 엄마의 관심을 얻고자 하는 방법이기도 합니다. 이때 부모가 단호한 태도를 취하면 아이들은 그만 물게 됩니다.

**• 습관적으로 계속 무는 아이는 그대로 방치하면 안돼** 하지만 한두 살 된 아이라 하더라도 습관적으로 계속 깨무는 것은 문제가 됩니다. 아이들은 처음에는 무는 것이 나쁘다는 것을 모릅니다. 의사 표현이자 놀이의 일종이며 관심을 끌기 위한 행동일 수 있습니다. 문제는 무는 것이 잘못된 것이라는 것을 알게 해서 더 이상 못하게 하는 것이 중요한데도, 엄마들이 아이를 그대로 방치한다는 것입니다. 아이는 자신이 하는 행동을 해도 되는지 안되는지를 엄마에게서 배웁니다. 엄마가 '앗 뜨!' 하면 그것을 통해 아이는 절대로 해서는 안된다는 것을 배웁니다. 한 번도 뜨거운 것을 만져서 덴 적이 없는 아이가 어떻게 알았겠습니까? 뜨거운 것을 만지려 할 때 '앗 뜨!'라고 말하는 엄마의 표정과 분위기를 봐서 절대로 해서는 안된다는 것을 배우는 것입니다. 무는 것도 뜨거운 것을 만지려 할 때처럼 엄마의 태도가 단호하다면 한번 물고는 안된다는 것을 배우게 될 것입니다. 아이가 힘이 없어서 약하게 물 때는 귀여워하다가 나중에 힘이 세져서 세게 문다고 야단쳐봐야 버릇을 고치기가 쉽지 않습니다. 엄마의 일관되고 단호한 태도가 중요합니다.

**• 큰 아이가 무는 것은 반 이상이 부모의 책임입니다** 온동네 아이들을 다 물어 이빨자국을 내는 아이가 있는데, 이것은 반 이상이 부모의 책임입니다. 특히 또래 아이들이 여럿 있게 되면 무는 것이 금방 유행하여 서로 물 수가 있는데, 이렇게 되면 이 버릇은 고치기가 힘듭니다. 처음 문 아이에게 물면 안된다는 것을 확실하게 알려주어야 합니다. 아이들은 자신의 행동에 대해서 처음에는 그 의미를 잘 모르기 때문에 자신이 잘못하고 있더라도 주위에서 별다른 말이 없으면 해도 된다고 생각합니다. 일례로 저의 집 아이가 외국의 친척집에 놀러 가서 유치원을 다닌 적이 있었는데, 그때 유치원에 있는 한 아이가 저의 집 아이를 물었습니다. 이때 유치원 선생님의 태도는 단호했습니다. 문 아이와 엄마를 함께 유치원으로 불러 한 번만 더 물면 경찰관에게 알리겠다는 경고와 함께 서류에 도장까지 찍게 했답니다. 그 뒤로 다시 안 문 것은 당연하구요. 흔히 말로써 자신의 욕구를 제대로 표현하지 못하는 아이가 잘 무는데, 이때는 아이의 요구를 잘 살펴서 물기 전에 해결해주는 것이 좋습니다. 아이가 무는 것이 잘못되었다고 생각한다면 그렇게 해서는 안된다는 것과 무는 것이 아프다는 것을 엄마의 얼굴 표정과 행동으로 분명하고 일관성 있게 알려주어야 합니다. 간혹 아이들끼리 서로 문 것 좀 가지고 어른이 뭘 그리 나서느냐고 말하는 엄마들도 있는데, 그런 태도는 곤란합니다.

## 반항하는 아이

**• 아이들의 반항은 커가는 과정에서 나타나는 일종의 독립선언** 흔히 '이유 없는 반항'이라는 말을 합니다. 아이들을 키우다 보면 그게 바로 우리 아이 이야기라는 것을 절실하게 느낄 때가 가끔 있습니다. 아이가 한두 살 정도 되면 "싫어, 싫어"를 연발하며 자기 주장

YouTube

물지 않는 아이로 키우기

**무는 버릇 고치겠다고 같이 물면 안돼!!**

간혹 아이의 무는 버릇을 고치겠다고 같이 무는 엄마들도 있는데 이런 방법은 절대 쓰면 안됩니다. 엄마가 물면 아이가 아프다는 것을 알게 되어 안 물 것 같지만, 이것은 물어도 좋다는 신호를 아이에게 보내는 것과 같습니다. 아이는 엄마의 행동을 보고 배운다는 것을 다시 한번 명심하십시오.

**B형 간염 보균자는 물면 안돼!!**

특히 아이가 B형 간염 보균자일 경우는 물면 다른 아이들한테 간염을 옮길 수 있기 때문에 절대로 물지 못하게 해야 합니다.

**아이는 이럴 때 반항합니다 !!**

아이들의 반항은 부모의 태도와 밀접한 관계가 있습니다. 아이가 원하는 것을 무조건 들어주거나 반대로 지나치게 엄격하면 아이는 더 반항하게 됩니다. 부모가 아이의 행동을 일관성 있게 규제하지 못하고 신경질적으로 대응하는 경우에도 아이는 반항합니다. 물론 아이가 남달리 고집이 세거나 예술적 감수성이 뛰어난 경우, 그밖에 아프거나 기분이 좋지 않을 때도 반항할 수 있습니다. 심지어 부모를 화나게 하려고 고의로 지시를 따르지 않는 경우도 있습니다. 아이가 반항할 때는 무조건적인 순종을 기대하지 말고 아이의 감정을 존중한다는 것을 보여주어야 합니다. 그리고 아이가 진정으로 어떤 일을 하고 싶도록 동기를 만들어 주는 것도 중요합니다.

을 펴기 시작합니다. 두세 살쯤 되면 자아가 형성되고, 자기가 독립된 인간이라는 사실을 깨달으면서 고집이 세지고, 부모의 말을 그대로 따르지 않으려고 합니다. 의사표현이 능숙해지는 대여섯 살이 되면 부모가 하는 말에 사사건건 말대답을 해서 부모를 기막히게 하기도 합니다. 하지만 이런 행동은 아이가 자기 생각을 표시하고 자기 존재를 나타내기 위한 것으로, 일종의 독립선언인 셈입니다. 사춘기가 되면 또 한번의 골치를 앓겠지만 아이들은 이런 과정을 거쳐야 어른이 되는 것입니다.

**• 아이가 반항한다고 화를 내거나 야단치지 마십시오** 아이의 반항은 신체와 함께 지능도 발달하고 있다는 증거이므로 건방지다는 생각으로 무조건 혼내고 야단치는 것은 옳지 않습니다. 다른 사람들에게 큰 해를 끼치지 않는 범위라면 아이의 반항을 어느 정도는 허용해야 합니다. 반항하는 아이들은 여러모로 부모를 피곤하게 합니다. 일일이 말대꾸를 하는가 하면 하라는 일은 골라서 하지 않기도 합니다. 또 어떤 일을 시키면 일부러 느리게 하기도 하고, 심지어 청개구리처럼 반대되는 행동을 하기도 합니다. 그러나 이런 행동들은 아이가 자라는 과정에서 누구나 다 한번씩 겪게 되는 일임을 이해해야 합니다. 화를 내거나 쥐어박거나 소리를 지르는 행동은 곤란합니다.

**• 반항기에 접어든 아이에게는 이렇게 해주세요** 아이가 반항기에 접어들면 평소에 부모가 얼마나 아이를 사랑하고 있는지 느끼게 해주고 정당한 요구는 즉시 들어주는 게 좋습니다. 또 아이의 연령과 특성에 맞춰 규율을 정한 후, 규율을 어겼을 때는 그에 합당한 벌을 주어서 꼭 지키도록 하는 것도 좋습니다. 아이의 반항을 자신을 만들어가기 위한 몸부림이라 생각하십시오. 귀를 열어 아이의 말을 듣고, 눈을 떠 아이의 행동을 있는 그대로 보고, 항상 아이의 눈높이에서 아이를 이해해주면 아이는 더 넓은 세상으로 나갈 힘을 얻게 될 것입니다.

## 거짓말하는 아이

**• 따끔하게 혼내는 것만이 능사는 아닙니다** 아이들은 처음에는 자신이 거짓말하고 있다는 것을 모릅니다. 말을 배우는 서너 살이 되면 이 말 저 말에다 자신의 상상까지 섞어서 현실과 구분이 안되는 이야기를 곧잘 하곤 합니다. 어느 정도 자신의 이익을 위해 거짓말을 하기도 하지만 의도적이 아닌 경우가 많습니다. 심지어는 미국을 갔다 왔다든지, 교통사고가 난 것을 봤다든지 하는 남의 주목을 끄는 말들을 만들어내기도 합니다. 이럴 때 '세 살 버릇 여든까지 간다'고 생각해 처음부터 따끔하게 혼을 내는 부모도 있는데, 이것은 별로 바람직한 행동이 아니라고 아동심리학자들은 말합니다. 오히려 아이의 마음에 상처를 줄 수도 있다는 것입니다. 하지만 아이가 사실과 다른 말을 할 때는 부모가 그 말에 속아넘어가지 않는다는 것을 아이에게 알려줄 필요는 있습니다.

**• 좋은 부모가 되려면 아이에게 세심하게 배려해야 합니다** 새 장난감이 산 지 이틀도 안되어 보이지 않다가 아이방 구석에 부서진 채 숨겨져 있는 것을 부모가 발견하고는 아이에게 누가 이렇게 했냐고 묻는다면 어떤 대답이 나올까요. 아마도 아이는 자기의 잘못을 감추려고 딴소리를 할 것입니다. 만 여섯 살이 넘는 아이들은 이제 좀 머리가 커졌다고 의도적인 거짓말을 할 수 있습니다. 단 야단맞는 그 순간을 모면하기 위해 발뺌을 하는 경우가 흔합니다. 그렇게 원하던 장난감을 사서 며칠 만에 부순 것도 가슴이 아픈데 다그쳐 묻는 부모의 얼굴을 보며 "내가 그랬어요" 하고 자신 있게 말하기란 쉽지 않을 것입니다. 특히 아무도 보지 않았다고 생각할 때는 "내가 안 그랬다"고 말하게 마련입니다. 이 말에 부모가 넘어가면 다음에는 더 큰 거짓말도 거리낌 없이 하게 됩니다. 부서진 장난감을 발견하면 밤잠을 설치며 고쳐 다음날 아이에게 건네주며 "저 방에 가니 네 장난감이 부셔져 있더구나. 엄마가 보고 아빠랑 같이

성격과 버릇

고쳤는데, 다음부터 장난감이 부서지면 아빠에게 말해서 같이 고치면 재미있을 것 같구나" 하고 말하면 아이가 거짓말을 할 기회가 사라지게 됩니다. 좋은 부모가 되려면 아이에 대한 배려에 더욱 세심하게 신경을 써야 합니다.

## 남의 물건을 훔치는 아이

**• 어린 아이는 소유 개념이 불분명해서 남의 것에 손을 잘 댑니다** 서너 살쯤 된 아이들이 남의 물건을 집어오는 것은 흔한 일입니다. 이 나이엔 소유 개념이 불분명하기 때문에 제 것과 남의 것을 구분하기 힘듭니다. 갖고 싶은 것이 있으면 다 제 것 같아 보이지요. 그래서 유치원의 물건이나 친구가 가진 것 가운데 맘에 드는 것이 있으면 집에 가져오곤 합니다. 아이가 처음 이런 모습을 보이면 많은 부모들은 놀랍니다. "아니, 조그만 녀석이 벌써 도둑질을 해?" 하고 야단을 치거나, 싹이 노랗다는 등 도둑놈이 되려고 그러느냐는 둥 아이가 마음 상할 이야기를 하는 부모도 있습니다. 그러나 물건을 가져온 것은 아이가 남의 것인 줄 몰라서 그랬을 뿐, 도둑질과는 전혀 의미가 다른 행동입니다. 그렇다고, 그거 좀 집어왔다고 유치원이 망하느냐는 식으로 지나치게 대범한 태도를 보여도 곤란합니다. 다른 사람의 물건을 가져오는 것은 잘못이라고 일깨워주고 다시는 그러지 않도록 하는 것이 부모가 할 일입니다. 이럴 때는 아이가 보는 앞에서 유치원 선생님께 연락해 다음날 갖다놓겠다고 말하는 것이 좋습니다. 그리고 다음날 아침 아이의 가방에 가져온 물건을 챙겨주고 오후에 갖다놓았는지 확인하는 것이 좋습니다.

**• 평소 아이의 물건을 잘 챙겨볼 필요가 있습니다** 남의 물건을 집어오지 않게 하려면 두 돌쯤부터 각자의 것을 구분하는 습관을 들이는 것이 좋습니다. 그리고 평소 아이의 물건을 잘 챙겨볼 필요가

있습니다. 조그만 물건을 가져왔다 아무런 탈이 없으면 다음에는 더 큰 물건을 가져올 수 있기 때문입니다. 물론 다른 사람의 것이나 집 밖의 물건이라고 무조건 집으로 가져올 수 없는 것은 아닙니다. 친구가 주는 선물이나 유치원에서 자기가 만든 물건, 예쁜 그림이 있는 백화점의 전단 따위는 가져와도 좋습니다. 제 것이 아닌 물건 중에서 가질 수 있는 것과 없는 것을 구분하도록 가르치고, 잘 모를 때는 어른에게 물어 허락을 받게 해야 합니다.

## 사방팔방 어질러놓는 아이

**• 장난감 정리하는 습관을 잘 들여야 합니다** 아이들이 안 치우는 데는 여러 가지 이유가 있습니다. 부모가 정리하는 것을 본 적이 없는 아이는 아예 치워야 한다는 것 자체를 모릅니다. 또 부모가 이것저것 다 치워주면 아이가 치울 필요를 느끼지 못해 손가락 하나 까딱하지 않게 됩니다. 어릴 때부터 잘 치우는 습관을 들이겠다고 지나치게 시시콜콜 지시하면 오히려 반감을 사 좋은 습관을 들이지 못할 수도 있습니다. 차라리 장난감을 가지고 노는 공간을 미리 지정해주는 것이 좋습니다. 아기의 방이 있으면 아기의 방으로 한정하는 것이 제일 좋습니다. 가지고 논 장난감은 자신이 정리하게 습관을 처음부터 잘 들이는 것이 중요합니다. 어린아이들의 경우에는 제대로 치우기는 힘들지만 자신이 할 수 있는 만큼은 스스로 치우게 가르치는 것이 좋습니다. 장난감 치우는 습관을 어릴 때 들이는 것은 평생 정리정돈하는 습관의 기초가 됩니다.

**• 대신 치워줘 버릇하면 아이는 영원히 정돈하는 습관을 못 들여** 정리정돈을 할 나이가 됐는데도 제대로 치우지 않는다면 야단을 쳐도 좋습니다. 아이도 잘못한 것에 대한 책임을 져야 합니다. 하지만 매를 드는 것은 별로 좋지 않습니다. 너무 어질러놓는 바람에 다 치

**훔쳐온 물건을 남에게 돌려줄 때!!**
아무리 설명을 해도, 아이들에게는 탐나는 물건을 원래 주인에게 다시 돌려주기란 선뜻 내키는 일이 아닙니다. 돌려주라는 말에 아이들은 '왜요?'라고 묻기도 하고, '나한테는 그게 없다'는 둥 토를 달기도 합니다. 그래도 마음이 약해져서는 안됩니다. 아이가 아무리 이유를 붙여도 안 되는 것은 안돼야 합니다. 돌려주는 대신 더 좋은 것을 사주겠다고 '거래'를 해도 안됩니다. 남의 것을 가져온 것이 잘못이기 때문에 돌려주는 것이지, 더 나은 것을 가질 수 있기 때문에 돌려주는 것은 아니라는 점을 분명히 해야 합니다. 그리고 친구를 곤란하게 하거나 다른 사람의 관심을 끌려는 등 다른 이유가 있을 수도 있는 만큼 아이가 남의 물건에 손을 댔을 때는 대화를 통해 그 동기를 잘 알아봐야 합니다.

•‿•

**아이가 정리정돈을 못할 때는 이렇게!!**

정리정돈은 일상생활에서 아주 쉬운 것부터 시작해야 합니다. 자기가 마신 컵을 싱크대에 갖다두는 것부터 시작하는 것도 좋습니다. 장난감도 처음에는 한두 개만 골라서 치우게 하다가 나중에는 모두 제자리에 갖다두게 합니다. 그렇다고 치울 일 때문에 아이들이 노는 것을 제약하면 안됩니다. 하루에 일정 시간을 정해 아이들이 스스로 치울 수 있는 기회를 주는 것이 좋습니다.

우지 못하면 장난감의 일부를 며칠 가지고 놀지 못하게 하는 것이 좋습니다. 또 제시간에 치우지 못하면 자기 전에 책을 읽어주지 않는 것도 벌을 주는 한 방법입니다. 그러나 반대로 아이가 잘 치울 때는 칭찬을 많이 해줍니다. 그러면 아이는 신이 나서 더 잘 치우게 됩니다. 아이가 어리니까 대신 치워주고, 학교 들어가면 공부해야 하니까 대신 치워주고, 이런 식으로 계속 치워주다 보면 아이는 영원히 정돈하는 습관을 들일 수 없습니다. 아이들이 제 할 일을 스스로 배우도록 하는 것 또한 부모가 할 일이란 점을 잊지 마세요.

## 엄마를 때리는 아이

**• 부모를 폭행하는 습관은 어릴 때 싹틉니다** 아이들은 때리는 사람만 계속 때립니다. 엄마는 때려도 아빠는 절대로 때리지 못하는 아이들이 많습니다. 쉽게 말해서 만만해 보이는 사람만 때리는 겁니다. 아무리 무섭게 아이를 야단쳐도 이미 아이에게 권위를 잃은 부모들은 만만하게 보이는 법입니다. 절대로 부모가 아이에게 권위를 잃어서는 안됩니다. 집안의 대장은 아이가 아니고 부모란 사실을 잊지 마시구요. 아이가 부모 때리는 것을 방지하기 위해서는 처음에 부모를 때릴 때 무슨 이런 천륜에 어긋나는 황당한 짓을 하는 녀석이 있느냐는 단호한 표정으로 아이를 쳐다보면서 단호하게 때리지 말라고 말하는 것이 중요합니다. 첫번째에서 기선을 제압하지 못하면 아이들은 다음에 또 때립니다. 처음에는 맞아봐야 안마하는 수준이지만 시간이 갈수록 뼛속까지 아파지게 됩니다. 부모를 폭행하는 습관은 어릴 때부터 이렇게 시작되는 것입니다. 세 살 버릇이 여든까지 갈 수 있습니다. 나중에 아이에게 아프게 맞지 않으려면 어릴 때부터 때리지 못하게 해야 합니다.

**• 아이의 버릇을 때려서 고치려 해서는 안돼** 엄마를 때리는 것이 잘

못된 행동이란 것을 배우지 못하면 나이가 들어서도 계속 엄마를 때릴 수 있습니다. 처음에는 아이의 손이 보드랍지만 커가면서 아이의 손은 점점 매섭게 됩니다. 나중에는 아이가 휘두르는 폭력에 엄마가 멍들기도 합니다. 폭력은 대물림이란 이야기들을 합니다. 매일 부부싸움을 하는 것을 보거나 아빠가 엄마를 때리는 것을 보고 자란 아이는 나중에 자신의 엄마나 부인을 때릴 가능성이 높아집니다. 영화나 TV를 보더라도 폭력적인 장면은 보지 못하게 해야 합니다. 아이들은 자신이 보고 경험한 것을 따라합니다. 맞고 자란 아이는 폭력적이 되기 쉽기 때문에 때려서 아이의 버릇을 고치려 해서는 안됩니다. 끊임없는 설명을 통해 납득을 시켜야 합니다. 엄마가 감정을 못 이겨 화를 내는 것 역시 좋지 못합니다. 아이는 엄마가 화를 내고 야단을 치면 겁이 나서 행동을 중지하지만, 자신이 왜 야단을 맞고 엄마가 왜 화를 내는지 이해하지 못합니다. 아이들의 폭력은 좌절감의 표시일 수도 있으므로 아이가 폭력적이 되지 않도록 아이의 문제를 미리미리 해결해주는 것이 좋습니다.

# 아이 버릇을 고칠 때는 이렇게



## 열번의 칭찬, 한번의 회초리

**· 칭찬하는 데도 약간의 기술이 필요합니다** 무엇보다 칭찬할 때는 칭찬에 합당한 표정과 성의가 담겨 있어야 합니다. 또 칭찬을 할 때는 바로 그 자리에서 당장 해야지 나중에 하면 아이는 무엇 때문에 칭찬받는지 모르게 됩니다. 그리고 매번 잘했다는 한마디 말보다는 여러가지 표현을 골고루 쓰는 것이 좋으며, 결과보다는 과정을 중요하게 생각해야 합니다. 열심히 노력하는 것에 대해서 칭찬

**칭찬할 때는 이런 점에 주의하세요!!**
사람은 누구나 칭찬받기를 좋아합니다. 부모로부터 칭찬을 들은 아이는 기쁘고 즐거운 마음에 어떻게 하면 부모가 더 좋아하게 될까 생각하게 되고, 어떤 행동을 하는 것이 좋은지도 깨닫게 됩니다. 칭찬을 많이 받은 아이가 야단을 많이 맞는 아이보다 성격이 더 원만하고 잘 자란다는 것은 잘 알려진 사실입니다. 하지만 시도 때도 없이 칭찬만 해서도 곤란합니다. 잘한 것은 칭찬하지만 잘못한 것은 단호하게 잘못했다고 말하는 것이 중요합니다. 칭찬만큼 잘못을 지적하는 것 역시 아이들을 바르게 키우는 데 필수적입니다.

할 때는 아이가 하는 것에 관심을 보이며 칭찬하는 것이 좋습니다. 막연한 칭찬보다는 꼭 집어서 구체적으로 무엇을 잘했는가를 들어가면서 칭찬하는 것이 좋고, 간혹 다른 사람들 앞에서 아이를 칭찬해주면 더 효과적입니다. 게다가 한번씩 웃어주고 안아주고 뺨을 비벼주고 머리를 쓰다듬어주면 아이들에게는 더할 바 없는 칭찬이 됩니다.

**• 가끔 칭찬과 함께 가벼운 보상을 해주는 것도 좋아** 가끔씩 칭찬과 더불어 아이의 바람직한 행동에 대해서 아이가 원하는 물건으로 보상을 해주는 것도 좋습니다. 칭찬받을 만한 일을 할 때마다 스티커를 한 장씩 주어 일정한 수량을 모으면 원하는 것을 사줌으로써 노력하면 보상받을 수 있다는 희망과 함께 성취 의욕을 높이는 것입니다. 하지만 칭찬을 할 때에도 주의할 것이 있습니다. 칭찬은 아이가 노력한 것에 대한 칭찬을 하는 것이 중요하지 잘한 결과에 대한 칭찬을 해서는 곤란합니다. 잘한 결과에 대한 칭찬을 하게 되면 실패할 만한 것은 아예 시도도 하지 않을 수도 있습니다. 그리고 칭찬을 할 때에는 칭찬받을 만한 행동을 했을 때 칭찬을 해야 합니다. 이것저것 별것 아닌 일에도 몽땅 다 칭찬하기 시작하면 칭찬 자체가 부담이 될 뿐입니다.

## 아이에게 야단을 칠 때는 이렇게

**• 중용의 도를 지켜야 하는데, 그게 말처럼 쉽지는 않습니다** 어른이고 아이고 야단을 들어서 좋을 사람은 아무도 없습니다. 그러나 아이가 혹시 상처를 받지는 않을까 하는 생각에 '이래도 흥, 저래도 흥' 하는 식으로 모든 것을 받아줘서는 안됩니다. 보통 7개월이 넘은 아이들에게는 엄마가 해야 한다고 생각되는 일을 과감하게 요구해도 됩니다. 일반적으로 아이들은 월령이 높아질수록 자아 개념이

**야단칠 때 키 포인트!!**
야단을 칠 때 가장 중요한 것은 지금, 여기서, 간결하게 아이가 알아들을 수 있도록 야단치는 것입니다. 또 아이가 분위기가 이상한 것을 알고 잘못된 행동을 중지했을 때는 당연히 칭찬을 해주어야 좋은 행동을 잘 하게 됩니다. 그리고 부모님이 긍정적인 행동을 통해 모범을 보이는 것이 가장 기본이 된다는 사실도 명심하십시오.

강해지고, 하고 싶은 일도 많아지며, 고집도 세집니다. 그렇기 때문에 모든 것을 받아주면 자신의 마음에 들지 않을 때마다 투정을 부리거나 떼를 쓰는 나쁜 버릇이 생기게 되고, 그때 가서 버릇을 고치려고 하면 매우 힘이 듭니다. 그렇다고 시도 때도 없이 야단을 쳐서도 안됩니다. 그야말로 중용의 도를 지켜야 하는데, 그게 말처럼 쉽지가 않습니다.

**• 야단을 칠 때는 이런 점에 주의하세요** 야단이란 아이가 잘못된 행동을 수정하고 바람직한 행동을 습득하도록 돕기 위한 방법입니다. 아이를 키우다 보면 어쩔 수 없이 야단을 치게 되는 경우가 발생하는데, 이때 야단을 치는 형식도 중요합니다. 먼저 야단을 치기 전에 꼭 야단을 쳐야 할 상황인지를 판단해야 합니다. 어떤 경우는 부모님이 지나칠 정도로 너무 많은 제약을 두고서 아이가 자신의 틀에 맞지 않으면 잘못했다고 혼내는 경우도 있습니다. 단적으로 말하면 엄마가 귀찮아서 야단을 치는 경우인데, 이런 것은 바람직하지 않습니다. 그리고 야단을 칠 때는 아이가 자신의 행동이 정말 잘못된 것인지 알 수 있어야 합니다. 예를 들어 아이가 어떤 잘못을 했을 때 예전의 이런저런 잘못까지 끄집어내서 야단을 친다든지, 아니면 아이가 잘못하고 나서 시간이 한참 흐른 뒤에 야단을 치면 아이는 자신이 뭘 잘못했는지, 엄마 아빠가 왜 저러는지 이해를 못합니다. 또 아이가 실수로 잘못한 일까지 야단치면 성격이 위축되고 소심해질 수 있기 때문에 특히 주의해야 합니다.



## 가능하면 때리지 마세요

많은 심리학자들은 두 살 이전의 아이를 때리는 것을 권장하지 않습니다. 하지만 많은 엄마들은 아이가 두 살쯤 되면 말귀를 알아듣기 때문에 때리면 잘못을 알고 버릇을 고칠 것이라고 생각합니다.

반은 맞는 이야깁니다. 야단치고 때리면 아이들은 무서운 것도 알고 안된다는 것도 잘 압니다. 하지만 때린다고 아이가 바람직한 행동이 어떤 것인가를 배울 수 있게 되는 것은 아닙니다. 겁이 나서 그런 행동을 줄일 수는 있어도 결코 아이가 바른 행동을 하게 되는 것은 아니라는 이야깁니다. 두 살도 안된 아이는 가능하면 때리지 마세요. 잘못을 저질렀을 때 야단을 치는 것은 좋습니다. 하지만 때리는 것은 권하고 쉽지 않습니다. 때리며 야단을 치더라도 반드시 그 이유와 더 나은 것이 무엇인지를 알려주어야 합니다. 그리고 조금이라도 잘한 것이 있으면 칭찬을 해서 엄마가 원하는 방향으로 아이 버릇을 들여야 합니다.

**• 꼭 필요해서 때릴 때는 이런 점에 주의하세요!**

1. 가능하면 매를 피하십시오. 매보다는 끊임없이 설득하고 모범을 보여야 합니다. 부모는 차를 몰면서 무의식중에 욕을 하면서 아이에게는 욕을 하지 말라고 하면 안됩니다. 욕을 한다고 쥐어박으면서 부모가 욕을 한다면 아이는 가치관에 혼란을 느낍니다.

2. 잘못하면 아이가 때리는 부모의 모습에서 자신의 미래를 발견할 수도 있습니다. 아이에게 매를 댈 때는 아이가 폭력적으로 변할 수도 있음을 알고 교육적으로 때려야 합니다. 엄마의 감정을 못 이겨 분풀이로 때리는 것이 아니라 아이를 교육하기 위한 방편임을 때리는 엄마가 꼭 명심해야 합니다.

3. 맞는 이유를 명확히 해야 합니다. 아이가 잘못을 했을 때 먼저 손부터 나가는 분도 있습니다. '하지 말라고 했잖아' 하시면서요. 아이들이 잘못을 했을 때는 가능하면 타일러야 하고, 잘못을 심하게 해서 매를 맞아야 할 때도 먼저 맞는 이유를 아이에게 충분히 설명해주어야 합니다. 이것은 엄마의 감정을 억제하는 방법으로도 중요합니다.

4. 매는 잘못했을 때 바로 때려야 합니다. 한참이 지난 후에 때리면 아이가 필요 이상의 불안감을 느낄 수 있고, 매 맞는 이유를 마음

으로 못 받아들일 수도 있습니다.

5. 매가 잦으면 안됩니다. 맞는 횟수가 잦으면 아이도 만성이 돼서 효과가 줄어듭니다.

6. 아이의 사과를 받고서 때리는 것도 좋습니다. 잘못을 시인할 기회를 주는 것이 좋습니다.

7. 매는 안전하게, 아이가 좀 아프다고 느낄 정도로 짧은 시간 안에 때리는 것이 좋습니다. 폭력이 되어서는 곤란하지만 그렇다고 시늉만 내서 아이에게 별다른 아픔을 주지 못한다면 체벌의 의미도 퇴색합니다. 절대 아이를 다치게 해서는 안됩니다.

8. 매는 가능하면 일정한 양식을 갖춰서 일정한 부위를 때리는 것이 좋습니다.

9. 아이가 때리는 부모도 가슴이 아프다는 것을 느낄 수 있도록 매를 든 후에는 아이를 잘 다독거려주어야 합니다. 미워해서 때린다는 생각을 하지 않도록 유의합니다.

10. 매를 가볍게 생각하지 마십시오. 아이가 매 맞을 행동을 한다는 것은 부모가 평소에 아이를 잘못 교육시킨 책임도 있다는 것을 잊지 마십시오. 자신도 같이 맞는다는 생각을 가지고 아이를 때리십시오.



## 적당한 칭찬이 중요합니다!

**• 아이들에게 칭찬을 남발하지 마세요** 평소에 칭찬을 많이 받은 아이들은 엄마의 눈빛만 바뀌어도 말을 잘 듣습니다. 맨날 야단맞고 쥐어박히며 자란 아이들은 나중에는 패도 말을 듣지 않습니다. 단, 칭찬은 칭찬받을 일을 한 경우에만 해줘야 하고, 사소한 일은 당연한 것으로 넘어가야 합니다. 칭찬을 남발하다 보면 나중에는 칭찬받지 않을 일들은 하지 않으려 할 수도 있답니다.

YouTube
보상도 칭찬도 함부로 하지 마세요

# 성장과 발달

## Dr.'s Advice

YouTube
개정 성장기준표 이용하는 방법

YouTube
내 아기는 잘 먹고 있을까?

YouTube
많이 먹는데도 몸무게 잘 안 늘면

YouTube
잘 안 먹어 걱정이라구요?

YouTube
'아기가 잘 자란다'의 기준

YouTube
할 줄 아는 것과 잘 하는 것

모든 아이들이 다 똑같이 자라는 것은 아닙니다. 어떤 아이는 빠르고 어떤 아이는 늦습니다. 병적인 경우가 아니라면 아이 나름대로 자라게 내버려두는 게 제일 좋습니다. 하지만 모든 아이들이 잘 자라는 것은 아닙니다.

몸무게가 많이 적게 태어난 경우, 몸무게를 지나치게 빨리 늘게 하는 것은 나중에 성인병 발생 비율을 증가시킬 위험이 있습니다. 이런 아이는 초등학교 입학 전까지 다른 아이들의 몸무게를 따라가면 됩니다.

아이의 성장 곡선은 이 책 뒤에 수록된 세계보건기구의 성장 곡선을 기준으로 하는 것을 저는 권장합니다. 세계 100개국 이상에서 채택되었고, 미국도 2010년 9월부터 2세 이하의 아이들에게 사용하는 것이 공식적으로 권고되었습니다.

영유아 건강검진을 시행하고 있습니다. 생후 4개월, 9개월, 18개월, 30개월, 42개월, 54개월, 66개월 이렇게 7번에 걸쳐 건강검진을 시행하기 때문에 아이가 건강할 때 소아과에 미리 연락을 해서 예약을 하고 방문하시면 좋습니다. 검진비용은 국가에서 부담합니다.

뇌성 마비가 있는 경우, 조기에 발견해서 치료할수록 아이가 나중에 더 행복하게 살 수 있습니다. 나이에 따른 아이들의 정상 발달 범위를 잘 알아두시고, 정상 범위를 벗어날 경우 일단 소아과 의사의 진료를 받아야 합니다. 물론 단골 소아과를 정해서 접종과 육아 및 발달 상담을 꾸준히 하는 것이 제일 좋습니다.

# 월령에 따른 정상적인 성장 패턴

아기를 키우다 보면 먹는 양과 몸무게에 신경이 많이 쓰입니다. 아기가 잘 안 먹어서 소아과에 가면 의사는 자꾸 괜찮다고만 하는데, 진짜로 아기가 제대로 크고 있는 건지 궁금하기도 합니다. 사람은 다양하기 때문에 똑같은 양태로 성장하지는 않습니다. 차도 똑같은 1리터로 20km 가는 차가 있고 5km도 못 가는 차가 있듯이, 사람의 경우도 어떤 아기는 엄청나게 먹어도 마르고 어떤 아기는 조금 먹는데도 살이 찝니다. 다른 이상이 없다면 아기가 먹고 싶어하는 만큼 먹이는 것이 좋습니다. 억지로 더 먹이거나 못 먹게 하지 마십시오. 잘 안 먹는 아기라도 몸무게만 제대로 늘고 있다면, 그리고 다른 문제만 없다면 그다지 신경 쓰거나 마음 아파하지 않아도 됩니다. 그러나 아기가 평소와 달리 필요 이상 찡얼거린다든지, 늘어지게 잔다든지 하면 바로 소아과 의사와 상의해야 합니다. 예방접종 카드나 이 책에 있는 한국 소아의 발육 곡선은 소아과 의사가 가장 중요하게 여기는 그래프입니다. 여러분 아기의 몸무게를 재서 그 그래프와 한번 비교해보세요.

YouTube
신생아 몸무게 증가에 대한 오해

YouTube
작게 태어난 아기 빨리 몸무게 늘려야 할까요?

## 4주까지의 아기

• 손은 주먹을 쥐고 있으며 엎어 놓으면 머리를 듭니다. BCG 예방접종을 할 때 아프면 고개를 들 수 있는 정도가 됩니다.

• 움직이는 물체나 소리에 반응하고 부모의 대화를 들으면서 언어가 발달합니다. 아픈 감각은 벌써 있습니다. 그리고 온도 감각도 느껴 목욕물이 차거나 뜨거우면 울어대고, 방 안 온도에도 비교적 민감합니다.

• 말이 아닌 짧은 외마디 소리를 냅니다. 울음으로 의사 표시를 하는데, 요구하는 것에 따라 다르게 웁니다. 엄마가 관심을 기울이면 아기가 왜 우는지 금방 알 수 있게 됩니다.

• 안아주면 조용해집니다. 아기는 태어날 때부터 부모의 행동에

반응을 합니다. 어른들은 어린 아기가 뭘 알겠느냐고 하지만, 아기는 어른들이 생각하는 것보다 부모의 감정을 훨씬 더 잘 알아차립니다.

## 1~2개월이 된 아기

• 고개는 들지만 목을 제대로 가누지는 못합니다. 목을 제대로 가누려면 3~4개월이 되어야 합니다. 혼자 몸을 바둥거리기도 합니다.

• 손을 잘 움직이고 원하는 곳으로 조금씩 손을 가져갈 수 있습니다. 아기들이 원하는 곳은 거의 입이라서 입으로 손을 잘 가져갑니다.

• 자신이 원하는 곳을 쳐다볼 수 있습니다. 장난감을 흔들어주면 고개를 들고 쳐다봅니다. 아직 먼 곳을 잘 보지는 못합니다. 엄마가 아기를 보고 웃으면 아기도 미소를 짓습니다.

• 점점 깨어 있는 시간이 길어집니다. 엄마의 노력 여하에 따라서 낮에는 놀고 밤에는 자야 한다는 것을 조금씩 알게 됩니다.

• 땀을 흘립니다. 많은 엄마들이 아기가 식은땀을 흘린다고 걱정하기 시작하는 때이기도 합니다. 땀을 많이 흘리면 목욕을 시키고 옷을 자주 갈아입혀야 합니다.

## 2~3개월이 된 아기

• 머리보다 가슴이 더 빨리 자랍니다. 아기의 몸에 힘이 생기기는 하지만 아직 몸을 제대로 가누지는 못합니다.

• 3개월 정도 되면 엄마가 부르는 소리에 고개를 돌리고 소리 나는 쪽을 바라봅니다. 움직이는 물건을 따라서 눈을 움직이기도 합니다.

**1개월 된 아기가 잡기 반사를 안 보일 때는!!**

이 월령의 아기들은 손 안에 들어오는 것은 무엇이든 잡는 것이 보통입니다. 이런 것을 파악 반사라고 하는데, 신생아의 손바닥에 손가락을 대면 아기는 자신의 손바닥에 닿는 것을 힘있게 쥡니다. 이때 아기가 잡는 힘의 세기는 아기를 가볍게 끌어 올리면 아기의 몸 전체가 대롱대롱 매달리는 정도입니다. 만일 아기가 잘 잡지 않고 힘이 없다면 일단 소아과 의사의 진료를 받는 것이 좋습니다.

YouTube
ABO혈액형 바뀌는 경우?

**밤중 수유는 언제까지?**

만 6개월쯤 되면 상당수의 아기가 밤중에 먹지 않고 잘 잡니다. 하지만 그 전이라도 수면교육을 잘 시키고, 낮에 충분히 먹여서 밤에 배고프지 않게 해준다면 모유를 먹는 아기들도 밤에 점점 더 긴 시간을 자게 됩니다. 만 2개월부터는 저녁에 재울 때 젖 물린 채 재우기보다는 혼자 누워서 자는 것을 가르치고 밤에 배고파하지 않는다면 깬다고 바로 젖부터 물리지 말고 혼자 힘으로 다시 잠들 수 있게 아기에게 기회를 주도록 하십시오.

• 손을 모아 잡을 수 있고 손을 들여다볼 수도 있습니다. 이 월령의 아기들은 손 안에 들어오는 것은 무엇이든 잡는 것이 보통입니다. 아직 쥐는 힘은 약하지만 무언가를 쥐여주면 좋아합니다. 손가락을 열심히 빠는 아기도 있습니다.

• 빠른 아기들은 밤중에 수유하는 것을 한번 정도 거를 수 있습니다. 밤에 안 먹으면 깨지 않아도 되겠지요. 이제부터는 서서히 밤의 용도를 가르치는 것도 시작해야 합니다. 밤의 용도라니요? 밤에는 자야 한다는 것을 말합니다.

• 울음으로 의사 표현을 해서 필요에 따라 우는 울음이 다릅니다. 그리고 옹알이를 하는데, 물론 이때 하는 말은 아직 의미가 없습니다. '아빠'라고 했다고 좋아하는 분도 있는데 아직은 아닙니다.

• 아직도 약간씩 놀랍니다. 문 여닫는 소리에도 깜짝깜짝 놀라 손발이나 턱을 덜덜 떨기도 합니다. 변이 녹색으로 나오기도 하는데, 이때 아무 약이나 함부로 먹이는 것은 곤란합니다.

• 이 월령의 아기는 하루 평균 30g 정도씩 몸무게가 늘어나고, 머리 둘레는 한 달에 2cm 정도가 자랍니다. 키는 첫 3개월간 보통 9~10cm 정도 자랍니다. 아기가 제대로 크고 있는지를 체크하기 위해서는 몸무게가 정상인지를 아는 것도 중요하지만 아기가 크는 속도가 정상인지를 아는 것이 더 중요합니다. 태어날 때부터 몸무게가 적은 아기는 몸무게가 적더라도 정상적인 속도로 성장을 하면 별문제가 없습니다. 이 말은 백 명 중에 열 번째로 적게 태어난 아기의 경우, 커가면서 계속 백 명 중에서 열 번째를 유지하면 정상이라는 말입니다.

• 육아수첩을 보면 성장의 정상 범위가 그려져 있는 그래프가 있습니다. 거기에 아기의 몸무게를 주기적으로 표시하면 아기의 성장이 정상인지 아닌지를 쉽게 알 수 있습니다.

• 몸무게를 달 때는 정확한 체중계를 사용하는 것이 중요합니다. 체중계에 따라서 오차가 있을 수 있으므로 같은 체중계를 계속 사

**5개월 된 아기가 고개를 못 가누면!!**
아기의 운동 신경은 머리부터 시작해 발끝으로 발달해 나가는데, 아기가 머리를 수직으로 들기 시작하는 것은 생후 3개월 정도부터입니다. 이때는 아기를 눕혀놓고 손을 잡아 몸을 당기면 고개가 떨어지지 않고 몸과 같이 일직선을 유지하면서 끌려옵니다. 하지만 제대로 목을 가누게 되려면 생후 4개월 정도는 되어야 합니다. 이때가 되면 아기는 엎어져 있을 때 고개를 들고 가슴까지 들어올려 주위를 살피게 됩니다. 아기가 생후 3개월이 지났는데도 고개가 항상 뒤로 축 처지고 생후 5개월이 되어도 목을 제대로 가누지 못한다면 일단 소아과 의사의 진료를 받아야 합니다.

용하는 것이 좋습니다. 소아과에 갈 때마다 몸무게를 달아보는 습관을 들이십시오.

## 4~5개월이 된 아기

• 목을 제대로 가눌 수 있기 때문에 엎어 놓으면 머리를 90도 각도로 쳐들 수 있으며, 몸을 조금씩 움직이고 서서히 뒤집기를 시작합니다.
• 천천히 움직이는 물체를 따라서 주시할 수 있고, 장난감을 보면 잡으려 손을 움직입니다. 물체를 주면 쥘 수도 있습니다.
• 미소도 짓고, 큰소리로 웃기도 하고, 무서우면 울기도 합니다. 낯선 환경을 알아차리고 혼자 있는 것을 싫어해서 다른 사람과 노는 것을 좋아합니다.
• 먹는 시간과 잠자는 시간이 비교적 규칙적으로 됩니다. 이때 밤과 낮의 구별에 대해 교육을 시키면 아기도 알고 거기에 익숙해집니다. 밤에는 자고 낮에는 놀고 먹습니다.

## 6~8개월이 된 아기

• 앉을 수 있지만 등은 좀 굽습니다. 안아서 세우면 껑충껑충 뛰고, 혼자서 뒤집기를 할 수 있습니다.
• 한 손으로 잡은 장난감을 다른 손으로 옮겨쥐기도 합니다. 장난감을 꼭 잡고 잘 놓지 않으며 흔들 수도 있습니다. 발을 입으로 가져갑니다.
• 엄마와 아빠의 얼굴 표정을 읽을 수도 있고 낯가림을 하기도 합니다.

:)

**조심조심, 일광욕 조심!!**

6개월 이전의 아기들은 직사광선에 의한 일광욕을 시키지 마세요. 우리는 흔히 일광욕을 열심히 강조하지만, 6개월 이전의 아기는 햇볕의 직사광선을 피하라는 것이 일반적인 권장사항입니다. 참고로 미국의 소아과 학회에서는 아기들을 직사광선으로 일광욕 시키는 것 자체를 반대합니다. 아기들이 자외선을 많이 쏘이게 되면 피부에 주름이 잘 생기고 나중에 백내장과 피부암도 더 잘 생깁니다. 누적 효과가 있기 때문에 어릴 때부터 자외선을 적게 쏘이는 것이 좋습니다. 특히 어린 아이들은 피부가 연약하기 때문에 햇볕에 적게 노출되게 주의하여야 합니다.

• '마', '바' 소리와 다음 절 소리를 내며 이제부터 말하는 것을 배우기 시작합니다.

• 모유를 끊어서는 안됩니다. 하지만 이제부터는 이유식도 신경을 써야 합니다. 물이나 수유를 컵으로도 먹이는 시도를 해야 합니다. 밤중 수유를 끊는 것이 좋은데, 엄마가 노력하면 가능한 때입니다.

• 하얀 치아가 돋기 시작합니다. 이가 날 때는 잇몸이 간지럽고 침을 많이 흘리기 때문에 치아발육기를 사용하는 것도 좋습니다. 밤에 우유병을 물고 자면 이가 썩습니다. 일단 이가 한 개라도 나면 썩을 수가 있기 때문에 잘 닦아주어야 합니다. 아기용 칫솔에 불소 치약을 처음에는 쌀알만큼 묻혀 발라서 양치한 후 부드러운 거즈로 남은 치약을 묻혀내세요.

• 보행기는 사용하지 마세요. 사고 위험성이 높고 보행기 때문에 근육 발달이 제대로 되지 않아서 걷는 것이 도리어 늦어질 수도 있습니다.

## 9~11개월이 된 아기

• 혼자 앉고, 기어다니고, 붙잡고 일어섭니다. 숨겨진 장난감을 찾을 수 있고, 장난감 두 개를 쥐고 맞부딪쳐 소리를 내기도 합니다. 미세한 동작도 가능해서 작은 물체를 엄지와 검지로 집을 수도 있습니다.

• '엄마', '아빠'와 비슷한 소리를 의미 있게 사용하며, 말소리를 흉내내기도 합니다. '짝짜꿍' '까꿍'에 반응을 보이며 이름이나 별명을 불러도 반응을 보입니다.

• 우유병을 쥐고 혼자 먹고, 과자도 혼자 쥐고 먹습니다. 쥐여준 장난감을 자꾸 떨어뜨리며 좋아하기도 합니다. 자신이 하는 행동을 보고 부모가 좋아하면 반복적으로 그 행동을 하면서 좋아합니다.

• 점점 자기 주장도 생기고, 다른 사람의 관심을 끌려고 하기도 합니다.

• 자기가 좋아하는 것과 싫어하는 것을 구분합니다. 좋아하는 것을 더 하려고 하며, 음식도 좋아하는 걸 더 먹으려고 합니다. 그렇다고 아기에게 어떤 것을 억지로 강요하거나 버릇을 들이겠다고 너무 야단을 치지는 마세요.

• 약간의 기동성이 있는 데다 호기심은 많고 판단 능력은 별로 없기 때문에 안전사고를 잘 일으킵니다. 눈에 보이고 집을 수 있는 것은 다 입으로 가져갑니다. 약이나 담배, 화장품 등 별의별 것을 다 집어먹습니다. 먹어서 안될 것은 아기 손이 닿지 않는 곳에 두십시오. 또 위험한 것을 몰라 뜨거운 것에 데는 경우도 많아서 안전사고가 생기지 않도록 각별히 신경 써야 할 때입니다.

**아기 머리 좋게 하는 법!!**

• 제일 중요한 것은 아기 옆에서 어른들이 대화를 많이 해서 우리말을 제대로 말하 게 가르치는 것이고 그 다음이 아가 옆에서 다른 사람 만나는 것을 보여줘서 사람의 마음 읽는 것을 가르쳐주는 것입니다.

• 아가에게 책을 읽어줍시다.

• 모유를 먹입시다.

• 밤중에 깨지 않고 깊이 잠을 자도록 합시다.

• 고기, 채소를 먹여서 철분을 보충합시다.

• 이유식을 고형식으로 만들어 먹여 음식을 씹게 하고 고유한 음식의 맛을 느끼게 합시다.

• 스스로 음식을 선택해서 먹이는 것이 아이들에게 제대로된 선택을 할 수 있는 두뇌를 발달시켜줍니다.

• 배고파하면 먹이고, 울면 달래줍니다.

• 아기를 자주 안아줍시다.

• 아기랑 자주 놀아줍시다.

• TV를 보이지 말고, TV를 켜두지도 맙시다.

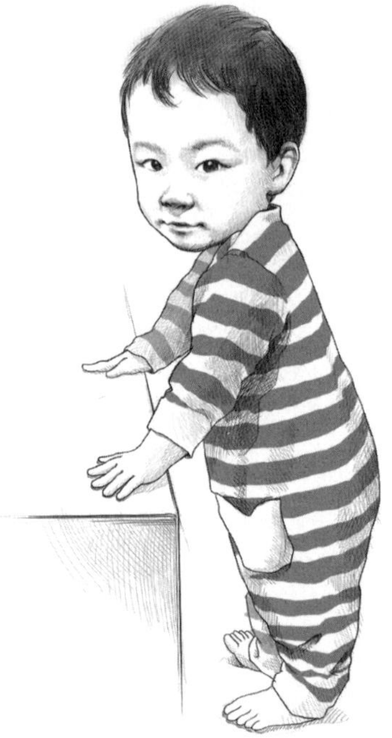

**생후 9~10개월이 되면 물건을 붙잡고 일어설 수 있어!!**

보통 아기가 생후 4개월쯤 되면 두 다리로 자신의 몸을 지탱할 수 있는 힘이 생겨서 잠깐씩이지만 스스로 서 있기도 합니다. 물론 어린 아기를 너무 오래 세워두는 것은 좋지 않습니다. 아기가 자신의 힘으로 서고 걸을 수 있으려면 다리와 허리의 근육이 어느 정도 발달해야 하는데, 보통 9~10개월이 되면 물건을 붙잡고 일어설 수 있으며, 돌이 되면 물건을 의지하지 않고도 혼자 설 수 있게 됩니다. 아기가 10개월이 지났는데도 붙잡고 일어서지 못한다면 소아과 의사의 진료를 한번 받아보는 것이 좋습니다.

# 돌이 된 아기

**꼭 알아야 할 언어발달!!**

언어는 특별히 가르치지 않아도 저절로 배웁니다. 아기 옆에서 어른들이 대화를 많이 하기만 하면 누구나 시간이 지나면서 말을 하게 됩니다. 신생아 때부터 아기 옆에서 대화를 많이 하십시오. 어른들끼리 다양한 말을 주고받을수록 아기는 언어가 발달하고 언어를 관장하는 두뇌가 발달하고 사고력이 증가하게 됩니다. 돌까지가 언어발달에 가장 중요한 시기인데 이때 주당 41시간, 다시 말하면 하루에 5~6시간의 대화를 듣는 것이 언어발달에 필수라고 생각하시면 됩니다. 어른이 하는 말을 듣고 옹알이를 하던 아기가 돌쯤 되면 "엄마, 아빠"를 시작하게 됩니다.

YouTube
빨리 서고 걸으면 다리 휘게 될까?

• 돌 이전의 아기를 영아라고 부르는데, 돌이 되면 영아의 상태를 벗어나 하나하나 자신을 발견하며 살아가게 됩니다. 아기마다 발달 정도가 다 다르기 때문에 조금 늦더라도 크게 걱정할 필요는 없습니다. 모든 아기가 똑같이 크는 것은 아니니까요.

• 모유는 돌이 지나서도 엄마와 아기가 원하면 얼마든지 더 먹여도 좋습니다. 두 돌이 지나서도 모유는 아기에게 최고의 음식입니다. 모유를 먹여도 이제는 밥과 반찬이 주식이라는 사실은 잊지 마십시오.

• 음식도 영아기까지는 액체 음식만 먹다가 이제는 어른이 먹는 음식을 먹을 수가 있습니다. 이때부터는 우유가 주식이어서는 안 되며, 우유병도 끊는 것이 좋습니다. 우유는 컵으로 먹이고 어른들이 먹는 음식을, 간은 빼고 좀 묽게 해서 먹입니다.

• 잠깐 동안 혼자 설 수 있고, 한 손을 잡아주면 걸을 수도 있습니다. 관심의 영역이 일어서서 손이 닿는 높이까지 확장되며, 엄지나 검지로 물체를 정확히 잡을 수 있습니다.

• 이제 '엄마'라는 단어를 확실하게 발음합니다. 평균 말하는 단어 수는 세 개 정도입니다. 옷을 입힐 때 협조적인 자세를 취합니다. 또한 낯가림도 조금씩 줄고 타인에 대한 관심도 커지며, 기억력도 발달되어 아는 얼굴을 보면 좋아합니다.

• 자는 시간이 줄어들고 규칙적인 생활을 시작합니다. 보통 밤에는 9~12시간, 낮에는 1~3시간씩 규칙적으로 재우는 것이 좋습니다.

• 돌이 지나면 본격적으로 아기에게 좋은 버릇을 가르쳐야 합니다. 때가 되면 해야 할 것은 하고 끊을 것은 끊어야 합니다. 그렇지 않으면 아기들은 과거에 안주하려 해서 먹는 것도 자신의 입에 맞고 삼키기 편한 것만 먹으려고 합니다. 돌이 지나면 분유도 끊고 우유병도 끊는 것이 좋습니다. 이제 우유는 주식이 아니라 보조 식

**유쾌한 잔소리!!**
아이에게 노는 때와 먹는 때를 명확히 구분해주어야 합니다. 아기가 밥을 먹다가 딴짓에 정신이 팔려 있다고 엄마가 따라다니면서 먹이는 것은 결코 좋은 방법이 아닙니다. 이럴 때는 과감하게 밥상을 치우는 것도 한 가지 방법입니다. 처음에는 울면서 떼를 쓰겠지만 시간이 지나면서 다 적응이 됩니다. 식사 시간 간식 시간 외에는 먹을 것이 없다는 것을 깨닫게 해주는 것이 중요합니다.

품이 되어야 합니다. 보조 식품으로서 우유는 당연히 생우유가 좋습니다. 그것도 하루에 2~3컵(500~750cc) 정도만!

• 이제부터는 아기가 자신의 힘으로 밥을 먹을 수 있도록 엄마가 도와주어야 합니다. 지금부터 노력을 해야 나중에 혼자서도 잘 먹게 됩니다. 주의할 것은 밥을 먹는 데 흥미를 느낄 수 있도록 도와주는 차원에서 해야지, 강요하듯 억지로 시켜서는 절대 안된다는 것입니다.

• 집 안에만 있게 할 것이 아니라 다른 사람들과 더불어 사는 법과 노는 법을 배울 수 있도록 해야 합니다. 아기 보기에 편하다고 아기를 집 안에서만 놀게 하거나 어떤 장난도 못 치게 하는 것은 좋지 않습니다. 자유와 적당한 절제를 가르치는 것이 바로 엄마 아빠가 할 일입니다.

• 대소변 가리기는 18개월은 지나서 시작해야 합니다. 미리 대소변 가리기를 시킬 생각은 하지 마십시오. 절대로 옆집 아이와 우리 집 아이를 비교하지 마십시오.

## 15개월이 된 아이

• 허리를 구부렸다 폈다 할 수 있고, 혼자 걸을 수 있으며, 계단을 기어올라갈 수 있고, 공을 발로 찰 수도 있습니다. 크레파스로 선을 그리는 시늉을 합니다. 수저를 사용할 수가 있고, 두 개의 정육면체를 쌓을 수 있으며, 작은 조각들을 병에 담을 수도 있습니다.

• 3~5개의 단어를 적절히 사용하고 신체 부위의 명칭을 말할 수 있습니다. 사용 어휘 수는 19개 정도이며 말을 빨리 배우기 시작합니다.

• 원하는 물건을 달라고 손가락으로 가리키거나 소리를 낼 수 있습니다. 자신이 오줌 싼 것을 알기는 하지만 아직은 대소변을 잘

가리지는 못합니다. 대소변 가리기를 강요하지 마세요.

• 걸어다닐 수 있어서 엄마의 고생이 좀 덜어지기도 하지만, 기어다닐 때보다 관심의 영역이 확대되고 움직임이 빨라지는 만큼 안전사고가 발생하기 쉽습니다. 그러나 위험하다고 무조건 아이들을 억제하거나 얌전하게만 키우려고 해서는 곤란합니다. 아이가 자신을 벗어난 외부 세계로 접근하는 것을 부모가 도와주어야 하는 시기입니다. 이때는 밖에 나가는 것을 아주 좋아하고 별의별 것에 다 관심을 가집니다.

• 소아과에서도 이 월령의 아이들이 조그만 의자를 밀고 다니는 모습을 종종 봅니다. 밀고 끌고 다니는 것을 좋아하는 시기입니다.

## 18개월이 된 아이

• 18개월이 된 아기는 혼자서도 잘 걷습니다. 한 손을 잡아주면 계단을 걸어 올라가거나 내려올 수 있으며, 조금씩 뛸 수도 있습니다.

• 정육면체를 세 개 정도 쌓을 수 있고 크레파스로 종이 위에 낙서를 할 수도 있습니다. 자기 이름과 몇 개의 단어를 말하고 그림을 보고 이야기하는 흉내를 냅니다. 사용 어휘 수는 평균 22개 정도입니다.

• 밖에 나가서 놀기를 좋아합니다. 혼자 무언가 하는 것을 좋아하고 새로운 것을 추구합니다. 이 일 저 일에 흥미를 갖고 참견하려고 합니다. 집 안에서 어디에 물건 놓아두는지 알기 때문에 찾아내기도 하고 서랍을 열기도 합니다.

• 옷 입을 때, 밥 먹을 때, 세수할 때 혼자서 하겠다며 떼를 쓰는 일이 많은데, 혼자 하게 내버려두면서 엄마가 곁에서 도와주는 것이 중요합니다. 아기에게는 혼자서도 잘 해낼 수 있다는 경험이 중요합니다.

YouTube

재접근기, 쉽게 넘어가는 비법

• 아직도 우유병이나 공갈 젖꼭지를 빤다면 조만간 끊어야 합니다.

• 이제는 주식이 고형식이 되어야 하는 시기입니다. 하지만 아기가 저절로 고형식을 주식으로 하게 되는 것은 아니므로 엄마가 노력하셔야 합니다.

• 음식을 흘리기는 하지만 혼자서 먹을 수 있고, 오줌을 싸면 엄마에게 알려줍니다. 자신이 좋아하는 장난감을 가지고 다니면서 놉니다.

• 이제부터는 슬슬 대소변 가리기에 신경을 써야 하는데, 혼자서는 잘 못하므로 엄마가 돌봐줘야 합니다. 아이가 스스로 변기를 사용하면 꼭 칭찬해주세요.

## 두 돌이 된 아이

• 모유는 두 돌이 지나서도 계속 먹이는 것이 좋습니다. 우유를 먹는 아이의 경우 음식을 골고루 먹고 몸무게가 잘 늘고 있다면 저지방 우유로 서서히 바꿀 수 있습니다. 짜게 먹이지 마세요.

• 넘어지지 않고 잘 뜁니다. 발로 큰 공을 찰 수 있고, 계단을 혼자 오르내릴 수도 있습니다.

• 수평선을 그리고 원을 그리는 흉내를 냅니다. 책장도 혼자서 넘깁니다. 구슬을 꿸 수 있고 큰 박스 속에 작은 박스를 넣을 수 있습니다.

• 세 개의 단어로 된 문장을 말하고 단어의 복수형을 사용할 수 있습니다. 간단한 심부름을 합니다. 그림을 보고 3~5개의 이름을 댈 수 있으며, 사용하는 어휘 수는 평균 272개 정도입니다.

• 숟가락질도 잘 하고 옷 갈아입을 때도 협조를 잘 하지만, 흔히 미운 세 살이란 말을 많이 하듯 두 돌이 되면 무엇이든지 자기 고집대로 하려는 성향이 강해집니다.

**발가락으로 걷기**

별다른 이상이 없는데도, 걷기 시작하는 아이들이 일시적으로 발가락 끝으로 걷는 것은 흔한 일입니다. 단, 일시적이 아니고 계속 발가락으로 걷는다면 소아과 의사의 진료를 받아야 합니다. 자폐증이나 뇌성마비가 있는 경우에도 이런 증상을 보일 수 있기 때문입니다.

## 세 살이 된 아이

• 세 발 자전거를 탈 수 있으며, 한쪽 발로 잠깐 동안 서 있을 수 있습니다. 계단을 한쪽 발씩 딛고 올라갈 수가 있습니다. 이제 낮에는 기저귀를 채우지 않아도 됩니다.

• 9~10개의 정육면체를 쌓습니다. 원과 십자를 보고 그릴 수 있으며, 자신이 그린 그림을 설명할 수 있습니다. 혼자서 양말과 신발을 신을 수 있고 단추를 채우고 풀 수도 있습니다. 혼자서 손을 씻는 것도 가능합니다.

• 자기의 성과 이름을 말할 수 있으며, 수를 셋까지 셀 수도 있습니다. 사용하는 어휘 수는 평균 896개 정도입니다. 슬슬 말도 지어내기 시작합니다. 추상적인 이야기도 하는데 거짓말과는 차원이 다른 창조라고 생각하세요. 가족들이 귀 기울여 들어주면 신이 나서 이야기를 더 잘하게 됩니다. 호기심과 상상력을 억제하기보다는 아이의 상상력이 외부로 표출되는 단계라는 것을 인식하여 격려해주어야 합니다.

• 의사소통이 가능해지면서 아이가 사회성을 익히게 됩니다. 다른 아이들과 어울려 놀기를 좋아하며 떼를 쓰거나 고집 피우며 우는 일도 줄어듭니다. 하지만 변덕도 심해집니다.

## 네 살이 된 아이

• 한쪽 다리로 4~8분 동안 서 있을 수 있고 한쪽 발로 뛸 수도 있습니다. 서투르게나마 가위질을 할 수 있습니다.

• 사각형을 보고 그리고, 사람을 그리라고 하면 두 부분 이상을 그릴 수가 있습니다. 한두 가지의 색깔을 정확히 구분합니다.

• 혼자 양치질과 세수를 하고 수건으로 손과 얼굴을 닦습니다. 혼

**네 살 아이가 발음이 부정확할 때!**

네 살 된 아이는 ㅅ, ㅈ, ㄹ 발음을 잘 못하는 경우가 가장 흔합니다. 좀더 크면 좋아지기도 하지만 일단 전문가의 진료를 받아서 치료를 요하는 문제는 없는지 확인할 필요가 있습니다. 혀가 짧다든지, 구강의 모양이나 성대가 이상하다든지, 중추 신경의 발육이 부진하다든지, 그밖에 구강 근육이 부조화를 이룬다든지 해서 아이의 발음이 이상한 경우도 있으니까요. 간혹은 중이염 때문에 귀에 물이 찬 경우에도 아이의 발음이 이상할 수 있습니다. 물론 발음이 이상하더라도 대화가 잘 되는 경우에는 두뇌의 발달 장애나 귀에 문제가 있을 가능성은 별로 없습니다. 뇌성마비의 경우도 대개 이 나이에는 엄마나 소아과 의사가 벌써 이상을 발견했을 것이므로 걱정하지 않아도 될 것입니다. 간혹 아이가 어리광을 부리거나 장난을 치느라 발음을 부정확하게 하는 수도 있는데, 이때 엄마가 재미있다고 자꾸 따라하면 아기가 발음 교정의 기회를 잃게 돼 발음이 부정확한 것이 오래갈 수도 있습니다. 네 살 된 아이가 발음이 부정확할 때는 유치원에 가서 아이들의 놀림을 받을 수도 있고, 더 늦어지면 학교에 들어갈 때 문제가 될 수도 있으므로 의사의 진료를 받고 자문을 구하는 것이 좋습니다. 언어 교정이 필요할 수도 있습니다.

자서 옷을 입는 것도 가능합니다.

• 넷까지 수를 셀 수 있으며, 자신이 생각한 대로 이야기할 수 있습니다. 새롭게 만든 것에 이름을 붙일 수가 있습니다. 사용하는 어휘 수는 평균 1,540개 정도입니다.

• 이제 아이는 사회 속으로 한 발 더 들어갑니다. 유아원에서 친구들과 어울려 놀고 자신의 생각을 말로 표현할 수 있습니다. 단체생활을 하면서 말싸움도 잦아지고 스트레스를 받을 수도 있습니다. 또 질병에 노출되므로 호흡기 질환에 걸리기도 쉽습니다.

## 다섯 살이 된 아이

• 멀리뛰기와 줄넘기를 할 수 있고, 한쪽 발씩 발을 바꾸어 뛸 수도 있습니다.

• 머리, 몸통, 다리가 있는 사람을 그릴 수 있으며, 물건을 보고 열까지 정확히 셀 수 있습니다. 네 가지 기본색을 정확히 알고 단어의 의미를 물어봅니다. 사용 어휘 수는 평균 2,072개 정도입니다.

• 겁은 많지만 충동적이고 모험심도 있고, 친구들과 하는 경쟁적인 놀이를 좋아합니다. 외부 세계에 대한 흥미가 증가되어 엄마와도 잘 떨어집니다. 위험에 대한 주의를 미리 설명해주십시오.

• 이제는 단체생활의 규칙을 이해할 수 있게 됩니다. 놀이도 세부사항까지 규정한 놀이를 할 수 있습니다. 단체생활에 적응하기 힘들어하는 아이에게는 끈기를 가지고 대해야 합니다.

• 남자와 여자에 대한 개념이 강해집니다. 어른들이 아이들의 행동에 대해 '남자니까', '여자니까'라고 자꾸 규정을 지으면 성에 대한 행동 방식이 강화되므로 주의해야 합니다.

• 일찍 자고 일찍 일어나는 습관을 들여야 합니다. 아이들 중에는 잠자기 전에 부모를 힘들게 하는 아이가 있는데, 이럴 때는 대수롭

**수영은 언제부터 시키는 것이 좋을까?**

일전에 모 분유회사에서 어린 아기가 수영하는 모습을 광고에 싣고 나서 조기 수영 열풍이 더 심해진 것 같습니다. 그러나 소아과 의사들은 4세 이전의 아이에게 수영 가르치는 것을 권장하지 않습니다. 적어도 5세쯤은 돼서 수영을 가르치는 것이 바람직합니다. 어린 아기가 수영을 하면 물과 친해질 수 있다는 장점은 있지만 손해보는 측면이 더 많습니다. 오염된 물을 마셔서 병에 걸릴 수도 있고, 물을 너무 많이 마셔서 전해질의 이상을 초래할 수도 있습니다. 수영장 물이 대장균으로 오염이 된 경우 어린 아기는 병에 걸릴 확률이 높아집니다. 간혹 아이가 수영을 할 줄 알면 아이들끼리 물에서 수영을 하게 놔두는 엄마들도 있는데, 어떤 경우에도 아이들끼리 수영을 하게 해서는 안됩니다. 너무 위험합니다. 어린 아이들은 물 속에서 숨을 쉴 줄 모르기 때문에 아주 얕은 물에서도 위험할 수 있습니다. 불과 수십 센티미터밖에 되지 않는 물에서도 빠져 죽을 수 있으니까요. 건강뿐 아니라 안전을 위해서도 적어도 물에서 숨을 쉴 정도의 수영은 가르치는 것이 좋습니다. 단 5세쯤은 되어서 말입니다.

지 않게 생각하는 것이 상책입니다. 자기 전에 투정 부리는 아이의 버릇을 고친다고 야단을 치면 오히려 더 나빠질 수도 있습니다.

## 여섯 살이 된 아이

• 두 눈을 감은 채 한쪽 발씩 번갈아가면서 서 있을 수 있습니다. 마름모꼴을 보고 그대로 그릴 수 있고, 5 이하의 수를 더하고 뺄 수도 있습니다. 사람을 그리라고 하면 두 손이 있고 얼굴과 목이 있는 옷을 입은 사람을 그립니다.

• 사용하는 어휘 수는 2,562개 정도입니다. 이제는 문법에 맞게 정확히 말할 수가 있습니다. 30까지 수를 셀 수 있으며, 오른쪽과 왼쪽을 구분할 수 있습니다.

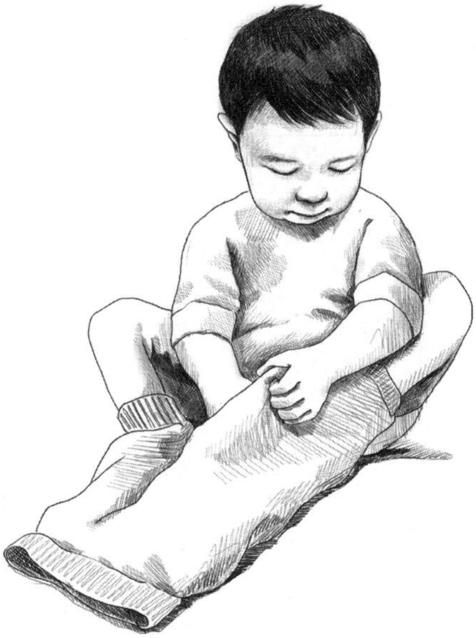

**아이가 다섯 살이 되면 혼자 옷을 잘 입고 벗습니다**

이제 자신의 일은 스스로 할 수 있게 해야 합니다. 그런데 유치원에서는 가지고 놀던 장난감을 스스로 잘 치우던 아이가 집에서는 아무것도 치우지 않으려 하기도 합니다. 집이기 때문에 마음이 풀어져서 그런 것이니 너무 엄격하게 다루기보다는 약간은 느슨하게 용인해주는 것도 좋습니다. 아직은 어리니까요.

# 아기가 제대로 크고 있는지 궁금하다구요?

5개월도 안된 아기의 경우, 뒤집지 못한다고 해서 문제가 있는 것은 아닙니다. 통상적으로 6개월은 돼야 아이가 뒤집기를 할 수가 있습니다. 그리고 이런 발달 단계는 아이마다 다를 수가 있으므로 조금 늦더라도 너무 걱정할 필요는 없습니다. 발달 단계는 약간씩 중첩해서 나타나기도 하고 건너뛰는 경우도 있을 수 있습니다. 아이들의 운동신경 발달 순서는 머리 쪽에서 다리 쪽으로 진행되며, 평균적인 발달 단계는 옆의 표와 같습니다. 하지만 아이마다 다 특색이 있고 발달 양상이 틀리기 때문에 나이에 비해 늦은 발달을 보인다고 해서 아이가 뒤떨어졌다고 생각할 필요는 없습니다. 물론 평균보다 빠르다고 아이의 지능이 더 높은 것도 아닙니다. 통상 평균치보다 20~25% 정도 더 늦는 경우는 일단 소아과 의사의 진료를 받는 것이 안전합니다. 예를 들어 만 3개월인데도 아기가 주먹을 쥔 채 펴지 못하거나, 만 5개월인데도 고개를 못가누거나, 7~8개월인데도 잘 뒤집지를 못하거나, 9개월인데도 혼자서 못 앉거나, 14~15개월인데도 못 걷거나, 18개월인데도 의미 있는 단어를 말하지 못하면 소아과 의사의 진료를 받는 것이 좋습니다.

**월령별 운동신경 발달 단계**

| | |
|---|---|
| 1개월 | 주목한다 |
| 2개월 | 미소를 짓는다 |
| 3개월 | 머리를 돌린다 |
| 4개월 | 목을 가눈다 |
| 5개월 | 물건을 붙잡는다 |
| 6개월 | 뒤집는다 |
| 7개월 | 혼자서 앉는다 |
| 8개월 | 긴다 |
| 9개월 | 누웠다가 혼자 앉는다 |
| 10개월 | 붙잡고 선다 |
| 11개월 | 붙잡고 걷는다 |
| 12개월 | 혼자서 선다 |
| 14개월 | 혼자서 걷는다 |

## 정상적인 운동 발달 양상이란?

**· 아기의 발달에는 몇 단계가 있는데, 간혹 이 단계를 건너뛰기도** 태어나자마자 걷는 아기는 없습니다. 제대로 움직이지도 못하던 아기가 돌이 되면 걷기 시작합니다. 아기의 발달에는 몇 가지 단계가 있습니다. 이 과정 중에 한 단계를 건너뛰었다고 해서 문제가 되지는 않습니다. 예를 들어 서울에서 부산까지 가는 기차를 탔을 때 대전역에 서지 않고 부산까지 곧장 갈 수 있듯이, 제대로 기지도 않던 아기가 뛰어다닌다고 해서 기지 않은 것이 문제가 되지는 않습니다. 일반적으로 아기의 운동 발달은 위에서 아래로 진행됩니다. 그래서 머리가 먼저 발달하고 서서히 다리에 힘이 생기면서 걷게 되는 것입니다. 이런 운동의 발달은 근육의 힘만 늘어나면 되는

것이 아니고 신경의 발달이 동반되어야 하는데, 이것 역시 시간이 걸리기 때문에 부모의 욕심으로 무리하게 연습을 시킨다고 해서 다른 아이들보다 빨리 걷게 되는 것은 아닙니다. 운동 발달과 신경 발달은 서로 밀접한 관계가 있기 때문에 운동 발달이 지연되는 것을 통해 신경에 문제가 있는 것을 알게 되기도 합니다.

**· 이유식을 제대로 하지 않으면 발달도 늦어** 그리고 아기의 운동 발달의 또 하나의 특징은 큰 운동이 먼저 발달하고 작은 운동은 그 후에 발달한다는 점입니다. 다시 말하면 손바닥으로 잡는 운동을 먼저 하고 이것이 익숙해지면 손가락을 사용하게 된다는 것입니다. 이런 발달은 개인 차이가 아주 심해서 형제간에도 차이가 크게 납니다. 또 환경의 영향도 아주 중요합니다. 그래서 생후 6개월까지 이유식을 제대로 만들어 먹이지 않은 아기는 이유식을 제대로 한 아기에 비해 발달이 늦습니다. 여기에서 이유식을 제대로 먹인다는 것은 죽을 만들어 숟가락으로 떠서 먹이는 것을 말합니다.

**· 발달이 좀 빠르거나 늦더라도 아기에게 문제가 생기지는 않아** 남들과 비교해서 발달이 늦다고 가슴 아파하지 마십시오. 또 너무 빠르다고 고민하는 분도 있는데, 운동 발달이 아기 스스로의 힘으로 자연스럽게 이루어지는 경우라면 좀 빠르더라도 문제가 생기지는 않습니다. 하지만 운동의 발달이 빠르다고 아기의 머리가 좋은 것은 아니므로 다른 아기들보다 발달이 빠르다고 조기 교육을 시키려는 생각은 하지 않는 것이 좋습니다. 반면 발달이 좀 늦더라도 특별한 병을 앓아서 그런 것이 아니라면 대기만성일 수도 있으므로 좀 여유를 갖고 기다려보는 것도 좋습니다. 그러나 아기가 발달이 늦는 경우 뇌성마비나 근육 질환 등이 있을 수 있기 때문에 소아과 의사와 상의해야 합니다. 어린 아기들은 원시적인 반사 행동을 하는데, 이것은 생후 4개월 정도가 되면 좀더 고등한 행동의 양상으로 바뀌게 됩니다. 요컨대 무의식적인 반사 행동에서 아기 스스로 조절할 수 있는 행동으로 바뀌게 된다는 것입니다. 그런데 이런 반사

YouTube

발달단계에
아이를 맞추려
하지 마세요!

**알아둡시다! 뇌성마비!!**

뇌성마비의 원인은 매우 다양한데, 20% 정도는 원인을 전혀 추정할 수 없습니다. 아기가 아래의 증상을 보이면 일단 소아과 의사와 상의해보는 것이 좋습니다. 물론 정상일 수도 있습니다. 미리 확인하라는 의미입니다.

① 생후 2개월인데 엄마를 보고 웃지 않거나
② 생후 3개월이 지났는데 주먹을 못 펴거나
③ 생후 4~5개월이 되었는데도 목을 제대로 가누지 못하거나, 물건을 집어서 입에 가져가지 못하고
④ 생후 7개월까지 앉지 못하거나
⑤ 항상 다리에 힘을 주고 까치발을 하거나
⑥ 뒤집을 때 자신의 몸을 제대로 가누지 못하고 통나무처럼 굴러가는 증상을 보일 때

행동이 없어지지 않는다면 그것 또한 문제가 되기 때문에 의사들은 예방접종을 할 때 이런 것에도 관심을 가집니다.

## 뒤집기에 대하여 알아봅시다

**· 아기들마다 발달 단계에 조금씩 차이가 있습니다** 생후 3개월 된 아기가 벌써 뒤집기를 하려고 끙끙대서 보는 엄마의 마음을 안타깝게 하는가 하면, 아기가 생후 5개월이 되어도 전혀 뒤집을 기미가 보이지 않아 엄마를 걱정시키기도 합니다. 아기가 뒤집기를 하려면 손과 팔과 허리 등 온몸의 근육이 제대로 발달해야 합니다. 아기들은 생후 2개월쯤 되면 누워서 두 손을 가지고 놀고, 생후 4개월쯤 되면 눈에 보이는 것은 손으로 잡아서 입으로 가져갑니다. 하지만 오른쪽의 것은 오른손으로 왼쪽의 것은 왼손으로 잡습니다. 그리고 좀더 지나면 왼쪽에 있는 것을 오른손을 내밀어 잡을 수 있게 되는데, 이때부터 몸의 중심을 조금씩 이동할 수 있습니다. 몸의 중심을 많이 이동할 수 있으면 그때부터는 뒤집을 수가 있습니다. 바로 누워 있는 상태에서 뒤집는 것은 생후 4~6개월은 돼야 할 수 있으며, 엎드린 상태에서 바로 뒤집는 것은 좀더 어려워 생후 6개월쯤은 돼야 할 수 있습니다. 물론 이 수치는 어디까지나 평균치일 뿐이므로 엄마는 아기가 알아서 뒤집기를 할 때까지 기다리는 것이 좋습니다. 엄마가 아기의 뒤집기나 발달을 빠르게 하기 위해 특별히 해줄 수 있는 것은 없습니다. 간혹 아기를 엎어 재우면 더 빨리 뒤집기를 한다고 알고 있는 분들이 있는데 그렇지 않습니다.

**· 생후 6개월이 지나도 뒤집기를 못하면** 이런 경우에는 일단 소아과 의사의 진료를 받는 것이 좋습니다. 물론 검사를 해보면 이상이 없는 아기가 대부분이지만, 간혹 이상이 있는 아기도 있으니까요. 이런 이상들 중에는 조기에 발견해서 치료하면 나중에 아기에게

**발달을 빠르게 하는 비법?**

소아청소년과 의사들이 제일 황당하게 생각하는 질문은 아이 발달을 빠르게 하려면 어떻게 하면 되는가라는 질문입니다. 그런 것이 왜 필요한지 모르겠지만, 발달에 대해서 말씀을 드리겠습니다.

애석하게도 아이 발달을 빠르게 할 방법은 없습니다. 다행히도 아이 발달을 빠르게 할 이유도 전혀 없습니다. 아이의 발달은 자기만의 타고난 생물학적 리듬을 따릅니다. 어떤 아이는 빠르게, 어떤 아이는 느리게 발달합니다. 일정한 범위를 벗어나지 않는다면 발달이 빨랐던 아이나 느렸던 아이나 나중에는 아무런 차이가 없습니다.

아이에게 중요한 것은 발달을 빠르게 하는 것이 아니고 제대로 발달하는 겁니다. 그렇다고 부모가 아이에게 뭘 가르칠까 고민할 필요는 없습니다. 제일 중요한 것은 아이 발달에 필요한 일상의 경험을 충분히 할 수 있게 환경을 만들어주는 것입니다. 아이 옆에서 어른들의 대화도 많이 들려주고 다른 사람들 만나는 것도 보여주고 다른 아이들과 매일 놀 수 있게 해줘야 합니다. 그리고 아이가 가정의 룰을 지키게 틀을 만들어주고 훈육하는 것 역시 중요합니다.

아이들은 따라하기 대장입니다. 보는 모든 것을 모방합니다. 하지만 아이들의 모방은 단순하게 따라하는 것을 넘어서 자신의 것을 창조하게 됩니다. 대화를 듣고 말만 배우는 것이 아니고 언어 중추가 발달해서 사고력이 생기게 됩니다. 사람을 대하는 것을 보고 단순하게 친구와 노는 것만 배우는 것이 아니고 다른 사람

의 마음을 읽는 법을 배우고 다른 사람들과 공감하는 것도 배우게 됩니다. 어릴 때부터 훈육을 하면 아이들은 엄마 말 잘 듣는 것을 넘어서 자기 통제 능력을 기를 수 있습니다. 어릴 때 이런 기회를 충분히 경험해야 아이들은 제대로 발달을 하게 되고 자신에게 주어지는 발달의 과제를 해결할 수 있게 됩니다.

발달은 계단 올라가듯이 한 단계씩 올라간다고 생각하시면 됩니다. 시간이 지나면 아이는 저절로 다음 발달 단계로 넘어가게 됩니다. 아무리 부모가 잘해줘도 큰 차이는 생기지 않습니다. 하지만 아이에게 필요한 경험을 할 기회를 주지 않는다면 정말 큰 차이가 생길 수 있다는 점은 주의하여야 합니다.

발달은 아이들에게 매우 중요합니다. 그렇다고 뭘 가르치려고 하지 마세요. 발달을 제대로 하기 위해서는 특별한 것이 필요한 것이 아니고 가족과 이웃이 떠들고 놀고 훈육하는 등 일상의 경험으로 모든 것이 가능합니다. 그리고 일상의 경험으로만 제대로 된 발달을 할 수 있고 다른 것으로 대체 불가능한 면이 있다는 것은 꼭 알아두셔야 합니다. 그런데 요즈음은 일상생활을 제대로 하지 못해서 발달할 더 좋은 기회를 잃는 아이들이 많다는 것이 참으로 안타깝습니다.

YouTube

발달을 제대로 하는 방법

별문제가 생기지 않게 치료를 할 수 있는 병들이 있습니다. 따라서 헛걸음하는 것 같아도 일단 소아과에 가서 진료를 받아 아기에게 이상이 없다는 것을 확인할 필요가 있습니다.

## 기어다니는 시기는 아기마다 조금씩 차이가 있어

일반적으로 신체의 모든 기관이 제대로 발달하는 생후 7~8개월이 되면 아이는 두 손과 두 발로 자기 몸을 충분히 지탱할 수 있어서 자유롭게 기어다닐 수 있게 됩니다. 하지만 기어다니는 시기는 아기마다 조금씩 차이가 있습니다. 지금까지 발달이 순조로웠던 아기와 체중이 적은 아기가 더 빨리 기게 되며, 무엇을 잡고자 하는 욕구가 많고 활달한 아기가 더 빨리 기게 됩니다. 아기가 기는 데는 이외에도 뇌신경, 근육, 골격의 성숙과 체중 등 여러 가지 요소가 관계됩니다. 간혹 전혀 기지 않고 앉기에서 서기로 바로 나아가는 아기를 보기도 하는데, 배밀이를 하고 이제 무언가를 붙잡고 혼자 서려 한다면 설령 아기가 기지 않는다고 해도 그다지 걱정할 것은 없습니다. 참고로 까꿍놀이나 잼잼, 곤지곤지 놀이 같은 것은 아기가 생후 10~11개월은 지나야 할 수 있습니다.

## 언제쯤 혼자 앉을 수 있나요?

앉는 것은 우리 몸의 수많은 뼈와 근육과 이를 조정해주는 뇌가 공동작업을 하기 때문에 가능한 것입니다. 따라서 우리 몸의 모든 기능이 앉을 수 있을 만큼 충분히 발달되어야만 아기는 비로소 앉을 수 있습니다. 간혹 한 달도 채 안된 아기를 침대를 약간 세우거나 베개를 받쳐서 앉혀두려고 하는 엄마들을 볼 수 있습니다. 그러나

**주의하세요!!**

뒤집을 수 있는 아기는 절대로 어른 침대나 소파에 혼자 두어서는 안됩니다. 너무 일찍 뒤집기를 하는 아기 중에는 통나무처럼 뻣뻣한 상태에서 뒤집기를 하는 아기가 있는데, 이런 아기는 반드시 소아과 의사의 진료를 받아야 합니다.

**다리 뻗치는 백일 된 아기!!**

아기가 백일 정도 되면 근육의 긴장도가 증가해 다리에 힘을 주거나 발길질을 하는 것이 당연합니다. 세워 안으면 다리에 힘이 들어가는 아기들이 많은데, 이는 근육의 긴장도를 담당하는 뇌간이 잘 발달하고 있다는 것을 증명해 주는 것입니다. 물론 아기가 지나치게 머리를 뻣뻣하게 들고 다리를 뻗치며 버둥거리고 잘 굽히지 못한다면, 뇌의 일부가 기능을 하지 못해서 비정상적인 반응을 일으키는 중추성 운동 장애가 있는 것은 아닌가 의심해 볼 필요는 있습니다. 그러나 아기가 자기 기분에 흥겨워 다리를 뻗칠 때는 엄마도 같이 즐기십시오.

한 달도 안된 아기는 아직 뼈가 무르고 몸의 장기가 제대로 자리를 잡지 못했기 때문에 장시간 앉혀두거나 메고 다니거나 업고 다니는 것은 아기의 몸에 좋지 않습니다. 한 달도 안된 아기는 특히 머리를 제대로 가누지 못하기 때문에 앉아 있는 것은 누워 있는 것보다 훨씬 부담이 됩니다. 잠깐 동안 앉혀두는 것은 상관없지만 오랫동안 앉혀두면 안됩니다. 아기 침대의 각도를 조절할 수 있다면 약간만 올려주십시오. 너무 많이는 곤란합니다.

- **4개월 된 아기** 다른 사람의 도움을 받아야 겨우 앉아 있을 수 있습니다. 근육의 힘이 몸을 지탱하기에는 아직 역부족입니다.
- **5개월 된 아기** 자신의 몸무게를 어느 정도 감당할 수 있습니다. 스스로 앉지는 못해도 다른 사람이 앉혀주고 받쳐주면 앉아 있을 수는 있습니다.
- **6개월 된 아기** 앉혀주면 잠시는 앉아 있을 수 있습니다. 그러나 아직 혼자 힘으로 몸을 일으켜 앉을 수 있는 아기는 별로 없습니다.
- **7개월 된 아기** 빠른 아기는 다른 사람의 도움 없이 자신의 힘으로 몸을 일으켜 앉을 수가 있습니다. 많이 컸지요. 그러나 아직 자신의 몸무게를 완전하게 지탱하기는 어렵습니다.
- **8개월 된 아기** 이제 앉는 것은 어느 정도 습득했습니다. 걷기 위해 본격적으로 기는 것을 배웁니다.

## 일찍 걸으면 문제가 되나요?

아기가 너무 일찍 걸으면 허리에 문제가 생기고 다리도 휜다고 생각하는 분들이 있습니다. 늦게 걸어도 고민, 일찍 걸어도 고민입니다. 아기들은 때가 되면 앉고, 기고, 서고, 걷습니다. 아기마다 고유의 성장 리듬이 있는데, 특별한 이상이 없는 아기는 자연스럽게 그 리듬을 따라 성장합니다. 아기가 자신의 힘으로 서고 걸을 수 있으

**알아두세요!!**

간혹 일찍 걸으면 아기가 똑똑해진다고 알고 있는 분들이 있는데, 일찍 걷는 것과 아기의 지능은 아무런 관련도 없습니다. 아기에게 연습을 시켜 일찍 걷게 한다고 해서 지능지수가 높아지거나 발달이 빨라지는 것은 아닙니다. 허리를 제대로 가누지 못하는 아기를 보행기에 태우는 것도 역시 좋지 않습니다.

려면 다리와 허리의 근육이 어느 정도는 발달되어야 합니다. 역으로 말하면 걸을 수 있는 아기는 어느 정도 자신의 힘으로 허리를 가눌 수 있어야 한다는 것입니다. 따라서 자신의 힘으로 걸을 수 있는 아기가 일찍 걷기 시작했다고 해서 허리에 문제가 생기지는 않습니다. 정작 문제가 되는 것은 아직 자신의 힘으로 걷지 못하는 아기를 일찍 걷게 할 욕심으로 억지로 걷는 연습을 시키거나, 이제 조금 걷기 시작하는 아기에게 무리하게 걷기를 강요하는 것입니다. 걷는 연습은 동기를 부여하는 정도가 좋습니다. 걸으려고 하는 아기와 함께 놀아주고, 걷는 것을 배우면 가고 싶은 곳으로 쉽게 갈 수 있다는 등의 장점을 일깨워줌으로써 아기가 새로운 것을 배우는 데 흥미를 가질 수 있도록 해야 합니다.

## 왼손잡이면 어떻습니까?

YouTube

왼손잡이!
함부로
바꾸지 마세요

**· 왼손잡이는 타고나는 것** 왼손잡이는 선천적으로 타고나는 거라 생각하시면 됩니다. 왼손잡이는 엄마 뱃속에서부터 이미 왼손을 더 많이 사용합니다. 물론 태어나서는 자세히 보지 않으면 잘 알기 힘들지만 서서히 왼쪽 손을 더 많이 사용합니다. 어릴 때 왼손을 조금 더 사용한다고 반드시 왼손잡이라고 말할 수는 없습니다. 하지만 어릴 때 왼손을 더 잘 빨고 물건 집을 때 왼손으로 집고 숟가락을 왼손으로 잡는다면 왼손잡이일 가능성이 높습니다. 두 돌 즈음에는 어느 손잡이인가가 어느 정도 드러나게 됩니다.

**· 무리하게 오른손잡이로 만들면 발달 장애가 올 수도** 지금은 많이 달라졌지만 아직도 아이들이 왼손을 사용하면 기를 쓰고 말리는 부모들이 많습니다. 대부분이 오른손잡이인 세상에서 왼손을 사용하면 힘들고 불편한 것이 사실입니다. 그래서 아이가 왼손을 사용하면 엄마들은 의식적이든 무의식적이든 거부감을 느끼고 억지로라

**주의하세요!!**
대개 왼손잡이, 오른손잡이는 타고납니다. 왼손잡이로 태어난 아이를 무리하게 교정해서 오른손잡이로 만들면, 간혹 말하기·읽기·쓰기 등 다른 부분의 발달에 장애가 올 수 있으므로 주의해야 합니다. 쉽게 말하면 왼손잡이로 태어난 아이에게 억지로 오른손을 쓰게 하면 말을 더듬게 될 수도 있다는 얘기입니다.

도 오른손을 사용하게 하여 아이의 버릇을 고치려고 합니다. 그리고 아직 아이가 어느 손을 더 잘 쓰는지 모르는 상태에서 의도적으로 오른손에 음식이나 연필을 쥐어주어 오른손을 더 많이 쓰도록 하는 엄마들도 있는데, 이것 역시 별로 좋은 일은 아닙니다. 아이를 억지로 오른손잡이로 만들려고 하는 것은 좋지 않습니다. 우리집 둘째 딸아이는 왼손을 더 잘 쓰지만 그냥 둡니다. 왼손잡이면 어떻습니까? 바르고 튼튼하게만 자라면 되지요. 다음은 우리 부부가 딸아이를 보며 느낀 왼손잡이 아이에 대한 생각을 정리한 글입니다.

**"엄마, 나 왼손잡이다요."** 둘째 지윤이가 유치원에 갔다 와서 자신이 친구들과 다른 손을 사용한다는 것을 알고 하는 말이다. 지윤이는 어릴 때부터 왼손을 사용했다. 우리는 별로 신경 쓰지 않지만 보는 사람마다 "지윤이가 왼손을 쓰네요"라고 한마디씩 한다. "왼손 쓰는 게 뭐 어떠냐"고 대답하면서도 간혹 나중에 살면서 불편한 점은 없을지 고민은 된다.

요즘에야 집안 어른들도 지윤이가 왼손잡이라는 것을 받아들이지만 처음에는 지윤이가 왼손 쓰는 것을 몹시도 불편해하셨다. 한동안 할머니댁에서 지내면서 오른손을 사용하라고 열심히 교육을 받았지만, 지윤이는 꿋꿋하게 왼손만을 고집했다. 숟가락을 오른손에 쥐여주면 금세 왼손으로 옮기고, 크레용도 오른손에 쥐여주면 왼손에 바꿔 쥐고, 이런 일을 반복했다. 보다 못한 우리가 어른들께 왼손을 타고난 아이에게 오른손을 강요하면 말을 더듬을 수도 있다는 말씀을 드린 뒤에야 지윤이는 왼손을 마음 편히 사용할 수 있었다. 대부분이 오른손잡이인 세상에서 왼손을 사용하면 불편하고 약간의 제약이 있는 것은 틀림없는 사실이다. 야구만 하더라도 왼손에 끼는 글러브가 별로 없고, 가위도 오른손잡이가 쓰기 쉽게 만들어져 있다. 또 왼손으로 글쓰는 모습은 왜 그리도 이상해 보이는지…. 아무튼 우리부터도 지윤이가 왼손보다는 오른손을 사

용했으면 했다. 하지만 그게 맘대로 안되는 것을 어떻게 하겠는가.

왼손잡이는 태어날 때부터 결정된다는 말이 맞는 것 같다. 적어도 지윤이는 그랬다. 어릴 때부터 손이 입에 들어가도 왼손이 먼저 들어갔다. 그렇게 할머니가 말려도 왼손을 사용했다. 물론 노력하면 오른손을 사용하게 만들 수는 있었을 것이다. 우리 친구 아이들 중에 네 명이 왼손을 주로 사용했는데 그 가운데 두 아이가 부모의 피나는 노력으로 오른손을 사용하게 됐으니까. 하지만 너무 억지로 교정을 하다 보면 말을 더듬을 수도 있고 쓰기나 학습에 문제가 생길 수도 있기 때문에 우리는 그냥 지윤이가 편한 대로 두었다.

학습 장애를 보이거나 말을 더듬는 아이를 보면 오른손잡이보다는 왼손잡이가 좀더 많은데, 이것은 교정을 위한 부모의 노력 때문에 아이가 스트레스를 받아서 그런 것일 수 있다. 왼손잡이가 열등할 이유도 없고 왼손잡이인 것을 부끄러워할 것도 없다. 왼손을 쓰는 아이들 중에는 글자를 거울에 비친 것같이 정반대로 쓰는 아이도 있는데, 이런 경우는 물론 전문가와 상의를 해야 한다. 왼손잡이 아이도 어느 특정한 행동은 오른손을 사용하기도 하는데, 지윤이는 가위로 종이 오릴 때와 문을 열 때는 오른손을 사용한다. 예술가 중에는 왼손잡이가 많다는 말에 미술을 좋아하는 지윤이 장래를 흐뭇하게 꿈꾸기도 한다. 아직도 왼손을 쓴다고 야단을 치거나 놀리는 사람들이 있는데 그럴 이유는 없다. 이제 우리 사회도 왼손을 쓰는 사람들에게 좀 관대할 필요가 있다.



## 언어 습득은 어떤 과정을 통해 이뤄지나요?

**• 생후 한달 반이 지나면 옹알이를 시작하게 됩니다** 생후 한달 반이 지나면 아이들은 울음소리가 아닌 다른 소리를 내기 시작합니다. 이때부터 울음소리가 길어지고 발전하여 옹알이를 시작하게 됩니

언어 발달에
제일 중요한 것!

다. 옹알이는 생후 6~9개월 사이에 가장 많고 길이가 길어지는데, 이때 아이는 스스로 소리를 낼 수 있다는 사실에 자신을 갖고 목이 쉬도록 더 크게 소리를 지르기도 합니다. 이 옹알이는 아기가 커가면서 말을 하게 되면 당연히 줄어듭니다. 단 옹알이를 너무 심하게 하면 목이 쉬기도 하는데, 이럴 때는 방이 너무 건조하지 않게 해주는 것이 좋습니다. 그리고 주위가 시끄러우면 아이가 더 크게 옹알이를 할 수도 있으므로 엄마도 조용조용 말하는 것이 좋습니다. 평소에 아기에게 동화책을 읽어주거나 말을 자주 거는 등의 자극을 주면 언어 발달에 많은 도움이 됩니다.

**• 말을 익히는 아기에게는 엄마의 눈빛과 표정이 매우 중요** 아기들은 말을 가르치려고 특별히 노력하지 않아도 스스로 깨우칩니다. 언어를 깨치는 과정은 하나의 신비한 과정입니다. 우선 아기는 엄마 아빠가 하는 말을 듣고 관심을 보입니다. 그러면서 반복되는 말을 통해 단어의 의미를 알아내고, 그것을 자신의 언어로 표현하다가 나중에 어른들이 하는 언어를 말하게 됩니다. 다른 아기보다 빨리 말을 한다고 머리가 더 좋다고 생각하진 마십시오. 그리고 어떤 언어를 반복해서 알려준다고 언어 발달이 특별히 더 좋아지는 것도 아닙니다. 말을 익히는 아기에게 중요한 것은 아기를 바라보는 엄마의 눈빛과 표정 그리고 엄마의 관심입니다. 아기와 얼굴을 마주하고 해주는 엄마의 이야기를 통해 아기는 말을 배우게 됩니다. 한 가지 주의할 것은, 말을 배우는 시기에 아기가 불명확한 말을 하는 경우가 있는데, 이때 엄마 아빠가 재미있다고 자꾸 따라하면 아기의 언어 습득에 지장을 줄 수도 있다는 것입니다. 그리고 부모가 외국어를 구사할 수 있다면 집에서 외국어를 같이 사용하는 것이 아이의 두뇌 발달에 좋습니다.

## 연령별로 사용하는 적정 단어 수는?

아이들은 커가면서 사용하는 단어가 엄청나게 늘어갑니다. 한 연구에 의하면 아래의 표와 같이 구사하는 단어 수가 증가한다고 합니다. 일반적으로 아이들의 언어 발달은 주위에서 자극을 받는 정도에 따라서 늘어나는 정도가 다르다고 합니다. 아이들의 언어 발달은 교육의 산물로서, 아이들의 호기심을 부모가 그때그때 충족시켜주고 새로운 세계로 잘 이끌어나가면 아이들의 언어 발달은 한층 가속됩니다.

| 연령 | 8개월 | 10개월 | 1년 | 1년 3개월 | 1년 6개월 | 2년 | 3년 | 4년 | 5년 | 6년 |
|---|---|---|---|---|---|---|---|---|---|---|
| 단어수 | 0 | 1 | 3 | 9 | 22 | 272 | 896 | 1,540 | 2,072 | 2,562 |

## 아이가 말이 늦어서 걱정이라구요?

YouTube
말 늦은 아이!
마냥 그냥 두면
곤란합니다

YouTube
말 늦은 아이!
어린이집 가면
해결될까요?

YouTube
말 늦은 아이!
언어치료하면
좋아질까요?

YouTube
말 늦은 아이!
언어치료가
끝이 아닙니다

• **아이는 엄마 아빠의 대화 속에서 말의 의미를 익히고 배웁니다** 아이가 한 돌이 되면 "엄마"라는 한 단어로 된 말을 할 수 있고, 두 돌이 되면 "엄마 물"처럼 두 단어를 붙여 말하게 되고, 세 돌이 되면 "엄마, 물 주세요"라고 세 단어를 붙여 문장을 말할 수 있습니다. 아이들은 엄마 아빠의 대화 속에서 말의 의미를 배우고 익힙니다. 처음에는 말의 의미를 잘 모르지만, 아기가 한마디 말하려고 시도할 때 정확한 말로 다시 되풀이해주면 말을 더 빨리 배울 수 있습니다. "우유 먹자", "우유 맛있다"처럼 아기의 행동을 말로 풀어 설명해주는 것도 아기가 말을 빨리 익히게 하는 좋은 방법입니다. 게다가 박수치며 좋아하는 엄마 아빠의 얼굴이 보이면 아기들은 말 배우는 데 신바람을 내게 마련입니다.

• **언어 발달이 늦는 원인은 여러 가지가 있어** 우선 정상인 경우가 제

일 많지만, 환경적인 원인이나 정신 지체, 청력장애나 발달성 언어 장애, 그밖에 드문 질병 등이 원인이 되어 언어 발달이 늦을 수도 있습니다. 또 말을 못하기만 하는 것이 아니라 아예 의사소통과 감정의 소통조차 되지 않는 경우가 있습니다. 이런 경우에는 자폐증이나 정신 지체를 의심할 수 있습니다. 아이가 귀에 문제가 있거나 해서 잘 듣지 못해도 주위의 소리에 잘 반응을 하지 않고 말도 잘 하지 못합니다. 하지만 최근에 가장 흔히 보는 것은 엄마 혼자 아이랑 집에 있으면서 어른들 간의 대화가 부족해서 말을 제대로 못하는 경우입니다. 쉽게 이야기해서 무인도에서 나 홀로 살고 있는 것과 마찬가지로 제대로 언어를 배울 수가 없는 것입니다. 그밖에 혀가 짧은 아이나 언청이처럼 입안 구조에 이상이 있어도 발음상의 문제로 말을 제대로 하기가 힘듭니다.

**말이 많이 늦는 경우 그냥 놔두면 안돼!!**

아이가 알아듣기는 잘하고 친구와도 잘 어울리는 편이면 두 돌까지는 말을 잘 못해도 큰 문제는 없습니다. 하지만 말을 잘 못하면 답답해서 짜증을 잘 부리기 때문에 아이가 신경질적이 될 수 있습니다. 게다가 말이 아주 늦으면 친구와 사귀기 힘들어 소극적인 성격이 될 수도 있습니다. 다른 문제가 없어도 두 돌이 될 때까지 '엄마', '아빠'와 같이 의미 있는 말을 못하는 경우, 두 돌 반이 될 때까지 두 단어를 연결시키는 말을 못하거나 말을 잘 못 알아듣는 경우, 또 세 돌이 되었는데도 문장을 말하지 못하는 경우에는 검사를 한번 받아 보는 것이 좋습니다.

YouTube

말 잘 알아듣는 말 늦은 아이

## 아이가 말을 더듬어서 걱정이라구요?

**· 하고 싶은 말은 많은데 어휘력이 부족해 말을 더듬기도 합니다** 아이들은 2~3세에 갑자기 말을 많이 배우는데, 이때부터 5세까지 말을 더듬기 쉽습니다. 아이들이 말을 더듬는 것은 아이들의 의지와는 별로 상관이 없습니다. 부모의 고민과는 달리 말을 더듬는 아이는 자신이 말을 더듬는다는 것을 깨닫지 못합니다. 아이들은 말보다 생각이 빨리 발달하는 경향이 있어 머릿속에 수많은 생각이 오고 가도 그것을 다 말로 표현 못하는 경우가 있습니다. 입안에서 말이 맴돌아도 그 말이 입 밖으로 쉽게 나오지 않는 경우도 있습니다. 한마디로, 하고 싶은 말은 많은데 아직 어휘력이 따라주질 않으니 급한 맘에 말을 더듬는 것이지요. 이런 경우 대개는 시간이 지나면 저절로 좋아집니다. 그러나 아이가 말을 더듬는다고 부모가 말을 자르고 대신해주거나 아이의 실수를 지적하면, 아이는 말하기를

두려워하여 점점 더 말을 더듬게 될 수 있습니다.

• **말을 더듬는 데는 그밖에 여러 가지 원인이 있습니다** 위에서 말한 원인 외에도 아이들은 마음이 급하거나 흥분했을 때 말을 빨리 하려다 더듬기도 하며, 그리고 아프거나 피곤할 때도 말을 더듬을 수 있습니다. 너무 열심히 말을 가르쳐도 더듬을 수 있고, 아이가 말하는 데 너무 간섭을 해도 더듬을 수 있습니다. 그밖에 왼손을 잘 쓰는 아이에게 오른손을 쓰라고 강요하는 식으로 아이에게 스트레스를 줘도 아이가 말을 더듬을 수 있으며, 심지어 말 더듬는 것을 흉내내다 말더듬이가 시작될 수도 있습니다. 말을 더듬는 것은 언어 발달 과정에서 나타나는 자연스러운 현상이므로 너무 예민하게 반응해서는 안됩니다. 하지만 두세 달이 넘도록 계속 말을 더듬거나 대화하는 데 지장을 줄 정도라면 부모가 신경을 써야 합니다.

• **아이가 말을 더듬을 때는 이렇게 해주세요** 우선 아이가 말을 더듬더라도 관심을 보이지 마십시오. 말 더듬는 것을 화제로 삼아서도 안됩니다. 또 온 집안 식구가 조용히, 느리고 명확하게 말해야 합니다. 아이에게 말을 제대로 하라고 강요하거나 억지로 고치려 들다가는 말 더듬는 것이 더 심해지고 오래갈 수 있습니다. 아이의 이야기를 귀담아 듣고 아이에게 말할 충분한 시간을 주는 게 좋습니다. 또 아이가 스트레스를 받지 않도록 편하게 해줘야 하며, 아이에게 책을 읽어주거나 노래를 같이 부르는 것도 좋은 방법입니다. 부모가 올바르게 대처하면 말 더듬는 아이들은 대개 초등학교 들어가기 전에 좋아집니다. 하지만 말 더듬는 아이들 모두가 시간이 지나면서 저절로 좋아지는 것은 아닙니다. 말을 더듬는 것이 6개월 이상 지속되거나, 자신이 말을 더듬는다는 사실에 아이가 지나칠 정도로 예민하게 반응하거나, 말을 할 때 잔뜩 긴장해 눈을 찡그리거나 얼굴을 씰룩일 정도라면 의사와 상의할 필요가 있습니다.

**좋은 언어 습관은 올바른 언어 교육에서!!**

좋은 언어 습관은 역시 엄마 아빠가 가르쳐주는 것입니다. 아기는 자기가 듣는 것을 따라 말하면서 언어를 배우므로 아기가 듣는 데서는 바른 말을 사용하십시오. 엄마 아빠가 대화하는 모습을 보여주면서 또박또박 말하는 것이 중요합니다. 그리고 평소의 대화에 아기를 끼워주십시오. 처음에는 단어의 의미를 아기가 알 수 없습니다. 하지만 반복되는 대화 속에서 아기는 그 단어의 의미를 찾아갑니다. 아기가 말을 할 때는 아기의 얼굴을 보면서 아기가 하는 말을 잘 들어줘야 하며, 아기가 잘못 말하더라도 야단을 치면 안됩니다. 야단을 치면 아기가 자신감을 잃을 수 있습니다. 바른 말로 정정해 다시 한번 말해주는 정도가 좋습니다. 아기가 바른 말을 사용하게 하려면 부모부터 말할 때 주의해야 한다는 것을 잊어서는 안됩니다.

# 아이 키에 대해 알아봅시다

롱다리가 뭔지 요즘은 어른부터 아이들까지 키가 크고 다리가 죽 빠진 체형을 원합니다. 예전에는 키가 크면 싱겁다고 별로 좋게 생각하지 않았지만, 요즘은 누구나 롱다리가 되고 싶어합니다. 또 예전에는 남자아이의 엄마들이 주로 고민을 했지만, 이제는 남자아이 여자아이 가리지 않고 키에 무척 관심을 가집니다. 심지어 아이 키가 작지도 않은데 키를 더 키우는 비법이 없냐고 묻는 엄마도 있습니다. 농담 삼아 묻는 것이긴 해도 그 속에 아이 키를 좀더 키우고 싶어하는 엄마의 마음이 슬쩍 비쳐집니다. 요즘 아이들은 자신의 키에 퍽이나 민감해 지나가는 말로라도 키가 작다는 소리를 들으면 식음을 전폐하기도 하고 몰래 소아과 의사에게 키 크는 비법을 물어보기도 합니다. 키가 작은 것이 아이들의 마음까지 움츠러들게 만들고 있습니다. 이번에는 아이들의 키에 대해서 한번 알아봅시다.

## 키는 엄마 아빠 닮는 경우가 많아

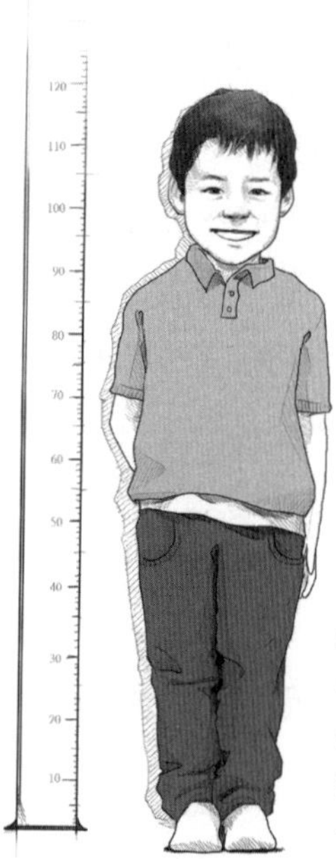

키는 타고나기도 하지만, 크게 타고났어도 제대로 못 먹으면 자라지 않습니다. 키는 엄마 아빠로부터 각각 1/3을 유전받고, 나머지 1/3은 환경에 의해 결정된다고 합니다. 부모가 크면 아이도 클 확률이 높고, 부모가 작으면 아이도 작을 확률이 높습니다. 아빠가 어릴 때는 작다가 나중에 키가 많이 자란 경우, 아이 역시 지금은 작아도 나중에 클 수 있습니다.

**아이 키가 너무 작아서 걱정이라구요?**

일단 아이의 키가 작다고 생각되면 키와 몸무게를 잰 다음 같은 개월, 같은 성별을 가진 아이들 중에서 몇 번째 정도인지를 소아과에 가서 확인하는 것이 좋습니다. 이때는 과거 몇 년간 잰 아이의 키와 몸무게 기록을 가지고 가는 것이 좋습니다. 같은 또래 100명 중에서 세 번째도 안되거나 세 살이 넘은 아이가 1년에 4cm도 자라지 않으면 일단 의학적으로 문제가 있을 가능성이 있습니다.

**월령별 신장 증가 속도**

| | |
|---|---|
| 0~3개월 | 9~10cm |
| 3~6개월 | 5~6cm |
| 6~9개월 | 3~4cm |
| 9~12개월 | 3cm |

**출생 시에 비해 키가 자라는 배수**

| | |
|---|---|
| 생후 1년 | 1.5배 |
| 생후 5년 | 2배 |
| 생후 10년 | 2.5배 |
| 생후 15년 | 3배 |

**• 의학적으로 키가 작다는 것은** 많은 엄마들이 아이 키가 작으면 고민합니다. 우리 아이보다 작은 아이들이 수두룩해도 그것은 눈에 들어오지 않고 더 큰 아이들만 보이나 봅니다. 의학적으로 키가 작다는 것은 달까지 따져서 같은 개월, 같은 성별의 아이들끼리 비교했을 때 100명 중에서 작은 쪽으로 세 번째도 안될 때를 말합니다. 그리고 1년에 4cm도 안 자랄 때 이 아이는 키 크는 데 문제가 있을 수 있습니다.

**• 키가 작은 여러 가지 원인** 앞서도 말했듯이 가장 흔한 이유로는 엄마 아빠가 작은 것을 들 수 있습니다. 부모를 닮아서 키가 작은 것을 가족성 저신장이라고 합니다. 또 어릴 때는 작았지만 늦게 자라기 시작해서 나중에 크게 자라는 아이도 있습니다. 이런 경우를 가리켜 체질적인 성장 지연이라고 말하는데, 부모 역시 어릴 때는 작았을 수 있습니다. 물론 후천적인 원인도 있습니다. 어릴 때 제대로 먹고 자라지 못한 아이는 나중에 어른이 되어서도 키가 클 수 없습니다. 내분비 질환과 같은 만성적인 질병을 가진 아이도 잘 자라지 못하며, 심리적으로 스트레스를 받거나 학대를 받는 아이도 잘 자라지 못합니다. 그밖에 성장 호르몬이 부족하거나 터너증후군 같은 선천적인 질병이 있어도 키가 잘 자라지 않습니다. 터너증후군이란 키가 크지 않고 사춘기 때 성적 발달이 제대로 이루어지지 않는 선천성 여성 질환으로, 2천 5백 명에 1명 꼴로 나타납니다.

## 아기가 제대로 크고 있는지 어떻게 알 수 있나요?

아기가 제대로 크고 있는지 아닌지를 판단하기 위해서는 일정한 비율로 자라고 있음을 확인해야 합니다. 아기가 일정한 속도로 자라고 있으면 키가 좀 작아도 일단 안심할 수 있는데, 육아수첩에 있는 발육 곡선과 비슷한 성장 패턴을 보이면 제대로 자라고 있는

것입니다. 그런데 예를 들어 상위 70%에 들던 아이가 한달 만에 갑자기 평균인 50%로 되었다면 뭔가 수상한 일이 벌어지고 있는 것입니다. 예방접종 카드 중간에 있는 한국 소아의 발달 곡선은 소아과 의사가 가장 중요하게 여기는 그래프입니다. 여러분도 한번 아기의 키나 몸무게를 그 그래프에 점찍어보십시오. 성장 호르몬 부족으로 키가 작은 아이들도 출생 시에는 정상이었지만, 1세 전후부터 키가 작은 것이 드러나기 시작해서 4~6세쯤 되면 확연히 드러나는 경우가 많기 때문에 아이의 키는 지속적으로 신경 써서 재야 합니다. 좀 지나면 크겠지 하며 미루다가 시기를 놓치는 경우를 간혹 보는데, 조기에 조치를 하지 않으면 소용이 없을 때가 많습니다.

## 키가 작은 아이는 어떻게 하나요?

**· 어디서 어떤 검사를 받나요?** 아이 키가 많이 작다고 생각되면 동네 소아과 의사가 큰병원으로 보내줍니다. 큰병원에서는 저신장 검사를 하는데, 보통 2~3일 정도 입원하여 간기능 검사, 갑상선 기능검사, 그밖에 뼈의 연령을 검사하기 위해 뼈 사진을 찍기도 하고, 여러 가지 자극제를 투여해 자극 검사를 하기도 합니다. 성장 호르몬 치료를 받아야 하는 아이는 생리학적 검사와 유발 검사도 반드시 받아야 하는데, 이런 검사를 통해 전체적인 아이의 성장 상태를 파악한 후 성장 호르몬 사용을 결정합니다.

**· 조기 발견이 매우 중요합니다** 만일 진단 붙인 시기가 너무 늦어서 뼈의 성장이 끝난 후라면 성장 호르몬 주사로도 키를 크게 하기란 어렵습니다. 가능하면 10살이 되기 전에 치료를 시작하는 것이 좋으며, 늦어도 남아는 13세, 여아는 12세 이전에 치료를 해야 합니다. 키를 크게 하는 성장 호르몬 주사가 도움이 되는 경우는 성장

호르몬이 결핍된 경우, 터너증후군이라는 염색체 이상의 경우, 만성 신부전증의 경우 등 세 가지 경우입니다.

## 키 크는 주사가 있다면서요?

키 크는 주사는 성장 호르몬 주사를 말합니다. 이것은 유전자 공학을 이용하여 사람의 성장 호르몬을 합성한 것으로, 성장 호르몬이 부족하여 키가 안 크는 아이에게 주사하면 놀라운 효과를 보입니다. 하지만 다른 이유로 키가 잘 안 클 때는 이 주사를 맞아도 효과가 거의 없습니다.

**• 성장 호르몬 부족은 얼마나 흔한가요?** 또래 아이 100명 중에서 작은 쪽으로 세 번째 이내인 아이들 10명 가운데 1명 정도가 성장 호르몬 부족 때문에 키가 작다고 보면 됩니다. 바로 이런 아이들이 성장 호르몬으로 치료를 받으면 효과를 봅니다.

**• 성장 호르몬 주사는 키를 크게 해주는 비법이 아닙니다** 성장 호르몬 주사에 대해 필요 이상의 기대를 갖고 소아과를 찾아왔다가 실망해서 돌아가는 분들이 간혹 있습니다. 이 주사는 성장 호르몬이 부족해서 키가 안 크는 아이에게만 사용하는 것으로, 나이가 어릴수록 그리고 장기간 투여할수록 성장 기대 효과가 큽니다. 성장 호르몬 주사는 10살 이전에 맞기 시작하는 것이 효과적인데, 적어도 2~3년을 맞아야 하며 최소한 6개월은 맞아야 효과를 볼 수 있습니다. 계속 맞는다고 키가 계속 크는 것이 아니라 골단이 융합되는 시기인 여자 14~15세, 남자 16~17세까지만 효과가 있습니다. 뼈의 성장판이 닫히고 나면 성장 호르몬이 부족한 것을 뻔히 알면서도 성장 호르몬 치료를 할 수가 없습니다. 또 하나의 문제는 이 주사가 비싸다는 것입니다. 몸무게와 연령에 따라 주사량과 기간이 달라지는데, 1년간 보통 천만 원 남짓한 비용이 들기 때문에 보통 가

**키 크는 주사, 안심하고 맞아도 되나요?**

성장 호르몬 주사는 유전자 공학을 이용하여 사람의 성장 호르몬과 똑같은 것을 합성해낸 것이므로 현재까지 큰 부작용은 거의 없는 것으로 알려져 있습니다. 그러나 간혹 일시적으로 몸이 붓거나 통증이 생길 수 있고, 갑상선 기능 저하, 당뇨, 고관절 탈구 등이 생길 수도 있으므로 주기적으로 의사의 진료와 검사를 받으면서 맞아야 합니다. 다시 한번 강조하지만 성장 호르몬 주사는 절대로 집에서 임의로 맞히면 안됩니다. 부작용을 조기에 발견하지 못하면 심각한 문제에 부닥칠 수도 있습니다.

정에서는 만만치가 않습니다. 터너증후군이나 만성신장 질환으로 판명되면 치료비의 일부가 의료보험으로 충당되기는 하지만 크게 도움이 되지는 않습니다.

• **주사 맞기도 쉽지 않습니다** 키 크겠다는 일념으로 매일 몇 년간 맞는 것을 참는 아이도 있지만, 주사를 겁내는 아이는 이것이 쉬운 일이 아닙니다. 사지를 돌아가면서 주사를 맞는데, 주사 놓는 법을 배워서 부모가 집에서 놔줄 수도 있습니다. 주로 잠자기 30분 전에 주사를 놓습니다. 비용도 비용이지만 아이가 못 견뎌서 주사를 중단하는 경우도 있습니다. 하지만 아이의 미래를 생각해서 일단 결정했으면 밀고 나가는 게 좋겠지요.

• **그래도 성장 호르몬 주사를 맞으면 좀 크지 않을까요?** 원래 성장 호르몬 주사는 성장 호르몬이 부족한 경우에만 효과가 있습니다. 그러나 아이의 키가 작은 것이 성장 호르몬 부족 때문이 아닌데도 부모가 굳이 성장 호르몬을 맞히겠다고 하면 의사가 주사를 놔주기도 합니다. 가족성 저신장의 경우 성장 호르몬을 맞으면 일시적으로 키가 쑥쑥 크기도 하기 때문입니다. 하지만 이 경우에도 처음에만 쑥쑥 크고 나중에는 성장의 속도가 눈에 띄게 줄어듭니다. 나중에 클 것을 미리 크는 것뿐이어서 결국 어른 때의 키에는 변화가 없다고 보시면 됩니다. 하지만 우선 키가 크는 것이 눈에 보이기 때문에 부모가 강력히 원하면 그리고 돈에 구애를 받지 않는다면 혹시라도 하면서 성장 호르몬 주사를 놔주는 의사가 있기는 합니다. 이 점에 대해서는 아직 정확한 의학적 판단 기준이 서 있지 못한 것으로 알고 있습니다. 하지만 체질성 저신장인 경우에는 성장 호르몬 주사를 아무리 맞혀도 소용이 없습니다.

• **그럼 다른 방법은 없나요?** 많은 사람들이 키 크는 비법에 대해서 문의를 합니다만 비법은 없습니다. 잘 먹고, 잠 푹 자고, 적당한 운동을 하는 것이 키를 크게 하는 최선의 방법입니다.

## 키 크는 데는 식사습관이 가장 중요

**조심 조심! 비만 조심!!**

비만은 키가 자라는 것을 방해하는 가장 큰 원인 가운데 하나입니다. 한창 크던 아이가 갑자기 살이 찌면 피하지방이 늘어나면서 성 호르몬이 분비되고, 과도하게 분비된 성 호르몬은 키를 자라게 하는 성장판을 닫게 만들어 성장을 멈추게 합니다. 하지만 비만이라고 해서 성장기에 지나치게 살을 빼려고 굶게 되면 뼈에 영양을 공급하지 못해서 키가 자라지 않을 수 있습니다. 따라서 성장기에는 지나친 다이어트는 피하는 것이 좋습니다. 심한 비만으로 다이어트가 필요한 경우에는 전문가와 상의를 해야 합니다.

요즘 아이들의 평균 키가 계속 커지고 있습니다. 가장 큰 이유는 잘 먹기 때문입니다. 영양이 부족하면 아무리 크고 싶어도 재료가 없기 때문에 클 수가 없습니다. 바른 식사습관이야말로 키를 자라게 하는 제일 중요한 요소입니다.

**• 골고루 먹어라** 키가 잘 자라려면 성장기에 영양을 고루 섭취해야 합니다. 채식이 몸에 좋다고 어릴 때부터 채식 위주의 식사를 하면 성장에 나쁜 영향을 미칠 수 있습니다. 식사를 할 때는 밥이나 빵, 감자 같은 탄수화물이 50~60%, 고기나 생선, 우유 등의 단백질이 20~30% 정도의 비율이 되게 배분하는 것이 좋습니다. 여기에 비타민 섭취와 장 운동을 좋게 하기 위해 과일이나 채소를 곁들입니다. 그리고 너무 짜거나 매운 음식은 피하는 것이 좋습니다.

**• 칼슘을 많이 먹어라** 키가 크기 위해서는 뼈가 자라야 하고, 뼈는 칼슘을 주성분으로 하기 때문에 무엇보다 칼슘이 많은 음식을 먹어야 합니다. 만일 칼슘의 양이 부족하면 뼈가 제대로 자라지 않거나 쉽게 부러질 수 있습니다. 칼슘이 많이 든 음식으로는 우유·치즈·아이스크림·요구르트 등의 유제품, 멸치·뱅어포 등의 뼈째 먹는 생선이 있습니다. 미역·다시마 등의 해조류는 요오드가 많아서 아이들의 칼슘 보충용으로는 권장하지 않습니다.

**• 세 끼를 규칙적으로 먹어라** 요즘 아침을 거르는 학생들이 많습니다. 아침을 거르게 되면 공부하는 데 능률이 오르지 않을 뿐 아니라 키가 자라는 데도 결코 도움이 되지 못합니다. 식사를 거르게 되면 영양 결핍이 될 수 있고 나중에 한꺼번에 먹기 때문에 비만이 될 가능성도 높아집니다.

**• 인스턴트 식품을 피하라** 햄버거, 치킨, 라면 등의 인스턴트 음식은 칼로리는 높지만 영양분이 적어서 키가 크는 데 도움이 되지 않습니다. 또한 소금기가 많이 들어 있어 칼슘이 잘 흡수되지도 않습

:)

**주의하세요!!**
우유와 치즈 등의 유제품에 들어 있는 칼슘 성분은 몸에 쉽게 흡수가 됩니다. 따라서 성장기 어린이는 하루에 우유를 2~3컵 먹는 것이 좋습니다. 성장기의 아이들이 우유를 많이 먹으면 그만큼 키가 큰다는 말은 사실입니다. 그렇다고 식사 대신 우유로만 배를 채워서는 곤란합니다. 식사를 골고루 하면서 우유도 많이 먹어야 합니다.

니다. 간혹 이온 음료를 열심히 마시는 학생도 있는데, 이 역시 과도한 당분과 소금기 때문에 별로 좋지 않습니다. 인스턴트 음식은 가급적 피하고, 어쩔 수 없이 먹어야 한다면 부족한 영양을 보충할 수 있도록 우유와 채소 샐러드 등을 곁들여 먹는 것이 좋습니다.

• **짜게 먹지 말아라** 짜게 먹는 습관은 성장기의 학생들은 특히 피해야 할 식습관입니다. 짠 음식은 고혈압 같은 성인병을 유발시킬 뿐만 아니라 뼈를 만드는 데 필요한 칼슘을 빼앗아감으로써 키가 크는 것을 방해하기도 합니다. 하지만 한번 짜게 먹기 시작한 사람이 싱겁게 먹기란 쉽지 않습니다. 단번에 싱겁게 먹을 수는 없더라도 조금씩 조금씩 싱겁게 먹으려 노력을 해야 합니다. 김치는 양념을 잘 걷어내고 먹고, 젓갈이나 명란젓과 같이 짠 음식도 피하는 것이 좋습니다.

• **설탕이나 탄산음료는 피하라** 단것이라면 사족을 못 쓰는 아이들이 많습니다. 하지만 초콜릿이나 사탕 같은 단 음식은 칼로리는 높지만 영양이 거의 없어서 키가 크는 데 도움이 되지 못합니다. 게다가 단것을 많이 먹으면 배가 불러 식사를 제대로 할 수 없게 됩니다. 또 설탕은 칼슘 성분이 뼈로 가는 것을 방해할 뿐만 아니라 심지어 뼈와 치아 속에 있는 칼슘을 녹여버리기까지 합니다. 특히 탄산음료에는 당분뿐만 아니라 칼슘의 작용을 방해하는 인산 성분이 많이 들어 있어 성장하는 데 나쁜 영향을 끼칠 수 있습니다. 탄산음료나 설탕은 되도록 먹지 않는 편이 좋습니다.

## 적당한 운동 또한 키를 크게 해줍니다

적당한 운동은 뼈의 성장판에 자극을 주어 키를 크게 합니다. 하루에 1시간가량 땀이 흐를 정도로 운동을 하면 뇌하수체가 자극을 받아 성장 호르몬의 분비가 촉진되면서 키가 잘 자라게 됩니다. 그리

고 운동을 하면 입맛이 돌아 식사도 잘하게 되고, 우리 몸의 혈액 순환도 원활하게 됩니다. 수영, 배구, 조깅, 탁구, 배드민턴과 같은 비교적 가벼운 운동이 도움이 됩니다. 축구도 좋고 농구도 좋습니다. 이런 운동을 할 시간이 없다면 맨손체조나 줄넘기라도 하십시오. 키 크는 데 도움이 된다고 알려진 운동으로는 스트레칭 체조가 있습니다. 말 그대로 몸을 늘어나게 하는 체조인데, 앉아서 온 몸 쭉 뻗기, 엎드려 팔 뻗기, 누워서 다리 올리기 등이 이런 운동에 속합니다. 쉽게 말하면 철봉에 매달리는 것도 스트레칭의 일종입니다. 마라톤이나 럭비같이 너무 격렬한 운동이나 역도 같은 운동은 키 크는 데 별로 도움이 되지 못합니다.

## 키가 크기 위해서는 생활습관도 중요합니다

키가 크기 위해서는 일찍 자고 일찍 일어나고 푹 자는 것이 좋습니다. 편안하고 깊은 잠을 자지 못하면 성장 호르몬의 분비가 줄어들어 성장판의 활동에 지장을 주기 때문입니다. 또한 일정한 시간에 잠들고 일정한 시간에 일어나면 성장 호르몬의 분비 시간이 늘어나기 때문에 키가 크는 데 많은 도움이 됩니다. 적당한 운동이나 자극도 성장에 좋은 영향을 끼치므로 꼭 필요합니다. 너무 무거운 물건을 들거나 미는 것은 과도한 무게가 성장판을 압박하게 되므로 좋지 않습니다. 너무 오래 서 있거나 너무 오래 걷는 것도 좋지 않으며, 바른 자세를 유지하는 것도 매우 중요합니다. 키가 크는 데 좋다는 온갖 방법을 다 써보았는데도 키가 작은 아이는 어떻게 하면 좋을까요? 이런 경우는 키에 대한 생각을 버리는 것이 좋습니다. 키가 작더라도 마음을 키우고 아이의 능력과 적성을 개발해서 훌륭한 사람으로 키우도록 노력해야 합니다. 부모가 먼저 키에 대해서 달관을 하십시오.

# 수두

## Dr.'s Advice

YouTube
수두와 예방접종

YouTube
수두 두 번째
접종하세요

수두 접종은 기본접종입니다. 2005년부터 수두가 기본접종이 되어 이제 우리나라에서도 모든 아이들이 다 수두 접종을 해야 합니다. 수두는 누구나 언젠가 한 번은 걸릴 수 있는 병이므로 반드시 접종을 해야 합니다.

어릴 때는 한번 접종하지만, 만 13세 이상이 되어 접종을 시작하는 경우는 4~8주 간격으로 두 번 접종해야 합니다.

수두는 돌 전에는 접종하지 않습니다. 실수로 돌 전에 접종한 경우는 돌이 지나서 다시 접종하는 것이 권장됩니다.

수두 주사를 맞고도 나중에 수두에 걸리는 경우가 종종 있어서, 미국에서는 2007년부터 4~6세에 한 번 더 수두를 접종하고 있습니다. 우리나라는 현재 어린이집에서 수두가 돌면 그 어린이집 다니는 유아들에게 수두 추가접종하는 것을 고려하라고 권유하고 있습니다.

## 수두 한번 알아봅시다!!

**수두에 걸렸을 때 의사가 하는 치료**
• 열이 나면 해열제를 줍니다.
• 가려워하면 덜 가렵게 해줍니다.
• 아이가 어리거나 힘들어하거나 심한 병이 있는 경우에는 항바이러스제를 사용하기도 합니다.
• 칼라민 로션이라는 분홍색의 바르는 약은 잘 흔들어서 사용해야 합니다. 엄마 손가락에 묻혀서 물집 잡힌 부분에 조금씩 발라주십시오.

**수두의 격리 기간은?**
모든 물집에 딱지가 질 때까지.

**• 수두는 전염성이 아주 강한 병입니다** 형제간에는 90%쯤 옮고, 학교의 한 반에서는 30%쯤 옮습니다. 그렇다고 치명적인 병은 아닙니다. 한 1주일 정도 고생을 하게 되고 일부에서는 흉이 남게 되기도 합니다. 학교는 보통 딱지가 전부 앉을 때까지인 1주일 정도 쉬어야 합니다. 수두는 물집이 잡히기 1~2일 전부터, 물집이 잡히고 3~7일이 지나 딱지가 질 때까지 전염될 수 있기 때문에 간혹 수두 걸린 아이(엄마들은 대개 물집이 잡혀야 수두에 걸렸다고 생각합니다)와 접촉한 적이 없는데도 수두에 걸렸다는 하소연을 듣게 됩니다. 수두에 걸린 아이와 접촉한 뒤 수두에 걸리는 기간은 10~21일 정도인데, 보통 14~16일이 지나면 수두에 걸립니다.

**• 수두는 어릴 때 걸려야 합병증이 적습니다** 수두는 누구나 평생에 한번은 걸린다고 생각하면 됩니다(아주 드물지만 한 번 이상 걸리는 경우도 있습니다). 그러나 어른이 되기 전에 걸리는 것이 가볍게 걸리기 때문에 걸리려면 어릴 때 걸리는 것이 좋습니다. 5세에서 20세 사이가 비교적 합병증이 적은 나이입니다. 하지만 예방접종을 하게 되면 예방이 가능하기 때문에 일부러 걸리게 할 필요는 전혀 없습니다. 한 번 수두접종한 아이라도 4~6세에 수두를 한 번 더 접종해주면 대부분의 수두를 예방할 수 있습니다.

**• 수두의 증상** 수두란 **물집이 잡히는 병**으로 처음 하루 이틀간은 벌레 물린 것과 거의 구분이 안 갑니다. 물집이 이슬처럼 투명하게 잡히면 수두라는 것을 엄마도 알게 됩니다. 홍역은 물집이 안 잡히지만 수두는 물집이 잡힙니다. 또 수두는 **가려움을 동반**하므로 아기가 계속 긁어대면 수두 자국이 남을 수 있습니다. 수두의 증상을 보면 **얼굴에서부터 시작된 초기의 반점이 몸통과 사지로 퍼지면서 물집이 잡힙니다.** 처음에는 벌레 물린 것 같은 붉은 자국에서 투명한 물집과 진통이 동반될 수도 있습니다. 한마디로 처음에는 감기 비슷

한 증세를 보이다가 2~3일 사이에 몸에 빨간 것이 생기면서 물집이 잡히면 수두일 가능성이 높습니다. 며칠이 지나면 **딱지가 지면서 회복**되는데, 간혹 아주 희미한 자국이 남기도 합니다. 수두 접종을 한 번만 한 경우 수두에 걸리는 아이들이 많은데, 접종하지 않은 아이들에 비해 수두를 가볍게 앓고 지나가며, 얼굴에 물집도 비교적 적게 생깁니다.

**· 드물게 심각한 합병증을 일으키는 수도 있기 때문에 주의하여야 합니다** 수두 예방접종을 하고 수두에 걸린 아이는 비교적 수두를 가볍게 앓습니다. 그러나 수두에 걸리면 아이가 힘들어 할 수도 있고, 가려워서 긁다 보면 수두 자국에 염증이 생길 수도 있고 수두에 걸리면 나중에 나이 들어 대상포진에 걸릴 가능성도 더 높아집니다.

**수두 접종은 꼭 해야 합니다!!**
수두란 그냥 아무 합병증도 없이 저절로 좋아지기만 하는 병이 아니며, 일부에서는 합병증을 일으키기도 하고 흉터를 남기기도 하기 때문에 이제는 모두가 다 접종을 해야 합니다. 수두는 한 일주일 고생하면 저절로 좋아지는 병이 아닙니다. 남에게 전염시킬 수도 있고, 노약자나 출산 직전의 임산부에게 전염되는 경우는 큰 문제가 생길 수도 있고, 잘못하면 위험할 수도 있습니다. 더불어 사는 사회에서는 남을 위해서라도 수두 접종은 꼭 해야 합니다.

## 수두 예방접종, 이렇게 합니다

**· 수두 접종은 돌이 지나야 맞힐 수 있습니다** 돌 전에 수두가 돈다고 일찍 접종하려는 분도 있는데, 수두 접종은 돌이 지나야 맞게 되어 있습니다. 돌이 지나면 아무 때나 접종할 수 있습니다. 접종 비용은 무료이고, 1회 접종으로 평생 효과가 가지 않는 경우가 종종 있기 때문에 수두의 추가접종이 강력하게 고려되고 있습니다. 두번째 수두 접종은 35,000원 정도를 부담해야 합니다. 수두 환자와 접촉했어도 접촉한 지 3일 늦어도 5일 이내에 접종하면 효과가 있습니다.

**· 이상 증상이 나타나면 바로 의사와 상의하십시오** 수두 접종은 홍역·볼거리·풍진 접종과 같은 날 할 수 있습니다. 이때는 양쪽 팔에 나누어서 접종을 합니다. 물론 한 달 간격을 두고 따로따로 접종해도 됩니다. 그리고 감기에 걸렸다고 수두를 접종할 수 없는 것도 아닙니다. 다만 의사의 진찰 소견에 따라서 접종을 연기해야 하는 경우도 있으므로 의사와 상의해야 합니다. 열성 경기를 한 경우 수

**소아과 의사의 한마디!!**
수두 예방접종을 2회 했다면 수두가 돌 때 수두를 앓는 아이와 접촉을 시켜 보는 것도 괜찮은 방법입니다. 접종 효과가 있다면 수두에 안 걸릴 것이고, 접종 효과가 없다면 수두에 걸리겠지요. 어차피 걸릴 거라면 일찍 거리는 것이 더 낫습니다.

두 접종을 하는 데는 별문제가 없지만, 반드시 접종을 하는 소아과 의사에게 경기한 사실을 알려주십시오. 간혹 수두를 약하게 하려고 감마 글로불린을 접종하거나 다른 이유로 면역 글로불린을 접종한 경우는 수 개월이 지나야 수두 접종을 할 수 있습니다. 이런 경우는 반드시 소아과 의사와 수두 접종 시기를 상의하십시오.

## 수두 걸린 아이에게 집에서 해줄 수 있는 것

• **쉬게 해줘야 합니다** 아픈 아이들은 쉬어야 한다는 만고불변의 진리는 수두에도 적용됩니다. 그렇다고 침대에 누워 있을 필요까지는 없지만, 땀범벅하면서 뛰어노는 것은 곤란합니다. 혼자 있기 심심하면 수두에 걸렸던 친구와는 집에서 놀아도 상관이 없습니다. 저는 수두에 걸린 적이 없더라도 수두 접종을 한 아이와는 같이 노는 것을 권장합니다.

• **손을 자주 씻겨야 합니다** 손톱은 짧게 깎아주는 것이 좋습니다. 가려운데 긁지 말란다고 안 긁는 아이가 어디 있겠습니까. 긁을 때 긁더라도 균이라도 좀 덜 들어가게 손톱을 짧게 깎고 잘 다듬어주고 손도 자주 씻겨주어야 합니다.

• **긁지 못하게 해야 합니다** 조금 큰 아이는 엄마 말을 알아들을 수 있기 때문에 설득을 해서 참으라고 합니다. 그런데 그게 쉽지 않습니다. 어린 아기의 경우 백마디 말보다 양말을 손에 씌워두는 것이 더 나을 수도 있습니다.

• **가벼운 목욕을 해도 좋습니다** 그렇다고 때 빼고 광낼 생각은 하지 마시고 가볍게 땀을 씻는 정도로만 시키십시오. 시원한 물로 목욕을 하면 가려움도 가라앉습니다. 비누를 살짝 사용해도 좋습니다. 너무 가려워하면 가려움을 줄이기 위해서 초기 며칠간은 시원한 목욕이 도움이 될 수도 있습니다. 찬 물수건을 가볍게 대주는 것도

**수두는 입안에도 생길 수 있습니다!**
입안에 수두가 생겨 아파하면 큰 아이의 경우는 조그만 얼음 조각을 입에 넣어서 빨리거나 아이스크림을 주어도 좋습니다. 뱉을 수 있는 아이에게는 제산제를 티스푼으로 반 스푼 정도 입에 넣어 헹궈내게 하면 입안의 아픔을 줄일 수 있습니다. 우유병을 빠는 아이는 입안에 생긴 수두 부위가 우유병을 빨 때 더 아플 수 있습니다. 이런 경우는 컵으로 먹이는 것도 한 가지 방법입니다. 딱딱한 음식보다는 부드러운 음식을 더 편하게 먹을 수 있으며, 신 음식이나 짠 음식을 먹으면 더 아플 수 있으므로 피하는 것이 좋습니다.

**수두 때문에 열이 날 경우!**
소아과에 가기 전에 상비약을 사용할 수 있습니다.  열이 나면 해열제를 사용할 수 있습니다. 아세트아미노펜 제제를 사용할 수 있는데, 타이레놀이 엄마들이 잘 아는 대표적인 상표입니다. 최근의 연구에 따르면 다른 종류의 해열제도 사용할 수 있기는 하지만, 여러 가지 이유로 인해 현재로서는 수두 때문에 열이 날 경우는 타이레놀이 집에서 사용할 수 있는 가장 바람직한 약이라고 생각됩니다.

한 가지 방법입니다. 단 딱지가 조기에 떨어지면 나중에 흉이 남을 수 있기 때문에 조심하시고, 물을 닦을 때도 문질러 닦아서는 곤란합니다. 미국 같은 나라에서는 가려움을 줄이기 위해서 오트밀이나 옥수수 전분을 한 컵 정도 욕조에 타서 하루에 2~3번 한번에 10분 정도 아이를 담가두기도 합니다. 베이킹 소다를 60g 정도 욕조에 타서 목욕을 시켜도 가려움을 줄일 수 있습니다. 소아과 의사와 상의하에 칼라민 로션이나 항히스타민제 종류를 사용하면 가려움을 좀더 효과적으로 줄일 수 있습니다.

- **외음부에 수두가 생겨 소변 볼 때 아파하면** 타이레놀을 주고 바셀린을 바르면 아픈 것을 줄일 수 있습니다. 좀 어린 아이들의 경우는 물 속에서 소변을 보게 하면 좋습니다.
- **햇볕의 직사광선은 피하십시오** 외출을 할 때는 긴팔 옷을 입히고 모자를 쓰게 하십시오. 직사광선은 수두를 더 심하게 만들고 아이를 힘들게 만들 수도 있습니다.

**예방주사 말고도 수두에 안 걸리게 해주는 주사가 있다면서요?**

수두 접종을 하지 않은 아가들 중에서 수두에 걸리면 심각한 문제가 생길 수 있는 면역상 문제가 있는 아가들이 있습니다. 이런 아가들이 수두에 노출된 경우 수두에 걸리는 것을 일시적으로 예방하기 위해서 감마글로불린이나 수두 인면역혈청 글로불린 주사를 맞으면 수두를 일시적으로 예방할 수 있습니다. 보통의 아이들에게 사용하는 방법은 아니라고 보시면 됩니다.

## 수두 접종에 대해 궁금한 것들

Q. 형이 수두에 걸렸는데 동생은 수두 접종을 안 했습니다. 동생에게 옮을 확률은 어느 정도인가요? 그리고 지금 접종을 하면 예방이 될까요?

A. 집안에 수두 걸린 아이가 생기면 형제에게 수두가 옮을 확률은 보통 90% 정도 됩니다. 그리고 돌이 지난 아이의 경우 접촉한 지 3일 이내에 예방접종을 하면 90% 정도는 예방이 가능합니다. 그러나 수두는 물집이 잡히기 1~2일 전부터 전염성이 있기 때문에 집안에 수두 환자가 발생했을 때는 이미 전염된 지 이틀은 지났다고 생각해야 합니다.

**아이가 수두에 걸려 있는데, 언제 유치원에 보내면 될까요?**

일주일 정도는 쉬어야 합니다. 딱지진 상태라면 괜찮지만 물집이 있는 동안은 옮길 수 있으므로 곤란합니다. 간혹 딱지진 아이가 유치원에 와서 수두를 퍼뜨린다고 불평하는 유치원 선생님도 계신데, 이는 수두가 물집이 생기기 전부터 전염될 수 있다는 사실을 몰라서 하는 이야기지요. 아이가 수두 초기에 전염시킨 경우는 일주일 뒤 딱지가 진 상태에서 유치원에 다시 가도 유치원에 수두가 돌 수 있습니다.

**수두 접종 때문에 수두에 걸리기도 하나요?**

간혹 수두 접종한 후에 바로 수두에 걸렸다는 아이를 봅니다. 이론적으로는 그럴 수 있지만 대개의 경우 수두 접종약은 수두를 일으키지 않습니다. 수두 접종 후에 수두에 걸린 아이들을 보면 돌이 지나서 바로 접종한 아이들보다는 주위에 수두 환자가 있는 것을 보고 접종하러 온 경우가 대부분입니다. 이런 경우는 이미 수두 바이러스가 몸에 들어와 있어 예방접종의 효과를 보기 전에 이미 걸린 경우입니다. 그리고 소아과 의사가 수두를 접종하고 난 후에 수두에 걸리면 약하게 앓을 수가 있다는 이야기를 오해하시는 분들이 간혹 있는데, 이 말이 수두 접종 때문에 수두를 앓는다는 말은 아닙니다. 수두를 접종하고도 수두에 대한 예방이 충분히 안되는 경우가 있어서 나중에 수두 걸린 아이와 접촉을 했을 때 걸릴 수가 있고, 이때 수두를 접종하지 않는 아이에 비해서 약하게 걸린다는 이야깁니다.

**걸린 수두를 약하게 하는 주사가 있다던데?**

있습니다. 하지만 이 주사는 특별한 경우 꼭 필요한 아이에게만 맞히는 것이므로 소아과 의사의 판단에 따라야 합니다.

Q. 미국에서 살다 온 친척이 그러는데요, 미국에서 수두 접종 얘기는 한 번도 들은 적이 없다던데요.

A. 그거 옛날 이야기입니다. 1995년 초에 미국 FDA는 공식적으로 수두 예방접종을 허가했고, 이제는 미국에서도 건강한 아이 모두에게 수두 예방접종을 해주고 있는데, 우리나라와는 달리 이제는 모든 아이들에게 수두 접종을 두 번을 해줍니다. 돌에 한 번 접종하고, 4~6세에 한 번 더 접종합니다. 우리나라에서도 비용만 신경쓰지 않는다면 수두를 한 번 더 접종해준다고 해도 누가 뭐라고 그럴 것 같진 않습니다. 미국에 간다면 반드시 한 번 더 맞고 가십시오.

Q. 우리 애는 수두 접종을 했습니다. 동네에 수두가 도는데 괜찮을까요?

A. 수두를 1회 접종하면 80% 정도 예방되고, 수두를 두번째 접종해 주어야 98% 이상 예방됩니다. 접종을 한 아이가 수두에 걸리면 접종을 하지 않은 아이보다 훨씬 가볍게 하고 아이도 덜 괴로워합니다. 수두 접종하지 않은 아이가 수두에 걸리면 물집이 500개쯤 생긴다면 수두 접종한 아이는 물집이 25~50개쯤으로 훨씬 적게 생깁니다. 게다가 얼굴에 적게 생기기 때문에 간혹 수두인지도 모르게 시작하는 수도 있으므로 수두가 돌 때 모기 물린 것처럼 조그맣고 발간 것이 아이 몸에 돋으면 함부로 아무 연고나 바르지 마시고 잘 모르겠으면 바로 소아과를 방문하십시오. 수두 예방접종을 두 번 했다면, 유치원에 수두 돌아도 신경쓰지 말고 그냥 보내세요. 수두 걸린 친구와 같이 놀게 해도 좋다고 생각합니다. 예방이 제대로 되었다면 수두에 안 걸릴 것이고, 예방이 제대로 안되었다면 차라리 일찍 걸리는 편이 낫기 때문입니다. 하지만 최근에 수두 추가접종이 강력하게 고려되고 있기 때문에 수두 추가접종을 하지 않은 아이는 지금이라도 수두 두번째 접종을 해주는 것이 좋습니다.

# 수면에 대하여

## Dr.'s Advice

YouTube
잘 자는 아기로 키우는 비법

아가가 잠을 잘 자면 아이 키우는 고생이 반의반으로 줄어듭니다. 잠 잘 자는 아가로 키우는 것은 부모가 하기 나름입니다.

수면은 아가가 배우는 것입니다. 6주부터는 본격적으로 수면교육을 시작해서 4개월에는 수면 패턴을 만들어주세요.

수면교육을 하면서 밤에는 잔다는 것을 가르쳐 밤중 수유를 줄여가세요. 생후 6주 수면교육 시작할 때부터 밤에 칭얼거리거나 깰 때 부모가 나도 자야지 생각하고 반응을 줄여가면, 빠르면 2개월에 10시간 이상 내리 자는 아기도 있습니다. 제대로 수면교육을 하면 3~4개월이 되면 많은 아기들이 밤새 안 먹고 잘 수 있고, 늦어도 4~6개월에는 밤새 안 먹고 잘 수 있게 가르치는 것이 좋습니다.

잘 자던 아기가 밤에 깰 때는 스스로 다시 깊이 잘 수 있게 바로 반응하지 말고 기다려주십시오. 반응을 하면 할수록 더 깨고, 배고플까봐 먹이면 먹일수록 더 먹게 됩니다.

수면교육에서 제일 중요한 것은 **부모가 나도 자야지 하고 생각하고 밤에 반응을 줄이는 것이고 수면교육은 당연히 해야 한다고 확신하는 것입니다**. 수면교육은 반드시 해야 하고 아기도 밤에는 자야 한다는 것을 확신을 가지고 밀어붙이면 대부분의 아기는 쉽게 됩니다.

수면교육은, 모든 집안 식구들이 같은 방침으로 아가를 대하고 항상 일관성 있게 진행해야 성공하기 쉽습니다.

119 소아과

# 인생에서 잠은 매우 중요합니다!

30년도 더 된 예전, 대입 본고사가 있던 그 시절에도 4당 5락이란 말이 있었습니다. 4시간 자면 입시에 붙고 5시간 자면 입시에 떨어진다는 말이었습니다. 그만큼 잠을 아껴서라도 공부를 하는 것이 중요하다고 많은 사람들은 생각합니다. 인생의 1/3을 잠자니 그 시간이 아까운 사람도 많은 것 같습니다. 하지만 잠은 단순하게 쉬는 시간만이 아닙니다. 잠은 먹고 숨쉬고 운동하는 것과 마찬가지로 사람이 건강하게 살아가는 데 가장 필요한 요소입니다. 물론 힘들게 일한 뒤 꿀맛 같은 긴잠을 자고 나면 몸의 피로가 회복되고 정신도 맑아지는 것은 사실입니다. 휴식이 잠의 중요한 기능임에 틀림없지만 잠을 자는 동안 우리의 두뇌는 넋 놓고 쉬는 것이 아니고 깨어 있을 때만큼 중요한 활동을 하는 중이라는 것이 최근에 밝혀지고 있습니다. 특히 성장기 아이들의 경우 잠을 자는 동안 미숙한 두뇌가 급속도로 발달하기 때문에 잠을 잘 자는 건강한 수면이 신체적인 건강만큼 중요하게 인식되고 있습니다.

YouTube
아이의 하루는
밤에 잘 때부터

## 잠을 잘 자면

- 몸의 피로가 풀려서 활동적이 됩니다.
- 기분이 좋아져서 긍정적으로 자랍니다.
- 성장호르몬 분비가 촉진되어서 키가 큽니다.
- 뇌신경의 성장과 발달에 큰 도움이 되어 머리가 좋아집니다.
- 면역기능이 좋아져 병에 덜 걸립니다.
- 손상된 피부재생이 촉진되어서 예뻐집니다.
- 자는 동안 낮에 배운 지식과 기술을 내 것으로 만들어 공부 잘하는 아이로 자랍니다.

## 잠이 부족하면

- 몸과 마음이 힘들어서 일상생활이 힘들어집니다.
- 주의력이 떨어지고 사고의 위험성이 높아집니다.
- 집중력이 떨어져 학습능력도 떨어집니다.
- 졸려서 불안정한 성격을 보이고 쉽게 좌절하고 충동적이 되고 스스로의 감정을 잘 조절하기 힘듭니다.
- 잠을 적게 자면 비만이 더 많이 생깁니다.

## 정상적인 수면의 나이별 진행 과정

• **신생아**들은 하루 종일 먹고 잠만 자는 것 같습니다. 그렇습니다. 신생아 시기는 18~20시간 이상도 자는 아가가 있습니다. 그리고 신생아 시기는 밤과 낮이 없습니다. 배고프면 먹고, 먹는 시간이 바로 낮인 셈입니다. 배부르면 자고, 자는 때가 바로 밤이구요. 신생아 시기에는 수면 역시 수유처럼 일정한 리듬이 없는 것이 특징입니다. 시간에 상관없이 졸려하면 재우면 됩니다.

• **생후 4주**쯤 되면 밤에 잠을 좀 더 잘 수 있고 깰 때도 울지 않고 깰 수 있으며 서서히 밤과 낮을 구분하게 됩니다.

• **6주**가 되면 하루의 리듬을 구분하는 'cirrcardian rhythm'이라는 생체시계가 작동하기 시작합니다.

• **6~8주**가 되면 수면이 일정한 리듬을 탈 수 있는데 부모가 나도 자야지 생각하고 아기가 밤에 칭얼거릴 때 반응을 줄여가면 **2개월**에 10시간 이상 내리 자는 아가도 있습니다.

• **3~4개월 아기**의 경우는 부모 하기 나름입니다. 이때 역시 부모가 잘 생각 하는 것이 중요합니다. 잘 자던 아기도 갑자기 칭얼거리거나 깰 수 있는데 이때 반응을 하지 않는 것이 중요합니다. 그럼 이

**잠을 가르칠 것인가, 아이에게 맡길 것인가?**

원시시대에는 잠은 자고 싶을 때 자면 그뿐이었습니다. 그리고 불도 없었기 때문에 밤에는 자고 낮에는 깨어 있었습니다. 문명이 발달하면서 어두워지면 자던 생활 패턴이 변했습니다. 전구의 발명은 사람들이 밤에도 활동하게 만들었고, 미국의 경우 에디슨이 전구를 발명하기 이전에 하루에 10시간을 자던 성인의 수면시간이 7시간대로 줄었습니다. 텔레비전의 발명은 수많은 사람들의 수면 습관을 더 획기적으로 바꾸었습니다. 그러나 빛이 있으면 수면을 유발하는 호르몬들이 제 기능을 못하기 때문에 밤에 전구가 켜진 상태에서는 아가가 자고 싶은 때 자게 한다 하더라도 그 자체가 이미 자연적인 것이 아닙니다. 건강한 먹거리가 건강에 중요하듯이 건강한 수면습관을 들이는 것이 건강한 수면에 중요합니다. 건강한 식습관을 어릴 때부터 가르쳐야 하듯이 건강한 수면 습관도 어릴 때부터 가르치는 것입니다.

YouTube
4시간 이상 자면 깨워서 먹일까?

•ᴗ•

**나이별 권장 수면 시간!**
잠을 충분히 자는 것은 매우매우 중요합니다. 하루에 얼마나 자야 하는가는 사람마다 차이가 큽니다. 하지만 일반적으로 이 정도는 자는 것이 좋다고 권장되는 시간은 있습니다.
4~12개월 아가는 낮잠 포함 12~16시간,
1~2세 아이는 낮잠 포함 11~14시간,
3~5세 아이는 낮잠 포함 10~13시간,
6~12세 아이는 9~12시간,
13~18세 아이는 8~10시간
자는 것이 권장됩니다. 충분한 잠을 잤는가는 밤새 깨지 않고 잔 후에 낮에 졸려하지 않고 기분 좋게 생활할 수 있는가를 보면 알 수 있습니다.

시기에 밤새 안 먹고도 잘 자는 아기들이 많습니다. 울면 어떡하지, 배고프면 어떡하지 고민하는 순간 아기들은 갈수록 더 깨고 더 먹게 된다는 것 꼭 미리 알아두시기 바랍니다. 밤잠을 푹 자면 낮잠은 아기가 알아서 자게 됩니다. 9개월이 되면 낮잠은 2번만 자고 1세가 되면 낮잠이 1~2회 정도로 주는 경우가 많습니다.

• **4~6개월**쯤 되면 밤에 먹지 않고 밤새 푹 자는 아가들이 많습니다. 더 늦으면 이유식 먹이는 것도 문제가 될 수 있습니다.

• **1~2세의 아기**는 낮잠 포함 11~14시간의 잠을 자는데 1.5~3.5시간 정도의 낮잠을 잡니다. **18개월쯤** 되면 하루에 두 번 자던 낮잠 중에서 아침의 낮잠은 중지하고 대부분의 잠을 밤에 일정한 스케줄에 따라서 자게 됩니다. 밤에 잠을 일찍 재우기 위해서는 오후 4시 이후에 낮잠을 재우지 않는 것이 좋습니다.

• **3~5세**가 되면 하루에 잠은 낮잠 포함 10~13시간 자게 되고, 5세쯤 되면 낮잠은 그만 자게 됩니다.

• **6~12세**에는 하루 9~12시간 잠을 자며 평생의 수면 습관이 완성되는 시기입니다.

# 수면교육에 대해 알아봅시다

## 수면교육에 대해서는 다양한 주장이 있습니다

**• 모든 아가는 같지 않고 부모 역시 같지 않습니다** 아가가 잠을 자는 방식도 가지가지이고 아가가 밤에 잠을 깼을 때 부모가 대처하는 방법도 가지가지일 수밖에 없습니다. 어릴수록 엄마의 손길이 더 필요하고 나이가 들수록 스스로 잠들고 푹 자는 능력을 키우는 것

이 중요하다는 것은 모두가 동의합니다. 그 중간 과정이 문제인 것입니다.

· **적극적으로 수면교육을 시킬 것인가, 아가에게 맡길 것인가** 이게 부모들에게는 제일 큰 고민인 것입니다. 어떤 방식을 택하든 아가 출산 전에 미리 공부하고 배워서 준비해야 시행착오를 줄일 수 있습니다. 만일 수면교육을 적극적으로 시키는 방법을 택한다면 6주~2개월에 이미 수면에 대한 교육이 시작되어야 하므로 미리 알고 있지 않으면 이 시기를 놓칠 수 있어서 수면교육이 정말 힘들어질 수 있습니다. 대다수의 소아과 의사와 육아전문가와 수면전문가가 권장하는 방법은 어릴 때부터 수면교육을 하라는 것입니다.

· **정상적인 수면교육이 잘 진행되던 아가라도 수면에 대한 문제가 생기게 됩니다** 깨서 울고 안아 달라고 하고 밤중 수유가 다시 생기기도 합니다. 수면문제의 해결 역시 서로 다른 이론들이 있습니다. 단호하게 밀고나가 어느 정도는 울려도 좋다는 의견부터 언제까지라도 젖을 물려 재워도 좋다는 의견도 있는데, 그것도 아이와 가족적인 상황의 고려 없이 양극단을 일률적으로 권장해야 한다는 주장도 있습니다. 이런 상반된 주장에 대해서 인터넷에서 갑론을박이 지속되어 부모들을 헷갈리게 합니다. 결국 선택은 부모가 하는 것이지만 이 역시 전문가들은 어느 정도의 차이는 있지만 생후 수개월이 지난 후라면 밤에 깼을 때 계속 젖 물려서 재우거나 안아재우는 것은 아가와 부모와 가정의 사정을 잘 고려해서 서서히 또는 갑자기 중단하는 것을 권장합니다.

· **조기 수면교육은 아가와 엄마가 잠을 잘 잘 수 있게 해주고 불필요한 밤중 수유를 줄일 수 있습니다** 하지만 밤에 엄마와 아가의 접촉이 줄면서 손해 볼 수 있는 모유수유와 심리적인 요인에 대한 고려를 잘 해결해야 합니다. 간혹 수면교육을 시도해보니 잘 안 되어서 그게 이론에서나 가능한 것은 아닐까 생각하는 부모들이 있는데 육아는 실제로 아가를 키우는 방법을 가르치는 현실적인 학문입니

YouTube
잠 잘자는 비법
알려드립니다

YouTube
잠 잘자는 비법
기초공사가 중요

YouTube
잠 잘자는 비법
수면의식 합시다

YouTube
잠 잘자는 비법
수면리듬 타기

YouTube
밤중 수유
끊는 방법

다. 프랑스 부모들의 육아법을 보면서 많은 부모들이 부러워하는데 그게 바로 수면교육의 결과이고 누구나 수면교육을 제대로 하면 실제로 가능한 현실적인 육아법인 것입니다.

• **소아과 의사와 육아 전문가와 수면 전문가들의 일반적인 의견**은 수면교육을 하라, 그것도 가능하면 어릴 때부터 하는 것이 좋다는 것입니다. 수면교육의 가장 핵심은 수면의식이라 부르는 sleep/bedtime routine을 빠르면 4~5주경부터 보통은 6주~2개월에는 시작하여 3~4개월에 아가 자신의 수면 패턴을 만들어주라는 것입니다. 그럼 아가들은 적게 깨고 충분한 수면을 취하고 낮에 정상적인 생활을 할 수 있다는 것입니다. 선택은 부모의 몫이지만 수면교육을 제대로 알고 선택하시기 바랍니다.

## 정상적인 수면교육의 진행 과정 요약

• **신생아**는 밤과 낮을 구분할 수 없습니다. 배고프면 먹고 졸리면 잡니다. 여기에 부모가 맞춰야 합니다.

• **1개월 이전부터 밤은 어둡고 낮은 밝게**, 밤에는 자고 낮에는 논다는 것을 가르쳐주어야 합니다. 할 수 있으면 낮에는 많이 먹고 밤에는 적게 먹게 의도적으로 조절을 시작해볼 수 있습니다.

• **생후 6~8주부터**는 하루의 일과리듬이 생기기 시작하는데 낮에는 놀고 밤에는 잔다는 것을 본격적으로 가르쳐줘야 밤낮의 용도를 배우게 됩니다. 이제는 수면교육을 본격적으로 시작하는 것이 좋습니다. 가장 기본이 **수면의식을 해주는 것인데 태연하게 그리고 일관성 있게 밀어붙이는 것이 제일 중요합니다.**

• **2~4개월** 사이에 수면의식을 포함한 수면교육을 일관성 있게 해서 수면리듬을 탈 수 있게 반응을 줄여가서 만 4개월에는 수면에 대한 패턴이 잡혀야 합니다. 잘 자던 아가들이 2~3개월경부터 밤

**수면교육에는 다양한 견해가 있습니다!**

이 책의 수면 부분에 적은 내용은 이론만의 내용이 아닙니다. 수많은 육아 전문가와 수면 전문가들이 과학적인 사실을 기반으로 오랜 세월 실제 육아상담을 하면서 얻은 경험의 결집으로 만들어낸 체계적인 수면교육을 기반으로 적은 내용입니다. 대부분의 아이들에게 실제 적용되는 방법인데 특히 기질이 강한 아이들일수록 수면교육을 제대로 시키면 더 편하게 아이를 키울 수 있고 아이도 편하게 인생을 살아갈 수 있답니다. 나는 아이에게 무한의 자유를 주기 위해서 수면교육을 하지 않는 쪽으로 확신을 가지고 육아를 하신다면 이 책의 수면 부분은 큰 도움이 되지 않을 수 있다는 점을 미리 밝힙니다.

YouTube
밤중 수유 끊기 성공 사례

YouTube
밤중 수유 끊기 알아둘 점

YouTube
낮잠 많이 자는 아기

에 깨기 시작하는 경우가 많습니다. 수면리듬이 생기면서 깊은 잠과 얕은 잠이 반복되기 때문인데 얕은 잠에서 반쯤 깼을 때 다시 깊은 잠으로 넘어갈 수 있게 반응을 하지 않고 기다려주는 것이 중요합니다. 다시 말하면 밤에 깼을 때 배고플 때 외에 반응을 줄여 혼자 힘으로 다시 잠드는 것을 배워야 합니다. 그리고 우리 아기는 원래 잠을 잘 잔다고 수면교육을 안 해서는 곤란합니다. 잠을 잘 잘 때 수면교육을 해야 쉽습니다. 잘 자던 아가들도 2~3개월이 되면 다시 깨기 시작하는데 이때 수면교육을 하려면 정말 힘들기 때문입니다.

• **수면교육 한다고 밤에 굶기란 이야기는 아닙니다.** 수면교육을 하고 밤에 반응을 줄여가면 대개 3~4개월이 되면 밤새 안 먹고 잘 잘 수 있습니다. 늦어도 4~6개월경에는 밤새 안 먹고 자게 가르치는 것이 좋습니다. 모유를 먹이든 분유를 먹이든 마찬가지입니다. 이건 수면교육을 하고 부모가 나도 자야지 생각도 하고 밤새 반응을 줄여간다면 가능한 이야기입니다.

• **만 4개월경**이 되면 수면교육이 제대로 된 아가들은 수면 패턴이 자리잡습니다. 잘 자던 아기가 다시 깰 때는 스스로 다시 잠들 수 있게 기다려줘야 합니다. 수면교육이 제대로 된 아가들은 대개 밤새 안 먹고 잘 잡니다. 모유를 먹든 분유를 먹든 6개월 이전에 밤새 안 먹고 자는 것이 좋습니다.

• **6~9개월**이 되면 이제는 수면 패턴이 자리잡아야 합니다. 밤에 10~12시간 정도 안 먹고도 잘 자는 아가들이 많습니다. 밤새 잘 자던 아기도 이제부터 분리불안 때문에 본격적으로 다시 깨기 시작합니다. 이때 전에 잠을 잘 잤으니 다시 잘 잘 거라고 기대하고 한두 번 토닥이거나 안아주거나 먹이기 시작하다가는 점점 더 잠을 못 자게 됩니다. 밤에는 자는 거다라고 아이가 느낄 수 있게 태연하게 밀어붙여야 합니다. 해 지면 자고 밤새 푹 자고 아침에 일찍 일어나는 것이 아가의 몸에 익게 가르쳐야 합니다.

## 잠은 왜 가르쳐야 하는가?

**잠을 잘 자면 수면교육이 필요 없을까?**
늦어도 생후 2개월에는 수면의식을 시작해야 합니다. 간혹 아가가 잠을 잘 자서 수면교육이 필요 없다고 생각하시는 분도 있는데 이것은 정말 곤란한 이야기입니다. 수면교육은 잠을 자는 패턴을 가르치는 것이지 잠을 잘 자면 필요 없는 교육이 아니란 것입니다.

여러분의 아가가 잠을 잘 잡니까? 이 한마디 말은 대한민국의 아이 키우는 모든 부모들이 서로 뼈저리게 공감하는 육아 문제의 한 단면을 보여주는 말입니다. 이 문제만큼 부모를 괴롭히는 문제도 없을 것입니다. 당연히 아가들이 세상에 태어날 때는 아무것도 모릅니다. 이런 아가들에게 세상을 어떻게 살아가야 하나를 가르쳐 주는 사람이 바로 부모입니다. 수면문제도 마찬가지입니다. 수면은 아가들마다 너무나 다릅니다. 물론 **수면에 영향을 미치는 타고난 기질은 바꿀 수 없지만 육아를 하는 방법에 따라서 아가들의 수면 같은 행동습관은 큰 차이가 납니다. 특히 기질이 민감한 아이들일수록 수면에 대한 문제가 더 많이 발생하므로 처음부터 제대로 된 수면교육을 해서 수면습관을 잡아주는 것이 더 큰 효과가 있습니다.** 아가를 키운다는 것이 부모가 잠 못 잔다는 것과 같은 말일 필요는 없습니다. 바른 수면방식으로 일정하게 재워서 아가에게 안정감을 느끼게 해주는 동시에 독립심을 키우게 해주는 것이 가장 바람직한 육아법입니다.

그런데 처음부터 제대로 잘 자게 가르치면 별로 고생하지 않고 쉽게쉽게 되는데, 일단 수면에 대한 문제가 생긴 후에 그것을 고치려 하면 굉장히 시간도 많이 걸리고 고생도 많이 하게 됩니다. 애석하게도 우리나라 부모들의 상당수는 수면교육을 쉽게 할 수 있는 시기에는 아가가 잠을 잘 자니 그냥 지나가고 수면에 대한 곤란한 습관이 들어서 수면에 대한 문제가 생겨서 힘들게 되면 그때부터 수면교육에 관심을 가지게 됩니다. 하지만 이때는 이미 늦은 경우가 많습니다.

쉽게 생각해서 생후 만 6주가 되면 수면교육을 시작한다고 생각하시면 됩니다. 만 6주가 되면 저녁에 잠재울 때 수면교육을 시키면 좋습니다. 당연하고 태연하게 일관성 있게 밀어붙이면 아가들

**왜 수면교육이 제대로 되지 않을까?**
수면은 문화입니다. 흔히 프랑스 사람들의 육아와 수면에 대해서 많은 부모들은 동경을 합니다. 아가를 쉽게 키울 수 있어 보이니까요. 그런데 수면에 대해서 같은 내용이 우리나라의 육아책에도 적혀 있습니다. 그런데 프랑스 엄마들은 수면교육을 쉽게 하고 우리나라 엄마들은 수면교육을 해도 잘 안 됩니다. 그 이유는 프랑스 사람들은 누구나 다 그렇게 키우니 당연하게 생각하고 밀어붙입니다. 그게 문화란 겁니다. 하지만 우리나라 부모들은 책에 있는 내용을 보고 당연하게 생각해서 밀어붙이지 않고 이게 가능할까, 울면 어떡하지 하고 망설이게 됩니다. 육아책의 내용을 당연히 따라할 문화가 아닌 지식으로 받아들이게 되고, 그것도 꼭 따라해야 할 지식이 아닌 인터넷상의 수많은 지식들 사이에서 one of them으로 생각합니다. 엄마가 망설이면 아가는 그때부터 더 심하게 울게 됩니다. 똑같이 수면교육을 하라는 말을 들어도 어떤 사람은 쉽게 하고 어떤 사람은 죽어라 고생해도 안 되는 것 역시 마찬가지입니다. 제일 중요한 것은 부모가 이게 정말 중요하니 당연히 해야 한다고 생각하고 태연하게 밀어붙이는 것입니다.

은 쉽게 받아들입니다. 울면 어떻게 하지 수면교육이 될까 하고 망설이면 아가가 더 많이 울고 수면교육이 엄청나게 힘들어집니다. 수면교육은 잠자는 방법을 가르치는 것이므로 잠을 잘 잔다는 것과는 별개의 문제입니다. 잠을 잘 자도 바람직한 방식으로 자지 않으면 나중에 수면에 대한 문제가 많이 생기게 되는데 수면교육을 하면 그 결과 저절로 바람직한 방법으로 잠을 잘 자게 됩니다.

## 수면은 문제가 생기기 전에 처음부터 제대로 교육을 시키는 것이 쉽습니다

수면교육에 대해서는 서로 상반되는 이야기들이 있다는 것은 미리 알아두시는 것이 좋습니다. 아가가 울 때 열심히 달래주고 안아주고 먹여주라는 이야기와 수면교육을 해서 자는 법을 가르쳐서 아가를 잘 자게 만들자는 이야기로, 크게 이 두 가지로 나누어집니다. 수면을 교육하자고 하면 깨서 울 때 내버려두자는 이야기로 받아들이는 분도 있는데 이것은 다른 이야기입니다. 수면교육 하는 것 역시 밤에 아가를 잘 재우기 위해서 하는 것이지 울리기 위해서 하는 것은 아닌 것입니다. 소아청소년과 의사를 포함한 육아전문가들 대부분이 권장하는 것이 아가들에게 어릴 때부터 수면교육 시키자는 것입니다. 실제로 수면교육을 제대로 하게 되면 아가들도 밤에 덜 울고 밤새 안 먹고도 잘 자게 되므로 엄마도 행복하고 아가도 행복하게 됩니다. 어떻게 할 것인가는 부모가 결정할 문제이지만 일단 알고는 있어얄 겁니다. 자, 그럼 수면교육에 대해서 한번 알아봅시다.

## 수면교육은 신생아 시기부터가 성패를 좌우합니다

**수면교육은 3가지가 중요!!**

- 수면의식 익히기
- 수면리듬 타기
- 밤중 수유 중단

**수면의식은 3가지가 중요!!**

- 저녁 7~8시에 재우기
- 눕혀서 재우기
- 15분 정도 일정한 방식으로 재우기

이상의 것을 하면서 제일 중요한 것을 하나 더 한다면, 부모가 나도 자야지 하는 생각을 가지고 잘 생각을 하는 겁니다. 부모가 잘 생각을 하지 않고 아기를 재울 생각을 하면 할수록 부모도 고생하고 아기도 잠을 잘 자지 못하게 되기 쉽습니다.

유니세프가 제일 강조하는 것이 신생아는 엄마와 반드시 24시간 모자동실 하라는 것입니다. 이것은 모유수유를 제대로 하기 위해서도 중요하고 아가에게 바른 애착을 만들어주기 위해서도 중요하지만 엄마와 아가가 서로를 제대로 이해하기 위해서 필수적인 것입니다. 산후조리할 때 조리원 신생아실에 불과 하루에 3~4시간만 맡겨도 엄마와 아가는 서로를 제대로 이해하는 데 큰 문제가 생길 수 있습니다. 쉽게 이야기해서 배고프면 먹이는 것이 중요한데 엄마가 24시간 아가를 보게 되면 아가가 배고파하는 모습을 보이면 울기 전에 바로 젖먹이면 됩니다. 그럼 다음부터는 아가도 배고플 때 엄마에게 먹을 것을 달라는 표시를 열심히 하게 됩니다.

그런데 조리원에 신생아실에 맡겨서 아가가 배고파할 때 바로 먹이기 힘들 경우 울 때 먹이는 경우가 많습니다. 그럼 다음부터 아가는 배고플 때 먹을 것을 가장 빨리 얻는 방법으로 우는 것을 택하게 됩니다. 신생아 초기야 아가들이 우는 것과 배고픈 것이 거의 비슷하지만 조금만 지나도 아가는 배고파도 울지만 졸려도 울고 힘들어도 울고 심심해도 울게 되는데 이 모든 것을 구분하기 힘들어서 아가 키우기가 점점 힘들어집니다. 수면교육 할 때 2~4개월에는 밤에 깼을 때 배고파할 때 외에는 반응을 줄여가는 것이 매우 중요한데 배고픈 것을 제대로 표시하지 못하고 우는 것으로 표현하는 아가를 키우는 부모는 수면리듬을 타라는 말을 아무리 들어도 할 수가 없어서 수면교육이 힘들어지게 됩니다. 본격적인 수면교육은 6주부터 시작되어도 수면교육을 쉽게 하기 위해서는 신생아 시기에 엄마와 아가가 24시간 하루종일 같이 지내면서 아가와 엄마가 서로를 제대로 이해하는 것이 무엇보다도 중요하다는 사실을 잊어서는 안 됩니다.

특히 6주 이전에는 밤과 낮의 구분이 없고 먹고 자는 것에 대한

일정한 리듬이 없는 경우가 많기 때문에 스스로 리듬을 찾을 수있게 배고파하면 먹이고 졸려하면 재우는 것이 중요합니다. 엄마도 아가의 이런 먹고 자는 리듬에 맞춰서 아가가 먹을 때 같이 먹고 아가가 잘 때 바로 스위치 끄고 자야 합니다. 아가가 잔다고 카톡하거나 인터넷 보다가는 쉴 시간이 부족해서 정말 고생할 수 있답니다. 이렇게 자연스러운 리듬을 타다 보면 4~6주가 되면 서서히 자신의 리듬을 찾게 됩니다. 시간 맞춰서 먹이거나 시간 맞춰서 재우려 하지 마십시오. 아가 스스로 리듬 찾는 것에 방해가 된답니다.

**자면서 용쓰는 신생아!!**

신생아들은 원래 자면서도 칭얼거리고 끙끙대는 경우가 많습니다. 그리고 온몸에 힘을 주면서 몸을 비틀기도 하는, 이른바 용을 쓰는 아기들도 흔합니다. 아기가 심하게 용을 쓰는 것 같으면 예방접종하러 소아과에 갈 때 의사의 진료를 한번 받아보십시오. 간혹 아기들 머리에 문제가 있어도 온몸에 힘을 주는 것 같은 증상이 나타나니까요. 하지만 별다른 증상이 없고 의사가 괜찮다고 하면 걱정할 것은 없습니다.

YouTube

용쓰는 아기

## 신생아의 좋은 수면습관 형성을 위한 Tip

**• 밤과 낮을 보여줘야 합니다** 신생아 때부터 낮은 밝고 밤은 어둡게 해주는 것이 좋습니다. 결국 수면의 주기가 야간 시간대가 되도록 하는 것이 목표가 되어야 합니다. 출산 직후 병원에서 모자동실을 하십시오. 시도 때도 없이 불이 켜지는 신생아실에 있기보다는 엄마와 같이 있으면서 잘 때 불 끄고 자는 것이 자연적입니다. 특히 조리원에 있을 때 신생아실에 맡긴 경우는 집에 오는 대로 낮과 밤의 차이를 만들어주세요. 낮에는 아기가 자고 있을 때도 환하게 해주는 것이 좋습니다.

**• 낮은 평소와 같은 정도의 소음에 노출시키세요** 낮은 활기차야 합니다. 아기가 깰까 봐 속삭이거나 발걸음도 조심해서 걸어다닐 필요는 없습니다. 피곤한 아기는 정상적인 양의 소음에 깨지 않고 잘 수 있습니다. 오히려 아기가 과도하게 조용한 환경에 익숙해지면 나중에 조그만 소음에도 잠을 깨게 됩니다.

**• 낮에는 밤보다 더 깨어 있게 해주세요** 낮에 아가가 깨면 안아주고, 놀아주세요. 낮이란 이런 것이다 라는 것을 실제로 보여줘야 낮의 용도를 배우게 됩니다. 6주가 되었는데 아기가 낮 시간의 대부분

**생후 6주 이전에 이미 밤과 낮을 구분해줘야!!**

신생아들은 밤과 낮을 구분하지 못하지만 해는 지고 밤은 오고야 맙니다. 그게 자연입니다. 아가들은 자신에게 밤낮의 리듬이 없어도 낮과 밤이 반복되면 그것을 느끼게 되고, 그럼 6주가 되어서 하루라는 생체리듬이 생기기 시작할 때 밤과 낮을 구분하기 훨씬 쉬워집니다. 낮에는 밝아야 하고 좀더 활기찬 생활을 보여주고 일상의 소음에 아가를 노출시켜주세요. 좀더 많이 먹이려고 노력해도 좋습니다. 그게 낮이니까요. 밤이 되면 어둡게 해주고 조용히 하고 배고파 먹일 때도 밤이니까 조용하게 해서 먹여야 합니다. 조금 적게 먹여도 됩니다. 그게 밤이랍니다. 하지만 아직은 아가가 배고파하면 먹이고 아가가 졸려하면 재우는 리듬에 부모가 맞춰야 합니다. 1개월 예방접종할 때 수면에 대해서 소아청소년과 의사와 미리 상의를 하는 것도 좋습니다.

을 자면서 보내고 밤 시간의 대부분을 깨어서 보낸다면 낮에 깨워서 먹이거나 같이 놀아주어서 밤과 낮을 바꾸어줘야 합니다.

**• 밤은 어둡고 조용한 환경으로 바꾸어주세요** 밤에는 어둡게 해주고 조용한 방에서 자게 해주세요. 먹을 때도 불 다 켜지 말고 조금 어두운 환경에서 조용히 먹이십시오. 깼다고 놀아줄 생각은 하지 마십시오. 생후 6주부터는 밤과 낮을 구분하기 시작하는데 이때 밤의 용도를 제대로 알려줘야 밤과 낮이 바뀌지 않습니다.

## 생후 6주, 수면교육을 시작합시다

이제는 아가들에게 하루라는 생체리듬이 생기기 시작합니다. 물론 아직도 한참이 걸릴 것입니다만 시작할 때부터 제대로 알려주는 것이 제일 좋습니다. 이제는 밤과 낮을 구분해주고 밤과 낮의 용도도 가르쳐주어야 합니다. 이 시기에 만일 밤에 더 먹이게 되면 아가는 밤에 먹는다는 것을 배우게 되고 그럼 밤과 낮이 바뀌어서 엄마가 엄청나게 고생하게 됩니다. 밤과 낮을 구분하게 밤과 낮의 용도를 가르치기 시작한다는 것이 생후 6주부터 하는 일입니다.

그리고 생후 6주가 되면 이제 수면교육을 본격적으로 시작하게 됩니다. 수면교육은 크게 세 부분으로 나누어집니다. 첫째 잠 잘 때 일정한 형식을 갖춰서 재우는 수면의식과 둘째 밤에 자는 동안 깊은 잠과 얕은 잠을 반복할 때 얕은 잠에서 스스로 다시 깊은 잠으로 들어갈 수 있게 수면리듬을 타는 것을 가르치는 것, 셋째 밤에 먹는 것을 줄여서 서서히 밤중 수유를 중단하는 것 이 세 가지입니다.

**• 수면교육 초기에는 수면의식을 가르치는 것이 제일 중요합니다** 이 시기의 아가는 충분히 먹은 후에 누워서 혼자 자신의 힘으로 잠드는 것을 배워야 합니다. 아가들은 얕은 잠을 자기 때문에 바스락거리는 소리에도 쉽게 깨는데, 스스로 잠들어본 아가라야 밤중에

깨더라도 다시 잠들 수 있습니다. 항상 엄마가 안아서 재우는 습관이 들은 아가들은 밤중에 깨더라도 스스로 잠들지 못하고 엄마를 찾게 됩니다. 엄마의 손이 닿게 되면 같이 놀게 되고 그러면 좀처럼 쉽게 다시 잠들려 하지 않습니다. 수면의식은 쉽게 말해서 저녁에 잘 때 잠은 이렇게 자는 것이라는, 잠으로 들어가는 방식을 가르치는 것입니다. 저녁이 되면 잠을 자야 합니다. 매일 일정한 시간에 잠을 재워야 하는데 해가 지면 재운다고 생각하시면 됩니다. 그게 가장 자연적인 것입니다. **저녁 7~8시 정도에는 아가를 재우는 것이 가장 기본입니다. 그리고 안아 재우거나 젖 물려 재우지 말고 잠들기 전에 눕혀서 등대고 재워야 합니다. 재울 때 15분 정도 옷 갈아입히고 이야기 들려주고 노래 불러주고 책 읽어주고 잘 자라고 뽀뽀해주고 불 끄고 잠들게 하면 됩니다.** 이게 수면의식입니다. 매일 같은 시간에 같은 장소에서 같은 분위기로 반복하게 되면 아가는 이렇게 하면 잠을 자야 한다는 것을 몸에 익히게 되어 잠 재우는 것이 편해집니다.

**먹으면서 잠들게 하지 맙시다!**
생후 6주가 되면 젖 물려 재우거나 안아 재우는 것은 피하는 것이 좋습니다. 잠잘 때 깨어 있는 상태에서 누워서 스스로 잠드는 것을 배우기 시작하는 것은 매우 중요한데, 바람직하지 않게 잠드는 법은 아예 가르치지 말아야 합니다. 예를 들면, 안아 재우거나, 먹으면서 잠들거나, TV를 보면서 잠자는 것 등입니다. 쉽지 않겠지만 우선 저녁에 잠들 때부터 시작을 하시고, 그게 잘 되면 밤중에 깨서 다시 잠들 때에도 연습하고, 마지막으로 낮에도 스스로 잠들게 해 주십시오.

## 수면의식(Bedtime Routine)

수면교육을 이야기할 때 항상 나오는 말이 수면의식이란 말입니다. 수면의식은 잠자리에 들 때 스스로의 힘으로 잠드는 습관을 들이기 위해서 매일 일정한 방식을 잠재우는 방식을 말하는 것입니다. 6주~2개월이 되면 이제는 먹다가 엄마 품에서 잠들게 하기보다는 충분히 먹고 잠들지 않은 상태에서 혼자 힘으로 잠드는 것을 배우는 것이 건강한 수면 습관을 들이는 데 중요합니다. 잠을 재울 때가 되면 충분히 먹고 난 후 목욕을 하고 잠옷을 갈아입히고 이야기를 들려주고 노래를 불러주고 책을 읽어주고 잘자라 인사를 하고 불 끄고 자는 등 일정한 내용을 매일매일 반복하는 것이 수면의

**수면의식의 키포인트!**
1. 저녁 7~8시에 재우세요.
2. 안아 재우거나 젖물려 재우지 말고 등대고 재우세요.
3. 15분 정도 이야기 들려주고 노래 불러주고 책 읽어주고 잘 자라고 말하고, 잠들기 전에 눕혀서 재우세요.

**수면교육 일관성이 중요!!**
밤에 깨서 우는 아가를 잘 재우기 위해서는 수면교육을 시켜야 한다는 확신을 부모가 가지고 있어야 합니다. 그것도 집안 식구 모두가 의견이 일치되어야 합니다. 엄마는 수면교육시키려고 아이 울리고 있는데 아빠가 울린다고 싫어하면서 애를 안아준다면 죽도 밥도 되지 않습니다.

**조기 수면교육의 중요성!!**
수면교육에서 제일 중요한 것은 아가가 수면에 대한 다른 습관이 들기 전부터 시작해야 쉽다는 것입니다. 일단 다른 잘못된 수면 습관이 든 후에 고치는 것은 처음부터 수면 습관을 교육시키는 것보다 10배 이상 힘들 뿐 아니라 제대로 하지 못하게 될 가능성이 높아지게 됩니다.

식입니다. 하지만 책을 읽어줄 때나 이야기를 할 때 아가를 겁나게 하는 것은 피하는 것이 좋고 노래를 불러줄 때는 자장가처럼 잠이 오게 불러줘야지 노래를 듣고 아가가 잠을 깨게 불러서는 곤란할 것입니다. 만일 소변을 가리고 있다면 자기 전에 화장실에 가는 것도 bedtime routine에 넣는 것이 좋습니다. 잠자리에 든 후에도 이런저런 핑계를 대고 안 자려는 아가에게는 더 이상 아가가 할 말이 없게 아가가 원할 항목들을 수면의식에 포함시켜 그 핑계를 대지 못하게 하는 것도 한 가지 방법입니다.

매일매일 일정하게 해서 아가가 이렇게 수면의식을 하면 이제는 잘 때가 되었다는 것을 예측 가능하게 일정할수록 효과는 더 좋습니다. 수면의식은 내용뿐 아니라 순서도 항상 일정한 것이 중요합니다. 바쁠 때는 몇 가지를 생략할 수도 있지만 기본적인 것은 항상 같아야 합니다. 만일 잠을 잘 때 항상 먹는 습관이 들면 그게 바로 bedtime routine이 될 수도 있으므로 주의하여야 한다.

수면교육은 일관성이 있어야 합니다. 매일매일 같은 방식으로 수면교육하고 아가에 대한 반응도 항상 일정하게 해야 합니다. 그리고 모든 집안 사람들이 육아에 대한 방침이 같아야 합니다. 한 사람은 수면교육을 열심히 시키는데 다른 사람이 젖 물리라고 하면 아가는 더 웁니다.

2개월경에 아가에게 수면의식을 하라고 알려주면 어떤 엄마는 쉽게 하고 어떤 엄마는 도저히 못하겠다고 말합니다. 수면의식을 쉽게 하느냐 어렵게 하는냐는 부모의 태도에 달려 있다고 해도 과언이 아닙니다. 육아는 기본적으로 부모가 경험에 의해서 생각하는 그대로 이루어집니다. 수면교육하라는 이야기를 듣고 애가 울면 어떻게 하나요 라는 의문을 가지면 아가가 이런 부모의 마음을 알고서 안아달라고 계속 우는 경우가 많습니다. 수면교육 당연히 해야죠 라고 정말 그렇게 생각한다면 아가들은 부모가 수면의식을 할 때 이제는 꼼짝없이 잘 수밖에 없다는 것을 깨닫게 됩니다. 경험

에 의해서 부모의 마음가짐과 태도를 만든 것을 우리는 문화라고 부릅니다. 수면교육이 문화인 나라에서는 수면교육이 별로 어렵지 않게 이루어져 아가들이 쉽게 잠을 잡니다. 프랑스 육아라는 것을 보고 저렇게 하면 편하겠다 라고 생각하는 분들도 많은데 프랑스에서 그게 쉽게 되는 것은 누구나 그렇게 하고 부모들이 당연하게 생각하고 밀어붙이기 때문입니다. 그럼 아가도 쉽게 받아들이게 됩니다. 수면교육은 부모가 하기 나름이란 것을 잊지 마십시오.

**우선 알아둘 것!!**

부모가 생각하는 바대로 이루어집니다. 울면 어떻게 하지 하고 고민하면 정말 더 울게 되고 당연히 해야 한다고 믿어 의심치 않으면 쉽게 됩니다. 일반적으로 이렇게 됩니다. 물론 기질이 민감한 아가들은 잘 안 되기도 하는데 이런 아가들은 수면교육을 제대로 하지 않으면 더 고생하게 됩니다.

## 2개월, 이제는 수면의식을 제대로 해야 합니다

**· 수면의식이 중요합니다** 늦어도 이제부터는 수면의식을 하면서 아가를 재워야 합니다. 하루 일과의 시작이 저녁에 자는 시간부터라는 생각으로 매일매일 일정한 시간인 저녁 7~8시 사이에 재우는 것을 반복해서 아가에게 이 시간에 잔다는 것을 가르쳐야 합니다. 물론 수면의식을 매일매일 똑같이 하면서 재우는 것을 반복해야 합니다. 어떤 날은 약식으로 수면의식을 해서 일부를 생략할 수도 있지만 기본틀은 바뀌지 말아야 합니다. 안거나 젖 물려 재우지 말고 등대고 재우고 15분 정도 매일 같은 수면의식을 반복해야 합니다. 가벼운 목욕 후에 잠옷으로 갈아입히는 것을 수면의식의 처음으로 해도 좋습니다. 수면의식은 이 시기에는 시작해야 하는데 더 늦으면 수면의식을 가르치기 더 힘들어집니다.

**· 수면리듬을 잘 이해해야 합니다** 2~4개월 사이에 아가들은 어른들처럼 하룻밤에도 몇 번씩 깊은 잠과 얕은 잠을 반복하기 시작합니다. 깊이 잠자다가 얕은 잠으로 들어서면 아이들은 반쯤 깨서 칭얼거리고 보채게 되는데 스스로 다시 깊은 잠으로 빠져들 수 있게 여유를 가지고 기다려주면 아기는 잠을 잘 자는 법을 터득할 수 있게 됩니다. 배고파서 깬 것이 아니라면 걍 냅두면 됩니다. 냅두면 아가

**잠잘 수 있는 분위기도 중요!!**

아이들은 약간의 소음에 적응이 되기도 하지만 예외적으로 소음에 민감한 아이들이 있습니다. 이런 경우는 조용히 하는 수밖에 없습니다. 만일 엄마 아빠가 아가와 함께 밤 늦도록 텔레비전을 즐긴다면 아가는 잠을 푹 자는 데 아주 곤란할 수도 있습니다. 형이나 누나가 밤중에 시끄럽게 하면 아가도 잠을 자기 힘듭니다. 방이 너무 덥거나 추워도 아가는 잘 깨게 됩니다.

**배고파할 때 먹여야 합니다!!**
요즈음 엄마들의 제일 큰 문제가 아가가 밤에 깼는데 배고파서 깬 것인지 아닌지를 구분하지 못하는 엄마들이 많다는 겁니다. 2개월 동안 아가를 키웠는데 아가가 배고파하는 것이 어떤 것인지를 구분하지 못한다는 것은 그게 좀 이상한 겁니다. 모든 아가들은 신생아 시기에 배고파할 때 먹고 싶어하는 사인을 엄마게게 보냈을 때 아가에서 먹을 것을 주면 이것이 더 강화되어서 배고픈 표시를 점점 더 명확하게 하게 됩니다. 그런데 배고파할 때 먹을 것을 주지 않고 울 때 먹을 것을 주게 되면 아가들은 자기가 가장 빨리 먹을 수 있는 방법으로 배고프다는 것을 표시하게 됩니다. 배고프면 바로 우는 겁니다. 그래서 신생아 시기에 아가를 반드시 24시간 엄마와 아가가 같이 있으면서 아가가 배고파할 때 바로 먹이는 것이 중요합니다. 24시간 모자동실 하지 않으면 수면교육할 때 엄마가 정말 힘들어질 수도 있답니다.

들은 스스로 다시 깊은 잠으로 들어가게 되어 있습니다. 다시 말하면 깊은 잠으로 넘어가게 반응을 하지 않는 것이 매우 중요하다는 이야기입니다. 만일 얕은 잠의 시기에 반쯤 깨 있어 보일 때 다시 재우겠다며 토닥여주거나 안아주거나 먹이면 확 깼다가 다시 쉽게 잠들게 됩니다. 하지만 그게 반복되게 되면 스스로 잠들지 못할 뿐 아니라 계속 부모의 반응을 기대하게 되고 나중에는 우는 것이 점점 더 심해지게 됩니다. 잠도 고품질의 잠을 자는 것이 중요합니다. 자꾸 깨는 쪽잠보다는 한꺼번에 푹 자는 통잠이 훨씬 더 고품질의 수면이란 것은 누구나 다 아는 이야기입니다. 그러기 위해서는 스스로 밤새 잠자게 가르쳐야 합니다.

**• 밤중 수유 줄이세요** 이제는 서서히 낮에 먹는 양을 늘리고 밤에 먹는 양을 줄여가야 합니다. 밤에 깼을 때 배고파하지 않으면 반응을 하지 않고 스스로 다시 잠들게 가르치는 것이 중요합니다. 분유 먹는 아가는 수면교육이 제대로 되면 2~4개월 사이에 밤새 10시간 이상 먹지 않고 잠을 잘 수 있는데 만 4개월이 되면 모유를 먹든 분유를 먹든 대부분이 밤새 안 먹고도 잘 잘 수 있습니다. 특별한 문제가 없는 아가가 밤에 안 먹고 잘 때 깨워서 먹일 생각은 하지 말아야 합니다.

**• 울면 안아줄 수도 있습니다. 그러나…** 수면교육을 시작할 때 부모의 태도가 매우 중요합니다. 엄마가 태연하게 눕혀서 수면교육을 시키면 아가는 잘 받아들이고 엄마가 고민스러워하는 눈초리로 눕혀서 수면교육을 시키면 아가는 더 울게 마련입니다. 물론 수면교육 초기에 눕히면 아가가 울 수 있습니다. 이럴 때 한 템포 늦춰서 스스로를 달래서 잠들 수 있게 기다려주는 것이 중요합니다. 심하게 울 때는 안아줄 수도 있습니다. 하지만 이때도 완전히 울음을 그치기 전에 다시 눕혀서, 자게 가르쳐야 합니다. 그럼 아가는 울어도 누워자야 되는구나 라는 것을 배우게 됩니다.

**• 수면교육의 성공과 실패는 부모의 태도에 달려 있습니다** 어떤 엄마

**많은 부모들이 착각을 하는 것!!**
내가 수면에 대해서 가르치지 않았으니 아직 아가는 수면을 배우지 않았다고 생각하는 것입니다. 하지만 아가는 부모가 의식적으로 가르치든 말든 부모가 하는 것을 배우고 있는 중이므로 수면교육이란 것을 따로 하지 않아도 지금 하는 것이 바로 아가에게는 수면교육인 셈입니다. 젖을 물려 재우면 아가는 젖 물고 자는 것을 배우는 중이고, 안아서 재우면 안아서 재우는 것을 가르치는 셈입니다.

는 쉽게 수면교육을 합니다. 어떤 엄마는 애가 울어서 절대로 할 수 없다고 손사래를 칩니다. 왜 이런 일이 벌어질까요? 그것은 **문화냐 아니냐**의 차이입니다. 20년 전에 카시트를 사용하라고 우리나라에서 처음으로 권유하던 그 시절, 엄마들은 카시트에 태우려다 애 잡는다고 이야기들을 했습니다. 대다수의 부모들은 카시트에 앉히기만 하면 아가가 죽어라 우는데 그걸 어떻게 하냐고 했습니다. 그런데 요즈음 대부분의 엄마들은 카시트 사용은 별로 걱정하지 않습니다. 대부분의 부모들이 별 어려움 없이 카시트를 사용합니다. 요즈음 부모들이 카시트를 쉽게 사용하는 제일 큰 이유는 당연히 카시트를 사용해야 한다는 바로 그 생각 때문입니다. 예전에는 고개도 못 가누는 아가들에게 카시트 사용하면 큰일 날 것처럼 생각하는 부모들이 많았던 반면 요즈음은 카시트 사용을 당연하게 생각하므로 부모들이 태연하게 카시트를 사용하게 밀어붙이면 아가는 별다른 저항없이 카시트에 타게 됩니다. 이게 바로 문화라는 겁니다. **만일 부모들이 수면교육을 당연히 해야 한다고 생각하면 생각보다 쉬운 것이 수면교육입니다.** 그런데 지식으로 알고 있지만 확신 없이 인터넷에 수면교육하면 애 울려서 애착에 문제가 생긴다는 글을 기억하면서 망설이는 부모들이 많습니다. 그러면 아가 역시 부모의 이런 망설임을 느끼게 되어서 수면교육 그 자체를 받아들이기 힘들어합니다. 이런 경우 이 부모들에게 수면교육은 문화가 아니고 수많은 지식 중 하나에 불과하게 되는 것입니다. 실제로도 수면교육 시키는 것을 알려주었을 때 처음부터 울면 어떻게 하냐고 묻는 부모들이 수면교육하는 데 더 많은 어려움을 겪고 있습니다. 사실 수면교육뿐 아니라 먹는 문제와 버릇 들이는 문제 역시 부모의 태도가 성공과 실패의 가장 큰 변수가 됩니다. 만 8개월 된 아가에게 버릇을 가르칠 때 아가가 당연히 부모 말 들어야 한다고 생각하는 부모와 이 나이 아가가 부모 말을 들을 수 있나요? 라고 생각하는 부모는 버릇에 대해서 같은 교육을 시키더라도 결과는

하늘과 땅 정도로 차이가 나게 됩니다. 수면교육도 마찬가지로 부모의 태도가 제일 중요한데 당연히 해야 한다고 생각하고 태연하게 밀어붙이는 것이 제일 중요한 키포인트입니다. 만일 수면교육 시기 때부터 아가에게 끌려다니다 보면 엄마가 아가 키우기 정말 힘들어질 수 있습니다. 수면교육뿐 아니라 생활에 일정한 틀을 잡아주고 아가가 그 틀 안에서 행복하게 살게 하는 것, 이것이 아가를 쉽게 키우는 한 가지 방법입니다.

**• 2~3개월 즈음부터 수면교육을 나름 잘해서 안 먹고도 잘 자던 아가들이 다시 밤에 깨기 시작합니다** 이때를 주의하여야 합니다. 그동안 잘 되었으니 한두번 토닥거려서 재우면 다시 잘 자겠거니 생각했다가는 망하는 수가 있습니다. 한번 토닥이면 다음은 두번 토닥여야 하고 그다음은 안아줘야 하고 그 다음에 엄청난 울음 때문에 오도가도 못하는 경우가 발생할 수도 있습니다. 많은 부모들이 아가가 깨서 울 때부터 고민을 하기 시작하지만 실제로는 그동안 아가를 좀 쉽게 재우기 위해서 반응을 했던 그 결과 더 큰 반응을 기대하면서 아가들은 울게 된 것입니다.

**• 수면의식은 밤잠 잘 때부터** 수면의식은 밤잠과 낮잠을 잘 때 모두 해주는 것이 좋지만 밤잠을 잘 때부터 먼저 가르치려고 노력하는 것이 좋습니다. 밤잠 잘 때 잘 되면 낮잠 잘 때도 수면교육을 하는데 낮잠의 경우는 약식으로 좀 간단하게 시행하는 것이 좋습니다.

**수면교육 초기에 당연히 웁니다!!**

수면교육의 초기에는 아가는 여태까지와 다른 방식으로 자게 되어서 울게 됩니다. 그럼 아가들은 원래의 방식으로 재워 달라고 울게 되는 경우가 많습니다. 이럴 때는 부모가 처음부터 단호한 태도를 보이는 것이 제일 중요합니다. 그럼 아가들은 새로운 변화에 좀더 쉽게 받아들이게 됩니다.

만일 부모가 아가가 칭얼거릴 때 조금씩 반응을 해주다가 보면 나중에는 울게 되고, 이런 울음에 즉각적으로 반응을 하면 할수록 아가들은 다음에 수면교육을 할 때 더 많이 울게 됩니다.

처음 수면교육을 할 때 아가가 칭얼거리거나 울 때 바로 반응을 하지 말고 태연하게 좀 기다려주십시오. 육아에서 항상 강조되는 말 중에 하나가 필요는 즉각적으로 반응하되 욕구는 바로 들어주지 말고 지연시켜서 반응하라는 겁니다. 정말 심하게 울 때는 안아줄 수 있습니다. 하지만 이런 경우에도 아가가 울음을 다 그치기 전에 눕혀서 울어도 누워자야 한다는 것을 알려주는 것이 중요합니다. 이렇게 하면 부모주도형으로 육아를 진행할 수 있습니다.

그런데 울음을 그친 후에도 어떻게 하지 하면서 계속 아가를 안고 있으면 아가들은 이렇게 울면 안아준다는 것을 배우게 되고, 그럼 아가들은 울면 내가 원하는 것을 얻을 수 있다는 것을 배우게 됩니다. 아가 주도형 육아로 진행되는 겁니다.

## 4개월이 되면 수면습관이 자리잡게 됩니다

이제는 수면의식을 하고 자는 것이 익숙해져 수면의식을 하면 이제 잠을 자야 한다는 것을 아가들이 알게 되어서 잠도 쉽게 잘 수 있습니다. 매일 같은 시간에 같은 방식으로 같은 곳에서 자는 것을 반복해야 합니다. 그리고 이제는 밤에 깼을 때도 스스로 다시 잠드

:)

**수면교육과 밤중 수유 중단은 별개!!**
6주부터 수면교육을 시작해서 4개월까지 수면교육을 마스터 하라고 말씀드리면 많은 엄마들께서 밤중 수유를 끊어야 한다고 잘못 이해하시기도 합니다. 그런데 수면교육은 재울 때 이렇게 자야 된다는 것을 가르치는 것이고, 밤중 수유를 하고 안 하고는 다른 이야기입니다. 수면교육을 하고 밤에 얕은 잠을 자는 아기에게 반응을 적게 하면 밤중 수유도 서서히 줄어들게 됩니다. 밤중 수유를 줄이는 데 제일 중요한 것은 그 무엇보다도 부모가 나도 자야지 생각하고 퍼질러 자는 것입니다.

는 법도 배웠어야 합니다. 스스로 잠드는 법을 가르치는 제일 좋은 방법은 반쯤 깼을 때 스스로 다시 잠들게 내버려두는 것입니다. 일단 깨서 우는 습관이 들은 아가들은 이런 정상적인 수면교육으로 해결되지 않기 때문에 이런 경우는 수면문제가 있는 경우에 대처 방안을 보셔야 합니다. 우리나라의 많은 부모들의 생각보다 훨씬 어린 나이에 이미 수면을 가르쳐야 바른 수면습관이 몸에 익게 됩니다. 아직 수면교육이 제대로 되지 않고 있다면 지금이라도 수면교육을 해야 합니다. 다시 말해서 만 4개월에는 수면의식을 하고 수면리듬을 타서 깰 때 반응을 하지 않아야 하고 밤중 수유를 줄여서 밤새 자게 가르쳐야 합니다. 물론 2개월경에 시작하는 것에 비하면 훨씬 힘들고 더 많은 시간이 걸리지만 더 늦으면 늦을수록 더 힘든 것이 수면교육입니다.

**• 수면교육이 잘 되어 밤에 잘 자던 아가가 다시 깨는 경우가 점점 더 많아집니다** 아기가 밤에 울어도 바로 반응하지 말고 몇 분간 스스로 잠들기를 기다려보는 것이 좋습니다. 잠자리에 누운 채로 토닥거려주거나 같이 놀아주지 말아야 합니다. 밤은 따분하고 지루하다는 것을 알게 해야 하니까요. 이럴 때 가능하면 반응을 늦추고 반응을 줄이는 것이 중요합니다. 일관성 있게 그리고 태연하게 밀어붙이는 것이 중요합니다. 만일 가족 중에 누가 아가가 깼을 때 안아주는 사람이 있다면 수면교육은 물건너가게 됩니다. 특히 아빠나 할머니가 애 우는 모습을 못 보고 안아주라고 이야기하는 경우는 수면교육이 참 힘들어지므로 미리 가족 간에 충분히 대화를 해서 육아방침을 일치시켜야 합니다.

**• 우는 것에 너무 연연해하지 마십시오** 아가가 깨서 우는데 내버려두면 애착 문제가 생길까 봐 걱정하는 분들이 많은데 그런 염려는 하지 않아도 됩니다. 한밤에 깨서 우는 경우 다른 이상이 없다면 15~20분 정도 울어도 아가의 정서에 나쁜 영향을 주지 않는다는 것이 육아전문가와 수면전문가와 심리학자들의 공통적인 견해입니

다. 아가들의 울음은 어른들의 울음과는 다른 의미란 것을 알아두시면 좋습니다. 말 못하는 아가들은 자신이 원하는 것을 달라고 말하는 것이 바로 울음이므로 꼭 필요한 것이 아닌 안아달라, 먹을 것을 달라는 욕구를 채우기 위해서 울게 되는데 이런 울음은 다 들어줄 필요는 없습니다. (물론 울 때 아가가 원하는 것을 들어줘서 달래주라는 의견도 있다는 것은 알아두시기 바랍니다. 그럼 이런 아가들은 6~9개월 사이에 밤에 점점 더 자주 깨게 되고 밤에 점점 더 자주 더 많이 먹게 되어서 잠을 잘 자지 못하고 수유량이 줄지 않아서 이유식도 제대로 진행되지 않는 경우가 많습니다. 이 방법을 권장하는 사람들은 이게 부모에게 편하고 아가에게도 편하다고 말은 하는데 실제로 이 방법을 택하는 부모들은 밤에 잠을 잘 자지 못해서 엄청나게 힘들어하고 아가에게도 많은 문제가 생기는 경우가 너무나 많다는 것입니다.)

• **서서히 낮에 먹는 양을 늘리고 밤에 먹는 양을 줄여가야 합니다** 밤에 깼을 때 배고파하지 않으면 반응을 하지 않고 스스로 다시 잠들게 가르치는 것이 중요합니다. 수면교육이 제대로 되면 2~4개월 사이에 밤새 10시간 이상 먹지 않고 잠을 잘 수 있습니다. 특별한 문제가 없는 경우라면 아가가 밤에 안 먹고 잘 때 깨워서 먹일 생각은 하지 말아야 합니다. 수면교육이 잘되고 부모가 반응을 줄여간다면 아가들은 밤에 10시간 이상 내리 자는 것이 쉽게 됩니다. 부모가 나도 자야지 생각하고 반응을 줄여가는 것이 핵심입니다. 모유를 먹는 경우에도 거의 마찬가지라고 보시면 되는데, 늦어도 6개월 이전에는 밤새 안 먹고 자게 가르치는 것이 좋습니다.

• **만일 아가를 다른 방에 따로 재우고 싶다면 6개월이 되기 전에 시도하는 것이 좋습니다** 더 늦으면 따로 재우는 것이 힘들어지게 됩니다. 따로 재우는 것과 같이 자는 것 중 어느 것이 아가에게 더 좋은 것인가는 단순한 이야기가 아닙니다. 이것은 우리집의 환경을 반드시 고려해서 어느 것이 아가에게 더 좋은가를 잘 따져 본 후에 결정하여야 합니다.

**밤에 엄마 손 안 타게 주의!!**

아기가 얕은 잠을 자는 수면 사이클 중에는 엄마의 반응을 감지하고 반응할 수 있으므로 밤에 깨서 뽀시락거려도 다른 문제만 없다면 그냥 두고 보십시오. 아기가 밤에 깰 때마다 안아주면 엄마 손을 타서 계속 안아주기를 바라거나 밤새 엄마를 찾을 수도 있습니다. 또 밤에 깨서 울고 잘 안 자는 아기는 낮에 너무 많이 자기 때문에 그럴 수도 있습니다. 아기가 밤에 울고 안 자서 고생한 엄마가 낮에 아기와 같이 잠을 자면 아예 밤과 낮이 바뀌는 수도 있습니다. 낮에 너무 많이 자면 밤에 덜 자는 것은 당연하겠지요. 엄마가 좀 힘들더라도 낮에 아기와 놀아주어서 낮잠을 줄이는 것이 좋습니다.

**따로 재우는 시기!**

따로 재우려면 만 6개월 이전에는 따로 재우기 시작하는 것이 좋습니다.

**수면문제 유발 질병 주의!!**
수면문제를 유발할 수 있는 질병들은 없는지 확인하는 것이 중요합니다. 수면교육에 아무리 좋은 방법이라도 아가에게 문제가 있는 경우는 그런 방법들이 소용이 없기 때문입니다. 영아산통, 위식도 역류, 빈혈 같은 문제들이 대표적인 것들인데 이런 문제는 그 자체가 아가에게 수면문제를 일으킬 뿐만 아니라 나쁜 수면 연상을 유발할 수도 있으므로 그 문제가 해결되고 난 후에도 수면에 대한 골치 아픈 문제를 남기게 됩니다.

**• 다시 한번 말씀드리지만 수면교육은 밤에 아가를 울리라는 것이 아닙니다. 수면교육은 밤에 안 먹고도 잠 잘 자게 하는 가장 기본적인 생활교육으로 부모가 편하지만 아가도 푹 잘 수 있어서 인생을 편안하게 살아갈 수 있게 해줍니다.**

## 6개월, 이제 다시 시련의 시간이 시작됩니다

수면교육이 제대로 된 아가들은 이제 저녁 7~8시에 잠을 자게 됩니다. 9시에 재운다구요? 그럼 조금 더 당겨서 해가 져서 어두워지면 잔다는 생각을 하시면 좋습니다. 수면의식을 하고 재워야 하는데 인지능력이 발달되어 있으므로 잠자리 근처에 아가의 관심을 끌 수 있는 것이 있으면 아가는 잠자려고 하지 않습니다. 잠자는 장소에는 잠잘 분위기를 만들어주는 것이 중요합니다.

이제 재웁시다. 매일 같은 시간에 같은 장소에서 같은 방식의 수면의식을 한 후에 재우는 것이 중요합니다. 그리고 이제는 밤새 먹지 않고도 잘 자는 아가들이 많습니다. 10~12시간 내리 자는 아가들도 많습니다. 이제는 모유를 먹든 분유를 먹든 부모가 제대로 수면에 대한 교육을 시킨 경우는 부모가 가르친 대로 밤새 먹지 않고 잘 수 있습니다. 아직도 밤에 깨울 때 먹어야만 다시 잠을 잔다면 이제는 서서히 밤중 수유를 줄여서 끊을 생각을 해야 합니다.

**• 수면교육이 잘 되어서 잠을 잘 잔다고 안심하지 마십시오** 여태 잘 자던 아가들도 이제부터 9개월 사이에 다시 깨기 시작합니다. 이럴 때 특별한 문제가 없는 상태에서 깨는 경우는 반응을 하지 않아서 스스로 다시 잠들게 가르치는 것이 좋습니다. 특히 분리불안 때문에 깨는 경우 부모가 아가를 재우려고 하는 수많은 방법들이 아가에게 엄마를 부르는 방법을 가르치는 것이란 것을 잊어서는 안 됩니다. 처음에는 토닥이면 되지만 나중에는 먹이지 않고는 밤에

깨서는 잠들지 못하고 하룻밤에도 10번 이상 깨서 부모를 지치게 만드는 경우가 많습니다. 따로 재울 때는 아기의 분리불안감을 자극하지 않도록 방문을 조금 열어두어 부모의 인기척을 느끼게 하는 것도 좋습니다.

**마지막 한 고비를 주의하세요!**
밤에 잠을 잘 자지 않는 아가들에게 수면교육을 다시 시키다가 보면 서서히 좋아집니다. 그러다가 어느 날 다시 원위치를 하게 됩니다. 그럼 많은 부모들이 실망을 하고 포기하는 경우가 있는데 이 점에 정말 주의하여야 합니다. 이때 조금만 더 버티고 계속 밀고 나가십시오. 아가들도 마지막으로 한번 더 버팅겨보는 중인 경우가 많습니다. 그러다가 갑자기 잠을 잘 자게 되는 경우가 많습니다.

- **한밤에 잠을 깨서 우는 경우** 다른 이상이 없는 경우라면 15~20분 정도 우는 것이 아이들의 정서에 나쁜 영향을 주지 않는다는 것이 육아전문가와 수면전문가들의 일반적인 견해입니다. 만일 배고프지 않은 아가에게 수유를 해서 달래기 시작하거나 밤에 깼을 때마다 안아서 달래기 시작하면 잠자는 것과 이런 것이 연관이 되어서 다음부터는 그것 없이는 스스로 다시 잠자지 않는 문제가 생길 수 있습니다. 너무 어두워서 문제가 되는 경우는 조그만 수면등을 하나 켜주면 아가가 안심할 수 있습니다. 하지만 밤중 수유에 대해서는 깰 때마다 먹이라는 방법부터 울어도 절대로 먹이지 말라는 등의 극단과 그 사이의 중용을 택하는 다양한 견해들이 있습니다. 아가와 집안 사정에 따라서 획일적으로 강제할 수는 없고 아가에게 맞는 수면 방식을 소아과 의사와 상의해서 찾는 것이 좋습니다.
- **아가가 움직일 공간이 필요합니다** 6개월이 되면 이제 아가는 잠잘 때 적당히 움직일 공간이 필요합니다. 만일 따로 재울 생각이라면 만 6개월 이전에 따로 자는 것을 가르쳐 스스로의 수면 공간을 가질 수 있게 해주는 것도 좋습니다. 6~8개월이 되면 아이가 좋아하는 장난감을 주면 좀더 쉽게 잠들 수도 있고 아침에 일찍 깰 경우 좀더 잘 수도 있습니다. 잠을 자는 데 도움이 되는 이런 물건들을 이용하면 아가가 스스로를 달래고 스스로 잠들 수 있는 데 도움이 될 수 있고 수면 장애를 예방하거나 조절하는 데 도움이 될 수도 있습니다.
- **간혹 밤마다 깨고 울어서 엄마 아빠를 괴롭히는 아기들이 있습니다** 가장 흔히 볼 수 있는 원인은 아기가 밤에 수유를 하기 때문입니다. 밤에 깨서 우는 아기에게 먹이고 난 다음에 아기가 조용해진다

**낮잠 하루에 몇 번? 몇 시간?**
낮잠은 하루에 몇 번을 자야 할까 궁금해하는 엄마들이 많습니다. 숫자로 꼭 집어서 단답식으로 말해주기를 원하는 부모들이 많지만 이것은 힘든 이야기입니다. 우선 아가들마다 다를 뿐 아니라 아가들은 나이가 들수록 낮잠의 횟수가 줄어드는데 이것도 아이들마다 다르기 때문입니다. 통상적으로 6개월 미만에서는 하루에 3번 넘게 낮잠을 자는 아가들이 반이 넘는데 9개월이 되면 하루 2회 낮잠을 자는 것으로 바뀝니다. 돌 이전에는 하루 2회 낮잠을 자는 아가들이 75% 정도 됩니다. 돌이 지나면 서서히 오전 낮잠을 자지 않게 되는데 18개월에는 90% 정도의 아가들이 하루에 한 번만 낮잠을 자고 두 돌 미만의 대부분 아가들은 오전에 낮잠을 자지 않고 하루에 한 번만 낮잠을 자게 됩니다. 이렇게 낮잠을 자던 아이가 나이가 들면서 서서히 3~5세가 되면 낮잠을 자지 않게 됩니다.

면 아기가 밤에 깨는 것은 전적으로 부모의 책임입니다. 아기의 식습관은 대개 부모가 만든 것이라는 사실을 잊지 마십시오. 밤에 자꾸 수유를 하니 밤에 아기가 배가 고파서 깨는 것이지요. 몇 번 나온 이야기인데도 또 강조하는 이유는 이 월령의 아기에게도 밤에 먹이는 부모가 수두룩하기 때문입니다. 이제는 밤에 먹이지 않는 것이 먹이는 것보다 나은 시기입니다.

## 9개월, 수면교육의 모든 부분이 자리잡아야 합니다

**• 만 8개월이 되면 본격적으로 훈육을 시작할 수 있는 나이입니다** 아가에게 되는 것과 안되는 것을 명확하게 알려줄 수 있는 나이가 됩니다. 수면도 마찬가지입니다. 일상생활의 스케줄을 일정하게 잡아주고 그 틀 안에서 아가가 어떻게 살아가야 하는가를 아가에게 가르쳐줘야 합니다. 수면의 경우 아가가 잘 깨닫지 못하는 어린 시절부터 생활의 틀로서 아가에게 가르쳐가는 것이 제일 중요한 것입니다. 이제 확립된 수면습관은 어린 시절 내내 일관성 있게 지속되어야 하고 여행을 가든 특별한 일이 생기든 상관없이 매일 같은 방식으로 재우려고 노력해야 합니다. 바쁜 경우 수면의식은 약식으로 할 수도 있지만 그 틀은 변하지 않게 노력해야 합니다.

**• 아이들은 일찍 자고 일찍 일어나는 것이 좋습니다** 아이들이 일찍 자고 일찍 일어나려면 엄마 아빠도 일찍 자고 일찍 일어나야 합니다. 엄마 아빠와 아기가 입을 헤 벌리고 텔레비전을 같이 보다가 늦게 잠들면, 아이들의 수면은 엉망이 된다는 것은 당연한 이야기일 것입니다.

**• 밤새 먹지 않고도 잘 잘  수 있는 나이입니다** 밤에 깬 아가를 재우기 위해서 먹이는 것은 수면이란 면에서 볼 때 결코 바람직한 방법이 아닙니다. 먹여서 재우다 보면 나중에는 그 시간만 되면 배가

**낮잠 재울 필요 없는 경우!**
아가가 낮잠 시간에 졸려하지 않고 평소와 같이 재우려고 어둡게 하고 분위기를 마련해도 자려고 하지 않고 낮잠을 자지 않아도 졸려하거나 짜증이 늘지 않으면 이제 낮잠을 자지 않아도 될 시기가 된 것입니다. 물론 며칠 낮잠을 자지 않던 아이가 다시 낮잠을 잘 수도 있으니 한동안은 낮잠을 재우려고 시도는 해주고 언제라도 낮잠을 자려고 졸려하면 재워야 합니다. 그리고 낮잠이 없어진 후에라도 잠시라도 조용하게 혼자서 지내는 시간을 마련해주는 것이 좋습니다.

고파서도 깨게 되니 상황은 점점 더 나빠질 수 있습니다. 아직도 밤에 먹고 있다면 서서히 줄여서 끊는 것이 좋습니다. 그게 힘든 경우는 단번에 끊는 것도 한 가지 방법입니다. 밤에 먹겠다고 우는 아가를 전혀 울리지 않고 수유를 끊는다는 것은 정말 힘든 이야기입니다. 밤에 좀 울린다고 아가에게 문제되지 않습니다. 단 울릴 때는 마음 단단히 먹고 단호하게 울려야 합니다. 이렇게 울어도 괜찮을까 하고 고민하면서 울리게 되면 아가는 엄마가 안아주고 먹여줄 것처럼 느끼게 되어서 더 열심히 울게 됩니다. 이런 것을 희망고문이라고 말하는 사람도 있는데 망설이는 부모의 마음을 아가가 알게 되면 더 열심히 울게 되는 것을 말하는 것입니다. 아가가 배고파서 깨기 전에 미리 깨워서 먹이는 방법도 있지만 실제로 이런 방법을 사용할 때는 부모가 각오를 단단히 하지 않으면 먹는 것이 한번 더 늘어날 수도 있답니다.

• **울어도 안 되는 것은 안 되어야 합니다** 울어서 안 되는 것이 되면 그 다음부터는 아가들은 자신이 원하는 것을 얻기 위해서 더 울기 시작하게 됩니다. 다시 말하면 밤에 운다고 먹는 것을 주게 되면 다음 날은 더 많이 울 수도 있다는 것입니다. 밤중 수유는 단순하게 수면만의 문제로 끝나는 것이 아니고 버릇 들이기와도 연관이 있습니다. 떼를 써서 밤에 젖을 찾아서 먹게 된 아가들은 울면 자신이 원하는 것을 얻을 수 있다는 것을 배우기 때문에 낮에도 떼가 늘 수 있습니다.

• **아기가 스스로 침대를 잡고 일어서는 경우 억지로 눕히지 말고 두고 보십시오** 만일 10분 이상 울면 아무 소리 말고 눕혀주세요. 이때 엄마의 단호한 태도가 매우 중요합니다. 옆에서 엄마가 걱정스러운 눈초리로 쳐다보면 아기는 울음을 그치지 않습니다. 너무 심하게 울거나 아기가 울면서 토할 정도가 되면 아기를 달래주어야 합니다. 이때 아기가 중이염과 같은 병에 걸린 것은 아닌지, 배가 고프거나 무엇엔가 놀란 것은 아닌지 잘 살펴보는 것도 중요합니다.

**맞벌이하는 부모를 위한 조언**
엄마 아빠가 직장을 다니는 경우 아가는 퇴근한 부모와 조금이라도 더 같이 놀기 위해서 떼를 쓰고 잠자리에 들지 않으려고 합니다. 하지만 이런 아가의 모습이 안타깝거나 부모가 잘해주지 못한 죄책감으로 아가가 원하는 대로 조금씩 더 들어주기 시작하면 아가의 수면 버릇은 어느 날 갑자기 엉망이 되어버리게 됩니다. 아이와 열심히 놀아주십시오. 단 잠잘 시간이 되면 반드시 잠옷으로 갈아입히고 잠자야 한다는 일상의 스케줄은 반드시 지켜주어야 한다는 것, 잊어서는 안 됩니다.

**• 어릴 때의 수면 습관은 평생을 갈 수 있습니다** 늦어도 돌까지는 바람직한 수면습관을 만들어주는 것이 아가가 인생을 안정되게 살아갈 수 있고 부모도 아가를 쉽게 키우는 가장 좋은 방법이란 것을 잊지 마십시오.

## 돌 이후의 수면교육

**• 돌 지난 아이는 수면 환경에 보다 신경을 써야 합니다** 아기가 잠을 잘 자는 것만큼 엄마에게 효도하는 일은 없을 것입니다. 그런데 그게 말처럼 쉽지가 않지요. 이 월령의 아기들 중 20% 정도는 밤에 자다가 한 번쯤은 깬다고 합니다. 일반적으로 15개월 정도부터는 잠자는 데 많은 문제가 발생합니다. 걸음마 시기인 이때는 지적 호기심이 많아 독립적인 데다가 엄마로부터 떨어지기 싫어하는 성향도 있기 때문에 자다가 옆에 엄마가 없으면 깨서 짜증을 부리는 아이들이 많습니다. 따라서 아기의 수면환경에 보다 신경을 써야 합니다. 방 안을 좀 서늘하게 해주고 TV는 보여주지 마십시오. TV에 나온 자극적인 장면이 잘 때 눈앞에 아른거릴 수도 있으니까요. 두 돌이 될 때까지는 TV를 보여주지 않는 것이 좋습니다. 아이가 자기 전에 한번씩 안아주거나 아이가 좋아하는 헝겊 인형이나 장난감을 갖고 자게 하는 것이 좋습니다. 만일 아기가 깰 때마다 우유나 물 같은 것을 준다면 당장 이것부터 끊으셔야 합니다.

**• 아기가 자다 깨더라도 즉각 반응을 보이지는 마십시오** 물론 시간이 지나도 계속 울어대면 달래는 주어야겠지만 특별히 울지도 않고 힘들어하지도 않는다면 아예 관심을 두지 마십시오. 대개의 아기들은 자다가 깨더라도 주위 사람들이 다 잠들어 있으면 그냥 놀다가 자게 됩니다. '아하, 이렇게 깨도 엄마가 놀아주지 않는구나' 하고 생각하게 되고, 이내 그런 상황에 익숙해지게 됩니다. 이런 과정을 통해 아기들은 밤에는 자야 한다는 것을 배우게 됩니다. 낮에

주의 또 주의!!

밤에 안 먹고 잘 자던 아기가 다시 밤에 우유를 먹게 되는 경우가 있습니다. 아기가 아파서 밤에 보챌 때 달래기 위해서 우유병을 빨리다가 계속 밤에 먹게 되는 경우인데, 밤에 우유병을 끊었던 아기는 가능하면 한 번이라도 밤에 우유를 다시 먹여서는 안 됩니다. 한 번 편하려다가는 두고두고 고생합니다.

너무 많이 자면 밤에 잘 안 자는 수도 있으므로 낮잠 너무 많이 자게 하지 마시고, 낮에 많이 놀아주십시오. 활동량이 많으면 밤에 더 잘 자게 마련이니까요.

**· 밤에 갑자기 깬다면 어디 아픈 건 아닌지 반드시 체크해 보아야** 잠 안 잔다고 소아과에 와서 상담하는 엄마 중에 아기가 중이염이나 다른 병이 있어서 보챈다는 사실을 모르는 엄마들이 꽤 있습니다. 아무 이상이 없고, 이런저런 노력을 다 해도 안 되면 우리 아이는 원래 이렇구나 하고 생각할 수밖에 없습니다. 아무 이유 없는 잠 트러블은 시간이 가장 좋은 약입니다.

**· 15~18개월 정도가 되면 잘 자던 아기에게 다시 수면문제가 발생하기도 합니다** 이 시기에는 아가가 이제는 부모의 한계를 시험하기도 하는 시기이므로 아가가 깨서 안아달라거나 먹을 것을 달라고 할 때 부모가 끌려다니기 시작하면 모든 것이 다 아가들 중심으로 돌아가게 됩니다. 이렇게 울면 부모가 들어준다는 것을 배우고 이제는 부모를 끌고 다니게 되는 것이니 주의하십시오. 아이들 수면뿐 아니라 훈육에 있어서도 부모가 주도권을 잡고 아가를 이끌고 가는 것이 바른 육아법이고 그게 우리나라의 전통육아법입니다. 우리나라의 전통육아는 사랑하지만 엄하게 키운 것입니다.

# 수면에 대한 화두들

## 누워서 먹이면서 재우지 말자

6주가 되면 잘 때 주로 먹는 습관이 있다면 고쳐주어야 합니다. 아기들이 깨어 있을 때만 먹이고 일단 누으면 먹이던 것도 중지하십

시오. 아기는 아기 마음대로 크는 것이 아니고 엄마가 키우는 것입니다. 아예 자는 곳과 먹는 곳을 달리하는 것도 한 가지 방법입니다. 간혹 아기에게 누운 채로 우유병을 물리는 엄마들이 있는데, 그러면 자칫 잘 때 먹는 습관을 들이기 쉽고, 또 중이염에도 잘 걸릴 수 있기 때문에 가능하면 안고 먹이는 것이 좋습니다.

## 엎어 재우지 말자

돌까지 아가는 등대고 자는 것이 기본입니다. 엎어서 재우거나 옆으로 눕혀서 자게 되면 영아돌연사 확률이 증가되기 때문에 이제는 돌까지는 권장되지 않는 방법입니다. 장기간 한 방향으로 눕혀두는 경우 머리가 찌그러지는 경우가 생기기도 하는데 이런 경우 다른 쪽이 아래로 가게 재우면 대개는 시간이 지나면서 좋아집니다. 간혹 심각한 변형이 생기기도 하므로 등대고 재우되 처음부터 머리를 양방향으로 두게 하고 낮에 깨어 있을 때 부모가 볼 때는 엎어서 놀게 해줍시다. 소리나는 쪽으로 고개를 돌리기 때문에 몸의 위치를 수시로 바꾸어주는 것도 한 가지 방법입니다.

## 포대기로 싸주기

어린 아가들은 싸주면 잠을 잘 자는 경향이 있습니다. 이것은 아가가 엄마의 자궁 안에 있을 때의 포근한 느낌을 가지기 때문일 수 있습니다. 근육의 조절이 잘 되지 않는 아가의 경우 자기도 모르게 움직인 팔에 의해서 놀라서 잠을 깨기도 하는데 싸주면 이런 것을 예방할 수 있습니다. 포대기로 싸줄 때는 다리 부분은 싸지 않고 움직이게 해줘야 고관절 탈구를 예방할 수 있습니다. 모든 아가들

**졸릴 때 재워야!!**

잠투정이 심한 아이들의 상당 부분은 졸릴 때를 놓친 경우가 많습니다. 아가들을 자세히 보시면 배고파하는 때가 있듯이 졸음이 밀려오는 그 순간이 눈에 보이게 됩니다. 이때 재워야 합니다. 이 타이밍을 놓쳐서 졸릴 때 잠들지 못하면 그 다음부터는 아가는 졸린데도 쉽게 잠들지 못하고 짜증을 내게 됩니다. 졸린 상태가 지나서도 잠을 자지 못한 경우 스트레스 때문에 스트레스 호르몬이 과다 방출되어서 뇌가 흥분한 상태로 빠지기 때문입니다. 그럼 아이의 정상 리듬이 깨어지는 겁니다.

YouTube
영아돌연사 예방법!

YouTube
자주 게우는 아기 수면 자세

은 반드시 포대기로 싸줘야 하는 것은 아닙니다. 아가의 기질에 따라 달라서 어떤 아가들은 싸주지 않아야 더 편해하는 아가도 있습니다. 그럼 싸주지 않아도 됩니다. 속싸개는 보통 생후 2개월 이전까지만 사용하는데, 깨어 있을 때만 사용하는 것이 좋습니다.

## 수면교육과 울음과 애착

수면교육을 하다가 보면 아가가 우는 것은 흔히 있는 일입니다. 그럼 많은 부모들은 아가를 울리면 애착형성에 문제가 생기지 않을까 고민을 하는데 그런 고민은 할 필요가 없습니다. 애착은 평소에 아가를 사랑하지 않아서 생기는 문제이지 사랑하면서 단호하게 버릇을 가르치는 과정에서 운다고 문제가 생기는 것은 아닙니다. 아가의 경우 말을 제대로 할 수 없기 때문에 우는 것입니다. 우는 것은 의사의 표현이지 어른들의 울음 같은 의미를 부여할 필요는 없습니다. 단지 말을 크게 하는 것이라고 생각하시면 됩니다. 울어서 자기가 원하는 바를 얻은 아가들은 다음에 원하는 것이 있으면 울음으로 자신이 원하는 것을 다시 얻으려 하는 것이 당연합니다. 아가는 울 때는 울어야 하고 울음도 스스로 달랠 줄도 알아야 합니다. 인생의 모든 것을 내 마음대로 할 수 있는 것은 아니란 것도 어릴 때부터 배워야 합니다. 그 고비가 지나간 후 부모가 안아주면 엄마가 나를 사랑하는 것은 변함이 없구나 하는 것을 아가는 깨닫게 되고 그 사랑을 잃지 않기 위해서 아가들은 부모의 말을 더 잘 듣게 됩니다. 물론 아가가 배고프거나 힘들거나 정말 필요한 것은 바로바로 들어줘야 합니다.

**하루 일과는 자는 시간부터 시작!!**

아가들의 수면은 항상 자는 시간이 기준이 됩니다. 아니, 아가들의 경우는 하루의 일과 시작도 자는 시간부터 시작된다고 해도 과언이 아닙니다. 일찍 잠자리에 든 아가들은 자기가 충분히 잠을 잔 후 깨고 하루 일과를 시작하게 되는데 늦게 잔 아가들은 늦잠을 잘 수밖에 없고 그럼 하루의 시작도 늦어질 것이 당연하기 때문입니다.

**공갈젖꼭지를 꼭 사용해야 하는가?**

반드시 사용해야 할 필요는 없습니다. 공갈젖꼭지에 의존해서 잠드는 것도 피하는 것이 좋습니다. 공갈젖꼭지를 사용해야만 잠을 잘 자는 아가들은 잠들 때 공갈젖꼭지를 이행대상물로 삼을 수는 있습니다. 하지만 6개월 이전의 아가들은 자는 동안 입에서 공갈젖꼭지가 빠진 경우 스스로 찾아서 다시 넣지 못하기 때문에 부모의 도움을 받기 위해서 깨서 울 수도 있으므로 주의하여야 합니다. 공갈젖꼭지를 사용하지 않아도 수면교육 하는 데 문제가 없다면 구태여 공갈젖꼭지를 사용하는 것을 새로 시도할 필요는 없습니다.

## 수면 리듬 타기

**수면과 목욕**

취침 일과를 시작하는 가장 좋은 방법 중에 하나가 목욕인데, 목욕은 재미있고 긴장을 풀어줍니다. 하지만 아기에 따라서는 목욕하는 자체를 싫어하는 경우도 있으므로 이럴 때는 가벼운 놀이를 하면서 20~30분쯤 함께 시간을 보내는 것이 아기의 긴장을 푸는 데 도움이 됩니다. 단돌 전에는 일주일에 3회의 목욕을 시키는 것이 좋으며 땀이 많은 나거나 더러워진 경우는 나머지 날에 미지근한 물로 슬쩍 씻기는 것으로 만족하십시오.

어른들은 밤새 푹 잔다고 생각하지만 실제로는 자는 동안 하룻밤에도 몇 번씩 깊은 잠과 옅은 잠을 반복하는 리듬을 탑니다. 얕은 잠이 들었을 때 반쯤은 깨지만 다시 깊은 잠으로 스스로 빠져들 수 있어서 깨닫지 못할 뿐입니다. 아가들은 그 리듬이 더 짧은데 얕은 잠의 시기에는 반쯤 깨서 보채고 칭얼거리고 움직이기도 합니다. 그러다가 다시 깊은 잠으로 빠져들어갑니다. 그런데 반쯤 깼을 때 아가를 다시 재우기 위해서 토닥거리거나 안아주거나 먹여줄 경우는 아가가 쉽게 다시 잠드는데 스스로 깊은 잠으로 다시 들어갈 때와는 달리 확 깼다가 쉽게 잠들게 됩니다. 스스로 다시 잠들게 내버려두는 것이 수면습관을 잘 들이는 데 정말 중요한 요소입니다. 그래서 민감한 엄마의 아가는 잠을 잘 못 자는 경우가 많고 밤새 세상 모르고 잠 잘 자는 엄마의 아가들은 잠을 잘 자는 법입니다.

또한 밤에 반쯤 깼을 때 스스로 깊은 잠에 들어가기 위해서는 저녁에 처음 재울 때 누워서 스스로의 힘으로 자는 버릇을 들여야 합니다. 안아 재우거나 먹여서 재운 아가들은 밤에 깼을 때도 다시 깊은 잠으로 들어가기 위해서는 재울 때처럼 안아달라거나 먹을 것을 달라고 칭얼댈 수밖에 없는 것입니다.

## 바른 수면 연상을 가르쳐야 합니다

젖 물고 잔 아가들은 밤에 수면 리듬 때문에 깊은 잠에서 얕은 잠의 시기로 와서 반쯤 깬 상태에서 다시 젖을 물어야 다시 깊은 잠으로 쉽게 돌아갈 수있습니다. 잠을 쉽게 들게 만드는 잠들 때의 환경이나 상황을 수면 연상이라고 합니다. 그런데 바꾸어 말하면 그게 없으면 잠을 잘 못 들게 될 수도 있다는 것입니다. 안아 재우

거나 젖 물려 재우는 경우 밤에 깼을 때 다시 안아달라거나 젖을 달라고 할 수 있습니다. 그렇기 때문에 이런 바람직하지 못한 수면 연상을 없게 하기 위해서 아가는 젖 물려 재우지 말고 졸려하면 안아주더라도 완전히 잠들기 전에 바닥에 눕혀서 스스로의 힘으로 잠들게 가르쳐야 합니다.

만일 젖 물고 잠들거나 안아서 잠드는 바람직하지 않은 수면 연상이 익숙해진 아이들은 이거 안 해주면 잠자기 힘들게 됩니다. 이런 경우 부드럽고 따뜻한 촉감을 가진 자그마한 인형이나 담요같은 것을 사용해서 잘 때 그 느낌으로 수면 연상을 바꾸어주는 것도 한 가지 방법입니다. 부모의 체취가 밴 것을 사용하면 좀더 낫기도 합니다. 물론 그런 것 없이 걍 먹이지 말고 안아주지 말고 눕혀서 재우는 것을 밀어붙여도 됩니다. 이런 경우 아가들은 늦어도 1~2주일간 열심히 울다가 갑자기 좋아지는데 이 방법은 단순하고도 효과적이지만 엄마가 마음을 단단히 먹어야 하고 그 울음을 견뎌내야 하는 어려움이 있습니다. 주의할 것은 부모가 단호한 태도를 보이지 않고 망설이면 아가는 점점 더 많이 울게 되고 점점 더 먹는 것에 집착하고 더 안아달라고 하게 된다는 것은 미리 알고 있어야 합니다. 일단 시작하면 마음 단단히 먹고 한번에 끝내야 합니다.

**잠자기 전에 책을 읽어주는 것이 중요합니다!!**

어릴 때부터 책을 읽어주는 것은 매우 중요합니다. 특히 잠자리에 들 때 수면의식의 한 과정으로 책을 읽어주는 것은 아가들에게 책을 보는 것이 즐겁다는 것을 알려주고 집중하는 것을 배우게 해주고 부모와 친밀감을 가지게 해줍니다. 쉽게 이야기하면 평생 가는 독서 습관을 어릴 때부터 가르쳐줄 수 있다는 것입니다.

## TV를 보면서 재우지 말자

TV를 보면서 잠들게 하지 마세요. 물론 두 돌까지는 TV를 보이지도 말고 아가 옆에 켜두지도 마십시오. 아무리 교육적이라고 주장하는 프로도 두 돌 이하의 아가들에게는 보여주지 않는 것이 좋습니다. 두뇌발달에 엄청 손해입니다. 수면 역시 문제가 됩니다. 만일 아이와 같이 TV를 보고 있다면 이번 기회에 TV 보는 버릇을 없애거나 적어도 아이와 같이 TV를 보는 것은 피해야 합니다. 만일 밤

에 잠을 자지 않고 TV를 보고 싶어한다면 TV에 나오는 사람도 밤에 잠을 자야 한다고 말하고 재우는 것이 좋습니다. TV 대신 같이 잘 인형 같은 친구를 구해주는 것도 한 가지 방법입니다. 특히 조금 큰 아이들의 경우 핸드폰과 함께 잠자리에 들게 하는 것은 절대로 해서는 안 되는 것입니다. 아가들에게 화면을 자신이 변하게 만들 수 있는 핸드폰은 게임기나 마찬가지라고 생각하시면 됩니다.

## 같이 재울 것인가, 따로 재울 것인가?

**· 같은 방에 자는 것이 항상 좋은 것은 아닙니다** 아가를 같은 방에 재우는 것이 좋은가 아니면 다른 방에 따로 재우는 것이 좋은가에 대해서는 나라마다 부모들마다 서로 다른 의견들이 많습니다. 우리나라는 아가와 부모가 같이 자는 문화였다는 말을 하면서 아가와 부모가 같은 방에 자는 것이 더 낫다고 생각하시는 분들이 많습니다. 그런데 부모와 같이 자는 방의 수면환경이 아이에게 적합하지 않다면 따로 자는 것이 더 좋을 수도 있습니다. 엄마 아빠가 밤 늦도록 텔레비전을 즐긴다면 아가가 그 방에서 같이 잠을 자는 데 곤란을 겪을 수 있습니다. 그리고 형이나 누나가 밤 늦게까지 시끄럽게 떠들면 아가도 잠을 자기가 힘듭니다. 아가가 자는 시간에 부모가 자지 않는다면 아가도 늦게 잠잘 수밖에 없을 것입니다. 단순하게 같이 자는 것이 좋은가 따로 자는 것이 좋은가를 따지기 전에 수면환경이 아기에게 적합한가 이것부터 생각하는 것이 좋습니다. 그리고 엄마와 아가가 같은 방에서 자게 되면 사랑을 더 줄 수 있다는 장점은 있지만 아가가 의존심이 많아지고 같이 자는 부모 때문에 아가는 수면이 더 방해받을 수도 있기에 밤중에 더 잘 깰 수 있다는 단점이 있습니다. 밤에 깨서 엄마가 옆에 있으면 아가는 더 크게 울게 마련입니다. 그리고 아가가 울면 마음 약한 엄마는 한번

**잠자는 장소를 일정하게 해주자!!**
아이들은 자신이 평소에 잠자던 곳에 익숙해지기 마련입니다. 평소에 거실의 소파에서 잠들곤 하던 아가라면 자신의 침실보다는 거실의 소파를 더 선호할 것입니다. 잠들고 난 후에 침실로 옮겨주어도 아가에게는 평소에 잠들던 곳이 더 편한 수면의 장소가 될 수 있습니다. 그러므로 좋은 수면 습관을 들이기 위해서는 그리고 밤에 깼을 때 부모의 도움 없이 혼자 다시 잠들게 하기 위해서는 잠은 매일 같은 장소인 침실에서 자는 것이 좋습니다. 좀 큰 아이의 경우 거실의 소파에서 잠들면 밤에 침실에서 깼을 때 아이는 자신이 잠들던 거실로 다시 나가서 자려고 할 수도 있습니다. 그리고 침실은 자는 곳이므로 이곳에 TV를 두지 않게 주의하십시오. 그리고 침실은 즐겁게 자는 곳이므로 야단맞는 곳이 되어서는 안 된다는 것을 알아두시기 바랍니다.

YouTube
따로 재우기
언제 해야 할까?

:)

**같은 침대에 자기(Bed Sharing)**
권장되지 않는 방법입니다. 같은 침대를 사용하는 것은 여러 장점과 단점이 있습니다. 장점으로는 모유수유를 편하게 할 수 있고 울 때 바로 아가의 상태를 확인할 수 있다는 장점이 있습니다. 하지만 어른 침대는 아가의 침대와는 달리 푹신한 경우가 많습니다. 이렇게 푹신한 침대는 영아돌연사의 위험을 증가시킬 수 있으므로 일반적으로 권장되지 않습니다. 특히 아가 밑에 푹신한 것을 깔 경우는 더 위험할 수도 있습니다. 그리고 엄마 없이는 잠을 잘 자지 못하게 습관이 들 수 있고 밤에 더 자주 깰 수도 있습니다. 같은 방을 사용하는 것과 같은 침대 사용은 다른 이야기입니다. 부모의 침대에 아가의 침대를 붙여서 사용하는 것도 한 가지 대안이 될 수 있습니다. 방바닥에 얇은 요를 깔고 같이 누워 자는 것까지는 구태여 말리지는 않습니다.

:)

**따로 재우기 핵심 하나!!**
따로 재우는 경우는 수면의식을 한 후에 완전히 잠들 때 부모가 옆에 없어야 밤에 깼을 때 부모가 없더라고 부모를 찾는 것이 없게 됩니다. 바꾸어 말하면, 밤에 한방에서 자는 경우 잘 때 엄마가 옆에 있었으면 밤에 깼을 때도 엄마가 옆에 있으면 된다는 겁니다.

이라도 더 안아주게 되고 그런 일이 되풀이되면서 습관이 되면 아가는 밤에 계속 깨게 됩니다. 엄마와 아빠의 일상생활이 아가와 맞지 않는 경우 부모들도 일상생활이 방해를 받을 수도 있어 같이 자는 것이 힘들어질 수도 있습니다.

**• 따로 재우기로 결정했다면 아기가 6개월이 되기 전부터 따로 재워야** 모유를 먹이는 아가들은 엄마랑 같이 자는 것이 모유수유에는 제일 좋습니다. 이 경우는 엄마와 같은 침대가 아닌 어른 침대에 아가 침대를 붙여서 재우는 것이 좋습니다. 그래야 아기가 먹고 싶어할 때 먹일 수가 있습니다. 만일 아기가 밤에 잠을 충분히 잘 잘 수가 있다면 따로 재우는 것도 가능합니다. 아이 키우는 방법은 나라마다 다르지만 그중에서도 아이들을 재우는 방법은 크게 차이가 납니다. 서양에서는 매정할 정도로 아이들을 따로 재우는 반면 우리나라에서는 다 클 때까지도 엄마 품에 안겨 자는 아이가 많습니다. 아이를 조기에 따로 재우면 독립심이 좀더 길러질 수는 있습니다. 그리고 아이를 오랫동안 데리고 잘수록 사랑을 더 줄 수 있는 것도 사실입니다. 이 두 가지 이점 사이에서 아이를 키우는 많은 부모들이 고민을 하게 되지요. 어린 아기들은 엄마의 손길을 늘 필요로 하지만 생후 4개월쯤 되면 당장 급한 손길이 없어도 되는데, 이때부터 아기들을 따로 재울 수가 있습니다. 아기들은 6개월 무렵부터 엄마와 떨어지기 싫어하는 '분리불안'이 생겨 돌쯤에 심해지며 두세 살쯤 되면 서서히 없어집니다. 그래서 어릴 때부터 따로 재우기로 결정했으면 6개월이 되기 전부터 따로 재우는 것이 좋고 그렇지 못한 경우에는 두세 돌까지 부모와 같이 자는 편이 좋을 수 있습니다.

**• 분리불안이 생긴 아기에게는 이렇게 해주세요** 아기가 엄마에게 갑자기 애착을 보이고 엄마에게서 떨어지지 않으려 하면 분리불안이 시작된 것입니다. 이럴 때는 밤에 아기가 울면 바로 엄마가 옆에 있다는 것을 확인시켜줌으로써 안심을 시켜야 합니다. 하지만 짧

**아기를 따로 재우기 위해서는 부모의 태도가 중요합니다!**

어린 아기를 따로 재울 때는 미리 스스로 잠 드는 법을 가르치는 것이 좋습니다. 그리고 일관성 있는 부모의 행동이 중요합니다. 아기를 잠자리에 눕히고 잘 자라고 인사를 한 뒤 방을 나와야 합니다. 그러면 스스로 잠 드는 것을 익힌 아기는 처음 몇 분 동안 칭얼대다 잠이 듭니다. 아기가 5분 이상 울 때는 다시 돌아가 토닥거려 주되 안아서 달래지는 마십시오. 그래도 계속 울면 좀더 기다렸다 다시 가서 달래는 것을 반복하면 됩니다.

게 확실히 모습을 보이고 다시 자게 해야 합니다. 그리고 낮에 아이를 불안하게 만들어서는 안됩니다. 분리불안이 생긴 아기에게 절대로 피해야 할 것은 거짓말을 하고 엄마가 사라지는 것입니다. 분리불안이 생긴 아기에게는 같이 잘 수 있는 인형 친구를 마련해 주는 것도 좋습니다. 이 분리불안 문제를 해결하지 못하면 아기는 자는 동안 엄마가 어디로 사라질까 봐 잠도 못 자고 자다가 깨서 울며불며 엄마를 찾는 일이 생깁니다.

## 밤중 수유 중단하기

신생아는 시도 때도 없이 먹고 싶어하면 먹이고 자고 싶어하면 재우면 됩니다. 밤과 낮이 없으므로 밤중 수유란 말 자체가 없습니다. 하지만 낮에는 놀고 밤에는 잔다는 것을 신생아 때부터 조금씩 느끼게 해주다가 6주가 되면 수면의식을 하면서 본격적으로 밤과 낮을 가르쳐주어야 합니다. 그리고 밤은 자는 것으로, 낮은 먹고 노는 것으로 밤과 낮의 용도 또한 가르쳐야 합니다. 어른들은 밤에 먹지 않고 밤새 잡니다. 밤낮 가릴 것 없이 먹던 아가가 어느 시점에서는 밤새 안 먹고도 잘 자게 됩니다. 빠른 아가는 2개월부터, 보통은 3~4개월 사이에 밤새 안 먹고 잘 수 있지만 신경 쓰지 않으면 두 돌이 되어도 밤에 2~3번 정도를 먹는 아가도 있습니다. 의학적으로는 일부러 굶기지 않는 한 생후 2~3개월만 되어도 아가가 밤새 먹지 않고 자도 문제가 되지 않는 경우가 대부분입니다. 특히 엄마가 직장에 나갈 계획이 있다면 밤중에 적게 먹이는 것에 대해 좀더 관심을 갖고 미리미리 대비하는 것이 무척이나 중요합니다. 직장 다니면서 모유 먹이려고 결심하기도 힘든데 밤에 잠을 못 자서 낮에 직장에서 졸다 결국에는 모유를 끊을 수밖에 없다면 얼마나 억울하겠습니까.

• **신생아는 24시간 모자동실이 중요합니다** 밤중 수유를 줄이기 위해서는 신생아 때부터 주의할 것이 있습니다. 신생아 시기에 출산 직후뿐 아니라 산후조리하는 시기에도 반드시 24시간 엄마와 아가 같은 방에서 먹고 자는 모자동실을 해야 합니다. 아가가 배고파져 먹고 싶어할 때 깨서 엄마젖을 찾고 입을 오물거리고 엄마 젖을 물려고 할 때 바로 젖을 물려서 배고픈 표시를 명확하게 하는 것을 가르쳐야 합니다. 하루에 3~4시간만 신생아실에 아가를 맡겨도 배고픈 것을 제대로 표현하지 못해 엄마가 아가 배고픈 것이 어떤 것인지 잘 모르게 되는 경우가 종종 있습니다. 그럼 나중에 밤중 수유를 줄이기 위해서 교육을 할 때 참 어렵게 됩니다. 배고픈 것을 제대로 표현하게 아가를 가르쳐야 합니다.

• **뱃고래를 키워서 먹는 간격을 늘리는 것이 중요합니다** 신생아 때부터 한번 수유 시 충분한 양을 먹여서 뱃고래를 키우게 되면 서서히 먹는 시간 간격이 벌어지게 됩니다. 한번에 먹는 양을 늘리는 것은 시간이 걸리는 것이기 때문에 서서히 양을 늘려가야 합니다. 한번에 많이 먹는 아기는 밤에 잠을 잘 잘 가능성이 높습니다. 신생아 때부터 낮은 밝게, 밤은 어둡게 해주세요. 그리고 낮은 놀고 더 먹고 밤은 어둡고 조용하고 적게 먹는다는 것을 1개월 전후로 아가에게 가르치기 시작하십시오.

• **만 6주가 되면** 이제는 아가가 본격적으로 밤과 낮을 구분하는데 이때부터는 **수면의식을 교육하면서 의도적으로 밤에 먹는 양을 줄여가야 합니다**. 특히 재울 때 젖을 물거나 안아서 잠들지 않게 가르치는 것이 밤중 수유를 줄이는 데 제일 중요한 키포인트입니다. 밤에 깼을 때 배고파서 깬 것이 아니라면 먹지 않고도 스스로 다시 잠들게 기다려줘야 합니다. 만 2개월 아가라도 몸무게가 충분히 나간다면 밤에 안 먹고 푹 자면 구태여 깨워서 먹일 필요는 없습니다. 밤에 먹고 싶어할 때 반응을 줄이면서 밤중 수유를 줄여가면 됩니다. 분유를 먹이는 경우 3일에 15~30cc 정도를 줄일 수 있고 모유를 먹

이는 경우 3일에 1~3분 정도 수유시간을 줄이는 방법을 택할 수 있는데 아가의 상태를 보면서 진행하시면 됩니다. 중요한 것은 이때 먹는 양을 늘리려는 노력을 같이 해야 한다는 것입니다. 2~4개월 사이에 밤에 10시간 이상 안 먹고도 잘 자는 아가들이 많습니다. 수면교육을 하는 것과 밤중 수유 끊는 것은 같은 이야기가 아닙니다. 수면교육의 한 부분으로 밤중 수유를 줄여가면서 밤새 안 먹고도 푹 자게 가르치는 것이므로 수면의식을 시작하는 수면교육의 초기에는 밤에 울어도 먹이지 말라고 하는 것이 아니란 것입니다.

만일 신생아 때부터 울 때 먹이는 습관이 든 아가들은 밤에 깨서 울게 될 때 먹으려 합니다. 배고프지 않은 상태에서 먹으려 하는 것과 배고파서 먹으려 하는 것을 제대로 구분하지 못하면 밤중 수유를 줄여가는 것이 정말 힘들게 되므로 신생아 시기에 엄마와 아가가 24시간 모자동실 하여 배고픈 것을 제대로 표시하게 하고 엄마가 아가 배고픈 것을 제대로 아는 것이 정말 중요한 것입니다.

• **분유수유하는 아가들은** 제대로 수면교육을 시키면 3~4개월이 되면 밤새 안 먹고도 자는 아가들이 대부분입니다. 모유수유하는 아가들도 마찬가지인데, 늦어도 6개월 이전에 밤새 안 먹고 잘 수 있게 가르치는 것이 좋습니다. 특히 모유수유아의 경우 의도적으로 밤에 반응을 줄이지 않으면 밤에 몇 번씩 먹는 아기들이 많으니까 주의해야 합니다.

• **수면교육이 잘 되어서 밤중 수유를 하지 않거나 거의 하지 않는 아가들도 다시 문제가 생기게 됩니다** 3~5개월 사이에 잘 자던 아가들이 다시 깨기 시작하고 먹으면서 자던 습관이 있는 아가들은 깰 때마다 먹으면서 자려고 합니다. 이때 여태 잘 잤으니 금방 좋아지겠거니 하면서 수유하면서 재우면 그때부터 다시 밤중 수유가 다시 시작되거나 더 심해질 수 있습니다. 나쁜 습관은 불과 2~3일 만에 만들어지는데 그것을 고치려고 들면 생각보다 어려워 적어도 일주일 이상 걸리게 된다는 것은 미리 알아두셔야 합니다.

**아기가 밤에 잘 자면 이로운 점!**

• **아기 건강에 좋습니다.** 밤에는 원래 잠을 자는 것이 정상입니다. 밤에 먹으려고 자꾸 깨는 것보다는 낮에 충분히 먹고 밤에 잠을 푹 잘 수 있다면 그게 최고 아니겠습니까? 모유 먹는 아기도 밤에 젖을 물고 자는 습관이 들면 치아가 몽창 썩어버리기도 합니다. 또, 밤에 먹는 습관이 들면 필요 이상의 칼로리를 섭취하게 되어 비만이 될 위험이 증가합니다.

• **잠 잘 자는 아기가 잘 큽니다.** 아기들은 밤에 큰다는 말이 있습니다. 한창 성장하는 아기들은 잠을 충분히 자면 머리도 좋아지고, 키도 많이 자라기 때문에 밤에 깨지 않고 충분히 잠을 자는 것이 매우 중요합니다.

• **우유병을 일찍 졸업합니다.** 분유를 먹는 아기는 돌이 되면 우유병을 끊는 것이 좋습니다. 그런데 밤중 수유를 하는 아기들치고 우유병 대신 컵으로 우유를 먹는 경우가 드뭅니다. 우유병을 조기에 졸업하기 위해서라도 때가 되면 밤중 수유는 중단하는 것이 좋습니다.

• **엄마도 살아야지요.** 엄마가 뭔 죄졌습니까? 밤에는 엄마도 잠 좀 자야죠. 나이가 들어서도 밤에 먹이면 엄마와 아기가 둘 다 잠을 제대로 못 잡니다. 잠 못 자서 모유 끊는 엄마들 수두룩합니다. 미리미리 조금만 노력하면 모유 먹이기도 좀더 편해질 수 있습니다.

**아침 7시에 먹는데…**

밤중 수유란 간단하게 말해서 밤잠을 자던 아가가 깨서 먹고난 후에 다시 자면 그게 밤중 수유인 것입니다. 아침 7시에 먹고 바로 자면 10시간을 잤어도 그게 밤중 수유나 마찬가지입니다.

**밤중 수유하기 정말 힘든데…**

5~6개월이 되고 엄마가 힘들어서 다른 방법을 택할 수 없는 상태라면 그냥 울리는 방법을 선택할 수 있습니다. 부모가 견딜 수 없는 일은 하지 않는 것이 좋습니다. 울리는 방법은 사실 언제라도 가능한 방법인데 제일 중요한 것은 부모의 태도입니다. 부모가 확신을 가지고 밀어붙이면 쉽게 되지만 부모가 확신을 가지지 못하면 아가는 계속 울게 됩니다.

**• 6~9개월이 되면 이제 분리불안이 생기게 되고 그럼 밤에 더 잘 깰 수 있습니다** 이때 다시 스스로 잠들 수 있게 좀더 기다려주고 반응을 하더라도 가능하면 줄여야 합니다. 부모의 태도는 매우 중요합니다. 만일 계속 울면 큰일나지 않을까 고민을 하고 있으면 아가는 엄마의 이런 불안감을 금방 알게 되어서 조금만 더 울면 엄마가 먹을 것을 줄 것이라고 생각하게 되고 그럼 더 울게 됩니다. 이런 것을 흔히 희망고문이라고 말하는 사람도 있는데 부모가 단호한 태도를 보일수록 아가는 쉽게 포기하고 밤잠을 푹 자게 됩니다.

**• 문제가 있는가 확인을 할 수 있습니다** 이런 경우 가능하면 짧게 확인하여야 합니다. 안아주거나 말로 달래지 마세요. 가능하면 말을 아끼세요. 엄마의 태도와 말투도 중요한데 확신에 찬 목소리로 나지막하지만 단호하지만 부드럽게 자라고 말해주시면 됩니다. 불안해하거나 걱정스럽게 말을 하면 아가들은 더 울게 됩니다. 확인하고 뒤돌아 나올 때는 망설이지 말고 태연하게 걸어나가야 한다는 것도 잊지 마십시오.

**• 밤중 수유를 줄여서 끊는 것은 단순하게 수유의 문제만이 아닙니다** 이유식 시기에 밤중 수유가 지속되면 이유식 진행이 힘들어집니다. 6개월에는 이유식이 본격적으로 시작되는 시기인데 이유식 하기 전이나 이유식을 시작한 후나 하루에 필요한 영양 칼로리는 마찬가지입니다. 그럼 이유식을 먹는 만큼 수유량을 줄여야 하는데 낮에 줄이는 것보다는 밤에 줄이는 것이 합리적이고 밤중 수유를 안 하는 것이 제대로 수유를 줄이는 방법입니다. 이유식을 점점 늘이는 데도 밤중에 계속 먹이다가 보면 이유식을 갑자기 안 먹으려 해서 이유식 진행이 제대로 안 되는 아가들이 많습니다.

**• 밤중 수유를 지속하게 되면 아가의 버릇도 나빠질 수 있습니다** 밤에 먹는 것을 줄이려는 부모와 계속 먹으려고 보채면서 우는 아가가 울음으로 진검승부를 하게 됩니다. 울어서 계속 밤에 수유를 할 수 있는 아가들은 울면 내가 원하는 것을 얻을 수 있다는 것을 배우게

되고 울고 떼쓰는 것이 버릇이 들 수 있습니다. 8개월이면 이제는 버릇을 가르치기 시작하는 중요한 시점인데 이 시기에는 아가가 울어도 안 되는 것은 안 된다는 것을 명확하게 가르치는 것이 바른 버릇을 들이는 데 중요합니다.

**수면과 이유식과 밤중 수유와 버릇들이기는 서로 연관되어 있습니다!**
따라서 어느 하나를 제대로 하지 못하면 아가 키우기 정말 힘들어집니다. 간혹 어느 하나만을 중점으로 아가 키우는 방법을 설명한 이야기도 있지만 그것은 정말 곤란한 이야기입니다. 아가 키우기는 한꺼번에 몽땅 같이 진행을 해야 쉽게 제대로 키울 수 있답니다.

## 문답으로 알아보는 밤중 수유 끊기

아기들은 성장 모습이 참으로 다양해서 책으로 설명되지 않는 경우가 많습니다. 육아에는 엄마의 역할이 있고 소아과 의사의 역할이 있습니다. 어떤 특별한 비법이 있는 것은 아닙니다. 엄마의 의지와 아기의 반응에 따라서 다 다른 길로 가게 되는 겁니다. 밤중 수유에 대해서 엄마들이 궁금해하는 것들을 적어보았습니다.

Q. 모유 먹는 아기는 언제 밤중 수유를 끊어야 하나요?

A. 언제 끊어야 한다는 철칙이 있는 것은 아닙니다. 무리하지 않게 노력해서 밤에 잠을 잘 잔다면 그게 최고일 것입니다. 일반적으로 분유수유아는 4개월, 모유수유아는 6개월쯤 되면 밤에 9~10시간 정도 잠을 잘 수 있어 무리 없이 밤중 수유를 끊을 수도 있습니다. 하지만 어떤 아기는 돌이 지나서도 밤에 수유를 계속하기도 합니다. 엄마와 아기가 별로 불편을 못 느낀다면 밤중 수유가 큰 문제가 되지는 않습니다.

Q. 밤중 수유를 끊는 것이 편리한가요?

A. 당연하지요. 밤에 안 먹고 자는데 편리하지 않을 수 있겠습니까.

Q. 아기가 너무 보채면 어떻게 하나요?

A. 아기가 배고파서 보채면 당연히 먹여야 합니다. 하지만 배고프지 않은 상태로 보챌 때 먹여서 달래는 것은 별로 바람직하지 않습니다.

Q. 밤중 수유를 끊는 것은 아기에게도 좋은가요?

A. 아기도 밤에 안 먹고 잘 자면 잠도 푹자고 좋지요.

Q. 밤에 분유를 안 먹으면 아기가 탈진되지 않나요?

A. 아기가 배고파서 밤에 깨는 경우라면 당연히 먹을 것을 줘야 합니다. 하지만 낮에 잘 먹고 몸무게 잘 느는 아기라면 생후 4개월이 되면 7시간, 6개월이 되면 9~10시간 정도 내리 잘 수 있습니다. 이게 하루아침에 되는 것은 아니고 서서히 낮에 많이 먹고 밤에 잠을 자게 만들어야 가능한 것입니다.

Q. 밤에 먹는 것을 꼭 중지해야 하나요?

A. 아닙니다. 여러분도 밤에 일어나서 식사 한 번 더 한다고 누가 뭐라 그러진 않을 겁니다. 그렇다고 밤에 식사를 하는 것이 이상적일까요?

Q. 우리집에서는 아빠가 아기를 못 울리게 하는데요.

A. 그럼 할 수 없지요. 아기 아빠를 설득하든지 아니면 좀더 기다리며 밤에 계속 먹이는 수밖에요.

Q. 밤에 분유 대신 물을 먹이니 물을 먹기 위해 깹니다.

A. 밤중 수유를 중지하고 난 다음에는 물 먹이는 것도 서서히 줄이는 것이 좋습니다. 잘못하면 물 먹으려고 계속 깨게 됩니다.

Q. 우리 아기는 생후 8개월인데도 밤중 수유를 끊는 것이 너무 힘듭니다. 좀더 늦게 하면 안될까요?

A. 밤중 수유 끊기가 너무 힘들다면 좀더 먹여도 상관없습니다. 모든 단계에서 소아과 의사가 추천하는 나이는 평균적인 나이이기 때문에 되는 아기도 있고 안되는 아기도 있습니다. 그러나 일반적으로 그 나이를 지나서 시작하면 이상적인 나이에 시도하는 것보다 훨씬 어렵습니다. 우유병 끊기도 한 살에 끊기보다는 두 살에 끊기가 더 힘들고 어렵습니다. 하지만 우선 잘 때 먹으면서 잠드는 습관부터 중지하는 것이 좋습니다.

# 여러 가지 수면 문제들

## 아가의 울음을 너무 겁내지 마세요

아가가 우는 것에 대해서 엄마들은 생각을 좀 바꿀 필요가 있습니다. 아가들에게 울음이란 어른들의 울음과는 전혀 다른 의미랍니다. 말을 잘하지 못하는 아가들은 울음으로만 의사를 표현하게 됩니다. 아가들은 배고파서도 울지만 졸려도 울고 힘들어도 울고 심심해도 웁니다. 심지어 스트레스를 많이 받은 날은 그것을 풀기 위해서 울기도 합니다. 아가가 울 때는 왜 우는가를 제대로 알고 반응하면 됩니다.

꼭 부모의 도움이 필요한 경우는 그 필요를 들어줘야 합니다. 하지만 꼭 필요하지 않은 아가의 욕구 때문에 우는 경우는 바로 반응할 필요는 없고 내적인 스트레스를 푸는 경우처럼 스스로 달랠 수 있게 내버려두는 것이 더 좋은 때도 있습니다. 그런데 아가가 우는 이 모든 경우에 젖을 물리면 달래집니다. 특히 밤중에 깨서 우는 아가의 울음은 밥줘 밥줘 안아줘 안아줘 이런 말을 하는 것이나 마찬가지라고 보시면 됩니다.

우리나라에서 이것이 잘 안 되는 제일 중요한 이유는 엄마가 아가를 제대로 이해하지 못하고 아가는 자신에게 지금 필요한 것을 제대로 표현하지 못하는 경우가 많기 때문입니다.



## 아가가 밤에 자다가 우는 것을 두려워 말자

기본적으로 낮이건 밤이건 아가들의 모든 울음을 엄마가 달랠 수

있는 게 아니란 것을 알아두시면 좋습니다. 달래도 달래도 달래지지 않는 경우 아가를 내려놓고 한걸음 물러나는 것도 육아의 지혜입니다. 아가들은 내적인 스트레스를 풀기 위해서 우는 경우도 있는데 이럴 때는 스스로 충분히 울어서 풀게 해주는 것도 좋습니다.

운다고 젖부터 물리지는 마세요. 단지 울음을 멈추게 하기 위해서 젖을 물리는 것은 아가의 정상적인 의사표현 자체를 막는 것일 수도 있기 때문입니다.

아가가 밤에 자다가 깨서 울 때 아가가 힘들어하거나 아프거나 특별한 이유가 있는 경우는 그 문제를 해결하는 것이 중요합니다. 하지만 수면 리듬상 별다른 문제가 없이 깨서 우는 경우는 대개의 경우 수분간 울다가 갑자기 멈추었다가 다시 잠들게 됩니다. 이 정도 적당히 우는 것은 아가에게는 필요하다고 보는 전문가들이 많습니다. 10~20분 정도 운다고 아가에게 문제가 생기는 것도 아니구요. 아가는 우는 것을 통해서 하루 동안 쌓였던 여러 가지 감정적인 것을 정리하는 것일 수도 있습니다. 아가에게도 스스로를 달랠 기회를 주는 것이 필요할 것입니다.

## 잠자리에서 우는 아가

따로 재우는 경우 아가가 잠이 들었나 싶어서 살짝 일어나면 귀신같이 알고 다시 깨서 마구마구 울어대는 아가가 있습니다. 울 때마다 바로바로 안아주고 달래주다 보면 아기들은 맘 약한 엄마가 내가 울기만 하면 달려올 것이라는 사실을 금세 알아채고 점점 더 심하게 울게 될 것입니다. 그럼 우는 아가를 어떻게 해야 할까요? 수면의식을 마치고 아가에게서 떠나려고 할 때 아가가 울면 되돌아가서 아가가 안심하도록 도닥거려 주는 것은 좋습니다. 아가를 안아주거나 먹이지는 말고 1~2분 이상 더 머물러 있으면 곤란합니다.

**수면문제 고칠 때 더 웁니다!**
일단 잘못된 수면습관을 들인 경우 고치는 것은 정말 힘들게 됩니다. 마음먹고 고치려고 덤벼들면 적어도 1~2주는 걸려야 고쳐진 것이 제대로 자리를 잡는데, 이 기간 동안 아가들의 잘못된 습관은 일시적으로 아가가 더 울 수 있고 나쁜 버릇이 더 나빠질 수 있다는 것은 미리 알고 있어야 합니다. 잘될 거란 확신을 가지고 밀어붙이면 아가들은 당연히 따라오게 됩니다. 될까 하고 의문을 가지거나 울면 어떻게 하지 하고 망설이는 순간 아가들은 그 빈틈을 노리고 엄마를 공략하기 시작합니다.

만약 엄마가 방을 나온 후 아기가 다시 울면 좀 기다려주십시오. 그래도 울면 아기를 안심시키기 위해서 이름 한번 불러주세요. 그리고 5분쯤 상황을 지켜보십시오. 그래도 울음을 멈추지 않으면 아가에게 가서 기저귀 젖었는지 자세가 불편한 것은 아닌지 등 아가가 불편한 것은 없는지 확인해보십시오. 기저귀를 갈아줄 필요가 있으면 가능한 한 조용히 빨리갈아주시면 됩니다. 문제가 없다면 아가의 등을 두드리면서 달래주고 다시 작별 인사를 하고 그 자리를 머뭇거리지 말고 당당하게 바로 나와야 합니다.

그래도 계속해서 울면 5분 간격으로 잠시 들여다보고 확인할 수 있는데, 이렇게 30분쯤 한 후에는 점점 더 들여다보는 시간 간격을 늘려가야 합니다. 그러다 보면 아가도 엄마가 일정한 간격을 두고 잠깐씩 둘러보는 것 정도를 얻으려고 이렇게 열심히 울 필요가 없다는 것을 깨닫게 되고 잠을 자게 될 것입니다. 1주, 늦어도 2주 정도 지나면 아가는 혼자 잠들 수 있습니다만 엄마가 울면 어떻게 하지 하고 망설이면 아가는 점점 더 많이 울게 되어서 실패하기 쉽다는 것은 미리 알아두셔야 합니다. 많은 엄마들이 우는 아가의 의지에 꺾여 포기하는 경우가 많은데 잠자는 것에 대해서는 단호해야 합니다. 엄마가 일관성 있게 밀고 나가면 아가는 새롭게 바뀌는 수면습관에 더 빨리 적응하게 될 것입니다.

## 아가가 아파서 깨서 우는 경우

아가가 아플 때는 밤에 힘들어서 깨는 경우가 많습니다. 당연히 아픈 아이는 보살펴줘야 합니다. 하지만 중요한 것은 급성기가 지나면 원래의 수면리듬으로 되돌려줘야 하고 늦어도 회복이 되고 난 후에는 수일 내로 원래의 수면리듬으로 돌아가야 한다는 것입니다. 아픈 동안 부모의 관심을 더 받았던 아이는 회복 후에도 그 관

심을 기대하면서 계속 요구하는데 빨리 원상회복하지 않으면 습관이 들어서 계속 울고 떼를 쓰게 됩니다. 전에 잘 했으니 조금 지나면 저절로 될 것이란 기대를 했다가는 망하는 수도 있으니 정말 주의하여야 합니다.

## 밤중 수유가 다시 시작되는 흔한 경우

• **아기들은 크면서 갑자기 별다른 이상이 없는데도 일시적으로 잘 안 먹으려 하는 때가 있습니다** 이럴 때 엄마들은 안타까운 마음에 조금이라도 더 먹이려고 아기가 잘 때도 젖꼭지를 물려보곤 합니다. 눈을 뜨고 있을 때는 안 먹던 아기도 잠을 잘 때 입에 젖꼭지가 들어오면 무의식중에 반사적으로 빨아먹게 됩니다. 안 먹던 아기가 먹으니 이제 엄마들은 어느 정도 마음을 놓습니다. 하지만 이렇게 잘 때 먹은 아기는 눈을 떠도 배가 고프지 않기 때문에 잠에서 깬 다음에 잘 먹지 않으려고 합니다. 처음에는 먹어주는 것만도 고마워서 이것저것 가리지 않던 엄마도 갈수록 밤에만 먹고, 낮에 먹더라도 낮잠 잘 때만 먹으려는 아기를 보고 큰일이라고 걱정하게 됩니다. 이게 제일 흔한 경우입니다.

• **아가가 아프게 되면 잘 안 먹게 됩니다** 원래 아플 때는 안먹는 것이 정상이고 이때는 심각하지 않다면 먹는 만큼 먹이면서 급성기가 지나기를 기다렸다가 회복기에 조금 더 자주 먹이는 방식으로 먹는 양을 보충하고 바로 원래대로 돌아가야 합니다. 이때도 안 먹는다고 밤에 먹이면 망하는 겁니다.

• **잘 자던 아가가 어느 날 갑자기 다시 깨기 시작합니다** 이때 일시적인 현상이라 생각하고 토닥여 재웁니다. 며칠 하다가 보면 아가는 더 큰 반응을 원하기 시작하고 급기야 먹어야만 자는 사태가 생기게 됩니다. 그다음부터는 먹이지 않으면 다시 잠들지 않고 계속 울

기 때문에 밤중 수유가 다시 시작되게 됩니다. 일단 잘 자던 아가가 밤에 울고 먹이면 잘 잔다면 그 습관에 대해서는 부모의 대응이 문제였을 가능성이 높은 것입니다.

## 밤낮이 바뀐 아가

아가들 중에는 낮에는 정신없이 자다가 엄마가 자야 하는 밤에는 눈을 말똥말똥 뜨고 같이 놀아 달라고 떼쓰는 아가들이 있습니다. 하루종일 집안일하다가 자야만 하는 엄마들에게는 밤에도 깨어 있는 아이들을 봐야 한다는 것은 정말로 힘든 일입니다. 밤낮이 바뀌는 것은 대개 밤과 낮을 잘 구분할 수 없는 나이인 생후 1개월 전후부터 많이 발생합니다. 하지만 이 시기는 엄밀한 의미로는 밤과 낮이 바뀐 것이라기보다는 밤과 낮을 구분하지 못하는 것입니다. 이런 경우는 어쩔 수 없는 경우입니다. 6주까지는 엄마가 아무리 노력을 해도 아가들은 엄마의 사정을 알아줄 능력이 없기 때문에 엄마가 아가의 사정을 봐주어야 합니다. 아가의 리듬에 엄마가 맞추어주어야 합니다.

엄밀한 의미의 밤과 낮이 바뀌는 것은 아가가 하루의 밤과 낮을 구분하는 능력이 생기는 시기인 생후 6주가 지나서 밤과 낮의 용도를 제대로 가르치지 못한 경우에 발생하는 것으로 밤에 놀고 낮에 자는 것을 말합니다. 그리고 제대로 대처하지 못하면 엄마까지 야행성이 되어버리고 심지어 돌까지 밤낮이 바꾸어 사는 경우도 있습니다. 이런 사태를 막기 위해서 잠재우는 요령도 미리 알아둘 필요가 있습니다.

우선 낮과 밤의 용도를 알려주기 위해서 늦어도 생후 4~6주가 되면 아가가 밤에 자고 낮에 놀고 먹는 것을 알게 하기 위해서는 당연히 낮에 먹이고 놀아주고 밤에 재워야 합니다. 서서히 해야 합

**수면 시간을 바꾸는 법!!**
밤에 너무 늦게 자는 아이들이 많습니다. 이런 경우 일찍 재우겠다고 아이를 일찍 눕힌다고 해도 아이들은 눈만 말뚱히 뜨고 자지 않는 경우가 대부분입니다. 이런 경우 3~4일마다 15분씩 수면 시간을 조절하는 것이 좋습니다. 예를 들면 10시에 잠자는 아이는 처음 며칠간 그대로 재우다가 15분씩 시간을 당기면 됩니다. 넉넉잡고 한 달이면 2시간을 당길 수 있습니다. 중간에 문제가 생기면 가장 최근의 시간에서 다시 시작하면 됩니다.

니다. 단칼에 해결하려고 덤비다가는 아가도 엄마도 스트레스를 받을 뿐입니다. 낮에 아가와 놀아줄 때는 방을 밝게 하고 놀아주어 밝을 때는 엄마와 놀 수 있다는 인식을 아가의 머릿속에 심어주어야 합니다. 6주 이전의 아가라도 낮에 길게 자면 밤에 적게 자기 때문에 밤에 잠은 길게 낮에 잠은 짧게 재우는 것을 의도적으로 노력하는 것이 좋습니다. 6주가 되면 이제부터는 본격적으로 밤과 낮을 구분해주어야 하고 7~8시에 재운다는 일상생활의 스케줄을 정하고 저녁에 일정하게 재우는 수면교육을 시작해야 합니다. 낮은 밝고 활기차고 먹고 노는 방향으로 아가가 느끼게 해주십시오. 밤은 어둡고 조용하고 자는 방향으로 느끼게 해서 밤과 낮의 용도를 가르쳐주는 것이 중요합니다. 밤에 배가 고파서 깨서 울게 되면 먹여야 하는데 밤에 먹일 때는 아가를 완전하게 깨워서 먹이기보다는 좀 어둡게 하고 조심조심 행동하는 것이 좋습니다. 만일 너무 자주 먹으려 할 때는 아가가 깨더라도 스스로 잠들게 좀 기다려보는 것이 좋습니다.

만일 6주~2개월이 되었는데 밤과 낮이 바뀐 경우, 이제는 적극적으로 밤과 낮을 제대로 가르쳐야 합니다. 의도적으로 낮에는 밝게 하고 열심히 놀아주고 더 열심히 먹이세요. 그리고 밤에는 아가가 먹고 싶어할 때 먹이되 좀더 기다려주고 조용히 먹여야 합니다. 아가가 울고 안 자는 통에 밤새 고생한 엄마가 낮에 아가가 잘 때 같이 자서 엄마도 밤과 낮이 완전히 뒤바뀌는 경우를 종종 봅니다. 이런 경우 엄마 혼자서 문제를 해결하기란 정말 힘듭니다. 낮에 와서 아가랑 놀아줄 수 있는 다른 사람의 도움이 필요합니다. 밤낮이 바뀌었을 때는 밤에 먹는 것을 줄이고, 먹이더라도 가능하면 완전히 깨우지 말고 먹이며, 낮에 함께 놀아주면서 서서히 바뀌기를 기다려야 합니다. 열심히 노력을 해도 몇 달이 걸릴 수 있습니다. 고생을 하지 않으려면 미리 밤낮의 용도를 가르쳐줘야 합니다.

## 아침에 일찍 일어나는 아이

**잠 못 자는 아이와 수면제**
잠을 잘 자지 못하는 경우는 그 원인에 따라서 대처를 해야 합니다. 원인에 대한 고려 없이 아이가 밤에 잠을 잘 안 잔다고 흔히 기응환이나 청심환 등을 먹여서 재우려는 엄마들이 많은데 이것은 소아과 의사가 권장하는 방법이 아닙니다. 아이가 잠 잘 들게 하는 약들은 수면의 질을 바꾸어 그다음에 더 큰 문제를 일으킬 수 있습니다. 특히 아이들의 수면 문제는 수면 습관의 문제이기 때문에 약으로 바른 수면 습관을 들이게 하는 것은 불가능한 일입니다. 약의 효과가 없어지면 다시 예전의 습관으로 돌아갈 뿐 아니라 더욱 잠자기 힘들어할 수 있다는 점은 미리 알아두셔야 합니다.

**• 너무 일찍 일어나는 아가들이 있습니다** 아침형이라서 일찍 자고 일찍 일어나는 것일 수도 있지만 이른 아침 주변의 소음 때문에 일찍 일어나는 수도 있습니다. 이런 경우는 아가가 졸려하고 활력이 없고 잠을 깬 후에 한두 시간 후에 다시 졸려하고 잠을 자려고 합니다. 다른 문제가 없는데도 졸려한다면 수면 부족을 꼭 생각하여야 합니다. 이런 경우 아이들이 일찍 깰 만한 자극으로부터 아이들을 차단해주어야 합니다. 소리가 시끄러우면 조용히 해주고 햇볕이 아이를 깨우면 커튼을 설치해 빛을 차단해주세요. 젖은 기저귀가 문제되면 흡수가 잘 되는 것으로 바꾸어주면 좋습니다. 걸음마 아이들은 하루에 9~10시간 이상 밤잠을 자고 낮잠도 자야 합니다.

**• 일시적으로 평소보다 좀 일찍 일어나는 경우는 흔합니다** 이럴 때는 바로 반응하지 말고 걍 내버려두는 것입니다. 그럼 조금 일찍 일어난 아가가 뒹굴거리다가 다시 잠이 들기도 합니다. 일찍 깬 아가를 대하는 태도 역시 중요합니다. 엄마가 깼을 때 아가가 깨어 있는 것을 보더라도 태연한 반응을 보여야 합니다. 아가가 놀고 있든 울고 있든 바로 뛰어들어가서 안아주지 말고 느긋하게 반응하는 것이 중요합니다. 만일 아가가 먹고 싶어하는 경우는 조금 더 기다리게 관심을 다른 곳으로 갈 수 있게 해주시고 그래도 안 되면 먹입니다. 단 이때 제 양을 다 먹여버리면 다음 수유부터 다 엉망이 될 수 있으므로 조금만 먹여 허기를 면하게 한 후 원래 깨서 먹던 시간에 먹이는 것도 한 가지 방법입니다. 이 방법은 일정한 생활 리듬이 잡힌 아가들에게 적용되는 방법입니다.

**• 만일 아이가 잠은 충분하지만 밤에 너무 일찍 자는 아이라면** 3~4일마다 15분씩 늦게 자도록 조절해주는 것이 좋습니다. 그리고 아침 일찍 일어났을 때 부모가 즉각적으로 반응하지 말고 스스로 다시 잠들게 내버려두는 것이 좋습니다. 다시 잠들지 않는 경우 다른 사

람도 자야 하니까 잠을 방해하지 말고 혼자서 조용히 놀도록 이야기를 해주어야 합니다. 숫자가 나오는 시계를 아이에게 주어서 일정한 시간, 예를 들면 7시가 되면 부모를 부를 수 있는 시간이라는 것을 알려주는 것도 한 가지 방법입니다. 아가에게 부모를 맞추는 것이 아니고 아가가 부모와 가족의 일상에 맞춰서 살아야 한다는 것을 어릴 때부터 가르쳐야 합니다.

## 잠자리에 들면서 이런저런 이유로 잠들기 거부하는 아가

이런 경우는 부모가 단호한 목소리로 다시 잠자리로 돌아가게 말을 해줘야 합니다. 자야 할 때란 것을 한마디 말로 단호한 목소리로 알려주는 것으로 그쳐야지, 왜 잠자라에 돌아가야 하는가를 길게 설명하면 잠들고 싶지 않아서 벌인 아이의 전략은 이미 반 정도는 성공한 셈이 됩니다. 엄마가 5분 후에 돌아오겠다 말하고 잠자리에 들게 하는 것도 한 가지 방법입니다. 다른 방에서 일을 할 때는 아이가 알 수 있는 소리가 들리게 하는 것이 더 좋습니다. 5분 후에 와서 아가가 엄마를 기다리고 있으며 혼자서 잘 있었다고 칭찬해주고 다른 일이 있으니 다시 5분 후에 오겠다고 말하고 다시 방을 떠나세요. 단 이런 경우는 5분 후에 아이가 완전히 잠들었다고 생각되어도 반드시 돌아가서 아이를 봐야 합니다. 100% 신뢰를 주지 못한다면 다음에는 엄마가 5분 후에 다시 오겠다는 말이 먹혀들지 않을 것입니다. 문을 조금씩 열어두고 며칠의 시간을 두면서 서서히 거리를 멀리해서 아이의 시야에서 사라지는 것도 한 가지 방법입니다. 만일 "쉬 마려", "목 말라" 같은 구체적인 필요를 말하는 경우는 오늘은 단 한번 들어주고 내일부터는 잠자리에 든 후에 그 말 하지 못하게 미리 쉬하게 하고 물 먹여주면 됩니다.

YouTube
영아산통
대처 방법

**잠버릇이 험한 아이!!**

간혹 아기의 잠버릇이 나쁘다고 방에 낮은 칸을 만들거나 침대에 굵은 띠를 사용해서 묶어두는 식으로 행동반경을 제한하는 엄마가 있는데 이는 별로 권하고 싶지 않은 방법입니다. 아기들은 자면서 별의별 묘기를 다 부리기도 합니다. 온 방 안을 수영을 하고 다니는 아기가 있는가 하면 180도 회전해서 앞으로 뒹굴고 뒤로 뒹굴고 하는 아기도 있습니다. 아기들이 잘 때 이리저리 움직이는 것은 아주 당연한 일이고 그냥 두어도 별문제는 없습니다. 이불을 걷어차는 아기에게는 우주복을 입히십시오. 따로 구입을 해도 되고 헐렁한 아빠 옷을 꿰매서 만들어 주어도 됩니다. 방이 따뜻하다면 보온이 될 만한 옷만 입혀서 재워도 문제는 없습니다. 체온 소실만 안 된다면요.

## 콜릭(영아산통) 때문에 힘들어할 수도 있습니다

갓난아기들은 별다른 이유 없이도 잘 웁니다. 처음에는 안쓰럽지만 나중에는 화가 나고 내 아기지만 꼴도 보기 싫어진다고 말하는 엄마도 있습니다. 그런가 하면 마음 약한 엄마는 아기랑 밤새 같이 울어서 눈이 퉁퉁 부은 얼굴로 소아과에 나타나기도 합니다. 이런 경우 대부분은 콜릭 때문입니다.

**· 콜릭은 생후 4개월이 지나면 거의 사라집니다** 생후 1~2주경부터 시작해서 6주 정도에 최고 심한 경우가 많고 3~4개월이 되면 저절로 좋아집니다. 며칠 운다고 영아산통을 생각하지는 않습니다. 하루에 3시간 이상 1주일에 3일 이상 그리고 3주 이상에 걸쳐 아이가 발작적으로 울 때 영아산통을 의심합니다. 하지만 영아산통 진단을 부모가 붙이지는 마십시오.

**· 콜릭의 특징은 아기가 넘어가듯이 울어대는 것입니다** 콜릭 때문에 우는 아기들은 보통 저녁 6시부터 밤 10시 사이에 많이 울어대는데, 3시간 이상 계속 울어대는 아기가 있는가 하면 밤새 울어대는 아기도 있습니다. 콜릭으로 우는 아기는 달랠 수도 없고 설령 달랜다 하더라도 몇 분 잠잠하다가 이내 또 다시 웁니다. 온몸에 힘이 들어가 얼굴이 붉어지기도 하고 다리를 굽히고 주먹을 쥐고 배에 힘을 주기도 합니다. 울다가 방귀를 붕붕 뀌는 아기도 간혹 있습니다. 이렇게 무섭게 울어대다가는 제풀에 지쳐서 곯아떨어집니다. 울지 않을 때는 아기의 기분이 좋고 아파 보이지도 않습니다. 그리고 실제로도 아무런 이상이 없습니다. 배가 고파 우는 것도 아닙니다. 먹는 것도 잘 먹고 놀기도 잘합니다. 아기가 몇 시간 안에 울음을 그치고 잘 놀고 멀쩡해 보인다면 대개는 걱정할 것이 없습니다.

**· 콜릭의 정확한 원인은 아직까지 밝혀지지 않았습니다** 콜릭의 원인을 놓고는 소화기가 미숙해서 그렇다는 의견도 있고 장 때문에 그렇다는 의견도 있지만, 아직 확실한 원인은 밝혀지지 않고 있습니

**밤에 두려움을 느끼는 아이에 대한 대처법!!**

• TV를 보이지 말자. 특히 자기 한 시간 전에는 피하자. 폭력적이거나 흥분시킬 만한 장면이 나오는 TV나 비디오는 피하자.

• 자기 전에 지나치게 흥분되게 놀지 말자.

• 자기 전에 이야기를 들려줄 때도 해피엔딩 이야기를 하고 스릴이 넘치거나 무서운 이야기는 피하는 것이 좋습니다.

• 저녁에 아이가 잘 때는 부드러운 음악을 작게 틀어주자.

• 밤에 어두운 것을 무서워하는 경우는 희미한 야간등을 켜두자.

• 아이가 무서워하는 물건이 있으면 치워주자. 밤에는 그게 괴물처럼 보일 수도 있습니다.

• 괴물이 무서운 아가에게는 부모가 아이의 두려움을 인정하고 괴물이 없다는 것을 눈으로 보여주고 설명하자.

다. 간혹 아기가 콜릭 때문에 우는 것을 모르고 공기를 많이 먹어서 그런 줄 알고 억지로 트림을 시키느라 아기를 반쯤 잡는 부모도 있는데, 억지로 그럴 필요는 없습니다. 다만 가스를 많이 들이마시면 상태가 더 심해질 수도 있으므로 평소에 트림을 잘 시키는 것은 중요합니다. 배가 딱딱한 것은 아기가 울 때 배에 힘이 들어가기 때문입니다. 모유를 먹으나 분유를 먹으나 콜릭은 마찬가지로 발생합니다. 콜릭이 있는 아기는 자극에 좀 민감한 경우가 많습니다. 아기가 콜릭이 있으면 주위에서 아기 성격이 나쁘다고 말하는 분도 있는데, 콜릭과 아기의 성격은 아무런 상관이 없습니다. 물론 부모가 아기를 잘못 키워서 콜릭이 생기는 것도 아닙니다.

**• 우선 아기가 우는 이유가 콜릭 때문인지 아닌지를 확인해야 합니다** 콜릭은 밤에 열심히 우는데 아무리 달래도 달래지지 않아서 고생했는데 낮에는 잘 놀고 잘 먹고 멀쩡한 것이 특징입니다. 밤에 심하게 우는 경우 소아과에 가서 다른 이상은 없는가 확인하여 다른 이상이 없는 경우 콜릭으로 진단 붙이게 됩니다. 부모가 진단을 붙일 생각은 하지 마십시오. 콜릭과 비슷한 증상을 나타내는 병들이 몇 가지 있는데, 이런 병 중에는 빨리 치료하지 않으면 위험한 것도 있습니다. 그리고 일단 콜릭이라는 진단이 붙은 아기도 평소와 다르게 심하게 울거나 다른 증상이 동반되거나 부모가 확신이 없으면 소아과 의사의 진료를 다시 받아보는 것이 안전합니다.

## 아기가 콜릭 때문에 힘들어할 때는

콜릭을 치료하는 특별한 방법은 없습니다. 콜릭에는 세월이 약입니다. 하지만 다음과 같은 방법을 사용하면 콜릭 자체를 없앨 수는 없어도 아기가 우는 것은 줄일 수 있습니다.

**• 일단 콜릭이란 진단이 붙으면 아기를 편하게 해줘야** 아가를 많이 사

랑해주십시오. 그리고 일상의 스케줄을 일정하게 유지하십시오. 아가 옆에서 부부간에 행복하게 사는 모습을 보여주면 좋습니다.

**· 콜릭에 도움이 되는 방법도 있습니다** 영아산통에는 세월이 약이지만 몇 가지 해줄 수 있는 것이 있습니다. 과식하지 말고 수유 시 공기를 적게 마시도록 주의하세요. 그리고 다음 수유할 때까지 충분히 기다려 주십시오. 안아주면 좀 낫고 업고 밖으로 나가도 좋습니다. 차를 타고 돌아다니면 좋아지는 경우도 많아 응급실에 도착할 때쯤에는 울음을 그치고 자는 아기를 흔히 봅니다. 속싸개를 싸주거나 무릎에 엎어놓고 등을 문질러 주거나 배를 따뜻하게 해주면 좋습니다. 공갈젖꼭지를 물리거나 포대기로 잘 싸주면 도움이 되기도 합니다. 간혹 옆방의 진공 청소기나 세탁기가 내는 규칙적인 소음이 아기를 달래는 데 효과를 볼 수 있습니다.

**· 콜릭을 유발할 수 있는 음식은 끊는 것이 좋아** 모유수유를 하고 있다면 엄마가 먹는 음식 중에서 아기에게 자극을 주어서 콜릭을 유발할 수 있는 음식은 끊는 것이 좋습니다. 콜릭을 유발하는 음식을 끊으면 아기가 며칠 내로 좋아지기 때문에 한 번에 한 종류씩 끊어보면 원인이 되는 음식을 밝힐 수 있습니다. 특히 유제품은 일주일 정도 끊어볼 필요가 있습니다. 카페인은 콜릭의 주된 원인이기도 한데, 커피나 드링크류, 심지어 종합감기약에 들어 있는 카페인 때문에 아기에게 콜릭이 심해지기도 합니다. 만일 분유를 먹인다면 소아과 의사와 상의해서 일시적으로 다른 종류의 분유로 바꿔 먹일 수도 있습니다.

**· 콜릭 너무 걱정하지 마세요** 우는 아기 때문에 엄마가 너무 지칠 때는 다른 사람에게 아기를 맡겨두고 영화라도 한 편 보며 쉬는 것이 엄마와 아기에게 도움이 됩니다. 아기가 우는 것 너무 겁내지 마십시오. 영아산통은 끝이 확실하게 있는 병입니다. 울음에 적응할 때쯤 되면 어느 날 갑자기 울지 않고 잘 자게 된다는 것 미리 알아두시면 조금은 마음 편하실 겁니다.

## 야경증이라는 것이 있습니다

YouTube
억수로 겁나는 야경증

**• 야경증이란?** 멀쩡하던 아이가 갑자기 밤에 자다가 깨서 울고 비명을 지르는 경우가 있습니다. 엄마아빠도 몰라보고 이상한 소리를 내기도 합니다. 그 난리를 치고도 아침이 되면 멀쩡해 보여서 부모를 황당하게 만드는 병이 야경증입니다. 야경증은 어른보다는 아이들에게 잘 생기는 병인데 대개 4~12세경에 잘 생기며 다른 연령에서도 물론 발생합니다. 잠든 후 한 시간에서 한 시간 반 정도 지난 후에 잘 생깁니다.

**• 야경증의 증상** 야경증이 있으면 밤에 자다가 갑자기 벌떡 일어나서 겁에 질려 울어대고, 소리를 지르기도 하고, 엄마아빠를 몰라보고 눈을 부릅뜨기도 합니다. 심장이 콩닥거리며 뛰기도 하고, 식은땀을 흘릴 때도 있고, 흔들어 깨워도 정신을 못 차립니다. 쉽게 말해서 정신나간 아이처럼 보입니다. 아무리 달래도 달래지지 않고 혼자서 난리를 치다가 갑자기 슬그머니 쓰러져 잠을 잡니다. 그리고 아침에 깨서는 아무것도 기억하지 못하고 멀쩡해 보입니다.

**• 야경증 대처법** 야경증은 이렇게 무서워 보이지만 대부분의 경우는 특별한 치료를 하지 않아도 되고 특별한 치료도 없습니다. 아이들에게 생기는 병이라기보다는 정상수면발달 과정에서 나타나는 것으로 보고 있으며 나중에도 문제가 되지 않고 청소년기 동안 저절로 좋아지게 됩니다. 야경증이 있을 때 제일 중요한 것은 부모가 당황하지 않는 것입니다. 아이의 행동에 놀라지 말고 태연하게 반응하는 것이 제일 중요합니다. 아이가 소란을 떨 때는 불을 켜고 차분한 말로 부모가 옆에 있다는 것을 알려주세요. 아이가 비몽사몽간에 날뛰다가 다치는 수가 있으므로 손을 잡아주거나 안아주는 것이 좋습니다. 아이를 깨우려고 소리를 지르거나 뺨을 때리면 도리어 상황을 더 악화시킬 수도 있으니 피해야 합니다.

야경증은 아침에는 멀쩡하며 지난 밤에 자신이 한 일을 전혀 모르는 것이 특징입니다. 정신이 이상해진 것은 아니니 안심하세요. 아이의 의지와는 상관없이 생기므로 밤에 일어난 일을 말하며 야단치지 말아야 합니다. 아이가 이상하다고 부모가 죄책감을 느낄 필요도 없습니다. 야경증은 육체적으로나 정신적으로 피곤한 경우 잘 생기기 때문에 이 점에 유의하시고 잠이 모자라지 않게 일찍 재우고 잠들기 전에 아이가 좋아하는 책을 읽어주는 것도 도움이 됩니다. 야경증이 있으면 의사의 진료를 받아야 합니다. 드물지만 다른 병 때문에 야경증이 생길 수도 있습니다. 하지만 야경증은 정신병과는 상관없는 것이니 너무 걱정하지 않아도 됩니다.

## 악몽을 꾼 아이

**· 악몽은 말 그대로 꿈을 꾸는 것입니다** 이것은 수면의 후반기인 새벽에 주로 생기고 REM 수면기에 발생합니다. 근육이 이완되는 시기에 주로 생기므로 도망가고 싶어도 다리가 움직이지 않는 그런 일이 발생하는 것입니다. 깨고는 바로 잠들지 않고 부모는 쉽게 알아보고 달래면 달래집니다. 꿈꾼 내용을 기억할 수도 있습니다. 야경증에 비해서 자율신경계의 흥분은 그리 심하지 않기 때문에 이게 크게 문제가 되지는 않습니다.

**· 악몽을 꾼 아이는 안심시켜주고 격려해주는 것이 좋습니다** 아이가 깨면 정신이 또록하고 잘 기억하고 우는 경우가 있는데 이럴 때는 아이를 달래주고 위로해주고 안심시켜주는 것이 좋습니다. 무서운 내용에 겁내는 아이에게 자꾸 물어보고 그게 별거 아니라고 설득하려고 하면 아이가 더 불안할 수 있으므로 주의하십시오. 현실과 꿈을 혼동하는 경우는 이제 꿈이 끝나고 깼다는 것을 알려주고 안심시켜주십시오.

• **악몽을 예방하려면** 무서운 이야기를 하지 말고, 무서운 영화 보이지 말고, 자기 전에 TV 보이지 말고, 일찍 재우고, 잠이 부족하지 않게 주의하고, 평소 스트레스 받지 않게 주의하여야 합니다. 너무 꿈의 내용에 관심을 보이면 아이는 그게 현실일 수도 있다고 오해할 수 있으므로 정말 별거 아닌 것처럼 대해주는 것이 좋습니다.

# 큰 아이들의 수면

건강한 수면 습관 들이기는 십대가 되어도 지속되어야 합니다. 밤에 점점 늦게 자는 특권을 주는 것은 오히려 아이들의 생활습관에 악영향을 줄 수 있습니다. 건강한 식생활과 규칙적인 운동, 도덕적 가치관과 마찬가지로 좋은 수면 습관도 평생 동안 행복하고 건강한 삶을 누리기 위해서 청소년 시기까지 갖추도록 해야 할 덕목입니다. 초등학생도 가능하면 10시 전에는 잠자리에 들게 가르쳐야 합니다. 밤잠은 적어도 하루에 9시간 이상 자게 가르쳐야 합니다. 특히 휴일날도 일정하게 자고 깨는 것이 중요하다는 것을 잊지 마십시오.

## 수면부족은 학습능력에도 영향을 미칩니다

아이들은 낮에 보고 들어서 배운 것을 밤에 자면서 내 것으로 만들어갑니다. 이것은 단순하게 지식의 학습에만 국한되는 것이 아니고 언어능력, 인간관계형성과 창의력, 사고력 등 모든 고차원 적인 지적인 능력 발달에 영향을 미치게 됩니다. 수면이 부족하면 똑같이 배워도 이런 능력을 제대로 배우지 못하게 된다는 말입니다. 특히 두뇌발달기의 아이들에게는 수면부족은 두뇌의 인지능력 발달에 정말 부정적인 영향을 끼치므로 잠을 안 재우고 공부를 하게 한다는 것은 아이들 미래에 큰 손해가 될 수 있다는 점 잊지 마십시오.

## 취학 전 아이들을 위한 수면 건강 원칙

1. 자고 깨는 시간은 매일 일정해야 합니다. 평일과 휴일 모두 같아야 합니다. 차이가 나더라도 한 시간 이상 나지 않도록 해야 합니다.
2. 잘 때 책을 읽어주는 등의 수면의식을 해주십시오.
3. 자기 전에는 조용한 시간을 보내게 합시다. 잠자기 전에는 심한 놀이나 TV시청은 피하는 것이 좋습니다.
4. 침실은 조용하고 어두워야 합니다. 어두운 것을 무서워하는 경우에는 약한 조명을 해주셔도 됩니다.
5. 침실은 적정 실내 온도를 적절하게 유지해 주는데 24℃를 넘지 않는 것이 좋습니다.
6. 침실에서 아이를 야단치거나 벌주지 마십시오.
7. 자녀의 침실에는 TV를 두지 마세요. 아이들은 TV를 보아야 잠드는 버릇이 생기기 쉽습니다.
8. 배가 너무 고프거나 너무 부른 상태로 재우지 마세요. 우유나 쿠키 등 가벼운 간식을 자기 전에 먹는 것은 상관없습니다. 그러나 잠자기 1~2시간 전에 많은 식사는 곤란합니다.
9. 커피, 차, 초콜릿 등 카페인이 들어 있는 음식은 취침 전 수 시간 이내에는 피해야 합니다.
10. 매일 밖에서 뛰어놀아야 합니다. 유치원에서 노는 것 빼고 아무리 적어도 하루에 한 시간 이상은 놀게 하세요.



## 학생도 잠을 자야 합니다

잠은 먹고 숨쉬고 운동하는 것과 마찬가지로 사람이 건강하게 살아가는 데 가장 필요한 요소입니다. 잠을 자는 시간은 단순하게 우

**졸려하면 재우세요!!**

밤에 졸리는 아이들에게 무엇을 가르치려는 것만큼 어리석은 행동도 없을 것입니다. 아이들이 졸려할 때는 아무리 가르치려고 해도 잘 되지 않을 뿐 아니라 배웠다고 해도 자신의 것으로 소화시키는 것은 훨씬 더 힘든 일이 됩니다. 차라리 졸리면 재우고 깬 후에 가르치는 것이 훨씬 더 효율적입니다.

리 몸이 쉬는 시간이 아니며, 잠을 통해 우리는 낮 동안 쌓인 피로를 회복하게 됩니다. 뿐만 아니라 우리 몸의 어떤 부분은 잠을 자는 동안 더 활발하게 활동하기도 합니다.

밤에 잠을 적게 자고 정신력으로 버텨 졸음을 참는다 하더라도, 결국 집중력이 떨어져 정상적인 학교 수업에 방해를 받을 수 밖에 없습니다. 또한 학습능력의 저하와 같은 장애가 생길 수도 있습니다. 게다가 잠이 부족한 아이들은 순발력이 떨어지고 감정 기복이 심해져 문제 행동을 하기 쉽고 사고의 위험성도 높아집니다.

잠을 줄여가면서까지 공부하는 시간을 늘리는 것은 학업능력 향상에 도움이 될 수 없습니다. 수면부족에 시달리며 밤늦도록 학원에서 공부하는 우리의 어린이와 청소년들은, 잠을 푹 자고 맑은 정신으로 공부하는 다른 나라 아이들과의 경쟁에서 뒤처질 수밖에 없으므로 청소년들을 지나치게 오래 공부하게 하는 것은 국가 경쟁력만 떨어뜨리는 결과가 될 것입니다.

잠을 잘 권리는 먹고 자고 숨쉬는 것만큼 인간의 기본적인 권리입니다. 자라나는 청소년도 학습기계가 아닌 인간이므로 인간의 기본적인 권리를 존중받아야 합니다.

어린이는 물론 청소년도 하루에 9시간의 밤잠을 자는 것이 권장됩니다. 그리고 대부분의 어른들도 하루에 8시간의 잠을 자는 것이 필요합니다.

# 아기를 재우는 것과 관련해 궁금한 것들



### 취침등이 따로 필요한가요?

## 굳이 그럴 필요는 없습니다.

수면등은 꼭 필요한 것은 아닙니다. 수면의식을 할 때 켜주고 수면

의식이 끝난 후에 꺼줘도 됩니다. 아기들은 얕은 잠을 자기 때문에 자주 깨는 경우가 많은데 이때 너무 어두우면 놀라서 더 울 수도 있습니다. 이런 경우는 희미한 조명등 하나 정도를 켜두면 도움이 되긴 합니다. 보통 만 1세에서 1세 반 정도의 아기들은 어둠을 싫어하는데, 간혹 밤에 대한 공포가 특히 심한 아기들이 있습니다. 이 경우는 취침등이 필요하기도 합니다. 하지만 잘 자고 있는 아기에게 굳이 취침등을 켜줄 필요는 없습니다.

### 어린 아기를 어른 침대에 재워도 될까요?

## 어른 침대에 어른과 같이 어린 아기를 재우는 것은 권장되지 않습니다.

특히 푹신한 침대는 정말 곤란합니다. 영아돌연사 위험을 증가시킬 수 있다는 것 외에도 떨어져서 다치는 아기들이 너무 많아서 어른 침대에 아기를 올려놓는 것은 권장되지 않습니다.

### 아기가 잠을 너무 안 자서 걱정이에요.

## 잠도 잘 안 자고 잘 먹지도 않으면 신경을 써야 합니다.

특히 갓난아기 때는 먹는 시간을 빼놓고는 거의 잠만 자는 것처럼 보이는데 생후 4주 정도가 되면 깨어 있는 시간이 많아집니다. 어린 아기는 어른에 비해서 얕은 잠을 자기 때문에 작은 소리나 자극에도 쉽게 깨서 우는 경우가 많습니다. 아기가 잠을 너무 적게 잔다고 생각되면 일단 소아과 의사에게 문의해보는 것이 좋습니다. 대부분 별다른 이상이 없지만 간혹 몸에 이상이 있어서 잠을 적게 자는 경우도 있기 때문입니다. 특히 잘 먹지도 않고 잠도 잘 안 자는 아기는 좀더 신경을 써야 합니다. 잠을 적게 자는 것도 문제지만 너무 많이 자는 것 또한 고민스러운 일입니다. 이때도 역시 잘 안 먹으면서 잠만 많이 자면 의사를 찾아가 상의해보는 것이 좋습

니다. 참고로 연령별 평균 수면 시간은 다음과 같습니다. 그러나 이 수치는 평균 수치라는 것을 잊지 마십시오. 아기마다 수면 시간은 다 다르며 아기의 상태에 따라서도 다를 수 있습니다. 이 수치에서 벗어났다고 문제가 있는 것은 아닙니다.

| 연령 | 신생아 | 영아 | 2세 | 5~6세 | 10세 | 사춘기 |
|---|---|---|---|---|---|---|
| 수면시간 | 18~20 | 15~18 | 13 | 12 | 10 | 8~9 |

어린 아기를 흔들침대나 그네에서 재우는 것은 어떤가요?

## 바람직한 방법은 아니라고 생각합니다.

아기를 심하게 흔들면 뇌에 손상을 줄 수도 있지만 흔들침대 정도라면 흔들림은 문제가 되지 않습니다. 하지만 이런 침대에서 자는 것은 아기에게 바람직한 수면습관을 들일 수 없기 때문에 곤란하고 그네에 태우는 것 역시 나중에 흔들어주지 않으면 잠을 자지 않고 보채는 습관이 들 수 있기 때문에 바람직하지 않습니다. 아기 때부터 제대로 습관을 들이지 않으면 엄마가 나중에 엄청 고생합니다.

우리 아기는 늘 안아줘야 울지 않는데, 좋은 방법 없을까요?

## 어릴 때는 열심히 안아주십시오.

하지만 나이가 들면 스스로 달래는 법도 배워야 합니다. 예로부터 우리나라는 아기가 울면 그때마다 할머니나 엄마가 안거나 업어서 달래주었습니다. 많이 안아주지 않으면 아기들에게 애정결핍이 생기는 것처럼 여기는 것이 우리나라 육아의 보편적인 생각입니다. 그러나 심리학의 발달로 많이 안아주는 것만이 아기들에게 사랑을 주고 아기의 정서 발달에 도움을 주는 것은 아니라는 사실이 밝혀지고 있습니다. 모든 것에는 중용이 필요합니다. 넘치는 사랑은 절제를 가르치는 것을 방해할 수도 있으며 버릇을 나쁘게 만들 위험

도 있습니다. 3개월 정도까지는 자주 안아주세요. 그 후부터는 스스로를 달래는 것을 가르치는 것도 필요합니다. 만일 아기가 필요 이상 너무 안아 달라고만 한다면 저는 차라리 울리는 것을 권합니다. 하지만 평소에 아기들을 자주 안아주어서 사랑하고 아낀다는 것을 반드시 알게 해주어야 하고, 부모 역시 그러한 행동을 통해 진심으로 아기를 사랑한다는 것을 몸으로 체험해야 합니다. 그러나 항상 적당히란 말을 잊지 마십시오.

아기가 한쪽으로만 자려고 하는데요.

## 아기가 짜증내더라도 머리를 자꾸 반대편으로 돌려주세요.

아기들은 생후 3개월이 되면 벌써 자신이 선호하는 것이 생깁니다. 어떤 아기는 왼손이나 오른손만 사용해 엄마를 걱정스럽게 하기도 합니다. 생후 3개월이 지나면 고개를 자유로이 움직일 수 있기 때문에 자기가 원하는 방향으로 고개를 돌리고 자는 아기들이 있습니다. 이때 너무 한쪽 방향으로만 재우면 아기의 머리가 삐딱해지는 경우가 있습니다. 아기가 짜증을 내더라도 튀어나온 쪽이 눌리도록 자꾸 반대편으로 머리를 돌려주세요. 낮에 깨어 있을 때에는 아기를 엎어서 놀리는 것도 한 가지 방법입니다. 삐딱한 머리도 대개 9개월쯤 되면 서서히 나아져서 두 돌이 되면 아이의 머리는 어느 정도 제 모습을 찾아갑니다. 그러나 간혹 머리가 약간 삐딱한 채 남아 있는 아이도 있으므로 엄마가 아이를 반대편으로 눕히는 것에 대해 좀더 신경을 쓰셔야 합니다. 그리고 드물지만 아기의 목 근육과 목뼈에 이상이 있거나 혈관종이 있을 때도 아기가 한쪽으로만 누우려 할 수 있습니다. 아기가 자꾸 한쪽으로만 눕고 머리가 삐딱해지면 다른 이상이 있는지 소아과에 가서 한번 확인해 보는 것이 좋습니다.

### 젖만 물리면 잠을 잘 자는데 구태여 아가 울려가면서 수면교육이란 걸 해야 하나요?

## 그래도 수면교육을 해야 합니다.

젖을 물려 재운 아가들은 지금은 잠을 잘 자도 나중에 밤에 더 깨게 됩니다. 아가들은 일생에서 보고 듣고 경험하는 것이 바로 교육입니다. 젖을 물고 잘 자는 아가는 엄마가 젖을 물려서 재우는 것으로 수면교육을 시켰기 때문에 잘 자는 것이고 자신이 배운 것과 다른 방식으로, 다시 말하면 젖을 물리지 않고 재우려고 하면 우는 것으로 불편함을 표시하는 것입니다. 그럼 처음부터 부모가 원하는 방법으로 잠자는 법을 가르치면 아가는 그 방법으로 자는 데 익숙해질 것입니다. 수면교육이란 아가를 울리거나 방치하면서 혼자서 자는 것을 강요하는 것이 아니라 어떤 방식으로든 아가가 자는 방식을 처음부터 가르치는 것입니다.

### 아침에 몇 시에 깨워야 하나요?

## 아가를 아침 몇 시에 깨워야 하는가 문의하는 부모도 있습니다.

남들이 다 7시에 기상한다고 우리 아가도 7시 되면 깨워야 한다? 그런 것은 아닙니다. 아가들마다 적정 수면 시간이 다르기 때문에 몇 시에 깨워야 한다, 그런 기준은 없습니다. 수면교육이 제대로 된 아가들은 충분히 잔 후에 스스로 깰 때, 그때가 적정시간을 잔 것입니다. 만일 7시에 깨워서 하루 일과를 시작해야 하는데 아가는 일어나지 않는다면 저녁에 아가를 더 일찍 재우는 것이 필요합니다.

### 아가들에게 베개를 사용해도 됩니까?

## 돌까지는 베개를 사용하지 마세요.

돌까지는 엎어 재우지 말고 반드시 똑바로 눕혀서 재워야 하며, 베개도 사용하지 마십시오. 질식의 위험이 있습니다. 머리가 몸통보다 상대적으로 커서 베개 때문에 척추가 휠 수도 있습니다.

# 수유에 대하여

## Dr.'s Advice

배고파하면 먹이되, 아기가 먹고 싶어하는 양만큼 먹이십시오. 시간과 양을 정확히 맞추려는 것은 정말로 곤란합니다. 특히 아기가 울어도 시간을 맞추려고 시계만 들여다보면서 먹이지 않는 엄마도 있는데, 그러면 아기가 배고파도 우는 것을 잊게 됩니다. 그렇게 되면 나중에 아기가 잘 먹지 않아 고생할 수 있습니다.

아기들은 한번 먹을 때 충분한 양을 먹게 하면 스스로 수유 간격을 조절해서 먹는 시간 간격이 길어지게 됩니다. 신생아 초기에는 조금 먹고 자는 경우가 많은데, 이때는 깨워서 충분히 먹이는 것이 필요하기도 합니다. 먹는 것을 아기에게 맡긴다고 조금씩 자주 먹는 것을 내버려두면 수유 습관이 엉망이 되기도 합니다. 모유수유아의 경우는 전유만 먹게 되어 전유 후유 불균형으로 고생하기도 합니다.

119 소아과

# 수유에 대해 꼭 알아야 할 것들

수유를 할 때 너무 표준량과 시간에 얽매이지 마십시오. 표준량이란 것은 큰 의미가 없습니다. 우리 아기가 꼭 그렇게 먹어야 하는 것도 아니고요. 분유는 월령에 따라 알맞은 양을 먹이는 것이 좋지만, 그보다는 아기가 먹고 싶어하는 양만큼, 먹고 싶어하는 시간에 먹이는 것이 좋습니다.

YouTube
3시간 간격으로 먹이지 마세요

YouTube
한번에 80cc씩 먹이지 마세요

YouTube
하루 1000cc만 안 먹으면 문제 없다구요?

YouTube
아기가 먹고 싶은 대로 주기 잘 안될 때

YouTube
수유량이 적다는 기준

YouTube
이유식하는데 수유량 적으면

## 아기가 잘 안 먹어 걱정이라구요?

• **몸무게만 꾸준히 늘면 괜찮습니다** 잘 안 먹는 아기도 몸무게만 꾸준히 늘고 있다면 너무 걱정하지 않아도 됩니다. 아기의 몸무게를 자주 재서 이 책 뒤에 있는 「2006년 세계보건기구 어린이 성장 기준표」와 비교해보기를 권장합니다. 아기가 일정한 속도로 자라고 그것이 「2006년 세계보건기구 어린이 성장 기준표」와 비슷하면 아기가 제대로 자라고 있다는 가장 확실한 증거입니다. 만일 몸무게가 제대로 늘고 있지 않다면 다른 문제는 없는지 일단 소아과 의사와 상의해야 합니다.

• **우유병을 싫어하면 컵으로 먹입시다** 간혹 우유병을 싫어해서 분유를 잘 안 먹는 아기도 있는데, 분유를 꼭 우유병을 사용해서 먹일 필요는 없습니다. 최악의 경우 생후 6개월 정도면 컵으로 분유를 먹일 수도 있습니다. 아기가 우유병만 봐도 싫어한다면 우유병 젖꼭지에 설탕물을 발라 꼬셔서 먹이는 방법도 있습니다. 그것도 안 되면 수저로 떠먹여보십시오. 돌이 지나서 우유병을 끊기 위해서는 생후 6개월부터 분유라는 것이 우유병에서만 나오는 것이 아니라 컵에서도 나온다는 것을 알려주어야만 합니다. 그러기 위해서 가끔은 컵에 분유를 담아 맛을 보여야 하고, 생후 9개월부터는 흘리더라도 본격적으로 분유를 컵에 담아 먹이는 연습을 해야 합니

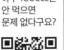

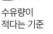

**소아과 의사의 한마디!!**
우는 아기 젖 한번 더 준다는 말처럼, 많은 엄마들이 아기가 울면 달래기 위해 먹을 것을 줍니다. 하지만 아기가 우는 것은 배가 고파서만은 아닙니다. 배가 고파서 우는 것이 아닌데도 먹을 것을 주어서 울음을 그치게 하는 것은 별로 좋은 방법이 아닙니다. 출생 후 처음 몇 주 동안 지나치게 많이 먹이면 아기의 식사습관이 나쁘게 바뀝니다. 뿐만 아니라 비만으로 고생할 수도 있고 토하거나 올리는 등 소화불량으로 고생할 수도 있습니다. 아기가 충분히 먹었는데도 더 빨고 싶어하는 것 같으면 공갈 젖꼭지를 물려주는 것도 좋은 방법입니다. 물론 손가락을 빠는 것도 별문제가 없습니다.

다. 우유병을 싫어해서 분유를 잘 안 먹는 아기의 경우에는 이 훈련을 조금 앞당겨서 한다고 생각하면 좋을 것입니다. 그리고 분유를 잘 안 먹는 아기라면 이유식에 보다 신경을 써야 합니다. 아기가 5~6개월 정도가 되면 분유만으로 필요한 영양을 다 채울 수 없기 때문에 서서히 다른 음식을 먹이는 것이 중요합니다.

## 용쓰고 오래 먹는 아기

모유나 분유를 먹을 때 용을 쓰는 아기들을 흔히 봅니다. 용을 쓴다는 것은 온몸에 힘을 주면서 몸을 비틀기도 하는 것을 말합니다. 심한 경우에는 온몸이 발갛게 되도록 힘을 주기도 합니다. 그럼 아기들은 왜 용을 쓰는 걸까요? 흔히 아기들은 별다른 이유 없이 용을 씁니다. 그리고 아직 변을 볼 때 힘을 주는 법을 잘 모르기 때문에 변을 보거나 소변을 볼 때 온몸에 힘을 주기도 합니다. 용을 심하게 쓰는 아기는 한번쯤 소아과 의사의 진료를 받는 것이 좋은데, 예방접종하러 갈 때 의사에게 보이면 그것으로 족합니다. 왜 보여야 하냐면 드물지만 머리에 이상이 있는 경우 온몸에 힘을 주는 것처럼 보이기도 하기 때문입니다. 그밖에 신경에 이상이 있는 경우에도 아기가 용을 많이 쓰는 것처럼 느껴지기도 합니다. 그러나 다른 문제만 없다면 아기가 용을 쓰더라도 그리 염려할 것은 없습니다.

## 눕혀서 분유를 먹이면 안되나요?

아기를 눕혀서 분유를 먹이는 것은 여러 가지 이유에서 좋지 않습니다. 소화도 잘 안되고 공기를 삼키기도 쉽고 사레가 들기도 쉽습니다. 게다가 아기들의 경우 귀와 코가 연결된 이관이 아직 제대로

발달하지 않았기 때문에 귀로 이물질이 들어가기 쉽습니다. 따라서 누워서 분유를 먹으면 자칫 귀 고막 안까지 분유가 들어가 쉽게 중이염에 걸릴 수 있습니다. 그리고 누워서 분유를 먹은 아기는 좀 지나면 자기가 우유병을 들고 먹기도 하는데, 그러면 우유병에 대한 집착이 세져 나중에 돌이 지나 우유병을 끊기 힘들 수도 있습니다. 결론적으로 수유는 모유가 됐든 분유가 됐든 아기를 안은 자세로 하는 것이 좋습니다. 안고 먹이는 것은 아기에게 사랑을 표현하는 방법이기도 합니다.

**9개월인데도 우유병을 혼자 못 잡는다구요?**

우유병을 아기 혼자서 잡고 먹으면 나중에 우유병을 끊기 힘들기 때문에 아기 혼자서 우유병을 들고 먹는 것은 권장하지 않습니다. 우유병은 돌 되면 끊는 것이 좋은데, 그러기 위해서는 6개월부터 분유를 컵으로 먹는 연습을 해야 합니다. 9개월이면 이제 서서히 이유식이 주식이 되어야 하기 때문에 이유식에 보다 신경을 써야 하며, 아기 자신이 손이나 숟가락이나 컵을 이용해서 음식 먹는 재미를 붙이도록 해야 합니다.

## 먹을 때 사레가 잘 들린다구요?

사레는 기도로 들어간 음식물이 기도를 자극해서 생기는 것입니다. 어린 아기들은 비교적 사레가 잘 들리는데, 젖꼭지 구멍이 너무 크거나, 엄마 젖이 한꺼번에 많이 나오거나, 아기가 너무 허겁지겁 먹을 때 흔히 그럴 수 있습니다. 하지만 사레가 너무 잘 든다면 다른 문제가 있을 수도 있으므로 일단 소아과 의사의 진료를 받는 것이 좋습니다. 간혹 드물긴 해도 식도와 기도가 연결되어 있어서 사레가 잘 드는 아기도 있습니다. 이런 경우에는 트림을 한 후에도 아기가 힘들어할 수 있습니다. 하지만 이런 경우는 그리 흔하지 않기 때문에 그다지 걱정할 필요는 없습니다. 시간이 날 때 소아과 의사의 진료를 한번 받아보는 것도 좋을 것입니다.

YouTube
딸국질, 원인과 치료와 주의점

## 아기가 젖을 먹고 나면 딸꾹질이 심해요

딸꾹질이란 숨을 쉴 때 사용하는 횡경막이 갑작스럽게 움직이면서 소리를 내는 것을 말합니다. 딸꾹질은 아기에게 아주 흔한 것이고,

다른 이상이 없다면 그다지 걱정할 필요가 없습니다. 생후 수개월 동안 아기들은 딸꾹질을 잘 하는데, 특히 수유를 한 후에 딸꾹질을 하는 경우가 많습니다. 일반적으로 아기들은 수유 후, 공기를 많이 먹었을 때, 찬바람을 쐬었을 때, 목욕을 한 후, 기저귀에 오줌을 싼 후에 딸꾹질을 잘 하며, 그밖에 극히 드문 경우지만 원인 모를 병이 있을 때도 딸꾹질을 할 수 있습니다.

• **수유 후에 하는 딸꾹질** 아기들이 하는 딸꾹질 가운데 가장 흔한 것이 수유 후에 위가 늘어났을 때 하는 딸꾹질입니다. 수유 후에 하는 딸꾹질은 5~10분 안에 저절로 멎기 때문에 아기가 힘들어하지 않는다면 그냥 두어도 괜찮습니다. 그래도 안 그치면 수유를 다시 조금 더 하게 되면 대개의 경우 딸꾹질이 그치게 됩니다.

• **온도가 내려갈 때 하는 딸꾹질** 아기들은 찬바람을 쐬거나 찬 우유를 먹은 후, 목욕을 한 후에도 딸꾹질을 많이 합니다. 물론 그냥 두어도 시간이 지나면 저절로 멎긴 하지만, 아기를 따뜻하게 싸주고 포근하게 안아주면서 따뜻한 물을 먹이면 좀더 쉽게 멎습니다. 딸꾹질은 아직 신경과 근육이 조화를 못 이루는 어린 아기에게 거의 보편적으로 나타나는 반응입니다. 딸꾹질을 많이 한다고 해서 문제가 되는 아기는 아직 한 명도 못 봤을 정도로 별문제가 없는 것이니 걱정하지 않으셔도 됩니다.

• **병이 있을 때 하는 딸꾹질** 병적인 경우는 엄마들께서 거의 생각할 필요가 없습니다. 이때는 딸꾹질보다는 다른 증상이 훨씬 많이 나타납니다. 광견병에 걸렸거나, 간이 아주 나쁘거나, 전해질 이상이 생겼을 때도 딸꾹질이 생길 수 있는데, 이런 병은 아기들에게 거의 없을 뿐 아니라 아기가 딸꾹질을 한다고 해서 그런 병을 먼저 의심하는 소아과 의사 또한 없습니다.

YouTube
자주 게우는 아기

## 수유 후에 트림을 시키는 이유

**• 수유 후에 트림을 시키지 않으면 잘 토합니다** 신생아 때는 별문제가 없는데도 아기가 잘 토합니다. 아직 위가 덜 발달된 상태이므로 공기를 들이마시면 쉽게 토하는 것이지요. 위는 물주머니처럼 생겼는데, 아래 위로 조여주는 근육이 있어서 음식물을 담아둘 수 있습니다. 그런데 어린 아기들은 아직 이 근육이 덜 발달되어서 위쪽으로 음식을 올리기 쉽습니다. 특히 분유수유 후에 트림을 시키지 않으면 아기들이 쉽게 토합니다. 수유 후에 트림을 시키지 않은 상태에서 아기를 눕혀 놓으면 위장의 압력이 높아지면서 위장에 있던 공기가 식도 쪽으로 올라오고, 그렇게 되면 그 공기 위쪽에 있는 분유가 공기에 밀려나오게 되지요. 그럼 토하게 되는 것입니다.

**• 분유수유 후에 트림을 시키지 않으면 토할 수도** 트림이란 아기가 분유를 먹을 때 분유와 함께 삼킨 공기를 다시 식도를 통해서 밖으로 내보내는 것을 말하는데, 아기를 세워서 음식물과 공기를 분리한 다음 공기만 위로 올라오게 하는 것이 옳은 트림 방법입니다. 세워서 트림을 시키지 않으면 공기와 음식물이 분리되지 않기 때문에 공기와 음식물이 함께 위로 올라와 토하게 됩니다. 보통 아기를 트림시키는 방법은 엄마의 왼쪽 어깨에 거즈수건을 대고 아기의 입을 그쪽으로 오게 하여 세워 안은 다음, 등을 아래 위로 쓰다듬다가 약간씩 두드려주는 것을 반복하면 됩니다. 하지만 모유를 먹는 아기의 경우 트림을 꼭 시켜야 하는 것은 아니

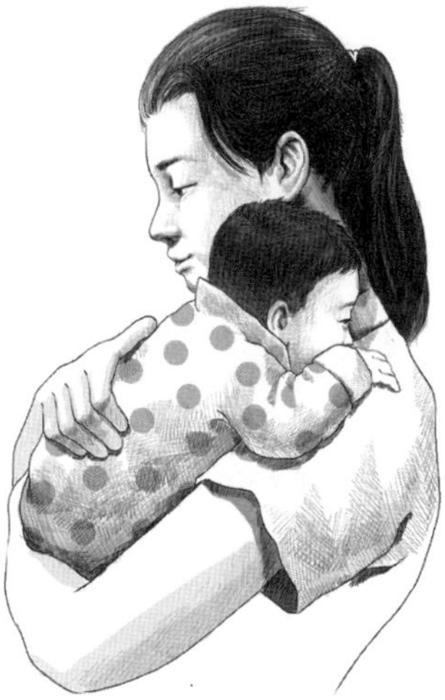

**분유수유 후에는 반드시 트림을 시켜야!!**
분유를 먹는 아기는 반드시 트림을 시켜야 합니다. 간혹 모유를 먹이면 트림을 시킬 필요가 없다고 믿는 분도 있는데, 그것은 아닙니다. 모유 먹일 때도 트림을 시킬 필요가 있는 경우도 있습니다.

**꼭 알아두세요!!**
아기에게 분유를 먹인 뒤에는 반드시 트림을 시켜야 합니다. 트림을 시키지 않고 눕히면 아기가 불편해하고 잘 토할 뿐만 아니라 때로는 복통을 일으키기도 합니다. 만일 아기가 트림을 하지 않는다면 곧바로 눕히지 말고 한동안 안고 있는 것이 좋습니다. 모유를 먹는 아기는 수유 후에 토하는 경우가 적지만 그래도 트림을 시켜야 하는 경우도 있습니다. 간혹 트림을 하면서 토하는 아기도 있는데, 이럴 때는 반 정도 먹인 다음 트림을 시키고 또 반 정도 먹인 다음 트림을 시키는 것이 좋습니다.

**트림은 한 번만 시키면 되지 않나요?**
아기가 분유를 다 먹으면 트림을 시키는 것으로 알고 있는 엄마들이 의외로 많습니다. 아기가 분유를 먹다가 꼴깍꼴깍 몇 번을 토해도 거즈 수건으로 닦아주고는 계속 먹입니다. 그거 그냥 두고 보는 것은 아기를 고생시키는 것입니다. 트림은 아기의 먹는 리듬만 깨지 않는다면 수유 중 몇 번을 시켜도 좋습니다. 특히 아기가 먹고 난 후에 트림을 하다 토하는 경우는 먹는 중간중간 트림을 시키는 것이 필요합니다. 트림은 한 번만 시켜야 하는 것이 아닙니다.

지만, 자꾸 올리거나 수유 중 공기를 많이 먹은 경우는 트림을 시켜주는 것이 좋습니다.

**· 수유 시에 아기가 공기를 마시는 것을 방지하려면** 또 하나 고려해야 할 것은 아기가 수유 시에 분유나 젖과 함께 공기를 많이 들이마셔서 토하게 되는 경우입니다. 간혹 아기가 엄마의 부주의로 인해 우유병 젖꼭지를 빨면서 우유병에 있던 공기를 삼키게 되는데, 공기를 삼키면 위의 압력이 높아져서 압력에 약한 부위 즉 비교적 근육의 발달이 덜 된 위쪽으로 분유가 밀려나오면서 토하게 됩니다. 아기가 공기를 마시는 것을 방지하려면 모유든 분유든 아기를 편한 자세로 약간 비스듬하게 안아서 먹여야 하며, 모유의 경우에는 젖꼭지를 깊숙이 물려 젖을 빨리고, 우유병을 쓸 때는 우유병을 충분히 기울여서 먹여야 합니다.

**· 수유 후에 아기가 자꾸 토하면 의사와 상의해야** 그리고 수유 분위기도 매우 중요합니다. 조용하고 쾌적한 분위기에서 수유를 해야 아기가 수유에 집중할 수 있습니다. 그리고 아기를 눕혀놓고 먹이는 것은 별로 권하지 않습니다. 사레가 들리기 쉽고 먹는 도중에 갑자기 토하면 곤란할 수 있습니다. 여러 가지 방법을 다 써보았는데도 아기가 자꾸 토하는 경우에는 의사와 상의해보는 것이 좋습니다. 물론 별문제가 없는 경우가 많지만 간혹 위가 안 좋거나 장염에 걸려도 그럴 수 있으며, 위식도 역류가 있거나 십이지장이 막혀서 그럴 수도 있으니까요.

## 아기가 우유병을 싫어하는데요

**· 엄마 젖만 먹던 아기에게 갑자기 우유병을 빨게 하면 거부하기도** 아기가 엄마 젖을 빠는 것과 우유병을 빠는 것은 입의 근육을 움직인다는 점에서는 마찬가지지만, 엄마 젖과 우유병의 고무 젖꼭지는

YouTube
혼합수유하는데
적게 먹으면

그 형태가 다르기 때문에 서로 다른 기술이 필요합니다. 엄마 젖만 먹던 아기에게 갑자기 우유병을 빨게 하면 혼동이 와서 우유병 빨기를 거부하는 것도 이런 이유에서입니다. 그러므로 엄마가 직장을 다닌다든지 해서 모유를 먹이다가 분유를 먹여야 할 상황이 예상되는 경우에는 적어도 한 달 정도의 여유를 가지고 우유병에 익숙해지도록 미리 연습하는 것이 필요합니다.

• **혼합수유 시작할 때 우유병을 거부하는 아기는 이렇게 해주세요** 생후 3개월이 안된 아기의 경우에는 모유를 먹이다가 분유로 바꾸어 먹이는 것이 그다지 힘들지 않습니다. 이 월령의 아기들은 시간이 지나면 금방 잊어버리므로 자꾸 시도하다보면 쉽게 우유병으로 분유를 먹게 됩니다. 이때 아기가 우유병으로 잘 먹지 않는다고 해서 매번 엄마 젖을 물리게 되면 결국 아기는 고무 젖꼭지를 못 빨게 됩니다. 독하게 마음먹고 아기가 울더라도 그냥 내버려두는 방법도 있지만, 배고플 때 먼저 우유병을 물리는 방법을 사용하는 것이 더 효과적입니다. 아주 간혹 완강히 엄마 젖만 빨겠다고 고집을 부리는 아기들이 있는데, 이런 경우 절대 강제로 먹여서는 안됩니다. 시간을 갖고 해결할 생각을 해야 하는데, 젖꼭지를 한번 바꾸어보는 것도 좋은 방법입니다. 간혹 젖꼭지를 바꾸면 잘 먹는 아기들도 있으니까요. 젖꼭지를 바꾸면 처음에는 구멍 크기도 문제지만 너무 뻣뻣하여 아기가 싫어할 수도 있으므로 미리 여러 번 삶아서 부드럽게 한 다음 먹이는 것도 한 가지 방법입니다. 그리고 고무 젖꼭지 구멍에 이상이 있어도 아기가 우유병을 싫어할 수 있기 때문에 젖꼭지 구멍에 이상이 없는지도 반드시 확인해야 합니다. 또다른 방법은 숟가락으로 맛을 보여서 약간 익숙하게 한 다음에 우유병으로 먹이기를 시도하는 것입니다. 우유병 고무 젖꼭지에 모유를 발라서 일단 아기가 입에 물게 한 다음 먹이는 방법도 있습니다. 정답은 없습니다. 이런저런 방법을 다 써보았는데도 안된다면 기다리는 수밖에요.

# 식은땀과 보약

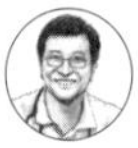

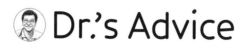

## Dr.'s Advice

아이들은 원래 땀이 많습니다. 수유 중에 땀이 많이 흐를 수도 있고, 잘 때 베개가 흠뻑 젖기도 합니다. 길 막고 물어보십시오. 우리 아이는 식은땀이 많이 난다는 사람이 반은 넘을 것입니다. 식은땀이 난다고 몸이 허한 것은 아닙니다. 간혹 감기 치료 중에 식은땀이 난다고 감기약이 독해서 그런 줄 아는 엄마도 있는데, 감기약이 독해서 그런 것은 아닙니다.

식은땀이 나면 보약이라도 먹여야 한다고 주장하는 엄마도 있지만, 소아과 의사는 다른 문제가 없다면 식은땀이 많이 나도 별로 걱정을 하지 않습니다. 아이들은 원래 땀이, 그것도 식은땀이 많은 법입니다. 소아과 의사는 보약을 먹어야 아이가 건강해진다는 말에는 동의하지 않습니다.

119 소아과

YouTube
식은땀
이정도는 알아야

## 식은땀이 나면 몸이 허하다?

**• 우리나라에서 땀은 건강을 대변하는 대명사** 진찰실에서 환자를 진료할 때 가장 많이 듣게 되는 이야기 가운데 하나가 아이가 몸이 허해서 용을 먹인다는 것입니다. "튼튼해 보이는데 몸이 허하다니요?" 하고 물어보면 상당수의 엄마들이 아이가 식은땀을 많이 흘려서 그런다고 대답합니다. 그리고 아이가 식은땀을 많이 흘리는데 혹시 문제가 있는 것은 아니냐고 물어보는 엄마도 많습니다. 아마 많은 엄마들이 식은땀 하면 제일 먼저 몸이 허하니 녹용을 먹여야 한다는 생각을 떠올릴 것입니다. 실제로 많은 엄마들이 어릴 때 녹용을 안 먹이면 나중에 몸이 약해져서 두고두고 고생하게 되니 어릴 때 몸 보신해서 기초를 튼튼하게 해둬야 한다고 생각합니다. 우리나라에서 땀은 우리 몸의 건강을 대변하는 대명사같이 되어 있습니다. 아이가 건강해 보이고 잘 먹고 잘 놀아도 땀을 많이 흘리면 엄마들은 혹시 우리 아이가 몸이 허한 것은 아닌가 고민을 합니다. 날이 더운 때는 하루에도 몇 명씩 아이가 땀을 많이 흘린다고 소아과를 방문하는데 아이가 튼튼하고 이상이 없다는 소아과 의사의 반복되는 설명에도 "아이가 식은땀을 많이 흘리는데"라고 중얼거리며 마지못해 진료실 의자에서 일어서는 부모들이 많습니다.

**• 의학적으로 식은땀은 대개의 경우 괜찮은 것입니다** 의학적으로 땀을 많이 흘리는 것은 우선 정상인 경우가 있고, 그밖에 날이 덥거나, 방이 덥거나, 옷을 많이 입었거나, 병이 나서 체온이 올라갔거나, 병 때문에 땀 조절 기능이 저하된 경우에도 땀을 많이 흘릴 수 있습니다. 그리고 몇 가지 특이한 병, 예를 들어 선천성 심장 질환이나 갑상선 기능 저하증이나 결핵과 같은 만성 소모성 질환이 있어도 땀을 많이 흘립니다. 정말 드물게 몸이 허하거나 다른 병이 있어도 땀을 많이 흘리지만 이럴 때는 소아과 의사가 진찰을 해보면 다 알 수 있습니다. 그러나 확률로 보면 정상인 경우가 월등히

많습니다. 그런데도 많은 엄마들이 특히 '우리 아이'는 식은땀을 유독 많이 흘리고 뒷통수도 항상 따끈따근하다고 생각하지요. 땀이 많이 나면, 그것도 식은땀이 많이 나면 아이가 진짜로 '허'한 것일까요? 한마디로 말씀드리면 식은땀은 대개 괜찮은 것입니다. 몸이 허해서 나는 것도 아니고 감기약이 너무 독해서 나는 것도 아닙니다. 땀을 많이 흘려서 진찰받으러 온 아이의 엄마에게 대부분의 소아과 의사들은 아이가 정상이니 걱정 마시라고 합니다.

**소아과 의사의 한마디!!**

대개의 아이들은, 특히 어린 아이일수록 땀을 많이 흘리고 평소에 안 흘리다가 갑자기 많이 흘리기도 합니다. 원래 아이들은, 그중에서도 특히 '우리 아이'는 유난히 식은땀을 많이 흘리는 법입니다. 저의 아이들도 두 녀석이 한바탕 뛰고 나면 땀으로 목욕을 합니다. 잘 때도 베개가 젖을 정도로 땀을 많이 흘립니다. 그래도 저의 아이들은 하나도 '안 허'합니다. 녹용이나 보약을 먹인 적도 없습니다.

## 땀이 많은 것은 대개의 경우 정상입니다

**• 아이들은 원래 땀이 많은 법입니다** 사람의 몸에는 200만 개나 되는 땀샘이 있습니다. 이 땀샘을 통해 나오는 땀은 우리 몸의 체온을 조절하고 몸 안의 노폐물을 제거하는 역할을 합니다. 아이들은 어른에 비해 피부 단위 면적당 땀을 더 많이 흘리는 특성이 있습니다. 특히 땀샘이 많이 모여 있는 이마나 뒷머리, 손바닥, 발바닥 등은 식사를 하거나 조금만 힘이 들어도 땀이 송골송골 맺히는 경우가 흔합니다. 또한 아이들은 아직 미숙해서 어른과는 달리 땀을 제대로 조절할 수가 없습니다. 그래서 어떤 때는 아무런 이상이 없는데도 땀을 지나치게 많이 흘리기도 하고 잠을 잘 때 베개가 땀으로 흠뻑 젖기도 합니다. 이렇듯 아이들은 원래 땀이 많은 법입니다.

**• 땀은 대개 체질적인 것으로 그다지 걱정하지 않아도 됩니다** 그러나 아이가 땀을 많이 흘리면 몸이 허약하다고 생각하는 부모가 많은 것이 우리의 현실입니다. 아이가 비만인데도 땀을 많이 흘리니 보신을 해주어야겠다고 말하는 부모도 있습니다. 그런가 하면 감기에 걸려 약을 먹고 있을 때 감기 약이 너무 독해서 땀을 많이 흘린다고 생각하는 경우도 흔합니다. 그러나 부모들이 그렇게도 고민고민하면서 문의하는 아이들의 식은땀에 대해서 소아과 의사들은

별로 심각하게 생각하지 않는 경우가 많습니다. 아이가 땀을 많이 흘리더라도 열이 없고 눈으로 보기에 다른 이상이 없다면 대개는 체질적인 것이므로 그다지 걱정하지 않으셔도 됩니다.

## 땀이 많은 것이 간혹 문제가 되는 경우도 있습니다

**• 열이 나는 병에 걸리면 열을 떨어뜨리기 위해서 땀을 많이 흘립니다**
이런 경우 처음에는 열 때문에 정신이 없다가 상태가 좀 좋아지면 그때부터 땀에 신경이 쓰입니다. 해열제를 쓰게 되면 땀을 날려 버릴 열이 없어지기 때문에 만들어진 땀은 피부에 남아 더 축축해집니다. 또 결핵에 걸리면 장기간 미열이 지속되어 식은땀을 계속 흘릴 수 있는데, 이 때문에 식은땀을 흘리면 결핵에 걸린 거라고 단정을 하는 부모도 간혹 있습니다. 하지만 아이들이 결핵 때문에 땀을 많이 흘리는 경우는 극히 드물기 때문에 식은땀 난다고 결핵을 의심할 필요는 없습니다.

**• 땀이 나면서 미열이 지속되는 경우는 그 원인을 밝혀야** 물론 땀이 나면서 미열이 지속되는 경우는 그 원인을 밝히는 것이 중요합니다. 선천성 심장병이나 갑상선 기능항진증과 같이 아이의 체력을 소모시키는 병에 걸려도 땀을 많이 흘리는데, 이런 아이들은 땀을 흘리는 것 이상으로 아파보이는 데다 숨이 차기도 하고 헐떡이고 힘들어하기도 합니다. 구루병, 저혈당, 수은 중독, 핵황달로 인한 뇌성마비, 뇌염 후유증 등등 드물지만 듣기만 해도 무시무시한 병들에 걸려도 땀을 많이 흘리는데, 이런 병들은 매우 드물고, 설령 이런 병에 걸렸더라도 아이가 땀을 많이 흘려서 그런 병이 있는 것을 발견하기보다는 역시 다른 증상 때문에 병이 있는 것을 의심하게 됩니다. 그밖에 살이 쪄도 땀을 많이 흘리는데 비만인 아이에게 몸이 허약하다고 이것저것 먹이는 웃지 못할 경우를 보게 되기도

합니다. 하지만 만일 당뇨가 있어서 인슐린을 맞는 아이가 갑자기 식은땀을 많이 흘린다면 저혈당을 의심하고 즉시 조치를 취해야 합니다. 이럴 때는 급한 대로 우선 사탕을 한두 개 먹이면 됩니다. 결론적으로 식은땀을 포함해서 대부분의 땀은 정상이며 설령 문제가 되는 경우라도 다양한 원인이 있을 수 있으므로 식은땀을 흘리면 허약하다라는 단순한 등식은 성립하지 않습니다.

## 의학적인 판단은 전문가에게!

우리나라 사람들은 의학에 대해 너무 추상적이고 막연한 사고를 하는 경향이 있습니다. 똑같은 증상은 똑같은 병에 의해서 생기는 것이라고 생각해서 특수한 경험을 보편화시키고 의학적으로 전혀 다른 상황에도 쉽게 적용시키려 합니다. 또 옳고 그른 것에 대한 판단을 전문가에게서 구하기보다는 주변 사람이나 자신의 경험에 의존하려고 하는 편입니다. 땀이 많이 나면 허한 것이니 녹용을 먹여라, 눈밑이 검으면 신장이 약하니 뭐를 먹여라, 머리가 아프면 혈압이 높은 것이니 뭐가 좋다, 기침을 하면 감기니 뭐가 좋다, 아이가 열나고 손발이 차면 체한 것이니 뭐가 좋다, 기침이 심하면 결핵기가 있는 것이니 뭐가 좋다, 암에는 뭐가 좋고, 간에는 어떤 약이 좋고, 배 아플 땐 뭐가 좋고, 설사할 땐 뭐가 좋고, 밥을 안 먹으면 뭐를 먹이고, 뭐를 먹으면 남자아이를 잘 낳고 등등 일일이 손으로 헤아릴 수 없을 정도입니다. 한번은 같은 동네에 사는 심장병이 있는 아이가 땀을 많이 흘리는 것을 보고 아이가 땀을 많이 흘리면 심장이 나쁜 것이 아닌가 해서 동네 엄마들이 한꺼번에 소아과에 몰려온 적이 있었습니다. 개개인의 특별한 상황을 보편적인 상황으로 판단해서는 안됩니다. 의학적인 판단은 전문가인 의사에게 맡기십시오.

## 의학은 한약·양약을 따지지 않습니다

**우리나라 사람들은 원래 허하다?**
우리나라 사람들은 어릴 때부터 보약을 많이 먹고 자라지만 보약을 별로 먹지 않는 다른 나라 사람들에 비해 더 건강하지는 않습니다. 보약의 대명사인 녹용만 해도 전세계 생산량의 대부분을 우리나라 사람들이 먹는데도 평균 수명이 다른 나라 사람들보다 더 길지 않습니다. 질병에 강한 편도 아닙니다. 원래 우리나라 사람들은 다른 나라 사람들보다 약하기 때문에 녹용마저 안 먹었다면 더 빨리 죽었거나 건강이 더 나빠졌을 거라고 한다면 할 말은 없습니다. 그러나 우리나라 사람이 다른 나라 사람보다 약하게 태어났다는 증거는 없습니다. 또 보약이 그렇게 좋은 거라면 옛날 사람들은 현대인보다 더 건강했어야 하지 않을까요?

**· 약은 부작용이 정확히 밝혀지기 전까지는 결코 사용해서는 안됩니다** 의학은 경험에 근거를 두고 그 경험을 통계내서 보편화한 뒤 일반인에게 적용시킬 수 있도록 체계를 잡은 현대과학입니다. 그런데 우리의 전통적인 육아법과 민간요법 가운데는 일부의 경험을 정확한 검증 없이 무리하게 전체에 꿰어맞추려 한 흔적이 보이는 것들이 있습니다. 많은 사람들이 한약은 무조건 안전하다고 하는데 저는 생각이 좀 다릅니다. 모든 약용 식물은 어느 정도의 부작용이 있습니다. 한의사들도 한약을 잘못 쓰면 안된다고 이야기합니다. 약은 어떤 부작용이 있는지에 대해 정확히 밝혀지고 그 부작용이 별것 아니란 것이 입증되기 전까지는 결코 사용해서는 안됩니다. 여러분이 병원에서 받는 약들은 정량을 사용하면 의사가 어느 정도 부작용을 예측할 수 있는 것들입니다. 그리고 의사가 환자의 증상에 맞게 정확히 처방을 하기 때문에 심각한 부작용이 생기는 일은 별로 없습니다. 누가 만일 아이에게 녹용을 먹였더니 안 먹인 아이들보다 더 튼튼해졌다는 합리적인 자료를 제시한다면 내일 당장 저의 아이들에게도 녹용을 먹일 생각이 있습니다.

**· 의학은 한약·양약을 따지지 않습니다** 양의학이든 한의학이든 그 효과만 체계적으로 입증된다면 안 쓸 이유가 없습니다. 소아과 의사가 취급하는 의학은 현대의학으로서 통계적으로 검증된 치료법이나 약입니다. 한약에 대해서도 부작용은 어떻고 용량은 얼마로 해야 하는가에 대한 정확한 자료만 제시된다면 제가 한약을 사용하지 않을 이유가 없습니다. 소아과 의사로서 그리고 아이를 사랑하는 두 아이의 아빠로서의 의견입니다.

# 신생아에 대하여

## Dr.'s Advice

YouTube 적어도 39주! 가능하면 40주!!

YouTube 임신 4기에 대하여

YouTube 잘못 알고 있는 신생아 상식

YouTube 셀프수유 절대 하지 마세요!

YouTube 땀 많이 흘리는 아기, 물 먹이기?

YouTube 모유 안 먹여도 모자동실!

---

산부인과 퇴원할 때부터 **카시트**는 반드시 사용해야 합니다. 사고 나지 않더라도 고개 못 가누는 아기를 안고 타면 고개가 많이 흔들려 머리 나빠질 수도 있습니다.

---

**산후조리할 때 반드시 24시간 모자동실 하는 것이 유대감 형성과 애착 형성과 아기 두뇌 발달에 정말 중요합니다.** 특별한 이유가 없다면 신생아실에 맡기지 말고 밤에도 엄마가 데리고 자야 합니다.

---

**의학적으로 유방 마사지는 권장되지 않고, 모유 늘려준다는 차도 권장되지 않습니다.** 모유수유는 그런 것 하지 않아도 처음부터 젖만 열심히 물리면 저절로 되는 겁니다. 의학적 이유가 없다면 모유는 짜서 먹이지 말아야 합니다.

---

모유를 먹이는 것이 무엇보다도 중요한데, 태어나서부터 4주 동안은 모유만을 먹이는 것이 모유를 성공적으로 먹일 수 있는 길입니다.

---

산후조리할 때 미역국을 매일 먹을 필요 없습니다.

---

**사두 예방을 위해서 산부인과 퇴원 후 집에 가자마자 터미타임을 시작하세요. 처음에는 하루 서너 번, 나중에는 기저귀 갈 때마다 수분 정도 하고, 점차 시간을 늘려서 생후 1개월부터는 기저귀 갈 때마다 5분 이상 해주세요.**

---

**신생아 첫 목욕은 생후 24시간 이후에 하는 것이 권장됩니다. 사정상 빠르더라도 출생 후 6시간은 기다려서 첫 목욕하는 것이 좋습니다.**

---

목욕은 일주일에 두세 번 정도가 적당합니다. 하지만 아기가 땀을 많이 흘리거나 지저분하면 매일 시켜도 상관없습니다. 엎어 재우지 마시고, 아기가 놀랐다고 기응환과 청심환을 먹이는 것은 소아과 의사는 권장하지 않습니다.

# 신생아에 대해 엄마가 알아두어야 할 것들

신생아를 바라보면 누구나 미소를 지으며 아기의 귀여움에 감탄하게 됩니다. 혼자서 빙그레 웃는 아기의 모습을 보면 엄마 아빠가 앞으로 고생할 것이 뻔해도 이때만큼은 세상에서 제일 행복한 사람이 됩니다. 하지만 예쁜 아기를 잘 키우기 것은 정말 힘들다는 것을 금방 깨닫게 되지요.

YouTube
신생아 청력검사
대사이상검사

YouTube
유료
신생아선별검사

YouTube
신생아 맞이
준비 몇 개

YouTube
제대혈 보관에
대하여

**신생아에게 카시트가 제일 중요!**
부모가 아기를 흔드는 것보다 더 위험한 것이 있습니다. 차를 타고 가다가 브레이크를 잡으면 고개가 확 꺾이게 됩니다. 그런데 카시트를 뒤를 보게 장착한 경우는 고개가 받쳐져서 확 꺾이는 것은 막을 수 있지만 안고 타는 경우는 정말 심하게 고개가 꺾여서 위험할 수도 있습니다. **신생아 첫날부터** 차를 타면 무조건 카시트 사용하는 것 잊지 마십시오.

## 신생아 검진

신생아는 생후 1개월 이전의 아기를 말합니다. 태어난 후 1개월까지는 아기가 엄마의 도움을 많이 필요로 하는 특별한 시기입니다. 아기가 태어나면 병원에서는 신생아 검진을 합니다. 퇴원할 때 별말이 없었다면 아기의 건강에 대해서 일단은 안심을 해도 됩니다. 다음은 의사들이 시행하는 신생아 검진 가운데 일부입니다.

• **아프가 점수(Apgar Score)** 아기가 태어나면 제일 먼저 확인하는 것이 아프가 점수입니다. 아기의 심장 박동 수, 호흡의 상태, 근육의 긴장도, 카데타 자극에 대한 코의 반응, 피부 색깔 등을 검사해서 10점 만점으로 아기의 상태를 파악하는 것입니다. 합한 숫자가 높을수록 좋은데 숫자가 너무 낮으면 이상 여부에 대해서 의사가 설명해 줄 것입니다. 그러나 아프가 점수에 관한 이야기나 아기의 건강 상태가 안 좋다는 이야기를 듣지 못했다면 정상이라는 뜻이니 걱정하지 않아도 됩니다.

• **육안과 간단한 방법으로 아기의 전반적인 상태를 체크합니다** 손가락과 발가락이 제대로 있는지, 굽거나 붙지는 않았는지, 손과 발의 굵기는 동일한지, 얼굴 외관은 이상이 없는지 확인합니다. 이마 윗쪽 머리 부분의 머리뼈가 없이 말랑말랑한 부위인 대천문이 제대로 있는지 확인하고 귀의 모양도 살핍니다. 그리고 목에서 덩어리

가 만져지거나 목이 기울어 있지는 않은지, 다리의 고관절이 탈구가 되지는 않았는지, 배가 너무 빵빵하지는 않은지 살핍니다. 또 성기의 모양은 정상인지, 고환은 둘 다 내려와 있는지, 크기는 같은지, 항문은 제대로 뚫려 있는지도 확인합니다. 심장에서 잡음이 들리는지도 확인합니다.

## 신생아 때는 이렇습니다

**• 출생 초기에는 체중이 줍니다** 흔히 말하는 '먹고 잠만 자는 때'가 바로 신생아 때입니다. 하루에 보통 16~20시간 정도 자는데 얕은 잠을 자기 때문에 쉽게 깨곤 합니다. 그리고 열심히 먹어대지만 태어나서 며칠간은 아기의 몸무게가 약간 줄 수 있습니다. 신생아 때부터는 탯줄이 아니라 입으로 직접 영양을 섭취해야 하는데 아직 입으로 먹는 것이 익숙지 않아 먹는 양이 적기 때문입니다. 게다가 출생 직후 태변과 소변을 보게 되니 먹는 것보다 배설하는 양이 많은 것도 몸무게가 주는 이유 가운데 하나입니다. 줄어든 몸무게는 1주일쯤 지나면 태어날 때의 몸무게보다 100g 정도가 늘게 됩니다. 생후 2주가 지났는데도 태어날 때의 몸무게를 회복하지 못하거나 하루에 몸무게가 20g 이상 늘지 않는다면 일단 소아과 의사의 진료를 받아야 합니다. 수유에 문제가 있을 수도 있고 다른 질병이 있을 수도 있기 때문입니다.

**• 신생아는 호흡이 빠른 편입니다** 신생아는 처음 2주 동안은 호흡이 불안정한 경우가 많지만 시간이 지나면서 점차 안정됩니다. 그리고 신생아는 횡경막을 이용하여 숨을 쉬기 때문에 배가 오르락내리락하는 복식호흡을 합니다. 복식호흡을 하기 때문에 숨을 쉬면 안 그래도 볼록한 배가 더 볼록해 보여 걱정을 하는 분도 있는데 걱정하지 않아도 됩니다. 신생아의 평균 호흡 수는 1분에 30~40회

YouTube

**아기를 심하게 흔들면 위험! 흔들린 아이 증후군 주의!**

**• 어떤 위험이 있을까요?** 아주 심하게 아기를 흔들 경우 뇌에 치명적인 손상을 줄 수 있습니다. 치명적인 손상까지는 아니어도 눈 주위의 출혈로 눈이 멀거나, 뇌의 손상으로 사지를 못 쓰거나, 정신적인 장애가 초래되거나, 경기를 하거나, 말을 못 하거나 공부를 잘 못할 수도 있습니다.

**• 어떤 경우에 위험한가요?** 앞뒤나 좌우로 고개가 젖혀지게 흔들면 뇌가 손상될 수 있습니다. 흔들 때 뇌에 손상을 잘 입는 나이는 생후 2~4개월경이며, 5세 이전의 아이들도 심하게 흔들면 뇌에 손상을 입을 수 있습니다. 간혹 이것을 오해해서 아기를 안고 흔들어주거나 안고 달래주어도 뇌에 손상을 준다고 걱정하는 분도 있는데, 그 정도로는 아기의 뇌에 손상을 주지 않습니다. 그리고 일부 부모들이 걱정하는 행동인 아기를 다리에 올려서 비행기를 태우는 거나 아기를 가볍게 위로 던지거나 아기와 함께 자전거를 타거나 카시트에 앉혀서 차를 타는 것으로는 흔들린 아이 증후군이 발생하지 않으니 너무 걱정하지 않아도 됩니다. 물론 아주 지나치게 과격하게 이런 것을 한다면 생길 수는 있습니다.
아기가 귀엽다고 아기를 안고 있다가 갑자기 고개를 뒤로 확 젖히거나 앞뒤 좌우로 심하게 흔들면 위험할 수 있습니다. 가능하면 아기를 안고 장난치지 마십시오. 아기의 몸은 연약합니다.

**아직은 업거나 메고 다니지 마세요!!**
간혹 BCG 접종하러 소아과에 올 때 갓난아기를 앞에 대롱대롱 매달고 오는 분들이 있습니다. 그러나 머리를 제대로 가누지 못하는 아기를 업어주거나 앞에 대롱대롱 매달고 다니는 것은 피해야 합니다. 아기를 안전하게 업을 수 있는 연령은 아기가 고개를 가누는 때부터입니다. 아기마다 다르지만 2~4개월부터는 업어줘도 됩니다. 물론 아기가 고개를 잘 가누거나 고개 받침을 잘 사용하면 그 이전에도 업어줄 수 있지만 이때도 가능하면 짧은 시간만 업어주어야 합니다. BCG 접종하러 소아과에 데려갈 때는 좀 힘들더라도 아기를 안고 가는 것이 좋습니다.

**신생아에게 적합한 환경은?**
신생아는 햇빛이 잘 드는 방에 눕혀두는 것이 좋지만 그렇다고 햇빛이 직접 비치는 곳에 아기를 눕혀두어서는 안됩니다. 바닥이 너무 딱딱해도 좋지 않고 온도는 20~22℃(25도까지는 봐줍니다), 습도는 40~50%가 적당합니다. 간혹 아기에게 음악을 들려주면 좋다고 열심히 음악을 틀어주는 분도 있는데 신생아는 편안한 엄마 뱃속에서 험난한 바깥 세상으로 힘든 여행을 한 뒤라 무척 지친 상태입니다. 그리고 아직 주위 환경에 적응이 되지 않았기 때문에 가능하면 조용한 것이 좋습니다.

로 잠잘 때 재는 것이 가장 정확합니다. 아기가 울거나, 놀거나, 흥분해 있을 때는 호흡 수가 빨라져 1분에 60회 이상 숨을 쉬기도 합니다. 만일 신생아의 호흡 수가 지속적으로 1분에 60회가 넘는다면 소아과 의사와 상의를 하는 것이 좋습니다. 호흡조절에 문제가 있을 수도 있습니다.

• **신생아는 어른에 비해서 심장 박동이 빠릅니다** 신생아는 어른보다 심장 박동이 빠른데, 이는 몸무게와 관계가 있습니다. 포유류는 심장 박동 수가 몸무게에 반비례하는데, 몸무게가 적을수록 신진대사가 빠르다고 생각하면 됩니다. 신생아의 심장 박동 수는 보통 1분에 120~180회입니다. 호흡 수와 마찬가지로 심장 박동도 아기가 잠잘 때 재는 것이 가장 정확합니다. 아기가 울거나 하면 당연히 맥박이 빨라집니다.

• **신생아는 보통 체온이 높습니다** 신생아는 체온 조절 기능이 떨어지기 때문에 외부의 온도 변화에 영향을 많이 받습니다. 더운 방에서 아기를 이불로 너무 싸두면 열이 날 수도 있으니 주의해야 합니다. 신생아의 정상 체온은 36.5~37.5도 사이입니다. 하지만 평소에 체온이 37도인 아기가 갑자기 37.5도가 되었다면 이 경우에도 열이 있는 것으로 봐야 합니다. 아기의 정상 체온을 알려면 하루에 몇 번씩 주기적으로 체온을 재야 하는데, 체온은 아기가 안정하고 있을 때 재야 정확합니다. 아기가 울면 체온이 올라가기 쉽습니다. 참고로, 만 3개월까지는 고막체온계보다는 항문체온계를 사용하는 것이 권장됩니다. 항문체온계로 잴 때는 체온계 끝에 바셀린을 바르고 1.2~2.5cm 정도를 살살살 밀어 넣어주면 됩니다. 절대 강제로 힘을 주어서 밀어 넣어서는 안됩니다. 잘 들어가고 난 후 엉덩이를 수분간 손으로 모아주십시오.

• **신생아는 아직 신장 기능이 완전하지 못합니다** 이제 막 태어난 신생아는 먹는 것이 적어서 거의 소변을 못 보는 경우가 많습니다. 그러다가 제대로 먹게 되면 소변의 양도 서서히 늘어나게 됩니다.

신생아 배꼽

배꼽 육아종

YouTube 신생아 배꼽 진물 조심하세요

YouTube 신생아 배꼽 말려만 주세요

**아기 배꼽에서 진물이 나오는데!!**

아기가 배꼽이 떨어진 후에도 배꼽에서 진물이 나오는 경우가 있습니다. 이때는 심하지 않은 경우라면 배꼽을 잘 말려주는 것으로 충분합니다. 심한 경우나 잘 낫지 않는 경우는 소아과 의사의 진료를 받고 치료를 해주는 것이 좋습니다. 간혹 BCG 접종하러 오는 아기들 중에서 배꼽은 그냥 두어도 좋아진다고 생각하고 내버려둔 탓에 염증이나 육아종이 큼지막하게 나 있는 아기를 봅니다. 배꼽에서 진물이 계속 나오면 소아과 의사의 진료를 받는 것이 좋습니다.

아기가 소변을 똑똑 떨어지게 보거나 실같이 가늘게 보면 의사의 진료를 받는 것이 좋습니다. 간혹 기저귀에 붉은 물이 배는 경우도 있습니다. 대부분은 요산에 의한 것이지만 소아과 의사에게 기저귀를 보여주면 더 정확한 원인을 알 수 있습니다.

• **배꼽은 저절로 떨어집니다** 배꼽은 잘 말리면 1주에서 10일 정도 지나 거무스름하고 딱딱하게 변하면서 저절로 떨어집니다. 눈물길이 잘 막혀서 눈곱이 끼기도 합니다. 배꼽에서 진물이 나오면 잘 말리고, 그래도 안 되면 소아과 의사의 진료를 받으십시오.

• **처음에는 고약같이 까맣고 끈적끈적한 태변을 봅니다** 신생아는 태변을 본 며칠 뒤 녹색을 띤 노란색의 전이변을 보다가 다시 노란색 변을 봅니다. 아기의 변은 먹는 음식과 몸의 컨디션, 나이에 따라서 상당한 차이를 보이므로 어떤 변이 정상이라고 딱 잘라 말할 수는 없습니다. 순두부처럼 몽글몽글하게 나오는 경우도 있고 짙은 쑥색 변을 보기도 합니다.

• **신생아는 정확히 보거나 듣지 못합니다** 하지만 눈이 부시면 눈을 감고, BCG 예방접종을 할 때쯤이면 아파서 고개를 쳐들 정도로 아픈 것을 느낄 수 있습니다. 온도 감각도 느껴 목욕물이 너무 차거나 뜨거우면 울어댑니다. 청각 반응도 처음 며칠간은 느리지만 일주일 정도 지나면 큰소리에 반응하게 됩니다. 미각은 일찍 발달하는 편이어서 일단 분유에 맛을 들인 아기는 모유를 잘 안 먹으려고 합니다. 따라서 모유를 먹이실 분은 처음부터 모유만을 먹이는 것이 좋습니다.

• **신생아는 엄마의 피부 감촉을 느낄 수 있습니다** 엄마와 아기의 유대는 바로 피부 접촉에서 비롯된다고 할 만큼 신생아는 촉감에 민감합니다. 신생아라고 감각이 없는 것이 아닙니다. 아기를 사랑하는 마음으로 꼭 안아주면 아기는 온몸으로 그것을 느끼게 됩니다.

• **신생아는 아직 밤과 낮의 구분이 없습니다** 대부분의 신생아들은 끊임없이 자다 먹다를 반복하는데, 몰아서 먹고 자고 깹니다. 그러

YouTube
0자 다리 괜찮을까요?

YouTube
눈맞춤 열심히 할까요?

다가 생후 1개월 정도 되면 비로소 아기가 깨어 있다는 것을 느낄 수 있습니다. 하지만 모든 아기가 잠을 많이 자는 것은 아닙니다. 어떤 아기는 보통 아기의 반밖에 안 자서 엄마를 고민스럽게 하기도 합니다. 아기가 너무 잠을 안 자고 보채면 일단 소아과 의사와 상의해서 다른 이상은 없는지 확인해보는 것이 좋습니다.

## 아기가 울 때는 이유가 있습니다

**• 아기에게 울음은 유일한 의사 표현 수단입니다** 울음은 아직 의미 있는 언어를 구사할 수 없는 아기에게는 유일한 의사 표현의 수단입니다. 아기가 엄마에게 무엇인가가 필요하다고 알리는 신호이지요. 아기를 많이 키워본 분들은 울음소리만 듣고도 아기가 우는 이유를 금방 알아차립니다. 아기의 울음은 여러 가지 경우에 따라 특색이 있기 때문입니다. 중요한 것은 아기가 울 때 엄마가 적절한 반응을 보여야 한다는 것입니다. 간혹 아기가 울어도 버릇을 고친다며 내버려두는 분들이 있는데 아기는 엄마의 그런 깊은 뜻을 이해할 수 없습니다. 아기가 울 때는 다 이유가 있습니다. 그러므로 일단 엄마가 관심을 가지는 것이 좋습니다.

**• 아기가 울 때는 이렇게 달래주세요** 아기가 울 때 가장 흔히 달래주는 방법은 안아주는 방법입니다. 물론 업어주거나 규칙적으로 흔들어주거나 온몸을 쓰다듬어주는 것도 아기를 편안하게 해줄 수 있으며, 따뜻하게 안아주는 것 역시 아기의 울음을 그치게 할 수 있습니다. 우는 아기 옆에서 아기가 제일 좋아하는 엄마가 '까꿍' 하고 얼르는 것은 두말할 나위 없이 우는 아기를 달래는 데 가장 좋은 방법입니다. 시끄러운 환경에서는 아기가 잘 보챕니다. 텔레비전도 좀 끄고 음악도 크게 틀지 마시고 부부싸움도 아기가 보지 않는 곳에서 판토마임으로 하십시오. 특히 아기가 놀랄 만한 큰소

**실패를 두려워하지 말라!!**

갓 태어난 아기는 울고 먹고 자는 것 외에는 아무것도 할 수가 없습니다. 아기가 새로운 기술을 익히기 위해서는 피나는 노력이 필요합니다. 앉고, 기고, 서는 것 어느 것도 한 번에 이루어지는 것은 없습니다. 한번 두 번 반복되는 실패를 딛고 성공의 기쁨을 맛보게 됩니다. 아기가 실패한다고 얼른 가서 도와주지 마십시오. 항상 도움만 받아서 새로운 기술을 익히면 혼자서 성취하는 기쁨은 맛보기 힘듭니다. 두 살 이전의 아기는 혼자서 이룬 이 성공의 기쁨이 잠재의식 속에 깊숙이 자리잡아 평생 살아가는 동안 역경이 닥쳤을 때 극복하는 밑거름이 됩니다. 부모는 아기가 새로운 기술을 배울 때 스스로의 노력으로 익히는 것을 뒤로 한 걸음 물러서서 지켜봐줄 줄도 알아야 합니다. 아기에게 기회를 줍시다. 다만 아기가 너무 힘들어하고 짜증을 낼 때는 보이지 않게 슬쩍 도와주는 것이 중요합니다. 이런 성취감은 앉기, 걷기, 서기와 같은 본능적인 기술을 익힐 때뿐 아니라 컵 사용하는 법과 숟가락 사용법을 익힐 때도 마찬가지로 중요합니다.

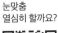

YouTube
베이비 사인에 대하여

YouTube
백색소음 꼭 필요할까요?

**백색 소음**
모든 소음이나 잡음이 아기를 자극하는 건 아닙니다. 놀랍게도 옆방의 세탁기나 진공 청소기 소리와 같이 규칙적으로 반복되는 비교적 조용한 잡음은 아기의 울음을 그치게 하는 데 도움이 되기도 합니다. 이런 것을 백색 소음(White noise)이라 부르는데, 완전히 조용한 것보다 아기의 집중도를 높일 수 있다고 합니다. 하지만 일부러 녹음해서 백색 소음을 들려주는 것은 저는 권장하지 않습니다. 아가들에게 제일 좋은 것은 그리고 제일 바람직한 것은 가족이 부대끼며 내는 적당한 생활 소음입니다.

**신생아가 토할 때!!**
열이 나는 것과 함께 또 하나 주의해야 할 것은 신생아가 토할 때입니다. 신생아는 원래 잘 토하기 때문에 공기를 약간만 많이 들여마셔도 트림을 하는 동안 왈칵 토할 수 있습니다. 하지만 토하는 신생아가 다 괜찮은 것은 아닙니다. 위식도 역류나 유문협착 등의 이상이 있는 경우도 토하기 때문에 심하게 토하거나 토하는 것이 계속되면 소아과 의사의 진료를 받는 것이 좋습니다.

리를 내는 것은 절대 피하십시오. 아기가 있는 곳이 너무 밝거나 덥거나 추워도 아기는 울음을 잘 그치지 않습니다. 되도록이면 쾌적한 환경을 유지하십시오. 분유를 먹는 아기라면 입안이 허전해서 울 때는 공갈 젖꼭지를 빨려도 좋습니다. 하지만 공갈 젖꼭지를 배고파 우는 아기에게 빨리거나 엄마가 편하기 위해서 필요 이상으로 사용해서는 안됩니다. 그밖에 우는 아기의 관심을 다른 곳으로 돌리면 아기가 울음을 그치기도 합니다. 예쁜 장난감이나 바스락 소리가 나는 물건을 보여주거나 딸랑이를 흔들어주면 우는 아기의 관심을 끌어 울음을 그치게 할 수 있습니다. 그러나 뭐니뭐니 해도 가장 좋은 방법은 엄마와 아빠가 아기와 놀아주는 것이며, 특히 신생아 때는 자주 안아주는 것이 아기의 정서 안정에 도움이 됩니다. 그리고 신생아는 울어도 눈물이 뺨에 흐를 정도로 많이 나오는 경우는 별로 없습니다.

## 신생아에게 열이 날 때

**· 아기를 덥게 키우면 여러 가지 면에서 좋지 않습니다** 우리나라의 전통 육아법은 아기를 따뜻하게 키우는 것입니다. 옷을 입힌 아기를 수건으로 감싼 뒤 이불을 똘똘 말아서 푹 싸둡니다. 산모 역시 산후조리를 할 때 최대한 방을 뜨겁게 하고 이불까지 푹 덮고 있게 합니다. 산후조리를 하는 엄마는 그렇다 치더라도 아기를 너무 덥게 키우는 것은 여러 가지 면에서 좋지 않습니다. 아기는 어른과 달리 체온 조절이 잘 안되고 특히 신생아는 따뜻한 곳에 푹 싸두기만 해도 금방 열이 날 수 있습니다. 실제로 신생아가 열이 나는 가장 흔한 이유는 너무 덥게 싸두어서 탈수 증상이 생기기 때문입니다. 아기의 체온을 일정하게 유지하려면 옷을 입힌 상태에서 적당히 두꺼운 아기 이불로 싸주는 정도에 그쳐야만 합니다. 방 안의

YouTube
적정 실내온도

온도는 20~22도가 제일 좋은데, 한국에서는 25도까지는 봐줍니다. 습도는 40~50%가 적당합니다. 일반적으로 신생아는 어른보다 한 겹 정도 옷을 더 입히지만, 아기가 너무 더워하는 것 같으면 큰 아이와 마찬가지로 입혀도 상관없습니다. 기저귀와 내의를 입힌 다음 그 위에 배내옷을 입히고 가벼운 옷을 하나 더 입힌 다음에 담요로 싸주는 것이 가장 일반적인 형태입니다.

• **아기를 너무 꼭 싸서 키우면 좋지 않아** 팔을 움직이는 것도 운동입니다. 적당히 싸주는 것은 좋지만 너무 두껍게 싸는 것은 피하십시오. 특히 무더운 날에 아기를 덥게 키우는 것은 좋지 못합니다. 아기의 팔을 싸주지 않으면 놀라서 아기가 나중에 경기를 한다고 믿는 분도 있는데, 꼭 그래야만 하는 것은 아닙니다. 물론 맘대로 움직이는 팔에 놀라서 자주 깨는 아기라면 팔을 싸두어야 합니다. 신생아는 아직 신경 계통이 덜 발달해서 자신의 의지대로 팔의 움직임이 조절되지 않으니까요. 하지만 절대적인 기준은 없습니다. 아기의 상태를 보아가면서 싸두기도 하고 아기가 힘들어하면 풀어두어도 좋습니다. 일반적으로는 나부대는 아기는 싸주고, 얌전한 아기는 풀어준다고 생각해도 좋습니다.

• **신생아가 열이 나면 소아과 의사들은 긴장합니다** 신생아가 열이 날 때는 매우 위험할 수도 있으므로 반드시 소아과 의사의 진료를 받아야 합니다. 이상하게 신생아는 열이 나도 별문제 없는 경우가 많

**신생아 열!**
겨드랑이 체온 37.2도 이상,
구강 체온 37.8도 이상,
항문 체온 38도 이상인 경우.
항문 체온이 가장 정확합니다. 귀고막 체온계는 만 3개월까지는 집에서는 가능하면 사용하지 마십시오.

**신생아 열나면 바로 소아청소년과로**
신생아가 열이 나면 바로 소아청소년과로 가야 합니다. 특히 100일 이전의 아가의 경우 열이 날 때는 세균 감염에 의해서 열이 나는 경우가 많기 때문에 주의하여야 합니다. 특히 한 달 이전의 아가가 열이 나면 별다른 증상이 없어 보여도 패혈증이나 뇌수막염 등 심각한 병에 이미 걸린 경우도 있어서 정말 위험할 수도 있습니다. 그리고 100일 이전의 아가의 경우 열이 난 경우 세균성 감염일 경우가 많기 때문에 꼭 소아청소년과 의사의 진료를 받는 것이 안전합니다.

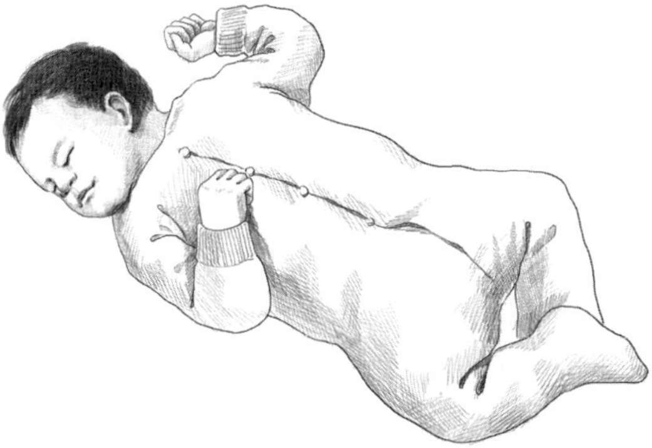

**신생아 옷 입히기**
신생아에게 옷을 입힐 때는 어른보다 한 개 더 입히면 됩니다. 어른이 한 개 입으면 두 개 입히고, 어른이 두 개 입으면 세 겹을 입히세요. 어른이 더워서 웃통을 벗을 정도라면 신생아는 한 개만 입혀도 좋습니다. 하지만 아기가 더워하면 어른과 같은 정도로 입혀도 상관없습니다.

다고 믿고 버티다가 아기가 반쯤 넘어가면 소아과로 허겁지겁 달려오는 엄마들이 있습니다. 신생아에게 열이 나는 것은 다른 월령의 아기에게 열이 나는 것과는 전혀 다른 의미를 가집니다. 아이를 몇 명 키워보았다고 신생아가 열이 많이 나는데도 집에서 약을 먹이며 버티는 분도 있는데, 이것은 곤란합니다. 괜찮은 경우도 많지만 심각한 경우도 있기 때문에 신생아가 열이 나면 소아과 의사들은 긴장합니다.

**• 흔히 보는 신생아 발열은 대개 별문제가 없어** 아기가 처음 태어나면 잘 안 먹고 엄마도 정신이 없기 때문에 수분이나 모유, 분유 등의 섭취가 부족해서 탈수 증상의 일종인 '신생아 일과성 열'이 생길 수 있습니다. 이런 경우 아기는 비교적 멀쩡해 보입니다. 물을 주면 잘 먹고 열 또한 금방 떨어집니다. '신생아 일과성 열' 외에도 신생아는 아직 체온 조절을 잘하지 못하기 때문에 쉽게 열이 나기도 합니다. 앞서도 말한 것처럼 우리나라의 전통적인 육아 관습은 아기를 덥게 키우는 것입니다. 방을 뜨겁게 하고 아랫목에 전기 스토브까지 켜고 아기를 이불로 돌돌 말아두면 아기의 체온이 갑자기 올라가기도 합니다. 이런 때는 아기의 이불을 벗겨주어야 합니다. 하지만 아기를 싸두어도 항문온도가 38도가 넘는 경우는 드물기 때문에 38도 이상의 열이 난다면 일단 적색경보라고 생각하시고 소아과 의사와 상의를 하는 것이 좋습니다.

**• 신생아가 열이 날 때 매우 위험한 경우도 있습니다** 중요한 이야기는 지금부터입니다. 앞의 두 가지 원인에 의해서 아기가 열이 나는 경우, 대부분의 엄마들은 시간이 조금 지나면 아기가 좋아진다는 것을 경험상 알고 있습니다. 그리고 소아과에 아기를 데려가서 진찰을 하고 여러 가지 검사도 받은 뒤 별문제가 아니라는 말을 들으면 신생아가 열나는 것은 별문제 없다고 지레짐작을 합니다. 하지만 신생아 열이 항상 문제가 없는 것만은 아닙니다. 그리 흔하지는 않지만 신생아가 뇌막염, 요로감염, 폐렴, 패혈증, 장염, 상기도 감염

**속싸개 정말 주의!**

최근에 속싸개 사용에 대한 지침들이 바뀌었습니다. 속싸개는 2개월 이상 된 아기에게는 사용을 권장하지 않습니다. 특히 잠 재우는 용도로 속싸개를 사용해서는 안됩니다. **2개월 미만에서는 사용하더라도 깨어 있을 때에만 사용하는 것이 좋습니다.** 2개월 이상 된 아이는 뒤집기를 해서 질식할 위험이 있기 때문입니다. 속싸개는 아이가 깨어 있을 때 수유를 편하게 도와주거나 깨어 있는 아이를 진정시킬 때 유용할 수는 있습니다.

**2개월 이전의 아기에게 사용할 때에는 몸통까지만 싸고 다리는 싸지 말고 움직이게 내버려두세요.** 다리까지 속싸개로 싸게 되면 고관절 탈구가 잘 생길 수 있습니다.

최근에는 슬리핑색(Sleeping Sacks)이라는 것을 흔히 사용합니다.

YouTube
속싸개 주의!

YouTube
손싸개 주의!

**손싸개 주의!!**

아기는 손을 자유자재로 움직일 수 있어야 손 동작의 발달이 촉진될 수 있습니다. 아기가 얼굴을 할퀴는 것을 방지한다고 손싸개를 끼워놓지 말고, 잡기 적당한 크기의 다양한 장난감을 가지고 놀게 해주세요.

등의 감염으로 인한 질병에 걸리면 초기 증상으로 다른 증상 없이 열만 나는 경우가 있습니다. 이런 병들은 조기에 치료하지 않으면 위험하거나 아기에게 치명적인 손상을 입힐 수 있기 때문에 신생아가 열이 나면 소아과 의사의 진료를 받는 것이 좋습니다.

• **열이 날 때 해열제를 먹이며 기다리는 일은 없어야** 신생아는 겨드랑이로 잰 체온이 37.2도 이상일 때 열이 있는 것으로 판단하는데, 이럴 때는 항문으로 다시 한번 체온을 재보는 것이 좋습니다. 수분을 보충하거나 옷을 벗겨도 열이 계속 있으면 별 이상이 없어 보여도 바로 소아과 의사의 진료를 받아야 합니다. 신생아의 경우 열은 치명적인 병의 초기 증상일 수 있으므로, 열나는 원인을 잘 모를 때는 최악의 상황을 예상하고 치료를 하는 소아과 의사가 많습니다. "신생아에게 약을 써도 됩니까"라는 걱정 어린 질문을 흔히 받는데, 항생제 같은 약은 필요한 경우 꼭 사용해야 하며 잘만 사용하면 생명을 건지는 약입니다. 신생아가 열이 나면 헛걸음을 하더라도 소아과 의사의 진료를 한번 받아보는 것이 좋습니다.

## 신생아의 목욕은 어떻게 시킬까요?

• **신생아 목욕은 일주일에 몇 번이 좋을까요?** 갓 태어난 아기를 씻기려면 어딜 어떻게 만져야 할지, 그리고 목욕을 매일매일 시켜도 괜찮은 건지 초보엄마에게는 아기 목욕시키는 것도 쉬운 일은 아닙니다. 신생아는 물론 돌 이전의 아기는 1주일에 세 번 정도만 목욕을 시키는 것이 좋습니다. 목욕을 매일매일 시키지 않으면 몸이 근질거려 참지 못하는 엄마들이 간혹 있는데, 목욕을 너무 자주 시키면 아기의 피부가 건조해질 수 있습니다. 그런데 땀을 많이 흘리는 계절에는 매일 물로 씻겨주는 것은 상관없습니다.

• **통목욕은 배꼽이 완전히 떨어진 후에** 신생아는 보통 태어나고 나

**신생아 첫 목욕 언제부터 할까요?**
**생후 24시간 이후에 하는 것을 권장하는데, 사정상 더 빨리 해야 할 경우라도 생후 6시간은 지나서 첫 목욕하는 것이 권장됩니다.**

**목욕할 때마다 아기가 울어요~**
아기들의 기억력은 엄마가 생각하는 것보다 놀라운 경우가 종종 있습니다. 전에는 소아과 의사를 보면 방긋방긋 웃던 6개월 된 아기가 DPT 접종을 한 후에는 의사 얼굴만 봐도, 아니 진찰실에 들어오기만 해도 우는 경우가 있습니다. 의사의 얼굴을 아는지 그 분위기를 아는지 아무튼 기억을 하는 것은 틀림없습니다. 목욕을 할 때 뜨거웠다든지 아팠다든지 하는 불쾌한 기억이 아기에게 있었다면 그 다음부터는 한동안 목욕하기를 싫어할 수도 있습니다. 이럴 때 엄마의 반응은 신중해야 합니다. 당황하거나 신경질적인 반응을 보여서는 곤란합니다. 아기가 서서히 다시 물과 친숙해질 수 있도록 처음부터 다시 시작하는 심정으로 아주 약하게 목욕을 시키십시오. 며칠간은 살짝 물만 묻히는 정도로 하는 것도 좋습니다. 한 가지 주의해야 할 것은 아기가 울면서 목욕하기를 싫어한다고 해서 엄마가 힘든 내색을 하면서 억지로 목욕을 시키면 아기도 목욕이 즐거운 일이 아니라는 것을 배우게 된다는 것입니다. 그러면 점점 더 목욕하기를 싫어하게 됩니다. 아기가 울어도 다시 목욕을 즐기게 될 것이라 생각하시고 인내를 가지고 즐거운 목욕 시간을 갖도록 노력하셔야 합니다.

YouTube
신생아
첫 목욕 시기

YouTube
아기
목욕 시키기

YouTube
비누와 샴푸

YouTube
보습제 사용법

**신생아 로션 사용하기**

신생아나 어린 아기의 피부는 건조해 보이지만 어른처럼 기름 성분을 분비해서 자신의 피부를 보호합니다. 그래서 특별한 이유가 없다면 보습제를 바르지 않아도 됩니다. 하지만 너무 자주 목욕을 하거나 씻으면 피부의 보호성분들이 씻겨나가서 건조해질 수도 있습니다. 이런 경우는 보습제를 사용하시면 됩니다. 피부가 정말 많이 건조해져서 보습제를 사용할 경우는 가능하면 점성이 있고 기름 성분으로 된 것을 사용하는 것이 수성의 묽은 것보다 효과적입니다. 로션타입보다는 크림타입이 더 효과적이란 이야깁니다. 어린 아기들은 피부가 연약하고 조그만 자극에도 민감하기 때문에 가능하면 향이 들어 있지 않고 민감성 피부용으로 만들어진 것을 사용하는 것이 좋습니다. 아기들은 손을 빨기 때문에 손에는 로션을 바르지 마세요.

서 1~2주가 지나야 배꼽이 완전히 떨어지는데, 이때까지는 통목욕을 시키지 말고 수건을 물에 묻혀서 닦아주는 것이 좋습니다. 얼굴에는 비누를 쓰지 말고 아기를 물에 넣는 것은 배꼽이 다 아문 다음이 좋습니다. 목욕물은 5cm 정도만 담아서 사용하세요.

• **목욕을 시키면 좋은 점** 몸의 청결은 말할 것도 없고 에너지 발산을 통해 적당한 운동 효과도 볼 수 있습니다. 그리고 목욕은 신진대사를 촉진시킴으로써 아기를 기분 좋게 잠들게 하고 성장을 돕는 역할도 합니다. 게다가 엄마는 아기의 몸 전체를 관찰할 수 있는 기회를 얻기도 합니다.

• **목욕을 시킬 때는 위에서 아래로 씻깁니다** 목욕을 마친 후 아기가 한기 들지 않도록 목욕을 시킬 때는 갈아입힐 옷이나 목욕 타월 등을 미리 챙겨두어야 합니다. 목욕은 얼굴, 머리, 상반신, 다리 순으로 위에서 아래로 씻겨 내려가는 것이 좋습니다. 생후 1개월까지는 아기 전용 욕조를 사용하는 것이 좋고, 머리를 감을 때는 베이비 샴푸나 아기 전용 비누를 사용할 수 있는데, 얼굴에는 비누를 사용하지 마세요. 특히 눈에 비누가 들어가지 않게 주의해야 합니다.

• **목욕시킬 때 적정한 온도와 시간은?** 신생아를 목욕시킬 때는 방 온도를 따뜻하게 하고 목욕물의 온도는 35~38도 정도가 적당합니다. 엄마가 물의 온도를 가늠하기 힘들 때는 온도계로 재보는 것이 좋습니다. 온도계로 재는 것이 여의치 않을 때는 어른 몸에서 온도에 비교적 민감한 부분인 손목이나 팔꿈치를 넣어보아 차갑지도 뜨겁지도 않은 정도면 적당합니다. 그리고 목욕 시간은 5분 정도가 적당합니다. 목욕을 시키는 시간대는 실내 온도가 가장 높은 오전 10시에서 2시 사이가 가장 좋지만, 시간대에 구애받을 필요는 없습니다. 아기가 밤낮을 구별할 수 있게 되면 오히려 저녁에 목욕을 시켜 잠을 잘 자게 하는 것이 좋을 수도 있으니까요. 수유 후 30분이 지난 후에 목욕을 시키는 것이 여러모로 좋습니다. 아기가 몸이 좋지 않거나 열이 높을 때는 목욕을 하루 정도 미루는 것이 좋습니다.

**• 목욕 후 파우더를 꼭 사용해야 하는 것은 아닙니다** 신생아를 목욕시킨 후 귓속에 물이 들어갔을 수 있으므로 면봉으로 귀 뒤와 귓바퀴를 깨끗이 닦아줍니다. 이때 면봉을 귓구멍 안에 넣지는 마십시오. 콧속의 이물질도 마찬가지 방법으로 닦아주면 됩니다. 목욕 후에 파우더 사용은 권장하지 않습니다. 파우더가 아기의 호흡기에 들어가면 문제가 될 수 있기 때문입니다. 꼭 파우더를 사용하고 싶다면 피부가 서로 닿는 부위에만 바르는데, 멀리서 손에 묻혀 와서 가루가 날리지 않게 조심해서 바르세요.

**여자아기 성기 씻길 때 주의할 점**
여아의 성기를 씻을 때 너무 세게 문질러서 씻기지 마세요. 잘못하면 피부가 붙어버려서 성기가 막혀버리는 수가 있습니다. 만일 성기가 막힌 경우라면 소아청소년과를 방문해서 치료하시면 됩니다.

## 신생아의 손톱과 발톱은 어떻게 깎아주나요?

**• 목욕하고 난 후 아기가 잠들었을 때 깎아주는 것이 좋습니다** 신생아는 태어나면서 머리카락도 자라고 손톱과 발톱도 자랍니다. 손톱은 발톱보다 잘 자라서 아차 하는 순간 아기가 자기 얼굴을 할퀴어서 상처를 낼 수도 있습니다. 신생아의 손톱은 일주일에 두 번, 발톱은 한 달에 한 번 정도 깎아주면 됩니다. 목욕 후 아기가 잠들었을 때 깎아주면 좋은데, 목욕을 하고 나면 손톱과 발톱이 말랑말랑해져서 깎기가 좀더 수월해집니다.

**• 아기 손톱 이렇게 깎아주세요** 아기의 손톱을 깎을 때는 둥글게 깎거나 양쪽 끝을 바싹 깎지 마십시오. 직선으로 평평하게 깎고 양쪽 끝만 살짝 잘라준 다음 잘 다듬어주세요. 어린 아기의 손톱을 깎을 때 수평으로 깎으라는 말은 양쪽 끝을 깊이 깎으면 염증이 생기기 쉽기 때문입니다. 이런 모양으로 양쪽 끝은 날리고요.(/‾‾\)

**• 아기의 손톱을 깎을 때는 조심해야 합니다** 간혹 아기의 손톱 밑 살을 뭉턱 잘라버리는 엄마도 있는데 아기의 손톱을 잘 깎을 자신이 없다면 아빠와 함께 깎아주는 것도 좋습니다. 그리고 좀 큰 아이의 손톱을 깎을 때는 한꺼번에 뭉턱 자르지 말고 조금씩 토막을 내서

**신생아의 손톱 발톱 깎는 간격**
손톱 : 일주일에 1-2번
발톱 : 한 달에 한 번

**신생아 손톱 깎기 대용품!**
신생아 손톱 깎을 때 가위나 손톱깎이를 꼭 사용해야 되는 것은 아닙니다. 어른들이 사용하는 사포처럼 생긴 손톱 다듬는 줄을 사용하면 더 편합니다.

YouTube
면봉으로 귀 후비지 마세요

YouTube
신생아 손톱 발톱 관리

자르라는 것이 전문가들의 의견입니다. 그래야 손톱에 충격이 적게 간다고 합니다. 손톱 자르는 것이 익숙지 않아 아기가 다칠까 봐 겁나면 손톱 다듬는 줄 같은 것으로 갈아주어도 상관없습니다.

## 신생아가 있는데 애완동물을 키워도 괜찮을까요?

**• 신생아는 면역성이 부족해서 애완동물의 병균들이 잘 옮습니다** 요즘 같은 핵가족 시대에 외톨박이 아이들에게는 애완동물이 형제를 대신하기도 하고, 친구 역할을 하기도 하며, 정서를 풍부하게 해주는 역할도 합니다. 그러나 신생아가 있는 집에서 애완동물을 키우는 것은 별로 권하고 싶지 않습니다. 아기들은 아직 면역성이 부족해서 애완동물한테서 여러 병균들이 옮을 수 있기 때문입니다. 옴 때문에 생기는 피부 개선증이나 톡소플라즈마와 같은 기생충이 옮기는 무서운 병들도 옮을 수 있고, 바이러스나 세균 곰팡이에 의한 병도 옮을 수 있습니다. 그리고 털이 있는 애완동물은 아기에게 알레르기를 일으킬 수도 있고, 손에 집히는 것은 무엇이든 입으로 가져가는 아기들이 털을 집어먹을 수도 있기 때문에 위험합니다.

**• 6개월 이전의 아기들에게는 애완동물이 별로 의미가 없습니다** 애완동물을 키우면 여러 가지 장점이 있긴 하지만 6개월 이전의 아기들에게는 애완동물이 별로 의미가 없습니다. 아기는 생후 6개월이 지나야 동물을 구분할 줄 알고 동물의 행동이나 소리에 관심을 갖게 됩니다. 그리고 돌은 지나야 애완동물과 교감하기 시작하고 정서적 유대감도 느낄 수 있습니다. 이때부터 아이들은 애완동물과 더불어 작은 사회를 이루면서 사랑, 질투, 대화 등 다양한 경험을 하게 됩니다. 그러나 인지가 발달하지 못한 생후 6개월 이전의 아기들에게는 애완동물이 별로 도움이 되지 않습니다.

**• 애완동물을 키워야만 할 때는 이런 점에 주의하세요** 하지만 요즘은

**유쾌한 잔소리!!**

아기의 손톱을 깎을 때 잘린 손톱 조각이 날려서 아기의 옷 안에 들어가지 않도록 주의하세요. 또 아기보다 큰 아이가 있으면 아기의 손톱 깎는 장면을 보여주지 않는 편이 좋습니다. 어떤 아이는 흉내를 내며 동생의 손톱을 깎아준다고 하다가 어린 동생에게 상처를 입히기도 하니까요. 아이들은 자신이 본 것을 쉽게 흉내 내려 한다는 것을 잊지 마세요.

**아기의 젖을 짜지 맙시다!!**

간혹 아기들 젖을 짜는 엄마가 있습니다. 신생아들은 호르몬의 영향으로 젖이 부풀게 되는데, 예전에는 그것을 짜야 한다고 생각한 분들이 많았습니다. 그래서 지금도 가끔 주위의 귀동냥으로 이런 이야기를 듣고 아기의 젖을 열심히 짜다가 피가 나온다고 달려 오는 엄마도 있습니다. 엄마들이 아기의 젖을 짜는 또 다른 경우로는 아기의 젖꼭지가 함몰된 경우를 들 수 있습니다. 약간 들어가 있는 젖꼭지를 지금 짜주지 않으면 나중에 커서 모유를 먹일 수 없다고 생각해서이지요. 그러나 그냥 두십시오. 지금 젖을 짜봐야 별로 소용이 없고 나중에 아이가 크면 대개 저절로 밀려나오니까요. 그리고 아기들의 젖은 원래 약간 부풀어 있어서 젖꼭지가 좀 말려 들어간 것처럼 보이기도 합니다. 괜히 집에서 무리하게 짜다가 염증이 생겨 곪는 경우도 있습니다. 이 멍울이 붉게 보이거나 아파 보이거나 없어지지 않고 지속되거나 부모가 잘 모를 경우는 소아과 진료를 받아서 별문제 없는 것이란 걸 확인하는 것이 안전합니다.

YouTube
신생아의 젖 짜지 마세요

YouTube
배냇머리 깎아야 할까요?

YouTube
신생아 트림 필수입니다

YouTube
자주 게우는 아기

애완동물을 친자식 이상으로 사랑하는 집도 많기 때문에 정든 애완동물과 헤어진다는 게 말처럼 쉽지만은 않습니다. 어쩔 수 없이 아기와 한집에서 애완동물을 키워야만 할 때는 아기가 산부인과에서 집으로 오기 전에 미리 기저귀를 가져와 애완동물이 아기 냄새에 익숙해지도록 해주고, 애완동물을 잘 씻기고, 털이 날리지 않게 청소도 신경 써야 합니다. 어린 아기가 있는 방에는 애완동물이 들어가지 못하게 하는 것이 좋은데, 특히 아기와 애완동물 둘만 있게 해서는 절대로 안됩니다. 아기의 잠을 방해하는 것은 말할 것도 없고 예기치 못한 아기의 반응에 놀란 동물이 아기를 물거나 할퀼 수도 있으니까요. 그밖에 아기의 얼굴을 핥는 경우도 있고 아기의 잠자리가 포근하니까 아기 옆에 눕다가 아기를 깔고 앉아 질식시킬 위험도 있습니다. 저는 이런 이유들 때문에 신생아가 있는 집에서 털 있는 애완동물 키우는 것을 별로 권장하지 않습니다. 저 개인적으로는 마당이라면 몰라도 집 안에서 개나 고양이를 키우는 것은 권장하지 않습니다. 특히 아이가 감기에 잘 걸리거나 알레르기 체질일 때는 정말로 곤란합니다.

**분유수유 중 딸꾹질을 할 경우!!**

분유수유 중 딸꾹질을 하면 잠시 수유를 중단하고 자세를 다시 잡아서 앉고 잠시 얼러 줍니다. 5~10분 정도 지나도 멎지 않는다면 미지근한 물을 주거나 약한 설탕물(물 120cc에 설탕을 티스푼으로 1/4 정도)을 빨려 주면 멎는 경우가 많습니다. 모유수유아라면 모유를 조금 더 먹여보는 것도 한 가지 방법입니다. 딸꾹질은 너무 배고파서 허겁지겁 급하게 먹는 경우 잘 생기기 때문에 배가 너무 고프기 전에 먹이는 것도 딸꾹질을 줄여줄 수 있습니다. 갑자기 찬바람을 쐬어도 딸꾹질을 할 수 있기 때문에 기온의 변화가 적도록 주의하십시오. 딸꾹질을 멎게 하려고 아기를 놀라게 하거나 발바닥을 때려서는 정말정말 곤란합니다.

## 수유한 뒤에는 반드시 트림을 시키십시오

아기는 모유나 분유를 먹을 때 공기도 같이 마십니다. 들이마신 공기는 가볍기 때문에 아기의 자세에 따라서 식도를 통해 다시 입으로 나오게 됩니다. 이때 올라오는 공기보다 윗쪽에 먹은 음식이 있으면 음식이 공기에 밀려나와 토하게 됩니다. 수유 후에 트림을 시키는 목적은 아기를 세워서 음식물과 공기를 분리한 다음 공기만 입으로 올라오게 하는 것입니다. 보통 아기를 트림시킬 때는 엄마의 왼쪽 어깨에 거즈수건을 대고 아기의 입을 그쪽으로 오게 하여 세워 안은 다음, 등을 아래위로 쓰다듬다가 약간씩 두드려주는 것

을 반복하면 됩니다. 간혹 트림을 하면서 토하는 아기도 있는데, 이 때는 공기를 적게 들이마시도록 젖꼭지를 깊숙이 물리고, 반만 먹인 뒤 트림을 시키고 또 나머지 반을 먹인 뒤 트림을 시키는 것이 좋습니다. 모유를 먹이면 트림을 안 시켜도 되는 줄 알고 있는 분도 있는데, 모유를 먹는 아기도 수유 후 토하면 트림을 시켜주는 것이 좋습니다. 아기가 자꾸 토하면 당연히 소아과 의사의 진료를 받아야 합니다.

## 엎어 재우기는 권장하지 않습니다

**· 흔히 말하는 엎어 재우기의 장점은 의학적 근거가 희박해** 아기를 엎어 재우고 싶어하는 엄마들이 꽤 많습니다. 미의 기준이 바뀌면서 동그랗고 복스런 얼굴보다는 갸름한 얼굴이 더 예쁜 것으로 여겨지게 되었기 때문입니다. 그밖에 심장이 튼튼해진다, 장이 좋아진다, 덜 토한다, 숨이 덜 막힌다, 덜 놀란다, 성장이 빠르다 등등 여러 가지 이유를 들어 아기를 엎어 재우려 합니다. 하지만 엄마들이 말하는 엎어 재우기의 이런 장점들은 대부분 의학적인 근거가 희박하거나 아기들에게 그리 도움이 되는 것이 아닙니다.

**· 아기를 엎어 재우면 영아돌연사 증후군이 증가합니다** 최근 들어 소아과 의사들은 아기를 엎어 재우는 것을 권하지 않는 쪽으로 입장을 정리했습니다. 미국 소아과학회에서는 아기가 12개월이 될 때까지는 눕혀 재우는 것이 좋다고 권장하는데, 이렇게 의사들이 아기를 엎어 재우지 말라고 하는 가장 큰 이유는 아기가 갑자기 사망하는 영아돌연사 증후군이 엎어 재우는 아기에게서 증가한다는 것이 거의 정설로 밝혀졌기 때문입니다. 계속 엎어 재우는 것보다 더 위험한 것은 계속 눕혀 재우던 아기를 엎어 재우는 것이기 때문에 아기를 남에게 맡길 때는 특히 주의하여야 합니다.

**터미타임(tummy time)이 중요합니다!**

아기가 잘 때는 등 대고 재워야 합니다. 하지만 깨어 있을 때 수시로 엎어서 놀게 해야 합니다. 생후 1개월 이전부터 터미타임을 해주는 것이 머리 모양을 바르게 해주는 데 중요하고 아기의 근육 발달에도 좋습니다.

YouTube
터미타임,
언제, 얼마 정도

YouTube
엎어 재우지
마세요!

YouTube
사두!
예방이 중요

YouTube
사두증!
조기발견도 중요

**위식도 역류가 있어도 등 대고 재우자!!**

예전에는 위식도역류가 있는 경우에 질식의 가능성을 줄이기 위해서 엎어놓는 것이 좋다고 생각했으나, 최근에는 등을 대고 잔다고 해서 위험성이 증가되지 않는다는 것이 밝혀졌습니다. 소아청소년과 의사가 권고하는 아주 특수한 경우를 제외하고는 위식도 역류가 있는 경우라도 돌까지는 등 대고 재우는 것이 좋습니다.

**돌 이전의 아기는 엎어 재우지 마세요!!**

아기를 엎어 재우면 아기가 숨을 내쉴 때 아기의 숨에 섞여 있던 이산화탄소가 푹신한 이불에 남아 있다가 아기가 다시 숨을 들이쉴 때 폐로 들어가 영아돌연사 증후군을 증가시킬 수 있습니다.

**영아돌연사를 예방하는 방법!!**

1. 돌까지는 등 대고 자게 합시다.
2. 돌까지는 옆으로 자는 것도 곤란합니다.
3. 푹신한 침구를 사용하지 맙시다.
4. 엄마와 아이가 같은 방을 사용하되, 같은 침대를 사용하지는 맙시다.
5. 아기 침대에 곰인형 같은 푹신한 물건을 두지 맙시다.
6. 모유를 먹입시다.
7. 방을 너무 덥게 하지 맙시다.
8. 아기 근처에서 담배를 피우지 마십시오.
9. 임신 중이나 출산 후 음주는 피하는 것이 좋습니다.
10. 낮에는 수시로 배 대고 놀게 해주세요.
11. 1개월 이후라면 공갈젖꼭지 사용을 너무 겁내지 마세요.

YouTube 바운서와 요람

YouTube 영아돌연사 예방법!

**• 돌까지는 엎어 재우지 마십시오** 특히 신체의 모든 기능이 아직은 미숙한 돌 전의 아기를 엎어 재우게 되면 영아 돌발 사망의 위험이 높으며 심장과 호흡기에도 부담을 줄 수 있습니다. 외국의 경우는 과거에 엎어 재우는 것이 보편적이었지만 최근에는 영아돌연사 증후군 때문에 이제는 엎어 재우지 않는 것을 권장하고 있습니다. 간혹 예전에 큰 아이가 소아과에 다닐 때는 엎어 재워도 좋다고 했는데, 이제는 엎어 재우면 안된다고 하니 누구의 말을 들어야 하냐고 푸념하는 엄마도 있습니다. 가장 최근에 바뀐 육아법에 따르면 아기를 엎어 재우지 말라고 합니다. 소아과 의사들 역시 특별한 이유가 없다면 아기를 엎어 재우지 말라고 권합니다.

**• 엎어 재우면 아기 얼굴이 붓는 경우가 많아** 아기의 피부 조직은 틈이 많고 부드럽기 때문에 엎어 재우면 얼굴의 피하 수분들이 밑쪽으로 고여 얼굴이 붓게 됩니다. 그러나 대개 시간이 지나면 저절로 좋아지고 특히 안아주면 좋아집니다. 얼굴이 너무 많이 붓는 경우에는 드물게 문제가 될 수도 있으니 소아과 의사의 진찰을 받아보는 것이 좋습니다.

**• 어쩔 수 없이 엎어 재울 때는 푹신한 침구는 사용하지 말아야** 엎어 재우는 것이 이미 한두 달 정도 지나서 습관이 된 아기라면 다시 바로 눕혀 재우기가 쉬운 일은 아닙니다. 어쩔 수 없이 엎어 재울 때는 아기가 잘 때 수시로 살피고 평소에 바로 눕히는 연습을 하고 푹신한 침구를 사용해서는 안됩니다. 푹신한 침구를 사용하면 코가 눌려 숨이 막히거나 내쉬는 숨 속에 있는 이산화탄소가 침구 속에 갇혀 있다가 숨을 들이쉴 때 다시 들어가 아기를 위험하게 만들 수도 있기 때문입니다. 흔히 아기들은 푹신한 곳에서 키워야 한다고 생각하는 분들이 많지만 아기의 몸은 말랑말랑하고 탄력이 있어서 약간 딱딱한 곳에 재워도 전혀 불편해하지 않습니다.

**• 꼭 엎어 재워야만 머리 모양이 갸름해지는 건 아닙니다** 아기는 등대고 자야 합니다. 하지만 신생아 때부터 터미타임이라고 수시로

YouTube
아기 베개, 함부로 사용하지 마세요!

YouTube
베개 사용에 관한 흔한 질문들

엎어서 놀게 하는 것은 바람직합니다. 그런데 고개를 제대로 가누지도 못하는 어린 아기를 항상 엎어서 놀리는 엄마도 있는데, 이것은 피하십시오. 이런 아기들의 깨어 있을 때의 기본 자세는 등 대고 노는 겁니다. 그래야 세상을 탐구하고, 손을 가지고 놀고 입에 넣으면서 감각을 익히게 됩니다. 아이들은 누워 있을 때 엄마 얼굴도 보고 주변도 살피고 많은 것을 보고 배운답니다. 간혹 깨어 있을 때 엎어서 놀게 하세요. 그러면 눕혀 재워서 뒤통수가 납작해지거나 머리가 삐딱해지더라도 대개 시간이 지나면서 어느 정도는 좋아집니다. 만일 머리가 심하게 삐딱하다면 아기가 소리나는 쪽으로 고개를 잘 돌린다는 것을 염두에 두시고 문이나 소리가 나는 쪽을 향하게 아기를 눕혀두십시오. 심하게 삐딱한 경우는 소아과 의사의 진료를 받아보는 것이 안전합니다.

# 신생아에 대해 엄마들이 고민하는 증상들

## 아기 머리에서 말랑말랑한 것이 만져져요

신생아 산류

신생아의 머리에서 말랑말랑한 것이 만져질 때는 대개 두 가지 경우를 생각할 수 있는데, 의학 용어로는 산류와 두혈종이라고 합니다. 아기가 엄마 뱃속에서 나올 때는 머리부터 나오는데, 이때 머리 부위에 부종이 생기는 것을 산류라고 합니다. 이것은 보통 2~3일이 지나면 사라집니다. 두혈종은 태어날 때 두개골의 골막에 금이 가 피가 나서 생기는 것인데, 이것은 몇 개월 동안 남아 있는 경우도 있습니다. 산류나 두혈종은 대개 별다른 치료가 필요 없습니다. 세월이 약입니다. 그러나 중요한 것은 지금 아기 머리에 난 것이 위에서 언급한 두 가지 중에 하나인지 아닌지를 엄마가 확인하기

는 힘들다는 것입니다. 한번은 아기 머리에 종기가 나서 고름 주머니가 생길 정도로 그 상태가 심각했는데도 두혈종인 줄만 알고 있던 엄마도 있었습니다. 아기의 머리에 뭔가 만져지는 것이 있으면 엄마가 임의로 판단하지 말고 소아과 의사의 진찰을 받아보는 것이 가장 좋습니다.

## 아기 눈에 자꾸 눈곱이 끼는데요

**• 신생아는 눈물길이 좁아서 눈곱이 잘 낍니다** 신생아는 눈에 눈곱이 끼는 경우가 많습니다. 대부분은 눈물이 빠져나가는 눈물길이 좁아서 눈곱이 끼는 것이지만, 결막염 같은 질환이 있어도 눈곱이 낄 수 있습니다. 원래 눈물은 눈물샘에서 나와 눈의 코쪽 모퉁이에 뚫려 있는 가느다란 눈물길을 통해 코로 빠져나갑니다. 안약을 넣어본 분은 알겠지만 안약을 넣은 후 입안이 씁쓸해지는 것도 바로 이 안약이 눈물길을 통해서 코로 나온 뒤 입까지 들어가기 때문입니다. 신생아는 흔히 눈물길이 좁아서 눈곱이 많이 끼는데, 이때는 눈의 코쪽 가장자리를 마사지하듯 하루에 두세 번씩 주물러주면 몇 개월 지나면 좋아지는 경우가 많습니다. 하지만 눈곱이 많이 끼고 눈이 달라붙을 정도라면 바로 의사의 진료를 받고 치료해 주는 것이 좋습니다. 눈물길은 아기가 자라면서 저절로 넓어집니다.

**• 아기 눈에 눈곱이 끼는 병은 상당히 많습니다** 아기 눈에 눈곱이 끼었을 때 대개는 그냥 두어도 괜찮지만 극히 드물게는 조기 치료를 하지 않으면 실명까지 하게 되는 경우도 있습니다. 그러나 애석하게도 치료를 해야 하는 병과 안해도 되는 병을 엄마가 구분하는 것은 불가능합니다. 일단은 소아과를 방문하는 것이 가장 안전합니다. 진찰 결과, 기다려서 나을 병이면 기다려보고 안과나 큰병원으로 가야 할 병이면 소아과 의사가 바로 조치를 취해줄 것입니다.

신생아 눈곱

YouTube
눈곱 끼는 신생아

YouTube 태열

연어반 사진

신생아에 흔한 피부소견들

신생아 후두 연화증 소리

소아과 의사의 임무 가운데 하나가 교통정리입니다. 아기에게 문제가 생기면 일단 소아과 의사와 상의하세요.

## 신생아 얼굴에 물집이 잡히거나 붉은 점이 있으면

**• 아토피성 피부염은 물집이 생기는 경우가 거의 없습니다** 신생아의 얼굴, 특히 이마나 뺨, 콧잔등에 아주 자잘한 물집 같은 것이 잡힐 때가 있습니다. 좀 심한 아이들은 물집이 많이 잡히기도 합니다. 신생아의 얼굴에 잡히는 물집의 대부분은 '미립종'으로 밀리아(Milia)라고도 합니다. 이런 피부 질환은 전문가의 진찰 없이 함부로 진단을 붙이거나 약을 사용해서는 곤란합니다. 미립종은 쉽게 낫지 않을 것 같아 엄마들이 걱정하지만 대개의 경우는 그냥 두면 몇 주일 내에 없어지기 때문에 특별한 치료가 필요한 경우는 거의 없습니다. 단, 연고를 함부로 바르면 안됩니다.

**• 얼굴이나 뒤통수의 붉은 점은 대개는 시간이 지나면 없어집니다** 간혹 아기의 눈꺼풀이나 이마나 뒤통수에 붉은 점 같은 것이 있는 것을 볼 수 있습니다. 어떤 아기는 보기에도 섬뜩할 정도로 붉은 점이 커다랗게 나 있기도 합니다. 이런 것들이 아기 얼굴에 있으면 엄마는 평생 동안 아기 얼굴에 점이 있을까 봐 걱정을 많이 하는데, 너무 걱정하지 말고 예방접종하러 소아과에 갈 때 의사에게 문의하십시오. 간혹 없어지지 않는 점인 경우도 있지만 대개는 시간이 지나면 없어집니다.

## 숨쉴 때 그르렁거리는 소리가 나요

**• 기관지가 좀 성숙해지면 그르렁거리는 소리는 저절로 좋아집니다** 신

**비타민D 복용 시 주의할 점 하나!!**
비타민D 약제는 수용성이 있고 지용성이 있습니다. 시중에서 흔히 구할 수 있는 액상 지용성 비타민D를 먹일 때는 **사레 들지 않게 정말 주의**해야 합니다. 사레 들어서 호흡기로 들어가면 물에 녹지 않아서 정말 심각한 폐렴을 일으킬 수도 있답니다. 만일 아가가 먹을 때 사레가 든다면 지용성이 아닌 수용성 비타민D를 먹이는 것이 좋습니다. **지용성 비타민D는 우유병에 넣어 섞어서 먹이면 안됩니다.** 지방 성분이라 녹지 않고 우유병의 벽에 달라붙어서 제대로 먹일 수가 없습니다.

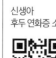

생아는 기도의 굵기가 가늘고 기관지도 말랑말랑해서 누르면 약간씩 찌부러집니다. 게다가 식도와 기도가 붙어 있어서 식도로 음식이 들어가면 말랑말랑한 기도가 약간씩 눌려 기도의 직경이 더 좁아집니다. 이 좁아진 기도로 공기가 통과하면 그르렁거리는 소리가 나게 되는 것입니다. 그리고 가래는 항상 기도에서 넘어와서 식도로 넘어가는데, 이 가래가 기도에 있으면 안 그래도 좁은 기도가 더욱 좁아져 휘파람 같은 소리가 날 수 있습니다. 신생아 때는 원래 기도가 약간씩 말랑말랑한데 간혹 그 정도가 더 심한 아기가 있습니다. 보통은 말랑말랑해도 숨을 들이쉴 때 기도가 찌부러지지는 않을 정도인데, 좀더 말랑말랑하면 숨을 들이쉴 때마다 약간씩 더 찌부러져 그르렁거리는 소리가 나게 됩니다. 모유나 분유를 먹을 때는 더욱 심하게 소리가 납니다. 그러나 한 일 년 정도 지나 기관지가 좀 성숙해지면 저절로 좋아집니다.

• **병적인 이유 때문에 그르렁거리는 경우가 있습니다** 가장 흔한 예로 아기가 감기 등의 호흡기 질환에 걸려 가래가 많아지고 숨이 가빠지면 숨쉬는 공기의 양이 증가하게 됩니다. 그러면 아기의 좁은 기도로 많은 양의 공기가 통과하게 되므로 그르렁거리는 소리가 더욱 심하게 납니다. 또 딱딱한 코딱지 때문에 코가 막혀서 그르렁거리는 소리가 날 수 있습니다. 이럴 때는 딱딱한 코딱지를 면봉으로 빼내야 하는데, 너무 딱딱해서 잘 안 나오면 식염수를 한두 방울 넣어서 녹인 뒤 빼내면 됩니다. 아기가 별다른 이상 없이 그르렁거리는 소리만 난다면 그냥 두고 볼 수는 있지만, 이왕이면 병원에 가서 이상이 없다는 것을 확인하는 것이 좋습니다. 이상이 있는지 없는지는 진찰에 의해서만 알 수 있기 때문입니다. 또한 전에 진찰했을 때 정상이라고 해서 그르렁거리는 것이 항상 정상이라고 할 수는 없습니다. 예전에 정상이란 진단을 받았어도 아기가 여느 때와 달리 이상해 보이면 다시 소아과 의사의 진찰을 받아봐야 합니다.

**영양제와 정장제 반드시 먹여야 하나요?**

영양제나 정장제를 아이에게 안 먹이면 큰일 나는 것처럼 생각하는 분들이 의외로 많습니다. 최근에는 유산균 바람이 불어서 엄청난 사람들이 유산균을 먹이고 있지만, 저는 유산균 먹이는 것을 권장하지 않습니다. 비타민D를 제외하고는 영양제는 아이들이 반드시 먹어야만 하는 것은 아닙니다. 그래도 우리 아이만 안 먹여서 불안하다며 먹이는 것을 어떻게 막겠습니까. 단 먹이더라도 정량을 초과해서 먹이지는 마십시오. 그러나 꼭 필요한 경우도 있는데, 이런 경우는 소아과 의사의 처방을 받아서 먹이세요. 일단 먹이게 되면 소아과 의사가 그만 먹이라고 할 때까지 꾸준히 먹여야 합니다. 저의 아기는 어릴 때 정장제도 먹이지 않았습니다.

YouTube
아연 영양제! 먹여야 할까요?

YouTube
유산균! 먹여야 할까요?

## 엉덩이가 빠지는 고관절 탈구는 조기 발견이 중요

**• 양쪽 다리 사타구니 주름의 위치가 다르면 의사에게 문의해야** 고관절 탈구란 엉덩이와 다리를 연결하는 관절인 고관절이 빠지는 병입니다. 고관절 탈구의 진단은 신생아 때 붙일 수도 있고 나중에 붙일 수도 있습니다. 고관절 탈구가 있으면 다리가 잘 벌어지지 않거나 비대칭으로 벌어질 수 있고 다리의 길이와 무릎의 높이가 다르고 고관절에서 딸깍이는 소리가 들릴 수도 있습니다. 양쪽 사타구니 주름이 다르고 깊을 수 있습니다. 흔히 많은 부모들이 고민하는 **다리 중간 주름의 비대칭은 고관절 탈구와 연관이 별로 없습니다.**

**• 생후 6개월 안에 발견하면 90퍼센트 이상 치료가 돼** 고관절 탈구는 가능하면 일찍 진단 붙이는 것이 중요합니다. 신생아 시기에도 고관절 탈구가 의심되면 초음파 검사로 진단 붙일 수 있습니다. 어릴 때 치료할수록 치료가 쉽고 제대로 치료되기 때문에 조기 발견 조기 치료가 중요합니다. 사타구니 주름이 좌우가 다르거나 다리 길이와 무릎의 높이가 다르거나 고관절에서 딸깍이는 소리가 들리면 소아청소년과 의사에게 고관절 탈구에 대해서 문의하시기 바랍니다. 만일 고관절에 대해서 궁금한 것이 있으면 유튜브 **'하정훈의 육아이야기'**에 올려둔 고관절 탈구에 대한 동영상을 참고하세요.

## 아기 몸에서 뼈 부러지는 듯한 소리가 나요

아기의 몸에서 두두둑 하고 뼈가 부러지는 것 같은 소리가 났다고 놀라서 소아과를 찾아오는 분들이 제법 있습니다. 아기의 뼈는 유연성이 뛰어나 운동 범위가 약간만 넓어져도 어른보다 관절의 움직임 정도가 커집니다. 만일 아기의 관절이 어른 관절처럼 딱딱하다면 많은 아기들이 옷을 입을 때 관절이 부러질 것입니다. 아기

**고관절 탈구를 예방하려면!!**

예전에는 고관절 탈구가 선천성으로 생겼다고 생각했습니다. 하지만 최근에는 고관절이 제대로 발달하지 않아서 빠지는 경우도 있다는 것이 밝혀져 이제는 선천성 고관절 탈구라는 말 대신에 **발달성 고관절 탈구**라는 말을 사용합니다. 고관절 탈구를 줄이기 위해서 속싸개를 쌀 때, 엉덩이와 다리가 자유롭게 움직일 수 있게 싸는 것이 중요하고, 기저귀를 찰 때도 다리가 벌어지게 채우고, 아기를 업을 때도 다리가 벌어진 자세로 업는 것이 고관절 탈구 예방에 매우 중요합니다.

**엉덩이 함몰이 있을 때!**

엉덩이 항문 위쪽으로 쏙 들어간 함몰이 있는 아가들이 있습니다. 딤플이라고 말하기도 하는데 이런 것이 있는 아가들은 소아과 의사의 진료를 받는 것이 좋습니다. 이런 경우 대부분은 문제가 없지만 간혹 그 아래쪽의 척추에도 손상이 있는 수가 있습니다. 특히 함몰 부위에 털이 있거나 피부결손이 있거나 혈관종이 있거나 중앙선이 휘어 있으면 검사가 필요한 경우가 많은데 3개월까지는 초음파로 검사가 가능하니까 늦지 않게 소아청소년과 의사와 상의하십시오.

YouTube
딤플(엉덩이 함몰)

몸에서 나는 뼈소리는 대개 정상입니다. 아기가 아파하지 않고 외견상 이상이 없어 보이면 크게 걱정할 필요가 없습니다. 하지만 소리와 함께 관절의 움직임이 이상하거나 아기가 아파하거나 엉덩이와 다리를 연결하는 고관절에 이상이 있는 경우에는 바로 의사의 진료를 받는 것이 좋습니다.

## 신생아 패혈증은 무서운 병입니다

**• 일단 패혈증이 의심되면 곧바로 치료부터 시작해야** 신생아가 열만 좀 나고 다른 이상 없이 멀쩡해 보이는데, 패혈증이 의심되니 입원하라는 말을 듣는 경우가 간혹 있습니다. 그러면 반드시 입원을 해야 합니다. 신생아의 경우는 패혈증이 걸려도 열나는 것 외에 다른 증상을 엄마가 알기 힘든 경우가 종종 있습니다. 신생아 패혈증은 목숨이 달린 병이고 시급하게 치료를 시작하지 않으면 위험할 수 있기 때문에 의심이 가면 일단 치료를 시작하고 그 다음에 확인을 하는 경우가 종종 있습니다. 이것은 의학적으로도 용납이 됩니다. 패혈증을 확진하려고 기다리다가는 자칫 목숨이 위태로울 수도 있기 때문입니다. 신생아에게 일단 패혈증이 의심되면 바로 치료를 시작하고, 그 뒤 진찰 소견과 검사 소견에 따라서 치료를 중단하거나 계속합니다.

**• 패혈증의 치료 경과는 눈으로 보면 잘 모르기 쉬워** 신생아가 패혈증에 걸렸을 때는 대개 원인을 못 밝히는 경우가 많습니다. 패혈증은 워낙 다양한 양상을 보이는 병이라서 아주 심한 경우는 생명이 위험하기도 하고, 가벼운 경우는 약만 잘 먹이면 별문제 없이 좋아지기도 합니다. 패혈증의 경과에 대해서는 아기를 진료하는 소아과 의사의 의견을 들어야 합니다. 간혹 패혈증을 치료할 때 아기가 멀쩡해 보인다고 빨리 퇴원시켜 달라고 하는 분도 있는데, 패혈증의

YouTube 고관절 탈구

YouTube 뼈소리 나는 아기

**머리를 좋게 만드는 법!!**

모든 자극은 아기의 두뇌발달에 영향을 줍니다. 엄마의 사랑과 관심은 아기의 두뇌발달에 가장 중요한 요소입니다. 아기가 울음을 통한 신호를 보낼 때 그 신호에 빠르게 반응하면 아기들은 머리가 좋아집니다. 쉽게 말해 배고파하면 바로 먹이고, 아기가 울면 바로 가서 안아주고, 아기가 웃으면 엄마도 같이 웃어주고, 아기가 옹알이하면 엄마도 다정스레 말을 걸어주고, 쉬하거나 끙해서 불편해할 때 바로 갈아주면 우리 아기가 똑똑해진다는 말입니다. 또한 어릴 때 모국어를 제대로 배운 아기가 똑똑하게 자라는데 아기 옆에서 어른들의 대화가 5시간 이상 되는 것이 중요합니다. 모유를 먹여 키우면 IQ가 무려 10까지도 높아질 수 있습니다. 밤에 잠을 푹 재우는 것 역시 두뇌발달에 매우 좋습니다. 어릴 때는 영양을 충분히 섭취해야 하는데 특히 철분이 부족하지 않게 주의하십시오. 철분 부족은 머리를 나쁘게 만드는 지름길입니다. 요즘 우유와 고기를 먹이지 말라는 이상한 방송이 나간 후 돌도 안된 아기가 분유도 끊고 곡식으로만 끼니를 때우는 일이 발생하기도 합니다. 돌 전에 모유나 분유나 고기를 제대로 섭취하지 않으면 두뇌발달에 필수적인 철분과 지방 부족으로 살은 쪄도 머리는 확실히 나빠집니다.

**끙할 때 온몸이 빨개지도록 힘을 주는데!!**

쉬나 끙을 할 때 어린 아기들은 어떻게 힘을 주어야 하는지를 잘 몰라서 온몸에 힘을 주는 경우가 많습니다. 그래서 얼굴이 빨개지기도 하고 심한 경우 온몸이 빨갛게 변하기도 하지요. 이런 것은 대개 시간이 지나 아기가 힘주는 방법을 터득하면 괜찮아집니다. 하지만 아기가 오랫동안 끙할 때마다 온몸에 힘을 준다면 소아과 의사와 상의하는 것이 좋습니다. 간혹 항문을 넓혀주어야 하는 경우도 있으니까요.

YouTube 사경에 대하여

**사경**

머리 기운 아이는 의학적으로 사경이 있다고 말합니다. 아이들 사경은 선천적 원인 때문에 생긴 경우가 대부분입니다. 목에는 머리를 움직여주는 여러 근육이 있는데 그 중 고개를 옆으로 움직이게 하는 근육인 흉쇄유돌근에 단단한 덩어리가 생기고 길이가 짧아지면 고개가 그쪽으로 기울게 됩니다. 이것을 선천성 근성 사경이라고 하는데 이게 제일 흔합니다. 목뼈의 기형이 있거나 목뼈의 손상이 있거나 목에 임파선이 부어도 고개가 기울 수도 있습니다. 그리고 드물기는 하지만 사시나 한쪽 귀의 청력이 나빠도 고개가 기울 수 있습니다.

사경이 있는 아이들은 한쪽으로 고개가 기울고, 눕혀두면 머리를 한쪽으로만 두고 누워 머리가 비뚤어질 수 있고 엎어두면 얼굴을 한쪽으로

경중은 눈으로 보면 잘 모르는 경우가 많습니다.

**• 패혈증의 치료 기간은 아기의 상태와 균의 종류에 따라 다릅니다** 이 문제는 아기를 진료하고 있는 소아과 의사만이 이야기할 수 있습니다. 최소한 10~14일은 항생제를 사용해야 하는데, 필요에 따라서는 2~3주 이상 치료해야 하는 경우도 있습니다. 치료 후 결과는 병원균의 종류와 정도에 따라서 다르며 후유증도 마찬가지입니다. 완치가 되면 멀쩡하게 아무 문제 없이 좋아지는 경우도 많으니 너무 걱정하지 말고 잘 치료하십시오.

## 신생아가 갑자기 며칠씩 변을 안 보면

YouTube 변 안 보는 아기

모유를 먹는 신생아는 변을 자주 보게 됩니다. 하지만 분유를 먹는 아기는 갑자기 며칠 동안이나 변을 안 볼 때가 있습니다. 이럴 때 엄마들은 마치 자신에게 변비가 생긴 것처럼 답답해하지만 아기는 잘 놀고 잘 먹는 경우가 흔합니다. 변을 며칠간 보지 않더라도 아기 기분이 좋고 잘 먹고 잘 놀고 며칠만에 본 변이 정상적으로 보던 변과 차이가 없다면 너무 걱정하실 필요 없습니다. 그리고 변을 며칠 안 본다고 다른 이상이 없는 아기에게 함부로 관장을 시켜서도 안됩니다. 만일 모유를 먹는 신생아가 변을 잘 보지 않는다면 모유가 부족한 것은 아닌가 반드시 확인하여야 합니다.

## 배꼽이 불룩 튀어나오는 배꼽 탈장

배꼽 탈장은 배꼽 아랫쪽의 약한 속살을 장이 비집고 나와서 생깁니다. 조그맣게 나와 있던 배꼽이 아기가 울면 남산만큼 크게 불룩

만 대고 있어 얼굴이 비대칭이 될 수 있습니다. 사경을 내버려두면 좋아지는 것이 아니고 점점 더 심해지고 나중에는 머리 움직임이 더 제한될 수 있습니다.

머리가 기울어 보이면 가능하면 빨리 의사의 진료를 받는 것이 좋습니다. 가장 흔한 근성사경의 경우 조기 발견해서 고개를 반대로 기울이고 얼굴을 반대로 돌리는 운동을 부드럽게 해주면 좋습니다. 심한 경우는 전문가의 물리치료를 받으면 됩니다. 돌 전에는 대부분의 근성 사경이 이런 방법으로 교정이 됩니다. 평소에도 고개가 반대방향을 향할 수 있게 부모가 고개 기운 반대쪽에 있고 자거나 누울 때도 마찬가지 자세를 유지하게 노력해야 합니다.

아기가 고개 운동하는 것을 너무 힘들어해서 못하겠다는 부모도 있는데 이것은 그만큼 상태가 심하다는 의미이기 때문에 더 열심히 노력해야 합니다. 물리치료로 좋아지지 않으면 수술을 하는 경우도 있습니다. 간혹 수술하면 좋아질 거라고 물리치료하지 않으려는 부모도 있는데 이것은 곤란합니다. 사경 때문에 이미 변형된 얼굴모양은 수술을 해도 교정되지 않기 때문입니다.

사경이 있는 경우 고관절탈구가 동반되는 경우가 많으니 확인해야 하고 사시가 동반되는 경우도 있으니 안과검진도 조기에 받아 사시 유무를 확인하는 것이 안전합니다.

사경은 늦게 진단 붙을수록 치료도 힘들어지고 얼굴의 변형도 교정하기 힘듭니다. 아기 고개가 기울었다면 가능하면 빨리 소아청소년과 의사의 진료를 받는 것이 좋습니다.

튀어나오기도 합니다. 그러나 겁나 보이는 것과는 달리 대개의 경우 별문제 없이 만 2세가 되기 전에 좋아집니다. 소아과 의사가 진찰한 결과, 그냥 두고 보면 된다고 한 경우라면 걱정할 필요가 없습니다. 세월이 약입니다. 배꼽 탈장이 심하면 속살을 비집고 나온 장이 꼬이기도 하는데, 이런 경우는 매우 드물기 때문에 그리 염려할 필요는 없습니다. 커가면서도 배꼽이 줄지 않으면 수술을 하기도 하는데, 수술은 아이가 3~5세쯤 되었을 때 의사의 판단하에 합니다. 하지만 수술하는 경우는 매우 드뭅니다. 아기가 배꼽 탈장일 경우, 요즘도 간혹 튀어나온 아기 배꼽에 엽전을 붙여주는 분들이 있습니다. 그러나 이렇게 하는 것은 치료에 전혀 도움이 되지 않습니다. 게다가 배꼽에 오랫동안 엽전을 대고 반창고를 붙여두거나 천을 감아두면 염증이 생기기 쉬우므로 조심하는 것이 좋습니다. 치료에도 전혀 도움이 되지 않습니다.

## 아기의 질에서 피가 나요

태어난 지 얼마 안 되는 신생아의 질에서 드물게 피 같은 분비물이 나오는 수가 있습니다. 이것은 태내에 있을 때는 모체로부터 받던 에르트로젠이라는 호르몬이 출생 후에는 사라지기 때문에 생기는 현상인데 보통 수일 이상 지속되지 않습니다. 하지만 항상 생각해야 하는 것은 다른 가능성에 대한 것입니다. 외상에 의해서라든가 아니면 다른 출혈성 질환이 있을 때도 피가 나올 수 있으므로 일단 기저귀를 가져가서 소아과 의사의 진료를 받는 것이 좋습니다. 그리고 점액성 분비물이 나오는 경우도 흔히 있는데, 대개는 문제가 없습니다. 물론 이럴 때도 아기의 기저귀를 가지고 소아과를 방문하여 아기에게 이상이 없다는 것을 확인하는 것이 좋습니다.

# 신생아 황달

## Dr.'s Advice

황달이 있는 것 같으면 소아과 의사의 진료를 받는 것이 좋습니다. 황달의 정도에 대한 판단은 주관적이기 때문에, 경험이 없는 엄마에게 황달이 심하지 않으면 기다려볼 수 있다는 말은 아무런 의미가 없습니다.

일반적으로 모유수유아의 경우 생후 1주 이내에 생긴 황달은 모유를 더 먹여야 하고, 생후 1주 이후에 황달이 심한 경우 모유를 일시적으로 중단하기도 합니다.

황달이 있다고 모유를 끊어서는 안됩니다. 모유성 황달이 의심될 때는 48시간 정도 일시적으로 모유를 중지할 수 있는데, 이때도 열심히 모유를 짜 주고 분유를 먹일 때는 컵으로 먹여야 합니다. 모유성 황달이든 아니든 황달 때문에 모유를 완전히 끊는 경우는 없다고 생각하시면 됩니다.

신생아 황달



## 아기들은 원래 다 황달이 있다면서요?

많은 엄마들이 갓 태어난 아기의 피부가 노랗게 변하는 것을 보게 됩니다. 눈동자도 노랗고 심지어는 온몸이 다 노란 경우도 있습니다. 아기들은 원래 다 황달이 있다고 마음 편하게 생각하는 엄마들도 있지만, 황달에 걸린 아기들이 항상 별다른 문제 없이 좋아지는 것은 아닙니다. 황달이 있으면서 열이 38도가 넘거나, 체온이 떨어져 몸이 싸늘하거나, 먹는 것이 줄고 아기가 처지고 탈진되어 보이면 바로 소아과 의사의 진료를 받아야 합니다. 출생 후 24시간 이내에 황달이 생기거나 황달이 심하다고 생각되는 경우, 생후 1주가 지났는데도 황달이 점점 심해지거나, 2주가 지났는데도 황달이 좋아지지 않거나 태어난 지 1주가 지난 후에 황달이 시작된 경우에도 소아과 의사의 진료가 필요합니다. 하지만 이런 이론적인 이야기는 별로 소용이 없습니다. 요즘 엄마들은 아기를 키워본 경험이 그리 많지 않기 때문에 황달이 있어도 얼마나 심한지 잘 모릅니다. 따라서 저는 일단 황달이 있다고 의심되면 소아과 의사의 진료를 받으라고 권장합니다.

## 신생아 황달은 의사가 아니면 구분하기 어렵습니다

**• 엄마들은 황달이 얼마나 심한지 구분하기가 쉽지 않습니다** 간혹 황달이 어느 정도로 심할 때 병원을 가야 하는지 묻는 엄마들이 있습니다. 그러나 엄마들은 아기의 황달이 얼마나 심한지 쉽게 판단 내릴 수 없기 때문에 일단 아기에게 황달이 있는 것 같으면 아기를 소아과 의사에게 보여주기를 권장합니다. 옆집 엄마가 놀러 왔다 아기를 보고 놀라서 병원에 데리고 온 엄마도 있고, 아기의 황달 수치가 20이 훨씬 넘는 심한 황달이어서 피를 다 바꾸는 교환 수혈을

**황달은 왜 생기는 걸까요?**
황달은 아기의 몸에 빌리루빈이라는 색소가 많아져 피부가 노랗게 변하는 것을 말합니다. 빌리루빈은 피의 한 성분인 적혈구가 깨졌을 때 나오게 되는데, 이것은 원래 적혈구의 정상적인 운명이기도 합니다. 이 빌리루빈이라는 색소는 간에서 걸러져 대변으로 나가게 되지만, 여러 가지 이유로 인해 빌리루빈이 아이의 몸에 너무 많이 남아 있으면 황달이 생깁니다. 소아과 의사들이 황달에 대해서 신경을 쓰는 이유는 황달이 아주 심한 경우 빌리루빈이 뇌까지 노랗게 물들이면서 아기의 뇌에 치명적인 손상을 줄 수 있기 때문입니다.

받으러 큰병원 응급실로 갈 때서야 비로소 아기의 황달이 심하다는 것을 안 엄마도 있습니다. 아기를 싸는 천과 이불이 노란색이어서 천의 노란색이 비친 것으로 생각한 엄마도 있고, 심지어 아기들은 원래 다 그런 거라며 걱정도 하지 않고 있던 엄마도 있었습니다.

**• 황달기가 조금이라도 있으면 의사의 진료를 받아야** 대부분의 엄마들은 증상을 보고 아이의 상태를 추정합니다. 이것은 소아과 의사도 마찬가지입니다. 증상은 아이들이 어떤 병에 걸렸는지 엿볼 수 있는 아주 좋은 창입니다. 하지만 제대로 알지 못하고 들여다보면 많은 오해를 불러일으키기도 합니다. 증상에 대해서 정확한 지식을 가지고 있어야만 아이의 상태를 정확히 판단할 수가 있습니다. 신생아 황달도 마찬가지여서 병에 대해 정확한 지식이 없는 엄마가 진단을 내리기는 어렵습니다. 신생아 황달은 의사가 아니면 구분하기 힘들기 때문에 아기에게 황달기가 조금이라도 있으면 가까운 소아과에 가서 진찰을 받는 것이 좋습니다.

## 신생아는 정상인 경우에도 황달에 잘 걸립니다

**• 대부분 생리적인 황달인 경우가 많습니다** 태어난 지 만 하루에서 일주일 된 아기의 황달은 생리적인 황달인 경우가 많습니다. 신생아의 적혈구는 연약해서 쉽게 깨지고, 따라서 빌리루빈이 많이 만들어집니다. 원래 만들어진 빌리루빈은 간에서 제거가 되지만 신생아는 간의 기능이 약하기 때문에 빌리루빈을 잘 제거하지 못하고, 빌리루빈을 체외로 배출하는 기능 또한 약해서 신생아는 정상인 경우에도 황달에 잘 걸립니다.

**• 생리적 황달은 별문제 없이 그냥 두면 좋아집니다** 생리적 황달은 생후 3일쯤 되면 증상이 가장 심해졌다가 일주일에서 열흘 정도 지나면 좋아집니다. 생리적인 황달은 대개의 경우 특별한 치료 없이 좋

아지는데, 신생아 황달은 이런 경우가 대부분이므로 많은 할머니들은 아기들은 원래 황달이 있는 것이고 그대로 놔두면 저절로 좋아진다고 말합니다. 하지만 모든 황달이 그냥 두면 저절로 좋아지는 것은 아니므로 주의를 요합니다.

## 모유성 황달은 염려하지 않아도 됩니다

**• 생후 5일 이전의 모유성 황달은 대개 모유를 적게 먹여서 생겨** 아기가 모유를 먹기 때문에 생기는 황달을 모유성 황달이라고 하는데, 왜 모유 때문에 황달이 생기는지는 아직도 그 원인이 정확히 밝혀지지 않고 있습니다. 모유성 황달은 모유를 먹는 신생아에게 생기는 황달을 말합니다. 모유성 황달은 심해도 별문제가 없습니다. 생후 5일 이전에는 모유를 적게 먹여서 황달이 생기는 경우가 있는데, 이때는 모유를 더 많이 먹이고 더 자주 먹이기를 권장합니다. 한 시간 반에서 두 시간 반 정도의 간격을 두고 모유를 먹이십시오. 아기가 밤에 잘 때는 수유한 지 4시간이 지났다면 자더라도 좀 깨워서 먹이십시오. 이렇게 모유의 양을 늘리면 변을 많이 보게 되는데, 이때 황달을 일으키는 빌리루빈이 대변을 통해서 많이 배출됩니다.

**• 아주 드물게 황달이 심한 경우 모유를 일시적으로 중단하기도** 흔치는 않지만, 모유를 충분히 먹는데 황달이 아주 심하다면 황달 수치를 빨리 떨어뜨리기 위해서 일시적으로 혼합수유를 하거나 일시적으로 모유를 중단할 수도 있습니다. 이런 경우 그냥 모유를 끊으면 다시 모유를 먹이려 할 때 나오지 않을 수도 있기 때문에 안 먹이는 동안에도 젖을 열심히 짜주어야 합니다. 물론 모유성 황달인 경우 모유를 끊으면 황달이 좋아집니다. 그리고 한동안은 황달이 지속될 수도 있지만 모유성 황달의 진단이 붙었다면 그다지 염려하

**황달 때문에 모유를 끊는다구요?**

아기들은 태어난 며칠 후부터 황달이 있는 경우가 많습니다. 아기들은 원래 황달이 있다가 좋아진다고 말을 하는 분도 있는데, 황달이 다 별일 없이 좋아지는 것은 아니기 때문에 일단 황달이 있으면 얼마나 심한지 소아과 의사의 진료를 받고 확인하는 것이 좋습니다. 황달이 있으면 모유를 끊어야 한다고 생각하는 분도 있는데 황달 때문에 모유를 끊어서는 안됩니다. 생후 1주 이후에 생기는 모유성 황달인 경우 일시적으로 모유를 중지해야 하는 경우가 있는데, 이때도 좋아지면 다시 먹일 수 있기 때문에 젖을 열심히 짜주고 컵으로 분유를 먹여야 합니다. 그렇지 않으면 젖이 잘 나오지 않거나 아기가 엄마 젖을 잘 빨지 않으려 할 수 있어 모유를 다시 먹이기가 힘들 수도 있습니다. 아기에게 황달이 있는 경우 소아과에 문의하지 않고 아기를 출산한 산부인과 직원에게 문의하여 모유를 끊으랬다고 끊는 분도 있습니다. 하지만 그 말이 사실이라면 정말 곤란합니다. 황달 때문에 모유를 완전히 끊어야 하는 경우는 거의 없다고 생각하시면 됩니다.

YouTube
신생아 황달과
모유수유

지 않아도 됩니다. 황달이 있다고 모유를 완전히 끊어야 하는 경우는 없습니다. 일시적으로 모유를 끊은 결과 황달이 좋아져서 모유성 황달인 것이 확인되면 모유를 다시 먹일 수 있고, 만일 모유를 끊었는데도 황달이 좋아지지 않는다면 그것은 모유가 원인이 아니기 때문에 모유를 완전히 끊을 이유가 없는 것입니다.

## 걸리면 위험한 병적인 황달도 있습니다

**· 모유수유 중의 황달도 위험할 수가 있습니다** 모유를 먹이는 중에 황달이 생긴 것은 아무런 문제가 없다고 생각하는 사람들이 간혹 있습니다. 하지만 그렇게 맘놓고 있다가 심각한 상태까지 이른 아가들을 간혹 봅니다. 그럼 황달 수치가 얼마나 되면 위험한가요? 이런 질문을 많이 받습니다. 그런데 황달은 위험한 수치가 딱히 정해진 것이 아니고 태어난 이후 날짜에 따라서 위험한 황달 수치가 달라집니다. 임신 35주 이후에 태어난 건강한 아가의 경우 생후 48시간째에 황달 수치가 8.5 미만이면 저위험군, 11 이상이면 중등도 위험군, 13 이상이면 고위험군에 속합니다. 또한 생후 72시간에 17 이상이면 고위험군이며 출생 후 경과한 시간에 상관없이 어떠한 시기에도 황달 수치가 20 이상이면 심한 황달로 판단합니다. 심한 황달일 경우 진단과 치료의 목적으로 1~2일 동안 모유를 중단하기도 합니다. 황달은 단순히 수치만을 생각하는 것이 아니고 아가의 전신상태와 미숙아인지 아닌지 그리고 동반된 다른 이상은 없는지에 따라서 다르기 때문에 황달이 있으면 반드시 소아과 의사의 진료를 받아야 하고 필요한 경우 검사와 치료를 해야 합니다. 황달 수치가 12를 넘으면 황달의 원인을 밝히기 위해서 추가적인 검사가 필요하기도 합니다. 모유수유 때문에 생긴 황달은 대부분 문제가 없지만 모유수유 중이라도 다른 병적인 황달이 동반된 경우 심각

**큰 아이들의 황달은 간염을 의심해야 합니다!**

황달은 신생아에게만 생기는 것이 아닙니다. 좀 큰 아이들이 갑자기 황달이 생기고 식욕이 없고 힘들어하고 대변이 희고 소변이 진하면 간염을 의심해야 하는데, 이런 경우도 바로 소아과 의사의 진료를 받아야 합니다. 간혹 귤이나 당근이나 토마토를 많이 먹는 아이들은 황달이 없어도 온몸이 노랗게 되기도 합니다. 이런 증상은 귤을 많이 먹는다고 '귤 킬러'라는 말을 듣는 아이들에게 흔한데, 황달과의 차이점은 황달에 걸린 아이들은 눈의 흰자위가 노랗게 변하는 데 반해 귤 킬러들의 눈동자는 노랗게 변하지 않는다는 것입니다.

한 문제가 생길 수 있습니다. 그리고 황달이 생긴 경우 모유수유를 대개는 중단할 필요가 없지만 황달 원인에 대한 검사 및 치료는 필요한 경우 꼭 해야한다는 것을 잊어서는 안됩니다. 미숙아의 경우 더 낮은 수치에서도 위험할 수 있으므로 이 점을 염두에 두고 있어야 합니다.

**• 병적인 황달은 자칫 지능 장애나 뇌성마비를 일으킬 수도** 병적인 황달이 의심되면 큰병원에 가서 검사를 받아보아야 합니다. 자칫 빌리루빈이 뇌로 들어가 핵황달이라는 무서운 병을 일으키게 되면 청각장애, 지능장애 및 뇌성마비 등을 일으키거나 사망할 수도 있기 때문입니다. 그리고 2주 이상 황달이 지속되고 흰변을 본다면 담도 폐쇄를 의심해봐야 하며, 의사의 진료를 받아야 합니다. 황달이 있는 아기가 열이 있거나 잘 안 먹고 처진다면 패혈증 등의 심각한 병일 수도 있기 때문에 바로 소아과에 가야 합니다. 아기들 황달은 그냥 두면 다 좋아진다는 말은 좀 곤란한 말입니다. 원인을 밝히고 심한 정도를 확인하는 것이 무엇보다 중요합니다.

**• 황달이 있는 아기는 특수 형광등을 사용해 치료하기도 합니다** 황달이 있는 아기는 황달 수치를 낮추기 위해서 특수한 형광등을 사용해 치료하기도 합니다. 보통의 형광등과는 다른 파장을 내는 형광등이므로 집에서 천장에 달린 형광등으로 치료할 생각은 하지 마십시오. 이 특수 형광등 대신 햇빛도 유사한 효과를 나타내지만, 생후 6개월까지는 아기에게 직사광선을 쪼여서는 안되기 때문에 태양광선을 이용해서 광선치료할 생각은 하지 마십시오. 페노바비탈이라는 약도 사용한 적이 있는데, 이 약은 효과를 보기에는 너무나 오랜 시간이 걸리기 때문에 현재는 황달 치료에 별로 사용되지 않는 약입니다.

# 아기가 깜짝깜짝 놀랄 때

## Dr.'s Advice

BCG 접종할 무렵부터 아기들은 깜짝깜짝 잘 놀라게 됩니다. 아기가 놀랬다고 무조건 기응환 같은 약을 먹이는 분들이 있는데, 소아과 의사들은 이런 약을 사용하는 것을 권장하지 않습니다.

대개의 경우 아기가 놀라는 것은 문제가 없습니다. 문제가 없으면 약도 먹일 필요가 없을 것입니다. 드물게 놀라는 것이 문제가 되는 경우도 있는데, 이때 놀라지 않는 약을 먹여두면 진단이 늦어져 병을 키울 수 있습니다. 특히 청심환의 경우, 보통의 아이들에게 먹이지 말라고 말하는 한의사도 있습니다.

119 소아과

## 아기들은 원래 깜짝깜짝 잘 놀랍니다

**• 아기가 깜짝깜짝 놀라면 기응환부터 찾는 엄마들이 많아** 처음에는 멀쩡하던 아기가 생후 1개월쯤 되면 잘 놀라거나 초록색 변을 보는 일이 많습니다. 어른들은 이런 경우를 가리켜 흔히 '아기 귀가 뚫려서' 그런다고 하십니다. 아기가 이렇게 깜짝깜짝 놀라면 기응환부터 찾아 먹이는 엄마들이 많은데, 아기들은 원래 잘 놀랍니다. 왜냐하면 아기들은 아직 신경이 제대로 발달하지 못한 상태여서 소리나 여러 가지 자극에 대한 반응을 제대로 조절하지 못해 과잉 반응을 할 수 있기 때문입니다. 심지어 조그만 소리에도 화들짝 놀라는 아기들이 있습니다. 간혹 손발을 부르르 떨거나 턱을 덜덜 떨기도 하는데, 대부분 정상으로 별문제 없으니 너무 걱정하지 않아도 됩니다. 하지만 아주 드물게 아기의 신경 계통에 문제가 있을 수도 있으므로 아기가 자주 부르르 떨 때는 반드시 소아과 의사의 진찰을 받아야 합니다. 깜짝깜짝 놀라는 아기 중에도 드물지만 문제가 되는 경우도 있다는 것을 꼭 염두에 두십시오.

**• 소아과 의사는 기응환이나 청심환 먹이는 것을 권장하지 않아** 아기가 놀라거나 녹변을 보면 많은 엄마들이 기응환을 먹이는데, 먹일 필요가 없는데도 먹이는 경우가 대부분이었습니다. 기응환의 효능에 대해서 국제적으로 인정받을 만한 신빙성 있는 데이터를 저는 아직까지 본 적이 없습니다. 소아과 의사는 약을 사용하는 데 신중해야 한다고 생각합니다. 만일 근거 있는 데이터가 없다면, 그리고 그 약을 사용하는 증상들이 치료를 요하는 경우가 아니라면 아예 그 약의 사용을 권장하지 않는 것이 합리적이라고 생각합니다. 더구나 그 약을 사용해서 치료가 된다는 보장이 없고 도리어 치료를 더디게 할 수 있다는 판단이 들면 소아과 의사로서는 당연히 그 약의 사용을 권장할 수가 없습니다. 권장 사항을 따르고 안 따르고는 보호자가 판단할 문제입니다. 아래의 기응환이나 청심환에 대한 글은 소아과 의사가 아는 지식의 한도 내에서 쓴 글로서, 어디까지나 권장 사항입니다.

## 기응환을 먹이라는 소아과 의사는 못 봤습니다

**• 몸을 부르르 떨거나 놀랄 때 기응환 먹이는 것을 권장하지 않아** 아기들이 놀라는 것은 흔하긴 해도 대개 일시적인 것으로, 아무 문제가 없는 경우가 많습니다. 별다른 문제가 없는 경우라면 당연히 기응환이나 청심환 같은 약도 먹일 필요가 없을 것입니다. 그러나 드물지만 진짜로 문제가 있는 경우라 해도 이런 약들을 의사의 진찰 없이 임의로 먹이면 곤란하다는 것이 소아과 의사들의 생각입니다. 아기가 몸을 떨거나 놀랄 때 원인을 밝히기도 전에 미리 기응환 등을 먹이면 일단 증상이 완화되어 멀쩡해 보이므로 초기 진단을 붙이는 데 방해가 될 수 있으며 치료 시기를 놓칠 수도 있습니다. 저희 소아과에 왔던 한 엄마는 아기가 잘 놀란다고 기응환을 하루에 두 개씩 먹였다고 합니다. 그런데 진찰하던 중 아기가 놀라는 모습을 보니 경기를 하는 것이었습니다. 이 아기는 칼슘이 일시적으로 결핍되어 경기를 계속한 경우였는데, 아기 엄마는 아기가 그냥 잘 놀란다고만 생각했던 것입니다. 아기가 놀라는 것은 병이 아니라 증상입니다. 단지 놀라는 것을 치료하는 것은 아무 의미가 없습니다. 따라서 아기에게 이상이 있는 것 같으면 증상을 없애기 위해 약을 먹이기보다는 소아과를 방문해서 이상이 있는지를 확인하는 것이 좋습니다. 이상이 없다면 약을 먹이지 않아도 되고, 이상이 있다면 원인을 밝혀서 제대로 치료해야 합니다.

**• 녹변을 본다고 기응환을 먹이는 것은 권장하지 않아** 많은 아기들이 녹색 변을 봅니다. 아기가 녹변을 보면 대부분의 엄마들은 아기가 "놀랐다"고 하면서 기응환이나 청심환을 먹입니다. 하지만 녹변을 보는 것 자체는 대개 문제가 없습니다. 제 큰아이는 9개월까지 녹변을 보았지만 정상입니다. 간혹 흥분했을 때나 장에 문제가 있을 때 녹변을 보는 경우가 있긴 하지만 녹변을 본다고 소아과에 오는 대부분의 아기들은 별 이상이 없는 경우가 훨씬 더 많습니다. 그리고 문제가 있을 때는 원인을 밝혀서 치료를 해야지 마냥 기응환을 먹이는 것은 별로 권장할 만한 일이 아닙니다.

**기응환, 꼭 먹여야 하나요?**

아기가 녹색 변을 보거나 경기를 할 때, 잠을 안 잘 때, 심지어 몸이 허약할 때 보약 삼아 하루에도 몇 알씩 기응환을 먹이는 엄마들이 있습니다. 아기에게 BCG 예방접종을 맞히러 소아과에 오는 엄마들에게 물어보면, 간혹 이러저러한 이유로 아기에게 기응환이나 청심환을 먹이고 있다고 합니다. 이것은 엄마들이 아기들의 생리를 잘 모르는 탓입니다. 아기들은 원래 잘 놀라고 녹변을 누기도 합니다. 놀라고 녹변을 보는 것은 대개의 경우 문제가 없지만 드물게 문제가 되는 경우도 있습니다. 문제가 될 때 의사의 진단 없이 이런 약을 먹이면 병의 치료와는 상관없이 증상만 완화시킬 수도 있어 아기에게 이상이 생겼을 때 초기에 진단을 붙이기가 어렵습니다. 소아과 의사는 아기에게 함부로 약을 먹이지 말라고 합니다.

**• 아이가 경기할 때는 물조차 먹여서는 안돼** 열성 경기란 아이들 100명 중 3명 정도가 한번은 겪는 것입니다. 그런데 아이가 갑자기 경기를 하면 엄마들 머릿속에 제일 먼저 떠오르는 것이 기응환과 청심환이고, 실제로 많은 아이들이 경기할 때 기응환을 먹고 병원에 옵니다. 그러나 아이가 의식이 없는 상태에서 무엇을 먹이려 하다가는 그것이 자칫 기도로 잘못 들어가 흡입성 폐렴이 생길 수도 있고, 경우에 따라서는 숨이 막힐 수도 있습니다. 아이가 경기를 할 때는 절대로 아무것도 먹이지 마십시오. 물도 먹여서는 안됩니다. 특히 진정 작용을 하는 약들은 더더욱 먹여서는 안되는데, 나중에 진단을 붙이는 데 방해가 되어 진짜로 중한 병이 있을 때 정확한 진단을 붙이기가 어려워질 수도 있기 때문입니다.

**• 아기가 보챈다고 기응환을 먹이는 것은 권장하지 않아** 아기들이 보채는 이유는 여러 가지입니다. 감기에 걸려서 보챌 수도 있고, 감기 치료 중에 중이염이 생겨서 보챌 수도 있으며, 별다른 이유 없이도 보챌 수 있습니다. 원인을 모를 때는 함부로 약을 먹여서는 안됩니다. 심지어 아이가 잠을 잘 자지 않는다고 기응환을 먹이는 엄마도 있는데, 이것 역시 바람직하지 않습니다.

**• 아기에게 보약 삼아 약을 먹이지 마세요** 어떤 엄마는 아기가 아무런 이상이 없는데도 건강에 좋다며 청심환이나 기응환을 하루에 두세 알씩 먹이기도 합니다. 기응환을 먹여야 아기가 제대로 큰다고 믿기 때문입니다. 건강한 아기에게 약을 먹이면 더욱 튼튼해진다는 것은 오해일 뿐입니다. 어떤 종류의 약이든 안 먹여도 될 때는 먹이지 않는 것이 좋겠지요. 사실 별다른 문제가 없는 아이에게 청심환을 먹이는 것은 소아과 의사뿐 아니라 한의사도 권장하지 않는 것 같습니다.

# 아이 키우기



## Dr.'s Advice

YouTube 아이 키우는 데 돈 많이 쓰나요?

YouTube 65세가 되면서 깨달은 것

YouTube 아이 키우기는 큐브 맞추듯!

YouTube 보통 아이 육아는 특별하지 않아요

YouTube 일상의 육아 최고보다 최선을

YouTube 아이 원하는 거 다 들어주라구요?

때가 되면 시작할 것은 시작하고, 끊을 것은 끊어야 합니다. 이때를 놓치면 몇 배나 더 힘들어지는 것이 육아입니다. 물론 아이들은 붕어빵처럼 똑같지 않기 때문에 일률적인 기준대로 키울 수는 없습니다. 하지만 아는데도 안돼서 못하는 것은 할 수 없지만, 몰라서 못하는 것은 곤란할 것입니다.

아이는 평범하게 키우는 것이 좋습니다. 더 잘 키우려고 무리하다가는 손해보는 경우가 더 많습니다. 육아는 바뀌는 내용이 많고 알아야 할 것이 많습니다. 특히 이유식은 엄마가 모르면 아기에게 불리한 것이 많습니다. 그리고 많은 것이 엄마가 상식으로 알고 있는 것과 다릅니다. 엄마도 공부를 해야 합니다.

아이는 일정한 생활습관과 리듬을 잡아주는 것이 제일 중요합니다. 일정한 틀 안에서 자유롭게 자라게 하는 것, 이것이 아이를 쉽게 키우는 방법입니다.

아이는 사랑만으로 키워서는 안됩니다. 사랑만큼 중요한 것이 절제이고, 성취만큼 중요한 것이 좌절입니다. 인생에서 겪을 수 있는 모든 것을 어렸을 때부터 그대로 가르치는 것이 중요합니다.

119 소아과

YouTube 집밥육아! 쉽게 아이 키우기

YouTube 육아! 부모가 가르치는 거 아닙니다

YouTube 다른 사람들 다 된다는 육아법

YouTube 훈육, 쉬운 육아의 기본

YouTube 훈육은 언제부터?

YouTube 육아지침대로 안되는 이유

YouTube 부모 위주의 일상육아가 기본

# 육아 일반에 관해 알아둘 것들

YouTube
쉬운 육아를 하고 싶다면

YouTube
육아에 올인 하지 마세요

YouTube
정말 쉬운 자동육아 정말 힘든 수동육아

YouTube
육아는 일관성이 중요합니다!

YouTube
부모가 대신해서는 안되는 3가지

YouTube
육아, 이렇게 하면 어려워집니다

YouTube
혼자서도 잘할 수 있답니다

YouTube
절대로 안되는 게 있어야 합니다

## 아기가 생기면 육아 방침을 세워야 합니다

아기를 어떻게 키울 것인가 하는 문제는 나라마다 차이가 있고 엄마의 주관에 따라서도 달라지는 문제입니다. 하지만 아기를 어떻게 키울 것인가 하는 육아 방침을 먼저 생각해두고 아기를 키우셔야 합니다. 저는 아기를 사랑한다고 자부하지만 아기의 버릇이나 습관, 식생활 등은 엄격하게 통제하는 편입니다. 안되는 것은 절대로 안된다는 것이 저의 육아 방침입니다. 이런 것은 아기가 어릴 때부터 양보하지 않았습니다.

• **아기를 키울 때는 확고한 육아관을 가지고 있어야 합니다** 일단 아기를 가지면 공부를 해서 아기를 키울 때의 육아 방침을 반드시 미리 정하셔야 합니다. 그냥 방임하고 많이 사랑해주면서 오냐오냐 하고 키워도 아기는 잘 크고 잘 자랍니다. 그러나 공부를 더 해서 확고한 육아관을 가지고 아기를 키우면, 엄마가 원하는 바람직한 사람으로 아기를 키우는 데 도움이 된다는 것은 틀림없는 사실입니다. 남들이 어떻게 키우는지도 알아보고 사랑과 절제를 적절히 배분하는 원칙에 대해서도 미리 생각해두는 것이 좋습니다. 융통성을 가지는 것은 좋지만 몰라서 덤벙대고 헤매는 것은 아기의 교육에 좋지 않은 영향을 미칠 것입니다.

• **아기들은 엄마 아빠를 보고 배웁니다** 아기들은 엄마 아빠의 거울이기도 합니다. 아기들은 엄마 아빠의 말과 행동을 보고 배우고 닮게 되니까요. 엄마가 아기에게 거짓말을 하면, 아기도 나중에 아무런 거리낌 없이 거짓말을 하게 됩니다. 엄마가 아기에게 성질을 부리면 그 아기는 당연히 성질을 잘 부리는 어른이 되고, 엄마 말을

안 듣는다고 아기를 자꾸 쥐어박으면 그 아기는 커서 폭력적인 성격을 가지기 쉽습니다. 부모의 성격이 아기에게 중요한 영향을 미친다는 것은 이미 잘 알려진 이야기입니다. 좋은 부모가 된다는 것은 쉽지 않은 일입니다. 매사에 말 한마디, 행동 하나라도 아기가 보고 있다는 것을 명심하고 주의해야 합니다. 특히 차를 몰 때 무의식적으로 욕하는 분들이 많은데, 아기가 뒤에서 듣고 배웁니다. 주의하십시오.

**아이에게 해서는 안되는 말!!**

- 거짓말한다.
- 꾀병이다.
- 너 때문에 동생이 병에 걸렸다.
- 너 때문이다.
- 이 아이는 원래 이래요.
- 넌 몰라도 된다. 등등

YouTube
'부모의 적당한 배려'면 충분

YouTube
부모가 행복한 육아

YouTube
사회성 키우기 보다 중요한 것

YouTube
가족의 소중함을 가르치자

YouTube
부모의 권위 어떻게 생길까?

YouTube
사랑하지만 엄하게 키우자

YouTube
느린 육아! 게으른 육아!

## 아이들 키울 때 이런 점에 신경 쓰십시오

**• 아이들의 인격을 무시해서는 안됩니다** 엄마들이 아이 앞에서 무심코 하는 말 가운데 아이들의 마음을 아프게 하는 말이 있습니다. 소아과에서 흔히 듣게 되는 아이들의 인격을 무시하는 이야기는 큰애 때문에 작은애가 감기에 걸렸다는 말과 아이의 병이 꾀병 같다고 하는 말과 아이가 거짓말로 그러는 것 같다는 말들입니다. 아직까지도 아이들의 인격을 무시하고 함부로 대하는 부모들이 많은데, 이는 옳지 않습니다. 아이들은 부모가 믿어주지 않으면 괴로워하며 마음 아파합니다. 동생이 자기 때문에 병에 걸렸다고 생각하면 죄의식을 느끼게 될 수도 있습니다. 아이들도 감정이 있는 하나의 인간입니다.

**• 아이는 사랑으로 키워야 하고 믿어주어야 합니다** 의심받고 자란 아이는 건강한 정신의 소유자로 자라기 어렵습니다. 어른들의 기준에서 생각하며 아이들을 함부로 의심해서는 안됩니다. 아이들의 입장에서 생각하고, 아이들의 마음을 잘 헤아려주어서 아이들이 의심받는다고 느끼지 않도록 해주어야 합니다. 아이에게 지나가는 말로라도 "너 때문이야"라든지 "거짓말 마라"라는 말은 함부로 하지 마십시오. 그 대신 아이가 거짓말한 것이 들통나면 따끔하게 야

단쳐야 합니다. 그러나 거짓말이라는 심증이 있어도 정확한 증거가 없을 때는 아이들을 믿어주십시오.

**• 남을 배려하는 사람이 되도록 키워야 합니다** 좀 큰 아이가 소아과에서 난리를 피워도 말리지 않는 엄마들을 흔히 볼 수 있습니다. 엄마들에게 왜 아이를 안 말리냐고 물어보면 아이의 기를 죽이면 안되고 자유롭게 키워야 한답니다. 그런가 하면 책이란 책은 몽땅 자기 혼자서 가지고 남들은 못 보게 하는 아이도 있습니다. 그 아이의 엄마 말씀이 우리 아이가 먼저 가졌으니 우리 아이에게 권리가 있답니다. 심지어는 아이가 책을 찢는데도 보고만 있다가 남들이 뭐라고 하면 “그 책 얼마 한다고요. 다음에 올 때 두 권 사드릴게요” 하고 말하는 엄마도 있습니다. 남들에게 침을 뱉고 다니는 아이를 물끄러미 보고만 있다가 다른 아이 엄마가 야단치면 당신 아이는 잘못하는 게 없냐고 따지며 싸우는 엄마도 있고, 아이가 병원 의자를 못으로 파고 있어도 말리지 않는 엄마도 있습니다. 아이는 몸을 튼튼하게 키우는 것도 중요하지만, 그보다 더 중요한 것은 마음이 건강한 사람으로 키우는 것입니다.

## 엄마도 공부합시다

**• 육아부터 병 치료에 대한 것까지 엄마들은 배워야** 태어날 때부터 아기 키우는 법을 알고 태어나는 사람은 없습니다. 아기를 키우는 엄마는 육아부터 아기의 병 치료에 대한 것까지 모든 것을 배워야 합니다. 그런데 아기를 키울 때 육아에 대한 책 한 권 읽는 수고도 하지 않는 엄마들이 많습니다. 아기를 키우는 것은 한 인간을 성장시키는 중요한 책임을 하늘로부터 위임받은 것입니다. 아기를 키우는 것은 어찌 보면 쉽고 어찌 보면 너무나 어려운 일입니다. 아기를 키우는 것에 대한 지식은 엄마들 주위에 널려 있지만, 옳은

**아이에게 솔직합시다!!**

소아과에 아이를 예방주사 맞히러 데려온 엄마들 대부분이 아이가 울면 그 순간을 모면하기 위해서 “주사 안 맞아”라고 무심코 말합니다. 불과 몇 분 후에 들통날 거짓말을 별다른 생각 없이 말하는 것이지요. 그런 말을 듣고 주사를 맞을 때 아이의 기분은 어떨까요. 주사가 아프다는 것보다 엄마에게 속았다는 느낌이 강하게 들면, 아이는 다음부터 엄마의 말을 신뢰하지 않을 것이며 거짓말하는 것을 배우게 될 것입니다. 아이들에게 거짓말하는 모습을 보여주지 마십시오. 아이들은 부모에게 모든 것을 배우므로 아이들의 성격은 부모가 만든다고 해도 과언이 아닙니다. 거짓말을 해도 좋다는 것을 엄마가 몸소 시범 보이면 아이들도 거짓말을 하게 되기 마련입니다. 예방접종 하러 소아과에 갈 때는 아이가 울더라도 주사를 맞는다는 것을 반드시 미리 알려주십시오. 그리고 병을 예방하기 위해서 아파도 반드시 맞아야 한다는 것도 함께 알려줘야 합니다.

YouTube
아이에게 꽃길만 걷게 하면

**소아과 의사의 한마디!!**

우리나라에는 병을 빨리 치료하는 의사가 명의라고 생각하는 사람들이 많습니다. 그러나 특이한 병을 제외하고는 대부분의 소아과 의사들이 거의 동일한 치료를 합니다. 감기나 장염을 특별하게 잘 치료하는 의사란 없습니다. 어떤 소아과 약이 잘 듣는다, 어느 색깔의 약이 잘 듣는다 하는 말들은 조금만 의학에 대해서 공부한 사람이라면 실소를 금할 수 없는 말입니다. 어느 소아과에서는 폐렴을 잘 치료하더라, 어느 소아과는 특수한 약을 써서 감기가 며칠만에 뚝 떨어지더라, 콧물 감기는 코를 뽑으면 빨리 낫는다더라 등등 의사들이 보기에는 기가 찬 의학에 대한 미신이 난무하는 것이 우리나라 의학 상식의 현주소입니다. 일반인들도 의학에 대한 상식을 공부해야 합니다.

지식과 그른 지식이 섞여 있어서 제대로 알지 못하면 잘 포장된 그른 지식에 넘어가기 쉽습니다. 여러분이 육아나 병에 대한 지식을 가장 잘 얻을 수 있는 곳은 소아과이고, 그 다음은 육아책입니다. 아기를 키울 때는 단골 소아과를 정해 아기의 질병과 성장에 대한 상담을 꾸준히 하고, 열심히 책을 읽으며 공부해야 합니다.

• **일반인들도 의학상식을 공부해야 합니다** 우리나라는 소아과에 가기가 너무나 쉽기 때문에 부모들이 마땅히 알아야 할 아기의 병에 대해 공부할 필요성을 별로 못 느낍니다. 아기가 아픈데도 돈이 없어서 소아과에 못 가는 경우는 사실 그다지 많지 않습니다. 오히려 돈보다는 시간과 교통이 더 문제가 되곤 합니다. 그러나 미국 같은 나라에서는 지역에 따라 약간의 차이가 있긴 하지만, 소아과의 경우 진찰료로만 50~100불 정도를 내야 합니다. 게다가 아무 때나 의사의 진료를 받을 수 있는 것이 아니라 반드시 예약을 해야만 진료를 받을 수 있습니다. 우리나라에서는 예약을 하면 병원에서 기다리지 않아도 된다는 것만 생각하지, 아기가 아파도 예약한 날까지 소아과 의사를 못 볼 수도 있다는 것은 상상도 못하지요. 미국의 부모들은 이렇게 병원에 가기가 힘들다 보니 병에 대한 공부를 많이 합니다. 그래서 일반인들도 의학에 대한 지식이 많습니다. 반면 우리나라 사람들은 병원에 가기가 쉬워서 그런지 무조건 병원에만 의존하려고 합니다. 병원에만 가면 병은 무조건 치료된다는 생각이 사회에 널리 퍼져 있어, 너도 나도 좋은 약, 좋은 병원, 좋은 의사를 찾아다닙니다. 병은 집에서의 치료도 중요한데 말입니다. 급기야 요즘 우리 사회에는 불로장생약 비슷한 만병통치약이 있다는 미신마저 퍼지고 있습니다. 이렇게 병에 대해 잘 모르는 탓에 감기에 걸려도 합병증이 생길 수 있다는 것을 인정하지 않으려는 사람들 또한 점점 늘고 있습니다. 아기를 키우는 엄마는 평소에 육아뿐 아니라 아기의 병에 대한 공부도 반드시 하셔야 합니다.

# 산전부터 육아는 시작됩니다

## 태교도 중요합니다

YouTube
태교란?

YouTube
이런 태교
저런 태교

아기는 엄마 뱃속에서 10개월 동안 살다가 태어납니다. 처음에는 한 개의 세포로 시작하지만 엄마 뱃속에서 온몸이 만들어지고 태어나기 전에 인간으로서의 모든 기능을 할 정도로 자라게 됩니다. 미숙하기는 하지만 눈으로 보기도 하고 귀로 듣기도 합니다. 엄마 뱃속에서 이렇게 빨리 자라는 아기들을 위해서 임신 중에는 엄마도 주의하여야 합니다.

우선 술은 아기의 두뇌에 제일 좋지 않은 영향을 주는 것으로 알려져 있기 때문에 임신이 의심되기만 해도 술은 먹지 않는 것이 중요합니다. 심지어 단 한 잔의 술을 먹어도 아기에게 영향을 미친다는 연구도 있습니다. 태교가 중요합니다. 하지만 특정한 음악을 듣는다고 아기가 더 훌륭하게 자란다고 믿는 전문가는 본 적이 없습니다. 가장 좋은 태교는 부모가 즐겁게 사는 겁니다. 감정적으로 너무 격한 것은 피하고 평온하게 그리고 즐겁게 사는 것, 그것이 가장 좋은 태교라고 생각하시면 됩니다.

**임신 중 주의할 것들!**

- 술은 피하십시오.
- 담배도 피하십시오.
- 커피 한 잔 정도는 상관없다고 하지만 가능하면 카페인도 피하는 것이 좋습니다.
- 생선회나 육회는 기생충 감염의 위험 때문에 먹으면 안됩니다.

## 산전교육 미리 받으세요

산전교육은 미리 받는 것이 좋습니다. 모유수유 교육과 신생아 돌보는 법은 미리 알아두시면 좋구요. 출산하러 산부인과에 갈 때 카시트를 반드시 가지고 가야 합니다. 신생아들은 머리를 제대로 못 가누기 때문에 산부인과에서 퇴원할 때 반드시 카시트에 태워 뒤

를 보게 고정해야 합니다.

산후 우울증이 올 수 있다는 것은 꼭 알고 있어야 합니다. 이렇게 귀여운 아기를 낳았는데 갑자기 내 인생이 끝난 것처럼 슬퍼지고 별거 아닌 남편의 한마디 말에 갑자기 서운해서 눈물이 왈칵 쏟아지기도 합니다. 산모의 반 정도는 아기를 낳으면서 호르몬의 변화 때문에 갑자기 우울해지기도 한답니다. 미리 알고 있으면 당황하지 않고 극복하기 더 쉽습니다. 가족의 따뜻한 말 한마디와 남편이 사주는 꽃 한 송이와 보살핌이 산후에 우울한 기분에서 빨리 탈출하는 데 도움이 됩니다. 산후 우울증은 엄마만의 문제가 아닙니다. 엄마가 아기의 필요와 욕구를 제대로 파악하고 아기를 보살피는 데 지장을 줄 수 있어서 아기의 두뇌발달에도 좋지 않은 영향을 미칠 수 있으므로 미리 알고 대비하는 것이 좋습니다. 대부분은 저절로 금방 극복되니 너무 걱정하지 마세요.

## 산후조리는 반드시 24시간 모자동실을 해야 합니다

아기를 낳으면 산후조리를 합니다. 산후조리할 때 미리 꼭 알아두실 것은 의학적인 특별한 이유가 없다면 첫 한 달간은 엄마와 아기가 반드시 24시간 함께 모자동실을 해야 한다는 것입니다. 잘 때 4~5시간 정도 맡기는 정도는 상관없겠지란 생각은 곤란합니다. 아기 젖 먹이라고 부르면 바로 가서 먹인다는 생각도 정말 곤란합니다. 산후조리원 가는 거 말리지 않습니다. 다만 다른 모든 것은 다른 사람에게 맡기더라도 아기는 엄마가 반드시 24시간 끼고 있으면서 아기가 먹으면 같이 먹고 아기가 자면 그 순간 스위치 끄고 엄마도 같이 잠을 자야 합니다. 엄마들 중에는 아기가 잠들면 그때부터 인터넷을 하거나 카톡을 시작하는 분들이 있는데 그럼 엄마가 쉴 시간이 없게 되어서 점점 힘들어집니다. 엄마도 쉬어야 한다

YouTube
미숙아 키우기

**'미숙아 키우기' 알아둘 것**

최근에 미숙아들이 많이 태어납니다. 시험관 아기가 많아져 쌍둥이 출산이 많아졌고 체중이 많이 미달인 아기들의 생존율이 높아졌기 때문에 미숙아 키우는 부모가 많아졌습니다. 미숙아를 키울 때는 몇 가지는 미리 알아두시면 좋습니다.

미숙아는 재태기간 37주 미만에 출생한 아기를 말합니다. 재태기간과 상관없이 2500g 미만으로 태어난 아기를 저체중 출생아라고 합니다. 미숙아들이 출생몸무게가 적은 경우가 많아서 재태기간 37주 미만이거나 출생 체중이 2500g 미만인 경우를 통칭하여 이른둥이라고 부르기도 합니다.

미숙아는 모유수유를 하는 것이 제일 좋습니다. 여러가지 병 발생을 줄일 수 있을 뿐 아니라 두뇌발달에 좋습니다. 출생몸무게가 적을수록 모유수유의 장점이 크기 때문에 모유를 먹이기 위해서 노력하는 것이 좋습니다.

미숙아 몸무게 너무 빨리 늘리지 마세요. 미숙아들은 대개 출생몸무게가 적습니다. 하루라도 빨리 다른 아기들을 따라갈 욕심에 몸무게 빨리 늘리는 것에 올인하는 부모들이 많습니다. 하지만 몸무게가 너무 빨리 늘게 되면 과식하는 습관이 들 수 있고 몸무게가 많이 적게 태어난 아기일수록 몸무게를 빨리 늘리게 되면

나중에 성인병 발생의 위험이 증가할 수 있기 때문에 주의해야 합니다. 입원이 필요 없었던 미숙아라면 6개월에서 돌 정도에 다른 아기들을 따라가면 좋고 입원이 필요했던 아기라면 더 천천히 1년에서 2년 사이에 다른 아기들을 따라가면 좋습니다.
예방접종은 교정연령이 아닌 출생한 날을 기준으로 접종합니다. 다만 B형간염의 경우 2kg 미만으로 출생한 경우 태어나서 바로 맞은 B형간염은 효과가 떨어지므로 이 점은 소아청소년과 의사와 상의를 하여야 합니다. 특히 미숙아들은 질병에 걸리면 심각하게 앓는 경우가 있으므로 다른 아기들보다 더 열심히 접종해야 하고 아기에게 병을 옮길 수 있는 가족들 역시 독감이나 백일해나 홍역 같은 접종을 철저하게 해두어야 합니다.
미숙아는 빨리 태어난 만큼 세상에 적응하는 시기가 늦어집니다. 수면교육을 시작하는 시기도 일찍 태어난 주수만큼 늦게 시작해야 하는 경우도 있습니다. 이유식은 만 6개월에 시작하는데 입원할 정도가 아니었던 미숙아라면 다른 아가들과 같이 시작할 수 있는 경우가 많습니다. 입원이 필요했던 많이 빨리 태어난 미숙아는 아기의 발달 상태에 맞춰서 이유식을 늦춰야 하는 경우도 있기 때문에 아기를 계속 봐주는 소아청소년과 의사와 이유식 시작 시기를 상의해야 합니다.
미숙아이기 때문에 문제가 생기는 경우도 있습니다. 미숙아 망막증이 있으면 안과검진을 계속 받아야 하고 철분제와 종합비타민제를 처방받은 경우는 잘 챙겨 먹여야 한다는 것 알아두셔야 합니다.

구요? 물론 엄마가 힘든 거 저도 압니다. 하지만 아기는 엄마보다 몇 배나 더 힘들답니다. 엄마 뱃속에서 완벽하게 보호된 상태로 10달을 살다가 갑자기 이 세상에 던져진 아기에게 엄마 품이 아닌 신생아실에 있게 될 몇 시간은 정말 황당하게 느껴질 겁니다. 부모는 아기를 출산한 후 자기 자신의 아기가 원하는 것을 보고 느끼고 이해할 수 있는 선천적인 능력을 가지고 있습니다. 그래서 많은 육아책이 부모 자신 스스로를 믿으라고 말하는 것입니다. 처음부터 24시간 엄마가 아기를 보고 본능에 따라서 반응하면 그게 바른 길입니다. 그런데 하루에 불과 몇 시간이라도 신생아실에 맡기게 되면 아기와 부모의 이 중요한 상호관계와 신뢰관계가 제대로 작동하지 않을 수도 있습니다.

## 산후조리는 정상모드가 아닌 육아모드로 변신 기간

산후조리하는 2주간은 엄마의 회복을 위해서 쉬는 시간으로 생각하시는 분도 있으신데 이제는 좀 다른 면도 고려해야 합니다. 산후조리하는 2주는 엄마가 출산으로부터 정상으로 돌아오는 시간이 아닌 출산 후 아기 키우는 모드로 바뀌는 시간입니다. 아기가 태어났어도 엄마가 아기 키우는 데 적응하기 위해서는 24시간 아기랑 붙어 있어야 합니다. 이렇게 붙어 있으면 엄마도 서서히 적응되어서 2~3주가 지나면 아기 키우기가 편해집니다. 전세계 수많은 보통 엄마들이 아주 특별한 문제가 없는 한, 아이를 몇 명씩 키울 수 있는 것도 바로 출산 후 엄마가 아기와 24시간 같이 2~3주 지내면서 아기 키우는 모드로 바뀌기 때문입니다. 산후조리 기간 동안 누워만 있지 말고 아기와 24시간 모자동실 하면서 엄마가 직접 돌보십시오. 안아주고 젖먹이고 기저귀 갈아주고 목욕시키고 옷 갈아입히다 보면 엄마의 몸도 회복되면서 아기 키우는 데 적합해집니

YouTube
산후조리원에서 결핵 감염

YouTube
스스로 울음 그치는 아기



다. 2주간 신생아실에 하루에 몇 시간 맡기면 2주간은 편하겠지만 2주 후 엄마 혼자서 아기를 돌봐야 하는 그 순간부터는 황당한 일이 벌어질 수도 있습니다.

## 아기도 산후조리 동안 적응하게 됩니다

부모와 24시간 같이 있으면서 아기에게 적절하게 반응하는 것은 아이들이 제대로 된 반응을 유발하도록 배우고 적응하게 하는 데도 중요합니다. 하루에 불과 몇 시간이라도 한 명이 여러 아기들을 돌보는 신생아실에 아기를 맡기게 되면 제대로 된 반응을 하기 힘들다는 문제가 생깁니다. 아기들은 자신의 욕구를 요구하는 능력을 타고납니다. 타고난 욕구를 표시할 때 엄마가 옆에서 바로 반응을 하면 그 욕구 표시가 강해집니다. 우선 배고픔을 표시하는 것 하나를 예로 들어봅시다. 아기들은 배고프면 먹으려고 하고 그때 바로 수유를 하면 아기는 배고플 때마다 먹으려는 표시를 점점 더 강하게 합니다. 그런데 먹으려고 표시할 때 주지 않고 울 때 주면 다음부터는 먹으려 하지 않고 배고프면 바로 울어서 먹을 것을 달라고 하기 쉽습니다. 그게 2주 정도 지속되면 나중에 아기를 인계받은 초보엄마는 아기가 배고픈 것을 어떻게 알 수 있을까 고민에 빠지게 됩니다. 아기가 우는데 이게 배고파서 우는 건지 힘들어서 우는 건지 구분하기 힘들어지게 됩니다. 배고픈 것을 아는 것이 제일 쉬운데 이 쉬운 것을 알기 힘들다면 아기의 다른 감정을 제대로 알기란 정말 어렵습니다. 아기를 제대로 알기 위해서라도 산후조리하는 동안은 엄마가 24시간 아기를 끼고 사는 것이 중요합니다.

# 아이와 육아 방식

**• 아이들은 무한한 잠재력을 가지고 태어납니다** 갓 태어난 아기는 아무것도 할 수 없는 것처럼 보이지만 불과 1년도 되지 않아서 "엄마, 아빠"라고 말도 하기 시작하고 걸어다닐 수도 있습니다. 하지만 이 무한한 잠재력을 가진 아이들도 발달의 과정인 성장기에 부모의 적절한 보살핌을 받으면서 그 잠재력을 제대로 발휘할 기회를 얻게 됩니다.

**• 더 잘 키우기는 쉽지 않습니다** 많은 부모들이 아이들은 육아 방식에 따라서 많이 달라진다고 생각합니다. 하지만 아무리 잘하려고 노력해도 남들보다 더 잘 키우는 것은 어렵습니다. 실제로 아이의 성격 같은 경우도 육아 방식에 따른 차이가 그리 크지 않습니다. 보통의 부모가 보통의 정성으로 아이를 키우면 그렇게 큰 차이 없이 잘 자라는 것도 아기들에게는 놀라운 적응 능력이 있기 때문입니다.

**• 나쁜 환경의 영향은 클 수도 있습니다** 육아는 좋은 환경보다는 나쁜 환경의 영향을 더 많이 받습니다. 특히 결핍된 환경이나 가혹한 환경은 아이들에게 정상적으로 다른 아이들처럼 자랄 수 있는 기회 자체를 빼앗을 수 있습니다. 그건 사람과의 일반적인 관계와도 마찬가지입니다. 하루 종일 친하게 지내다가도 말 한마디 잘못하면 싸우고 사이가 나빠질 수 있으니까요. 집안 문제처럼 보이는, 아이를 학대하거나 가혹한 행위를 하는 것에 대해서 국가가 나서서 금지하는 것도 바로 이런 이유입니다.

**• 아이에 맞게 키우는 것이 중요합니다** 아이 잘 키우려고 너무 오바하지는 마십시오. 아이는 나무처럼 자랍니다. 나무 옆에서 하루종일 붙어 있다고 더 잘 자라는 것도 아니고, 나무가 자라는 것을 일일이 다 통제하려고 해봐도 소용이 없습니다. 지나친 관심은 도리

**아이를 사랑하세요!!**

아이들은 사랑을 먹고 자란답니다. 부모의 사랑을 받고 자란 아이는 더 사랑스럽게 자랍니다. 그리고 사랑받고 자란 아이들은 부모의 사랑을 잃지 않기 위해서라도 부모의 말을 더 잘 듣습니다. 어릴 때부터 사랑한다고 말을 많이 해주고 많이 안아주세요. 아이들에게는 표현하지 않은 사랑은 사랑으로 다가가지 않습니다. 내 속마음을 몰라준다고 서운해하지 마십시오. 원래 아이들은 부모의 속마음을 제대로 알 정도로 두뇌가 발달해 있지 않습니다. 그리고 사랑을 알더라도 그 소중한 사랑을 잃지 않을까 항상 두려워하는 본능이 있기 때문에 수시로 확인하기를 원합니다. 엄마 나 사랑해? 얼마나 사랑해? 아이들의 이런 의문을 해소해 주기 위해서 속 시원하게 사랑한다고 털어놓으시면 됩니다. 말로 하는 사랑, 행동으로 보여주는 사랑, 보여주고 또 보여주는 사랑을 받고 자란 아이들이 부모의 사랑을 확신하고, 이 확고한 부모의 사랑을 바탕으로 안정되게 자라고 자존감 높은 아이로 자라게 됩니다. 아이가 사랑을 확신할 때 부모의 야단도 제대로 먹힌다는 것 잊지 마십시오.

YouTube
아이의 시행착오 겁내지 마세요

어 아이를 이상하게 자라게 만들 수도 있습니다. 곽타타가 나무 기르듯이 아이의 본성을 잘 파악해서 아이 스스로의 길을 갈 수 있게 기르는 것이 중요합니다.

• **일관성 있는 양육 방침이 중요** 아이를 키울 때 엄마 아빠는 아이 양육에 대해서 이미 의견 통일을 해야 합니다. 엄마가 안된다는 것을 아빠가 되게 해주면 아이들은 엄마 아빠 사이에서 줄타기를 할 것입니다. 엄마가 안된다는 것은 아빠도 할머니도 다 안되어야 합니다. 아이 양육에 의견을 미리 통일하는 것이 엄격함만을 의미하는 것은 아닙니다. 어느 정도의 관용을 허용할 것인지 역시 부모가 미리 상의를 해두는 것이 좋습니다. 특히 수면 습관과 버릇 들이기에 관한 것은 일관성 있는 태도가 중요합니다.

# 애착 형성이 중요합니다

## 애착은 어떻게 만들어지는가

YouTube
정말 중요한 애착 형성!

YouTube
제대로 된 애착 만들기

• **애착이란** 아기는 태어나서 혼자서는 살아갈 수 없습니다. 아무것도 제대로 할 수 없는 어린 시절에는 자신을 돌봐주는 사람에 의지해 살아가게 됩니다. 그러기 위해 아기는 자신을 돌보는 사람에게 본능적이고 무조건적으로 따르고 사랑하는 강한 정서적 유대감을 느끼게 됩니다. 이것을 애착이라고 합니다.

• **바른 애착 만들기** 애착은 아기가 부모의 보살핌을 받기 위해서 만들어지는 것입니다. 부모가 어릴 때부터 아기의 기본적인 필요와 욕구를 제대로 충족시켜주면 안정되고 바람직한 애착이 형성됩니다. 그러기 위해서는 배고프면 먹이고 졸리면 재우고 끙해서 불편하면 바로 갈아주는 등 육체적인 필요의 충족이 중요합니다. 뿐

만 아니라 24시간 항상 옆에 있으면서 따스함을 느끼게 해주고 아이가 보내는 자그마한 사인에도 일일이 반응하고 놀아주고 힘들어하면 안아주고 보살펴주는 등 정신적인 욕구의 충족 역시 정말 중요합니다. 부모는 아기를 돌봐주고 아기는 이런 보살핌을 통해서 부모와 애착이란 것을 만들게 되고 이런 애착을 통해서 세상이 살만한 곳이란 것을 깨닫게 됩니다.

• **애착은 인생 전반에 영향을 미칩니다** 어릴 때 부모와 아기가 서로 간에 제대로 된 강한 애착을 형성하는 것은 아이의 안정된 정서 발달과 사회성 발달에 정말 중요한 역할을 합니다. 그리고 나중에 사회에 나가서 다른 사람과의 관계 형성에도 중요한 역할을 하기 때문에 바른 애착의 형성에 특히 신경을 써야 합니다.

## 다양한 애착이 있습니다

• **부모의 애착도 중요합니다** 애착은 아기들에게만 생기는 것이 아니고 부모에게도 생깁니다. 하지만 부모의 아이에 대한 제대로 된 애착은 아이를 낳기만 하면 저절로 생기는 것은 아닙니다. 어릴 때부터 아기를 돌보고 사랑하면서 많은 시간을 함께 보내면 아기에 대한 바르고 강한 애착이 만들어지게 됩니다.

• **애착은 한 명하고만 생기는 것은 아닙니다** 어린 아기 때도 엄마와 아빠가 많은 시간을 아기와 보내면 엄마뿐 아니라 아빠와도 애착이 생겨서 여러 사람과의 인간관계가 더 쉬워질 수 있습니다.

• **애착은 돌봐주는 누구와도 생깁니다** 어린 아기들이 자기를 돌봐주는 사람에게 애착을 느끼는 것은 당연한 일입니다. 아직 엄마를 구분하지 못하는 시기의 아기들에게는 자기를 매일매일 돌봐주는 바로 그 사람이 바로 자기가 애착을 느끼는 대상이란 것입니다. 간혹 맞벌이하는 부모들 중에는 아기가 부모보다 돌봐주는 아줌마만 더

**5남매 키운다고 생각하세요!!**

최근에 애착육아가 유행하면서 아이가 원하는 모든 것을 다 들어줘야만 한다고 생각하시는 부모도 있습니다. 그럼 예전에 5남매를 키울 때도 지금처럼 애착육아를 할 수 있었을까요? 심지어는 애착육아를 한다고 엄마 아빠가 아이에게만 매달리고 부부간에 대화조차 별로 없는 집도 있습니다. 그래서는 아이가 제대로 된 애착을 얻기가 힘듭니다. 밥하고 빨래하고 설거지하고 온갖 집안일을 다 하던 예전의 주부는 지금처럼 아이에게 매달릴 수도 없었답니다. 그래도 아이들은 잘 자랐습니다. 물론 아이에 대한 사랑과 애착이 정말 중요합니다. 하지만 아이에게만 올인하지는 마십시오. 저는 육아 상담을 할 때 엄마에게 5남매 키운다고 생각하라고 이야기합니다. 그중 아이에게 2남매 몫의 사랑과 관심을 투자하고 나머지 3남매 몫으로 엄마 아빠가 행복하게 사는 모습을 보여주는 것이 정말 아이를 행복하게 키우는 겁니다.

YouTube

마음읽기 할까요 말까요?

좋아한다고 샘을 내는 분도 있습니다. 너무 속상해하지 마십시오. 어린 아기들은 어릴 때는 돌봐주는 사람을 더 좋아하지만 어느날 엄마를 더 좋아하게 된답니다. 도리어 어린 아기일 때 자기를 하루 종일 봐주는 아줌마보다 저녁에 돌아오는 엄마를 더 좋아한다면 이것이 더 문제입니다. 이런 경우는 엄마의 위대한 승리라기보다는 아기와 아줌마 사이에 애착 형성이 제대로 이루어지지 않는 무슨 문제가 있지 않은가 확인할 필요가 있다는 의미가 됩니다.

## 애착이 전부는 아닙니다

최근에 애착에 관심이 많아지면서 아이가 원하는 모든 것을 다 들어주는 것이 제일 좋은 육아인 것처럼 생각하는 부모도 있는데 이것은 곤란합니다. 사랑과 과잉보호는 다릅니다. 그럼 예전에 7남매 8남매 키우면서 요즈음 엄마들처럼 아기에게 올인하지 못하던 그 시절에 아기들에게 애착이 부족해서 큰 문제가 생겼나요. 그것은 아닙니다. 사랑만으로 아이를 키우게 되면 아이는 버릇이 없어지고 부모 고마운 줄도 모르게 됩니다.

애착! 정말 중요합니다. 하지만 애착만이 아기에게 중요한 것이 아닙니다. 중학교에서 배워야 할 과목이 많습니다. 국어, 수학, 영어, 과학, 역사 등등. 그런데 애착만 강조하여 아기를 키운다는 것은 그중에 한 과목만 중요하다고 그것만 열심히 하고 다른 과목을 배우지 않는 것이나 마찬가지가 될 것입니다. 제대로 된 애착은 아기가 인생을 살아가는 데 부모를 신뢰하고 이웃을 신뢰하고 사회를 신뢰하고 남을 믿고 자신을 발달시키는 데 정말 필요한 것입니다. 하지만 인생의 다른 부분과 조화를 이룬 애착이 정말 제대로 된 애착입니다. 그리고 가정에서 아기에 대한 무한정의 애착이 아닌 절제가 동반된 사랑이야말로 제대로 된 애착인 것입니다.

**좌절도 중요합니다!!**

애착이 문제가 되는 아이들이 많습니다. 그래서 애착을 중요하게 강조하는 전문가들이 많습니다. 쉽게 말하자면, 자동차 고치는 사람이 고장 잘 나는 부분에 특히 신경을 쓰는 것은 당연할 겁니다. 그런데 부모는 자동차를 고치는 사람이라기보다는 자동차를 만드는 사람이라고 보시면 됩니다. 자동차 만드는 사람이 고장 잘 나는 부분만 잘 만들면 됩니까? 아니면 고장이 전혀 나지 않는 부분도 다 잘 만드는 것이 중요합니까? 아이들에게 애착은 매우 중요합니다. 하지만 인생이란 것이 애착만으로 잘 살 수 있는 것이 아닙니다. 사랑만큼 중요한 것이 절제이고, 성취만큼 중요한 것이 좌절입니다. 이 모든 것을 어릴 때부터 제대로 배운 아이가 인생을 제대로 살 수 있는 겁니다. 부모님들도 어릴 때 자신의 부모들에게 무리한 것을 원했을 때 부모가 "아, 시끄러 안 돼" 이렇게 이야기하는 것을 많이 들었을 겁니다. 그런 소리 들었다고 누가 좌절했나요? 그런데 요즈음 아이들은 부모가 안 된다는 소리 한마디만 해도 뒤집어 집니다. 거절을 당해본 적이 없으니 조그마한 거절도 견딜 수 없는 것이 당연할 것입니다. 사랑과 절제, 성취와 좌절. 이 모든 것이 인생이고 인생을 있는 그대로 어릴 때부터 가르치는 것이 바로 제대로 된 육아인 것입니다.

YouTube
과잉보호 주의!

YouTube
아낌없이 주고 사랑이 넘치게?

# 아이의 발달에 대해 알아봅시다

태어난 직후의 아기들은 스스로 할 줄 아는 것이 별로 없습니다. 이런 아이들이 태어나고 1년이 지나면 걷고, "엄마 아빠"를 할 수 있습니다. 두 돌이 되면 엄마의 품을 벗어나려고 발버둥을 칠 정도로 발달하게 됩니다. 세 살, 다시 말하면 만 두 살까지 아이들은 평생을 좌우할 만큼 많은 발달을 하게 됩니다. 두 돌까지는 단순하게 뭘 할 수 있다는 것도 중요하지만, 더 중요한 것은 이 시기에 앞으로 무엇을 할 수 있게 하는 기본적인 토대를 만드는 것입니다. 따라서 이 시기에 아이를 제대로 키우는 것은 정말 중요합니다. 건강, 두뇌 발달, 정서 발달, 언어 발달, 사회성 발달 등등. 이 시기에 아이가 경험하고 얻은 이 모든 것들을 기반으로 인생을 살아간다고 봐도 무방할 정도입니다.



## 제대로 된 발달을 하려면

발달은 한 단계 한 단계 진행되는데 각 단계별로 아이에게 필요한 기회를 주어서 스스로 경험을 하게 해주면 그 단계를 성취하고 다음 발달 단계로 올라가게 됩니다.

아이가 잘 자라게 하기 위해서 정말 필요한 것은 발달의 각 단계에서 아이가 관심을 보이고 하고자 하는 것에 대해서 충분한 경험과 연습을 하게 해서 그 단계를 제대로 마스터하게 해주는 것입니다. 그럼 그 다음 단계의 발달 단계에서 아이는 그 전 발달 단계에서 경험하고 터득한 것을 바탕으로 다음 단계를 더 쉽게 그리고 더 효율적으로 더 충실하게 터득하게 됩니다. 이때 부모가 아기에게 어떤 것을 가르쳐줘야 하나 고민할 필요가 없습니다. 가르칠 수 있는 것도 아닙니다. 다만 부모는 아기의 발달에 맞게 관심을 보이고, 제대로 된 반응을 하고, 언어 노출을 늘리고, 다른 사람들 만나는 것을 보여주고, 아기가 다른 사람들과 놀 기회를 줘야 합니다.

YouTube
스스로 배우는 두뇌, 중요합니다

YouTube
디지털 문해력 꼭 챙기세요

YouTube
미래의 인재로 키우기

YouTube
비워둬야 채울 수 있습니다

**원더윅스, 함부로 따라하지 마세요!**

요즈음 아이 키우는 부모들은 원더윅스란 것을 대충 알고 있습니다. 그게 정말 최신식 최고의 육아법이라고 생각하는 부모도 있습니다. 밑줄 좍좍 그어가면서 공부하는 부모도 있구요. 그리고 원더윅스의 그 시기가 되었는데도 원더윅스가 오지 않는다고 우리 아이가 정신적으로 문제가 있는 것은 아닌가 고민하는 부모도 있습니다. 원더윅스란 생후 20개월까지 아기들이 자라면서 격게 되는 예측가능한 10차례의 소위 말하는 정신적인 도약기에 대한 이야기인데, 아이를 키우는 초보엄마들이 알아서 좋을 것이 별로 없는 육아법이라고 저는 생각합니다. 원더윅스에 대해서는 아래 붙여드린 유튜브 동영상을 참조하시기 바랍니다.

▶ YouTube

원더윅스
함부로
따라하지 마세요!

그렇게 시간이 지나면 아이는 저절로 다음 발달 단계로 넘어가게 됩니다. 어른들의 관심을 받고 제대로 된 경험을 하면서 스스로의 힘으로 발달 단계에 맞는 능력을 제대로 수행하게 되는 아이들은 인생을 스스로 살아갈 능력을 키우게 되고 자기 스스로 할 수 있다는 자존감도 키우게 됩니다. 만일 발달의 단계에서 아이가 스스로 터득해야 할 과제를 해결할 기회가 주어지지 않는다면 그 기술을 능숙하게 익히지 못하게 됩니다. 물론 그 다음 발달 단계의 시기가 오면 아이는 다음 발달에 해당하는 과제를 해결할 수는 있습니다. 하지만 그 다음 발달 과제를 해결하는 데 능숙하지 못할 수도 있습니다. 쉽게 이야기하면 통과는 하는데 100점으로 통과하는 것과 70점으로 통과하는 그 차이는 생길 수 있다는 이야기입니다.

## 발달을 빠르게 할 수는 없습니다

많은 부모들이 아이의 발달을 빠르게 하려면 어떻게 하면 좋은가 물어봅니다. 애석하게도 아이들의 발달을 빠르게 할 방법은 없습니다. 그리고 다행스럽게도 아이들의 발달을 빠르게 할 이유도 없습니다. 아이들의 발달은 자기만의 타고난 생물학적 리듬에 따라서 진행되는데 어떤 아이들은 빠르게 어떤 아이들은 조금 느리게 발달합니다. 그렇지만 크게 보면 조금 빨랐던 아이나 조금 느렸던 아이나 결국 마찬가지로 자라게 됩니다. 종종걸음으로 가는 것이나 움츠렸다가 크게크게 가는 것은 마찬가지라는 말입니다. 중요한 것은 발달을 빠르게 하는 것이 아니고 그 발달 단계를 풍요롭게 경험하는 것입니다.

## 제대로 된 경험이 발달에 제일 중요합니다

아이에게 기회를 주고 경험하게 해준다는 것은 매우 중요한 이야기입니다. 아이들은 태어날 때 정말 아무것도 모르고 태어납니다. 하지만 1년 만에 "엄마, 아빠"를 하고 다른 사람들처럼 인간이 되어갑니다. 그게 다 보고 듣고 배운 것들입니다. 어느날 "엄마, 아빠"란 말을 해서 부모들을 기쁘게 만들기까지 아기들은 어른들이 하는 수많은 말들을 들으면서 두뇌의 언어 중추가 발달하고 말을 배우게 되는 것입니다. 친구 사귀는 것 역시 부모가 다른 사람을 대하는 것을 보고 배우게 됩니다. 아기들은 따라하기 대장입니다. 보는 모든 것을 온몸으로 받아들여서 모방합니다. 하지만 아이들의 모방은 단순하게 따라하는 것을 넘어서 자신의 것을 창조하는 것입니다. 언어를 듣고 말만 배우는 것이 아니고 언어 중추가 발달해서 사고력이 생기게 됩니다. 사람을 대하는 것을 보고 친구와 단순하게 노는 것만 배우는 것이 아니고 다른 사람의 마음을 읽는 법을 배우고 다른 사람들과 공감하는 것도 배우게 됩니다. 어릴 때 이런 기회를 충분히 가져야 아이들은 제대로 발달을 하게 됩니다. 다시 말해서 아이들에게 제일 중요한 것은 어릴 때부터 아이 주위에서 어른들끼리 대화를 많이 하고, 아이와 언어로 소통하고, 어른들이 다른 사람을 만나는 것을 많이 보여주고, 다른 아이들과 어울릴 기회를 주는 것입니다.

YouTube: 일상육아의 장단점
YouTube: 고비용 저효율 육아
YouTube: 설명육아, 함부로 하지 마세요
YouTube: 솔루션 육아! 함부로 하면 곤란합니다
YouTube: 미니멀 육아! 마음비우기부터
YouTube: 집 밖에서의 훈육
YouTube: 명절 고향 갈 때 주의할 점
YouTube: 확실한 것만 할 순 없습니다
YouTube: 감각놀이, 꼭 필요할까요?
YouTube: 감정코칭 하시려구요?
YouTube: 대안제시 꼭 해야 할까요?
YouTube: 보여주면 곤란한 19금 육아
YouTube: 좋다는 육아법 주의하세요

# 언어 발달에 대해 알아봅시다



YouTube
언어 발달과
두뇌 발달!

YouTube
독박육아
언어 발달

YouTube
공부 잘하는 두뇌
화용언어 발달

YouTube
언어 발달 위한
대화법!

YouTube
문해력 높이는
확실한 방법

## 모국어 교육은 정말 중요합니다

인간과 동물을 구분하는 가장 중요한 차이는 바로 언어입니다. 언어를 이용해서 사람들은 서로 대화를 하고 생각을 하고 공부도 하게 됩니다. 언어는 단순하게 말하는 것을 넘어서 고차원적인 사고를 하기 위한 기본이기 때문에 어릴 때 제대로 된 언어를 발달시키는 것은 그 무엇보다도 중요합니다. 쉽게 말해서 언어를 제대로 발달시키지 않은 아이들은 나중에 아무리 열심히 수업을 들어도 제대로 이해하기 힘들고 아무리 열심히 공부해도 성적이 잘 나오지 않을 수도 있다는 이야기입니다.

## 언어 습득은 어떤 과정을 거쳐서 이루어지나

• **말은 저절로 배웁니다** 예전에 아이들에게 말을 가르친 부모는 없었습니다. 하지만 아이들은 시간이 지나면 "엄마, 아빠" 하면서 말을 하게 됩니다. 말을 가르친 적은 없지만 아이들은 엄마 아빠나 가족이 하는 말을 듣고 저절로 말을 배웁니다.

• **아기 옆에서 말을 많이 하십시오** 그게 제일 중요합니다. 아기들이 뭘 알까 생각하는 분도 있겠지만 놀랍게도 신생아 때부터 아니 엄마 뱃속에 있을 때부터 아기는 엄마 아빠의 말을 들을 수 있습니다. 아기의 언어 발달을 위해서는 신생아 때부터 아기 옆에서 어른들이 많은 대화를 해야 합니다. 적어도 일주일에 41시간 이상, 다시 말하면 하루에 5~6시간 정도의 언어에 노출되면 아기는 말을

제대로 배우게 됩니다. 누가 특별히 말을 가르치지 않아도 아기들은 일상의 대화를 들으면서 머릿속에 언어가 쌓이고 두뇌의 언어중추가 발달하고 언어가 머릿속에서 만들어지게 됩니다. 만들어지는 언어가 아기의 입에서 "엄마"와 "아빠"라는 말로 소리가 되어 나오는 것은 돌은 되어야 합니다.

**• 다양한 대화라면 더 좋습니다** 그럼 누구나 말은 똑같이 하느냐 그것은 아닙니다. 어릴 때 많은 대화를 들을수록 그리고 다양한 대화를 들을수록 아기들은 말을 더 잘 할 수 있고 두뇌의 언어영역이 더 잘 발달해서 머리가 더 좋아집니다. 언어가 발달하는 것은 거의 본능적이라고 할 만하지만 언어가 얼마나 잘 발달하는가는 경험에 크게 좌우됩니다. 자극과 반응과 상호작용이 중요하다고 말하는 사람도 있지만 모국어 발달에서 제일 중요한 것은 다양한 사람들의 다양한 상황에서 다양한 주제로 대화하는 것을 듣는 언어적 경험입니다. 특히 언어적인 능력을 더 잘 발달시키는 것은 참 힘들지만 언어에 대한 노출이 현저하게 부족해지면 타고난 언어 능력을 제대로 발휘하지 못해서 언어 능력이 떨어지게 되고 큰 차이가 날 수 있습니다.

## 언어교육, 이거 정말정말 중요합니다

**• 어른들의 대화를 듣는 것이 제일 중요합니다** 최근에는 엄마 혼자 낮에 아기를 보고 아빠가 늦게 퇴근하는 경우가 많습니다. 그럼 아기는 어른들이 말하는 것을 듣는 시간이 절대적으로 부족하게 되어서 우리나라에 살면서도 우리말을 제대로 배우지 못하는 황당한 일이 너무나 많이 생기고 있습니다. 엄마가 아기에게 말을 많이 들려주면 어느 정도는 언어 발달에 도움이 되기도 합니다. 하지만 엄마가 아기에게 하는 말은 어른들 간의 대화와 달리 단어의 폭이 좁

YouTube 함께하는 육아 중요합니다

YouTube AI, 챗GPT 시대 아이 키우기

YouTube 아이 공부! 과거보다 미래를

YouTube 선행교육의 위험성!

YouTube 말 잘 하는 아이로 키우기

YouTube 기초학습능력 중요한 기초

YouTube 말이 빠르면 더 똑똑?

YouTube 챗GPT와 언어 발달

YouTube 외국 사는 아이 언어 발달

YouTube 서로 다른 언어 사용하는 부부

고 문장의 연결이 제대로 되지 않고 대답이 없는 일방적인 이야기를 주로 하게 됩니다. 이런 언어는 어른들끼리 하는 대화와는 질적인 면에서 큰 차이가 나게 됩니다. 아이가 제대로 된 언어를 배우고 두뇌의 언어영역이 제대로 발달해서 언어를 통한 사고력을 제대로 익히기 위해서는 어릴 때 다양하고 복잡한 말을 많이 듣는 것이 정말 중요합니다. 다시 말하면 아기 옆에서 어른들이 떠드는 소리를 듣고 어느날 갑자기 “엄마” 하는 식으로 저절로 말을 배우는 것이 제일 좋다는 이야기입니다. 물론 어른들이 아기 옆에서 충분히 대화를 하면서 신생아 시절부터 엄마가 아기의 주변에서 벌어지는 모든 일들에게 대해서 말로서 설명하고 아기의 옹알이나 비언어적인 표현에 대해서도 즉각적으로 반응을 해주는 것도 언어 발달에 중요합니다. 하지만 언어 발달에 관한 한 제일 중요한 것은 아기 옆에서 어른들이 대화를 하는 것입니다.

**• 아이와 이야기를 할 때는 아이의 수준에 맞추어서 이야기를 해주는 것이 좋습니다** 아이들은 말하는 수준보다 이해하는 수준이 더 높기 때문에 아이의 말하는 수준이 아닌 아이가 말을 이해하는 수준에 맞추는 것이 중요합니다. 하지만 이해 수준보다 더 높은 말은 하지 않으려고 노력할 필요는 없습니다. 아이들은 부모의 말을 다 이해하지 못하더라도 이해할 수 있는 말들의 조각으로 전체 그림을 그리는 조각 맞추기의 천재랍니다.

**• 라디오를 틀어주는 것으로 대체가 될까요?** 영어 라디오 아무리 열심히 들어도 영어는 배울 수 없죠. 말은 오로지 사람들의 직접 대화를 듣는 것만으로 배울 수 있습니다. 말을 듣고 눈으로 제스처와 입술 모양 같은 바디랭귀지를 느끼고 상대편의 반응을 느끼는 등, 이 모든 것을 종합해서 말을 배우게 됩니다. 물론 언어 노출이 충분한 아이라면 라디오가 정확한 발음을 익히는 데 도움이 될 수 있습니다. 하지만 엄마와 둘이 살면서 듣는 대화도 적은데 말을 가르치려고 라디오 틀어두는 것은 도리어 손해일 수도 있답니다.

**아이에게 존댓말 하지 마세요!!**

말이란 사회적인 의미가 있습니다. 존댓말은 사회적인 위치가 낮은 사람이 사회적인 위치가 높은 사람에게 사용하는 것이 원칙입니다. 아이들은 언어를 배울 때 이 사회적인 의미도 같이 배우게 됩니다. 아이는 어른들이 자기보다 지위가 높은 사람에게 존댓말을 사용하는 것을 보면서 존댓말을 배우게 됩니다. 이게 사회적인 언어를 가르치는 방법입니다. 그리고 사회적인 지위가 높은 사람이 사회적인 지위가 낮은 사람에게 존댓말을 사용하는 경우는 서로가 잘 모르거나 친하지 않은 관계일 때입니다. 부모는 아이와 가장 친한 사이므로 부모가 아이에게 존댓말을 가르치기 위해서 존댓말을 사용하는 것은 정말 사회적이지 않은 언어교육입니다. 존댓말 사용은 상황에 맞는 언어를 사용하는 법을 가르치는 것이고 아이들은 일상의 생활 속에서 이것을 저절로 터득할 능력이 있습니다. 아이를 믿으십시오. 그리고 잘못하면 아이들이 부모보다도 더 지위가 높다고 잘못 생각할 위험도 있답니다.

YouTube

아이에게 존댓말 하지 마세요

## 언어 발달을 도와주는 소소한 Tip

아기 옆에서 어른들끼리의 대화를 많이 들려주는 것이 제일 중요하다는 것은 잊지 마십시오. 그리고 좀더 도와주기를 원한다면 다음의 글을 읽어보고 참고하십시오.

**신생아 시기에는** 아무 말도 못하고 옹알이만 하던 아기들이 몇 개월이 지나기도 전에 옹알이로 자신을 표현하고 점차 말을 닮아가는 옹알이로 자신의 의사를 표현하게 됩니다. 이 시기에는 아기의 옹알이를 말처럼 받아들여서 아기에게 반응하는 것이 좋습니다. 그리고 아기 주위에서 벌어지는 가능하면 많은 것을 말로 설명해주고 물건들의 이름을 불러주는 것이 좋습니다. 돌이 되면 "엄마, 아빠"를 하고, 서서히 아이들은 어휘를 늘려갑니다. 이 시기에 아이들은 머릿속에는 수많은 생각들이 떠오르지만 그것을 한 마디 단어로서 표현하게 됩니다. "빠방"이라는 한 마디 말을 한 아기는 그 말 속에 자동차란 의미뿐 아니라 말로 표현하지 못한 수많은 의미를 같이 말하고 있는 것입니다. "빠방"이란 말을 들으면 엄마가 "자동차네. 자동차 빨리 가네. 와 자동차 빠르다. 아빠도 아침에 자동차 타고 직장에 가셨지. 우리도 타볼까?" 이런 식으로 말을 받아주어 아기가 하고 싶었지만 말을 만들어서 표현하지 못했던 것을 대신 표현해주는 것이 아기의 표현언어 구현에 매우 중요합니다. 한두 단어씩 천천히 말하는 것이 늘어나던 아기는 1년 6개월이 되면 50개의 단어를 말할 수 있게 되고 두 단어를 연결할 수 있습니다. 이 시기부터 아이들은 말하는 어휘가 갑자기 늘어나는 어휘 폭발기에 들어가게 됩니다. 하루가 다르게 새로운 말을 하는 아이들에게 다양한 말을 가르치기 위해서는 그림책도 읽어주고 가족들끼리 식사할 때도 많은 말을 나누는 것이 좋습니다.

**인사도 잘해야지요!!**
"안녕하세요", "감사합니다", "미안합니다", 이런 인사말들은 아이가 어른에게뿐 아니라 친한 친구들 사이에서도 나눌 수 있도록 습관을 들여야 합니다. 부모가 다른 사람에게 인사를 잘해야 아이도 따라서 인사 잘하는 예의 바른 어린이가 됩니다. 인사를 잘 하는 아이들은 더 예뻐 보입니다.

YouTube
스몰토크!
소소한 대화

## 말이 빠른 아이, 말이 늦는 아이

**• 말, 좀 늦을 수도 있습니다** 말을 빨리 한다는 것은 분명 아이에게 이점이 있습니다. 하지만 말을 늦게 하는 아이들도 특별한 문제가 없다면 다른 아이들을 따라갈 수 있으므로 대부분의 경우는 큰 차이가 없습니다. 그리고 말이 늦는 아이들도 말하는 것만 늦는 경우가 많아서 아이가 말을 알아듣는 것에는 별문제가 없는 경우가 대부분입니다. 아이들이 말을 잘 하게 되려면 언어 발달뿐 아니라 언어를 말할 수 있는 발음에 관련된 근육과 이를 조절하는 신경 계통이 동시에 제대로 성숙되어야 합니다. 간혹은 성격상 소극적인 아이들도 특별한 다른 문제가 없이 말이 늦기도 합니다. 이런 아이들은 말의 시작은 늦어도 일단 말문이 터지면 다른 아이들을 비교적 빠른 시간에 따라갈 수 있습니다.

**• 언어 노출 부족은 아주 심각한 문제입니다** 아이들마다 말을 시작하는 시기는 다르기 때문에 말이 늦을 수도 있습니다. 그리고 능숙하게 말하는 시기 또한 다릅니다. 하지만 말이 늦은 아이들 중에서 제일 심각한 것은 언어 노출이 부족해서 말이 늦는 경우입니다. 이런 경우는 초기 언어 발달이 잘 되지 않을 뿐아니라 언어를 통한 사고력 자체와 인지 능력에도 문제가 될 수 있으므로 매우 주의하여야 합니다. 아이들은 보통의 경우 더 잘해주려고 하는 환경에서는 큰 차이가 나지 않습니다. 하지만 지나친 결핍이 생기면 아주 심각한 문제가 생길 수 있답니다. 4세 정도까지는 지능이 먼저 발달하므로 모국어를 많이 듣지 않아서 언어 발달이 잘 되지 않은 경우에도 알아듣는 것은 별문제가 없는 아이도 많습니다. 그리고 발달하는 지능을 이용해서 말을 베끼듯이 배울 수 있고 자기가 아는 말만 하니까 말을 잘 하는 것처럼 보이게 됩니다. 하지만 이렇게 배우는 언어와 대화를 많이 들어서 넘쳐서 나오는 언어는 질적으로 많은 차이가 있답니다.

**왜왜왜!!**
두 돌이 된 아이들은 꼬리에 꼬리를 무는 왜라는 질문을 부모에게 퍼붓기 시작합니다. 하루 종일 지속되는 질문에 질려하는 부모도 있지만 이 질문은 아이들의 언어 능력을 키워주는 정말 좋은 기회라고 생각하시는 것이 좋습니다. 이 시기의 아이들의 "왜"라는 질문은 모르는 것을 묻는 것 이상으로 자신의 생각이 맞는가를 다시 한번 확인하는 목적으로 뻔한 것을 다시 물어보는 것이므로, 아이들이 자신의 생각에 대한 확신을 가지게 해주는 중요한 역할을 한다는 점을 잊지 마시기 바랍니다.

YouTube
말이 늦은 아이
어떻게 할까요?

# 영어 가르치기

**영어 조기교육은 권장하지 않습니다!!**

최근에 어린 아이들에게 영어를 가르치는 부모들이 많습니다. 그런데 초등학교 들어가기 전까지의 아이들에게는 모국어 교육이 정말 중요합니다. 모국어를 제대로 익혀야 사고력과 창의력이 제대로 발달할 수 있습니다. 이제는 AI시대가 되었습니다. 갤럭시 24에 실시간 통역 기능이 생각보다 더 빨리 현실화되었습니다. 이제는 대부분 아이들에게 영어 조기교육이 필요 없어질 것이고, 우리말 교육이 절대적으로 중요하게 될 것입니다. 엄마 아빠가 모국어로 영어를 사용하지 않거나 영어 사용하는 나라에 살지 않는다면 초등학교 전에 영어를 가르치거나 영어에 노출시키는 것은 바이링구얼이 아닌 영어 조기교육이라고 생각하시면 됩니다.

YouTube
이중언어와
영어 조기교육

YouTube
영어 조기교육과
바이링구얼

YouTube
AI통역 현실로...
영어 조기교육?

YouTube
영어 조기교육이
바이링구얼?

• **부모의 모국어가 다른 경우** 부모 중에 한 사람의 모국어가 영어라면 당연히 두 가지 언어를 동시에 가르치는 것이 중요합니다. 만일 우리나라 엄마가 영어가 모국어인 미국 아빠와 우리나라에 사는 경우 아빠는 영어만 사용하고 엄마는 한국말만 사용하시면 됩니다. 그럼 두 가지 언어를 동시에 배우게 됩니다.

• **한 가지 언어를 확실하게 가르쳐야** 아빠가 외국인이라도 우리말 노출시간이 압도적으로 많은 경우 우리말이 주 언어가 되어야 합니다. 그리고 엄마는 아이에게 우리말을 많이 들려주기 위해서 아이와 함께 동네 어른들을 만나 매일 떠들고 놀아야 합니다. 그리고 영어를 가르치는 것은 아빠는 아이에게 영어로만 말하고 엄아와 아빠는 서로 영어로 대화하고 시간 날 때마다 아빠 친구를 만나서 영어로 대화하는 것을 아이에게 들려주면 됩니다. 말을 배운다는 것은 단순하게 말하는 것만 배우는 것이 아니고 언어 중추를 발달하게 하는 데도 중요한 것이므로 한 가지 언어를 확실하게 가르치는 것은 무엇보다도 중요합니다.

• **외국어 배우는 것은 초등학교 들어갈 때쯤** 만일 가족 중에 누구도 영어가 모국어가 아닌 경우는 영어를 어릴 때 가르치는 것은 권장하지 않습니다. 특히 낮에 엄마와 아기 둘이 있으면서 어른 대화를 들을 기회가 적어서 우리말도 제대로 배우지 못한 아이에게 영어 단어를 가르치거나 영어 비디오를 보여주는 것은 아이 사고력과 창의력 발달에 정말 좋지 않은 영향을 미칠 수도 있어 정말 곤란한 일입니다. 외국어를 어릴 때 배울수록 좋다는 것은 부모 중 한 사람이 외국인이거나 외국에 사는 경우라는 것을 잊지 마십시오. 우리나라 사는 아이에게 영어를 가르치는 제일 좋은 시기는 초등학교 들어갈 때쯤이라는 전문가의 의견을 귀담아 들으시기를 간곡히 부탁드립니다.

# 훈육은 매우 중요!

훈육의 기본과 정석

아이의 한계는 훈육의 핵심

**훈육은 언제부터 하는가?**

훈육은 태어나면서부터 바로 시작하는 겁니다. 말을 알아듣고 제대로 따를 수 있는 만 3살까지는 훈육을 할 수 없다고 생각하는 부모도 있는데 이건 정말 곤란한 이야깁니다. 신생아 때부터 아기의 나이에 맞는 훈육은 확실하게 가르쳐야 합니다.

아기 때는 말을 이해하지 못하므로 일상생활의 틀을 잡아주는 것으로 훈육을 시작합니다. 쉽게 말해서 신생아 때부터 차 타면 카시트를 무조건 사용해 인생에 내 마음대로 되지 않는 것이 있고 어른 말은 들어야 한다는 것을 가르치라는 겁니다. 이유식 할 때는 한 자리에 앉아서 먹게 하구요.

8개월에 말을 알아듣기 시작하면 "안돼"란 것을 가르치기 시작해서 아기 스스로 자신의 행동을 통제하는 것을 익히기 시작해야 합니다. 두 돌까지는 기본적인 버릇이 형성되는 시기이므로 제대로 훈육해서 가정과 사회에서 자신에게 주어진 틀을 인식하고 바르게 살아가는 룰을 가르쳐야 합니다. 세상에는 권리와 함께 의무도 있다는 것을 배워야 합니다.

어릴 때 훈육한다고 아이의 자존감과 창의력에 손해가 되지 않습니다. 오히려 훈육을 통해 일상의 룰을 배우고 몸에 익힌 아이들은 그 룰 속에서 더 큰 자유와 창의력을 발휘하게 됩니다. 그게 인생입니다.

**• 본격적인 훈육은 만 8개월에 시작합시다** 훈육은 신생아 때부터 시작하는 것입니다. 그리고 만 8개월경부터는 본격적으로 훈육을 시켜야 합니다. 이 시기를 놓치고 어리다고 오냐오냐 하다가는 나중에는 절제란 것을 배워야 한다는 것을 알지 못하게 됩니다. 사랑과 절제! 아이를 키우는 모든 부모들에게 던져진 화두입니다.

**• 부모의 권위는 꼭 필요합니다** 아이에게 이 세상을 내 마음대로 할 수 있다고 가르쳐서는 안됩니다. 아이도 세상의 일원이고 내가 원하는 것을 모두 얻을 수는 없고, 내가 따라야 할 더 강한 존재가 있다는 것도 배워야 합니다. 사회뿐 아니라 가정에서도 마찬가지입니다. 매일 보는 부모의 말도 따라야 한다는 것을 어릴 때부터 배워야 합니다. 이것이 아이가 부모의 권위를 인정하는 시발점이 됩니다.

**• 아이의 잘못된 행동은 바로잡아주어야 합니다** 아이가 아무리 잘못해도 항상 용인하고 허허 거리면서 사는 것도 도리어 아이들에게 문제를 일으킬 수 있습니다. 아이들은 자신의 행동에 대한 평가를 상대편의 반응을 보고 알게 되는데 잘못한 행동에 대해서 부모가 별다른 반응을 보이지 않으면 그 행동이 잘못되었다는 것을 배우지 못할 수도 있습니다. 공공장소에서의 예의는 아이에게 꼭 가르쳐야 합니다. 프랑스 여행 중 인상 깊었던 것! 아이가 "엄마" 하고 뛰어오는데 엄마의 첫 번째 반응이 손가락 입에 대고 "쉿", 조용히 하라는 것이었습니다. 우리나라에서는 보기 힘든 모습입니다.

**• "안돼"라는 말을 아이에게 해도 됩니다** 어린 아이들이 하는 행동을 못하게 하면 뇌를 위축시키다는 말을 자주 듣습니다. 하지만 이런 말에 동의하는 전문가는 본 적이 없습니다. 자동차도 잘 나가는 것만큼 중요한 것이 잘 서는 것입니다. 세 살 이전에 "안돼"라는 소리를 하면 뇌세포가 죽는다는 말도 황당한 이야기입니다. 아이들에게는 어릴 때부터 안되는 것은 안된다고 가르치는 것이 중요합니다.

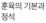

# 맘껏 뛰놀게 하라, 그것도 배움!

**세 살 버릇 여든까지 간다!**
훈육은 어릴 때의 기초가 제일 중요합니다. 세 살 버릇 여든까지 간다는 속담이 있습니다. 여기서 말하는 세 살은 만 두 살을 말합니다. 놀랍게도 두 살까지는 기본적인 버릇의 틀을 잡아줘야 그 후에 버릇을 제대로 가르칠 수 있다는 것이 우리 전통육아의 지혜랍니다. 어릴 때부터 사랑하지만 엄하게 훈육하는 것이 아이를 쉽고 재밌고 즐겁게 키우는 지름길이란 것 꼭 알아두시기 바랍니다. 그런데 세 살까지 훈육하지 않는 것이 좋다고 생각하는 부모가 있다는 것은 놀라운 일이 아닐 수 없습니다.

YouTube
- 훈육은 선택이 아닌 필수!
- 훈육은 어릴 때부터
- 교정 방법으로 훈육하지 마세요
- 훈육이 어려운 부모 훈육이 쉬운 부모
- 따라하기 쉬운 훈육
- 애들은 원래 그렇다구요?

**• 아이들에게는 놀이가 바로 살아 있는 공부** 돌이 되면 또래랑 매일 노는 것이 제일 좋습니다. 노는 것이 아이의 몸과 마음의 발달에 매우 중요합니다. 아이들은 놀이를 통해 만족을 느끼고, 체력을 단련하며, 말도 배워갑니다. 물건을 갖고 놀면서 그것을 더욱 효과적이고 정확하게 다루는 법을 깨닫고, 시행착오를 거치면서 스스로 문제 해결하는 법을 배웁니다. 친구와 함께 놀면서 협동하고 양보하고 타협하는 법을 배우며 사회성을 기릅니다. 또한 아이는 놀이를 통해 즐거워하고 고민거리를 발산하는 등 마음의 안정을 찾아 균형 잡힌 성격을 갖게 됩니다.

**• 아이들은 놀면서 자랍니다** 돌쯤 되면 이것저것 집어던지고 떨어뜨리는 데 재미를 붙이며, 발 닿는 곳은 어디나 아이들의 놀이터가 되고 손이 닿는 모든 것이 놀이 기구가 됩니다. 두 돌이 되면 청소나 설거지같이 엄마가 하는 일을 흉내내기 좋아합니다. 세 돌이 되면 이제 사귀기 시작한 친구들과 장난치며 놀고, 다섯 살쯤 되면 손재주가 발달하며 여러 가지 머리를 쓰면서 친구와 같이 어울려 놀게 됩니다.

**• 아이의 성격에 맞춰 적당한 놀이를 권장해줍니다** 아이들이 즐길 수 있는 놀이의 종류는 여러 가지입니다. 엄마 아빠 흉내를 내며 놀기도 하고, 블록 쌓기를 하며 놀기도 하고, 그림을 그리거나 만들기를 하며 놀기도 합니다. 이렇듯 다양한 놀이를 하면서 아이들은 폭넓은 경험을 쌓아갑니다. 하지만 아이가 너무 산만하거나 과격하다면 차분한 놀이를 하도록 이끌어주고 아이가 내성적이라면 다른 아이들과 좀더 어울릴 수 있도록 활동적인 놀이를 권장하는 것이 좋습니다.

**• 아이들이 자유롭게 놀 수 있는 환경을 만들어주어야 합니다** 아이들

YouTube
안돼! 소리
하지 말라구요?

YouTube
권리만큼
중요한 의무!

YouTube
아이가 마음껏
놀게 해주세요

YouTube
너무 비싼 장난감
너무 많은 장난감

**알아두세요!!**

생후 4~6개월 된 아기는 손을 뻗어 가까운 곳에 있는 물건을 집을 수 있으며, 조금씩 기어서 이동하거나 몸을 뒤집을 수도 있습니다. 따라서 장난감을 조금 먼 곳에 두어 아기가 움직이도록 유도하거나, 장난감 놓아두는 자리를 가끔 바꿔주어서 아기로 하여금 항상 새로운 느낌이 들도록 해주어야 합니다. 아기의 옹알이에 대답해주거나 간단한 그림책을 보며 말을 걸어주면, 언어 발달에 도움이 됩니다.

에게 놀이는 매우 중요합니다. 하지만 애석하게도 아이들이 어릴 때부터 온갖 학원을 전전하며 공부에 짓눌려 하루를 살아가는 것이 우리의 현실입니다. 아이들을 좀더 마음껏 뛰놀 수 있게 해주는 것이 미래를 위한 가장 확실한 투자라고 생각합니다.

## 아기들에게 장난감은 학습 도구

아기들은 장난감을 가지고 놀면서 주변 사물에 대해 배울 뿐 아니라 스트레스를 해소하기도 합니다. 아기들에게 장난감은 여러 가지 감각과 운동 기능, 두뇌 발달을 도와주는 역할을 하는 학습 도구입니다. 따라서 장난감을 살 때는 아기의 월령에 맞는 것을 골라 여러 가지 감각과 기능을 키워주고, 아기가 충분히 흥미를 느끼면서 가지고 놀 수 있도록 해야 합니다.

• **이런 장난감들이 좋아요** 유아기에는 촉감 발달을 위해 여러 가지 재질을 만지고 느끼는 것이 중요합니다. 나무로 만들어진 블록, 딱딱한 플라스틱 자동차, 부드럽고 폭신폭신한 천인형, 손가락 모양의 말랑말랑한 우레탄 장난감 등 다양한 감촉과 재질의 장난감들을 마련해주는 것이 좋습니다.

• **나이에 맞는 장난감을 골라주세요** 하지만 너무 엄격하게 나이에 맞출 필요는 없습니다. 발달 단계에 꼭 맞는 장난감이 아니더라도 아이가 자신의

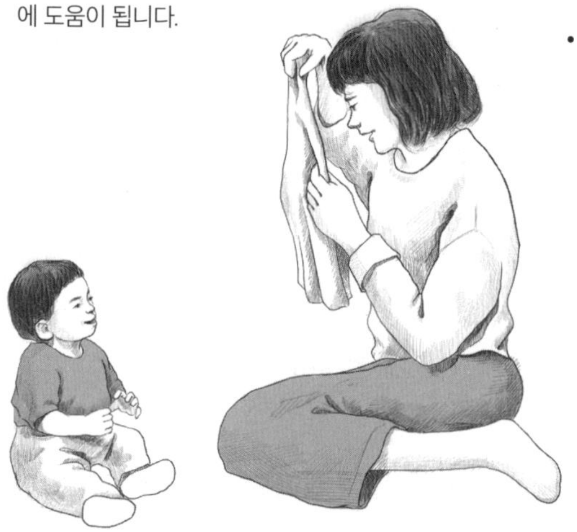

**아이들의 가장 좋은 놀이 상대는 바로 부모!!**

아이 때는 달리 갈 곳도 없고 갈 수도 없는 만큼 거의 모든 놀이에서 부모의 역할이 중요합니다. 아이들의 정서 개발을 위해 부모가 적극적으로 놀아주는 것이 좋습니다. 하지만 때로는 혼자만의 시간이 필요하기도 합니다. 혼자 있는 연습을 해야 나중에 혼자서도 놀 수 있는 능력을 갖게 됩니다.

발달에 맞게 장난감을 가지고 놀 수 있습니다. 대부분의 장난감에는 대상 연령이 적혀 있으므로 아기에게 맞는 장난감을 고를 때 참고하면 됩니다.

## 남자나 여자 답지 못한 놀이를 할 때

**• 성 역할이 바뀐 놀이를 한다고 커서 문제가 되지는 않아** 아이들끼리 소꿉놀이를 하면서 남자아이인데도 매번 엄마 역할을 맡으려 하거나, 여자아이인데도 아빠 역할만 맡으려고 하는 아이들이 있습니다. 이런 모습을 본 엄마 아빠는 아이가 성장한 후에도 그럴까 봐 걱정을 하는데, 걱정하지 않아도 됩니다. 유아기의 아이들 놀이는 어른들의 생각처럼 남녀의 차이가 많지 않습니다. 물론 다소의 차이가 있겠지만, 여자아이가 남성적인 놀이를 좋아하고 남자아이가 여성적인 놀이를 좋아한다고 해서 큰 문제가 되는 것은 아닙니다. 오히려 폭넓은 역할과 놀이를 경험해서 이해의 폭을 넓힐 수 있는 좋은 기회가 됩니다. 그리고 어린아이들이 가장 많이 접촉하는 사람은 아직까지는 엄마입니다. 아이들은 자신이 본 것을 흉내내기 좋아하므로 아무리 남자아이라 해도 엄마 행동을 흉내내는 것은 자연스럽고 솔직한 것입니다.

**• 다른 성 흉내를 내며 노는 것을 강제로 못하게 해서는 안돼** 유아기의 아이들은 상상력이 풍부해서 자신이 본 것을 흉내내며 놀기를 좋아합니다. 아이들이 소꿉놀이, 시장놀이 등을 많이 하는 것은 바로 이런 이유 때문입니다. 이러한 특성은 아이가 초등학교에 입학할 시기가 되면 서서히 사라지기 시작하는데, 이 시기를 전후로 해서 자신이 여자 또는 남자라는 사실을 조금씩 자각하기 때문입니다. 따라서 여성스러운 놀이를 하는 남자아이가 성장한 후에도 여성스러운 모습을 보일까 봐 염려할 필요는 없습니다. 간혹 여성스러운

YouTube
발달 단계에 맞는 놀이

YouTube
스스로 재미를 만들게 하자

YouTube
잘 놀아야 공부도 잘한다

YouTube
위험한 놀이의 이점

**자전거는 아주 좋은 장난감입니다!!**
자전거는 아이의 대근육과 소근육을 골고루 발달시킬 수 있는 아주 좋은 장난감입니다. 아이의 성장에 맞춰 네발 자전거부터 세발 자전거, 보조 바퀴가 달린 두발 자전거까지 여러 단계를 거치며 아이 스스로 페달을 밟고 자전거를 움직이게 하는 것이 좋습니다. 자전거 페달을 밟으면 유연성은 물론 발목과 무릎의 관절, 팔다리의 근육, 운동신경 등이 발달하는 여러 가지 효과를 얻을 수 있기 때문입니다.

**자전거 탈 때 안전장구 꼭 사용하세요!!**
자전거는 걷는 것에 비해서 빠른 속도로 움직입니다. 넘어지거나 부딪치는 경우 심각한 부상을 입을 위험이 있기 때문에 반드시 헬멧을 착용하고 보호대도 사용해야 합니다. 물론 인라인, 킥보드, 스케이트를 탈 때에도 안전장구 꼭 사용하세요. 세발자전거 탈 때도 꼭 사용해야 합니다.

놀이를 하는 남자아이나, 남성스러운 놀이를 하는 여자아이를 놀리는 어른들이 있는데, 이것은 아이에게 충격을 주어 때로는 죄의식마저 심어줄 수 있으므로 함부로 놀리지 말고 아이가 하고 싶은 대로 놀도록 내버려두는 것이 좋습니다. 소꿉놀이를 하는 남자아이에게 "너는 남자니까 전쟁놀이를 해야 해!" 하고 놀이의 폭을 강제로 제한하는 것보다는 "매일 엄마 역할을 했으니까 이번에는 아빠 역할을 해보는 것이 어떻겠니" 하고 넌지시 권유하는 것이 바람직합니다.

# 책 읽어주기

부모가 아이에게 책을 읽어주는 것은 아이의 미래를 위한 가장 확실한 투자입니다. 아이들은 자기들이 좋아하는 이야기를 들으면서 상상의 나래를 폅니다. 책 속에서 아이들은 로봇이 되기도 하고, 공주나 왕자가 되기도 하며, 때로는 축구선수가 되기도 합니다. 책을 보면 상상력이 풍부해질 뿐만 아니라 관찰력도 좋아집니다. 또 어려서부터 부모가 아이에게 책을 읽어주면 어휘력과 이해력이 눈에 띄게 늘게 됩니다. 게다가 책을 몇 번씩 읽어주다 보면 아이들이 문장을 저절로 외우게 돼 암기력과 언어 능력 발달에도 도움이 됩니다. 책에서 얻을 수 있는 합리적인 사고와 창조적인 상상력은 아이들의 평생 양식이 됩니다.

YouTube
한글, 언제부터 가르칠 것인가

YouTube
책 읽어주기에 대하여

한글은 초등학교에서

책육아 어떻게 할까요?

## 책 읽는 습관은 어떻게 들일까요?

**• 책은 아이의 나이에 맞춰 적당한 것을 선택해야** 어린 아기들에게 책이란 읽을거리가 아니고 장난감입니다. 만져보고 물어도 보고 침을 묻히다가 싫증나면 던지기도 합니다. 돌쯤 되면 놀이를 즐기듯이 큼직한 그림에 단어 하나가 씌어 있는 책을 읽어주는 것이 좋습니다. 두 살쯤 된 아이에게는 일상생활의 단순한 사실들을 익히

**아기에게 자기 전 동화책 읽어줘도 되나요?**

엄마의 목소리로 이야기하듯 책을 읽어주는 것은 아이의 나이에 상관없이 좋은 일입니다. 그리고 저는 이것이 아기의 발달에도 매우 중요하다고 생각합니다. 밤이 되면 취침등 정도를 켜놓은 상태에서 잠자리 분위기를 만들어준 다음 엄마나 아빠가 이야기를 하듯 책을 읽어주면 아기가 편안한 마음으로 잠을 잘 잡니다. 아기에게는 책을 읽어주는 것이 자장가를 불러주는 것과 같다고 생각하면 됩니다. 어린 아기들은 책을 읽어주는 엄마의 목소리를 듣는 것 만으로도 좋아합니다.

## 글자는 초등학교에 들어가서 가르치세요!

어릴 때 글자를 가르치는 것은 아이들의 자유로운 상상력을 방해할 수 있습니다. 글자를 가르치는 제일 좋은 시기는 초등학교 들어가서입니다. 그런데 애석하게도 초등학교에 들어가면 "한글 다 배우고 왔죠?"라고 하면서 가르쳐주지 않는다고 합니다. 참 안타까운 일이 아닐 수 없습니다.

는 책이 좋고, 세 살쯤 된 아이에게는 간단하나마 줄거리가 있는 책을 보여주는 것이 좋습니다. 세 살 무렵은 "이게 뭐야?"로 시작되는 아이의 지루한 질문에 끊임없이 대답해주는 부모의 끈기가 필요한 때이기도 합니다. 대여섯 살이 되면 한 장 한 장 연결시켜 가는 이야기도 이해할 수 있기 때문에 좀 긴 내용도 흥미를 가지고 듣습니다. 아이가 글을 잘 읽게 되면 스스로 책을 읽도록 도와주는 것이 좋습니다.

**• 좋은 책을 여러 권 사놓은 뒤 아이 스스로 골라 읽게 해야** 부모가 골라 놓은 책을 아이에게 읽으라고 강요하는 것은 좋지 않습니다. 그보다는 좋은 책을 여러 권 사놓은 뒤 아이들이 스스로 책을 골라 읽게 하는 것이 좋은 방법입니다. 책꽂이에서 마음에 드는 책을 발견하는 기쁨도 독서 의욕을 높이는 데 중요합니다. 아이가 학교에서 돌아올 때쯤 책상이나 침대 위에 아이의 흥미를 끌 만한 페이지를 미리 펼쳐두는 것도 아이의 독서 의욕을 높이는 좋은 방법 가운데 하나입니다.

**• 아이들 가까이에 항상 책이 있도록 해주어야** 책 읽는 습관을 들이려면 어릴 때부터 좋은 책이 항상 아이들 가까이에 있도록 신경을 써야 합니다. 그리고 평소 부모가 책 읽는 모습을 많이 보여주면 아이가 책과 좀더 쉽게 친해질 수 있습니다. 늦어도 세 살 이전에

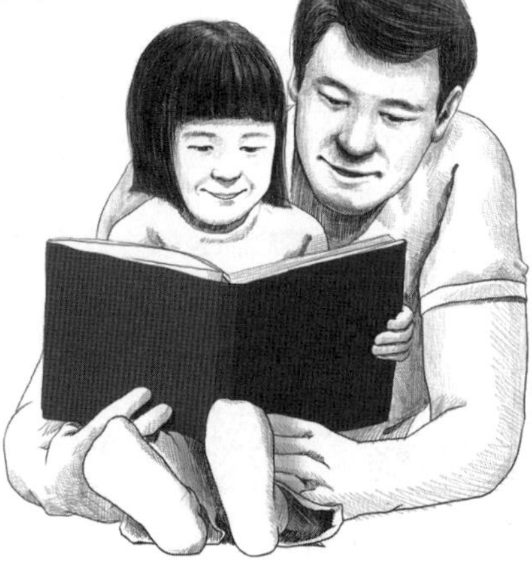

**아빠나 엄마가 소리 내어 읽어주는 것이 가장 좋아!!**

그림책은 아이들의 상상력과 창의력을 키우는 밑거름이 되고 언어와 인지 발달을 향상시키는 촉진제가 됩니다. 아기가 책에 흥미를 보일 때 이를 신장시킬 수 있도록 엄마 아빠가 이끌어 주어야 합니다. 그림책을 보여줄 때는 월령에 맞춰서 여러 종류의 책을 읽을 수 있게 도와주는 것이 좋습니다. 아이의 주변에 늘 책을 놓아주고, 부모가 아이에게 그림책을 보여주면서 내용을 소리 내어 읽어주는 것이 가장 좋습니다. 그러면 아이는 부모와 함께 논다는 즐거움 때문이라도 그림책 보기를 좋아하게 될 것입니다.

책 읽는 습관을 들이는 것이 중요합니다. 말하는 것이 어느날 갑자기 이루어지지 않듯이 책 읽는 습관도 이런 단계를 거치면서 자연스럽게 만들어져가는 것입니다.

## 아이가 책에 관심이 없는데요

**• 책 읽는 것은 어릴 때부터 훈련시켜야** 아기들이 보통 책에 대해 관심을 보이기 시작하는 시기는 생후 10개월 정도부터라고 합니다. 그러나 이 월령의 아기들은 책을 읽을거리로 인식하는 것이 아니라 단지 장난감으로 여길 뿐입니다. 아이가 생후 19개월쯤 되면 그림책 보기를 제법 좋아하긴 하지만, 모든 아이들의 관심이 같을 수는 없으므로 책에 관심을 안 보이는 아이도 당연히 있습니다. 특히 어릴 때부터 책과 가까이 지내는 훈련을 하지 않은 아이에게 어느날 갑자기 그림책을 보라고 하면 잘 안되는 경우가 많습니다. 지금부터라도 부모님이 말하듯이 재미있게 설명해주면서 그림책을 보여주세요. 처음에는 시큰둥하다가도 시간이 지나면서 서서히 책 속에 있는 그림이나 색깔에 관심을 갖게 될 것입니다.

**• 아이의 그림책으로는 이런 것들이 좋아** 아이가 그림책에 관심을 갖게 하려면 가장 간단한 사물을 있는 그대로 그린 그림책을 보여주는 것이 좋습니다. 즉 자신이 평소에 보아 오던 물건이나 관심있어 하는 사물을 책 속에서 확인하는 즐거움을 느끼게 할 수 있습니다. 간단한 단어들이 함께 적혀 있거나 그 단어와 관련된 간단한 문장이 있는 그림책도 좋고, 동요나 동시가 있는 그림책도 아기의 언어 감각을 발달시키고 정서적 즐거움을 주는 데 상당히 좋다고 합니다. 리듬이 있는 언어로 구성된 짧은 시와 풍부한 색감의 그림은 아이에게 기쁨과 행복감을 줄 수 있습니다. 그러나 싸구려 그림이나, 천박한 색채의 그림, 모양이 찌그러진 그림 등이 있는 책은

**생후 6개월부터 그림책을!!**
아기는 책을 통해 보고, 듣고, 말하고, 생각하는 능력을 향상시킵니다. 최근에는 아기들이 비교적 완전하게 초점을 맞추기 시작하는 생후 6개월 무렵부터 그림책을 보여주라고 합니다. 이는 어린 시절부터 책과 가깝게 지내는 습관을 들이기 위한 것입니다. 미국 소아과학회에서도 아기에게 책을 보여주는 것이 두뇌 발달에 중요하다고 강조하고 있습니다. 하지만 우리나라에서처럼 전집을 사서 보여주는 것은 저는 별로 권하고 싶지 않습니다. 책 읽어주는 것은 더 어릴 때부터 수면의식으로 해주면 좋습니다.

**스마트폰 사용상 주의할 점**
• 어릴 때는 스마트폰 보여주지 마세요. 스마트폰을 보여주면 강한 자극에만 반응하는 **팝콘 브레인**이 될 수 있습니다.
• 디지털 세상이 와도 두뇌발달에는 아날로그 일상이 제일 중요!
• 스마트폰, 아이들에게 주지 말자.
• 아무리 빨라도 초등학교 졸업할 때쯤 사용하게 하자.
• 가능하면 15세부터가 더 좋다.
**• 영상 통화는 가능하지만 너무 오래 하지는 말자.**

YouTube
스마트폰의 문제점

YouTube
팝콘 브레인을 아시나요?

피하십시오. 모양이 바르고 아름답다고 느낄 수 있는 그림이 될 수 있으면 크고 안정되게 그려진 책이 좋습니다.

• **아이에게 책읽기를 강요해서는 안돼** 갑자기 너무 많은 시간을 투자해서 아이에게 책읽기를 강요하지 마십시오. 따라서 같은 것을 여러 번 보여주는 것은 좋지만, 오랫동안 보여주는 것은 효과가 없습니다. 어느새 아이의 관심은 다른 데 쏠리게 되니까요. 그리고 아이가 책에 흥미를 느끼지 않는데도 억지로 책을 보여주면 그렇지 않아도 반항하기 좋아하는 두 살 무렵의 아이에게 먹혀들지 않을 뿐더러 지적인 호기심마저 잃게 할 수 있습니다. 책 읽는 것보다는 마음껏 뛰어노는 것이 두뇌발달에 훨씬 더 중요하다는 것 잊지 마십시오.

**TV를 다른 용도로 사용하지 마세요**
간혹 아이가 밥을 잘 먹지 않는다고 TV를 켜놓고 밥 먹이는 부모도 있는데 이런 것은 절대로 해서는 안됩니다. 식습관이 완전 엉망이 됩니다. 간혹 아이가 보챈다고 달래는 용도로 TV를 보여주는 경우도 있는데 이것 역시 절대로 해서는 안됩니다.

# TV 시청과 아이 교육

가능하면 두 돌 이전에는 아기에게 텔레비전을 보여주지 마십시오. 그래도 꼭 보여줘야 한다면 18개월은 지나서 보여주세요. 아무리 좋은 교육 프로그램이라 할지라도 아기 두뇌발달에 손해가 될 수 있습니다. 저는 두 돌 아기 옆에 TV 켜두는 것도 권장하지 않습니다. 별 머시기라는 드라마 보는 엄마가 아기에게 제대로 반응하기란 거의 불가능해서 아기 두뇌발달과 애착 형성에 장애가 될 수 있습니다. **만일 두 돌이 지났다면 TV를 보여줄 수는 있습니다. 하지만 2~6세 아이는 하루에 1시간, 한 번에 20분을 초과하지 않게 부모가 허락한 프로그램을 정해진 시간에만 보도록 하는 것이 좋습니다. 잠들기 1시간 이내에는 TV를 보여주지 마세요.**

YouTube
텔레비전, 함부로 보여주지 마세요

## 텔레비전 보는 것도 경험, 그러나…

• **TV를 통한 간접 경험보다는 직접 경험이 훨씬 중요** TV나 비디오는 직접 경험할 수 없는 다양한 정보를 접하는 간접 경험의 도구로 아

**스마트폰 어플도 위험합니다!**

두 돌 이전의 아기에게는 TV를 보여주지 마십시오. 직접 보여주지 않더라도 방 안에 켜두는 것만으로도 아이에게 좋지 않은 영향을 미칩니다. 그런데 사실 TV보다 더 위험한 것은 스마트폰입니다. 스마트폰 어플은 절대로 가지고 놀지 못하게 하세요. 아무리 교육적인 프로그램이라고 생각되어도 아이가 건드려서 화면이 변하는 것은 컴퓨터 게임이나 마찬가지입니다. 어릴 때 스마트폰 어플을 가지고 놀게 되면 컴퓨터 게임을 하는 것이나 다를 바 없이 게임중독으로 빠지게 됩니다. 아이가 가지고 노는 스마트폰을 빼앗을 때 운다면 이미 게임중독이 된 것이나 마찬가지입니다. 어린 아이에게 스마트폰은 컴퓨터 게임만큼이나 정말 위험하다는 것 잊지 마십시오.

YouTube 스마트폰 이용과 팝콘 브레인

YouTube 무심코 쥐여준 스마트폰 위험!

**주의하세요!!**

아이들은 나이에 따라 사물을 받아들이는 시간이 다르며, 어른과도 상당한 차이를 보입니다. 어린아이의 경우 화면 전개가 빠른 프로그램들을 많이 보면 집중을 못하기 쉽고, 좀 큰 아이들의 경우에는 산만해질 수 있습니다. 이 점을 유의하십시오.

이 교육에 매우 중요합니다. 하지만 TV는 상호 작용을 하는 것이 아니라 정보를 일방적으로 쏟아놓습니다. 따라서 TV에 지나치게 의존하는 것은 정보 습득이나 경험 축적의 측면에서 한계가 있습니다. 아이에게는 직접 경험이 훨씬 중요합니다. 아이에게 아무리 영어 교재를 열심히 보여주어도 옆에서 영어를 하는 사람이 없으면, 아이 혼자 영어를 배울 수 없는 것과 마찬가지입니다.

**· TV 프로그램은 음식처럼 양과 질을 잘 고려해야** TV나 비디오 시청을 음식에 비유하는 사람들이 많습니다. 상한 음식을 먹는 것도 나쁘지만 좋은 음식이라고 지나치게 많이 먹는 것도 나쁩니다. 편식을 해서는 곤란하며, 나이에 따라서 먹는 것도 달라져야 합니다. 몸의 양식은 음식이고, 마음의 양식은 지식입니다. 폭력적인 장면을 많이 보면서 자란 아이들이 나중에 폭력적인 사람이 될 확률이 크다는 것은 이미 잘 알려진 사실입니다. TV나 비디오를 통한 간접 경험은 매우 중요하지만, 반드시 짚고 넘어가야 할 것은 프로그램의 양과 질입니다. 잘 선택하면 아이들에게 득이 되지만, 잘못 선택하면 오히려 해가 될 것입니다.

## 텔레비전 전자파와 가까이 보기

**· TV는 2m 정도 떨어져서 하루 1~2시간 이내로 시청해야** 만일 아이가 TV나 비디오를 시청하는 시간이 2시간 이하라면, 전자파에 대한 염려는 그리 하지 않아도 됩니다. 그리고 이 정도의 TV 시청은 시력에도 별 영향을 미치지 않습니다. 하지만 아직 전자파에 대한 검증이 완전히 끝난 것은 아니기 때문에 TV를 가까이에서 보는 것은 별로 좋지 않습니다. TV를 볼 때는 1~2m 정도 되는 거리에서 보기를 권장합니다. 요즘은 컴퓨터로 게임을 하는 아이들도 많은데, 컴퓨터의 모니터 역시 전자파가 나오기 때문에 60cm 정도는

떨어져서 봐야 합니다. 그리고 모니터는 너무 오래된 것보다는 최신의 제품일수록 전자파가 좀 적게 나온다고 합니다. 또 조금 비싼 제품일수록 전자파가 적게 나온다고 하니 참고하십시오.

**• 갑자기 TV를 가까이 보려 하면 시력과 청력 검사를 받아봐야** TV를 가까이 본다고 시력이 나빠지지 않는다는 것은 안과의 상식이지만 어린 아기를 장시간 동안 너무 가까이에서 TV를 보게 하는 것은 좋지 않습니다. TV를 보더라도 하루 30분 정도 2m 정도의 거리를 두고 보게 해야 합니다. 아기들은 처음엔 눈이 매우 나쁘다가 돌 때까지 0.4 정도의 수준이 되고 만 6세가 되어야 정상 시력인 1.0에 도달하게 됩니다. 따라서 한창 시력이 형성되기 시작할 무렵에 물체를 바로 보는 습관을 만들어주는 것이 중요합니다. TV나 그림책을 너무 가까이 보거나 누워서 보는 것은 좋지 않습니다. 그리고 아이가 갑자기 자꾸 텔레비전 앞으로 바짝 다가가서 보면 시력과 청력이 나빠진 것은 아닌지 반드시 확인해야 합니다. 또한 화면을 보며 즐기는 게임은 너무 현란하지 않은 것이 좋습니다. 이런 현란한 게임은 경련성 질환이 있는 아이에게 경련을 유발시킬 수도 있다고 합니다.

## 아무 프로그램이나 보게 한다구요?

**• 프로그램도 음식 고르듯 꼼꼼히 따져서 보여주어야** 어떤 것을 보게 할 것인가는 어떤 음식을 먹여야 할 것인가라는 문제만큼이나 중요한 문제입니다. 많은 엄마들이 아이들에게 음식을 먹일 때는 일일이 영양을 따지면서, 마음의 양식을 얻는 텔레비전이나 비디오를 보게 할 때는 그것이 아이들에게 해가 되는지 득이 되는지 별로 따지지 않는 것이 이상합니다. 음식을 고르듯이 아이들이 보는 프로그램도 골라 봐야 합니다. 아이들은 자신이 보고 들은 것을 배우

**아이들이 TV를 적게 보게 하려면?**
아이들이 텔레비전을 적게 보게 하려면 부모부터 시청 시간을 줄여야 합니다. 하루 종일 텔레비전을 보는 아이 중에는 대개 부모도 같이 텔레비전을 벗삼는 경우가 많습니다. 따라서 부모가 먼저 텔레비전 보는 시간을 줄이고, 아이들이 깨어 있을 때는 되도록이면 텔레비전을 보지 않는 것이 아이들이 텔레비전을 적게 보게 하는 지름길입니다. 만 한 살 정도의 아이들은 장난감을 가지고 노는 것이 더 유익하긴 하지만 텔레비전을 통한 간접 경험 또한 중요하므로 나이에 맞는 프로그램을 하루에 1시간 정도 보게 하는 것이 적당합니다.

**만화영화도 잘 선택해서 보여주십시오!!**
만화책이나 만화영화도 내용을 잘 선택해서 아이에게 보여주어야 합니다. 폭력적인 영화는 못 보게 하면서 더 충격적인 장면이 많은 만화 영화는 '아동용'이라는 데 의심하지 않고 보여주는 분들이 많습니다. 그러나 만화 속의 폭력도 폭력입니다. 아이들은 드라마나 광고나 만화의 차이를 잘 모를 수 있습니다. 따라서 어른이 아이들이 볼 만한 프로그램을 잘 선택하는 것이 중요합니다. 혹시 아이들이 즐겨 보는 프로그램을 같이 보신 적이 있습니까? 적어도 아이들이 즐겨 보는 프로그램의 주인공 이름은 알 정도가 돼야 합니다.

며, 어른에 비해서 현실감이 조금 떨어집니다. 하늘을 날겠다고 아파트에서 뛰어내리는 아이도 있으니까요. 보고 들은 것을 여과 없이 받아들이는 것이지요.

**• 아이들이 볼 프로그램은 엄마가 미리 결정해놓아야** 프로그램 선택면에서 볼 때 텔레비전과 비디오는 차이가 있습니다. 즉 텔레비전은 프로그램에 대한 정보를 미리 얻어 아이에게 보여주면 좋은 것을 선택해놓기가 힘들지만, 비디오는 엄마가 아이에게 유익하고 건전한 프로그램을 미리 선택해서 보여줄 수 있다는 것이 장점입니다. 외국의 텔레비전 프로그램 중에는 아이들이 보면 도움이 된다고 권장되는 것이 있습니다. 그리고 아이들을 위한 단체에서 주기적으로 권장 프로그램들을 발표한다고도 합니다. 그런데 소아과의사인 저도 그와 같은 어린이 권장 프로그램이 있는지 없는지 잘 모르는 것을 보니 우리나라에는 아이들에게 공식적으로 권장하는 프로그램이 별로 없는 것 같습니다. 아이들이 볼 만한 프로그램은 엄마가 미리 조사해서 결정해놓아야 합니다. 아무 생각 없이 아이에게 텔레비전을 보라고 허락해서는 안됩니다. 어떤 프로그램을 봐도 좋다라고 허락해야 합니다.

## TV 시청을 절제시키는 것도 교육

**• 부모의 허락 없이 TV를 아이 마음대로 켜게 해서는 안돼** 우리나라 대부분의 가정에서는 아이들이 TV를 마음대로 켜고 봅니다. 하지만 우리와는 달리 부모의 허락이 없으면 아이들이 TV를 볼 수 없는 나라들이 많습니다. 아이들이 마음대로 TV를 켜고 본다면 그만큼 텔레비전을 시청하는 시간이 늘고 TV 프로그램에 대한 부모의 선택권이 줄게 됩니다. 아이가 마음대로 TV 채널을 돌리고 TV 프로그램이나 비디오를 선택하게 해서는 안되며, 아이가 "저 텔레비

**일상의 육아가 제일 중요!**
우리 아기에게 무엇을 해줘야 잘 키울 수 있는가라고 질문하는 초보 부모들이 많습니다. 예전에 그 어떤 부모도 고민하지 않았던 일상의 육아에 대해서 말씀드리겠습니다.
원래 아이를 키우는 것은 특별한 것이 필요하지 않습니다. 부모가 어릴 때부터 보고 자란 그대로 아이를 키우면 됩니다. 그게 문화입니다. 그리고 아이를 키우기 위해서 부모가 특별한 것을 해야 할 필요도 없습니다. 아이들은 가족과 함께하는 일상생활을 한다면 그것으로 충분합니다. 그래서 예전에는 아이들은 자기 먹을 것을 타고 난다고 말들을 한 겁니다.
그런데 요즈음은 아이에게 뭘 해줘야 한다고 믿는 부모들이 많습니다. 태어나서부터 책과 교구와 테이프를 보여줘야 하고 두뇌발달에 필요한 프로그램과 모임에 가는 것 등등을 줄줄 꿰고 있는 부모들도 있습니다. 이 많은 것을 하더라도 이렇게 해야 정말 아이를 더 잘 키울 수 있다면 이런 부담도 기쁠 수 있을 겁니다.
하지만 그게 아니라서 문제인 겁니다. 아이들은 특별한 것을 가르치지 않더라도 언어발달, 인간관계, 자기통제 등등 인생에 필요한 모든 것을 일상생활에서 배울 수 있고 일상생활 속에서 배워야만 가장 잘 배울 수 있습니다. 그렇기 때문에 예전의 부모들은 적어도 초등학교 입학 전까지는 특별히 시간과 돈을 들이지 않고도 아이를 잘 키울 수 있었습니다.
물론 일상생활이 아닌 방법으로도 뭔가를 가르칠 수 있습니다. 그럼 당장은 뭔가를 조금 더 빨리 더 잘 배

울 수는 있어도 일상 속에서 아이 스스로 인생에 필요한 것을 찾아서 익히는 능력은 얻을 수 없습니다. 요즈음은 과거와는 달리 가정이나 이웃 사회가 아이들이 바람직한 일상생활을 경험할 분위기가 아니라 일상의 육아가 힘든데, 다른 방법으로는 가르칠 수가 없는 것이 있다는 것이 제일 심각한 문제입니다.

너무 재미있는 곳도 자주 가지 마십시오. 아이들은 매일 매일 변함없고 평범하고 따분한 일상을 즐길 수 있어야 합니다. 일상을 즐길 줄 알아야 가족과 친구와 살아가는 인생이 즐거워집니다. 특별한 재미를 자꾸 주게 되면 일상이 재미없어지고 그럼 일상 속에서 인생에서 필요한 것을 찾으려고 노력을 하지 않게 됩니다.

일상생활이 아닌 육아는 결국 아이 스스로 인생을 살아가는 데 필요한 능력을 만드는 것을 못하게 해서 모든 것을 부모가 대신 해줘야 하는 고비용 저효율의 육아로 가게 됩니다.

가정과 이웃이 어울려 사는 일상생활을 복원하는 것이 아이를 쉽고 재밌게 키울 수 있는 지름길이란 것 잊지 마시기를 부탁드립니다.

YouTube
화상통화의 장점과 단점

YouTube
교육용 디지털 기기 사용?

전 봐도 돼요?" 하고 물을 때 무심코 "응, 돼" 하고 대답하면 안됩니다. 먹는 음식을 놓고 아이가 "이거 먹어도 돼요?" 하고 물을 때 아이가 먹어도 되는 것인지 일일이 확인하고 먹이듯이 프로그램의 내용을 미리 살펴보고 시청을 허락해야 합니다.

**· TV는 부모가 허락한 시간에만 보도록 교육해야** 새벽에도 일어나 비디오를 틀어달라고 졸라대는 아이도 있는데, 이것은 뭔가 잘못된 것입니다. 아이가 TV나 비디오를 즐겨 보는 것은 TV나 비디오를 즐겨 볼 수 있는 환경이 주어졌기 때문입니다. 엄마가 아이의 요구를 계속 들어주다 보면 TV나 비디오에 집착하는 고집은 점차 사라진다 해도 다른 종류의 고집이 또 생기게 마련입니다. 아이가 TV를 적게 보게 하려면 부모가 먼저 TV를 적게 보아야 합니다. 아마 대부분의 부모들이 이 점을 잘 지킬 수가 없어서 아이들의 TV 시청을 절제시키는 데 어려움을 느낄 것입니다. 그러나 어렵더라도 아이들이 볼 수 있는 TV 프로그램은 미리 정해서 하루 2시간 이내로 보게 해야 합니다.

# 아이와 가족 간의 관계 문제

## 동생이 생긴 아이

**· 동생이 생기는 것에 대해 마음의 준비를 하도록 도와줘야** 소아과에서 아이들을 진료하다 보면 갓난 아기를 안고 온 엄마의 다리를 부여잡고 자기도 안아 달라고 떼를 쓰는 아이를 간혹 봅니다. 또 엄마가 보는 앞에서는 동생을 귀여워하는 척하다가 샘이 나면 갑자기 한 대 찰싹 때리고는 엄마한테 혼나는 아이도 있습니다. 동생이

태어나는 순간부터 부모는 질투와 반항이 담긴 첫째 아이의 떼 때문에 고민합니다. 아이에게는 동생이 생긴다는 것이 일면 좋기도 하지만, 자신에게서 엄마의 사랑을 빼앗아가는 경쟁자가 생기는 것입니다. 동생이 생기는 것은 엄마나 아빠에게 중요한 만큼 아이에게도 중요한 사건입니다. 아이가 동생이 생기는 것에 대한 준비를 미리 할 수 있게 도와주는 것이 중요합니다. 엄마의 배가 불러오면 아이에게 동생이 생긴다는 사실을 설명해주면서 엄마 배도 만져 보게 하고, 다른 아이들과도 좀더 놀게 하며, 동생이 있는 다른 집에도 데려가 가족 중에는 엄마 아빠 그리고 나만 있는 것이 아니고 동생도 있을 수 있다는 것을 알게 해줍니다. 그리고 서서히 동생이 생길 것을 예고해주고 출산을 하러 갈 때도 미리 아이에게 알려주는 것이 좋습니다. 하지만 그렇게 해도 동생이 태어나 집으로 올 때 아이가 기다리는 것은 동생이 아닙니다. 아이는 엄마를 기다리고 있습니다.

**• 아이에게 동생이 생긴 것은 엄청난 스트레스입니다** 엄마가 예쁜 동생에게 넋이 빠져 있고, 바빠서 얼굴보기도 힘들던 아빠가 일찍 들어와 동생만 쳐다보고 있으니 아이가 샘이 안 날 리 없습니다. 어제까지는 항상 자신의 자리였던 엄마의 가슴을 이제는 동생이라는 녀석이 독차지하고 자신을 얼씬도 못하게 합니다. 게다가 한번 동생이란 녀석과 친해보려고 가까이 가면 병 옮는다고 얼씬도 못하게 하고, 동생이 귀여워서 이곳저곳 만져보고 싶어도 맘대로 못하게 합니다. 그리고 가만 보니 동생이 울기만 하면 엄마가 달려갑니다. '나도 한번 울어봐?' 하는 심정에 아이는 떼가 늘고 툭하면 울기도 합니다. 그러고도 엄마나 아빠가 동생을 더 예뻐하는 것 같으면 동생이 미워지기 시작합니다.

**• 아이가 동생이 생긴 것을 스스로 받아들일 수 있도록 해야** 동생이 생긴 아이에게는 아무리 번지르르한 말로 동생을 좋아하게 만들려 해봐야 별 소용이 없습니다. 동생이 귀여워도 당장은 엄마 아빠의

**알아두세요!!**

한 가지 알아두실 것은 동생이 생길 때쯤 되면, 아이가 어느 정도 자아가 생기는 나이가 된다는 것입니다. 그 나이 때는 발달 단계상 땡깡이 늘기도 하고 고집을 피우기도 합니다. 동생이 생긴다고 아이의 성격이 나빠지는 것은 아니라는 이야기입니다. 물론 처음에는 조금 말썽쟁이가 되겠지만 이런 과정을 겪으면서 아이는 좀더 자라고 성숙해져 갑니다. 어떤 엄마는 아이의 이런 자연스러운 발달 단계의 변화도 동생이 생겨서 그런 것이라고 고민하는데, 아이의 발달에 대해 미리미리 공부하고, 아이의 마음을 잘 살펴주는 것이 매우 중요합니다.

YouTube

동생 생길 첫째 갈등 줄이는 법

**동생 생긴 아이 대할 때 주의할 점!!**
아이가 동생을 때리는 것은 절대로 못하게 해야 합니다. 하지만 동생을 때린다고 아이를 때리면 다시 아이가 동생을 때리는 악순환을 낳기 쉽습니다. 그리고 필요 이상 동생에 대한 책임을 강조해서는 안됩니다. 평소에는 갓 태어난 동생을 대할 때 조심하라고 입에 달고 살던 엄마가 동생에 대한 책임감을 갖게 한다고 아이에게 동생을 보라고 하면 아이는 기가 찰 것입니다. 더 곤란한 것은 엄마가 농담으로라도 동생이 아픈 것이나 잘못되는 것에 대해서 아이 탓을 하는 것입니다. 무심코 엄마가 하는 "네가 감기에 걸려서 동생도 감기에 걸렸다"라는 말에 아이의 마음은 멍이 듭니다. 자신에게 가장 중요한 사람에게서 억울한 소리를 듣는 것보다 더 가슴 아픈 일은 없을 것입니다.

사랑을 몽땅 빼앗아가는 경쟁자일 뿐입니다. 아이가 스스로 동생이 생긴 것을 좋아하며 받아들이게 해야 합니다. 강요하면 역효과를 낳을 뿐입니다. 엄마 눈이 닿는 순간에만 동생을 사랑하는 척할 수도 있습니다. 그리고 이런 아이의 질투는 죄의식까지 갖게 할 위험성이 있습니다. 엄마가 동생에게 신경을 쓰느라 생긴 빈자리를 엄마만큼 중요한 다른 사람이 사랑으로 채워주는 것이 중요합니다. 대개 이런 역할은 아빠나 할머니가 합니다.

**· 엄마 대신 아빠가 아이에게 신경을 써줘야 합니다** 아이에게는 동생이 태어나서 생기는 좋은 점도 있어야 합니다. 좋은 장난감도 간혹 생기고, 아빠랑 노는 시간도 늘어나고, 좋아하는 할머니도 자주 보게 되고 등등의 긍정적인 면이 아이에게 생겨야 동생을 시샘의 눈으로만 보지 않습니다. 특히 아빠가 아이에게 엄마의 역할을 대신 해주면서, 아이가 다른 친구를 사귈 수 있도록 신경 써주어야 합니다. 아이의 생활 공간이 집 안으로만 한정되면 동생과 엄마의 사랑을 두고 경쟁을 하게 됩니다. 동생 때문에 아이가 손해본다는 느낌을 가지게 하면 곤란합니다.

**· 아이가 동생을 자연스럽게 좋아하도록 도와주어야** 아이가 이해할 수 없는 이유를 들어 동생이 사랑받는 까닭을 설명해서는 안됩니다. 흔히 하듯 '동생은 아직 어리니까 더 돌봐줘야 한다'는 식의 말은 아이가 이해하기도 쉽지 않을뿐더러 자칫 아이에게 거부감을 갖게 할 수도 있습니다. '나도 어린데' 하고 생각할 테니까요. 아이 역시 아직 어리기 때문에 동생이 갖고 있는 것을 보면 자기도 갖고 싶어합니다. 이럴 때 무조건 못 갖게 하기보다는 '이제 너한테는 그런 것이 필요 없으니까 갖지 않아도 된다'는 것을 아이가 느낄 수 있도록 조심스럽게 유도해주는 것이 좋습니다. 동생이 생긴 것을 아이가 좋아하게 만드는 것이 가장 중요하며, 동생이 생긴 아이의 마음을 아이의 입장에서 헤아려주는 부모의 노력이 무엇보다 필요합니다. 말처럼 쉽지는 않지만 분유 타는 것도 돕게 하고, 동생

이 울 때는 달래면서 빰을 보듬어주게 해보십시오. 자신이 달래주면 울다가도 신통하게 뚝 그치는 동생을 보면 아이도 신이 날 것이고, 그러다 보면 자연스럽게 동생을 좋아하게 될 것입니다.

**• 동생 때문에 생긴 아이의 고민은 시간이 지나면 해결돼** 나이가 들면서 동생은 엄마의 사랑을 빼앗아가는 존재이기보다는 놀이 상대이자 다툼의 대상이 됩니다. 둘이 잘 놀다가도 금방 말다툼하고 토라졌다가 또 금방 깔깔거립니다. 아이들의 싸움에는 가능하면 관여하지 마십시오. 싸우고 다투고 화해하는 과정에서 아이들 성격이 원만해지기 때문입니다. 그리고 갑자기 마음에 안 드는 행동을 한다고 아이를 너무 조급하게 다그치면 아이의 마음에 그림자를 드리울 수도 있으니 주의해야 합니다.

## 외동아이, 어떻게 키워야 할까요?

**• 외동아이는 의존적이거나 이기적인 경향이 있어** 외동아이라고 해서 꼭 정서적인 문제가 있는 것은 아닙니다. 다만 형제가 있는 아이들보다 문제가 생길 가능성이 좀더 있기 때문에 외동아이를 올바르게 키우기 위해서는 무엇보다도 부모님의 태도가 중요합니다. 외동아이는 형제가 있는 아이들보다 또래와 어울릴 기회가 적다 보니 외로움을 많이 타는 경향이 있고, 엄마와의 유대가 지나치게 강할 수도 있습니다. 그래서 잘못하면 친구를 경쟁 상대로만 생각하고 지나치게 경계하는 경우도 생깁니다. 또 지나친 부모님들의 관심으로 무엇이든 직접 해볼 기회가 많지 않습니다. 일반적으로 외동아이는 의존적이고 소심한 성격의 그룹과 고집이 세고 버릇이 없는 이기적인 성격의 그룹, 이 두 가지 부류로 나누어집니다.

**• 외동아이를 둔 부모는 지나친 기대와 과잉 사랑을 접어야** 외동아이를 키우는 부모는 먼저 하나뿐인 아이인 만큼 남들보다 더 잘 키워

**외동아이의 문제는 부모의 문제!!**
외동아이는 부모님을 비롯한 여러 어른들의 사랑을 많이 받고 자랐기 때문에 성격이 밝고 명랑할 수 있다는 장점이 있습니다. 그러나 같은 이유로 남을 배려할 줄 모르는 이기적인 경향도 있습니다. 장난감을 가지고 놀 때도 친구의 것은 잘 가지고 놀면서, 자기 것은 친구와 같이 가지고 놀려 하지 않는 경우가 있습니다. 이런 아이들을 살펴보면 공통적으로 발견되는 문제점이 있습니다. 바로 하나뿐인 우리 아이 어떻게 될까 걱정하며 남들보다 더 잘 키우려고 애쓰는 부모님들입니다. 한마디로 외동아이라서 문제가 있는 것이 아니고 외동아이를 키우는 부모님들에게 문제가 있는 것입니다.

야 한다는 강박관념과 지나친 기대부터 버려야 하며, 병이 날까 다칠까 전전긍긍하는 과보호와 과잉사랑을 접어야 합니다. 그리고 내 아이를 완벽하게 키우겠다는 욕심을 버리고 아이가 아이답게 자랄 수 있는 환경을 만들어주어야 합니다. 아이가 다칠까 봐 못하게 하고, 익숙하지 못하니까 엄마가 대신해주고, 아이가 원하니까 다 들어주는 부모가 되어서는 안됩니다. 또한 아이가 일관성 있게 따를 수 있는 생활의 틀을 만들어주고, 형제간의 갈등을 모르고 자라는 만큼 주변의 또래 친구들과 어울려 사회성을 넓힐 수 있는 기회를 마련해줘야 합니다. 그리고 귀한 자식일수록 엄하게 키우라는 말도 있듯이 안되는 것은 안된다는 절제 또한 가르쳐야 합니다. 아이들의 성격 형성에는 타고난 기질보다는 어떤 환경 속에서 자라느냐가 더 중요한 영향을 미칩니다. 아이를 올바르게 이끌어주는 것이 부모의 역할이라는 사실을 잊지 않는다면 외동아이라서 정서적으로 문제가 생기지는 않을까 하는 고민은 하지 않아도 될 것입니다.

## 엄마와 떨어지지 않으려는 아이

**• 15~24개월 사이에는 분리 불안을 크게 느끼는 경우가 많아** 아이가 자라면서 엄마의 뒤를 졸졸 따라다니는 시기가 있습니다. 엄마는 집안 일도 해야 하고 외출도 해야 하는데 답답한 마음이 생깁니다. 아이는 기동력이 생기는 때부터 엄마를 따라다니는데, 대개 돌 전후에 심해집니다. 그리고 생후 15개월에서 24개월 사이의 아이들은 엄마와 떨어지는 것에 대한 불안감을 크게 느끼는 경우가 많습니다. 이렇게 아이가 엄마와 떨어지는 것에 대해 불안감을 느끼는 것을 분리 불안이라고 합니다. 분리 불안을 느끼는 아이들은 엄마가 어디를 가나 졸졸 따라다니고, 특히 엄마가 외출이라도 하고 오

면 또다시 자기를 떠날까 봐 엄마에게 더욱 달라붙습니다. 이 시기의 아이들은 독립심도 강해지지만 동시에 자신이 믿는 누군가가 옆에 있어 주기를 강하게 바라기도 합니다. 그래서 이 시기의 아이들은 엄마와 떨어지면 불안해하고 안 떨어지려고 합니다. 이런 경우 평소에 아이에게 신뢰감을 주는 애정 표현을 하는 것이 중요합니다.

YouTube
성공보다
더 중요한 실패!

**· 엄마가 아이에게 신뢰감을 주는 것이 중요** 어릴 때의 경험은 어른들이 생각하는 것보다 훨씬 더 깊이 아이들 마음에 흔적을 남깁니다. 어린아이가 뭘 알겠냐고 하는 엄마들이 많은데, 천만의 말씀입니다. 신생아 때부터 아기들은 외부와 부단히 교류하고 반응하면서 생후 2~3개월만 되어도 자신이 어떻게 하면 엄마가 어떻게 해준다는 것을 조직적으로 느낍니다. 아이들은 엄마가 자신에게 어떤 마음으로 어떻게 대하는지 너무나 잘 알고 있습니다. 따라서 아이가 엄마와 떨어지지 않으려 할 때는 아이에게 엄마에 대한 신뢰감을 갖게 해주는 것이 중요합니다. 애정을 갖고 아이와 놀아주고 옆에 있어 주면서 아이를 안심시켜야 합니다. 외출이 꼭 필요한 때는 아이가 잘 아는 사람에게 아이를 맡기거나, 그렇지 않은 경우 미리 몇 주 전부터 아이를 봐줄 사람과 같이 아이를 봐서 친밀감이 생긴 뒤에 아이를 맡기고 외출해야 합니다. 그리고 나갈 때는 미적거리지 말고 즐거운 마음으로 분명하게 "엄마 시장 갔다 올게. 안녕!" 하고 나가는 것이 좋습니다. 절대로 자신 없는 불안한 태도를 보여서는 안됩니다. 아이는 엄마의 불안감을 고스란히 느껴서 더 불안해합니다.

**· 외출할 때 아이를 속이고 나가서는 안돼** 저희 부부도 첫째를 키울 때는 집사람이 아이가 안 볼 때 살짝 사라지는 전법을 구사했습니다. 그랬더니 아이는 잘 놀다가도 엄마만 돌아오면 울고 보채고 떙깡을 부렸습니다. 제가 한동안 보고 있다가 충고를 했습니다. 아이를 불안하게 만들지 말고 나갈 때는 당당히 나가라고요. 아내가 제

YouTube
부모의
역할 나누기

충고대로 태도를 바꾸자 거짓말처럼 아이가 금방 좋아졌습니다. 물론 이렇게 안되는 아이가 더 많습니다. 그러나 때가 되면 때를 놓치지 말고 할 것은 과감하게 하는 것이 중요합니다. 비록 실패하더라도요. 더 중요한 것은 아이를 속여서는 안된다는 것입니다. 우는 아이를 우선 달래기 위해 엄마는 아무 데도 안 간다고 말해서 안심시킨 후 아이가 한눈 파는 사이에 살짝 없어지면, 아이는 엄마에 대한 불신과 불안감이 생겨 엄마가 귀가하면 더 따라다니게 됩니다. 신뢰감이 생기면 독립심도 증가한다는 것을 잊지 마십시오.



## 엄마가 좋니? 아빠가 좋니?

"엄마가 좋니? 아빠가 좋니?" 이런 질문을 한 번도 해보지 않은 부모는 없을 것입니다. 아무리 아이가 하는 말이지만 "엄마가 좋아요"라는 말에 왠지 엄마의 어깨는 올라가고, 아빠의 어깨는 처집니다. 하지만 "아빠도 좋아요"라고 잽싸게 덧붙이는 아이의 재치에 웃음바다가 됩니다.

**• 아이들은 이성 부모를 더 좋아하는 시기가 있어** 아빠보다 엄마를 더 좋아하는 아이들이 꽤 많습니다. 하지만 아이들과 항상 가까이 있다는 이유만으로 아이들이 엄마를 더 좋아하는 것은 아닙니다. 간혹 아빠가 별로 노력하는 것도 없이 아이들한테 인기 있는 경우도 있습니다. 이럴 때도 아이들의 마음을 가만히 들여다보면 다 그럴 만한 이유가 있습니다. 일반적으로 어릴 때는 자기와 오랜 시간 동안 같이 있어주는 사람을 더 좋아합니다. 그러다 두세 살쯤 되면 아이들은 여자와 남자의 성 차이에 대해 어느 정도 깨닫기 시작하는데, 이때부터 남자아이는 엄마를, 여자아이는 아빠를 더 좋아하는 일이 벌어집니다. 남자아이는 엄마와 결혼하고 싶어하며 아빠가 자기를 미워한다고 여기기도 하고, 어떤 경우에는 엄마를 사이

에 두고 아빠와 자기가 경쟁한다고 믿는 일도 벌어집니다. 반대로 여자아이는 엄마가 할 일을 사사건건 대신해 아빠한테 점수를 따기 때문에 엄마를 당황하게 만드는 경우도 생깁니다.

**· 부부 관계를 화목하게 유지하는 것이 중요** 이성 부모에 대해 아이들이 가지는 호기심은 자연스러운 것으로 대개의 경우 별문제를 일으키지 않습니다. 예닐곱 살쯤 되면 아이들은 자신이 아무리 노력해도 엄마 아빠의 상대가 되지 않는다는 것을 깨닫게 됩니다. 아이들의 이런 경험은 나중에 커서 배우자를 선택할 때 중요한 기준이 될 수도 있으므로 이 시기에 부모가 현명하게 대처하는 것이 중요합니다. 저희 부부는 아이들에게 엄마 아빠는 서로 사랑한다는 것을 자주 밝힙니다. 부모가 화목하면 이성 부모에 대한 아이들의 호감은 추억거리로만 남습니다. 하지만 부모의 사이가 좋지 못하면 아이들은 그 틈새를 발견하고 이성 부모에 대해 지나친 동정심을 가지면서 문제가 생길 수 있습니다.

**· 부모 중 어느 한 사람만 아이를 혼내는 것은 곤란해** 아이와 많은 시간을 보내지 않는데도 아이가 아빠를 더 좋아할 때 무조건 반가워만 할 일은 아닙니다. 하루 종일 부대끼며 야단치는 엄마보다는 밤에만 들어와 응석도 잘 받아주는 아빠를 좋아하는 것은 아주 당연한 일이니까요. 아이들은 자기 요구를 잘 들어주는 쪽으로 마음이 기울게 마련입니다. 그러나 이렇게 부모 중 한 사람만 악당이 되는 것은 곤란합니다. 아이들이 부모 가운데 한 사람을 더 좋아한다는 것은 지극히 당연한 일이지만, 그 원인이 부모에게 있다면 빨리 고치는 것이 좋습니다. 아이들이 올바른 인격을 형성하고 원만한 대인관계를 배우는 데 영향을 미치기 때문입니다. 화목하고 원만한 가정에서 바른 아이들이 자란다는 것을 잊지 마십시오.

**부부싸움은 해도 편가르기 하지 마세요!**

간혹 부부싸움을 하다가 상대편 배우자에게 너무나 실망한 나머지 자식에게 너만 믿는다는 식의 하소연을 하는 엄마도 있는데, 이런 일은 아이로 하여금 아빠를 미워하게 만드는 결과를 초래합니다. 부부가 사이좋게 지내는 것은 아이들의 정신건강을 위해서도 매우 중요한 일입니다. 부부간에 논쟁을 하더라도 아이를 내 편으로 만들려고 노력하지 마세요.

# 아이는 아빠의 손길을 기다려요

• •
‿

**좋은 아빠가 됩시다!!**

엄마가 아무리 원하는 것을 다 들어줘도 아이들에게는 분명 아빠가 필요합니다. 아빠가 가정을 보호하고, 집안에 문제가 생겼을 때 당당히 해결하며, 어려울 때도 위축되지 않는 자세를 보여줘야 아이가 시련을 극복하는 정신을 배울 수 있습니다. 아이들에게 건전한 마음이 깃들도록 훈육하는 것도 아빠의 몫이며, 모범적인 아빠는 그 존재만으로도 아이들에게 소중합니다. 아이를 가져서 아빠가 되는 것은 쉬운 일이지만, 진정한 아빠가 되는 것은 많은 노력이 요구되는 쉽지 않은 일이라는 것을 기억해야 합니다.

**• 엄마와 아빠가 함께 아기를 돌보는 것이 좋아** 아기들은 태어난 지 6주가 되기도 전에 부모와 다른 사람을 구분할 줄 알고 조금 더 지나면 엄마와 아빠도 분명히 구분합니다. 젖병을 물리거나 기저귀를 갈아줄 때 아빠의 손길과 엄마의 손길은 차이가 나고 아기들 역시 이 차이를 명확히 알아챕니다. 일반적으로 아빠들은 아기들을 흥분시키며 자극적으로 놀아주는 반면 엄마들은 조용하고 편안하게 놀아줍니다. 아빠들은 엄마들보다 아기를 거칠게 다루고, 많은 소음을 내고, 아기와 보다 격렬하게 움직이는 경향이 있습니다. '음, 이 손은 박력이 넘치니 아빠군!' '이번에는 부드러운 손길이니 엄마가 틀림없어!' 이렇게 엄마와 아빠가 같이 돌봐준 아기들은 엄마의 보살핌만 받은 아기보다 다양한 반응을 배우게 돼 행동 발달이 더 빨리 이뤄질 수 있습니다. 아기는 엄마보다 아빠와 함께 있을 때 더 웃고, 더 움직입니다. 아기에게는 양쪽의 놀이 방식이 모두 동등하게 가치 있는 것으로 서로를 보충하여 완전하게 하는 것입니다. 이것이 왜 육아에 부모가 둘 다 관여해야 하는지에 대한 이유 중 하나입니다.

**• 아이가 존경하고 좋아하는 아빠가 되려면** 좋은 아빠가 되기 위해서는 우선 아이들과 같이 있는 시간을 늘려야 합니다. 만일 시간이 없다면 정신을 집중해 짧은 시간이라도 열심히 놀아주는 게 좋습니다. 늦게 들어와서는 텔레비전을 벗삼아 지내고 일요일은 밀린 잠 보충하는 식으로 생활하면, 아이들은 아빠를 무서워하고 어려워하게 됩니다. 그리고 아빠는 권위를 잃지 말아야 하는데, 권위란 저절로 생기는 것이 아닙니다. 평소에 모범이 될 만한 행동을 하고, 합리적으로 생각하며, 잘못했을 때는 솔직하게 말할 수 있고, 아이와의 약속을 소중히 여길 때 권위가 생기는 것입니다. 어른이라고 아이들을 함부로 대하거나, 필요 이상 화를 내거나, 가족을

돌보지 않는 행동을 하면 아이에게 마음으로부터 나오는 존경을 받을 수 없습니다. 다 자란 아이에게서 "아빠를 닮고 싶다"는 말을 듣는다면 그 인생은 나름대로 성공한 것입니다. 요즘엔 형편이 어려워 좋은 아빠 되기도 쉽지 않다는 이야기를 간혹 듣습니다. 하지만 좋은 아빠가 된다는 것은 경제적인 문제가 아닙니다. 자녀에게 물려줄 가장 큰 유산은 교육입니다. 그중에서도 가정 교육은 가장 중요합니다.

**직장을 가진 엄마들에게!!**
맞벌이 엄마들이 아기와 많은 시간을 함께 하지 못한다는 죄책감에 아기가 원하는 것은 뭐든지 다 들어주는 경우가 많은데, 아기들에게는 사랑을 주는 것도 중요하지만 그에 못지 않게 절제하는 법을 가르치는 것도 중요하다는 사실을 잊으면 안됩니다.

## 직장 나가는 엄마의 아이 키우기

**· 탁아모가 바뀔 때는 아기가 미리 낯을 익히도록** 엄마가 직장 생활을 하는 경우 가능하면 지속적으로 봐줄 수 있는 탁아모를 찾는 것이 중요합니다. 아기가 분리 불안을 느끼는 시기에 갑작스럽게 아기를 돌봐주는 사람이 바뀌면 아기도 정신적으로 상당한 스트레스를 받게 될 수 있기 때문입니다. 하지만 사정이 여의치 않아 탁아모가 바뀌는 경우 한 가지 주의할 점이 있는데, 아기에게도 새로운 환경에 적응할 기간이 필요하다는 것입니다. 가장 좋은 방법은 미리 몇 주 전부터 지금의 탁아모와 새롭게 아기를 맡아줄 사람이 같이 아기를 봐서 아기에게 새 탁아모에 대한 친밀감이 생기도록 하는 것입니다. 그러나 현실적으로는 쉽지가 않지요. 이런 방법이 여의치 않을 때는 주말을 이용해서 엄마와 아기를 새롭게 봐주실 분이 함께 한두 번 정도 아기를 봐서 낯을 익히게 하는 것도 좋습니다.

**· 탁아모와 자주 대화를 갖고 집에 와서는 아기와 많은 시간을 보내야** 많은 맞벌이 엄마들이 탁아모를 자신이 없는 시간 동안 아기를 돌봐주는 사람 정도로 너무 단순하게 생각하는 경향이 있는데, 탁아모의 역할은 그 이상이며 매우 중요합니다. 그렇기 때문에 우리 아기를 예뻐하며 잘 놀아줄 수 있는 경험이 많은 사람을 선택해서 그

사람이 계속 아기를 돌봐줄 수 있는 환경을 만들어주어야 합니다. 탁아모와 자주 대화를 갖고 육아방식에 대해서 의견을 교환하는 것이 좋습니다. 그리고 집에 와서는 가능한 한 많은 시간을 아기와 함께 보내십시오. 많이 안아주고, 놀아주고, 함께 데리고 자면서 아기에게 엄마가 얼마나 사랑하고 있는지를 느끼게 해주는 것이 좋습니다. 회사에서 지친 몸으로 집에 돌아와 가사 노동까지 하다 보면 피곤해서 아이가 뒷전이 되는 경우도 가끔 있는데 이것은 좀 곤란합니다. 그래서 맞벌이 부부의 경우 남편의 도움이 절대적으로 필요한 것이겠지요.



# 아이가 친구 사귈 때 신경 써야 할 점

친구를 사귄다는 것은 가족을 넘어서는 인간관계를 맺는 것을 의미하게 됩니다. 사회생활의 첫 걸음이라고 할 수 있습니다. 어릴 때 제대로 친구를 사귀어보지 않은 아이들은 나이 들어서 직장 생활을 할 때도 같이 일을 하지만 다른 사람들과 친해지지 못하는 그런 사람이 될 수도 있습니다.

## 좋은 친구는 평생의 스승

**• 돌부터는 또래랑 매일 놀게 해주세요** 돌이 되면 가족이 아닌 다른 아이들과 일대일 인간관계를 배울 수 있습니다. 물론 이 시기의 아이들은 평행놀이라고 해서 같이 놀면서도 따로 놉니다. 두 돌쯤 되어야지 아이들은 연합놀이라고 해서 같이 놀 수 있고, 세 돌쯤 되어야 니캉내캉 같이 노는 협동놀이를 할 수 있습니다. 돌부터 다른 아이들과 놀기 시작한 아이는 남들과 같이 노는 법을 배우는 데 한참 걸립니다. 두 돌쯤 되어야 부모나 다른 사람들의 행동을 제대로 모방합니다. 그러면서 역할놀이(소꿉놀이, 엄마 아빠놀이, 의사놀이

등)가 아이들 놀이의 많은 부분을 차지하게 되는데, 역할놀이를 할 때 또래의 친구들을 붙여주면 아이들은 나름대로 배역을 정해 놀면서 친구와 어울리는 법을 배워갑니다. 하지만 이 시기의 아이들은 아직까지 타인에 대한 개념이 정확히 있지 않아서 자기 중심적인 생각이 강합니다. 그래서 놀이에 싫증을 금방 내기도 하고, 역할을 독차지하려 하기도 합니다. 이럴 때 엄마는 조용한 말로 아이를 달래며 함께 놀던 친구를 생각하도록 유도해주어야 합니다. 만약 아이가 조금이라도 사회적으로 조화된 행동을 보이면 잘했다고 칭찬해주고 격려해주는 것이 좋습니다.

**• 친구를 잘 사귀려면 어릴 때부터 사람들과 접해야** 3~4세 때는 동년배의 아이들과 놀이를 하면서 사회성이 급격히 발달하는 시기입니다. 부모나 형제처럼 상하 관계가 아닌 수평 관계의 친구에 대해 나름대로 의미를 갖게 됩니다. 어른에게서는 일방적인 보살핌을 받지만 친구와는 서로 대등한 입장에서 사귀게 됩니다. 물론 처음부터 친구를 잘 사귀는 아이들은 별로 없습니다. 장난감 때문에 한동안 아이들에게서 따돌림을 당하기도 하고, 너무 자신의 주장만 내세우다가 아이들에게 쥐어박히기도 합니다. 아이가 친구를 잘 사귀기 위해서는 어릴 때부터 많은 사람들 속에서 살게 하는 것이 좋습니다. 부모의 지나친 보호를 받은 아이는 독불장군처럼 남의 사정을 생각지 않을 수 있고, 집안에서 너무 야단맞고 자란 아이는 밖에 나가 친구에게 분풀이를 하는 수도 있습니다.

**• 아이가 스스로 친구 사귀는 법을 배우도록 도와줘야** 아이들이 친구를 사귀는 일에도 어른이 해야 할 몫은 분명히 있습니다. 행복한 가정에서 따뜻한 보살핌을 받고 자란 아이가 더 여유를 가지고 친구를 사귈 수 있는 법입니다. 그러나 아이들의 친구 사귀기를 어른의 자로 재어서는 곤란합니다. '이런 애랑은 놀고, 저런 애랑은 놀지 마라' 하는 식으로 아이들의 친구 사귀기를 재단하는 부모도 있는데, 아이들은 용모나 빈부 등의 조건은 별로 중요하게 여기지 않

**인간관계 형성을 배우는 법**

사람은 사회적 동물이란 말을 할 정도로 대부분의 사람들이 단 하루도 다른 사람과 어울리지 않고 살 수는 없습니다. 이런 인간관계의 형성은 타고난 기질도 중요하지만 살면서 배우는 것이 훨씬 더 중요합니다. 그런데 이런 인간관계를 배우는 것은 쉽고도 어렵습니다.

인생에 필요한 거의 모든 것을 어릴 때부터 저절로 배우듯이 인간관계 역시 부모가 특별히 가르치지 않아도 아이들은 저절로 배웁니다. 참 쉽죠. 그런데 아이가 보고 경험하지 않은 것을 부모가 가르치는 것은 거의 불가능할 정도입니다. 정말 어려운 일입니다.

아이가 인간관계를 배우게 하기 위해서는 어릴 때부터 가족뿐 아니라 가족 아닌 이웃들과 만나는 것도 매일 보여주는 것이 제일 중요합니다. 친한 이웃을 만나는 일상을 보고 자란 아이는 다른 사람을 대하는 법을 보고 배우고 다른 사람의 마음을 읽는 법도 배우게 됩니다. 예전에는 이웃사람들과 함께 살았기 때문에 이게 저절도 되었습니다. 미국에 살면 영어 저절로 배우듯이 인간관계를 배우는 데는 이웃과 함께하는 문화가 제일 중요합니다. 이게 평생 간다고 생각하시면 됩니다.

가능하면 어릴 때부터 이웃사람을 매일 만나는 것이 제일 좋은데 3~4개월부터라면 더 좋습니다. 어릴 때부터 부모가 다른 사람들 대하는 것을 본 아이들은 그것을 롤 모델로 자신의 인간관계를 만들어가고 돌쯤부터 본격적으로 또래랑 놀 때 자신이 본 것을 그대로 따라하게 됩니다.

돌부터 다른 아이들과 놀아도 제대로 둘이서 함께 놀게 되는 데는 1년 반에서 2년 정도가 더 걸립니다. 둘이서 잘 놀게 되면 여럿이 어울려 노는 다인관계도 같이 배우게 됩니다. 그렇게 인간관계도 문화로서 전승되는 겁니다.
요즈음처럼 인터넷과 SNS로 직접 인간관계 없이 소통하는 부모들에게는 이게 제일 힘든 일일 겁니다. 어린이집에 보내서 인간관계를 가르칠 생각하는 부모도 있는데 어린이집에서의 인간관계는 자유로운 1:1 인간관계가 아닌 통제받는 다인관계라서 좀 다릅니다. 부모에게서 배우는 것과는 달리 인간관계에 대한 롤 모델도 다릅니다.
아이들은 자기들끼리 놀면서 싸우고 화해하고 타협하고 쟁취하는 것을 어른들의 힘을 빌리지 않고 스스로 배워야 합니다. 어릴 때부터 부모가 이웃사람들과 매일 어울리는 것을 보고 아이도 또래랑 매일 자기들끼리 통제받지 않고 놀 때 제대로 된 인간관계가 형성될 수 있다는 것은 꼭 알아두시기 바랍니다.

YouTube

친구
잘 사귀는 방법

습니다. 이야기가 통하고 서로 물건을 나눌 수 있고 아껴주는 친구와 놀고 싶을 뿐입니다. 친구 사귀기는 누구나 한 번씩 겪어야 하고 극복해야 하는 인생의 중요한 과제이기 때문에 아이 스스로의 힘으로 해결해야 합니다. 그리고 대부분의 아이들은 잘 적응해갑니다. '우리 귀한 아이'를 일일이 챙겨주다가는 '마마보이'라는 소리를 듣게 하기 딱 좋습니다. 아이가 친구를 사귈 때 어른이 할 일은 가끔씩 아이들이 함께 놀 수 있는 자리를 마련해주고 친구들이 집에 놀러 오는 것을 반기는 정도로 충분합니다. 아이들이 부모의 품 안에 있는 시간은 몇 년 되지 않습니다. 그 몇 년간 스스로 친구 사귀는 법을 배우게 도와주십시오. 좋은 친구는 평생의 스승이 된다는 말도 있지 않습니까.

## 따돌림 당하는 아이

**• 따돌림 당하는 아이는 자신감을 잃어버리게 돼** 아이들은 자라면서 친구를 사귀게 되는데, 남들과 잘 사귀지 못하는 아이들도 있습니다. 남들에게 따돌림을 받기도 하고 심지어는 괴롭힘을 당하기도 합니다. 아무리 어린아이라 하더라도 따돌림을 당하는 아이들은 마음에 큰 상처를 입을 수밖에 없습니다. 공깃돌을 빼앗아가거나 고무줄 끊고 달아나던 예전의 개구쟁이들은 그래도 양반에 속합니다. 요즘엔 약한 친구를 집단으로 따돌리고 괴롭히는 일이 자주 발생합니다. 따돌림을 당하고 놀림을 받는 아이는 자신감을 잃어버리고 심지어 자기 혐오에 빠져버리게 됩니다.

**• 아이가 따돌림을 당할 땐 그 원인을 아는 것이 중요** 아이가 따돌림을 당할 때는 그 원인을 찾아보아야 합니다. 따돌림을 당하는 원인이 아이에게 있는 경우도 있습니다. 말이 늦거나 이해력이 부족하거나 신체적인 기능이 떨어지는 아이는 또래들과 대화나 놀이가

되지 않아 따돌림을 당하기 쉽습니다. 성격이 문제가 되는 경우도 흔합니다. 너무 잘난 척하거나 고집이 세거나 지기 싫어하거나 공격적인 성격의 아이는 다른 아이들에게 환영받지 못합니다. 지나치게 소극적이거나 나이에 맞지 않게 고독을 즐기는 아이 역시 다른 아이들 눈에는 별로 달갑게 보이지 않습니다. 무엇 때문에 아이가 따돌림을 당하는지 그 이유를 아는 것이 가장 중요합니다.

**• 따돌림 때문에 아이가 힘들어하면 적극적인 대처를 해야** 아이에게 문제가 생길 때마다 항상 부모가 전면에 나서는 것은 좋지 않습니다. 우리 아이가 따돌림을 당하고 괴롭힘을 당했다고 그때마다 나서서 다른 아이들을 야단치면 아이가 더욱 따돌림을 당할 수도 있습니다. 그렇다고 방관만 해서도 안됩니다. 아이들이 노는 곳에 부모가 먼발치에서라도 슬쩍 나타나면 아이에게 자신감을 줄 수 있습니다. 자신감 있게 행동하는 아이는 괴롭혀도 별 재미가 없는 법입니다. 이 동네 아이들이 괴롭혀 저 동네로 이사를 간다고 그쪽 개구쟁이들이 아이를 그냥 둘 리 없습니다. 아이가 따돌림 때문에 힘들어하는 상황이 되면, 모든 사람과 마음을 터놓고 이 문제를 상의하는 것이 좋습니다. 선생님이나 괴롭히는 아이들의 부모 역시 문제를 알고 적극적인 대처를 해야 합니다. 또 우리 아이가 '왕따'가 아니라고 안심하기보다는 우리 아이가 다른 아이에게 피해를 주고 있지는 않은지 확인하는 것도 중요합니다.

## 같은 또래를 무서워하는 아이

**• 타인에게 쉽게 접근하기 위해서는 엄마에 대한 신뢰가 있어야** 인간은 사회적 동물이기 때문에 남과 더불어 살아가는 방법을 배워야 하는데, 아이들의 사회화는 어느날 갑자기 이루어지는 것이 아니라 출생하는 순간부터 서서히 만들어져가는 것입니다. 아이들이

**어린 아이들의 친구 사귀기!!**
일반적으로 1~2세의 아이들은 같은 또래의 아이에게는 특별한 주의와 관심을 기울이지만, 실제로 말을 걸어본다거나 함께 놀게 되는 상황에서는 어떻게 해야 할지 당황하는 경향이 있습니다. 이는 아직까지 타인에 대한 개념이 정확하지 않고 대인관계에 미숙한 이 시기 아이들의 특징입니다. 이 시기의 아이들은 상대방을 가만히 바라보거나 휙 밀어보기도 하고 손이나 귀를 잡아당기기도 하는데, 이것은 상대방을 알고 익숙해지기 위한 행동입니다. 이 단계에서는 아이들끼리 자연스럽게 어울리도록 하는 것이 중요하며, 부모가 지나치게 옆에서 보살펴주는 것은 좋지 않습니다. 또한 아이들은 성장 단계에 따라서 놀이의 형태가 다르기 때문에 억지로 나이 많은 아이들과 어울리게 하는 것도 좋지 않습니다.

**아이에게 남과 더불어 사는 방법을!!**
남과 더불어 살아가는 방법은 아이들이 이 세상에 태어나는 순간부터 부모에게서 배우는 것입니다. 잘난 척하고 지기 싫어하고 자기만 아는 아이에게는 적당히 절제하는 법을 가르쳐주어야 하며, 소심하고 겁이 많은 아이에게는 자립심을 키워주는 것이 중요합니다. 평소에 아이에게 칭찬과 격려를 해주어 자신감을 가지게 하는 것이 좋습니다.

가족이 아닌 다른 사람들에게 쉽게 접근하기 위해서는 부모라는 든든한 백그라운드가 어릴 때부터 마음속에 자리 잡고 있어야 합니다. 엄마가 자신을 잘 돌봐준다는 느낌을 어릴 때부터 갖고 있는 아이는 남에게 쉽게 접근할 수 있습니다. 아이에게는 의지할 수 있는 누군가가 항상 존재한다는 믿음이 필요합니다. 아이는 낯선 것을 접하면 우선 두려워하다가 옆에 엄마가 있는 것을 알면 안심하고 새로운 것에 호기심을 보이면서 익숙해지는 일련의 심리적인 적응 과정을 겪습니다.

• **엄마가 아이에게 여러 사람을 만날 기회를 제공해줘야** 평소에 아이의 주변에 많은 친구가 있게 하는 것도 아이의 수줍음을 줄이는 아주 좋은 방법입니다. 아이가 또래 친구들과 자주 접촉할 수 있도록 다른 아이를 집에 초대하거나 같이 놀 수 있는 분위기를 만들어주십시오. 아이들에게 경험은 무엇보다도 중요합니다. 사람들을 자주 만나다 보면 점차 좋아집니다. 여럿이 함께 할 수 있는 소꿉놀이나 병원놀이 같은 역할놀이를 중심으로 놀아주는 것도 도움이 됩니다. 그리고 엄마와 아이가 함께 낯선 사람을 대했을 때 엄마가 아이에게 충분한 안도감을 심어주지 못한 것은 아닌지 항상 생각해봐야 합니다. 아이에게는 신뢰하는 엄마나 믿을 만한 보호자가 믿음을 줄 때 새로운 것을 향해 나갈 용기가 생기는 법입니다. 평상시 아이에게 애정 표시를 충분히 해서 아이에게 안도감을 주고 신뢰를 얻어두어야 합니다. 아이들은 서로 싸우고 경쟁하는 과정 속에서 많은 것을 배우며 자라게 되는 만큼 엄마가 여유를 가지고 아이가 친구들과 어울릴 수 있도록 도와주십시오.

## 항상 혼자 노는 아이

• **아이가 혼자 노는 것을 좋아한다고 걱정할 필요는 없어** 아이가 항상

혼자 노는 것을 좋아한다고 걱정하는 부모님들이 있습니다. 하지만 일반적으로 아이들은 두 살이 될 때까지 주로 혼자서 노는 경우가 많습니다. 아이의 상태를 자세히 살펴보아 아이가 혼자 있더라도 다른 사람에게 흥미를 보이거나 때때로 엄마를 상대로 해서 놀기도 한다면 그다지 걱정할 필요는 없습니다. 하지만 혼자서 놀지도 않고 또래의 아이가 노는 것을 멍하니 쳐다보기만 한다거나 사람이 지나가도 아무런 반응을 보이지 않는다면, 아이가 다른 사물에 관심을 가질 수 있도록 유도하는 노력이 필요합니다. 이런 경우에는 우선 주위에 있는 많은 사람들을 자주 접하게 해주는 것이 좋습니다. 매일 집 안에 있는 것만 좋아하고 혼자서 노는 것에만 열중하는 아이에게는 집 밖의 세계를 느끼게 해주십시오. 산책, 여행, 쇼핑, 남의 집 방문 등을 활용하는 것도 좋고, 집에서 가깝게 지내는 이웃이나 슈퍼마켓 직원, 우유를 배달하는 사람 등 많은 이들에게 귀여움 받을 기회를 만들어주는 것도 좋습니다.

**· 세네 살의 아이는 상상 속의 친구와 노는 경우가 많아** 아이가 세네 살이 되면 혼자 중얼거리며 놀고 있는 것을 볼 수 있는데, 이 시기의 아이들에게 흔히 있는 일입니다. 아이의 풍부한 상상력에 비해 아직 사회성이 갖춰지지 않았기 때문에 실제의 친구보다는 상상의 친구와 함께 놀면서 자신이 보고 들은 것을 흉내내는 것이지요. 이것은 친구 사귀기의 준비 과정으로 세 살 전후에는 상상 속의 친구와 놀다가 네 살을 전후해서 실제의 친구를 사귀는 것이 보통입니다. 아이가 실제의 친구를 사귀어야 하는 연령인데도 혼자 노는 일이 많은 경우에는 엄마가 가급적 빨리 실제의 친구들과 어울리게 도와주어야만 합니다. 지금까지 무엇이든 자기 마음대로 할 수 있는 상상 속의 세계에 있던 아이는 실제로 친구를 사귀면 많은 것이 생각처럼 되지 않아 무척 힘들어하기도 합니다. 이때는 엄마가 침울해 있는 아이를 위로해주고 다독여서 친구들과 함께 사회를 익혀나가도록 해주는 것도 중요합니다.

**알아두세요!!**

남이 노는 것을 바라보는 아이는 자신이 스스로 놀 준비가 되어 있는 것입니다. 이럴 때는 아이가 놀고 싶은 기분이 들도록 유도해주어야 합니다. 다른 아이들의 놀이에 대한 이야기를 하거나 같은 또래의 아이들 속에 있게 해주고 엄마는 잠시 떨어진 곳에 있는 것도 좋습니다. 또래의 아이들끼리는 잘 통하며 수준이 맞기 때문에 아이가 서서히 남에게 익숙해져가는 것을 볼 수 있습니다. 간혹 물건을 두고 다른 아이와 다투기도 하는데, 이것은 아이가 놀이의 입문기에 들어선 것으로 보면 됩니다. 아이는 아직 감정을 제대로 표현하는 능력이 없기 때문에 상대방에 대한 관심을 그런 식으로 표현하는 것이니까요.

## 자신보다 나이 많은 아이들하고만 노는 아이

**어른들하고만 놀려고 하는 아이!!**

어른들하고만 있으려는 아이는 무엇이든지 어른들에게 의존하려는 경향이 강하고, 무엇보다 또래 아이들과 접할 기회가 없어 아이답게 자라기 힘들다는 문제가 있습니다. 아이들에게 있어 '놀이'는 '생활'이라고 할 수 있을 정도로 중요한 것이기 때문에 이런 경우 아이의 생활 전체를 조정할 필요가 있습니다. 우선 어른들에게 의지하지 않도록 조금은 냉담한 반응을 보여 아이가 나름대로의 방법을 궁리하도록 하거나, 낮시간에는 되도록 어른이 상대해주지 않고 저녁식사 후에 부모가 아이를 상대해주는 등의 방법을 쓰는 것이 좋습니다. 또 친구들과 함께 놀이를 할 수 있는 장난감을 마련해주고 다른 아이들과 자연스럽게 어울릴 수 있는 기회를 마련해주는 것도 좋습니다.

자기보다 나이가 많은 사람과 놀고 싶어하는 아이들이 많습니다. 아이들끼리 어울리다 보면 상대적으로 나이가 적거나 많은 아이들과도 함께 놀 수 있기 때문에 걱정할 일은 아닙니다. 하지만 유난히 자기보다 나이가 어린 아이나 나이가 많은 아이, 또는 어른하고만 놀려고 한다면 약간의 문제가 있습니다. 아이에게 있어서 또래 친구는 성장하면서 함께 사회성을 배워가는 동료라고 할 수 있기 때문에 또래와 어울리는 것이 아이에게 좋습니다. 아이가 자기보다 나이 많은 아이와 놀면 아이가 지적 능력이 뛰어나고 사회성이 있다고 생각하는 엄마도 있습니다. 하지만 이런 경우 사회적 경험이 연상의 아이들보다 부족해서 대등한 대우를 받지 못해 불만이 쌓일 수도 있습니다. 또한 나이 많은 아이들과 놀다 보면 아무래도 정신적으로나 육체적으로 무리를 하게 되어 때로는 아이의 능력에 맞지 않는 먼 곳까지 간다든지 하는 위험이 따를 우려도 적지 않습니다. 이럴 때는 엄마가 연상의 아이에게 자신의 아이가 아직 어려 진정한 친구가 될 수 없음을 인지시키고 넌지시 부탁하는 것이 효과적입니다. 한편 체력이나 지적 능력이 나이에 비해 너무 높아 또래의 아이들과 노는 것을 지루해하고 심심해하는 아이가 또래 집단에서 미움을 사게 되는 경우도 있습니다. 이 경우 아이에게 또래의 아이들을 도와주거나 약하고 어린 아이를 돌보는 일을 하도록 해주는 것도 좋고, 아이가 재미있어 하고 좋아하는 것이라면 혼자 놀게 하는 것도 괜찮습니다.

## 나이 어린 친구하고만 노는 아이

아이가 자기보다 어린 아이와 어울리면 아이의 능력이 낮고 정서

**여자아이하고만 놀고 싶어하는 남자아이!!**

남자아이가 여자아이하고만 놀고 싶어한다면 우선 명랑하고 대범한 성격을 가진 남자아이와 일대일로 사귀게 하여 어느 정도의 사회성을 키워주십시오. 한 명과 친해지면 점점 여러 명의 남자아이들과 접하면서 자연스럽게 남자아이들과도 잘 어울리게 됩니다. 또 평상시에 가족들이 함께 흥미를 갖고 남자다운 씩씩한 놀이를 하는 것도 괜찮은 방법입니다. 하지만 남자아이가 여자아이하고만 논다고 해서, 또는 여자아이가 남자아이하고만 논다고 해서 크게 걱정할 필요는 없습니다. 아이들은 초등학교 2학년 정도까지는 성별의 구분 없이 마음에 맞는 아이와 사귀는 것이 일반적입니다.

나 사회적 발달이 아직 미숙하다고 생각하는 엄마들이 있습니다. 그러나 일반적으로 아이들이 5세 정도 되면 자기보다 어린 아이를 돌보는 데 흥미를 갖기 시작합니다. 마치 보호자인 듯 어린 아이들을 훈계하기도 하고 대장노릇을 하며 힘을 과시하기도 하지만 아기를 곧잘 돌보기도 합니다. 아이가 6세가 되면 뽐내는 경향이 점점 심해져 때로는 어린 아이들을 괴롭히기도 하고 자신이 연상의 아이에게 당한 분풀이를 하기도 합니다. 이럴 때 엄마는 아이가 연하의 아이에게 친절한 리더십을 발휘할 수 있도록 어린 아이들의 기분과 입장을 구체적으로 설명해주는 것이 좋습니다. 그리고 또래와 어울릴 수 있도록 친구의 집으로 심부름을 보내거나 날짜를 정해서 또래 친구들을 집으로 초대하는 것도 좋은 방법입니다. 또한 집에서 형이나 언니에게 괴롭힘을 당하거나 억눌려 지내는 일이 없도록 평소에 형제들이 사이좋게 지내도록 신경 쓰는 일도 중요합니다.

## 친구에게 장난감을 빌려주지 않는 아이

**• 한두 살 된 아이들에게는 아직 빌려준다는 개념이 없어** 한두 살 된 아이의 사고 방식에서는 남을 배려한다는 생각이 없으며 '빌려준다'라는 말의 개념도 아직 정확하지 않습니다. 어린 아이들에게 '빌려준다'는 것은 자신의 물건을 빼앗기는 것과 같습니다. 자기중심적이고 소유욕이 강한 이 시기의 아이가 빌려준다는 말의 의미를 이해한다는 것은 쉽지 않은 일입니다. 이런 상황에서 만약 엄마가 아이의 장난감을 억지로 빼앗아 다른 아이에게 빌려주면 아이는 당연히 울부짖을 수밖에 없습니다. 하나밖에 없는 장난감을 가지고 두 아이가 다툰다면, 엄마가 나서서 아이들이 하나의 장난감을 가지고 사이좋게 지낼 수 있는 놀이 방법을 찾아보거나 아이

**친구들과 노는데 짝이 맞지 않을 때!**
아이들은 홀수 인원으로 노는 것을 잘 못합니다. 두 명, 네 명 등 짝을 지어 놀도록 하는 것이 가장 좋지만, 짝이 맞지 않아 문제가 생겼을 때는 다른 친구와 놀게 하거나 혼자 놀도록 유도하여 친구들과의 싸움이 가능한 일어나지 않도록 하는 것이 좋습니다. 또한 아이들이 넓고 다양한 경험을 할 수 있도록 새로운 친구를 사귀게 하거나 자기 나름대로 놀이를 고안하며 혼자서 놀 수 있는 시간을 마련해주는 것도 중요합니다. 아이가 친구와 싸워 헤어지거나 따돌림을 당할 때 아이를 잘 위로해주되 너무 소란을 떨며 감싸주는 것은 삼가십시오.

들의 관심을 다른 놀이로 돌려주는 것이 좋습니다. 그러면 아이들은 자연스럽게 새로운 놀이에 빠져들 것입니다.

**• 하나의 장난감으로 함께 놀 수 있는 방법을 찾아줘야** 아이들이 장난감 하나를 가지고 서로 다툴 때는 서로 마주앉아 공을 주고받으며 놀거나, 인형을 교대로 안아보는 놀이를 하도록 유도하십시오. 이때 주의할 점은 어떤 놀이든 두 아이에게 공평한 기회를 주어야 한다는 것입니다. 그리고 남의 아이라고 더 친절하게 대해주는 것은 좋지 않습니다. 우리 집에 온 아이의 친구를 남의 집 아이라고 해서 손님처럼 대하고 관심을 보인다면 아이는 친구에게 엄마를 빼앗겼다고 느끼고 장난감을 더욱 독점하려고 합니다. 두 아이에게 똑같은 대우를 해주는 것이 아이들끼리 사이좋게 지낼 수 있도록 하는 데 도움이 됩니다. 차별 대우를 하는 것은 다른 집 아이를 위해서도 좋지 않습니다.

## 아이가 친구와 놀다 문제가 생겼을 때

**• 아이가 울면서 들어올 때 화를 내거나 혼내서는 안돼** 부모님들은 아이가 밖에서 놀다가 울면서 들어오면 아이를 혼내는 경우가 많습니다. 아이가 불쌍하고 울린 상대방이 밉기 때문에 아이에게 화를 내게 되는 것이지만, 이것은 좋은 반응이 아닙니다. 아이들은 아직 자기 중심적이기 때문에 서로 충돌하게 되는 것으로 아이들의 싸움은 어느 쪽이 잘못했는지 판단하기 힘든 경우가 많습니다. 아이들은 아주 작은 다툼에도 울곤 하지만 다 울고 나면 또 금방 풀어져서 함께 놀곤 합니다. 아이들은 처음부터 나쁜 목적을 가지고 친구와 싸우는 것이 아니기 때문에, 아이가 친구와 싸우고 왔을 때는 아이를 잘 타일러 친구와 화해하게 하는 너그러움을 갖춰야 합니다. 또한 아이들을 화해시키러 간 곳에서 아이들 싸움이 어른들 싸

**고자질하는 아이에겐 이렇게!!**

아이의 고자질은 대부분 엄마에게 '참 좋은 아이'라는 인정을 받고 싶어 하는 마음에서 시작됩니다. 이런 경우 아이에게 바로 "고자질하면 나쁜 아이야" 하며 야단치는 것보다는 우선 공감하는 반응을 보여주는 것이 좋습니다. 그리고 아이가 칭찬받을 일을 했을 때 바로바로 칭찬해주는 것이 반복되면 아이는 자신이 인정받고 있다는 사실에 만족하고 고자질을 하지 않게 될 것입니다.

움으로 번지는 일은 없어야 합니다.

**· 친구를 괴롭히거나 심술맞게 구는 아이** 가정에서 너무 엄격하게 자란 아이는 세네 살이 되면 부모에게 반항할 수 없는 것을 약하고 어린 친구에게 퍼붓는 경향이 있습니다. 따라서 엄마 아빠가 아이를 따뜻하게 대해주는 것이 중요합니다. 또한 아이가 활동적이라면 집 안에만 있게 하기보다는 아이의 에너지를 바람직하게 발산시켜줄 수 있는 방법을 찾는 것이 좋습니다. 그리고 아이가 심술궂게 노는 것을 발견했을 때는 잘 관찰한 후 다시는 그런 행동을 하지 않도록 적절한 주의를 주어야 합니다. 단, 나중에 이야기를 꺼내서 타이르는 것은 좋지 않습니다. 만약 친구가 쌓은 블록을 허물어뜨리거나 친구를 괴롭히고 있는 것을 보았다면, 바로 그 자리에서 아이가 그런 행동을 하지 못하게 하고, 왜 그것이 나쁜 일인지를 가르쳐주어야 합니다. 반대로 아이가 친구에게 친절히 대해주고 있는 것을 보면 얼른 칭찬해주어 아이에게 무엇이 나쁜 일이고 좋은 일인지 교육시켜야 합니다.

**· 친구를 깔보는 아이는 다른 사람의 장점을 볼 수 있도록 가르쳐야** 친구의 실수를 보고 놀리거나 친구의 약점을 지적하면서 자기는 그렇지 않다고 자만하는 아이가 있습니다. 이것은 자기의 능력을 과시하고 싶은 심리에서 나오는 행동이며, 경쟁심이 강한 아이에게서도 볼 수 있는 행동입니다. 남을 깔보는 아이들 중에는 능력이 높은 아이가 많은 편이라서, 부모님들은 아이의 그런 행동을 별로 문제 삼지 않고 오히려 자랑스러워하기도 합니다. 그러나 이런 아이는 친구를 도와주거나 친구의 실수를 덮어주는 일이 거의 없어서 친구들에게 따돌림을 당하기도 합니다. 부모님들은 아이에게 경쟁심이나 우월감을 지나치게 부추기지 않는 것이 좋습니다. 아이의 우수성을 인정해주되, 다른 사람들의 장점을 볼 수 있는 눈을 가지도록 지도해주십시오. 이웃의 아이나 다른 사람과 비교해서 경쟁심이나 열등감, 우월감을 불러일으키는 것은 아이의 자아형성

에 좋지 않습니다.

**• 아이가 친구와 어울리지 못하는 경우** 친구들과 함께 있지만 그저 멍청하게 앉아 있거나 자기만의 독특한 놀이를 하면서 고립되어 있는 아이는 대개 가정에서 어른들과 많이 놀아서 친구들과 노는 방법을 모르기 때문에 그런 경우가 많습니다. 이럴 땐 먼저 집 근처에 살고 있는 아이들과 놀도록 부모님이 적극적으로 도와주어야 합니다. 부모님 임의로 친구들이나 놀이를 제한하는 것은 좋지 않습니다. 친구에 대한 관심을 높여주고 친구에게 가고 싶다는 기분을 아이에게 불러일으켜주는 것이 중요합니다. 친구를 자기 집에서 재우는 숙박놀이 등을 통해 서로 친해질 기회를 제공하는 것도 좋은 방법입니다.

# 어린이집과 유치원 보내기

맞벌이 부부들이 어린아이를 맡길 때 가장 애용하는(?) 곳은 아마도 동네 어린이집일 것입니다. 그러나 어린이집에 아이를 맡기면서 후련하게 손털고 나오는 엄마는 아마 한 분도 없을 것입니다. 아이를 맡길 수 있는 공간이 집 가까이에 있다는 것이 안심이 되면서도, 왠지 아이와 떨어져 있다는 것이 걱정될 수밖에 없습니다. 과연 어린이집에 아이를 맡겨도 괜찮을까? 혹시 사고라도 나면 어쩌지? 엄마와 떨어져 지내는 것이 아이에게 정서적으로 나쁜 영향을 미치는 것은 아닐까? 등등 엄마의 걱정은 끝이 없습니다. 아이를 유치원에 보낼 때도 마찬가지입니다. 다른 아이들과 잘 어울리는지, 집에서처럼 대소변은 잘 가리는지, 어디 다쳐서 오는 것은 아닌지 엄마의 걱정은 꼬리에 꼬리를 뭅니다. 하지만 일단 아이를 꼼꼼히 따져보고 선택한 어린이집이나 유치원에 보냈다면 걱정은 접으십시오. 그대신 새로운 사회 생활에 접어든 아이에게 엄마가 새롭게 신경 써줘야 할 부분들을 잘 챙겨주고 아이가 어린이집이나 유치원에서 돌아온 저녁 시간에는 아이와 대화를 많이 나누어야 합니다.

## 어떤 어린이집을 선택해야 할까요?

어린이집을 선택할 때는 다음의 사항들을 점검한 다음 어린이집의 원장이나 교사와 대화를 통해 규칙이나 운영에 관한 사항을 알아본 후 아이를 맡기는 것이 좋습니다.

**· 교사들의 태도가 어떤지** 교사들이 항상 아이들을 주의 깊게 관찰하고 배려하며 아동 교육에 대해 충분히 알고 있는지가 중요합니다. 그리고 일반적으로 어린이집에는 일정한 자격을 갖추고 있는 전문 보육교사가 있는데, 아이와 교사의 비율은 영아 5명당 한 명의 전문 교사가 맡는 것이 가장 바람직합니다.

**· 생활 환경이 충분히 안전하고 청결한지** 아이가 오랜 시간 동안 활동하는 곳인 만큼 안전이 무엇보다 중요합니다. 손이 닿을 만한 높이에 있는 콘센트에는 덮개가 씌워져 있는지, 위험물 방지 시설은 되어 있는지, 통풍과 채광은 잘 되는지 등을 살펴보십시오.

**· 규칙적인 활동 계획과 학습 프로그램이 있는지** 단지 아이를 맡아주는 것 말고도 학습과 놀이를 함께 하는 어린이집이 아이에게 더 좋다는 것은 말할 나위가 없겠지요. 아이의 수준에 맞는 학습 프로그램과 계절별 행사 등을 준비하고 있는지 알아보는 것도 좋습니다. 그러나 지나친 영재교육 등에 치우친 학습보다는 놀이를 통한 학습을 하는 곳이 더 좋습니다. 천재교육, 영재교육 등에 현혹되지 않도록 주의하십시오.

**· 식사와 간식은 아이들을 위한 영양을 충분히 고려하고 있는지** 아이의 영양을 생각한 계획적 식단을 가지고 있는지의 여부를 반드시 알아보십시오. 인스턴트 식품을 제공하는 곳보다는 자연식 위주로 식단을 구성하는 곳이 당연히 좋겠지요.

**· 놀이 시설은 잘 갖춰져 있는지** 아이들이 자유롭게 이용할 수 있는 외부 놀이터 등의 시설이나 가지고 놀 수 있는 놀이기구, 장난감, 책 등이 충분히 갖춰졌는지 잘 살펴봐야 합니다.

**알아두세요!!**

많은 교육학자들과 소아과 의사들은 아이가 만 세 살까지는 엄마가 함께 있는 것이 좋다고 합니다. 하지만 부모가 맞벌이하는 등의 사정이 있는 경우는 그 전이라도 보낼 수 있습니다. 언제 보낼 것인가는 아이의 사정과 부모의 사정을 잘 고려해서 결정하시면 되는데, 세 돌 이전이라도 어린이집에 보내기로 결정을 했으면 후회하거나 죄책감 느낄 필요는 없습니다.

YouTube
어린이집 보내는 적정 나이

YouTube
아침에 깰 때까지 깨우지 마세요

어린이집과
사회성

▶YouTube
어린이집에서
친구 사귀기

▶YouTube
무너진 부모 권위
추락하는 교권

**아이도 마음의 준비가 필요해요!!**

유치원에 가기 전에 아이도 마음의 준비를 해야 하기 때문에 아이에게 유치원에 대한 설명을 미리미리 해주는 것이 좋습니다. 그리고 무엇보다 아이들이 엄마 없이 생활할 수 있는지를 잘 판단해보아야 합니다. 아이가 너무 힘들어할 때는 될 수 있으면 억지로 유치원에 보내지 마세요. 특히 말이 너무 느리거나 다른 아이들보다 부끄럼을 많이 타는 아이들은 적응이 느릴 수도 있습니다.

- **어린이집에 있는 아이들이 즐겁게 활동하고 있는지** 지금 그 어린이집에 있는 아이들의 표정이나 행동도 살펴보는 것이 좋습니다. 아이들이 즐거워하며 활발하게 지내는 곳이라면 더욱 믿음이 가겠지요. 이밖에도 만약의 사고를 대비한 안전 장치가 있는지, 화재보험에는 들어 있는지도 확인해보는 것이 좋습니다.

## 어린이집에 아이를 보낸 다음에는 이렇게

- **어린이집에 아이를 맡긴 후에는 전적으로 교사를 신뢰해야** 요모조모 따져보고 선택한 어린이집이라면 편한 마음으로 교사를 믿고 아이를 맡겨야 합니다. 아이들은 엄마의 조그만 변화도 금방 눈치를 채고 알아차립니다. 아이가 안 그래도 처음으로 엄마와 떨어진다는 것 때문에 가뜩이나 두려움에 떨고 있는데 엄마가 어린이집을 믿지 못하고 불안해한다면 아이의 두려움은 더욱 커질 뿐입니다. 보통 아이들은 어린이집에 완전히 적응하는 데 한 달 정도의 시간이 걸립니다. 처음에는 절대로 엄마와 떨어지지 않으려 하며 목이 터져라 울기도 하고 화를 내기도 하는데, 이것은 엄마가 자신을 찾으러 오지 않을 것이라는 두려움 때문입니다.

- **아이가 어린이집에서 돌아오면 충분한 시간을 함께 보내야** 엄마는 아이가 서서히 어린이집에 익숙해지도록 단계적으로 적응 기간을 마련해야 합니다. 처음에는 오전에만 어린이집에 맡기다가 차츰차츰 어린이집에 맡기는 시간을 늘려가는 것이 좋습니다. 물론 이때가 엄마에게도 아이에게도 그리고 교사에게도 가장 힘든 시기이지만, 아이를 위해 서서히 진행시켜나가야 합니다. 낮에 엄마와 떨어져 있는 대신 아이가 저녁에 어린이집에서 돌아오면 엄마와 아빠는 아이와 충분한 시간을 보내 아이가 부모의 애정을 느끼도록 해줘야 합니다. 오늘 낮에는 어떤 재미있는 일이 있었는지 물어보고

이런저런 이야기를 하며 즐거운 시간을 보내다 보면, 아이는 부모와 항상 함께 있지는 않아도 부모가 자신을 얼마나 사랑하는지 알게 됩니다. 그리고 엄마는 매일 아침 아이를 맡기러 갈 때나 저녁에 아이를 데려올 때 교사와 간단하게나마 대화를 나누는 습관을 가져야 합니다. 그래야 엄마도 어린이집에서의 아이 상태를 알 수 있고, 교사도 아이를 지도하는 데 참고가 되기 때문입니다.

## 유치원 보낼 때 준비할 것들

아이들은 크면서 엄마의 품을 벗어나 유치원이나 학교에 들어갑니다. 벌써 오래된 이야기이긴 하지만 제가 어렸을 때는 아이들이 팡팡 놀다가 국민학교에 들어가서야 'ㄱ, ㄴ'부터 배웠습니다. 저도 국민학교에 들어갈 때까지 까막눈이었다가 '오빠'라는 글자를 몰라서 친구에게 배웠던 기억이 있습니다. 하지만 지금 그때 그 시절 이야기를 할 수는 없습니다. 요즘은 초등학교 입학하기 전에 준비할 것이 너무나도 많으니까요. 저도 요즘은 학교에서 한글을 안 가르쳐준다는 다른 엄마의 말을 듣고 입학을 앞둔 우리집 큰녀석에게 부랴부랴 한글을 가르쳤습니다. 유치원과 초등학교에 입학할 때는 아이가 엄마의 품을 떠나서 처음으로 단체 생활을 하기 때문에 준비시키고 연습시켜야 하는 것들이 몇 가지가 있습니다.

**• 혼자 해야 할 일은 혼자 하도록 연습시켜야** 유치원에 입학하는 아이들은 아직도 자신의 일을 다 할 수 없는 경우가 많습니다. 하지만 아이가 유치원에 입학할 때는 모든 일을 혼자서 잘할 수 있게 다 가르쳐서 보내지는 못하더라도 '내가 할 일은 내가 한다'는 책임감과 자립심을 미리미리 길러준 다음 보내야 아이가 단체 생활에 쉽게 적응할 수 있습니다. 유치원에서는 선생님이 여러 명의 아이들을 동시에 보살피기 때문에 모든 아이가 집에서 엄마에게 받

**영어유치원 보내기**

최근에 영어유치원을 보내는 부모들이 많습니다. 그런데 영어교육 전문가들은 부모가 영어를 모국어로 사용하지 않는다면 초등학교 전에 영어유치원 보내는 것을 권장하지 않고 있습니다. 특히 우리나라 말을 능숙하게 말하기 전에는 영어를 가르치지 않는 것이 더 좋습니다. 유치원 시기에는 선생님이 하는 말을 들으면서 아이는 생각하고 고민하고 자신의 의견들을 마음껏 표현할 수 있어야 사고력과 창의력이 발달하게 됩니다. 그런데 영어를 못하는 아이가 영어유치원에서 선생님이 하는 영어를 들을 때는 별로 생각할 수 있는 것이 없을 것입니다. Yes나 No 외에는……. 영어 실력 조금 늘리는 것의 대가치고는 너무 클 것입니다. 이렇게 수년 동안 배워 익힌 영어 실력은 초등학교 들어가서 몇 개월만 배워도 금방 따라잡을 수 있습니다. 언어는 어릴 때 배울수록 좋다는 것은 모국어 이야기이지 우리나라처럼 영어를 외국어로 배울 때의 이야기는 아닙니다. 그럼 언제부터 영어를 가르쳐야 좋은가. 영어교육의 전문가들은 초등학교 들어가서라고 말하고 있습니다. 저도 동감입니다.

**어린이집 보내기 전에 이것은 꼭!!**

- **밥 한자리에 앉아서 먹기**
- **밥 혼자서 먹기**
- **어른 말 잘 듣기**

이 세 가지는 부모가 반드시 가르쳐서 어린이집에 보내야 합니다. 부모가 할 수 없는 일을 한 명도 아니고 여러 명을 봐야 하는 어린이집 선생님이 제대로 할 것이라고 기대하는 것은 정말 무리가 될 것입니다.

YouTube 조기교육 하지 마세요!

YouTube 입시보다 시급한 조기교육 문제

YouTube 초등학교 입학 전 챙겨야 할 습관

YouTube 입학 전 확인할 의학적 문제들

던 것 같은 보살핌을 받을 수는 없습니다. 그리고 유치원에 가면 아이 혼자 꼭 해야 하는 일들이 있습니다. 혼자 화장실 가는 것과 혼자 먹는 것과 정리정돈하는 것입니다. 미리미리 연습시켜주십시오.

**• 엄마와 떨어져서 지내는 연습을 시켜야** 유치원에 가는 것이 아이들에게 좋기만 한 일은 아닙니다. 아이들에게는 엄마와 같이 보내는 시간이 무엇보다도 좋습니다. 세네 살 정도 된 아이들은 대개의 경우 엄마가 보이지 않아도 심리적으로 스트레스를 별로 받지 않아 큰 문제 없이 유치원 생활에 적응할 수 있습니다. 하지만 엄마와 아이가 너무 친한 경우에는 처음에 조금 문제가 생기기도 합니다. 아이가 엄마와 바로 떨어져 유치원 생활을 하기가 힘들 것 같다면 유치원에 들어가기 전에 엄마 없이 친구 집이나 친척 집에서 놀게 해보는 것도 좋습니다. 미리 아이가 갈 유치원을 사전 답사하고 선생님과 인사를 해두는 것도 좋습니다. 유치원 구경도 시켜주시고요. 아이들은 자꾸 보면 익숙해지게 마련입니다.

**• 아이를 유치원에 보낼 때는 과감하게 웃으면서** 유치원에 처음 갈 때는 엄마와 떨어지지 않으려고 하는 아이들이 많습니다. 이럴 때는 엄마의 단호한 태도가 필요합니다. 아이가 운다고 엄마가 불안해하면 아이들도 눈치를 채 유치원에 적응하는 것을 더 힘들어합니다. 엄마가 불안하더라도 아이 앞에서는 태연해야 합니다. 아이가 엄마와 헤어지는 것을 너무 힘들어하면 초기에는 엄마가 유치원 입구까지 동행하는 것도 좋습니다. 하지만 선생님의 요청이 있기 전에 교실까지 따라 들어가지는 마십시오. 아주 낯가림이 심한 아이들이나 쉽게 적응하지 못하는 아이 등 꼭 필요한 경우에는 선생님이 엄마의 도움을 요청할 것입니다. 이럴 때는 일정한 적응 시간을 거쳐 서서히 혼자 있는 시간을 늘려주어야 합니다. 이제는 괜찮겠다고 결정을 내렸으면 과감하게 웃으면서 아이와 헤어져야 합니다. 그리고 유치원을 마칠 때 마중을 가는 것은 좋은데, 이때 절

대로 늦어서는 안됩니다. 유치원 마칠 때 오기로 한 엄마가 보이지 않으면 아이들이 많이 불안해할 수도 있습니다.

**· 아이를 유치원에 둘 때 아이 몰래 사라지는 일은 없어야** 아이들이 혼자 있는 것을 힘들어할 때는 선생님과 상의한 뒤 수업을 참관하거나 아이와 조금 같이 있는 것이 좋습니다. 이럴 때 아이에게는 계속 있을 것같이 말해놓고서 슬그머니 사라지는 일은 없어야 합니다. 저기 있겠다던 엄마가 말없이 사라지는 일이 반복되면 아이는 자꾸 유치원 교실 창 밖만 바라보게 됩니다. 아이가 시간 개념이 별로 없더라도 얼마 동안 지켜보겠다고 약속했으면 그 시간은 꼭 지켜주는 것이 좋습니다. 이제 아이들은 어느 정도 부모의 말을 알아듣습니다. 그리고 아이들의 자신감은 부모와 선생님의 신뢰로부터 싹틉니다. 아이들을 불안하게 만들지 마십시오. 부모가 예측할 수 없는 행동을 할수록 아이들은 자신감을 잃어버립니다.

## 유치원 간 후에 생기는 문제들

**· 어리광이나 응석이 늘기도 합니다** 유치원에 다니게 되면 아무래도 아이들이 스트레스를 받게 됩니다. 아이들이 유치원에 다니면서 응석을 더 부리기도 하는 것은 어찌 보면 당연한 행동입니다. 유치원 생활이 힘들고 어려워서 스트레스 받은 것을 엄마에게 위안받고자 하는 것이니까요. 이런 아이들의 응석은 대개의 경우 일시적이며, 유치원 생활에 익숙해지면 나아집니다. 담담하게 대처하십시오. 아이가 응석을 많이 부린다고 "네가 애냐, 그러지 마라" 하고 야단을 치거나 농담으로라도 놀리면 아이가 마음에 상처를 입을 수도 있습니다. 아이가 힘들어할 때는 위로를 해주는 것이 좋습니다. 잠시 안아주고 따뜻한 말로 위로해주세요. 하지만 너무 자주 안아주면 아이가 점점 어리광이 늘게 됩니다. 이것을 흔히 퇴행

**한 반에 몇 명이 좋은가?**

우리나라에서는 조기 교육의 열풍으로 유치원을 지식을 전달하는 교육기관으로 생각하는 부모들이 많습니다. 그러나 유치원이나 어린이집은 가족 관계의 연장선으로 봐야 합니다. 그리고 아이를 건전한 민주사회의 일원으로 키우는 교육을 한다는 점이 강조되어야 할 것입니다. 가족에서 사회로 나아가는 연장선에 유치원이 있는 것입니다. 그리고 한 반에 아이들이 많으면 당연히 교육의 질도 떨어지게 마련입니다. 사회 제도와 경제력에 따라 나라마다 다르긴 하겠지만, 미국 소아과학회에서는 다음과 같은 기준을 제시하고 있습니다.

| 나이 | 아이-교사 비율 | 최대 아이 수 |
|---|---|---|
| 0~12개월 | 3 : 1 | 6 |
| 13~30개월 | 4 : 1 | 8 |
| 31~35개월 | 5 : 1 | 10 |
| 3세 | 7 : 1 | 14 |
| 4~5세 | 8 : 1 | 16 |
| 6~8세 | 10 : 1 | 20 |
| 9~12세 | 12 : 1 | 24 |

**가정집을 이용한 보육시설**

—어른 1인당 자신의 자녀를 포함해서 6명을 넘지 않아야 합니다.
—그러나 어른 혼자서 봐주는 경우 2살 이하의 아이가 있을 때는 2명을 초과해서는 안됩니다.
—양육자에게 문제가 생긴 경우 대체가 곤란한 점이 가장 문제가 됩니다.

이라 말합니다. 이런 퇴행을 줄이려면 부모가 아이의 유치원 생활에 관심을 보여 아이를 안심시키고 유치원 생활에 대한 대화를 나눠 아이가 적응할 수 있도록 도와줘야 합니다.

• **부모가 꼭 나서야 하는 일도 있습니다** 아이들 일에는 어른들이 나서지 않는 것이 좋다는 생각은 별로 좋은 생각이 아닙니다. 전면에 나서지는 않더라도 항상 아이에게 관심을 가져야 하며, 경우에 따라서는 적극적으로 대처해야 하는 때도 있습니다. 물론 상대방과 싸우라는 이야기는 아닙니다. 원인을 분석하고 대처 방안을 논의하는 것을 말합니다. 예를 들어 아이가 다른 아이를 문다든가 때리는 행위는 선생님과 부모가 상의해서 적극적으로 대처해야 합니다. 아이가 살짝 문 것을 가지고 뭘 그러냐고 하면 곤란합니다. 아이가 다른 아이를 때리거나 물었으면 반드시 아이가 보는 앞에서 부모가 전화를 걸어 피해를 입은 아이에게 사과하거나 선생님을 찾아가서 사과하는 모습을 보여서 아이가 자신의 행동이 잘못된 것임을 확실히 깨닫고 뉘우치도록 해야 합니다. 그리고 피해를 입은 상대편 아이의 부모에게도 꼭 사과를 해야 합니다.

• **아이가 남의 물건을 집어올 때도 있습니다** 아이가 유치원의 물건을 집어오면 반드시 선생님께 사과를 하고 돌려주어야 합니다. 엄마가 직접 가지 못하면 선생님께 연락을 드리고 아이가 돌려주었다는 것을 확인할 필요가 있습니다. 특히 남의 물건을 집어오거나 빼앗아오는 경우에는 반드시 물건을 돌려주어야 합니다. 바늘 도둑이 소 도둑 됩니다. 그러나 대개의 아이들은 처음에 자신의 행동이 나쁘다는 것을 잘 모릅니다. 따라서 아이에게 지나치게 죄의식을 심어줄 필요는 없으며, 다시는 그런 일이 없도록 단호한 어조로 알려주면 됩니다.

# 유치원 가기 싫어하는 아이

**꼭 알아두세요!!**

유치원에 들어간 후 얼마 동안은 아픈 아이들이 유난히 많습니다. 우선 행동량이 늘어나서 체력이 딸려 힘들어하기도 하고, 많은 아이들과 접촉하면서 면역성이 없는 병들에 잘 걸리기도 합니다. 수두나 수족구와 같은 전염성 질병이 돌면 집단 생활을 하는 아이들이 더 쉽게 걸릴 수 있습니다. 독감도 유치원에 다니게 되면 예방접종을 해주는 것이 좋은데, 그래야 아파서 쉬게 되는 것도 줄이고 다른 아이들에게 전염되는 것도 막을 수 있습니다. 수두 접종도 미리 하는 것이 좋습니다. 또 먼지 쌓인 실내에서 생활하는 시간이 많다 보니 알레르기가 있는 아이들은 더 쉽게 호흡기 질환에 걸릴 수 있습니다. 아이들이 유치원에 적응해가면서 서서히 아픈 것도 줄게 되지만, 아무래도 집에서 놀 때보다는 합병증이 잘 생깁니다. 아이들이 병에 덜 걸리게 예방하려면 아이가 무리하는 일이 없게 하고 외출 후 돌아왔을 때는 손발을 잘 씻고 양치질을 잘 하도록 해야 합니다.

**• 유치원 가기 싫어하는 이유는 대부분 분리 불안 때문** 저는 어릴 때 유치원에 가거나 학교에 간다고 할 때 설레던 기억이 아직도 생생합니다. 저처럼 유치원에 다니는 것이 즐거운 아이도 있지만, 유치원에 가기 싫어하는 아이들도 많은 것이 현실입니다. 유치원에 처음 가는 아이들 중에는 유치원에 가는 것이 너무 싫어서 아침 밥 잘 먹고 잘 놀다가도 유치원 가자는 말만 하면 갑자기 배가 아프고 머리가 아픈 아이들이 있습니다. 그런데 이런 아이들은 유치원에 가지 말고 쉬라는 말만 들으면 금방 멀쩡해져 뛰어노니 누가 봐도 꾀병 같아 보입니다. 그래도 혹시나 하고 소아과에서 진찰을 해봐도 별다른 이상을 발견할 수 없는 경우가 많습니다. 하지만 이것은 꾀병과는 전혀 다릅니다. 꾀병은 아프지도 않은데 아프다는 것이고, 이런 경우는 별다른 이상이 없어도 유치원에 가기 싫어하는 마음이 실제로 아이들을 아프게 하는 경우입니다. 스트레스에서 벗어나는 순간 진짜로 아픈 것이 사라집니다. 심지어 어떤 아이는 친구가 때린다는 둥 선생님이 자기를 미워한다는 둥 별의별 핑계를 다 대기도 합니다. 이런 아이들은 흔히 '분리 불안' 때문에 유치원에 가기 싫어합니다. 아이들은 생후 6개월이 지나면서 낯을 가리기 시작하는데, 서서히 심해지다가 만 세 살 정도가 지나면 많이 좋아져 낯선 환경에 잘 적응합니다. 이때쯤 되면 아이들이 유치원을 가더라도 다른 아이들과 잘 지내고 엄마의 치마폭에서 벗어나게 됩니다. 하지만 엄마와 둘이서 자라 다른 사람과의 접촉이 별로 없거나 과잉보호를 받은 경우, 엄마와 너무 자주 떨어져 있어 불안감을 갖게 된 경우에는 유치원에 다니는 것이 힘겨울 수도 있습니다.

**• 유치원 입학 전에 엄마와 떨어져 있는 연습을 시켜야** 유치원 입학은 엄마와 떨어지는 것을 의미하기 때문에 아이가 유치원 가는 것을 싫어하고, 유치원 생활에 잘 적응하지도 못하며, 친구도 사귀지 못

할 수 있습니다. 울고불고 난리를 치는 경우도 있습니다. 이럴 때 억지로 유치원에 떼어놓으면 처음에는 반항을 하다가 우울해지고, 나중에는 이별에 대해 무관심해지는 반응을 보이는데, 이것은 바람직한 심리적인 반응이 아닙니다. 분리 불안에 의한 문제를 줄이려면 유치원에 가기 전에 미리 아이를 유치원에 보낼 준비를 해야 합니다. 놀이터에도 나가 보고 다른 아이들과 노는 시간을 늘리며 유치원에 같이 갈 동네 친구들과도 미리 얼굴을 익히게 하는 것이 좋습니다. 입학 전에 유치원을 방문해서 선생님과 인사도 나누고 유치원 구경을 하는 것도 좋습니다. 아이들은 자꾸 보면 익숙해지게 마련입니다. 익숙해지는 것이 바로 분리 불안을 줄이는 지름길입니다.

· **분리 불안을 줄이려면 엄마가 신뢰를 주어야** 아이가 엄마와 떨어지는 것을 두려워하는 분리 불안을 줄이려면 아이와 엄마 사이에 신뢰가 싹터야 합니다. 엄마가 아이를 유치원에 떼놓고 금방 온다고 거짓말을 하고 가면 아이는 하루 종일 창 밖만 바라보며 오지 않는 엄마를 기다리게 되고, 점점 더 유치원을 싫어하게 됩니다. 떼어놓을 때는 명확한 말로 상황을 설명해주어야 합니다.

· **유치원에서 스트레스를 많이 받아서 그럴 수도** 유치원에 자신을 괴롭히는 아이가 있거나 다른 아이들보다 선생님께 야단을 많이 맞으면 아이는 자꾸 유치원에 안 갈 핑곗거리를 찾습니다. 처음에는 유치원에 잘 가던 아이가 점점 유치원에 가기 싫어한다면 선생님과 상의해서 아이가 힘들어하는 문제가 무엇인지 살펴보고 도와주는 것이 좋습니다.

· **유치원보다 집이 더 재미있어도 유치원에 가기 싫어할 수 있어** 아이가 유치원에 갔다 온 사이 좋아하는 삼촌이 왔다 갔다든지, 집에 있는 동생에게 엄마가 맛있는 것을 주었다든지, 좋아하는 만화영화를 다른 사람만 보았다는지 하는 재미있는 일들이 벌어졌다는 것을 알게 되면 당연히 아이는 유치원에 가는 것이 싫어집니다. 이

**대리양육을 할 때 유의할 점!!**
어린 아이를 대리양육을 할 경우 주 양육자와 아이 사이에 애착이 생기게 부모가 적극적으로 협조를 해야 합니다. 직장에 다니는 엄마는 아이가 주 양육자를 더 좋아하는 것에 대해서 섭섭하게 생각하지 말고 대리양육을 해주는 주 양육자와 아이의 애착관계를 엄마에게 돌리려고 생각하지 말고 잘 형성하게 도와주어야 합니다. 아이와 더 많은 시간을 보내는 대리양육자와 아이의 사랑을 두고 엄마가 경쟁을 해서는 안됩니다. 물론 엄마와 아이가 같이 놀아주는 시간이 길면 길수록 좋습니다. 하지만 짧더라도 진하게 놀아주는 것이 중요합니다. 적어도 매일 한 시간 이상은 엄마와 같이 노는 것이 좋습니다. 6개월부터는 대리양육을 하더라도 아이를 가족의 일원으로 서서히 자리매김하도록 하는 것이 중요합니다. 일주일에 한 번 보는 것보다는 매일 보는 것이 좋습니다. 하지만 신뢰할 수 있는 대리양육자를 구할 수 없다면 일주일에 한 번을 보더라도 믿을 수 있는 할머니 등에게 아이를 맡기는 것이 더 좋을 수도 있습니다. 아이는 항상 사랑으로 대해야 합니다. 어린 시절에 주 양육자와 사이가 좋으면 나중에 부모와의 사이도 좋아지게 마련입니다.

런 경우 아이가 집에 없는 사이 재미있는 일이 있었더라도 약 올리듯이 말해서는 안됩니다. 오히려 집에서 있었던 일상적인 따분한 일을 더 강조해주는 것이 좋습니다. 아이들은 유치원 생활을 통해 본격적으로 다른 사람과의 관계를 형성하며 사회 생활을 시작합니다. 유치원에 잘 적응하고 남들과의 관계가 원만하려면 아이와 부모의 상호 신뢰가 중요하며, 부모는 아이들의 마음을 잘 헤아려주어야 합니다. 아이가 유치원에 가는 것을 싫어한다면 다시 한번 아이의 입장에서 그 이유를 따져보는 것이 좋습니다.

## 맞벌이 부부를 위한 조언

**· 아기와 함께 지내는 시간을 늘리는 것이 중요** 최근에 맞벌이 부부가 늘고 있습니다. 사회적인 현상이고 현대를 살아가기 위해서는 어쩔 수 없는 선택일 겁니다. 하지만 가능하면 출산 후 복귀를 늦춰서 아기와 함께 지내는 시간을 늘리는 것이 좋습니다. 육아 휴직은 최대한 사용하는 것이 제일 좋습니다. 만일 복귀를 빨리해야 하는 경우 대리 양육을 해야 합니다. 할머니가 봐주든 아줌마를 구하든 보육시설에 아기를 맡기든 가장 중요한 것은 아이를 제대로 봐주는 쪽을 선택해야 한다는 겁니다. 그리고 아기는 자신을 돌봐주는 사람에게 애착이 생기기 때문에, 엄마보다 아줌마를 더 좋아하게 되더라도 너무 걱정하지 마십시오. 1~2년이 지나면 특별한 경우가 아니라면 다시 엄마를 더 좋아하게 됩니다. 어린 아기가 엄마보다 아줌마와 더 오랜 시간을 보내는데 엄마를 더 좋아한다면 이것은 도리어 걱정해야 할 일입니다. 아줌마와 아기의 애착이 제대로 이루어지고 있는지도 고민해봐야 합니다.

**· 아기의 육아는 반드시 부모가 챙겨야** 다른 사람에게 아기를 맡기는 것은 부모가 집에 없는 시간 동안 누군가가 아기를 대신 봐주는

것입니다. 그렇기 때문에 아기를 다른 사람에게 맡기더라도 아기의 육아는 반드시 부모가 챙겨야 합니다. 많은 맞벌이 부모가 걱정하는 애착 문제는 사실 대리양육에서 제일 큰 문제가 아닙니다. 정말 큰 문제는 언어 발달과 인간관계를 맺는 것입니다. 언어 발달에 제일 중요한 것은 어른들의 대화를 듣는 것입니다. 하루에 5~6시간 이상의 대화를 들어야 하는데 혼자서 아기를 보는 아줌마나 보육시설에서 이 정도의 대화를 듣는 것은 정말 쉽지 않은 이야기입니다. 어릴 때 아기들은 부모가 다른 사람을 반갑게 대하는 것을 보고 다른 사람을 만나는 것이 즐겁다는 것을 알게 되고, 다른 사람의 마음을 읽는 법을 배웁니다. 아줌마와 둘이 하루 종일 집에 있으면서 다른 사람을 거의 만나지 않는 아기는 나중에 친구 사귀는 것이 정말 힘들 것입니다.

• **아기에게 줄 수 있는 제일 중요한 것** 부모가 아기에게 줄 수 있는 제일 중요한 것은 함께하는 시간입니다. 부모가 직접 키우지 못한다고 쉬는 날 값비싼 장난감을 사주거나 고급 유료 놀이터에 데리고 가서 놀게 해주는 부모들도 있는데 이런 것이 꼭 필요한 것이 아닙니다. TV 끄고 하루 종일 가족이 함께 떠들고 부대끼며 놀아주는 것! 이것보다 더 중요한 것은 없답니다.

# 아토피성 피부염



## 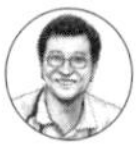 Dr.'s Advice

아토피성 피부염 치료에 가장 중요한 약 중에 하나가 스테로이드 연고입니다. 단 반드시 소아과 의사의 처방에 따라서 사용하여야 하며 엄마 마음대로 함부로 남용하면 안됩니다.

아토피성 피부염은 제대로 치료하지 않으면 나중에 천식이나 알레르기성 비염, 알레르기성 결막염 같은 알레르기 질환이 더 잘 생기기 때문에 제대로 치료하는 것이 중요합니다.

아토피성 피부염은 보습을 위해서 입욕이 중요한데 하루에 한두 번 정도, 한 번에 10~15분 정도 미지근한 물로 입욕을 해주시면 됩니다. 입욕 후에는 3분 내로 보습제를 바르는 것이 중요합니다. 보습제는 하루에 적어도 두 번 이상은 발라주십시오.

스테로이드 연고와 보습제를 같이 사용하는 경우, 로션 타입의 보습제는 보습제를 먼저 바르고 15~30분 정도 지난 후 스테로이드 연고를 바릅니다. 크림 타입의 보습제를 사용할 때는 스테로이드 연고를 먼저 바르고 10분 정도 지난 후에 보습제를 바르는 것이 좋습니다. 잘 모르겠으면 어느 것을 먼저 사용하든 간격을 두고 사용하시면 됩니다.

손가락 끝마디 하나에 길게 짜서 올라갈 정도의 연고량은 0.5g인데 이것을 1FTU라고 합니다. 1세 아이의 경우, 목을 포함한 얼굴 전체는 1.5FTU, 손을 포함한 한쪽 팔 전체는 2FTU, 가슴과 배를 합한 부위는 3FTU 양을 사용해서 바릅니다.

아토피성 피부염이 있는 아이도 이제는 특별히 음식을 제한하지 않습니다. 특히 고기 잘 먹이는 것 잊지 마십시오.

119 소아과

# 아토피성 피부염은 어떤 병인가요?

**• 아토피성 피부염이 잘 낫고 안 낫고는 아기의 체질에 달려 있어** 아토피성 피부염을 흔히 태열이라고도 부릅니다. 아주 흔한 피부병으로, 갑자기 생겼다가 없어지고 다시 생기는 등 완치되지 않고 재발하는 경우가 많기 때문에 고민스러운 병입니다. 아토피성 피부염은 나이에 따라서 증상에 차이를 보여 3기로 나누는데, 1기는 생후 2개월부터 2세까지의 영아기 습진을 말하고, 2기는 2세부터 10세까지의 소아기 습진을 말하며, 3기는 사춘기 청소년과 성인에게 나타나는 습진을 말합니다. 아토피성 피부염이 오래가면 많은 엄마들이 빨리 낫고 재발하지 않게 치료해주는 소아과를 물색합니다. 그러나 그런 소아과가 있을 리 없습니다. 아토피성 피부염이 잘 낫고 안 낫고는 소아과 의사의 능력보다는 아기의 체질에 달려 있는 것입니다.

**• 아토피성 피부염은 원인을 밝히기가 어렵습니다** 어릴 때 아토피성 피부염이 있는 아기는 커가면서 같은 알레르기 질환인 천식과 알레르기성 비염이 동반되는 경우가 많기 때문에 알레르기 행진이라 불리기도 합니다. 어떤 병이 있을 때 그 원인을 제거하면 근본적인 치료를 할 수 있지만 아토피성 피부염은 원인을 못 밝힌 채 치료하는 경우가 대부분입니다. 돌 전의 아기에게 음식물이 원인이 되어서 아토피가 생기는 경우는 생각보다 적기 때문에 함부로 음식을 제한해서 아토피를 고치겠다는 생각은 버리시는 게 좋습니다. 성장기의 아기들은 제대로 먹어야 머리가 좋아지고 키도 크기 때문에 음식물의 제한은 최후의 수단입니다. 하지만 먹어서 아토피 상태가 나빠진 음식은 피하는 것이 좋은데, 이때는 반드시 대체할 음식을 염두에 두고 빠지는 식품군이 없게 잘 챙겨야 합니다. 특히 고기가 중요합니다. 고기가 아토피의 원인이 되는 경우는 생각보다 적으며, 고기를 제대로 먹지 않으면 두뇌 발달이나 키 성장에

아토피성 피부염 이 정도는 꼭 알아두세요!

YouTube 태열이란?

YouTube 방은 시원하게? 목욕물 온도는?

**태열이란?**

어린 아기에게 생긴 모든 피부병을 태열이라고 부릅니다. 병 이름이 아니고 어린 아기 피부병을 통칭해서 부르는 말입니다.

**아토피, 엄마가 진단을 붙이지는 마세요!!**

아이가 한번 아토피성 피부염에 걸렸던 엄마들은 다음에 아이 몸에 빨간 것이 생기면 대충 진단을 붙일 수 있을 정도로 누구나 보면 알 수 있는 병이 아토피성 피부염인 것 같습니다. 그러나 아기의 몸에 빨간 것이 생겨서 아토피성 피부염처럼 보여도 아토피성 피부염이 아닌 경우도 있습니다. 다른 종류의 병과 아토피성 피부염이 겹쳐 있을 때는 엄마들이 구분하기 힘든 경우도 있으므로 의사에게 보여서 확인하는 것이 좋습니다.

심각한 지장을 초래할 수 있습니다. 특히 모유를 먹는 아기들은 6개월부터 반드시 철분이 풍부한 고기를 먹이도록 하십시오.

**• 아토피성 피부염에 걸리면 이런 증상들이 나타나** 아토피성 피부염에 걸리면 가려운 것이 특징인데 피부가 건조해져서 까칠까칠하고, 붉게 변하면서 부으며, 심하면 짓물러서 진물이 나고 딱지가 지기도 합니다. 제대로 치료하지 않으면 많이 가려워서 잠을 못 자기도 합니다. 또 가려워서 심하게 긁는 통에 상처가 생기거나 피가 나기도 하고, 상처 난 부위에 균이 들어가 염증이 생겨 붓고 아플 수도 있습니다.

**• 아토피성 피부염은 반복해서 걸리는 경우가 많아** 아이 열 명 가운데 한두 명은 아토피성 피부염에 걸립니다. 아이의 얼굴이나 몸에 뭔가 빨간 것이 생기면 대개는 아토피성 피부염일 정도로 아이들에게서 흔히 볼 수 있는 질병입니다. 아토피성 피부염은 반복해서 걸리는 경우가 많기 때문에 자주 병원을 찾게 됩니다. 증상이 심하면 끔찍해 보이기도 하지만, 전염되지는 않습니다.

**아토피성 피부염과 올바른 연고 사용법!**

• 아토피성 피부염에는 스테로이드 연고를 사용합니다. 아토피성 피부염의 가장 기본적인 치료법입니다.

• 아토피성 피부염의 정도나 부위에 따라 종류가 다른 연고를 사용해야 하는 경우도 있습니다.

• 특히 얼굴과 엉덩이 부위에 바르는 연고는 소아과 의사와 상의를 해서 신중하게 선택을 해야 합니다.

• 연고는 특별한 경우가 아니라면 하루에 2번을 초과해서 바르지 않습니다.

• 연고는 목욕 후에 바르는 것이 좋습니다.

• 연고와 보습제는 간격을 두고 바르는 것이 좋습니다.

• 소아과 의사의 처방을 받은 연고의 사용을 겁내지 마세요.

• 함부로 연고를 사서 바르지 마세요.

## 아토피성 피부염은 치료가 가능한가요?

아토피성 피부염의 치료에는 근본적인 치료와 일시적인 치료, 보조적인 치료 등이 있습니다. 아토피성 피부염 치료에 가장 중요한 약은 스테로이드 연고입니다. 많은 사람들이 스테로이드라는 말만 들어도 경기를 할 만큼 겁을 내지만, 소아과 의사의 진료를 받고 처방을 받아서 제대로만 사용한다면 스테로이드 연고는 아토피성 피부염에 굉장한 도움이 됩니다. 스테로이드 연고는 일곱 단계 정도로 등급을 나누는데, 센 스테로이드 연고는 극히 조심하지 않으면 문제를 많이 일으킵니다. 하지만 소아과에서는 대개 제일 약한 7등급이나 6등급의 스테로이드 연고를 사용하는데, 이들 약들은

**연고와 보습제의 간격!**
스테로이드 연고와 보습제를 같이 사용하는 경우, 보습제에 의해서 스테로이드 연고가 번져 필요 없는 곳에 발라질 수가 있기 때문에 주의하여야 합니다.
로션 타입의 보습제는 보습제를 먼저 바르고 15~30분 정도 지나 어느 정도 마른 후 스테로이드 연고를 바릅니다. 크림 타입의 보습제를 사용할 때는 스테로이드 연고를 먼저 바르고 10분 정도 지난 후에 보습제를 바르는 것이 좋습니다. 아직은 이견이 있는 내용인데, 잘 모르겠으면 어느 것을 먼저 사용하든 간격을 두고 사용하시면 됩니다.

제대로만 사용한다면 굉장히 안전하고 효과적인 역할을 하게 됩니다. 스테로이드가 몸에 나쁘다는 잘못된 정보를 듣고 겁을 내어 처방받은 연고도 바르지 않으려는 분들이 많은데, 이렇게 되면 아이는 아이대로 고생하고 엄마도 힘들고 아토피성 피부염은 점점 심해지고 제대로 치료하지 않으면 나중에 알레르기 비염이나 알레르기 천식 같은 질병도 더 많이 발생할 수 있습니다.

**• 아토피성 피부염은 소아과에서 진료받으세요** 모든 종류의 아토피성 피부염을 확실하게 근본적으로 치료하는 만병통치약은 없습니다. 하지만 아토피성 피부염은 소아과에서 잘만 치료하면 대부분이 잘 낫습니다. 자꾸 재발하는 것이 특징인데, 재발한다고 내버려두거나 검증되지 않은 민간요법으로 치료하는 것은 곤란합니다. 아토피성 피부염의 치료에는 약보다 생활 수칙상 지켜야 할 점이 훨씬 더 중요합니다. 명의를 찾아 헤매는 것보다 집 안 청소 한번 더 하는 것이 아이의 치료에 도움이 됩니다. 상태가 심할 때마다 그때그때 치료하고, 아토피성 피부염의 원인이 될 만한 것이 있으면 피하는 등 기본 주의사항을 잘 지키면서 담당 의사와 잘 상의해서 치료하고 좋아지기를 기다려야 합니다. 아토피성 피부염이 약하게 있는 아기의 피부를 매끈하게 만들려고 연고를 자꾸 발라주는 분도 있는데, 아주 가벼울 때에는 연고를 바르지 않는 경우도 있습니다.

**• 알레르겐을 찾아 없애는 근본적인 치료 방법** 알레르겐(allergen: 알레르기를 일으키는 물질. 특이한 음식이나 집먼지 진드기, 꽃가루 등)을 발견할 수 있는 경우, 그것을 찾아 없애는 것이 바로 근본적인 치료 방법입니다. 그러나 아토피성 피부염은 알레르겐을 발견할 수 없는 경우도 많으며, 발견하더라도 그것만이 원인이 아닌 경우가 많기 때문에 처음에는 스테로이드 연고 등을 사용한 기본적인 치료를 하다가 잘 낫지 않고 심한 경우에 이런 치료들을 고려하게 됩니다. 히스토글로불린이란 주사를 수년간 맞히기도 하지만 사용하는 의사가 드물고 생각만큼 효과가 있는 것 같지 않습니다. 자디

스테로이드 연고
너무 겁내지
마세요!

텐처럼 알레르기를 줄여주는 약을 사용하기도 합니다.

**• 스테로이드 연고는 제일 좋은 치료약입니다. 제대로만 사용하면** 아토피성 피부염에 가장 중요한 치료약은 스테로이드 연고입니다. 적절히 잘 사용하면 크게 도움이 됩니다. 부신피질 호르몬 연고를 사용할 때는 어떤 종류의 연고를 얼마 만큼 발라야 하는지 반드시 의사의 지시를 받고 따라야 합니다. 부신피질 호르몬 연고도 하루에 두 번을 초과해서 바르는 경우는 흔치 않습니다. 연고를 바를 때는 목욕 후에 바르는 것이 효과가 좋고, 가능하면 얇게 바르는 것이 좋습니다. 아토피성 피부염이 오래가면 엄마도 반쯤 의사가 되어서 아이의 증상이 조금만 심하면 전에 받은 스테로이드 호르몬이 들어 있는 연고를 바르기도 합니다. 그러나 연고는 아토피성 피부염이 생긴 부위나 심한 정도에 따라서 사용법이 달라질 수 있기 때문에, 아토피성 피부염이 재발한 경우는 다시 소아과 의사의 진찰을 받은 후 연고를 쓰는 것이 좋습니다. 상태가 심한 경우에는 가려움을 덜어주기 위해 항히스타민제를 씁니다. 그리고 상태가 아주 심할 때는 일시적으로 호르몬제인 스테로이드를 먹는 약으로 사용하는 경우도 있으나 극히 조심해서 사용해야 하며, 쓸 때는 금방 좋아져 보이지만 호르몬제를 끊으면 다시 심하게 재발하기 쉬우므로 아이에게는 잘 사용하지 않습니다. 스테로이드 역할을 하는 한약재인 감초의 사용에 대해서 심각한 우려의 눈초리를 소아과 의사가 보내는 것도 바로 이러한 이유 때문입니다.

**• 피부가 건조해지는 것을 막는 보조적인 치료 방법** 보조적인 치료 방법이란 피부가 건조해지는 것을 막기 위해 보습제를 사용하는 것을 말합니다. 보습제는 로션보다는 크림으로 사용하는 것이 더 좋습니다. 목욕 후 피부가 아직 촉촉히 젖어 있는 상태에서 바르는 것이 좋으며, 이상한 것이 많이 섞인 것보다는 단순한 것이 더 효과적일 수 있습니다. 값싼 바셀린도 아주 좋은 보습제입니다.

**잠깐 의학상식!!**

쎄고 잘 듣는 연고가 반드시 좋은 것만은 아닙니다. 그만큼 부작용도 더 심할 수 있다는 것을 아셔야 합니다. 간혹 호르몬제의 부작용에 대해서 알고 겁이 나서 아이가 아토피로 고생을 해도 절대 안 바르겠다고 버티는 분들도 있는데, 부신피질 호르몬 연고는 적절히 잘만 사용하면 아토피 치료에 큰 도움이 됩니다. 저는 한약으로 아토피성 피부염을 치료하는 것을 권장하지 않습니다.

**보습제 사용법!**

아토피성 피부염은 피부가 건조해지면 더 심해지기 때문에 보습제를 사용하는 것이 필수적입니다. 건조한 피부를 물에 담가서 푹 불린 후에 수분이 도망가지 못하게 보습제를 발라주어야 합니다. 보습제는 피부가 건조해지기 전에 다시 발라야 하는데, 하루에 적어도 2번 이상 발라 주는 것이 좋은데, 하루에 6번 정도 발라도 됩니다. 보습제는 입욕 후에 바르는 것이 좋지만, 입욕을 하지 않고도 피부 건조를 막기 위해서 사용할 수 있습니다. 아무리 좋은 보습제라도 자주 사용하지 않는다면 가장 싼 보습제를 수시로 바르는 것보다 못할 수 있습니다.

## 중요! 아토피성 피부염과 입욕

아토피성
피부염과
보습제

**• 입욕은 아토피 치료에 매우 중요합니다** 아이가 아토피성 피부염에 걸렸을 때 엄마들을 가장 혼란스럽게 만드는 것이 바로 입욕과 목욕입니다. 이런 저런 말들이 많은데, 다 잊어버리십시오. 아토피성 피부염이 있을 때는 피부보습이 무엇보다 중요한데, 물에 담그는 입욕보다 더 좋은 보습은 없습니다. 물에 담그십시오. 이상한 것을 섞는 것보다 그냥 순수한 물이 제일 권장할 만합니다. 단, 물에 담근 후 그대로 두면 피부가 다시 마를 수 있기 때문에 물기가 도망가지 못하게 아직 피부가 촉촉한 상태일 때 보습제를 발라주어야 합니다. **입욕은 하루에 1~2회 하는 것이 좋은데, 한번에 10~15분 정도, 피부가 충분히 촉촉해질 정도로 담가 주고, 입욕 후 3분 이내에 면수건으로 가볍게 톡톡 물기를 제거한 후, 연고를 처방받았다면 연고를 바르고, 30분 간격을 두고 보습제를 충분히 발라주십시오.** 물에 담그는 이유는 보습 외에도 피부에 묻은 지저분한 것과 알레르기 물질도 제거할 수 있고, 피부에 붙어 알레르기를 낫지 않게 만드는 세균도 제거할 수 있기 때문입니다. 입욕을 제대로 시키고 보습제만 열심히 발라도 아토피성 피부염은 반은 치료하는 것입니다. 연수기를 사용해야 한다고 말하는 소아과 의사는 저는 본 적이 없습니다.

**• 목욕은 더러움을 없애주는 정도로 가볍게** 아이에게 목욕을 시킬 때 때빼고 광낼 생각은 아예 하지도 마십시오. 미지근한 물로 가볍게 시키는 목욕은 입욕만큼 중요합니다. 목욕은 피부에 묻은 때뿐 아니라 알레르기 물질과 아토피를 증가시키는 세균까지 없애주기 때문에 적당한 목욕은 아토피성 피부염을 호전시키는 데 중요한 역할을 합니다. 비누를 사용하는 목욕은 일주일에 2~3번 정도만 하는 것이 좋습니다.

**• 비누, 오일, 크림을 쓸 때는 소아과 의사와 상의해야** 아토피에 걸린 아이에게 비누를 사용할 때는 소아과에서 권유받은 비누를 사용하

• •
‿

**적절한 목욕은 아토피 치료에 도움이 돼!!**

간혹 아직도 아토피성 피부염이 있는 아이를 목욕시키는 것을 꺼려해서 수건에 물을 적셔 겨드랑이와 사타구니만 닦아주는 분도 있는데, 저는 이것을 별로 권장하지 않습니다. 아이에게 목욕시킬 때 때빼고 광낼 생각은 아예 하지도 마십시오. 비누를 사용하는 목욕은 일주일에 두세 번 정도만 하는 것이 좋습니다. 목욕물은 27~30℃의 미지근한 물을 사용하는데, 한번에 10~15분 정도 하는 입욕은 매일 해도 좋습니다. 물에 담그는 것은 아토피성 피부염 치료에 가장 중요한 방법입니다. 찬물보다는 미지근한 물을 사용하십시오.



는 것이 좋습니다. 비누 대신 소아과에서 권장하는 세정제를 사용해도 됩니다. 특별히 권유받은 것이 없거나 좋다고 우기는 비누들이 많아서 헷갈릴 때는 그냥 도브 비누 정도를 사용하시면 무난합니다. 무슨 특수 비누라고 우기거나 그 비누만 사용하면 아토피성 피부병이 싹 나을 수 있다고 우기는 비누가 있다면 일단 수상하다고 생각하시면 됩니다. 그게 사실이라면 노벨상도 받을 수 있을 것 같은데, 좀 이상하지 않습니까? 비누든 크림이든 일단 처음에는 아기의 피부에 시험 삼아 조금만 사용해보고, 이상반응이 없는지를 확인하고 나서 온몸에 사용하는 것이 좋습니다. 만일 비누나 크림을 바꾼 후에 아토피가 심해진 경우라면 반드시 소아과 의사와 상의해서 아기의 피부에 맞지 않은 것은 아닌가 확인할 필요가 있습니다. 때미는 타올은 절대로 사용하지 마십시오. 드라이어 역시 피부에 자극을 줄 수 있기 때문에 가능하면 사용하지 않는 것이 좋고, 꼭 필요해서 사용할 경우에도 가능하면 짧게 사용하십시오.

## 아토피성 피부염은 세월이 약 ! 그러나 …

**• 아토피성 피부염은 시간이 지나면 대부분 좋아집니다** 병 중에는 근본적인 치료가 가능한 병이 있는가 하면 사람이 병에 적응해서 살 수밖에 없는 병도 있습니다. 오래가는 아토피성 피부염이 후자의 대표적인 질환입니다. 모든 종류의 아토피성 피부염에 잘 듣는 확실하고 근본적인 치료약은 아직까지 없습니다. 기본적인 주의사항을 잘 지키면서 상태가 심할 때마다 그때그때 담당 소아과 의사나 피부과 의사와 잘 상의해서 치료하면 시간이 지나면서 저절로 좋아지는 경우가 많습니다. 영아기의 아토피성 피부염은 2세 이전에 75% 이상이 완전히 없어지며, 3~5세가 되면 거의 대부분 회복이 됩니다. 하지만 제대로 치료하지 않으면 아토피성 피부염은 없어

**아토피가 심할 때 땀띠분 사용은 금물!!**
간혹 아토피가 있는 아이에게 땀띠분을 바르는 엄마를 봅니다. 땀띠분은 땀이 많이 찼을 때 몸의 습기를 제거하기 위해 바르는 것입니다. 피부가 건조해지는 아토피성 피부염에 땀띠분을 바르면 어떻게 될까요? 당연히 피부가 더 건조해지겠지요. 아토피성 피부염이 심한 아이에게 땀띠분 사용은 절대 금물입니다.

지더라도 나중에 알레르기 비염이나 천식 같은 것이 왕창 생길 수 있기 때문에 소아과에서 제대로 치료받는 것이 매우 중요합니다.

• **아토피성 피부염은 소아과에서 제대로 치료하십시오** 아이가 아토피에 걸렸을 때 엄마들이 꼭 명심해야 할 것이 있습니다. 아토피성 피부염은 소아과에서 제대로 치료하는 것이 제일 좋습니다. 무엇을 먹이면 단번에 좋아진다는 주위의 말은 함부로 믿지 마십시오. 누가 특효약처럼 어떤 약을 권유할 때는, 왜 이런 것을 제약회사에서 만들어 팔면 떼돈을 벌 수 있는데 그렇게 하지 않고 단지 몇몇 사람들이 '비법'처럼 팔고 있는지 한번 생각해보십시오. 그게 정말로 아무런 부작용이 없고, 그렇게 치료에 탁월한 효과가 있다면 그 약을 만든 사람은 노벨상 3개쯤은 받을 수 있을 텐데요. 아토피성 피부염은 제대로만 치료하면 대부분의 경우 어렵지 않게 치료가 됩니다. 다시 재발하면 또 치료를 하면 됩니다. 스테로이드 연고가 겁난다고 엉뚱한 치료를 하다가 아이를 고생시키는 사람들을 보면 참 안타깝습니다.

## 최소한 이 정도는 지키십시오

아토피성 피부염은 약으로만 치료하는 것이 아닙니다. 집에서 항상 기본적으로 지켜야 할 수칙이 있는데, 이것들을 잘 지켜야 빨리 치료되며 아이도 덜 고생합니다. 물론 이런 주의사항을 다 지킨다고 아토피성 피부염이 낫는 것은 아닙니다. 그러나 안 지키면 증상이 더 심해지므로 꼭 지키도록 하십시오. 그런 다음에 약을 써야 치료 효과가 있습니다.

• **알레르기를 일으키는 음식은 먹이지 마십시오** 모유를 먹여 키우십시오. 모유를 먹여 키우면 아토피성 피부염도 적게 발생합니다. 이유식은 반드시 만들어 먹이십시오. 아토피성 피부염이 있는 경우

라도, 모유수유를 하든 분유수유를 하든 만 6개월부터 이유식을 시작하면 됩니다. 이유식 초기에는 쌀죽처럼 가능하면 단순하게 먹이는 것이 좋습니다. 여러 가지가 골고루 들어 있는 깡통에 든 이유식이나 선식 같은 것을 먹이는 것은 권장하지 않습니다. 생식 같은 것을 먹이는 것도 저는 권장하지 않습니다. 아기가 아토피성 피부염이 있을 때도 예전과는 달리 특별한 음식을 제한하지 않습니다. 예전에 제한하던 새우, 생선, 조개도 돌 전에 먹일 수 있고, 두부나 밀가루도 돌 전에 먹일 수 있습니다. 그리고 딸기, 토마토, 오렌지도 돌 전에 먹일 수 있습니다. 그런데, 이런 음식들은 알레르기를 잘 일으킬 수 있기 때문에 이상반응 유무를 좀더 열심히 살펴 가면서 음식에 첨가하도록 하십시오. 모유 먹이는 엄마의 경우도, 예전에는 음식 제한을 많이 했지만, 이제는 먹어서 아기에게 문제가 없는 경우는 특별히 음식을 제한하지 않습니다. 하지만 먹어서 이상 있는 음식은 피하는 것이 기본입니다.

· **면으로 만든 옷을 입히십시오** 자극성 있는 털옷이나 나일론 옷은 피부를 더 가렵게 만들 수 있으므로 입히지 않는 것이 좋습니다. 세탁을 할 때도 비눗기가 완전히 없어지도록 충분히 헹궈야 합니다.

· **집안 환경을 쾌적하게 합니다** 아토피성 피부염이 있는 아이들은 비염이나 천식 등과 같은 다른 알레르기성 질환이 동반되는 경우가 흔하므로 집 안 환경을 쾌적하게 해야 합니다. 알레르기성 질환이 있는 아이가 있을 경우 당연히 지켜야 할 사항인데도 의외로 많은 분들이 신경을 쓰지 않고 있습니다. 집에 새나 개, 고양이를 키우면 안되고, 꽃 같은 것을 말려도 안됩니다. 특히 애완동물을 키우는 경우에는 한번 털이 날리면 아무리 열심히 청소를 해도 털 때문에 생기는 문제가 완전히 사라지는 데 적어도 3개월은 걸린다고 주장하는 알레르기 전문가도 있는 만큼 알레르기 질환을 앓는 아이가 있는 집에서는 주의를 해야 합니다. 그렇다고 털을 다 깎을 수도 없고, 설령 털을 다 깎는다고 해도 애완동물의 침이나 땀이

**아토피성 피부염과 모유수유!!**

모유수유를 하면 아토피성 피부염이 적게 생깁니다. 하지만 치료를 해도 해도 안되는 심한 아토피성 피부염의 경우 엄마가 먹은 음식에 의해서 아기의 아토피성 피부염이 심해지는 경우도 드물지만 있습니다. 이럴 때는 모유수유를 중단하는 것이 우선이 아니고 엄마가 먹는 음식을 조절하는 것이 우선입니다. 조절해도 안되고 아토피가 지속적으로 심할 때는 그때는 어쩔 수 없이 모유를 중지하는 경우도 아주 드물지만 있습니다. 이때는 콩으로 만든 분유나 산양분유가 아닌 저알레르기성 특수 분유를 반드시 소아과 의사의 처방을 받아서 먹이는 것이 권장됩니다.

아토피성 피부염,
음식제한 함부로
하지 마세요!

알레르기를 일으킬 수도 있기 때문에 애완동물은 가급적 키우지 않는 것이 좋습니다. 그리고 아이에게 알레르기가 없어도 아파트에서 애완동물을 키우지 않는 것은 상식입니다. 다른 집에 천식 같은 알레르기 질환을 앓는 환자가 있을 때 피해를 줄 수도 있습니다. 먼지는 털거나 쓸지 말고 걸레를 사용하여 먼지가 날리지 않도록 주의하십시오. 진공 청소기도 가능하면 헤파필터가 있는 좋은 것을 사용하세요. 집에 곰팡이나 바퀴벌레가 없어야 하며, 카페트는 물론 먼지 날리는 소파도 안됩니다. 메밀 베개나 곰인형같이 털이 많은 인형도 해로우며, 향수도 사용하지 않는 것이 좋습니다. 베개나 인형을 자주 세탁하기 힘든 경우는 일주일에 두 번 정도는 햇빛에 말리거나 비닐 봉지에 싸서 냉동실에 넣어 얼리는 것도 좋습니다.

• **손을 자주 씻겨줘야 합니다** 아토피성 피부염이 있는 아이는 온몸을 자주 긁기 때문에 염증이 생기기 쉽습니다. 손톱을 짧게 깎아주고 손을 자주 씻겨 줘야 합니다. 아이가 심하게 긁으면 손에 장갑을 끼워 주거나 소매가 긴 옷을 입히고, 잘 때는 손을 침대에 느슨하게 고정해서 긁지 못하게 하기도 합니다. 그러나 손을 묶거나 장갑을 끼워주면 아이가 스트레스를 받아 아토피성 피부염이 더 심해질 수 있으므로 주의해야 합니다.

**아토피에 걸렸을 때 적당한 온도와 습도는?**

너무 덥거나 추우면 좋지 않습니다. 우선 땀이 나면 아이가 더 가려워할 수 있습니다. 더운 날에는 선풍기나 에어컨을 틀어주십시오. 그리고 겨울에는 방 안 온도가 너무 올라가지 않도록 주의하세요. 시원하면 덜 가려워하므로 가려운 부위에 찬 물수건을 대주면 아이가 덜 긁게 됩니다. 너무 건조한 공기 또한 좋지 않습니다. 습도가 적당해야 피부가 메마르지 않습니다. 통상 40~50% 정도의 습도를 유지하는 것이 좋습니다. 습도가 너무 높으면 다른 조건들이 나빠질 수도 있으므로 주의해야 합니다(참고로 말씀드리면 호흡기 질환에 걸렸을 때는 습도를 더 높이기도 합니다). 특히 알레르기를 가장 잘 일으키는 원인인 집먼지 진드기는 온도가 높고 습도가 높은 환경을 좋아합니다.

# 안전사고와 응급조치

## Dr.'s Advice

YouTube
소중한 내 아기 안전하게 키우기

응급한 상황이 벌어졌을 때 이 책을 찾아서는 안됩니다. 이 부분은 응급한 상황이 생기기 전에 미리 읽어두십시오.

아이들의 경우 위험한 행동을 하는 것은 절대로 못하게 막아야 합니다. 아기가 6개월 이전이라도 위험에 대한 경고는 확실하게 하세요.

아기를 키울 때는 미리 안전 점검을 해야 하는데, 반드시 아기의 눈높이에서 확인해야 합니다. 방바닥에 아기가 집어먹을 만한 것은 두지 마시고, 화상을 입을 만한 것은 절대 아기의 손이 닿지 않게 하세요. 약병을 가지고 놀게 해서는 안되고, 접시 물에도 빠질 수 있기 때문에 물통 근처에서 아기 혼자 놀게 해서도 안됩니다.

이물질에 의해 기도가 막혔을 때 하임리히법이라는 응급조치가 필요합니다. 인터넷을 통해 미리 익혀두세요.

사고가 났을 때 어떡해야 좋을지 모르겠으면 바로 소아과나 119구급대로 연락하십시오. 예전의 응급의료정보센터인 1339는 119로 흡수되어 폐지되었습니다.

119 소아과

# 아이가 이상한 것을 삼켰을 때

응급상황이 발생했는데, 엄마가 어떻게 손을 써야 할지 모를 정도로 당황스러운 상황이라면 일단 119에 전화를 거십시오. 많은 도움이 될 것입니다. 아이를 키우다 보면 여러 가지 안전사고를 겪게 됩니다. 가장 위험한 것 가운데 하나가 바로 아이가 이상한 것을 삼켜 숨이 막히는 것입니다. 아이들은 아직 목구멍이 작기 때문에 어른이 쉽게 삼킬 수 있는 음식도 목에 잘 걸리고, 더 어린 아기들은 주위에 작은 물건이 있으면 손에 잡히는 대로 입에 넣다가 목에 걸리기도 합니다. 목에 걸리는 물건은 땅콩, 단추, 종이, 반지, 돌(특히 화분에 있는 것), 과자 등 참으로 다양합니다. 아이의 기도가 막혀 숨차하는 것을 겪으면 엄마는 십년 감수합니다.



## 아기들은 뭐든지 쉽게 입으로 가져갑니다

• **아기 근처에 작은 물건을 두지 않는 것이 제일 중요** 아이가 삼키면 큰 위험에 처할 수 있고, 또 소아과에 비교적 자주 문의가 들어오는 것으로는 병원약, 담배꽁초, 비타민제, 비누, 구두약, 화장품, 실리카겔(약병이나 김 포장 속에 들어 있는 건조제) 등이 있습니다. 이런 것들은 보통 집 안에 아무렇게나 놓여 있는 경우가 많습니다. 평소에는 잘 치워놓을 필요성을 못 느끼다가 일단 아이가 이런 것들을 삼키고 나면 엄마들은 당황하며 후회하게 됩니다. 미리 주의해서 잘 치워놓는 것이 중요하겠지요. 그리고 땅콩, 호두 등의 견과류는 먹다가 사레가 들 수도 있으니 조심해야 합니다. 견과류는 물에 녹지 않기 때문에 일단 호흡기로 들어가면 좀처럼 밖으로 배출되지 않고 호흡기 내부에서 썩는 수가 있습니다.

• **아이가 이상한 것을 삼키면 일단 의사의 진찰을 받아야** 물건의 크기가 작으면 삼킬 수 있지만 일정 크기 이상이면 목에 걸리게 되고 잘못하면 호흡기로 넘어가기도 합니다. 일단 목구멍만 잘 통과하

**4세 이전에 이런 것은 먹이지 마세요!!**
숟가락으로 떠서 먹이는 땅콩버터, 견과류, 건포도, 팝콘, 요리하지 않는 완두콩, 셀러리, 딱딱한 사탕, 딱딱하고 큰 당근 덩어리, 핫도그, 고깃덩어리 등은 먹다가 목에 걸리기 쉬우므로 4세 이전의 아이에겐 절대 금물! 4세 이전의 아이는 제대로 씹지 못하기 때문에 씹어야만 먹을 수 있는 것을 주어서는 곤란합니다.



면 며칠 후 장을 통해서 변으로 나오기 때문에 그다지 신경 쓰지 않아도 되지만, 만일을 위해 아이의 변을 확인해보는 것이 좋습니다. 하지만 삼킨 것의 모양이 불규칙하면 목에서 걸리지 않더라도 위나 장에서 걸릴 수도 있으므로 일단 이상한 것을 삼키면 소아과 의사의 진료를 받아보는 것이 좋습니다. 그래도 맘이 안 놓이면 엑스레이를 찍어보면 되는데 아이에게 특별한 이상이 없다면 엑스레이는 가급적 찍지 않는 것이 좋습니다.

• **갑자기 숨막혀하면 이상한 것을 삼킨 게 아닌지 의심해야** 이상한 것을 삼켰을 때 목에서 잘 걸리는 부위는 후두나 기관지입니다. 멀쩡하던 아기가 갑자기 숨막혀하면 일단 물건을 삼킨 게 아닌지 의심해야 합니다. 아이 목에 가시 같은 것이 걸리면 나중에 감기 치료를 하러 소아과에 갔을 때 의사가 발견하는 경우도 있지만, 엄마가 미리 알기는 어렵습니다.

## 이물질을 삼켜 갑자기 숨막혀할 때는

**동영상으로 확인하세요!**
응급처치법은 동영상으로 보는 것이 가장 확실합니다. 네이버나 유튜브에서 하임리히법을 검색하시면 관련 동영상을 보실 수 있습니다. 미리 꼭 봐서 확인해두시면 아이의 생명을 구할 수 있답니다.

아이가 숨이 막혀하면 엄마는 일단 침착해야 합니다. 엄마가 당황하면 아이는 더 위험해집니다. 아이들은 한번 숨이 막히면 답답하니까 자꾸 숨을 들이마셔서 막힌 것이 더 안으로 빨려 들어가는 경우가 많습니다. 아이가 갑자기 숨막혀하면 우선 입을 들여다봐서 막고 있는 것이 보이고 쉽게 끄집어낼 수 있으면 바로 끄집어내십시오. 그러나 좀 깊이 있는 것은 꺼내려다 잘못하면 숨을 더 막히게 할 수 있으므로 주의해야 합니다. 아이가 숨막혀할 때 집에서 할 수 있는 응급조치 요령은 다음과 같습니다.

**돌 이전의 아기가 숨막혀할 때는**

• 아기를 팔에 올려놓은 뒤 머리와 목을 안정시키고 아기의 몸을 60도 아래로 향하게 합니다. 그리고 손바닥으로 등뒤 어깨의 양

YouTube
떡뻥! 먹을 때
주의할 점

YouTube
이물
집어먹은 아이

YouTube
질식 예방의
모든 것

쪽 견갑골(어깨죽지) 사이를 네 차례 세게 그리고 아주 빠르게 때립니다.

- 이래도 안되면 복부 압박법을 시행하는데, 아기를 딱딱한 바닥에 눕히고 두 손가락으로 흉골 부위를 네 차례 압박합니다.
- 그래도 숨을 못 쉬면 턱혀거상법을 시행합니다. 엄지와 검지로 입을 벌린 다음 혀를 잡아 주어 혀가 기도를 막지 않게 해줍니다. 이때 이물질이 보이고 쉽게 꺼낼 수 있으면 제거하지만 억지로 하면 절대 안됩니다.
- 그런데도 아기가 계속 숨을 못 쉬면 입으로 숨을 불어넣어주는 인공호흡을 하면서 응급실로 옮깁니다.



**돌 이후의 아이가 숨막혀할 때는**

- 아이를 똑바로 눕힌 뒤 한쪽 손바닥을 배꼽과 흉곽(가슴을 둘러싸고 있는 골격) 사이 한가운데 두고 그 위에 다른 손을 포갠 다음 복부를 쳐올리듯이 압박합니다. 이것을 **하임리히법**이라고 하는데 잘못하면 아이의 간이나 뼈가 상할 수 있으므로 부드럽게 해야 합니다.
- 계속 숨을 못 쉬면 앞에서 기술한 턱혀거상법을 시행합니다.
- 그래도 숨을 못 쉬면 인공호흡과 복부 압박법을 6~10차례 반복하고 인공호흡을 하면서 응급실로 옮깁니다.

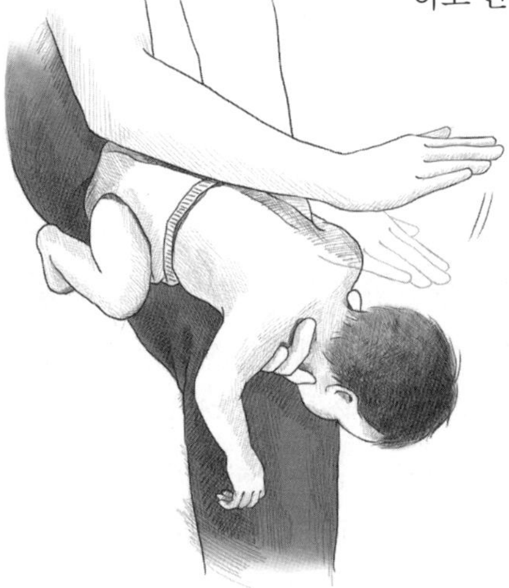

YouTube
아기 숨막혔을 때
응급조치,
하임리히법

**돌 이전의 아기가 이물질을 삼켜 숨막혀할 때는**
아기를 팔에 올려놓은 뒤 머리와 목을 안정시키고 아기의 몸을 60도 아래로 향하게 합니다. 그리고 손바닥으로 등뒤 어깨의 양쪽 견갑골(어깨죽지) 사이를 네 차례 세게 그리고 아주 빠르게 때립니다.

## 담배는 치명적인 독극물입니다!

담배 꽁초가 담긴 재떨이를 아기의 손이 닿는 곳에 함부로 두는 집이 있습니다. 또 담뱃갑 보관을 허술하게 해서 아기가 남뱃갑을 갖고 노는 경우도 많습니다. 담배는 엄마 아빠들이 생각하는 것보다 훨씬 더 무서운 것입니다. 담배 한 가치에는 보통 15~20mg의 니코틴이 들어 있는데, 이것은 아이들 치사량의 2배에 해당하는 양입니다. 물론 장에서 서서히 흡수되고 많이 먹으면 토하기 때문에 죽는 경우는 드물지만, 일단 아이가 담배를 먹었다면 심각한 상황입니다. 만일 구역질을 하거나 토하거나 배가 아프다고 하거나 흥분하거나 하면 바로 의사의 진찰을 받아야 합니다. 조금 먹고 토한 경우, 좀 지켜봐서 괜찮으면 별문제는 없습니다. 그러나 아이가 담배를 얼마만큼 삼켰는지 모르고, 먹은 지 얼마 되지 않았다면 멀쩡해 보이더라도 바로 큰병원 응급실로 데려가야 합니다. 집에서는 응급조치로 일단 물을 많이 먹이십시오. 그리고 토한다고 절대로 장약을 먹여서는 안됩니다. 담배! 여러모로 아이에게 무서운 것입니다. 보관에 주의하고 재떨이는 절대 아이의 손이 닿지 않는 곳에 두십시오.

## 아이가 체온계의 수은을 삼켰을 때

**· 음식에 들어 있는 수은은 위험합니다** 아기가 수은을 먹으면 수은중독이라는 말이 떠올라 엄마는 굉장히 놀라며 당황합니다. 동물이나 식물에 포함된 수은은 사람 몸에 쉽게 흡수가 되기 때문에 문제가 됩니다. 그리고 이런 종류의 수은은 먹을 때마다 비록 소량이라도 사람 몸에 계속 흡수되고 쌓여서 수은 중독을 일으킬 수가 있습니다. 따라서 오염된 물에서 자란 물고기나 조개를 먹을 때는 매

**소아과 의사가 가장 무서워하는 음식은?**

땅콩은 아이들이 먹다가 탈이 나는 일이 많아서 소아과 의사들이 가장 무서워하는 음식입니다. 그래서 아이들에게 견과류를 먹이는 것은 별로 권하고 싶지 않습니다. 먹이더라도 먹는 도중에 말을 시키거나 웃기는 일은 없어야 합니다. 예전에 땅콩이 들어간 과자를 먹는데 할아버지가 부르니까 반가워서 돌아서며 웃다가 땅콩이 폐로 들어가 한쪽 폐를 잘라낸 아이도 있었습니다. 무시무시한 얘기지만 실화입니다. 주의하세요.

**머리카락은 삼켜도 문제가 되지 않습니다!!**

가끔 아이가 머리카락을 삼켰는데 맹장염에 걸리지 않겠느냐고 물어보는 엄마들이 있습니다. 다른 것을 삼켰을 때는 위나 장이 다칠 것을 걱정하면서 머리카락만 삼키면 대부분의 엄마들은 맹장염 걱정을 합니다. 하지만 조금 삼킨 정도라면 머리카락은 대개 위에서 소화가 되어 맹장 근처에도 못 갑니다. 머리카락을 삼킨 것은 대개는 별로 문제가 안되니 걱정할 필요가 없습니다.

우 조심해야 합니다.

**• 체온계의 금속 수은은 비교적 덜 위험합니다** 수은 체온계에 들어 있는 금속 수은은 음식물에 들어 있는 수은과는 달리 우리 몸에 잘 흡수되지 않기 때문에 한 개를 다 먹어도 별로 문제가 되지는 않습니다. 하지만 적은 양이라도 수은은 우리 몸에 좋지 않기 때문에 주의해서 아기가 먹지 않도록 해야 합니다. 어쩔 수 없이 체온계의 수은을 먹은 경우 체온계의 깨진 유리가 차라리 더 문제가 됩니다. 특별한 조치를 취하지는 않습니다.

**• BUT!! 수은 기체는 매우매우 위험합니다** 수은 체온계가 깨졌을 때는 수은을 먹는 것보다 수은이 방바닥에 굴러다니는 것이 더 위험합니다. 어떤 아이들은 방바닥에 굴러다니는 수은을 가지고 놀기도 하는데 절대로 못하게 해야 합니다. 방바닥에 굴러다니는 수은은 난방열을 받거나 햇볕을 받으면 쉽게 수은 증기로 바뀌는데, 이런 수은 증기에 장기간 노출되면 서서히 몸에 수은이 축적되어 수은 중독이 될 위험이 있습니다. 단 한 개의 체온계에 들어 있는 수은만으로도 밀폐된 방에서는 수은 중독을 일으킬 수 있습니다.

**• 수은 체온계가 깨지면 청소를 잘 해야 합니다** 수은 체온계가 깨지면 빨리 방문을 열어서 환기를 시키고 수은을 제거해야 합니다. 빳빳한 종이로 방에 떨어진 수은을 잘 쓸어담아야 하고, 집 안 구석구석 남아 있는 수은이 없는지 확인해야 합니다. 장롱 밑까지 다 확인해서 제거해야 합니다. 카페트나 이불 위에 수은이 떨어진 경우는 그 카페트나 이불은 억수로 아깝더라도 버려야 합니다. 세탁기에 세탁을 해서도 절대로 안 되고 세탁소에 맡기지도 마세요. 세탁하는 기계까지 수은에 오염됩니다. 진공 청소기를 사용하면 온 방에 수은 증기를 퍼트릴 위험이 있으니 삼가십시오. 수은은 함부로 버려서는 안되는데, 쓰레기통 외에는 특별히 버릴 곳이 없습니다. 우리 현실입니다. 할 수 없지요. 가능하면 수은 체온계는 사용하지 마십시오.

YouTube

수은 체온계
절대 사용 금지!

**수은 체온계는 절대 사용 금지!!**
수은 체온계는 몸에 정말 해로운 수은이 왕창 들어 있습니다. 수은 체온계가 깨지면 방에 수은이 떨어져 수은 중독이 생길 수 있으므로 수은 체온계는 집에서 절대로 사용해서는 안됩니다.

**집에서 수은 체온계를 깨뜨렸을 때!!**
**"수은세상"을 네이버에서 검색해보세요. 수은을 제거하는 전문 벤처기업인데 '수은응급처리키트'를 구입하실 수 있습니다. 또한 도움이 되는 많은 자료들을 보실 수 있습니다.**

## 이런 것들도 삼키면 위험합니다

**• 수은 전지를 삼키면** 삼킨 수은 전지가 체내에 머물면 자칫 화상을 입을 수 있고, 위산에 의해 부식되어 전지 속의 내용물이 유출되는 경우 장에 구멍이 뚫릴 수도 있습니다. 따라서 아이들 손에 닿게 하면 절대 안됩니다. 아이가 수은 전지를 삼켰다면 멀쩡해 보여도 바로 응급실에 가야 합니다. 수은 전지는 배설되기를 기다리기보다는 내시경으로 바로 빼내야 합니다. 간혹 아이들이 작은 수은 전지를 갖고 놀다가 콧속으로 잘못 빠트리기도 하는데, 이런 경우 화농을 일으키기도 하고 하루도 안되어 코뼈를 삭여 구멍이 뻥 뚫리기도 합니다. 요즘 나온 수은 전지 중에는 이런 위험이 적은 것도 있답니다.

**• 비누나 화장품, 가루비누 등을 먹었을 때** 비누를 뜯어 먹는 아이도 있고 가루비누를 마시는 아이도 있습니다. 아이가 비누를 먹으면 토하게 하지 말고 바로 병원에 가야 합니다. 그리고 화장품 중에는 아이에게 유독한 성분이 들어 있는 것이 많습니다. 간혹 예쁜 화장품 병에 홀린 아이들이 통째로 마시기도 하므로 아이들이 못 만지게 주의해서 보관해야 합니다.

**• 그밖에 삼키면 위험한 것들** 모기향 중에는 제충국이라는 국화과 식물로 만든 것도 있는데, 이것은 신경에 작용하는 맹독성 물질입니다. 아주 어린 아이가 모기향을 많이 빨아먹으면 위험할 수도 있으니 절대로 손에 닿지 않게 하십시오. 이외에도 실리카겔이라는 방습제를 먹는 아이는 부지기수입니다. 당장 큰 문제는 없지만 포장지에 먹지 말라고 쓰여 있듯이 먹지 않게 해야 합니다. 그리고 크기가 작아 코에도 들어가고 귀에도 들어가고 기도에도 들어가는데, 일단 들어가면 빼내기 힘든 것이 바로 플라스틱 총알입니다. 절대 가지고 놀지 못하게 해야 합니다. 그밖에 아이 주위에 풍선, 동전, 단추, 작은 장난감 조각들, 싸인펜 뚜껑 등을 두어도 곤란합니다.

**영양제도 많이 먹으면 위험합니다!!**
아이가 함부로 먹으면 위험한 것이 의외로 지용성 비타민제나 철분제 같은 영양제입니다. 영양제를 먹는다고 무슨 해가 있으랴 싶지만 아이들이 마구 집어먹으면 약물 과용으로 위험할 수도 있기 때문에 주의해야 합니다. 특히 요즘 영양제는 맛이 있어서 아이들이 더 달라고 하는 경우가 많은데, 절대 정해진 양 이상을 주면 안됩니다. 그리고 아이들이 엄마 몰래 약을 꺼내 먹을 수도 있으니 아이들의 손이 닿는 곳에 단맛 나는 약을 두지 마십시오.

**자석, 삼키면 정말로 위험합니다!!**
아이들이 자석을 삼킬 경우, 다른 이물질에 비해서 훨씬 더 위험합니다. 삼킨 자석이 다른 자석이나 이물질과 들러붙을 경우 장기가 손상되기 때문입니다. 자석은 소화기를 따라 움직이지만 밖으로 잘 배출되지 않기 때문에 아이가 자석을 삼키지 않도록 따로 보관하고, 자석을 삼켰을 경우 응급실로 직행해야 합니다.

## 독극물을 삼키면 무조건 토하게 한다?

독극물을 먹었을 때는 119로 전화하세요. 응급상황에 대한 정보를 제공받을 수 있습니다. 예전에는 독극물을 삼키면 토하게 하는 약을 먹고 구토를 시키게 하는 경우가 많았습니다. 하지만 이제는 함부로 토하게 하는 것은 권장하지 않습니다. 아이가 독극물을 먹었을 때는 우선 무엇을 먹었는지 정확히 알아야 합니다. 알칼리성이 강한 양잿물이나 산성이 강한 황산, 염산, 빙초산 그리고 휘발유, 석유 등을 먹었을 때는 절대 토하게 해선 안됩니다. 자칫 하면 식도나 입에 산이나 알칼리에 의한 화상을 한번 더 입을 수 있습니다. 그리고 휘발유나 석유는 토하게 하다 잘못해서 폐로 들어가면 폐가 손상될 수 있고 중독의 위험성도 높아지기 때문에 절대로 토하게 해서는 안됩니다. 아이가 이런 것을 먹었을 때는 바로 큰병원 응급실로 가야 하는데, 이때 반드시 먹다 남은 것을 가지고 가는 것이 좋습니다.

**음료수 병에 세제를 보관하지 마세요!**
아이들은 음료수 병에 든 것은 그것이 뭔지 맛도 보지 않고 홀라당 마셔버릴 수도 있습니다. 잘못하면 목숨이 위태로울 수도 있습니다. 애들 있는 집에서는 음료수 병에 못 먹을 것은 절대 보관하지 마십시오.

**내시경으로 이물 제거하는 경우!**
• 식도에 걸려 호흡이 곤란하거나 토하거나 삼키기 힘든 경우 등 증상이 있는 경우와
• 위로 넘어간 것 중에서 수은전지, 2개 이상의 자석, 열린 옷핀, 날카로운 이물, 2.5cm이상의 이물은 내시경 제거를 고려해야 합니다.

# 아이가 높은 곳에서 떨어졌을 때

## 침대에서 떨어진 아이

**• 침대에서 떨어졌더라도 대개의 경우는 문제가 없습니다만…** 간혹은 심각한 문제가 생길 수도 있으므로 아기를 절대로 침대에 올려두지 마시기 바랍니다. 만약 아기가 침대에서 떨어졌을 때 다른 이상이 없다면 두고 보실 수 있습니다. 만일 이마가 부었으면 찬물 찜질이나 얼음 찜질을 20분 정도 해주십시오. 이때 아기가 아파한다고 기응환이나 청심환, 타이레놀 같은 약을 먹이는 것은 바람직

하지 못합니다. 그리고 한바탕 울고 난 후에 아기가 잠을 자는 경우가 많은데, 다른 문제가 없다면 2시간 정도 잠을 자게 내버려두실 수 있습니다. 이때는 엄마가 옆에서 아기를 잘 관찰해야 합니다. 2시간 정도 잠을 재운 후에는 아기를 깨워서 의식이 제대로 있는지, 잘 걷는지, 아니면 다른 문제는 없는지 확인할 필요가 있습니다. 심하게 떨어진 아기의 경우는 머리의 손상 때문에 응급조치가 필요할 수도 있기 때문에 2시간 정도는 물만 먹이고 다른 음식을 먹이지 않는 것이 좋습니다. 그리고 당장은 멀쩡해 보여도 72시간 사이에 서서히 문제가 발생하는 경우도 있기 때문에 이상한 증상이 발생하면 바로 소아과 의사의 진료를 받아야 합니다. 특히 머리를 심하게 부딪히고 외상이 생긴 경우에는 이틀 정도 신경 써서 잘 관찰해야 하며, 자기 전에 한번 확인하고 잠든 지 4시간 정도 지난 후에 깨워서 이상이 있는지를 확인해야 합니다. 드물지만 침대에서 떨어진 아기의 머리뼈에 금이 가서 입원하는 경우도 있습니다. 뒤집을 수 있는 아기를 어른 침대에 혼자 눕혀두는 것은 정말로 위험한 일입니다.

**• 아이가 침대에서 떨어졌을 때 약을 함부로 먹이지 마세요** 아이가 심하게 떨어졌을 때 놀랐을까 봐 기응환이나 청심환 등을 먹이는 분이 있습니다. 그러나 아이가 심하게 떨어진 것 같을 때는 아무것도 먹여서는 안됩니다. 심지어는 물도 안됩니다. 아이가 심하게 떨어졌을 때 진정 작용을 하는 약을 먹이면 증상의 발견이 늦어질 수도 있으므로 절대 먹이면 안됩니다. 뇌출혈이 생겼을 때 약을 먹이는 것은 말할 필요도 없이 안되고, 특히 뇌출혈이 서서히 진행되는 경우에 기응환이나 청심환을 먹이면 증상이 나타나지 않기 때문에 진단이 늦어져 아이의 뇌에 손상을 초래할 수 있습니다. 엄마의 느낌상 아이가 이상한 것 같으면 바로 동네 소아과를 방문해서 의사에게 보이는 것이 가장 좋습니다.

**떨어졌을 때 응급실 가야 하는 경우!!**

• 침대에서 떨어진 아기가 깨워도 잘 깨지 않거나, 의식을 잃었거나, 의식이 흐려지거나, 엄마를 몰라보는 경우

• 떨어진 후 갑자기 말을 잘 못하거나, 눈이 잘 안 보여하거나, 물체가 두 개로 보인다고 하는 경우

• 경련을 하거나, 갑자기 분수처럼 심하게 토하거나, 3번 이상 토를 하는 경우

• 목이 아프다고 하거나 목이나 몸을 잘 움직이지 못하는 경우

• 떨어진 아이가 10분 이상 울음을 멈추지 않거나, 심한 두통을 호소하거나, 두통이 점점 더 심해지는 경우

• 떨어진 아이가 외상을 입어서 상처를 치료할 필요가 있는 경우

어른 침대에
아기 올려두지
마세요

## 떨어지면 위험한 경우도 있습니다

**보행기 사용할 때 계단에서 구르지 않도록!!**

미국 소아과학회에서는 보행기 사용을 권장하지 않습니다. 보행기를 탄 아이들은 행동이 빨라지고 행동 반경이 넓어지는 데다가 아이들의 손이 닿는 높이가 갑자기 높아져서 안전사고가 일어나기 쉽습니다. 특히 가장 위험한 것은 계단에서 구르는 것입니다. 이층집이나 아파트에 사는 경우 현관에서 굴러 콧등이 깨지는 아이들이 아주 많습니다. 또 화장대에 가서 화장품을 집어먹기도 하고 세워둔 옷걸이를 당겨 얼굴 쪽으로 넘어뜨려 다치기도 합니다. 이때 눈이라도 찔리면 큰일이겠지요. 간혹 식탁보를 잡아당겨서 뜨거운 국물에 화상을 입는 아이도 있습니다. 보행기를 타면 전에는 생각지도 못한 곳까지 아이의 손이 닿는다는 사실을 반드시 염두에 두어야 합니다.

YouTube
아이들 외상, 초기 대응이 중요합니다

**• 떨어졌을 때 주변에 위험한 물건이 있으면 안됩니다** 침대 위에서 떨어지는 것은 그나마 괜찮은 편입니다. 간혹 책꽂이를 타고 올라가다가 떨어지는 아이도 있습니다. 이때 아이가 떨어지면서 책이나 책꽂이와 함께 넘어지면 심하게 다칠 수 있기 때문에 주의해야 합니다. 아이가 책꽂이 등산을 자주 한다면 책꽂이를 아예 벽에 고정시키는 것이 좋습니다. 또 소파 꼭대기에 올라가서 놀다가 미끄러져 떨어지는 아이도 있는데, 소파 주변의 딱딱하고 뾰족한 물건들을 미리 치워두어야 아이가 떨어지더라도 외상을 적게 입습니다.

**• 현관이나 베란다, 계단은 특히 조심하십시오** 이층집에 산다면 아이 혼자서 계단 근처에 가지 못하게 하십시오. 계단에서 굴러 떨어져 병원을 찾는 아이들이 심심찮게 있습니다. 또 현관턱에 걸려 넘어져 다치는 아이도 있는데, 특히 보행기를 타다 사고가 나는 경우가 아주 흔합니다. 현관에는 아이들이 접근하지 못하게 하고, 현관문은 꼭 닫아두어야 합니다. 문이 열려 있어 어린 아이 혼자 집 밖으로 나가면 매우 위험합니다. 혹시 베란다에 아이가 딛고 올라갈 만한 것을 두었다면 지금 당장 치우십시오. 아이가 베란다를 타고 넘어가서 밖으로 떨어질 수도 있으니까요. 이층 침대는 아이가 올라가지 못하도록 사다리를 천으로 싸두거나 아예 치우는 것도 한 방법이 될 수 있습니다. 되도록이면 7세 이하의 어린 아이는 이층 침대 위에 재우지 않는 편이 좋습니다. 그리고 안전대를 수시로 점검해서 안전한지도 확인해야 합니다.

**• 실내에서 그네를 태울 때는 떨어지지 않도록 조심해야** 실내에서 그네를 타다가 다치는 아이들도 생각보다 많습니다. 어린 아이들은 몸의 중심을 잘 잡지 못하고 손의 힘이 약하기 때문에 그네를 타다 떨어져 다치기가 쉽습니다. 뇌진탕이 생기기도 하고 뼈나 이가 부러지는 경우도 있습니다. 아이를 그네에 태우기 전에 그네가 완전

히 고정되어 있는지 반드시 확인해야 합니다. 간혹 방문에 고정장치 없이 양쪽으로 압력을 가해 걸쳐놓는 그네를 태우는 분들도 있는데, 이것은 별로 권하고 싶지 않습니다.

## 다쳤을 땐 무조건 빨리 병원으로?

높은 데서 떨어졌거나 교통사고를 당해 아이가 크게 다치면 아이를 빨리 병원으로 옮겨야 합니다. 그런데 다친 아이가 의식이 없거나 등이나 목이 아프다고 하면 옮길 때 특히 주의해야 합니다. 등뼈나 목뼈를 다친 환자를 잘못 옮기면 척추에 손상을 주어 평생 장애를 안고 살 수도 있기 때문입니다. 목뼈나 등뼈가 부러진 것 같으면 우선 환자를 움직이게 하지 말고 그대로 고정시킬 수 있는 방법을 찾아야 합니다. 담요나 모래주머니 등을 몸의 양옆에 대서 움직임을 막아주는 것도 좋습니다. 그리고 전신을 받쳐줄 수 있는 들것이나 판자에 눕혀서 옮겨야 합니다. 어떻게 해야 할지 모르겠다면 함부로 옮기지 말고 119구급대를 바로 부르십시오. 등뼈나 목뼈에 골절을 입은 환자를 그냥 들쳐업고 병원으로 뛰어가는 것은 정말 위험한 일입니다. 시간이 조금 걸리더라도 바른 방법으로 환자를 이송하는 것이 치명적인 후유증을 줄일 수 있는 길입니다. 응급이라고 병원에 빨리 가는 것만이 능사는 아닙니다.

**쇼핑 카트도 주의하세요!!**
대형 할인점의 쇼핑 카트에 아이를 앉힐 때는 절대로 한눈을 팔면 안됩니다. 아이가 일어서다가 거꾸로 떨어져 구르기도 하고, 카트 옆면을 손으로 잡고 가다가 다른 카트가 지나갈 때 손이 사이에 끼여 다치기도 합니다. 생각보다 매우 흔히 일어나는 사고입니다. 주의하세요.

**자전거 탈 때 안전장구 꼭 사용하세요!!**
자전거는 걷는 것에 비해서 빠른 속도로 움직입니다. 넘어지거나 부딪치는 경우 심각한 부상을 입을 위험이 있기 때문에 반드시 헬멧을 착용하고 보호대도 사용해야 합니다. 킥보드와 세발자전거와 스케이트를 탈 때도 반드시 안전장구 착용해야 한다는 것 잊지 마세요.

# 아이가 코피를 흘릴 때

아이가 코피를 흘릴 때 첫 번째 주의사항은 절대 당황하지 말라는 것입니다. 사실 엄마 입장에서는 조금 전까지 멀쩡하던 아이가 온 얼굴에 피칠을 하고 나타나면 당황스럽고, 더구나 밤에 자다가 코피가 나는 아이는 베개 주변에 온통 피칠을 하는 경우도 있어서 아이가 위험하지 않을까 두렵기도 합니다. 그러나 절대 아이 앞에서는 당황하는 모습을 보이지 마세요. 엄마가 당황하면 아이들은 자기가 피를 흘리는 것도 겁나지만 엄마의 모습을 보고 더 겁을 내며 불안해합니다.



## 코피는 왜 나는 건가요?

**코피가 나는 원인**

- 특별한 이유 없이 : 실내가 건조할 때
- 코를 후비다가
- 코를 세게 풀었을 때
- 코를 부딪혀서
- 감기 등으로 코 점막에 염증이 생겨도
- 코에 이물질이 들어갔을 때
- 극히 드물지만 백혈병이나 출혈성 질환 등의 큰 병이 있을 때
- 고혈압
- 약물에 의해서
- 기타 등등

코피가 나는 가장 흔한 원인은 아이가 코를 후비는 경우와 특별한 이유 없이 코피가 나는 경우입니다. 그밖에 감기나 알레르기성 비염에 걸리면 점막에 염증이 생겨서 코를 가볍게 풀어도 코피가 날 수 있습니다. 특히 알레르기가 있는 아이들은 코가 가려워 자주 후비게 되는데, 이때 코 안의 점막에 상처를 내서 코피가 나는 경우가 많습니다. 콧구멍에서 가까운 코의 중심쪽 벽 부위에는 혈관이 모여 있는데, 아이들이 손가락으로 후비기 쉬운 위치여서 이곳에서 코피가 나기 쉽습니다. 코를 자주 후벼 코피가 나는 아이들의 손가락을 보면 손톱 밑에 피가 들어 있는 경우를 자주 봅니다. 물론 이런 아이들은 손을 자주 씻겨주어야 합니다. 이외에도 코를 세게 풀었을 때, 코를 부딪혔을 때, 코에 이물질이 들어갔을 때, 고혈압일 때 코피가 날 수 있으며, 아주 드물지만 백혈병이나 출혈성 질환이 있을 때도 코피가 납니다.

## 대부분의 코피는 문제가 없습니다

**코피 날 때 이런 경우는 병원에 가야!!**

- 코피가 나면서 몸의 다른 곳에서도 출혈이 있을 때
- 너무 많은 피를 흘렸을 때
- 얼굴이 창백해지고
- 식은땀을 흘리고
- 의식이 흐려질 때
- 코가 자주 막히면서 코피가 자주 날 때
- 입으로 피를 토할 때
- 머리를 부딪힌 후에 코피를 흘릴 때

아이가 코피를 많이 흘린 것 같아 보여도 실제로 흘린 양은 극히 적은 경우가 대부분입니다. 물론 특이한 병에 걸려서 피가 멎지 않는 경우라면 다르겠지만, 보통의 아이들이 코피 때문에 위험해지는 경우는 거의 없습니다. 코피가 많이 나면 백혈병을 걱정하면서 병원에 오는 분들이 있습니다. 그러나 다른 이상 없이 코피 한 번 난 것만 가지고 큰병이 아닐까 의심하는 것은 무리입니다. 코피가 자주 나거나 잘 안 멎으면 바로 소아과에 가서 다른 이상 때문에 그런 것은 아닌지 확인하는 것이 좋습니다.

## 피가 날 때 치료는 어떻게 하나요?

YouTube
코피 날 때
대처 방법

**코피가 날 때 집에서 하는 치료**

- 제일 중요한 것은 역시 엄마가 당황하지 않는 것입니다. 엄마가 당황하면 아이는 겁을 먹게 마련입니다. 아이에게 겁을 주어서는 안됩니다.
- 코피가 나면 아이를 눕혀서는 안됩니다. 앉히거나 일으켜 세우고 고개를 앞으로 숙이게 해서 입으로 넘어간 코피를 마시지 않도록 합니다.
- 흔히 사용하는 탈지면으로 콧구멍을 막는 방법을 써도 되지만, 코의 입구만 어설프게 막으면 코피가 전부 입으로 넘어가서 아이가 삼킨 피 때문에 위장 장애를 일으키기도 하므로 주의해야 합니다. 그래서 이 방법은 별로 권하지 않는 의사도 있습니다.

**코피가 날 때 병원에 가서 하는 치료**

- 코피가 잘 안 멎을 때는 희석한 에피네프린 용액을 묻혀서 콧구멍을 막아줍니다.

**코피가 난 후에는 피를 토하기도!!**
코피가 난 후에는 아이가 피를 토할 수도 있습니다. 코피가 날 때 삼킨 피는 위나 장에 부담을 주어서 아이로 하여금 구토나 설사를 유발하기도 합니다. 아이가 갑자기 피를 토하면 그날 코피를 흘렸을 가능성이 있습니다.

- 잘 안되면 바셀린을 묻힌 거즈로 코를 채웁니다. 이거 집에서 함부로 하면 안됩니다. 잘못하면 못 빼는 수도 있습니다.
- 그래도 안될 때는 약물이나 전기로 상처 난 부위를 지지기도 합니다.
- 흔치는 않지만 특수한 병이 있을 때는 그 병에 대한 조치를 취합니다. 일단 코피가 잘 안 멎거나 자주 날 때는 반드시 의사의 진료를 받아야 합니다.

## 코피가 다시 안 나게 하려면 어떻게 해야 하나요?

- 감기에 걸리면 열심히 치료하고, 너무 건조할 때는 가습기로 적당한 습도를 유지해주고, 식염수를 코에 떨어뜨려주기도 합니다.
- 코피가 난 후 몇 시간 동안은 코를 풀지 말거나 풀더라도 세게 풀지 않도록 주의를 줍니다. 세게 풀면 멎었던 코피가 다시 날 수 있습니다. 코딱지가 많을 때는 코를 풀기 전에 코 안에 따뜻한 물이나 식염수를 몇 방울 떨어뜨리고 좀 있다가 코를 푸는 것이 도움이 되기도 합니다.

**코피가 나올 때는 이렇게 해주세요!!**
코피가 조금 나올 때는 코를 풀고 나서 엄지와 검지로 코의 말랑말랑한 부분을 잡는데, 코뼈 있는 부위까지 바싹 붙여서 살짝 잡아줍니다. 이렇게 하고 10분 정도 있으면 대개는 코피가 멎습니다. 그래도 코피가 멎지 않으면 다시 한번 10분 정도 코를 잡고 있으십시오. 주의할 것은 코피가 멎었는지 확인하려고 자꾸 손을 떼면 안된다는 것입니다. 그러면 처음부터 다시 시작입니다. 좀 큰 아이는 한쪽에서 코피가 나면 한쪽 코만 눌러주어도 됩니다. 다른 쪽 코로는 숨을 쉬는 것이 편하니까요. 간혹 코뼈 위를 눌러주는 분도 있는데, 코피가 잘 나는 부위는 코의 앞쪽입니다. 그리고 너무 세게 코를 잡으면 손을 놓는 순간 다시 피가 나기 쉽습니다.

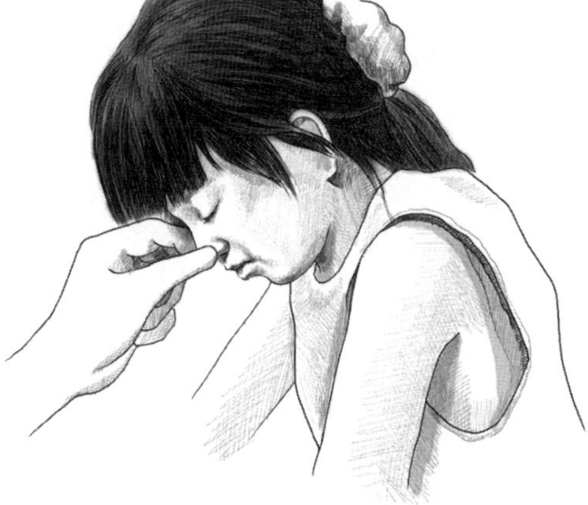

• 코를 지나치게 후비는 아이는 코피가 잘 납니다. 코피가 멎으면 딱지가 생기는데, 아이가 이 딱지를 다시 건드려 코피가 자꾸 재발됩니다. 이때는 아이에게 코를 후비지 말라고 일러주시고, 의사와 상의해서 바셀린이나 항생제 연고를 코 입구의 1~2cm 안쪽 부위에 하루에 두 번 정도 발라주어 딱지가 생기지 않게 하는 것도 좋습니다. 또 알레르기성 비염 같은 병이 있으면 아이가 코를 더 잘 후비게 되므로 치료에 신경을 써야 합니다. 그리고 밤에 잠을 자면서 코를 잘 후비는 아이는 손톱을 짧게 깎아주고, 잘 때 손에 면장갑이나 면양말을 신겨주십시오. 둘째손가락에 밴드 같은 것을 하나 붙여두는 것도 도움이 됩니다.

**조심조심, 목욕탕 조심!!**

목욕탕은 바닥이 미끄러워 아이들이 넘어지기 쉬운 장소입니다. 특히 목욕탕에서 비누를 가지고 장난치기 좋아하는 아이는 미끄러지기가 더욱 쉽습니다. 저희 큰 녀석은 밤에 목욕탕에서 넘어져 응급실로 가서 엑스레이 촬영을 한 적도 있습니다. 타일로 된 바닥은 몹시 미끄럽기 때문에 꼭 슬리퍼를 신기고 가능하면 미끄럼을 방지해주는 매트나 테이프를 욕실 바닥에 붙여야 합니다. 그리고 비누를 칠한 후에는 비눗물을 다 씻기 전에 아이가 목욕탕 안에서 돌아다니지 못하게 해야 합니다. 또 욕실 문은 항상 닫아두고 아이가 들어갈 때는 욕조에 물을 채워두어도 안됩니다. 5cm밖에 안되는 깊이의 물에도 아이는 빠질 수가 있습니다. 심지어 변기 물에도 빠질 수 있기 때문에 변기 뚜껑은 반드시 덮어두어야 합니다. 아이가 뚜껑을 열 만큼 자라면 변기 뚜껑을 열지 못하도록 잠금 장치를 하는 집도 있습니다. 그리고 세탁기 주변에는 아이가 딛고 올라갈 만한 것을 두어서는 안됩니다. 세탁기에 거꾸로 빠지면 위험할 수도 있습니다. 그밖에 물이 담긴 큰 그릇이나 물통 등을 아이 주변에 두어도 안됩니다.

# 이런 안전사고도 조심!

## 문에 손가락이 끼이지 않도록

아이가 두 명 이상 있는 집에서는 아이들끼리 장난을 치며 도망다니다가 문을 세게 닫아서 아이의 손이 문틈에 끼이는 일이 흔히 발생합니다. 몸이 끼이는 것은 그래도 행복한 편이고 손가락이 끼이는 날이면 뼈가 부러지거나 심지어 손가락 끝이 떨어져 수술을 해야 하기도 합니다. 만일 손가락을 심하게 다쳤다면 아무것도 바르지 말고 깨끗한 거즈로 지혈을 시킨 뒤, 떨어진 손가락을 함께 가지고 큰병원 응급실로 가야 합니다. 저희 둘째도 손가락을 심하게 다쳐서 응급 수술을 한 적이 있었습니다. 다행히 이제는 표시도 나지 않지만 다친 손가락을 볼 때는 눈앞이 캄캄했습니다. 피아노도

마찬가지로 뚜껑을 세게 닫다가 아이 손이 끼이기도 하므로 뚜껑에 코르크를 붙여두는 것이 안전합니다.

## 개한테 물렸을 때 주의할 세 가지

요즘 애완견을 키우는 집이 제법 많아지면서 개에게 물리는 경우를 흔히 볼 수 있습니다. 가능하면 어린 아이가 있는 집에서는 개를 키우지 말고 키우더라도 다른 사람에게 위협이 되는 상황은 만들지 않도록 해야 합니다. 아이들의 행동은 예측할 수 없고 개의 행동은 더욱 예측할 수 없기 때문에 조심해야 합니다. 그리고 개를 공공장소에 데리고 가는 것도 삼가야 합니다. 개한테 물리면 다음의 세 가지를 주의해야 합니다.

• **광견병** 사람을 문 개는 반드시 10일 이상 가두어 미친개가 아니라는 것을 확인해야 합니다. 주인이 있고 광경병 예방접종한 것이 확실하다면 광견병에 걸릴 확률은 낮습니다. 만일 개주인이 접종력확인을 거부하는 경우는 경찰에 연락을 해서라도 접종력을 확인하여야 합니다.

• **파상풍** 개뿐만 아니라 모든 동물의 입에는 파상풍 균이 자라고 있다고 생각하면 그리 틀리지 않습니다. 예전에 사람에게 물리면 인독이 옮아서 죽는다고 했는데, 이것도 파상풍을 일컫는 말일 것입니다. 파상풍 예방접종을 제대로 하지 않은 아이는 파상풍에 대한 조치가 반드시 필요합니다.

• **세균감염** 개에게 물린 상처가 심한 경우에는 꿰매거나 소독을 잘 해주어야 합니다. 대개 물린 상처는 개의 입안에 있던 균들로 곪기 쉽습니다. 개에 물렸을 때 개털을 태워서 바르거나 이상한 것을 바르고 버티는 것은 곤란합니다.

**안전 용구 사용하세요!!**

요즘은 아이들을 보호해주는 안전 용구를 많이 팔고 있습니다. 콘센트에 젓가락이나 철사를 넣지 못하도록 구멍을 막아주는 커버, 비디오의 테이프 넣는 곳에 손가락이 끼이는 것을 방지해주는 안전커버, 목욕탕에서 미끄러져 넘어지는 것을 막아주는 미끄럼 방지 매트나 테이프, 날카로운 모서리에 부딪혀 다치는 것을 막아주는 모서리 보호대, 문이 꽝 하고 닫히지 않게 막아주는 문 고정 장치, 아이가 냉장고 문을 열 때 물건이 떨어지는 것을 막아주는 문 잠금 장치, 변기에 아이가 빠지는 것을 막아주는 잠금 장치, 전자 레인지 스위치를 아이가 못 만지게 하는 스위치 커버 등 여러 가지 안전 용구가 있습니다. 물론 아이를 위한 안전 용구 중에서 제일 중요한 것은 카시트입니다.

**개한테 물리지 않으려면!**

- 모르는 개에게 가까이 가지 말고 허락 없이 함부로 만지지 말자.
- 겁난다고 등 보이고 뛰어 도망가지 말자.
- 놀라지 말고 큰소리 내지 말자.
- 자거나 먹는 개는 건드리지 말고, 새끼와 같이 있는 개를 건드리지 말자.
- 공격적으로 행동하는 개를 때리거나 자극하지 말자.
- 어린이 혼자 개와 함께 있게 하지 말자.

# 약의 사용과 보관



## Dr.'s Advice

병원에서 받은 처방전은 언제라도 확인할 수 있게 핸드폰으로 찍어두세요. 처방전 한 장 더 받아 보관해봐야 정작 필요할 때 확인할 수 없는 경우가 대부분입니다. 나무도 살리고요.

만 두 살 이전의 아기에게는 약국에서 종합감기약을 사서 먹여서는 안됩니다. 두 살 이전에 감기약을 사용할 때는 소아과 의사의 진료를 받고 안전한 감기약으로 처방받아 사용해야 합니다.

'약은 약사에게, 진료는 의사에게'라는 말은 정확한 말이 아닙니다. 이 말은 '진찰과 진단과 약의 처방은 의사에게, 약의 조제는 약사에게'로 바뀌어야 합니다. 어떤 병에 어떤 약을 얼마나 사용할 것인가를 결정하는 것은 의사가 할 일입니다. 약사는 의사의 처방에 따라서 조제를 하고, 약을 복용할 때 주의할 점을 설명합니다.

아이가 아플 때는 소아과 의사의 진료를 받아 무슨 병인지 진단을 붙인 다음, 그 병에 맞는 약을 소아과 의사에게 처방받는 것이 좋습니다. 약은 오래 두고 먹이면 안됩니다. 전에 처방받은 감기약을 이번에 증상이 비슷하다고 먹여서도 안됩니다. 형이 아파서 받은 약을 동생에게 먹여서도 안됩니다. 소아과에서 처방받아 먹다가 남은 약은 보관하지 말고 버리십시오.

물약은 병째 사서 개봉한 경우는 한 달 두고 먹일 수 있고 병원에서 처방받아 덜어서 조제받은 물약은 1주 정도 사용할 수 있습니다.

119 소아과

# 약! 바로 알고 제대로 사용합시다

약은 정확한 사용 방법을 알고 써야 합니다. 적합한 처방을 통해 정확하게 조제된 약일지라도 지시대로 복용하지 않거나 사용 방법이 잘못되면 약의 효과를 충분히 볼 수 없습니다. 우선 약 봉투에 쓰여진 사항을 잘 읽고, 봉투 안에 복약 지시문이 들어 있는 경우 이 지시문도 참조하십시오. 그리고 약의 양은 환자의 연령, 체중, 질병의 정도에 따라 다 다르므로 의사가 결정합니다. 마음대로 약의 양을 가감하거나 약간 나았다고 임의로 복용을 중지하거나 하면 안됩니다. 약은 지시된 양을 지시된 기간 동안 정확하게 복용해야 효과가 제대로 나타납니다. 복용 후 발진, 구토, 현기증 등의 증상이 나타나면 즉시 소아과 의사와 상담하십시오.



## 약 봉지의 처방 내용을 잘 보십시오

- **식후 30분은 식사 후 30분이 지났을 때 복용** 식후에 복용하는 것은 약 복용을 잊지 않도록 하는 장점이 있습니다. 철분제 등 위장 장애가 있는 약은 식사 직후 복용하는 것도 있습니다.
- **식전 30분은 식사 전 30분경에 복용** 식전에 복용하는 약 중에는 식욕을 증진시키는 약이나 구토를 억제시키는 약 등이 있습니다.
- **식후 2시간은 식후 2시간부터 식전 30분까지의 공복 때 복용** 식후 2시간부터 식전 30분까지는 음식물이 대체로 소화된 후 공복을 느끼는 시간입니다. 영아나 유아의 경우 식사 후 배가 부를 때는 약을 먹기 싫어하고 약을 먹어도 토하기 쉽습니다.
- **매 ○시간마다는 식사에 관계없이 일정 간격으로 복용** 이렇게 지시된 약은 체내에서 약의 양을 어느 정도 일정하게 유지할 필요가 있는 약입니다. 그러나 자는 아이를 깨워서 복용시키면 아이의 상태도 그렇고 여러 가지 면에서 좋지 않으므로 아이가 깨어 있는 시간을 고려하여 일정한 간격을 두고 복용시킵니다. 예를 들어 매 8시

간마다는 아침, 오후, 취침 전 등으로 될 수 있는 한 시간을 균등하게 나눠 복용시킵니다. 아이가 2세 이상이 되면 약을 먹는 것의 중요성을 설명하여 협조를 구하도록 합니다.

**약을 복용할 때 주의할 점!!**
우선 약을 먹이기 전에 지금 먹이려는 약이 소아과에서 이번에 처방받은 약인지 확인하십시오. 간혹 예전에 먹다 남은 약을 이번에 받아온 것인 줄 알고 먹였는데 괜찮냐고 묻는 엄마도 있습니다. 그리고 형제가 함께 병을 앓아 약을 처방받았을 때는 약이 서로 바뀌지 않게 주의하십시오. 번거롭더라도 낱개로 된 약봉지에 표시를 해두면 약을 바꿔서 먹이는 일을 피할 수 있습니다. 그리고 약을 복용할 때 특별한 주의사항이 있다면 잘 지켜야 합니다. 약을 보관할 때의 주의사항 역시 잘 알고 있어야 하구요. 또 하나 주의할 점은 의사의 특별한 지시 없이 약을 먹이는 도중에 증상이 좋아졌다고 약을 엄마 마음대로 줄이거나 중단해서는 안된다는 것입니다. 약은 약봉지에 적힌 양을 복용법에 따라 정해진 기간 동안 먹여야 합니다. 약을 복용한 후에 두드러기와 같은 발진이 돋거나 구토, 설사, 현기증 등의 이상한 증상이 나타나면 바로 소아과 의사에게 연락을 하십시오.

## 어린이 약의 기본적인 사용 방법

**· 물약을 먹일 때는** 시럽제는 영·유아가 먹기 쉽도록 단맛이 나게 만들어졌지만 그래도 아이가 먹지 않을 때는 기관지에 물약이 들어가지 않도록 머리를 뒤로 젖히고 입으로 흘러들어가게 해서 먹입니다. 1회 복용량을 계량컵으로 재서 먹이고 약병이 입에 직접 닿지 않도록 주의합니다. 시럽의 경우 아이가 맛있다고 자꾸 먹으려 할 수 있으므로 아이의 손이 닿지 않는 곳(냉장고 등)에 보관합니다. 물약과 가루약은 미리 섞어두면 안됩니다. 먹기 직전에 섞어서 먹이는 것은 문제가 되지 않습니다.

**· 가루약을 먹일 때는** 가루약은 소량의 미지근한 물에 녹여서 먹이거나 설탕물, 잼 등에 섞어서 먹이면 됩니다. 단, 꿀은 돌 이전의 아기에게 먹여서는 안됩니다. 아기의 경우 약을 갠 다음 깨끗하게 씻은 엄마의 손가락 끝에 붙여 볼 안쪽에 문질러 바르고 즉시 미지근한 물이나 주스 등을 먹이는 것도 좋은 방법 중에 하나입니다. 특별한 경우가 아니라면 약을 분유에 타서 먹이는 것은 좋지 않습니다. 약을 분유에 타서 먹이면 아기가 다음에 분유를 먹지 않으려 할 수도 있습니다.

**· 알약(정제)을 먹일 때는** 아이에게 알약을 먹이면 물만 삼키고 알약은 입속에 그대로 남아 있는 경우가 있습니다. 이런 때는 알약을 혀의 2/3 안쪽에 놓으면 아이가 잘 삼킵니다. 아이에게 알약을 무리하게 먹이면 질식할 염려가 있으나 3~4세가 되면 알약이나 캡셀로 된 약을 먹을 수 있도록 습관을 들이는 것이 좋습니다. 이때가

**약 알레르기가 있는 경우 가루약 주의!!**

특정약에 대해서 심각한 알레르기가 있는 경우 가루약을 처방받아 약국에서 조제를 할 때 주의할 점이 있습니다. 가루약을 조제할 때 약을 갈게 되는데, 이때 직전에 다른 사람의 약을 간 것이 섞여 들어갈 수도 있습니다. 대부분은 큰 문제가 되지 않을 수도 있지만 심각한 알레르기가 있는 경우, 미량의 오염된 약 때문에도 위험할 수 있으므로 조제 시 다른 사람의 약에 오염되지 않게 갈아 달라고 부탁을 하는 것이 안전할 수 있습니다.

되면 한번에 먹는 약의 양이 증가하니까요. 아이가 알약을 먹기 힘들어하면 갈아서 먹일 수도 있지만 너무 써서 특별히 알약으로 만든 경우도 있으므로 갈아서 먹여도 좋을지는 소아과 의사에게 문의하십시오.

- **코로 흡입하는 약을 사용할 때는** 우선 약통을 충분히 흔들어줍니다. 코를 가볍게 푼 후 고개를 약간 뒤로 젖히고 흡입기를 한쪽 콧구멍에 넣은 뒤 다른쪽 콧구멍은 한 손가락으로 막습니다. 그런 다음 흡입기를 누르면서 신속하고 가볍게 숨을 들이마시고 2~3초간 숨을 멈췄다가 입으로 천천히 내쉽니다. 다른쪽 콧구멍에도 같은 방법으로 흡입합니다. 약을 흡입한 뒤 15분 동안은 코를 풀지 마십시오. 뿌릴 때 주의할 것은 코의 중앙의 벽 쪽을 향해서 뿌려서는 안되고 위쪽을 향해서 뿌려야 한다는 것입니다. 흡입기는 자주 세척해서 사용합니다.
- **입으로 흡입하는 약을 사용할 때는** 우선 약의 뚜껑을 벗긴 후 충분히 흔듭니다. 그런 다음 천천히 숨을 내쉰 후 즉시 용기를 잡고 입에 흡입기를 뭅니다. 검지손가락과 엄지손가락으로 흡입기를 세게 누르면서 신속하고 깊게 숨을 들이마신 다음 흡입기를 입에서 떼고 약 10초 정도 숨을 멈추었다가 천천히 내쉽니다. 한 번 더 흡입할 경우는 1~2분 간격을 두고 위의 방법을 반복합니다.
- **좌약을 사용할 때는** 좌약은 입으로 약을 먹기가 쉽지 않은 영·유아를 위해 항문에 넣도록 만든 약입니다. 뿐만 아니라 위액에 분해되기 쉬운 약이나 위장 장애를 일으키는 약도 좌약의 형태로 만들기 때문에 아이가 좌약을 먹지 않도록 주의해야 합니다. 좌약을 사용할 때는 깨끗한 손으로 포장을 벗겨 좌약을 꺼낸 후 앞의 뾰족한 쪽부터 항문에 깊이 넣고 잠시 동안(4~5초 정도) 누르십시오. 약의 1/2만 쓸 때는 칼 등으로 경사지게 자른 후 날카로운 부분을 깨끗한 손을 사용하여 약간 둥글게 다듬어주고 따뜻하게 해준 다음 항문에 넣으십시오. 물에 묻히는 것도 좋은 방법입니다. 좌약이 단단

하지 않을 때는 포장 그대로 냉장고에 넣어두었다가 굳은 후에 사용하십시오. 아이에게 자주 쓰는 좌약에는 해열제가 있는데, 이것은 먹는 해열제를 먹일 수 없는 경우에 사용합니다. 한 번 넣어 열이 떨어지지 않는다고 시간 간격 없이 연속해서 좌약을 넣는 분도 있는데, 좌약은 한 번 넣으면 적어도 4~6시간은 지나서 다시 넣는 것이 좋습니다. 설명서를 잘 읽어보도록 하십시오.

**약은 꼭 식후에 먹여야만 하나요?**

많은 분들이 약은 반드시 식사를 한 후에 먹여야만 한다고 믿고 있습니다. 하지만 이것은 옳지 못한 상식입니다. 약은 종류에 따라서 용법이 다릅니다. 식사와는 전혀 상관이 없는 약이 있는가 하면 식사와 연관이 있는 약도 있습니다. 그런가 하면 식사와의 간격을 충분히 띄워야만 하는 약도 있고 상황에 따라서 식사와의 간격이 바뀌는 약도 있습니다. 식사와의 간격이 중요한 약은 병원에서 반드시 그 사용법을 알려줍니다. 식후에 먹이세요, 이 말을 듣고 받은 약은 식후에 먹이면 됩니다. 8시간마다 먹이세요, 이 말은 8시간마다 약을 먹이라는 이야기지 8시간마다 식사를 하고 약을 먹이라는 이야기는 아닙니다. 약은 반드시 식후에 먹어야 한다고 굳게 믿고 있는 분들은 약봉투에 6시간마다 약을 먹이라고 쓰여 있으면 약을 어떻게 먹여야 할지 혼란스러워합니다. 궁금한 것은 물어봐야 합니다. 상식적으로 납득이 안 가는 의문이 들면 약을 빼먹거나 식사를 한번 더 하지 말고 병원에 문의를 해서 확인하는 것이 좋습니다.

## 경기하면 기응환이나 청심환을 먹인다구요?

아이들에게 열성 경기란 그리 드문 병이 아닙니다. 열이 많이 나면 아이들은 누구나 열성 경기를 할 수 있습니다. 아이가 경기를 하면 엄마들의 머리에 제일 먼저 떠오르는 약이 기응환과 청심환입니다. 그리고 일부 극성파 엄마들은 어디서 들었는지 엄마 손가락을 찔러서 피를 내 몇 방울 먹이기도 합니다. 그러나 아이가 경기를 할 때는 절대로 아무것도 먹여서는 안됩니다. 물도 먹이지 마십시오. 의식이 없는 아이에게 입안으로 무엇을 먹이려 하다가 잘못해서 기도로 들어가면 흡입성 폐렴이 생기기도 하고 경우에 따라서는 숨이 막힐 수도 있기 때문입니다. 소아과 의사는 특히 진정작용을 하는 기응환이나 청심환 같은 약을 먹이는 것을 권장하지 않습니다. 나중에 정확한 진단을 붙이는 데 방해가 되어 진짜로 중한 병이 있는데도 발견하지 못할 수가 있습니다. 또한 아이가 경기를 할 때 혀를 물까 봐 입에 숟가락을 물려주는 엄마들이 있는데 이것도 안됩니다. 억지로 입을 벌리려다 입에 상처를 낼 수도 있으니까요.

## 해열제를 함부로 사용해서는 안돼

**• 아이들에게 아스피린을 사용해서는 안됩니다** 아스피린은 우수한 해열제이지만 '라이'라는 무서운 병을 일으킬 수 있기 때문에 아이들에게 해열제로는 사용하지 않습니다. 타이레놀과 부루펜은 비교적 안전한 해열제이지만, 어린 아기들이 열이 날 때는 반드시 다른 병이 있는지 확인해야 하므로 소아과에 가기 전까지 임시방편 정도로만 사용하는 것이 좋습니다. 특히 6개월 이전의 아기가 열이 날 때나 아기의 열이 39도가 넘을 때는 가능하면 바로 소아과 의사의 진료를 받는 것이 좋습니다.

**• 해열제를 정량 이상 사용해서는 안됩니다** 해열제를 정량대로 사용했는데도 계속 열이 난다고 아이에게 해열제를 처방받은 양 이상으로 먹여서는 안됩니다. 굉장히 안전한 약인 해열제도 많이 먹게 되면 몸에 해로울 수 있습니다. 엄마들이 흔히 하는 실수 가운데 하나가 해열제를 먹이고 추가로 좌약을 사용하는 것입니다. 투약 방식이 달라 두 가지를 한꺼번에 사용해도 안전하다고 믿는 분도 있는데, 먹는 해열제와 좌약을 한꺼번에 사용하면 약을 두 배로 사용하는 셈이 되어 곤란합니다. 흔히 사용하는 해열제가 부루펜과 타이레놀인데, 두 가지 약이 다 좌약과 먹는 약으로 나옵니다. 이들 약은 투여하는 형태가 다를 뿐이므로 정량 이상을 사용하면 아기가 위험해질 수 있습니다. 해열제를 먹여도 열이 많이 난다고 물수건으로 닦아주는 방법은 이제는 권장되는 방법이 아닙니다.

## 감기약, 함부로 사먹이면 안됩니다

**• 약은 진찰한 의사의 소견에 따라서 사용해야** 아기가 기침을 하면 일단 시중에서 팔고 있는 감기약을 사서 먹이다가 증세가 심해지

---

**자는 아이 깨워서 약 먹이지 마세요!**
감기약 정도라면 자는 아이를 깨워서 먹일 필요는 없습니다. 깨어 있는 동안 적당히 시간을 당겨서 3~4번 소아과 의사의 처방에 따라서 먹이면 됩니다. 만일 중이염 약을 처방받아서 3번을 먹이라는 말을 들었는데 도저히 시간을 맞출 수 없을 때는, 아침 식사 전에 먹이고, 점심 먹고 먹이고, 저녁 먹고 먹이면 될 것입니다. 항생제가 들어 있는 약도 아침 식사 전에 먹일 수 있습니다.

☺

**종합감기약 함부로 먹이지 마세요!!**
아이들에게는 종합 감기약을 함부로 먹여서는 안됩니다. 아이가 기침을 할 때 단순한 감기 때문에 기침하는 것인지 천식 때문에 기침하는 것인지를 엄마가 알기 힘듭니다. 천식이 있거나 가래가 심한 감기 때 종합감기약을 함부로 사용하면 병이 심해질 수도 있습니다. 우리나라에서는 만 2세, 미국에서는 만 5세 이전에 의사의 처방 없이는 종합감기약을 사용하지 못하게 하고 있습니다.

:)

**약은 되도록이면 안 먹는 것이 좋다?**
우리나라 사람들은 양약을 부작용의 대명사처럼, 한약을 매우 안전한 것처럼 여기는 경향이 있습니다. 여기에 대해서 의사들은 할 말이 많습니다. 소아과 의사들은 한약의 안전성에 대해서 아주아주 심각한 우려의 눈초리를 보내고 있습니다. 특히 감초같이 스테로이드 역할을 하는 성분이 들어 있다고 의심을 받고 있는 약이 한약이기 때문에 안전하다는 논리를 납득하지 못하고 있습니다. 소아과 의사들은 스테로이드 호르몬 약을 처방할 때는 신중에 신중을 기하고, 먹이는 약으로는 꼭 필요한 경우에만 매우 주의해서 사용합니다. 그런데도 감초는 천연성분이기 때문에 안전하다구요? 그럼 담배도 천연 성분이니까 안전해야겠네요? 천연 성분이 무조건 안전하다는 말은 택도 없는 소리입니다. 양약은 정량을 쓰면 매우 안전한 약입니다. '약은 되도록이면 안 먹는 것이 좋다'는 생각을 '약은 제대로 쓰면 몸에 이로운 것이다'라는 생각으로 바꿔보십시오. 약에 따라서는 약 먹이는 시간과 간격을 꼭 지켜야 하는 약도 있고, 한 번이라도 거르면 곤란한 약도 있습니다. 약은 반드시 의사의 진찰과 처방을 받아서 사용해야 하며, 약에 대해 궁금한 것이 있으면 반드시 진찰한 소아과 의사에게 물어봐야 합니다.

면 소아과를 찾아오는 엄마들이 많습니다. 그리고 대개 소아과에서 처방해주는 약은 쎄기 때문에 집에서 약한 물약부터 먹이다가 증상이 심해지면 소아과를 가는 것이 좋다는 지론을 가진 엄마도 있습니다. 그러나 물약이라고 해서 소아과 의사가 주는 약보다 덜 독하고 더 안전할 거라고 생각하는 것은 큰 오해입니다. 소아과 의사는 진찰을 해서 아기에게 꼭 필요한 약만을 처방합니다. 약은 항상 아기의 상태를 진찰한 의사의 소견에 따라서 사용해야 합니다. 진찰을 하지 않고 임의로 약을 사용하면 제대로 된 치료를 하기가 힘듭니다.

**• 감기는 합병증이 잘 생기므로 특히 조심해야** 감기는 공기가 좋은 나라에서는 심하지 않으면 그냥 두어도 좋은 병입니다. 하지만 대기 오염과 기온 변화가 심한 우리나라에서는 감기로 인한 여러 가지 합병증이 잘 생기기 때문에 특히 조심해야 합니다. 또한 어린 아기의 경우 감기가 심한지 아닌지 엄마들이 구분할 수 없는 때가 많이 있습니다. 엄마들의 예상과는 달리 어린 아기의 감기는 열심히 치료를 해야 합병증이 잘 안 생깁니다. 잘 먹고 잘 놀고 증상이 별로 심하지 않으면 좀 두고 볼 수도 있지만 이런 방법이 최선은 아닙니다. 그리고 소아과에 간다고 항상 약을 주는 것은 아닙니다. 아기의 상태가 약을 먹을 필요가 없을 때는 당연히 약을 주지 않습니다. 저는 아기가 일단 감기에 걸리면 소아과 의사의 진료를 받는 것이 좋다고 생각합니다. 엄마는 가래만 있다고 느끼고 데려오는 아기 중에도 감기가 상당히 심한 아기가 있습니다. 아기들의 병은 엄마가 다 알지 못하는 경우가 종종 있으므로, 아기의 상태에 대해서 잘 모를 때는 괜찮다는 것을 확인하러 소아과에 갈 수도 있습니다.

## 철분제를 먹여도 좋은가요?

아기들은 생후 4~6개월부터 철분의 보충이 필요합니다. 하지만 빈혈 치료의 목적으로 사용하는 철분량은 예방을 목적으로 먹이는 양의 3~6배에 달합니다. 우선 아이가 식욕이 떨어지는 등의 빈혈 증세를 보이면 빈혈 검사를 해서 아이에게 진짜로 빈혈이 있는지 확인해야 합니다. 우리나라 아기들은 빈혈이 있는 경우가 많기 때문에 정기적으로 빈혈 검사를 해서 빈혈이 있는지 확인해보는 것이 좋습니다. 빈혈약을 먹일 때 반드시 검사를 하고 먹여야 하는 이유는 정상인 아기에게 치료 용량을 먹이면 부작용이 생길 수도 있기 때문입니다. 빈혈 예방을 목적으로 영양제 삼아 아기에게 철분을 먹일 때는 치료량과는 달리 소량을 먹여야 합니다. 철분 복용량은 예방량의 경우 몸무게 1kg당 하루 1~1.5mg이고, 치료량의 경우 4.5~6mg입니다. 보통 아기용 비타민제에 들어 있는 철분은 소량이므로, 비타민제를 먹이더라도 철분 과잉으로 인한 부작용은 걱정하지 않아도 됩니다. 빈혈이 있는 경우 철분제를 먹이는 기간은 보통 3개월 정도인데, 증상이 좋아진 후에도 6~8주 정도는 더 먹여야 합니다. 그러나 소아과 의사와 상의 없이 치료량을 6개월 이상 먹여서는 안됩니다.

## 배 아플 때 함부로 상비약 먹이면 안돼

아이들이 배가 아파 소아과에 올 때 집에서 어떤 약이든 먹지 않고 오는 경우는 별로 없습니다. 그러나 소아과 의사들은 아이들이 배가 아플 때 함부로 상비약을 먹이지 말 것을 권합니다. 배가 심하게 아프지 않은 경우에는 약을 먹이지 않고 그냥 두어도 좋아질 것이고, 심하게 아프다면 당연히 소아과에 가야 합니다. 배가 심하게

**항생제를 감기약으로 사용하면 안됩니다!!**

전에 받은 항생제 든 약이 잘 들었다고 기침만 콜록 해도 전에 먹다 남은 약을 아이에게 먹이는 엄마도 있는데, 이것은 곤란합니다. 항생제는 세균성 감염이 있는 경우에만 사용하는 약으로 반드시 소아과 의사의 처방을 받아서 사용해야 하며 일단 사용하면 일정한 기간 동안 먹일 생각을 하여야 합니다. 당연히 함부로 사용해서는 안되는 약이지요. 모든 약이 그렇지만 특히 항생제는 꼭 필요한 때 외에는 사용해서는 안됩니다. 필요 이상 남용하면 내성이 생겨서 나중에 꼭 필요한 경우에 쓸 약이 없습니다. 항생제는 절대 감기약이 아닙니다. 하지만 감기 같아 보이는 병에도 반드시 항생제를 사용하는 경우도 있습니다. 어떤 엄마는 소아과에서 항생제를 처방해주면 항생제가 몸에 나쁘다고 항생제만 쏙 빼고 다른 약만 먹이는 경우도 있는데 이것은 정말 곤란합니다. 항생제 먹는다고 머리가 나빠지는 것도 아니고, 항생제 먹는다고 면역력이 떨어지는 것도 아닙니다. 항생제를 남용해서도 안되지만 항생제를 꼭 필요한 경우에는 꼭꼭 사용해야 하는 약입니다.

**철분약, 정말 주의하세요!!**

철분약은 빈혈 치료에 정말 중요한 약입니다. 하지만 한번에 많은 양을 먹는 경우 치명적일 수도 있으므로 정말 주의하여야 합니다. 철분약은 아이 손 닿는 곳에 절대로 두지 마세요.

아파서 치료를 해야 하는 병 중에는 처음에만 약간 아픈 병이 있습니다. 배가 약간 아플 때 심한 병이 아니겠지 하고 상비약을 먹이면 당장은 아픈 것이 가라앉습니다. 하지만 소아과에 빨리 가서 치료를 해야 하는 병인데 이렇게 상비약을 먹여두면 배가 아프지 않기 때문에 소아과 가는 것이 늦어져서 결과적으로 병을 키우게 돼 엄청난 손해를 보는 수가 있습니다. 그리고 소아과에 가서도 병의 원래 증상보다 배가 덜 아프기 때문에 정확한 진단을 붙이는 데 힘이 듭니다. 그러면 배가 아픈데 어떻게 하냐구요? 약을 먹어야 할 정도로 아프다면 당연히 한밤중이라도 응급실에 가야 합니다. 요즘 차를 타고 한 시간 이내의 거리에 병원이 없는 곳에 사는 사람은 우리나라 전체 인구의 5%도 채 안될 것입니다. 응급실은 24시간 문을 엽니다.

**여행 가서 배탈이 났을 때는!**
여행 가서 배탈이 났을 때 지사제 같은 약을 먹여서는 안됩니다. 여행 중의 배탈은 식중독 때문에 그럴 수도 있고, 물을 갈아마신 탓에 장내 세균들이 달라져서 그럴 수도 있는데, 이럴 때 지사제를 먹이면 나쁜 균을 밖으로 내보낼 수 없어서 큰 고생을 할 수도 있습니다. 여행 중이라도 아프면 병원에 가야 합니다. 여행 갈 때는 상비약보다는 건강보험증(의료보험증)을 가지고 가십시오.

**해외여행 갈 때 장약 주의!**
간혹 해외여행을 간다면서 상비약으로 장염약을 가지고 가려는 부모도 있습니다. 해외에서 배탈이 나는 경우 나라마다 균들이 다르고 잘못하면 치명적인 균에 의해서 배탈이날 수도 있으므로 우리나라에서 처럼 장약을 함부로 먹여서는 정말 위험할 수도 있으니 피해야 합니다.

## 안약이나 귀약을 넣을 때 주의할 점

### 귀약을 넣을 때는

- 귀주위를 면봉으로 닦아 깨끗이 한 후 머리를 옆으로 기울여 귀가 위로 향한 자세에서 지시된 양(보통 2~3방울)을 귓속에 떨어뜨립니다.
- 귀에 약을 넣은 후 약이 흘러나오지 않도록 약 2~5분 동안 머리를 옆으로 기울인 채 움직이지 않도록 합니다.
- 귀에 차가운 약이 들어가면 어지러울 수도 있으므로 사용 전 2~3분간 약병을 손으로 쥐어 약의 온도를 체온과 비슷하게 해줘야 합니다.

### 안약을 넣을 때는

- 먼저 아이의 얼굴을 깨끗하게 씻어줍니다.
- 고개를 젖힌 상태에서 위를 향해 눈을 뜨고 아래쪽 눈꺼풀을 살

며시 잡아당겨 약이 들어갈 수 있는 공간을 만듭니다.

- 안약병을 가까이 대고 아래 눈꺼풀 속에 지시된 양(지시가 없는 경우에는 1방울)을 떨어뜨리십시오.
- 눈물샘으로 안약이 흘러들어가지 않도록 손가락으로 안쪽 눈가를 약 1분간 누릅니다.
- 눈을 깜빡거려 안약이 눈에 골고루 퍼지도록 합니다. 눈을 깜빡이는 것이 힘든 아이는 눕혀서 코쪽 눈가에 안약을 한두 방울 떨어뜨리고 눈꺼풀을 약간씩 움직여줍니다.
- 반드시 손을 씻은 다음에 안약을 떨어뜨리도록 하며, 안약병 끝 부분이 눈꺼풀이나 눈가에 닿지 않도록 주의해야 합니다. 그리고 두 종류 이상의 안약을 사용할 경우에는 3분 정도의 간격을 두는 것이 좋습니다.

**주의하세요!!**

안약이나 귀약을 넣을 때는 우선 약병을 손으로 감싸거나 미지근한 물에 담가서 체온과 비슷하게 만듭니다. 이때 약을 뜨거운 물이나 전자레인지에 데워서는 안됩니다. 그리고 스포이트나 약병 끝이 아이의 눈이나 몸에 닿지 않도록 주의하십시오. 닿았을 때는 남은 약과 섞이지 않도록 스포이트나 약병 끝을 잘 씻은 다음 사용해야 합니다. 또 여러 명의 아이가 같은 용기에 든 약을 함께 사용해도 안됩니다.

## 피부 연고를 사용할 때 주의할 점

흔히들 집에 몇 개씩 두고 쓰는 연고의 용도를 제대로 알고 사용하는 엄마들은 그리 많지 않습니다. 아이가 밖에서 놀다 넘어졌을 때 바르는 연고를 기저귀 발진이 생겼을 때도 바르고, 벌레에 물렸을 때도 바르곤 하니까요. 하지만 아이들의 피부는 연약하기 때문에 피부 질환의 종류에 따라 그에 맞는 성분의 연고를 사용하지 않으면 상태가 더욱 악화될 수도 있으므로 주의해야 합니다.

**• 기저귀 발진이 생겼을 때** 땀을 많이 흘리는 여름철이나 옷을 여러 벌 껴입는 겨울철에는 아기가 기저귀 발진에 걸리기 쉽습니다. 마찰에 의해서 기저귀 발진이 생겼을 때는 약한 스테로이드 연고를 발라주는 것이 좋습니다. 하지만 칸디다균에 감염된 경우에는 스테로이드 연고를 바르면 오히려 증상이 악화될 수도 있습니다. 이런 경우에는 바로 소아과 의사를 찾아가 처방을 받아야 합니다. 곰

**소아과 의사의 한마디!!**

피부에 이상이 생겼을 때 무턱대고 연고부터 바르기보다는 피부를 청결히 하는 등의 다른 관리로 낫게 할 수 없는지 먼저 알아보는 것이 좋습니다. 아이들의 피부는 약해서 질환이 잘 생기지만, 회복 속도 또한 빨라 관리만 잘 해주면 금방 회복됩니다. 간혹 연고를 많이 바르면 빨리 낫겠지 하는 생각에 두껍게 발라주는 엄마도 있는데, 연고를 두껍게 바르면 오히려 피부의 호흡을 차단시켜 증상이 악화될 수도 있으므로 연고는 적당량만 발라주어야 합니다. 또 연고를 사용할 때는 눈이나 입가에 약이 닿지 않도록 주의하고, 아이가 가려워서 긁는 것을 방지하기 위해 손톱을 짧게 깎아주거나 벙어리 장갑을 끼워주는 것도 좋습니다.

팡이에 의한 경우는 엉덩이나 성기 부위보다 사타구니의 접히는 부위에 기저귀 발진이 잘 생깁니다.

• **상처가 났을 때** 상처에서 피가 날 때는 우선 소독한 거즈로 상처 부위를 눌러 지혈을 한 다음 연고를 바르는 것이 원칙입니다. 상처가 커서 지혈이 되지 않으면 바로 가까운 병원에 가야 합니다. 가벼운 상처는 딱지가 생길 때까지 항생제 연고를 사용하면 되는데, 오랫동안 자주 사용하면 내성이 생기므로 주의해야 합니다. 복합 연고는 사용하지 않는 것이 좋고, 딱지가 앉기 전에 스테로이드 연고를 사용하면 감염균의 번식이 활발해질 수 있으므로 사용하지 마십시오. 딱지가 앉은 후에는 살이 잘 오르는 연고를 사용하기도 합니다.

• **피부염이 있을 때** 아이들의 피부는 약하기 때문에 사소한 자극에도 피부염이 생기고 쉽게 재발하는 것이 특징입니다. 아토피성 피부염이 심할 때는 우선 시원한 물수건을 대주어 가려움증을 감소시킨 후 약한 스테로이드 연고를 써서 염증을 약화시키는 것이 좋습니다. 간혹 효과가 좋다고 하여 어른용으로 나온 스테로이드 연고를 사용하는 분도 있는데, 아이들 피부에는 좋지 않으니까 사용하지 마세요. 또한 몸의 각 부위마다 피부의 두께와 연고를 흡수하는 정도가 다르기 때문에 연고를 바를 때는 연고가 뿌옇게 보일 정도로 한꺼번에 많은 양을 바르기보다는 적은 양을 잘 펴서 발라주는 것이 좋습니다. 스테로이드 연고를 오래 사용하면 피부가 얇아지고 실핏줄이 확장될 수 있으므로, 계속 사용했는데도 증상이 나아지지 않으면 약을 처방한 소아과 의사와 연고의 사용에 대해서 다시 상의하십시오.

• **벌레에 물렸을 때** 아이가 벌레에 물려 가려워하거나 물린 부위가 부어오를 때는 약한 스테로이드 제제를 발라주면 좋습니다. 알코올이 섞여 있거나 로션 타입으로 된 것은 발랐을 때 시원한 느낌이 들기 때문에 가려움증이 훨씬 덜해집니다. 약을 발랐는데도 심하

**상처, 가볍게 보지 마세요, 덧나면 흉집니다!**

아이들이 상처가 났을 때는 당연히 병원에 가서 의사의 진료를 받는 것이 가장 좋습니다. 이 점을 잊어서는 안됩니다. 아주 가벼운 상처일 때만 집에서 상비약으로 치료를 해도 괜찮은데, 이때는 상처 난 부위를 잘 씻은 다음 항생제가 들어 있는 연고를 발라줍니다. 대개 하루이틀 정도 지나면 상처가 아무는데, 이런 경우에도 상처 부위가 붉게 변하거나 아이가 아프다고 하거나 노랗게 변해 염증이 생기는 것 같으면 바로 의사의 진료를 받아야 합니다. 집에서 연고만 바르고 있다가 상처가 덧나서 결국 흉이 생긴 아이도 있으니까요. 상처가 작아도 연고를 바르다 이상이 생기거나, 흙이 들어가거나, 상처 부위가 더러울 때는 의사의 진료를 받아야 합니다.

게 가려워할 때는 얼음 주머니를 대어 찬 찜질을 해주면 가려움증을 가라앉힐 수 있습니다. 물린 자리가 곪거나 진물이 나면 항생제 연고를 발라주고 증상이 심해지면 소아과에 가야 합니다.

## 의사의 지시 없이 약을 함부로 쓰면 안돼

모든 약에는 정량이 있습니다. 약을 지나치게 사용하면 부작용이 심하게 나타날 수 있기 때문입니다. 우리나라에서는 누구나 쉽게 약을 살 수 있기 때문에 정량을 초과해서 사용하는 경우가 너무나 많습니다. 약은 잘 쓰면 도움이 되지만 잘못 쓰면 독이 됩니다. 의사의 지시 없이 함부로 약을 사용하지 마십시오. 약을 잘못 써서 몸에 손상을 입으면 평생 고생할 수도 있습니다. 여러분이 현재 약국에서 쉽게 구입하는 약 중 상당 부분은 외국에서는 살 수 없는 것이 많습니다. 간혹 '외국에서는 슈퍼마켓에서도 약을 판다던데요' 하는 분들이 있습니다. 물론 팝니다. 하지만 우리나라처럼 엄마들께서 마음대로 사서 아이에게 먹일 생각을 하는 분들은 없습니다. 아무 문제 없을 것 같은 약들도 함부로 쓰면 몸에 해로울 수 있기 때문입니다. 가장 안전하다는 해열제조차도 정량을 초과해 많이 쓰면 몸에 해롭습니다.

**약은 의사의 처방대로 꼬박꼬박 다 먹어야!!**

사람의 몸은 스스로 병을 극복하려는 힘이 있으므로 그냥 두어도 좋아지는 경우가 있지만, 제대로 치료를 하려면 소아과 의사의 권유를 듣는 편이 좋습니다. 특히 요즘에는 별로 심하지 않은 가벼운 병도 금방 심해지거나 합병증이 생기는 경우가 많으므로 반드시 의사가 그만 오라고 할 때까지 진료를 받는 것이 아이의 건강을 위해서 좋습니다. 약을 먹는 도중에 아이의 증세가 많이 나아졌다고 약을 임의로 끊으면 안됩니다. 약은 반드시 소아과 의사가 그만 먹이라고 할 때까지 먹여야 합니다.

약을 주사기로 먹이라구요?

## 상비약은 어디까지나 상비약일 뿐입니다

**• 해열제를 제외한 다른 종류의 약은 함부로 사용하면 안됩니다** 약을 구입할 때는 필요한 약만 구입해야 하며 함부로 사용하면 안됩니다. 살 수 있는 약을 다 임의로 사용할 수 있는 것은 아닙니다. 일반적으로 소아과 의사들은 아기들에게 상비약을 사용하는 것에 대해

부정적인 견해를 갖고 있습니다. 사실 소아과 의사들이 일반인들이 의사의 처방 없이 구입해서 사용해도 괜찮다고 생각하는 약은 타이레놀이나 부루펜 정도입니다. 이런 해열제를 제외한 다른 종류의 약은 함부로 사용하면 곤란합니다. 그리고 해열제를 사용하더라도 병을 집에서 치료하겠다는 생각으로 쓰는 것은 곤란합니다. 그런데 우리나라에서는 상비약으로 병을 치료하려는 사람들이 많습니다. 증상만 보고는 병을 정확히 구분하기 힘든 경우가 많고 똑같은 증상에도 전혀 다른 약을 사용해야 하는 경우가 아주 많은데도 말입니다. 병은 진단이 제대로 붙어야 정확한 약을 처방해서 치료를 할 수 있습니다.

**• 상비약은 임시 조치용이므로 치료를 위해 쓰면 안돼** 상비약의 목적은 별문제가 없는 병에 걸렸을 때 회복을 도와주고, 많이 아플 때는 병원에 갈 때까지 임시 조치를 하기 위한 것이지 질병을 치료하기 위한 것이 아니라는 사실을 명심하셔야 합니다. 소아과 갈 시간이 없다거나 진찰을 하지 않고 약을 먹이는 것이 편해서 상비약을 사용해서는 안됩니다. 사람들은 자신의 아기에게 더 좋은 음식을 먹이고 싶어하고 더 좋은 교육을 받게 하고 싶어합니다. 의료도 마찬가지일 것입니다. 만약 의료에 대해서 더 좋은 것보다 더 편한 것을 원한다면 그것은 의료에 대한 이해가 부족하기 때문일 것입니다.

**• 상비약을 구입할 때는 이런 점에 주의해야** 반드시 유효기간을 잘 살펴보아야 하고, 구입 후에는 약봉지에 유효기간을 크게 적어두어야 합니다. 또 한꺼번에 많은 양을 구입해서는 안되며, 필요한 경우에만 소량을 구입해서 사용합니다. 소독약이나 거즈를 구입할 때는 주의사항을 잘 살피고 소독한 제품인지 아닌지를 확인하십시오. 특히 소독약은 단순히 상처 난 곳에 바르는 것인지, 염증을 치료할 수 있을 정도로 소독효과가 있는 것인지도 확인해야 합니다. 흔히 집에서 사용하는 빨간 약과 거품이 나는 과산화수소를 치료를 목적으로 환자에게 사용하는 의사는 별로 없습니다.

**약 처방받기 전에 의사에게 알려주세요!!**

• 약이나 음식물에 알레르기가 있었던 적이 있거나 특정한 음식을 먹을 수 없는 아이
• 약에 대한 특별한 기호를 가진 아이. 예를 들면 알약만 먹거나 가루약만 먹는 아이
• 전에 약을 먹었을 때 이상한 반응을 보였던 아이. 예를 들면 감기약을 먹고 심하게 난리를 부리거나 잠을 못 잔 아이
• 다른 병을 같이 앓고 있는 아이
• 다른 약을 처방받아 복용하고 있는 아이나 한약을 복용하는 아이

**주의하세요!!**

병원에서 준 약을 상비약으로 사용하는 분들이 있는데 이것은 곤란합니다. 전에 아플 때와 같은 증상을 보여서 예전에 병원에서 지었던 약을 먹였다는 엄마들을 흔히 봅니다만, 이것은 진짜로 곤란합니다. 증상이 같다고 병이 같은 것도 아니고, 똑같은 증상의 병이라도 진찰 결과에 따라서 다른 약을 사용해야 하는 경우가 많으니까요.

## 항생제를 임의로 사용하면 안됩니다

**· 약화 사고나 항생제의 내성이 문제가 됩니다** 특히 아이가 목이 아프거나 소변을 자주 볼 때 임의로 항생제를 사용하면 나중에 엄청난 후유증이 생길지도 모를 병을 지나칠 수가 있습니다. 또 아이들의 요로감염 같은 질환은 치료도 중요하지만 요로 기형이나 요로 역류가 동반되는지의 여부를 밝혀서 나중에 만성 신부전으로 넘어가는 것을 막아야 합니다. 임의로 항생제를 사용하면 증상이 없어져 이런 것을 조기에 발견할 수 없습니다.

**· 항생제를 상비약으로 사용하면 나중에 엄청난 손해를 볼 수 있어** 목 아프고 열나는 병에 항생제를 임의로 먹이면 성홍열과 같은 일부 세균성 질환의 경우, 당장은 금방 좋아집니다. 하지만 이런 병은 일정한 기간 동안 항생제를 먹여야만 나중에 심장과 콩팥에 치명적인 병이 생기는 것을 막을 수가 있습니다. 많은 선진국에서 그 편한 항생제를 구입할 수 없게 법으로 막고 있는 것은 바로 이런 이유 때문입니다. 당장은 편해도 나중에 엄청난 손해를 볼 수 있는 만큼 항생제를 상비약으로 사용해서는 안됩니다.

**약을 제 시간에 먹이지 못하고 잊었을 때!!**

아이에게 약 먹이는 것을 잊은 게 생각나면 바로 먹여야 합니다. 조금 시간이 늦거나 간격이 줄어든다고 문제가 되는 약은 별로 없습니다. 그리고 하루에 먹어야 할 약의 분량 중 남은 양을 잠자기 전까지 균등하게 나누어서 먹이십시오. 주의할 것은 약을 먹이는 도중 그 전의 약을 빼먹은 것이 생각났다고 2회 분량을 한꺼번에 먹여서는 안된다는 것입니다. 이때는 빼먹은 것은 생략하고 다음 스케줄에 맞춥니다.

# 어려운 약 먹이기, 이렇게 해보세요

## 아이에게 수월하게 약을 먹이는 방법 7가지

약 한번 먹이려고 아이와 한바탕 전쟁을 치르기도 합니다. 그래서 아이에게 약 먹이는 방법을 몇 가지 알려드립니다. 그러나 이것은 어디까지나 일반적인 방법일 뿐 모든 아이에게 똑같이 적용되는

방법은 아닙니다. 무엇보다 가장 중요한 것은 엄마의 노력입니다.

• **강제로 먹이려고 하지 마세요** 엄마들이 꼭 명심할 것은 약을 강제로 먹이려 하지 말라는 것입니다. 약을 줄 때는 아이가 재미있고 맛있는 것을 먹는다는 느낌을 갖도록 해야 합니다. 진짜로 힘들어서 안될 때까지는 아이를 달래고 맛있는 것을 섞어서 주기도 하는 등 여러 가지 방법을 생각해보아야 합니다. 특별한 약이 아니라면 설탕이나 꿀을 타서 달게 만들어 먹여보십시오. 단, 꿀은 반드시 돌이 지나서 먹여야 합니다. 그리고 그런 것을 섞을 때는 아이가 안 보는 곳에서 해야 합니다. 섞는 것을 보면 안 먹으려 할 테니까요. 약은 한번 강제로 먹이기 시작하면 그 다음부터는 먹이기가 더 힘들어집니다. 특히 장기간 복용해야 하는 약일 때는 먹이기 쉬운 방법을 찾아야 엄마와 아이가 고생을 덜 합니다.

• **맛있는 것을 먹인다고 생각하세요** 아이에게 약을 먹일 때는 엄마의 마음자세나 분위기가 매우 중요합니다. 아이가 싫어하는 것을 억지로 먹인다는 느낌을 아이에게 주면 안됩니다. 어떤 아이는 엄마가 약을 먹이려고 마음만 먹어도 울어제낍니다. 엄마의 빛나는 눈동자의 의미를 아이가 먼저 알아차리는 것이죠. 엄마부터 아이에게 맛있는 것을 먹인다는 느낌을 갖도록 해야 합니다. 엄마가 주면 안 먹던 약을 아빠가 주면 먹는 아이가 있다는 것은 한번 생각해볼 만한 일입니다.

• **약을 잘 먹는 형태로 바꿔보는 것도 좋습니다** 아이가 가루약은 잘 먹지 못하지만 물약이나 알약은 잘 먹는다면 의사와 상의해서 물약이나 알약으로 대체하는 것도 좋은 방법입니다. 또 시럽 가운데는 뻑뻑한 것이 있는데, 이럴 때는 물을 좀 타서 묽게 해주면 잘 먹습니다. 특정한 시럽의 향을 싫어하는 아이는 물을 좀 많이 타서 줘도 좋습니다. 결핵약 중에 아이나란 약은 보통 6개월 이상 복용해야 하는데, 이 약은 생후 9개월 된 아기들도 입안에 알약으로 넣어 주면 오물오물 녹여서 먹기도 하는데 목에 걸리지 않게 주의하

**약을 설탕물에 섞어 먹여도 괜찮나요?**

약은 대부분 수용성으로 개발되었기 때문에 맹물로 먹는 것이 가장 좋고, 약을 먹은 후에도 물을 충분히 마시는 것이 좋습니다. 설탕물에 섞어 주는 것은 문제가 되지 않습니다.

**약과 오렌지주스**

오렌지주스 같은 경우는 산성의 음식인데 산에 약한 아목시실린 같이 가장 흔히 사용하는 항생제와 같이 먹으면 효과가 떨어질 수 있습니다. 수산화알루미늄겔이 주성분인 제산제도 오렌지주스와 같이 먹으면 알루미늄 성분이 체내로 흡수될 수 있으니 곤란합니다. 이런 약을 먹고는 적어도 2시간 이상의 간격을 두고 오렌지주스를 먹는 것이 좋습니다.

**약과 자몽주스**

자몽주스는 많은 약들의 대사작용에 영향을 주기 때문에 아예 약과 같이 먹지 않는 것이 안전합니다. 약 복용 후에는 적어도 2시간은 지난 후 먹는 것이 좋습니다.

**약과 우유**

아이들에게 사용되는 대부분의 약은 우유와 같이 먹어도 별 문제가 없지만 테트라사이클린 같은 항생제나 시프로플록사신 같은 항진균제나 비사코딜 같은 배변활동을 촉진하는 약들은 우유와 같이 먹으면 곤란합니다. 애들한테는 잘 안 쓰는 약이긴 합니다.

:)

**시럽제와 비타민 C**

시럽제는 비타민 C와 같이 먹으면 안됩니다. 시럽제의 보존제로 흔히 사용되는 벤조산나트륨은 그 자체는 안전하지만 비타민 C와 같이 먹으면 발암물질이 만들어지기 때문에 곤란합니다.

**알약 함부로 부셔 먹지 마세요**

알약을 부수거나 갈아 먹이고 싶다면 반드시 약국에 물어봐야 합니다. 코팅이 된 약은 장의 특정부위에 도달할 때까지는 약을 보호하는데 갈아주면 이런 기능이 없어져 곤란합니다. 특히 서방정은 서서히 녹아 작용시간을 길게 한 약인데 갈아주면 한꺼번에 많은 약을 먹는 셈이 되어 위험할 수도 있으니 절대로 갈아 줘서는 안됩니다.

세요. 장기간 복용시킬 때는 약을 먹이기 쉬운 방법을 생각해내야 고생을 덜 합니다. 물을 좀 더 타서 먹여도 좋습니다.

• **분유에 타서 우유병에 넣어줘도 좋습니다** 분유에 섞어 먹일 수 있는 약은 분유에 타서 먹이기도 하는데, 이때는 분유의 양을 적게 해야 합니다. 분유를 남기면 약도 남기게 되니까요. 그러나 이 방법을 쓰면 자칫 아기가 우유병을 안 빨려고 할 수 있으므로 주의해야 합니다. 하지만 돌이 지난 아기에게는 이 방법을 써서 우유병을 떼게 하는 것도 좋습니다. 또 아이스크림을 좋아하는 아이는 아이스크림에 약을 섞어주면 잘 먹습니다. 물론 아이가 보는 앞에서 섞어서는 안됩니다. 처음에는 엄마가 무엇을 하는지 잘 모르겠지만 먹어보고 맛이 이상하면 다음부터는 다 뱉어냅니다. 아이는 다 아는데 엄마만 아이가 모른다고 생각합니다.

• **따로따로 먹여보세요** 물약에 가루약을 타서 먹여야 할 때는 가루약 따로, 물약 따로 먹여봅니다. 가루약은 설탕물이나 주스에 타서 먹여도 되는데, 간혹 약의 종류에 따라 주스 같은 것에 타서 먹이면 곤란한 약도 있으니 미리 의사에게 확인해보는 것이 좋습니다.

• **조금씩 나누어 먹여봅니다** 약을 한꺼번에 먹기 힘들어하는 아이는 10분에 걸쳐 조금씩 나누어 먹여봅니다. 특히 약을 먹으면 자꾸 토하는 아이의 경우 식사 시간과 상관없는 약이라면 식사 전 빈속에 조금씩 나누어 먹이는 것도 좋은 방법입니다. 또 약을 먹이기 1~3분 전에 설탕물을 한 스푼 정도 먹이고 약을 먹이면 덜 토하는 아이도 있습니다. 만약 아이가 약을 다 토했을 경우에는 다시 먹이는 것이 좋습니다.

• **엄마 손가락에 묻혀서 빨립니다** 어린 아기에게 약을 먹일 때는 엄마가 손을 깨끗하게 씻고 손가락에 약을 묻혀서 빨리는 수도 있습니다. 물론 손은 충분히 소독해야 합니다.

## 약을 강제로 먹여야 할 때는

**되도록이면 약을 강제로 먹이지 마세요!!**

약을 억지로 먹여서 사레가 들면 당연히 흡입성 폐렴의 위험이 있으므로 주의해야 합니다. 약은 처음 먹일 때가 중요합니다. 아이에게 한 번이라도 강제로 약을 먹이면 의사들이 아무리 약 잘 먹이는 방법을 설명해 주어도 소용없습니다. 아이들도 자기가 경험한 것은 절대로 잊어버리지 않기 때문입니다. 아이들은 약이 써서 안 먹기도 하지만 약을 먹일 때마다 엄마의 빛나는 부릅뜬 눈을 겁내서 안 먹기도 합니다. 집에서는 절대로 먹지 않으려던 아이가 소아과에 와서는 잘 받아먹는 경우가 종종 있습니다. 아이에게 약을 줄 때는 엄마부터 맛있는 것을 준다고 생각하십시오. "우리 아이는 안되는데요"라고 말씀하시기 전에 엄마들이 노력해야 합니다. 맛있는 음식도 억지로 주면 안 먹는 것이 아이들입니다. 그러니 약은 오죽하겠습니까? 시간이 걸리더라도 잘 달래서 먹이는 것이 좋습니다. 너무 겁주지 마세요.

가능하면 달래서 아이가 약을 순순히 받아먹게 해야 하지만 정 안 된다면 강제로 먹일 수밖에 없습니다. 아이에게 약을 강제로 먹이면 그때부터 약을 먹이는 일은 전쟁이 됩니다. 그렇지만 약을 잘 안 먹는다 하더라도 아이를 때리거나 하진 마십시오. 아이에게 심리적으로 나쁜 영향을 미칠 수 있습니다. 약 먹는 것에 대해 한번 반감을 가지면 그 다음부터는 어떤 방법을 써도 약을 잘 안 먹으려고 합니다. 인내심을 갖고 달래서 가능하면 자발적으로 먹을 수 있도록 유도하는 것이 중요합니다.

• **엄마 아빠 두 사람이 함께 하는 것이 좋습니다** 우선 엄마 아빠 가운데 한 사람이 아이를 안아 한 손으로 양팔을 휘어감고 다른 한 손으로는 아이의 이마를 눌러서 움직이지 못하게 합니다. 다른 사람은 한 손으로 아이의 입을 벌린 다음 숟가락으로 약을 입에 넣어준 뒤 물을 좀더 주고는 얼른 입을 다물게 해줍니다. 그리고 재빨리 아이의 관심이 다른 데로 가도록 얼러주십시오. 이것이 엄마들이 가장 많이 사용하는 방법입니다. 어린 아기의 경우에는 이불로 싸서 손발을 못 움직이게 한 다음 안아서 머리를 잡고 먹이는 방법도 있습니다.

• **스포이트나 투약기를 사용하기도 합니다** 물약과 가루약을 섞은 다음 숟가락 대신 스포이트를 사용하여 아이 입에 넣어주는 방법도 있습니다. 이가 난 아이는 스포이트를 씹어서 깨트릴 수도 있으므로 유리로 만든 스포이트를 사용해서는 안됩니다. 투약기를 이용해 입에 서서히 흘려넣어줄 수도 있는데, 한꺼번에 너무 많이 흘려 넣게 되면 사레가 들 위험이 있으니 주의해야 합니다.

병이 잘 안 나아서 병원을 바꾼다구요?

치료 도중에 병원을 바꾸면 손해입니다. 만일 피치 못할 사정이 있어 병원을 바꾸게 될 때는 지금까지 다니던 병원에서 사용한 처방을 받아 새로 가는 병원의 의사에게 알려주어야 치료의 연속성이 보장됩니다. 그렇지 않고 임의로 병원을 옮기면 새로 옮긴 병원의 의사는 전에 치료한 정보가 없기 때문에 아기의 치료를 백지 상태에서 다시 시작할 수밖에 없습니다. 그렇게 되면 자칫 치료에 실패했던 약을 다시 사용할 위험도 있습니다. 우리나라에서는 병을 치료하다가 오래 가면 병원을 임의로 바꾸는 경우가 많은데, 외국에서는 평생 한 명의 의사에게 진료를 받는 것이 일반적입니다. 병이 오래 가는 것이지 의사를 바꾼다고 오래 갈 병이 좋아지는 경우는 거의 없습니다. 주변의 가까운 소아과를 정해서 꾸준히 다니십시오.

### 약을 오랫동안 먹여야 할 때

엄마가 임의로 사먹이는 약이 아니라 병원에서 제대로 진단을 받은 후 처방받은 약이라면 오랫동안 먹인다고 해서 크게 걱정할 필요는 없습니다. 장기간 약을 먹여야 할 때 엄마들이 많이 하는 질문은 다음과 같습니다.

• **오랫동안 약을 먹이면 아기 건강에 해롭지 않나요?** 의사가 약을 처방할 때는 항상 약의 안전성과 병의 위험성을 함께 고려합니다. 그리고 엄마가 생각하는 것보다 훨씬 안전하게 사용할 수 있는 약을 처방하므로 크게 걱정하지 않아도 됩니다.

• **약을 오래 먹이면 머리가 나빠지지 않나요?** 원래 똑똑하게 태어난 아이라면 소아과 의사가 처방한 약을 오랫동안 먹인다고 머리가 나빠질 이유는 없습니다. 애석하게도(?) 머리를 나빠지게 만들 수 있는 약은 아직 개발하지 못하고 있습니다.

• **치료를 중단하면 안될까요?** 장기간 치료해야 하는 병은 의사가 그만 치료하자고 할 때까지 치료를 중단하면 절대로 안됩니다. 치료의 중단이야말로 약에 대한 내성을 일으키는 지름길입니다.

## 약을 보관할 때는 이렇게

### 약을 보관할 때 일반적으로 주의해야 할 점

• **약 보관의 기본 원칙** 특별한 경우가 아니라면 약은 직사광선이 비치지 않는 건조하고 서늘한 곳에 보관하는 것이 원칙입니다. 단 일부 항생제 시럽처럼 냉장 보관하게 된 약은 반드시 냉장고에 보

**약품 보관 시 주의할 점!!**

• 직사광선을 피하고, 될 수 있는 한 습기가 적고 시원한 곳에 보관하십시오.

• 도중에 다른 용기로 옮기지 마십시오. 잘못 사용할 수도 있으니까요.

• 아이의 손이 닿지 않는 곳에 보관하십시오.

• 약봉투에 '냉장보관' 등이 쓰여 있는 경우 지시대로 하십시오.

• 감기약 등 모든 시럽약은 개봉 후 1달까지만 먹일 수 있습니다.



관해야 합니다. 이게 약 보관의 큰 원칙입니다. 그리고 아이들 손 닿지 않는 곳에 둔다는 것도 잊지 마셔야 합니다.

• **시럽제 보관의 원칙** 시럽제 보관은 햇볕이 비치지 않은 실온에서 보관하는 것이 원칙입니다. 시럽제는 냉장고에 보관하면 안된다는 말도 있는데 이것은 사실과 좀 다른 이야기입니다. 실온은 1도에서 30도 사이를 말하기 때문에 냉장고에 보관해도 상관없습니다. 약 보관은 상온이 아닌 실온입니다. 상온과 실온은 다릅니다. 현탁액 종류는 이 온도에서도 분리되지 않습니다. 정 걱정되면 먹일 때 흔들어서 사용하면 됩니다. 특히 물약을 플라스틱통에 덜어서 조제받은 경우는 특별히 냉장보관하지 말라는 주의사항이 없었다면 냉장보관이 더 안전할 수 있습니다.

• **가루약 보관의 원칙** 가루약은 대개 알약을 갈아서 조제한 것인데 햇볕이 비치지 않는 건조한 실온에서 보관하는 것이 원칙입니다. 습기가 차면 변질되기 쉬우므로 냉장고에 보관해서는 안되고 욕실의 선반에 보관해서도 곤란합니다.

• **냉장고 보관해야 하는 약도 있습니다** 반드시 냉장고에 보관해야 하는 약도 있습니다. 항생제 시럽 중에는 냉장보관하지 않으면 변질되어 효과가 떨어지는 약이 있는데 이런 약은 상온에 보관하면 안됩니다. 색깔이 변한 약을 사용해서는 안됩니다.

• **약 유효기간에 주의합시오** 약의 유효기간을 잘 확인해야 합니다. 시럽제의 경우는 약국에서 병째 구매한 경우는 용기에 적혀 있는 유효기간까지 보관이 가능합니다. 하지만 일단 개봉한 경우는 한 달이 지나면 버리는 것이 좋습니다. 음료수 개봉한 거 한 달 이상 두고 먹지 않는 것과 마찬가지입니다. 만일 의사의 처방에 의해서 약국에서 덜어서 조제받은 시럽제는 특별한 지시사항이 없다면 1주일 정도만 두고 사용하는 것이 좋습니다. 특히 해열제 같은 경우 예전에 받은 약을 두고두고 먹이는 경우도 있는데 이것은 정말 곤란합니다.

**• 상비약 보관할 때 주의할 점** 상비약을 산 경우 보관하기 전에 포장이 파손되지 않은 것을 확인하고 보관하여야 합니다. 약은 이름과 유효기간을 정확히 알기 위해서 반드시 원래의 용기에 담은 그대로 보관해야 하고 새로 개봉하는 약이 아니라면 복용하기 전에 색깔과 냄새를 확인해서 변질된 것은 아닌가 확인해야 합니다.

**• 오래된 약의 폐기** 약 보관만큼 중요한 것이 필요 없는 약 버리는 법입니다. 약은 쓰레기통에 버리거나 싱크대에 버리면 환경을 오염시킬 위험성이 있으므로 반드시 약국의 폐의약품 수거함에 폐기하여야 한다는 거 잊지 마십시오.

**• 약병 끝을 빨아먹게 하면 안됩니다** 간혹 아이에게 약병 끝을 빨아먹게 하는 엄마들이 있는데 물약병에 침이 묻으면 약이 금방 상합니다. 절대로 빨아먹게 하지 마세요.

**• 약은 아이의 손이 닿지 않는 곳에 보관해야 합니다** 약은 아이가 모르는 곳에 보관하는 것이 제일 좋습니다. 이왕이면 잠글 수 있는 약장에 보관하는 것이 좋습니다.

**시럽제의 보관 기간!**

• 약국에서 병째 사서 개봉한 경우 : 한 달.

• 병원에서 처방받아서 약국에서 시럽통에 덜어준 경우 특별한 지시사항이 없으면 : 일주일 이내.

**연고의 보관 기간!**

• 튜브에 든 것을 사서 개봉한 경우 : 개봉 후 6개월.

• 통에 덜어 조제받은 경우 : 한 달.

**안약의 보관 기간!**

• 제대로 사용한 경우 : 개봉 후 한 달까지.

• 1회용은 1회 사용 후 즉시 폐기.

## 해열제 시럽 보관할 때 주의할 점

부루펜 시럽이나 타이레놀 시럽 같은 약은 먹고 난 다음에 뚜껑을 잘 닫아서 직사광선이 없는 실온에 보관하는 것이 좋습니다. 그럼 병원에서 처방받아서 먹다가 남은 부루펜 시럽은 얼마나 오래 보관할 수 있느냐구요? 보관하다니요! 약국에서 처방전에 따라서 덜어준 시럽약은 완전멸균된 상태가 아니기 때문에 받은 지 1주일이 지나면 버려야 합니다. 시럽제는 방부제가 없어서 장기간 보관하면 상할 수 있습니다. 먹다 남긴 콜라 일주일 지나서 먹으려는 사람 아무도 없을 것입니다. 완제품으로 산 시럽약의 경우, 사용하고 남은 약은 한 달 이내로 두고 먹을 수가 있습니다.

# 업어주기와 외출



## Dr.'s Advice

카시트는 신생아 때부터 사용하십시오. 산부인과 퇴원할 때, 반드시 카시트에 태워서 퇴원해야 합니다. 카시트 사용은 어릴 때부터 꼭 가르쳐야 할 중요한 습관입니다.

카시트는 반드시 사용해야 합니다. 적어도 두 돌 이상, 가능하면 세 살에서 네 살까지도 카시트가 허용하는 한 뒷좌석에 뒤를 보게 카시트를 장착해서 사용하세요. 뒤보기로 앉힐 때 무릎이 굽혀지고 발이 뒷좌석의 등받이에 닿는 것은 당연합니다.

고개를 가누면 업어줄 수 있습니다. 대충 3~4개월 정도 되어야 합니다. 제대로 고개를 가누지 못할 때 업어줘야 한다면 머리를 잘 받쳐주어야 합니다.

외출할 때는 햇볕을 주의하십시오. 생후 6개월 이전의 아기는 직사광선을 쬐지 마십시오. 자외선에 많이 노출되면 나중에 문제가 됩니다. 6개월이 지난 아기는 자외선 차단 크림을 사용할 수 있습니다.

119 소아과

# 우리 아기, 언제부터 업고 외출할 수 있나요?

업어주는 것이 아기의 정서 안정에 도움이 되는 것은 분명한 사실입니다. 넘어가게 울던 아기가 업어주면 울음을 뚝 그치는 것만 보아도 업는 것이 아기들에게 기분 좋은 일이라는 것을 알 수 있습니다. 또한 아기를 업으면 엄마가 아기를 보면서도 두 손을 쓸 수 있다는 장점이 있습니다. 하지만 모든 일이 그렇듯이 업어주는 것도 지나치면 곤란합니다. 사랑을 주는 것은 좋지만 업혀 있는 시간이 많으면 아기 스스로 기어다니고 걸어다니면서 많은 것을 접하고 배우는 기회가 줄어들 수도 있습니다. 그리고 흔히 손을 탄다고 말을 하듯, 너무 자주 업어주어 습관이 되면 계속 업어달라고 울어대는 수도 있으니 주의해야 합니다. 특히 아기가 밤에 깨서 울 때마다 업어서 재우면 엄마도 고생일 뿐만 아니라 아기도 밤에 숙면을 취하지 못할 수 있습니다.



## 생후 2개월, 조심스럽게 메거나 업을 수 있습니다

**• 아기가 고개를 가누는 때부터 업을 수 있습니다** 아기들마다 다르긴 하지만 고개를 잘 가눈다면 생후 3~4개월부터는 업어주어도 됩니다. 물론 아기가 고개를 잘 가누거나 고개 받침을 사용하면 그 이전에 업을 수도 있습니다. 하지만 생후 2개월 이전에는 아직 아기의 내장이 제자리를 잡지 못했고 다른 문제가 생길 수도 있으므로 가능하면 업어주지 않는 편이 좋습니다. 어린 아기를 업을 때는 띠가 넓은 것을 사용하되 너무 죄지 말아야 하며, 다리가 굽지 않게 잘 펴서 업어야 합니다. 간혹 BCG 예방접종이나 B형간염 예방접종을 하러 소아과에 오는 엄마들 중에는 생후 4주밖에 안된 아기를 어깨띠를 사용해서 앞에 대롱대롱 매달고 오는 분들이 있는데, 이건 정말 곤란한 일입니다. 불편하더라도 반드시 안고 오셔야 합니다. 또 생후 1개월밖에 안된 아기는 장시간의 외출을 삼가는 것이 좋습니다. 피치 못해 외출을 하더라도 잠깐 동안 나갔다 오는

정도여야 합니다. 소아과에 갈 때도 가능하면 사람이 없는 오전 시간을 택해서 다녀오는 것이 아기를 위해 좋습니다.

**• 날씨가 나쁠 때는 조심하고, 장시간 외출은 삼가야** 생후 2개월 된 아기가 약간씩 바깥 바람을 쏘인다고 해서 큰일이 나는 것은 아니지만 날씨가 나쁠 때는 조심하는 것이 좋습니다. 비바람이 불거나 눈이 내리는데도 접종 날짜를 지켜야 한다고 아기를 소아과에 데리고 갈 필요는 없습니다. DPT 같은 예방접종은 며칠 늦어도 상관없습니다. 외출다운 외출은 만 3~4개월이 되어야 할 수 있습니다. 아주 급한 일이 아니라면 장시간의 외출은 삼가십시오.

**업어주기 키 포인트!!**

1. 고개를 가눌 수 있을 때
2. 어린 아기를 업을 때는 띠가 넓은 것을 사용하고
3. 너무 죄지 말고 다리를 굽지 않게 잘 펴서 업어야 합니다.
4. 잠든 아기를 업고 일하다 보면 고개가 이리저리 쏠리다 다치는 수도 있으므로 아기가 잠들면 바로 뉘어야 합니다.
5. 수유한 뒤 바로 업지 마십시오.
6. 아기를 너무 자주 업어줘서 습관이 되면 업고 살지 않으면 안 돼 고생할 수도 있으므로 우는 아기를 매번 업어서 달래는 것은 별로 권하지 않습니다.

## 생후 4개월, 이제는 업고 외출해도 됩니다

생후 3~4개월이 되면 아기가 어느 정도 고개를 가눌 수 있으므로 업거나 메고 다녀도 됩니다. 하지만 아기가 아직도 고개를 잘 가누지 못한다면 머리 받침을 사용하더라도 주의해야 합니다. 아기를 업을 때는 띠가 넓은 것을 사용하고 너무 꽉 조이지 않게 해서 업어야 합니다. 그리고 다리를 벌린 채 업는 것도 중요한데, 일자 다리를 만들려고 다리를 펴서 업다가는 고관절 탈구가 생기기 쉬우니 주의하셔야 합니다. 모유나 분유를 먹인 후 바로 업는 것은 아기에게 좋지 않습니다. 그리고 잠든 아기를 업고 일하면 아기의 고개가 이리저리 쏠리다 다칠 수도 있으므로 업혀 있던 아기가 잠들면 눕혀서 재워야 합니다. 필요 이상 자주 업어주면 습관이 되어 맨날 아기를 업고 살아야 하는 일이 생길 수도 있기 때문에 주의하십시오.

## 6개월 이전의 아기에게 일광욕은 금물!

**• 직사광선은 피하세요** 아기들이 자외선을 많이 쏘이게 되면 피부에 주름이 잘 생기고 나중에 백내장과 피부암에도 더 잘 걸립니다. 자외선은 누적 효과가 있어서 어릴 때부터 적게 쏘이는 것이 좋습니다. 특히 아기들은 피부가 연약하기 때문에 햇볕에 적게 노출되도록 주의해야 합니다. 흔히 일광욕을 강조하지만 6개월 이전의 아기는 직사광선은 피해야 한다는 것이 일반적인 견해입니다. 미국 소아과학회에서는 아기를 직사광선으로 일광욕 시키는 것 자체를 반대합니다.

**• 일광욕은 이제 별로 권장하지 않습니다** 간혹 비타민D를 활성화하기 위해서 일광욕이 필요하다고 말하는 분이 있습니다. 하지만 이제는 비타민D 합성을 위해서 일광욕 시키는 그 자체를 권장하지 않습니다. 어린 시절 연약한 피부를 자외선에 자꾸 노출하게 되면 자외선의 누적 효과 때문에 나이 들어서 피부암이나 백내장 등에 걸릴 위험이 높아집니다. 이제는 일광욕을 시키는 것을 권장하기보다는 햇볕에 나갈 때 모자를 쓰고 자외선 차단제를 바르는 것을 권장하고 있습니다. 이제는 비타민D 보충은 약으로 먹는 것이 권장되고 있습니다. 비타민D를 먹이는 방법은 다음과 같습니다. 출생 수일 후부터 하루에 400IU를 먹이고 돌부터는 600IU를 먹입니다. 큰 아이들뿐 아니라 어른들도 비타민D를 먹는 것이 건강에 좋습니다. 어린 아이들의 경우는 사레가 들면 곤란할 수 있기 때문에 가능하면 수용성 비타민D로 먹이는 것이 좋다고 생각하는 전문가들이 많습니다.

**• 구름이 끼어 있다고 안심하면 안됩니다** 구름이 낀 날 서늘하다고 차 안에 아이들만 두고 내렸다가는 자외선에 의한 온실효과로 차 안의 온도가 급격히 높아져 아이들이 질식할 위험도 있으니 주의해야 합니다. 자외선은 구름을 통과합니다. 아이들이 밖에 나가서 놀

**최초의 외출은 언제부터?**

언제라도 가능합니다. 산부인과에서 집으로 와야 하니까요. 그러나 오는 것으로 만족하세요. 이런 경우 당연히 외출을 해도 그것을 문제 삼는 사람은 없습니다. 그리고 권장하는 나이 이전에 외출을 한다고 반드시 문제가 생기는 것은 아닙니다. 의사가 권하는 월령쯤 되면 외출을 해도 아기에게 문제가 생길 확률이 줄어든다는 이야기입니다. 아기가 언제부터 외출을 하는 것이 좋은가는 부모의 마음에 달려 있습니다. 사정이 급하면 언제라도 외출을 할 수 있습니다. 다만 어린 아기를 엄마 앞쪽으로 앞을 보게 하고 메고 다니는 것은 바람직하지 않습니다.

때는 가볍고 햇볕이 잘 통과하지 않는 긴 팔, 긴 바지와 챙이 있는 모자를 착용시키는 것이 좋습니다. 긴 옷을 입혔어도 옷이 물에 젖어서 피부에 달라붙으면 자외선 차단 효과가 별로 없어서 피부가 탈 수 있습니다. 자외선 차단 크림은 일반적으로 생후 6개월부터 사용하는데, 6개월 이전에 햇볕에 노출될 때에는 얼굴과 손등 정도에는 발라주는 것이 좋습니다. 선글라스 사용도 잊지 마십시오.



# 아기와 함께 하는 자동차 여행

별로 중요한 일만 아니라면 장거리 여행이나 본격적으로 놀러 가는 것은 아기가 생후 5~6개월이 지나면 하는 것이 좋습니다. 물론 급한 일이 있다면 언제라도 차를 타도 큰 문제는 없습니다. 그리고 장거리 여행을 할 때는 한 시간에 10분 정도는 쉬는 것이 좋습니다. 아기들에게 오랜 시간 동안 차를 타는 것은 힘든 일입니다. 아기들이 차만 타면 자는 것도 힘들어서 그런 경우가 대부분입니다. 비행기는 만삭 신생아의 경우 생후 2주부터 탈 수 있고, 비행기 이착륙 시에 기압의 차이 때문에 귀에 불편함을 호소하는 경우는 수유를 하거나 공갈젖꼭지를 빨리는 것이 도움이 됩니다. 돌 전의 아기를 데리고 장거리 비행기 여행을 할 때는 아기용 바구니를 달 수 있는 자리 예약이 가능한지 항공사에 문의하세요.

YouTube
카시트 사용은 선택 아닌 필수!

## 아기와 자동차 여행을 할 때 주의할 점들

• **햇볕이 들지 않는 자리에 아기를 앉혀야 합니다** 차를 타고 갈 때에는 햇볕이 들지 않는 자리에 아기를 앉혀야 하며, 햇볕 가리개나 불투명 필름 등을 반드시 준비해야 합니다. 아기는 체온 조절이 잘 안되므로 오랫동안 햇볕을 쬐게 되면 쉽게 체온이 올라갑니다. 그리고 여름에는 햇볕이 따가운 낮보다 아침 일찍 움직이는 것이 좋습니다. 옷은 약간 헐렁하게 입히고, 노출되는 아기의 피부에는 자

외선 차단 크림을 발라주고, 직사광선 아래에서는 일사병에 걸리기 쉬우므로 아기에게 꼭 모자를 씌우도록 하십시오.

**· 물을 충분히 준비해야 합니다** 장거리가 아니더라도 길이 많이 막혀 차 안에 오래 있게 되면 아기가 목말라할 수 있으니 음료수를 충분히 준비해야 합니다. 탄산 음료는 햇볕이 내리쬐는 곳에 두면 위험하니 보관에 특히 주의하세요. 그리고 분유는 쉽게 탈 수 있게끔 1회 분량씩 따로 담아 준비하고 분유 탈 물도 미리 준비해갑니다. 아기 엉덩이 씻길 물도 준비하는 것이 좋습니다. 종이 기저귀를 사용하더라도 엉덩이를 먼저 물로 씻긴 다음 사용하는 것이 좋습니다. 그밖에도 이런저런 일로 물 쓸 일이 많으니 물은 충분히 준비해가야 합니다.

**· 아이가 타고 있어요** 우리나라에서도 '아이가 타고 있어요'라는 스티커 붙이기 운동을 해야 합니다. 그리고 '아이가 타고 있어요' 라는 스티커가 붙어 있는 차와는 차 사이의 간격을 더 두어야 합니다. 추돌 시 아이가 다칠 수 있으니까요. 초보운전 표시뿐 아니라 아이가 타고 있다는 표시도 반드시 필요하다고 생각합니다.

**· 유모차와 장난감을 준비하면 편합니다** 아기를 데리고 자동차로 여행할 때는 유모차를 가지고 가는 것이 고생을 적게 하는 지름길입니다. 그리고 아기들이 차 안에서 심심하지 않도록 장난감을 미리 준비하는 것도 중요합니다. 아기들은 떨어뜨린 장난감을 그대로 입으로 가져가기도 하므로 바닥에 떨어뜨린 장난감은 깨끗이 닦아서 주고, 적당히 짧은 끈으로 장난감을 카시트 등에 묶어두는 것도 좋습니다. 특히 장거리 여행을 할 때는 아기가 좋아하는 음악을 준비해서 들려주는 것도 좋은 방법입니다.

**· 아기를 차 안에 혼자 두면 안됩니다** 차 안에 아기를 혼자 두고 잠시라도 자리를 비워서는 안됩니다. 햇볕이 쬘 때는 복사열로 인해 차 안의 온도가 급격히 상승하여 아기가 질식할 수 있습니다. 이런 것을 온실 효과라고 하지요. 그리고 좀 큰 아이는 차 안의 장치를

**주의!! 아기를 운전석에 안고 타지 마세요!!**

간혹 길이 막히거나 아기가 울 때 달랜다고 아기를 앞에 안고 운전하는 분들이 있는데 정말 큰일 날 일입니다. 아기를 안고 운전하다가 사고라도 나면 안고 있는 사람은 덜 다치지만 아기는 훨씬 크게 다칩니다. 가벼운 접촉사고에도 아기는 치명적인 상해를 입게 됩니다. 주의 또 주의하세요.

**카시트는 신생아 때부터 바로 사용해야 합니다!!**

잘못 건드려 사고가 생길 수도 있으므로 아이만 차 안에 두고 자리를 비우는 일은 절대 삼가십시오. 차에 아이들을 태울 때는 안에서 문을 열지 못하도록 뒷문에 안전 잠금 장치를 하는 것이 좋습니다. 이 장치를 하면 뒷문이 밖에서만 열리므로 아이들의 장난에 의한 사고를 줄일 수 있습니다. 이 장치는 주로 차 뒷문의 차체와 맞물리는 면에 많이 달려 있습니다.

• **주행 중에는 가능하면 분유를 먹이지 마세요** 아기들은 약간만 상한 음식을 먹어도 배탈이 나기 쉬우므로 항상 음식물 보관에 유의해야 합니다. 특히 유제품은 날씨가 더우면 변질이 잘 됩니다. 주행 중에는 가능하면 분유를 먹이지 말고, 먹던 분유를 잠시 쉬었다가 다시 먹일 때는 간격이 30분을 넘지 않도록 하십시오. 아기가 한 번 빨았던 우유병에는 공기와 침이 빨려들어가 있기 때문에 우유병 속에 남아 있던 분유가 부패되기 쉽습니다. 날씨가 따뜻하면 침 속의 소화 효소가 분유를 더 잘 분해하여 부패가 더욱 촉진되는데, 이렇게 되면 아기가 배탈 나기 쉽습니다.

• **차 안과 바깥의 온도 차이는 5℃가 넘지 않도록 조절하세요** 흔히 어른들만 생각해서 에어컨을 세게 트는 경우가 있는데, 아기가 차 안에 있을 때는 에어컨 사용을 적절하게 해야 합니다. 아기는 체온 조절을 잘 못하기 때문에 온도가 너무 낮으면 냉방병에 걸리기 쉽습니다. 차 안과 바깥의 온도 차이는 5℃가 넘지 않도록 합니다. 또 에어컨을 사용할 때는 물수건 등을 준비해서 차 안이 너무 건조해지지 않도록 습도를 조절하는 것이 필요하며, 자주 창문을 열어 환기를 시키는 것도 잊지 말아야 합니다.

• **아빠는 아이의 본보기입니다** 평소에는 도덕군자 같은데 운전대만 잡으면 성격이 거칠어지는 분들이 간혹 있습니다. 아이들은 어른을 보고 배웁니다. 아이를 태우고 운전할 때는 특별히 말과 행동에 신경을 쓰십시오.

• **자주 재워야 합니다** 아기들도 차를 타고 밖에 나오면 흥분해서

**차멀미를 하면**

YouTube
멀미, 예방과 치료

멀미는 차를 탈 때 몸의 움직임과 눈에 보이는 것과 귀 안의 평형을 담당하는 기구가 느끼는 정보 간에 차이가 날 때 우리 몸이 적응이 되지 않아서 생기는 병입니다. 어른보다 아이들이 멀미를 더 잘하는데 앞좌석에 가려서 눈으로 속도에 대한 정보를 받아들이기 힘들기 때문입니다. 심리적인 요인도 중요한데 전에 멀미를 한 아이들은 또 멀미 할까 봐 걱정을 하기 때문에 더 쉽게 멀미를 합니다.

**차멀미 증상**

멀미가 생기면 속이 메스껍고 어지럽고 식은땀이 나기도 하고 하품이 나기도 하고 심하면 토하기도 합니다. 머리가 아프고 기분이 참으로 나빠질 수 있습니다. 어린 아가들은 말로 이런 것을 표현할 수 없기 때문에 얼굴이 창백해지고 보채고 소리치고 울 수 있습니다. 더 심해지면 잘 안 먹고 토하게 됩니다.

**차멀미 예방하는 법**

멀미는 어느 정도는 예방할 수 있습니다. 피곤하면 멀미가 잘 생기기 때문에 차를 타기 전에 푹 쉬고 잠도 충분히 자게 하세요. 배가 많이 고파도 곤란하므로 세 시간 정도 먹은 것이 없을 경우 출발 전에 가벼운 간식을 먹이면 도움이 됩니다. 멀미 초기의 메스꺼운 느낌을 아이가 느끼지 못하게 이야기 나누고 노래 부르면서 관심을 돌리는 것이 도움이 될 수 있습니다. 차 안에서 책을 읽거나 핸

드폰을 보면 더 나빠지므로 피해야 합니다. 창밖의 경치를 보게 하면 도움이 됩니다. 장거리를 갈 때는 수시로 차를 멈추고 쉬면서 가는 것이 좋은데 내려서 걸으면 더 좋습니다. 아이 태우고 운행 중에는 급가속과 급정차는 피하고 방향전환 급하게 하지 않는 것은 상식입니다. 버스를 탈 때는 가능하면 앞쪽으로 타는 것이 좋습니다. 생강도 멀미 예방에 도움이 됩니다.

**차멀미가 생기면**

일단 멀미가 생기면 창문을 살짝 열어주고 창밖을 보게 하고, 이야기를 나누거나, 아이가 좋아하는 음악을 들려주거나, 같이 노래를 부르면 좋아지기도 합니다. 이렇게 하는데도 멀미가 심한 경우는 차를 세우고 아이를 눕히고 옷도 꽉 조이지 않게 해야 합니다. 눈을 감게 하고 옆에서 이런저런 이야기를 해주십시오. 찬 물수건 이마에 대주면 조금 낫습니다. 차에서 내려서 같이 산책하는 것도 좋습니다.

**차멀미 치료약**

차를 탈 때마다 멀미로 많이 고생하는 경우는 약을 사용할 수도 있습니다. 3세 이상에서 사용할 수 있는 먹는 약과 16세 이상에서 사용할 수 있는 귀 뒤에 붙이는 약이 있는데 의사나 약사와 사용상 주의할 점에 대해서 상의하고 사용해야 합니다.
멀미도 일종의 병이지만 대개는 아이가 크면서 좋아지니까 너무 걱정하지 않아도 됩니다.

평소보다 더 놀려고 하는데, 아기의 경우 차를 타면 평소보다 잠을 좀더 자는 편이 좋습니다. 차를 몰면서 음악을 너무 크게 틀어 아기가 잠을 깨는 일이 없도록 주의하십시오.

• **상비약보다는 건강보험증(의료보험증)을 가져가세요** 여행갈 때 어떤 상비약을 챙겨가야 하냐고 묻는 분들이 많습니다. 챙겨가야 할 상비약은 부루펜 시럽이나 타이레놀 정도면 충분합니다. 그리고 벌레에 물렸을 때 바를 물파스와 아기가 멀미를 한다면 멀미약을 준비하십시오. 여름이면 모기약도 준비하는 것이 좋겠지요. 시골에도 병원이 있습니다. 전국 어디에서건 아기가 아프면 바로 병원에 가야 합니다. 여행 때 꼭 챙겨가야 할 것은 상비약보다는 건강보험증입니다. 잊지 마십시오.

• **카시트를 꼭 사용해야 합니다** 요즘 자동차가 있는 집은 많지만 카시트를 이용하는 분은 그리 많지 않습니다. 아기를 자동차에 태우고 다닐 때는 반드시 카시트를 사용해야 합니다. 카시트는 아기들의 안전을 위해 필수적인 기구입니다. 미국에서는 출산 후 병원에서 퇴원할 때 자동차에 아기의 카시트가 없으면 퇴원을 안 시킨다고 합니다.

## 카시트의 올바른 사용법에 대해 알아볼까요?

자동차 사고가 났을 때 아이들의 생명을 지키는 가장 중요한 기구가 카시트입니다. 요즘은 우리나라에서도 많은 사람들이 카시트를 이용하고 있습니다. 하지만 아직도 카시트 없이 아이를 차에 태우거나, 카시트를 사용하더라도 잘못 사용하고 있는 분들이 많습니다. 다음은 소아과 의사들이 권장하는 카시트 사용법입니다. 참고하십시오.

• **아이들은 항상 뒷좌석에 앉히고 카시트를 사용해야 합니다** 아이들

**카시트 사용 키 포인트!!**
**아기들은 항상 카시트에 앉혀서 뒷좌석에 앉혀야 합니다.** 아기를 카시트에 앉히는 것은 엄마가 연습시키기 나름입니다. 처음에는 사용하지 않다가 나중에 버릇을 들이려면 매우 힘듭니다. 처음부터 버릇을 들이세요. **적어도 두 돌 이상, 가능하면 세 살에서 네 살까지도 카시트가 허용하는 한 뒷좌석에 뒤를 보게 카시트를 장착해서 사용하세요. 무릎이 굽혀지고 발이 뒷좌석의 등받이에 닿는 것은 당연합니다.** 그래야 정면 충돌 시에 더 안전합니다. 그리고 아기의 카시트는 목 보호대를 장착해서 앞자리가 아닌 뒷자리에 장치해야 더 안전합니다. 이때 한 가지 주의할 것은 차의 뒷선반에 티슈통은 물론 어떠한 물건도 올려두면 안된다는 것입니다. 운전자의 시야를 가릴 뿐만 아니라 급브레이크를 밟을 때 선반에 있던 티슈통이 아기에게는 흉기로 변할 수 있습니다.

YouTube
카시트 뒤보기 언제까지?

은 반드시 차 뒷좌석에 앉히고 나이에 맞는 카시트를 바르게 사용해야 합니다. 그리고 아이를 카시트에 태우기 전에 카시트가 차에 탄탄하게 고정되어 있는지 반드시 확인해야 합니다. 간혹 아이를 안고 타는 엄마들을 볼 수 있는데, 사고 시 아이가 에어백 역할을 해서 아이만 다치고 엄마는 멀쩡한 비극적인 사건도 생길 수 있습니다. 또 아주 간혹 아이를 안고 운전대를 잡는 분도 있는데, 이런 경우 조그만 충돌사고에도 아이들이 목숨을 잃을 수 있습니다. 절대로 아이를 안고 운전하지 마십시오. 만일 외국에서 이런 부모가 있으면 미친 사람 취급을 받을 것입니다. 저의 경우 가족과 함께 여행갈 때 다른 어떤 것보다 우선적으로 챙기는 것이 바로 아이들의 카시트입니다. 렌터카를 사용할 때도 반드시 카시트는 가지고 다니는 것이 좋습니다. 잠시 집 근처에 나가더라도 카시트를 사용해야 합니다. 카시트 사용을 습관화합시다.

- **카시트는 아기가 태어난 후부터 바로 사용해야** 카시트는 아기가 태어나 병원에서 퇴원할 때부터 사용하는 것이 좋습니다. 카시트는 아기 출산 준비물 중 하나로 미리 구입해두어야 합니다.
- **카시트는 반드시 뒷좌석에 설치하세요** 간혹 아이가 운다고 앞좌석

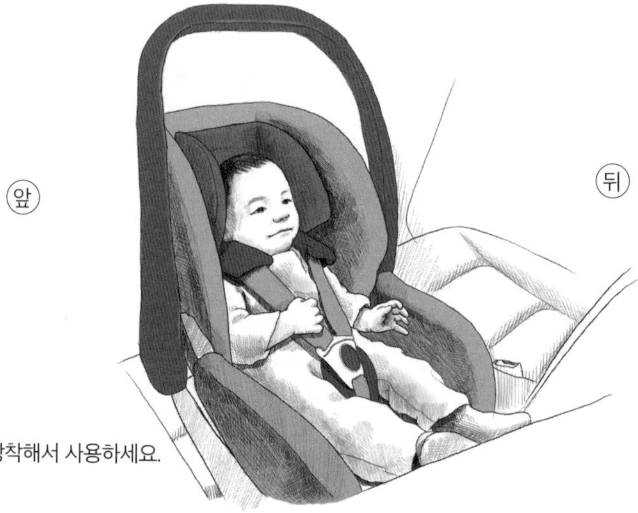


**카시트 설치할 때 주의할 점!!**
적어도 두 돌 이상, 가능하면 세 살에서 네 살까지도 카시트가 허용하는 한 뒷좌석에 뒤를 보게 카시트를 장착해서 사용하세요.

에 카시트를 설치하는 엄마가 있는데, 카시트를 설치하는 자리는 당연히 뒷좌석입니다. 처음부터 반드시 뒤에 태우십시오. 정말 피치 못할 사정으로 앞좌석에 카시트를 설치해야만 할 때는 조수석을 최대한 뒤로 빼서 앞의 공간을 넓힌 후 카시트를 설치해야 합니다.

**· 고정을 잘 해야 합니다** 카시트를 사용할 때마다 차에 잘 고정되었나 흔들어서 확인을 하고, 아이를 태운 뒤 다시 한번 안전벨트로 잘 조여주어야 합니다. 아이들이 장난을 치다가 카시트를 고정해 둔 좌석벨트를 풀어버리는 경우도 있습니다. 카시트가 제대로 고정되지 않은 것을 모르고 있다가 급정거라도 하면 카시트가 자리에서 굴러 도리어 아이가 다칠 수 있습니다. 특히 아이가 둘일 때, 큰 아이가 작은 아이가 앉아 있는 카시트의 안전벨트를 풀지 못하도록 단단히 일러두고, 수시로 안전벨트가 고정되어 있는지 확인해야 합니다. 요즘 차 중에는 안전벨트를 채워도 어른들의 편의상 고정되지 않고 움직이는 느슨한 안전벨트가 있습니다. 이런 안전벨트는 차가 움직이면 카시트가 느슨하게 될 위험이 있기 때문에 안전벨트에 클립을 끼워서 카시트가 움직이지 않게 해야 합니다.

**· 미숙아는 카시트를 눕혀주세요** 미숙아는 눕혀놓지 않으면 숨쉬기가 힘들 수 있기 때문에 카시트를 눕혀주는 것이 좋습니다. 그리고 고개를 잘 못 가누어 턱이 가슴으로 떨어지는 것을 막기 위해서 엉덩이에 기저귀를 말아 받쳐주는 것이 좋습니다.

**· 카시트 사용도 습관입니다** 카시트는 반드시 아이가 어릴 때부터 사용해야 합니다. 만일 아이를 어쩌다 한 번이라도 카시트에 앉히지 않고 그냥 태우면 다음부터는 카시트에 앉지 않겠다고 버틸 수 있기 때문에 아이가 카시트에 앉지 않으면 차를 운행하지 말아야 합니다. 아이가 운다고 한번이라도 안고 태웠다가는 다시는 카시트에 앉지 않으려 합니다. 아이가 차에 타면 먼저 안전벨트를 매고 그 다음에 차를 운행하는 습관도 반드시 들여야 합니다.

**소아과 의사의 한마디!!**

아이가 걸어다니는 나이가 되면 카시트에 앉으려 하지 않고 기어나오려고 하는데, 카시트에 앉기 싫어하는 아이의 불평은 절대 들어주면 안 됩니다. 차를 탈 때는 반드시 카시트에 앉아야 한다는 것을 단호한 태도로 반복해서 알려주어야 합니다. 아이가 뜨거운 것을 만지려 할 때 짓는 엄마의 단호한 표정을 아이가 카시트에 앉지 않으려 할 때도 보여주십시오.

**미숙아 카시트 사용**

몸무게가 적게 태어난 아기를 키우는 부모들은 신생아 초기에 카시트 사용을 겁냅니다. 너무 작은 아기라서 카시트 사용하면 안될 것 같다는 생각으로 안고 타는 부모들이 많습니다. 하지만 고개를 잘 못 가누는 미숙아일수록 신생아 초기부터 반드시 카시트를 사용해야 한다는 것 잊지 마십시오.

**에어백이 있는 차에 카시트를 설치할 때는?**

조수석에 에어백이 있거나 사이드 에어백이 있는 차의 좌석에는 절대로 카시트를 설치해서는 안됩니다. 사고 시 에어백이 부풀면 자칫 아이가 목숨을 잃을 수도 있습니다. 특히 에어백이나 사이드 에어백은 어린 아기들에게 치명적일 수 있기 때문에 카시트는 반드시 뒷좌석에 설치해야 합니다. 사이드 에어백이 있는 차는 뒷좌석 중앙에 카시트를 설치하는 것이 좋습니다.



**• 담요를 너무 많이 깔지 마세요** 간혹 카시트에 담요를 너무 많이 깔고 사용하는 분도 있는데, 담요를 많이 깔면 카시트의 안전 효과가 떨어질 수도 있습니다. 몸을 깊숙이 넣어 카시트에 몸이 밀착되었을 때 카시트의 안전 효과가 가장 높습니다. 목이 좌우로 많이 움직일 때는 목 받침대를 사용해주는 것이 좋습니다.

**• 깨끗이 사용하세요** 카시트는 자주 세탁해야 하며 너무 오래된 것은 사용하지 말아야 합니다. 또 찌그러지거나 손상을 입은 것도 사용하지 마십시오. 가능하면 껍데기를 자주 갈아주고 음식을 흘리거나 토했을 때는 바로 세탁을 해야 합니다. 그리고 아기를 태울 때마다 카시트에 다른 물건이 떨어져 있지 않은지 반드시 확인하고 태워야 합니다.

**• 화상에도 주의하세요** 더운 날 차 안의 카시트는 플라스틱이나 금속 부위가 햇볕에 뜨거워져 아이가 화상을 입을 수 있으므로 주의해야 합니다. 날이 더울 때는 수건 같은 커버를 씌워두고 아기를 앉히기 전에 카시트의 여러 부위를 만져 뜨거운 곳은 없나 확인하십시오.

**• 가능하면 새것을 사서 사용하세요** 카시트는 가능하면 중고보다는 새것을 사는 것이 좋습니다. 최근 것이라면 중고를 사도 좋지만 꼼꼼하게 살펴 손상된 부위가 있는지 확인해야 합니다. 금이 가거나 부품이 없는 것은 절대 사용하면 안됩니다. 반드시 공인된 기관의 승인을 받은 제품을 사용하십시오. 카시트를 구입한 뒤에는 설명서를 잘 읽고 사용법대로 바르게 사용해야 합니다.

## 카시트의 종류에는 어떤 것들이 있을까요?

**• 영아용 카시트** 우리나라에서는 잘 안 쓰지만 영아용으로 따로 제조된 카시트가 있습니다. 몸을 제대로 못 가누는 어린 아기에게

사용합니다. 영아용 카시트는 반드시 차 뒤를 바라보게 고정해야 정면 충돌이나 급정거 때 아기의 목을 보호할 수 있습니다. 영아용 카시트를 좀 큰 아기에게 사용하면 좌석 등받이에 아기의 발이 닿고 머리가 카시트 밖으로 나가게 되어 사고 시 안전을 보장받지 못합니다. 좀 큰 아기들에게 사용하는 유아용 카시트는 가능하면 두 돌까지는 뒤를 보게 고정하고, 반드시 뒷좌석에 장치해야 하며 사이드 에어백이나 에어백이 없는 곳에 설치해야 합니다. 간혹 아기 바구니를 카시트처럼 사용하는 분도 있는데, 이것은 매우 위험합니다. 카시트는 반드시 카시트용으로 만들어진 것을 사용해야 합니다.

- **18kg 이하의 아이들에게 사용하는 컨버터블 카시트** 흔히 보는 카시트로 18kg 이하의 아이들에게 사용합니다. 영아들에게도 사용할 수 있는데 적어도 두 돌까지는 반드시 뒤를 보게 설치해야 합니다. 하지만 신생아에게는 크기가 너무 커서 적합하지 않습니다. 그리고 가능하면 3점식보다는 5점식을 사용하는 것이 사고 시 충격을 줄일 수 있습니다. 5점식이라는 것은 고정되는 점이 다섯 개가 있는 것이고, 3점식은 일반 승용차에서 흔히 볼 수 있는 안전벨트처럼 가슴과 엉덩이 뼈에 벨트를 걸치게 되어 있는 것을 말합니다.
- **18kg에서 27kg까지의 아이에게 사용하는 보조 카시트** 18kg에서 27kg까지의 아이는 등받이가 없는 보조 카시트(부스터 카시트)를 사용합니다. 몸무게가 18kg 이하인 아이들은 보조 카시트를 사용해서는 안됩니다. 보조 카시트를 사용할 때 주의할 점은 3점식 안전벨트의 경우 아래쪽 벨트가 배에 걸쳐져서는 안된다는 것입니다. 아래쪽 안전벨트는 반드시 아이의 엉덩이 뼈에 걸쳐져야 사고가 났을 때 뱃속의 장이나 간에 손상이 가지 않습니다. 그리고 가슴을 가로지르는 위쪽 벨트는 반드시 어깨와 목 사이로 지나가야 합니다. 간혹 사고 시 아기의 목이 졸릴까 봐 벨트를 겨드랑이 사

이로 끼는 분도 있는데, 이것은 정확한 사용법이 아닙니다. 제가 아는 분 중에 안전벨트를 배에 걸치고 있다가 사고가 나서 장기 손상으로 사망한 분이 있었습니다. 잘못 사용하면 안전벨트가 생명을 빼앗는 비극적인 일도 발생할 수 있습니다.

## 안전벨트 사용은 이렇게

**• 안전벨트 착용은 습관화하세요, 아이들이 보고 배웁니다** 카시트는 적어도 두 돌 이상, 가능하면 세 살에서 네 살까지도 카시트가 허용하는 한 뒷좌석에 뒤를 보게 카시트를 장착해서 사용하세요. 아이의 몸무게가 27kg 이상(대략 5세 이후)이 되면 차에 있는 안전벨트를 사용합니다. 물론 아이가 힘들어하지 않는다면 보조 안전벨트를 좀더 오래 쓸 수도 있습니다. 만일 아이를 앉혀서 안전벨트를 착용시켰을 때 안전벨트의 위쪽 벨트가 아이의 목을 지나간다면 아직은 보조 카시트에 앉혀야 합니다. 어른들도 반드시 안전벨트를 매도록 합시다. 아이들이 보고 배우니까요. 안전벨트는 꼬이지 않게 잘 펴서 사용해야 사고 시 충격을 잘 흡수할 수 있습니다. 그리고 안전벨트를 착용한 다음에는 헐겁지 않도록 적당히 조정해야 합니다. 간혹 차를 탈 때마다 매번 길이를 맞추기 귀찮다고 클립을 끼워두는 분도 있는데, 잘못하면 안전벨트가 헐거워져 사고가 났을 때 위험할 수 있습니다. 클립을 끼워두지 마세요.

**• 아이들의 자리는 언제나 뒷좌석입니다** 차에 있는 안전벨트를 사용할 때도 에어백이 있는 앞좌석은 어린아이들에게 위험할 수 있으므로 반드시 뒷좌석에 앉혀야 합니다. 아이가 에어백이 있는 앞좌석에 앉을 수 있으려면 적어도 12세는 넘어서 아이의 발바닥이 차 바닥에 충분히 닿아야 합니다. 하지만 이것도 가능하다는 것이지 권장 사항은 아닙니다. 아이들의 자리는 언제나 뒷좌석입니다.

# 아기와 함께 하는 해외여행

## 아기를 데리고 장시간 비행기를 타도 되나요?

비행기는 생후 2주부터 탈 수 있습니다. 돌 전에는 안고 타지 말고 아기용 바구니를 사용하세요.

생후 1개월 된 아기라도 비행기를 타는 데 문제될 건 없습니다. 대부분의 엄마들이 고생하지 않고 아기를 데리고 다닙니다. 비행기가 뜨고 내릴 때 기압의 차이가 약간 있지만 아기들에게 영향을 줄 정도가 아닌 데다 비행기 내 기압이 조정되어 있기 때문에 신생아도 비행기를 탈 수 있다고 합니다. 하지만 자가용 프로펠라 비행기를 몰고 간다면 좀 곤란할 것 같습니다. 기압 조절이 잘 안되니까요. 그리고 비행기를 타면 아기가 멀미를 할 수 있는데, 3세 이상에서는 먹는 멀미약을 비행기 타기 전에 먹이면 도움이 됩니다. 귀 뒤에 붙이는 패치가 도움이 되는데, 16세 이상에서 사용할 수 있습니다. 이 약을 만진 손으로 눈을 만지면 일시적으로 잘 보이지 않을 수 있으므로 손을 잘 씻는 것이 중요합니다. 생강도 멀미 예방에 도움이 됩니다. 비행기 안에서 아기에게 먹일 음식도 준비하고, 아기가 심심하지 않게 장난감 같은 것도 챙기십시오. 장시간 비행기를 타면 아기가 조금 힘들긴 하겠지만, 크게 걱정할 일은 없을 것입니다. 참고로 한 말씀 더 드리면 아기들이 자주 앓는 병은 감기와 설사이므로 이 두 가지 병에 대해서만 주의하면 해외에 나가더라도 대개는 별문제가 없을 것입니다. 그리고 미국에서는 외국인이라도 아기가 차에 탈 때 반드시 카시트를 사용해야 한다는 것을 잊지 마십시오.

## 외국에 나갈 때 이것만은 꼭 챙겨야 합니다

**아기와 해외 나갈 때 꼭 챙기세요!!**

1. 예방접종 카드를 잘 챙겨야 합니다. 특히 아직 접종을 안한 것은 미리 체크해두십시오.
2. 유치원이나 학교 가는 아이가 있을 때는 예방접종 영문 확인증을 발급받아 가야 합니다.
3. 빠진 접종은 미리 챙기고 BCG를 맞았다는 것을 의사에게 반드시 알려야 합니다. 또 가는 나라가 미국이라면 반드시 폐구균 예방접종을 맞고 가야 하는데 반드시 13가 폐구균 백신인 프리베나13으로 접종하고 가야 합니다. 로타장염 백신도 미국에서는 필수입니다.
4. 참고로 미국에서는 11세 이상에서 자궁경부암 백신이라고 불리는 HPV 백신과 Tdap와 수막구균 백신이 기본접종입니다.
5. 상비약은 해열제 정도가 좋습니다.

• **예방접종 카드를 반드시 가져갑니다** 외국에 나가 살 계획이 있다면 어릴 때부터 예방접종 철저히 하고 기록을 잘 보관해야 합니다. 우리나라와는 달리 외국에서는 아기의 접종 기록을 철저히 관리하기 때문에 반드시 접종 기록이 빠진 것은 없는지 확인해야 합니다. 접종 카드는 평생 동안 보관해야 합니다. 유학 갈 때 꼭 필요합니다. 간혹 의사들이 우스갯소리로 예방접종 카드에 10만원짜리 수표를 한 장 붙여두라고 하는데, 그만큼 잘 보관하라는 뜻입니다.

• **학교 가는 아이는 예방접종 확인증을 발급받아 가야** 나라마다 요구사항이 조금씩 다른데, 어떤 나라는 대사관에서 지정하는 병원의 확인증을 요구하는 곳도 있습니다. 서울 지역에 있는 소아과 의원에는 일전에 영문 증명서 양식이 배부되었으므로 소아과에서 발급하는 영문 증명서를 받아 가면 됩니다. 증명서는 반드시 복사를 몇 장 해두세요. 달라는 곳이 많으니까요. 만약 여러 병원에서 예방접종을 했다면 접종 카드나 기록을 어느 한 병원에 가져가십시오. 그러면 그 병원에서 증명서를 발급해줄 것입니다. 예방접종 기록이 없을 때는 원칙적으로 증명서 발급이 안됩니다. 그런데 되는 경우도 있더군요. 우리나라는 이런 것이 가능한(?) 나라인가 봅니다.

## 나라마다 예방접종 스케줄이 다릅니다

일본과 미국과 영국은 전혀 다른 스케줄로 예방접종을 하기 때문에 한국의 접종 카드를 반드시 가져가야 합니다. 우리나라는 미국과 비슷한 접종 방법을 택하는데, 그래도 다른 것이 있습니다. 대표적으로 다른 접종이 BCG, 폐구균 백신, 로타 백신, 수막구균 백신, HPV 백신, 수두 예방접종입니다.

**· BCG 예방접종** 미국에 가는 분은 미국에서 소아과 의사의 진료를 받을 때, 한국에서는 반드시 생후 4주 전에 BCG 예방접종을 한다는 사실을 알려주어야 합니다. 간혹 말도 통하지 않는 데다 접종카드도 없는 상태에서 결핵반응검사 결과가 양성으로 나와 별의별 고충을 다 겪는 부모도 있습니다. 물론 돈은 돈대로 쓰고요.

**· 간염 예방접종** 이제는 미국에서도 B형간염 예방접종을 합니다. 접종 스케줄이 우리나라와는 약간 다른 경우도 있지만 문제 없습니다.

**· 폐구균 예방접종** 미국에서는 폐구균 예방접종이 필수 예방접종입니다. 우리나라도 2014년 5월 말경부터 무료접종으로 바뀔 예정입니다. 우리나라에서는 10가 백신인 신플로릭스와 13가 백신인 프리베나13 두 종류가 사용되고 있지만, 미국에서는 프리베나13만 접종하고 있습니다. 반드시 접종해야 하는 백신입니다.

**· 로타 예방접종** 미국에서는 로타 예방접종도 필수 예방접종입니다. 아직까지 우리나라에서는 이 접종은 무료가 아닌데, 앞으로 이 백신도 반드시 무료가 되어야 할 것으로 저는 생각합니다. 저출산이 국가적인 위기라는데 아기를 낳아주는 부모에게 이 정도도 해주지 않는다면 곤란하겠죠. 미국에서 아기에게 예방접종을 하려면 비용이 너무 비싸 엄마가 기응환 한 개는 먹고 가야 한다고 우스갯소리를 하는 분도 있었습니다. 미국에 오래 있을 것 같다면 한국에서 가능하면 많은 접종을 하고 접종 기록을 가지고 가는 편이 비용을 절약하는 지름길입니다.

**· 수두 예방접종** 미국은 수두 예방접종을 두 번 해주는 것이 기본접종입니다. 우리나라에서도 수두에 덜 걸리고 싶으면 두 번 접종을 해주는 것이 좋습니다.

**· 자궁경부암 예방접종** HPV 백신을 이렇게 부르는데 미국에서는 11~12세의 필수로 접종하게 합니다. 남자 아이들도 접종하는데, 남자 아이는 4가 백신인 가다실로 맞아야 합니다. 우리나라도 접종

**해외여행 할 때 아기 분유는 어떡하죠?**

해외에서 머무는 기간이 길다면 그 동안 먹일 분유를 가지고 가는 것이 쉽지 않습니다. 물론 가서 분유를 바꾸어 먹여도 대개는 별문제가 없습니다. 어떤 분들은 미국에서 분유를 바꿨다가 아기가 설사를 하면 병원 가기도 힘드니까, 아예 미국 사람들이 많이 사용하는 씨밀락 분유로 바꿔 먹여서 미리 적응을 시키기도 합니다. 물론 한국에 돌아와서는 다시 한국 분유를 먹이면 되고요.

YouTube
해외여행 갈 때 꼭 맞아야 할 예방접종

허가 받았습니다.

**· 수막구균 예방접종** 현재 우리나라에 수막구균 백신은 들어와 있는데, 어린 아이들의 경우 수막구균 질병이 거의 발생하지 않아서 우리나라에 사는 아이들은 접종을 권장하지 않습니다. 그런데 미국같이 우리나라보다 수막구균에 의한 질병이 훨씬 더 많이 발생한 나라에서는 수막구균 접종이 권장됩니다. 참고로 미국은 11세부터 수막구균 예방접종을 하고 있습니다.

## 상비약을 많이 가져갔으면 한다구요?

**· 자칫 병을 키우면 엄청난 비용을 지불할 수도 있어** 외국에 나가는 분들이 항상 하는 질문이 외국은 의료비가 비싸니 어떻게 집에서 치료하는 방법이 없겠냐는 것입니다. 병원에 덜 가기 위해 상비약이라도 많이 가져가겠다는 것이지요. 그러나 우리나라에서처럼 상비약으로 버티는 것이 과연 미국에서도 의료비를 줄일 수 있는 방법인지는 한번 생각해볼 문제입니다. 상비약들은 당장에는 간편하게 치료가 되는 것 같지만 잘못 사용하면 병이 심해져서 입원을 해야 하기도 합니다. 이런 경우 외국에서의 입원 비용은 우리나라 사람들의 상상을 초월합니다. 우리나라에서야 상비약을 쓰다가 병이 심해져서 입원을 해도 돈이 별로 안 드니 비용에 있어 큰 차이가 없습니다. 하지만 미국 같은 나라에서 상비약을 함부로 사용하다 병을 더 키울 경우에는 엄청난 비용을 지불하는 일도 발생합니다.

**· 의료에 지불하는 비용은 선택이 아니라 필수입니다** 약은 정량을 쓰는 것도 중요하지만 더 중요한 것은 반드시 제대로 처방을 받아 사용해야 한다는 것입니다. 병원에 가야 할 병이라면 집에서 미리 약을 먹인다고 해도 결국엔 병원을 가게 됩니다. 한국에서 하듯이 미리 상비약을 먹였다가는 병을 악화시켜 더 고생할 수도 있습니다.

**알아두세요!!**
공기 좋은 미국에 가면 감기 정도의 병은 병원에 가지 않고 버틸 수도 있습니다. 약간의 상식만 알면 집에서도 어느 정도 치료가 가능합니다. 열나면 해열제를 먹이고, 기침이 심하면 가습기를 틀거나 욕실에 김이 나게 해서 아이를 데리고 의자에 앉아 있으면 좀 낫습니다. 해열제도 미리 많이 사갈 필요가 없습니다. 미국에서는 해열제를 슈퍼에서 판다니까요. 또 가벼운 콧물약 정도는 미국에서도 구입이 가능합니다. 어른들의 경우 우리나라 사람들이 가장 많이 가져가는 약은 항생제인데, 이제는 우리나라에서도 미국처럼 처방전 없이는 구할 수 없습니다.

**해외여행과 말라리아!!**

동남아에 여행 갈 때 말라리아를 고민하는 분들이 많습니다. 만일 유명한 휴양지에 간다, 그럼 고민할 필요 없습니다. 만일 대도시 지역으로 간다, 역시 고민할 필요가 없습니다. 만일 밀림 지역으로 트래킹을 한다, 그때는 말라리아 예방약을 우리나라에서 출발 전에 미리 먹고 가야 합니다. 가는 지역마다 먹는 말라리아 약이 다르기 때문에 소아과 의사와 어떤 약을 사용할 것인가를 상의해야 합니다.

2016년 6월 현재 지역별 말라리아에 대한 정보는 다음을 참고하십시오.

http://wwwnc.cdc.gov/travel/diseases/malaria

미국질병관리본부 말라리아 정보

그리고 2016년 6월 현재 여행할 사람들이 지역별로 주의할 병들에 대해서는 다음을 참고하십시오.

http://wwwnc.cdc.gov/travel/destinations/list

미국질병관리본부 여행자건강 정보

외국에서 오래 살 계획이라면 이제는 생각을 바꿔야 합니다. 외국에 가면 의료비를 반드시 따로 생활비 항목에 넣으시고 필수적으로 지불해야 하는 비용이라 생각해야 덜 아깝습니다. 우리나라에서는 사람들이 의료를 너무나 싸게 제공받기 때문에 의료에 지불하는 비용을 아깝다고 생각하지만, 외국에서는 의료에 지불하는 비용을 의식주만큼 중요하다고 생각해서 필수적인 비용에 넣습니다. 우리나라 사람들이 자꾸 상비약을 찾는 것도 의료 비용을 필수적인 지출이 아니라 쓸데없는 지출이라고 생각하기 때문입니다. 사실 우리나라에서도 소아과 의사들이 권하는 상비약은 해열제 정도밖에 없습니다. 약을 함부로 사용했을 때의 부작용은 엄청나기 때문에 우리나라에서는 약국에서 쉽게 살 수 있는 약들도 다른 나라에서는 돈 주고도 구입할 수 없게 법으로 막고 있습니다. 그것이 정상입니다. 흔히 우리가 말하는 '약은 약사에게 진료는 의사에게'라는 말은 잘못된 말입니다. 약을 사용할 때 가장 중요한 '어떤 병에, 어떤 약을, 어떤 용량으로, 얼마만큼 사용하라'고 처방하는 것은 의사입니다. 약사는 의사의 처방에 따라 조제를 하고 약을 먹을 때 주의해야 할 사항을 알려줍니다. '진찰과 진단과 처방은 의사에게, 조제는 약사에게'가 가장 정확한 표현입니다.

# 여름철 건강 관리

## Dr.'s Advice

YouTube
여름철
아이 키우기

여행 갈 때는 안전에 주의하십시오. 차를 이용할 때는 반드시 카시트를 사용하시고, 무리하지 말고 과속하지 마십시오.

여름철은 덥고 습기가 많아 음식이 상하기 쉽습니다. 상한 음식을 먹지 않도록 유의하십시오. 찬 것을 많이 먹으면 배탈 나기 쉽습니다.

여름은 모기의 계절입니다. 모기에 물리지 않게 주의하십시오. 돌 지난 아이는 뇌염접종을 꼭 해야 합니다. 특히 최근에 휴전선 근처에서는 말라리아도 발생했습니다. 이 근처를 여행한 아이가 열이 오래가면 소아과 의사에게 알려주어야 합니다.

땀띠가 많이 발생하는 계절인데, 땀띠에 땀띠분을 바르지는 마십시오.

여름철에 에어컨 사용해도 됩니다. 단, 바깥 온도하고 5도 이상 차이 나지 않게 주의하세요. 겨울철에 난방할 경우는 20~22도 정도를 유지하는 것이 좋습니다. 여름에 에어컨 사용해서 이 온도를 유지하라는 것은 아닙니다.

119 소아과

# 여름철 건강 관리, 어떻게 할까요?

여름은 덥고 야외 활동이 많은 계절입니다. 장마 때는 내내 습기가 집니다. 이런 환경적인 특성은 아이들의 건강에도 영향을 미칩니다. 여름철 건강 관리에 대해 몇 가지를 미리 알아두면 아이들의 건강을 지키는 데 도움이 될 것입니다.

YouTube
여름철 주의사항

YouTube
땀 많이 흘리는 아기, 물 먹이기?

YouTube
옷 너무 시원하게 입히지 마세요

## 여름철 건강, 이런 점에 신경 쓰세요

• **수분을 충분히 섭취해야 합니다** 여름은 덥습니다. 땀을 많이 흘리는 아이들은 수분 섭취에 신경을 좀더 써야 합니다. 뛰어노는 아이는 노는 것에 정신이 팔려 탈수 같은 것은 신경 쓰지도 않습니다. 땀을 많이 흘려 몸에서 수분이 많이 빠져나간 아이는 탈수로 고생할 수 있습니다. 여름에는 평소보다 물을 더 많이 먹여야 한다는 것쯤은 다 알고 계실 겁니다. 분유를 먹는 아기 중 이유식을 하고 있다면 수분이 더 필요할 수 있으므로 땀을 많이 흘리면 중간중간 물을 자주 먹여야 합니다.

• **음식을 주의해야 합니다** 우유팩이나 요구르트 병을 들고 다니며 한 시간이고 두 시간이고 빨아먹거나, 주머니에 음식을 넣어 다니며 종일 먹는 아이들이 있습니다. 먹던 음식을 주머니에 넣어두었다가 시간이 지난 후 무심코 꺼내 먹으면 음식이 변질돼 배탈이 날 수도 있으므로, 여름에는 되도록이면 아이들이 음식을 들고 다니며 먹지 못하게 하는 것이 좋습니다. 아이의 침이 묻은 음식은 금방 상합니다. 특히 여름에는 날이 더워서 더 빨리 상합니다. 특히 분유를 먹는 어린 아기의 경우 먹다 남은 분유가 담긴 우유병을 나중에 다시 물리면 안됩니다. 아기의 침이 들어간 분유는 상하기가 쉽습니다. 그리고 덥다고 아이에게 찬 음식을 너무 많이 먹여도 안

됩니다. 찬 것을 많이 먹으면 아이들이 쉽게 배탈이 나니까요.

• **집에 습기가 차지 않도록 합니다** 습기가 차면 곰팡이가 생기기 쉽습니다. 따라서 여름에는 집 안에 습기가 차지 않도록 신경을 써야 합니다. 특히 장마 때나 지하 방에 사는 분들은 환기를 잘 해서 집에 곰팡이가 슬지 않게 주의해야 합니다. 곰팡이가 슬면 곰팡이의 포자가 날려 건강에 나쁜 영향을 미치고, 또 습기가 차면 방에 병균과 집먼지 진드기가 잘 자라서 역시 건강에 좋지 않은 영향을 미칩니다. 여름에 집을 말리는 방법은 환기를 잘 하는 것입니다. 구조상 환기가 잘 안되는 집에 산다면 선풍기를 이용해 강제로라도 환기를 시켜야 합니다. 창문과 방문을 열고 집 밖을 향해 선풍기를 틀어서 말리는데, 주기적으로 집 안 구석구석 습기찬 곳까지 선풍기 바람이 가도록 해서 말립니다. 장마철에는 장롱 뒤쪽에 곰팡이가 슬지 않게 특히 신경을 써야 합니다.



## 에어컨을 사용할 때는 이런 점에 주의하세요

YouTube
에어컨과 감기, 주의할 점

YouTube
여름철 아기 방 온도

아기가 있는 집이라도 에어컨을 사용할 수 있습니다. 한여름 푹푹 찌는 무더운 날씨에 땀 뻘뻘 흘리는 것보다는 에어컨을 사용하는 편이 더 나을 수도 있습니다. 제대로만 사용한다면 에어컨 사용이 문제가 될 것은 없습니다. 에어컨을 사용할 때는 주의할 사항이 몇 가지 있습니다.

• **실내와 바깥의 온도 차이는 5도 정도로** 에어컨을 사용할 때는 바깥과 실내의 온도 차이가 많이 나지 않도록 주의해야 합니다. 온도 차이가 많이 나면 몸의 조절 기능이 떨어져 흔히 말하는 냉방병에 걸리게 됩니다. 특히 에어컨을 가동해서 시원한 실내와 무더운 바깥을 들락날락하면 냉방병에 걸리기가 더 쉽습니다.

• **너무 건조하지 않게** 에어컨 뒤로 물이 나오는 것은 다 아시지요.

**선풍기 바람이 아기에게 직접 가지 않도록!!**

간혹 방송에서 선풍기 바람을 직접 쐬어도 문제가 없다는 말을 하는데 그것은 어른들의 이야기이고 적어도 큰 아이들에게는 맞는 이야기입니다. 하지만 아주 어린 아가들의 경우는 좀 다를 수 있습니다. 어린 아가들의 경우, 선풍기 바람을 직접 쐬면 체온이 떨어지고, 체온이 떨어지면 기도에 있는 섬모의 기능이 떨어집니다. 원래 섬모는 우리 몸의 호흡기로 들어오는 나쁜 균이나 먼지를 에스컬레이터식으로 밖으로 계속 내보내는 역할을 하는데, 이 기능이 떨어지면 감기 등 호흡기 질환에 잘 걸릴 수 있다는 이야기입니다. 또 아기의 체온이 많이 떨어지면 질식의 위험성이 전혀 없다고 장담할 수는 없습니다. 선풍기를 사용할 때는 아기의 얼굴에 바람이 직접 가지 않도록 주의해야 합니다.

이것은 습기를 머금은 공기가 차가운 에어컨의 냉각판에 닿으면서 습기를 빼앗겨 생기는 것인데, 이렇게 습기를 빼앗긴 공기는 건조해집니다. 너무 건조한 공기는 아기에게 좋지 않습니다. 특히 여름에 감기라도 걸렸다면 더욱 주의해야 합니다. 에어컨 때문에 실내의 습도가 낮아졌을 때는 가습기를 틀어주는 것이 좋습니다. 특별한 이유가 없다면 실내의 습도는 40~50% 정도가 좋습니다. 가습기를 사용할 때는 곰팡이나 균이 자라지 않도록 물을 매일 갈고 청소도 매일 해야 합니다. **가습기 메이트는 사용하지 마십시오.** 중요

**• 자주 환기를 시켜야** 더운 바람이 들어온다고 문을 꼭꼭 닫고 있으면 아무래도 좋지 않습니다. 에어컨을 한 시간쯤 튼 다음에는 약간씩이라도 환기를 시켜주는 것이 좋습니다.

**• 필터 청소를 잘해야** 에어컨에서 나오는 찬바람은 에어컨에서 없던 바람을 만들어내는 것이 아닙니다. 집 안의 공기를 들이마신 에어컨이 그 공기를 식힌 다음 찬바람으로 뿜어내는 것입니다. 이때 공기중의 먼지나 균들은 에어컨의 필터에 걸리는데, 청소를 제대로 하지 않으면 균들이 에어컨에서 자라고 먼지가 쌓여 나중에 에어컨에서 찬 공기가 나올 때 같이 뿜어져 나올 수도 있습니다. 따라서 에어컨 필터는 자주 청소를 해야 합니다. 먼지가 많은 곳에서는 매일 하고, 먼지가 적은 가정집에서도 적어도 1주일에 한 번은 필터를 꺼내 중성세제를 사용해 깨끗이 씻어주는 것이 좋습니다. 항균 또는 바이오 필터라는 것을 사용해도 당연히 필터는 씻어야 합니다. 그리고 집 안에 먼지가 많을 때는 에어컨의 강력한 바람이 평소 날리지 않던 곳의 먼지를 날리게 할 수도 있으므로 주의해야 합니다.

**• 에어컨 바람을 맞으며 자는 것은 피해야** 에어컨이나 선풍기 바람을 직접 맞으며 자게 되면 감기에 잘 걸릴 뿐만 아니라 체온이 소실되면서 호흡기능이 떨어져 자칫 질식할 위험도 있습니다. 덥다고 자는 아기에게 에어컨을 직접 트는 것은 피하는 것이 좋습니다. 잘 때는 에어컨을 틀더라도 약하게 틀어야 합니다.

## 아기에게 모기향 사용해도 되나요?

• **아기에게 모기향이나 매트를 사용할 때는 주의해야** 모기향이 아기에게 해롭다는 증거는 별로 없지만, 백퍼센트 안전하다고 말하기도 어렵습니다. 일반적으로 모기향이나 매트는 '제충국'이라는 국화과 식물에서 추출한 물질로 만든다고 합니다. 제충국의 꽃에 있는 독은 어른들은 별문제 없어도 어린 아기에게는 문제가 될 수도 있습니다.

• **전자 모기향도 주의하세요** 모기 물리지 말라고 전자 모기향 매트를 사용하는 분들이 많은데, 아이들이 있을 때는 가능하면 사용하지 않는 것이 좋습니다. 아이들이 잘 때 모기에게 물리지 않는 가장 좋은 방법은 미리 모기약 치고 환기시킨 방에서 자는 것입니다. 방충망이 없는 방에서 창문을 열고 잘 때는 모기장을 사용하는 것이 좋습니다.

• **모기약을 사용할 때는 반드시 환기를 시켜야** 밀폐된 공간에서 모기약을 사용해야 더 효과가 있을 거라는 생각에 문을 닫고 모기약을 뿌리거나 매트를 사용하는 분들이 많습니다. 하지만 모기약에 포함된 성분들 중 일부는 신체에 부작용을 줄 수도 있기 때문에 모기약을 사용한 후에는 반드시 환기를 잘 시켜야 합니다. 문을 닫은 채 모기약을 사용하면 살충 농도가 높아져 아기의 안전을 위협하는 경우도 있습니다.

• **모기약은 아기의 손이 닿지 않는 곳에 설치해야** 한창 호기심이 많은 아기들은 전자매트나 모기향에 관심을 가지기 쉽습니다. 아기에게서 잠깐만 눈을 돌려도 매트를 꺼내 입에 가져가거나, 모기향의 불꽃에 손을 데거나, 모기향의 뾰족한 받침에 찔리기 쉽습니다. 모기약은 아기의 손이 닿지 않는 곳에 설치하고 보관해야 합니다.

• **모기 기피제 사용 시 주의할 점** 우리나라에서 사용되는 모기 기피제는 DEET, 이카리딘, IR3535가 흔합니다. 이 중에서 **DEET 성분이**

**모기 기피제 사용하세요!!**

모기나 벌레에 잘 물리는 사람이 벌레가 많은 야외에 나갈 때는 긴팔 옷을 입고 모기 기피제를 바르는 것이 좋습니다. 모기 기피제는 DEET 성분이 함유된 것을 사용하는 것이 좋습니다. 특히 말라리아나 뎅기열이 유행하는 외국으로 여행 갈 때는 예방적으로 말라리아 약을 먹고 모기 기피제도 사용하는 것이 좋습니다.

YouTube
모기 기피제 사용하세요!

YouTube
뎅기열, 미리 알아두세요

**대표적인 약이지만, 옷과 플라스틱 등의 물건에 변색과 변형을 초래할 수 있기 때문에 주의해야 합니다.** 사용감이 끈적여서 불편하기도 합니다. 하지만 효과가 제일 확실하기 때문에 위험한 지역에 갈 때는 이 약이 기본이라고 생각하시면 됩니다. 수영할 때는 DEET와 이카리딘 둘 중 하나를 사용하시면 되고, 임산부는 DEET, 이카리딘, IR3535 셋 다 안전하게 사용할 수 있습니다. 이 약들을 **아이에게 사용할 때는 반드시 어른의 손에 바른 후 아이에게 발라 주어야 하고, 상처나 일광화상 입은 피부에는 사용하면 안됩니다.**

# 휴가 여행 갈 때 주의할 것들

## 아기와 자동차 여행할 때 이런 점에 주의하세요



• **자동차 여행 때 신경 써서 챙겨야 할 것들** 아기를 휴가 여행에 데려가려면 적어도 만 3~4개월쯤 되어야 하며, 무리하지 않으려면 5~6개월쯤은 되어야 합니다. 차를 몰고 갈 때는 가는 방향을 잘 고려해서 햇빛이 들지 않는 자리에 아기를 앉히고, 반드시 햇빛 가리개나 불투명 필름 등을 준비해야 합니다. 아기에게는 약간 헐렁한 옷을 입히고, 여름 휴가철에는 햇볕이 뜨겁고 길이 많이 막히므로 아침 일찍 다니는 것이 좋습니다. 길이 막히면 아기가 목말라할 수 있으므로 여분의 음료수를 반드시 준비해야 합니다. 아기 엉덩이 씻을 물도 충분히 준비하는 것이 좋습니다. 아기가 여행 중에 쉬하거나 끙했을 때 이동 거리가 짧다면 종이 기저귀를 써도 되지만, 종이 기저귀를 사용하더라도 물로 엉덩이를 씻어준 다음 사용하는 것이 좋습니다. 아기를 데리고 다닐 때는 유모차를 가지고 가는 것이 고생을 적게 하는 지름길입니다. 장난감도 준비하고 먹을 것도

YouTube
빈대,
미리 알아두세요

챙겨야 합니다.

**· 자동차 여행 때 아이는 반드시 카시트에 앉혀야** 카시트는 적어도 두 돌 이상, 가능하면 세 살에서 네 살까지도 카시트가 허용하는 한 뒷좌석에 뒤를 보게 카시트를 장착해서 사용하세요. 무릎이 굽혀지고 발이 뒷좌석의 등받이에 닿는 것은 당연합니다. 그리고 늦어도 만 5세부터는 앞을 향해 카시트를 장착하고 앉히면 됩니다. 아이가 보챈다고 어른이 안고 차에 타면 안됩니다.

**· 자동차 여행 때 주의해야 할 것들** 아이들을 태울 때는 아이들이 차 안에서 문을 열지 못하게 안전 잠금 장치를 작동해놓아야 합니다. 또 뒷좌석 쪽의 선반에 무거운 것을 얹어두어도 안됩니다. 그리고 차 안에 아기를 두고 잠시라도 차를 떠나면 안되는데, 햇볕이 비치는 경우 복사열로 인해 차 안의 온도가 급격히 상승해 질식 사고가 생길 수도 있기 때문입니다. 장거리 여행을 할 때는 아이들이 평소에 즐겨 듣고 좋아하는 음악을 준비해 들려주는 것도 아이들의 지루함을 줄이는 좋은 방법입니다.



## 햇볕에 화상을 입었을 때

**· 휴가 가기 전 아이들의 피부를 햇볕에 적응시켜두는 것이 좋아** 아이들을 데리고 산과 바다 등 야외로 나갈 때는 따가운 햇볕에 화상을 입지 않도록 주의해야 합니다. 요즘 도시에는 스모그가 끼어 있는 데다가 도시 아이들은 바깥에서 노는 시간이 적어 강한 햇볕에 적응이 안되어 있는 경우가 많습니다. 무심코 아이들을 데리고 야외로 나갔다가는 여지없이 콧등이 새빨개집니다. 아이들을 데리고 휴가를 가기 전에 미리 조금씩 햇볕 쪼이는 시간을 늘려서 햇볕에 피부를 적응시켜두는 것이 좋습니다.

**· 산이나 바닷가는 도시보다 자외선이 강합니다** 아이들을 바닷가로

**아이가 햇볕에 화상을 입었을 때는!**
아이가 피부에 화상을 입어 밤에 갑자기 아프다고 울면 찬물 찜질을 해주고 타이레놀 같은 진통제를 먹입니다. 심한 경우는 반드시 병원으로 가야 하며, 햇볕에 화상을 입은 부위에 물집이 잡혀도 바로 병원에서 치료를 받아야 합니다. 여행을 떠나기 전에 건강보험증 챙기는 것을 잊지 마세요.

데려갈 때는 긴팔 옷을 입히고 모자를 꼭 씌우세요. 특히 모래밭은 자외선을 30% 정도 반사하기 때문에 아이들이 햇볕에 엄청나게 노출되는 셈이어서 화상을 입기 쉽습니다. 노출되는 부위에는 자외선 차단 크림을 발라주는 것이 좋습니다. 아기들은 생후 6개월이 지나야 자외선 차단 크림을 발라줄 수 있습니다. 그리고 수영을 할 때는 물에 잘 지워지지 않는 자외선 차단제를 바르는 것이 좋습니다.

• **아이의 피부가 발갛게 되면 바로 그늘에서 쉬게 해야** 여름에는 정오부터 오후 3~4시 사이에 자외선이 가장 강하므로 이 시간대에는 자외선을 더욱 주의해야 합니다. 자외선은 구름을 통과하므로 흐린 날도 맑은 날과 마찬가지로 주의하십시오. 그리고 아이들은 노는 데 정신이 팔려 햇볕에 화상을 입고도 못 느끼는 경우가 많습니다. 더구나 수영을 하다 보면 차가운 물 때문에 살이 익어도 모르는 경우가 많으므로 부모가 주기적으로 아이를 점검해서 아이의 피부가 발갛게 되면 바로 그늘에서 쉬게 해야 합니다. 햇볕에 탄 부위가 아프다고 하면 찬 물수건 등으로 시원하게 해주세요. 하드 한두 개를 포장째 수건에 싸서 대주는 것도 좋은 방법입니다.

## 자외선 차단 크림 사용 방법

• **생후 6개월 미만의 아기는 일광욕을 시키면 안돼** 예전에는 건강을 위해서 일광욕을 많이 하라고 했지만, 이제는 건강을 위해서 햇볕을 많이 쏘이지 말라고 합니다. 햇볕에 들어 있는 자외선을 많이 쏘이면, 나중에 피부암이나 백내장을 일으킬 수 있으며 피부가 노화됩니다. 자외선은 누적 효과가 있기 때문에 자외선에 많이 노출될수록 더 문제가 커지는데, 평균 수명이 길어질수록 어릴 때부터 자외선 차단에 더 신경을 써야 합니다. 특히 어린 아이들의 경우에

는 피부가 약해서 자외선에 대한 충격이 훨씬 더 크기 때문에 어릴 때부터 자외선에 노출되지 않게 주의하여야 합니다. 야외에 나갈 때는 모자를 쓰고, 자외선 차단제를 사용하고 선글라스도 착용해야 합니다. 자외선 차단제는 일반적으로 만 6개월부터 사용하는데 만 6개월 이전이라도 햇볕에 노출될 경우에는 얼굴과 손등에는 자외선 차단제를 바를 수 있습니다. 비타민D 보충을 위해서 광합성을 하는 것은 이제는 권장하지 않습니다. 이제는 돌 전의 아이들은 비타민D를 400IU 먹이고, 그 이상의 아이들은 600IU, 어른은 600IU나 그 이상을 먹는 것을 권장합니다.

**• 자외선 차단제는 로션 종류를 쓰는 것이 좋아** 자외선에는 피부 노화에 영향을 미치는 자외선 A와 화상을 입히는 자외선 B가 있습니다. 따라서 자외선 차단 크림은 UV-A와 UV-B를 같이 차단해주는 브로드 스펙트럼을 사용해야 합니다. 파운데이션같이 분으로 바르는 자외선 차단제는 자외선 차단 효과가 떨어진다는 보고가 있으니, 로션 종류를 사용하는 것이 좋습니다. 베이비 오일은 자외선 차단 효과가 없습니다. 자외선 차단 정도를 나타내는 SPF 수치가 적어도 15가 넘는 것을 사용해야 보호 효과를 제대로 볼 수 있습니다. 자외선 차단 지수 즉 SPF가 15라는 뜻은, SPF 15짜리 자외선 차단 크림을 바르면 아무것도 바르지 않은 피부가 1분 동안 타는 만큼 타는 데 15분이 걸린다는 것을 의미합니다. 쉽게 말해 피부에 아무것도 바르지 않았을 때보다 15배의 자외선 차단 효과가 있다고 보면 되는 것이죠. 아이들에게 사용하는 자외선 차단제의 SPF 수치는 15~30 사이 정도면 충분한데, 더 높은 것을 발라도 됩니다.

**• 자외선 차단 크림은 야외에 나가기 30분 전에 발라야** 자외선 차단 크림은 미리 손목에 조금 발라 알레르기 반응이 생기지 않는지 확인한 다음 몸에 바르는 것이 안전합니다. 자외선 차단 크림은 야외에 나가기 30분 전에 골고루 바르고 잘 문질러주어야 합니다. 노출되기 직전에 바르면 자외선 차단 효과가 떨어져 자외선 차단 크림

**자외선 차단크림 제대로 바르는 방법!!**

1. 개봉한 지 1년이 넘은 크림은 사용하지 마십시오.
2. 일광욕 하기 30분 전에 미리 바르고 잘 문질러줘야 합니다.
3. 크림을 두텁게 발라야 합니다. 손끝으로 가볍게 2~3회 펴발라 약간 흰색기가 있는 정도면 적당합니다.
4. 물에 들어가도 잘 지워지지 않도록 워터 프루프 제품을 사용해야 합니다.
5. 워터 프루프 제품이라도 물에서 나왔을 때나 땀을 많이 흘렸을 때는 다시 발라줍니다. 그리고 바른 지 2시간이 지나면 새로 발라주어야 합니다.
6. 피부에 맞는 자외선 차단지수(SPF)의 제품을 사용합니다.
7. 숙소나 집으로 돌아오면 차단 크림을 깨끗이 닦아내야 합니다.

YouTube
자외선 차단제 사용법, 주의사항

을 발라도 피부가 타게 됩니다. 그리고 수영을 할 때는 물에서 잘 지워지지 않는 자외선 차단제를 사용하는 것이 좋습니다. 방수가 되는 자외선 차단 크림을 사용하더라도 시간이 지나면 지워지기 때문에 2시간마다 다시 발라야 자외선 차단 효과가 유지됩니다.

## 선글라스는 멋으로 끼는 것이 아닙니다

**• 선글라스는 반드시 자외선이 차단되는 것을 사용해야** 요즘은 아이들도 선글라스를 많이 끼고 다닙니다. 선글라스는 햇빛이 강할 때 눈을 보호하기 위해 쓰기도 하고, 가끔 멋을 내기 위해 쓰기도 합니다. 특히 어린아이는 자외선에 취약하므로 자외선에 의한 자극이 눈에 누적되면 백내장을 일으킬 수도 있으므로, 외출할 때 특히 자외선이 강한 야외로 나갈 때는 선글라스를 끼는 것이 좋습니다. 선글라스는 햇볕을 차단하기 때문에 시야가 어두워져 동공이 확대됩니다. 따라서 자외선을 차단하지 못하는 선글라스를 끼면 확대된 동공으로 몇 배의 자외선이 쏟아져 들어와 아이의 시력에 손상을 입힐 수 있고, 나중에 백내장이 생길 확률도 높아집니다. 선글라스는 반드시 자외선이 차단되는 선글라스를 사용해야 합니다.

**• 값싼 플라스틱 렌즈로 된 선글라스는 사주지 마세요** 아이들에게 장난감 삼아 값싼 플라스틱 렌즈로 된 선글라스를 사주는 부모들이 있습니다. 그러나 이런 플라스틱 렌즈는 아이들의 시력 발달에 지장을 줄 수 있다는 것이 안과 전문의들의 의견입니다. 시야가 깨끗하지 않은 렌즈를 계속 사용하면 아이의 시력 발달에 문제가 생길 수 있으므로 선글라스의 재질은 플라스틱보다는 유리로 만들어진 것을 추천합니다. 초점을 정확히 맞추는 데도 유리가 플라스틱보다 좀 낫다고 합니다. 아이들에게 선글라스를 끼워주고 싶을 때는 되도록이면 안과 의사의 처방과 조언을 받는 것이 좋습니다.

**아이에게도 선글라스는 필수!**
어린아이들은 어른에 비해서 자외선에 더 많이 영향을 받습니다. 특히 청소년기 이전에 자외선에 많이 노출된 아이들은 나이 들어 백내장이 생길 확률이 훨씬 더 높아집니다. 어릴 때부터 야외에 나갈 때는 선글라스를 사용하는 것이 좋습니다. 자외선 차단이 잘 되는 선글라스면 좋지만 너무 어둡게 보이는 선글라스는 곤란합니다. 선글라스를 낀 상태에서 아이의 눈동자가 쉽게 보일 정도는 되어야 합니다.

YouTube
선글라스!
아기도 사용해야

## 물놀이할 때 주의해야 할 것들

**야외에서 벌이나 곤충에 쏘였을 때!!** 아무래도 짧은 옷을 입고 야외로 나가면 벌레에 쏘이기가 쉽습니다. 벌에 쏘였을 때는 쏘인 부위를 잘 씻고 바로 침을 제거해야 합니다. 이때 침에 독주머니가 남아 있을 수 있으므로 핀셋이나 날카로운 칼로 조심스럽게 제거해야 합니다. 잘못 건드렸다가는 독주머니에 있는 독을 피부에 짜넣을 수도 있습니다. 곤충에 쏘였을 때는 쏘인 부위뿐만 아니라 손도 잘 씻겨야 합니다. 아이들이 물린 곳을 자꾸 긁다 보면 균이 들어가 염증이 생길 수도 있으니까요. 아이가 너무 가려워 자꾸 긁으려 하면 물파스를 발라주십시오. 가려움을 줄일 수가 있습니다. 벌레가 많은 야외로 나갈 때는 아이에게 긴 소매 옷을 입히는 것이 좋습니다. 벌레에 쏘이거나 물린 곳도 심하게 붓고 염증이 생기면 병원에 가서 치료를 받아야 합니다. 벌레 물린 것쯤이야 하고 그냥 두었다가 물린 부위가 곪아서 째는 아이가 휴가철이면 수두룩합니다.

**• 햇볕에 타서 화상을 입을 수도 있습니다** 해마다 여름이면 물놀이 한 다음날 콧잔등과 등이 햇볕에 타서 통증 때문에 소아과에 오는 아이들이 많습니다. 산이나 바닷가는 도시보다 자외선이 강한데, 도시에서 자란 아이들은 피부가 강한 자외선에 적응되어 있지 않아서 쉽게 화상을 입을 수 있습니다. 자외선은 구름을 통과하기 때문에 구름이 끼인 날도 햇볕에 탈 수 있습니다. 아이들의 경우 차가운 물속에서 놀다보면 정신이 팔려 피부가 발갛게 익어도 아픈 것을 모를 수 있으므로 틈틈이 피부를 살펴야 합니다. 물에 들어가기 전에 물에 잘 지워지지 않는 자외선 차단 크림을 발라주시고, 물에 들어가지 않을 때는 긴소매 옷을 입히고 모자를 씌워주십시오. 피부가 화상을 입어 아이가 밤에 갑자기 아프다고 울면 찬물이나 얼음 찜질을 해주고 타이레놀과 같은 진통제를 먹이십시오. 증상이 심한 경우에는 반드시 병원을 방문해야 합니다. 야외에서는 비닐 포장된 하드를 포장째 수건에 싸서 화상 부위에 대주어도 좋습니다.

**• 귀에 물이 들어갔다고 면봉 등으로 후비면 안돼** 물놀이를 한 후에 귀에 들어간 물을 뺀다고 귀를 면봉으로 후비는 것은 피해야 합니다. 물에 불은 귀 안의 피부는 면봉에 의해 쉽게 손상을 받아 외이도염이 생길 수도 있습니다. 귀에 물이 들어간다고 중이염이 생기는 것은 아닙니다. 귀에 들어간 물은 저절로 마르거나 흘러나옵니다. 머리를 기울여 흔들어주거나 손수건의 끝을 뾰족하게 해서 귓구멍 안에 살짝 대주면 물이 쉽게 빨려나옵니다. 수영한 다음날 귀가 아픈 경우가 있는데, 이런 경우는 바로 의사의 진료를 받아야 합니다.

**• 물놀이 갔다 온 후 눈이 발갛게 되면 바로 안과를 찾아야** 유행성 각결막염과 같은 눈병은 해마다 여름이면 아이들을 괴롭히는데, 수

영장을 갔다 온 후 눈이 발갛게 변하면 바로 안과 의사의 진료를 받는 것이 좋습니다. 대충 안약만 넣고 집에서 버티다가 합병증이 생기는 날에는 시력이 손상될 수도 있으므로 주의해야 합니다. 모래사장에서 놀다가 눈에 이물질이 들어갔을 때는 식염수를 눈에 부어서 제거하거나 거즈로 묻혀 냅니다. 좀 큰 아이의 경우는 깨끗한 물에서 눈을 떠보게 하는 것도 도움이 될 수 있습니다. 잘 안되면 눈동자가 움직이지 않게 눈을 가리고 안과로 가는 것이 눈에 손상을 적게 주는 지름길입니다. 아이들은 눈에 이물질이 들어가면 자꾸 비비는데, 모래같이 딱딱한 것이 눈에 들어간 경우에는 눈에 손상을 줄 수도 있으므로 비비지 못하게 해야 합니다.

# 여름에 걸리기 쉬운 질환



여름은 기온이 높고 습기가 많아 아이들이 여러 가지 질환에 걸리기 쉽습니다. 여기에서는 그 가운데 특히 걸리기 쉬운 땀띠와 식중독에 대해 알아보기로 하겠습니다. 그밖에 기저귀 발진이나 농가진, 장염, 유행성 결막염, 귓병 등에도 잘 걸리는데, 이들 질환에 대해서는 이 책에서 각각 독립된 항목으로 자세히 다뤘으므로 해당 항목을 찾아보시면 됩니다.

## 너무 흔해서 오히려 잘못 대처하기 쉬운 땀띠

**• 땀이 많이 나는 아이는 땀띠가 생길 소질이 있습니다** 땀띠는 아기가 더워서 땀을 많이 흘릴 때 땀샘의 구멍이 막히면서 땀이 제대로 나오지 못해 물집 같은 것이 생기는 것을 말합니다. 땀띠는 주로 땀이 많이 차는 부위에 잘 생기는데, 이마와 목 주위에 잘 생기며, 심한 경우에는 등에 하나 가득 땀띠가 생기기도 합니다. 우리나라는 아이를 폭 싸서 덥게 키우는 경향이 있기 때문에 여름뿐 아니라 겨

울에도 아기들이 땀띠가 잘 생깁니다. 땀띠는 투명하게 물집이 잡히는 경우도 있지만 염증이 생겨 발갛게 변하기도 합니다. 땀띠가 발갛게 변하면 소아과에 한번 가보는 것이 좋습니다.

**• 땀띠는 예방이 치료보다 중요합니다** 좀 시원하게 키우고, 땀 흡수가 잘 되는 면옷을 약간 헐렁하게 입히고, 자주 닦아주고, 목에 수건 같은 것은 감아두지 마십시오. 땀띠는 치료하는 것보다 예방하는 것이 더 중요합니다. 날이 더우면 시원하게 해주고, 땀이 많은 부위는 자주 물로 씻어주면 좋습니다. 특히 접힐 정도로 살이 찐 아이는 체중 관리에 신경을 써야 땀띠가 적게 생깁니다. 접힌 부위의 땀띠는 치료하기 힘듭니다. 간혹 땀을 흡수한다고 살이 접히는 곳에 손수건을 감아두는 엄마도 있는데, 이는 별로 권할 만한 방법이 아닙니다. 소아과에서 진료를 하다 보면 젖은 수건으로 인해 아이의 상태가 더 나빠져 피부가 빨갛게 변한 것을 흔히 볼 수 있습니다. 물론 아기 때의 비만은 평생 갈 수 있다는 것도 아셔야 합니다. 비만, 이래저래 좋지 않습니다.

**• 서늘하게 해주는 것이 땀띠 치료에 가장 좋은 방법** 땀이 많으면 목욕을 자주 시키고 잘 말려줍니다. 옷도 헐렁한 면옷을 적당히 입히고, 땀이 나면 바로 닦아주십시오. 대개의 경우 땀띠는 별다른 치료를 하지 않더라도 이 정도의 조치만으로도 좋아집니다. 그리고 땀띠가 생긴 곳에 파우더를 바르는 것은 권장하지 않습니다. 특히 땀띠 치료 연고나 오일이나 로션을 바른 후에 그 위에 바로 파우더를 뿌리는 일은 피해야 합니다. 끈적끈적하게 떡처럼 달라붙어서 더욱 상태를 악화시킵니다.

**• 땀띠분을 사용할 때 주의해야 할 점들** 땀띠분을 아기에게 꼭 사용해야 하는 것은 아닙니다. 땀띠분은 살이 접히는 부분의 마찰을 줄여주고 아기의 피부를 뽀송뽀송하게 만들어주기 위해서 사용하는 것인데, 몇 가지 사용상의 주의 사항이 있습니다. 우선 땀띠분이라는 베이비 파우더는 피부병이 있을 때는 사용하지 않는 것이 좋습

**장마철에는 기저귀 발진이 잘 생겨!!**

장마철에는 습기가 많은 탓에 기저귀도 잘 마르지 않고 땀도 많이 나 아기의 엉덩이가 축축해지기 쉬우며, 게다가 날씨가 더워서 균들이 잘 자라기 때문에 기저귀 발진이 잘 생깁니다. 기저귀 발진이 생기면 기저귀 찬 부위의 피부가 붉어지고 거칠어지며, 심하면 진물이 생기고 헐기도 합니다. 더 심하면 고름이 잡히기도 합니다. 기저귀 발진을 예방하는 제일 좋은 방법은 젖은 기저귀를 바로바로 갈아주는 것입니다. 천 기저귀든 종이 기저귀든 젖은 기저귀를 오래 차고 있으면 기저귀 발진이 생기기 쉽습니다. 밤중에 젖은 기저귀를 바로 갈아줄 자신이 없을 때는 흡수력이 뛰어난 종이 기저귀를 사용하는 것도 좋습니다. 엉덩이 짓무름이 심한 경우에는 하루 몇 시간씩 아기 엉덩이를 벗겨두십시오.

**땀띠에는 소금물이 최고?**

소금물이 땀띠에 좋다는 이야기를 어디에서 들었는지 아이의 연약한 피부를 소금으로 벅벅 문질러주는 분이 있습니다. 그런가 하면 땀띠 부위에 소금물을 묻혀서 그대로 말리는 분도 있습니다. 그러나 소금물은 아이 피부에 손상과 괴로움만 줄 뿐 치료에 도움이 되지 않습니다. 게다가 피부에 소금이 보일 정도로 소금물이 말라붙으면 아이의 피부는 더욱 괴롭게 됩니다. 아마 바닷가에서 수영을 한 뒤 미처 씻지 못했을 때 햇빛에 소금물이 말라 피부에 자극을 받은 적이 있었던 분은 쉽게 이해가 가실 겁니다.

니다. 다시 말하면 땀띠나 태열이라 불리는 아토피성 피부염이나 기저귀 발진 등이 있을 때는 파우더를 바르지 않는 것이 좋습니다. 땀띠분은 분으로 계속 남아 있을 때만 약간의 효과가 있을 뿐, 습기가 차서 젖게 되면 오히려 피부에 자극을 줍니다. 따라서 땀띠분이 땀에 젖으면 바로 물로 씻어내세요. 또 한 가지 주의할 점은 땀띠가 심할 때 연고나 오일, 로션을 바른 후 그 위에 바로 땀띠분을 바르는 일은 피해야 한다는 것입니다. 그렇게 하면 땀띠분과 연고가 떡처럼 달라붙어서 상태를 더욱 악화시킬 수 있습니다. 땀과 파우더가 반죽이 돼서 떡처럼 달라붙으면, 피부가 제대로 숨을 쉬지 못하고 오래 두면 세균도 자랄 수 있습니다. 파우더 바른 곳을 문질러보아 꺼칠꺼칠하게 느껴지면 젖은 파우더가 말라붙었을 가능성이 있기 때문에 물로 씻어주어야 합니다. 한 가지 더 땀띠분을 사용할 때 주의할 점은 땀띠분은 피부에 자극을 줄 수 있을 뿐 아니라 호흡기로 들어가면 호흡기에도 자극을 일으킨다는 것입니다. 따라서 아기의 몸에 땀띠분을 직접 뿌려서는 안됩니다. 아기한테서 좀 떨어진 곳에서 엄마 손에 땀띠분을 덜어 아기 몸에 조심스럽게 발라야 합니다.

## 여름철 배탈의 대명사, 식중독

**• 식중독에 걸리면 갑자기 열이 나고 배 아프고 토하고 설사를 해** 여름에는 음식이 상하기 쉽기 때문에 식중독에 잘 걸립니다. 함께 식사를 한 여러 명이 같이 걸리기도 합니다. 식중독에는 두 종류가 있습니다. 하나는 세균이 우리 몸에 들어와 번식해서 병을 일으키는 경우이고, 또 하나는 음식이 상하면 나쁜 독이 만들어지는데 이것을 먹고 배탈이 나는 경우입니다. 간혹 약간 상한 음식이라도 익혀 먹으면 균이 다 죽어서 식중독에 안 걸릴 것이라 생각하는 분도 있

는데, 균을 죽일 수는 있어도 이미 만들어진 독은 없어지지 않으므로 아무리 열심히 익혀도 상한 음식을 먹으면 식중독에 걸릴 수 있습니다.

**· 식중독 걸려 설사할 때 함부로 지사제 먹이면 안돼** 식중독에 걸린 아이들은 열이 나고 배가 아프고 토하고 설사를 합니다. 이런 경우 의사들이 제일 강조하는 것은 지사제를 함부로 먹이지 말라는 것입니다. 식중독에 걸렸을 때 설사를 하는 이유는 장 안의 나쁜 것을 빨리 내보내려는 것입니다. 상한 음식을 먹어서 배가 아프고 설사를 하는 것은 세균에 의한 배탈인데, 급한 김에 복통을 없애고 설사를 멎게 하는 지사제류의 약을 썼다가는 나쁜 균을 못 내보내 나중에 엄청나게 고생할 수 있습니다. 아이가 밤에 갑자기 배가 아프다고 하고 설사를 할 때, 심하지 않은 경우는 약을 함부로 먹이지 말고 물이나 전해질 용액을 먹이는 것이 좋습니다. 심한 경우는 당연히 밤중이라도 병원 응급실을 이용해야 합니다. 치료는 적절한 항생제를 사용하고, 만일 아이가 탈진한 경우라면 수액 주사로 수분을 보충해줍니다.

**· 식중독 다음으로 문제가 되는 세균이나 바이러스에 의한 장염** 식중독 다음으로 문제가 되는 것이 세균이나 바이러스와 같이 장염을 일으키는 특이한 균들에 의한 장염입니다. 그 대표적인 예가 흔히 말하는 '물 갈아 먹어서 배탈이 나는' 경우입니다. 이것은 지역마다 대장균의 종류가 달라서 그런 것인데, 같이 먹은 그 지역 사람은 괜찮아도 여행 온 사람은 배탈이 나서 고생할 수 있습니다. 이때도 함부로 지사제를 사용해선 안됩니다. 여행할 때 배탈이 나면 약할 때는 차라리 그냥 버티고, 심하면 바로 병원을 찾는 것이 좋습니다. 아이들은 산에 가서 약수도 함부로 먹어선 안됩니다. 약수물 가운데는 동물의 배설물에 들어 있는 여시니아란 균에 오염된 약수가 있습니다. 이런 약수를 먹으면 어른들은 멀쩡해도 면역성이 약한 아이들은 종종 고열과 복통을 일으키는 병에 걸릴 수 있습

**여름철 배탈의 세 가지 유형!!**

여름은 덥고 습기가 많은 계절이라 병균들이 잘 자라기 때문에 배탈이 나기 쉽습니다. 여름철에 아이들이 배탈이 나는 경우는 크게 세 가지로 나누어볼 수 있습니다. 첫째 상한 음식을 먹어서 장염에 걸리는 경우, 둘째 세균이나 바이러스처럼 전염이 되는 균에 의해 장염에 걸리는 경우, 셋째 찬 것을 많이 먹어서 소화에 문제를 일으켜 배탈이 나는 경우 등입니다.

**냉장고, 백퍼센트 믿지 마세요!!**
식중독은 치료보다 예방이 우선입니다. 따라서 상한 음식을 먹지 않는 것이 무엇보다도 중요합니다. 많은 사람들이 냉장고에 든 음식은 안전하다고 생각합니다. 하지만 냉장고는 음식이 상하는 것을 완전하게 막지는 못합니다. 단지 상하는 속도를 늦출 뿐입니다. 일단 오염이 된 음식은 냉장고에 들어 있어도 변질되기 쉽습니다. 처음 이틀 동안은 균들이 잘 증식하지 못하지만, 이틀이 지나면 균들도 추위에 익숙해져 급속도로 음식을 상하게 합니다. 아이들은 맛이 이상해도 그냥 먹기 때문에 아이들이 먹는 음식은 반드시 한번 더 확인해야 합니다. 그리고 우유팩이나 요구르트 병을 들고 다니며 한 시간이고 두 시간이고 빨아먹는 아이도 있고 주머니에 음식을 넣어 가지고 다니며 먹는 아이도 있는데, 아이가 입을 대 침이 묻은 음식은 쉽게 상하기 때문에 여름철에는 가능하면 아이들이 음식을 들고 다니며 먹지 못하게 하는 것이 좋습니다.

니다. 산에서 길어온 약수는 아이에게 그대로 먹이지 말고 가능하면 끓였다 식힌 다음 먹이도록 합니다. 특히 아기의 분유를 탈 때 약수를 그대로 사용하면 안됩니다.

**• 로타 바이러스에 의한 가성 콜레라도 문제** 로타 바이러스에 의해서 생기는 가성 콜레라라는 장염이 있는데, 이 병은 접종을 하면 거의 예방됩니다. 로타 장염에 걸리면 열이 나고 토하고 나서 설사를 시작합니다. 이 병에 걸린 아이는 탈진이 되기 쉽기 때문에 수분 보충에 유의해야 합니다. 먹이기만 하면 설사를 한다고 아이를 굶기는 엄마도 있는데, 설사하는 아이를 굶기는 것은 곤란합니다. 심한 설사를 하더라도 초기에 전해질 용액을 먹이고 6시간 이내에 원래 먹던 음식을 바로 먹입니다. 그래야 장염의 치료에 도움이 됩니다. 가성 콜레라를 예방하기 위해서는 손발을 잘 씻기는 것이 가장 중요합니다. 특히 아이들을 집단으로 보살피는 어린이집이나 보육원 같은 곳에서 가성 콜레라 환자가 발생하면, 설사하는 아이의 기저귀를 갈아주거나 속옷을 갈아입힌 후에 손을 잘 씻어야 가성 콜레라가 확산되는 것을 막을 수 있습니다. 가능하면 잘 새지 않는 종이 기저귀를 사용하는 것도 확산을 조금은 줄일 수 있는 방법입니다.

**• 설사에 코나 피 같은 것이 섞여 나오면 세균성 장염을 의심해야** 장염의 원인을 잘 모르더라도 설사에 코나 피 같은 것이 섞여 나오면 세균성 장염이 생겼을 가능성이 높습니다. 이럴 때는 반드시 의사의 진료를 받아야 합니다. 일단 세균성 장염이라는 진단이 붙으면 반드시 의사가 말해준 치료 기간을 지켜서 치료를 받아야 합니다. 임의로 치료를 중단했다가는 큰일 나는 수도 있습니다. 그리고 여름에 덥다고 찬 음식을 지나치게 많이 먹어도 소화 기능에 이상이 생겨 배탈이 나기도 합니다. 찬 것을 너무 많이 먹이지 말고, 먹이더라도 시간 간격을 충분히 두고 먹이는 것이 좋습니다. 이런 경우 대개 먹이는 것만 주의하면 시간이 지나면서 저절로 좋아집니다.

# 열이 날 때

## Dr.'s Advice

YouTube
잘못 알고 있는 해열제 상식

YouTube
해열제의 종류

YouTube
해열제 사용법

열은 우리 몸에 좋은 것입니다. 적당한 열은 병을 치료하는 데 도움이 됩니다. 하지만 아이들의 경우, 열이 많이 나면 힘들어할 뿐만 아니라 심한 경우 열성 경련을 할 수도 있으므로 주의해야 합니다.

열이 많이 나면 해열제를 사용하십시오. 해열제를 사용해도 열은 1도에서 1.5도 정도만 떨어집니다. 정상 체온으로 만들기 위해서 과량의 해열제를 사용해서는 안됩니다.

해열제를 사용할 때는 한 가지 해열제를 사용하는 것이 권장됩니다. 부루펜과 타이레놀을 번갈아 먹이는 방법보다는 한 가지 해열제만을 사용하는 것이 좋습니다.

그래도 열이 떨어지지 않고 힘들어하면 해열제 사용 30분쯤 후부터 30도 정도의 물로 닦아줄 수 있지만 이제는 꼭 닦아주라고 권장하지는 않습니다.

열을 빨리 떨어뜨린다고 병이 빨리 좋아지는 것은 아닙니다. 열이 날 때는 반드시 체온을 재고 소아과 의사의 진료를 받는 것이 좋습니다.

항문으로 쟀을 때 38도, 구강으로 쟀을 때 37.5도, 겨드랑이로 쟀을 때 37.2도일 때 열이 있다고 판단합니다.

# 열에 대해 꼭 알아야 할 것들

아이들을 키우다 보면 아이가 갑자기 열이 나는 경우가 많습니다. 특히 한밤중에 아이가 열이 펄펄 나면 엄마들은 당황하며 어쩔 줄 몰라합니다. 열은 우리 몸에 이상이 생겼을 때 몸을 지키기 위해서 나는 것으로, 병이 아니라 열이 나는 병에 걸렸다는 것을 알려주는 증상입니다. 따라서 정확히 말하면 열은 우리 몸에 나쁜 것이 아니라 치료를 하는 데 도움이 되는 것입니다. 대개는 크게 문제가 되지 않는 감기 같은 병 때문에 열이 나는 경우가 많지만, 간혹 심각한 병을 알리는 신호로 열이 날 수도 있으므로 아이에게 열이 있으면 일단 신경을 쓰는 게 좋습니다.

YouTube
열에 대해
알아두세요

YouTube
열이 나면
어떻게 하나요?

YouTube
열 안 떨어지는
아이!

## 어떤 때 열이 난다고 하나요?

**• 체온은 사람마다 약간씩 차이가 있어** 사람은 항온 동물이라서 체온이 거의 일정한데, 어린 아이들은 어른에 비해서 체온이 약간 높은 편입니다. 체온은 사람마다 약간씩 차이가 있고 하루 중에서도 오전 6시경이 가장 낮고 오후 6시경이 가장 높은데, 1도 이상 차이 나는 경우도 많습니다.

**• 정상적인 체온은 몇 도인가요?** 1세 이하는 37.5도, 3세 이하는 37.2도, 5세 이하는 37도, 7살이 넘으면 어른과 비슷한 36.6~37도가 정상적인 평균 체온입니다. 어린 아이일수록 어른보다 체온이 높습니다. 어린 아이들의 경우는 체온을 항문으로 재는 것이 정확합니다. 하지만 우리나라에서는 항문보다는 겨드랑이로 재는 것이 보편적입니다. 겨드랑이로 체온을 잴 때는 땀을 잘 닦고 3~5분 정도 충분히 잘 눌러서 재야 정확히 재집니다. 그리고 소아과에 가서 열을 잴 생각은 마십시오. 열은 열이 있을 때 집에서 재야 합니다. 기준이 되는 항문 체온보다 구강 체온은 0.5도, 겨드랑이 체온은 1도, 고막 체온은 0.5~1도가 낮습니다.

**열이 나면 소아과 진료를 받으십시오!!**
열이 나는데, 당장 소아과에 가기 힘들 때는 일단 해열제를 먹이면서 기다려볼 수도 있습니다. 하지만 만 2세 이하의 아이의 경우 열이 나서 해열제를 사용할 때는 소아과 의사와 전화로라도 상의한 후에 사용하는 것이 좋으며, 만 4개월 이전의 아이는 소아과 의사의 진찰 없이는 해열제를 사용하지 마십시오. 열이 24시간 이상 지속되면 소아과 의사의 진료를 받는 것이 좋습니다. 해열제는 열이 38도가 넘는 경우에 사용하는 것이 좋습니다. 해열제는 열을 1도에서 1.5도 정도만 떨어뜨릴 뿐입니다.

**· 열이 있다고 판단하는 체온은?** 나이에 따라서 약간 다르지만 흔히 항문에서 38도, 구강에서 37.5도, 겨드랑이에서 37.2도 이상인 경우에 열이 있다고 판단합니다. 또 하나 평소보다 갑자기 체온이 상승된 경우도 열이 있다고 봅니다. 열이 있는지 알려면 평소에 체온을 자주 재서 기록해두는 것이 좋습니다.

## 열이 날 때 바로 병원에 가야 하는 경우

생후 3개월도 안된 아기가 열이 나면 감기 때문에 그럴 수도 있지만 패혈증이나 폐렴, 뇌막염 등의 심각한 병 때문에 그럴 수도 있습니다. 생후 3개월도 안된 어린 아기가 열이 나는 경우에는 상태가 급격히 나빠질 수 있으므로 소아과 의사의 진찰 없이 해열제를 먹여서는 안되고, 바로 소아과 의사의 진료를 받아야 합니다. 항문으로 잰 열이 39도가 넘거나, 전에 경련을 일으킨 적이 있거나, 경기를 하거나 할 때도 바로 소아과 의사에게 가는 것이 좋습니다. 아기가 많이 아파 보이고 깨워도 잘 깨지 않거나 의식이 없거나 머리가 심하게 아프다거나 목이 뻣뻣한 경우에도 바로 병원에 가야 합니다. 이런 경우는 뇌막염이나 다른 중한 병에 걸렸을 가능성이 있습니다. 갑자기 침을 잘 못 삼키고 질질 흘리는 경우에는 후두쪽에 문제가 있을 수 있습니다. 항문 체온이 40.5도(겨드랑이 체온 39.5도)가 넘으면 심각한 병에 걸렸을 가능성이 높습니다. 이런 경우에는 바로 소아과 의사에게 보여서 원인을 밝히고 치료를 하는 것이 좋습니다. 물론 별다른 조치를 취하지 않아도 열이 떨어지는 경우도 있습니다. 하지만 심하지 않은 열이라도 하루 이상 지속되면 특별한 증상이 없더라도 그 원인을 밝히기 위해 소아과 의사를 찾는 것이 좋습니다. 열이 나는데 어떻게 해야 하는지 모를 때는 망설이지 말고 소아과 의사를 찾아가서 진료를 받는 것이 제일 안전한 방법입니다.

YouTube
고열 나면
응급실 가야 할까?

YouTube
고열에 대한
미신과 해답

YouTube
응급실 이용
함부로 하지 말자

YouTube
열 나는 아이
응급실 가는 기준

**이럴 땐 응급실로라도 가야 합니다!!**

- 3개월 이전의 아기가 38도(항문 체온) 이상 열날 때(겨드랑이 체온 : 37.2도)
- 3개월부터 6개월 미만의 아기가 38.9도 이상 열날 때(겨드랑이 체온 : 38도)
- 6개월 이상의 아기가 40도 이상 열날 때(겨드랑이 체온 : 39도)
- 열이 나면서 심하게 처지거나 보챌 때
- 아기를 만지거나 움직이면 더 울 때
- 열나면서 목이 아프거나 귀가 아프거나 배가 아프거나 소변 보면서 아파할 때
- 열이 나면서 탈수의 증상이 보일 때, 물을 잘 못 마시거나 소변의 양이 줄 때
- 열이 나면서 경련을 할 때

## 열이 날 때 원인은 대개 감기입니다

열이 나는 경우 대개의 원인은 아이가 감기에 걸렸기 때문입니다. 목이 아프고 열이 나고 기침과 콧물이 나오면 여러분들이 다 아시는 것처럼 감기에 걸린 것입니다. 하지만 열감기라는 것이 그리 간단한 것만 있는 것은 아닙니다. 열이 나는 소위 열감기라 불리는 것들 중에는 제대로 치료하지 않으면 나중에 심장이나 콩팥에 문제가 생길 수 있는 것들도 있습니다. 사실 열이 펄펄 날 때는 감기 아닌 다른 병이 걸린 경우가 상당히 많기 때문에 소아과 의사의 진료를 받는 것이 좋습니다. 경우에 따라서는 항생제 치료가 필요할 수도 있습니다. 항생제를 사용하는 경우는 의사가 그만 치료하자고 할 때까지 반드시 처방대로 약을 먹이는 것이 중요합니다.

## 이런 때는 열나는 원인을 쉽게 알 수 있습니다

**• 병이 완전히 나을 때까지 치료해야 합니다** 열이 나면서 배가 아프고 설사를 하면 장염일 가능성이 크고, 열이 나면서 소변을 자주 보고 소변을 볼 때 아파하면 요로감염일 가능성이 큽니다. 그리고 열이 나면서 귀가 아프다고 할 때는 중이염을 의심합니다. 이렇게 명확히 병 이름을 알 수 있는 경우에는 병이 완전히 나을 때까지 치료해야 합니다. 특히 요로감염에 걸리면 배가 아플 수도 있는데, 이때 배가 아프다고 함부로 항생제나 배 안 아프게 하는 약을 먹이면 나중에 진단을 붙이기가 힘들어집니다. 요로감염은 요로감염 자체를 치료하는 것도 중요하지만 동반될 수 있는 요로 역류나 신장의 기형을 조기에 발견하고 치료하는 것도 중요합니다. 그렇지 않으면 아이가 컸을 때 신장의 기능을 잃는 심각한 사태가 발생할 수도 있습니다.

**열이 나면 수분을 충분히 먹여야!!**
열이 나면 우리 몸은 열을 떨어뜨리기 위해 땀을 많이 흘리게 됩니다. 게다가 숨이 가빠져 호흡으로 인한 수분 손실이 많아지고 아프기 때문에 먹는 것 또한 줄어서 수분 부족 증상을 보이기 쉽습니다. 따라서 평소보다 수분을 더 많이 먹여야 합니다.

**· 5일 이상 열이 나면 가와사키 병도 의심해야** 가와사키라는 병의 이름을 들어보신 분들이 있을 것입니다. 가와사키에 걸린 아이는 5일 이상 열이 나고 임파선이 붓고 눈과 입술이 빨갛고 손발에 발진이 생기고 붓습니다. 그래서 아이가 5일 이상 열이 나게 되면 소아과 의사들은 이 병을 한 번쯤 염두에 두고 진료를 하게 됩니다. 하지만 이 병은 흔히 알려진 만큼 많은 아이들이 걸리는 병은 아니므로 미리 걱정할 필요는 없습니다. 물론 가와사키라는 병이 아니더라도 5일 이상 열이 나면 감기 말고 다른 병이 있는 것은 아닌지 소아과 의사들은 고민을 합니다.

## 열은 무조건 떨어뜨려야 한다구요?

**열나면 꼭 정상체온까지 떨어뜨려야 하나?**
열나는 아이의 체온을 정상체온으로까지 떨어뜨리는 것이 해열제 사용의 목표는 아닙니다. 정량의 해열제를 쓰면서 아이가 불편해하지 않고 열성 경기를 하지 않을 정도로만 떨어뜨려주면 열이 약간 있더라도 상관없습니다. 열 그 자체가 몸에 나쁜 것은 아닙니다. 병에 걸렸을 때 열이 나서 체온이 높아지면 우리 몸의 기능이 그만큼 활발해져 병의 치료에 도움이 되기도 하니까요. 어느 정도의 열은 아기의 병 치료에 도움이 된다고 생각하시고, 치료 중이라면 너무 민감하게 열! 열! 그러지 마십시오. 아무리 좋은 해열제를 사용해도 열은 1~1.5도만 떨어집니다.

**· 열이 나는 것 자체는 우리 몸에 좋은 측면이 있습니다** 자동차도 시동을 건 뒤 엔진이 어느 정도 열을 받은 후에 출발해야 제대로 나가듯, 우리 몸도 병이 나면 몸의 기능을 높이기 위해 체온을 높입니다. 이때 체온이 알맞게 올라가면 우리 몸의 기능이 좋아져서 병을 이기는 데 도움이 되지만, 너무 높게 올라가면 불쾌감과 함께 식욕이 떨어지기도 하고 어떤 아이는 경기를 일으키기도 합니다. 따라서 높은 열은 떨어뜨려주어야 합니다. 일반적으로 아이의 체온이 38도 이상이면 일단 열이 많이 있다고 판단하고 조치를 취해야 합니다. 그러나 열 자체는 병이 아니라 증상에 불과하므로 열을 떨어뜨린다고 곧 병이 낫는 것은 아닙니다.

**· 해열제를 함부로 사용하는 것은 좋지 않습니다** 간혹 열은 무조건 빨리 떨어뜨리는 것이 좋다고 생각하는 분들이 있습니다. 심지어 병원에서 진료를 받아 해열제를 먹이는데도 계속 열이 난다며 써스펜 좌약을 추가로 더 넣거나 부루펜 시럽을 얼마간 더 먹이는 엄마들도 많습니다. 열을 빨리 떨어뜨리는 방법은 소아과 의사라면

**열꽃이 피었을 때**

열이 난 후 몸에 붉은 두드러기 같은 것이 돋는 경우 열꽃일 확률이 높습니다. 이때의 열꽃은 병이 악화되는 것을 의미하는 것이 아니라 병이 회복되고 있음을 알리는 신호입니다. 얼굴이나 다리에는 적고 주로 몸통, 목, 귀 뒤쪽에 나타납니다. 대부분 1~2일 이내에 아무 흉터 없이 깨끗하게 좋아집니다. 아기가 열이 난 다음 몸에 꽃이 피어도, 잘 먹고 잘 놀고 잘 자면 그다지 걱정할 필요가 없습니다. 대개는 바이러스성 발진일 가능성이 높습니다. 그러나 이렇게 꽃이 피는 병이 많이 있기 때문에 구체적인 병명이 무엇인지는 의사가 직접 보아야만 알 수 있습니다. 온몸에 열꽃이 퍼졌다가 며칠이 지난 다음 가라앉으면 괜찮지만, 계속될 때는 소아청소년과 의사의 진료를 받는 것이 좋습니다.

누구나 잘 알고 있습니다. 그러나 병의 종류에 따라 열이 나는 기간이 차이가 나기도 하고, 어떤 병은 해열제를 먹여도 열이 잘 안 떨어지므로 해열제를 함부로 사용하는 것은 좋지 않습니다. 열이 심하지 않다면 굳이 해열제를 먹일 필요가 없습니다. 아이 몸에 이상이 있으면 이상을 일으키는 원인이 무엇인지를 밝혀내는 것이 무엇보다 중요합니다. 일단 원인을 밝혀내면 치료를 하게 되는데, 그 치료 가운데 하나가 바로 열을 떨어뜨리는 것입니다.

## 열을 금방 떨어뜨리는 해열제 주사?

미국에서는 아무리 열이 심해도 아이에게 해열제 주사를 놓지 않습니다. 저의 아이도 열이 40도 가까이 나서 제가 새벽 5시까지 잠도 못 자며 물로 닦아주고 고생을 했지만 해열제 주사를 놓지는 않았습니다. 주사 한 방이면 아이도 편하고 저도 편할 수 있다는 것을 뻔히 알면서도 잠을 설친 것은 제 나름대로 이유가 있기 때문입니다. 사실 아이에게 주사를 놓는 것은 의사와 엄마의 마음먹기에 달려 있습니다. 아이들이 고생하는 것과 안전성 사이에서 미묘한 줄다리기를 한다고 생각하시면 됩니다. 저는 우리 아기라면 주사를 놓지 않을 것이기 때문에 다른 아이들에게도 주사를 놓지 않습니다. 물론 자신의 아이들이 열이 나도 주사를 맞히는 의사들이 있습니다. 저의 선배 중에서도 해열제 주사를 놓는 것을 권장하는 분도 있습니다. 일리가 있는 이야기라고 저도 생각합니다. 그런 분들은 다른 아이들이 열이 나도 주사를 놓겠지요. 주사가 필요한 때는 당연히 맞아야 합니다. 주사 자체가 그렇게 나쁜 것은 아닙니다. 주사의 장단점에 대해서는 주사를 맞을 때 소아과 의사와 상의를 하시면 됩니다.

## 열이 나면 덮어둔다?

최근 신토불이 바람을 타고 우리나라 아이에게는 우리나라의 전통 요법이 좋다는 생각에서 열나는 아이를 이불로 폭 싸두는 엄마들이 더러 있습니다. 엄마들이 반드시 알아두셔야 할 것은 전통 민간 요법이 과거에는 합당한 방법이었지만 현재는 더 좋은 방법이 있을 수 있고, 만일 그런 방법이 있다면 당연히 그 방법을 택해야 한다는 것입니다. 과거에는 열나는 전염병이 많았으며 그 전염병이 퍼지는 것을 막기 위해 격리 차원에서 집에서 이불을 뒤집어쓰고 꼼짝 않고 있어야 했을 것입니다. 다시 말해서 열날 때 바람 쐬지 말고 이불을 뒤집어쓰고 있어야 한다는 것은 전염을 막기 위한 옛날 사람들의 지혜였던 것입니다. 그러나 현대의학은 거의 모든 전염성 열병을 치료할 수 있으므로 전염을 막기 위해 개인이 손해 보는 방법을 택할 이유가 없습니다. 열이 많이 나면 옷을 모두 벗기고 수건에 미지근한 물을 적셔 닦아주어야 합니다. 물론 치료를 하면서요.

**열이 심하면 머리가 나빠지나요?**
"간밤에 아이의 열이 40도가 넘었는데 혹시 뇌세포가 파괴되지는 않았을까요?" 하고 묻는 엄마들이 간혹 있습니다. 그러나 감기처럼 흔히 볼 수 있는 병에 의해서 열이 펄펄 나는 경우, 열 때문에 뇌세포가 파괴되거나 머리가 나빠지지는 않습니다. 열이 40도가 넘어도 말입니다. 열나는 병 중에서 뇌에 손상을 주는 병이 있는 것이지 감기 때문에 열이 많이 난다고 해서 머리가 나빠지지는 않습니다. 하지만 열이 나면 머리가 나빠진다고 하는 어른들의 말씀도 어느 정도 일리는 있습니다. 예전에는 뇌염이나 결핵성 뇌막염 등 열이 난 후에 머리가 나빠지거나 엄청난 후유증이 생기는 병이 많았고, 그 병에 진단을 붙일 수가 없었기 때문에 열이 나면 머리가 나빠진다고 생각했던 것이니까요. 단, 체온이 41.7도가 넘으면 뇌에 심각한 손상을 초래할 수도 있습니다. 또 주위에서 보면 열이 심하면 병도 심하다고 알고 있는 분들이 있습니다. 그러나 열이 심한 것과 병이 심한 것은 정확하게 일치하지는 않습니다. 수족구병과 같이 별다른 후유증을 남기지 않지만 열이 펄펄 나고 아기가 힘들어하는 병이 있는가 하면, 결핵성 뇌막염과 같이 열이 나는 정도와 상관없이 나중에 심한 후유증이 생기는 병도 있으니까요.

## 열나고 손발이 차가운데 혹시 체한 것 아닌가요?

아이가 열이 나고 손발이 차갑고 하품하고 안 먹고 토하기도 합니다. 이런 경우 여러분은 아이가 무슨 병에 걸렸을 거라고 생각하십니까? 우리나라 엄마들 10명 가운데 5명 이상은 아이가 '체'했다고 말합니다. 아이들이 감기에 걸려서 열이 나면 손발이 차가워지는 경우는 아주 흔합니다. 아이들의 경우 열이 나는 병에 걸리면 손발이 차가워질 수 있습니다. 이런 때 소아과 의사는 대개 감기를 치료해서 증상을 없앱니다. 그에 비해 엄마들께서는 체했다고 손발을 따주는 경우가 많은데, 이것은 별로 권하고 싶지 않은 방법입니다.

## 체온이 정상보다 떨어졌다구요?

**• 사람은 몸 속과 피부의 온도가 다릅니다** 체온이 떨어지는 것은 위험하지만 실제로 체온이 떨어지는 경우는 그리 흔치 않아서 차가운 실외에서나 물에 빠지는 등의 경우를 제외하고 저체온이 되는 경우는 별로 없습니다. 여기서 말하는 저체온이란 우리 몸 내부의 체온을 말하는 것입니다. 사람은 몸 속과 피부의 온도가 다르고, 같은 피부라도 손과 발, 겨드랑이, 입안, 항문 등 그 부위에 따라 체온이 다 다릅니다. 아기들이 열나는 병에 걸렸을 때 해열제를 사용해 열을 떨어뜨리면 대체로 땀을 흘리게 되는데, 이때 땀이 피부에서 증발하면서 피부의 온도가 더 떨어지기도 합니다. 그리고 체온계도 체온을 재면서 묻은 땀이 증발하면서 기화열을 빼앗겨 눈금이 더 떨어지기도 합니다. 언젠가 아기의 몸이 너무 차갑다고 아기를 담요로 둘둘 싸고 온 엄마가 있었는데, 실제로 이 아기는 열이 펄펄 나는 아기였습니다. 열이 갑자기 심하게 날 때는 손발 등의 피부에 혈액 순환이 안되어 몸이 싸늘하게 느껴지는 경우도 드물지만 있습니다. 아기의 체온은 엄마의 손이나 주관적 느낌이 아니라 반드시 체온계로 재야 합니다. 그리고 체온을 잴 때는 겨드랑이로만 재지 말고 입이나 항문으로도 재서 정확히 확인을 해야 합니다.

**• 아이의 체온이 낮다면 우선 아이가 정신이 제대로 있는지 확인해야** 아기의 체온을 쟀을 때 체온이 36도 이하로 떨어진 것 같으면 일단 체온을 다시 재십시오. 체온 재는 부위의 땀을 잘 닦고 밀착해서 충분한 시간 동안 재야 합니다. 겨드랑이를 재는 것보다는 입안을 재는 것이 낫고 입안보다는 항문으로 체온을 재는 것이 좀더 정확합니다. 체온을 다시 재서 진짜로 아기의 체온이 낮다면 일단 따뜻하게 해준 다음 아이가 정신이 제대로 있는지를 확인합니다. 의식상태가 좀 이상하다면 따뜻한 담요로 싸서 바로 큰병원에 데려가야 합니다. 의식이 있고 아이가 말짱해 보인다면 전기 스토브라도

**잠깐 의학상식!!**

아기의 체온이 정상치보다 떨어지면 좋지 않습니다. 사람은 항온 동물이기 때문에 항상 일정한 체온 이상을 유지해야 몸의 기능이 유지됩니다. 병에 걸렸을 때 열이 나는 이유는 몸의 기능을 높여서 병을 이기는 데 도움을 주기 위해서입니다. 그래서 적당한 열은 병에 걸렸을 때 도움이 될 수도 있는 것입니다.

**해열제를 사용해도 열이 떨어지지 않을 경우!**

해열제는 원래 1~1.5도 정도만 열을 떨어뜨려주는 약입니다. 열이 많이 나는 인두염의 경우 해열제를 사용해도 3~5일 정도까지 열이 떨어지지 않는 경우가 제법 있습니다. 이런 경우 약을 정량을 사용하면서 기다리는 것이 필요합니다. 해열제를 두 종류를 사용하거나 먹은 지 얼마 되지 않아서 해열제를 또 먹여서는 곤란합니다.

YouTube
손발 찬 아기

열이 날 때

켜주고, 좀 큰 아이라면 따뜻한 물을 먹이고 따뜻한 물찜질을 해주면 좋습니다.

**· 저체온은 고열보다 더 위험합니다** 아이가 얼음장같이 차가운 심각한 저체온이라면 담요로 싸두는 것은 좋은 방법이 아닙니다. 담요로 아이를 싸두면 실외에서 체온이 떨어지는 것은 막을 수 있어도 더운 실내에서 아이의 몸을 빨리 데우는 데는 오히려 방해가 된다는 것을 알아두십시오. 아이가 잘 놀고 체온이 약간 떨어진 것 같을 때는 옷을 두껍게 입히는 것도 좋습니다. 피부가 차가워지면 피부로 혈액 순환이 안되는 경우가 많고, 피부의 체온이 떨어지면 피부가 얼룩덜룩해지기도 합니다. 이런 때는 피부를 문질러주어서 혈액순환을 촉진시켜주는 것이 좋습니다.

# 갑자기 열이 날 때의 응급처치법



한밤에 아이가 갑자기 열이 나면 어떻게 해야 할까요? 우선 체온을 재서 열이 38도 이상이면 열이 많이 있다고 생각하고 아이의 옷을 가볍게 입히고, 방을 서늘하게 해주십시오. 그래도 열이 나거나 힘들어하면 해열제를 사용하는데, 흔히 추천되는 해열제는 타이레놀과 부루펜 시럽입니다. 6개월 이전의 아기는 타이레놀만 사용할 수 있고, 6개월부터는 타이레놀과 부루펜을 다 사용할 수 있습니다. 하지만 2세 이전의 아이가 열이 날 때는 해열제를 먼저 사용하기보다는 소아과 의사의 진료를 받는 것이 좋습니다. 피치 못해서 집에서 해열제를 먼저 사용할 경우는 가능하면 소아과 의사에게 전화를 걸어서 상의한 후에 해열제를 사용하는 것이 좋습니다. 해열제를 사용했는데도 열이 계속되고 아이가 힘들어해도 이제는 미지근한 물수건으로 닦아주는 방법은 기본적으로 권장되지 않습니다. 해열제를 충분히 사용하고 그 다음은 열이 떨어지지 않아도 다음 해열제를 사용할 때까지 기다리는 것이 중요합니다.

## 우선 옷을 다 벗기세요, 기저귀까지

옷을 다 벗겨야 하는 이유는 아무리 얇은 옷이라도 입고 있으면 보온이 되기 때문입니다. 옷을 반만 벗기면 열도 반밖에 안 나갑니다. 그러므로 아기의 경우에는 기저귀까지 다 벗겨야 합니다. 또 아기가 운다고 엄마가 안고 닦으면 엄마의 몸과 접촉되어 있는 부분의 아기 몸은 열이 나가는 것이 아니라 오히려 보온이 된다는 사실을 명심하십시오. 간혹 수건 같은 것을 아이 몸에 덮어두는 분들이 있는데, 물수건을 덮어두면 보온 효과가 있기 때문에 열이 안 떨어질 수도 있습니다. 추운 겨울에 스타킹을 신었을 때와 안 신었을 때의 차이를 생각해보면 쉽게 이해가 될 것입니다. 뉴욕의 신문사들이 한겨울에 파업을 하면 걸인들이 얼어 죽는다는 해외토픽 기사를 본 적이 있습니다. 아무리 얇은 신문지 한 장이라도 덮고 있으면 보온이 된다는 이야기죠.

**열 날 때 낮에 소아과 바로 가는 기준**

- 3개월 이전의 아기가 열이 나거나
- 3개월부터 6개월 미만의 아기가 38도 이상 열이 나거나
- 6개월 이상의 아기가 39도 이상 열 날 때
- 열이 나면서 아파 보이거나
- 아기를 만지거나 움직이면 더 울거나
- 열 나면서 목이 아프거나 귀가 아프거나 배가 아프거나 소변 보면서 아파할 때
- 열이 나면서 소변양 줄거나 탈수의 증상이 보일 때
- 열 나면서 다른 증상이 있는 경우

**열이 날 때 소아과가 문닫은 밤에 응급실을 이용하는 경우**

**열이 있는 아기가**

- 목이 뻣뻣하거나 빛에 민감해지거나 많이 아파 보이거나 심하게 처지거나 많이 불안해 보이거나 많이 보챌 때나 탈수 증상이 심해 보일 때
- 열성 경련이라고 의심되어도 경련을 처음으로 할 때
- 손발이 비정상적으로 차가운 경우
- 피부색깔이 파랗게 변하거나 얼룩덜룩할 때
- 호흡이 곤란하거나 숨이 가쁠 때

이런 경우도 응급실보다는 밤에 문을 여는 소아과에 방문하는 것이 우선입니다. 고열이 난다는 그 자체는 응급실 가는 기준은 아닙니다.

## 미지근한 물로 닦아주는 방법도 있기는 합니다

**• 찬물로 닦아주면 도리어 역효과가 납니다** 많은 사람들이 열이 날 때 찬물을 사용하는 것이 좋다고 생각합니다. 그러나 열이 난다고 찬물을 사용하면 도리어 역효과가 날 수 있습니다. 찬물을 사용하면 체온과 차이가 많이 나므로 아이가 추워서 떨게 되고, 추워서 떨면 아이가 더욱 힘들어할 수 있어 물로 닦는 데 실패하기 쉬울 뿐만 아니라 근육에서 열이 발생돼 오히려 체온이 올라가게 됩니다. 겨울에 몸을 떠는 것도 근육에서 열을 더 발생시켜 우리 몸을 따뜻하게 하기 위해서라는 사실을 생각해보면 쉽게 이해가 될 것입니다. 찬물은 또한 피부의 말초혈관을 수축시키는 작용을 하는데, 이렇게 되면 피의 순환이 원활하게 되지 않아 열이 효과적으로 발산

되지 않습니다. 열은 피부를 통해서 발산되는데, 피부로 뜨거운 피가 적게 가면 열이 쉽게 떨어지지 않을 것은 너무도 당연하겠지요. 따라서 권장되는 방법은 아니지만, 꼭 필요해서 물수건을 사용할 경우 반드시 체온 정도의 미지근한 물로 닦아줘야 합니다. 아이 몸을 닦아줄 때는 머리, 가슴, 배, 겨드랑이, 사타구니까지 온몸을 구석구석 닦아주는 것이 좋습니다. 알코올은 아이 몸에 흡수되어 문제가 될 수 있으므로 절대로 사용하면 안됩니다.

**· 물수건은 꼭 짜지 말고 물이 뚝뚝 떨어지게** 고열이 있을 때 해열제를 사용해도 열이 떨어지지 않는데 물수건을 사용했을 때 아이가 기분 좋아하면 물수건을 사용할 수 있습니다. 이때는 물수건을 너무 꼭 짜지 않고 적당한 물이 있는 상태에서 닦아주는 것이 좋습니다. 이불 위에서 닦을 수 있을 정도라면 일단 물을 적게 묻힌 것이라고 생각해야 합니다. 물수건을 덮어두는 것은 별로 바람직하지 않습니다. 아이가 열이 날 때는 해열제를 먼저 사용하고, 그래도 심하게 열이 날 때는 권장하지는 않지만 미지근한 물을 물이 뚝뚝 떨어질 정도로 수건에 적셔서 닦아줄 수 있습니다. 물로 닦는 것을 아이가 너무 힘들어하면 바로 중단하는 것이 좋습니다.

**열날 때 물로 닦으면 감기가 심해지지 않을까?**

사람들이 추울 때 감기에 걸리는 이유는 우리 몸의 체온이 손실되어 방어 능력이 떨어지기 때문입니다. 열이 난다는 것은 필요한 열보다 열이 더 많아 넘치는 상태이므로 열이 날 때는 여분의 열을 빼줘야 합니다. 따라서 체온이 정상보다 더 떨어지지 않는다면 옷을 벗기거나 물로 닦아준다고 해서 감기가 더 심해지지는 않습니다. 간혹 아이가 춥다고 덜덜 떠는데 그래도 옷을 다 벗겨야 하느냐고 묻는 엄마들이 있습니다. 아이가 많이 추워서 덜덜 떨고 견디기 힘들어하면 옷을 벗기거나 물로 닦아서는 안됩니다. 열이 올라가는 상태에서 떨게 되는데 이때 물로 닦아주면 열이 떨어지기는커녕 아이만 더 힘들어합니다. 물로 닦더라도 열이 다 올라가서 아이가 추워하지 않을 때 닦아줄 수 있는 겁니다.

## 해열제는 적절하게 사용합시다

**· 좌약과 먹는 약, 어느 것이 더 좋은가?** 해열제에는 좌약과 먹는 약 두 종류가 있습니다. 먹는 약이 좌약보다는 우선적으로 사용되어야 하는 약인데, 아이가 먹지 못하거나 먹은 약을 토하거나 의식이 없는 경우에는 좌약을 사용할 수 있습니다. 먹는 약과 좌약은 동일한 성분이라면 같은 용량을 사용하게 됩니다. 해열제는 입으로 먹으나 항문으로 넣으나 마찬가지로 흡수가 되기 때문에 해열제를 먹이고 열이 안 떨어진다고 또 좌약을 넣으면 약을 두 배로 먹이는

**해열제 사용의 최소간격!**

타이레놀 : 4시간

부루펜 : 6시간

셈이 됩니다. 해열제는 얼마든지 먹일 수 있는 안전한 약은 아닙니다. 정량을 먹이는 경우는 굉장히 안전하지만, 일단 정량을 초과하게 되면 심각한 부작용을 초래할 수도 있기 때문에 주의해서 사용해야 합니다. 흔히 해열제를 먹이고 추가로 좌약을 더 써도 괜찮다고 알고 있는 엄마들이 많은데, 절대 그렇지 않습니다. 단 소아과 의사가 처방한 경우라면 해열제를 중복해서 사용할 수도 있습니다. 열이 심했다면 해열제를 아기의 상태에 맞춰 최대량 처방했을 것이고, 열이 심하지 않았다면 약간 더 쓸 정도로 처방했을 것입니다. 만일 지금은 열이 심하지 않아도 열이 갑자기 심하게 올라갈 가능성이 있는 경우라면 소아과 의사가 해열제를 추가 사용하게 처방을 내릴 수도 있습니다. 해열제를 처방받은 경우, 소아과에서 처방해준 해열제를 먹이고도 열이 심하게 날 때 집에서 해열제를 조금 더 사용해도 좋은지 소아과 의사에게 미리 확인해둘 필요도 있습니다. 그리고 열이 떨어지면 소아과에서 처방한 약 중에서 해열제를 빼도 되는 경우가 있기 때문에, 아이의 열이 떨어지면 소아과에 문의를 하십시오.

· **부루펜과 타이레놀은 어떤 차이가 있을까요?** 타이레놀과 부루펜은 안전성과 효과가 거의 마찬가지인데, 약간은 구분해서 사용하는 것이 좋습니다. 생후 6개월 이전의 아기라면 타이레놀을 사용하시고 생후 6개월이 지난 아이라면 타이레놀과 부루펜 둘 중에 하나를 사용할 수 있습니다. 감기 치료의 목적으로 해열제를 사용할 경우는 어느 약이나 큰 차이가 없습니다. 타이레놀이 4~6시간 정도 효과가 지속된다면 부루펜은 6~8시간 정도 효과가 지속됩니다. 타이레놀은 간이 나쁜 경우에 사용해서는 곤란하며, 부루펜은 신장이 나쁜 경우에 사용해서는 곤란합니다. 또한 부루펜은 토하거나 배가 아픈 아이에게 소아과 의사의 처방 없이 사용하는 것은 피하는 것이 좋습니다. 타이레놀은 한 번에 많은 양을 먹어도 곤란하지만 정량을 자주 먹는 경우에도 문제가 생길 수 있기 때문에 하루

**열은 어떻게 올라가는가?**
우리 몸에 균이 들어오면 우리 몸을 지키는 세포들이 열을 올리자는 신호 물질을 만듭니다. 이 신호 물질이 프로스타그란딘이라는 화학물질의 생산을 자극하는데, 이것이 많아지면 뇌의 시상하부에서 우리 몸 체온의 기준치를 높입니다. 그럼 높아진 이 기준치에 체온을 맞추기 위해 우리 몸은 노력합니다. 다시 말하면 피부를 통한 열의 손실을 줄이기 위해서 피부로 가는 혈액의 순환을 줄여 손발이 차갑게 되고 근육에서 열을 더 만들기 위해서 몸을 떨게 됩니다. 이렇게 해서 체온이 올라가는 것을 열이 난다고 말하는 것입니다. 해열제의 역할은 프로스타그란딘의 생산을 억제해서 높아진 체온 기준치를 낮추어서 체온을 떨어뜨리는 것입니다. 열이 나서 몸을 떠는 아이에게 해열제를 먼저 사용해서 체온 기준치를 낮추지 않고 물로 닦아주면 아이 몸은 열을 더 발생시키기 위해 더 떨게 됩니다. 이런 이유로 해열제를 사용하고 30분이 지나기 전에는 물로 닦아주지 말라는 것입니다.

YouTube
열 날 때
해열제 사용법

YouTube
해열제에 대해
알아둘 점

**열이 떨어졌다고 안심해서는 안돼!!**
열이 난다는 것은 아이의 몸에 이상이 생겼다는 신호입니다. 해열제를 사용해서 열이 떨어졌다고 안심해서는 안됩니다. 낮이라면 바로 소아과를 방문하고 밤이라면 날이 밝은 후 소아과를 방문해서 왜 열이 있었는지를 확인하는 것이 중요합니다. 그리고 열이 났다가 떨어질 때는 땀이 많이 날 수 있는데 몸이 허하거나 약이 독해서 그런 것은 결코 아닙니다.

**해열제를 세게 쓰면 열이 빨리 떨어지는가?**
어떤 해열제든 해열제는 정량을 사용해야 합니다. 많이 사용하면 열은 금방 떨어질지 몰라도 아기 몸에 나쁠 수가 있습니다. 열은 병이 아니고 증상입니다. 열을 빨리 떨어뜨린다고 병이 빨리 낫는 것은 아닙니다. 오히려 해열제를 많이 쓰면 간에 손상을 주거나 저체온을 일으키는 등 여러 가지 부작용이 있을 수 있습니다. 너무 열을 빨리 떨어뜨리는 것도 아기를 불편하게 할 수 있으므로 해열제는 정량을 사용해야 한다는 것을 잊어서는 안됩니다. 게다가 해열제를 사용한다고 열이 정상 체온으로 떨어지는 것도 아닙니다. 해열제를 사용하면 열이 1~1.5도 정도만 떨어지므로 40도까지 열이 나는 아이라면 해열제를 먹여도 39도 정도의 열이 나게 됩니다.

먹는 횟수를 초과해서 먹이면 안됩니다. 참고로 아스피린은 18세 이전의 환자에게는 해열제로 사용해서는 안됩니다. 아스피린을 독감이나 수두 같은 병에 걸렸을 때 사용하면 드물게 '라이'라는 병을 유발시킬 수도 있다고 알려졌기 때문입니다. 집에서 아이들에게 아스피린을 해열제로 사용할 생각은 아예 마십시오.

· **부루펜 시럽의 올바른 보관법** 부루펜 시럽은 상온에 보관하는 것이 좋습니다. 먹다가 남긴 해열제는 덜어서 조제받은 것은 1주, 병에 든 것을 개봉해서 사용한 경우는 한 달 정도만 사용할 수 있습니다. 밤에 급하게 사용할 용도로 작은 포장을 하나 사서 따지 말고 약장에 보관해두었다가 밤에 아이가 갑자기 열이 나면 개봉해서 사용하십시오.

· **부루펜 사용 시 주의할 점** 토하거나 설사를 하거나 배가 아픈 아이에게 소아과 의사의 처방 없이 부루펜을 사용하는 것은 피하는 것이 좋습니다. 특히 탈수 증상이 있는 아이에게 부루펜을 사용하는 것은 신장을 망가뜨릴 위험이 있기 때문에 극히 조심해서 사용하여야 합니다.

· **타이레놀 사용 시 주의할 점** 정량을 사용하면 굉장히 안전한 약이지만, 불과 두 배 정도의 용량을 초과해서 사용하더라도 간에 무리를 줄 수가 있습니다. 정량을 장기간 사용하는 경우에도 간에 무리를 줄 수 있는데, 12세 이하의 아이는 5일 이상 사용할 때 주의해야 하고, 성인은 10일 이상 사용할 때 신중해야 합니다. 종합감기약 속에는 타이레놀 성분이 들어 있는 것이 많은데, 이 약을 먹이고 열이 난다고 또 타이레놀을 먹이는 경우 중독 증상이 생길 수도 있습니다. 타이레놀과 알코올을 같이 복용하는 경우 간에 치명적인 손상을 초래할 수 있는데, 일부 종합감기약에는 알코올이 들어 있는 경우도 있기 때문에 종합감기약과 타이레놀을 함께 복용할 때는 반드시 성분표를 꼼꼼히 읽어서 확인하는 것이 중요합니다. 타이레놀의 성분은 아세트아미노펜(acetaminophen)입니다.

**• 타이레놀의 올바른 사용법** 타이레놀 시럽은 1회에 10~15mg/kg(10kg 아이의 경우는 1회 3~4.5cc)의 용량을 4~6시간마다 먹이는데, 하루 5회를 초과해서는 안됩니다. 타이레놀 알약을 사용하는 경우 10kg인 아이의 경우 한번에 최고 150mg까지 먹일 수 있는데, 이것은 80mg짜리 알약의 경우는 대충 2알 정도이며, 160mg짜리 알약의 경우는 1알 정도입니다. 나이보다는 몸무게를 기준으로 해서 해열제를 사용하는 것이 좋습니다. 타이레놀과 같은 성분인 써스펜 좌약도 사용량은 동일한데, 10kg인 아이의 경우 1회 125mg짜리 한 개를 4~6시간 간격으로 사용합니다. 좌약을 넣은 다음에는 항문을 몇 분간 막아서 약이 흘러나오지 않도록 해야 합니다.

**• 부루펜의 올바른 사용법** 부루펜 시럽은 1회에 5~10mg/kg(10kg 아이의 경우는 1회 4~5cc)의 용량을 6~8시간마다 먹입니다. 부루펜 역시 몸무게를 기준으로 사용하는 것이 원칙입니다. 부루펜 성분 역시 좌약으로 나오는데, 10kg 아이의 경우 50mg짜리 좌약을 1회에 1~2개를 6~8시간 간격으로 사용하는 것이 좋습니다. 아이가 약을 먹기만 하면 토해서 먹이기 힘든 경우가 아니면 좌약보다는 먹는 해열제를 사용하는 것을 권장합니다.

**• 타이레놀과 부루펜을 함께 써도 괜찮을까?** 열이 날 때는 한 가지 해열제를 사용하는 것이 일반적으로 권장됩니다. 그러나 열이 심하게 날 때는 타이레놀과 부루펜을 같이 사용하는 경우도 있습니다. 고열이 나는데 한 가지 해열제를 먹어도 열이 떨어지지 않을 때는 부루펜과 타이레놀을 같이 사용하기도 하는데, 4시간 간격으로 번갈아가며 한번은 타이레놀, 한번은 부루펜을 줍니다. 하지만 최근에는 **이렇게 두 가지 해열제를 같이 쓰는 것은 일반적으로 권장되지 않고 있습니다.** 소아청소년과 의사의 처방에 의해서 두 가지 해열제를 사용할 수도 있는데, 이런 경우라도 열이 좀 떨어지면 바로 한 가지 해열제만 사용하는 것이 중요합니다.

**• 해열제를 먹이는 중에 열이 떨어지면?** 열이 날 때 소아과에서 해열제가 섞인 약을 받아 간 엄마들 가운데 아이가 열이 떨어지면 그 약을 그대로 먹여야 하는지 아니면 해열제는 빼고 먹여야 하는지 고민을 하는 분이 많습니다. 하지만 정량의 해열제라면 열이 떨어졌다고 바로 끊어야만 하는 것은 아닙니다. 해열제는 비교적 안전한 약으로 해열 효과만 있는 것이 아니고 진통 소염 효과도 있습니다. 염증을 가라앉히는 효과를 기대하고 의사가 사용했을 수도 있으니 임의로 약을 끊는 것은 피하십시오. 그리고 열이 일시적으로 떨어졌을 수도 있으므로 의사의 특별한 지시가 없었다면 계속 약을 먹이는 편이 좋습니다.

**해열제는 언제까지 사용하나?**
단순한 열감기 때문에 열이 날 경우에는 열 떨어지면 해열제를 끊어도 됩니다. 이런 경우 열이 떨어지면 해열제를 바로 끊어도 되지만, 한두 번 해열제를 더 먹을 때까지 열이 나지 않으면 그때 끊는 것도 한 가지 방법입니다. 하지만 수족구처럼 열이 없어도 입안에 구내염이 생겨 통증이 동반되는 경우, 열이 없어도 해열제를 계속 먹여야 합니다. 해열제는 진통의 효과가 있기 때문에 열이 없어도 아이가 아파하면 해열제를 계속 먹일 수도 있습니다.

**해열제 두 가지 사용하기?**
한 가지 해열제 사용하고도 열이 떨어지지 않는다고 다른 종류의 해열제를 중간에 먹이는 것은 일반적으로는 권장되지 않는 방법입니다.

# 체온계와 체온 재기

사람의 손은 부정확합니다. 엄마의 손이 차가울 때 아기를 만지면 아기에게 열이 없어도 열이 있는 것처럼 느껴집니다. 그리고 아기들의 머리는 땀이 배어 있기 때문에 뒷머리가 항상 뜨끈뜨끈하게 마련입니다. 체온을 정확히 알려면 체온계를 사용해야 합니다. 요즈음은 저희 소아과에서도 이제 수은 체온계는 사용하지 않습니다. 수은 체온계가 제일 정확하다고 생각하시는 분도 있는데 귀고막 체온계인 적외선 체온계도 충분히 정확하다는 것이 이미 입증되어 이제는 이게 대세입니다. 이마로 재는 체온계도 사용하지 않습니다. 아가를 키우는 집에서 귀고막 적외선 체온계 하나 정도는 꼭 구입해서 사용하시기 바랍니다.

## 수은 체온계 사용 시 주의할 점

수은 체온계
절대 사용금지!

1. 수은 체온계는 사용하지 말기를 권장합니다.
2. 수은 체온계는 장난감이 아닙니다. 혹시 집안에 있더라도 아이들이 가지고 놀게 해서는 절대 안됩니다. 반드시 아이들 손이 닿지 않는 곳에 보관해야 합니다.
3. 수은 체온계는 깨지지 않도록 주의해야 합니다. 수은 체온계가 입안에서 깨진 경우 수은이 아이 입으로 들어가면 빨리 뱉게 하고, 입안에 깨진 유리 조각과 수은이 조금이라도 남지 않도록 거즈로 입안을 깨끗이 닦아줍니다. 금속 수은은 장에서 흡수되지 않기 때문에 체온계 한 개 정도의 수은을 삼킨 경우는 큰 문제가 없습니다.

YouTube
고막 체온계로
체온 재기

## 고막 체온계

이 체온계는 적외선 탐지 방식으로 열을 재는 첨단 기계입니다. 방울뱀은 사냥감을 감지할 때 적외선을 탐지해서 바로 변화를 느낀

다고 합니다. 바로 이런 방식을 이용해 상당히 정확하고 짧은 시간에 아기의 체온을 재는 적외선 체온계인 고막 체온계는 다른 체온계로 잴 수 없는 귓구멍을 통해서 체온을 재는 것이 특징입니다. 고막 체온계는 항문 체온에 비해서 0.5~1도 정도 낮게 측정되며, 겨드랑이 체온에 비해 0.5도 정도 높게 측정되는 경우가 많습니다.

**• 고막 체온계의 장점**

1. 짧은 시간에 체온을 잴 수 있습니다. 1초 만에 잴 수 있는 것도 있어서 잘 움직이는 아기의 체온을 재는 데 적합합니다.
2. 외이도(귓구멍)를 이용해서 체온을 재기 때문에 자는 아기를 깨우지 않고도 체온을 잴 수 있습니다.
3. 비교적 정확한 체온을 잴 수 있으며, 수은 체온계와는 달리 눈으로 숫자를 읽을 수 있어서 잘못 볼 가능성이 적습니다.

**• 고막 체온계의 단점**

1. 값이 비쌉니다. 전에는 더 비쌌지만 최근에 그래도 많이 값이 싸졌습니다. 하나쯤 장만하면 좋습니다.
2. 아기에게 열이 있어도 재지지 않는 경우가 더러 있습니다. 귀지가 귀를 막고 있을 때는 체온이 재지지 않으므로 열이 있어도 없는 것처럼 나올 수 있습니다.
3. 처음에는 오차가 있을 수 있습니다. 이 체온계는 재는 사람의 테크닉에 따라 초기에는 오차가 심할 수도 있습니다.

## 부위별로 정확히 체온을 재는 방법

**• 항문으로 체온을 잴 때는?** 체온계의 수은주에 바셀린을 바르고 아기의 항문을 손으로 벌린 다음 체온계를 집어넣습니다. 6개월 이전의 아기는 0.6~1.2cm를 넣고, 6개월 이후의 아이는 1.2~2.5cm 정도 넣으면 되는데 이때 아기가 움직여서 체온계에 찔리지 않도

**열을 잴 때는 심증보다 물증이 있어야!!**

엄마들은 아이가 열이 있다는 것을 아주 다양하게 표현합니다. 이마가 따끈따끈, 열이 펄펄, 미지근, 얼굴이 빨갛도록, 뒤통수가 뜨끈뜨끈, 코에서 단내가 나도록 등등, 그야말로 천태만상입니다. 그러나 애석하게도 이런 단어들로는 아이의 열이 몇 도나 되는지 정확하게 표현할 수 없습니다. 열은 심증보다는 물증이 있어야 합니다. 열이 있는 것 같으면 반드시 체온계로 열을 재봐야 합니다. 사람의 손은 간사하기 때문에 엄마 손이 찬물이나 찬 공기에 오래 노출된 상태에서 아이의 이마를 짚어보면 열이 없어도 뜨겁게 느껴질 수 있습니다. 저도 손을 찬물로 씻고 나서 환자를 진료하면 아이의 몸이 뜨겁게 느껴집니다. "아이가 밤에 열이 펄펄 났다"고 하기보다는 "열이 몇 도 몇 분까지 올라갔다"고 정확하게 표현하는 것이 진료에 훨씬 도움이 됩니다.

록 아기를 잘 잡고 있어야 합니다. 3분 정도 지난 후에 눈금을 읽습니다. 체온계를 넣고 있으면 아기가 끙을 하는 수도 있습니다. 체온계를 휴지로 닦으면서 체온을 읽으세요. 항문 체온이 38도 이상일 때 열이 있다고 판단합니다.

**· 입으로 체온을 잴 때는?** 아이가 5세쯤 되어서 체온계를 입에 물려도 깨물지 않으리란 확신이 설 때 입으로 잽니다. 아직 어려서 입에 넣은 것을 잘 깨무는 것 같으면 체온계를 절대로 입에 넣고 재면 안됩니다. 혀 밑에 체온계를 넣고 입을 다물게 한 후 옆에서 2분 정도 지켜보며 체온을 잽니다. 이때 아이에게 물지 말라는 주의를 주어야 합니다. 항문 체온보다 0.5도 정도 낮게 재지며, 구강 온도가 37.5도 이상일 때 열이 있다고 판단합니다.

**· 겨드랑이로 체온을 잴 때는?** 우선 아이의 겨드랑이에 있는 땀을 잘 닦습니다. 체온계의 수은주가 겨드랑이 중앙에 들어가 있는 것을 확인한 후에 팔을 몸에 밀착시킵니다. 4~5분쯤 후 수은 눈금에 변화가 없게 되면 눈금을 읽습니다. 아이들은 몇 분간도 가만히 있지 못하는 경우가 많기 때문에 재는 동안 엄마가 아이 팔을 잘 잡아 체온계가 밑으로 떨어지지 않도록 주의해야 합니다. 항문 체온보다 1도 낮게 재지며, 겨드랑이 체온으로 37.2도 이상일 때 열이 있다고 판단합니다.

## 체온을 잴 때 이런 점에 주의하세요

**· 재는 부위의 땀을 잘 닦고 충분한 시간 동안 재야** 아이 몸에 땀이 있으면 땀이 증발하면서 피부의 체온을 빼앗아가기 때문에 실제보다 체온이 낮게 나올 수 있습니다. 또 땀을 제대로 닦지 않고 체온을 재면, 체온계에 묻은 땀이 증발하면서 발생하는 기화열 때문에 체온계의 눈금이 그만큼 떨어집니다.

**전자 체온계와 액정 체온계**
전자 체온계는 값이 그다지 비싸지 않고 정확하며, 사용이 편하다는 장점이 있어 최근 수은 체온계를 대신하여 널리 사용되고 있습니다. 액정 체온계는 비닐 테이프처럼 생긴 체온계로 이마에 대고 있으면 색깔이 변하면서 체온이 표시됩니다. 이것은 정확하지 않기 때문에 별로 권장하고 싶지 않습니다.

**알아두면 좋아요!**
체온은 재는 부위에 따라 약간의 차이가 있습니다. 일반적으로 겨드랑이를 재는 것보다는 입안을 재는 것이 정확하고, 입안보다는 항문으로 체온을 재는 것이 좀더 정확합니다.

**화씨와 섭씨의 전환**
**1℃ = 1.8℉, 1℉ = 0.55℃**

| | |
|---|---|
| 98.6℉ = 37℃ | 102℉ = 38.9℃ |
| 99.5℉ = 37.5℃ | 103℉ = 39.5℃ |
| 100.0℉ = 37.8℃ | 104℉ = 40.0℃ |
| 100.4℉ = 38℃ | 105℉ = 40.6℃ |
| 101℉ = 38.4℃ | 106℉ = 41.1℃ |
| 101.5℉ = 38.6℃ | 107℉ = 41.7℃ |

**• 뛰어논 직후에 체온을 재서는 안돼** 뛰어놀면 아무래도 신진대사가 증가되어 체온이 약간 상승하게 됩니다.

**• 병원에 갈 때는 집에서 열을 잰 후에 가야** 집에서 열을 안 재고 병원에 와서 열을 재달라는 엄마들이 꽤 많습니다. 물론 집에서 열을 재려고 하면 아이들이 울어대는 경우도 있고 집에 체온계가 없는 경우도 있을 수 있습니다. 그러나 열은 열이 있을 때 재야 합니다. 체온은 시간에 따라 높아지기도 하고 떨어지기도 하면서 리듬을 타는 데다 병원에 오는 동안 바람을 쐬면 높던 열도 일시적으로 떨어질 수가 있기 때문입니다. 체온은 반드시 집에서 재고, 그리고 병원에서 와서 또 재는 것이 좋습니다. 아이를 키울 때는 집에 체온계 하나 정도는 반드시 장만해두셔야 합니다.

**※ 열에 대해 잘못 알고 있는 상식들!**

- 열은 몸에 나쁘다? ⇨ 아닙니다. 열은 우리 몸이 병을 이기게 도와줍니다.
- 열이 심하면 머리가 나빠진다? ⇨ 아닙니다. 머리 좋게 태어난 아이가 열 때문에 머리가 나빠지는 경우는 없습니다.
- 열이 심하면 열성 경련이 생긴다? ⇨ 아닙니다. 열성 경련의 소지가 있는 아이들의 경우에 열이 올라가면 열성 경련을 하는 것이다.
- 열성 경련을 하면 간질이 된다? ⇨ 택도 없는 소립니다. 열성 경련은 간질과 아무런 상관이 없습니다.
- 해열제를 열심히 사용하면 열성 경련을 줄일 수 있다? ⇨ 아닙니다. 처음부터 열심히 해열제를 사용하나 아예 해열제를 사용하지 않으나 열성 경련은 마찬가지로 생깁니다.
- 열이 나면 해열제로 치료해야 한다? ⇨ 아닙니다. 심하지 않은 열은 해열제로 치료할 필요가 없습니다. 아이가 열이 나면서 힘들어하면 해열제가 필요합니다.
- 해열제를 쓰면 열이 정상으로 떨어져야 한다? ⇨ 아닙니다. 해열제는 열을 1~1.5도만 떨어뜨려줄 뿐입니다.
- 치료하지 않으면 열은 계속 올라간다? ⇨ 아닙니다. 열이 아무리 심해도 열은 우리 몸이 조절할 수 있는 상태이지 우리 몸이 조절할 수 없는 상태가 아닙니다.
- 치아가 날 때도 고열이 난다? ⇨ 아닙니다. 38도의 미열만 날 수 있습니다.
- 좌약은 안전하다? ⇨ 천만의 말씀입니다. 좌약도 해열제입니다. 해열제를 먹고 또 좌약으로 넣으면 두 배를 사용하는 것이기 때문에 위험할 수 있습니다.
- 해열제는 안전해서 좀 많이 먹어도 상관이 없다? ⇨ 큰일 날 소립니다. 정량을 초과하면 위험할 수 있습니다.
- 열이 나면 밤에 깨워서라도 해열제를 먹이는 것이 좋다? ⇨ 아닙니다. 해열제는 특별한 경우가 아니라면 밤에 깨워서까지 먹일 이유는 없습니다.

# 예방접종

## Dr.'s Advice

예방접종은 반드시 접종해야 합니다. 예방접종은 아이를 건강하게 키우는 데 정말로 필요한 것입니다.

예방접종의 안전에 의문을 가지고 접종하지 않는 것은 엄청나게 더 큰 위험에 아이를 노출시키는 것입니다.

예방접종은 예방접종의 전문가인 소아청소년과에서 하는 것이 제일 좋습니다. 특히 아이들은 예방접종 시 동네소아청소년과에서 성장과 발달에 대한 상담도 같이 하는 것이 중요합니다.

예방접종 기록은 주기적으로 디카나 핸드폰으로 찍어두십시오. 분실의 스트레스에서 벗어날 수가 있습니다. 접종 기록은 평생 보관해야 합니다.

여러 개의 예방접종을 한꺼번에 맞게 되어 있는 경우에는 같은 날 한꺼번에 접종하는 것이 더 낫습니다. 4개의 예방주사를 한꺼번에 맞아도 이상반응이 더 발생하지 않고 더 심하게 생기지 않습니다.

BCG는 경피용이나 피내용이나 효과는 마찬가지로 좋습니다. 이상반응은 경피용보다 피내용이 더 많고 심하다고 보시면 됩니다. 최근에 경피용 BCG가 더 나쁜 것처럼 언론에 보도된 적이 있는데, 이것은 잘못된 이야기입니다.

아이를 키우는 부모도 자신과 아이의 건강을 위해서 필요한 예방접종을 챙겨야 합니다. 독감, Tdap, MMR 2차, A형간염, 수두 등의 접종에 대해서 소아청소년과 의사와 상의하십시오.

추가접종
잊지 마세요

어른도
예방접종 꼭!

YouTube
접종이 늦어지면
어떻게 할까요?

# 예방접종은 현대 의학의 최고 업적!

불과 100년 전에 평균 30~40세도 못 살던 사람들이 이제는 평균 80세를 바라보는 것은 바로 예방접종 덕분입니다. 최근에 예방접종이 몸에 나쁘다고 접종을 하지 말라는 말을 하는 사람들이 있는데, 이것은 정말 곤란한 이야기입니다. 심지어는 접종을 하지 말라고 부추기는 책까지 나오고 있습니다. 참으로 황당한 일이 아닐 수 없습니다. 예방접종을 하지 않으면 우리 아기의 건강은 물론 다른 아이들과 노인과 임산부들의 건강에 치명적인 위협이 될 수도 있습니다. 다른 사람들을 위해서라도 예방접종은 꼭 해야 합니다. 아이들 접종은 당연하게 생각하고 맞는 사람이 대부분이지만, 임신하기 전이나 임신 중에도 꼭 맞아야 하는 예방접종이 있다는 것 알아두시기 바랍니다.

**• 임신하기 전에 꼭 맞아야 할 예방접종 2가지**

1. MMR : MMR 접종을 한 번만 한 경우. 두 번 맞았지만 풍진 항체가 없는 경우.
2. 수두 : 예전에 걸린 적이 없고 수두 접종을 하지 않은 경우.

※ MMR과 수두 예방접종을 한 후에는 1개월간은 임신을 하면 안됩니다.

**• 임신 중에 꼭 맞아야 할 예방접종 2가지**

1. Tdap : 임신 27~36주 사이에 가능하면 빨리 접종하는 것이 권장됩니다. 과거 접종력과 상관없이 매번 임신 때마다 Tdap를 접종합니다.
2. 독감 : 특별한 이유가 없으면 임신 첫날부터 접종을 할 수 있습니다.

2023년 하반기 우리나라의 출생률은 0.65, 서울의 출생률은 0.54입니다. 이제 우리나라의 저출산은 전시나 마찬가지의 비상사태라고 봅니다. 실제로 한 해 20만 명 이상의 생명이 태어나 보지도 못하고 사라지는 전쟁이나 마찬가집니다. 피가 보이지 않아서 심각성이 눈에 보이지 않지만 일종의 저강도 전쟁이나 마찬가지일 겁니다.

이 심각한 저출산 상태에서 아이를 키운다는 것은 국가의 미래를 위한 가장 중요한 투자입니다. 당연히 아이를 키우는 부모는 최고의 애국을 하는 셈입니다.

저는 저출산을 해결하기 위해서는 우선 아이 키우는 것이 즐겁다는 사회적 인식이 생겨야 한다고 생각합니다. 정말로 즐거운 일이라면 더 이상 아이를 낳지 말라고 하더라도 더 낳으려 할 것입니다. 그런데 우리는 아이를 키우는 것이 즐겁다는 교육을 별로 하지 않습니다. 하루가 멀다 하고 아이를 키우는 것이 힘들다는 말들만 매스컴에서 떠들고 있으니…….

방송이나 언론에서 아이를 쉽게 키우는 것을 보여주고 보통의 부모가 보통의 아이를 여러 명 키우는 모습도 보여주는 것이 중요할 겁니다. 가족은 아이 두세 명이 있는 것이 당연하다라는 이미지를 만들어주고 결혼은 당연히 서른 살 되기 전에 해야 한다는 생각을 가지고 그런 모습을 평소에 자주 보여줘야 할 겁니다. 그리고 아이를 어렵게 키우는 모습보다는 아이를 쉽게 키우는 모습을 보여주는 것 역시 중요할 겁니다.

저출산을 해결하기 위해서는 아이 키우기가 쉬워야 합니다. 우리나라는 아이 키우는 법에 대한 제대로 된 교육도 없고 출생 후에 육아에 대한 정기점검도 제대로 이루어지지 않아서 엄마가 아이를 키우는 법을 잘 모르는 경우가 너무나 많습니다. 수면, 먹이기, 버릇 가르치기 등등을 올바로 알지 못하고 키우면 아이 키우기가 몇 배 더 힘들어집니다. 한 명 키우기도 힘들어 죽겠다는 엄마들한테 둘째를 낳아 두 명을 같이 키우라고 말하는 그 자체가 불가능하게 들릴 수도 있습니다. 평소 부모가 육아 공부도 미리미리 하고 필요한 경우 소아청소년과에서 육아상담도 하시면 좋습니다.

그리고 아이 키우는 데 돈이 들지 않아야 합니다. 아이 키우는 그 시기가 인생에서 경제적으로 제일 힘든 시기입니다. 영어 조기교육하느라 쓸데없는 비용 들이지 말고, 한글·수학 같은 사교육도 초등학교 입학 전에는 하지 않는 것이 좋습니다. 이건 부모 혼자서 할 수 있는 것이 아니고 학교에서 교육하는 것도 개선되어야 하고, 선행학습한 아이를 잘한다고 평가하는 교육제도도 바뀌어야 할 겁니다. 돈 들이지 않고 아이를 교육시킬 수 있어야 그게 정상일 겁니다.

이때 부모에게 경제적으로 직접 도움이 되는 정책이 시행되지 않는다면 나중에 지원해준다는 말이 아무런 의미가 없게 될 것입니다. 그리고 아이들 진료비도 무료로 해 달라고 적극 요구해야 할 것입니다. 저 같으면 우리 아이에게 잘 해주는 정책을 주장해주는 정치인들에게 한 번 더 관심을 가질 것 같습니다.

# 예방접종에 대해 꼭 알아야 할 것들

예방접종은 반드시 해야 합니다. 예방접종은 아이들의 건강한 삶을 살기 위해서 제일 중요한 의학적인 조치입니다. 질병과의 전쟁에서 현대의학의 가장 큰 승리라고 부르는 성과가 다름 아닌 예방접종입니다. 소아청소년과에서 접종하는 모든 백신들은 지금이라도 당장 아이들의 건강을 위협할 수 있는 질병들입니다. 예방접종을 하면 질병이 예방되는데 다행히도 전체 인구 중에 90% 정도가 접종을 하면 군중면역이라는 집단면역이 생겨서 질병이 전파되는 경로가 차단되어서 질병이 퍼지지 않게 됩니다. 하지만 접종을 하지 않는 사람이 증가되어서 군중면역이 생기는 수준 이하로 접종률이 떨어지게 되면 갑자기 질병의 대유행이 시작되게 됩니다. 2000년 우리나라에서 2년간에 걸쳐서 대유행한 홍역은 제대로 접종하는 사람들이 줄어서 생긴 대유행이었답니다.

접종을 하지 않아도 당장은 무임승차로 질병에 걸리지 않기도 합니다. 하지만 더불어 사는 세상에 내가 접종하지 않아서 질병이 퍼지게 되면 남들에게, 특히 임산부나 어린 아가들이나 면역력이 약한 노인들에게 치명적인 피해를 입힐 수도 있으므로 다른 사람들을 위해서라도 꼭 접종을 해야 합니다. 접종을 하지 않아도 우리나라는 워낙 접종률이 높아서 병에 걸리지 않을 수도 있습니다. 하지만 질병을 가진 외국인 방문객들과 접촉을 하거나 질병에 돌고 있는 다른 나라에 여행을 가는 경우 목숨이 위험한 질병에 그대로 노출되어 정말 치명적인 병에 걸릴 수도 있습니다. 지금도 백일해는 후진국은 물론 선진국도 예외없이 전세계으로 유행하고 있고 홍역이 도는 나라도 엄청나게 많습니다.

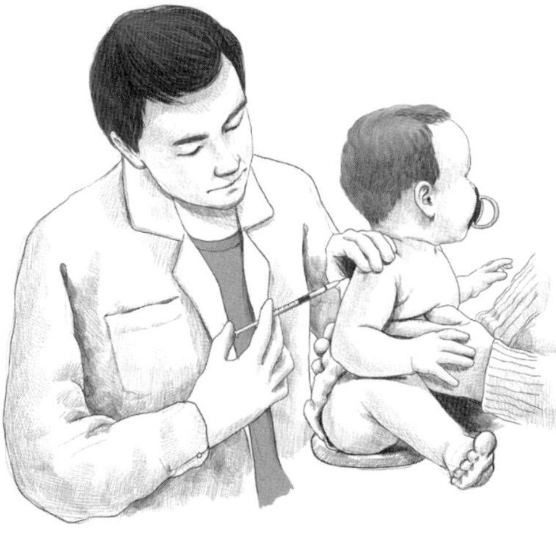

**예방접종은 반드시 해야 합니다.** 예방접종은 우리 아가의 건강을 위해서뿐 아니라, 다른 아가들과 임산부와 면역력이 약한 노인들을 위해서라도 반드시 해야 합니다.

지금 현재 우리나라에서도 볼거리와 백일해는 많이 발생하고 있으며 수두는 해마다 엄청나게 많은 아이들에게서 발생하는데 수두는 낫더라도 나중에 나이가 들어 대상포진으로 정말 고생할 수도 있습니다. 파상풍은 지금도 접종을 하지 않으면 언제라도 걸릴 수 있는 병인데 뛰어다니다가 나뭇가지에 찔리기만 해도 걸릴 수 있는 병입니다.

지금 우리나라에서는 예방접종의 위험성을 걱정해서 접종을 하지 않는 부모들이 있습니다. 이것은 정말 아가들에게 위험한 생각입니다. 자폐증, 치메로살, 방부제 등등의 문제는 이미 의학적인 근거가 없는 것으로 밝혀진 것들입니다. 아주 소소한 위험을 이유로 당장 목숨을 잃을 수도 있는 접종을 기피하는 것은 잘못하면 아가들에게 평생 후유증이 남을 질병에 걸릴 수 있게 내버려두는 것이나 마찬가지입니다. 예방접종이 위험하다고 접종을 기피하는 것은 공기 중에 발암물질이 있다고 숨쉬지 말라는 것과 다를 바 없는 것입니다. 우리 아가를 위해서도 접종을 해야 하지만 남들을 위해서라도 꼭 접종은 해야 합니다.

예방접종을 할 때는 아기의 발달과 건강 상태를 체크하고 접종하는 것이 좋으므로 가능하면 소아과에서 접종하기를 권합니다. 그리고 소아과에 가서 예방접종을 할 때는 아이 키우면서 궁금한 내용도 물어보고 육아 상담도 하는 것이 필요합니다. 예방접종 뒤에는 반드시 접종 기록을 받아두고 다음번 갈 날짜를 미리 확인해두고 핸드폰의 달력에 다음 방문 날짜와 맞을 접종을 적어두세요. 접종 기록은 반드시 평생을 보관해야 합니다. 외국에 유학 갔을 때 이 접종 기록이 없으면 아예 입학을 할 수 없어서 낭패인 경우도 있습니다. 예방접종 카드의 내용은 디카로 수시로 찍어서 보관해두면 좋습니다. 예방접종 카드란 놈은 원래 발이 달려서 잃어버리기 딱 좋습니다.

## 기본접종과 임의접종이 있습니다

예방접종에는 반드시 맞아야 하는 접종이 있고, 원하면 맞는 접종이 있으며, 꼭 필요한 사람만 맞는 접종이 있습니다. 요즘 예방접종을 이런저런 이유 때문에 겁내는 엄마들이 많은데, 예방접종은 반드시 해야 합니다. 부작용이 겁나서 접종하지 않으면 몇만 배나 더 손해 보게 되는 접종들이 많습니다. **기본접종**은 모든 아이들이 반드시 맞아야 하는 접종으로 BCG, B형간염, DPT, 소아마비, Hib, 폐구균, 로타, 수두, MMR, A형간염, Tdap, HPV, 일본뇌염, 독감 등의 접종이 있습니다. 대부분 접종을 국가에서 무료로 해주는데 이제 남은 것은 독감접종입니다. 이거 부모들이 무료로 해달라고 아우성치면 금방 해줄 것 같습니다. **임의접종**은 모든 아이들에게 다 맞는 것이 권장되지는 않는 백신으로 장티푸스 백신과 수막구균 백신이 있습니다. 로타 백신은 얼마 전까지 임의접종이어서 돈을 내고 접종했지만, 이제 기본접종으로 바뀌면서 무료가 되었습니다. 장티푸스 백신은 꼭 필요한 사람에게만 접종하는 백신이고, **수막구균 백신은 현재 우리나라에서 허가는 받았지만 우리나라에서는 거의 발생하지 않기 때문에 대한소아과학회에서는 우리나라의 보통 아이들에게 수막구균접종을 권장하지 않고 있습니다.** 수막구균 백신은 수막구균이 많은 나라로 가는 사람이 접종하는 백신이라고 생각하시면 됩니다.

**실수로 한 번 더 맞은 경우 문제가 되나?**

간혹 예방접종을 맞고 얼마 지나지 않아서 소아과를 방문했다가 얼떨결에 얼마 전에 맞은 예방주사를 또 맞는 경우가 드물지만 있습니다. 디프테리아와 파상풍 접종은 7세 이전에 6회를 초과해서 접종하지 않으면 별 문제가 없고, 나머지 접종들은 더 맞는 것이 문제가 되지 않는다는 것이 전문가들의 일반적인 견해입니다.

## 예방접종의 전체적인 개요 설명

- **BCG는 반드시 맞아야 합니다** 간혹 부작용이 겁나서 안 맞히는 부모들이 있는데 BCG는 반드시 접종해야 합니다. **BCG는 일찍 접종할 수록 이상반응이 커질 수 있기 때문에 만 1개월에 B형간염 2차와 같은 날**

• **소아 예방접종표**

| 연령 | 접종 종류 | 비고 |
|---|---|---|
| 출생 직후 | B형간염 | 모체가 B형간염 항체검사(HBsAg) 결과 양성인 경우, 가능하면 12시간 이내에 B형간염 면역 글로불린(HBIG)과 B형간염 백신을 함께 접종(늦어도 1주 이내). B형간염 백신은 이제 0, 1, 6개월 스케줄로만 접종합니다. |
| 0~4주 | BCG | 대어난 병원보다는 가까운 소아과를 이용하십시오. 1개월에 B형간염 2차 접종과 같이 접종하는 것을 저는 더 권장합니다. |
| 1개월 | B형간염 | B형간염은 1차 접종약 종류에 상관없이 호환됩니다. |
| 2개월 | DTaP | 2가 백신보다는 3가 이상의 백신이 효과가 조금 더 좋은데 현재 약이 품절입니다. 같은 약으로 1, 2, 3차 접종해야 하는데 소아청소년과에는 다 비치되어 있습니다. 2, 4, 6, 15~18개월, 4~6세 접종. |
| | 폴리오 | 이제 소아마비는 주사용으로만 접종합니다. |
| | Hib | 2, 4, 6개월 3회 기초접종과 12~15개월 1회 추가 접종합니다. |
| | 폐구균 | 2, 4, 6개월 3회 기초접종과 12~15개월 1회 추가 접종합니다. 같은 약으로 접종해야 합니다. |
| | 로타바이러스 백신 | 두 번 접종하는 1가 백신인 로타릭스와 세 번 접종하는 5가 백신인 로타텍 두 종류의 백신이 있습니다. |
| 4개월 | DTaP, 폴리오, Hib, 폐구균 | DTaP와 폐구균은 1차와 같은 약으로 접종합니다. |
| | 로타바이러스 백신 | 두 종류의 백신이 있는데, 교차 접종은 권장하지 않습니다. |
| 6개월 | DTaP, 폴리오, B형간염, Hib, 폐구균 | 3차 소아마비 접종은 6~18개월에 접종 가능합니다. |
| | 로타바이러스 백신 | 1가 백신인 로타릭스는 2회로 완료가 되었지만, 5가 백신인 로타텍은 6개월에 3차 접종을 해야 합니다. |
| 12~15개월 | MMR, 수두, Hib, 폐구균 | 가능하면 빨리 접종하는 것이 좋습니다. 우리나라는 수두 한 번 접종이 기본이지만,, 4~6세에 두번째를 접종해주는 것을 저는 강력하게 권장합니다. |
| 15~18개월 | DTaP | DPT는 5회 모두를 가능하면 같은 약으로 접종하는 것이 좋습니다. 적어도 1, 2, 3차는 같은 것으로 접종하는 것이 좋습니다. |
| 1~2세 | 일본뇌염 | 사백신은 만 1~2세에 1~2주 간격으로 2회 접종하고, 다음 해에 1회 접종하며, 추가접종은 6세와 12세에 합니다. |
| 4~6세 | DTaP, 폴리오, MMR, (수두) | DTaP 추가접종은 만 7세 이전에 꼭 접종해야 합니다. 수두 추가접종은 필수접종이 아니지만 수두 예방을 위해서 꼭 해야 합니다. |
| 11~12세 | Tdap (약 없으면 Td) | Td보다는 Tdap로 접종하세요. 11~12세부터 매 10년마다 접종. |
| | HPV 백신 (가다실, 서바릭스) | 4가 백신인 가다실과 2가 백신인 서바릭스, 두 종류가 있습니다. 접종 허가 연령은 27세 미만입니다. 4가 백신인 가다실은 남자 아이들도 접종해주는 것이 좋습니다. |

※ 소아청소년과에서는 모든 나이를 만으로 따집니다. 위 표의 나이도 모두 만 나이입니다.

**예방접종 추천 부위**

• **근육주사 시 접종 부위** 12개월 이전의 아기는 다리인 대퇴 전외측에만 접종하고, 3세 미만까지도 다리에 주사하는 것이 기본이지만 어깨 근육이 충분히 발달한 경우는 어깨에 접종 가능합니다. 3세부터는 어깨 근육이 충분히 발달하므로 어깨 근육에 주사합니다.

• **피하주사 시 접종 부위** 12개월 이전에는 대퇴부. 3세 미만에서는 팔의 바깥쪽 부위가 우선이고 대퇴부의 지방층도 이용할 수 있습니다. 36개월 이상은 팔의 바깥쪽 부위가 권장됩니다. 참고로 피하접종하는 대표적인 접종에는 수두 접종과 MMR 접종과 일본뇌염 접종이 있습니다.

• **어떤 경우에도 엉덩이 부위에는 접종하지 않는 것이 원칙입니다.**

**접종하는 것을 저는 더 권장합니다.** 생후 4주가 지났으면 가능한 한 빨리 맞아야 합니다. 의학적으로는 접종한 기록이 확실히 있으면 흉이 있든 없든 상관없이 다시 맞을 필요가 없습니다. BCG 접종은 한 번으로 충분합니다. 무료인 피내용과 7만원 정도 부담하는 경피용이 있는데 효과는 마찬가지로 좋고 흉이 생기느냐 적게 생기느냐 그 차이입니다.

• **B형간염 예방접종약은 다 바꿔 맞힐 수 있습니다** B형간염 접종약은 종류에 상관없이 호환이 가능합니다. 꼭 1차 접종약과 같은 약을 맞히겠다고 이 병원 저 병원 헤맬 필요는 없습니다. B형간염 3차는 6개월은 돼야 접종할 수 있습니다.

• **DTaP는 무조건 맞아야 합니다** DTaP는 2가 백신과 3가 백신인 인판릭스가 있는데 2가 백신보다는 3가 백신이 효과가 더 좋다는 것이 전문가들의 견해입니다. 2017년 현재 인판릭스는 품절이라서 접종할 수 없습니다. 1차부터 3차까지 가능하면 같은 약으로 접종하는 것이 좋습니다. 만 7세가 넘었는데 DTaP 추가접종을 하지 않은 경우 Tdap를 사용해서 접종해야 합니다.

• **소아마비 접종은 이제는 주사로 접종합니다** 이제는 경구용 소아마비 접종약은 나오지 않습니다. 주사로만 접종합니다. 3차 접종이 6~18개월 사이에 접종하므로 뒤로 연기가 가능합니다.

• **Hib성 뇌수막염 예방주사** 필수접종으로 모든 뇌수막염을 예방하는 것은 아니지만 반드시 맞아야 합니다.

• **폐렴구균 백신** 폐구균 접종도 이제는 무료로 접종할 수 있는데 가장 흔하고 위험하고 항생제 내성이 잘 생기는 폐구균을 예방하는 백신입니다. 현재 13가지 균주를 예방하는 프리베나13과 여기에 2가지 균주를 더한 15가지 균주를 예방하는 15가 백신인 박스뉴반스 중 선택할 수 있는데, 어느 것을 사용할지는 소아청소년과 선생님과 상의하십시오. 두 백신은 호환됩니다. 13가 백신인 프리베나를 접종하는 소아청소년과가 대부분입니다. 중이염과 세균성폐

렴 예방에 효과적이므로 꼭 접종하는 것이 좋습니다.

· **홍역은 9개월에 접종하는 것이 폐지되었습니다** 하지만 홍역이 유행할 때는 생후 6개월부터 접종하는데, 이때는 돌이 지나서 MMR로 다시 접종을 해야 합니다.

· **MMR은 안심하고 접종하셔도 됩니다** 예전에 MMR 접종이 자폐를 일으킨다는 논란이 있었지만, 이 문제를 제기한 사람이 논문의 데이터를 조작한 것이 밝혀져 이제는 근거 없다는 것으로 결론이 났습니다. 인터넷에 아직도 MMR과 자폐증의 연관성을 주장하는 글들이 있는데 잘못된 이야기들입니다. 돌에 접종하고 네 돌에 한 번 더 접종하여 2회 접종하는 것입니다. MMR 접종을 한 번 한 경우 10명 중에 1명 꼴은 효과가 없기 때문에 4~6세쯤에 홍역·볼거리·풍진 혼합백신으로 한 번 더 접종해야 합니다. 4~6세에 MMR 추가접종 기록은 초등학교 입학 시 제출해야 합니다. 4~6세가 아니더라도 1차 접종 후 1개월 이상의 간격을 두고 2차 접종을 한 경우 유효한 것으로 판정합니다. 이런 경우는 4세 이전에 맞은 두 번째 접종 기록을 제출하면 됩니다.

· **뇌염 접종은 꼭 맞아야 합니다** 1~2세부터 접종을 하는데 새로 나온 베로셀로 만든 사백신이 주로 접종됩니다. 1~4주 간격으로 2회 접종하고, 1년 후에 한 번 더 접종하고, 6세와 12세에 추가접종을 합니다. 약독화생백신은 자주 품절되므로 이 점 고려해얄 겁니다. 봄과 여름에만 접종하던 것이 1년 내내 아무 때나 접종하는 것으로 바뀌었습니다.

· **로타 장염 백신도 접종하십시오** 로타 장염 백신은 로타바이러스에서 생기는 장염을 예방하는 백신인데, 입으로 먹는 백신입니다. 두 종류의 백신이 시판 중인데 2, 4, 6개월 세 번 접종하는 5가 백신과 2, 4개월 두 번 접종하는 1가 백신이 있습니다. 일장일단이 있기 때문에 어느 것을 접종할 것인가에 대해서는 소아청소년과 의사 선생님과 상의하시기 바랍니다.

**• •**
**‿**

**접종하려면 꼭 태어난 병원에 가야 하나?**

간혹 아기의 예방접종을 하러 출산한 종합병원이나 산부인과까지 힘들게 가는 엄마들이 있는데, 이는 별로 좋은 방법이 아닙니다. 대개 아기는 친정 근처에서 낳기 때문에 아기가 태어난 곳과 사는 집이 멀리 떨어져 있는 경우가 많습니다. 예방접종을 하기 위해 어린 아기를 데리고 힘들게 먼 곳으로 다시 찾아갈 이유는 없습니다. 예방접종은 가까운 동네 소아청소년과에 가서 접종하는 것이 가장 좋으며, 아기의 건강 상태나 육아에 대해서도 가까운 소아청소년과 한 곳을 단골로 만들어 지속적으로 점검받는 것이 중요합니다.

• **수두는 돌부터 접종합니다** 수두는 전염력이 아주 강한 질병이고 일부에서는 심각한 합병증을 일으킬 수 있기 때문에 꼭 접종해야 합니다. 4~6세에 한 번 더 접종하는 것을 저는 권장합니다. 유치원에서 수두가 돌면 1회 접종한 아이들은 두 번째 수두접종을 하는 것이 좋습니다.

• **A형간염 백신** A형간염 접종은 1~2세 사이에 모든 아이들이 접종하는 것을 권장합니다. A형간염은 어릴 때 걸리면 별문제가 없지만, 나이 들어서 걸리면 위험할 수 있습니다. 가난하고 위생이 불결하던 시절에는 어릴 때 A형간염에 다 걸렸지만, 요즘 대부분의 어른들은 어렸을 때 A형간염에 걸리지 않아 면역성이 없기에 최근에 어른들이 A형간염에 걸리는 경우가 너무나 많습니다. 어른 A형간염 정말 무섭습니다. 작년 한 해에만도 수천 명의 A형간염 환자가 발생했기 때문에 45세 이하의 부모들은 A형간염에 걸리지 않은 경우 모두 접종하는 것을 권장합니다.

• **독감은 접종하기를 권합니다** 건강한 아이들도 접종하는 것이 좋습니다. 저와 제 아이들도 해마다 접종합니다. 만 6개월부터 해마다 독감이 돌기 전인 9~12월에 접종을 합니다. 독감접종은 현재 아이들에게 반드시 접종하는 백신으로 분류되어 있습니다. 2010년부터 모든 독감 접종 약에는 신종플루 약이 포함되어 있습니다.

• **장티푸스 예방접종** 장티푸스는 장티푸스가 도는 외국에 나가거나 장티푸스에 걸릴 위험성이 있는 경우만 접종합니다.

• **수막구균 예방접종** 수막구균에 걸리면 정말 위험하고 후유증도 많이 남습니다. 그런데 우리나라에는 수막구균 병 자체가 거의 없습니다. 우리나라에 사는 아이들에게는 접종하는 것이 권장되지 않고 있습니다. 아이들에게 접종해도 효과는 3년밖에 가지 않습니다. 수막구균 접종은 수막구균이 많이 발생하는 나라에 갈 때 접종하고 가는 여행자 백신입니다.

• **콜레라 백신** 시중에는 약이 없습니다.

## 예방접종 전 주의사항

• 접종은 가능하면 오전이 좋지만, 시간이 없으면 오후에 접종해도 됩니다.

• 아침에 아기의 체온도 한번쯤 미리 재서 열이 없는 것을 확인하세요.

• 목욕은 전날 미리 시키고, 깨끗한 옷을 입혀서 데려가세요.

• 예방접종 맞히지 않을 아이는 가능하면 데려가지 마세요.

• 엄마가 직접 데리고 가는 것이 좋으며, 만약 다른 사람이 데려갈 때는 아기의 현재 상태와 이번에 접종할 것이 무엇이며, 몇 차 접종인지를 적어서 보내십시오. 잘못해서 다른 것을 맞히는 수도 있으니까요.

• 예방접종은 며칠 늦어도 괜찮습니다. 날씨가 나쁘면 며칠 연기하십시오.

## 예방접종 후 주의사항

**• 접종 후 접종 부위는 잠시 눌러주는 것으로 충분해** 예전에는 접종 부위를 5분씩, 10분씩 문질러주어야 멍울이 적게 생긴다고 믿었는데, 그런 것은 아닙니다. 접종 후 접종 부위는 잠시 눌러주는 것으로 충분합니다. 문질러주는 것은 더 이상 권장되지 않습니다.

**• 접종 후 15~20분 정도 대기실에서 상태를 관찰해야** 예방접종 후 바로 문제가 되는 경우는 별로 없습니다. 그래도 접종 후 15~20분 정도는 병원 대기실에서 아이의 상태를 관찰하는 것이 좋습니다. 집에 가서도 3시간쯤은 주의 깊게 관찰해야 합니다. 청소년과 어른의 경우는 접종 후 간혹 어지러워하는 경우가 있으므로 반드시 접종 후 15~20분 정도는 대기실에 있다가 가야 합니다.

**소아과 의사의 한마디!**

예방접종을 하고 난 후에는 접종의 종류와 다음번에 갈 날짜를 반드시 핸드폰이나 달력에 기록해두어야 합니다. 지금은 다 알 것 같지만 조금만 지나면 깡그리 다 잊어버리기 십상입니다. 달력 위에다 다음번에 갈 날짜에 동그라미를 치고 맞을 접종의 이름을 적어두면 좋습니다. 접종카드는 디카로 수시로 찍어 보관하는 것이 좋습니다.

**DPT 접종 후 열이 날 때 해열제 사용법!**

DPT 접종 후 열이 많이 나거나 국소적인 이상반응이 심한 경우는 아세트아미노펜 성분의 해열제를 사용할 수 있는데, 가장 잘 알려진 약이 타이레놀입니다. 접종 후 열이 날 때는 타이레놀을 사용하는 것을 저는 권장합니다. 한번에 몸무게 1kg당 10~15mg을 4시간마다 사용하는데, 하루 5회를 초과해서는 안됩니다. 참고로 몸무게가 5kg인 아기는 타이레놀 시럽을 1회 1.5~2.3cc 먹이고, 10kg인 아기는 3~4cc 먹입니다(단 100cc당 아세트아미노펜이 3.2g인 타이레놀 시럽의 경우). 이 약은 해열 효과뿐 아니라 진통 효과도 있어서 DPT 접종 후 열나고 보챌 때 사용해도 효과를 볼 수 있습니다. 타이레놀은 약국에서 처방전 없이 살 수 있으며, 아기를 키울 때는 개봉하지 않은 타이레놀 시럽 한 병 정도는 상비약으로 갖고 있는 것이 좋습니다.

YouTube
예방접종 전
주의사항

YouTube
예방접종 후
주의사항

예방접종 후
부은 모습

YouTube
예방접종 후
열이 날 때

YouTube
예방접종 후
문지르기?

YouTube
예방접종 후
목욕하기

**• 당일과 다음날은 너무 놀게 하지 말고, 목욕에 너무 연연하지 마세요** 접종 부위에 물이 묻는 것은 괜찮습니다. 접종 후 1시간이 지나면 간단한 목욕을 할 수 있습니다.

**• 접종 부위가 붓더라도 심하지 않으면 걱정 마십시오** 접종 후 접종 부위가 붓는 것은 흔한 증상입니다. 접종 부위가 많이 붓거나 많이 아프다고 하면 찬물 찜질을 하거나 타이레놀을 먹일 수 있습니다.

**• 접종 뒤 열이 나거나 경련을 하면 바로 소아과 의사에게 보여야** 접종 때문에 열이 날 수도 있지만 감기 때문에 그럴 수도 있습니다. 접종한 뒤 밤에 갑자기 열이 나면 해열제를 먹이고, 아침이 되면 바로 병원으로 가십시오. 열이 아주 심한 경우에는 한밤중이라도 응급실로 가야 합니다. 물론 낮에 열이 나면 해열제를 먹이지 말고 바로 소아과로 가십시오. DPT 접종을 하면 하루 안에 열이 날 수 있는데, 그 열은 보통 하루 이상 지속되는 경우가 별로 없습니다. 홍역 접종 후에는 7~12일 후에 열이 날 수도 있습니다.

## 육아수첩을 잘 보관하십시오

**• 제대로 된 육아수첩을 사용합시다** 산부인과에서 받은 육아수첩 중에는 내용이 잘못된 것들이 제법 있습니다. 가능하면 소아과학회에서 만든 육아수첩을 이용하십시오. 이 수첩에는 아기를 키울 때 필요한 여러 가지 정보들이 들어 있습니다.

**• 육아수첩은 하나로 평생을 사용하는 것입니다** 간혹 이사를 한다든지 해서 다니던 소아과를 옮기게 되면 육아수첩을 바꾸어 달라고 하는 엄마들이 있습니다. 하지만 소아과를 바꾼다고 육아수첩을 바꾸면 안됩니다. 예방접종 기록은 소중한 기록입니다. 그리고 접종한 사람의 사인과 날짜 기록이 필수적으로 있어야 하므로 수첩을 바꾸지 마세요.

**• 육아수첩은 평생 보관해야 합니다** 처음에는 기록도 열심히 하고 접종 날짜가 하루만 지나도 전화를 걸어 괜찮겠냐고 근심스레 문의하던 엄마들께서 아기가 커가면서 슬슬 예방접종에 대해서 관심을 덜 쏟게 됩니다. 아기의 예방접종은 어릴 때로 끝나는 것이 아닙니다. 예방접종 카드는 원칙적으로 평생을 보관해야 하는 것입니다. 나중에 유학을 갈 때 이 접종기록이 없으면 입학을 할 수 없는 경우가 생길 수 있으므로 접종기록은 반드시 잘 보관해야 합니다. 참고로 우리나라에서도 이제 초등학교 입학 시에 MMR 등 예방접종기록을 꼭 제출해야 하고 2017년부터는 중학교 들어갈 때도 접종기록을 제출하게 할 예정입니다.

# 예방접종에 대해 흔히 하는 오해들

## 감기에 걸렸는데 예방접종 해도 되나요?

예방접종은 감기에 걸려도 접종할 수 있는 경우가 많습니다. 그러나 이 판단은 의사가 진찰을 해야만 알 수 있습니다. 대체로 열이 없는 가벼운 감기의 경우는 예방접종을 하는 데 별문제가 없습니다. 하지만 가벼운 감기라도 아이의 상태에 따라서 접종할 수 없는 경우가 있기 때문에 감기에 걸렸을 때는 반드시 소아청소년과 의사에게 알려주어야 합니다. 그밖에 항생제를 사용 중이거나, 모유를 먹인다거나, 비특이성 알레르기가 있다거나, 열성 경련이나 예방접종 부작용의 가족력이 있다거나, 정지성 중추신경 질환이 있을 때는 예방접종을 하는 게 아니라고 잘못 알고 있는 분들도 있습니다만, 위의 경우는 예방접종의 금기가 아닌 경우가 많으므로 의사의 판단하에 접종을 하게 됩니다.

YouTube
동시접종
해도 될까요?

## 제 날짜에 접종 못 했는데 어떡하죠?

**접종할 때 나이는 만으로!!**
예방접종뿐만 아니라 소아과에서 말하는 모든 나이는 아기가 태어난 날을 기준으로 해서 만으로 따집니다. 2개월에 접종하라는 말은 생후 60일이 되었을 때 접종하라는 말입니다. 간혹 생후 1개월이 약간 지난 아이를 데리고 소아과에 급히 와서 DPT를 빼먹었다고 걱정하는 엄마들이 있습니다. 2개월이 시작될 때 DPT를 접종해야 하는 것으로 오인한 것이지요. 병원에서 사용하는 나이는 전부 만으로 따집니다. 집에서 부르는 나이를 사용하지 않습니다. 그리고 소아과에 접종하러 갈 때는 반드시 육아수첩을 가지고 가서 다음에 올 날짜를 꼭 적어 달라고 하십시오.

• **접종 날짜가 약간 달라도 상관없습니다** 간혹 눈보라가 치는 궂은 날씨에도 아기에게 예방접종을 맞히러 오는 분들이 있습니다. 특히 첫아기일 때는 무슨 일이 있어도 육아수첩에 적힌 날짜에 예방접종을 맞혀야만 하는 줄로 아는 엄마들이 많습니다. 그러나 아기들의 예방접종은 제때 하기가 힘듭니다. 예방접종을 하는 나이가 바로 감기에 잘 걸리는 나이이고, 또 감기에 걸리면 오래 가는 나이이기 때문입니다. 예방접종이 며칠 늦었다고 해서 큰일이 나는 것은 아닙니다. 엄마 혼자서 아기를 데리고 오기 힘들면 하루이틀 늦춰서 아빠와 함께 오셔도 좋습니다. 비나 눈이 오는데 오늘 꼭 접종할 필요는 없습니다. BCG는 좀 늦춰서 1개월에 B형간염 2차와 같이 맞는 것이 이상반응을 줄이는 데 도움이 되기도 합니다.

• **접종이 늦었다고 처음부터 다시 접종하는 건 아닙니다** DPT는 아무리 늦어도 처음부터 다시 접종하지 않고 이어서 접종합니다. 제때 접종하는 것은 면역성을 빨리 만들어줘서 질병을 조기에 예방하기 위함입니다. 늦어도 항체 생성에는 상관없습니다. 수두 같은 것도 반드시 만 12개월에 접종해야만 하는 것은 아닙니다. 12~15개월에 맞는 홍역·볼거리·풍진 예방접종을 16개월인데 맞혀도 될까요? 그럼요. 쉽게 말하면 홍역·볼거리·풍진에 걸리기 전에만 접종하면 됩니다. 하지만 특별한 이유가 없다면 가능하면 빨리 접종하는 것이 가장 좋습니다.

• **접종 시기를 놓쳤다면 빠른 시일에 소아과 의사와 상의하십시오** 아기가 아직 병에 걸리지 않고 멀쩡하면 예방접종을 좀 늦게 한다고 해서 문제가 될 것은 없지만, 그렇다고 특별한 이유 없이 연기해서는 안됩니다. 일부 예방접종은 너무 늦어지면 접종의 방법이 달라지기도 하니, 늦었어도 가능하면 빠른 시일 내에 소아청소년과 의사와 상의를 해서 접종할 생각을 해야 합니다.

## 미숙아는 예방접종을 늦춰야 하나요?

**여름에는 접종을 안 하는 게 좋다면서요?**
간혹 여름에는 DPT와 BCG와 소아마비 접종을 해서는 안된다고 이야기를 하는 엄마들이 있습니다. 하지만 예방접종은 계절을 가리면서 하는 게 아닙니다. 여름이라고 예방접종을 못 할 이유는 없습니다.

간혹 아기가 미숙아인 경우 예방접종을 어떻게 해야 하는지 궁금해하는 엄마들이 있습니다. 아기가 9개월 만에 태어났을 때 다른 아기들보다 1개월 늦추어서 접종을 해야 하는지, 아니면 태어난 날을 기준으로 접종을 해야 하는지 고민이 이만저만 아닙니다. 정답은 이렇습니다. 특별한 경우가 아니라면 미숙아라도 태어난 날을 기준으로 예방접종을 합니다. 예를 들어 생후 2개월에 접종하게 되어 있는 DPT 예방접종을 9개월 만에 태어난 아기라고 해서 생후 3개월에 접종하는 것은 아니라는 것입니다.

몸무게가 적다고 접종을 하지 않거나 연기하는 것은 아닙니다. 간혹 몸무게가 5kg이 안된다고 DPT 접종을 못하면 어떻게 하냐고 문의하는 분이 있는데, 그런 조항은 없습니다. 특수한 경우에는 소아청소년과 의사가 미리 알려드릴 것입니다. 만일 아기가 심한 미숙아라면 어차피 소아청소년과 의사의 지속적인 진료를 필요로 할 것이고, 신생아 전문가가 접종에 대해 미리 언급을 했을 것입니다.

특별한 이야기가 없으면 태어난 날을 기준으로 해서 예방접종을 합니다. 다만 다음의 두 가지 예외 조항이 있습니다. 첫째, 미숙아가 태어난 지 2개월이 되었는데도 신생아실에서 다른 아기들이랑 같이 입원해 있는 경우에도 상태가 안정되면 소아과 의사의 판단 하에 예방접종을 하기도 합니다. 둘째, 출생 체중 1kg 이하의 아기들은 B형간염 접종 후 항체 생성률이 떨어지고, 2kg 미만의 아기들도 항체의 생성률이 떨어지는 경우가 많은 것으로 알려져 있습니다. 이런 이유로 2kg 이하의 미숙아의 경우 엄마가 보균자가 아니라면 출생 직후 B형간염 접종을 하지 않습니다. 이 경우 아기가 2kg이 넘으면 퇴원 시에 접종을 하는 것이 좋습니다. 하지만 퇴원 시에 2kg이 되지 않았더라도 만 1개월이 되었으면 다른 접종과 같이 시행하면 됩니다. 만일 2kg이 안되는 미숙아가 1개월 이전에 퇴

원할 경우도 몸무게가 잘 늘고 의학적인 문제가 없다면 B형간염을 접종할 수 있습니다. 만일 엄마가 간염 보유자인 경우는 아기의 몸무게가 2kg 이하라도 출생 12시간 이내에 B형간염 면역 글로불린(HBIG)을 주사하고 동시에 B형간염 예방접종을 해야 합니다. 이때는 나중에 세 번을 다시 맞아야 합니다. **만일 태어났을 때의 몸무게가 2kg 미만인 아기가 B형간염을 출생 직후에 맞았다면 이 접종을 무시하고 세 번을 다시 접종을 해야 합니다.**

YouTube
0~1개월
신생아 접종

YouTube
1개월
동시접종이 좋음

# 몇 살 때 어떤 접종을 맞혀야 하나?

접종은 가능하면 가까운 동네소아청소년과의원에서 맞도록 하십시오. 접종할 때 몸무게 상담과 육아에 대해서 궁금한 것은 반드시 소아청소년과 의사와 상의를 하시기 바랍니다. 그리고 여러 개의 접종이 겹칠 때는 한꺼번에 접종하는 것이 권장됩니다. 따로 접종하는 것이 아가들에게 더 큰 스트레스를 주게 됩니다.

## 4주 이내에 접종하는 것들

• **B형간염 예방접종**을 출생 직후에 합니다. 만일 엄마가 B형간염 보유자라면 헤파빅이라는 면역 주사와 같이 접종을 합니다. B형간염 접종약은 모두 호환됩니다.

• **BCG 접종**을 4주 이내에 합니다. 그런데 일찍 접종할수록 이상반응이 커질 수 있으므로 1개월에 B형간염 2차와 같이 접종하는 것을 저는 더 권장합니다. 소아청소년과에 가면 흉이 조금 적게 생기는 경피용 BCG로 접종할 수 있는데 7만원 정도의 비용이 듭니다. 피내용 접종은 무료접종인데 흉터가 조금 더 크게 남을 수 있습니다. 두 접종 다 효과는 마찬가지로 좋습니다.

**경피용 BCG와 피내용 BCG**

경피용 BCG와 피내용 BCG는 효과가 마찬가지로 좋습니다.
경피용 BCG가 이상반응이 많다고 하지만, 실제로 피내용 BCG가 이상반응이 훨씬 더 많습니다.
경피용 BCG가 제대로 접종하기 힘들다는 말을 하는데, 실제로는 피내용 BCG가 제대로 접종하기 훨씬 더 힘듭니다.
경피용 BCG와 피내용 BCG 선택의 포인트는 비용이 드느냐 무료냐, 흉이 작게 생기느냐 크게 생기느냐, 이 두 가지입니다. 돈이 들더라도 흉이 적게 생기는 것을 바라면 경피용 BCG 접종을 고려하시면 됩니다.

## 만 1개월에 접종하는 것

• 아기가 잘 자라고 있는가를 확인하기 위해서라도 가까운 소아청소년과에서 접종하는 것이 좋습니다. 차에 탈 때는 카시트를 꼭 사용해야 합니다.

• 몸무게 상담과 수면 상담이 이 시기에 제일 중요한 상담이 됩니다. 아가 옆에서 어른들이 대화를 많이 하는 것이 아가를 똑똑하게 키우는 지름길입니다.

• **B형간염 2차 접종** B형간염 접종약은 종류에 상관없이 호환 가능합니다. 2차 접종이 1~2주 늦는다고 해서 문제가 되지는 않습니다.

## 만 2개월에 접종하는 것들

YouTube
2개월 접종

• 수면교육은 부모가 확신을 가지고 밀어붙여야 합니다. 아가 옆에서 어른들이 대화를 많이 해야 우리말을 제대로 배울 수 있습니다.

• **DPT와 소아마비와 뇌수막염과 폐구균 그리고 로타 1차 예방접종**을 합니다. 주사로 접종하는 네 개의 백신과 먹는 로타 백신은 무료로 접종할 수 있습니다. **일부에서 접종하고 있는 수막구균 백신은 대한소아과학회에서 우리나라에 사는 아가들에게 접종하는 것을 권장하지 않는 백신입니다.**

**우리나라에서는 보통 아이들에게 수막구균 예방접종은 권장하지 않습니다.**

• **DPT 백신** DPT는 디프테리아, 백일해, 파상풍을 예방하는 접종으로 제일 중요한 접종입니다. DPT는 2가 백신과 3가 백신인 인판릭스가 있는데 3가 백신이 쪼금 더 효과가 좋다는 의견도 있습니다. DPT와 소아마비가 한 주사기에 들어 있는 콤보 백신도 있습니다. 5가 백신인 펜탁심과 인판릭스가 있습니다. 둘 중에 하나 선택하시면 되는데, 부작용 줄인다고 DPT와 소아마비를 따로 접종하는 것은 권장하지 않습니다.

**동시접종을 권합니다!!**

모든 접종을 한꺼번에 맞는 것을 권장합니다. 네 가지를 동시에 접종한다고 이상반응이 더 잘 생기지 않고 더 크게 생기지도 않고 효과가 떨어지는 것은 아닙니다. 따로 맞으면 두 번 이상반응이 생길 수 있고 아픈 기억이 두 번 생기게 되고 접종을 빼먹을 수도 있고 병원을 한 번 더 방문하게 되어 질병에 노출될 위험성도 더 커지는 등의 문제가 더 생길 수 있습니다. 아가를 기준으로 생각한다면 당연히 동시접종이 더 낫습니다. 때문에 선진국에서는 반드시 동시에 접종하게 하는 경우가 대부분입니다. 우리나라도 대한소아과학회와 국가지침상 동시접종을 권고하고 있습니다. 부모가 나는 꼭 따로 맞추겠다면 할 수 없는 것이지만 아가에게는 동시접종이 더 스트레스가 적고 더 낫다는 것이 접종 전문가들의 공통적인 견해이고 저 역시 모든 아가들에게 동시접종을 권유하고 대부분 동시접종을 하고 있습니다.

YouTube

4개월 접종

• **소아마비 백신** 현재 우리나라에 병이 없지만 무조건 맞아야 합니다.

• **뇌수막염 백신** 맞아야 합니다.

• **폐구균 백신** 필수예방접종으로 바뀌어 무료접종 할 수 있습니다. 폐구균 접종은 13가지 균주를 예방하는 13가 백신인 프리베나13과 15가지 균주를 예방하는 15가 백신인 박스뉴반스가 있는데, 어느 것을 사용할지 소아청소년과 의사와 상의하시기 바랍니다.

• **로타 백신** 먹는 약인데 로타장염을 예방합니다. 로타 백신은 2, 4, 6개월 세 번 먹는 5가 백신인 '로타텍'이 있고, 두 번 먹는 1가 백신인 '로타릭스'가 있습니다. 두 백신의 효과가 거의 마찬가지기 때문에 접종하는 비율도 거의 반반입니다. 어느 것으로 접종하든 효과는 다 좋습니다. 이제 로타 백신도 필수접종으로 바뀌어서 아기 키우는 엄마들의 부담이 확 줄어들었습니다. 로타 백신은 먹다가 흘리거나 먹고 난 후 어지간히 많이 토해도 효과에는 문제가 없습니다.

## 만 4개월에 접종하는 것들

• **언어 노출, 정말 신경 써야 합니다.** 하루에 6시간 이상 대화를 들려주는 것이 모국어 교육의 최소 시간이랍니다. 그리고 **아가 옆에서 다른 사람을 만나는 것을 가능하면 매일 보여주세요. 그래야 다른 사람 대하는 법을 배우고 마음을 읽는 법을 배울 수 있답니다.** 이유식과 밤중 수유 중단에 대해서 소아청소년과 선생님과 상의하십시오.

• 2개월 접종과 같은 접종을 하게 됩니다. **DPT와 소아마비와 뇌수막염과 폐구균 그리고 로타 2차 예방접종**을 합니다.

• **DPT 백신** DPT는 5차까지 모두 같은 약을 사용하는 것이 제일 좋은데 적어도 3차까지는 같은 약을 사용하는 것이 원칙입니다.

만일 같은 약이 없는 경우에는 다른 약으로 접종할 수도 있습니다. 현재 국가에서 모든 아가에 대한 접종 정보를 인터넷으로 소아청소년과에 제공하므로 부모들은 이 점을 고민할 필요가 없습니다.

• **소아마비 2차접종** 종류에 상관없이 호환됩니다.

• **뇌수막염 2차접종** Hib 접종은 종류와 상관없이 호환이 됩니다.

• **폐구균 2차접종** 폐구균 접종은 13가 백신과 15가 백신은 상호 호환 가능합니다.

• **로타 백신** 1차와 같은 것으로 맞는 것이 원칙입니다. 로타릭스는 2회로 끝이고 로타텍은 3회 접종을 하게 됩니다.

## 만 6개월에 접종하는 것들

YouTube
6개월 접종

• 언어 노출을 늘리고 아가와 같이 이웃사람들 많이 만나는 것이 좋습니다. 밤중에 안 먹고 푹 자는 것이 좋은데 밤에 깼을 때 아파서 깬 것이 아니라면 반응을 줄일수록 아가들은 잠을 더 잘 잡니다. 이유식을 하고 있어야 하고 고기는 매일 주는 것이 좋습니다.

• 4개월 접종과 같은 접종을 하고 B형간염 3차접종을 하게 됩니다. **DPT와 소아마비와 뇌수막염과 폐구균과 B형간염 3차접종**을 합니다. 그리고 **로타텍으로 접종한 경우 3차 예방접종**을 합니다.

• **DPT와 소아마비 3차 예방접종**을 합니다. 단 소아마비 3차는 6~18개월 사이에 아무 때나 접종하면 됩니다. DPT는 1차와 같은 것으로 접종합니다.

• **B형간염 3차접종**은 만 6개월에 3차 DPT 접종과 함께 해주면 됩니다. 모든 B형간염 백신은 호환이 됩니다.

• **Hib 뇌수막염과 폐구균 3차접종**을 할 수가 있습니다. 만일 한 번도 접종을 안 했다면 지금이라도 접종해주십시오. 폐구균 접종은 늦게 맞으면 면역이 제대로 생기기 전에 폐구균에 노출이 될 수도 있

고, 그럼 접종의 효과가 현저히 떨어지게 되기도 합니다.

• **독감 예방접종**은 만 6개월부터 할 수 있습니다. 만일 가을 겨울에 아기가 만 6개월이 되었다면 소아청소년과에서 접종해주십시오. 엄마, 아빠, 할머니, 할아버지 모두 다 접종하는 것이 좋습니다.

## 만 9개월에 접종하는 것들

• 이유식은 한자리에 앉아서 먹고 이유식 3번, 간식은 2번을 먹이세요. 안 먹고 밤새 자게 가르치면 좋습니다. 이제는 버릇을 가르쳐야 합니다.

• **간염 항체 검사** 엄마가 B형간염 보유자인 경우는 반드시 검사해야 합니다. 9~15개월 사이에 검사를 합니다. 항체가 생기지 않은 경우는 다시 접종해야 합니다. B형간염은 3차에 걸쳐 예방접종을 해도 항체가 안 생기는 경우가 제법 있으므로 3차접종 후 3개월이 지나면 필요한 경우 항체 검사를 하기도 합니다.



## 만 12~15개월에 접종하는 것들

• 수유는 하루 400~500cc로 줄이고 밤새 안 먹고 잘 자야 하고 버릇은 확실하게 가르쳐야 하고 한자리에 앉아서 스스로 먹는 연습을 하고 있어야 합니다. 친구랑 매일 노는 것이 인간관계 형성에 매우 중요합니다.

• 돌이 되면 **수두와 MMR과 뇌수막염 4차, 폐구균 4차, 일본뇌염, A형간염**을 접종하게 됩니다. 가능하면 동시접종을 하는 것이 좋은데 일본뇌염 사백신을 1~4주 간격을 두고 2회 접종하므로 이때에 맞혀 2회에 걸쳐서 접종을 완료할 수 있습니다.

YouTube
12개월 접종

**· 수두 예방접종** 돌이 되면 가능하면 빨리 맞는 것이 좋습니다. 우리나라는 한 번만 접종하는 것이 권고되지만 4세에 한 번 더 접종하는 것이 더 좋습니다. 미국은 2회 접종이 기본접종입니다. 수두가 돌더라도 돌 전에 수두를 미리 접종하는 것은 권장하지 않습니다. 만일 유아원에서 수두가 돈다면 그 유아원에 다니는 유아는 수두 첫 번째 접종 후 3개월 이상이 지났다면 한 번 더 수두를 접종해줘야 제대로 예방됩니다.

**· MMR**(홍역·볼거리·풍진 혼합백신) 만 12~15개월 사이에 1차접종합니다. 그리고 4~6세에 추가접종을 합니다. 2001년 봄, 대규모 MMR 단체접종 이후 홍역은 많이 줄었지만 제대로 접종하지 않으면 언제라도 홍역은 다시 유행할 수 있습니다. 반드시 접종해야 합니다.

· 수두와 MMR은 같은 날 접종하거나, 따로 맞는 경우는 반드시 4주 이상의 간격을 두고 접종해야 합니다.

**· Hib 뇌수막염과 폐구균** 12개월 이후 추가접종을 해줘야 효과가 오래갑니다. Hib 접종은 종류와 상관없이 호환되고 폐구균 접종은 13가와 15가는 호환 가능합니다.

**· A형간염**은 1~2세 사이에 1차접종을 시작하면 됩니다. 6~12개월 뒤에 2차접종을 하면 완료됩니다.

**· 일본뇌염 사백신** 1~2세 사이에 1~4주 간격으로 2회 접종하고, 1년 후 다시 접종하며, 6세와 12세에 추가로 접종해서 총 5회 접종합니다. 일본뇌염 생백신은 1세, 2세 두 번 접종으로 완료되고 6세 추가접종이 없어져 총 2회 접종입니다. 일본뇌염 생백신은 다른 생백신과 동시접종이 가능하다고는 하지만, 4주 이상 간격을 두는 것을 권장합니다. 저는 베로셀로 만든 새로 나온 사백신으로 접종하는 것을 권장합니다.

YouTube
15~18개월 접종

## 만 15~18개월에 접종하는 것들

• **만 15~18개월 사이에 DPT 1차 추가접종**을 합니다. **DPT 4차**도 가능하면 같은 약으로 맞는 것이 좋습니다. 테트락심으로 접종한 아이들은 4차에 같은 약이 없으므로 DPT를 아무것으로나 접종해도 됩니다. **소아마비 3차**는 6~18개월에 접종하게 됩니다.

YouTube
24개월 접종

## 만 2세에 접종하는 것들

• 해마다 가을에는 독감 접종을 하는 것이 좋습니다. 일본뇌염 세 번째 접종과 A형간염 2차가 있습니다.

• **뇌수막염, 폐구균 접종** 등 접종이 빠진 아이들은 지금이라도 접종을 해야 합니다. 어린이집을 다니기 전에 모든 접종을 제대로 해줘야 아이의 건강을 지킬 수 있답니다.

## 만 4~6세 사이에 접종하는 것들

• **DPT와 소아마비 2차 추가접종**을 합니다. 만 4세가 되면 바로 접종하는 것이 제일 좋습니다. 좀더 지나면 잊기 쉽습니다.

• **MMR 추가접종**도 반드시 해야 합니다. 홍역·볼거리·풍진 접종을 1회만 접종했던 아이들이 커서 자꾸 이런 병들에 걸리기 때문입니다. **아직 수두에 걸리지 않았다면 수두도 한 번 더 접종해주는 것을 강력하게 권장합니다. 한 번 맞으면 80% 정도 예방되고 2번을 맞아야 98% 이상 예방됩니다.**

• 6세에 **일본뇌염 사백신의 추가접종**이 있습니다.

• 빠진 접종은 지금이라도 꼭 챙겨서 맞혀야 합니다.

# 예방접종, 바로 알고 제대로 맞기

지금부터는 각각의 예방접종에 대해 구체적으로 살펴보기로 하겠습니다. 예방접종은 부작용을 감수하고라도 반드시 맞아야 합니다. 접종을 할 때는 궁금한 것을 적어 소아과 의사에게 물어보십시오.

## BCG 예방접종

• '결핵을 예방합니다'라고 말하고 싶지만 실제로는 결핵에 걸렸을 때 온몸으로 퍼져서 위험해지는 것을 막아주는 효과가 주된 백신입니다. 우리나라에서는 무조건 맞아야 합니다.

• **백신 종류** 피내용 BCG와 경피용 BCG 두 종류가 있습니다. 두 백신의 효과는 마찬가지로 좋습니다.

• **접종 대상과 시기** 4주 이내 모든 신생아.
만 3개월 미만에서는 투베르쿨린 검사 없이 접종합니다.
만 5세부터는 접종하지 않습니다.

• **접종 일정** 1회 접종.

• **접종 용량** 피내 접종은 1세 미만은 0.05cc, 1세부터는 0.1cc 접종하며, 경피용은 2번 도장을 찍습니다.

• **접종 부위** 피내용은 피내로 접종, 경피용은 도장으로 투여.

• **특이사항**
  - 결핵을 예방하는 접종이라기보다는 결핵이 뇌나 콩팥 등등 전신의 위험한 곳으로 번지는 것을 막아주는 효과를 기대하는 접종입니다.
  - 접종 후 3주가 지나면 곪아서 반흔이 남습니다.
  - 우리나라는 반흔이 적게 남는 경피용을 더 많이 접종합니다.

**미국에서는 BCG 접종을 안 한다던데요?**

미국에서는 BCG 접종을 하지 않습니다. 결핵이 거의 없어졌기 때문입니다. 그러나 미국도 결핵이 많던 지난날에는 BCG 접종을 했습니다. 우리나라에는 결핵 환자가 너무 많기 때문에 반드시 접종해야 합니다. 혹시 미국에서 아기를 키우다 오신 분들은 확인해보시고, BCG 접종을 하지 않았다면 반드시 해야 합니다. 단 만 5세가 되면 BCG 접종의 효과가 별로 없기 때문에 더 이상 접종하지 않습니다.

**경피용 BCG와 피내용 BCG**

최근에 도장처럼 찍는 경피용 BCG가 효과가 적고 이상반응이 많고 제대로 접종하기 힘든 것처럼 언론에 보도되어서 경피용 BCG 맞기를 겁내는 부모들이 많이 생겼습니다. 그런데 이 내용은 사실이 아닙니다.

경피용 BCG와 피내용 BCG는 효과가 마찬가지로 좋습니다.

경피용 BCG가 이상반응이 많다고 하지만, 실제로 피내용 BCG가 이상반응이 훨씬 더 많습니다.

경피용 BCG가 제대로 접종하기 힘들다는 말을 하는데 이는 전혀 잘못된 오해입니다. 실제로는 피내용 BCG가 제대로 접종하기 훨씬 더 힘듭니다.

경피용 BCG와 피내용 BCG 선택의 포인트는 비용이 드느냐 무료냐, 흉이 작게 생기느냐 크게 생기느냐, 이 두 가지입니다. 돈이 들더라도 흉이 적게 생기는 것을 바라면 경피용 BCG 접종을 고려하시면 됩니다.

YouTube

경피용 BCG와
피내용 BCG

YouTube

결핵은 여전히
대유행 중!

## 결핵 환자를 본 적이 없다구요?

**• 우리나라는 결핵 왕국입니다** 예방주사 중에서 가장 중요한 것을 꼽으라면 저는 주저없이 BCG(결핵 예방주사)를 꼽을 것입니다. 아직도 우리나라는 세계에서 둘째가라면 서러워할 정도로 결핵 환자가 많습니다. 우리나라 사람들이 병을 숨기는 경향이 있어서 드러나지 않는 것뿐입니다. "제 주위에서 결핵 환자를 한 번도 본 적이 없는데요?" 하는 분들이 많은데, 우리나라는 주변 어디에나 결핵 환자가 있습니다. 아마 버스나 지하철을 타면 한두 명의 결핵 환자가 같이 타고 있을지도 모릅니다.

**• BCG는 이상반응이 있어도 맞아야 합니다** 간혹 부작용을 겁내서 접종을 기피하는 엄마들이 있는데, 특별한 이유가 없는 한 BCG는 반드시 접종해야 합니다. 우리나라처럼 결핵이 많은 나라에서 BCG 접종을 하지 않으면, 어릴 때 결핵에 걸릴 확률이 높습니다. BCG 접종을 안 한 아기가 결핵에 걸리면 비참합니다. 특히 결핵성 뇌막염에 잘 걸리는데, 걸리면 평생 고생합니다. BCG를 맞았다고 해서 결핵에 걸리지 않는 것은 아니지만, BCG를 맞은 아이는 결핵에 걸려도 뇌나 콩팥으로 바로 퍼지지 않기 때문에 치명적인 결핵에 걸릴 확률이 훨씬 적습니다. 물론 아기가 BCG 이상반응으로 고생하면 엄마는 무척 안타까울 것입니다. 그러나 BCG를 안 맞아서 결핵이 뇌나 콩팥으로 퍼질 때와 비교하면 BCG 이상반응은 그야말로 너무나 사소한 것입니다.

## BCG 접종은 언제 어떻게 하나요?

**• BCG는 생후 5주 이내에 맞히는 것이 원칙입니다만** BCG는 과거 생후 4주 이내에서 생후 5주 이내 접종으로 바뀌었습니다. 어릴 때

접종할수록 이상반응이 증가하므로 1개월에 B형간염 접종할 때 B형간염과 같이 접종하는 것을 저는 더 권장합니다. 간혹 잊어버리거나 아기가 아파서 5주 이내에 BCG를 맞히지 못하는 경우가 있습니다. 5주가 지났더라도 가능하면 빨리 맞혀야 합니다.

- **BCG 접종을 연기해야 하는 경우** BCG는 원칙적으로 만 5주가 되기 전에 접종해야 하지만 심한 피부 질환, 영양 장애, 발열, 면역기능 저하, 화상, 피부 감염 등이 있을 때는 어쩔 수 없이 BCG 접종을 연기합니다.
- **BCG 추가접종은 권장하지 않습니다** BCG는 어릴 때 한 번 접종했으면 더 이상 접종할 필요가 없습니다. 결핵반응검사가 음성이든 양성이든 상관없이 한 번 접종으로 충분합니다. BCG 재접종은 필요 없다는 것은 대한소아과학회의 공식 입장입니다.

## BCG 접종의 효과

- **BCG는 결핵이 퍼지는 것을 막아줍니다** BCG는 결핵에 걸리지 않게 해주는 효과가 약간 있습니다. 더 중요한 효과는 결핵에 걸리는 것을 다 막지는 못하더라도 심각한 결핵성 뇌막염이나 결핵균이 어린 아이들 몸의 중요한 장기로 퍼지는 속립성 결핵이 되는 것을 막아주는 것입니다. 경피용과 피내용 둘 다 결핵이 우리 몸에서 퍼지는 것을 막아주는 효과는 좋다고 판단됩니다.

## 보통 BCG와 경피용 BCG는 뭐가 다른가요?

BCG에는 보통 BCG와 경피용 BCG 두 가지가 있습니다. 흉이 생기고 약간 적게 생기는 차이와, 무료와 비용이 드는 차이입니다. 효

**피내용 BCG는 접종 요일이 정해져 있기도 합니다!**

보통 BCG는 여러 명 사용할 약을 개봉한 지 4시간 안에 써야 하기 때문에 접종을 몰아서 하는 경우가 많습니다. 미리 소아과에 전화를 걸어 접종 요일을 확인하는 것이 좋습니다. 그러나 경피용 BCG는 한 개씩 포장이 되어 있어 요일에 관계없이 접종합니다. BCG를 접종하러 병원에 갈 때는 아기 기저귀를 반드시 챙겨 가야 합니다. 아기들이 접종 때문에 아파서 울다가 간혹 실수(?)를 하기도 하는데, 기저귀를 구비하고 있는 소아과도 있지만 없는 곳도 많으니 한두 개 정도는 준비해 가는 것이 좋습니다. 그리고 병원 침대에 아기를 눕힐 때 깔 수 있는 얇은 담요 같은 것도 한 장 챙겨 가면 좋습니다.

과는 마찬가지로 좋다고 보시면 됩니다. BCG를 접종하면 한 달쯤 지나 곪게 되는데, 시간이 지나면 딱지가 지면서 약간의 흉터를 남기고 아뭅니다. 그래서 경피용 BCG를 접종하는 분들이 더 많습니다. 경피용 BCG로 접종을 하면 한 달 후 자그마한 침 자국이 18개 생기는데, 3년에서 5년 후면 많이 줄어듭니다. 많은 엄마들께서 흉이 안 생긴다고 접종했다가 처음에 생기는 엄청난 자국에 놀라기도 하는데, 대개는 시간이 지나면 줄어듭니다. 일부에서 경피용 BCG가 효과가 없다는 이야기를 하지만, 현재 우리나라에서는 경피용 BCG를 훨씬 더 많이 접종하고 있는데, 결핵성 뇌막염이 거의 발생하지 않기 때문에 효과가 없다는 말은 사실과 다릅니다. 따라서 보통 BCG와 경피용 BCG의 장단점에 대해서 소아청소년과 의사와 상의한 후 선택해서 접종하기 바랍니다. 대한소아과학회에서는 보통의 BCG로 접종하는 것을 권장합니다. 저도 보통의 BCG 접종을 간혹 하고는 있지만, 보통 BCG를 접종한 후 흉이 크게 생기거나 임파선이 크게 붓는 경우도 간혹 있기는 합니다. 그게 가슴 아픈 거죠.

## BCG 접종 후 이상반응이 생기면

**· BCG는 이상반응을 무릅쓰고라도 맞혀야** 결핵 예방접종을 부작용을 무릅쓰고 맞혀야만 하냐고 묻는 분들이 있습니다. 그럼요. 안 맞으면 몇천 배 더 손해이므로 당연히 맞혀야 합니다. BCG를 접종하고 나서 한 달이 지나면 주사 맞은 부위가 곪고, 흉터가 남기도 하며, 임파선이 붓기도 합니다. 드물긴 하지만 심한 경우 BCG 접종에 사용되는 결핵균이 온몸에 퍼지기도 합니다. 그밖에도 국소 궤양이나 국한성 화농성 임파선염, 골수염 등에 걸릴 수도 있습니다. 이런 것들을 다 감안하고도 접종해주는 것이 훨씬 더 이익입니다.

피내용 BCG 사진

경피용 BCG 사진

**미국에 사는데, 한국을 다녀간 아이!**
BCG 접종을 하지 않은 아이는 한국에 다녀간 후 12주가 지나서 결핵반응검사 하는 것을 권장합니다. 한국은 아직도 결핵이 많은 나라이기 때문입니다. 바로 검사를 해서는 결핵균이 들어와 있어도 음성이 나오기 때문입니다.

**한국에 있는 외국인학교에서 주의!!**
간혹 한국에 있는 외국인학교에서 해마다 결핵반응검사가 포함된 정기검진을 하라고 권유하는 경우가 있습니다. 그런데 우리나라처럼 BCG를 접종한 나라에서는 결핵이 의심될 때 외에는 결핵반응검사를 하지 않는 것이 원칙이며, 결핵반응검사를 반복하게 되면 결핵이 걸리지 않은 아이들도 양성이 나와서 나중에 결핵 진단을 붙이기 곤란할 수도 있습니다. 외국인학교라도 우리나라에서는 한국의 의료제도를 따라야 합니다.

**· 접종 후 이상반응이 생기면 소아과 의사와 상의해야** BCG 접종의 이상반응은 누구에게 생길지 예측할 수도 없고, 막을 수 있는 방법도 없습니다. 그렇기 때문에 예방접종의 이상반응을 의사가 책임지지는 않고 심한 이상반응이 생긴 경우 국가가 배상을 해줍니다. 임파선염에 걸리게 되면 겨드랑이 등에서 덩어리가 만져지고, 심하면 고름이 나오는 수도 있습니다. 임파선염은 여러 의사가 서로 다른 치료방침으로 치료하기도 하므로 다니던 소아청소년과 의사의 치료를 지속적으로 받는 것이 좋습니다.

## BCG 접종 후 고름이 나오면 소독해준다?

**· BCG 접종 부위 소독하지 마세요** 보통 BCG는 주로 팔에 놓는데, BCG를 접종하고 나서 3~4주가 지나면 접종 부위가 발갛게 되면서 곪는 경우가 많습니다. 약간 아프기도 한데 대개 몇 달이 지나면 딱지가 지면서 아물게 됩니다. 간혹 곪은 부위를 소독하고 거즈로 덮어두는 엄마들도 있는데, 이것은 별로 좋은 방법이 아닙니다. BCG 접종 후에 곪은 것은 보통의 균이 들어가서 곪은 것과는 다르기 때문에 소독은 아무런 의미가 없습니다. 그리고 고름이 나온다고 거즈로 꼭 덮어두면 도리어 화농이 생기기 쉬우므로 차라리 그냥 두는 것이 좋습니다. 곪은 것은 나중에 흉터로 남을 수 있는데, 흉이 남는 것이 겁이 나서 BCG 접종을 기피해서는 정말로 곤란합니다.

**· 접종 부위가 심하게 곪은 경우에는 의사의 진료를 받아야** 엄마가 보기에는 곪은 것이 BCG 접종 때문인지 화농 때문인지 그것이 그것 같아 보입니다. 아이가 많이 아파하거나, 곪은 부위가 뜨끈뜨끈하거나, 고름이 계속해서 많이 나오는 것 같으면 소아과 의사의 진료를 받는 것이 좋습니다.

**BCG 접종 후 결핵반응검사 하지 않습니다!**

BCG 접종 후 예전에는 효과를 확인하기 위해서 결핵반응검사를 했지만 이제는 검사하지 않습니다. 결핵반응검사는 결핵에 걸린 것을 확인하는 한 가지 방법이지만, BCG 접종의 효과를 보는 방법으로는 적합하지 않기 때문입니다. 결핵반응검사를 결핵이 의심되지 않는데 정기검사로 하지는 마십시오. 결핵반응검사도 자꾸 하면 그것 때문에도 점점 결핵반응검사가 강하게 양성이 나올 수 있습니다. 예전에는 MMR 접종 전에도 결핵반응검사를 하고 접종했으나 이제는 검사를 하지 않습니다.

**BCG 접종하면 다 흉이 생기나요?**

아닙니다. BCG 접종을 제대로 한 경우에도 5% 정도는 흉이 생기지 않습니다. 그래도 접종의 효과는 마찬가지니 흉이 생기지 않았다고 걱정할 필요는 없습니다.

YouTube

경피용 BCG와 비소 위험성

**잠깐 의학상식!!**

간혹 BCG 흉터가 없다고 예방접종 효과가 없는 것 아니냐는 질문을 받습니다. 그러나 BCG 자국은 BCG를 접종했다는 증거는 될 수 있어도 BCG 효과가 있다는 증거는 될 수 없습니다. 흉터가 없어도 BCG 접종의 효과가 있는 경우가 있기 때문입니다. 더군다나 요즘은 경피용 BCG를 맞히기도 하기 때문에 흉터로 효과를 따지기가 더 힘들게 되었습니다. BCG 접종의 효과를 판정하기 위해서 접종 후 3개월이 지난 후에 결핵반응검사 하는 것은 권장하지 않습니다.

**경피용 BCG는 이상반응이 생겨도 보상이 안되나요?**

아닙니다. 예전에는 경피용 BCG 접종 후 이상반응이 생겨도 국가에서는 보상해주지 않았습니다. 하지만 경피용 BCG를 판매한 회사에서는 자체적으로 보상해주었습니다. 2017년부터는 경피용 BCG도 이상반응이 생긴 경우 국가에서 보상을 받을 수 있는 방법이 생겼습니다. 다시 말하면 특별히 손해볼까 봐 경피용 BCG를 기피할 이유는 없다는 이야기입니다.

## BCG 접종 FAQ

Q. 피내용이 효과가 좋고 경피용이 효과가 적다는데 맞나요?

A. 아니라고 저는 생각합니다. BCG의 효과는 결핵을 예방하는 효과보다는 결핵이 몸에서 퍼지는 것을 막아주는 역할이 주 역할입니다. 현재 경피용을 더 많이 맞히고 있는데 우리나라에서 결핵성 뇌막염이 많이 발생한다는 이야기는 없습니다. 거의 발생하지 않는다는 것에 대부분 전문가들은 동의하고 있습니다. 연구가 되지 않은 것은 워낙 효과들이 좋아서 효과를 입증하기 위해서 연구 자체가 되지 않은 것입니다. 연구가 없다고 효과가 없다라고 말하는 것은 아니라고 봅니다.

Q. BCG 접종이 늦었는데 걍 접종하면 되나요?

A. 만 3개월을 기준으로 합니다. 만 3개월 미만에서는 결핵반응검사 없이 그냥 BCG를 접종하고, 만 3개월부터는 결핵반응검사를 하고서 음성인 것을 확인한 후 BCG 접종을 해야 합니다.

Q. BCG 흉터가 없는데 예방접종 효과가 없는 거 아닌가요?

A. BCG 자국은 BCG를 접종했다는 증거는 될 수 있어도 BCG 효과가 있다는 증거는 될 수 없습니다.

Q. 초등학교인 우리 아이 팔에 BCG 흉터가 없습니다. 추가접종을 해주는 게 좋지 않을까요?

A. BCG 추가접종은 폐지되었습니다. BCG 접종의 흉터가 있든 없든 결핵반응검사가 음성이든 양성이든 상관없이 어릴 때 BCG를 접종한 것이 확실하다면 초등학교에서 BCG 추가접종을 하는 것은 권장하지 않습니다.

Q. 첫째가 이상반응이 심하게 생겼는데 둘째는 접종하지 않으면 안될까요?

A. 첫아이 BCG 접종 후 이상반응이 생겨도 둘째 아이도 접종합니다. 첫째가 이상반응이 심하다고 반드시 둘째도 이상반응이 심한 것은 아닙니다.

# B형간염 예방접종

- B형간염을 예방합니다.
- **백신 종류** 종류에 상관없이 다 호환됩니다.
- **접종 대상** 모든 신생아.
- **접종 일정** 출생 직후, 1개월, 6개월.
- **접종 용량** 0.5cc. 11세부터는 1cc.
- **접종 부위** 대퇴전외측에 근육주사.
- **특이사항**
  - 많이 아픕니다.
  - 엉덩이에 주사하면 안됩니다.
  - 항체가 생기지 않는 경우가 드물게 있는데 이 경우 다시 접종합니다.
  - 엄마가 B형간염 보유자인 경우는 9~15개월에 항체 검사를 해야 합니다.

## B형간염은 무서운 병입니다

B형간염은 B형간염 바이러스가 간에 염증을 일으키는 병입니다. 가볍게 저절로 넘어가기도 하지만 심하게 앓다가 목숨을 잃기도 합니다. 다행히 급성기 병을 무사히 넘기더라도 만성 B형간염 보유자가 되어서 평생 고생할 수 있습니다. 특히 어린 아가 때 B형간염에 걸리면 만성 B형간염 보유자가 되기 쉽고 나중에 간암을 비롯한 심각한 문제를 일으키는 경우가 더 많기 때문에 신생아 때부터 접종을 시작해야 합니다.

**아기들의 간염 접종 부위는?**

아기들의 경우 간염을 접종하는 부위로 가장 좋은 곳은 허벅지입니다. 엉덩이는 예방접종 부위로는 적당하지 않습니다. 엉덩이에 접종하면 위험하기도 하고 접종의 효과도 허벅지에 비해 차이가 납니다. B형간염 접종하러 갔는데 아기 엉덩이를 벗기려 하면 허벅지에 놔달라고 요구하십시오. 그래도 엉덩이에 맞히겠다고 의사가 우기면 병원을 바꾸어야 합니다.

## B형간염 접종 꼭 해야 합니다

**간염 예방접종과 같이 맞아도 되는 예방주사!**
DPT, 소아마비, 홍역, MMR, BCG, 독감 등은 간염 예방접종과 같이 맞아도 됩니다. 사실 같이 접종하지 못할 접종약은 없습니다. 물론 같은 주사기에 넣어서 맞는 것은 아닙니다. 원래 DPT는 간염과 같이 접종하든 따로 접종하든 이상반응이 생길 수 있는데, 같이 맞았다고 해서 이상반응이 더 심해지지는 않습니다. 오히려 모든 예방주사는 동시에 접종하는 것이 권장됩니다. 4대를 한꺼번에 맞는다고 해서 아기에게 무리가 되는 것은 아닙니다. 그래도 한꺼번에 맞는 것이 너무 힘들 것 같으면 나누어 맞기도 하지만 아가들에게는 따로 접종하는 것이 더 힘든 것입니다.

B형간염 예방접종은 B형간염을 예방하기 위해서 접종하는 것입니다. 우리나라는 전세계에서 B형간염이 제일 많은 나라 가운데 하나입니다. B형간염은 나중에 간암을 유발할 수도 있는 무서운 병이므로 반드시 예방접종을 해야 합니다.

• **B형간염은 0, 1, 6으로 접종합니다** B형간염 접종은 어떤 접종약을 사용하든 0, 1, 6개월로 접종합니다. 항체가 생기지 않은 아이들은 다시 접종합니다.

• **만일 엄마에게 항체가 없다면** 아기가 간염 접종을 할 때 같이 하는 것이 좋습니다. 어른들의 경우 항체가 없으면 시기에 상관없이 가능하면 빨리 예방접종을 하는 것이 좋습니다.

• **B형간염 추가접종은 폐지되었습니다** 1997년부터 B형간염은 추가접종하지 않습니다. 일단 항체가 생긴 사람은 나중에 항체 검사 결과 음성이 나와도 다시 접종하지 않습니다.

## 엄마가 보유자일 때와 아닐 때

• **엄마가 간염 보유자인 경우 접종은 이렇게** 아기가 태어나자마자 바로 헤파빅과 간염 예방접종을 같이 놔줍니다. 헤파빅이란 간염 예방접종에 의해서 면역성이 만들어질 때까지 아기에게 미리 면역성을 주기 위해 놓는 주사입니다. **엄마가 간염 보유자인 경우라도 출생 직후에 헤파빅과 간염 예방주사를 맞은 경우라면 모유를 먹여도 상관이 없습니다. HBeAg이 양성이든 음성이든(활동성이든 비활동성이든) 상관없이 모유를 먹일 수 있다는 것이 밝혀졌습니다.** B형간염 보유자인 엄마가 아기에게 모유를 먹일 수 없다고 말한다면 이것은 명백하게 잘못된 이야기입니다.

## 간염 예방접종의 이상반응은 없나요?

**•간염 예방접종 주사는 원래 좀 아픕니다** 간염 접종을 할 때 간혹 너무 아파서 우는 엄마도 있습니다. 이 주사는 좀 아픈 주사인데, 아이보다 어른이 더 아파하는 것 같습니다. 처음 두 번은 별로 안 아프다가 세번째는 너무나 아파서 주사를 잘못 맞은 게 아닌가 걱정하는 분들이 있을 정도입니다. 간염 접종 후에는 며칠간 한쪽 팔이 뻐근한 경우도 있으니 팔 쓸 일이 있는 분은 접종을 며칠 연기하는 것도 고려해볼 만합니다.

**•간염 접종은 이상반응이 적습니다** 다행히도 간염 접종 주사는 좀 아프긴 해도 이상반응은 별로 없습니다. 더 다행인 것은 아이들이 어른들에 비해 이상반응이 더 적다는 것입니다. 접종 부위가 부으면서 아프고 멍울이 생기거나, 간혹 열이 나며 권태감을 느끼기도 하고, 피부발진이나 관절통, 구토 등을 할 때가 있지만 그리 심한 이상반응은 거의 없습니다. 그리고 잠시 보채거나 안 먹는 경우도 있지만, 문제가 되는 경우는 거의 없습니다. 설령 이상반응이 나타나도 대개 24~48시간 이내에 없어집니다.

## 간염 항체 검사

**•B형간염 항체 음성이면 다시 맞습니다** B형간염을 접종하면 95% 이상 면역이 생기고 일부에서는 항체가 생기지 않습니다. 접종 후 일반적으로는 항체를 검사하지 않지만 확실하게 항체를 확인하고 싶으면 9~15개월에 항체 검사를 해서 확인합니다, 단 엄마가 B형간염 보유자면 아가는 반드시 항체 검사를 해야 합니다.

**•간 기능 검사 때 피 뽑는다고 아기를 굶길 필요는 없어** 아기들이 검사 때문에 피 뽑으러 소아과에 오는 경우, 많은 엄마들께서 아침을

미숙아의 간염 접종

2kg 미만의 아기들은 항체의 생성률이 떨어지기 때문에 2kg이 넘으면 접종하는 것을 권장합니다. 만일 퇴원 시 2kg이 되지 않는 아기라도 만 1개월만 넘었다면 B형간염 접종을 해줍니다. 2kg이 안되는 미숙아가 1개월 전에 퇴원할 경우에도 몸무게가 잘 늘고 의학적 문제가 없다면 B형간염 접종을 할 수 있습니다. 엄마가 간염 보유자인 경우에는 아기에게 전염의 위험이 있으므로 항체 생성률이 떨어지더라도 2kg 이하인 아기에게도 접종을 합니다. 하지만 이때는 나중에 다시 접종을 해야 합니다. 엄마가 보유자일 때는 반드시 HBIG라는 B형간염 면역 글로불린 주사와 같이 접종을 해야 합니다.

굶기고 와야 하느냐고 묻습니다. 하지만 간기능 검사를 받을 때는 아침을 굶길 필요가 없습니다. 빈혈 검사나 간염 항체 검사를 하기 위해 피를 뽑을 때도 당연히 굶길 필요가 없습니다. 굶길 필요가 있는 검사라면 미리 의사가 얘기를 해줄 것입니다. 괜히 아기를 굶겨서 병원에 데려오지 마십시오.

**• 항체 검사 결과 항체가 없다면 다시 세 번을 접종해야** B형간염 항체 검사 결과 항체가 안 생겼다면 접종을 안 한 것과 마찬가지라고 보면 됩니다. 이럴 때는 세 번을 다시 접종하고 간염 항체 검사를 해서 항체가 생겼는지 확인해보는 것이 좋습니다. 항체가 생겨야만 비로소 간염 접종의 효과가 있는 것이니까요. 새로 다시 접종을 해도 항체가 안 생긴 사람은 B형간염에 걸릴 수가 있습니다. 하지만 최근에는 B형간염 환자가 많이 줄어서 일률적으로 항체 검사를 할 필요는 없다고 합니다.

**항체 약양성이란 없습니다!!**
B형간염 항체 검사는 10IU를 기준으로 합니다. 10IU부터는 무조건 양성, 10IU 미만은 무조건 음성입니다. 약양성 그런 거 없습니다.

**간염 항체, 전에는 있었는데…**
항체 검사를 해서 항체가 생겼다면 나중에 항체 검사에서 음성이 나와도 다시 접종하지 않습니다. 이런 경우는 시간이 지나서 생겼던 항체의 수치가 떨어진 경우인데 이런 경우라도 바이러스가 들어오면 다시 항체역가가 높아져서 예방 효과가 있기 때문에 다시 접종할 필요는 없습니다.

## 어린이집에서 검사했는데 음성이 나왔다면?

**• 두 가지 경우를 생각할 수 있습니다** 첫번째는 처음부터 항체가 안 생긴 경우이고, 두번째는 항체가 생겼다가 수치가 낮아져서 검사에 음성으로 나오는 경우입니다. 어린이집에서 검사를 해서 음성이 나온 경우에는 두 가지 중 어느 경우인지 구별할 방법이 없습니다. 어린이집에서 검사를 할 바에는 차라리 접종 후 바로 검사를 하는 것이 가장 확실할 것입니다. 그런데 우리나라는 비용이 든다고 소아과에서 어릴 때 모두 검사하지 말라고 하고 어린이집에서 모두, 그것도 정확성이 떨어지는 방법으로 검사하는 이상한 일이 벌어지고 있습니다.

**• 어떻게 할 것인가** 이 경우 두 가지 방법을 사용합니다. 세 번을 다시 맞고 항체 검사를 하는 방법과 한 번을 접종한 후 한 달 뒤에

YouTube
B형간염
항체검사 음성
의미와 재접종

피검사를 해서 항체가 생기면 끝내고, 안 생기면 두 번을 더 접종한 후에 항체 검사를 합니다.

## B형간염 FAQ

Q. 감기 걸리면 B형간염 예방접종을 할 수 없는가?

A. 아닙니다. 가벼운 감기나 장염에 걸린 경우나 미열이 있는 경우는 대개의 경우 접종에 문제가 없으니 진찰 소견에 따라서 접종을 하지 않는 경우도 있기 때문에 소아과 의사의 진찰에 따라서 접종 유무를 결정하십시오.

Q. 접종 부위에 물이 들어갔는데 문제가 없을까요?

A. 흔히 접종 후 목욕을 시키지 말라는 말을 합니다. 이는 물이 들어가는 것이 곤란해서라기보다는 아가를 힘들게 하지 말라는 의미입니다. 접종 부위에 물이 묻는다고 문제될 것은 없습니다.

Q. 엄마가 B형간염 보유자입니다. 모유수유를 해도 좋습니까?

A. 접종을 제대로 하고 출생 시 HBIG를 접종했다면 모유수유를 해도 상관이 없습니다. 전염성이 강하든 약하든 상관없습니다.

Q. 전염성이 강하다는 HBeAg이 양성인 수유모입니다. 모유수유를 정말 해도 되나요?

A. 정말 아가에게 모유수유를 해도 됩니다. 그럼요. 출생 직후 HBIG를 접종하고 B형간염 접종을 시작했다면 모유수유를 하십시오.

YouTube
백일해에 대해
알려드립니다

YouTube
백일해 대유행!
알아둬야 할 것

YouTube
임신부와
아기 키우는 가족
백일해 예방접종

**몸무게가 좀 적은데 DPT 접종을 해도 괜찮나요?**

간혹 주위에서 보면 아기가 만 2개월인데 몸무게가 아직 5kg이 안되었다면서 DPT 예방접종을 하지 않으려는 분들이 있습니다. 그러나 이것은 이미 옛날 이야기입니다. 예전에는 DPT 예방접종을 하고 나서 이상반응이 심했기 때문에 몸무게가 5kg이 안되는 아기에게는 접종해주지 않는 의사도 있었습니다. 그러나 요즘에는 특별한 이유가 없으면 아기의 몸무게가 좀 적더라도 DPT 예방접종을 해줍니다. 아기의 몸무게가 아주 많이 적을 때는 소아과 의사의 판단에 따라 접종 여부를 결정합니다. 아기의 몸무게가 적다고 무작정 집에서 몸무게가 늘 때까지 기다리면서 DPT 접종을 미루지 마시고, 반드시 소아과를 찾아가서 의사와 상의하십시오.

# DPT 예방접종

• DPT 접종은 디프테리아, 백일해, 파상풍을 예방합니다.

• **백신 종류** 5가 백신인 펜탁심과 인판릭스가 있습니다. 여기는 DPT, 소아마비, 뇌수막염 접종약이 한 주사기에 들어 있습니다. 이걸로 맞으시면 됩니다.

• **접종 대상** 2개월부터 모든 아이들.

• **접종 일정** 2개월, 4개월, 6개월, 15~18개월, 4~6세. 총 5회.

• **접종 부위** 근육주사로 돌까지는 다리 부위에, 1세부터 3세 미만은 다리 부위가 우선이지만 팔에 근육이 충분하면 삼각근에 접종할 수 있습니다. 3세부터는 팔이 우선 부위입니다.

• **특이사항**

– 열이 잘 나고 잘 붓습니다.
– 소아마비와 같이 한 주사기에 들어 있는 콤보가 있습니다.
– 2024년 현재 인판릭스와 펜탁심이 있습니다.
– 저번 접종 시 이상반응이 심했던 경우는 접종 시 소아청소년과 의사와 미리 상의를 하십시오.

## DPT 접종이란?

DPT의 D는 디프테리아, P는 백일해, T는 파상풍을 의미하는데, 이런 정말 무서운 전염병을 예방하는 주사입니다. DPT 접종은 3가지 약이 섞인 것을 한번에 접종하는 것입니다. DPT는 몇 가지 종류가 있는데, DPT에 소아마비와 뇌수막염이 포함된 5가 백신인 펜탁심과 인판릭스가 있습니다. 5가지가 포함된 콤보 백신으로 접종하시면 접종 횟수를 줄이고, 아이에게 아픈 기억을 줄여줄 수 있어서 좋습니다. 효과는 마찬가지고 이상반응은 따로 맞을 때와 별

차이가 없기 때문에 가능하면 콤보 백신으로 접종할 것을 권장합니다.

## DPT 접종 꼭 하세요

**• 세 번 기초접종하고, 2차에 걸쳐 추가접종을 해야** DPT는 2, 4, 6개월에 한 번씩 기본접종을 하고, 15~18개월에 1차 추가접종, 만 4~6세에 2차 추가접종을 합니다. 2차 추가접종은 반드시 만 4세가 지나서 해야 하며 만일 4세 이전에 맞았다면 4세가 지나서 다시 접종해야 합니다. 2차 추가접종 후 만 11~12세 사이에 Tdap로 추가접종을 하면 됩니다. 그리고 매 10년마다 Tdap 또는 Td로 접종합니다. DPT는 최소 접종 간격이 4주이며 만일 기본접종 시 한 달 이상 접종이 지연되었다면 4주가 지나면 바로 접종을 하는 것이 좋습니다. DPT 추가접종은 만 7세가 넘으면 부작용이 증가하므로 만 7세 생일이 되기 전까지는 꼭 접종해야 합니다. 만일 4~6세에 DPT를 접종하지 않은 아이가 7세 생일이 지났다면 반드시 Tdap로 접종해주어야 합니다.

## DPT 접종 후 붓거나 열이 나면?

**• DPT 접종 부위가 붓는 것은 아주 흔한 증상입니다** 심하지 않으면 걱정하지 않아도 됩니다. 과거에 접종하던 DPT는 엉덩이가 한 개 더 생길 정도로 붓기도 했는데, 요즘 DPT는 그런 경우가 별로 없습니다. 아이가 많이 붓거나 많이 아파할 때는 집에 있는 해열제 겸 진통 소염제를 먹이고, 찬물 찜질을 하고, 그래도 심하게 붓고 힘들어하면 바로 소아청소년과로 데려가십시오. DPT를 접종하면

**콤보백신을 접종할 수 있습니다!**
DPT는 현재 콤보백신이 나오고 있는데, DPT와 소아마비와 뇌수막염이 한 개의 주사기에 들어 있는 펜탁심과 인판릭스가 있습니다. 이걸로 접종하시면 됩니다. 콤보백신으로 접종하는 경우는 2, 4, 6개월은 콤보로 접종하고 18개월 DPT 접종은 DPT 단독접종약으로 하면 됩니다.

**DPT와 다른 접종을 같이 맞아도 되나요?**
DPT는 다른 접종과 같이 접종하는 경우가 많습니다. 거의 모든 예방접종과 동시에 맞을 수 있습니다. 뇌수막염, 폐구균은 물론 수두나 MMR과도 같이 맞을 수 있습니다. 접종은 하루에 네 대를 같이 맞아도 문제가 되지 않습니다. 예방주사를 여러 대 동시에 접종한다고 부작용이 증가하는 것은 아닙니다. 물론 각각의 부작용은 똑같이 발생할 수 있습니다. 접종의 가장 중요한 원칙 중에 하나는 접종할 수 있는 모든 접종은 동시에다 접종하라는 것입니다. 그게 아가들에게 더 좋습니다. 2, 4, 6개월에는 맞아야 하는 3~4대의 접종을 동시에 접종하는 것이 제일 좋습니다.

**DPT 예방접종은 오전에 하는 것이 좋지만…**
이상반응이라도 생기게 되면 바로 다시 소아과에 가거나 전화 걸어서 물어봐야 하니까 오전에 가는 것이 좋기는 합니다. 하지만 요즘은 DPT 이상반응이 많이 줄었기 때문에 오후에 접종해도 괜찮습니다.

이상반응으로 하루나 이틀 동안은 열이 날 수 있으며, 접종 부위가 빨갛게 붓거나 통증이 있을 수 있습니다. DPT 접종 후 24시간이 지나서 열이 나거나 열이 하루 이상 지속될 때는 DPT 접종 때문에 열이 나는 것이 아닐 가능성이 높습니다. DPT 접종 후 열이 나면 일단 소아청소년과 의사의 진료를 받는 것이 좋습니다. 그리고 DPT 접종 후 열이 나거나 접종 부위가 아플 때는 6개월 이전에는 타이레놀을 사용하고 6개월부터는 타이레놀이나 부루펜 같은 해열제를 먹이면 도움이 됩니다. 간혹 예전에 접종할 때는 붓거나 열난 적이 없는데 이번에는 열이 나고 붓는다고 잘못된 건 아닐까 고민하는 엄마가 있는데, 원래 DPT는 나중에 접종할수록(횟수가 거듭될수록) 잘 부을 수 있는 주사입니다. 주사를 잘못 맞아서 붓는 것이 아니고 접종한 약이 우리 몸과 반응을 해서 붓는 것입니다.

· **접종 후 열이 나면 그 원인을 반드시 밝혀야** 접종 때문에 열이 날 수도 있지만 감기나 그 밖의 다른 병 때문에 열이 날 수도 있습니다. 접종 후 밤에 갑자기 열이 나면 해열제를 먹이고, 아침이 되면 소아청소년과를 방문합니다. 물론 낮이라면 해열제를 먹이지 말고 바로 소아청소년과로 가세요. 접종 때문에 열이 나는 것이라고 말하려면 몸에 다른 이상이 없어야 합니다.

## DPT 접종 날짜가 지났는데요

· **DPT 접종이 늦었다고 문제가 되진 않습니다** 간혹 깜빡하거나 다른 사정으로 DPT 접종하러 오라고 한 날짜에 소아과에 못 가는 경우가 있습니다. 큰일 난 것이 아니냐고 고민하는 엄마들도 있는데, 그렇게 많이 늦지 않았다면 바로 가서 접종하면 됩니다. 늦었다고 문제가 될 것은 없습니다. 심지어 DPT 1차 접종 후 1년이 지났어도 2차부터 접종할 수도 있습니다.

**DPT 접종은 같은 부위에 계속 맞아도 됩니다!**
DPT를 저번에 맞았던 곳에 다시 맞기라도 하면 마치 큰일이라도 난 것처럼 말씀하시는 분들이 있는데, 사실 DPT를 좌우 번갈아 맞추는 나라는 제가 알기론 우리나라밖에 없습니다. 2006년 대한소아과학회는 공식적으로 DPT를 좌우를 번갈아가며 맞을 필요가 없다고 발표했습니다. 그리고 DPT를 한 쪽으로 쭉 맞게 하는 나라도 많습니다. 그래도 고민스럽다고요? 그러면 좌우로 번갈아가며 맞추십시오. 그게 문제될 것은 없으니까요. 한 곳에 쭉 맞는다고 해서 부작용이 더 심하게 생기거나 멍울이 더 잘 생기는 것은 아닙니다.

**DPT 접종 후에는 눌러만 주십시오!**
예전에는 접종 부위를 문질러주었지만, 이제는 접종 후 잠시 눌러만 줍니다. 다른 근육주사를 맞을 때도 마찬가지입니다. 2005년부터는 보건소 접종 지침도 접종 후 눌러주는 것으로 바뀌었습니다. 접종 후 문지르지 마십시오. 문질러준다고 멍울이 적게 생기는 것은 아닙니다.

**1차를 다른 소아과에서 접종했는데**
간혹 이런 질문을 하는 분들이 있습니다. "DPT 1차를 부산에 있는 소아과에서 접종했는데, 서울로 이사를 오게 되었습니다. 2차는 서울에서 접종하고 싶은데 혹시 약이 바뀌면 어떡하죠?" DPT 접종은 우리나라 어디에서든 NIP 사이트(질병관리본부 예방접종도우미)에 기록되어 있으므로 같은 것을 접종할 수 있습니다.

**• 1차 DPT 접종이 늦은 경우 다음 DPT 접종은?** DPT 접종은 생후 2개월에 1차 접종을 하고 그다음부터 2개월 간격으로 접종합니다. 1차 접종이 한 달 이상 늦은 경우라면 4주만 지나면 2차 접종을 하는 것이 좋습니다. 그리고 18개월에 DPT 추가접종을 하러 오라고 한 날짜에 소아과에 못 가는 경우도 있습니다. 이런 경우에는 언제라도 추가접종을 할 수 있기 때문에 가능하면 빨리 소아과에 가서 접종을 하는 것이 좋습니다.

## 1, 2차 접종을 했는지 잘 모를 때

DPT 접종을 했는지 안 했는지 모를 때는 일단 안 했다고 생각하시면 됩니다. 이런 경우엔 접종하지 않았다고 치고 다시 접종할 것을 권합니다. 빼먹는 것보다는 한 번 더 접종하는 것이 나으니까요. DPT 접종 횟수가 7세까지 6번을 넘으면 이상반응이 증가하지만 큰 문제는 없습니다. 예방접종 하러 갈 때 반드시 육아수첩을 가지고 가서 접종 기록을 남기십시오. 그리고 접종 기록은 평생을 보관하는 것이 원칙입니다. 아기를 시골에 맡긴 경우에는 예방접종 전날 미리 전화를 드리고 접종한 날 저녁에 다시 전화를 드려 접종 여부를 확인해서 엄마도 기록을 따로 남겨놓는 것이 좋습니다. 키우는 것은 할머니께 맡겨도 접종은 엄마가 직접 챙겨야 합니다.

## DPT 추가접종, 한동안 뜸해서 잊기 쉽습니다

**• 만 4~6세 사이에 DPT와 소아마비 추가접종 꼭 하세요** 아이가 네다섯 살쯤 되면 엄마들은 예방접종에 대해서는 까맣게 잊고 삽니다. 어릴 때는 열심히 접종을 챙기다가 한동안 뜸해지면서 예방접종에

**경기한 아이의 DPT는?**

흔히 경기를 했을 때 DPT 접종을 하기도 하고 연기하기도 합니다. 대개의 경우 열성 경기를 했다는 이유만으로 DPT 접종을 연기할 필요는 없습니다. 하지만 경기의 종류에 따라서는 DPT 접종을 연기하기도 합니다. 특히 뇌의 손상으로 인한 경기의 경우에 그렇습니다. 흔히 경기를 했을 때 접종을 연기하는 경우는 경기의 종류를 잘 모를 때입니다. 열성 경기인 것만 확실하다면 접종을 해도 무방하다고 합니다. 이 문제는 현재 경기 때문에 아이를 보는 소아과 의사의 의견이 제일 중요합니다. 아이를 진찰한 소아과 선생님께서 DPT 접종을 해도 좋다고 하셨다면 상관이 없을 것입니다.

대해서는 전혀 생각을 안 하는 거죠. 아이가 만 4~6세 사이가 되면 DPT와 소아마비를 추가접종 해야 합니다. 간혹 18개월 때 접종한 DPT 추가접종과 혼동하는 분들도 있는데, 반드시 4~6세 사이에 접종한 적이 있는지 확인해야 합니다. 이 접종은 늦어도 만 7세가 되기 전에 꼭 하십시오. 만 7세가 넘어서 DPT를 접종하면 부작용이 증가하기 때문에 DPT 대신 Tdap로 접종해주어야 합니다. 파상풍, 백일해, 디프테리아, 소아마비 다 무서운 병입니다. 반드시 만 4~6세 사이에 추가접종 하는 것을 잊어서는 안됩니다. 4~6세에는 MMR 추가접종도 있다는 것을 잊지 마시고, 접종할 때 수두 2차도 같이 접종하는 것이 좋습니다.

## 소아마비(폴리오) 예방접종

- 소아마비를 예방합니다.
- **백신 종류** 주사용으로만 접종.
- **접종 대상** 모든 아가들.
- **접종 일정** 2개월, 4개월, 6~18개월, 4~6세. 총 4회.
- **접종 부위** 근육 또는 피하주사.
- **특이사항**
  - 우리나라는 현재 콤보 백신인 5가 백신에 소아마비가 포함되어 있기 때문에 콤보 백신으로 맞으시면 됩니다.
  - 경구용과 주사 소아마비 접종약은 호환이 되는데 섞어서 접종하는 경우 총 4회 접종을 채워야 합니다.

# 뇌수막염 예방접종

• Hib균을 예방합니다.

• **백신 종류** 2, 4, 6개월은 5가 백신인 콤보 백신으로 접종하면 되고, 12~15개월 추가접종은 단독 백신으로 접종합니다.

• **접종 대상** 만 5세 미만의 모든 아이들.

• **접종 일정** 2개월, 4개월, 6개월, 12~15개월. 총 4회.

• **접종부위** 근육주사. 돌 전에는 다리에만, 3세 미만에서는 다리가 우선인데 팔의 근육이 많으면 팔에도 접종 가능.

• **특이사항**

–5세부터는 접종하지 않습니다.

–총 4회 접종하는 약이 대부분인데 3회를 접종하는 약도 있기는 하지만 거의 사용되지 않고 있습니다.

–제조회사가 달라도 호환됩니다.

## 뇌수막염, 드물지만 위험한 병

일반적으로 뇌수막염 예방접종이라고 할 때는 헤모필루스 인플루엔자 b형 백신 즉 Hib성 뇌수막염 접종을 가리킵니다. 히브 접종이라고 부르기도 합니다. 헤모필루스 인플루엔자는 뇌수막염이나 패혈증, 폐렴, 후두염, 관절염 등을 일으키는데, 이 균에 의해서 생기는 병들은 상당히 위험합니다. Hib성 뇌수막염은 2013년 3월부터 국가 필수예방접종이 되어서 모든 아이들에게 꼭 접종해야 합니다.

• **일단 걸리면 위험한 뇌수막염, 예방접종을 권합니다** Hib 접종은 국가 필수접종으로 무료로 접종되고 있으며 무조건 맞아야 합니다. 2개월에 DPT와 소아마비와 폐구균 접종할 때 한꺼번에 같이 접종하는 것이 좋습니다. 만 5세부터는 접종하지 않습니다. Hib 접종은

**뇌수막염 접종은 Hib성 뇌수막염만 예방!!**

Hib 뇌수막염 접종은 필수 예방접종입니다. 그런데 문제는 이 뇌수막염 접종을 뇌막염을 예방하는 주사로 오해하는 엄마들이 너무나 많다는 것입니다. 이 접종은 뇌막염 중에서 'Hib성 뇌수막염'만 예방하는 것이지 다른 뇌수막염이나 뇌막염은 전혀 예방이 되지 않습니다. 정확히 알고 접종하는 것이 좋습니다. 흔히 유행하는 바이러스성 뇌막염은 전혀 예방되지 않습니다.

생후 만 6주 이전에 접종해서는 안됩니다. 제조사가 달라도 서로 호환이 되므로 교차접종에 신경 쓸 것이 없습니다.

## 폐구균 예방접종

- **백신 종류**
  - 프리베나13 : 13가지 균주를 예방합니다.
  - 박스뉴반스 : 15가지 균주를 예방합니다. 그런데 추가된 두 균주는 우리나라 소아에서 거의 발생하지 않는 균주입니다.
- **접종 대상**
  - 5세 미만의 모든 아이들은 필수접종입니다.
  - 5세 이상의 접종하지 않은 모든 사람들도 접종할 수 있습니다.
- **접종 일정** 2개월, 4개월, 6개월, 12~15개월. 총 4회.
  - 단, 2세 이상은 1회 접종.
- **접종 부위** 근육주사로 돌 전에는 다리에만, 3세 미만에서는 다리가 우선인데 팔의 근육이 많으면 팔에도 접종 가능.
- **특이사항**
  - 5세 미만에서만 무료접종 됩니다.
  - 13가는 효과가 확실하게 입증되어 있고, 15가는 아직 효과가 확실하게 입증된 수준은 아니라고 봅니다.
  - 폐구균 접종의 이상반응은 다른 접종과 비슷한 수준입니다.

### 폐구균 예방접종 꼭 해주세요

폐구균 접종은 2024년 7월 현재, 기존에 맞던 13가 백신과 새로 나

온 15가 백신이 있습니다. 어느 것을 사용할지는 소아청소년과 선생님과 상의해서 결정하십시오. 폐구균 백신을 접종한 이후 중이염 환자가 확 줄었습니다. 아이들의 건강을 위해서 당연히 접종하는 것을 권장합니다.

## 폐구균 백신이란?

• **폐구균 접종** 폐구균은 5세 미만의 어린 아이들이 잘 걸리는 뇌막염과 패혈증과 폐렴을 잘 일으키고 중이염과 축농증의 일부를 일으키는 균입니다. 폐구균 예방접종을 하면 이런 병들을 예방할 수 있습니다. 폐구균 예방접종을 해도 중이염은 별로 예방되지 않을 것이란 말도 있었지만, 실제로는 급성 중이염의 40% 이상을 예방한 것으로 밝혀지고 있습니다. 기존의 13가 백신보다 15가 백신은 두 가지 균주가 더 추가되었는데, 현재 우리나라에서는 추가된 두 가지 균주가 거의 발견되지 않기 때문에 크게 이득은 되지 않을 겁니다. 13가 백신은 효과가 확실히 입증되었다는 장점이 있습니다.

• **폐구균이 일으키는 병은 소아과에서 아주 흔한 병** 패혈증의 85%, 뇌수막염의 50%, 세균성 폐렴의 66%, 세균성 중이염의 40%가 폐구균에 의해서 생깁니다. 폐구균 접종을 하면 이들 병 중 일부를 예방할 수 있습니다. 최근에 항생제 내성이 문제가 되고 있으며 특히 항생제가 듣지 않는 세균의 등장이 심각한 문제가 되고 있습니다. 폐구균 백신을 접종하면 항생제 내성을 줄여 항생제 사용도 줄일 수 있습니다.

• **폐구균 접종은 어른들에게도 중요** 폐구균 접종은 아이들에게만 중요한 것이 아니고 어른들의 경우에도 폐구균 감염 예방에 정말 효과적인 예방주사입니다. 비용만 신경 쓰지 않는다면 어른들도 접종하는 것을 고려할 수 있고 50세 이상의 어른들은 접종하는 것

**폐구균 백신은 두 종류!!**

폐구균 백신은 단백결합 백신인 13가 백신(PCV13)과 15가 백신(PCV15)이 있고, 다당질 백신인 23가 백신(PPV23) 두 종류가 있습니다. 소아과에서 요즘 어릴 때부터 접종하는 폐구균 예방접종은 13가 또는 15가 백신입니다. 65세 이상의 사람들이 무료접종하는 백신은 23가 백신입니다. 최근에 23가 백신의 필요성이 강조되고 있는데, 19세 이상의 사람들 중 담배를 피우거나 술을 많이 마시거나 천식이나 당뇨가 있는 사람들은 꼭 접종을 해주십시오. 특히 독감이 유행할 때는 폐구균 접종 대상자들은 반드시 접종을 해야 합니다. 비용만 신경 쓰지 않는다면 13가 백신을 먼저 접종하고 1년 후에 23가 다당질 백신을 접종하시면 됩니다. 참고로, 2025년 상반기에 20가 폐구균 백신이 새로 출시될 예정입니다. 이 약이 나오면, 소아 폐구균 접종은 아마도 전부 20가로 접종하게 될 것 같습니다.

이 나이 들어서 건강하게 사는 지름길입니다. 특히 천식, 당뇨 같은 건강상 문제가 있는 청소년이나 담배를 피우고 술을 자주 먹는 분들은 보험 하나 드는 셈치고 접종하는 것이 좋습니다.

## 폐구균 접종에 대해 궁금한 것들

Q. 그럼 24개월이 되어서 1회만 접종하면 되지 않을까요?

A. 아닙니다. 폐구균은 어릴 때 잘 걸리는데 일단 걸린 아이들은 나중에 폐구균을 맞았을 때 예방접종의 효과가 떨어지기 때문에 만 2개월 때부터 접종을 시작해서 총 4회를 다 접종하는 것이 가장 효과적입니다.

Q. 다른 접종과 같이 접종이 가능합니까?

A. 물론입니다. 다른 접종과 동시 접종하는 것이 문제가 되지 않습니다. 오히려 선진국에서는 2개월에 4개의 접종을 동시에 하는 것이 더 권장되고 있습니다.

Q. 폐구균 백신을 접종하면 폐구균은 다 예방됩니까?

A. 아닙니다. 모든 폐구균을 다 예방하는 것이 아니지만 폐구균 중에서 가장 흔히 폐구균질환을 일으키는 13가지 또는 15가지 균에 대해서 예방을 하는데, 실제적으로 이들이 상당수의 폐구균질환을 일으키므로 상당수 예방됩니다.

Q. 전에 폐구균에 의한 병에 걸렸다면 접종이 필요 없나요?

A. 아닙니다. 폐구균은 종류가 많기 때문에 한 번 걸리면 한 종류에만 예방이 생기는데, 그나마 2세 이하의 아기가 걸리면 항체를 잘 만들지 못하기 때문에 접종을 하여야 합니다.

Q. 실수로 폐구균을 한 번 더 맞혔습니다. 혹시 문제가 없을까요?

A. 저의 아이라면 걱정하지 않을 것입니다.

Q. 폐구균 접종을 하면 열이 심하게 난다는데 괜찮은가요?

A. 아닙니다. 요즈음 나오는 폐구균 백신은 다른 백신 정도의 이상 반응을 보이고 있으며 더 심하게 열나는 것은 아닙니다.

Q. 폐구균 13가로 접종하고 있는 아이입니다. 균주가 두 개 더 많은 15가 백신으로 바꾸어 접종해도 될까요?

A. 아직까지는 그럴 필요 없다고 봅니다. 추가된 두 가지가 우리나라에서는 거의 발견되지 않고, 13가 백신은 질병 예방 효과가 입증되어 있는데, 15가 백신은 새로 나와서 아직은 질병 예방 효과가 확실하게 입증된 단계는 아니라고 봅니다. 조만간 20가 백신이 출시되면, 20가 백신으로 접종하게 될 것입니다.

## 로타 예방접종

YouTube
로타 예방접종
무료접종 시행!

- **백신 종류** 5가 백신인 로타텍과 1가 백신인 로타릭스 두 종류가 있습니다.
- **접종 대상** 모든 아가들.
- **접종 일정**
  - 로타텍 : 2개월, 4개월, 6개월 총 3회
  - 로타릭스 : 2개월, 4개월 총 2회
- **접종 방법** 입으로 먹는 것입니다. 병원에서 먹여줍니다.
- **특이사항**
  - 같은 약으로 접종하는 것이 원칙입니다.
  - 15주 미만에서 1차 접종을 시작하고 8개월 미만에서 접종을 완료해야 합니다.
  - 생백신입니다.

## 로타 접종이 무료로 바뀌었습니다

**로타장염 백신!**

로타장염 백신은 5가 백신인 로타텍과 1가 백신인 로타릭스가 있습니다. 로타텍은 3회를 접종하고, 로타릭스는 2회를 접종합니다. 두 접종 다 15주 미만에서 1차 접종을 완료해야 하고, 8개월 미만에서 접종이 종료되어야 합니다. 이 시기를 넘겨서는 접종하지 않는 것이 원칙입니다. 로타장염은 예전에 가을부터 겨울까지 소아에게 엄청나게 많이 발생하던 병인데 로타장염 백신 접종을 시작하면서 환자가 거의 사라졌을 정도로 효과적인 백신입니다. 다른 장염과는 달리 로타장염은 손을 열심히 씻는 것만으로써는 예방하기 힘들고 접종이 가장 큰 예방효과를 보이고 있습니다. 이제는 로타 백신도 무료 접종이 되었습니다.

로타 접종이 2023년 3월 6일부터 무료접종으로 바뀌었습니다. 세계보건기구가 반드시 접종하라고 권고하는 백신이지만 그동안 국가에서 지원하지 않다가 이제야 무료접종으로 바뀌었습니다. 늦었지만 이제라도 무료접종이 되어서 다행입니다. 로타 백신은 로타장염을 예방하는 백신입니다. 로타장염은 이 백신이 나오기 전에 가을부터 겨울까지 소아에게 엄청나게 많이 발생하던 병이고 설사를 아주 심하게 해서 가성 콜레라라고 불리기도 한 병입니다. 로타 접종을 하면서 그 많던 로타장염 환자들이 거의 다 사라졌을 정도로 효과적인 백신입니다. 다른 장염과는 달리 로타장염은 손을 열심히 씻는 것만으로는 예방하기 힘들고, 접종이 질병예방에 가장 큰 효과를 보이고 있습니다.

- **로타 백신 두 종류는 일장일단이 있습니다** 로타 백신은 3번 먹이는 5가 백신인 로타텍과 2번 먹이는 1가 백신인 로타릭스가 있습니다. 두 백신 다 효과는 정말 좋은데 일장일단이 있으므로 접종할 때 소아청소년과 선생님과 상의해서 결정하시기 바랍니다. 5가 백신인 로타텍이 조금 더 비싸지만 더 많이 접종되고 있습니다.
- **로타 접종 시 토하는 것이 흔합니다** 로타 접종 할 때 아가들이 토하는 경우가 흔합니다. 로타 접종은 그런 것을 어느 정도 감안해서 만든 약이므로 접종하다가 토해도 대개의 경우는 효과가 있으니 다시 먹이지 않습니다.
- **로타 접종은 만 15주 미만에서 시작되어야 합니다** 생후 15주부터는 로타 접종을 하지 않습니다. 실수로 15주 넘어서 접종을 한 경우는 그 다음에 접종을 그냥 하지만, 15주가 되면 원칙적으로 더 이상 로타 접종은 시작하지 않는 것이 원칙입니다.
- **로타장염에 걸렸어도 접종합니다** 로타장염은 한 종류만 있는 것이 아니고 여러 종류가 있습니다. 그렇기 때문에 한 번 로타장염에

걸렸어도 다른 종류의 로타장염에 걸릴 수도 있습니다. 그렇기 때문에 로타장염에 걸렸던 아가들도 로타 접종은 꼭 해야 합니다.

## 로타 접종 FAQ

Q. 잘못해서 접종약이 바뀌었습니다. 다시 접종해야 하나요?

A. 아닙니다. 원칙적으로 같은 약으로 접종하는 것이지만 이런 경우는 어느 약으로 사용하든 총 3회를 접종하면 됩니다.

Q. 로타텍이 우형(牛型)이라서 효과가 적다는데 접종해도 됩니까?

A. 아닙니다. 백신에서 효과를 일으키는 항원 부분은 로타텍이나 로타릭스나 다 인형(人型) 바이러스의 항원으로 만든 것입니다.

Q. 로타바이러스 백신 접종하면 장중첩이 생길 수 있다는데 사실인가요?

A. 아닙니다. 현재까지 알려진 바로는 그런 고민을 할 필요가 없습니다. 옛날에 나온 백신은 그런 부작용이 있었는데 요즈음 사용되는 약은 그 약과는 전혀 다른 약입니다.

Q. 15주가 지났는데 지금 접종을 시작하면 안되나요?

A. 안됩니다. 만 15주부터는 로타장염 접종을 시작하지 않습니다.

Q. 실수로 15주가 지나서 접종을 시작했습니다. 큰일 나나요?

A. 아닙니다. 아직까지 15주가 지나서 접종하는 것에 대한 연구가 제대로 되지 않아서 접종을 권유하지 않는 것입니다.

YouTube
수두와 예방접종

YouTube
수두 두 번째
접종하세요

# 수두 예방접종

- **접종 대상** 돌이 지난 모든 아가들.
- **접종 일정**
  - 12개월에 접종하는 첫 번째 접종은 필수예방접종인데,
  - 4~6세에 접종하는 두 번째 접종은 선택접종이나 의학적으로는 반드시 접종하는 것이 좋습니다.
  - 13세 이상은 4~8주 간격으로 2회 접종.
- **접종 부위** 팔에 피하주사.
- **특이사항**
  - 생백신이므로 면역 글로불린을 투여한 경우나 수혈을 한 경우는 일정 기간 접종을 피해야 합니다.
  - 1차 접종 후 3개월이 지나면 2차 접종을 할 수 있습니다.
  - 두 번을 접종해야 효과가 더 좋습니다.

## 수두 접종은 꼭 해주세요!

수두는 접종하지 않으면 누구나 평생 한 번은 걸리는 병으로 몹시도 가려운 물집이 잡히는 것이 특징인 병입니다. 가려워서 잠도 잘 못 자고 가려워서 긁다가 보면 피부에 염증이 생기기도 합니다. 놀랍게도 수두 때문에 폐렴이나 뇌손상으로 넘어가 사망할 수도 있답니다. 수두에 걸렸던 사람들은 나중에 나이가 들어서 대상포진에 걸릴 수 있기 때문에 수두는 지금 나았다고 끝나는 병이 아닙니다. 수두를 예방하는 가장 확실한 방법은 예방접종입니다.

- **수두 접종은 기본접종입니다** 2005년부터 수두가 기본접종이 되어 이제 우리나라에서도 모든 아이들이 다 수두 접종을 해야 합니다. 수두는 누구나 언젠가 한 번은 걸릴 수 있는 병이므로 반드시

**수두 접종 시 다른 접종과 동시접종!**
수두 접종은 홍역·볼거리·풍진 접종인 MMR과 같은 날 접종할 수 있습니다. 이때는 양쪽 팔에 나누어서 접종을 합니다. 따로 접종하는 경우는 한 달 간격을 두고 접종해야 합니다. 다른 사백신인 히브 백신이나 폐구균 백신과는 동시접종도 가능하며, 따로 접종하는 경우는 날짜에 관계없이 아무 때나 접종할 수 있습니다.

접종을 해야 합니다. 어릴 때는 한 번 접종하지만, 만 13세 이상이 되어 접종을 시작하는 경우에는 4~8주 간격으로 두 번 접종해야 합니다. 수두는 돌 전에는 접종하지 않습니다. 실수로 돌 전에 접종한 경우는 돌이 지나서 다시 접종하는 것이 권장됩니다.

**· 수두 접종은 꼭 두 번 하세요** 2016년 현재 우리나라는 수두를 1회만 접종하는 것이 기본입니다. 하지만 한 번을 접종하면 80% 정도 예방되고 두 번을 접종해야 98.5% 정도가 예방되기 때문에 비용만 신경 쓰지 않는다면 수두 2번째는 꼭 접종해주는 것이 좋습니다. 지금 우리나라는 수두 접종을 하지 않은 아이들이 거의 없기 때문에 해마다 유치원에 도는 수두에 걸리는 아이들은 대개 1회 접종을 이미 한 아이들입니다. 우리나라는 현재 유아원에서 수두가 돌면 그 유아원에 다니는 유아들에게 수두 추가접종하는 것을 고려하라고 권유하고 있기는 하지만, 모든 아이들에게 2회 접종하는 것으로 바뀌어야 할 것입니다. 수두 2번째 꼭 맞추세요.

## 수두 예방접종, 이렇게 합니다

**· 수두 접종은 돌이 지나야 맞힐 수 있습니다** 돌 전에 수두가 돈다고 일찍 접종하려는 분도 있는데, 수두 접종은 돌이 지나야 맞게 되어 있습니다. 수두 접종은 12~15개월 사이에 접종하는데 가능하면 빨리 접종하는 것이 권장됩니다. 접종 비용은 무료이고, 1회 접종으로 제대로 예방되지 않는 경우가 종종 있기 때문에 수두의 추가접종이 강력하게 고려되고 있습니다. 두번째 수두 접종은 비용을 부담하셔야 합니다.

## 수두 접종 FAQ

Q. 수두 접종을 하지 않았는데 수두 환자와 접촉을 했습니다. 지금이라도 예방할 수 있는 방법은 없을까요?

A. 수두 환자와 접촉했어도 접촉한 지 3일 이내, 늦어도 5일 이내에 접종하면 예방효과가 있습니다.

Q. 형이 수두에 걸렸는데 동생은 수두 접종을 안 했습니다. 동생에게 옮을 확률은 어느 정도인가요? 그리고 지금 접종을 하면 예방이 될까요?

A. 집안에 수두 걸린 아이가 생기면 형제에게 수두가 옮을 확률은 보통 90% 정도 됩니다. 그리고 돌이 지난 아이의 경우 접촉한 지 3일 이내에 예방접종을 하면 90% 정도는 예방이 가능합니다. 그러나 수두는 물집이 잡히기 1~2일 전부터 전염성이 있기 때문에 집안에 수두 환자가 발생했을 때는 이미 전염된 지 이틀은 지났다고 생각해야 합니다.

Q. 우리 애는 수두 접종을 했습니다. 동네에 수두가 도는데 괜찮을까요?

A. 수두를 1회 접종하면 80% 정도 예방되고, 수두를 두번째 접종해주어야 98% 이상 예방됩니다. 접종을 한 아이가 수두에 걸리면 접종을 하지 않은 아이보다 훨씬 가볍게 하고 아이도 덜 괴로워합니다. 수두 예방접종을 두 번 했다면, 유치원에 수두가 돌아도 신경 쓰지 말고 그냥 보내세요. 하지만 최근에 수두 추가접종이 강력하게 고려되고 있기 때문에 수두 추가접종을 하지 않은 아이는 지금이라도 수두 두번째 접종을 해주는 것이 좋습니다. **수두에 걸리면 나이 들어서 대상포진으로 엄청나게 고생할 수 있기 때문에 수두 두번째 접종을 해줘서 수두를 좀더 확실하게 예방하는 것이 매우 중요합니다.**

## MMR 예방접종

**홍역, 볼거리, 풍진!**

**홍역**은 열이 나면서 온 몸에 발진이 돋는 병으로 지금은 간혹 유행을 하지만 예전에는 누구나 걸리고 참으로 많은 사람들이 이 병으로 목숨을 잃었더랬습니다.

**볼거리**는 열이 나면서 귀밑의 침샘이 붓는 병입니다. 유행성 이하선염이라고도 합니다. 아픈 것도 문제이지만 고환에 염증이 생기기도 하고 드물지만 불임의 원인이 되기도 합니다.

**풍진**은 증상은 비교적 가볍게 열나고 발진이 돋는 병입니다. 하지만 이 병은 임산부가 걸릴 경우 태아가 사망하기도 하고 심각한 선천성 기형을 유발할 수 있습니다. 이 병에 걸린 아이가 잘 모르고 돌아다니다가 임산부에게 전염이라도 시키는 경우는 남에게 엄청난 피해를 줄 수 있는 병입니다.

**어른도 MMR 추가접종을 해야!**

1967년 이후에 출생한 어른들은 대부분 MMR 두번째 접종을 하지 않았기 때문에 두번째 MMR 접종 기록을 확인할 수 없다면 지금이라도 접종해야 합니다.

- 홍역, 볼거리, 풍진을 예방합니다.
- **백신 종류** 생백신입니다.
- **접종 대상** 돌이 지난 모든 아가들.
- **접종 일정** 12~15개월, 4~6세. 총 2회.
- **접종부위** 팔에 피하주사.
- **특이사항**
  - 생백신이므로 면역 글로불린을 투여한 경우나 수혈을 한 경우는 일정기간 접종을 피해야 합니다.
  - 1차 접종 후 1개월이 지나면 2차 접종을 할 수 있습니다.
  - 두 번을 접종해야 제대로 면역이 됩니다.
  - MMR 접종 전에 결핵반응검사 하던 것은 이제 없어졌습니다.

## MMR 접종이란?

MMR은 홍역과 볼거리, 풍진의 혼합백신을 가리킵니다. 첫번째 M은 홍역의 약자이고, 두번째 M은 볼거리의 약자이며, R은 풍진의 약자입니다. 12~15개월에 1차 접종을 하고 4~6세에 2차 접종을 하는데 1차 접종 후 1개월 이상의 간격만 두면 2차 접종을 할 수 있습니다. 접종 후 7~12일 사이에 열과 발진이 생기거나 침샘이 부을 수 있습니다. 고열이 나는 경우는 낮이면 소아과 의사의 진료를 받는 것이 좋고 밤이면 타이레놀이나 부루펜 같은 해열제를 사용하십시오.

## MMR 추가접종, 이제는 반드시 해야

**MMR 접종과 자폐증!**

한동안 MMR 접종이 자폐증을 유발한다는 논문이 발표되어서 MMR과 자폐증의 연관을 의심을 한 적이 있었습니다. 하지만 이 논문을 재조사한 결과 그 연구의 데이터 자체가 사실과 다른 것이 확인되어서 과학적 근거가 없는 것으로 밝혀졌습니다. MMR 접종은 자폐와 아무런 상관이 없습니다.

• **4~6세에 MMR 추가접종을 한 번 더 해야** 예전에는 MMR 예방접종을 한 번 하면 평생 예방이 된다고 믿었으나, 15개월에 홍역·볼거리·풍진 접종을 맞은 아이들이 커서 자꾸 이런 병들에 걸리므로 4~6세 사이에 MMR 예방접종을 한 번 더 하는 것으로 접종 방법이 바뀌었습니다. 아기들의 경우, 생후 6개월쯤 되면 엄마로부터 받아나온 항체로는 홍역을 완전히 예방할 수가 없어서, 홍역이 돌 때는 생후 6개월부터 홍역 접종을 해주어야 합니다.

**MMR 접종과 임신!**

MMR 접종 후 1개월 이내에는 임신을 하지 않아야 합니다. 수두도 마찬가지입니다. 결혼 후 임신 계획이 없을 때 미리 MMR 두 번째 접종을 소아청소년과에 가서 해두시면 더 좋습니다.

## MMR 예방접종 FAQ

Q. 접종을 하면 언제부터 효과가 생깁니까?

A. 언제부터가 아니고 지금부터 홍역을 예방하는 효과가 있습니다. 실제로 홍역 환자와 접촉한 지 3일 이내에 MMR 접종을 하면 홍역을 예방할 수 있습니다.

Q. 스테로이드 연고를 바르는데 접종이 곤란할까요?

A. 아닙니다. 소아과에서 통상적으로 사용하는 스테로이드 연고는 문제가 되지 않습니다. 천식으로 스테로이드 흡입치료를 하고 있더라도 MMR 접종에 문제가 없습니다.

Q. 가와사키병에 걸려서 감마 글로불린을 주사 맞은 아이들은 언제 MMR 접종을 할 수 있나요?

A. 이런 아이들은 생백신인 수두와 MMR 접종을 11개월 연기하기도 하므로 소아청소년과 의사와 상의하여 접종해야 합니다.

Q. MMR을 접종하지 않은 상태에서 질병에 노출되었을 때 MMR을 접종하면 얼마나 예방될까요?

A. 홍역은 접촉한 지 72시간 내에 MMR 접종할 경우 일부 예방 가

능하지만, 볼거리는 예방 효과가 별로 없고 풍진도 예방 효과가 별로 없습니다. 참고로 수두는 노출 후 3일 이내 접종하면 일부 예방됩니다.

Q. 계란 알레르기가 있으면 MMR 못 맞나요?

A. 계란 알레르기는 MMR 접종과는 상관이 없습니다. 독감의 경우 심각한 계란 알레르기가 있는 경우 접종을 하지 못할 수도 있습니다.

## 일본뇌염 예방접종

- **백신 종류**
  - 베로셀 사백신이 가장 보편적으로 권장되는 백신입니다.
  - 일반 사백신은 초회 접종은 이것으로 하지 않고 예전에 접종한 아이들만 접종합니다.
  - 약독화 생백신은 과거에 나온 백신인데 아직 접종은 되지만 워낙 품절이 잘 됩니다.
  - 베로셀 생백신은 베로셀로 만든 생백신인데 2016년 현재 아직 무료접종이 아니라서 거의 접종되지 않습니다.
- **접종 대상** 1세 이상 모든 아이들.
- **접종 일정**
  - 베로셀 사백신 : 뇌염 기초접종은 1세 이상 2세 미만에서 4주 간격으로 2회 접종, 1차 접종 후 11개월 후 3차 접종. 추가 접종은 6세, 12세.
  - 약독화 생백신과 베로셀 생백신 : 1세 이상 2세 미만에서 1회 접종, 12개월 후 2차 접종.
- **접종 부위** 팔에 피하주사.

YouTube

일본뇌염
주의할 점!

**일본뇌염 생백신과 수두, MMR 동시 접종!**

일본뇌염 생백신과 다른 생백신은 동시에 접종할 수 있게, 다른 나라의 제한된 데이터를 근거로 2011년부터 우리나라의 접종 지침이 바뀌었습니다. 하지만 저는 개인적으로, 가능하면 4주 이상 간격을 두는 편이 더 낫다고 생각합니다.

**일본뇌염 생백신**

2014년 일본뇌염 생백신이 무료접종에 포함되게 되었습니다. 하지만 베로셀 사백신으로 접종하는 것을 권장하는 소아청소년과 의사들이 훨씬 더 많습니다. 특히 과거 수년 동안 수급 문제로 1차 접종을 한 후 약이 부족해서 2차 접종을 제대로 하지 못한 경우가 많이 발생해서 생백신을 꺼리는 의사도 많습니다.

**· 일본뇌염 생백신 접종 스케줄**

기초접종 : 12~24개월 이내에 접종. 12개월 후 2차 접종.

추가접종 : 만 6세 추가접종 폐지.

**· 특이사항**

– 모든 일본뇌염 백신은 서로 호환되지 않습니다.

– 예전에는 봄 여름에 접종했으나 이제는 연중 접종합니다.

## 일본뇌염 꼭 접종하세요!

**· 일본뇌염은 정말 무서운 병입니다** 일본뇌염은 작은 빨간 집모기에 의해서 전염되는 바이러스가 뇌에 염증을 일으키는 아주 무서운 병입니다. 불과 3, 40년 전만 해도 해마다 우리나라에 엄청나게 많은 일본뇌염 환자가 발생했습니다. 일단 걸리면 거의 치명적이며 다행히 회복한다고 해도 평생 신경학적인 후유증이 남아서 평생을 고생할 수 있습니다. 지금도 해마다 일본뇌염주의보가 내릴 정도로 우리나라는 일본뇌염 모기가 많이 있는 나라이므로 일본뇌염 접종을 꼭 해야 합니다.

**· 일본뇌염은 일단 걸리면 치명적이므로 예방이 무엇보다 중요** 뇌염을 예방하는 가장 효과적인 방법은 예방접종이고, 둘째는 모기에 물리지 않도록 주의하는 것입니다. 모기의 활동이 왕성한 아침과 저녁에는 외출하지 말고, 외출 시에는 긴팔과 긴바지를 입어서 모기에 물릴 수 있는 기회를 줄여야 합니다. 집에서 할 수 있는 일은 모기에 물리지 않게 하는 것입니다. 모기장을 잘 치고 모기향도 사용하고요. 어린 아기들이 걸리는 경우는 거의 없으니 아기가 접종을 하지 않았다고 미리 걱정하실 필요는 없습니다.

**· 일본뇌염 사백신은 꼭 세 번 이상 맞혀야 효과가 있어** 뇌염 예방접종의 기초면역은 3회입니다. 첫해에는 1~4주 간격으로 2회 접종하고 1년 후에 반드시 한 번을 더 맞혀야 합니다. 이렇게 세 번은 꼭 맞혀야 효과가 제대로 생깁니다. 일본뇌염은 접종만 하면 안 걸립니다.

• **일본뇌염주의보의 의미** "뇌염주의보가 발령되었습니다." 이 말의 의미는 지금 뇌염이 돈다는 것이 아니고 뇌염 모기가 발견되어 뇌염 발생 가능성이 높으므로 미리 뇌염 접종을 하라는 말입니다.

## 일본뇌염 FAQ

Q. 미국에 사는 아이인데 우리나라를 방문하러 온다고 합니다. 일본뇌염 접종을 꼭 해야 하나요?

A. 미국이나 일본뇌염 접종을 하지 않는 나라에서 우리나라에 다니러 오는 아이들 중에서 일본뇌염 유행 시기에 한 달 이상 머물거나 한 달 이내로 머물더라도 시골에 다니러 가는 경우는 일본뇌염 접종이 권장됩니다.

Q. 일본뇌염 경보가 내렸다는데 우리 아가는 아직 돌이 안되었습니다. 미리 접종하면 안될까요?

A. 일본뇌염 경보가 내렸어도 돌 전에는 접종하는 것을 권장하지 않습니다.



# A형간염 예방접종

YouTube
A형간염이
돌고 있습니다

• A형간염을 예방합니다.

• **접종 대상** 1세 이상 모든 아이들. A형간염에 걸리지 않은 모든 성인도 접종 대상.

• **접종 일정** 1세에서 2세 미만 1차 접종. 1차 접종 후 6~12개월 사이에 2차 접종.

• **접종부위** 근육 주사.

- **특이사항**
  - 소아의 접종량과 성인의 접종량과 시기는 접종약에 따라서 다릅니다.
  - 모든 A형간염 백신은 호환됩니다.

## A형간염이 점차 문제되고 있습니다

• **A형간염은 어른이 되어서 앓으면 심각한 후유증을 남깁니다** A형간염은 매우 전염성이 높은 바이러스성 질환으로 간을 공격하여 구토, 발열, 황달 증상 등 다양한 임상적 증상을 나타냅니다. 어른의 경우 입원하는 경우도 많고 한동안 일도 하지 못할 수도 있습니다. 심한 경우는 목숨이 위험한 경우도 있습니다. A형간염은 음식물을 통해서 전염이 되며, 개인 대 개인 접촉을 통해 가장 흔하게 전염됩니다. 과거 우리나라는 인구 밀도도 높고 위생 상태도 좋지 않아 어른이 될 때까지 거의 모든 사람이 A형간염에 걸렸습니다. 따라서 어른이 되어 A형간염에 걸리는 경우는 거의 없었습니다. 하지만 이제 환경이 좋아져 어릴 때 A형간염에 걸리는 사람이 드물기 때문에 선진국처럼 A형간염이 점차 문제가 되고 있는 것입니다.

A형간염은 6세 이하의 아이들이 앓으면 감기처럼 아주 가볍게 앓고 지나가기 때문에 별문제가 없으나, 어른이 되어서 앓게 되면 심하게 걸려 위험할 수도 있습니다. 소아뿐 아니라 45세 이하의 어른들도 항체를 가지고 있지 않는 경우가 많아서 예방접종이 권장되고 있습니다. 35세 이하의 어른들은 항체 검사 할 필요 없이 그냥 접종을 하시면 됩니다.

• **A형간염은 음식물과 개인 접촉을 통해 전염됩니다** A형간염은 매우 전염성이 높은 바이러스성 질환으로 간을 공격하여 구토, 발열, 황달 증상 등 다양한 임상적 증상을 나타냅니다. A형간염은 음식물

YouTube
A형간염 접종 후
항체검사

**A형간염 항체 검사 필요 없습니다!**
A형간염 접종을 했음에도, 우연히 혈액검사를 했는데 A형간염 항체가 없다고 나왔다는 분들이 종종 있습니다. A형간염을 다시 접종해야 할까 고민하는데 그럴 필요 없습니다. 접종을 2회 맞았다면 항체 검사상 음성이 나와도 다시 접종하지 않습니다. A형간염은 접종 후 항체 검사를 할 필요가 없습니다.

을 통해서 전염이 되며, 개인 대 개인 접촉을 통해 가장 흔하게 전염됩니다.

## A형간염 FAQ

Q. 우리 아이는 혈액형이 B형인데, A형간염을 접종할 필요가 있나요?

A. A형간염은 아가의 혈액형에 따라서 접종하는 것이 아니고 간염 바이러스가 A형간염 바이러스라는 것입니다. 혈액형과 아무 상관없이 접종합니다.

Q. A형간염을 1차 접종하고 2년이 지났습니다. 다시 1차부터 접종해야 합니까?

A. 아닙니다. 2차 접종은 1차 접종 후 6~12개월 후에 접종하지만, 접종이 늦어졌다고 다시 접종할 필요는 없습니다.

Q. 접종에 의해서 A형간염에 걸릴 수 있나요?

A. A형간염 예방접종은 전체 바이러스를 죽여서 만든 사백신으로 이 접종을 한다고 A형간염에 걸리지는 않습니다.

Q. 어릴 때 A형간염을 접종했습니다. 15년이 지났는데 A형간염이 많다는 동남아에 갑니다. 추가접종을 하고 가야 하나요?

A. 아닙니다. 현재로서는 접종을 제대로 했다면 추가접종은 고려되지 않고 있습니다.

## 독감 예방접종

**• 백신 종류**

–사백신 : 2020년 이후부터 우리나라에서 사용하는 독감 백신은 전부 4가 백신입니다.

–생백신 : 코에 뿌리는 생백신이 있는데 효과가 더 좋은 해도 있고 비슷한 해도 있습니다. 현재 우리나라에 약 없습니다.

**• 접종 대상** 6개월 이상의 모든 사람.

**• 접종 일정**

–만 9세 미만의 첫번째 접종은 4주 이상의 간격으로 2회.

–9세 이상은 첫번째 접종도 1회 접종.

–매년 1회 접종.

**• 접종부위** 사백신은 근육주사, 생백신은 코에 뿌립니다.

**• 특이사항**

–코로나와 같이 걸리면 위험할 수 있기에 꼭 접종하세요.

–아이들과 노인들과 임산부는 독감에 걸릴 경우 더 위험하므로 반드시 접종해야 합니다.

## 독감은 무서운 병입니다

**• 독감의 증상** 흔히 심한 감기를 독감이라고 하지만 독감은 감기와 전혀 다른 병입니다. 독감은 인플루엔자라고 하는 바이러스에 의해서 생기는 병으로 노약자나 어린이가 잘 걸리지만 젊고 건강하고 감기에 잘 걸리지 않는 사람이 더 잘 걸리는 경우도 있습니다. 독감에 걸리면 열이 나고, 감기 증상이 동반되면서 팔다리가 쑤시고, 머리가 아프고, 소화가 잘 안되며 배가 아프기도 합니다. 물론 열만 나는 경우도 있습니다. 증상은 심한 감기와 마찬가지지만 합병증의

YouTube 독감에 대하여

YouTube 2024년 독감 무료 접종

**2020년 독감 접종은 18세까지 무료로 바뀌었습니다**

2020년 가을부터는 18세까지의 모든 아이들에게 독감을 무료로 접종해줍니다. 무료로 맞혀줄 만큼 반드시 맞아야 할 백신이 독감 예방접종입니다. 65세 이상의 어르신도 독감을 무료접종합니다.

**독감 접종은 전부 4가 백신으로**

2020년부터 우리나라에서 사용하는 모든 독감 백신은 4가 백신입니다. 예전처럼 더 좋은 약을 맞겠다고 자비 부담으로 접종할 필요가 없어졌습니다.

**독감 접종해도 감기는 예방되지 않습니다!**

독감 접종을 해도 감기가 덜 걸리지 않고 약하게 걸리지도 않습니다. 독감과 감기는 이름만 비슷하지 전혀 다른 병입니다. 독감 주사 맞아서 주사 때문에 독감에 걸리는 것은 불가능합니다. 주사약에는 독감 바이러스가 없습니다.

발생 빈도가 높으므로 반드시 병원에서 치료를 받아야 합니다.

**· 독감은 간혹 치명적인 경우도 있어** 독감은 종류가 여러 가지인데 간혹 엄청난 사망자를 내는 경우도 있기 때문에 세계보건기구에서는 매년 그해에 유행할 독감을 발표하고 있습니다. 1918년 무렵에 북미 대륙에서만 1천만 명, 전세계적으로 2천만 명의 사망자를 낸 인류 역사상 가장 치명적인 병이 바로 독감이었습니다. 여담이지만 제1차 세계대전 중 독일군이 서부전선에서 퇴각한 가장 큰 이유도 수십만 명의 병사가 독감으로 죽었기 때문이라고 합니다.

**· 독감을 예방하는 제일 중요하고도 효과적인 방법은 독감 예방접종을 하는 것입니다** 그 외에 독감을 예방하는 방법은 손을 잘 씻고, 물을 많이 마시고, 무리하지 말고, 푹 쉬고, 양치질 열심히 하고, 가능하면 사람이 많은 곳은 피하는 것이 좋습니다. 독감에 걸렸을 때 마스크를 하면 전염을 약간은 줄일 수 있지만, 그다지 큰 효과가 있는 건 아닙니다. 방을 따로 쓰는 것도 별다른 효과는 없지만 그래도 다른 방을 쓰는 것이 좋습니다. 그러나 무리해서까지 방을 따로 쓸 필요는 없습니다. 아빠가 집에서 담배 피우는 것은 물론 삼가는 게 좋습니다.

## 독감 접종 꼭 하세요!

**· 독감 예방접종의 시기** 독감 예방접종은 독감이 돌기 전에 미리 접종하는 것이 중요합니다. 독감은 보통 12월부터 3월 사이에 많이 발생하지만, 9월에 독감이 발생하는 경우도 있습니다. 그렇기 때문에 독감 접종은 약이 나오면 9월이라도 바로 접종을 시작하는 것이 좋습니다. 특히 처음 접종하여 1달 간격으로 2번을 맞아야 하는 어린 아이들은 가능하면 빨리 접종을 시작하는 것이 좋습니다. 독감 예방접종은 접종 후 2주 정도 지나야 효과가 생기고 한 달 뒤에

**독감이란?**

독감에 걸리면 열이 심하게 나고 떨리고 목 아프고 머리 아프고 온몸이 아프고 기침을 하게 됩니다. 독감은 감기와 증상이 비슷하지만 훨씬 심하기 때문에 독한 감기라고 독감이라고 이름 붙었지만 감기와는 전혀 다른 병입니다. 중이염과 폐렴 같은 합병증이 잘 생기고 위험할 수도 있습니다. 독감은 인플루엔자 바이러스가 원인인데 굉장히 전염성이 강해서 나는 감기 잘 안 걸린다고 자랑하는 사람도 독감은 마찬가지로 걸릴 수 있습니다. 독감은 고열이 나는 다른 인두염과 마찬가지의 대증요법으로 치료를 합니다.

**독감 검사를 꼭 해야 하는가?**

독감이 확실한가 알고 싶으면 검사를 합니다. 반드시 독감검사를 해야 하는 것은 아닙니다. 독감 검사를 하는 경우는 가능하다면 열나고 12시간은 지나서 독감검사를 합니다. 그 전에도 증상이 심한 경우는 독감검사를 하기도 합니다.

**타미플루를 꼭 사용해야 하는가?**

아닙니다. 하지만 타미플루를 증상 발현 48시간 내에 사용하면 증상이 빨리 좋아지므로 고위험군의 경우는 사용하기도 합니다. 물론 심하지 않은 독감에도 사용할 수 있습니다. 하지만 타미플루의 내성 문제 때문에 꼭 필요한 경우 외에는 타미플루를 처방하지 않는 의사도 있습니다. 둘 다 일장일단이 있으므로 이 점은 아이를 봐주는 소아청소년과 선생님과 상의를 하는 것이 좋습니다.

최고치에 달해 1년 정도 효과가 지속됩니다. 효과가 6개월 간다는 말은 일반적이지 않은 이야기입니다.

**· 정상인 성인도 독감 접종을 하는 것이 좋아** 독감 접종은 6개월 이상 5세까지의 아이는 반드시 접종하세요. 감기나 천식 같은 호흡기 질환에 잘 걸리는 사람, 병약한 사람, 50세 이상인 사람도 반드시 접종하는 것이 좋습니다. 임산부는 독감 접종 시즌에는 임신 첫날부터 반드시 접종해야 합니다. 그리고 독감에 덜 걸리고 싶어하는 사람은 누구나 접종하는 것이 좋은데, 정상인 소아도 부모가 원하거나, 집단 생활을 하거나, 외국 여행을 할 때는 접종하는 것이 좋습니다. **코로나 감염과 독감 증상은 전혀 구분할 수 없고 코로나와 독감에 같이 걸리면 더 심하게 앓을 수도 있기 때문에 코로나가 다시 유행하는 요즈음은 독감 접종을 꼭 해야 합니다.**

## 독감 접종의 효과

**· 독감 접종의 효과는 100%가 아닙니다** 대충 60~90% 정도 예방되는데 다행히도 독감 접종을 한 아이가 독감에 걸리는 경우 훨씬 가볍게 독감에 걸리고 합병증도 적게 생깁니다. 돌고 있는 독감 바이러스와 독감 예방접종 약이 일치하지 않는 경우도 어느 정도의 예방효과는 있기 때문에 전혀 꽝인 경우는 없습니다.

## 독감에 대한 FAQ

Q. 독감 접종 꼭 해야 하나요?

A. 옙. 꼭 반드시 해야 합니다. 아이는 물론 아이를 키우는 엄마 아빠는 물론 할머니 할아버지도 반드시 접종해야 합니다.

**독감 환자 격리 기간**

독감은 전염이 아주 잘 되는 병이므로 독감에 걸린 아이는 다른 사람에게 병을 퍼뜨리지 않기 위해서 단체 생활을 쉬어야 합니다. 2024년 현재 우리나라의 독감 격리 기준은 **'해열제 없이 정상체온 회복 후 24시간이 경과할 때까지' 혹은 '해열제를 투약한 경우에는 마지막 해열제 투약 시점부터 48시간 경과 관찰 필요'로 되어 있습니다. 이때까지 단체 생활을 피하시면 됩니다.**

YouTube
2023년 개정된
독감 격리 지침

**임산부는 독감 접종을 꼭 맞아야 합니다!**

독감은 모든 사람들이 접종해야 하지만 특히 임산부는 접종 최우선 대상자입니다. 임신한 사람이 독감에 걸리면 엄마도 위험할 수 있지만 태아도 위험해질 수 있습니다. 임산부는 임신 첫날부터 접종하는 것이 권장됩니다. 임산부가 반드시 맞아야 할 또 하나의 백신은 Tdap인데 이 접종은 매 임신 27~36주 사이에 접종하는데, 가능하면 빨리 접종하는 것을 권장합니다.

Q. 올해 독감약에는 신종플루가 포함되어 있나요?

A. 신종플루가 유행한 2009년 이후 만들어진 모든 독감약에는 신종플루 균주가 포함되어 있습니다. 하지만 1년이 지나면 이제는 다른 독감이나 마찬가지가 되어서 더 이상 신종플루라고 부르지 않습니다.

Q. 계란 알레르기 주의하라는데 아직 계란 먹여본 적이 없는 아가입니다. 접종 전에 계란 먹여봐야 하나요?

A. 아닙니다. 한 번도 계란을 먹어보지 않은 아가는 계란 알레르기 여부를 확인하기 위해서 계란을 접종 전에 먹여서는 안됩니다. 이런 경우에는 그냥 접종합니다.

Q. 천식으로 스테로이드 호르몬 치료 중인데 독감 접종을 해도 되나요?

A. 고용량 스테로이드 호르몬을 사용할 때는 접종을 연기하기도 합니다. 하지만 천식 환자처럼 독감 예방접종을 꼭 해야 할 때는 스테로이드 호르몬 치료 중이라도 접종을 연기하지 않습니다.

Q. 가와사키에 걸렸던 아이는 독감 접종을 연기해야 하나요?

A. 아닙니다. 감마 글로불린을 사용했어도 독감은 사백신이기 때문에 아무런 상관이 없습니다.

Q. 독감과 폐구균 접종을 동시에 하면 안되나요?

A. 아닙니다. 일부에서 동시접종 하지 말라는 이야기를 하지만 접종의 최고 전문가들은 동시접종 하는 것을 권장하고 저 역시 동시접종을 권장합니다.

Q. 주위에서 독감이 돈다는데 지금 접종하면 곤란하지 않을까요?

A. 아닙니다. 독감이 돌더라도 아직 접종하지 않았다면 그리고 독감에 조금이라도 덜 걸리게 하고 싶으시다면 지금이라도 접종을 해주시는 것이 좋습니다. 3~4월에도 독감이 돌면 접종해야 합니다.

**계란 알레르기와 독감 접종!**

과거에는 계란 알레르기가 있으면 독감 접종을 하지 못했습니다. 하지만 최근에는 지침이 바뀌어서 계란 알레르기에 상관없이 독감 접종을 해줍니다. 다만 계란을 먹고 쇼크가 생길 정도의 심각한 알레르기가 있는 경우에는 소아청소년과 의사에게 미리 알리고 접종해야 합니다.

YouTube
계란 알레르기와
독감접종

YouTube
임산부의
독감 접종

**모유수유하는 엄마도 독감 접종을 꼭 맞아야 합니다!**

간혹 모유를 먹이는데 독감 접종을 할 수 있냐고 물어보시는 분도 있는데 모유를 먹이는 엄마도 당연히 독감접종을 해야 합니다. 그게 엄마와 아가에게 더 좋습니다.

# Tdap(백일해, 파상풍, 디프테리아) 예방접종

**무엇을 예방하는 접종인가?**

**T(파상풍)** 파상풍 균이 내뿜는 독소 때문에 근육이 엄청나게 경직되는 병으로 엄청난 통증과 더불어 전신이 굳어지게 됩니다. 턱근육을 침범하는 경우는 입도 벌릴 수 없어서 숨도 쉬지 못하고 침도 삼키지 못하고 먹지도 못합니다. 사망률이 20%에 이를 정도로 치명적인 병입니다. 이 병은 항상 우리의 주위에 있는 균으로 지저분한 상처를 입으면 접종하지 않는 사람은 누구라도 지금도 걸릴 수 있는 병입니다.

**d(디프테리아)** 목의 기도 부분에 막이 생기면서 염증이 생기고 피가 섞인 콧물이 같이 나오기도 합니다. 막이 너무 많이 생기면 숨쉬기 힘들어질 수 있습니다. 마비가 생기기도 하고 심장에 문제가 생겨서 심장 마비가 올 수도 있어 목숨이 위험할 수 있는 심각한 병입니다. 요즈음 우리나라에서는 거의 볼 수 없지만 아직도 외국에서는 드물지 않는 병입니다.

**ap(백일해)** 백일 동안 기침을 한다고 해서 백일해란 이름이 지어졌을 정도로 오래가는 심한 기침이 특징입니다. 연달아 몰아서 기침을 한 후에 숨가쁘게 숨을 들이쉬는 휙하는 소리 또한 특징입니다. 너무나 심한 기침 때문에 숨쉬기도 힘들어지고 먹기도 힘들어지기도 하며 폐렴과 뇌손상 등으로 목숨이 위험할 수도 있습니다. 최근 전세계적으로 엄청나게 증가되고 있으며 우리나라 역시 백일해가 점차로 증가되고 있으며 집단 발병하기도 합니다.

• **백신 종류**

–Tdap는 파상풍, 디프테리아, 백일해라는 무서운 전염병을 예방하는 주사입니다.

–Td는 파상풍, 디프테리아가 예방되는 백신으로 백일해는 빠진 접종입니다.

• **접종 대상**

–11~12세 모든 아이들.

–11~12세에 Tdap를 접종하지 않은 모든 청소년과 엄마 아빠와 할머니 할아버지.

• **접종 일정**

–11~12세에 Tdap 접종. 그 후 매 10년마다 Tdap로 접종하세요.

–7세 이후에 처음으로 접종 시 Tdap, Tdap 또는 Td, Tdap 또는 Td를 0, 1, 7개월의 스케줄로 접종합니다.

• **특이사항**

–11세 이상의 모든 사람들이 무조건 맞아야 하는 접종입니다.

–매 10년마다 접종할 때는 Tdap 또는 Td로 접종합니다.

–11~12세에 Td로 접종한 아이들은 백일해를 예방하기 위해서 접종 기간에 관계없이 즉시 Tdap를 다시 접종하는 것을 권장합니다.

## Tdap 접종해야 합니다

• **Tdap와 Td** Tdap는 파상풍, 디프테리아, 백일해라는 무서운 전염병을 예방하는 주사입니다. Tdap는 세 가지 약을 섞어서 한번에 접종을 합니다. 어릴 때 DPT를 맞은 사람은 그 효과가 일정한 시

간이 지나면 효과가 떨어지기 때문에 Tdap를 접종해서 효과를 다시 높여줘야 합니다. 백일해가 없는 백신은 Td가 있고 백일해가 포함된 백신은 Tdap입니다. Td 백신과 Tdap 백신은 백일해를 예방하는냐 아니냐 그 차이입니다.

**• 임산부는 반드시 Tdap를 접종해야** 임산부가 반드시 맞아야 할 접종은 독감과 Tdap입니다. 특히 임신 중에 Tdap를 접종하면 파상풍과 백일해 면역이 태반을 통해서 아가에게 전해져 태어난 신생아가 자신의 접종을 완료할 때까지 파상풍과 백일해를 예방할 수 있기 때문에 임산부 접종이 정말 중요합니다. 태반을 통해서 가능하면 많은 양의 면역을 아가에게 주기 위해서 과거 접종력과 상관없이 매 임신 때마다 **임신 27~36주 사이에 접종하는 것이 권장됩니다.**

**• 4~6세 DPT 추가접종을 놓친 경우는 Tdap를 접종해야** 만 4~6세 DPT 추가접종은 만 7세 미만에서 완료해야 합니다. 만일 만 7세 생일이 지난 경우 만 7세부터는 DTaP를 접종하지 않고 Tdap로 접종하는 것이 권장됩니다. 7세 생일이 지나서 DPT 접종을 하면 이상반응이 증가할 수 있습니다. 그런데 우리나라는 이런 경우 Tdap로 접종하면 무료접종이 되지 않고 Td로 접종할 때만 무료로 접종이 가능해 백일해 예방에 큰 허점을 보이고 있습니다.

**• 40세 넘은 성인은 Tdap 접종을 3번 맞아얄 수도** 우리나라에는 1950년 말경에 DPT가 도입되었고 1970년에도 DPT 접종한 사람이 반 정도밖에 되지 않았습니다. 만일 만 40세 이상의 성인이 DPT 접종한 것이 확실하지 않은 경우는 접종하지 않은 것으로 간주하고 3회를 접종해야 합니다. 이 경우는 Tdap 접종을 하고 1개월 후와 7개월 후에 같은 약인 Tdap를 접종해서 총 3회 접종을 하시면 됩니다. 예전에는 Tdap, Td, Td로 맞았는데, 이제는 Tdap, Tdap, Tdap로 접종할 수 있게 바뀌었습니다. 그리고 10년 후에도 다시 Tdap로 접종하면 됩니다.

**• 할머니 할아버지의 Tdap 접종** 예전에는 DPT가 없어서 지금 할

**상처 입은 경우 Tdap 접종이 필요!**
외상을 입은 경우 파상풍 때문에 반드시 파상풍 접종 여부를 확인해야 합니다. 깨끗한 상처인데 DPT 3회 접종을 하지 않은 아이가 다쳤다면 파상풍이 포함된 접종을 해주면 되고 TIG(파상풍 면역 글로불린)는 맞을 필요가 없습니다. 만일 지저분한 상처를 입은 경우 TIG뿐 아니라 파상풍 접종이 꼭 필요한 경우도 있으므로 반드시 의사와 상의를 해야 합니다. 제대로 파상풍 접종을 하지 않은 아이라면 만 7세가 넘은 경우 Tdap 접종을 해야 하는 경우도 있습니다. 외상이 한 달이 지났어도 파상풍 예방을 했어야 하는 경우라면 지금이라도 파상풍에 대한 접종과 TIG를 접종해야 합니다.

**파상풍 접종이 필요한 상처는?**
파상풍 하면 많은 사람들이 녹슨 못에 의한 것을 제일 먼저 떠올리지만 실제로는 그 외에도 지저분한 상처 모두에 의해서 생길 수 있습니다. 지저분한 상처라 하면 흙이나 대변이 묻은 상처나 소독되지 않은 물건에 의한 상처를 통칭합니다. 아가들의 경우 깨끗한 기구에 의한 상처로 손에 상처가 생긴 경우 침이 묻는 경우는 지저분한 상처입니다. 그 외에도 화상이나 동상을 입은 경우도 지저분한 상처로 분류합니다.

YouTube
황토길 맨발로
걷기 전에

머니 할아버지들은 접종한 적이 없습니다. 파상풍은 항상 걸릴 위험성이 있고 백일해는 지금 점점 더 유행하고 있기 때문에 아가의 건강은 물론 본인의 건강을 위해서도 반드시 접종을 해야 합니다. 나이 들어서 백일해 걸리면 잘못하면 노후생활 내내 호흡기가 나빠져 고생할 수 있습니다. 예전에 DPT 접종 안 한 어르신은 Tdap로 세 번 접종하시면 됩니다.

## 인유두종바이러스 예방접종

- **백신종류** 4가 백신인 가다실과 9가 백신인 가다실, 2가 백신인 서바릭스 세 종류가 있습니다.
- **접종 대상** 11세에서 27세 미만에서 접종.
  - –11~12세 여성이 접종하는데 만 9세부터 접종 가능합니다.
  - –13~26세 여성 중 접종하지 않은 경우 따라잡기 접종을 권합니다.
  - –4가 백신은 남성도 접종 허가를 받았습니다.
- **접종 일정**
  - –4가와 9가 백신 : 1차 접종 후 2개월에 2차 접종, 1차 접종 후 6개월에 3차 접종.
  - –2가 백신 : 1차 접종 후 1개월에 2차 접종, 1차 접종 후 6개월에 3차 접종.
  - –인유두종바이러스 백신은 모두 15세 미만에서는 1차 접종 6개월 후에 2차를 접종하여 접종을 완료할 수 있습니다.
- **특이사항**
  - –HPV 백신 접종 후에 실신의 위험성이 있으므로 20~30분간 앉혀서 관찰해야 합니다.
  - –4가 백신과 2가 백신은 호환하지 않는 것이 원칙입니다.

YouTube

자궁경부암 백신 꼭 접종하세요!

자궁경부암 백신 남자도 접종합니다

# 자궁경부암 백신이라고도 합니다

**• 무엇을 예방하는 백신인가** HPV 백신은 흔히 자궁경부암 백신이라고 부르는데 자궁경부암의 가장 흔한 원인이 인유두종바이러스인 HPV이기 때문입니다. HPV는 주로 성교에 의해서 전염이 됩니다. HPV에 감염된 경우 대부분은 별다른 증상이 없이 생활합니다. 하지만 일부 여성에게는 자궁경부암을 일으키기도 하고 성기 주변 여러 부위에서도 암을 일으킵니다. 남성과 여성 모두에게서 인후두와 항문에도 암을 일으킬 수도 있다고 추정됩니다. 자궁경부암은 우리나라에서도 아주 흔한 암으로 일년에 3~4,000명 이상이 자궁경부암에 걸리고 그중에서 1,000명 정도가 자궁경부암으로 사망할 정도로 위험한 질환입니다.

**• 모든 아이들이 꼭 접종해야 하는 백신입니다** 자궁경부암 백신이라고도 불리는 인유두종바이러스 백신은 11~12세 사이에 접종하는 것이 권장되는데, 27세 미만에서 접종을 완료해야 합니다. 어릴 때 접종할수록 효과가 좋기 때문에 가능하면 11~12세에 접종하기를 권장합니다. 0, 2, 6개월 3회 접종이 원칙인데, 가다실과 서바릭스 모두 15세 미만에서 접종하면 2번만 접종해도 됩니다. 미국은 현재 9가 백신만 접종하기 때문에 미국으로 가는 아이들은 가능하면 자비 부담으로 9가 백신을 접종하고 가는 것이 좋습니다.

**• HPV 접종 안전한가요?** 안전합니다. **최근 일본에서 제기되었던 접종의 안전성 문제는 모두 근거 없는 것으로 판명되었습니다.** 전세계 다른 나라에서는 이런 문제가 발생하지 않고 있으며 일본정부도 백신의 안전성 문제가 아니라고 결론을 내려서 지금도 접종되고 있습니다. 우리나라 질병관리본부는 물론 세계보건기구와 미국도 안전하다고 공식으로 발표했습니다. 암을 예방하는 정말 중요한 백신이므로 모든 아이들에게 꼭 접종해야 합니다. 현재 우리나라에서도 몇 년간 무료접종을 엄청나게 했지만 심각한 부작용은 없었

습니다.

**• 아직 접종하지 않은 27세 미만 여성은 꼭 접종하세요** HPV 백신은 암을 예방하는 백신입니다. 실제로 우리나라에서만도 1년에 1,000명에 달하는 여성이 자궁경부암으로 사망합니다. 메르스보다 훨씬 더 위험한 병이 자궁경부암입니다. 아직 접종하지 않은 27세 미만의 모든 여성은 꼭 접종해야 합니다.

**• 자궁이 없는 남자도 접종하나요?** 이 백신은 자궁경부암 백신이라고도 불리지만 실제로는 HPV가 일으키는 모든 병을 예방하는데 남자의 경우는 성기 주변의 암과 사마귀 등을 발생시키므로 이것을 예방하기 위해서 접종합니다. 미국은 11~12세 남자도 HPV 접종이 기본접종입니다. 단 남자에게 권장되는 HPV 백신은 4가 백신과 9가 백신인 가다실뿐입니다. 2가 백신인 서바릭스는 현재 남자에게 접종하지 않습니다.

**9가 백신이 출시되었습니다!**

현재 미국에서는 9가지 균주를 예방할 수 있는 가다실9가 출시되어 접종되고 있습니다. 우리나라도 2016년에 도입되어서 현재 사용되고 있습니다. 당분간 무료접종에는 포함되지 않을 것으로 예상되므로 27세 미만 미접종 여성이 따라잡기 접종할 때는 비용만 신경 쓰지 않으면 9가 백신 사용도 고려해보십시오.

**자궁경부암 백신, 무료접종이 됩니다!**

2016년 6월부터 12~13세 여아에게 무료접종이 시행되었습니다. 그런데 무료접종은 2가 백신과 4가 백신만 해당됩니다. 이 두 백신은 자궁경부암을 70% 정도 예방해 줍니다. 만일 비용만 신경 쓰지 않는다면 20% 더 예방해 주어 90%까지 예방되는 9가 백신을 전액 자비부담으로 접종할 수 있습니다. 의학적으로는 당연히 9가 백신으로 접종하는 것이 더 좋습니다. 무료로 접종하는 나이가 지난 아이들은 자비 부담으로라도 꼭 접종해야 합니다.

## HPV 백신 FAQ

Q. 자궁경부암 예방백신은 꼭 필요한가요?

A. HPV는 암을 막아주는 백신으로, 다른 백신에 비해 비싼 편이지만 비용만 문제가 되지 않는다면 접종을 해주는 것이 좋습니다. 4가 백신은 자궁경부암은 물론 질암, 외음부암 및 생식기 사마귀까지 예방해줍니다. 내 아이에게 암을 예방하는 접종을 해주는 것은 정말 중요한 선물이 될 것입니다.

Q. HPV 백신이 부작용이 많다는데…

A. 아닙니다. HPV 백신은 다른 백신과 마찬가지로 안전합니다.

Q. 접종 전에 미리 검사를 하고 접종해야 하나요?

A. 아닙니다. HPV 백신 접종 전에 어떤 검사도 필요 없습니다.

Q. HPV 백신은 섹스 경험이 있는 사람은 접종할 수 없나요?

A. 아닙니다. HPV 백신은 섹스의 경험이나 결혼 유무나 출산의 유무와 상관없이 접종할 수 있습니다. 한 가지, HPV에 걸렸던 사람도 다른 타입을 예방하기 위해서 접종을 해줘야 합니다.

Q. 자궁경부암 백신을 접종했는데도 정기적으로 자궁경부암 검사를 해야 하나요?

A. 물론입니다. 자궁경부암 백신이 모든 자궁경부암을 예방하지 않기 때문에 팝 검사는 계속해야 합니다.

Q. 자궁경부암 예방백신이 두 가지인데 무슨 차이가 있나요?

A. 2가 백신은 자궁경부암을 예방하는 16, 18형 HPV를 예방하는 백신이고, 4가 백신은 자궁경부암을 예방하는 16, 18형 외에 성기 주위 사마귀를 예방해주는 6, 11형 HPV를 예방합니다.

Q. 두 백신의 암 예방효과가 차이가 있나요?

A. 아닙니다. 가다실과 서바릭스의 자궁경부암 효과는 백신에 함유된 16, 18형 HPV에 대해서는 거의 마찬가지로 좋습니다.

Q. 자궁경부암 예방백신 언제 맞는 게 좋은가요?

A. 자궁경부암 예방백신은 바이러스에 감염되기 전 어린 연령대에 접종하는 것이 가장 좋습니다. 대한소아과학회는 11~12세에 접종하는 것이 가장 좋다고 권고하고 있으며, 특히 11~12세에 Tdap를 접종할 때에 함께 접종하는 것을 권장합니다. 만일 접종 시기를 놓쳤다면 가능한 빨리 접종하시는 것이 좋습니다.

Q. 자궁경부암 예방백신 3번 다 맞은 후에 나중에 추가접종 해야 하나요?

A. 현재까지는 추가접종은 필요 없을 것으로 생각됩니다.

Q. 최소 접종 간격이 있는데 백신을 빨리 접종하기 위해서 따라잡기 접종으로 해주면 안 되나요?

A. HPV 백신의 경우 따라잡기는 일반적으로 권장되지 않습니다. 최소 접종 간격인 1-2차 4주, 2-3차 12주, 1-3차 24주는 접종의 유효성을 평가할 때 사용하는 것입니다.

Q. 27살이 넘었습니다. 접종해야 할까요?

A. 현재로서는 27세부터는 접종의 효과가 입증되지 않아서 권장되지 않습니다. 우리나라도 27세 이하에서만 허가되었습니다.

## 수막구균 예방접종

YouTube

수막구균 백신 접종해야 할까?

- **백신종류** 멘비오, 메낙트라 두 종류가 들어와 있습니다.
- **접종 대상** 우리나라에 사는 보통의 아이들은 접종이 권장되지 않습니다. 수막구균 백신은 수막구균이 많이 발생하는 나라로 여행 가거나 유학 가는 사람들이 접종하는 백신입니다.
- **접종 일정** 우리나라의 보통 아이들은 접종이 권장되지 않습니다.
- **특이사항** 2024년 현재 대한소아과학회에서는 우리나라에 사는 보통 아이들의 수막구균 접종을 권장하지 않습니다.

## 수막구균 누가 맞아야 하나

**미국에서는 수막구균을 어떻게 접종하나?**

우리나라보다 수막구균 환자가 100배 정도 더 많이 발생하는 미국의 경우도 보통의 아이들에게는 11세 미만은 접종하지 말라고 권고되며, 11세부터 접종합니다. 16세에 추가접종을 하며, 21세까지 접종합니다. 미국 유학을 가는 아이들은 접종하고 가야 합니다.

**• 현재 우리나라에 사는 보통의 아이들에게 접종하는 것은 대한소아과학회에서 권장하지 않습니다** 수막구균은 굉장히 위험하고 예전에는 참 많이도 발생한 병이지만 지금은 거의 발생하지 않는 수준이며 아이들의 경우 1년에 우리나라 전체에서 1~2명 정도만 발생합니다. 다행인 것은 수막구균은 전염성이 매우 낮아서 갑자기 많이 발생하는 병이 아니므로 많이 발생한다면 그때 접종하는 것을 고려할 백신인 것입니다. 수막구균 접종의 가장 중요한 대상은 외국으로 나가는 사람입니다. 지금도 수많은 사람들이 수막구균 유행지역으로 여행을 하거나 유학을 가는 데 꼭 필요한 이 백신을 접종

하지 않고 나가는데 이것은 정말 위험한 일이 아닐 수 없습니다. 그리고 필수접종인 지역으로 유학 가는 경우 외국에 나가서도 반드시 접종을 해야 입학할 수 있는 경우가 많으므로 반드시 접종은 미리미리 챙기는 것이 좋습니다. 특히 미국의 경우 11세 이상은 수막구균 접종이 필수접종이므로 유학 가는 경우 꼭 접종하고 가야 합니다.

## 청소년과 성인의 예방접종

YouTube
11~12세 접종

YouTube
어른도 접종이 중요합니다

• 예방접종은 아이들만 하는 것이 아닙니다. 11~12세가 되면 **Tdap**와 **일본뇌염**과 **HPV 백신**을 접종해야 합니다. 12세가 지났어도 접종하지 않은 아이들은 따라잡기 접종을 해야 합니다.

• 11~12세에 Td로 접종한 아이들은 백일해 예방이 되지 않으므로 Tdap로 다시 접종을 해야 합니다. 11~12세에 Td를 무료로 접종한 아이들은 Tdap를 자비로 부담하고 맞아야 합니다.

• 11세 이상일 때 Tdap 접종을 한 적이 없거나 Td로 접종한 우리나라의 대다수 성인은 무조건 Tdap 접종을 해야 합니다. 특히 임신 중에는 반드시 접종해야 합니다. 아이를 키우는 모든 부모들도 반드시 맞아야 합니다.

• 40세 이상의 성인들 중에서 예전에 DPT를 제대로 접종하지 않은 경우는 Tdap 등을 3회 접종해야 합니다. 특히 할머니 할아버지는 반드시 3회 접종을 해야 합니다.

• HPV 백신은 우리나라에 들어온 지 한참이 되었지만 아이들은 별로 접종하지 않고 있습니다. 11~12세의 HPV 백신이 2016년 6월부터 무료로 접종되고 있습니다. 하지만 이 연령이 지난 아이는 비용을 지불하고서라도 접종해주는 것이 좋습니다. **만 27세 미만에서**

**접종을 완료해야 합니다.**

• 55세 이하의 모든 성인은 **A형간염 접종**에 대해서 소아청소년과 선생님과 상의하시기 바랍니다.

• 그 외에도 **MMR 2번째**와 수두에 걸리지 않은 모든 엄마 아빠의 **수두 접종**도 소아청소년과 선생님과 상의를 하십시오.

## 할머니 할아버지를 위한 예방접종

YouTube
대상포진
예방접종 방법

YouTube
치매 예방 효과
있는 백신

• 해마다 **독감 접종**을 해야 합니다.

• 모든 할머니 할아버지는 백일해, 파상풍, 디프테리아 예방을 위해 **Tdap 접종**을 해야 하는데 3회 접종에 대해서 소아청소년과 선생님과 상의하시기 바랍니다.

• 50세가 넘었다면 **13가 폐구균 백신**을 맞으면 좋습니다.

• 만 50세가 되었다면 새로 나오고 효과가 훨씬 더 좋은 **대상포진 백신**인 싱글릭스를 접종할 수 있는데, 2~6개월 간격으로 2회 맞습니다. 소아청소년과나 내과에서 접종할 수 있습니다. 예전 백신인 조스타박스는 60세부터 접종할 수 있습니다. 비용만 신경 쓰지 않는다면 싱글릭스로 접종하세요. **치매 예방 효과도 약간 있습니다.**

• 그리고 65세가 되었으면 **폐구균 23가 백신**을 접종하는데 보건소에서 무료 접종을 해줍니다.

• 모든 접종을 다 하는 것이 어르신들 건강을 지키는 지름길이고 결국 노후 의료비를 줄이는 지름길입니다. 나이 드신 분은 한번 큰 병을 앓게 되면 젊은 시절과는 달리 제대로 회복되지 않아서 그 후 내내 힘들 수 있으므로 접종을 제대로 해서 큰 병에 걸리지 않게 예방하는 것이 정말 중요합니다. 어르신들 접종을 제대로 챙겨드리는 것, 그게 제일 큰 효도 중에 하나입니다.

# 우유병 끊기

## Dr.'s Advice

YouTube
우유병 끊기
이렇게 해주세요

YouTube
우유병!
돌 전에 끊으면

이 장은 분유수유를 하는 아이들에게만 해당하는 이야기입니다.

돌이 되면 우유병을 끊는 것이 좋습니다. 하지만 우유병을 끊기 위해서는 생후 6개월부터 분유를 컵으로 먹이는 연습을 하는 것이 좋습니다. 우유를 우유병으로 먹이는 것과 컵으로 먹이는 것은 별개의 문제입니다. 컵으로 분유 먹는 연습을 미리 해두지 않으면 돌이 지나서 우유병을 끊었을 때 아예 우유를 거부하는 아이도 흔히 봅니다.

모유만 먹는 아기는 만 6개월부터 모유를 컵으로 조금씩 먹이는 것도 좋습니다. 그리고 모유를 먹는 아기는 대개의 경우 제대로만 노력한다면 우유병을 사용하지 않고 바로 컵으로 먹이는 것이 가능합니다.

만일 모유를 수유하는 아기가 9개월 이전에 분유로 바꾸어야 하는 경우는 우유병을 사용해야 하지만, 9개월 이후에 분유로 바꾸는 경우는 우유병을 사용하지 않고 컵으로 먹일 수 있습니다.

분유를 먹이는 아기도 9개월부터는 우유병을 사용하지 않고 전적으로 컵으로만 수유하는 것도 좋습니다.

119 소아과

## 돌이 지나면 우유병을 끊어야 하는 이유

**· 돌이 되면 우유병을 끊어야 할 분명한 이유가 있습니다** 갑자기 우유병을 떼면 우유 먹는 양이 줍니다. 심지어 우유를 입에도 대기 싫어하는 아기들도 있습니다. 서서히 컵으로 먹는 연습을 하고, 컵으로 먹는 양이 늘어가면 우유병을 점차 끊어가는 단계를 밟아가는 것이 좋습니다. 그런데 아기가 돌이 지났는데도 우유를 1,000cc나 우유병에 넣어서 먹이는 엄마들이 많이 있습니다. 심지어 우유를 1,000cc 이상 먹이면서도 아기가 우유를 적게 먹는다고 안타까워하는 엄마도 있습니다. 그러나 아기가 돌이 지나서도 우유병을 빨면 고집이 세지고 의존심이 증가하며 버릇이 나빠집니다. 뿐만 아니라 치아 발달에도 좋지 않고, 이도 잘 썩고, 턱 모양이 바뀌며, 밥을 잘 안 먹게 됩니다. 게다가 생우유를 하루에 1,000cc 이상 먹이면 변이 딱딱해지고 편식증이 생겨 아기가 균형 있게 성장하는 데 장애가 됩니다. 또 우유는 철분이 부족한 대표적인 음식이기 때문에 우유를 지나치게 많이 먹으면 빈혈도 생기기 쉽습니다. 흔히 하는 오해 중의 하나가 우유병을 오래 빨리면 아기의 빠는 욕구를 충족시켜 성격 안정에 도움이 된다고 생각하는 것입니다. 그러나 아기의 우유병은 노리개가 아니라 식기란 사실을 염두에 두셔야 합니다. 아기의 빠는 욕구를 충족시키는 것은 돌까지면 충분합니다. 아이를 키울 때는 사랑과 절제가 적절히 조화를 이루어야 합니다. 사랑만으로 키운 아기는 절제를 몰라 자기 마음대로 하려고 합니다. 넘치는 사랑은 모자라는 사랑만큼이나 아기에게 나쁜 것입니다. 소중한 아기일수록 절제를 가르치며 키우십시오. 첫 돌이 지났으면 그럴 수 있는 나이입니다.

**· 우유를 많이 먹으면 변비가 잘 생깁니다** 우유를 많이 먹으면 당연히 다른 음식을 적게 먹게 됩니다. 그런 데다 우유는 섬유질이 적은 대표적인 음식이어서 당연히 우유를 많이 먹으면 변비가 잘 생

기겠지요. 보통 첫 돌부터 두 돌 사이의 아기에게 변비가 가장 잘 생기는데, 이 나이에 생기는 변비의 상당 부분은 우유를 너무 많이 먹고 섬유질 많은 다른 음식을 안 먹어서 생기는 것입니다. 우유를 많이 먹는 아기가 변비에 걸리면 증세가 오래갈뿐더러 온갖 방법을 다 써도 좋아지지 않는 경우가 많습니다. 이럴 때는 우유를 줄이는 것이 최상의 치료법입니다. 우유병으로 우유를 안 준다고 아기가 울 때는 서서히, 그러나 단호하게 컵으로 바꾸어가는 것이 좋습니다. 안된다구요? 그럼 기다리는 수밖에요. 모든 일이 억지로 되지는 않습니다. 노력해도 안될 때는 어쩔 수 없지만, 노력해보지도 않고 미리 포기하는 것은 곤란합니다.

**우유병을 일찍 끊는 방법**

1. 6개월부터는 컵으로 분유 먹이기 시작합니다.
2. 혼자서 우유병을 들고 먹지 못하게 합니다.
3. 놀면서 우유병을 사용하지 못하게 합니다.
4. 잘 때 우유병을 물고 잠자리에 들지 못하게 합니다.
5. 밤중 수유는 늦어도 6개월쯤에는 끊어야 합니다.
6. 낮에 먼저 우유병을 끊고, 그 다음 오후 늦게 먹는 것을 끊고, 그 다음은 아침과 잠자리 들기 전에 먹는 것을 끊습니다.
7. 몇 개월간에 걸쳐서 꾸준히 노력해야 합니다.
8. 강제로 끊거나 우유병 젖꼭지를 가위로 자르면 안됩니다.

## 돌 지난 아기 우유병 끊는 법

**• 이유식을 제대로 하면 우유병 끊기도 쉽습니다** 우유병을 끊기 전에 우유를 컵으로 먹는 연습이 충분히 되어야 합니다. 컵으로 물을 잘 먹는다고 우유병을 끊고 난 후에 우유도 컵으로 잘 먹는 것은 절대로 아닙니다. 우유병은 일시적인 식사 도구이지 장난감이 아닙니다. 여러분이 우유병으로 식사를 하지 않듯이 아기들 역시 컵과 숟가락을 잘 쓸 수 있는 나이가 되면 우유병을 끊어야 합니다. 이 나이는 대개 돌 전후가 되며, 늦어도 18개월쯤에는 우유병을 끊는 것이 아기와 엄마 모두에게 좋습니다. 대부분의 소아과 의사들은 아기가 돌이 지나면 우유병을 끊으라고 합니다. 그러나 엄마들에게 아기가 우유병을 끊도록 하는 일은 말처럼 쉽지가 않습니다. 제 생각에는 무엇보다 엄마들이 필요성을 절실하게 못 느끼기 때문에 더 힘들어하는 것 같습니다. 사실 엄마가 이유식을 제대로만 한다면 우유병을 끊어도 아기들은 불편을 거의 못 느낍니다. 그리고 두 돌이 될 때까지 우유병을 빠는 옆집 아기를 보면서 '좀 천천히 끊

**유쾌한 잔소리!**
아기가 돌이 되면 우유병과 분유를 끊고 생우유는 양을 줄여서 컵으로 먹이며, 밥의 양은 늘려야 합니다. "우유는 완전 식품이니까 많이 먹을수록 좋지 않나요?"라고 물어보는 분들이 많이 있습니다. 그러나 모든 일이 넘치면 모자람만 못한 법입니다. 송아지도 자라면 우유를 안 먹고 풀을 먹습니다. 우유는 칼슘과 단백질이 풍부하긴 하지만 고체 음식을 제대로 먹게 될 때는 보조 식품일 뿐 주식은 아닙니다. 아이들이 우유를 필요 이상으로 많이 먹는 것도 편식입니다. 돌 지난 아기에게는 하루에 생우유를 2컵(1컵=240cc) 정도만 먹이는 것이 적당합니다.

어도 괜찮겠구나' 생각하는 엄마도 있는데, 남들이 다 그렇다고 괜찮은 것이 아닙니다. 옆집 애도 우리 애와 함께 꼭 끊어야 하는 것입니다.

**• 일찍부터 컵의 사용을 연습시켜야 합니다** 그렇다면 우유병을 어떻게 끊어야 할까요? 돌이 된 아기가 어느날 갑자기 "엄마, 나 이제 우유병으로 안 먹을게요"라고 말하면서 우유병을 집어던질 것이라고 기대하진 마십시오. 우유병을 끊을 필요성을 느낀 엄마가 옆에서 도와준다면 아기는 훨씬 더 편하게 일찍 우유병을 끊고 어른처럼 숟가락과 컵을 이용해서 식사를 할 수 있습니다. 우유병을 조기에 끊기 위해서는 다음의 몇 가지 사항을 염두에 두는 것이 좋습니다. 우선 컵의 사용을 일찍부터 연습시키는 것이 좋습니다. 5~6개월이 되면 어느날 갑자기 아기가 우유병을 후딱 비우고는 놀기에 열중하는 것을 보게 되는데, 바로 이때가 아기에게 컵으로 분유 먹이기를 시도해볼 수 있는 때입니다. 아기들에게 분유라는 것이 우유병에서만 나오는 것이 아니고 컵에서도 나온다는 것을 일찍부터 인식시키는 것이 좋습니다. 9개월쯤 되면 이제 본격적으로 컵을 사용할 수 있습니다. 그리고 돌이 되면 분유나 우유는 전부 컵으로 먹이고 우유병은 굿바이 할 수 있습니다.

**• 8개월이 되면 숟가락 사용하는 연습도 시킵니다** 아기가 8개월이 되면 숟가락을 사용하는 연습을 시킬 수 있는데, 아기가 서툴다고 해서 숟가락을 사용하려는 의지를 빼앗아서는 안됩니다. 좀 흘리더라도 격려하면서 계속 연습을 시키는 것이 좋습니다. 처음에는 숟가락 위에 음식을 얹어주어 쉽게 먹을 수 있게 해주는 것도 좋습니다. 그렇게 몇 개월이 지나면 아기 혼자 숟가락을 사용해서 식사를 할 수 있게 됩니다. 연습을 하지 않으면 두 돌이 지나도 숟가락을 사용하지 못하는 아기들이 수두룩합니다.

**• 아기가 우유병을 직접 들고 먹지 못하게 해야 합니다** 엄마들이 신경 써야 할 일이 또 한 가지 있습니다. 아기가 조금 크면 아기가 직접

**돌이 되면 분유도 젖병도 굿바이!**
아기가 돌이 되면 이제 분유도, 젖병도 굿바이입니다. 모유는 두 돌까지 먹여도 좋습니다. 돌이 된 아기는 하루 세 끼 식사와 두 번 간식으로 하루 에너지 공급량의 70% 정도를 공급받아야 합니다. 우유병은 고체 음식을 못 먹는 나이의 아기에게나 사용하는 기구입니다. 만 6개월쯤부터 컵을 사용하는 연습을 시작해서 미리미리 준비했다가 우유병을 끊을 시기가 되면 우유병은 빨리 끊는 것이 좋습니다. 우유병 끊을 시기를 놓쳐 한 돌 반 정도가 되면 아기들은 고집이 생겨서 우유병을 끊는 것이 너무나 힘들 수도 있습니다. 소아과 의사들이 하는 우스개 중에 한 돌 반까지 우유병을 빨면 아이가 똥고집이 되고, 두 돌이 지나서도 우유병을 빨면 성격이 더러워진다는 말이 있습니다. 다 그런 것은 아니지만 대개는 그렇더군요.

자기 손으로 우유병을 들고 먹을 수 있게 되는데, 아기가 우유병을 들고 먹는 것은 별로 좋지 않습니다. 우유병의 지배권이 아기에게 넘어가면 더 오랫동안 우유병을 빨려 하기 때문입니다. 밤에 깨서 먹는 아기는 우유병을 끊기가 더 힘들기 때문에 늦어도 8개월쯤에는 밤에 안 먹고도 잠을 잘 자게 수면교육을 미리 시키는 것이 좋습니다. 밤중에 분유를 먹는 아기들치고 컵으로 먹는 아기를 본 적이 없습니다. 물론 모든 아기들이 다 똑같지는 않지만 엄마가 몰라서 충분히 준비가 되어 있는 아기에게 기회조차 주지 않는다면 아기로서는 많이 억울할 것입니다. 일단 잘 알고 시도는 해보는 것이 좋습니다.

**· 별로 좋은 방법은 아니지만 무조건 끊는 방법도 있어** 좀 무식하긴 해도 아주 간단한 방법은 무조건 우유병으로 안 먹이는 것입니다. 이때 우유도 같이 끊어 버리세요. 일단 끊기로 결정을 했으면 엄마 아빠 두 분 다 마음을 독하게 먹어야 합니다. 그리고 아기 앞에서는 단호한 태도를 취해야 합니다. 우유병 안 준다고 우는 아기 앞에서 '저러다 큰일 나면 어떡하지' 하는 걱정스러운 표정을 짓고 있으면 아기는 절대로 우유병을 안 끊으려고 합니다. 우유병을 끊었다가 아기가 이틀 정도 안 먹고 버티면 마음이 약해져서 다시 우유병으로 주는 엄마들이 많은데, 처음부터 마음 단단히 먹고 우유병을 끊어야 합니다. 대개의 아기들은 하루나 이틀이 지나면 항복하고 밥을 먹습니다. 고집이 센 아기는 시간이 더 걸리긴 하지만, 그래도 넉넉잡고 2주만 지나면 우유병을 끊을 수가 있습니다. 2주가 지난 뒤에는 밥과 반찬을 주식으로 먹이고 우유는 2컵 정도만 먹이십시오. 우유를 적게 먹는 것은 아닐까 하는 걱정은 하지 않아도 됩니다. 돌이 지나면 아기에게 하루에 우유를 500cc 정도 먹이는 것이 좋습니다. 그러나 아기마다 차이가 있으므로 우유병을 끊은 뒤 아기가 너무 처지거나 아프기 시작하면 소아과 의사와 상의해야 합니다. 만 9세가 되면 우유는 하루에 3컵을 먹입니다.

## 밤에 안 먹고 잘 자는 아기가 우유병 떼기도 쉬워

**밤에 아기가 먹고 싶어하면 언제까지라도 먹이라는 의견도 있습니다!**
정말 그렇게 하염없이 밤중에도 아기가 먹고 싶어할 때마다 먹이라는 사람도 일부 있기는 합니다. 물론 어떤 아기들은 9개월이 지나서도 밤에 한두 번 먹기도 합니다. 이 나이까지 밤에 수유를 계속 한다고 해서 당장 큰일 날 일은 없습니다. 엄마하고 아기만 편하다면 말입니다. 하지만 밤중 수유가 너무 불편한데 밤에 깼을 때 안 먹이면 더 힘들기 때문에 먹여야 한다면, 수면교육을 제대로 시켜서 밤중 수유를 중단하게 하라는 것이 대부분의 육아 전문가와 소아과 의사와 수면 전문가들의 공통된 의견입니다. 그렇게 무제한으로 밤에 먹이다가 보면 잠도 못 잘 뿐만 아니라 나중에 밥도 잘 먹지 않는 아기들이 너무나 많게 됩니다. 그리고 밤중 수유가 너무 힘들어서 젖을 끊는 엄마들이 많은 것 또한 현실입니다. 젖도 잘 먹이고 잠도 잘 자는 그런 좋은 방법이 있습니다. 그게 바로 조기에 수면교육을 시키는 것입니다. 모유수유를 전문으로 하는 육아 전문가들도 최근에는 조기 수면교육의 중요성을 강조하고 있습니다.

수면교육이 잘 된 아기들은 3~4개월쯤 되면 밤에 먹지 않고도 9~10시간 정도 내리 잠을 자서 엄마들을 흐뭇하게 합니다. 그런데 그게 공짜로 되는 것이 아니랍니다. 그렇게 하려면 아주 어릴 때부터 수면교육을 시켜야 합니다. 생후 6주~두 달부터 저녁에 재울 때 충분히 먹고 깨어 있는 상태로 눕혀서 혼자 힘으로 스스로 자도록 가르치기 시작하여야 합니다. 다시 말하면 밤에 잘 때 우유병이나 젖을 물지 않고도 잠잘 수 있게 하여야 합니다. 매일 저녁 7~8시의 일정한 시간에 잠자리에 들게 하고, 이제 잠잘 시간이라는 것을 알려주기 위해서 수면의식이라는 것을 해줘야 합니다. 수면의식은 항상 같은 방식으로 잠을 재우는 것을 말하는데, 충분히 먹고, 눕혀서 옷 갈아입히고, 이야기 들려주고, 노래 불러주고, 책도 읽어주고, 인형도 옆에 놓아주고, 한 번 꼭 안아주고, 뽀뽀도 해주고 난 후에 불을 꺼주고, '잘 자라' 하고 재우는 겁니다. 2~3개월이 되면 밤에 칭얼거리거나 깰 때 바로 반응하지 말고 스스로 잠들게 기다려 주세요. 부모가 나도 자야지라고 생각하는 것이 제일 중요합니다. 빠르면 2개월에도 10시간 내리 잘 수 있고 3~4개월 정도되면 밤새 안 먹고 잘 수 있습니다. 늦어도 4~6개월에는 밤새 안 먹고 잘 수 있게 가르치는 것이 좋습니다. 모유를 먹든 분유를 먹든 마찬가지입니다. 좀더 상세한 내용은 이 책의 '수면에 대하여' 편을 참조하십시오.

# 우유 알레르기

## Dr.'s Advice

이 장은 분유나 우유를 먹는 아기들 이야기입니다.

우유를 먹으면 이상반응이 나타나는 것을 우유 알레르기라고 합니다. 물론 돌 이전의 아기는 분유를 먹게 되겠지요.

분유를 먹고 탈이 났다고 다 우유 알레르기인 것은 아닙니다. 우유 알레르기는 소아과 의사가 진단을 붙이는 것입니다. 우유 알레르기가 있으면 분유를 먹일 수가 없는데, 이때는 두유 같은 것이 아닌 특수 분유를 먹이게 됩니다.

한번 우유 알레르기가 있었다고 평생 우유를 먹일 수 없는 것은 아닙니다. 나이가 들면서 우유를 먹일 수가 있기 때문에 소아과 의사와 상의를 해서 우유를 다시 시작해보십시오.

우유 알레르기가 있을 때 소아과 의사의 처방 없이 콩 분유나 산양 분유를 함부로 먹여서는 안됩니다.

119 소아과

## 우유 알레르기의 증상은 이렇습니다

**음식물에 의한 알레르기가 의심될 때는!!**
흔히 달걀 흰자, 초콜릿, 우유, 땅콩, 복숭아, 밀가루 등이 알레르기를 잘 일으키는데, 음식에 의한 알레르기가 의심될 때는 먹는 음식과 알레르기 발생의 시간 관계를 잘 적어두어야 진단을 붙이기 쉽습니다. 그리고 일단 확인된 음식은 피하는 것이 좋습니다.

**· 우유에 있는 단백질이 알레르기 반응을 일으키는 우유 알레르기** 흔히들 아기가 분유를 먹고 설사를 하면 우유 알레르기가 있다고 생각하는데, 우유 알레르기는 그렇게 단순한 것이 아닙니다. 우유 알레르기에는 선천적으로 타고나는 원발성과 나중에 후천적으로 생기는 속발성 두 종류가 있습니다. 따라서 태어날 때는 알레르기가 없었어도 어느날 갑자기 우유 알레르기라는 진단이 붙을 수가 있습니다.

**· 우유 알레르기가 있을 때 나타나는 증상들** 원발성 우유 알레르기는 분유를 먹는 아기에게서 주로 생후 4~6주경에 설사, 구토, 위장 출혈, 빈혈, 천식성 호흡 등의 증상으로 나타나며, 장염 등의 질병을 앓고 난 후에 나타나는 속발성 우유 알레르기는 주로 생후 6개월이 지난 후에 잘 생깁니다. 우유 알레르기가 있는 아기가 분유를 먹으면 설사, 구토, 위장 출혈, 빈혈, 재채기, 콧물, 천식성 호흡, 두드러기 등의 증상이 나타납니다. 주로 분유를 먹고 난 후 몇 시간 내에 증상이 나타나지만, 48시간 정도 지난 후에 나타나기도 합니다.

**· 증상만 보고 우유 알레르기라는 진단을 붙여서는 안돼** 아기에 따라서 위에 나열한 증상이 모두 나타나는 아기도 있고 한두 가지만 나타나는 아기도 있는데, 증상만 보고 우유 알레르기가 있다고 진단을 붙이는 것은 곤란합니다. 이런 증상들은 아기들에게는 아주 흔한 것으로, 장염에 걸렸을 때도 이런 증상이 나타날 수 있기 때문입니다. 우유 알레르기는 반드시 소아과 의사의 진찰에 의해서 진단을 붙여야만 합니다.

## 우유 알레르기의 진단은 이렇게 합니다

우유 알레르기를 진단 붙이기 위해서 분유를 먹여보는 방법은 반드시 소아과 의사의 진료를 받고 감독 하에 시행해야 합니다. 우유 알레르기가 의심되면 일단 분유를 먹이지 말아 봅니다. 그러면 대개 2~3일 만에 증상이 없어집니다. 이렇게 증상이 없어졌을 때 다시 분유를 먹여 보는데, 만일 우유 알레르기가 있다면 48시간 내에 증상이 다시 나타나게 됩니다. 소아과 의사의 감독 하에 이와 같은 방법으로 세 차례 정도 시험해 보아 증상이 계속 재발하면 우유 알레르기라고 진단을 붙일 수 있습니다. 우유 알레르기는 분유 때문에 생기는 것이므로 분유를 끊으면 좋아집니다. 이때는 분유 대용으로 먹일 수 있는 특수 분유를 먹이면 됩니다. 혼합 수유를 하는 아기라면 이번 기회에 아예 완모수(완전 모유수유)로 가는 것이 어떻겠습니까. 소아과에 가셔서 모유 늘리는 방법에 대해서 한번 상의해보도록 하십시오.

**아기가 자라면 우유 알레르기는 없어집니다!**

아기에게 우유 알레르기가 한 번 생겼다고 평생 우유하고 담 쌓고 지내야만 하는 것은 아닙니다. 아기가 좀 크게 되면 장도 튼튼해지고 면역성도 완성되므로 우유 알레르기도 없어지게 됩니다. 두 살이 지나면 우유 알레르기는 서서히 극복되기 시작하기 때문에 언제 다시 우유를 먹이기 시작할지 소아과 의사와 상의하십시오.

## 우유 알레르기 치료, 이유식에 신경 써야

**· 특수 분유는 의사가 먹이라고 할 때까지만 먹여야 합니다** 우유 알레르기가 있을 때에는 모유 아니면 특수 분유를 먹여야 합니다. 어떤 특수 분유를 먹일 것인가는 반드시 소아과 의사와 상의해야 합니다. 흔히 콩 분유나 산양 분유라는 것을 부모 마음대로 임의로 먹이기 시작하는 경우도 있는데, 그것은 절대로 곤란합니다. 우유에 알레르기가 있는 아기의 반 정도는 콩 단백질에도 알레르기가 있을 수 있다는 사실을 미리 알아두는 것이 좋습니다. 한 가지 주의할 것은 특수 분유는 의사가 먹이라고 할 때까지만 먹여야 한다는 것입니다. 특수 분유를 먹이는 동안 의사에게 주기적으로 진찰을

받으면서 언제 끊어야 하는지를 자주 물어보아 분유 먹이기를 다시 시도해야 할 때를 정해야 합니다.

**· 우유 알레르기가 있는 아이는 이유식에 더욱 신경을 써야 합니다** 우유 알레르기가 있는 아기는 이유식에 더욱 신경을 써서 특수 분유만 먹이는 일이 없도록 해야 합니다. 두 돌이 되도록 호프 A만 먹고 있는 아기를 본 적이 있는데, 엄마는 아기가 생후 6개월 때 소아과 의사가 호프 A만 먹이랬다고 바꾸지도 않고 계속해서 먹일 생각이었다고 합니다. 물론 이유식은 생각도 안했답니다. 그러나 우유 알레르기가 있다고 이유식을 못하는 것은 아닙니다. 알레르기 증상을 없애는 것도 중요하지만 아기에게는 성장이 더욱 중요합니다. 성장하는 아기에게는 여러 가지 영양 섭취가 필수적이므로 의사와 상의해서 이유식을 바로 시작하십시오. 우유 알레르기가 있는 아기는 특히 이유식에 신경 써서 이유식을 제대로 하는 것이 매우 중요합니다.

**우유 알레르기를 예방하려면 어떡해야 하나요?**

우유 알레르기가 의심될 때에는 두 돌 이상 모유를 먹이는 것이 좋습니다. 모유를 먹이면 알레르기도 줄어들 뿐만 아니라 분유를 안 먹이니까 우유 알레르기를 아예 걱정할 필요도 없을 것입니다. 모유를 먹던 아기가 돌이 되어서 사정상 어쩔 수 없이 모유를 먹일 수가 없는 경우라도 모유부터 끊고 우유를 먹일 생각을 하지 말고, 우유 조금 먹여봐서 다른 이상이 없다는 것을 확인한 후 모유를 줄여가는 것이 좋습니다. 모유 끊고 우유 먹여보니 알레르기가 왕창 생겨 가지고 우유는 먹일 수가 없는데 이미 젖은 말라버리고 오도가도 못하는 황당한 경우가 종종 발생합니다. 모유를 두 돌까지 계속 먹이는 아기들은 돌이 지났다고 모유 잘 먹고 있는데 우유를 먹이겠다고 덤빌 이유는 전혀 없습니다. 특히 가족 중에 알레르기가 있는 사람이 많을 때는 모유를 두 돌이 넘을 때까지 먹이는 것이 가장 좋은 방법입니다. 모유는 아기가 먹기 적합하게 엄마가 만든 것이기 때문에 아직 장이 제대로 기능하지 못하는 아기들에게는 최고의 음식입니다. 반면 우유는 송아지에게 적합하게 만들어진 것이기 때문에 사람이 먹었을 때 알레르기를 일으키기가 쉽습니다.

# 이유식

YouTube 최근에 바뀐 이유식 지침들

YouTube 만 6개월에 시작하는 이유

YouTube 머리가 좋아지는 음식과 식습관

YouTube 미숙아 이유식 언제 시작할까?

YouTube 미음부터 시작하지 마세요!

YouTube 이유식 잘 먹지 않는 경우

## Dr.'s Advice

이유식은 고형식을 먹이는 것입니다. 이유식은 만들어 먹이세요. 시판 깡통 이유식 먹이는 것은 저는 권장하지 않습니다.

**최근 119 이유식 책의 많은 부분이 개정되었습니다.** 이유식 시작 시기, 잡곡의 첨가, 질감의 진행 속도 등 업데이트된 부분이 많기 때문에 119 이유식 책을 보실 분들은 가능하면 새 책을 사서 보시기 바랍니다.

**이유식 시작은 모유를 먹든 분유를 먹든 만 6개월부터 시작하는 것이 권장됩니다.** 아토피성 피부염이 있어도 마찬가지입니다. 하지만 우리나라에서는 아직 분유수유아의 경우 4~6개월에 시작하는 것을 권장하던 과거의 지침을 그대로 유지하는 단체도 있어 4~6개월도 같이 병기하고는 있습니다만, 이유식은 만 6개월에 시작하는 것이 제일 좋습니다.

**이유식 초기부터 오트밀 같은 잡곡을 50% 정도 섞어주는 것을 권장합니다. 돌부터는 60~70% 정도 잡곡을 섞어주면 무난합니다.**

**질감은 가능하면 빨리 진행하는 것이 좋은데** 119 이유식 책에 있는 시기별 질감은 최소 질감이기 때문에 아기가 먹을 수 있다면 그것보다는 더 질감 있게 만들어주셔도 됩니다. 초기에 중기 이유식 먹어도 되고, 중기에 후기 이유식 먹어도 상관없습니다. 늦어도 7~8개월에는 핑거푸드를 주는 것이 좋습니다.

쌀죽 먼저 먹이고, 그 다음에 고기를 섞어 주고, 이파리 채소, 노란 채소, 과일 순서로 한 가지씩 3일 간격으로 첨가하시면 무난합니다. **쌀죽 시작할 때 오트밀 정도는 동시에 시작해도 무난하고, 채소도 두 종류를 동시에 시작해도 됩니다.**

# 이유식이란 무엇일까요?

**이유식 시작 시기**

| | |
|---|---|
| 모유수유아 | 만 6개월부터 |
| 분유수유아 | 만 6개월부터 |
| 아토피성 피부염 아기 | 모유수유아 : 만 6개월부터<br>분유수유아 : 만 6개월부터 |

**(중요)** 최근 모유수유아든 분유수유아든 6개월경에 이유식을 시작하는 것으로 지침이 바뀌었습니다. 6개월 전에 이유식을 시작한다고 해도 특별한 이득이 없고, 발달상이나 소화기 성숙 면에서 볼 때도 6개월경에 이유식을 시작하는 것이 더 바람직하다는 것이 전문가들의 일반적인 견해입니다.

**과거처럼 4~6개월에 이유식을 시작한 경우, 음식별 시작 가능한 시기**

| | |
|---|---|
| 고기 | 만 4~6개월부터 |
| 생선 | 만 4~6개월부터 |
| 계란 | 만 4~6개월부터 |
| 밀가루 | 만 4~6개월부터 |

6개월에 이유식을 시작할 경우에는 이 음식들을 6개월부터 시작하면 됩니다. **아직 일부에서는 분유수유아는 4~6개월에 이유식을 시작하는 것을 권고하고 있기 때문에 4~6개월을 같이 적습니다.**

## 이유식보다는 고형식이 더 정확한 표현 !

**• 이유식보다는 고형식이라 불러주세요** 모유나 분유를 먹던 아기는 돌이 지나면 밥과 반찬을 먹어야 하는데, 그러기 위해서는 준비 과정이 필요합니다. 그 준비 과정으로 6개월 무렵부터 고형식을 먹이는 것을 이유식이라고 합니다. 어떤 사람은 이유보충식이라고 표현하기도 하는데, 이유식이라는 말보다는 고형식이라는 말을 사용하는 것이 더 정확한 표현이라 생각합니다. 사실 파는 이유식들은 고형식이 아니기 때문에 엄밀하게 말하면 이유식일 수가 없습니다. 저는 이런 것들을 이유식 대용품이라 부릅니다.

**• 아기들은 씹어야 두뇌가 발달합니다** 머리 좋은 아이로 키우기 위해서라도 고형식을 해야 합니다. 아기들은 씹어야 두뇌가 발달하니까요. 그리고 고형식을 먹이면서 씹어 삼키는 연습을 하고 숟가락 사용 연습을 해야 나중에 식사를 잘 하게 됩니다. 이제는 두 돌까지 시중에서 파는 이유식을 우유병에 넣어 먹여야 한다고 잘못 생각하는 엄마들의 생각을 바로잡기 위해서라도 이유식이라는 말 대신 고형식이라는 말을 사용해야 할 것 같습니다. 어떻습니까? 이유식이라는 말 대신 고형식이라는 말을 사용하면 아기들이 식사를 제대로 할 수 있을 것 같지 않습니까?

**• 이유식은 육아책을 보고 만드십시오** 엄마들로부터 흔히 이유식을 어떻게 하면 되느냐는 질문을 받는 경우가 많습니다. 이 질문에 대한 결론은 한 가지입니다. 육아책을 보고 이유식을 만드십시오. 어찌보면 동문서답 같고 어찌보면 선문답 같아 보이지만 이 말은 매우 중요합니다. 그리고 소아청소년과 의사에게 갈 때마다 이유식

에 관해 궁금한 것을 물어보십시오. 육아 분야의 가장 전문가는 바로 소아청소년과 의사입니다.

## 이유식에 왕도란 없다!

**• 이유식에 비법은 없습니다** 흔히 많은 엄마들이 소중한 아기의 이유식을 시작할 때 옆집 아주머니나 할머니로부터 '이렇게 하니까 잘 크더라'라는 말을 듣고서 그렇게 자기 아기도 키웁니다. 놀랍게도 많은 엄마들이 아기를 키우는 방법은 소아청소년과 의사가 권장하는 육아법과는 매우 거리가 있는 경우가 많은 것이 현실입니다. 더 좋은 이유식을 해서 다른 아기보다 더 튼튼하게 키우려는 부모들의 욕심이야 이해가 가지만, 대개의 경우 아기들에게 손해가 되는 방법인 경우가 많습니다. 아기를 수퍼맨으로 만드는 특별히 좋은 이유식이란 따로 없습니다. 남들과 마찬가지로 평범하게 먹일 생각을 하십시오.

**• 이유식에 철칙은 없다** 이유식은 억지로 틀에 맞추려고 해서는 안됩니다. 꼭 이렇게 해야만 한다는 철칙은 없으니까요. 간혹 책에 나와 있는 대로 하겠다고 아직 준비조차 안된 아기와 전쟁을 하는 분도 있습니다. 그러나 아기마다 발달 상황과 진행 양상이 다르기 때문에 억지로 틀에 맞추려고 해서는 안됩니다. 이유식은 시기가 매우 중요하지만, 절대적인 것이 아니므로 시도해보고 아기가 잘 적응하지 못하면 연기할 수도 있습니다.

**• 때가 되면 시작할 것은 시작하고 끊을 것은 끊어야 합니다** 이유식을 할 때 중요한 것은 어느 시기에는 어떻게 먹이는 것이 좋고, 어떤 음식은 먹일 수 있지만 어떤 음식은 먹여서는 안된다는 기본 흐름을 알고 꾸준히 노력하는 엄마의 자세입니다. 며칠 하다가 안된다고 그만두고, 그러다가 또 생각나면 며칠 하고 이런 식으로 하면

**소아청소년과 의사가 추천하는 이유식이란?**

소아청소년과 의사가 추천하는 이유식은 열 명을 키웠을 때 열 명이 다 잘 먹고 잘 자라는 보편적인 방법입니다. 주위에서 보듯이 '우리 아기는 어떻게 어떻게 했더니 아주 잘 크더라'라는 방법은 그 아기는 잘 먹고 잘 클 수 있을지 몰라도 다른 아기에게 그대로 적용하기에는 무리인 경우가 많습니다. 소아청소년과 의사가 추천하는 방법 이외의 다른 방법은 전체에 적용하기에는 문제가 있는 경우도 있으므로 보편적인 방법을 따르는 것이 좋습니다.

YouTube
이유식 시작하면 수유량 줄여야

아기 주도 이유식이란?

거의 실패합니다. 알고 노력해서 안되는 것은 할 수 없습니다. 너무 무리하지 말고 물 흐르듯이 때가 되면 시작할 것은 시작하고 끊을 것은 끊으려고 노력하는 것이 중요합니다. 모든 일이 다 그렇듯이 이유식도 때를 놓치면 몇 배나 더 힘들어집니다.

## 이유식은 고체 음식을 먹이는 연습

**• 아기 음식을 고체 음식으로 바꿔줘야 하는 이유** 이유식이란 나중에 밥을 먹기 위해서 미리 고체 음식을 먹는 연습을 하는 것입니다. 이유식을 통해 아기의 음식을 고체 음식으로 바꿔줘야 하는 이유는 아기가 6개월이 되면 엄마젖이나 분유만으로는 필요한 영양을 제대로 섭취하기 힘들기 때문입니다. 그리고 우유를 지나치게 많이 먹는 아기가 잘 토하는 예에서 알 수 있듯이, 같은 영양가의 음식을 먹일 때 고체로 된 음식보다는 액체로 된 음식이 부피가 커서 아기의 위에 부담을 주기 때문입니다. 이유식이란 한마디로 액체 음식에서 고체 음식으로 바꾸어가는 단계의 음식입니다. 요즘 시판 이유식이나 선식을 이유식 대용으로 먹이는 엄마들이 늘면서 아기들이 고형식을 시작하는 시기가 점점 늦어지는 경향이 있는데, 바람직한 현상은 아닙니다. 예전에 분유가 없던 시절에는 엄마젖이 마르는 때가 12개월 정도, 그 뒤부터는 어쩔 수 없이 죽과 밥을 먹였습니다. 모유는 적어도 돌까지는 먹이는 것이 좋습니다.

**• 소아청소년과 의사가 엄마들에게 간단히 설명하는 이유식의 근간** 이유식 시작할 때까지는 모유나 분유만으로 충분합니다. 모유수유아는 만 6개월부터 이유식을 시작해야 하고, 분유수유아도 최근에 6개월경에 이유식을 시작하는 것으로 바뀌고 있습니다. 쌀죽부터 시작해서 3일마다 한 가지씩 다른 음식을 첨가합니다. 고기는 이유식 시작 후에 바로 첨가할 수 있으므로 초기에 쌀죽 다음에 바로

**"우리 아기는 이유식을 잘해요"**
소아청소년과 의사에게는 이런 말 대신 무엇을 얼마나 먹이는지 구체적으로 알려주어야 합니다. 어떤 엄마는 적게 먹이면서도 아기가 너무 많이 먹는다고 고민을 하기도 합니다. 아기가 잘 먹는다고 얘기하는 엄마 중에는 형편없이 적게 먹는데도 잘 먹는다고 자신있게 대답하는 엄마도 있습니다. 소아청소년과 의사에게 이유식에 대해서 구체적으로 이야기하지 않고 잘 먹는다는 식으로 말을 하게 되면, 아기가 먹는 이유식에 문제가 있어도 발견할 수가 없습니다.

YouTube
이유식 잘 먹게 키우려면

YouTube
이유식할 때 흔히 하는 실수

YouTube
몇 배죽으로 먹일까요?

이유식

이유식 시기별 분류
이유식 초기 — 6개월(4~6개월)
이유식 중기 — 7~8개월
이유식 후기 — 9~11개월
이유식 완료기 — 12~18개월
※ 이 분류는 편의상 분류이므로 이유식 진행이 빠른 아이들은 중기에도 후기 질감의 음식을 시작할 수 있습니다.

고기를 첨가하십시오. 만 7개월 이전에 쌀죽, 고기, 이파리 채소, 노란 채소, 과일을 먹이고 있어야 합니다. 7개월쯤에는 약간의 덩어리가 들어 있는 이유식을 하루에 2번쯤 주고, 생후 7~9개월쯤에 제법 많이 먹게 되면 하루 3번 줄 수 있습니다. 모유나 분유의 양은 이유식이 늘어감에 따라 서서히 줄여가야 합니다. 돌이 되어 고기와 채소를 잘 먹게 되면 서서히 분유를 생우유로 바꿔주고 컵으로 먹는 연습을 충분히 하여서 우유병을 끊는 것이 좋습니다. 모유를 먹는 아기는 계속 모유를 먹어도 좋으며 두 돌이 넘어서도 모유수유를 지속하는 것이 더 좋습니다. 고기 잘 먹이는 것 잊지 마세요.

# 자, 이유식을 시작해봅시다

만 6개월 무렵이 되면 이유식을 시작하는 것이 좋습니다. 물론 모든 아기들이 다 그렇게 되는 것은 아니지만, 일단 6개월이 되면 이유식을 시작하여야 합니다. 그러나 모든 아기들이 똑같지 않아서 같은 나이에 시작해도 아기가 소화를 잘 시키지 못하면 시작하는 시기를 연기하는 등 천편일률적으로 이유식을 밀고나갈 수는 없다는 것을 미리 아셔야 합니다. 아기마다 발달 시기가 약간씩 다르므로 아기가 새로운 음식에 흥미를 보이고 고형식을 먹을 수 있는 신체적 준비가 될 때까지 기다리는 것이 좋습니다. 아토피성 피부염이 있는 아기들의 경우 특별한 문제가 없다면 이제는 다른 아기들과 같이 이유식을 시작하는 것이 권장됩니다.



## 6~8개월 이유식

### 만 6개월이 이유식을 시작하는 적기

**· 6개월(180일) 사이에 이유식을 시작합니다** 어린 아기는 입에 액체가 아닌 다른 것이 들어오면 혀를 내밀어 내보내려 합니다. 젖이나 우유병을 빠는 데서 비롯된 이런 반사작용이 있을 때는 이유식을

한눈에 보는
초기 이유식 전반

**초기 이유식 잘하기 위한 정말 중요한 비법 한 가지!**
이유식은 **쌀죽, 고기, 이파리 채소, 노란 채소, 과일 순서**로 **3일 간격**으로 첨가하십시오.

**이유식, 빨리 시작해도 알레르기 증가, 늦게 시작해도 알레르기 증가!**
이유식을 만 4개월 전에 시작하면 알레르기가 증가합니다. 단백질이 소화되지 않고 그대로 우리 몸에 흡수되면 알레르기를 유발할 수 있습니다. 우리 몸은 음식 속의 단백질을 장의 소화작용을 통해 알레르기를 적게 유발하고 흡수가 잘 되는 아미노산으로 분해 흡수함으로써 알레르기가 생기는 것을 막습니다. 하지만 4개월 이전의 아기는 장의 소화작용이 미숙해 단백질을 아미노산으로 분해하기 힘들고, 분해되지 않은 단백질은 미숙한 장의 소화기관을 통해 그대로 흡수되기 때문에 알레르기가 생기기 쉽습니다. 그렇다고 너무 늦게 시작해도 곤란합니다. 6개월이 지나 늦게 시작하면 도리어 알레르기가 증가된다는 것이 최근에 밝혀졌습니다.

할 수가 없습니다. 아기의 나이가 3~4개월 전후가 되면 이런 반사작용이 사라지기 시작합니다. 따라서 입에 숟가락이나 음식을 넣어도 혀를 내밀지 않는 이 시기가 되면 이유식을 할 수 있습니다. 이때쯤이 되면 아기는 어른의 밥그릇에 관심을 가지게 되고, 몸을 굽혀 밥그릇을 만지려 하고, 어른이 먹는 것을 보면서 입을 오물거리며 먹고 싶어하고 침을 질질 흘리기도 합니다. 또 이때쯤이 되면 아기는 머리와 목을 잘 가눌 수 있고, 비록 받쳐줘야 하긴 하지만 앉을 수도 있습니다. 이유식을 먹기 위해서는 입과 목과 혀의 근육이 충분히 발달해야 하기 때문에 미숙아나 발달이 좀 늦은 아기는 소아청소년과 의사와 상의해서 이유식 시작을 약간 늦출 수도 있습니다. 이 나이쯤 되면 몸무게가 6~7kg이 되기 때문에 몸무게를 이유식의 기준으로 삼은 적도 있었습니다. 하지만 요즘은 3개월도 안된 아기들이 8kg을 넘는 경우도 있어서 몸무게는 절대적인 기준이 되지 못합니다.

**• 이유식이 너무 빠르면** 이유식의 시기에 관한 의견은 지난 20세기 동안 극과 극을 달렸습니다. 20세기 초기에는 돌이 지나서 이유식을 시키라고 권장했었고, 또 한동안은 일찍 이유식을 시키는 것이 유행했던 적도 있었습니다. 심지어는 생후 1~2개월에 이유식을 시키라고 소아청소년과 의사가 권장한 적도 있었습니다. 하지만 최근에는 4~6개월에 이유식을 시작하라던 지침이 6개월경 시작으로 바뀌고 있습니다. 이게 더 낫습니다. 6개월 이전에는 아기의 장이 미숙하기 때문에 이 시기에 고형식을 시작하게 되면 아기가 나중에 고생할 수 있습니다. 집안에 알레르기 체질이 있는 사람이 있어도 아기의 이유식은 특별히 달라지지 않습니다. 저는 **모유를 먹든 분유를 먹든 만 6개월경에 이유식을 시작하는 것을 권장합니다.** 예전과는 달리 아토피성 피부염이 있다 해도 먹어서 이상반응이 생기는 음식을 제외하고는 보통 아기들과 마찬가지로 먹이는 것을 권장합니다. 백일에 과일주스 같은 것을 먹여서도 안됩니다.

**파는 이유식을 같이 먹여야 하나?**

깡통에 든 시판 이유식은 원칙적으로 저는 권장하지 않습니다. 이유식은 만들어 먹이는 것이 가장 좋습니다. 애석하게도 시판 깡통 이유식이 이유식으로 적합하지 못한 이유는 여러가지가 있습니다.

첫째, 너무 일찍부터 먹이라고 권장됩니다. 이유식은 적어도 만 4개월은 돼서 시작하는 것이 좋습니다. 4개월 이전에 이유식을 시작하게 되면 나중에 알레르기 체질이 되어 아기들이 고생할 수 있습니다. 놀랍게도 백일부터 먹이라고 우기는 시판 이유식이 너무나 많습니다.

둘째, 이유식은 반드시 단순한 음식 한 가지부터 시작하는 것이 권장됩니다. 처음 권장되는 것은 쌀죽입니다. 그런데 초기부터 10가지가 넘는 음식을 섞은 것도 있습니다.

셋째, 한 가지 음식을 첨가하는 것은 3일, 알레르기가 있는 아기는 3일 간격도 좋지만 이상반응을 보기 위해서 1주 정도의 간격을 두고 다른 종류의 음식을 첨가하는 것이 좋습니다. 여러 가지가 한꺼번에 섞인 시판 이유식을 먹게 되면 알레르기가 생겼을 때 무엇이 문제가 되는지를 알 수가 없게 됩니다.

넷째, 6개월까지는 이유식은 영양의 보충이라는 면보다는 맛을 익히는 정도가 좋습니다. 하지만 시판 이유식을 먹는 아기들은 너무 많은 양을 먹습니다. 모유나 분유는 아기들의 성장에 필요한, 그것도 두뇌 발달에 필수적인 지방의 농도가 높습니다. 6개월까지의 아기들은 반드시 모유나 분유가 절대적으로 많은 비중을 차지해야 합니다.

다섯째, 이유식은 사실 고형식이라는 말로 바뀌어야 할 만큼 덩어리 음식을 먹이는 연습이 중요합니다. 나중에 밥과 반찬과 고기를 먹기 위해서 이유식 초기부터 연습을 하는 것입니다. 그런데 시판 이유식 중에는 이런 면을 충족시키지 못하는 것이 있습니다. 심지어 우유병에 섞어서 먹이는 엄마도 있습니다.

여섯째, 미각의 발달은 다양한 음식을 먹음으로써 생깁니다. 맨날 같은 음식을 먹이거나 가루로 갈아서 재료 각각의 맛을 느낄 수가 없는 이유식은 아기의 미각을 발달시키는 데 별로 도움이 되지 못합니다.

어렵게 생각할 것이 없습니다. 일단 이유식을 한 번이라도 만들어 먹이면 이미 반은 성공한 것입니다. 6개월에는 쌀죽에 고기와 채소가 들어가 있으면 충분합니다.

단, 시판 이유식이라고 모두 권장되지 않는 것은 아닙니다. 제대로 만들어진 시판 이유식이라면 당연히 권장할 것입니다. 미국에서처럼 소아청소년과 의사의 권장에 따라서 철분이 보강된 쌀가루 이유식을 판다면 당연히 6개월 이전의 아기에게 먹이기를 권장합니다. 과일도 여러 가지 혼합 과일이 아닌 한 가지 과일로 된 것이라면 만 6개월이 되면 먹일 수 있습니다. 맞벌이 부부를 위해서 우리나라도 제대로 된 이유식을 만들어 팔았으면 좋겠습니다.



YouTube
정말 위험한
땅콩 알레르기

• **이유식이 너무 늦어도 알레르기가 증가** 6개월까지는 이유식을 시작해야 합니다. 더 늦으면 나중에 이유식을 시작하기가 점점 더 힘들어지고, 알레르기가 도리어 증가할 수 있습니다. 그런데 **밀가루**는 7개월 이후에 시작하면 밀가루 알레르기가 더 잘 생긴다는 것이 밝혀지고 있어서 7개월 전에 소량 시작하는 것을 권장합니다. 복잡하게 생각하지 말고 이유식 만들 때 밀가루 좀 뿌려서 익혀주

면 됩니다. 예전에는 알레르기 유발 음식이라고 생각되어 돌 전에 먹이지 말라고 하던 **생선**도 돌 전에 시작하는 것이 알레르기를 적게 생긴다는 것이 밝혀졌고, **땅콩**도 아기가 먹을 수 있는 형태로 6~7개월경부터 먹이면 알레르기가 적게 생긴다는 것이 밝혀졌습니다. 그리고 이유식은 늦게 시작할수록 덩어리가 있는 음식을 잘 안 먹고, 심한 경우 새로운 음식을 거부하기 쉽고, 분유 이외의 음식을 먹기만 하면 토하는 아기도 있습니다. 그리고 또 이유식의 시작이 너무 늦으면 성장과 발달이 조금씩 늦어질 수도 있습니다.

**• 이유식을 시작하는 시기는 아기마다 다릅니다** 아기는 똑같지 않습니다. 똑같은 나이에 이유식을 시작해도 아기가 소화를 잘 못 시키면 연기해야 합니다. 모든 아기에게 평균치를 적용할 수 없다는 것을 염두에 두셔야 합니다. 그리고 장염이 있거나 감기가 심해서 아기의 컨디션이 좋지 않다면 때가 되어도 좀더 연기할 수 있습니다. 병은 없지만 분유를 먹는 아기의 변이 좋지 못한 경우에도 소아청소년과 의사와 상의해서 시기를 좀더 연기할 수 있습니다. 속이 안 좋은 경우에 이유식을 시작하면 배탈 날 확률이 좀더 높습니다. 이사를 하거나 집안이 어수선할 때도 구태여 남들과 똑같은 시기에 이유식을 시작할 필요가 없습니다. 약간 시기를 늦추더라도 엄마와 아기가 편안한 상태에서 이유식을 시작하는 것이 좋습니다.

**• 느긋하게 그러나 제대로 알고 이유식을 시작합시다** 간혹 이유식을 시작할 때 아기를 들들 볶는 엄마들도 있습니다. 심지어 정성 들여 만든 이유식을 아기가 먹지 않으면 속상해서 안절부절못하는 엄마도 있습니다. 하지만 아기에게 식사는 즐거운 것이어야 합니다. 느긋하게 아기가 먹는 이유식을 지켜봐주십시오. 온 가족이 모여 웃으면서 즐겁게 먹는 것이 중요합니다.

**소아청소년과 의사의 한마디!!**

일반적으로 분유를 먹는 아기는 이유식을 만 4~6개월 사이에 시작하고, 모유를 먹는 아기는 만 6개월에 시작하는 것이 권장되었지만, **이제는 모유를 먹든 분유를 먹든 6개월경에 이유식을 시작하는 쪽으로 권장사항이 바뀌고 있습니다**. 아기가 모유를 먹고도 허기져서 더 먹고 싶어한다고 이유식을 일찍 시켜야 하는 것은 아닙니다.

**초기 이유식에 욕심내지 마세요!!**

초기 이유식의 주된 목적은 영양 보충이 아니라 음식 먹는 법을 익히는 것입니다. 물론 맛을 느끼게 해주는 것도 중요하지만 고체 음식을 먹는 연습이 훨씬 더 중요합니다. 생후 6개월이 되면 모유나 분유만으로는 필요한 영양을 다 채울 수 없으므로 미리부터 서서히 다른 음식을 먹는 연습을 하는 것이 중요합니다. 처음부터 영양가 너무 따지지 마십시오. 영양을 먹이는 것이 아니라 음식을 먹이는 것이 초기 이유식입니다. 아주 초기의 이유식은 쌀죽에 고기만 들어가 있어도 충분합니다. 가능하면 처음부터 질감 있게 시작하시고 가능하면 빨리 질감을 높이는 것이 좋습니다.

YouTube
이유식 시작
6개월 / 180일

YouTube
몸무게 적어도
빨리 시작 마세요

## 이유식은 반드시 만들어 먹여야

**먹다 남긴 음식을 두었다 먹이면 절대 안돼!!**

아기에게 이유식을 먹일 때는 두세 끼 먹을 이유식을 한번에 만들어두었다가 먹일 수 있는데, 보관할 때는 반드시 한번에 먹을 양만큼 따로따로 담아서 보관해야 합니다. 그리고 아기가 먹다 남긴 분유, 생우유, 이유식 등은 두었다가 먹이면 절대로 안 됩니다. 아기의 침이 묻은 음식은 침 속의 소화효소와 침에 들어 있는 균에 의해 변질이 되므로 1시간 이상 두고 먹이면 안됩니다.

**• 아기들에게는 다양한 맛의 경험이 중요합니다** 아무리 잘 만든 인스턴트 이유식도 엄마가 정성스럽게 만든 신선한 이유식만 못한 것은 당연합니다. 무엇보다도 파는 이유식 대용품은 고형식이 될 수 없다는 게 가장 치명적인 단점입니다. 또 시판 이유식에 먼저 맛들이게 되면 나중에 집에서 만든 이유식을 잘 안 먹으려 하기도 합니다. 그만큼 아기들의 입맛은 무섭습니다. 아기들에게 다양한 맛의 경험은 매우 놀랍고 신기한 것입니다. 다양한 종류의 이유식을 만들어 먹이면 아기는 새로운 맛과 냄새와 감촉을 느끼게 됩니다. 이런 다양한 맛의 경험과 씹는 행동은 아기의 두뇌 발달에도 도움을 줍니다. 몇 달 동안 한 가지 맛의 시판 이유식을 먹는 아기는, 다른 종류의 맛과 냄새를 경험할 수가 없고 씹는 것 역시 경험할 수 없습니다. 따라서 만들어 먹일 생각이 있다면 영양분을 조금 더 줄 생각으로 파는 이유식을 먼저 시작하는 것은 권하고 싶지 않습니다.

**• 은근과 끈기를 갖고 먹여야 합니다** 간혹 아기를 남보다 잘 키우고 싶다는 생각에 영양가 좋다고 선전하는 것을 골라서 먹이려 하는 엄마들이 있는데, 아기는 아직 어립니다. 서서히 은근과 끈기로 이유식을 해야 합니다. 나중에 밥 먹을 아기는 밥 먹을 준비인 죽부터 시작하는 것이 당연할 것입니다. 만약 아기가 다른 것은 안 먹고 바나나처럼 맛있는 특정 음식만 먹으려 한다면, 이런 음식을 적게 먹이려고 싸우지 말고 한동안 이런 음식을 주지 않는 것이 좋습니다.



YouTube
이유식에 간하지 마세요!

## 이유식을 처음 줄 때 주의해야 할 점

**• 자칫하면 먹는 것이 괴로운 일로 인식될 수 있습니다** 아기들에게 처음 시작하는 이유식은 몹시도 당혹스러운 일입니다. 숟가락을 이

**힘들면 다른 사람의 도움을 청하세요!**

만일 이유식을 먹이다가 지치면 아빠나 친척이나 친구의 도움을 청하십시오. 지나치게 아기에게 매달려 씨름하는 것은 엄마의 정신 건강에 결코 도움이 되지 않습니다. 조금 더 큰 아이와 같이 먹이는 것도 도움이 될 수 있습니다. 특히 아빠가 이유식을 만들어 먹이면 엄마에게 큰 도움이 됩니다.

이유식 하루에 뚝딱 만들기!

YouTube 간편하게 먹이는 큐브 이유식!

YouTube 아침 이유식에 오트밀 먹이기

YouTube 건식 이유식과 습식 이유식?

용하는 것도 쉽지 않고 이유식을 삼키는 것도 무척이나 힘듭니다. 이유식은 아기를 안고 앉혀서 먹이는 것이 원칙입니다. 만일 처음 이유식을 시작할 때 아기가 잘 안 먹으려 하면 1~2주간 연기하는 것이 좋습니다. 너무 무리하게 강요해서는 안됩니다. 먹는 것이 괴로운 일로 아기에게 인식되어서는 곤란하니까요. 또 이유식을 먹일 때 집안이 소란스러워서는 안됩니다. 먹다가 체할 수도 있습니다. 처음으로 이유식을 줄 때는 먼저 분유를 조금 준 후에 반 스푼 정도의 이유식을 주고 다시 분유를 주는 것이 좋습니다. 그래야 아기가 이유식을 잘 못 먹을 때 배가 고파 힘들어하는 것을 막을 수 있습니다. 하지만 이유식을 익숙하게 먹기 시작하면 분유나 모유를 주기 전에 이유식을 먹이는 것이 더 낫습니다.

- **이유식을 처음 먹일 때는 아기가 힘들어할 수 있어** 처음 이유식을 먹일 때는 아기가 이유식 먹는 것을 힘들어할 수 있습니다. 모유나 분유를 먹던 아기들은 난데없이 이유식이 숟가락으로 들어오면 당황하고 짜증을 내기도 합니다. 특히 배는 고픈데 못 먹어 본 것을 먹을 수는 없어서 아기가 힘들어할 수 있습니다. 고형식으로 바꾸어주는 좋은 방법은 처음에 분유나 모유를 조금만 주고 나서, 티스푼으로 4분의 1 정도 음식을 얹어준 다음, 좀더 많은 모유나 분유를 주고 끝내는 것입니다. 이렇게 하면 아기가 배가 고파 힘들어하는 것을 막을 수 있고, 또 아기로 하여금 숟가락으로 먹는 새로운 경험에 만족감을 갖게 할 수 있으며, 처음 이유식을 시작하기도 좀 쉬워집니다. 그러다가 일단 아기가 이유식을 어느 정도 먹기 시작하면, 허기질 때 우유병을 치우고 먹이는 것이 이유식을 잘 먹일 수 있는 방법입니다. 이 시기까지 보통 1~2개월이 걸립니다. 이유식과 우유병을 같이 둔 상태에서 이유식부터 먹이면 아기가 우유병을 빨 욕심에 거부하기도 하므로, 이유식을 다 먹을 동안은 우유병을 눈에 보이지 않는 곳에 치워두는 것이 좋습니다.
- **아기는 이유식을 처음 먹을 때 당황합니다** 처음 이유식을 먹는 아

**이유식과 사랑을 같이 먹입시다!!**
이유식을 먹일 때는 숟가락에 엄마의 사랑을 담아서 아기에게 먹여야 합니다. 먹일 때는 아기의 눈을 보십시오. 그리고 "맘마"라든지 "이거 맛있는 거야, 먹어봐" 같은 이야기를 들려주면서 먹이는 것이 좋습니다. 그리고 엄마 아빠가 같이 식사를 하면서 식사는 즐겁다는 것을 느끼게 해주십시오.

기의 얼굴을 한번 보십시오. 어떤 엄마는 아기의 얼굴을 보고 웃음을 터뜨리기도 합니다. 이유식을 숟가락으로 받아 입에 넣고는 얼굴을 찡그리기도 하고, 입을 오물거리기도 하고, 혀로 내밀기도 합니다. 아기가 얼굴을 찌푸리는 의미는 대개 당황스럽다는 의미입니다. 아기가 입을 벌리고 먹겠다고 하면 계속 먹이십시오. 하지만 아기가 싫어한다고 느껴지면 이유식을 며칠 쉬었다가 다시 시작하십시오. 입에 넣어준 이유식을 처음에는 삼키지 못해서 흘리는 아기도 많습니다. 아기들이 처음 이유식을 먹을 때 어찌할 줄 몰라서 당황하는 것은, 여태까지 우유병으로 먹던 것과 다른 방법으로 음식을 먹기 때문에 일시적으로 발생하는 문제입니다. 처음에 이유식이 들어오면 입을 벌렸다 다물더라도 음식을 목구멍으로 삼키는 양보다는 바깥으로 흘리는 양이 더 많습니다. 하지만 실망하지 마십시오. 시간이 지나면 아기는 음식 삼키는 법을 금방 배우게 되고 좋아집니다. 얼굴을 찌푸린다고 아기가 이유식을 싫어한다는 의미는 아니지만, 분명히 이유식을 싫어하는 아기에게는 무리하지 말고 좀 연기하는 것이 좋습니다. 하지만 잘 받아먹던 아기가 숟가락을 외면하고 고개를 돌리면 일단 배가 부른 것이라 생각하십시오.

**• 처음에는 이유식을 거부하기도 합니다** 모든 아기들이 처음부터 이유식에 쉽게 적응하는 것은 아닙니다. 첫날은 멋도 모르고 받아먹던 아기가 갈수록 이유식을 거부하고 입을 꼭 다물며 고개를 돌리기도 합니다. 간혹 이리저리 고개 돌리는 아기의 입에 억지로 숟가락을 넣어 반강제로 이유식을 먹이려 하는 엄마도 있습니다. 그러나 이유식을 시키는 목적에는 영양 공급만 있는 것이 아니라 바른 식사 습관을 들이는 것도 있습니다. 억지로 이유식을 먹이다가는 아기가 우유병도 안 빨겠다고 거부하는 일이 생길 수 있습니다. 이렇게 이유식을 거부하는 아기에게는 이유식을 먹이기 전에 엄마가 숟가락에 음식을 얹어 먹는 시범을 몇 번 보여주십시오. 그리고 며칠 동안은 양을 줄여서 티스푼 끝에만 이유식을 살짝 얹어주어서

**꼭 지키자!!**
이유식을 제대로 하려면 반드시 숟가락을 사용해야 합니다. 우유병 같은 것에 이유식을 넣어서 먹이게 되면, 아기가 사레 들기 쉽고 너무 많이 먹어서 비만이 되기 쉽습니다. 숟가락을 제대로 사용해서 먹은 아기는 우유병만을 이용해서 먹은 아기보다 식사 습관이 좋고 편식을 적게 하는 경향이 있습니다. 쉽게 말해 여러 가지를 잘 먹습니다. 숟가락을 사용하는 법을 일찍 가르치는 것은 손의 움직임을 배우게 하는 것이고, 이는 아기 두뇌에 자극을 많이 주기 때문에 두뇌 발달에도 도움이 됩니다.

맛만 보여주십시오. 그래도 안되면 시지 않은 사과를 갈아서 살짝 쌀죽에 섞어서 줘봅니다. 계속해서 아기가 잘 안 먹으려 하면 1~2주 쉬었다가 다시 시작해도 좋습니다. 쉬었다가 다시 시작했는데도 여전히 아기가 이유식을 거부하면 다시 1~2주간을 쉴 수도 있습니다. 숟가락으로 먹는 이 한 가지를 익히는 데 수주일이 걸리는 경우가 흔합니다. 서두르지 마십시오. 그래도 안되면 과일로 이유식을 처음부터 다시 시작해볼 수 있습니다. 쌀죽을 거부하던 아기도 과일은 쉽게 먹는 경우가 종종 있습니다. 단 **과일주스는 만 12개월 전에는 먹이지 않도록 하십시오.** 이유식은 전쟁이 아닙니다. 아기를 무찔러 이길 생각은 버리세요. 이유식을 할 때는 아기를 잘 달래고 꼬셔서 즐거운 마음으로 식사하는 분위기를 만들어가야 합니다. 이유식을 먹는 것이 엄마에게는 별것 아닌 일 같지만, 아기에게는 태어나서 처음으로 색다른 음식을 먹는 것이어서 쉽지가 않습니다.

## 이유식은 반드시 숟가락으로

**• 이유식은 숟가락으로 먹이는 것이 원칙입니다** 이유식은 숟가락으로 먹는 연습을 시키는 과정으로도 중요합니다. 처음에는 큰 숟가락 대신 티스푼을 이용하는 것이 좋은데, 아기가 처음에는 많은 양을 먹지 못하므로 티스푼으로 하나 정도만 먹여도 좋습니다. 양은 서서히 늘려가면 됩니다. 첫날은 어색해하더라도 시간이 지나면 잘 받아먹게 되므로 처음부터 너무 욕심내지 마십시오. 이유식을 처음 할 때는 티스푼도 아기에게는 힘든 도구입니다. 티스푼의 움푹 파인 곳에 들어 있는 이유식을 아기가 먹기란 쉽지 않은 일이므로 작고 깊지 않은 숟가락을 사용하는 것이 좋습니다. 처음에는 아이스크림을 떠먹는 편편한 나무 숟가락을 사용하면 아기가 더 쉽게 숟가락의 내용물을 먹을 수 있습니다.

**• 숟가락은 플라스틱으로 된 것이 좋아** 숟가락은 플라스틱으로 된 것이 차가운 쇠로 된 것보다 아기들이 쉽게 적응할 수 있어서 좋습니다. 사용할 때는 적당한 온도로 데워서 사용하십시오. 이왕이면 다홍치마라고 아기가 좋아하는 색깔을 택하는 것도 좋습니다. 하지만 지금 사용하는 숟가락으로 잘 먹고 있다면, 굳이 숟가락을 다른 것으로 바꿀 필요는 없습니다.

**• 아기마다 먹는 습관이 다릅니다** 어떤 아기는 입안에 넣어주는 것을 좋아하기도 하고, 어떤 아기는 입술에 대주어 빨아먹게 해주는 것을 좋아하기도 합니다. 아기마다 특성이 있기 때문에 우리 아기는 어떤 타입인가 잘 살펴서 편하게 먹을 수 있도록 배려해주는 것도 엄마의 할 일입니다. 또 엄마 자신이 싫어하는 음식을 아기에게 먹이게 되면 용케도 그 느낌을 알아차려서 음식을 거부하는 경우가 있기 때문에, 아기에게 엄마가 싫어하는 음식이라는 느낌을 주지 않도록 주의해야 합니다. 8개월부터 숟가락 사용 연습을 시작한 아이는 15~18개월쯤 되면 한 끼 식사의 상당 부분을 스스로 숟가락을 사용해서 먹을 수 있습니다. 포크도 사용하고 컵도 곧잘 사용하게 됩니다. 18개월이 되어도 숟가락을 사용해서 혼자 먹는 것에 익숙해지지 않은 아이는 그 다음부터는 먹여 달라고 입만 벌리게 됩니다.

## 새로운 음식은 3일 간격으로 첨가!

**• 이유식은 한 번에 한 가지씩 첨가해갑니다** 처음에는 소량을 첨가하되 일반적으로 3일 간격을 두고 새로운 음식을 첨가하는데, 만 8개월부터는 2~3일 간격으로 새로운 음식을 첨가할 수 있습니다. 그래야 새로 첨가한 음식이 알레르기 반응을 일으키는지 알 수 있습니다. 하지만 이유식 초기에는 새로 첨가된 음식에 아기가 적응

**이유식을 우유병에 넣어 먹이면 안돼!!**

아기가 숟가락으로 먹지 않으려 한다고 이유식을 우유병으로 먹이는 것은 권장하지 않습니다. 파는 이유식을 섞어 먹이는 것도 권장하지 않으며, 쌀죽을 분유에 타서 우유병에 넣어주는 것도 권장하지 않습니다. 이런 방법들은 아기를 사육하는 것 그 이상도 이하도 아닙니다. 이유식은 식사하는 방법을 가르치는 과정이기도 합니다. 숟가락으로 이유식을 먹이는 것은 숟가락 사용을 훈련시키는 목적도 있지만, 음식 먹는 중간에 쉬는 시간이 생겨 우유병에 섞어 먹일 때에 비해 여유를 갖고 먹을 수가 있기 때문에 과식으로 인한 비만을 방지할 수도 있습니다. 이런 것이 나중에 좋은 식습관을 가지게 하는 데 무엇보다도 중요합니다.

**치아와 이유식 굳기!**

간혹 치아가 한 개도 없는데 이유식을 묽게 먹여야 하냐고 묻는 분도 있습니다. 결론을 간단하게 말하면 치아가 하나도 없어도 이유식 진행은 똑같이 합니다.

YouTube
치아와 이유식 진행

YouTube
이유식 양 늘리는 방법

하기 힘들어하면 적응할 수 있는 시간을 주기 위해서 1주마다 한가지씩 첨가하는 것이 좀더 좋을 수도 있습니다. 아기가 알레르기가 있는 경우는 1주일 간격을 두어서 혹시 새로 시작하는 음식에 알레르기가 있는 것은 아닌가 확인하기도 합니다. 한번 첨가했던 음식은 다음에 함께 섞어줘도 상관없습니다.

**· 아기가 이유식에 알레르기 반응을 보이면** 많은 엄마들이 알레르기 반응을 일으킨 음식은 평생 먹이면 안된다고 생각하는데, 심각한 알레르기 반응을 일으켜 소아청소년과 의사가 특별한 말을 한 경우가 아니라면 다시 먹여볼 수 있습니다. 일단 1~3개월 정도는 먹이지 말고 그 다음에 다시 시작해보십시오. 9~12개월경까지 다시 먹이는 것을 아예 연기하는 것도 좋은 방법입니다. 다시 시작했을 때 알레르기 반응을 또 일으키면 다시 3개월 정도 연기하는 것이 좋습니다. 어릴 때 알레르기 반응을 일으킨 음식이라도 대개의 경우 한두 살이 되면 먹일 수 있습니다. 하지만 알레르기 반응을 심하게 일으킨 음식은 반드시 소아청소년과 의사의 진찰을 받아본 뒤 결과에 따라 먹여야 합니다. 간혹 알레르기 때문이 아니라 식성 때문에 토하거나 하는 등의 이상반응을 보이기도 하는데, 이런 경우 며칠 후에 다시 먹여보거나 기존에 아기가 잘 먹던 음식에 조금씩 섞어주면 익숙해지면서 잘 먹게 되는 경우를 흔히 봅니다. 미숙아는 이유식을 좀더 신중하게 해야 하는데, 음식물 첨가하는 간격을 좀더 띄우고 소량으로 시작해야 합니다. 집안에 알레르기 가족력이 있는 경우에도 좀더 신중히 이유식을 시작해야 합니다.

## 이유식의 양은 이렇게 늘려갑니다

**· 이유식의 양을 늘리는 방법** 이유식 양을 늘리는 방법은 처음에는 티스푼으로 하나 정도의 소량을 먹이고, 아기에게 별문제가 없으

**아기에게 새로운 음식을 줄 때는!!**
아기에게 새로운 음식을 줄 때는 적은 양을 아기가 좋아하는 음식 옆에 슬쩍 두는 것만으로 족합니다. 먹다가 보면 같이 먹게 되고 그러다 보면 익숙해지게 마련입니다. 배가 고플 때 맛있는 것과 함께 주면 성공할 확률이 더 높습니다. 보통 새로운 음식을 먹일 때는 10번 이상 시도해야 제대로 먹게 되는 경우가 많기 때문에, 한두 번 먹여 보고 아기가 먹지 않는다고 식단에서 빼서는 안됩니다.

**이유식과 알레르기!!**
이유식을 한 후에 토하거나, 설사를 하거나, 몸에 발진이 생기면 알레르기를 의심할 수 있습니다. 여러 가지 곡식을 갈아서 주는 이유식은 알레르기를 일으키기 쉬우므로 이유식을 처음 시작할 때는 피하는 것이 좋습니다. 그리고 방귀를 많이 뀌면서 속이 거북하거나, 잘 안 먹거나, 토하거나, 설사를 하는 등의 이상이 나타나면, 일단 새로 시작한 음식을 중단하고 소아청소년과 의사의 진료를 받는 것이 좋습니다.

**오트밀과 쌀죽 첨가 간격**
초기 이유식 할 때 오트밀을 사용하면 좋습니다. 쌀죽에 50%, 다시 말하면 백미와 오트밀 1 : 1로 만들어 먹일 수 있습니다. 오트밀은 알레르기를 일으키는 경우가 드물기 때문에 쌀죽과 3일 간격을 두지 않고 동시에 먹이기 시작해도 무난합니다.

면 그 다음에는 2티스푼 정도를 먹입니다. 그런 식으로 이상이 없는 것을 확인하며 서서히 양을 늘려갑니다. 물론 아기가 잘 먹으면 더 질감 있게 더 빨리 늘려도 됩니다. 하지만 갑자기 이유식의 양을 한꺼번에 늘려 아기가 곤혹스러워하면 서서히 늘리면 됩니다. 그리고 남보다 이유식이 늦은 경우에도 빨리 따라잡겠다는 급한 마음에 억지로 한꺼번에 왕창 먹이면 안됩니다. 만일 다른 아이보다 이유식의 시작이 많이 늦었다면, 한 달이나 한 달 반 정도에 다른 아이들을 따라갈 계획을 세우고 이유식을 좀더 빨리 진행해야 합니다.

**• 이유식 초기에 너무 많이 먹이면 안돼** 한 끼에 먹는 이유식의 양은 아이마다 차이가 큽니다. 만 4개월에 이유식을 시작한 아기라면 만 6개월에 한 끼에 50~100cc 정도의 분량을 하루에 2~3회 먹을 수 있고, 6개월에 시작한 아기라면 처음에 한 티스푼 먹다가 6개월 말경에 한 끼에 50~100cc 정도의 분량을 하루에 2~3회 먹을 수 있습니다. 7개월 되기 전에 쌀죽에 고기와 채소와 과일을 먹을 수 있으면 충분합니다. 이유식 시작하면 모유나 분유 먹는 양이 그만큼 줄어들어야 합니다. 이유식을 시작하고 2~3개월쯤 되면 덩어리가 제법 있는 이유식을 하루 세 끼 먹을 수 있습니다. 세 끼의 이유식을 먹일 때쯤 되면 한 번에 120cc 정도의 죽을 먹일 수 있습니다. 돌이 지나면 진밥 정도를 먹고, 혼자서 어느 정도 먹을 수 있습니다. 18개월쯤 되면 이제 제법 많은 양을 혼자서 먹습니다. 생우유는 하루에 400~500cc 정도 먹이고, 고기는 돌쯤에는 하루에 30~40g, 만 2~3세에는 40~50g 정도를 먹일 수 있습니다.

## 이유식의 굳기는 어느 정도가 적당할까요?

처음부터 미음으로 시작하지 말고 약간의 질감이 있는 죽으로 시작하는 것이 이유식을 진행하는 데 도움이 됩니다. 이유식 초기에

**월령별 이유식 굳기**

| | |
|---|---|
| 4~6개월 | 수프 정도의 묽기 이상 |
| 7~8개월 | 부드러운 두부 정도의 무르기 |
| 9~11개월 | 잘 익은 바나나 정도의 무르기 |
| 12~18개월 | 부드러운 진밥 |

6개월에 이유식을 시작하는 경우, 4~6개월의 굳기를 6개월 초에 진행하고, 6개월 후반에는 6개월 굳기가 되도록 진행속도를 빠르게 하면 됩니다.

**음식물의 진하기를 죽으로 표현해보면**

| | |
|---|---|
| 4~6개월 | 쌀 1에 물 10의 비율인 10배죽을 만들어 먹일 수 있습니다. 쉽게 말해 쌀을 갈아 끓여줄 때는 쌀 1에 물 10 정도, 밥을 갈아줄 때는 밥 1에 물 4~5 정도를 섞어 줍니다. 잘 먹으면 5~8배죽을 주면 더 좋습니다. 처음부터 미음 대신 질감 있게 주는 것이 권장됩니다. |
| 7~8개월 | 밥 으깬 덩어리가 있는 죽을 먹이면 됩니다. 갈지 말고 먹을 수 있는 만큼의 질감으로 빨리빨리 진행해서 음식의 질감을 느끼게 해주세요. |
| 9~11개월 | 3배죽에서 2배죽으로 진행하고 밥알이 살아 있는 죽을 먹입니다. 너무 푹 익히지 마세요. |
| 12개월부터는 | 진밥을 먹입니다. |

"몇 배죽" 이런 이야기는 사실 큰 의미는 없는 이야기입니다. 잘 모르는 부모들을 위한 이야기이고, 잘 먹으면 진행을 빨리빨리 하는 것이 더 좋습니다. 6개월에 핑거푸드를 시작할 수 있기 때문에 배죽에 너무 큰 의미를 두지는 마세요.

이유식

**이유식의 횟수와 시간대**

| | |
|---|---|
| 4~6개월 | 하루 1회, 오전 9시쯤 |
| 6~8개월 | 하루 2회를 먹이다가 3회를 시도해봐서 가능하면 3회로,<br>2회를 먹일 때는 오전 9시와 오후 5시 |
| 9~11개월 | 하루 3회, 오전 9시, 오후 1시, 오후 5시 |

6개월에 이유식을 시작하는 경우, 초기에는 하루 1회 오전 9시쯤 먹이다가 6개월 중반 되면 하루 2회를 먹이시면 됩니다. 이때부터는 가능하면 어른의 식사 시간에 같이 먹는 것이 더 좋습니다.

**시기별 쌀죽의 쌀과 물 비율**

| | |
|---|---|
| 4~6개월 | 10배죽~5배죽 |
| 7~8개월 | 7배죽~3배죽 |
| 9~11개월 | 3배죽~2배죽 |

**잘 먹으면 초기에 중기 이유식을 먹어도 상관없습니다.**

**믹서기로 밥 갈 때 주의!**

밥으로 10배죽 만들 때는 밥 50g에 물 220cc 정도를 넣어주면 되는데, 이 양을 한꺼번에 믹서기에 넣고 갈면 잘 안 갈립니다. 밥을 갈아서 죽을 만들 때는 밥 50g에 물을 50~60cc 정도만 넣고 갈아야 잘 갈립니다. 일단 밥을 간 후에 나머지 물을 첨가한 후 한 번 더 슬쩍 갈아주시면 됩니다. 초기라도 완전히 갈지 말고 질감 있게 죽을 만들어주는 것이 좋습니다.

는 밥을 대충 갈아 주고, 채소는 푹 삶아서 다져 주면 됩니다. 서서히 으깬 것을 주다가 7~10개월경에는 잘게 썬 것을 살짝만 으깨거나 다져서 섞어 줍니다. 이유식을 할 때 씹어 먹어야 하는 것을 주면 곤란하고, 덩어리가 큰 것도 기도를 막아 아기가 질식할 수 있기 때문에 주면 안됩니다. 갈아서 줄 때는 분쇄기를 이용해도 좋고 믹서기를 사용해도 좋습니다. 하지만 필요 이상으로 오래 갈면 영양이 파괴될 수 있으므로 주의하세요. 물을 충분히 첨가해서 농도를 잘 맞춰 주어야 합니다. 처음에 먹이는 쌀죽은 밥 1에 물 5의 비율로 죽을 만들어 주시면 됩니다. 잘 먹으면 물 양을 좀더 줄여도 됩니다. 우리나라처럼 매일 밥을 해먹는 집이라면 쌀가루를 이용해서 죽을 쑤기보다는 밥을 믹서기로 대충 갈아서 질감 있게 주는 것이 좋습니다. 밥으로 10배죽을 만들 때는 밥 1에 물 5의 비율로 물을 넣으면 됩니다. 서서히 덩어리를 늘려가면서 나중에 밥을 먹는 것을 목표로 나아가면 됩니다.

## 이유식은 하루에 몇 번, 언제 주는 게 좋을까요?

**• 이유식은 매일 일정한 시간에 일정한 분위기로** 이유식을 처음 시작할 때는 보통 아침에 시작하는데, 여의치 않을 때는 엄마가 편한 시간을 택해도 좋습니다. 하지만 시간이 지나서 이유식을 본격적으로 하게 되면 다른 식구들이 식사하는 시간에 맞춰 이유식을 하는 것이 좋습니다. 이유식의 하루 횟수와 시간은 위의 표와 같이 하는 것이 좋습니다. 처음에는 이유식을 모유나 분유 먹기 전에 먹이는 것이 좋으며, 잘 먹으면 분유 시간을 대체합니다. 하루에 한 번 먹일 때는 아침 9시쯤, 하루에 두 번 먹일 때는 오전 9시, 오후 5시에, 하루에 세 번 먹일 때는 오전 9시, 오후 1시, 오후 5시에 먹이는 것이 좋으며, 가능하면 매일 일정한 시간에 일정한 분위기로 이

**이유식은 하루에 세 번만!!**

6개월 정도 된 아기에게 하루에 이유식을 세 번 넘게 먹이는 것은 권장하지 않습니다. 어른이 하루에 세 끼를 먹듯이, 이유식도 하루에 세 번을 넘기지 않게 주의하세요. 이 월령의 아기에게 두뇌 발달에 필요한 지방을 보충하기 위해서 모유나 분유는 매우 중요한데, 이유식의 양을 늘리면 필수적인 모유나 분유의 양이 줄 수밖에 없습니다. 하루 수유량이 돌까지는 500~600cc는 되어야 합니다. 간혹 아기가 주는 대로 받아먹는다고 수유량이 적은데도 하염없이 이유식을 많이 먹이는 부모도 있는데, 이것은 정말 곤란합니다.

한눈에 보는 중기 이유식 전반

YouTube 아기 스스로 알아서 먹게 할 때

YouTube 이유식하면서 분유 적게 먹는 아기

YouTube 이유식 먹는 양 잘 모르겠다구요?

유식을 먹여야 합니다.

**· 6~9개월 사이에 식사시간에 대한 리듬을 잡아주어야** 생후 6개월이 지난 아기는 하루에 분유를 3~5회 정도로 줄 수 있습니다. 나머지는 이유식이 차지해야 합니다. 모유를 먹는 아기는 생후 9개월에도 모유를 하루에 3~5회 먹여도 됩니다. 이유식을 세 번 먹일 때는 모유나 분유를 이유식 주는 시간에 맞춰 같이 주고 네 번째 수유는 저녁에 하면 됩니다. 일반적으로 아기들이 하루에 세 끼 식사를 하게 되는 시기는 이유식 초기에서 후기 시작 시기에 해당하는 생후 6~9개월 사이입니다. 이 6~9개월 사이에 아기의 식사시간에 대한 리듬을 잡아주는 것이 좋습니다. 아침, 점심, 저녁에 세 끼 이유식을 먹이고, 끼니와 끼니 사이 즉 아침과 점심 사이 그리고 점심과 저녁 사이에 간식을 주는 식으로 식사시간을 잡아주는 것이 좋습니다. 그리고 식사시간이 지나면 상을 치웁니다. 좀더 먹이려고 따라다니면서 먹이는 것은 좋지 못합니다.

**· 간식도 필요합니다** 6~9개월경이 되어 하루 세 끼 이유식을 주다 보면 아기가 배가 고플 수 있기 때문에 끼니 사이에 두 번의 간식을 주는데, 이때 분유를 주시면 됩니다. 간식으로는 과일 조각, 익힌 채소 조각, 고구마나 감자의 작은 조각 같은 것을 주는 것이 좋습니다. 아기들은 아직 위가 담을 수 있는 양이 적기 때문에 간식을 주지 않으면 중간에 허기가 질 수 있습니다. 간혹 간식을 먹으면 끼니를 거를까봐 걱정하는 분도 있는데, 그런 걱정은 하지 않아도 됩니다. 대부분의 아기는 뱃고래가 작기 때문에 금방 배가 꺼지므로 간식을 먹더라도 끼니를 거르지는 않습니다. 그렇더라도 간식을 너무 많이 먹여서 식사를 적게 먹을 정도가 되면 곤란합니다. 만약 끼니 때가 되어도 아기가 전혀 배고파하지 않는다면 간식 줄이는 것을 한번 고려해볼 필요가 있습니다.

**· 아기 스스로 배고프면 먹고 배부르면 그만 먹는 것을 배우도록** 간혹 의욕이 앞서서 아기가 먹을 수 있는 능력과는 상관없이 많이 먹기

**이것도 알아두세요!!**

모유나 분유는 처음부터 잘 먹는데 이유식을 잘 못 먹는 이유는 무엇일까요? 모유나 분유는 빨아 먹는 것이고 이유식은 삼키는 것입니다. 모유나 분유는 빨기만 하면 삼켜지지만 숟가락으로 먹는 이유식은 혀를 움직여 음식을 뒤로 보낸 다음 삼켜야 하는데, 그게 쉽지가 않습니다. 빨아 먹는 것은 타고나는 원시적인 반사 작용이기 때문에 아기들은 배우지 않아도 태어나면서부터 빨아 먹을 수 있습니다. 하지만 숟가락을 이용해서 이유식을 받아먹는 것은 연습을 해야 가능합니다. 숟가락으로 이유식을 처음으로 먹일 때는 혀의 중간에 음식을 넣어주는 것이 좋습니다. 혀의 앞쪽에 음식을 넣어주면 아기가 혀로 음식을 밀어내기 쉽습니다. 만일 아기가 숟가락을 입안으로 밀어넣는 것을 싫어한다면 혀 끝에 음식을 두기보다는 입술 사이에 음식을 두어 빨아 먹게 하면 이유식을 좀더 쉽게 먹일 수 있습니다.

**처음에는 수유와 붙여 먹이자**

이유식 초기에는 이유식과 수유를 붙여서 하는 것이 좋습니다. 이유식의 양이 늘어 한 번에 충분한 양을 먹게 되고 수유의 양이 줄면 이유식과 수유를 따로 먹이는 것이 좋습니다. 7~8개월 무렵이 되면 이유식과 수유를 따로 먹이는 것이 일반적입니다. 늦어도 9개월에는 이유식과 수유를 따로 먹이세요. 하지만 이유식과는 절대로 같이 먹여서는 안된다 이런 개념은 아니고 경우에 따라서는 이유식 먹을 때 같이 먹일 수 있다는 것은 알아두면 좋습니다.

를 바라다가 아기와 투쟁하는 엄마를 봅니다. 하지만 아기가 먹을 수 있는 양은 엄마 마음대로 정할 수 있는 것이 아니고 아기가 그만큼 먹을 준비가 되어 있어야 하는데, 아기마다 준비 기간이 다릅니다. 특별한 경우가 아니라면 아기 스스로 배고프면 먹고 배부르면 그만 먹는 것을 익히게 하는 것이 좋습니다. 이렇게 스스로 판단하고 행동하는 것을 알려주는 것은 아이들의 행동 양상에 중요한 영향을 미칠 수 있습니다.

**· 아기의 능력에 맞게 먹이십시오** 아기가 먹을 수 있는 양보다 더 먹이려고 강요하게 되면, 아기는 고개를 옆으로 돌리거나 음식을 쏟아버리기도 합니다. 그리고 입안에 어찌해서 먹을 것을 넣어주었다고 해도 뱉어버리거나 입에 물고만 있고 삼키지를 않는 경우가 있습니다. 심지어 몇 시간 동안 입안에 오물거리고 있는 경우도 있습니다. 엄마가 먹으라고 다그치니 '나는 많이 먹고 있다'는 것을 보여주기 위한 행동입니다. 또 억지로 먹이면 토하는 아기도 있고, 어떤 아기들은 배가 불러도 계속 주면 주는 대로 먹다가 질식하기도 하기 때문에 지나치게 많이 먹이는 것은 피해야 합니다. 특히 식탐이 있는 아기는 혼자서 먹게 하지 마십시오. 이런 습관들을 잘못 들이면 나중에 아기에게 맞는 식사를 제대로 시켜도 입에 음식을 계속 문 채 삼키지 않거나, 식사를 두 시간 이상에 걸쳐 하기도 하고, 기껏 먹여두어도 습관적으로 토하는 문제가 생깁니다. 그때 가서 후회해봐야 아무 소용 없습니다. 어릴 때의 식습관은 매우 중요합니다. 아기의 능력을 잘 파악해서 이유식을 시키는 것은 건전한 식습관을 들이는 데 매우 중요합니다.

## 각각의 음식을 처음 시작할 수 있는 시기는?

음식을 시작하는 특별한 순서는 없습니다. 하지만 쌀죽부터 시작

하는 것이 일반적이고, 그 다음에 고기를 바로 첨가하는 것을 권장합니다. 이유식을 6개월에 시작하는 경우, 고기는 6개월부터 바로 시작할 수 있는데, 그 다음 순서로는 이파리 채소, 노란 채소, 과일 순으로 첨가하는 것이 무난합니다. 예전에는 계란 흰자, 피넛 버터나 생선, 조개, 새우, 오렌지, 딸기, 토마토, 땅콩, 밤과 호두 등의 견과류 같은 것들은 다른 음식에 비해서 알레르기를 유발하는 경우가 많기 때문에 돌이 지나서 먹이기를 권장했지만, 이제는 먹어서 특별한 문제가 없다면 돌 전에 먹이는 것을 금지하지 않습니다. **꿀은 보툴리누스라는 균 때문에 돌 이전에 먹여서는 안됩니다. 익혀서 먹여도 안됩니다.** 특히 엄마 자신이 싫어하는 음식을 먹이면 아기가 용케 그 느낌을 알아차려서 음식을 거부하는 경우가 있기 때문에, 아기에게 엄마가 싫어하는 음식이라는 느낌을 주지 않도록 주의해야 합니다.

YouTube
음식별
시작 시기

**참치캔 먹이는 방법**

참치캔은 가능하면 수은 함량이 적은 라이트 튜너(light tuna)로 만든 것을 먹는 것이 좋고, 어린아이들에게 먹일 때에는 소금이 가미되지 않은 것을 사용해야 합니다. 모든 통조림을 먹일 때에는 캔을 딴 후 적어도 5분 정도 지난 후에 먹는 것이 좋습니다.

| 음식 | 6개월 시작이 원칙이지만, 4~6개월에 이유식을 시작할 경우 처음 시작할 수 있는 시기 |
|---|---|
| 쌀죽 | 4~6개월부터 먹일 수 있습니다(현미를 사용해도 좋습니다). |
| 과일 | 4~6개월부터 먹일 수 있습니다. 오렌지와 귤은 과민 반응을 일으키는 경우가 많기 때문에 적어도 6~9개월에 시작하되 이상반응 잘 관찰. 딸기와 토마토는 먹여서 이상 없으면 돌 전에도 가능. 단, **과일주스**는 만 12개월부터 시작하는 것으로 지침이 바뀌었습니다. |
| 계란 | 4~6개월부터. **노른자부터 시작할 필요 없이 흰자와 노른자를 같이 먹기 시작해도 됩니다.** 계란은 완전히 익혀서 먹여야 합니다. |
| 채소 | 4~6개월부터. 처음엔 푹 삶은 것을 체에 쳐서. 시금치, 당근, 배추는 6개월부터. |
| 생선 | 4~6개월부터. 참치 같은 큰 생선이나 민물고기는 제외. 일주일에 두 번 정도. |
| 두부 | 6개월부터. |
| 소고기, 돼지고기 | 4~6개월부터. 기름기 없는 살코기로. 육수만 먹이지 말고 고기를 갈아서. |
| 닭고기 | 4~6개월부터. 닭껍질은 먹이지 마세요. |
| 옥수수 | 소화시키기 힘들기 때문에 6개월은 지나서. |
| 요구르트 | 달지 않은 것으로 6개월부터. 젤라틴, 푸딩, 스파게티 등도 8개월부터. |
| 생우유 | 돌이 지나서. |
| 밀가루 | 만 4개월부터 7개월 이전에. |

# 이유식을 할 때 처음에 시작할 음식은?

**• 쌀죽으로 시작하는 것이 여러 가지 면에서 좋습니다** 이유식을 처음 시작할 때는 미음 대신 질감 있는 쌀죽부터 시작하는 것이 일반적입니다. 처음에는 8~10배죽으로 시작할 수 있는데, 잘 먹으면 더 진하게 더 질감 있게 먹여도 됩니다. 6개월에 핑거푸드부터 시작하는 나라도 많기 때문에 '몇 배죽' 이런 것에 너무 신경 쓰지 않아도 됩니다. 불린 쌀을 갈아서 만드는 대신 밥을 이용해서 이유식을 만드는 것이 훨씬 편합니다. 하지만 최근 쌀에 비교적 많은 비소 때문에 고민하는 부모들이 많은데, 우리나라 쌀은 비소가 적기 때문에 아직은 걱정하지 않고 이유식에 사용해도 됩니다. 하지만 이유식 초기부터 오트밀이나 퀴노아 같은 잡곡을 많이 섞어서 먹이는 것이 비소를 줄인다는 측면뿐 아니라 건강상에도 좋기 때문에 점차적으로 더 많이 섞어주는 것이 좋습니다. **이유식 초기부터 쌀죽에 오트밀을 간격 없이 섞어줘도 무난합니다. 오트밀이나 잡곡을 이유식 초기부터 50%까지 섞어줘도 좋습니다.** 이유식 초기부터 현미를 섞어줘도 되는데 잡곡과 통곡식만으로 이유식을 만들어서는 안됩니다. 채소를 섞고 난 후부터는 채소를 삶은 물을 이용해도 좋습니다. 원칙적으로 말하면 6개월쯤에는 쌀죽에 고기와 채소가 첨가된 이유식이면 충분합니다.

**• 아기나 집안 식구 중에 알레르기가 있을 때** 아토피성 피부염이 있는 아기나 가족 중에 심한 알레르기가 있는 경우에도 이유식은 특별히 달라지지 않습니다. 모유수유아는 6개월부터, 분유수유아도 이제는 6개월경부터 이유식을 시작하는 것을 권장합니다. 쌀죽부터 시작해서 3일 정도의 간격을 두고 고기, 이파리 채소, 노란 채소, 과일 순으로 첨가해나가는 것도 한 가지 방법입니다. 고기는 매일 섞어주는 것이 중요합니다. 먹고 뭐가 조금 났다고 함부로 음식을 제한해서는 안됩니다. 아토피성 피부염이 있는 경우에 특히 이

YouTube
불린 쌀로 쌀죽 만들기

YouTube
밥으로 쌀죽 만들기

YouTube
밥, 현미, 잡곡 안전하게 먹는 법

현미 먹이지 말라구요?

YouTube
쌀에 비소가 많다고요?

YouTube
쌀과 비소에 대한 흔한 질문들

**현미는 이유식 초기부터 가능**

간혹 현미에 섬유질이 많아서 이유식에 적합하지 않다고 오해를 하시는 분들도 있지만 도리어 통곡식인 현미는 이유식 초기부터 사용할 수 있습니다. 하지만 현미는 비소 함량이 좀 높은 편이므로 오트밀, 퀴노아, 보리 같은 잡곡으로 섞어주시면 됩니다. 참고로, 현미나 흑미는 잡곡이 아닙니다. 두 돌 전에는 100% 통곡식으로만 먹이는 것은 권장하지 않습니다.

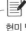

상반응을 잘 관찰하는 것이 중요합니다. 예전에는 두부·치즈·요구르트·밀가루는 돌부터, 계란은 두 돌부터, 새우·생선·조개는 세 돌부터 먹이라고 했지만, 이제는 먹어서 이상이 발생하지 않는다면 이런 음식들을 특별히 제한하지 않습니다. 딸기·토마토·귤·오렌지도 마찬가지입니다. 하지만 이런 음식을 돌 전에 먹일 때에는 다른 음식에 비해서 이상반응이 생기기 쉽기 때문에 처음에 먹인 후 며칠 동안은 잘 관찰하는 것이 중요합니다. 멸치나 조개처럼 근해에서 잡히는 것은 저는 아기들에게 이유식으로 먹이는 것은 별로 권장하지 않습니다. 전복도 조개라는 사실을 잊지 마십시오.

**· 과일보다 채소를 먼저 먹이세요** 원래는 과일이 먼저냐 채소가 먼저냐 따질 필요가 없습니다. 순서는 별로 중요하지 않습니다. 그런데 우리나라 과일은 너무 달기 때문에 과일보다는 채소를 먼저 먹이는 것을 권장합니다. 단 맛있는 과일에 익숙해진 아기는 채소를 거부하는 경우가 많기 때문입니다. 처음에 섞어줄 수 있는 채소로는 완두콩, 강낭콩, 호박, 양배추, 브로콜리, 콜리플라워, 시금치, 당근, 배추 등이 있습니다. 하지만 시금치, 당근, 배추 같은 것을 집에서 재료를 사서 요리할 때는 6개월 전에는 먹이지 마십시오. 요즘은 셀러리, 케일 같은 생소한 채소들이나 순무, 양파 같은 채소를 이유식 초기에 사용하는 엄마들이 많은데, 이런 식품들은 맛이 강해서 아기들이 처음에는 잘 안 먹으려 하기 때문에 처음 이유식에 첨가하는 채소로는 적합하지 않습니다. 하지만 아기가 잘 먹을 수 있다면 먹이십시오.

**· 6~8개월에는 덩어리 있는 음식을 먹이는 것이 좋아** 아기가 생후 6~8개월이 되면 잇몸으로 씹을 수 있는 부드러운 것을 주어서 씹게 할 수 있는데, 토스트같이 잘 익힌 빵이나 아기용 크래커같이 약간 딱딱하지만 잘 녹는 것을 주면 좋습니다. 빠른 아기들은 6개월부터 가능합니다. 이런 음식은 가능하면 아기가 스스로 집어먹을 수 있게 아기의 식탁 위에 올려두십시오. 씹는 연습을 하는 데

YouTube
잡곡과 현미!
많이 먹이세요

YouTube
잡곡 50% 먹이기
- 오트밀 죽 예시

YouTube
현미와 잡곡
건강하게 먹이기

YouTube
잡곡 먹이기
Q&A

YouTube
채소와 과일을
익혀 먹이는 이유

YouTube
채소,
잘 먹이는 방법

**생선회 언제부터 먹을 수 있나요?**
아이들에게 생선회 먹이는 것은 권장하지 않습니다. 생선은 익혀서 먹이는 것이 기본입니다. 특히 만 5세 이전의 아이에게는 생선이나 조개나 새우를 익히지 않고 먹여서는 안됩니다.

YouTube
생선회, 아이가
먹어도 될까요?

**생선을 먹일 때는 이런 점에 주의하세요**

생선은 돌 지나서 시작하라는 예전의 지침과는 달리 최근에는 이유식 초기부터 시작하는 것이 권장됩니다. 생선을 먹일 때는 다음과 같은 점에 주의하십시오.

1. 생선은 일주일에 두 번 정도 먹으면 됩니다. 생선을 조림으로 먹이거나 간해서 먹이지 마십시오.
2. 참치처럼 아주 큰 생선은 먹이사슬의 꼭대기에 있어 수은 농도가 높을 수 있으므로 아이들에게 먹이지 않는 게 좋습니다.
3. 깨끗한 물에서 잡힌 작은 생선을 먹이는 것이 좋은데, 참고로 어른들의 경우 일주일에 360g 정도 먹는 것이 권장됩니다.
4. 오염된 물에서 자란 물고기나 조개는 가능하면 먹지 않는 게 좋습니다. 이 물고기가 어디서 자란 것인지 잘 모를 때는 어른들의 경우 일주일에 180g 이하만 먹는 것이 좋습니다.
5. 어른보다 몸무게가 적은 아이들은 어른보다 더 적은 양을 먹여야 합니다.
6. 민물고기나 양식한 물고기는 자란 환경이 깨끗하다 확신이 되지 않는 경우 아이들에게 먹이는 것을 권장하지 않습니다.
7. 알레르기가 있는 아기도 생선 먹이는 나이에 특별한 제한을 두지는 않지만, 알레르기가 잘 생길 수 있기 때문에 처음 먹을 때는 수일간 이상 반응을 잘 관찰하는 것이 좋습니다.
8. 가능하면 돌 전에는 생선을 먹이기 시작하는 것이 알레르기를 줄일 수도 있습니다.

중요하고, 근질근질한 잇몸에 자극을 주는 데도 좋고, 스스로 음식을 먹는 좋은 식사 습관을 형성하는 데도 도움이 됩니다. 잘 먹으면 6개월부터 핑거푸드 줘도 됩니다. 떡뻥은 먹이지 마세요.

## 이유식을 할 때 주의해서 먹여야 할 음식들

**• 시금치, 당근, 배추 등은 이유식 초기에 사용하지 말아야** 통조림으로 된 것이 아니라면 시금치, 당근, 배추, 케일 같은 것들을 만 6개월 이전에는 이유식에 사용하는 것을 권장하지 않습니다. 이런 종류의 채소에는 질산염(nitrate)이라는 화합물이 많이 들어 있기 쉬운데, 이런 질소 화합물은 어린 아기에게 빈혈을 일으킬 수도 있습니다. 질소 비료를 많이 사용해서 채소를 재배하면 이런 성분이 증가한다고 합니다. 피치 못해 아기 이유식에 시금치나 당근, 배추 같은 채소를 사용할 수밖에 없을 때는 사오자마자 바로 사용하고, 남은 것은 어른이 드십시오. 보관하면 질소 화합물의 양이 증가하여 아기들에게 더 위험할 수 있기 때문에 냉장고에 며칠씩 보관하면서 이유식을 만들 때 사용하면 안됩니다. 선진국에서는 이런 채소들이 통조림으로 만들어져 나오는데, 공장에서 통조림을 만들 때 미리 질산염 농도를 측정해서 만들기 때문에 이유식 초기에도 사용할 수 있습니다. 미국의 소아과학회에서는 이런 종류의 채소는 아예 집에서 만들어 먹이지 말고 공장에서 검사 과정을 거쳐 만들어진 것을 사서 먹이라고 권장합니다. 물론 모든 채소는 가능하면 신선한 것을 사용하는 것이 좋으며, 구입하고 나서 하루를 넘기지 말고 요리하는 것이 제일 좋습니다.

**• 돌이 지나서 먹이기를 권장하는 음식들** 생우유와 꿀은 돌 전에 먹이지 마십시오. 생우유를 돌 전에 먹이게 되면 소화도 잘 안될 뿐만 아니라 알레르기가 증가할 수도 있습니다. 하지만 이유식을 만

**코티지치즈도 좋습니다!**
그나마 아이들에게 먹이기 제일 좋은 치즈가 코디지치즈인데 구하기가 힙듭니다. 파는 곳 있으면 사서 먹이시고 아니면 만들어 먹일 수도 있습니다.

코티지치즈 레시피

YouTube
코티지치즈 만드는 영상

YouTube
치즈! 어린 아이에게 주기 전에 꼭

YouTube
정말 무서운 구역질!

들 때 적당량 첨가해서 조리할 수는 있습니다. 생우유를 발효시킨 요구르트는 돌 전에 줄 수 있습니다. 치즈도 원래 돌 전에 먹일 수 있지만, 우리나라에서 생산되는 치즈 중에는 소금이 너무 많이 들어 있는 것이 많아 저는 아기들에게 별로 권장하지 않고 있습니다. 꿀은 보툴리즘이라는 균 때문에 돌 이전에 먹여서는 안됩니다. 익혀 먹어도 안됩니다.

## 이유식을 할 때는 질식에 주의해야

**· 돌 이전의 아기에게는 치아로 씹어야 먹을 수 있는 음식을 주지 마십시오** 돌 이전의 아기에게 씹어 먹어야 하는 음식을 주는 것은 피해야 합니다. 그리고 좀 큰 아이라 하더라도 덩어리가 큰 음식은 4세까지 피하는 것이 원칙입니다. 돌을 전후로 한 시기에도 채소는 잘게 썬 다음 익혀서 요리해줘야 아이가 삼키기 쉽습니다. 특히 아이들은 먹으면서 다른 일을 동시에 하려 할 때 숨이 막히기 쉬운데, 먹으면서 말을 하거나 먹으면서 뛰어놀 때 위험할 수 있습니다. 특히 아기가 먹을 때 웃기거나 울리는 것은 절대로 피해야 하는데, 떡같이 질기고 씹기 힘든 음식을, 게다가 큰 것을 한 번에 입안에 넣고 있으면 씹을 수도 없기 때문에 더더욱 위험할 수 있습니다. 그리고 음식을 절대로 강제로 입안에 밀어넣어서는 안됩니다. 간혹 숟가락으로 밥을 떠서 줄 때 여러 번 먹이기 귀찮다고 한 숟가락 가득 떠서 아이 입에 넣어주는 엄마들이 있는데, 입안에 음식이 한입 가득 들어 있으면 제대로 씹을 수가 없어 숨이 막히기 쉽습니다. 그리고 온 방을 돌아다니면서 음식을 먹는 아이도 있는데, 식사는 반드시 한 자리에 앉아서 먹어야 합니다.

**· 절대 아이 혼자서 식사를 하게 해서는 안됩니다** 아이 혼자 음식을 먹다가 숨이라도 막히면 아무 소리도 내지 못해 위험할 수 있습니

다. 아이 혼자서 식사를 하게 해서는 안됩니다. 그리고 아이가 입안에 음식을 물고 다니는 경우는 삼키거나 뱉게 해야 합니다. 잘 안 뱉으려고 하면 입안에 손을 넣어서라도 빼주어야 합니다. 물고 다니다가 잘못하면 숨이 막히는 수가 있습니다. 숨이 막혀 아무 소리도 못할 때는 **하임리히법**을 사용해야 합니다. 하임리히 응급처치법에 대해서는 이 책의 '안전사고와 응급조치' 편에 자세하게 나와 있으므로 참고하시면 됩니다. 만일 아이가 울거나 기침을 하거나 말을 할 수 있다면 119구급대를 부르십시오.

## 이유식 뜨겁기와 양념은 어느 정도가 좋을까요?

**• 이유식은 체온 정도로 데워주는 것이 좋아** 분유도 그렇지만, 이유식도 체온 정도로 데워주는 것이 좋습니다. 아기에게 제일 좋은 모유가 엄마 체온 정도라는 것을 생각해보면 쉽게 이해가 갈 것입니다. 이유식을 데울 때는 중탕으로 데우는 것이 좋습니다. 전자레인지로 음식을 데우면 일부는 너무 뜨겁지만 일부는 채 데워지지도 않을 수 있고, 영양소가 파괴될 위험도 있어 별로 권장하지 않습니다. 피치 못해 전자레인지에 이유식을 데울 때는 잘 저어주거나 데운 후 몇 분 정도 두어서 온도를 균일하게 만들고, 아기에게 주기 전에 엄마가 음식의 온도를 반드시 확인해야 합니다.

**• 설탕, 소금, 조미료는 두 돌까지는 첨가하지 않는 것이 좋아** 물론 두 돌이 지난 다음에도 짜게 먹이는 것은 별로 권장하지 않습니다. 소금뿐 아니라 된장이나 젓갈류, 멸치, 치즈같이 원래 짠 음식들도 아기에게 좋지 않습니다. 최근 들어 콩이 몸에 좋다며 된장국을 이유식의 재료로 사용하는 바람이 불고 있는데, 아무리 콩이 좋다 하더라도 짠 것을 이유식으로 먹이는 것은 권장하지 않습니다. 심지어 젓갈이 들어간 김치도 돌 전에 먹이는 엄마가 있는데 이것은 피

**4세 전에는 덩어리 큰 음식을 주지 말아야!!**

아이들은 4세는 되어야 씹어서 삼키는 것을 제대로 할 수 있습니다. 따라서 4세 이전에는 덩어리가 큰 음식은 주지 않는 것이 좋습니다. 숨이 막히는 수가 있기 때문입니다. 그 대표적인 음식으로는 땅콩 버터 숟가락에 떠서 주는 것, 견과류, 포도, 팝콘, 요리하지 않는 완두콩, 셀러리, 딱딱한 사탕, 카라멜, 초콜릿, 딱딱하고 둥근 당근 덩어리, 어묵, 핫도그, 고기 스틱 등이 있습니다.

**이유식 하는 아기, 물을 좀더 먹이세요!!**

모유를 먹든 분유를 먹든 이유식을 시작하기 전까지는 물을 별도로 더 먹일 필요가 없습니다. 분유를 먹는 아기는 날이 더워 땀을 아주 많이 흘리거나 열이 심하게 날 때 물을 좀더 먹일 수는 있습니다. 이유식을 먹이면서부터는 물을 좀 넉넉하게 먹일 수 있습니다. 이유식 먹이고 난 후에 물을 조금씩 먹이는 습관을 들이는 것도 좋습니다.

YouTube
만 6개월 전
물 끓여 먹이기

YouTube
보리차, 정말
몸에 좋을까?

하는 게 좋습니다. 짠 것도 문제지만 알레르기를 유발할 가능성도 있습니다. 어른이 먹는 국에 말아주는 것도 간을 한 것이기 때문에 곤란합니다. 이유식을 좀 편하게 만들려면 어른 국을 만들면서 간을 하기 전에 아기가 먹을 것을 미리 좀 덜어서 조리하면 됩니다.

**우리나라 엄마들이 아기를 키우면서 제일 못하는 것은?**
바로 아기에게 컵으로 분유를 먹이는 것입니다. 그래서 많은 아기들이 두 돌이 될 때까지도 우유병을 빠는 경우가 많습니다. 하지만 우유병보다 더 신무기인 컵을 조기에 사용하면 손과 입의 공동 작업을 증진시켜 아기의 성장 발달과 두뇌 발달에도 도움이 되는 것은 물론 좋은 식습관을 들이는 데도 중요한 영향을 미칩니다.

고기는
매일 주세요!

## 모유 먹는 아기의 이유식은 어떻게 할까요?

• **모유 먹는 아기도 이유식은 반드시 제때에 해야** 아기가 적어도 두 돌이 될 때까지는 모유를 먹이는 것이 좋지만, 모유를 먹는 아기도 이유식은 반드시 제때에 해야 합니다. 간혹 우리 아기는 모유를 먹기 때문에 이유식을 늦게 시작해도 된다고 잘못 알고 있는 엄마들도 있는데, 큰일 날 생각입니다. 모유는 생후 6개월까지의 아기에게 필요한 거의 모든 영양분을 공급해주는 것은 사실이지만, **모유 속에는 철분이 거의 없기 때문에 모유수유아는 만 6개월에는 반드시 철분이 많은 고기가 포함된 이유식을 시작해야만 합니다.**

• **이유식은 6개월에 시작하는 것이 좋습니다** 이유식은 모유수유아는 6개월부터, 분유수유아도 이제는 6개월에 시작하는 것을 권장합니다. 너무 빨리 이유식을 시작하거나 만 6개월 지나서도 이유식을 시작하지 않으면 알레르기가 도리어 증가될 수 있습니다. 그리고 6개월이 지나면 이유식을 하기가 힘들어질 수 있고, 또 6개월이 지나서 이유식을 시작하면 배밀이나 기기나 서기 등과 같은 아기의 발달이 지연될 수 있습니다.

## 언제부터 컵으로 먹일 수 있나요?

• **생후 6개월에는 컵을 사용하기 시작하십시오** 빠르면 생후 5개월부터 컵을 사용할 수 있고, 보통 6~7개월이면 컵을 사용해서 분유나

물을 먹을 수가 있습니다. 아기가 처음에 컵을 사용할 때는 혼자서 먹을 수 없기 때문에 엄마가 먹여주는 것이 좋습니다. 그리고 대개 점심 무렵에 처음 컵으로 먹여야 아기가 적응하기 쉽습니다. 아기가 컵 사용을 혼자서 잘 하기까지는 거의 6개월 정도의 연습 기간이 필요합니다. 연습이 잘 되는 아기라도 10~12개월까지는 먹는 양보다 흘리는 양이 더 많은 것이 보통이므로 흘린다고 야단을 쳐서는 안됩니다. 모유를 먹는 아기들은 액체 음식을 먹을 때 우유병을 아예 사용하지 않을 수도 있습니다. 6개월쯤에 우유병에서 컵으로 바꾸기 시작하면 나중에 컵을 사용하기가 쉽지만, 돌이 지나도록 계속 우유병만 빨면 아이가 점점 더 우유병에 탐닉하게 되어서 컵을 사용하는 것이 힘들 수 있습니다. 따라서 늦어도 7~8개월에는 컵을 사용해서 액체 음식을 먹이는 것이 좋습니다. 아기가 우유병을 빨면서 두리번거리거나, 엄마젖을 문 채 빨지 않고 장난만 치거나, 젖을 먹는데 다 먹지도 않고 엄마 무릎에서 내려오려고 바둥거리거나, 컵에 관심을 가지고 손으로 컵을 만지작거리거나 하면 이 아기는 컵을 사용할 때가 된 것입니다.

**• 아기가 돌이 되면 우유병을 끊는 것이 좋습니다** 생후 6개월부터는 분유도 컵으로 먹여서, 아기에게 분유는 우유병으로만 먹는 것이 아니고 컵으로 먹을 수도 있다는 것을 일찍부터 가르쳐주는 것이 좋습니다. 생후 9개월이 되면 분유를 컵으로 먹는 연습을 본격적으로 해야 합니다. 처음에는 쉽지 않을 것입니다. 많이 흘리기도 하고 엎지르기도 합니다. 하지만 이때가 지나면 분유를 컵으로 먹이기가 더 힘들어지는 아기들이 많습니다. 우유병을 즐기게 될 수도 있다는 이야기입니다. 돌이 되었을 때 우유병을 끊기 위해서는 컵을 일찍부터 사용해야 합니다. 컵 사용 연습을 잘 하면 아기가 돌이 되었을 때 우유병을 끊을 수 있습니다. 늦어도 14개월까지는 우유병을 끊는 것이 좋습니다. 한 가지 꼭 알아두셔야 할 것은 컵으로 물을 먹는 것과 분유를 컵으로 먹는 것은 별개의 문제라는 사실

**아기가 처음으로 컵을 사용할 때는!!**
처음으로 컵을 사용할 때 한쪽이 약간 튀어나온 것을 사용하면, 흘리는 것을 좀 줄일 수가 있고 사용법도 비교적 쉽게 익힐 수 있습니다. 양쪽에 손잡이가 달린 컵은 아기 혼자서 먹는 연습을 하는 데 도움이 됩니다. 손잡이가 두 개 달린 컵에 좀 익숙해지면 손잡이가 한 개 달린 컵을 사용합니다. 빨대 달린 컵이나 젖꼭지 같은 것이 달린 컵을 사용할 수도 있지만, 이것은 어디까지나 일시적으로 만일 뿐입니다. **처음부터 보통컵 사용해도 됩니다. 아기가 보통컵을 사용하는 데 별다른 문제가 없다면 빨대 달린 컵을 사용하지 않아도 상관없습니다.** 만일 돌이 지난 아이가 젖꼭지 같은 것이 달린 컵으로만 먹으려 할 때는 이것도 끊는 것이 좋습니다. 우유병이나 마찬가지니까요.

YouTube
보통컵은
언제부터?

YouTube
컵 사용과
우유병 사용

입니다. 아무리 물을 컵으로 잘 먹고 있어도 분유를 컵으로 먹이는 연습을 같이 하지 않으면, 아기가 돌이 되어 우유병을 끊고 컵으로 우유를 주었을 때 우유를 전혀 먹으려 하지 않아 엄마의 속을 태우는 경우가 많습니다. 생후 6개월부터는 분유를 컵으로 먹이는 연습을 시작해서, 돌이 되면 우유병을 끊고 컵으로 우유를 먹이는 것이 좋습니다.

**· 처음에는 컵을 장난감처럼 가지고 놀게 하십시오** 처음에는 엄마가 컵에 물을 담아 입으로 가져가 먹는 것을 아기에게 보여주어야 아기는 컵으로 무엇을 하는 건지 알게 됩니다. 컵에 익숙해지면 컵에 물을 조금 담아서 아기가 먹을 수 있게 기울여 입에 대줍니다. 처음에는 컵으로 마시는 것이 익숙지 않아 흘리기 쉽고 컵을 쳐서 떨어뜨리거나 엎지를 수 있습니다. 아기가 앉는 자리에 비닐 매트를 깔아주고 턱받이를 해주는 것이 엄마가 스트레스를 덜 받는 지름길입니다. 아기가 먹다가 흘리는 것을 너무 겁내지 마십시오. 실수는 아기들이 한 단계 발전하기 위한 밑거름이니까요.

**· 처음에는 양쪽에 손잡이가 달린 컵을 사용하면 좋습니다** 컵에도 여러 종류가 있습니다. 손잡이가 없는 것, 손잡이가 한 개 달린 것, 손잡이가 두 개 달린 것, 빨대가 달린 것, 젖꼭지 비슷한 것이 달린 것 등 그야말로 여러 가지 컵이 있습니다. 어느 것을 사용해도 좋습니다. 아기가 어느 것을 더 편하게 사용하느냐가 중요합니다. 처음 시작할 때는 손잡이가 두 개 달린 약간 작은 크기의 가벼운 플라스틱 컵이 무난합니다. 빨대가 달려 있어도 괜찮습니다. 하지만 컵을 처음 사용할 때 꼭 빨대 달린 컵이나 우유병

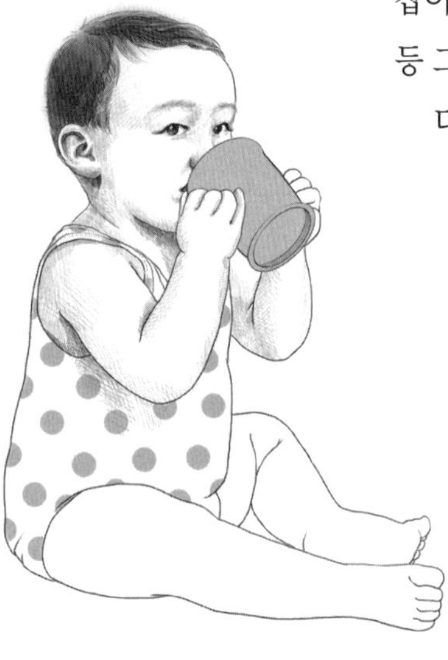

**컵 사용 키 포인트!!**

1. 6개월부터 컵을 사용하자.
2. 모유나 분유도 컵으로 먹이기 시작하자.
3. 9개월이 되면 본격적으로 컵으로 먹는 습관을 들이자.
4. 돌이 되면 우유병을 끊고 모든 액체는 컵으로 먹일 수 있다.

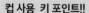

꼭지 같은 것이 달린 컵을 사용해야 하는 것은 아닙니다. 물론 처음부터 보통컵 사용해도 됩니다. 보통컵이 아닌 컵을 사용하는 경우 6개월 정도 사용 후 익숙해지면 보통컵으로 바꾸는 것도 한 가지 방법입니다.

## 아기 혼자서 숟가락 사용하기

**• 처음부터 숟가락을 제대로 사용하는 아기는 없습니다** 처음에는 숟가락으로 아기를 먹여주지만, 8개월쯤 되면 아기에게 숟가락을 쥐서 사용하게 하고, 시간이 지나면서 아이 스스로 숟가락을 사용해서 먹도록 합니다. 처음에는 숟가락을 장난감 대신 가지고 놀기도 하는데, 너무 욕심내지 마시고 숟가락을 쥘 수 있다는 사실에 만족하는 것이 좋습니다. 시간이 좀 지나면 숟가락을 어떻게 잡는지 알게 되고 엄마가 사용하는 것을 보면서 숟가락이 입으로 들어가야 한다는 것도 알게 됩니다. 그래도 숟가락을 뒤집어 잡고 입에 넣는 등 숟가락 사용이 서툽니다. 엄마가 옆에서 숟가락을 바로 잡는 것을 자꾸 보여주고, 아기가 제대로 숟가락을 쥐게 되면 이제 숟가락 위에 음식을 얹어주십시오. 이때 처음부터 아기가 바로 숟가락 위에 얹어준 음식을 입에 넣을 것이라고 생각한다면 여러분이 순진한 것입니다. 숟가락에 음식을 얹어주어도 처음부터 잘 먹는 아기는 없습니다. 음식을 흘리기도 하고, 숟가락으로 장난을 치느라 음식을 이곳저곳으로 날려보내기도 합니다. 아기에게 턱받이를 해주고 아기 자리에 비닐 매트 같은 것을 깔아주면 아기가 흘린 것을 쉽게 치울 수 있어 엄마가 받는 스트레스를 좀 줄일 수 있습니다. 아기가 흘리는 모습을 그냥 두고 보지 못하는 엄마들이 많습니다. 하지만 흘리는 것이 겁난다고 항상 엄마가 먹여준다면 아기는 스스로 먹는 법을 배울 수 없습니다. 음식을 흘리고 어지럽히던 아이

들도 두 돌이 지나면 흘리는 것을 싫어하고 깔끔을 떠는 경우가 많으므로, 아기가 어지럽히며 먹는다고 걱정할 필요는 없습니다.

• **아기를 믿고 도와주십시오** 우리 아기는 잘 안된다고 하소연하는 분도 있는데, 일단 아기를 믿어보십시오. 엄마가 믿어주면 아기도 숟가락을 사용하는 데 자신감을 가질 수 있습니다. 물론 아기마다 약간씩 차이가 있어서 좀 늦는 아기도 있지만, 숟가락을 사용해야 한다는 것을 확실하게 인식시켜주려는 노력은 해야 합니다. 연습이 되면 조만간 아기 스스로 숟가락을 사용해서 먹게 됩니다. 처음에는 아기 혼자 먹을 수 없기 때문에 엄마가 먹여주기도 해야 합니다. 그리고 돌까지는 아직 아기 혼자서 잘 먹을 수 없기 때문에 아기가 들고 있는 숟가락에 음식을 얹어주는 것이 좋습니다. 조금만 도와줘도 흘리거나 버리는 음식을 줄일 수 있습니다. 돌이 지나면 아기도 이제 손을 사용하는 것이 어느 정도 익숙해져서 스스로 숟가락을 제법 사용하게 됩니다. 아기가 입까지 숟가락을 잘 가져갈 수 있다고 판단되면, 이제 아기 혼자서 먹을 수 있게 내버려두십시오. 물론 배고플 때 이런 시도를 하는 것이 더 성공할 확률이 높습니다. 하지만 돌이 지나도 얼마 동안은 밥을 푸거나 반찬을 집기가 힘들기 때문에 숟가락에 음식을 얹어주는 정도는 도와줄 수 있습니다.

## 손으로 먹는 것도 중요합니다

• **생후 6~7개월이 되면 아기 손에 먹는 것을 쥐여줍니다** 아기가 앉을 수 있으면 손에 먹는 것을 쥐여주어서 입으로 먹는 연습을 시켜야 합니다. 치아가 나지 않아도 핑거푸드 먹일 수 있습니다. 핑거푸드는 대충 생후 6~7개월이면 가능한데, 아기가 자신의 힘으로 먹는 방법을 배우는 것은 매우 중요합니다. 이때 손에 쥐여주는 음식은

**손으로 음식을 집어먹는 것도 중요!!**
주위 사람의 도움 없이 아기 혼자 음식을 먹기 위해서는 아기의 자발적인 참여가 매우 중요합니다. 손으로 음식을 집어먹는 것은 손과 두뇌의 발달은 물론 스스로 음식을 먹는 것의 즐거움을 배울 수 있게 해준다는 점에서도 매우 중요합니다. 아기에게 항상 먹여주기만 하면 나중에도 제비 새끼처럼 입만 벌리고 엄마가 먹여주기를 기다립니다.

YouTube
간식, 언제부터 얼마나, 어떻게?

YouTube
핑거푸드 만들어 먹이기!

YouTube
떡뻥! 먹일 때 주의할 점

아직 아기가 잘 씹지 못하기 때문에 씹을 필요가 없을 정도로 무르게 익혔거나 입에서 녹을 수 있는 음식이어야 합니다. 그리고 어린 아기들은 음식을 잘못 삼키다가 숨구멍이 막히는 수도 있기 때문에, 잘 익혀서 아주 작은 조각으로 잘게 잘라주어야 합니다. 익힌 감자나 고구마, 완두콩 같은 것도 좋고, 지방이나 향이 많이 들어 있지 않은 크래커 같은 것도 잘게 잘라줄 수 있습니다. 그러나 씹어서 먹어야 하는 크래커나 짠맛이 나는 크래커는 주면 안됩니다. 토스트한 빵조각이나 얇게 썬 바나나를 줄 수도 있습니다. **떡뻥은 먹이지 마세요.** 핑거푸드 먹일 때는 음식이 목에 걸릴 때의 응급조치인 **하임리히법**을 반드시 미리 숙지해두시길 바랍니다.

**• 손으로 집어먹으면 두뇌 발달에도 좋아** 숟가락을 능숙하게 쓸 수 없는 아기들은 **손으로 집어먹는 핑거푸드를 먹으면서 스스로 먹는 연습과 씹어 먹는 연습을 하게 됩니다.** 두 손가락으로 음식을 집어먹을 수 있는 6~8개월쯤이 되면 집어먹기 쉬운 음식을 줍니다. 과일이나 익힌 채소를 잘게 썰어 주든지 아기용 비스켓 같은 것을 작은 조각으로 나누어 주는 것이 좋습니다. 이것을 미국인들은 핑거푸드(finger food)라고 말합니다. 아기가 손으로 집어먹을 때는 주변을 어지럽히는 것을 두려워 마십시오. 그리고 엄마가 먹는 음식을 집어먹을 수 있으므로, 간을 한 음식은 아기가 먹지 못하도록 치워두세요. 한번 짠 음식에 맛을 들인 아기는 점점 더 짠 음식만 먹으려고 하니까요.

**이유식 중에 자리 뜨지 못하게 하세요!**
식사는 처음부터 끝까지 한자리에 앉아서 먹어야 합니다. 일단 자리를 뜨면 식사가 끝이고 더 이상 먹을 수 없다는 것을 아기에게 명확히 알려줘야 합니다.

## 이유식을 할 때 올바른 자세는 어떤 건가요?

이유식을 할 때의 자세는 무릎에 앉히거나 아기를 안고서 먹이는 것이 좋습니다. 눕혀서 먹이게 되면 아기가 숨이 막힐 수도 있습니다. 그리고 6~7개월쯤 되어서 아기가 혼자서 앉을 수 있게 되면, 식

탁에 아기의 자리를 만들어주고 좀 높게 만들어진 아기용 의자 같은 것을 준비해서 아기 혼자 앉아서 먹을 수 있게 해주세요. 아기를 묶을 수 있는 안전 벨트가 있는 의자라면 금상첨화입니다. 좀더 크면 아기도 어른 식탁에서 음식을 먹을 수 있습니다. 의자를 사용하면 여러 가지 장점이 있는데, 그중 가장 큰 장점은 일정한 자리에 앉아 식사를 할 수 있게 해준다는 것입니다. 방바닥에 앉혀서 먹이면 아기가 식사 도중에 이리저리 돌아다닐 수 있고, 잘못하면 나중에 엄마가 아기에게 밥을 먹이기 위해 뒤를 따라다녀야 하는 불상사가 생길 수도 있습니다. 식사는 반드시 한곳에 앉아서 하는 것이 좋습니다. 그리고 의자를 사용했을 때 또 한 가지 장점은 아기의 눈높이가 높아짐에 따라 식탁 위를 내려다볼 수 있어서 식사에 참여하는 기분을 더 잘 느낄 수 있게 해준다는 것입니다.

**소아청소년과 의사의 한마디!!**

생후 6~9개월쯤 되면 밤에 충분한 수면을 취하는 것이 좋은데, 7~9시에 잠자리에 들면 아침까지 계속 잘 수 있습니다. 그리고 이 시기에는 잘 먹던 아기가 갑자기 잘 먹지 않는 경우가 생길 수도 있습니다. 생후 9~12개월이 되면 성장 속도가 떨어지고 아기가 다른 신기한 것들에 정신이 팔리면서 식욕이 떨어지는 탓에 잘 안 먹으려 하는 것을 흔히 보는데, 다른 이상만 없다면 너무 걱정할 필요 없습니다.

# 9~11개월 이유식

## 9~11개월 된 아기의 이유식 먹이기

한눈에 보는 후기 이유식

YouTube 이유식과 수유 붙여서 먹이면?

**· 하루에 이유식을 세 끼 먹이고, 모유나 분유를 500~600cc 정도 먹입니다** 이유식 후기라 부르는 이 시기가 되면 이유식의 양을 늘려 하루 세 번을 먹이게 됩니다. 대개의 아기들은 만 9개월이 되기 전에 하루에 세 끼의 덩어리가 많은 이유식과 2~3번의 간식을 먹게 됩니다. 9~11개월 아기는 대충 하루에 700칼로리를 먹게 되는데, 모유나 분유로 하루에 400칼로리 정도 먹고, 나머지 300칼로리 이상을 이유식과 간식으로 먹게 됩니다. 다시 말하면 모유나 분유를 하루에 500~600cc 정도 먹고 나머지는 덩어리 많은 이유식에 고기, 채소, 과일 등을 충분히 같이 먹고 있어야 합니다. 우리 엄마들이 흔히 생각하는 것보다는 이유식을 더 많이 먹게 됩니다. 간혹 이유식만 먹고 모유나 분유를 적게 먹는 아기도 있는데 이것은 곤란합니다. 두뇌가 급속히 발달하는 두 돌까지는 모유나 분유에 들

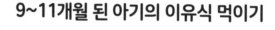

**밥을 너무 일찍부터 주지 마십시오!**
이 시기에 엄마 아빠가 먹던 밥을 국에 말아서 아기에게 한두 숟가락 주는 일은 별로 바람직한 일이 아닙니다. 이 월령의 아기에게 밥을 먹이면 밥알이 입안에 돌아다니는 재미에 아기가 잘 받아먹는 것처럼 보입니다. 그러나 이 월령의 아기는 아직 씹을 수가 없기 때문에 밥을 주면 그냥 삼키게 됩니다. 따라서 한 번에 두 숟가락 이상 안 먹을 뿐만 아니라 밥의 양도 늘지 않는 경우가 태반입니다. 그러다가 좀 있으면 그나마 안 먹는 일이 흔히 생깁니다. 당연히 이유식도 실패하기 쉽습니다. 그런데 밥을 일찍부터 먹이는 부모들은 아기가 이유식을 제대로 먹지도 않는데 잘 먹는다고 우기는 경우가 많습니다. 그러나 그런 아기들 중에서 이유식을 제대로 먹고 있는 아기를 저는 본 적이 별로 없습니다. 그리고 너무 어릴 때부터 밥을 먹은 아기치고 고기와 채소를 제대로 먹는 아기 또한 별로 없습니다. 밥을 일찍부터 먹이면 제대로 된 식습관을 익히기가 힘듭니다. 특히 밥을 국에 말아주어서는 안됩니다. 돌쯤 되면 밥을 주고 그 전에는 서서히 죽에서 밥 쪽으로 진행해 나가야 합니다.

어 있는 많은 지방이 매우 중요한데 이 나이에는 하루에 적어도 500~600cc는 먹어야 합니다. 참고로 최근에 세계보건기구(WHO)가 발표한 자료에 따르면 선진국 모유수유아의 평균적인 열량섭취 총량은 6~8개월에는 615kcal, 9~11개월에는 686kcal, 12~23개월에는 894kcal입니다. 만 6개월부터 이유식을 시작하고 양이 늘어나면서 모유나 분유로 섭취하는 열량의 비율이 줄어들게 됩니다. 이유식으로 섭취하는 열량의 비율은 6~8개월에는 22%, 9~11개월에는 46%, 12~23개월에는 65% 정도입니다. 이유식을 잘 먹이는 것이 중요하다는 말입니다.

**· 알레르기 등의 문제가 없다면 5가지 식품을 골고루** 특히 이 시기부터는 알레르기 등의 별다른 문제가 없다면 곡류, 채소, 계란, 고기나 생선, 과일, 모유나 분유 등의 5가지 식품을 골고루 주는 것이 좋습니다. 최근에 건강에 대한 관심들이 높아져서 아기를 더 잘 키우려고 노력하시는 분들 중에 고기 먹이는 것을 참 두려워하는 분들이 많습니다. 그런데 성장기 아기들에게는 고기, 그중에서 소고기같이 붉은 고기는 성장 발달과 두뇌 발달에 필수적인 철분과 아연 보충에 매우매우 중요하기 때문에 매일 먹이는 것이 중요합니다. 또 일부 엄마들이 우유를 먹이면 나쁜 줄 알고 분유 대신 콩분유를 먹이기도 하는데, 이 역시 권장하지 않습니다. 콩은 우유를 거의 대체할 수는 있지만 필수 단백질의 공급 면에서나 미네랄의 흡수 면에서 우유만 못합니다. 우유에 항생제가 들어 있느니 없느니 그런 논쟁은 우유를 먹여서 얻을 수 있는 이득에 비하면 무시할 만합니다. 이제부터는 이유식을 할 때 아기의 식사라는 인식 하에 나름대로 격식을 갖추어주는 것이 좋습니다. 의자나 자리에 앉아서 어른들과 같이 식사 분위기를 익히면서 식사를 해야 합니다.

**· 분유는 상당량을 컵으로 먹이고, 숟가락 사용도 연습해야 합니다** 한 끼에 적어도 120cc 이상의 이유식을 먹일 수 있으며, 하루에 세 끼니를 주어야 합니다. 분유는 상당량을 컵으로 먹고 있어야 하며, 돌

**아이들이 꼭 먹어야 할 5가지 식품군!!**

아이가 꼭 먹어야 할 기본적인 5가지 식품군은 첫째 밥과 빵 같은 곡식 종류, 둘째는 채소 종류, 세번째는 소고기, 닭고기, 생선, 달걀, 콩류 등의 고기 종류, 넷째는 과일 종류, 다섯번째는 우유, 야쿠르트, 치즈 등의 유제품입니다. 평소에 식사를 통해 5가지 식품군을 골고루 섭취하는 것은 아이들의 평생 건강을 위해서 중요합니다. 특히 우리나라 엄마들은 아이들에게 고기를 너무나 적게 주고 있습니다. 성장기 아이들에게 고기를 적게 주면 철분의 부족으로 IQ가 떨어질 수 있습니다. 참고로 1세는 30~40그램 정도, 2~3세쯤 된 아이들은 40~50그램 정도의 고기를 매일 먹이세요. 조금 더 먹어도 문제없습니다. 성장기 아이들에게 고기는 매우 중요한 음식이라는 것을 잊지 마십시오.

**모유 오래 먹일 때 주의할 점**

**모유는 두 돌이 지나서도 계속 먹일 수 있습니다. 6~7세까지 모유를 먹인다고 문제될 것 없습니다.** 다만 모유를 오래 먹일 때는 하루에 두세 번 먹이고 밤에 먹이지 않는 등 제대로 먹이는 것이 중요하다는 것 잊지 마십시오. 수시로 물리거나 밤에 먹이거나 너무 많이 모유를 먹이게 되면 여러 가지 심각한 문제가 생길 수 있다는 점 꼭 미리 알아두시기 바랍니다. **모유 오래 먹일 때는 제대로 먹여야 한다는 것 명심하세요.**

이 되면 우유병은 끊는 것이 좋습니다. 이제는 손으로 집어먹는 음식을 식탁에 두어서 아기로 하여금 스스로 먹는 즐거움을 느끼게 해주는 것이 좋으며, 잘하지는 못하더라도 숟가락으로 먹는 연습도 해야 합니다. 흘리는 것은 당연합니다. 아기 자리에 비닐 같은 것을 깔고 식사를 하는 것도 한 가지 방법입니다. 식탁을 사용하는 경우는 아기용 의자에 앉혀서 먹이는 것이 좋은데, 특히 식사시간에 자리를 뜨지 못하게 습관을 들이는 것이 좋습니다. 또 하나 주의할 것은 식사시간에 텔레비전을 보여주면 안된다는 것입니다. 식사란 가족이 같이 하는 것입니다. 텔레비전이라는 이방인이 끼게 되면 아기는 엄마 아빠가 식사하는 모습을 보기보다는 텔레비전에 더 관심을 갖게 됩니다.

## 모유는 적어도 돌까지는 먹입시다

**• 모유는 적어도 12개월까지, 생우유는 돌이 지나서부터** 모유를 적어도 12개월까지 먹이라는 말은 돌이 지나면 모유를 바로 끊으라는 이야기는 아닙니다. 두 돌이 지나서도 아기가 원하면 모유를 계속 먹일 수 있습니다. 모유를 먹는 아기들은 돌이 지났다고 우유를 먹여야만 하는 것은 아닙니다. 그리고 모유를 먹는 아기도 이유식은 제대로 해야 합니다. 특히 7개월 이전에는 모유를 먹든 분유를 먹든 이유식에 고기와 푸른 채소를 첨가하는 것이 매우 중요합니다. 그리고 생우유는 돌이 되기 전에 먹이기 시작하면 알레르기가 증가하고, 장에 출혈이 생기기도 하며, 빈혈이 생기기도 쉽기 때문에 빨라도 돌은 지나서 시작하는 것이 좋습니다. 또한 생우유는 다른 음식에 들어 있는 철분의 흡수를 방해할 수도 있습니다. 돌이 지나서 생우유를 먹일 때도 하루에 2컵(500cc) 정도만 먹이는 것이 좋습니다. 다른 식사를 제대로 한다면 이 정도의 우유만으로도 아이

들 성장에 필요한 칼슘을 충분히 섭취할 수 있습니다. 물론 요구르트를 포함해서입니다. 그리고 저는 두유는 권장하지 않습니다. 두부처럼 콩으로 만든 음식을 먹이는 것이 좋지, 콩을 액체로 만들어 마시는 것은 별로 권할 만한 일이 아닙니다. 요구르트는 플레인 요구르트가 좋습니다.

• **분유도 돌이 지나면 서서히 끊는 것이 좋습니다** 돌이 지나면 분유든 생우유든 우유가 주식이 되면 안됩니다. 일부에서는 분유가 생우유보다 더 좋다고 아이가 두 돌이 될 때까지 계속 분유를 먹이는 엄마도 있는데, 분유가 생우유보다 나은 경우는 우유를 주식으로 할 때만입니다. 돌 지난 아이는 당연히 밥이 주식이 되어야 하며, 보조식으로 우유를 줄 때는, 고기와 채소를 잘 먹으면 분유를 서서히 생우유로 바꾸어주십시오. 생우유를 먹일 때는 4세 미만에서는 하루에 500cc 정도, 그리고 4세부터 9세 미만은 하루에 600cc 정도, 만 9세부터는 하루에 700cc 정도 먹는 것이 좋습니다. 많은 엄마들이 우유를 완전식품이라고 착각하는데, 우유는 완전식품이 아니며 우유를 많이 먹는 것도 편식입니다. 두 돌부터는 저지방 우유나 무지방 우유를 먹이는 것이 중요합니다.

**돌이 지나면 하루 세 끼 식사를 규칙적으로!**

돌이 지나면 이제는 모유나 분유보다는 하루 세 끼 이유식과 간식이 주식이 됩니다. 식사 양이 부쩍 늘어 하루 영양의 2/3를 밥과 반찬으로 먹게 되고 모유나 분유의 영양은 1/3 정도가 됩니다. 양으로 따지면 하루에 500cc 정도의 모유나 분유를 먹고 나머지는 하루 세 끼 식사와 간식으로 신체 발달과 발육에 필요한 영양을 공급받게 됩니다. 바로 이 시기를 이유식 완료기라고 할 수 있습니다. 이 시기가 되면 엄마, 아빠처럼 반찬이 골고루 갖춰진 식탁에서 밥을 먹는 것이 정상입니다. 시기적으로는 생후 12개월에서 생후 15개월 정도까지의 시기를 말합니다. 그 이후는 성인식과 거의 다름없는 유아식을 먹게 됩니다.

## 돌 이후 먹이기

## 돌 지난 아이 먹이기

• **분유도 끊고, 이유식도 중단하고 생우유는 500cc 정도** 아기가 돌이 지나면 이제 우유병도 끊고, 분유도 끊고, 이유식은 밥으로 바꾸고, 생우유는 하루에 500cc 정도 먹이는 것이 좋습니다. 우유는 어린이 전용 우유보다는 어른들이 먹는 보통의 우유를 더 권장합니다. 산양유나 두유를 우유 대신으로 먹이는 것은 저는 권장하지 않습니다. 어른이 먹는 밥과 반찬, 고기, 채소 같은 음식에 간을 하지 않고 좀 부드럽게 조리해서 주십시오. 이제는 고형식이 주식이 되어

한눈에 보는
완료기 이유식

야 하고, 우유는 보조식이 되어야 합니다. 하지만 아이가 고형식을 제대로 먹지 못하는 경우에는, 철분의 부족으로 빈혈이 생길 수 있기 때문에 생우유 대신 분유를 좀더 먹이고 빨리 철분이 풍부한 고기와 채소를 먹여야 합니다. 그런 다음 분유를 다시 생우유로 바꾸어줄 생각을 해야 합니다.

**• 돌이 되면 어른이 먹는 음식을 아이도 먹을 수 있어** 생후 12개월이 되면 어른이 먹는 바로 그 음식을 아이도 먹을 수 있습니다. 다만 아이가 먹을 수 있게 양념은 좀 줄이고 간은 하지 않는 것이 좋습니다. 큰 음식은 잘게 부수어 주고, 딱딱한 것은 좀더 익혀주고, 아이가 삼키다가 숨 막힐 위험이 있는 땅콩이나 고깃덩어리나 소세지덩어리 같은 음식은 주지 말아야 합니다. 된장국, 명란젓, 장조림 같이 짠 음식 또한 피하는 것이 좋습니다.

**• 식사 패턴은 하루 세 끼 식사와 두세 번의 간식** 돌 지난 아이가 섭취해야 하는 열량은 대충 하루에 1000cal 정도인데, 하루 세 끼니의 식사와 두 끼의 간식으로 이 열량을 공급해주어야 합니다. 쉽게 말하면 걸음마를 하는 아이들에게는 어른이 한 끼에 먹는 식사량의 3분의 1을 하루 식사량으로 주는 것이 좋습니다. 양으로 말해보면 채소는 한 번에 테이블 스푼으로 1~2스푼을 하루에 두세 번 주는데, 한 번 줄 때 한 살은 한 숟가락, 두 살은 두 숟가락, 세 살은 세 숟가락 정도의 양을 줍니다. 하지만 아직은 아이가 생채소를 먹기 힘들어하고 잘못하면 목에 걸릴 수도 있기 때문에, 두 돌 정도까지는 익힌 것을 주는 것이 좋습니다. 익힌 것이라고 영양이 문제가 되지는 않습니다. 고기의 경우에는 한 변이 2.5cm인 정사각형 고깃덩어리 정도 되는 양을 하루에 2개 정도 준다고 생각하면 됩니다.

**• 만 2세까지의 아이는 칼로리의 반을 지방에서 섭취해야** 지방은 두뇌의 발달과 성장을 위해서 필수적입니다. 만 2세까지의 아이들에게 지방은 너무나도 중요하기 때문에 칼로리의 반을 지방에서 섭취해야 합니다. 따라서 두 돌까지는 억지로 저지방식을 주어서는

**우유병을 너무 오래 빨면**

1. 아기가 고집이 세지고 버릇이 나빠지며
2. 치아의 발달에 안 좋고
3. 치아가 잘 썩고
4. 밥을 잘 안 먹게 되고

**게다가 생우유까지 너무 많이 먹이면**

5. 똥이 딱딱
6. 빈혈이 생기고
7. 맛있는 것만 먹는 편식증이 생기며
8. 몸의 균형 있는 성장과 발달에 지장이 올 수 있습니다.

**돌이 지나면 과감하게 수유량을 줄여야!!**

돌이 훨씬 지났는데 밥을 안 먹어서 우유만 많이 먹이고 있다면 주와 객이 바뀐 것입니다. 우유를 많이 먹이는 것은 아이에게 밥을 먹지 말라고 고사를 지내는 것이나 마찬가지라는 사실을 잊어서는 안됩니다. 정 안되면 울려서라도 우유를 줄여야 합니다. 우유의 하루 적정량은 400~500cc입니다.

YouTube
체중 많이 나가도
간식 먹여야

YouTube
돌 지난 아기 우유 먹이기

YouTube
우유 안전한가요?

YouTube
생우유, 돌 전에 먹일 때에는

YouTube
저지방 우유 먹이기

YouTube
두 돌 전 아기 우유 차게 먹이기

YouTube
우유 건강하게 먹이는 법

YouTube
우유에 대한 이런 저런 고민들

YouTube
두 돌 전 저지방 우유 먹이지 말자?

곤란합니다. **돌이 지나면 주는 생우유는 두 돌까지는 보통의 생우유를 먹이고, 두 돌이 지나면 1% 저지방 우유나 무지방 우유를 먹이는 것이 좋습니다.** 두 돌이 지나면 서서히 지방 섭취 비율을 줄여 4~5세경에는 어른과 마찬가지로 전체 칼로리의 3분의 1을 지방으로 섭취하는 것이 좋습니다. 지방이 든 음식은 맛있어서 식사에 대한 만족도를 높이기 때문에, 아이가 유치원 가기 전에 저지방식으로 식습관을 바꾸려고 노력하지 않으면 지방의 섭취를 줄이기 힘들므로 주의해야 합니다. **만일 과체중이거나 과체중의 위험성이 있거나 가족력상 비만, 고혈압, 고지혈증, 심장병의 병력이 있는 경우는 두 돌 이전에도 첫 돌부터 2% 저지방 우유를 먹이는 것이 좋습니다.**

**• 돌을 전후해서 갑자기 아이의 식욕이 떨어지면** 아이가 돌이 지나면 갑자기 식욕이 떨어지면서 먹는 양이 줄 수 있는데, 이는 성장이 둔화되는 데서 오는 정상적인 발달의 한 단계입니다. 이 단계를 흔히 '캐치다운 그로쓰'(catch-down growth)라고 하는데, 발달과 성장 간에 불일치가 생기면 아이가 힘들 수 있기 때문에 발달이 충분히 될 때까지 일단 성장이 둔화되는 현상을 말합니다. 돌이 지난 아이들에게서 이런 현상이 흔히 생기는데 대개 정상이기 때문에 신경 쓰지 말고 그냥 두면 됩니다. 태어날 때 몸무게가 많이 나간 아이들은 조기에 '캐치다운 그로쓰'가 생깁니다. 심지어 생후 4~6개월에 '캐치다운 그로쓰'가 생기는 아이도 있습니다. 이와는 반대로 발달에 비해 몸무게가 적은 미숙아나 질병을 앓았던 아이들은 성장 속도가 더 빨라지기도 하는데, 이를 '캐치업 그로쓰'(catch-up growth)라고 합니다.

**• 돌 지난 아이의 편식은 크게 걱정하지 않아도 돼** 돌 지난 아이는 제법 편식이 심해지는데, 편식이 심하다고 매 끼니 먹일 때마다 아이를 볶다가는 아이가 도리어 식사에 대한 흥미를 잃을 수 있으므로 주의해야 합니다. **만일 아이가 스스로 먹는 습관이 평소에 잘 들어 있다면,** 어느 정도 먹다가 놀기 시작하면 식사가 끝났다고 생각하고 밥

YouTube
돌아다니며
먹는 아이

상을 치우십시오. 그리고 다음 식사 때까지 간식만 소량 주십시오. 다른 문제가 없는 경우, 아이가 먹는 대로 내버려두면 대개 며칠 지나지 않아 다른 것도 먹게 됩니다. 긴 시간을 두고 볼 때 아이는 먹어야 할 것은 결국 다 먹습니다. 대략 2주간에 걸쳐 여러 가지 식품을 골고루 먹을 수 있다면 크게 상관하지 않아도 됩니다. 다만 아이가 안 먹는다고 아예 음식을 줄이거나 우유라도 먹여야겠다고 생우유를 많이 먹이는 것은 곤란합니다. 제일 안 좋은 경우는 아이가 식사를 거부한다고 사탕이나 과일 등의 간식으로 배를 채워주는 것입니다. 그러나 이런 음식들은 아이의 배는 부르게 할지 몰라도 아이의 성장에 필요한 영양분이 골고루 들어 있지는 않아서 성장기 아이의 성장에 문제를 일으킬 수 있습니다.

**· 아이가 식사를 거부하거나 잘 안 먹을 때는 이렇게** 엄마가 만들어주는 음식을 아이가 거부하더라도 실망할 필요는 없습니다. 따라다니면서 먹일 필요도 없고, 다른 것을 먹여야겠다고 고민할 필요도 없습니다. 매달려 먹어달라고 애원할 정도라면 이미 심각한 국면으로 들어가는 것입니다. 아이에게 음식을 먹으라고 강요하거나 애원하기보다는 내버려두는 편이 더 좋습니다. 특히 엄마가 만들어주는 것을 먹지 않는다고 아이에게 뭘 먹을지를 물어보고 원하는 것을 주는 것은 곤란합니다. 이것은 마치 아무것도 모르는 아이에게 약을 늘어놓고 선택하라는 것과 마찬가지입니다. 아이에게 음식 이름을 갖고 선택하게 하면 영양의 불균형이 초래되기 쉽습니다. 일단 식사의 메뉴 선택은 부모가 하십시오. 그리고 만들어진 식사를 먹고 안 먹고는 아이가 결정하는 대로 따라가십시오. 주어진 식사를 거부하면 그냥 두십시오. 배고프면 먹게 됩니다. 잘 안 먹는 아이의 경우에는 음식 차리는 것을 돕게 하는 것도 식사에 대한 흥미를 갖게 하는 좋은 방법입니다. 또 음식을 선택할 수는 없게 하더라도 예쁜 그릇이나 컵, 숟가락이나 그릇 밑에 까는 천 등은 아이가 선택할 수 있도록 합니다. 그리고 음식 덜어먹는 것도

**돌 지난 아이에게 권하고 싶지 않은 음식들!**

**주스**는 돌 전에는 먹이지 않는 것이 권고되고, 돌이 지나서도 하루에 반 컵 정도만 먹이는 것이 좋습니다. 주스를 많이 먹이면 아이가 식사를 제대로 못하는 경우가 많기 때문입니다. 저는 **두유**나 **미숫가루**를 아이에게 식사로 먹이는 것은 권장하지 않습니다. 그리고 **초콜릿**이나 **사탕**같이 단것을 먹이는 것도 권장하지 않습니다. 단것을 좋아하는 것은 아주 무서운 습관입니다. **요구르트**를 먹이는 것은 좋지만 이 역시 지나치게 단 것은 좋지 않습니다. 그리고 돌 지난 아이에게 벌써 **콜라**를 먹이는 분도 있는데, 이런 음식은 아이들에게 결코 권장하고 싶지 않은 음식입니다. 간혹 엄마가 **커피**만 먹으면 같이 먹겠다고 울어대서 아이에게 매일 커피를 나누어 먹이는 엄마도 보는데, 이것은 정말로 곤란합니다.

두 돌 지난 아이 먹이기!

스스로 하게 합니다. 마실 것도 작은 통에 담아 아이 스스로 컵에 따라 마시게 하는 것이 좋습니다. 먹다가 좀 흘리면 어떻습니까. 흘리면 자기가 닦겠다고 나서는 것이 아이들입니다. 아이가 턱받이를 싫어하면 예쁜 그림이 있는 것으로 바꾸어주십시오. 턱받이 대신 앞치마를 해주면 좋아하는 아이도 있습니다. 아이는 맛으로만 음식을 먹는 것이 아닙니다. 분위기를 누구보다도 많이 타는 것이 아이들입니다. 신이 나면 맛없어 안 먹던 음식도 꿀꺽 삼키는 수가 많습니다. 주의할 것은 아이가 비만일 경우, 음식을 남기지 못하게 하거나 음식을 남겼다고 벌을 주면 안된다는 것입니다. 비만인 아이에게 음식을 줄 때는 적은 양을 덜어준 다음 모자라는 양을 더 주는 것이 좋습니다.

**· 돌 지난 아이는 이제 숟가락을 사용해서 먹을 수 있어** 돌 지난 아이는 숟가락을 사용해서 제법 먹을 수 있지만 제대로 연습이 되지 않은 아이라면 엄마가 아이 숟가락에 음식을 얹어주는 것이 도움이 되지만 서서히 혼자서 음식을 선택해서 숟가락으로 퍼먹게 가르쳐야 합니다. 생후 15개월이 되면 어느 정도 숟가락 사용이 능숙해지지만, 이 나이의 아이들은 어지럽히는 것이 특징입니다. 흘리고, 맘대로 안되면 소리를 지르고, 음식물을 날려 보내기도 합니다. 하지만 이렇게 조금씩 어지럽혀본 아이들이 커가면서 더 쉽게 깨끗이 사는 법을 배우게 됩니다. 스스로 먹는 것이 빠른 아이일수록 발달의 다음 단계로 일찍 넘어갑니다. 아이가 두 돌쯤 되면 이제 숟가락을 잘 사용하고, 한 손으로 컵을 잡고 마실 수 있으며, 포크를 사용하여 음식을 먹을 수 있습니다.

**· 아이도 식사 예절을 배워야 합니다** 돌도 안된 아이라도 분위기를 알 수 있습니다. 어떤 행동을 했을 때 엄마가 단호한 반응을 보이면 그런 행동을 해서는 안된다는 것을 알아차리기도 하고, 엄마가 웃고 재미있어하는 반응을 보이면 요런 행동은 계속해도 된다는 허락의 의미로 받아들이기도 합니다. 따라서 이 월령의 아이에게

는 식사 예절을 가르칠 수 있습니다. 식사를 할 때는 반드시 일정한 자리에 앉아서 하도록 하되 식사 도중에 자리를 뜨는 일이 없도록 가르치고, 식사 중에 TV나 비디오를 보는 일도 없도록 가르쳐야 합니다. 만일 식사를 어느 정도 한 아이가 일어서려고 하면 그렇게 해주십시오. 아이가 일어서면 아이가 먹던 음식을 바로 치워 그것으로 식사가 끝났다는 것을 아이에게 명확히 알려주어야 합니다. 중간에 아이가 배고파한다고 또 먹이거나 과자나 우유를 추가로 주지 마시고, 다음 간식 시간이나 식사 시간 때까지 기다리게 해야 합니다. 가족이 함께 식사를 할 때 아기와 같이 식사를 하기란 쉽지 않습니다. 같이 먹기 힘들 때는 아기를 미리 먹이는 것이 좋은데, 식사를 미리 했다고 어른들 식사할 때 따로 놀게 하지 마시고 식사시간에는 같이 자리에 앉혀서 식사 분위기를 익히게 하는 것이 좋은 식습관을 형성하는 데 중요합니다. 다만 어른은 먹고 있으면서 아이보고는 손가락만 빨고 있으라고 할 수는 없습니다. 이런 경우에는 아이의 식탁 앞에 손으로 집어먹을 수 있는 음식을 마련해주십시오. 감자나 고구마나 고기를 잘 익혀서 잘게 썰어주어도 좋고, 식빵을 구워줘도 좋고, 달걀찜을 해서 주어도 좋고, 바나나 같은 것을 주어도 좋습니다. 물론 잘게 토막내서 부드럽게 해서 주어야 합니다. 일반적으로 이유식 초기부터 한 자리에 앉아서 먹는 습관이 든 아이는 식사 예절을 제대로 갖춰서 식사를 할 수 있습니다. 엄마가 제대로 노력을 한다면 가능한 일입니다. 하지만 결코 쉬운 일은 아니지요.

## 어릴 때부터 식사 습관은 중요!

이유식은 영양을 섭취하는 것만이 목적이 아닙니다. 고체 음식을 삼키는 연습 과정으로도 중요하고, 바른 식사 습관을 들이는 연습

**식성이 까다로운 아이의 이유식은?**

성격이 까다로운 아이들 중에는 거친 음식을 골라내며 이유식을 거부하는 아이들이 많은데, 이때는 서두르지 말고 적은 양을 서서히 주면서 적응시켜가는 것이 좋습니다. 안 먹는다고 이것저것 다 빼고 멀건 것만 먹이다 보면, 나중에는 작은 덩어리만 있어도 뱉고 심지어는 토하기도 합니다. 적은 양부터 꾸준히 늘려가도록 노력을 하면, 대개의 아이들은 적응을 하면서 이런저런 음식을 골고루 잘 먹게 됩니다. 이렇게 식성이 까다로운 아이들은 아주 어릴 때부터 시끄러운 소리나 밝은 빛에 민감한 반응을 보이는 경우가 많습니다.

**MSG가 위험한가?**

한동안 조미료의 원료인 MSG가 억울한 누명을 쓰고 건강 저해의 주범인 것처럼 매도당한 적이 있었습니다. 하지만 MSG가 인체에 유해한 것이 아니란 것이 밝혀졌습니다. 그럼 아가들 이유식 만들 때 MSG를 넣어도 되는가 하면 그것은 아닙니다. MSG를 넣게 되면 아가의 미각이 바뀌어서 자연의 신선한 음식들을 먹지 않게 될 위험성이 아주 크기 때문에 이유식에 MSG를 넣는 것은 권장하지 않습니다.

YouTube
조미료, MSG
정말 안전할까?

YouTube
아스파탐
정말 안전할까?

YouTube
백색의 유혹, 소금!

YouTube
소금간은 언제 할 수 있을까요?

YouTube
소금만큼 위험한 설탕!

YouTube
기름과 버터, 사용 시 주의점

YouTube
소금의 순기능? 이런 기사는 조심

YouTube
소금에 대한 최신지견?!

과정으로도 중요합니다. 어릴 때부터 짜거나 고소하거나 단 것을 많이 먹으면 평생 이런 음식에 대한 기호가 생겨서 문제가 될 수 있으므로, 어릴 때부터 식사 습관을 제대로 들이는 것이 무엇보다도 중요합니다. 예를 들어 버터나 기름에 튀긴 음식이라든지, 지방이 많은 음식이라든지, 계란 등을 많이 먹으면 입맛은 그런 것을 좋아하는 쪽으로 바뀌는데, 이런 음식은 콜레스테롤이 많기 때문에 성인병을 유발할 수 있습니다. 또 이유식에 간을 많이 하거나, 짠 멸치 다시물이나 다시마를 우려낸 물로 이유식을 만들어주면 아기가 싱거운 음식을 먹지 않으려 하기도 합니다. 일단 짠 것에 맛을 들인 아이는 돌아올 수 없는 다리를 건넌 것입니다. 짜게 먹으면 동맥경화, 고혈압, 당뇨병, 심장병, 위암 등의 성인병에 잘 걸릴 수 있습니다. 그리고 어릴 때 많이 먹는 습관이 들면 자라서도 많이 먹으려 하기 때문에 비만이 문제가 될 수 있습니다. 아이가 울 때 먹는 것으로 달래는 것은 절대 피해야 할 습관입니다. 다시마는 요오드가 많아서 아이에게는 권장하고 싶지 않은 음식입니다.

# 이유식 먹거리, 구체적으로 알아봅시다

## 곡류는 어떻게 먹일까요?

**잡곡 먹이세요!!**
잡곡은 이유식 초기부터 먹일 수 있습니다. 3세 또는 7세 이전에 현미나 잡곡을 먹이지 말라는 말은 잘못된 정보입니다.

**• 처음에는 쌀죽을 먹이는 것이 좋습니다** 쌀은 알레르기를 적게 일으키는 음식입니다. 현미도 좋지만 잡곡을 먹이는 것이 좋습니다. 이유식 초기부터 오트밀을 바로 50% 섞어서 먹이는 것이 좋습니다. 오트밀은 쌀과 동시에 시작해도 됩니다. 밀가루는 알레르기를 잘 일으키기 때문에 곡류 중에서는 맨 마지막으로 주는 것이 좋다

고 생각했지만, 최근에는 늦어도 7개월 전에는 시작해야 한다는 것이 밝혀졌습니다. 놀랍게도 7개월까지도 밀가루를 먹이지 않다가 나중에 밀가루를 먹이게 되면 오히려 밀가루 알레르기가 더 잘 생기기 때문입니다. 그리고 이유식 초기부터 오트밀이나 퀴노아 같은 잡곡을 섞어 주는 것이 좋으며 돌 전에도 50% 이상의 잡곡을 섞어 줘도 좋습니다. 돌부터 두 돌까지는 70~80% 정도 잡곡을 섞어 주는 것이 좋습니다.

**밀가루 조기 첨가가 중요!**
이유식 초기인 만 7개월 전에 밀가루를 첨가하세요. 익히기 전 이유식에 밀가루 조금 뿌려주고 한번 익혀주면 됩니다.

· **시간이 지나면 이유식에 다른 것도 첨가해야 합니다** 아기에게 이유식을 줄 때는 우선 곡식으로 끓인 죽을 먼저 → 그 다음 고기 → 그 다음 이파리 채소 → 노란 채소 → 과일 이런 순을 일반적으로 권장합니다. 이유식 시작 2~3개월 후쯤 되면 하루에 세 번 이유식을 하고, 분유나 모유, 죽, 고기, 채소, 과일을 먹고 있어야 합니다. 저는 과일보다는 채소를 먼저 먹이는 것을 권장합니다.

## 과일은 어떻게 먹일까요?

**유쾌한 잔소리!!**
주스는 돌 전에 주지 마세요. 돌 이후에 주스를 주더라도 우유병에 넣어주는 것은 좋지 않습니다. 간혹 우유병에 주스를 넣어서 아기에게 물려 재우는 엄마들도 있는데, 주스도 우유와 마찬가지로 치아를 썩게 만들 수 있으므로 주의해야 합니다.

과일은 아기들에게 필수적인 식품입니다. 과일에는 아기에게 필요한 섬유질과 여러 종류의 비타민이 풍부하게 들어 있습니다. 간혹 과일을 적게 먹여도 영양제를 먹이면 필요한 비타민을 다 섭취할 수 있을 거라고 생각하는 분도 있는데, 사실은 그렇지 않습니다. 예를 들면 비타민C의 경우 수소가 첨가된 환원 형태인 아스코르브산(ascorbic acid)과 수소가 제거된 산화 형태인 디히드로 아스코르브산(dehydroascorbic acid)의 두 가지 형태가 있는데, 채소와 과일에는 이 두 가지가 균형 있게 들어 있습니다. 하지만 영양제에는 대개 아스코르브산만 들어 있어 영양제로 과일을 대체하기는 힘듭니다. 식사는 칼로리나 영양 성분을 먹는 것이 아니라 우리 몸에 필요한 여러 성분들을 음식을 먹으면서 조화롭게 섭취하는 것입니다.

YouTube
과일 먹이기

**· 과일은 언제부터 먹여야 할까?** 사실 과일을 강박관념을 가지고 너무 일찍 시작할 필요는 없습니다. 흔히 생후 2개월이 되면 과일로 만든 주스를 시작하는 분도 있는데, 이것은 곤란합니다. 과일도 이유식에 속하기 때문에 모유수유아든 분유수유아든 6개월은 되거든 시작하는 것이 좋습니다. 그리고 **과일 주스는 예전에는 6개월부터 먹이라고 했지만 이제는 만 12개월 전에는 먹이지 않게 지침이 바뀌었습니다.** 채소보다 단 과일을 먼저 먹이면 과일의 단맛에 익숙해진 아기들이 채소를 잘 먹지 않으려 하기도 합니다. 하지만 첫 이유식으로 시작한 쌀죽이나 채소를 아기가 거부할 때는 시간적인 여유를 가지고 과일을 먹여볼 수 있습니다. 다른 것은 잘 먹지 않던 아기도 과일은 비교적 쉽게 잘 받아먹는 경우가 많습니다.

**· 어떤 과일부터 시작할까?** 처음에 시작할 수 있는 과일은 사과·배·자두·살구 등입니다. 예전에는 딸기와 토마토는 돌이 지나서 먹이기를 권장했지만, 먹어서 특별한 문제가 없다면 이제는 돌 전에 먹이는 것도 금지하지는 않습니다. 하지만 이상반응을 잘 일으킬 수 있기 때문에 돌 전에 처음 먹이는 경우는 수일간 잘 관찰하는 것이 좋습니다. 과일을 먹일 때 당도가 너무 높은 과일은 피하는 것이 좋습니다. 과일의 당도 설탕과 다를 것이 없습니다. 주스는 그냥 먹일 수도 있지만 처음에는 물로 좀 희석해서 먹이는 것도 한 가지 방법입니다.

**· 귤과 오렌지는 생후 6~9개월이 지나서부터** 어린 아기는 오렌지를 잘 소화시키지 못하고 알레르기를 일으키는 경우가 많기 때문에 다른 과일보다 좀 늦게 6~9개월은 되어서 먹이는 것이 좋습니다.

**· 시판 과일 주스는 돌 전에 먹이지 마세요** 돌 지나서 시판 과일 주스를 먹일 때는 100% 무가당 과일 주스가 좋습니다. 무가당이라 적혀 있더라도 꼭 내용물을 확인해서 첨가물이 없다는 것을 확인하십시오. 하지만 과즙 음료는 곤란합니다. 과즙 음료에는 설탕이 많이 들어 있고, 어떤 경우에는 인공 감미료와 카페인이 들어 있기도

**채소 주스를 먹인다구요?**
채소 주스를 아기에게 먹이고 있다면 그 양만큼 과일 주스의 양은 줄여야 합니다. 저는 채소를 주스의 형태로 만들어 먹이는 것은 권장하지 않습니다. 채소는 그 영양을 먹는 것도 중요하지만, 채소의 질감과 씹고 삼키는 것을 배우는 것도 매우 중요합니다.

**양배추, 걱정 마세요**
양배추에 농약이 많다는 이야기가 있는데 이건 사실과 다릅니다. 오히려 농약이 적은 채소에 속합니다. 바깥부분을 벗겨내고 다른 채소처럼 씻어서 사용하시면 됩니다.

**첨가당 주의하세요!**

YouTube
첨가당 음료
막 주지 마세요

YouTube
첨가당이
이렇게 많아요

YouTube
첨가당 권하는
식약처??

YouTube
흰 설탕이
무죄라구요?

YouTube
유기농 주스보다
먼저 첨가당 확인!

이유식

**목마른 아기에게 물 대신 주스를 준다구요?**
갈증의 해소에는 물을 먹이는 것이 주스를 먹이는 것보다 더 낫습니다. 물론 주스를 먹여도 괜찮지만 필요 이상 주스를 많이 먹이는 것은 별로 좋지 않습니다. 아이가 식사를 잘 안 할 때도 단맛이 나는 주스보다는 물을 먹이는 것이 식욕을 돋우는 데 더 낫습니다. 땀을 아주 많이 흘렸을 때는 큰 아이들의 경우 이온 음료가 도움이 될 때도 간혹 있지만, 아기들의 경우 이온 음료를 먹이는 것은 저는 권장하지 않습니다. 그리고 주스 대신 이온 음료를 먹이는 것도 피하는 것이 좋습니다. 다만, 물은 당연히 이유식을 시작하고 주는 겁니다.

하니까요. 아기용 주스는 사용해도 좋습니다. 하지만 먹어본 과일이 포함되지 않은 혼합 과일 주스를 먹이는 것은 곤란합니다. 그리고 단 시럽에 담겨 있는 과일은 먹이지 마십시오.

**• 돌 지나 시판되는 주스를 먹일 때는 보관에 주의해야** 처음에 아기가 먹을 수 있는 양은 적어서 개봉한 것을 한꺼번에 다 먹을 수 없습니다. 따라서 아기에게 먹일 때는 다른 그릇에 붓거나 잘 소독된 숟가락으로 덜어서 사용하고, 남는 것은 반드시 냉장고에 보관해야 합니다. 그리고 일단 침이 들어간 것은 두었다가 먹이면 안됩니다. 침이 들어간 과즙은 금방 변질되니까요. 일단 개봉한 것은 하루 이틀 안에 먹이고, 그래도 남는 것은 엄마가 드십시오. 개봉한 과즙은 냉장고에서 3일까지 보관할 수 있습니다.

**• 초기 이유식 때 과일을 줄 때는 씨를 다 빼고 껍질도 다 벗겨야** 씨 없는 포도는 잘못하면 질식할 위험이 있으므로 두 돌은 지나서 먹이십시오. 하지만 기도에 걸려 숨 막히지 않게, 통째로 주지 말고 반드시 잘라서 주어야 합니다. 나중에는 사과 같은 것은 껍질째 먹이는 것이 좋지만, 사과에 농약 치는 것을 보면 그냥 먹이기 힘듭니다. 과일은 처음에는 갈거나 으깨서 체에 쳐서 주는데, 시지 않은 잘 익은 과일로 골라야 합니다. 간혹 과일이 시다고 꿀을 쳐서 주는 엄마들이 있는데 돌 이전의 아기에게 꿀을 주어서는 안됩니다.

**• 초기에 과일을 줄 때는 익혀서 주는 것이 좋습니다** 생후 6~8개월까지는 과일을 줄 때 과육이 부드러워질 때까지 익힌 다음, 체에 쳐서 주어야 아기들이 쉽게 먹을 수가 있습니다. 익힌다고 영양이 다 파괴되는 것은 아닙니다. 익혀 먹는 과일도 먹을 만합니다. 단 사과를 익히면 변비를 유발할 수 있기 때문에 변비가 잘 생기는 아기들은 익힌 사과를 줄 때는 주의하여야 합니다.

**• 바나나는 그냥 줘도 좋습니다** 바나나는 익히지 않고 그냥 주어도 좋습니다. 간혹 아기에게 신선한 것을 준다고 노랗고 예쁜 바나나를 까서 주는 엄마도 있는데, 이것은 곤란합니다. 떫은 맛이 나는

이유식

**너무 단 과일은 피하세요!!**
과일 주스의 당은 충치를 잘 일으키고 아기들의 입맛을 버릴 수 있기 때문에 너무 단 과일을 많이 주는 것은 피하는 것이 좋습니다. 특히 아주 맛있는 배를 좋아하는 아기들은 다른 과일을 거부하는 경우도 있습니다. 미국 사람들이 아기에게 먹이라는 배는 조롱박처럼 생긴 맛없는 배입니다. 과일 중에는 토마토가 그나마 달지 않습니다.

이런 바나나는 덜 익은 것이기 때문에 아기에게 주어서는 안됩니다. 바나나는 완전히 익은 것을 주어야만 하는데, 완전히 익은 바나나는 껍질에 검은 반점이 거뭇거뭇 보이고 속이 약간 가뭇합니다. 이렇게 잘 익은 바나나를 잘게 부수어 분유에 섞어서 아기에게 주면 됩니다. 하지만 아기가 바나나를 너무 좋아해서 다른 것을 안 먹으려 한다면, 차라리 한동안은 바나나를 주지 않는 것이 좋습니다. 충분히 익지 않은 바나나는 변비를 유발할 수 있기 때문에 충분히 익은 바나나를 먹여야 합니다. 그리고 아이들에게 먹이는 바나나는 가능하면 유기농 바나나를 사서 먹이는 것을 권장합니다.

**• 아보카도도 그냥 줘도 좋습니다** 아보카도 역시 익히지 않고 그냥 주어도 좋습니다. 대신 충분히 후숙해서 부드러워진 아보카도를 주어야 합니다.

**• 자두는 변비 치료에 좋습니다** 자두에는 이사틴(isatin)이라 불리는 자연 하제(natural laxative)가 들어 있고, 섬유질도 다른 과일의 3~6배 정도 많이 들어 있습니다. 그리고 변비 치료에 도움이 되는 솔비톨(sorbitol)도 들어 있습니다. 솔비톨은 장에서 흡수되지 않는 슈가 알코올(sugar alcohol)로 변비 치료에 유용하기 때문에, 미국에서는 흔히 만성 변비가 있는 아이들의 민간 요법 치료제로 쓰이기도 합니다.

**• 과일을 갈아 줄 때는 녹즙기보다는 믹서기를 사용하는 것이 좋습니다** 간혹 이유식 초기에 주스기나 녹즙기로 과일 즙을 짜서 아기에게 주는 엄마들이 있는데, 이것은 곤란합니다. 녹즙기의 찌꺼기는 아기들에게 필요한 섬유질입니다. 적당한 섬유질 섭취는 아기들에게 꼭 필요합니다. 저는 믹서기 사용을 권장합니다. 그리고 나이가 들면 서서히 과일을 갈아 주지 말고 그대로 먹여야 합니다.

**• 과일 주스는 얼마만큼 먹이는 것이 좋을까** 과일 주스는 돌부터 시작하는 것이 권장되고 있습니다. 과일 주스는 처음 시작할 때는 한두 모금부터 조금씩 시작하는 것이 좋습니다. 과일 주스는 과일과

**하루에 먹이는 주스 권장량**

| | |
|---|---|
| 1~3세 | 120cc 정도 |
| 4~6세 | 120~180cc |
| 7~18세 | 240cc 정도 |

주스보다는 과일로 주는 것이 더 좋습니다.

YouTube
과일주스,
시기와 권고사항

는 달리 하루에 먹이는 양이 제한되어 있습니다. **1~3세 아이의 경우, 하루에 먹이는 주스 양은 120cc 정도, 4~6세 아이는 120~180cc, 7~18세 아이의 경우 240cc 정도만 권장**되고 있습니다. 이 양은 얼마 전까지 권고되던 지침보다 시기도 늦어졌고 먹이는 양도 줄어들었습니다. 많은 사람들의 생각과 달리 과일주스를 너무 많이 먹이는 것은 별로 바람직한 것이 아닙니다. 과일주스를 너무 많이 먹으면 키가 안 자랄 수도 있고 영양이 불균형을 이루어 두뇌 발달에 지장을 초래할 위험도 있고, 비만의 위험성도 있습니다. 자세히 설명하면 과일 주스에는 당분이 많기 때문에 아기가 분유나 이유식을 잘 안 먹을 수 있습니다. 주스에 들어 있는 과당 때문에 배가 부르기 때문입니다. 주스를 많이 먹으면 칼로리 때문에 배는 부를지 몰라도 영양이 제대로 균형을 이룰 수 없습니다. 따라서 주스로 분유나 이유식을 대체해서는 절대로 안됩니다. 과일 주스를 너무 많이 먹이면 유지방을 제대로 섭취하지 못해서 두뇌발달에 지장을 초래할 수 있기 때문에 머리가 나빠진다는 말 또한 일부 사실일 수 있습니다. 그리고 성장에도 문제가 될 수 있습니다. 또 과일 주스를 많이 먹이면 변이 묽어지거나 설사를 할 위험이 높아지며, 비만이나 기저귀 발진을 유발할 수도 있습니다. 복통과 설사를 잘 일으키는 과일은 배, 사과, 포도 등인데, 그 가운데서도 배가 가장 잘 일으킵니다. 그리고 자두는 섬유질과 이사틴이 많아 변을 묽게 만들 수 있으므로 아기의 변이 묽을 때는 잠시 피하는 것이 좋습니다. 과일 주스를 너무 많이 먹으면 변이 산성으로 되면서 엉덩이를 자극하기 때문에 기저귀 발진이 생기기도 합니다. 이런 경우 엉덩이를 잘 말린 다음 크림을 듬뿍 발라주고 주스 양을 줄여야 합니다. 주스에 의한 기저귀 발진은 다른 원인에 의한 것보다 비교적 쉽게 치료가 됩니다. 아기가 주스를 너무 많이 먹을 때는 몇 주간에 걸쳐 서서히 양을 줄이면서 주스에 물을 조금씩 타서 주는 것도, 주스의 양을 줄이는 한 가지 방법입니다.

## 고기는 어떻게 먹일까요?

**• 고기도 대충 갈아서 시작하세요** 고기는 이유식 초기부터 먹일 수 있는데, 기름기 없는 살코기를 대충 갈거나 다져서 이유식에 넣어 먹이는 것이 좋습니다. 고기는 국물만 먹이는 것이 아닙니다. 붉은 고기인 **소고기**나 **돼지고기**는 매일 먹이고, **닭고기**는 어쩌다 한번 먹이고, **생선**은 일주일에 2번을 초과하지 않게 먹이는 것을 권장합니다. 고기는 이유식 초기에는 대충 다져주지만 잘 먹으면 완자 형태나 충분히 익혀 부드럽게 만든 수육 형태로 주는 것이 먹이기 더 편합니다. 힘줄이나 지방은 아기에게 부담이 되니 미리 제거해주는 것이 좋습니다. 고기를 살 때는 미리 다져놓은 고기보다는 깨끗한 살코기를 사서 다져서 사용하는 것이 좋습니다.

**• 고기를 보관할 때는 이렇게** 고기는 얼려두고 사용해도 좋은데, 미리 조그만 덩어리로 나누어서 보관하면 편합니다. 저의 경우는 얼음 얼리는 판을 이용했습니다. 하지만 너무 오래 보관해서는 안되며, 소량을 사서 바로바로 사용하는 것이 가장 좋습니다. 그리고 고기를 조리하는 도마와 채소를 조리하는 도마는 따로 구비해서 사용하는 것이 좋습니다. 한 도마에 고기와 채소를 같이 조리하는 것은 곤란합니다. 생고기를 보관할 때는 다른 식품과 같이 두어서는 안되며, 일단 녹인 고기는 다시 얼려 보관해서는 안됩니다. 그리고 고기는 완전히 익혀서 먹여야 합니다. 완자처럼 만들어서 익힌 후 보관해서 먹이는 것이 편할 수 있습니다.

**고기가 발암물질?**
WHO에서 2015년 고기가 붉은 고기에 발암물질이 있다는 발표를 했습니다. 하지만 통상적으로 먹는 정도의 양으로서는 큰 위험은 아니라고 보는 전문가들이 많습니다.
특히 아이들의 경우는 고기를 먹이는 것이 워낙 중요하기 때문에 이유식과 성장기의 아이들에게는 고기를 꼭 먹이라고 권고하고 있습니다.
다만 햄처럼 가공한 음식은 너무 많이 먹지 않게 주의하시고 고기를 불에 구워서 주는 것은 피하는 것이 좋습니다. 특히 직화로 구울 때 기름이 불에 떨어져 탈 때 발암물질이 제일 많이 나오므로 이런 조리방법은 피하는 것이 좋습니다. 발암물질 때문에도 기름 많은 고기를 구워서 먹는 것은 정말 신중해야 합니다.

YouTube
돼지고기,
먹어도 될까요?

YouTube
고등어,
먹어도 될까요?

## 계란은 어떻게 먹일까요?

**• 노른자와 흰자를 같이 시작해도 됩니다** 예전에는 계란은 노른자부터 먹여보고 이상 없으면 1~2개월이 지나서 흰자를 먹이라고 했지

만, **이제는 흰자와 노른자를 처음부터 같이 시작해도 된다고 권고하고 있습니다.** 계란은 알레르기를 잘 일으킨다고 알려진 음식이기 때문에 초기에 처음 먹이는 경우에는 수일간 이상반응을 잘 관찰하는 것이 좋습니다. 계란을 먹일 때는 완전히 익혀서 다져 이유식에 얹어 주어도 좋고 손으로 집어먹게 해도 됩니다. 지단처럼 부쳐 이유식에 얹어주어도 됩니다. 처음에는 소량을 주다가 아기가 좋아하면 서서히 양을 늘려갑니다. 계란을 싫어하는 아기의 경우, 이유식에 계란을 섞어 주면 이유식을 거부할 수 있기 때문에 억지로 계란을 첨가해서는 곤란합니다.

**• 계란은 일주일에 3개 정도만 먹입니다** 돌 정도의 아기에게 계란을 너무 많이 먹이지 마세요. 일주일에 3개 정도 먹이는 것이 무난할 것입니다. 계란 노른자에는 콜레스테롤이 많이 들어 있기 때문에 겁을 내는 사람도 많지만 계란에는 아기 몸에 좋은 성분도 많기 때문에 전체적으로 볼 때는 적당히 먹는 것이 좋은 음식입니다. 그리고 계란 껍질에는 오염 물질이 많이 붙어 있기 때문에 아기에게 주는 계란을 요리할 때는 반드시 계란의 껍질을 잘 씻어야 합니다. 그리고 계란을 깨뜨릴 때도 깨끗한 곳에 두들겨 깨뜨려야 합니다.

**• 계란은 철분 공급용으로서는 효과가 적어** 계란은 철분이 비교적 많이 들어 있는 식품입니다. 하지만 계란의 철분은 돌 이전의 아기의 장에서는 잘 흡수가 되지 않기 때문에 철분 공급용으로서 계란은 그다지 효용성이 없습니다. 게다가 계란 속의 철분은 비타민이 풍부한 채소류와 같이 먹지 않으면 다른 식품의 철분 흡수를 오히려 방해하기도 합니다. 간혹 돌 이전의 아기에게 철분을 보충해주기 위해 계란 노른자를 주식품으로 사용하는 엄마들을 보는데, 이것은 곤란합니다. 철분 보충용으로는 고기와 채소가 좋습니다. 철분 강화 시리얼 30g 정도를 비타민C가 많은 과일과 함께 먹는다면 6개월 아기에게 하루 필요한 철분을 충분히 공급할 수 있습니다. 참고로 아기가 생후 6개월이 되면 철분이 든 음식을 꼭 먹여야

**계란이 억울했어요!**

한동안 계란에 콜레스테롤이 많아서 성인병의 주범 취급을 받았지만 최근 이런 누명을 벗게 되었습니다. 혈중 콜레스테롤이 높으면 문제가 되는데, 계란 같은 음식으로 먹는 콜레스테롤이 혈중 콜레스테롤 증가에 큰 영향을 주지 않는 것으로 밝혀졌기 때문입니다. 그래도 계란 너무 많이 먹이지는 마세요.

**계란은 완숙이 기본!!**

계란은 완전히 익혀서 먹이는 것이 원칙입니다. 덜 익은 계란은 살모넬라와 같은 식중독을 일으킬 수 있으니 주의해야 합니다. 간혹 완자 같은 것을 계란의 노른자에 찍어서 주거나 반숙한 계란의 노른자를 아기 입에 넣어주는 엄마도 있는데, 이것은 곤란합니다. 최근에 AI가 돈다고 닭고기나 계란을 먹여도 되냐고 묻는 부모가 있는데 그런 걱정은 할 필요가 없습니다.

YouTube
계란,
시작하는 방법

**꿀, 돌 전에 먹이면 안됩니다!!**
꿀을 돌 이전의 아기에게 먹이는 것은 피해야 합니다. 보툴리즘이라는 균 때문에 위험합니다. 하지만 돌이 지난 아기들에게 조금씩 먹이는 것은 여러 면에서 도움이 될 수 있습니다. 벌써 꿀을 좀 먹였다구요? 아직까지 괜찮다면 신경 쓰지 마시고, 이제부터라도 돌까지는 절대 꿀을 먹이지 마십시오.

YouTube
요구르트, 요거트 먹이는 법, 주의점

YouTube
요구르트 먹으면 당뇨병 예방?

하는데, 철분이 많은 음식으로는 새우, 소고기, 강낭콩, 껍질째 구운 감자, 말린 살구, 건포도, 닭고기, 계란 노른자, 자두, 딸기, 아스파라거스, 토마토, 브로콜리, 오렌지, 당근, 땅콩 버터, 바나나, 사과 등이 있습니다. 나이에 맞게 먹이세요.

## 요구르트는 어떤 것이 좋을까요?

**• 요구르트는 6개월부터 먹일 수 있는데 적당히 먹이는 게 좋아** 요구르트는 우유를 유산균을 이용해서 발효시킨 음식입니다. 소화가 잘 되기 때문에 생후 6개월부터는 아무 때나 요구르트를 먹이기 시작할 수 있는데, 너무 많이 먹이지는 말고 적당히 절제해서 먹이는 것이 바람직합니다. 어떤 음식이든 편식의 징후가 보이면 약간씩 절제를 해야 합니다.

**• 저는 단 요구르트 먹이는 것을 별로 권장하지 않습니다** 단 것이 들어 있는 요구르트를 아기에게 주는 것은 권장하지 않습니다. 단 것을 어릴 때부터 먹은 아기는 단 것만 찾는 습관이 들 수 있습니다. 간혹 분유 대신 요구르트만 먹으려는 아기도 있는데, 이것 역시 곤란합니다. 이런 경우 차라리 일시적으로 요구르트를 끊는 것이 좋습니다. 만일 엄마가 집에서 직접 요구르트를 만들어 아이에게 먹일 수 있다면 상관없습니다. 만일 집에서 만들어 먹인다면 집에서 만든 요구르트를 이용해서 다시 요구르트를 만드는 것은 권장하지 않습니다. 요구르트는 플레인 요구르트가 좋습니다. 하지만 첨가물이 들어 있는 플레인 요구르트도 있으므로 첨가물을 잘 확인하는 것이 좋습니다. 마카로니 같은 것은 9개월쯤 되면 먹이라는 지침도 있습니다. 그리고 과일이 들어 있는 요구르트는 돌 전의 아기에게 좋은 간식거리가 될 수 있습니다.

## 칼슘은 하루에 얼마나 먹여야 하나요?

**• 아기의 뼈를 자라게 하는 데 칼슘은 필수적인 영양소** 칼슘을 충분히 섭취하지 못한 아기는 키가 잘 자라지 않습니다. 하지만 필요량 이상으로 칼슘을 먹인다고 키가 더 크는 것은 아닙니다. 요즘 국산 분유보다 칼슘이 조금 더 많이 들어 있는 미제 씨밀락 분유가 아이 키를 더 잘 크게 한다고, 먹이던 모유나 분유를 끊고 없는 돈에도 억지로 씨밀락으로 바꾸는 엄마도 있는데, 이는 난센스입니다. 칼슘은 아기들이 먹는 모유나 분유에 많고, 돌이 지나면서 먹는 생우유에도 많이 있습니다. 우유를 못 먹던 시절에는 멸치 국물이나 사골국으로 칼슘을 보충했지만, 우유를 충분히 먹일 수 있는 요즘에는 칼슘을 보충하는 데 가장 좋은 것이 우유입니다. 그 외에도 치즈나 요구르트나 푸른잎 채소, 생선과 계란과 과일 등에 칼슘은 많이 들어 있습니다. 최근에는 과일 주스에 칼슘이 첨가되어 나오는 것이 있어 우유를 싫어하거나 살이 찐 아이들도 손쉽게 칼슘을 보충할 수 있습니다.

**• 하루에 필요한 칼슘의 양은?** 250cc 우유 한 컵에 들어 있는 칼슘은 대충 300mg이고, 30g짜리 치즈(참고로 우리가 흔히 보는 얇은 치즈는 18g짜리) 한 장에 들어 있는 칼슘은 약 200mg입니다. 쉽게 말해서 돌이 지난 아기는 하루에 2~3컵 정도의 생우유를 먹으면 칼슘을 어느 정도 보충할 수 있습니다. 참고로 미국과학학회에서 권장하는 1일 칼슘 권장량은 다음과 같습니다.

| 나이 | 1~3세 | 4~8세 | 9~18세 | 19~50세 | 51~70세 | 71세 이후 |
|---|---|---|---|---|---|---|
| 권장량(mg) | 500 | 800 | 1,300 | 1,000 | 1,200 | 1,200 |

**비타민D는 꼭 먹어야 합니다!!**
비타민D는 칼슘 흡수뿐 아니라 우리 몸이 제대로 기능하기 위해서 꼭 필요한 비타민인데, 사람들 대부분이 부족합니다. 비타민D는 햇볕의 도움을 받아 우리 몸의 피부에서 만들어지기도 하지만 약으로 먹는 것이 더 좋습니다. 돌 전에는 하루 400IU의 비타민D를 먹이고, 돌부터는 600IU를 먹이면 됩니다. 비타민D는 달걀이나 버터에도 많이 들어 있습니다. 물론 칼슘도 잘 먹어야 합니다. 요즈음은 칼슘을 함유한 오렌지 주스를 파는데, 우유를 먹지 못하는 아이들에게는 좋은 칼슘 보충원입니다. 하지만 이런 주스 한 컵에는 칼슘의 양이 얼마 들어 있지 않은 경우가 많기 때문에 칼슘의 함량을 잘 확인해봐야 합니다.

YouTube
비타민D는
꼭 먹어야

•‿•

**잠깐 의학 상식!!**

칼슘을 충분히 먹는 것도 중요하지만 적당량의 운동을 하는 것도 매우 중요합니다. 운동을 하면 뼈 속에 칼슘이 더 많이 들어가 뼈가 더욱 튼튼해집니다. 채소와 과일을 많이 먹는 것도 칼슘의 흡수를 돕습니다. 반면 너무 짜게 먹으면 칼슘을 섭취해도 효과가 줄어듭니다.

YouTube

부모&아이 위한 건강한 식습관

**• 세 살 칼슘, 여든까지 간다** 칼슘은 뼈를 만드는 데 매우 중요한 원료이며, 더 중요한 것은 뼈를 튼튼하게 만들어주는 중요한 재료라는 것입니다. 뼈의 40~45%는 칼슘으로 이루어져 있어서 칼슘이 많으면 뼈가 튼튼해집니다. 그런데 칼슘을 많이 먹는다고 무조건 뼈가 튼튼해지는 것은 아닙니다. 칼슘은 30대 이전에만 뼈에 축적되며, 30대가 넘어서면 더 이상 축적되지 않고 빠져나가게 됩니다. 이런 사실을 발견한 분은 자신이 30이 넘어서야 이 사실을 발견했는데, 자신은 그때 이미 연구만 하다가 뼈에 칼슘이 부족한 상태여서 한탄을 했다는 에피소드도 있습니다. 따라서 어릴 때 칼슘이 풍부한 음식을 먹어 뼈를 튼튼하게 만들어두는 것이 노후를 편안하게 보내는 지름길입니다. 뼈에 칼슘이 부족하면 뼈가 약해지고, 쉽게 부러지며, 잘 아물지도 않습니다. 이 글을 보시는 엄마도 칼슘 보충을 위해 빨리 가서 우유 한 잔 드시고 오십시오.

**• 칼슘 영양제, 별로 권하지 않습니다** 흔히 우유 대신 먹는 콩을 재료로 한 음료나 음식은 우유보다 칼슘이 부족하고 흡수가 잘 되지 않기 때문에, 우유 대신 콩음료를 권장하는 소아청소년과 의사를 저는 본 적이 없습니다. 하지만 우유를 잘 안 먹는 아이들에게는 좋은 칼슘 보충원이 될 수 있습니다. 많은 엄마들이 어린 아기에게 칼슘 영양제를 먹이려고 문의를 해옵니다. 하지만 우유나 분유를 충분히 먹는 아기들은 칼슘 영양제를 따로 먹일 필요가 없습니다. 분유에는 칼슘이 충분하게 들어 있으니까요. 분유를 충분히 먹지 않는 아기의 경우도 칼슘 영양제보다는 칼슘이 많이 든 음식을 먹이는 것이 더 효과적입니다. 한 가지 주의할 점은 칼슘을 너무 많이 섭취하면 몸에 돌이 잘 생기고 콩팥에서 피가 나오는 수도 있다는 것입니다. 따라서 칼슘을 약으로 먹이고 싶은 분은 소아청소년과 의사의 처방을 받아서 먹이는 것을 권장합니다. 하지만 칼슘은 음식으로 섭취하는 것이 더 좋기 때문에 소아청소년과 의사는 그런 처방 잘 안해줄 겁니다.

# 이유식과 관련해 알아두어야 할 것들

**이유식은 숟가락으로 먹여야!**

선식은 대개 숟가락을 이용해서 먹기보다는 우유병에 타서 먹게 됩니다. 따라서 선식을 먹는 아기는 숟가락 사용법을 제때 익히기 힘들 수가 있으며, 그런 아기는 나중에 혼자서 식사를 하려 하지 않을 수도 있습니다. 올바른 식사 습관을 들이기 위해서도 우유병으로 이유식을 주는 것은 피해야 합니다. 특히 선식을 우유병에 넣어 먹이게 되면 돌이 지나서도 우유병을 끊지 못하거나, 우유를 너무 많이 먹게 될 수 있습니다. 돌이 지난 아이들은 우유병을 끊고 우유는 2컵 정도만 먹이는 것이 좋습니다.

**너무 영양을 따지지 마십시오!**

어린 아기의 이유식은 영양이 좀 손실되더라도 충분히 익히는 것이 중요합니다. 특히 고기 종류는 속까지 완전히 익혀서 주는 것이 원칙입니다. 익힌 고기를 잘랐을 때 속이 분홍빛이거나 피가 나온다면 아직 덜 익은 것입니다. 스테이크로 치면 웰던(well done)으로 익혀야 합니다. 충분히 익히기가 힘든 경우에는 두껍게 자르지 말고 잘게 잘라서 요리하십시오. 멸치 같은 것은 이미 소금이 배어 있기 때문에 이유식을 만들 때 사용하더라도 물에 불려 짠맛을 빼고 사용하는 것이 좋습니다.

## 선식이 이유식으로 적합하지 않은 이유들

선식이 이유식으로 적합하지 않다는 의견은 모든 경우에 반드시 적용되는 것은 아닙니다. 재료와 만드는 사람이 들이는 정성에 따라서 달라질 수 있으니까요. 아래의 이야기는 어디까지나 일반적인 이야기입니다.

**• 선식은 어린 아기에게 너무 많은 음식을 한꺼번에 주는 것과 같아** 이유식을 할 때는 3일 정도 간격을 두고 새로운 음식을 한 가지씩 첨가하다가 8개월쯤 되면 2~3일 간격으로 첨가합니다. 알레르기가 있는 아기는 1주의 간격을 두고 첨가하면서 이상반응을 잘 관찰하는 것이 좋습니다. 여러 가지 음식을 한꺼번에 섞어주면 음식에 의한 이상반응이 생길 경우 무엇 때문인지를 알 수가 없습니다. 선식은 너무나 많은 종류의 음식을 한꺼번에 주는 것과 똑같습니다.

**• 이유식은 고형식을 먹이는 것입니다** 소아청소년과 의사가 선식을 권하지 않는 이유는 선식이 고형식이 아니기 때문입니다. 아이들에게는 씹는 연습이 매우 중요합니다. 씹는 것은 두뇌 발달에 아주 중요한 자극을 줄 뿐만 아니라 침의 분비를 촉진시켜 충치를 조금이나마 줄일 수 있게 해줍니다. 어릴 때 씹는 연습을 하지 않은 아이들은 나중에 커서도 잘 씹지 않는 경향이 있습니다.

**• 영양 결핍의 문제가 있을 수 있습니다** 이유식에는 다섯 가지 식품군이 골고루 섞여 있어야 합니다. 하지만 선식이라 불리는 미숫가루에는 이런 식품들이 골고루 들어 있는 것을 저는 보지 못했습니다. 게다가 선식을 먹는 아이들은 다른 음식을 잘 안 먹고 선식만을 고집하는 경우가 많습니다. 소아청소년과에서 진료를 하다 보

이유식

면 선식만 먹는 탓에 채소나 육류를 잘 섭취하지 못해서 빈혈이 생긴 아이들도 간혹 보게 됩니다.

**• 섬유질의 과잉 섭취는 좋지 않습니다** 소위 선식이라는 것에는 식물성, 그것도 곡식의 섬유질이 많이 들어 있습니다. 소아과 의사들이 권장하는 섬유질의 하루 적정 섭취량은 '나이+5g'입니다. 섬유질 섭취량이 너무 많으면 영양소의 흡수가 방해를 받을 수 있는데, 그중에서도 특히 철분이라든지 아연, 인 등과 같은 영양소가 그럴 수 있습니다. 음식은 골고루 먹이는 것이 가장 좋습니다.

**• 세균 오염 문제가 있을 수 있습니다** 소비자 단체에서 시중에 유통되고 있는 선식을 조사한 적이 있는데, 조사한 선식 대부분이 대장균에 오염되었다고 합니다. 특히 6~7개월 이전의 아기들은 음식에 균이 들어가지 않도록 주의해야 하는데, 하물며 대장균이 들어 있는 음식을 먹이다니요. 아기에게는 신선한 음식을 먹이는 것이 좋은데, 선식을 날마다 갈아서 주는 집은 없습니다. 만든 다음 한 달 이상 두고 먹이는 집도 흔합니다. 이런 경우 세균 오염뿐 아니라 오염된 세균의 증식이 문제가 될 수 있습니다. 냉장고에 보관하면 되지 않느냐구요? 이 대장균이라는 놈들은 두 시간이면 벌써 추위에 적응하고 번식하기 시작합니다. 게다가 냉장보관하면 습기가 차서 곰팡이가 필 수도 있습니다. 따라서 냉장보관하는 것도 권장하지 않습니다. 참고로 개봉한 분유의 보관 기간은 3~4주 정도입니다.

**• 선식에 맛들이면 다른 것을 안 먹으려 하기도 합니다** 선식을 한번 먹어보십시오. 이렇게 고소하고 맛있는 것에 입맛을 들인 아기들은 다른 것을 안 먹으려고 할 수가 있습니다. 잘 먹는 아기들이야 무엇을 줘도 잘 먹겠지만 말입니다. 너무 독특한 맛이 나는 음식을 아기의 주식으로 삼는 것은 권장하지 않습니다.

**• 지방이 산패되어 발암 물질이 증가될 수 있습니다** 깨나 잣, 땅콩, 호두 등과 같이 지방이 많은 견과류를 선식에 섞어주는 경우도 흔히 봅니다. 이렇게 지방이 많은 음식을 갈아서 장기간 보관하면 지방

**선식과 알레르기!**

어린 아기에게 여러 가지 곡식을 한꺼번에 먹이면 알레르기를 증가시킬 위험이 있습니다. 따라서 처음에는 여러 가지 곡식을 섞은 것보다는 쌀죽으로 시작하는 것이 좋습니다. 간혹 땅콩이 첨가된 선식도 있는데, 땅콩은 알레르기를 잘 일으킬 수 있으므로 땅콩을 처음 첨가할 때는 이상 반응 유무를 확인하기 위해서 다른 음식과 동시에 첨가하지 않는 것이 중요합니다.

**이유식은 음식 맛을 익히는 것도 중요합니다!!**

만약 고급 레스토랑에 가서 스테이크를 미디움으로 구워 달라고 시킨 후에 추가로 여러 가지 복잡한 주문을 했는데, 주방장이 이 맛있는 음식을 잘 요리해서 한꺼번에 믹서기에 넣고 갈아서 준다면 어떻겠습니까? 음식은 하나하나 입안에서 고유의 맛을 내기 때문에 한꺼번에 갈아서 주면 그 맛을 느낄 수 없습니다. 선식은 아기의 미각 발달이라는 아주 소중한 경험을 빼앗을 수 있습니다.

이 산패되어 발암 물질이 증가될 수 있습니다. 그렇지 않아도 겁나는 세상인데, 일부러 발암 물질이 생길 가능성이 있는 것을 먹일 이유는 없을 것입니다. 지방의 비율이 너무 높으면 비만의 원인이 될 수도 있고, 나중에 성인병의 원인이 될 수도 있습니다.

## 이유식을 조리할 때 주의해야 할 점들

• **아기가 먹을 만큼만 만들어야** 간혹 적은 양을 만들기 힘들다고 한꺼번에 많은 음식을 만들어 며칠씩 냉장해서 먹이는 엄마들이 있는데, 이것은 곤란합니다. 해결책은 간단합니다. 많이 만들더라도 하루이틀 먹을 것은 냉장하고, 그 이상 먹일 것은 미리 덜어서 1회 먹을 분량씩 나누어 냉동 보관하면 됩니다. 병에 든 이유식을 사용할 때는 반드시 덜어서 먹이고, 남은 것은 꼭 냉장 보관해야 하는데, 보통 이틀 정도 보관이 가능합니다. 냉장 보관을 해야 하는 음식을 냉동 보관하면 맛이 변할 수도 있지만, 아기가 잘 먹는다면 별문제는 되지 않습니다. 참고로 한번 딴 분유통은 한 달 정도까지 보관이 가능합니다.

• **이유식은 깨끗하게 만들어야 합니다** 아기들은 아직 장이 튼튼하지 못하기 때문에 조금만 균이 들어가도 배탈이 날 수 있습니다. 요리하는 엄마는 손을 잘 씻고 조리 기구는 항상 청결해야 합니다. 조리 기구는 열탕 소독을 자주 해야 합니다.

• **냉동식품으로 이유식을 만들 때는** 냉동식품이라고 영양이 덜한 것은 아닙니다. 다만 냉동 식품이라도 유효기간은 잘 살펴야 합니다. 그리고 일단 해동한 것은 사용 후 남더라도 다시 얼려 보관하면 안됩니다. 일단 해동한 것은 그날 다 써야 합니다. 고기는 보통 냉장고에서 3~5일간 보관할 수 있고, 닭고기는 이틀을 넘기지 않는 것이 좋습니다.

**미세먼지 주의!**

미세먼지는 산업화에 의한 공기 오염처럼 거창한 레벨에서만 생기는 것이 아닙니다. 음식을 조리할 때 특히 기름 많은 등심 같은 고기나 고등어처럼 기름 많은 생선을 직화나 센 불에 구울 때도 생긴답니다. 그렇기 때문에 평소 집에서 이런 음식을 요리할 때는 창문 열고 환기를 잘 시키거나 가스렌지 위의 후드라고 하는 송풍장치를 최대한 가동시키면서 요리하는 것이 중요합니다. 미세먼지 제거할 수 있는 **공기정화기** 사용하는 것을 강력하게 권장합니다.

**도마는 육류용, 채소용 두 개를 사용합니다!**

요리를 할 때는 고기를 요리하는 도마와 과일·채소를 요리하는 도마가 달라야 합니다. 물론 칼도 달라야 합니다. 날고기는 간혹 세균에 오염되어 있는 경우가 있는데, 고기와 채소는 조리시간이나 조리 정도가 다르기 때문에 균이 퍼질 수 있습니다. 특히 닭고기를 조리할 때는 살모넬라균에 오염될 위험이 있기 때문에, 닭고기를 조리한 도마나 싱크대는 반드시 비눗물로 닦고 끓는 물로 소독하는 것이 좋습니다.

**맛 본 숟가락, 그대로 사용해선 안됩니다!!**

이유식을 만들다가 맛을 본 숟가락을 다시 사용할 때는 반드시 잘 씻어서 사용해야 합니다. 특히 부모가 질병을 앓고 있을 경우, 숟가락은 조심해서 사용해야 합니다.

**그릇 소독은 너무 신경 쓰지 않아도 좋습니다!**
아기들은 세균에 쉽게 감염되기 때문에 생후 1~3개월에는 우유병을 잘 소독해서 사용해야 합니다. 4개월부터는 우유병을 매번 끓여서 소독할 필요는 없습니다. 생후 4개월부터는 이유식 시작할 때 사용하는 그릇도 매일 끓여 소독할 필요는 없습니다. 하지만 돌까지는 매번 끓여서 소독하라는 지침도 있기는 합니다.

**이가 났다고 씹을 수 있는 것은 아닙니다!**
이가 토끼처럼 두 개 난 아기에게 갈비를 먹일 수는 없습니다. 충분히 씹을 수 있을 때까지는 익혀주거나 으깨주어야 합니다. 간혹 이가 몇 개 안 났다고 아예 완전히 갈아주는 엄마들도 있는데, 7개월 이전에 이미 가는 것을 졸업하는 것이 좋습니다. 음식은 충분히 익혀 이가 없더라도 잇몸으로 먹을 수 있게 조리하세요.

**유쾌한 잔소리!!**
음식 때문에 생기는 문제는 주로 돌 이전에 발생하며, 세 살이 지나면 현저하게 감소합니다. 돌이 지나면 아기의 장이 어느 정도 튼튼해져 전에 문제가 있던 음식도 대개는 먹을 수 있게 됩니다. 특히 돌 전에는 계란 흰자나 생선, 견과류는 알레르기를 잘 일으킬 수 있기 때문에 이상반응을 잘 관찰하는 것이 중요합니다. 오렌지나 감귤도 알레르기를 일으키는 경우가 많기 때문에 다른 과일보다 좀 늦게 생후 6개월은 지나서 시작하는 것이 좋습니다.

• **고기를 해동할 때는 냉장고에서 저온으로** 상온에서 해동하면 오염되거나 상할 위험이 있습니다. 급할 때는 전자레인지를 사용해도 좋지만 주의해야 합니다. 전자레인지를 사용해서 음식을 데우면 일부는 차갑고 일부는 뜨거워서 아기가 화상을 입을 수 있기 때문입니다. 전자레인지에 이유식을 데웠을 때는 데운 후 잘 섞어서 온도를 일정하게 만들어주어야 합니다. 고기는 일회분씩 따로 얼리는 것이 좋습니다. 일단 한번 얼린 고기를 다시 얼려서 먹이면 안됩니다. 그리고 고기는 너무 약한 온도에서 요리하면 다 익은 것같이 보여도 제대로 익지 않은 경우도 있기 때문에 적어도 72도는 넘는 온도에서 요리해야 합니다. 요리한 고기를 냉장고에 보관했다 다시 먹을 때도 반드시 한번 가열해서 먹는 것이 안전합니다.

• **채소죽을 만들 때는** 채소는 적은 물에 데쳐야 영양의 손실을 줄일 수 있습니다. 그리고 채소 익힌 것을 체에 쳐서 죽을 만들 때는 채소 익힌 국물을 이용해서 죽을 만드는 것이 좋습니다. 물에 녹아 나온 영양분을 다시 줄 수 있으므로 영양 면에서 좀더 낫습니다. 채소는 오래 보관하면 비타민 B와 C가 파괴될 수 있으므로 사온 날 바로 사용하는 것이 좋습니다. 시금치와 당근의 경우, 오래 보관하면 질산염의 함량이 높아져 이유식 초기의 아기에게 빈혈을 일으킬 수도 있습니다. 사온 그날만 이유식에 사용하고 남은 것은 어른이 먹는 것이 좋습니다.

• **초기 이유식 때 먹이는 과일은 씨를 다 빼야** 과일은 씨도 다 빼고 껍질도 다 벗겨야 합니다. 특히 **딸기** 같은 것도 체에 쳐서 씨를 걸러 먹이는 것이 좋습니다. 그리고 6~8개월까지는 **바나나, 아보카도**처럼 부드러운 과일을 제외한 나머지 과일은 푹 익혀서 부드럽게 만들어서 먹이는 것이 좋습니다.

• **이유식에 사용하는 숟가락이나 그릇은 데워서** 이유식에 사용하는 그릇이나 숟가락은 플라스틱이 좀더 낫습니다. 차가운 쇠로 된 것은 아기들이 거부할 수도 있습니다. 사용하기 전에 미리 약간 데워

두면 좋은데, 이때 너무 뜨겁지 않게 주의해야 합니다.

• **이유식이 무르지 않으면 너무 큰 덩어리로 만들면 안됩니다** 부드럽지 않은 음식을 너무 큰 덩어리로 만들어주면 제대로 으깨서 먹지 못해서 잘못하면 음식이 기도로 들어가는 경우 숨이 막힐 수도 있습니다. 소시지 조각이라든지 익힌 당근 같은 것은 큰 덩어리로 잘라주지 말고, 크더라도 조금 얇게 잘라주는 것이 좋습니다.

• **튀기는 조리법은 주의해서 사용해야** 굽거나 기름에 튀기면 지방이 증가하거나 아기에게 불필요한 것들이 첨가될 수 있습니다. 아기에게 주는 음식은 기본적으로 찌거나 삶는 것이 좋습니다. 음식을 삶으면 영양분이 달아날 수 있지만 봐줄 만합니다.

YouTube
부모의 알레르기 음식, 함부로 제한하지 말자

YouTube
먹어도 괜찮은데 알레르기 검사 양성이 나오면?

## 음식 알레르기와 음식 과민성

• **음식 알레르기는 극히 드물며, 대개는 음식 과민성인 경우가 많아** 새로운 음식을 먹이면 배탈이 나거나 배에 가스가 차고, 방귀를 자꾸 뀌고, 보채고, 토하고, 설사를 하기도 합니다. 이런 경우 음식 알레르기라 생각하고 부모가 임의로 그 음식을 이유식에서 제외시켜서는 안됩니다. 음식 알레르기가 의심될 경우 반드시 소아청소년과 의사에게 보여서 그게 진짜 음식 알레르기인지 상의를 하여야 합니다. 이런 경우 진짜 음식 알레르기가 아닌 음식 과민성(food intolerance)인 경우가 더 많기 때문입니다. 특히 고기처럼 건강에 필수적인 음식이라면 좀더 신중하게 접근해야 합니다. 그리고 음식 알레르기로 지금 그 음식을 못 먹이더라도 나중에 다시 먹일 수 있는 경우가 많기 때문에 언제 다시 먹일 것인가에 대해서도 소아청소년과 의사와 상의를 하셔야 합니다. 다시 시작할 때는 보통 1~3개월 정도 간격을 두고 하는 것이 좋습니다. 다시 시작했을 때 아기가 그 음식을 먹고 또 배탈이 났다면 몇 개월 쉬었다가 다시 먹여보는 것이 좋습니다.

**음식 알레르기 가족력이 있을 때 주의사항**

예전에는 음식 알레르기 가족력이 있을 때 이유식 하는 아기의 음식을 많이 제한했습니다. 하지만 최근에는 그런 음식물 제한이 알레르기 발생을 줄이는 데 별 효과가 없는 것이 밝혀지면서 특별한 제한을 하지 않습니다. 아토피성 피부염같이 알레르기 질환이 있는 아기의 경우에는 예전과 달리 특별한 음식을 제한하지 않고 있습니다. 다만 한 번 알레르기가 생기면 평생 가기 쉬운 생선, 새우, 견과류 같은 것들은 초기에 첨가할 때 이상반응 유무를 잘 관찰해야 합니다. 엄마가 임신했을 경우에도 예전에는 땅콩 같은 음식을 주의하라고 했지만, 이제는 땅콩에 대해서도 주의를 하는 것을 권장하지 않습니다. 물론 엄마가 땅콩 알레르기가 없는 경우의 이야기입니다.

**땅콩 알레르기를 줄이려면!**
땅콩은 늦게 시작할수록 알레르기가 더 증가할 수 있습니다. 만 7개월 되기 전에 이유식에 땅콩을 첨가해 주라는 겁니다. 일주일에 서너 번 정도 첨가하는 것이 땅콩 알레르기를 줄이는 데 더 효과적입니다. 적은 양을 먹여서는 알레르기를 예방하는 효과가 적고, 일주일에 2g 이상을 세 번은 먹이는 것이 권장됩니다. 100% 땅콩버터를 뜨거운 물에 녹여 이유식에 첨가해 줘도 됩니다.

**음식 알레르기의 치료**
음식 알레르기 치료의 가장 핵심은 알레르기를 일으키는 음식을 피하는 겁니다. 우유 알레르기가 있으면 우유가 들어간 모든 음식을 먹지 않아야 합니다. 생우유 요구르트 치즈 우유 식빵까지 피해야 합니다.
음식 알레르기가 의심되면 소아청소년과 의사의 진료를 받는 것이 안전합니다. 음식 먹은 것과 증상으로 바로 진단이 붙기도 하지만 필요한 경우 혈액검사나 피부반응검사로 진단을 붙이기도 합니다.
만일 음식을 먹고 입안이 붓거나 숨소리가 쌕쌕거릴 정도로 숨쉬기 힘들어지거나 의식을 잃을 정도로 혈액순환이 안될 경우 바로 119를 부르고 응급실로 가야 합니다. 이런 일이 반복될 경우 부모가 미리 에피네프린이란 주사약을 구비해서 응급사항에 대비를 해야 한다는 것도 꼭 알아두셔야 합니다.

**· 음식 알레르기와 음식 과민성은 다른 문제입니다** 음식 알레르기는 면역 체계가 작용해서 생기는 문제지만, 음식 과민성은 면역 체계와는 상관없이 먹는 음식에 민감해서 생기는 문제입니다. 음식 알레르기의 경우에는 알레르기의 특징적인 증상들이 나타납니다. 눈물이나 콧물이 나오기도 하고, 눈이 가려워 비비기도 합니다. 눈 주위가 붉어지기도 하고 입이나 입술, 심지어 입안과 목구멍까지 부어 목이 쉬고 숨이 막히기도 합니다. 토하거나 설사를 하기도 하고 심한 경우는 변에서 피가 나오기도 합니다. 몸에 발진이 돋을 수 있고 심한 경우 두드러기가 생기기도 합니다. 기침이나 재채기가 나오기도 하고 숨이 차고 쌕쌕거리기도 합니다. 물론 알레르기니까 열은 없는 것이 특징입니다. 3세 이전에 음식 알레르기가 생긴 아이들은 대개 7세 이전에 좋아지지만, 3세 이후에 음식 알레르기가 생긴 아이들은 커서도 좋아지지 않을 가능성이 높습니다. 특히 우유 알레르기가 있는 아이들의 경우에는 3세까지 95%가 호전됩니다. 하지만 땅콩이나 조개류는 알레르기가 평생 지속되는 경우가 많습니다. 한번 음식 알레르기가 있어도 평생 못 먹는 것은 아닙니다. 이유식 할 때 알레르기가 있어 먹지 못했던 음식도 나중에 다시 먹을 수도 있기 때문에 언제 다시 먹여볼 건가는 소아청소년과 의사와 상의해야 합니다.

## 이유식을 하면 변이 달라진다면서요?

여태까지 먹던 모유나 분유와는 다른 음식을 섭취하면 아기의 장은 어떻게 처리해야 할지 몰라 망설이게 됩니다. 그 결과 아기의 변은 약간 딱딱해지고 색깔도 다양해집니다. 첨가되는 당분과 지방 때문에 변이나 방귀의 냄새가 심해지기도 하고, 방귀를 더 뀌기도 합니다.

**이유식 먹는 아기의 변이 이상할 때!**
소아청소년과에서는 아기가 이유식을 먹다가 배탈이 났을 때 먹을 약을 상비약으로 드리지는 않습니다. 주의해야 할 것은 아기의 변이 이상하다고 함부로 약을 먹여서는 안된다는 것입니다. 몇 가지 한방약을 사용하시는 분들도 있는데, 저는 이것을 별로 권하고 싶지 않습니다. 증상을 완화시킬지는 몰라도 심각한 병에 걸린 경우라면 한방약이 증상을 완화시켜 진단이 늦게 붙을 수도 있기 때문입니다. 어린 아기가 변이 이상하다고 약을 함부로 쓰는 것은 정말 곤란합니다.

YouTube
잡곡과 채소가 변으로 나온다?

**• 변의 색깔 역시 예전과는 많이 달라집니다** 변 색깔이 먹은 음식 색깔을 그대로 띠는 경우도 있습니다. 완두나 시금치 등 푸른 잎 채소를 먹으면 변도 녹색을 띠는 경우가 많습니다. 심한 경우에는 짙은 쑥색을 띠기도 합니다. 짙은 붉은색의 사탕무를 먹으면 변이 벽돌색처럼 붉게 나오기도 합니다. 당근을 많이 먹으면 당근색 변이 나오기도 하고, 붉은 늙은 호박으로 죽을 만들어 먹이면 변이 호박색이 되기도 합니다. 이렇게 먹은 음식의 색깔이 그대로 변 색깔을 띠는 경우는 흔히 볼 수 있습니다. 그러나 이것만으로 아기에게 문제가 있다고 볼 수는 없습니다. 이런 경우 아기가 이런 음식에 아직 적응을 잘 못하는 것일 수 있기 때문에 일단 음식을 좀더 익혀서 먹이고, 양 또한 천천히 늘려갑니다. 하지만 변이 묽거나, 변을 보는 횟수가 증가하거나, 변에 곱 같은 것이 섞여 나오면 원인이 되는 채소는 한두 달 정도 뺐다가 나중에 다시 첨가하는 것이 좋습니다.

**• 먹은 것이 그대로 변에 섞여 나오기도 합니다** 당근을 먹이면 당근이 나오기도 하고, 완두를 먹이면 완두가 나오기도 합니다. 바나나를 먹이면 작은 벌레 같은 것이 보이기도 하고, 배를 먹이면 조그만 돌 같은 것이 보이기도 합니다. 토마토 껍질이나 수박을 먹이면 변에 마치 피처럼 붉은 것이 섞여 나오기도 합니다. 김, 호박, 건포도, 옥수수 등도 변에서 흔히 볼 수 있는 음식들입니다. 변에 이렇게 음식의 일부가 조금씩 섞여 나오는 것은 엄마들의 생각과는 달리 대개는 정상이므로 그다지 걱정하지 않아도 됩니다. 아직 소화기관이 미숙한 탓에 음식의 질긴 부분을 잘 소화시키지 못해서 생기는 현상인데, 시간이 지나면 서서히 이런 음식들까지 소화시키게 됩니다. 정 고민스러우면 음식을 좀더 익혀서 주십시오. 변에서 나오는 음식의 양이 줄어들 것입니다.

**• 변이 이상하면 이유식의 양을 줄였다가 서서히 늘려가야** 이유식을 시작하게 되면 변이 지나치게 묽거나 변에 코 같은 것이 많이 묻어 나오기도 합니다. 이런 경우는 아직 미숙한 아기의 장이 새로운 음

**사카린도 억울합니다!**

사카린 역시 한동안 몸에 나쁜 것처럼 잘못 알려졌더랬습니다. 그런데 최근 사카린이 몸에 나쁜 것이 아니고 몸에 좋은 역할도 한다는 것이 알려져서 이제는 사카린 사용이 허용되었습니다. 하지만 아가 이유식에 사카린을 넣어서 단맛을 내게 되면 아가는 단맛에 익숙해질 수 있으므로 사카린 사용은 정말 신중해야 합니다. 단, 몸무게가 너무 많이 나가는데 단 것을 좋아하는 경우는 사카린을 적정량 사용해서 체중이 더 늘지 않게 주의하여야 합니다. 저도 요즈음 커피 먹을 때 설탕 대신 사카린을 조금 넣고 있습니다.

식에 의해 자극을 받고 있다고 생각할 수 있습니다. 이런 때는 다른 이상이 없는지 소아청소년과 의사의 진료를 받아보아야 합니다. 진료 결과 이유식이 원인인 것으로 판단되면, 이유식의 양을 줄였다가 서서히 늘려가는 것이 좋습니다. 만일 시간이 지나도 좋아지지 않으면 의심되는 음식은 한동안 이유식에서 빼는 것이 좋습니다. 심한 경우 변이 많이 묽어지면 간혹 엉덩이가 짓무르기도 하는데, 이런 때는 소아청소년과 의사의 진료를 받고 이유식을 잠시 중단할 수도 있습니다. 이유식을 시작하고 처음 한두 달간은 느긋해야 합니다. 변이 이상해서 이유식을 중단한 경우는 1~2주가 지난 후부터 조심스럽게 소량부터 다시 시작하는 것이 좋습니다. 그리고 간혹 변비에 걸린 것처럼 며칠간 변을 보지 못하고 힘들어하는 아기도 있는데, 그러다가도 변을 눌 때는 멀쩡하게 잘 누는 경우가 많으므로 너무 걱정하지 않아도 됩니다.

# 이유식에 대해 궁금한 것들(Q&A)

## 이유식을 처음 먹일 때 그냥 죽을 먹이나요?

## 처음 이유식을 할 때는 질감 있는 쌀죽이 무난합니다. 미음으로 시작하지 마세요.

처음 이유식을 할 때는 질감 있는 쌀죽이 좋은데, 처음부터 오트밀을 50% 섞어서 주는 것이 좋습니다. 처음 시작하는 쌀죽은 밥 기준으로 4~5배죽으로 만들 수 있지만 아기가 잘 먹으면 빨리 진행하는 것이 좋습니다. 그리고 처음에는 우선 모유나 분유를 먹여 허기를 약간은 면하게 한 다음 죽을 한 티스푼 정도 먹이고, 그 후에 다시 모유나 분유를 먹여도 되고 아기가 잘 먹으면 이유식을 더 먹여도 됩니다. 초기 이유식에 다른 것은 몰라도 철분의 보충만은 반

드시 신경 써야 합니다. 아기가 생후 6개월쯤 되면 엄마의 태내에서 받아 나온 철분이 거의 소진되기 때문입니다. 모유를 먹든 분유를 먹든 이유식은 6개월부터 시작하면 되는데, 고기는 이유식 시작하고 초기에 이유식에 첨가하는 것이 중요합니다. 소고기부터 시작하면 됩니다.

### 이유식과 분유는 같은 회사 것을 사용해야 하나요?

## 이유식은 만들어 먹이는 것이 원칙입니다.

모유를 먹는 아기나 분유를 먹는 아기나 이유식은 '우리집표 이유식'을 먹이는 것이 제일 좋습니다. 꼭 분유 회사와 이유식 회사가 같아야 할 이유는 없습니다.

### 미숙아는 이유식을 늦게 시작해야 하나요?

## 꼭 그런 것은 아닙니다.

미숙한 정도에 따라서 다르기 때문에 미숙아일 경우는 아기를 봐주시는 단골 소아청소년과 선생님께 언제 이유식을 시작할 수 있는지 반드시 문의를 해야 합니다. 만일 아기가 너무 일찍 태어나 생후 6개월쯤 되었는데도 아기가 이유식 먹을 준비가 되어 있지 않다면 좀더 연기할 수도 있습니다. 하지만 대개의 경우 심한 미숙아가 아니라면 이유식은 제대로 할 수 있습니다.

### 이유식을 우유병에 넣어 먹이면 안되나요?

## 특별한 경우가 아니면 권장하지 않습니다.

이유식은 숟가락으로 먹이는 것이 좋습니다. 생후 6개월이 지나면 죽의 형태로 만든 이유식을 숟가락으로 먹여야 합니다. 그렇지 않으면 아기의 발달이 늦어질 수 있습니다. 이유식은 우유병에 넣어 먹일 수 있을 정도로 묽게 만들어 먹이면 안됩니다. 그리고 시판 이유식을 사용하는 것보다는 만들어 먹이는 것이 중요합니다.

분유는 먹이지 않고 이유식만 먹여도 되나요?

## 1세 이전의 아기에게 이유식만 먹여서는 곤란합니다.

모유나 분유에 들어 있는 영양과 수분의 함량은 이유식의 그것과는 사뭇 다릅니다. 그리고 먹이는 목적 또한 다릅니다. 분유는 이유식에 비해 지방의 함량이 높은데, 이것은 아기의 두뇌 성장이나 신체 발육에 꼭 필요한 것입니다. 특히 어린 아기들의 경우는 지방에서 얻는 칼로리가 절반 가까이는 되어야 하기 때문에 이유식을 주식으로 하는 것은 곤란합니다. 이유식을 하는 아기는 하루에 적어도 500~600cc 정도의 모유나 분유를 먹어야 하고, 돌이 지나면 400~500cc 정도는 먹어야 합니다. 아무리 이유식을 잘 먹어도 이 정도의 수유는 꼭 해야 한다는 것 잊지 마시기 바랍니다.

멸치 우려낸 물이나 다시마 삶은 물을 이유식 만드는 물로 사용해도 되나요?

## 이런 방법은 권장하지 않습니다.

이유식에는 소금이나 조미료로 간을 하지 않는 것이 좋습니다. 멸치를 우려낸 물은 짜고 강한 맛이 나기 때문에 이유식에 사용하기는 좀 곤란하다고 생각합니다. 다시마를 우려내는 경우는 사용할 수는 있지만, 요오드가 많기 때문에 소량의 다시마를 사용하고, 우려낼 때 물이 끓으면 바로 건져내는 것이 좋습니다. 사용하더라도 너무 많이 사용하지 마세요. 너무 자극적인 맛에 입맛 들인 아기는 다른 음식을 잘 먹지 않으려 할 수도 있기 때문입니다.

사골을 푹 곤 국으로 이유식을 만들면 좋다던데요?

## 별로 권할 만한 방법이 아닙니다.

분유나 우유가 없던 시절에는 엄마 젖이 떨어지면 아기의 성장에 필수적인 칼슘을 보충하기 힘들었고, 따라서 칼슘을 보충하기 위해 사골국이나 멸치 다시물로 아기의 이유식을 만들었습니다. 하지만 요즘은 누구나 먹일 수 있는 분유에 가장 많이 들어 있는 것

이 바로 칼슘입니다. 칼슘을 제대로 먹일 수 없던 시절에 아기에게 먹이던 것을 상황이 바뀐 지금 굳이 먹일 필요가 있겠습니까. 그리고 사골국에는 미네랄과 몸에 좋지 않은 포화지방이 너무 많이 들어 있어 아기가 제대로 소화를 시키는 것도 무리입니다. 사골국을 먹고 배탈이 나는 아기도 소아청소년과에서는 흔히 봅니다.

### 우유 알레르기가 있을 때 이유식은 어떻게 해야 하나요?

## 유제품 전체를 피하는 것이 좋습니다.

우유 알레르기가 있는 아기는 치즈나 버터, 요구르트 등의 유제품 전체를 피하는 것이 좋습니다. 모유를 먹는 아기가 우유 알레르기가 심한 경우에는, 엄마가 먹은 우유 성분이 모유에 섞여 나올 수 있기 때문에 엄마도 수유 기간 동안은 유제품을 끊어야 합니다. 하지만 유당 불내성과 우유 알레르기는 다르기 때문에 우유 먹고 배탈이 났을 때는 반드시 소아청소년과 의사의 진료를 받아서 무엇 때문에 배탈이 났는지 확인해야 합니다. 어릴 때 우유 알레르기가 있었다고 평생 우유를 먹을 수 없는 것은 아닙니다. 우유 알레르기가 있는 아이들도 나이 들면서 서서히 좋아지는 경우가 많습니다.

### 이유식을 하면 밤에 잠을 잘 자나요?

## 이유식을 하는 것과 밤에 잠을 잘 자는 것은 상관이 없습니다.

흔히 이유식을 하면 배가 불러서 밤에 깨지 않고 잠을 잘 잔다고 생각하는 분들이 있는데, 이것은 오해입니다. 이유식과 밤에 잠을 잘 자는 것은 별로 상관이 없습니다. 밤에 잠을 잘 자게 하는 지름길 중 하나는 6주부터 수면 교육을 시작하여 4개월쯤에는 건강한 수면 습관을 완성하는 것입니다.

### 이유식은 신선한 재료를 생것으로 먹이는 게 더 좋지 않나요?

## 어린 아기에게는 가능하면 익힌 것을 주는 것이 좋습니다.

특히 채소 같은 것을 비타민이 풍부한 상태로 먹인다고 익히지 않고 그대로 어린 아기에게 주는 분들이 있습니다. 채소를 익혔을 때 문제가 되는 것은 주로 열에 약한 비타민C나 B1, B2 종류들인데, 어린 아기의 경우 필요한 비타민은 대부분 모유나 분유를 통해서 섭취할 수 있습니다. 그리고 채소를 끓인 물에는 비타민 등이 어느 정도 녹아 있기 때문에 이유식을 만들 때 그 물을 이용하는 것도 좋은 방법입니다. 외국에서는 세균 오염을 막고 부드럽게 만들기 위해서 바나나와 잘 익은 아보카도를 제외한 모든 과일을 6~8개월까지는 익혀 먹이기를 권장할 정도입니다.

### 이온 음료를 주스 대신 먹여도 되나요?

## 안됩니다.

이온 음료는 쉽게 이야기해서 설탕 소금물입니다. 먹일 수밖에 없는 특수한 경우가 아주 간혹 있긴 하지만, 주스를 대신할 수는 없습니다. 소아청소년과 의사가 먹여도 괜찮다고 하는 경우를 제외하고는 아기에게 이온 음료를 먹여서는 안됩니다. 그러나 그런 경우는 별로 없습니다.

### 섬유질은 많이 먹일수록 좋은가요?

## 좋지 않습니다.

섬유질은 사람에게 필수적인 성분이라 할 수 있습니다. 섬유질은 체내에 흡수가 되지는 않지만 변을 부드럽게 해주고, 수용성 섬유질의 경우 혈중 콜레스테롤 수치를 낮추어주어 심장병을 줄여주기도 합니다. 섬유질은 고기에는 없으며 식물성 음식에 많이 들어 있습니다. 하지만 아이들에게 섬유질을 과다하게 먹이는 것은 주의를 요하는 일입니다. 아기들에게 가장 이상적인 음식인 모유에는

섬유질이 없다는 것을 염두에 두십시오. 섬유질이 없다고 꼭 변비가 생기는 것도 아닙니다. 아기들에게 섬유질을 많이 먹이면 섬유질 속에 들어 있는 한 성분이 뼈와 치아의 발달에 필수적인 칼슘과 아이의 성적 성숙에 중요한 역할을 하는 아연, 구리 같은 미세 원소가 장내에 흡수되는 것을 방해하는 수가 있습니다. 하지만 섬유질을 많이 먹일까 봐 고민할 필요 없이 이유식 할 때 채소 많이 먹이고 잡곡을 많이 먹이는 것으로 충분하고, 이렇게 먹이는 것은 문제가 되지 않습니다. 실제로 우리나라에서 이유식 할 때 섬유질 과다 섭취가 문제가 될 정도로 채소를 많이 먹이는 경우는 없다고 보면 됩니다. 대부분 너무 적게 먹이는 것이 현실입니다.

### 영양을 보충하기 위해서 파는 이유식도 먹여야 하나요?

## 그럴 필요는 없습니다.

엄마가 이런 책을 보고 공부할 열정만 가지고 있다면 그리고 그 정성으로 이유식을 만들어 먹일 수 있다면, 아기가 영양 결핍에 빠지는 일은 결코 없을 것입니다. 엄마가 조금만 신경을 쓰면 만들어 먹이는 이유식만으로도 충분합니다. 파는 이유식에도 여러 가지 영양소가 골고루 있지만, 이유식으로 권장할 만한 음식이라고는 저는 생각하지 않습니다. 특히 미숫가루나 선식 같은 것은 권장하지 않습니다. 뭐니 뭐니 해도 역시 최고의 이유식은 엄마가 직접 만든 이유식입니다. 시간이 날 때마다 나이에 맞는 이유식을 직접 만들어 먹이는 것을 잊지 마십시오.



### 인스턴트 이유식을 먹이면 안되나요?

## 제대로 만든 것을 사용하면 상관없습니다.

여기서 말하는 인스턴트 이유식은 시중에서 흔히 이유식이라고 팔고 있는 가루로 된 분말 이유식이 아닙니다. 집에서 만들어 먹는 요리의 재료나 이유식 요리를 병조림이나 통조림으로 만들어서 파

는 것을 말합니다. 아기를 위한 음식에는 소금이나 조미료나 지방이 들어가서는 안됩니다. 인스턴트 음식도 마찬가지입니다. 따라서 어른이 먹는 통조림을 아기에게 먹일 때는 첨가물을 잘 살펴보고 신중하게 고려한 후 결정해야 합니다. 그리고 아기에게 먹일 인스턴트 음식을 구입할 때는 유효기간을 잘 살펴야 합니다. 날짜가 지난 것을 먹여서는 안됩니다. 개봉을 한 뒤에는 아기의 체온 정도로 데워서 먹이면 되는데, 중탕으로 데우는 것이 좋습니다. 일반적으로 음식을 데울 때 전자 레인지를 사용하는 것은 권장하지 않지만, 중탕을 하기 힘든 어쩔 수 없는 경우에는 전자 레인지를 사용할 수도 있습니다. 전자 레인지를 사용할 때는 반드시 용기를 개봉한 후에 데워야 합니다. 개봉하지 않고 그대로 전자 레인지에 데우면 자칫 폭발하는 수도 있습니다. 그리고 전체를 데운 후에 덜어서 먹이지 말고, 미리 먹일 만큼만 덜어서 데운 후 잠시 두어 열이 골고루 퍼지게 한 후 먹여야 합니다. 간혹 오래 보관할 생각으로 냉동 보관을 하는 분도 있는데, 인스턴트 이유식을 냉동 보관하는 것은 별로 바람직한 방법이 아닙니다. 안전하기는 하지만 맛과 음식의 질감이 달라져 최상의 상태가 되지 못하기 때문입니다.

### 인스턴트 이유식은 어떻게 보관하나요?

## 직사광선을 피하고 건조한 곳에 보관합니다.

직사광선을 피하고 건조하고 깨끗한 곳에 보관하되, 오래 보관하지 말고 일단 개봉했다면 가급적 빨리 사용합니다. 장마철이나 습기 찬 곳에서는 빨리 변질될 수 있으므로 장기간 두고 사용할 때는 내용물을 잘 확인하십시오. 냉장고나 냉동고에 보관하면 습기가 찰 수 있어 곤란합니다. 보통 개봉 후에는 이틀 정도 냉장 보관할 수 있는데, 그릇에 덜어 먹다 남은 음식은 보관했다 먹여서는 안됩니다. 따라서 한번에 다 먹일 수 없을 만큼의 양이라면 먹기 전에 따로 덜어서 먹여야 합니다. 그리고 이유식을 먹이는 숟가락은 반

드시 소독해서 사용해야 오염을 줄일 수 있습니다. 손에 묻은 미생물 역시 이유식을 오염시킬 수 있기 때문에 이유식을 만질 때는 손을 잘 씻어야 하며, 통에 들어가는 숟가락 부분에 손을 대면 안됩니다. 깡통을 따면 깡통 내부의 코팅제인 주석이나 플라스틱 필름 같은 것들이 바로 산화되어 녹아나기 때문에 일단 개봉한 깡통의 음식은 바로 다른 그릇에 옮겨 담아야 합니다. 특히 깡통채로 데우는 것은 피하는 것이 좋습니다. 먹다 남은 이유식을 깡통채 냉장고에 보관했다가 아기에게 주어서는 절대 안됩니다. 배가 불러 팽팽한 통조림도 보툴리누스라는 아주 무서운 식중독균이 그 안에서 자랐을 가능성이 있기 때문에 사용해서는 안됩니다. 병에 든 이유식을 사서 먹일 때도 반드시 덜어서 먹입니다. 남은 것은 이틀 정도 냉장 보관이 가능한데, 냉장 보관해야 하는 음식을 냉동 보관하면 맛이 변할 수 있으므로 주의해야 합니다.

### 아이들 편식은 그냥 두면 좋아진다던데요.

## 이 말은 조금 오해의 소지가 있습니다.

돌이 지난 아기들은 한 번에 한 가지 음식만 열심히 먹는 경우가 흔합니다. 다른 문제가 없다면, 그리고 혼자서 먹는 습관이 어느 정도 잘 든 아기라면, 먹는 대로 내버려두어도 괜찮습니다. 대개 며칠이 지나면 다른 것도 먹게 됩니다. 긴 시간을 두고 보면 아기는 먹어야 할 것은 다 먹게 됩니다. 또한 이 말의 전제 조건은, 아기가 잘 안 먹더라도 엄마는 아기에게 필요한 음식을 대충은 알고 그림을 그리고 있어야 한다는 것입니다. 아기가 자신에게 필요한 음식을 스스로 선택해서 먹을 수는 없습니다. 아기가 먹을 음식을 조절하고 만들어주는 것은 어디까지나 엄마가 할 일입니다. 아기는 다만 엄마가 만들어준 음식의 먹는 양만 결정할 수 있습니다. 이번에 안 먹었어도 다음번에 먹어 대충 2주간에 걸쳐서 여러 가지 식품을 골고루 먹을 수 있다면 아무 문제 없습니다. 만일 엄마가 아기가

좋아하는 음식만 만들어준다면, 아기가 다른 음식을 선택할 기회를 잃어 영양상 문제가 생길 수도 있습니다.

### 아이가 음식을 물고 다니는데, 어떡하죠?

## 음식을 삼키거나 뱉게 해야 합니다.

간혹 입안에 음식을 물고 다니는 아이들이 있는데, 엄마들이 아이에게 억지로 먹기를 강요하는 경우에 이런 일이 잘 생깁니다. 아침에 먹은 것을 점심 때까지 물고 있는 아이도 있고, 심한 경우 저녁 때 먹은 것을 입안에 넣은 채로 잠자리에 드는 아이도 있습니다. 좀 질긴 소고기나 오징어 다리나 쥐포 같은 것을 물고 있는 경우가 흔하고, 떡이나 당근 같은 것을 물고 있는 경우도 많습니다. 밥을 물고 삼키지 않는 아이도 있습니다. 입안에 음식을 오래 물고 있으면 충치가 생기기 쉽고 자칫 숨이 막힐 수도 있습니다. 음식이 입안에 오래 있게 되면 세균이 자라서 음식이 상할 수도 있습니다. 음식을 먹으라고 자꾸 강요하면 아이는 먹고 있다는 것을 보여주기 위해 음식을 입에 물고 다닙니다. 또 질긴 고기 같은 음식은 삼키지 못해서 물고 다닐 수도 있습니다. 어느 경우든 엄마가 주의해서 잘 대처해야 합니다. 아이에게 음식을 먹으라고 강요하지 마십시오. 특히 음식을 먹여줄 때 한입 가득 넣어주는 것은 좋지 않습니다. 그리고 질긴 음식은 아이에게 주지 않는 것이 좋습니다. 아이가 입안에 음식을 물고 다니면 삼키게 하는 것이 가장 좋습니다. 못 삼키면 뱉게 해야 하고, 그래도 안되면 입안에 손을 넣어서 빼주어야 합니다. 아이의 입안에 음식이 들었을 때는 웃기거나 울리지 마십시오. 그리고 입안에 음식을 문 채로 잠자리에 들면 숨이 막힐 위험이 있기 때문에, 자기 전에 반드시 입에서 음식물을 빼주어야 합니다.

# 입의 이상

## Dr.'s Advice

입안에 하얀 것이 생겼는데 이게 뭡니까? 전화로 이렇게 물어보는 엄마들이 너무나 많습니다. 그러나 애석하게도 아기 입안에 하얀 것이 생겼을 때 엄마는, 특히 신생아를 키우는 엄마는 그게 무엇인지 알 수가 없습니다. 엄마가 잘 모를 때는 소아청소년과 의사의 진료를 받는 것이 좋습니다.

아이들은 입안에 문제가 생기는 경우가 많은데, 대개의 경우 큰 문제가 되지는 않습니다. 하지만 입안에 문제가 생기면 먹는 것이 곤란해질 수 있습니다. 시간이 지나면 좋아지는 병이라 하더라도 일단 치료를 해주는 것이 좋습니다. 그래야 아기가 먹는 데 지장을 덜 받습니다.

119 소아과

# 입에 흔히 생기는 질환들

## 입안에 허옇게 백태가 끼는 아구창

아구창은 아기만 문제가 되는 것이 아니고, 모유를 먹이는 경우 엄마에게 더 큰 문제를 일으킬 수가 있습니다. 모유수유하는 엄마가 젖을 먹는 도중이나 젖을 먹이고 난 후에 찌르는 듯한 통증이 생기는 경우는 이스트감염을 의심해야 하는데, 아기에게 아구창이 있으면, 엄마가 이스트감염에 쉽게 걸릴 수 있습니다. 이스트감염은 반드시 의사의 진료를 받고 치료를 해야 하는 병입니다. 요즘은 모유를 전문으로 보는 소아청소년과 의사들은 모유의 이스트감염을 정확히 진단 붙이고 제대로 치료해 줍니다. 이 병은 보기에는 멀쩡해 보여도 정말로 억수로 아픈 병입니다. 엄마에게 이스트감염이 있는 경우에는 엄마와 아기를 반드시 같이 치료해야 합니다. 치료하는 도중에도 모유를 먹이는 데는 아무런 문제도 없으며, 엄마 젖에 바르는 진균 치료제는 바른 후에 다음 수유 시 닦지 않고 먹어도 상관없는 약을 사용합니다.

아구창 사진

**• 아구창이 있으면 소아청소년과 의사의 진료를 받는 것이 좋습니다**

아구창은 칸디다라는 이스트 곰팡이에 의해서 아기들의 입안에 허옇게 백태가 끼는 것을 말합니다. 간혹 면역성이 부족하거나 항생제를 장기간 사용해서 몸에 이로운 세균들이 없어졌을 때 생기기도 하는데, 이런 경우들은 극히 드뭅니다. 주로 생후 6개월 미만의 아기에게 많이 생기지만 그 이후의 아기에게도 생길 수 있습니다. 아구창은 정상적인 아기 누구에게나 생길 수 있는 병으로 증상이 심할 때는 소아청소년과 의사의 진료를 받으면 됩니다. 증세가 약할 때는 기다려볼 수도 있지만 일단 소아청소년과 의사의 진료를 받아보는 것이 좋습니다. 특히 모유를 먹이는 경우라면, 엄마의 유방에 이스트감염을 일으켜 심하게 아플 수 있으므로 좀더 적극적으로 치료를 할 필요가 있습니다. 하지만 아기의 입안에 허옇게 낀 것이 아구창인지 아니면 다른 종류의 질환과 연관된 것인지를 확인하기 위해서는 소아청소년과 의사의 진찰을 한번쯤 받아보는 것이 좋습니다.

**• 아구창의 치료는 이렇게 합니다** 아구창이 생기면 아프기 때문에 잘 안 먹을 수가 있는데, 이때는 음식을 약간 차게 해서 먹이면 도움이 됩니다. 치료는 마이코스타틴이란 항진균제를 먹이기도 하고 GV라는 보랏빛 약을 바르기도 합니다. GV를 발라두면 아기가 삼킬까 봐 걱정하는 분도 있는데, GV는 삼켜도 별문제가 없는 약입니다. 하루 한 번 정도 발라주면 되는데, 소아청소년과 의사의 지시 없이는 5일 이상 사용하지 말아야 합니다. 잘못하면 입안이 허는

수도 있으니까요. 평소에 입안을 거즈로 닦아준다고 아구창이 예방되는 것은 아닙니다.

## 혀가 지도 모양으로 벗겨지는데요?

이 병은 소아청소년과에서 아주 흔히 보는 것으로 열 명 가운데 한 명 정도는 걸리며 여자아이가 남자아이보다 2배 정도 더 잘 걸리고 성인도 걸립니다. 혀가 벗겨진 모양이 마치 지도처럼 생겼다고 해서 지도상설이라 하는데, 심할 때는 성한 부위보다 벗겨진 부위가 더 많기도 합니다. 또 벗겨진 부위는 혀의 이곳저곳을 옮겨다녀서 한 곳이 나으면 다른 곳이 또 벗겨집니다. 혀가 헌 것이 심할 때는 몇 달 가기도 하지만 보통은 저절로 아물게 되고, 아이가 불편해하는 경우도 있지만 대개는 별문제가 없습니다. 그래도 심하다 싶으면 한번 소아청소년과 의사의 진료를 받아보는 것이 안전합니다. 아기가 혀를 쓰라려할 때는 고추가루나 후추가루 등이 들어간 맵고 자극성 있는 음식을 먹이면 아파할 수 있으므로 주의해야 합니다. 지도상설의 원인은 특별히 밝혀진 게 없습니다. 알레르기가 있는 아이에게 생기기도 하고, 아이가 여러 가지 이유로 힘들면 더 심해지기도 합니다.

## 입냄새가 심한데 왜 그런 걸까요?

**• 입냄새가 나는 원인은 매우 다양합니다** 아이의 입에서 냄새가 나면 먼저 입안을 살펴보십시오. 충치가 있거나 잇몸이 부어 있어도 입에서 냄새가 날 수 있는데, 이는 입냄새의 가장 흔한 원인들입니다. 이럴 땐 당연히 치과에 가서 치료를 해야 합니다. 그밖에 아이

**아구창, 거즈로 세게 문질러 닦으면 안됩니다!**

아구창을 아기 입안에 우유가 묻은 것이라고 생각하는 분이 있습니다. 아구창과 입안에 우유가 묻은 것의 차이는 거즈로 아기 입안을 닦아보면 알 수 있습니다. 우유는 거즈로 닦으면 하얗게 묻어나지만 아구창은 잘 안 닦이기 때문에 세게 닦으면 피가 나기도 합니다. 간혹 아구창을 때 벗기듯 거즈로 문지르는 분들이 있는데, 그렇게 하면 절대 안됩니다. 아구창은 엄마가 아기에게 우유를 지저분하게 먹여서 걸리는 병이 아닙니다. 아무리 깨끗하게 먹여도 걸리는 아기들은 다 걸립니다. 그렇더라도 평소 우유병 소독은 철저히 해야 하며, 우유를 먹인 뒤에는 물을 좀더 먹여서 되도록 입안에 우유가 남지 않도록 하는 것이 좋습니다.

**입안이 헐었을 때!!**

위궤양 때 사용하는 제산제를 헌 부위에 발라주거나 베이킹 소다 액으로 입안을 헹구어주면 덜 아픕니다. 베이킹 소다 액은 물 반 컵에 베이킹 소다 4분의 1 티스푼을 섞어서 만듭니다. 우유병을 빠는 아이가 입이 아파서 잘 못 빨 때는 컵이나 스트로우로 먹이면 좀 덜 아프게 먹을 수 있습니다. 타이레놀이나 부루펜이 아픈 것을 줄여줄 수 있습니다.

입안에 염증이 있어도 냄새가 날 수 있으며, 구강 아프타라는 병이 심해도 입에서 냄새가 납니다. 또 입안에 음식 찌꺼기가 남아 있거나 식도로부터 음식물이 역류하는 경우, 그리고 혀의 뒤쪽에 음식물이 끼여 있는 경우에도 입냄새가 납니다. 입안이나 혀, 식도 등에 음식물이 남지 않게 하려면 음식을 먹인 다음에 물을 충분히 먹이는 것이 좋습니다. 감기에 걸려서 입을 벌리고 숨을 쉬거나 축농증이 심한 경우, 그리고 당뇨가 있거나 간질환이 심하거나 탈수가 된 경우에도 입에서 냄새가 날 수 있습니다. 탈수가 입냄새의 원인일 때는 아이가 아픈 상태일 때가 많은데, 이때는 물을 충분히 먹이는 것이 여러모로 도움이 됩니다.

**• 입냄새는 대개의 경우 치료가 잘 안됩니다** 아이의 입에서 냄새가 날 때 가장 먼저 할 일은 이를 자주 닦게 하는 것입니다. 그리고 함께 혀도 잘 닦아주도록 하십시오. 양치질을 열심히 하는데도 입냄새가 심하게 나면 반드시 소아청소년과 의사의 진료를 받는 것이 좋습니다. 소아청소년과 의사가 진료를 해서 치과로 가야 할 병이면 치과로 보내주고, 큰병원에 갈 필요가 있으면 큰병원으로 보내줍니다. 대개의 경우 입냄새는 치료가 잘 안되지만, 시간이 지나면 저절로 좋아지는 경우도 있습니다.

## 입안에 물집이 잡히는 수족구병

**• 수족구병이란?** 수족구병은 이름 그대로 손과 발과 입안에 물집이 잡히는 병입니다. 미국 사람도 수족구병을 'Hand-foot-and mouth' 병이라고 부르고 있습니다. 열이 나고 입안이 헐어 아파서 먹지도 못하는 경우가 많습니다. 이름이 거창해서 그렇지 열나는 감기와 거의 마찬가지라고 생각하시면 됩니다. 다만 입안이 헐어서 먹지 못하는 아이들이 많다는 것이 좀 다를 뿐입니다. 심하게

**언청이라도 너무 걱정하지 마세요**

갓 태어난 아기의 윗입술이 갈라져 있다고 너무 걱정하지 마세요. 언청이는 수술만 하면 의사도 언뜻 보아서는 모를 만큼 감쪽같이 교정이 되니까요. 소아청소년과 의사에게 보이고 수술 일정만 잡으면 됩니다. 또 아이의 입안에 허옇게 백태가 끼거나 염증이 생겼을 때도 집에서 임의로 치료하거나 하지 말고 바로 소아청소년과에 가십시오. 대부분 큰 문제 없이 치료가 됩니다.

**지도상설은 세월이 약입니다!!**

지도상설에 걸리면 혀가 헐면서 벗겨집니다. 아이의 혀가 벗겨지면 혀를 데었다고 생각하는 분도 있는데, 뜨거운 것을 먹었다고 혀가 벗겨지는 경우는 거의 없습니다. 또 비타민 섭취가 부족하기 때문이라고 생각해서 약국에서 계속 비타민제를 사서 먹이는 엄마도 있는데, 지도상설은 비타민 부족으로 생기는 병도 아닙니다. 더구나 현재 우리나라에는 비타민 결핍증이 거의 없습니다. 지도상설은 특별한 치료법이 없고 그냥 두면 저절로 좋아집니다. 세월이 약인 셈이지요. 아주 간혹 아이가 아파할 수 있는데, 이런 경우 소아청소년과 의사와 상의하면 약을 처방해줄 것입니다. 그러나 약을 먹는다고 혀가 빨리 낫는 것은 물론 아닙니다.

지도상설 사진

YouTube 수족구병 궁금한 것들

YouTube 수족구병 예방과 증상 등

수족구병 사진

**수족구병은 어떻게 퍼지나?**
수족구는 접촉에 의해서 전염이 됩니다. 공기로 전염되기도 하지만 대개의 경우는 감기와 마찬가지로 아이들의 손과 입을 통해서 바이러스가 몸에 들어가게 됩니다. 장난감을 통해서 옮기도 하고 다른 아이가 방바닥에 흘린 침을 손에 묻혀 입에 가져가도 걸릴 수 있습니다. 예방하는 최고의 방법은 손을 잘 씻는 것입니다. 하지만 이 병은 아무리 노력해도 100퍼센트 막기 힘든 병입니다. 동생에게 옮기지 않으려고 수족구에 걸린 아이를 다른 집에 보내는 엄마도 있는데 이것은 별 소용이 없습니다. 수족구는 물집이 잡히기 이틀 전부터 이미 전염이 시작되는데, 병이 좋아진 후에도 수개월 동안 약하지만 전염의 가능성이 있기 때문입니다. 하지만 열이 떨어지면 전염력이 떨어지기 때문에 유치원에 보낼 수 있습니다. 일단 전염이 되면 4~6일 정도 지난 후에 수족구병에 걸리게 됩니다.

보이지만 소아청소년과 의사의 적절한 치료를 받으면 일주일 정도면 대개 별문제 없이 좋아지게 됩니다.

**· 수족구병의 원인** 수족구병은 콕삭키 바이러스라는 발음하기도 힘든 바이러스가 일으키는 바이러스성 질환입니다. 대개 Coxsackievirus A16이 수족구병을 일으키지만 엔테로바이러스71 같은 다른 바이러스도 일으킬 수 있으므로 한번 걸렸다고 수족구병에 다시 안 걸리는 것은 아닙니다. 실제로 작년에 수족구에 걸렸는데 또 걸렸다고 억울해하는 경우도 심심찮게 있습니다. 또 수족구를 일으키는 바이러스의 종류에 따라 증상이 심할 수도 약할 수도 있습니다.

**· 수족구병의 증상** 수족구병은 이름 그대로 손과 발과 입안에 물집이 잡히는 병입니다. 무릎이나 엉덩이에 물집이 잡히기도 합니다. 열이 나는 것이 특징 중에 하나인데, 간혹 열은 별로 없이 손발이나 입안에 물집만 잡혀서 이게 수족구가 맞냐고 묻는 엄마도 있습니다. 입안이 헐기 때문에 아파서 잘 먹지 못하고 심하면 탈수가 되는 경우도 있습니다. 간혹 이 물집을 치료하기 위해 터뜨리고 오는 분도 있는데 이 물집은 건드리지 마세요. 겁나 보여도 연고를 발라서는 안됩니다. 그냥 두면 대개 1주~10일 정도면 저절로 사라집니다.

**· 수족구병은 누가 걸리나** 주로 6개월에서 4세 사이의 아이들이 잘 걸리는데, 드물게 엄마와 아이가 동시상연으로 같이 수족구병에 걸리는 경우도 있습니다. 하지만 엄마가 걸릴까 봐 너무 걱정할 필요는 없습니다. 큰 아이가 걸리면 그 다음 타자로 동생도 수족구에 걸리는 경우가 흔합니다. 비교적 전염성이 강해 유치원 같은 곳에서 한 명이 걸리면 다른 아이들도 쉽게 걸릴 수 있습니다.

**· 수족구병을 예방하려면** 수족구병은 예방접종이 없습니다. 수족구를 예방하려면 수족구에 걸린 아이와 접촉을 하지 말아야 합니다. 수족구가 돌 때는 가능하면 무리하지 말고 아이들이 많은 곳을

**수족구병 격리 기간!!**

수족구병에 걸리면 전염의 위험성 때문에 유치원이나 학교에 가지 않는 것이 권장됩니다. 수족구병의 격리 기간은 과거에는 1주일 정도 격리하라고 권고했지만, 2018년 현재 **열이 내리고 and 입안에 물집이 나을 때까지** 격리하는 것으로 바뀌었습니다.

**아이스크림 병이라고도 불러요!!**

수족구병에 걸리면 따뜻한 음식보다는 찬 음식을 더 잘 먹을 수 있습니다. 아이가 설사만 하지 않는다면 아이스크림이나 밀크셰이크나 샤베트나 빙수를 만들어주어도 좋습니다. 찬물도 상관이 없습니다. 찬 것을 먹이면 입안이 얼얼해져 아픈 것도 좀 잊습니다. 그리고 아이가 맛있게 먹는 아이스크림을 주면 좀 아프더라도 잘 먹습니다. 그래서 이 병을 어떤 의사들은 아이스크림 병이라고 부르기도 합니다. 아이스크림은 탈수를 막는 효과와 통증을 줄이는 이중의 효과가 있습니다.

피하고 손발을 자주 씻고 세수 자주 하고 양치질을 열심히 하는 것이 좋습니다. 피치 못할 사정으로 수족구에 걸린 아이와 유아원을 같이 다니게 될 때는 유아원에서는 환기를 자주 시키고, 기침을 할 때 사람이 없는 쪽으로 기침을 하고, 손수건이나 손바닥으로 코와 입을 가리고 기침을 하도록 교육을 시키십시오. 아이들이 화장실에서 일을 본 후에는 반드시 손을 씻게 하십시오. 바닥을 자주 닦고 아이들의 손이 닿는 탁자와 의자 등도 자주 닦아주고 같이 사용하는 장난감은 물로 자주 헹구어주어야 합니다. 가능하다면 아이가 입으로 물었거나 침을 묻힌 장난감을 다른 아이가 가지고 놀지 않게 주의를 주십시오. 그리고 수족구에 걸린 아이를 만진 선생님은 다른 아이를 만질 때 손을 씻어야 전염을 줄일 수 있습니다. 특히 아이의 기저귀를 갈거나 음식을 준비할 때는 반드시 손을 씻어야 합니다. 그리고 유치원같이 단체생활을 하는 곳에서는 천 기저귀보다는 좋은 종이 기저귀를 사용하는 것이 수족구병이 퍼지는 것을 막는 데 조금은 더 좋을 수 있습니다. 간혹 수족구에 걸린 아이는 절대 유치원에 오지 못하게 했는데 수족구가 왜 계속 도느냐는 문의를 받습니다. 애석하게도 수족구라는 병은 물집이 잡히기 이틀 전부터, 병에 걸렸다는 것을 알 수도 없는 시점에서 이미 다른 아이들에게 병을 퍼뜨리기 때문에 쉽게 전염을 막을 수 없습니다. 하지만 열이 떨어지면 유치원에 다닐 수 있습니다.

**· 수족구병에 걸리면 어떻게 해야 하나** 아이가 수족구병에 걸렸더라도 너무 걱정하진 마십시오. 이름이 거창해서 그렇지 열나는 감기와 거의 마찬가지라고 생각하시면 됩니다. 다만 입안이 헐어서 먹지 못하는 아이들이 많다는 것이 좀 다를 뿐입니다. 수족구병에 걸리면 감기 걸린 아이와 마찬가지로 물 많이 먹이고 쉬게 해야 합니다. 소아청소년과 의사의 진료를 받으면 훨씬 쉽게 앓고 넘어갈 수 있습니다.

열이 많이 나는 경우는 옷을 가볍게 입히고 해열제를 먼저 사용

**주의하세요!!**

수족구병에 걸리면 네 가지를 특히 주의해야 합니다. 열이 많이 나는 경우 열성 경련을 주의해야 하며, 입이 아파서 잘 넉지 못하는 경우에는 탈수를 주의해야 하고, 드물게 수족구병의 원인인 바이러스가 같이 일으키는 뇌막염도 주의해야 합니다. 특히 3일 이상 고열이 나거나 구토를 하거나 땀을 많이 흘리거나 심장이 빨리 뛰는 경우에는 심각한 합병증이 생겼을 가능성도 있기 때문에 이런 증상을 반드시 소아청소년과 의사에게 알리고 진료를 받는 것이 안전합니다.

하시고, 30분에서 한 시간이 지나도 열이 떨어지지 않고 심하게 계속 나면 30도 정도의 미지근한 물로 닦아줄 수도 있습니다. 해열제를 사용하면 해열 효과뿐 아니라 진통 효과로 입안이 아픈 것을 줄여줄 수 있기 때문에 열이 떨어져도 목이 아플 때는 해열제를 처방받은 대로 먹이는 것이 좋습니다. 권장되는 해열제는 타이레놀과 부루펜입니다. 단 6개월 이전의 아기는 부루펜을 사용하지 마시고, 아이가 탈수가 심할 때에도 부루펜을 사용해서는 곤란한 경우가 있습니다. 18세 이전에는 해열 진통제로 아스피린을 사용해서는 안됩니다.

아이가 수족구병에 걸렸으면 잘 먹여야 합니다. 하지만 아무리 엄마가 잘 먹이려고 노력을 해도 입안이 아픈 아이가 잘 먹을 수는 없습니다. 우선 밥보다는 죽을 주는 것이 좀더 낫습니다. 씹어야 하는 음식을 먹기 힘들어하는 경우가 많습니다. 찬 음식이 따뜻한 음식보다 먹기 편합니다. 맵고 시고 자극적인 음식보다는 담백한 음식이 좋습니다. 과일 주스를 먹이는 것도 좋은데 신맛이 나는 오렌지 주스 같은 것은 피하십시오. 감귤이나 사과 같은 것도 신 것을 주지는 마십시오. 우유병을 빨면 우유병이 입안의 헌 곳에 부딪혀 아프기도 하고 빨 때 자극을 받아 힘들어할 수 있으므로 분유나 물은 컵으로 주십시오. 그것도 싫어하면 숟가락으로 줘도 좋습니다.

만일 많이 아파서 잘 먹지 못하는 경우는 열이 없더라도 진통제로 타이레놀이나 부루펜을 사용할 수 있습니다. 그래도 아파하는 아이의 경우는 제산제를 사용하기를 권장하는 소아청소년과 의사도 있습니다. 티스푼으로 반도 안되게 담아 입에 넣어주면 편해 하는 아이들이 있습니다. 하루에 4번을 줄 수 있습니다. 좀 큰 아이의 경우 양치하듯이 뱉어도 됩니다. 단 심한 경우에, 소아청소년과 의사의 처방이 있을 때만 사용하십시오.

잘 먹지도 못한 아이가 8시간 이상 소변을 보지 않는다면 바로 소아청소년과 의사의 진료를 받는 것이 좋습니다. 만일 1세 이전의

YouTube
수족구에 대하여

아기가 8시간 이상 소변을 보지 않거나 1세 이후의 아이가 12시간 이상 소변을 보지 않는다면 밤중이라도 응급실로 가서 소아청소년과 의사의 진료를 받는 것이 좋습니다.

**수족구병에 걸린 아이가 열이 심하면서 머리 아파하고 토하거나 목이 뻣뻣해지는 경우는 뇌막염이 동반된 것이 아닌가 반드시 소아청소년과 의사에게 문의를 하여야 합니다.** 밤중이면 응급실로라도 가는 것이 좋습니다. 수족구 바이러스에 의해서 뇌막염이 생긴 경우라면 소아청소년과 의사의 치료를 적절히 받으면 시간이 지나 별문제 없이 좋아지는 경우가 많습니다.

• **다른 병일 수도 있습니다** 하지만 입안에 물집이 생겼다고 전부 수족구는 아닙니다. 헤르페스 바이러스에 의한 구내염도 유사한 양상을 보이기 때문에 소아청소년과 의사의 진료를 받고 확인하는 것이 좋습니다.

수족구에 걸려도 일단 아이가 열만 좀 떨어지고 먹을 수만 있으면 그렇게 큰 고생을 하지는 않습니다. 그냥 두어도 별 탈 없이 좋아집니다. 하지만 소아청소년과 치료를 하면 아이가 좀더 편하게 넘어갈 수가 있습니다. 저의 아이라면 치료를 할 것입니다. 수족구병에 걸려도 대개는 1주일 정도 지나면 좋아집니다. 너무 걱정하지는 마십시오.

## 수족구 사촌인 허판자이나

허판자이나 사진

• **목구멍에만 물집이 잡히면 허판자이나라고 합니다** 이 병은 수족구의 사촌인데 손발에는 물집이 잡히지 않고 입안에만 물집이 잡힙니다. 나머지는 수족구와 똑같습니다. 포진성 구협염이라고도 부릅니다.

# 그밖에 엄마들이 궁금해하는 것들(Q&A)

아기 잇몸에 하얀 주머니 같은 것이 생겼습니다. 이가 이상한 곳에 나고 있는 건 아닐까요?

봉입낭종 사진

## 대부분 봉입낭종으로 수 주일이 지나면 저절로 좋아집니다.

잇몸에 생기는 하얀 주머니 같은 것은 이가 잘못 나거나 염증이 생긴 것이 아니라 봉입낭종인 경우가 많습니다. 별다른 이상 없이 수 주일 정도 지나면 저절로 좋아지는 경우가 많지만, 진짜로 염증 때문에 하얀 주머니 같은 것이 생길 수도 있습니다. 염증이 오래 가거나 아기가 아파하거나 다른 이상이 동반되면 바로 소아청소년과 의사의 진료를 받는 것이 좋습니다.

아이 혀가 짧아 발음이 이상해요. 언어발달에 문제는 없나요?

단설소대

대한 모유수유 의사회 홈페이지

## 발음에 문제가 생길 정도로 혀가 짧으면 수술을 해야 합니다.

이런 아기의 경우를 흔히 텅타이라고 부르는데, 혀가 짧으면 우선 모유를 먹이는 데 문제가 생길 수 있고, 나중에는 말하는 데 문제가 생길 수도 있습니다. 혀가 짧은 것이 언어 발달에 어느 정도 영향을 미치는가는 혀가 짧은 정도와 밀접한 연관이 있습니다. 따라서 혀가 얼마나 짧은지를 직접 보아야만 언어 발달에 어느 정도 영향을 미칠지도 알 수 있습니다. 일반적으로 혀를 내밀어보라고 해서 혀의 끝이 아랫입술의 아래쪽까지 내려오면 혀 때문에 말을 잘 못하는 경우는 별로 없습니다. 수술은 비교적 간단한 편으로 생후 어느 시기라도 할 수 있는데, 최근에는 모유수유에 문제가 생긴 경우 소아청소년과에서 조기에 수술을 해주는 경우가 많이 있습니다. 수술해주는 소아청소년과를 찾고자 할 때는 대한모유수유의사회 홈페이지인 http://www.bfmed.co.kr을 방문하시면 됩니다.

아이 입 주위가 갑자기 발갛게 변했는데요?

입술 주위 출혈

## 아이가 병을 입에 대고 장난쳐도 그럴 수 있습니다.

간혹 입 주위에 발갛게 점모양으로 출혈이 생기는 아이가 있습니다. 어떤 때는 컵 정도의 크기로, 어떤 때는 요구르트 병 입구 크기로 동그랗게 나타나기도 합니다. 이런 때는 아이가 병을 입에 대고 쪽쪽 빨지는 않았는지 반드시 확인해야 합니다. 아이가 병을 입에 대고 빨게 되면 병 안의 기압이 낮아지는데, 기압이 일정 이하로 낮아지면 모세혈관의 피가 밖으로 터져나와 입 주위가 발갛게 변하면서 자잘한 출혈 자국들이 생깁니다. 입 주위만 동그랗게 출혈 자국이 생겼다면 이런 것도 한번 염두에 두고 소아청소년과를 방문해서 원인을 밝혀야 합니다. 물론 출혈성 질환이 있는 경우에도 입 주위에 둥글게 출혈이 생길 수 있습니다.

아이가 치료를 해도 자꾸 이하선염에 걸립니다. 의사 선생님 말씀이 좀 크면 나아진다고 하는데, 정말 그런가요?

이하선염

## 이하선염은 수차례 반복되기도 합니다.

최근에는 MMR을 접종하기 때문에 볼거리는 보기 힘듭니다. 하지만 볼거리처럼 붓는 다른 타액선(침샘)의 질환이 주로 생깁니다. 대개는 원인을 모르는 경우가 많습니다. 타액선에는 이하선(귀밑샘), 악하선(턱밑샘), 설하선(혀밑샘)이 있는데, 이하선에 반복적으로 염증이 생기는 것을 반복성 이하선염이라고 합니다. 보통 통증은 없고 한쪽에 나타나며 수차례 반복될 수도 있습니다. 그러나 2~3주 정도면 자연 치유되며, 소아청소년과 의사의 말대로 아이가 자라면서 이하선염에 걸리는 횟수도 줄어들게 되므로 너무 걱정하지 않아도 됩니다. 하지만 이하선염 중에는 볼거리도 있기 때문에 별문제 없겠지 하고 그냥 두지 말고 의사의 진료를 반드시 받으십시오. MMR을 접종하지 않아도 볼거리는 평생 한 번밖에 걸리지 않는 병입니다.

아기의 입술이 피가 날 정도로 갈라지며 심하게 트는데, 어떻게 하면 좋을까요?

입술 갈라진 모습

## 실내 습도를 높여주고 입술이 건조해지지 않도록 해주십시오.

입술이 심하게 트는 것은 습기가 부족해서 그런 경우가 많습니다. 따라서 방 안의 습도를 높여주면 입술 마르는 것이 줄어듭니다. 특히 겨울에는 날씨가 건조한 탓에 입술이 더 메마르기 쉬우므로 실내의 습도를 조절하는 일이 중요합니다. 입술이 틀 때는 공기가 건조하지 않게 습도를 조절하는 것도 중요하지만, 입술 자체가 건조해지지 않도록 하는 것도 중요합니다. 입술이 너무 메마를 때는 바셀린 같은 것을 좀 발라주는 것도 좋습니다. 하지만 입술이 너무 메말라 피가 날 정도라면 병원에 가서 한번 진료를 받아보는 것이 좋습니다. 입술은 한번 터지면 지속적으로 손상이 생겨 갈라지기 쉽습니다. 입술이 갈라졌을 때 침을 묻히면 일시적으로 덜 아프기 때문에 입술에 침을 자꾸 묻히는 아기들이 있습니다. 그러나 침이 마르면 침 속에 들어 있는 단백질이 입술 표면에서 마르면서 수축되기 때문에 입술이 더 틀 수 있습니다. 따라서 침과 우유를 많이 흘리는 아기는 입술을 자주 닦아주는 것이 중요합니다. 아기가 입술이 터서 많이 아파할 때는 집에서만 해결하려 하지 말고 소아청소년과나 피부과를 방문해서 한번 진료를 받는 것도 좋습니다.

아이가 윗입술 안쪽에서 윗잇몸까지 이어지는 근육이 지나치게 내려와 있는 것 같습니다. 수술하지 않아도 괜찮을까요?

## 대개의 경우 별로 문제가 되지 않습니다.

윗입술 안쪽에서 잇몸까지 연결되는 근육을 상순소대라 부르는데, 보통 잇몸까지 내려와 있습니다. 사실 윗잇몸과 윗입술 사이에 있는 상순소대는 그리 중요한 역할을 하지 않습니다. 아이가 넘어지면 피가 나고 끊어지는 경우가 흔하지만, 대개의 경우 별로 문제가 되지 않습니다. 상순소대는 끊어져도 심하게 다치지 않고 지혈만 잘 되면 그냥 두어도 괜찮습니다. 그러나 간혹 상순소대가 지나치게 내려와 윗니 밑까지 내려온 아이도 있습니다. 이런 경우 비정상

상순소대 비대

적으로 치아 사이가 벌어지기도 하고 심한 경우 아이가 불편해하기도 합니다. 이때는 수술로 상순소대를 제거하는 경우도 있습니다. 너무 걱정하지 마시고 예방접종하러 소아청소년과에 가면 아이의 전반적인 건강 상태를 체크해주는데, 이때 아이의 이를 보여주면 됩니다. 다른 아이보다 심해서 치과 의사의 진료가 필요하다면 치과로 보내줄 것입니다. 수술은 대부분 치과에서 합니다.

### 어느 날부턴가 아기가 자꾸 혀를 내밉니다. 혀에 무슨 이상이 생긴 것은 아닐까요?

## 대부분은 문제가 없으니 너무 걱정하지 마십시오.

갑자기 혀를 자꾸 내미는 아기는 대개 큰 문제 없는 경우가 많습니다. 아기들은 이가 날 때나 혀에 염증이 생겼을 때 혀를 내밀 수가 있습니다. 그리고 드물긴 하지만 갑상선 기능 저하증이 있을 때도 혀를 잘 내밉니다. 혀가 커져도 혀를 잘 내미는데, 이런 경우에는 갑자기 내밀지는 않습니다. 아빠가 아기에게 혀를 자꾸 내미는 것을 보여주어도 아기가 혀를 잘 내밀 수 있습니다. 아기들은 보고 배우니까요. 아기가 혀를 내민다고 크게 걱정할 건 없지만, 혀를 다치지 않게 주의해야 합니다. 아기가 혀를 내민 상태에서 다른 아이와 부딪히면 혀를 다칠 수도 있습니다. 대개의 경우 시간이 지나면 혀를 내미는 버릇이 사라지지만, 혀를 내미는 것이 너무 오래가면 혹시 다른 문제가 없는지 확인하기 위해 소아청소년과 의사의 진료를 한번 받아보는 것이 좋습니다. 드물게 아기들에게도 갑상선 기능 저하증이 발견될 수 있으니까요. 하지만 대부분은 문제가 없으니 너무 걱정하지 마십시오.

# 자위행위 하는 아이

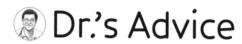

## Dr.'s Advice

아이가 자위행위를 하는 것은 하나도 이상한 일이 아닙니다. 예전에는 자위행위를 금기시한 적도 있었지만, 이제는 정상적인 발달 과정의 하나로서 누구나 할 수 있는 것으로 생각합니다.

자위행위 하는 아이를 야단치거나 부정적인 태도를 보이는 것은 좋지 않습니다. 다만 남들이 보는 데서 하는 경우에는 문제가 되는데, 이때는 하지 말라고 혼내는 것보다 남들이 보면 곤란한 행동이기 때문에 너 혼자 있을 때만 하는 것이라고 알려주십시오. 우리나라 부모들은 입이 잘 떨어지지 않을 것입니다.

119 소아과

# 자위행위를 하는 아이

소아과에 찾아와 상담을 하는 엄마 가운데 말을 이리 돌리고 저리 돌리다 어렵게 입을 떼는 엄마들이 있습니다. 처음에는 무슨 얘긴가 싶지만 얘기를 찬찬히 듣다 보면 '엄마가 고민할 만도 하겠다'는 생각이 듭니다. 어린 아기가 방구석에서 두 다리에 힘을 주고 얼굴이 발갛게 된 채 숨을 몰아쉬면서 성기를 만지작거리기도 하고, 성기 부위를 부모 몸에 비벼대거나 의자나 침대 모서리나 방바닥에 대고 비비면서 흥분하기도 한다는 이야기들이니까요. 이런 모습을 보았다고 바로 의사에게 솔직하게 상의하는 엄마는 별로 없을 것입니다. 의사 앞에서 차마 입이 잘 안 떨어지는 것은 너무나 당연합니다. 마치 엄마의 잘못인 양 집안 식구에게도 숨기고 아이를 야단치기도 하다가 해결이 안되면, 그제서야 마지못해 의사와 상의를 합니다. 성에 대해 폐쇄적인 우리 사회에서는 아이들이 조금이라도 성과 연관된 행동을 하면 엄마에게 심리적으로 엄청난 부담이 되는 것입니다.

## 아이들의 자위행위는 호기심의 발로

**· 자위행위가 그렇게 나쁜 것은 아닙니다** 요즘은 예전과는 달리 자위행위에 대해 사회적으로 그렇게 죄악시하는 분위기는 아닙니다. 예전에는 자위행위를 청소년의 정신을 흐리게 한다고 엄격하게 금지시켰지만, 이제는 적당한 정도의 자위행위는 청소년의 정서 발달에 중요한 역할을 한다고 인식들을 하고 있습니다. 하지만 어린 아이들이 자위행위를 하는 경우에는 아직도 받아들이기 힘들어하는 엄마들이 많습니다. 아이들도 분명 자위행위를 합니다. 아이가 자위행위를 하면 많은 엄마들이 '어린 것이 뭘 안다고 그런 짓을 하는 걸까' 의아해하기도 하고, 혹시 엄마가 뭘 잘못해서 그런 건 아닐까 고민하기도 하는데, 그런 것은 절대 아닙니다.

**· 자위행위는 자신의 몸을 배우는 과정 가운데 하나** 아이들이 세상을 알고 배우는 첫 단계 중 하나가 바로 자신의 몸을 배우는 것입니

**알아두세요!!**
어린아이들이 자위행위를 한다고 너무 걱정할 필요는 없습니다. 5~6세까지는 아이들이 자위행위를 하는 경우가 흔하지만, 만 6세가 지니면 다른 아이들과 어울려 놀고 사회성이 생기면서 자위행위를 하는 횟수도 줄게 됩니다. 특히 남들이 보는 앞에서 자위행위를 하는 일은 사라집니다. 하지만 사춘기가 되어서 성에 대한 관심이 많아지면 다시 자위행위를 하게 됩니다. 그리고 흔히 어릴 때 자위행위를 많이 하면 머리가 나빠지거나 정신 이상이 되거나 불임이 되거나 고추에 사마귀가 생긴다는 말을 하기도 하는데, 이것은 사실이 아닙니다.

다. 아이가 자신의 몸을 만져보는 것은 감각을 발달시키는 데 아주 중요합니다. 아이들은 자기의 코도 만지고 귀도 만지고 배도 만져봅니다. 당연히 성기도 만집니다. 엄마가 기저귀를 갈 때나 자신이 우연히 성기를 만질 때 아이들도 기분이 좋아진다는 것을 발견하게 됩니다. 남자아이는 경우에 따라 성기가 서기도 합니다. 아이들이 기분이 좋아지는 행동을 다시 하고 싶어하는 것은 당연한 일입니다.

**· 아이가 성기를 만지는 것은 어른과는 다른 차원에서 이해해야** 아이가 성기를 만지는 것은 어른이 성기를 만지는 것과는 다른 차원의 행동입니다. 아이에게 성기를 만지는 것은 아주 자연스러운 행동으로, 이것은 어른들의 섹스와는 약간 다른 차원에서 이해해야 합니다. 성기를 만지는 행위는 남자아이나 여자아이나 다 같이 합니다. 아이가 성기를 만지는 것에 대해 부모가 지나친 반응을 보이면, 아이들은 자신의 성기에 문제가 있거나 성기가 나쁜 것이라는 그릇된 인식을 하게 될 수 있습니다. 자칫하면 자신에게 무엇인가 잘못된 것이 있다고 생각하기도 합니다. 아이들이 성기를 만지는 것은 호기심에서 하는 행동 정도로 생각하는 것이 좋습니다.

**· 아이들의 자위행위는 이렇게 시작됩니다** 아이들이 명백하게 의식적으로 성기를 만지면서 즐거움을 얻는 경우가 있습니다. 큰 아이들에게도 자신의 몸은 탐구의 대상입니다. 이렇게도 만지고 저렇게도 만져보다가 성기를 만지면 기분이 좋아진다는 사실을 발견하고, 자위행위를 하는 동안 마음에 안락을 얻을 수도 있습니다. 자위행위는 아이들에게 비교적 흔한 것으로 손가락 빨기 같은 습관적인 행동으로 볼 수 있습니다. 당연히 정상인 아이에게서도 나타날 수 있는 행동입니다. 이런 아이들의 자위행위에 대해 신중하게 대처해야 하는데, 부모가 아이의 자위행위를 자연스럽게 받아들이려는 마음을 갖는 것이 무엇보다 중요합니다. 아이가 좀 크면 친구의 몸도 만져보는데, 유치원에 가면 여자와 남자의 다른 점도 발견하

고 다른 아이의 몸을 만지다 때로는 성기를 만지기도 합니다. 이런 행동들 역시 호기심 때문에 하는 것입니다.

## 자위행위 하는 아이를 대할 때는

**• 자위행위 하는 것을 발견했을 때는 자연스럽게 대하십시오** 아이가 자위행위 하는 것을 발견했을 때 엄마가 놀란 표정을 지으며 하지 말라고 야단치면 안됩니다. 그러면 아이가 죄책감을 가지고 숨어서 자위행위를 할 수도 있습니다. 야단을 치거나 체벌을 하는 것은 오히려 아이에게 심리적인 타격만 줄 뿐입니다. 아이에게 겁을 주는 것 또한 아이의 심리 상태를 불안하게 만들 수 있습니다. 이럴 때는 너무 걱정하지 말고 아이에게 관심을 더 보이는 것이 좋습니다. 집 안에만 너무 오래 있거나 다른 아이들과 접촉이 적은 아이라면 서서히 사람과의 접촉을 늘려 가야합니다. 자위행위를 하는 아이들은 다른 아이들과 사회생활을 하면서 대부분 자위행위를 하는 횟수가 줄어들게 됩니다.

**• 남들이 보는 앞에서 자위행위를 하는 경우** 아이가 남들이 보는 앞에서도 자위행위를 하면 엄마나 아이가 좀 곤란해질 수 있습니다. 대변을 보는 것은 정상적인 일이지만 아무 곳에서나 보지는 않듯이, 자위행위가 아이의 정상적인 성장 과정 가운데 하나일지라도 아무 곳에서나 할 수 있는 것은 아닙니다. 아이가 어려서 말을 잘 알아듣지 못하면 장소를 옮겨 아이의 관심을 다른 곳으로 돌려주는 것이 좋습니다. 아이와 같이 놀이터 등 바깥에 나가서 노는 시간을 늘리는 것도 좋습니다. 말을 알아듣는 아이에게는 자위행위는 아주 개인적인 일이며 남들이 보는 앞에서는 하면 안되는 것이라고 주의를 주십시오. 대개의 아이들은 엄마의 표정만 보고도 엄마가 전달하려는 의미를 미리 알아챕니다. 단 이때도 자위행위 자

**자위행위를 하면 나중에 문제가 되는가?**

아이가 어릴 때부터 자위행위를 한다고 해서 나중에 성을 너무 밝히게 되거나, 변태가 되거나, 성격에 결함이 생기지는 않습니다. 그리고 아이가 자위행위를 한다고 엄마가 죄책감을 느낄 필요는 없습니다. 엄마에게 문제가 있거나 엄마가 한 교육이 잘못되어서 아이가 자위행위를 하는 것이 아니니까요. 오히려 필요 이상 걱정하고 야단치면 아이의 성격이 왜곡될 수도 있습니다. 자연스럽게 받아들이면 시간이 지나면서 좋아지고 정서적으로 문제가 되는 일도 없습니다.

체를 하지 말라고 하기보다는, 다른 사람들이 봐서는 곤란한 행동이며 너 혼자 있을 때만 하는 것이라고 알려주어야 합니다. 물론 이런 말을 하기가 쉽지는 않을 것입니다.

## 치료가 필요한 경우도 있습니다

**· 이런 경우 질병 치료나 정신과 진료가 필요합니다** 자위행위를 하는 아이들 중에는 성기를 만지게 되는 병적 원인이 있는 경우도 있습니다. 예를 들면 요충이 있다든가 기저귀 발진이 있다든가 요도에 염증이 있다든가 해서 성기 부위가 가려워 긁다 보면 기분이 좋아지는 것을 알고 습관적으로 자위행위를 할 수 있습니다. 이런 경우에는 자위행위의 원인이 되는 질병을 치료해주어야 합니다. 말을 잘 알아듣는 아이가 말려도 말려도 자꾸 남들이 보는 앞에서 자위행위를 하거나, 매일매일 자위행위를 하거나, 평소에도 성적인 말을 너무 많이 하고 그쪽으로 생각이 편중되어 있으면 정신과 의사의 진료를 받는 것이 좋습니다. 스트레스를 받거나, 주위에 성적인 자극을 받을 것이 많거나, 어른이 보는 포르노 영상 등을 훔쳐보는 경우에도 자위행위를 할 수 있으므로 이런 것을 꼭 한번 확인해 보십시오.

**· 자위행위를 하는 정도가 심한 경우 문제가 될 수 있어** 아이가 자위행위를 하는 경우 대부분은 별문제가 없지만, 그 정도가 심한 경우에는 문제가 될 수 있습니다. 자위행위가 지나치면 아이들이 그 행위에서 즐거움을 느끼고 만족하게 됩니다. 그렇게 되면 아이의 성장 발달에 중요한 외부의 자극에 신경을 쓰지 않게 되어 아이의 발달에 지장을 초래할 수도 있습니다. 아이가 자위행위를 지나치게 한다면 심심하지 않게 해주고 부모가 더욱 신경을 써주는 것이 좋습니다. 장난감도 더 많이 사주고, 친구들과 어울릴 기회를 만들어

주어서 다른 놀이에 흥미를 갖게 해야 합니다. 너무 지저분하게 노는 아이들은 자위행위를 하다가 자칫 염증이 생길 수도 있으므로 손을 잘 씻기고 옷도 청결하게 입히는 것이 좋습니다. 아이들이 자위행위를 한다고 너무 걱정하지 마십시오. 대개는 시간이 지나면서 좋아집니다. 다만 자위행위를 너무 오랜 기간 동안 너무 심하게 할 때는 소아과 의사의 진료를 받아서 다른 문제가 있는 것은 아닌지 확인하고, 필요한 경우 소아정신과 의사와 상의하는 것이 좋습니다.

# '성'은 자연스러운 것입니다

## 성교육은 필수적인 교육 가운데 하나

아기들은 생후 6개월이 지나면서 자기 몸을 손으로 더듬다가 성기를 발견하게 되고, 호기심 반 장난 반으로 만지작거리며 흥미를 느낍니다. 두 돌 반쯤 되면 누구는 고추가 있고 누구는 없다는 사실을 알아차리고, 세 돌쯤 되면 남녀를 구분할 수 있습니다. 바로 이때가 꼬리에 꼬리를 무는 "왜요?"라는 질문을 부모에게 퍼부어대는 시기입니다. 이 시기가 지나 5~6세쯤 되면 본격적으로 성적 호기심이 생기는데, 병원놀이 등 성적인 놀이를 통해 친구의 성기를 보고 싶어하고 자신의 몸도 친구에게 보여주고 싶어합니다. 성에 관련된 질문을 처음 받으면 많은 부모들이 당황해하고 민망해합니다. 그러나 성교육은 성행위나 쾌락의 범위를 넘어선, 인간으로서 갖추어야 할 가장 기본적인 성 역할과 성을 대하는 태도를 가르쳐주는 것이기 때문에 아이들에게 해야 하는 필수적인 교육

가운데 하나입니다. 성교육은 아이에게 여자와 남자는 역할이 다를 뿐 똑같이 중요하다는 것을 알려주는 것입니다. 그리고 올바른 성교육을 통해 아이들은 자신이 어디서 왔는지에 대해서도 알게 됩니다.

**소아과 의사의 한마디!!**

아이를 교육할 때 많은 어려움이 있지만 그중에서도 엄마들이 가장 힘들어하는 부분이 바로 성교육 문제가 아닌가 합니다. 아무래도 성에 대해 폐쇄적인 우리 사회의 분위기 때문에 더 그런 것 같습니다. 성교육이란 부모에게 낯설고 어려운 과제임에 틀림없지만, 아이를 위해서는 중요한 과정입니다. 부모가 세심히 신경 쓰면서 적절히 대처하면, 아이에게 성에 대한 올바른 가치관과 행동을 심어줄 수 있습니다. 부모의 행동이 아이의 성교육 교과서가 된다는 사실을 잊지 마십시오.

## 아이가 성에 대한 질문을 할 때

**• 아이가 성에 대해 질문하면 자연스럽게 설명해줘야** 부모가 원하든 원하지 않든 아이들은 성에 대한 질문을 하게 마련입니다. 이럴 때 부모가 당황해서는 안됩니다. 가능하면 편한 마음으로 자연스럽게 설명해줘야 합니다. "쪼끄만 게 별걸 다 알려고 한다"며 면박을 주거나 성에 대해 말하는 것에 거부감을 보이면, 아이들에게 성에 대한 그릇된 가치관을 심어줄 수 있습니다. 엄마와 아빠가 서로에게 대답을 미루는 것도 곤란합니다. 아이들이 성에 대한 질문을 했을 때 우리 부부는 사실 그대로를 명확히 알려주기로 했습니다. 대충 얼버무리거나 거짓말을 했다가는 나중에 다시 바로잡아줘야 하고 아이에게 신뢰를 잃을 위험도 있기 때문입니다. '다리 밑에서 주워왔다'는 식의 대답은 아이 마음에 상처를 남길 수 있으므로 피하는 것이 좋습니다. 그렇다고 아직 어린 아이에게 스타 검사의 보고서처럼 불필요한 성적 묘사를 할 필요는 없습니다.

**• 아이 성교육은 집에서 보고 듣고 느끼는 게 시작입니다** 아이가 성에 대해 인식할 때 처음 하는 행동은 부모를 모방하는 것입니다. 남자아이는 아빠처럼 행동하고, 여자아이는 엄마의 행동을 따라합니다. '아이가 무엇을 알겠나' 하는 생각으로 아이가 보는 앞에서 옷을 벗고 있다든지 화장실 문을 제대로 닫지도 않은 채 용무를 보는 일은 피하는 것이 좋습니다.

## 성교육은 생활 속에서 있는 그대로 자연스럽게

**• 두세 살이 되면 성의 구분을 할 수 있고 성적 호기심이 생겨** 아이들은 대개 만 2~3세 사이에 남녀의 차이를 구분하고 의식하기 시작합니다. 이 시기가 되면 남자아이는 엄마와, 여자아이는 아빠와 다르다는 것을 알게 됩니다. 이 시기가 지나면 본격적인 성적 호기심이 생기고, 이런저런 질문을 통해 엄마 아빠를 당황하게 만들기도 합니다. 이 또래의 아이들은 엄마 아빠뿐 아니라 또래 친구들의 벌거벗은 모습에도 관심을 가지기 때문에 공중 목욕탕에 데려가거나 엄마나 아빠와 함께 목욕을 하는 것은 이성에 대해 자연스럽게 알게 해주는 좋은 기회가 됩니다.

**• 네 살이 넘은 아이 앞에서는 옷 벗은 모습도 함부로 보여선 안돼** 독립심이 강해지는 만 4세 이후가 되면 부모라 할지라도 벌거벗은 모습을 함부로 보이지 않는 것이 좋습니다. 아이들은 옷을 벗은 부모의 모습을 보면서 지나친 자극을 받거나 심지어는 혐오감을 느낄 수도 있습니다. 이 시기에는 아이에 따라 다른 성에 대해 좀더 민감한 반응을 보이는 경우도 있습니다. 이런 남자아이라면 억지로 엄마가 데리고 샤워를 하거나 엄마가 아이 앞에서 옷을 벗고 있는 것은 좋지 않습니다. 그리고 아이와 이 문제에 대해서 진지한 대화를 나눠보는 것도 좋습니다. "왜 엄마랑 목욕하는 것이 싫으니?" 하는 식으로 차분하게 물어보면 아이도 나름대로 갖고 있는 자신의 생각을 말할 것입니다. 성교육은 아이가 생활 속에서 있는 그대로 자연스럽게 성을 익혀가도록 하는 것이 좋습니다.

# 장염

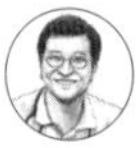

## Dr.'s Advice

장염에 걸렸을 때 설사를 멎게 하는 약을 함부로 사용하지 마십시오. 배 안 아프게 하는 약도 함부로 사용하면 좋지 않습니다. 이런 약들은 장염을 악화시키거나 장을 마비시킬 수도 있습니다. 당장은 편할지 몰라도 장이 나빠져 나중에 아이가 커서 고생할 수도 있습니다. 특히 여행가서 장염에 걸리면 반드시 의사의 진료를 받는 것이 좋습니다.

장염에 걸리면 토하거나 설사를 할 수 있습니다. 탈진이 가장 큰 문제인데, 8시간 이상 소변을 보지 않으면 일단 소아과 의사의 진료를 받는 것이 좋습니다. 요즘은 장염이 있을 때 굶기지 않습니다. 초기에는 전해질 용액을 먹이고, 좋아지면 곧바로 평상시의 음식을 먹이는 것이 회복에 도움이 됩니다.

로타 장염은 손을 씻거나 소독하는 것만으로는 제대로 예방하기 힘듭니다. 로타 예방접종을 해주는 것이 가장 효과적으로 예방할 수 있는 방법입니다.

119 소아과

# 장염은 어떤 병인가요?

장염이란 장에 염증을 일으키는 병으로서, 바이러스성 장염과 세균성 장염이 있습니다. 아이들에게 생기는 장염의 대부분은 바이러스성이며 그중에서 가장 널리 알려진 것이 가성 콜레라입니다. 세균성 장염으로는 이질, 장티푸스, 식중독 등이 있습니다. 가성 콜레라는 로타 바이러스라는 이름의 바이러스가 일으키는 병으로 이름이 콜레라와 비슷해 무시무시하게 들리지만 사실 콜레라와는 사돈의 팔촌 관계도 없는 전혀 다른 병입니다. 최근 몇 년 사이 가성 콜레라가 현저하게 감소하고 있는데 아마도 위생 상태가 좋아졌기 때문인 듯합니다. 이 장에서는 흔한 가성 콜레라를 대표로 들어서 장염에 대한 설명을 해보겠습니다.

## 장염에 걸리면 어떤 증상이 나타나나요?

• **열이 나고 토하면서 설사를 합니다** 장염의 대표주자인 가성 콜레라에 걸리면 대개는 처음에 열부터 나기 시작합니다. 열이 펄펄 나면서 아주 심한 경우에는 열성 경련을 일으키기도 합니다. 그리고 토하기 시작합니다. 토하는 것이 심할 때는 먹은 음식뿐만 아니라 물도 토해서 아이가 처지게 됩니다. 이런 경우 대개의 부모들은 아기가 체했다고 생각하며, 나이 드신 할머니들이 계신 집에서는 아예 손을 따고 병원에 오는 경우도 많습니다. 하지만 함부로 체했다는 생각을 해서는 곤란합니다. 이렇게 토하는 아기는 약을 먹여도 그것마저 토하기 때문에 엄마를 당황스럽게 만들기도 합니다. 보통 2~3일 동안 열이 나고 토를 하게 되는데, 그 후에는 토하는 것이 약간 줄면서 설사를 하기도 합니다. 이때 심한 경우는 설사를 좍좍 할 수도 있습니다. 대개의 경우 별다른 문제가 없다면 일주일 정도 지나면서 상태가 좋아집니다.

• **초기에는 열감기와 비슷한 양상을 보이기도 합니다** 가성 콜레라 초

**손발 따지 마세요!!**

아이가 가성 콜레라에 걸리면 나이 든 어른들은 흔히 체했다고 생각합니다. 소아과에 갈 수 없는 한밤중에 발병할 경우 손발을 따고 이튿날 병원에 오는 경우가 많습니다. 그러나 이것은 별로 권장할 만한 일이 아닙니다.

기에는 열감기와 아주 비슷한 양상을 보이는 경우가 많아서 일단 열감기라고 진단을 붙이고 치료를 하는 경우도 간혹 있습니다. 하지만 가성 콜레라는 바이러스성 질환이기 때문에 증상에 따른 치료를 하게 되므로 열감기 치료를 한다고 해서 전혀 다른 치료를 하는 것은 아니니 걱정하지 마세요.

## 장염은 전염되기 때문에 예방이 중요합니다

**• 예방을 위해서는 손을 자주 씻고 환경을 깨끗이 해야** 장염은 주로 바이러스와 세균이 일으키는데, 장염균이 묻은 손을 입에 넣거나, 균에 오염된 음식을 먹거나, 균이 묻은 옷가지를 빨아먹거나 했을 때 장염에 걸리게 됩니다. 또 균이 공기 중에 날아다니다가 전염되기도 합니다. 장염에 걸리지 않으려면 손을 자주 씻고 환경을 깨끗이 하는 것이 가장 중요합니다. 설사하는 아이를 만지고 다른 아이를 만질 때도 손을 씻는 것이 좋습니다. 특히 기저귀를 간 후에는 비누로 잘 씻어야 합니다. 엄마의 손을 통해서 사방으로 장염균이 퍼질 수 있기 때문입니다. 아이들의 손과 얼굴을 열심히 씻기고 옷을 자주 갈아입히는 것도 중요합니다. 그리고 장염으로 설사한 변이 묻은 아이의 옷은 가급적 다른 아이의 옷과 분리해서 세탁해야 합니다. 세탁은 철저히 하고, 여건이 된다면 살균 소독제를 사용하는 것도 좋습니다.

**• 유아원이나 어린이집도 쉬게 하는 것이 좋습니다** 우선 장염에 걸린 아이는 다른 아이들에게 전염시키지 않도록 유아원을 쉬게 하는 것이 좋습니다. 하지만 그게 마음대로 안되는 경우가 있습니다. 유아원을 꼭 보내야만 하는 형편이라면 다른 아이들과 접촉을 줄이도록 다른 방에서 따로 놀게 해야 합니다. 어쩔 수 없이 같이 생활해야 한다면 모든 아이들의 손을 자주 씻기세요. 변기 청소도 잘

해야 하는데, 변기에 묻은 미세한 균이 다른 아이의 손을 통해서 입으로 들어가 병을 옮길 수도 있습니다. 어린이집 같은 곳에서는 허벅지 부위로 변이 덜 새는 종이 기저귀를 사용하는 것이 전염을 줄일 수 있습니다. 번거롭더라도 유아들을 봐주는 분들이 한 번 더 손을 씻는다면 장염의 전염을 그만큼 줄일 수 있습니다.

# 장염에 걸려 열이 나거나 토할 때

가성 콜레라와 같은 바이러스성 장염은 특별한 치료법이 없습니다. 특별한 치료법이 없다는 말은 치료할 필요가 없다는 뜻이 아니라 아기의 증상에 따라 적절한 조치를 취하면 된다는 뜻입니다. 열이 날 때는 해열제를 사용하고 설사가 심해 탈수가 되면 전해질 용액을 먹여야 합니다. 하지만 장염 중에는 세균성 장염이 있는데 이런 경우는 항생제를 사용해야 하는 경우가 있습니다. 일단 항생제를 사용하게 되면 일정한 기간을 반드시 사용해야 합니다. 하루 이틀 먹이고 멀쩡해 보인다고 치료를 중단해서는 안됩니다. 임의로 치료를 중단하면 쉽게 재발할 수 있고, 자칫 보균자가 되어 건강이 나빠질 수 있으며, 다른 사람에게 세균을 퍼뜨릴 수도 있습니다. 특히 변에 코나 피 같은 것이 섞여 나올 때는 세균성 장염을 의심해야 하며, 반드시 소아과 의사의 진료를 받아야 합니다.

### 열이 날 때는 이렇게 해주세요

열이 심하게 나면 일단 해열제로 열을 떨어뜨려야 합니다. 열이 날 때 흔히 사용하는 약은 부루펜 시럽이나 타이레놀 시럽인데, 저는 생후 6개월 이전의 아기에게는 부루펜보다는 타이레놀 시럽을 권장합니다. 만일 아기가 해열제를 토하면 좌약을 써보세요. 좌약도 먹는 약과 마찬가지로 용량을 잘 지켜야 합니다. 그리고 아이의 옷을 벗기고 물을 좀더 먹여서 시원하게 하는 것이 좋습니다. 약을

먹여도 열이 계속 심할 때는, 아기가 불편해하거나 추워서 떨지 않는다면 30도 정도의 미지근한 물로 온몸을 닦아줄 수도 있습니다.

**언제 응급실에 가야 하나요?**

• 설사에 피가 섞여 나올 때

• 설사하면서 복통이 심할 때 : 특히 2시간 이상 복통이 지속될 경우

• 설사가 심할 때 : 8시간 사이에 8번 이상 물설사를 좍좍 하는 경우

• 설사로 인해 탈수가 심할 때 : 1세 이하의 아기가 소변을 8시간 이상 보지 않거나, 1세가 넘은 아이가 12시간 이상 소변을 보지 않는 경우, 입술이 마르거나 눈이 쑥 들어가고 울어도 눈물이 나오지 않는 경우, 피부가 차고 축축해 보이는 경우

• 기운이 없어 축 처지거나 깨워도 반응이 없거나 아기가 몹시 아파 보일 때

• 생후 3개월도 안된 아기가 열이 나고 설사를 할 때

## 토할 때는 이렇게 해주세요

**• 엄마가 절대로 놀란 모습을 보이면 안됩니다** 처음에는 아이가 무엇을 먹어도 토할 수 있습니다. 아이가 심하게 토하는 것을 처음 보면 솔직히 겁이 나지만 아픈 아이 앞에서 엄마가 놀라거나 당황하는 모습을 보여서는 안됩니다. 아이가 아픈 데다가 겁까지 먹을 수 있기 때문입니다.

**• 아이가 너무 심하게 토하면** 만일 너무 심하게 토해서 아이가 지나치게 처지거나 8시간 정도 소변을 보지 않는 경우, 피가 섞인 채 토하거나 배가 심하게 아픈 경우, 토한 것이 노랗거나 초록색을 띠는 경우에는 한밤중이라도 서둘러 응급실로 가야 합니다. 요즘은 24시간 응급실을 많이 찾아볼 수 있으므로 아이가 심하게 아프면 바로 응급실을 이용하는 것이 아이를 덜 고생시키는 지름길입니다.

## 토하는 아기 먹이기

아이가 토하면 먹지 못하고 수분을 잃어서 탈진이 되기 쉽습니다. 토한다고 아기를 굶기면 우선은 토하지 않아서 좋을지 몰라도 아기가 더 처지고 입원을 하게 될 가능성이 더 높습니다. 토하더라도 먹이려고 노력을 해야 합니다. 우선 장염에 걸려 토하는 것은 짧으면 6시간, 길면 하루 이틀 안에 멎게 되기 때문에 토가 멎을 때까지 탈진이 되지 않게 주의하십시오. 토하는 아기는 보통 먹던 식사를 하면 안됩니다.

**아이가 설사를 한다고 굶기지 마세요!!**
요즘은 아주 특별한 경우가 아니라면 설사를 하는 아이를 굶기면서 치료하지 않습니다. 아이들은 어른과는 달리 성장이 무엇보다도 중요한데 오래 굶길 경우 성장 장애를 초래할 수 있기 때문입니다. 물론 소아과 의사가 꼭 굶기라고 할 때는 굶겨야 합니다.

· **1세 이전의 분유 먹는 아기라면** 아주 가볍게 한 번 정도 토할 때는 분유나 이유식을 먹던 그대로 먹여도 좋습니다. 하지만 자꾸 토할 때는 소아과 의사의 진료를 받고 전해질 용액을 먹일 수가 있습니다. 아기가 잘 먹는다고 한꺼번에 많이 먹이지는 마십시오. 한꺼번에 많이 먹으면 더 잘 토할 수 있습니다. 많이 토하는 아기는 한 번에 한 스푼 정도를 10분 간격으로 조금씩 먹이십시오. 만일 아기가 먹자마자 자꾸 토한다면 1시간 정도 먹이지 말고 쉬는 것도 좋습니다. 만일 아기가 3~4시간 정도 토하지 않으면 서서히 먹는 양을 늘리는 것이 좋습니다. 30분에서 1시간 사이에 한 번에 20~50cc 정도를 먹일 수 있습니다. 8~12시간 정도 토하지 않고 설사를 하지 않으면 분유를 다시 먹일 수 있습니다. 이유식을 하던 아기라면 조기에 원래 먹던 음식으로 돌아갈 수 있습니다. 바나나와 익힌 과일도 줄 수 있는데 사과를 익혀서 애플소스를 만들어주는 것이 좋습니다. 고깃국 같은 것은 장이 나쁠 때 먹여도 대개는 별다른 문제를 일으키지 않습니다.

· **모유를 먹는 아기라면** 아기가 토할 때라도 모유를 먹일 수 있습니다. 다만 많이 먹이면 토하기 쉽기 때문에 한 번에 먹이는 양을 줄여야 합니다. 심하지 않게 한두 번 정도 토한다면 1~2시간 간격으로 짧게(5분 이내) 조금씩 먹이십시오. 매우 심하게 토하는 경우라면 30분에서 한 시간 간격으로 더 짧게(2~3분 이내) 더 조금씩 먹이는 것이 좋습니다. 간혹 모유를 먹지 않으려는 아기도 있는데, 이럴 때는 전해질 용액을 주어도 좋습니다. 전해질 용액을 먹이는 방법은 분유 먹는 아기와 같습니다. 8~12시간 정도 토하지 않으면 모유를 다시 원래 간격대로 제대로 먹일 수 있습니다. 이유식을 하던 아기라면 조기에 원래 먹던 음식으로 돌아갈 수 있습니다. 바나나와 익힌 과일도 줄 수 있는데 사과를 익혀서 애플소스를 만들어주는 것이 좋습니다. 고깃국 같은 것은 장이 나쁠 때 먹여도 대개는 별다른 문제를 일으키지 않습니다. 급성기가 지나면 모유 먹이나 분유 먹이나 별 차이 없습니다.

**· 좀 큰 아이들의 경우라면** 심하게 토하지 않을 때는 먹던 음식을 조금 묽게 해주어도 좋고 물을 먹여도 좋습니다. 물론 전해질 용액을 먹이는 것도 괜찮습니다. 하지만 우유나 요구르트 같은 유제품은 한동안 피하는 것이 좋습니다. 설사를 하지 않고 토하기만 하는 아이들은 조그만 얼음조각을 입에 넣어주는 것도 한 방법입니다. 심하게 토하는 경우는 전해질 용액을 먹이게 되는데 처음에는 소량을 먹이는 것이 좋습니다. 10분 간격으로 한 번에 15cc 정도 먹이다가 3~4시간 정도 토하지 않으면 서서히 양을 늘릴 수 있습니다. 만일 8~12시간 정도 토하지 않으면 이제는 좀 부드럽고 소화가 잘 되는 음식을 먹일 수 있습니다. 이유식을 하던 아기라면 고깃국은 이럴 때 먹일 수 있는 아주 좋은 음식으로 고기 속에 들어 있는 지방은 장을 진정시켜주는 역할을 합니다. 물론 살코기만 사용해야 합니다. 탄수화물인 죽은 가장 소화가 잘 되기 때문에 먹일 수 있습니다. 서서히 밥을 주시고 하루 이틀 다른 문제가 없으면 밥과 함께 다른 음식을 먹일 수 있습니다. 다만 너무 기름기 많고 찬 음식이나 너무 단 과일 같은 것은 초기에는 피하는 것이 좋습니다.

**· 진정되면 빨리 정상적인 식사로 복귀해야** 아이가 이제 더 이상 토하는 것 같지 않으면 하루 이틀 이내에 정상적인 식사를 시작하는 것이 좋습니다. 간혹 아이의 장이 다시 나빠질까 봐 정상적인 식사로 돌아가지 못하고 며칠 동안 멀건 죽만 먹이는 경우도 있는데, 너무 오랫동안 묽은 음식을 계속 먹이면 아이의 체력이 달리고 장의 회복도 더 느려질 수 있으므로 주의해야 합니다. 특히 분유를 먹이는 아기의 경우 장이 조금만 나쁘게 되면 분유를 묽게 타서 먹이는 엄마도 있고, 장이 또 나빠질까 봐 지레 겁을 내서 분유를 제 농도로 타서 먹이기를 겁내는 엄마들도 있는데, 이것은 정말로 곤란합니다. 심지어는 몇 달 동안 분유를 묽게 타서 몸무게도 제대로 늘지 않는 아기들도 간혹 보는데, 초기에 묽게 먹이라는 소아과 의사의 지시가 있더라도 아이의 상태가 좋아지면 언제부터 제대로 먹여야 할 것인가를 반드시 상의하여야 합니다.

# 장염에 걸려 설사를 할 때

## 설사가 심하지 않을 때는 이렇게

설사할 때
먹이는 법

설사가 심하지 않을 때는 먹는 것을 그다지 가릴 필요가 없습니다. 모유나 분유를 먹는 아이는 물론 생우유나 밥을 먹는 아이도 평소 먹던 대로 주면 됩니다. 다만 기름기가 많거나 차갑거나 너무 단 음식은 피하는 것이 좋습니다. 당분이 많은 주스는 오히려 설사를 심하게 만들 수도 있습니다. 바나나나 익힌 사과를 주어도 괜찮습니다. 그렇더라도 설사가 심해서 탈수가 된 경우 초기에는 전해질 용액을 사용하면서 탈수가 회복되면 차츰 원래 먹던 음식을 먹이는 것이 좋습니다. 하지만 토하는 것이 동반될 때는 토하는 것에 준해서 먹이는 것이 좋습니다. 아이가 급성기만 지나면 바로 원래 먹던 대로 먹이는 것이 좋으며, 장이 나빠질까 봐 겁을 내서 계속 묽게 먹여서는 안됩니다.

## 설사가 좀 심할 때는 이렇게

처음 8시간 정도는 음식 조절이 제일 중요하지만, 24시간 이상 엄격하게 음식을 제한하는 경우는 드뭅니다. 아이의 설사가 심하면 당연히 소아과 의사의 진료를 받아야 하며, 집에서는 다음의 주의 사항을 지켜야 합니다.

• **무엇보다 수분 공급이 중요합니다** 아이가 설사를 하면 몸에서 수분이 빠져나갑니다. 급성 설사를 하는 병은 원인 치료를 하는 것도 중요하지만 일단 탈수를 막는 게 급선무입니다. 따라서 엄마들은

탈수를 막기 위한 방법을 꼭 알아두어야 합니다. 아무리 설사를 하는 아이일지라도 일단 수분 섭취만 충분히 되면 당장 큰일 나지는 않습니다.

**· 수분 보충용으로 제일 좋은 것은 전해질 용액입니다** 심한 장염의 수분 보충용으로 권장되는 것은 전해질 용액입니다. 분유를 먹는 아기는 심한 설사 초기에 탈수가 되어 있다면 전해질 용액을 분유 대신 먹입니다. 먹이는 양은 아기가 먹을 수 있는 만큼이면 됩니다. 전해질 용액을 먹여서 탈수가 어느 정도 좋아지면 바로 원래 먹던 음식으로 먹이는 것이 중요합니다. 대충 8시간 정도면 가능한 이야기입니다. 아무리 심한 설사를 한다고 해도 흰죽을 며칠이고 계속 먹여서는 안됩니다.

**· 설사를 한다고 모유를 끊으면 안됩니다** 모유를 먹는 아기가 설사를 하는 경우, 대개는 계속 모유를 먹여도 됩니다. 다만 설사를 좀 심하게 하는 경우 초기에는 전해질 용액을 사용할 수 있지만, 급성기만 지나면 바로 모유를 제대로 먹일 수가 있습니다. 모유 먹는 아기가 설사할 때는 그게 진짜 설사인지는 잘 확인해야 합니다. 아기의 변을 가지고 소아과 의사에게 가서 보여주는 것이 가장 확실합니다.

**· 분유는 일시 중단할 수도 있습니다** 분유나 생우유를 먹는 아기는 일단 분유와 생우유를 끊고 경구용 포도당 전해질 용액을 먹이는 것이 좋습니다. 분유 먹는 아기가 심하게 설사를 하더라도 급성기만 지나면 바로 원래의 농도대로 분유를 타 먹일 수가 있습니다. 특별한 경우가 아니라면 요즘은 설사를 할 때 설사용 분유를 권장하는 경우는 별로 없습니다. 설사 회복기에도 특수한 분유를 먹이는 경우는 흔치 않습니다. 간혹 아기의 상태에 따라서 다른 처방이 내려질 수도 있기 때문에 이 문제는 소아과 의사와 상의하는 것이 좋습니다. 일반적으로 급성기만 지나면 분유를 묽게 타서 먹일 필요는 없고, 먹던 음식도 다 먹일 수가 있습니다.

**모유 먹는 아기가 설사를 할 때는!!**
모유는 엄마의 몸에서 만들어진 아이의 몸에 가장 적합한 음식이므로 설사할 때 먹여도 장에 그리 큰 부담을 주지는 않습니다. 간혹 물젖이라 아이가 설사를 한다고 모유를 끊는 엄마도 있습니다만, 이것은 우유를 먹는 아기보다 모유를 먹는 아기의 변이 묽어지는 데서 비롯된 오해입니다. 설사를 한다고 모유를 끊으면 안됩니다. 설사가 아주 심한 경우 소아과 의사의 판단 아래 일시적으로 모유를 끊고 전해질 용액만 먹이다가 몇 시간 후 다시 모유를 먹이는 경우도 있습니다. 따라서 모유 먹는 아기가 설사를 심하게 할 때는 반드시 소아과 의사와 상의해야 합니다.

**주의!**
**설사약을 함부로 먹이지 마세요!!**
만 두 살 이전의 아기에게 소아과 의사의 진찰과 처방 없이 설사약을 함부로 먹이면 안됩니다. 이런 약들을 함부로 사용하면 안 그래도 아픈 장에 더 심한 손상을 줄 수 있을 뿐 아니라 장을 마비시켜 회복을 느리게 만들 수 있습니다. 흔히 엄마들이 설사약으로 많이 사용하는 약들은 장염 자체를 치료하기보다는 장을 잘 움직이지 않게 해서 설사를 멎게 하는 효과만 있는 경우가 많습니다. 설사는 우리 몸의 장에 나쁜 것이 있을 때 빨리 내보내기 위해서 하는 것입니다. 그런데 세균성 장염의 경우 적절히 치료하지 않은 채 설사를 함부로 멎게 하면 병이 갑자기 심해질 수 있습니다. 그리고 장 운동을 느리게 만들면 설사가 나오는 것은 줄일 수 있지만 아이의 뱃속에서 설사가 만들어지는 것은 막을 수 없어서 설사가 뱃속에 고여 있는 묘한 상황이 벌어지게 됩니다. 따라서 탈수가 일어나더라도 몸무게가 줄지 않아 아이의 탈수가 심각한 상태에 이를 때까지 발견하지 못하는 경우도 있습니다. 다시 한번 말씀드리지만 소아과 의사의 처방 없이 설사약을 함부로 사용하지 마십시오.

**· 너무 오랫동안 식사를 제한하면 안됩니다** 전해질 용액이나 죽을 먹인 후 8시간 정도 지나고 탈수 증세가 나아지면 다시 음식을 먹입니다. 너무 오랫동안 식사를 제한하면 아이가 기운을 차릴 수 없으니 급성기가 지나면 가능하면 빨리 식사를 하게 하는 것이 좋습니다. 모유 먹는 아기는 모유를 그대로 먹이고, 심한 설사를 한 아기의 경우라도 급성기만 지나면 분유를 바로 제 농도로 타서 먹일 수 있습니다. 익힌 사과, 잘 익은 바나나는 급성기가 지나면 먹을 수 있고, 가능하면 조기에 원래 먹던 음식으로 빨리 돌아가는 것이 좋습니다. 단 기름기 많고 찬 것은 곤란하며 너무 단 음식, 예를 들면 과일주스 같은 것은 너무 많이 먹여서는 안됩니다. 이유식을 제대로 진행한 아기라면 고깃국 같은 것은 설사 후 먹일 수 있는 아주 좋은 음식일 수 있습니다.

## 설사가 심할 때 수분 보충하는 방법

**· 경구용 포도당 전해질 용액을 먹이세요** 경구용 포도당 전해질 용액은 아이의 입으로 수분을 공급해주는 방법으로서, 설사 치료에 가장 중요하고 안전한 수단입니다. 약국에서 파는 '페디라'나 '에레드롤' 같은 전해질 용액에는 포도당과 설탕, 소금 등이 들어 있어 기본적인 염분과 열량을 보충해줄 수 있습니다. 전해질 용액은 맛이 없어서 잘 안 먹는 경우도 많지만 아이가 탈수가 심한 경우에는 그 맛없는 전해질 용액도 잘 먹게 되는 경우가 많습니다. 전에 설사할 때 안 먹으려 했어도 이번에는 잘 먹을 수 있으므로 다시 한번 시도해보세요.

**· 전해질 용액이 없을 때는** 소아과에 갈 수 없는 형편이거나 전해질 용액을 살 수 없는 경우에는 아주 묽은 쌀죽이나 물 500cc에 소금 1/4티스푼(1.25cc)을 섞어서 먹일 수 있습니다. 맛이 밍밍해서 아기

**설사가 심할 때 보리차 먹이지 마세요!!**

설사를 하는 아기에게 보리차를 먹이는 엄마들이 많습니다. 가벼운 설사의 경우 특별히 음식을 제한할 필요는 없습니다. 설사가 심해 탈수가 되었을 때는 맹물이나 녹차 같이 전해질의 농도가 낮은 것은 먹이지 않는 것이 좋습니다. 설사가 심할 때 소아과 의사가 권장하는 것은 전해질 용액입니다.

가 싫어하면 여기에 설탕을 1테이블스푼(15cc) 넣어도 좋습니다. 아기에게 이온 음료를 먹이는 것은 권장하지 않습니다.

**· 특수 분유를 먹이기도 합니다** 요즘은 특별한 경우가 아니라면 설사를 할 때 설사용 분유를 사용하지 않습니다. 설사용 분유는 보통 분유에 비해서 영양이 많이 빠져 있기 때문입니다. 집에서 아기가 설사한다고 엄마가 임의로 모유나 보통 분유를 설사용 분유로 바꿔 먹이는 것은 곤란합니다. 설사를 한다고 콩 분유나 산양 분유로 바꿔 먹이는 엄마도 있는데, 이것 역시 곤란합니다. 하지만 소아과 의사가 꼭 필요하다고 판단하는 경우 설사용 분유를 사용하는 경우도 있기는 합니다. 아기의 설사가 심해서 소아과 의사가 특수 분유를 사용하기를 권장받은 경우, 그 분유의 이름을 명확히 알아서 사용해야 하며 언제까지 사용할 것인가도 반드시 물어봐야 합니다. 예를 들면, 장염으로 설사할 때와 알레르기로 설사할 때는 사용하는 특수 분유가 다를 수 있으며 사용하는 기간도 다를 수 있습니다. 아기가 우유 알레르기가 있다면 우유 알레르기 때 먹는 특수 분유인 HA 분유가 있는데 이런 우유 알레르기 특수 분유는 반드시 소아과 의사가 우유 알레르기라는 진단을 붙인 후에 그 처방에 따라서 먹여야 합니다. 콩으로 만들어서 아기들이 먹을 수 있다고 선전하는 것들 중에는 소아과 의사들이 권장하지 않는 것도 있기 때문에 소아과 의사의 추천을 받은 제품을 사용하는 것이 좋습니다.

**· 특수 분유, 시작하는 것은 쉽지만 끊는 것은 어렵습니다** 간혹 특수 분유를 하염없이 먹이는 엄마들이 있습니다. 아기가 설사할 때 소아과 의사가 설사 분유를 먹이랬는데 언제 끊어야 할지 모르겠고, 보통 분유를 먹이자니 장이 다시 나빠질 것 같아 이러지도 못하고 저러지도 못한 채 고민하다가 '에라, 모르겠다'며 특수 분유만 계속 먹이는 것이지요. 그러나 특수 분유는 끊는 시기도 중요합니다. 시간이 지나 특수 분유를 먹은 아이의 변 상태가 바뀌면 끊는 시기

**모유수유아 설사 시 주의할 것!**
모유를 먹이는 경우 설사를 심하게 할 때 아이에게 조금씩 먹이는 경우도 있습니다. 그리고 아이가 아파서 한 번에 많은 양을 먹지 않는 경우도 있습니다. 아플 때는 어쩔 수 없더라도 회복기가 되면 한 번에 먹는 양을 원래 먹는 양으로 빨리 늘려주어야 합니다. 그리고 아플 때 이유식을 잘 안 먹는 경우, 모유를 좀더 먹일 수도 있습니다. 이때도 아픈 것이 좋아지고 회복기가 되면 반드시 원래 먹던 이유식 같은 것을 제대로 먹이려고 노력하여야 합니다. 아플 때 엉망이 된 아이의 식습관을 엄마가 적극적으로 고쳐주지 않으면 점점 더 악화되기 쉽습니다. 특히 모유의 양이 일시적으로 늘어난 경우 회복기에 이유식의 양을 원래대로 빨리 늘려서 모유를 전에 먹던 양으로 줄이지 않으면 잘못하면 젖을 점점 더 많이 먹으려 해서 엄마가 아이 키우기 힘들게 되는 경우를 흔히 보게 됩니다. 아플 땐 어쩔 수 없더라도 회복기에 빨리 원위치하는 것이 매우 중요하다는 것을 잊지 마십시오. 특히 밤중 수유를 하지 않던 아이라면 설사가 심해서 다른 것을 안 먹어 모유를 늘리더라도 밤중 수유를 다시 시작해서 모유를 더 먹이는 것은 바람직하지 않습니다.

**설사 특수 분유 언제까지?**
설사 때 먹이는 특수 분유란 보통의 분유와는 좀 성분이 다릅니다. 1~2주 정도는 마음 편하게 먹일 수 있지만, 반드시 소아청소년과 의사와 상의해서 끊는 시기를 정해야 합니다.

를 반드시 의사와 상의해야 합니다.

**• 정맥 수액 요법은 특별한 경우에만** 아이가 설사를 하면서 입으로 먹지 못하거나 탈수가 심할 때 사용합니다. 예전에는 링거 주사라고 부르는 수액을 많이 맞았지만, 요즘은 입으로 먹이는 경구용 포도당 전해질 용액이 설사 치료에 효과적이라고 알려지면서 정맥 주사를 맞히는 경우가 많이 줄었습니다.

## 장염 치료 후에도 설사가 멎지 않으면

간혹 아이가 장염을 앓고 난 후에 장기간 설사를 하는 경우가 있습니다. 장염 때문에 손상을 입은 장이 분유에 있는 유당을 제대로 소화시키지 못해 설사를 계속하게 되는 유당불내성 때문에 그럴 수도 있고, 장염이 완전히 낫지 않았거나 우유 알레르기 때문에 그럴 수도 있습니다. 급성 장염, 특히 가성 콜레라를 앓고 난 후에는 1~2주 동안 유당불내성이 나타날 수 있습니다. 그러나 대개 한 달 정도면 좋아집니다. 드물게 수개월에 걸쳐서 유당불내성이 지속되는 경우도 있는데, 어린 나이의 아기에게 유당불내성이 한 번 생겼다고 평생 가는 것은 아니니 너무 걱정하지 않아도 됩니다. 장이 튼튼해지고 아이의 면역성이 완성되어가면서 유당불내성도 서서히 사라집니다. 장염이 다 치료된 후에도 설사가 멎지 않으면 소아과 의사가 진찰해서 간혹 특수 분유를 처방하기도 합니다. 특수 분유는 꼭 필요한 경우가 아니면 먹이지 않는 것이 좋고, 먹이더라도 필요성이 사라지면 바로 끊어야 합니다.

# 중이염과 귀

## Dr.'s Advice

YouTube
중이염에
대해서

아이들의 급성 중이염은 비염이나 축농증과 마찬가지로 소아청소년과 의사의 진료 영역입니다. 중이염은 감기에 걸렸을 때 합병증으로 잘 생기는데, 감기 치료 중에 아이가 귀가 아프다고 하면 아이를 봐주시는 소아청소년과 의사에게 귀를 봐달라고 하십시오. 감기를 소아청소년과에서 치료하는 도중 합병증으로 중이염이 생겼을 때 중이염 치료를 위해서 이비인후과에 따로 가야만 하는 것은 아닙니다.

중이염 진단이 붙으면 항생제를 처방받기도 합니다. 일단 항생제를 처방받으면 아이가 멀쩡해 보여도 함부로 중단해서는 안됩니다. 반드시 처방한 의사가 그만 먹여도 좋다고 할 때까지 항생제를 먹이십시오. 중이염을 방치하면 귀에 물이 차서 청력이 떨어질 수도 있는데, 청력이 떨어지면 언어발달기의 아이가 말을 배우는 데 문제가 될 수 있습니다.

중이염 예방접종이라고 부르는 예방접종도 있습니다. 뭐냐구요? 독감 예방접종과 폐구균 예방접종이 그것입니다. 중이염을 효과적으로 예방하고 싶다면 아이들에게 이 두 접종을 꼭 해주는 것이 좋습니다.

119 소아과

# 중이염에 대해 알아봅시다

아이들에게 귀가 아픈 일은 흔합니다. 귀가 아프다면 단연 중이염을 먼저 생각해야 합니다. 아이들이 중이염에 걸리는 일은 아주 흔해서 세 돌까지 세 번 이상 걸리는 아이가 전체의 60%에 달합니다. 대부분의 아이가 중이염에 한두 번은 걸린다고 보시면 됩니다. 아이들 감기를 치료하다 보면 상당히 많은 아이들이 중이염을 앓고 있는 것을 보게 됩니다. 중이염은 감기를 치료하는 도중에 어쩔 수 없이 동반되는 경우가 많습니다. 감기를 치료하는 중에 아이가 귀가 아프다고 하면 반드시 소아과 의사에게 귀를 봐달라고 해야 합니다. 중이염에 걸려서 약물 치료를 하면 귀가 아픈 것은 하루 이틀 만에 좋아질 수도 있습니다. 그러나 중이염은 10일 이상 충분히 약을 먹어야 하는 경우가 많은 병이기 때문에 증상이 없어졌다고 약을 며칠 먹고 중단하면 나중에 합병증이 생길 위험이 높아집니다. 특히 언어를 배우는 시기의 아이들은 조기에 치료해주지 않으면 중이염의 합병증으로 언어발달에 문제가 생길 수도 있기 때문에 각별히 신경 써야 합니다.

## 중이염이란 뭔가요?

중이염은 귀의 중이 부분에 염증이 생기는 것으로 아이들의 경우 주로 감기를 치료하는 도중에 잘 생깁니다. 귀와 코는 유스타키안 튜브라고 하는 이관으로 연결되어 있는데, 이 이관을 통해 코로 흡입된 여러 가지 잡균들이 귀로 들어갈 수 있습니다. 이것을 막기 위해 귀에서는 항상 물이 생겨서 이관을 통해 코로 흘러들어갑니다. 그 흘러들어가는 물에 균들이 씻겨 내려가 귀로 들어갈 수 없게 되는 것이지요. 그런데 감기나 비염에 걸리면 이관을 덮고 있는 점막에 염증이 생겨 이관이 막혔다 뚫렸다를 반복하게 됩니다. 이관이 막히면 물이 고이게 되고 고인 물은 그 안에서 썩게 됩니다. 또한 이관이 막혀 귀 안의 압력이 낮아지면 일시적으로 이관이 뚫릴 때 압력 차이가 생기기 때문에 코 안에 있는 코나 기타 잡균들

**중이염 키 포인트!!**

1. 아이가 귀가 아프다고 하면 반드시 소아과 의사에게 봐달라고 해야 합니다.
2. 중이염으로 항생제를 복용할 시에는 소아과 의사가 그만 치료하라고 할 때까지 치료해야 합니다.
3. 약은 반드시 잘 챙겨 먹여야 합니다. 빼먹지 마세요!
4. 중이염을 앓은 후에 아이가 잘 못 듣는 것 같으면 바로 소아과 의사와 상의해야 합니다.

이 귀로 빨려들어가게 됩니다. 쉽게 이야기하면 중이염이 시작되는 것이지요. 게다가 감기에 걸리면 코를 자주 풀게 됩니다. 이때 양쪽 코를 다 막고 풀면 코 안의 압력이 높아지게 되고, 그러면 이관 쪽으로도 압력이 가해져 코 안의 잡균들이 중이로 들어갈 확률이 높아지기 때문에 중이염이 그만큼 더 잘 생기게 됩니다. 반면에 공기의 흐름에 따라 자연스럽게 한쪽 코씩 번갈아 풀게 되면 코 안의 압력이 그다지 높아지지 않기 때문에 중이염이 생기는 것을 줄일 수 있습니다.

## 아이들은 어른에 비해 중이염에 걸리기 쉽습니다

아이들은 어른보다 중이염에 걸릴 확률이 높습니다. 이관의 길이가 어른보다 짧아서 귀로 균이 들어가기가 쉽기 때문입니다. 길이뿐만 아니라 위치와 모양 역시 어른보다 중이염에 걸리기 쉽게 되어 있습니다. 또 중이염은 감기의 합병증으로 잘 생기기 때문에 어른보다 감기에 더 잘 걸리는 아이들은 그만큼 중이염에 잘 걸릴 수밖에 없습니다. 더구나 우리나라는 공기오염이 심해서 감기에 잘 걸리고, 일단 걸리면 오래가므로 그만큼 중이염에 걸리는 빈도가 높습니다. 아이가 유아원에 다니면 감기의 전염으로 인해 중이염에 더 잘 걸릴 수 있습니다. 아이에게 중이염이 반복될 때는 이 점에도 신경을 써야 합니다. 대개 중이염은 생후 3개월에서 3세 사이의 아이들이 가장 잘 걸리는데, 아무리 주의해도 3세까지는 상당수의 아이들이 한 번은 중이염에 걸린다고 보시면 됩니다. 크면서 몸의 면역성이 증가하고 이관의 모양과 기능이 좋아지면 중이염에 덜 걸리게 됩니다.

## 중이염을 줄이려면

**중이염에 걸렸을 때!!**

저는 수영장에 보내는 것을 권장하지 않습니다. 특히 알레르기가 있는 아이들은 중이염에 걸리는 빈도가 높아지므로 코가 막히면 반드시 소아청소년과 의사의 진료를 받아야 합니다. 귀가 먹먹하면 코를 막고 바람을 불어 이관을 뚫어주는 것도 좋고, 코를 막고 침을 삼키게 하는 것도 좋습니다.

아이들은 원래 어른에 비해서 중이염에 잘 걸리지만 주의를 하면 훨씬 덜 걸릴 수 있습니다. 아래 사항들을 알아두고 참고하십시오.

- **우유병은 돌까지만** 돌 지나서도 우유병을 열심히 빨면 이관에 가해지는 압력이 증가되어 중이염에 더 잘 걸리는 경향이 있습니다. 모유를 먹이면 중이염에 덜 걸린다는 것은 상식입니다.
- **공갈 젖꼭지도 너무 오래 빨면 안돼** 최근의 연구 결과에 의하면 만 10개월이 지나서도 공갈 젖꼭지를 빨면 중이염에 걸릴 확률이 증가될 수 있다고 합니다. 6개월이 지나면 공갈 젖꼭지를 필요 이상 빨리지 마세요.
- **담배를 끊으십시오** 집안에서 담배를 피우면 간접 흡연으로 인하여 아이의 섬모운동이 둔화되기 때문에 그만큼 중이염에 잘 걸립니다. 저도 예전에는 하루에 세 갑을 피던 골초 중의 상골초였는데, 집사람이 첫째를 가졌을 때 끊었습니다. 집안과 차에서는 절대 금연, 잊지 마세요.
- **분유나 우유를 먹일 때는 반드시 안고 먹입시다** 분유를 먹일 때 눕혀서 먹이면 중이로 분유가 들어갈 수 있습니다. 따라서 분유를 먹일 때는 반쯤 앉은 자세로 먹이는 것이 좋습니다.
- **감기에 걸리면 딱입니다** 감기와 중이염은 서로 밀접한 관계가 있습니다. 감기에 덜 걸리는 것이 중이염에 덜 걸리는 지름길이지만 그게 말처럼 쉽지만은 않습니다. 평소 손을 잘 씻고 양치질을 잘 하는 것이 중요합니다.
- **독감 예방접종도 중이염 예방에 도움이 됩니다** 돈이 좀 들어서 그렇지 중이염 예방에 도움이 되는 예방접종이 있습니다. 독감 예방접종이 그것입니다. 독감에 걸리면 중이염이 잘 생기기 때문에 예방접종을 하면 훨씬 도움이 됩니다. 폐구균 예방접종도 엄청나게 도움이 되어서 폐구균 접종 후 중이염 환자가 확 줄 정도입니다.

## 중이염의 증상은 어떤가요?

아이가 중이염에 걸리면 열이 나면서 귀가 아플 수 있습니다. 또 소리가 잘 안 들릴 수 있고 심하면 염증이 터져 귀에서 고름이 나올 수도 있습니다. 어린 아기는 아파도 아프다는 말을 못하기 때문에 자꾸 울고 보채는 경우가 많습니다. 특히 아기들은 분유나 젖을 빨게 되면 귀에 압력이 가해지면서 통증이 더 심해지기 때문에 조금 빨다가 보채고 울며 안 먹으려 할 수 있습니다. 그리고 누우면 아프기 때문에 계속 안아 달라고 보채기만 하는 경우도 많습니다. 특히 감기에 걸린 아기가 밤에 많이 보챌 때는 이 사실을 반드시 소아과 의사에게 알려주셔야 합니다. 감기를 치료하는 중에는 다른 증상은 없는데 보채기만 하는 것이 중이염의 유일한 증상인 경우도 있으니까요. 의사의 처방 없이 감기약을 함부로 먹이면 중이염이 있어도 합병증이 생길 때까지 발견하지 못할 수 있으므로 아이들의 감기약은 신중하게 사용해야 합니다. 조금 큰 아이들은 귀가 잘 안 들려서 텔레비전 앞으로 자꾸 다가가거나 텔레비전 소리를 자꾸 키우기도 합니다.

**귀지 파다가 피 나는 경우!**

중이염을 진단하려면 귀고막을 봐야 합니다. 귀고막을 보려면 귀구멍을 통해서 봐야 하는데 귀지가 많은 경우 귀지를 파줘야 귀구멍을 통해서 고막을 볼 수 있습니다. 그런데 아이들 귀지 파는 것은 엄청나게 고난이도의 기술이 필요하고 귀지 파는 도중 외이도 벽에서 피가 나는 경우도 있습니다. 이런 경우는 대개의 경우 시간이 지나면서 저절로 좋아집니다. 병원에서 귀지 파다가 피 나도 너무 걱정하지 마십시오. 가벼운 외이도 상처는 저절로 좋아지고 심한 경우는 약을 줄 것입니다. 이 정도는 걱정할 필요는 없습니다. 하지만 아주 드물게 고막이 손상을 받는 경우도 있는데, 이런 경우도 대개 저절로 좋아지지만 이비인후과에서 청력의 문제를 확인해야 합니다.
하지만 집에서 귀를 파다가 피가 나는 경우는 상처의 부위와 정도를 파악할 수 없고 귀지 파는 기구가 멸균된 상태가 아니라서 감염으로 문제가 생길 수 있으므로 의사의 진료를 받는 것이 안전합니다.

## 아이가 갑자기 귀가 아프다고 하면

밤에 아이가 갑자기 귀가 아프다고 하면 우선 타이레놀을 먹인 다음 아침이 되면 소아과 의사의 진료를 받습니다. 낮이라면 당연히 소아과 의사의 진료를 받아야 하구요. 소아과에서 지어준 약을 먹이는 중이라면 함부로 타이레놀을 더 먹여서는 안됩니다. 귀에 따뜻한 찜질을 해주는 것도 좋은데, 이 방법은 어린 아기의 경우에는 쓰면 안됩니다. 껌을 씹을 수 있는 아이들의 경우에는 껌을 씹게 하면 좀 덜 아파하기도 합니다. 밤에 껌을 줄 때는 자이리톨 껌을 주는 것이 좋으며, 그것이 여의치 않을 때는 씹고 난 다음에 반드

시 이를 닦게 해야 합니다. 귀가 아픈 어린 아기에게 우유를 먹일 때는 빨아먹으면 귀가 더 아플 수 있기 때문에 컵을 사용하거나 숟가락으로 떠 먹이는 것이 좋으며, 누워 있으면 더 아파할 수 있으므로 안거나 업어주는 것이 좋습니다. 고개를 높게 해주면 귀의 압력이 낮아지기 때문에 베개를 조금 높여 주는 것은 좋지만, 이 방법 역시 어린 아기에게는 쓰면 안됩니다. 귀가 아픈 원인 중에 가장 흔한 것이 중이염입니다. 그밖에 외이도염에 걸려도 귀가 아플 수 있고, 감기에 걸려도 귀와 코의 공기 유통이 잘 안돼 귀가 아플 수 있습니다. 귀가 아픈 원인을 밝히기 위해서는 소아과 의사의 진료를 받아야 합니다.

**중이염은 소아과가 아니라 이비인후과에서 치료하는 병 아닌가요?**
중이염은 소아과에서 치료하는 병입니다. 감기를 치료하다가 중이염이 생겼다고 해서 감기 치료는 소아과에서 하고 중이염 치료는 따로 이비인후과에서 해야 하는 것은 아닙니다. 중이염은 감기에 동반되는 경우가 많기 때문에 감기와 함께 치료를 합니다. 그래서 소아과에서 치료하는 것입니다. 그러나 소아과 의사가 치료하다가 또 다른 합병증이 생기거나 염증이 심해서 고막에 구멍을 뚫어야 할 때는 이비인후과 의사에게 의뢰해줍니다. 물론 중이염만 있을 때는 이비인후과에서 치료해도 상관없습니다.

## 중이염은 꾸준히 치료해야 합니다

**· 감기 치료 중에 아이가 귀가 아프다고 하면 바로 의사에게 말해야** 소아과에서 중이염 치료를 받는 아이들을 보면 특별한 증상이 없는 경우도 제법 있습니다. 그러나 감기가 오래가거나, 아이가 귀를 자꾸 만지거나, 감기에 걸린 아이가 밤에 갑자기 심하게 울어대거나, 감기 치료 중 열이 잘 안 떨어지면서 오래가거나, 감기 걸린 아이의 귀에서 갑자기 물이 나오는 경우 소아과 의사는 중이염을 의심해

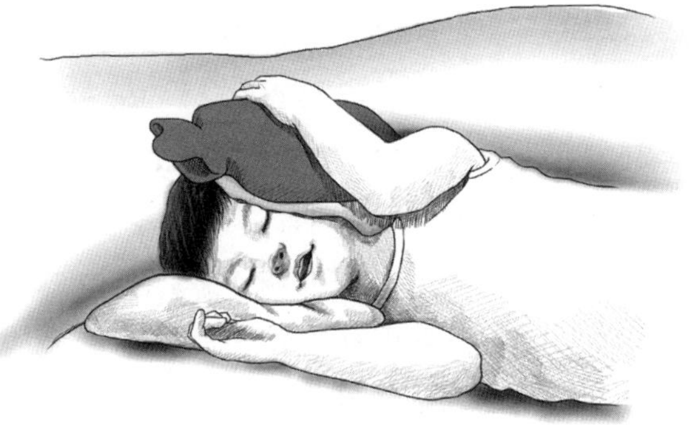

**귀를 아파하면 일단 소아과 의사의 진료를 받아야!!**
아이가 갑자기 귀가 아프다고 하면 귀에 아이스 백으로 찬 찜질이나 핫 팩으로 뜨거운 찜질을 20분 정도 해주는 것도 좋은데, 이 방법은 어린 아기에게는 쓰면 안됩니다. 고개를 높게 해주면 귀의 압력이 낮아지기 때문에 베개를 조금 높여주는 것은 좋지만, 이 방법 역시 어린 아기에게는 쓰면 안됩니다.

**큰병원에 가면 중이염이 빨리 낫지 않나요?**

아닙니다. 중이염은 어떤 약을 어떻게 사용해서 치료하는지가 의학 교과서에 적혀 있는 병으로, 어떤 의사나 치료할 수 있습니다. 하지만 소아과 의사는 중이염을 전문으로 보는 의사이기 때문에 중이염에 걸렸을 때는 동네 소아과에서 진료받는 것이 제일 좋습니다. 미리 큰병원에 가봐야 아이 고생만 시키고 병 치료에도 도움이 되지 않습니다. 상태가 많이 나빠져 전문의의 외과적인 조치가 필요하거나 큰병원에 갈 필요가 있을 때는 다니던 동네 소아과에서 큰병원으로 보내줍니다.

서 귀를 진찰합니다. 만일 감기를 치료하다가 중이염을 발견하게 되면 중이염 치료도 함께 해야 하므로, 감기 치료 중에 아이가 귀가 아프다고 하면 반드시 의사에게 이야기해야 합니다. 귀가 아프다는데 다니는 소아과에서 귀를 봐주지 않는다면 다른 소아과를 방문하여서라도 중이염 유무를 확인하는 것이 좋습니다. 중이염에 걸린 적이 있는 아이가 감기에 걸리면 바로 소아과에서 진료를 받는 것이 좋습니다. 특히 알레르기가 있는 아이는 중이염에 더 잘 걸리므로 코가 막히면 반드시 소아과 의사의 진찰을 받아야 합니다.

**• 멀쩡해 보인다고 함부로 약을 끊으면 금방 재발합니다** 중이염에 걸리면 반드시 의사가 치료를 그만두자고 할 때까지 치료를 해야 합니다. 세균성 중이염이 의심이 되면 항생제를 써서 중이염을 치료하는데 적어도 10일 이상 약을 먹이는 경우도 많습니다. 항생제를 먹이면 보통 2~3일이 지난 뒤에는 귀도 안 아프고 아이가 멀쩡해 보이기 때문에 치료를 중단하는 엄마들이 많습니다. 이때 함부로 약을 끊으면 금방 재발해서 치료하기가 더 힘들 수 있으므로 반드시 의사가 그만 치료하자고 할 때까지 약을 먹여야 합니다. 치료하는 도중에 상태가 나아지지 않거나 치료에 반응이 없으면 항생제의 종류를 바꾸기도 합니다. 또 치료를 받고 있는 중이라도 귀고막이 터지거나 고막 안에 물이 차면 튜브를 박기도 합니다.

**• 항생제 치료를 받을 때는 병원을 바꾸지 않는 것이 좋습니다** 중이염 중 항생제를 사용해야 하는 경우도 있습니다. 이런 경우 항생제를 며칠만 먹어도 진찰상으로는 멀쩡해 보이기 때문에 이때 다른 병원에 가서 진찰해보면 아무 이상이 없다는 진단이 나오기도 합니다. 따라서 치료 도중에 병원을 바꾸는 것은 아이에게 손해일 수 있습니다. 만약 피치 못할 사정으로 병원을 바꿀 때는 반드시 사용한 항생제의 이름을 알아서 새로 가는 병원의 의사에게 알려주어야 치료의 연속성이 보장됩니다. 그리고 치료 도중에 함부로 약을 끊거나 바꾸면 내성이 생길 수 있으니 주의하세요. 처방전 받으면 핸드폰으로 찍어서 보관해두는 것이 가장 확실한 방법입니다.

## 중이염 수술, 위험하지 않은가요?

**중이염은 약물 치료가 우선!**
간혹 "중이염 약을 오래 먹이느니 차라리 빨리 수술을 해버리는 게 좋지 않을까요?"하고 묻는 엄마들이 있습니다. 그러나 중이염은 약물 치료가 우선입니다. 간혹 수술로 근본적인 치료를 하겠다고 말씀하시는 분도 있는데, 아이들의 중이염은 아주 특별한 경우가 아니라면 수술을 하지 않습니다. 이것은 진찰한 소아과 의사의 의견을 따르는 것이 좋습니다.

**중이염 수술 뒤에 주의할 점!**
튜브는 귀고막에 인공적으로 구멍을 뚫어둔 것이기 때문에 귀로 물이 들어가면 곤란합니다. 목욕이나 수영을 할 때는 귀마개를 꼭 해야 합니다. 귀마개만 제대로 하면 대개의 경우는 문제가 없습니다. 하지만 물 속으로 잠수하는 것은 안됩니다.

**• 중이에 물이 찼을 때 수술을 하는 경우도 있어** 중이염은 제대로 치료하는 중에도 중이에 물이 찰 수 있습니다. 잘못 치료해서 물이 차는 것이 아니라는 점은 미리 알아두시는 것이 마음 편하실 것입니다. 중이에 물이 차면 고막이나 귓속 뼈의 움직임이 둔해져서 소리를 잘 듣지 못하는 경우가 생깁니다. 중이염 때문이 아니라 중이염의 합병증으로 귀에 물이 차서 잘 듣지 못하게 되는 것입니다. 언어를 배우는 5세 이전의 아이 귀에 물이 차면 언어발달에 장애가 생길 수 있습니다. 귀에 물이 차면 중이염의 급성기에는 항생제를 먹이지만 그 이후에는 기다려보는 것도 치료의 한 가지 방법입니다. 수개월간 소아과 의사의 진료를 받은 후에도 양쪽 귀에 물이 차 있는 경우에는 청력 검사를 해서 청력이 떨어진 경우 귀고막에 조그만 튜브를 박는 수술을 하기도 합니다. 이때는 아기를 치료하던 소아과 의사가 이비인후과 의사에게 의뢰를 할 것입니다. 감기에 걸려 있는 아이의 귀가 이상한 것 같으면 바로 소아과 의사에게 알려서 조기에 중이염을 발견하고 제대로 치료해야 이런 합병증을 줄일 수 있습니다.

**• 귀에 튜브를 박으면** 중이에 물이 차서 귀 고막에 튜브를 박으면 아이의 귀가 잘 들릴까 걱정하는 엄마들이 있는데 대개의 경우 듣는 데는 아무런 문제가 없습니다. 튜브는 중이염의 재발을 막고 중이에 물이 차는 것을 줄여주지만 중이염의 근본적인 치료법은 아니므로 중이염이 발생하자마자 처음부터 튜브를 박지는 않습니다. 고막에 박은 튜브는 수술하고 나서 6개월~18개월이 지나면 저절로 빠지고 대개의 경우 깨끗하게 아물기 때문에 따로 튜브를 빼는 수술은 하지 않아도 됩니다.

# 중이염, 이런 것이 궁금해요(Q&A)

**감기 치료를 잘못해서 아이에게 중이염이 생긴 것 같아요. 감기 치료는 합병증이 생기지 말라고 하는 것이 아닌가요?**

## 합병증을 백 퍼센트 막을 수는 없습니다.

감기를 치료하는 도중에 아이가 중이염에 걸렸다고 말하면 많은 엄마들은 의사가 감기 치료를 잘못해서 그렇게 되었다고 생각합니다. 그러나 감기를 치료하면 중이염의 발생 빈도를 줄일 수 있을지는 몰라도 100% 막을 수는 없습니다. 중이염은 감기 치료 중에 생기는 것이 대부분이고 합병증 없이 감기를 완벽하게 치료하는 방법은 없습니다.

**아이가 중이염에 걸려서 치료를 받은 적이 있는데 또 걸렸습니다. 이번에는 그냥 두면 안될까요? 어차피 또 걸릴 텐데요.**

## 큰일 날 소리입니다.

중이염은 그때그때 잘 치료하지 않으면 중이가 손상을 입어서 청각에 장애가 올 수도 있습니다. 반복적으로 중이염을 앓는 아이일수록 더 열심히 치료해야 합니다. 소아과에서 감기 치료받을 때마다 중이염에 잘 걸린다고 말씀하시고 귀를 같이 봐달라고 하십시오. 중이염에 잘 걸리는 아이는 정기적으로 귀 검진을 받아야 합니다.

**감기 치료를 며칠 받다가 아이가 갑자기 귀가 아프다고 해서 다른 병원에 갔더니 중이염이랍니다. 그저께 소아과에서 귀를 봤을 때는 멀쩡하다고 했습니다. 의사가 그것도 모릅니까?**

## 오해입니다.

중이염은 감기 치료하는 도중에 갑자기 생길 수 있는 병입니다. 하루 전만 해도 멀쩡하던 아이가 갑자기 귀가 아프다며 울면서 오는 경우도 있습니다. 감기 걸렸을 때 열이 너무 오래가거나 귀가 아프다고 하거나 전에 중이염에 걸린 적이 있는 아이들 같은 경우는 엄마가 소아과 의사에게 귀를 봐달라고 하십시오. 저희 소아과에 오는 환자 중에서 감기와 중이염을 같이 치료하는 아이는 전체 환자

의 5%가 넘습니다. 그렇게 흔하지도 않지만 그렇다고 드물지도 않습니다.

아이가 귀에 물이 차서 치료 중인데 전신마취를 시키고 귀 수술을 해야 한다고 합니다. 아이에게 너무 위험하지 않을까요?

## 너무 걱정하지 마십시오.

수술이 결정된 상태라면 엄마의 가슴이 아프더라도 수술을 꼭 하는 것이 좋습니다. 꼭 해야 하는 수술을 미루다가는 언어발달 장애가 올 수도 있기 때문입니다. 간혹 수술하는 게 겁난다고 민간요법으로 치료하다 병을 악화시키는 경우를 봅니다. 또 집안 어른들의 결정을 기다리다 수술 시기를 놓쳐서 고생하는 아이도 적지 않습니다.

아이가 중이염에 걸려 약을 오랫동안 먹이고 있습니다. 중이염 치료는 원래 그렇게 오래 걸리나요?

## 중이염 치료는 오래갈 수 있습니다

중이는 피가 잘 통하지 않고 막힌 공간입니다. 중이염은 피가 잘 통하지 않는 막힌 공간에 걸린 병이므로 치료도 더디게 됩니다. 항생제를 사용해서 치료할 때는 충분한 기간을 치료해야 하고 경우에 따라서는 오랫동안 항생제를 바꿔가며 치료하기도 합니다. 며칠 치료하다가 안 낫는다고 병원을 함부로 바꿔서는 안됩니다. 병원이 바뀌면 치료약도 바뀌게 될 수 있기 때문에 잘못하면 여러 종류의 항생제에 내성이 생길 수 있습니다.

중이염은 귀에 문제가 있는 병이니 귓구멍을 소독하면 빨리 낫지 않을까요?

## 그런다고 빨리 낫지는 않습니다.

귀에 문제가 있는 병이긴 해도 중이염은 고막 안쪽인 중이에 염증이 생기는 병이므로 고막 바깥쪽을 소독한다고 해서 낫지는 않습니다. 단 외이도염이 같이 있는 경우에는 귓구멍을 소독해주기도 합니다.

이제 감기도 다 낫고 귀 아프다는 것도 3일 지나니 멀쩡한데 약을 그만 먹여도 되지 않을까요?

## 아닙니다.

중이염에 걸리면 충분한 기간 항생제를 사용하는 경우가 많습니다. 증상이 사라졌다고 병이 다 나은 것은 아닙니다. 임의로 약을 끊으면 재발되어 청력에 손상을 주는 경우도 있고 항생제에 대한 내성 증가로 고생할 수도 있습니다. 반드시 의사가 그만 하자고 할 때까지 치료해야 합니다.

중이염은 이비인후과 의사가 전문이 아닌가요? 그런데 왜 소아과 의사가 전문가도 아니면서 중이염을 치료합니까?

## 아이들의 중이염은 소아과 의사도 전문인 분야입니다.

실제로 미국에서는 아이들의 중이염은 소아과 의사가 진료합니다. 미국에서 살다 온 엄마들 중에서 이비인후과에서 중이염을 치료한 엄마를 저는 본 적이 없습니다. 또한 소아의 비염이나 축농증도 이비인후과에 가야만 하는 줄 알고 있는 엄마도 있는데, 중이염과 마찬가지로 비염이나 축농증 역시 소아과 의사도 전문인 분야입니다. 소아과 의사들은 이 최신의 치료 지침으로 아이들의 중이염을 치료하고 있습니다.

귀가 아프다던 아이를 병원에 데려갔더니 고막이 터졌답니다. 귀가 안 들리게 되면 어떡하죠?

고막 터진 아이

## 고막이 터진다고 귀가 안 들리게 되는 건 아닙니다.

급성 화농성 중이염일 경우에는 갑자기 귀 고막이 터질 수도 있습니다. 이럴 때는 바로 소아과 의사나 이비인후과 의사의 진료를 받아야 합니다. 귀 고막이 터졌다고 귀가 안 들리게 되는 것은 아닙니다. 제대로 치료하면 대개는 별문제 없이 아무니까 너무 걱정 마십시오. 급성 중이염이 심할 때는 일부러 터뜨리기도 하는데요. 필요한 경우는 이비인후과로 의뢰를 하는 경우도 있습니다.

중이염이 있으면 비행기를 탈 수 없나요?

## 탈 수 있습니다.

비행기 내부는 기압 조절이 잘 되기 때문에 대개의 경우 중이염이 있어도 탈 수 있습니다. 착륙 시 껌을 씹거나 공갈 젖꼭지를 빨리면 좋습니다.

병원에서 아데노이드가 너무 커서 중이염이 자꾸 재발하니 아데노이드 제거 수술을 하자고 하는데 어떡하나요?

## 수술, 너무 두려워 마십시오.

병원에서 수술을 권유받았다면 하는 것이 좋습니다. 수술하는 것을 너무 두려워하지 마십시오. 사려 있는 의사라면 필요 없는 수술을 권하지는 않습니다.

중이염이 있으면 수영을 못하나요?

## 이론적으로는 별문제가 없습니다.

다만 중이염으로 귀고막이 터진 경우라면 수영을 해서는 안됩니다. 하지만 수영장 물에 세균이 득실거린다는 신문의 보도를 볼 때, 중이염이 반복되는 아이들은 나중에 좀 커서 중이염에 잘 안 걸리는 나이가 되었을 때 수영을 시키는 것이 안전할 것 같습니다. 초등학교 들어갈 때쯤 되면 중이염이 현저하게 감소합니다.

수영 후에 보니 아이 귀에 물이 들어갔습니다. 아이가 답답해하는데 무슨 좋은 방법 없을까요?

## 귀를 기울여주면 됩니다.

수영 후 귀에 물이 들어간 경우에는 그 귀를 아래쪽으로 해서 몇 번 뛰면 됩니다. 그래도 물이 많이 들어간 경우는 거즈나 휴지를 뾰족하게 해서 귀구멍에 살짝만 넣어 주면 물이 쪽 빨려 나옵니다. 면봉으로 귀 안을 쑤시지 마세요.

# 귀에 대해 알고 싶은 것들

아이를 키우면서 엄마들은 많은 갈등을 합니다. 귀에 대한 것도 마찬가지입니다. 귀지를 파주어야 하는지, 귀에 물이 들어갔을 때 면봉으로 닦아주아야 하는지, 아이가 갑자기 귀를 잡고 아파하는데 이럴 땐 어떡해야 하는지, 귀모양이 이상한 것 같은데 수술은 해주어야 하는지, 귀 부근에 구멍 같은 것이 있는데 괜찮은 건지 등등에 대해 의학적 지식이 없는 엄마들은 그저 혼란스럽기만 합니다. 엄마들이 아이를 키우면서 흔히 경험하게 되는 귀에 대한 궁금증들을 하나하나 알아봅시다.

## 왜 귀가 가려울까요?

귀가 가려운 이유는 여러 가지가 있지만 귀지 때문에 가려워하는 경우는 별로 없습니다. 아이들은 귀 안에 귀지가 범벅이 되어 있어도 그것 때문에 귀를 후비지는 않습니다. 아이들은 귀지와 상관없이, 그리고 다른 이상이 없는데도 귀를 비비고 파는 경우가 많은데, 대표적인 경우가 바로 잠이 올 때 귀를 비비고 파는 것입니다. 질환이 있어서 귀가 가려운 경우로는 아토피를 들 수 있습니다. 귀를 자주 후벼파는 아이들의 귀를 보면 귓바퀴 안에 손톱 자국이 나 있는 것을 볼 수 있습니다. 이럴 때는 아토피에 대한 치료를 해줘야 합니다. 감기에 걸렸을 때도 귀가 가려울 수 있는데 이는 귀와 목이 신경계통상 매우 밀접하게 연관되어 있기 때문입니다. 귀를 자꾸 후비다 보면 재채기가 나오는 것도 같은 이유에서입니다. 감기가 나은 후에 귀를 자꾸 만지는 아이들 중에는 중이염에 걸린 아이도 있습니다. 감기를 치료할 때나 치료가 끝난 뒤에 별다른 증상이 없다가 갑자기 중이에 염증이 생긴 경우인데, 이때는 아이가 귀를 좀 심하게 가려워합니다. 아이가 자꾸 귀를 비비거나 파면 한번쯤 의사의 진찰을 받아보는 것이 좋습니다.

## 귀지, 꼭 파주어야 하나요?

**귀에 물이 들어가도 면봉으로 닦지 마세요!!**

아이 귀에 물이 들어가면 중이염이 생길까 봐 면봉으로 닦아내는 분들이 많습니다. 하지만 이것은 좀 곤란합니다. 중이염은 귀에 물이 들어가는 것하고는 별로 상관이 없습니다. 중이와 외이는 귀고막이 막고 있기 때문에 귓구멍으로 들어간 물은 귀고막 파열이 있는 경우나 중이염 등이 심해서 귀고막에 튜브를 박아둔 아주 특수한 경우가 아니면 중이로 들어갈 수 없습니다. 귓구멍에 들어간 물은 그냥 두면 다 흘러나옵니다. 귀를 아래로 기울이면 물이 좀 빨리 나오기도 합니다. 그래도 안되면 거즈 끝을 뾰족하게 해서 귀 안으로 살짝 넣어주면 됩니다. 물이 들어간 귓구멍 안의 피부는 물에 불면 약해지는데, 이때 귓구멍에 면봉을 넣어서 물을 닦아내면 귓구멍 안의 피부에 손상을 주어 외이도에 염증을 일으키기 쉽습니다.

**귀지 제거해야 할 경우!**

귀지가 귀를 완전히 막아서 청력이 감소하거나 귀에 압박감이나 아픈 증상이 있거나 어지럽거나 귀가 울리는 등의 증상이 있는 경우에는 병원에 가서 귀지를 제거하시는 것이 좋습니다.

**• 귀지는 집에서 파주지 않는 것이 좋습니다** 귀지는 커지면 저절로 밖으로 밀려나오게 되어 있으므로 그냥 두어도 별문제가 없습니다. 귀지를 함부로 파내다가는 외이도에 상처를 내거나 고막에 손상을 입힐 수도 있으므로 파주지 않는 것이 좋습니다. 특히 아이들이 보는 앞에서 면봉이나 귀이개로 귀지를 파내지 마십시오. 아이들은 어른 흉내를 잘 내서 이쑤시개나 젓가락으로 동생 귀를 파겠다고 찌르는 아이도 있습니다.

**• 귀지가 귀를 완전히 막고 있을 때는** 소아과나 이비인후과에 가면 귀지를 빼내주거나 녹여서 제거해줍니다. 간혹 아이가 소리를 잘 못 들을 정도로 아주 큰 귀지가 귓구멍을 완전히 막고 있는 경우도 있습니다. 이런 귀지는 쉽게 파낼 수가 없으므로 의사에게 아이의 귀를 봐달라고 해야 합니다. 괜히 집에서 파내려다가 외이도에 상처를 입히면 외이도염이 생길 수도 있으니까요. 귀지를 녹이는 약이 있기는 하지만 선전만큼 효과가 좋지는 않습니다. 약을 써도 잘 녹지 않으면 결국 병원에 가야 하는데 귀지 녹이는 약을 살 돈이면 의사의 진료를 받을 수 있으니 병원에 가는 게 더 낫겠지요. 집에서 귀지를 파내는 것은 좋지 않지만 평소에 아이의 귀를 한번씩 들여다볼 필요는 있습니다.

**• 귀지 뺄 때는 자세에 특히 신경을 써야** 병원에서 귀지를 뺄 때 엄마와 간호사가 함께 아이를 잡고 귀바퀴를 잡아주면 안정성이 있습니다. 좀 큰 아이의 경우 엄마가 아이의 손을 잡고 간호사의 몸에 아이의 머리를 기대게 하는 것이 좋습니다. 아이가 많이 움직이면 아이를 엄마 무릎에 옆을 보게 해서 앉힌 다음 두 손을 못 움직이게 엄마가 꼭 잡고 간호사가 아이의 머리와 귀를 잡게 하면 좋습니다. 특히 움직이는 아이의 손을 잘 잡지 않으면 아이가 움직이면서 귀지 뽑는 의사의 손을 치게 됩니다. 그렇게 되면 당연히 큰일

**물귀지라는 게 뭔가요?**
물귀지는 귀 안이 젖어서 귀지에 물기가 있는 것을 말하는데 외국사람들에게 많습니다. 물귀지를 가진 아이들의 귀를 들여다보면 물기가 보이기도 하는데 처음 보는 엄마들은 아이 귀에 물이 너무 자주 들어간다고 고민을 하기도 합니다. 하지만 물귀지의 물은 밖에서 들어간 물이 아니고 귀 안에서 만들어진 물입니다. 물귀지도 마른 귀지와 마찬가지로 특별히 주의할 것은 없으며, 물귀지라고 해서 중이염에 더 잘 걸리는 것도 아닙니다. 물귀지는 유전적인 경향이 있어 아빠가 물귀지면 아이도 물귀지인 경우가 많습니다. 간혹 중이염이 터져서 물이 나오는데도 아이가 물귀지라고 말하면서 태연한 엄마도 있습니다. 물귀지인 아이라도 귀에서 물이 밖으로 많이 흘러나오면 중이염을 의심해봐야 합니다.

귀 지루성 피부염

이 날 것입니다. 그리고 귀지를 뽑는 근처에 다른 아이가 접근하게 하면 안됩니다. 귀지를 뽑는 중에 아이를 치거나 귀지 뽑는 의사의 손을 치면 귀고막을 다치게 할 수도 있으니까요. 드물지만 형인 아이가 동생을 아프게 한다고 귀지 뽑는 의사의 손을 치는 경우도 있습니다.

## 귀에 누런 딱지가 있는데요

**· 가장 흔한 원인은 지루성 피부염입니다** 가끔 아이의 귀에서 누런 진물 같은 것이 흘러나와 딱지처럼 굳는 것을 볼 수 있습니다. 귀에 누런 딱지가 생기는 원인은 여러 가지가 있는데, 가장 흔한 것이 지루성 피부염입니다. 지루성 피부염에 걸리게 되면 기름기가 있는 누런 진물이 귀뿐만 아니라 머리에서도 나옵니다. 이럴 때는 피부 연고를 발라서 치료하기도 하는데, 사용하는 연고는 소아과 의사의 처방을 받아서 사용하는 것이 좋습니다. 농가진이 있어도 누런 딱지가 생깁니다. 이것은 세균에 의해서 생기는 것이기 때문에 아토피에 바르는 피부 연고를 함부로 발라서는 안됩니다. 중이에 생긴 염증이 터져서 누런 고름이 나올 때는 딱지만 지기 때문에 엄마들이 그 원인을 알기가 매우 힘듭니다. 이럴 때는 병원에서 중이염 치료를 받아야 합니다. 외이도염에 걸려도 누런 딱지가 생길 수 있습니다. 엄마들이 아이를 목욕시킨 뒤 귀에 들어간 물을 빼낸다고 면봉으로 닦아주다 물에 불은 외이도에 손상을 입히게 되면 외이도염에 걸리기 쉽습니다. 흔하지는 않지만 아이의 귀지가 물귀지일 때 귀지가 마르면 누런 딱지처럼 보일 수도 있습니다. 소아과에 갔을 때 아이의 귀지가 물귀지인지 확인해두는 것이 좋습니다. 물귀지는 정상입니다.

**· 임의로 약을 사서 귀에 넣거나 바르면 안돼** 귀에 누런 딱지가 생기

는 원인은 이렇게 여러 가지지만 애석하게도 엄마들이 원인을 구별할 수 있는 방법은 없습니다. 가장 흔한 것이 지루성 피부염이긴 해도 다른 병이 원인일 가능성 또한 높습니다. 지루성 피부염이 심해서 누런 진물로 고생했던 아이가 이번에는 농가진 때문에 고생하는데도 지루성 피부염 때 바르던 연고만 바르다가 증세를 더욱 악화시키는 경우도 종종 볼 수 있습니다. 대부분의 선진국에서 피부 연고를 마음대로 사서 바르지 못하게 하는 것도 바로 이런 이유 때문입니다. 귀에서 진물이 나옵니다. 어떻게 할까요? 당연히 소아과 의사의 진료를 받아 정확한 원인을 밝혀낸 다음 거기에 맞는 치료를 해야 합니다.

## 귀에서 냄새가 나는데요

가장 흔한 경우는 아기를 목욕시킬 때 귀에 물이 들어가 귓구멍 안의 피부가 불면서 그곳에서 냄새가 나는 경우입니다. 그리고 귀에 곰팡이 등의 균이 들어가서 냄새가 나는 경우도 있습니다. 외이도에 염증이 생긴 경우나 중이염이 심해서 염증이 터져도 귀에서 냄새가 날 수 있습니다. 물론 별다른 이상 없이도 귀에서 냄새가 날 수도 있구요. 주의해야 할 점은 아기의 귀에서 냄새가 난다고 귀를 자꾸 후비지는 말라는 것입니다. 목욕을 시킨 후에 귀에서 냄새가 나면 물이 들어가서 그런 줄 알고 면봉으로 귀를 후비는 분도 있습니다. 귀에 물이 들어가면 그냥 두거나 귀를 기울여서 서서히 빼내면 됩니다. 절대 면봉 등으로 물을 닦아내려고 귀를 후비지 마세요. 귀에서 냄새가 날 때는 반드시 의사의 진료를 받는 것이 좋습니다. 간혹 냄새에 신경을 쓰지 않고 있다가 아기를 고생시키기도 하니까요.

## 아이의 귀 모양이 이상해요

신생아 귀가 눌려 보인다면 어릴 때 귀 모양을 교정해줄 수 있기 때문에 귀 교정해주는 소아청소년과를 방문해 보시는 것도 좋습니다. 이런 귀의 교정은 가능한 한 빨리 해주어야 효과가 있기 때문에 첫 1~2개월 이내에 교정을 시작하기도 합니다. 아이의 귀 모양이 이상한 경우, 크게 심하지 않으면 그냥 놔두어도 됩니다. 하지만 눈에 띄게 이상할 때는 성형외과나 이비인후과를 찾아가 진찰을 받아보는 것이 좋습니다. 귀 모양이 이상한 것이 기능적으로는 아무 문제가 없다 하더라도 심리적으로 나쁜 영향을 미칠 수 있기 때문에 엄마가 신경을 쓰는 것이 좋습니다. 일반적으로 귀의 모양이 이상하다고 할 때, 가장 흔한 것 중에 하나가 소이증입니다. 귓바퀴가 제대로 발달하지 않은 소이증은 성형수술로 교정이 가능한데, 요즘은 성형술이 발달해서 수술 후에도 그다지 표가 나지 않습니다. 귓바퀴가 제 모양을 잡는 나이는 10~11세이므로 소이증 수술은 보통 10세 전후에 많이 합니다. 수술을 할 수 있는 나이는 아이의 상태에 따라서 다르기 때문에 성형외과 전문의나 이비인후과 전문의와 상의를 해야만 합니다. 하지만 어떤 경우든 초등학교 들어가기 전에 수술을 하는 것은 곤란합니다.

## 귀 부근에 구멍이 있는데요

이루공

아기들을 보면 귀 부근에 구멍이 있는 경우가 많습니다. 대개는 귓구멍 부근에 구멍이 나 있는데 드물게는 구멍이 두 개인 아이도 있습니다. 엄마 뱃속에 있는 태아의 경우 머리 부위에 여러 개의 구멍이 있게 마련인데, 태어나면서 모두 없어집니다. 그런데 간혹 귀 부위나 목 부위에 구멍이 다 없어지지 않고 남아 있는 경우가 있습

니다. 이런 구멍들 가운데 귀 부위에 남아 있는 것을 '이루공'이라고 하는데 아기들에게서 드물지 않게 볼 수 있습니다. 보기에는 좀 이상해도 그냥 두어도 별상관은 없습니다. 하지만 이루공에 염증이 생기면 분비물이 나오면서 냄새가 날 수도 있고, 아이가 아파할 수도 있습니다. 한번 염증이 생기면 반복해서 생길 수 있기 때문에 일단 염증이 생기면 소아과 의사의 진료를 받고 치료를 하는 것이 좋습니다. 치료는 대개 항생제를 사용하는데 염증이 반복될 때는 수술로 염증을 제거해주기도 합니다. 아이 귀에 구멍이 있을 때는 우선 그것이 이루공인지 아닌지 소아과 의사의 진료를 받고 확인하십시오. 또 하나 중요한 것은 이루공이 있는 아이들 중에는 간혹 청력이 나쁜 아이들이 있기 때문에 청력이 정상인지 아닌지 한 번은 이비인후과 의사의 진료를 받고 확인하는 것이 안전합니다. 귀 앞에 조그맣게 달리는 귀젖이 있는 경우도 5%에서 청력 문제가 있을 수 있기 때문에 반드시 이비인후과 의사의 진료를 받아야 합니다.

## 아이가 귀가 아프다고 하면

감기에 걸렸을 경우 전에 처방받았던 항생제를 임의로 먹이면 중이염이 있어도 별로 아프지 않기 때문에 중이염 치료를 제대로 못할 수도 있습니다. 따라서 항생제를 사용할 때는 반드시 소아과 의사의 진료를 받고 사용하는 것이 안전합니다. 물론 귀가 아프다고 다 중이염이나 외이도염에 걸린 것은 아닙니다. 감기에 걸리면 귀와 코를 연결하는 이관의 기능이 나빠지기 때문에 귀가 아플 수도 있습니다. 또 목에 이상이 있거나 충치가 있거나 볼거리가 있거나 머리에 종기가 생겨도 귀가 아플 수 있습니다. 일단 아이가 귀가 아프다고 하면 소아과 의사의 진료를 받는 것이 좋습니다.

# 찜질

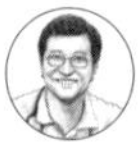

## Dr.'s Advice

찜질은 통증이나 외상이 있을 때 일시적으로 증상을 완화시켜주는 방법입니다. 찜질에는 찬 찜질과 뜨거운 찜질이 있습니다. 이 두 가지 찜질의 사용 목적을 잘 익혀서 사용하십시오. 예방접종 후에 접종 부위가 붓고 가려우면 찬 찜질을 하십시오. 변비로 항문이 찢어진 경우에는 뜨거운 찜질을 합니다. 중이염으로 귀가 아플 때는 뜨거운 찜질을 하기도 하고 찬 찜질을 하기도 합니다.

찬 찜질이나 뜨거운 찜질을 하는 경우, 한 번에 20분을 넘기지 마십시오. 잘못하면 동상이나 화상을 입을 수도 있습니다.

119 소아과

## 통증을 줄여주는 뜨거운 찜질

• **뜨거운 찜질은 혈액 순환을 증가시켜줍니다** 뜨거운 찜질은 혈관을 확장시켜서 혈액 순환을 증가시키고 근육을 이완시켜 통증을 줄여주는 역할을 합니다. 그리고 모세혈관을 확장시켜 피의 순환을 원활하게 함으로써 상처 회복을 빠르게 합니다. 예를 들어, 치질이 있을 때 따뜻한 물로 좌욕을 하면 근육이 풀어지고 혈액 순환이 잘돼 치료에 많은 도움이 됩니다.

• **뜨거운 찜질은 기능을 강화시키는 목적으로 하기도 합니다** 염증이 생겼을 때 뜨거운 찜질을 하면 염증 반응이 촉진되어 염증 부위가 한곳으로 모이면서 빨리 곪게 됩니다. 그리고 몸의 대사나 혈액 순환을 촉진시키기 위해서 뜨거운 찜질을 하기도 합니다. 간혹 병원에서 혈관 주사를 놓을 때 혈관이 잘 안 보이면 뜨거운 찜질을 해서 혈관이 잘 보이게 한 뒤 주사를 놓기도 합니다.

• **뜨거운 찜질의 종류** 뜨거운 찜질에는 뜨거운 물건을 사용하는 마른 찜질과 뜨거운 물수건을 사용하거나 뜨거운 물 속에 환부를 담그는 습온 찜질의 두 가지 방법이 있습니다. 두 가지 다 효과 면에서는 비슷하지만 병의 양상에 따라 두 가지 중 한 가지를 이용합니다. 예를 들어 치질일 때는 마른 찜질을 하는 것보다 습온 찜질을 하는 것이 더 효과적입니다.

• **뜨거운 찜질은 어느 정도의 온도로 하루에 몇 번?** 뜨거운 찜질의 경우 40~45℃ 정도의 온도로 15~30분씩 하루에 4~6회 하는 것이 좋습니다. 찜질을 할 때는 뜨거운 물건이나 물수건이 식으면 바로바로 갈아주어 환부가 지속적으로 일정한 온도를 유지할 수 있도록 해야 합니다.

• **뜨거운 찜질을 할 때 주의할 점** 어린 아기나 의식이 오락가락하는 사람에게 뜨거운 찜질을 해줄 때는 화상을 입힐 수도 있으므로 주의해야 합니다. 많이 뜨거워도 말을 잘 못하기 때문에 데일 수 있

기 때문입니다. 한 가지 더 주의해야 할 것은 외상이나 출혈성 질환이 있는 사람이 부기가 있을 때는 뜨거운 찜질을 해서는 안된다는 것입니다.

## 부기를 가라앉혀주는 찬 찜질

**· 찬 찜질은 하루에 몇 번?** 뜨거운 찜질이 혈관을 팽창시키고 기능을 활성화시킬 목적으로 한다면, 찬 찜질은 혈관을 수축시키고, 기능을 억제할 목적으로 합니다. 찬 찜질을 할 때는 한 번에 10~20분씩 하루 4~6회 정도 하면 됩니다.

**· 찬 찜질을 하는 방법** 고무 주머니 같은 데 얼음을 넣은 뒤 그것을 수건에 싸서 하거나 물이 들어 있는 팩을 얼린 다음 수건에 싸서 하면 됩니다. 운동 선수들같이 잘 다치는 사람들은 간편하게 스프레이로 된 약품을 사용하기도 합니다. 이것은 화학약품이 증발하면서 열을 빼앗아가는 기화열의 원리를 이용한 것입니다. 만일 야외에서 햇볕에 의해서 화상을 입어서 아파할 때는 쉽게 구할 수 있는 하드 같은 것을 수건에 싸서 대어주어도 좋습니다.

**· 찬 찜질을 할 때 주의할 점** 화상을 입어 찬 찜질을 할 때는 주의해야 할 점이 있습니다. 초기 급성기에는 찬 찜질을 하는 것이 좋지만, 급성기 이후에는 반드시 의사의 지시에 따라 꼭 필요할 때만 찬 찜질을 해야 한다는 것입니다. 찬 찜질을 계속 하면 상처 회복에 지장을 줄 수도 있기 때문입니다. 또 한 가지 주의할 것은 찬 찜질을 할 때 절대 드라이 아이스를 사용해서는 안된다는 것입니다. 간편하다고 드라이 아이스를 사용하는 분도 간혹 있는데, 드라이 아이스를 찬 찜질 하는 데 사용하는 것은 위험합니다. 그리고 아이가 열날 때 찬물로 찜질을 하는 분들이 많은데, 이때는 30도 정도의 미지근한 물로 하는 것이 좋습니다. 찬물을 사용하면 체온과 차

이가 많이 나므로 아이가 추워서 떨게 되고, 그러면 근육에서 열이 발생돼 오히려 체온이 올라가게 됩니다.

**찬 찜질을 해야 할 때**
- 젖을 떼려고 할 때
- 예방접종 후 접종 부위가 부었을 때
- 손발이 삐었을 때
- 벌레에 쏘였을 때
- 맞아서 부었을 때
- 부딪혀서 혹이 생겼을 때
- 피부질환으로 가려울 때
- 통증의 급성기 때

**뜨거운 찜질을 해야 할 때**
- 종기가 생겼을 때
- 치질이 있을 때
- 팔, 다리, 허리가 아픈 근육통
- 사고 등으로 인해 관절이 수축되었을 때
- 젖몸살이 생겼을 때
- 대사의 촉진
- 기타 혈액 순환을 촉진시킬 목적 : 혈관 주사를 놓을 때 혈관이 잘 안 보이면

## 찬 찜질 VS 뜨거운 찜질

같은 증상이라도 원하는 목적에 따라 뜨거운 찜질을 하기도 하고 찬 찜질을 하기도 합니다. 잘못 선택하면 오히려 손해를 볼 수 있으므로 주의해야 합니다.

**• 젖몸살을 앓을 때** 아기가 젖을 안 빨아서 젖몸살이 생겼을 때 앞으로 계속 수유를 할 목적이라면 약간 뜨거운 찜질을 해서 젖을 짜내는 것이 좋습니다. 젖 분비가 촉진되고 젖이 나오는 길도 확장되어 젖몸살이 줄어들고 젖도 잘 나오게 됩니다. 그러나 만일 수유 후에 부종을 가라앉힐 생각이라면 찬 찜질을 해야 합니다. 찬 찜질을 하면 젖의 분비가 억제되기 때문입니다.

**• 종기가 났을 때** 종기가 났을 때 초기에 곪으면서 아이가 많이 아파하면 찬 찜질을 해줍니다. 하지만 염증 반응을 촉진시켜 빨리 곪게 해서 염증 부위를 한 곳으로 모으려는 목적이라면 뜨거운 찜질을 해야 합니다.

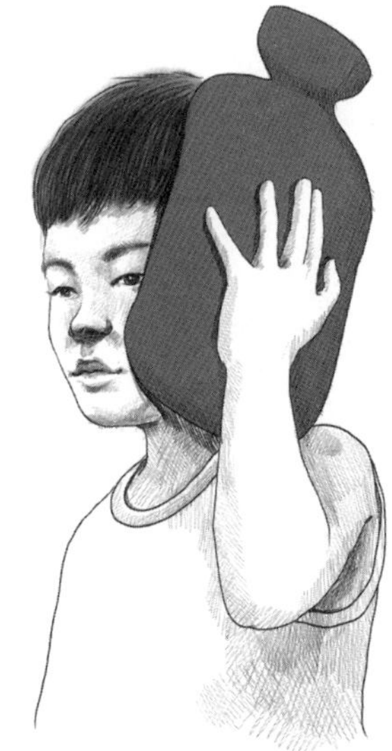

**찜질은 어디까지나 치료의 보조 수단입니다!**
한 가지 꼭 알아두어야 할 것은 찜질은 어디까지나 치료의 보조 수단으로서 중요한 것이지 찜질만으로 병을 치료하겠다고 생각해서는 안된다는 것입니다.

# 천식과 알레르기

## Dr.'s Advice

천식은 재발하는 것이 특징입니다. 천식을 제대로 치료하지 않으면 나중에 폐의 기능이 떨어질 수 있기 때문에 처음부터 제대로 치료해야 합니다. 천식이 있는 아이에게 의사의 처방 없이 종합 감기약을 함부로 사서 먹이면 안됩니다. 천식을 악화시킬 수 있습니다.

최근 천식 치료에 많은 발전이 있었습니다. 특히 흡입 치료는 천식 치료에 매우 중요한 역할을 하고 있습니다. 천식은 장기간 치료를 해야 하는 경우가 많은데, 약을 오래 복용하면 머리가 나빠지진 않을까 하는 우려로 치료를 중단해서는 안됩니다.

천식을 근본적으로 치료하는 비법을 찾아다니지 마십시오. 소아과에서 치료하는 그 방법이 현재로서는 가장 좋은 방법입니다.

119 소아과

# 천식은 어떤 병일까요?

천식은 주위에서 흔히 볼 수 있는 병입니다. 감기를 달고 사는 아이들 가운데 천식이 있는 아이들이 제법 있습니다. 아마도 환경 오염이 가장 큰 이유일 것이고, 모유 대신 분유를 먹여 아기를 키우는 것 또한 중요한 이유일 것입니다. 모든 천식이 다 알레르기에 의해서 생기는 것은 아니지만 알레르기에 의해 생기는 대표적인 질병이 천식입니다.



## 천식 환자는 기관지가 비정상적으로 민감합니다

천식에 대해서 일반적인 이야기만 해서는 엄마들이 만족하지 못할 것 같아 약간 전문적인 이야기를 하기로 하겠습니다. 천식은 숨이 차는 호흡기 폐색 증상을 보이고, 기관지가 필요 이상으로 자극에 민감하며, 기관지에 염증이 생기는 병을 말합니다. 천식 환자는 보통 사람보다 기관지가 비정상적으로 민감하기 때문에 특정한 자극을 받게 되면 기관지가 수축하고 기관지에 끈적끈적한 가래가 생겨서 숨쉬기가 힘들어집니다. 기관지가 비정상적으로 민감하다는 것은 보통 1이란 자극에 대해서는 1 정도만 반응을 보여야 하는데, 천식이 있는 아이의 기관지는 10이나 20의 반응을 보인다는 것입니다. 좀더 쉽게 이야기하면 호흡기에 먼지가 들어왔을 때 보통 사람들은 재채기 몇 번 하고 끝내는 것을 천식이 있는 아이는 발작적으로 계속 기침을 하고 기침이 심해지다 못해 숨까지 차게 됩니다. 예전에는 천식에 걸렸다 나으면 나중에 문제가 없다고 생각했었는데, 최근 조사에서 천식을 조기에 발견하고 지속적으로 치료하지 않으면 나중에 비가역적인 후유증을 남길 수 있다는 것이 밝혀지고 있습니다. 따라서 천식 진단이 붙으면 꾸준히 소아과 의사의 진료를 받고 치료하는 것이 중요합니다. 물론 아이가 천식과 비슷한

기침을 한다고 다 천식인 것은 아닙니다. 단순한 기관지염일 수도 있고 다른 병이 겹친 경우일 수도 있습니다. 이것을 엄마가 구분하기는 힘들기 때문에 아이가 천식 같은 기침을 하면 반드시 의사의 진찰을 받아봐야 합니다. 천식 진단이 붙은 아이는 감기약도 함부로 사서 먹여서는 곤란할 수 있습니다.

## 천식은 유전적인 경향이 있습니다

**• 대부분의 천식은 알레르기 때문에 생깁니다** 모두 그런 것은 아니지만 대부분의 천식은 알레르기 때문에 생깁니다. 그리고 부모에게 알레르기가 있으면 자녀에게도 알레르기가 있을 확률이 매우 높은데, 부모가 모두 알레르기가 있을 때 아이에게 알레르기가 있을 확률은 50~70%, 부모 중 한 쪽만 알레르기가 있을 때는 35~50%, 부모가 다 알레르기가 없는데도 아이에게 알레르기가 있을 확률은 15% 정도입니다. 이 정도면 알레르기는 유전적이라고 볼 수 있겠지요. 당연히 천식도 유전적인 소질을 갖고 있다고 할 수 있습니다. 알레르기성 기관지 천식은 알레르겐(알레르기를 일으키는 물질)에 의해서 발병하기도 하지만, 그 밖의 여러 가지 원인들에 의해서 발병할 수도 있습니다.

**• 알레르기성 천식을 일으키는 요인들** 알레르기성 천식은 어떤 행위를 했을 때 천식이 반복되면 그 원인을 추정할 수 있습니다. 예를 들어 복숭아만 먹으면 천식이 생기는 아이는 복숭아가 천식의 원인이라고 할 수 있습니다. 그러나 어떤 것을 한 번 먹고 천식이 생겼다고 그것을 천식의 원인이라고 하지는 않습니다. 천식을 잘 일으키는 알레르겐으로는 꽃가루, 동물의 털, 집먼지 진드기, 곰팡이 포자, 동물의 비듬, 새의 털과 분비물, 먼지, 우유, 계란, 견과류, 생선, 복숭아, 메밀 등이 있습니다. 알레르겐 외에 감기나 모세기관지

**잠깐 의학 상식!!**

천식은 크게 알레르기성 기관지 천식과 내인성 기관지 천식으로 나눌 수 있습니다. 알레르기성 기관지 천식은 알레르기 피 검사와 피부반응 검사 등에 양성 반응을 보이기 때문에 원인을 어느 정도 짐작할 수 있습니다. 반면 내인성 기관지 천식은 임상적으로 천식 증상이 나타나긴 하지만 총 항체치의 증가가 없고, 혈청 특이 항체 및 피부 반응 검사 등에도 음성을 보이며, 항체의 메커니즘 또한 증명할 수가 없습니다. 내인성 천식의 요인으로는 바이러스성 호흡기 감염이나 정서 불안, 기후 및 습도의 변화, 심한 운동, 기타 비특이적인 자극을 들 수 있습니다. 천식을 내인성과 알레르기성으로 나누는 것은 인위적인 것일 뿐 치료 방법은 거의 같습니다.

염을 일으키는 몇몇 바이러스들(RSV바이러스, 파라인플루엔자 바이러스, 리노 바이러스 등), 독감, 심한 운동, 달리기, 찬 공기, 찬 음식, 공기 오염, 매연, 연소 가스, 담배 연기, 향수, 페인트나 신나 등의 냄새, 아스피린, 페니실린, 스트레스, 흥분, 식도 역류 등도 천식의 원인으로 작용하는데, 이런 것들을 알레르겐과 구별하여 유발 요인이라고 합니다. 감기나 모세기관지염을 일으키는 바이러스들은 천식도 유발하기 때문에 감기나 모세기관지염에 걸린 아이는 당연히 천식에도 잘 걸립니다.

## 천식의 증상과 진단

**• 천식은 만성적이고 재발되는 특징이 있어** 천식이 있는 아이는 기침을 발작적으로 계속하며, 이에 자극을 받아서 숨쉬기 힘들어하고, 기관지에서 쌕쌕거리는 소리가 납니다. 아이들의 경우 급성 모세기관지염과 천식을 구분하기 힘들므로 아이가 기침을 하면서 쌕쌕거리면 소아과 의사의 진찰을 받아봐야 합니다. 천식은 만성적이고 반복적인 특성이 있어서 한번 걸리면 치료해서 다 나은 것 같아도 다시 재발되곤 합니다. 내인성 기관지 천식은 그 원인을 정확히 알 수 없지만, 알레르기성 기관지 천식은 알레르겐이 호흡기에 들어오기만 하면 다시 천식이 시작될 수 있습니다. 물론 알레르기성 기관지 천식은 알레르겐 외에 호흡기를 자극하는 다른 원인들에 의해 천식이 유발될 수도 있습니다. 일단 천식이 시작되면 일부 증상들이 천식을 더욱 악화시키기도 합니다. 아이들은 천식이 시작되어 답답한 느낌이 들면 불안해하고, 불안해서 숨을 몰아쉬면 천식이 더 심해질 수도 있습니다. 악순환이 발생할 수도 있다는 이야기입니다.

**• 천식이 의심될 때는 소아과 의사의 진찰을 받아야** 천식을 진단할

**병원 쇼핑, 하지 마세요!!**
간혹 한 소아과에서 천식 진단을 받으면 다른 소아과를 또 방문하여 확인하는 분이 있습니다. 그러나 천식은 시간이 지나면 상태가 변할 수 있는 병입니다. 따라서 어제 천식 진단을 받은 아이가 오늘 다른 병원에서 천식 진단을 받지 않았다고 해서 어제 받은 진단이 틀렸다고 할 수는 없습니다. 불과 한 시간 전만 해도 약한 감기 기운만 있던 아이가 갑자기 천식이 생겨 다시 소아과를 찾는 일도 있습니다. 시간이 지나면 병의 경과는 바뀔 수 있습니다. 이 병원 저 병원 다니는 병원 쇼핑은 별로 권하고 싶지 않습니다.

YouTube
파라인플루엔자
바이러스 감염

때 의사는 기침하고 숨차고 쌕쌕거리는 증상, 전에 아팠던 기록, 가족의 병력, 검사 결과, 진찰 소견 등을 참고합니다. 하지만 증상이 가벼운 경우나 운동 유발성 천식처럼 특정한 때 나타나는 천식은 의사의 진찰만으로는 진단을 못 붙이고 환자나 보호자의 이야기를 참고하여 진단을 붙이는 경우가 많습니다. 천식은 진찰을 하지 않으면 급성 모세기관지염이나 감기 등의 질병과 구분하기 힘든 경우가 있으므로 천식이 의심될 때는 일단 소아과 의사의 진찰을 받는 것이 좋습니다.

**· 알레르겐을 알아내기 위해 피부 반응 검사를 하기도** 피부 반응 검사 결과가 천식의 유발 원인과 일치하면 치료에 많은 도움이 되므로 피부 반응 검사를 하기도 합니다. 피부 반응 검사 결과가 양성이면 일단 원인으로 의심을 합니다. 하지만 피부 반응 검사 결과 양성이 나와도 그것이 천식의 원인이 아닌 경우가 종종 있으므로, 절대적인 원인으로 보기보다는 참고 자료로 삼습니다. 또 많은 엄마들이 궁금해하는 알레르기 피 검사를 하기도 합니다. 알레르기 피 검사는 알레르기가 의심되는 아이의 피를 뽑아서 피 속에 알레르기가 있을 때 증가하는 물질인 '면역 글로불린 E'(IgE)의 양을 측정하는 것으로, 검사 결과와 아이의 천식 상태가 반드시 일치하는 것은 아니지만 천식 진단을 붙이는 데는 중요한 단서가 됩니다. 피부 반응 검사나 알레르기 피 검사 외에도 운동 유발 검사, 폐기능 검사 등 특수 검사를 시행하기도 하는데, 이것은 시행하는 소아과 의사의 설명을 들어야 합니다.

# 천식 치료는 어떻게 할까요?



천식은 의사 혼자 치료한다고 낫는 병이 절대 아니므로 환자와 가족 모두가 꾸준히 치료에 신경을 써야 합니다. 기관지 천식을 제대로 치료하려면 가족들이 천식이라는 병을 이해하고 천식이 있는 아이의 치료를 도와주려고 노력해야 합니다. 천식이 있는 아이가 밤에 쌕쌕거리는 통에 잠을 못 자겠다고 다른 식구들이 불평하거나, 천식으로 고생하는 동생이 있는데 형이 개를 키우겠다고 고집을 피우면 천식을 제대로 치료하기가 힘듭니다. 담배를 피우는 아빠는 반드시 집 밖으로 나가서 피워야 합니다. 화장실이나 베란다에서 피워도 안됩니다. 그리고 집안이 화목하고 평안하면 아이의 천식도 잘 치료됩니다. 천식의 치료를 위해서는 환경을 깨끗하게 정비하고 적당한 습도를 유지하는 것이 매우 중요합니다. 물론 증상이 좀 심한 경우에는 약물 치료를 병행합니다.

## 천식 치료에 앞서 알아둬야 할 것들

**· 천식 치료에는 쾌적한 환경 조성이 매우 중요합니다** 천식 치료에 앞서 미리 알아둬야 할 것은 천식은 원래 오래가고 잘 낫지 않으며 일시적으로 좋아졌다가도 자꾸 재발할 수 있다는 것입니다. 그리고 치료하는 도중에 더 나빠질 수도 있으며 경우에 따라서는 입원을 해야 할 수도 있습니다. 치료하면 바로 좋아지는 다른 병들과는 달리 천식은 만성 질환이라는 것을 알아둬야 합니다. 아이가 병에 걸리면 엄마들은 약물 치료에는 신경을 많이 쓰면서도 정작 중요한 생활환경 문제에 대해서는 의외로 신경을 덜 쓰는 편입니다. 약물 치료와 함께 쾌적한 환경을 만들어주는 것도 치료에는 아주 중요한 일입니다. 천식에 걸렸을 때도 알레르기가 있을 때처럼 일반적인 주의사항을 잘 지켜야 합니다. 우선 집에서 새나 개나 고양이는 키우지 말고, 먼지를 쓸거나 터는 대신 걸레를 사용하여 먼지가

**꼭 알아두세요!!**

천식 치료에 있어서 기본적인 주의사항은 다른 기관지 질환과 마찬가지입니다. 우선 부모가 당황하면 안 됩니다. 아이가 숨이 차서 쌕쌕거리며 힘들어할 때 엄마의 얼굴에서 불안한 기색과 당황하는 모습을 보면 아이도 덩달아 불안해져서 천식이 더 악화될 수 있습니다. 아이를 안심시켜서 마음을 평온하게 만들어줘야 합니다. 자장가를 불러주는 것도 좋습니다. 그리고 수분을 충분히 섭취하게 합니다. 평소보다 물을 많이 먹이십시오. 끈적끈적한 가래를 녹이는 데는 물이 최고입니다. 천식이 있는 아이는 신경 써서 영양 보충을 잘 해줘야 하며, 숨이 차 할 때는 상체를 비스듬히 세워주면 숨이 덜 차게 됩니다.

**주의하세요!!**

간혹 옆집 아이가 어떤 약을 먹고 천식이 나았다고 하면 그 약 이름을 알아서 약국에서 사먹이는 분이 있습니다. 그런가 하면 한 번 처방받은 약의 이름을 알아두었다가 몇 년씩 같은 약을 사먹이는 분도 있습니다. 이것은 정말 곤란합니다. 똑같은 천식이라도 아이마다 치료약이 다를 수 있어 어떤 아이에게는 치료에 도움이 되는 약이 어떤 아이에게는 전혀 도움이 되지 않을 수도 있기 때문입니다. 또 어떤 분은 약을 너무 오래 먹이는 것 같아서 부작용이 겁난다고 임의로 약을 끊기도 하는데, 약의 사용과 중단은 소아과 의사의 지시를 따르는 것이 제일 좋습니다.

날리지 않도록 주의합니다. 그리고 가능하면 진공 청소기도 좋은 것을 쓰고, 집에 곰팡이나 바퀴벌레도 없어야 하며, 카페트는 물론 먼지 날리는 소파를 사용해서도 안됩니다. 또 이불은 자주 말리고, 메밀베개도 사용하지 않는 것이 좋습니다. 꽃도 말리지 말고, 향수도 사용하지 말고, 곰인형같이 털이 많은 인형도 치우는 것이 좋습니다.

**• 가습기로 적정 습도를 유지해주는 것이 좋습니다** 습도가 너무 높으면 천식 등의 알레르기를 일으키는 집먼지 진드기가 잘 자라기 때문에 습도는 가습기를 사용하여 30~50% 정도로 유지해주는 것이 좋습니다. 집먼지 진드기는 카페트나 두꺼운 직물로 된 커튼·방석·소파 등 주로 고온다습한 곳에서 잘 자라는데, 한국식 장판 문화에서는 습도를 조금 더 높게 해주어도 상관없습니다. 천식은 다른 기관지 질환보다 기관지가 자극에 더 민감하기 때문에 가습기를 정면으로 쐬지 않도록 주의해야 합니다. 정면으로 쐬면 가습기의 작은 물방울 입자에 의해 천식이 심해질 수 있습니다. 그리고 가습기의 차가운 기운 때문에 천식이 심해지면 가습기 물통에 미지근한 물을 넣어 사용하면 됩니다. 가습기 사용 시의 주의사항은 이 책의 '가습기와 청정기' 편을 참조하십시오.

**• 천식을 더 잘 치료하는 비법이나 병원은 없습니다** 아이들의 천식은 특별한 치료를 하지 않아도 커가면서 상태가 호전되거나 없어지는 경우가 많습니다. 그런데 간혹 주위에서 이런 푸념 아닌 푸념을 듣게 됩니다. "옆집 아이는 그 비법대로 하니까 효과가 금방 있었는데 우리 아이는 아무런 효과도 없다"고 말입니다. 소아과 의사들도 주위에서 천식에 대한 수많은 묘방을 듣고 실제로 사용하는 것을 보기도 하지만, 아직 소아과 의사들이 권할 만큼 제대로 연구되고 입증된 방법은 찾아보기 힘듭니다. 치료를 할 때는 제대로 검증된 방법을 사용하는 것이 가장 안전합니다. 확실히 천식은 엄마와 아이를 지치게 만들 정도로 오래가는 병입니다. 그래서 엄마들은 어

느 병원이 천식을 더 잘 치료하는가에 대한 정보를 얻기 위해서 이 병원 저 병원을 알아보고 다니지만, 특별히 천식을 더 잘 치료하는 병원은 없습니다. 천식은 가장 흔한 병 중에 하나이기 때문에 소아과 전문의라면 누구나 다 비슷하게 치료합니다.

**• 천식에 기침약을 함부로 사용해선 안돼** 기침을 줄이면 가래를 내뱉을 수가 없게 되어 아이의 상태가 악화될 수 있습니다. 감기가 있는 아이가 천식에 걸리면 감기와 천식 증상이 함께 나타날 수 있는데, 이때는 청진을 해보아야만 감기만 걸렸는지 감기와 천식이 둘 다 있는지를 확인할 수 있습니다. 단순한 감기라 생각하고 함부로 기침약을 먹이다가는 아이의 상태가 더욱 나빠질 수 있으므로 주의해야 합니다. 약은 무슨 약이 됐든 소아과 의사의 진찰 없이 함부로 사용해선 안됩니다.

**잠깐 의학 상식!!**

엄마들이 흔히 체질을 개선시키는 방법이라고 알고 있는 면역요법 역시 천식을 깨끗이 치료하고 재발을 완전히 방지할 수 있는 방법은 아닙니다. 기대가 크면 실망도 큰 법입니다. 몇 년 치료했는데 증세가 나아지지 않는다고 낙담하는 엄마도 종종 있습니다. 의사와 상의해서 어느 정도의 효과가 있는지 미리 알고 치료를 시작하는 것이 좋습니다.

## 천식 치료는 이렇게 합니다

천식과
흡입치료

천식은 그 정도에 따라서 네 가지 정도의 단계로 분류하여 치료를 다르게 하고 급성, 만성에 따라 약 처방에도 차이를 둡니다. 엄마들이 알아야 할 것은 약에 대한 이해와 바른 사용법입니다.

**• 요즘에는 천식 치료에 흡입약물을 많이 사용합니다** 흡입약물은 호흡기를 통해서 기관지에 직접 투여하므로 적은 용량으로 빠르고 확실한 효과를 기대할 수 있습니다. MDI라 부르는 흡입기를 통해서 투여할 수도 있는데, 이것은 아이가 말을 알아들을 수 있는 나이가 되어야 쓸 수 있습니다. 입과 코를 덮는 마스크 형태의 네뷸라이저라는 것은 집에서 간편하게 사용하기에는 약간의 어려움이 있습니다. 그리고 집에서 MDI나 네뷸라이저 같은 흡입 기구를 사용할 때는 특히 기구가 오염되지 않도록 주의해야 하므로 반드시 소아과 의사의 자세한 지시를 받아서 사용해야 합니다. 최근 들어

천식이 호흡기에 후유증을 남길 수 있다는 것이 밝혀지면서 지속적으로 흡입 치료를 할 필요성이 강조되고 있습니다.

**· 체질개선약도 있습니다** 천식 치료에 쓰이는 경구약물로는 기관지 확장제, 항염증제, 예방약제 등이 있는데 이 약물들은 반드시 의사의 지시에 따라 복용해야 합니다. 소위 먹는 체질개선제로 불리는 싱귤레어와 자디텐이란 약에 대해서는 약간 오해가 있는 것 같습니다. 이들 약은 현재 상당히 안전한 약으로 알려져 있으며, 원래 장기간 계속해서 복용하는 약입니다. 심지어 몇 년을 계속 먹이기도 합니다. 천식을 치료하기 위해 흔히 사용하는 약이지요. 이 약이 비교적 안전하다는 이야기는 장기간 복용했을 때 그렇다는 뜻입니다. 이 약은 필요한 경우라면 소아과 의사들이 별로 거부감 없이 사용하는데, 그만큼 기대하는 효과와 비용과 안전성이 조화를 이루고 있는 약입니다. 한 가지 주의할 것은 이 약을 먹었다고 천식이 빠른 시간 안에 싹 없어지지는 않는다는 것입니다. 물론 필요한 환자에게 사용하면 효과를 보는 경우도 있습니다. 이때는 소아과 의사가 "이런 약이 있으니 한번 사용해봅시다"라고 권유를 할 것입니다. 하지만 아이의 천식을 빨리 낫게 하고 싶은 엄마의 마음은 급하기만 해서 남들이 무슨 약을 쓰고 무슨 치료를 한다고 하면, 혹시 우리 아이도 하면서 조바심을 냅니다. 그러나 이들 체질개선제라 불리는 약들은 천식의 예방적 치료를 기대하면서 천식 환자의 기관지 과민 반응을 낮춰주기 위해 장기적으로 투여하는 약이고 잘 사용하면 효과를 보는 아이들도 많습니다. 하지만 엄마들이 바라는 것처럼 천식을 단기간 안에 완전하게 치료해주는 기적의 약은 아닙니다.

**· 체질개선법으로 흔히 알려져 있는 면역요법이란?** 최근에는 천식을 치료하는 면역요법에 대한 문의가 상당히 많습니다. 하지만 이 면역요법은 모든 천식 환자에게 사용하는 것이 아니라 꼭 필요한 환자에 한하여 의사가 권유하는 방법입니다. 면역요법이란 천식을

**천식 예방주사는 없습니다!!**

천식을 예방하려는 노력은 예전부터 엄청나게 시도되어왔지만, 천식 예방주사는 아직 만들어지지 못했습니다. 천식 예빙주사로 잘못 알려져 있기도 한 히스토글로불린이란 약은 아이가 천식으로 많이 고생할 때 의사의 판단상 꼭 필요하다고 생각되면 써볼 수 있는 약입니다. 이 약을 사용하느냐 마느냐는 진찰한 의사의 의견을 따르는 것이 좋습니다. 이 약의 효과에 대해서는 치료하는 의사마다 그리고 각 종합병원마다 약간씩 다른 견해를 가지고 있습니다. 엄마들이 원하는 것은 이런 주사를 맞고 체질이 싹 개선되어 천식에 다시는 안 걸리는 것이겠지만, 그런 효과는 이 약을 사용해도 기대할 수 없습니다. 그리고 흔히 알고 있는 것과는 달리 감기에는 별 소용이 없다고 합니다.

**천식과 호르몬제**
천식 치료에서 호르몬제는 가장 중요한 치료 중에 하나입니다. 특히 천식이 심한 경우는 반드시 호르몬제를 먹여야 되는 경우도 많습니다. 최근에 개발된 흡입 호르몬제는 천식 아이의 호흡기에 바로 작용하면서 몸에 흡수가 거의 되지 않기 때문에 부작용을 획기적으로 줄이게 되었습니다. 간혹 호르몬제를 사용한다는 이야기만 들어도 경기를 일으키는 엄마가 있는데, 호르몬제를 적절히 사용하는 것은 천식 치료에 가장 중요합니다. 천식은 제대로 치료하지 않으면 폐활량을 감소시킬 수 있으며, 폐에 평생 회복되지 않을 손상을 일으킬 수도 있습니다.

유발하는 항원을 일정한 간격을 두고 소량씩 늘려가면서 환자에게 주사함으로써 면역체계의 변화를 유도하여 치료 효과를 기대하는 방법입니다. 이 방법은 천식 유발 항원의 항체가 확인되었을 때나, 약물 치료로도 증상이 호전되지 않을 때 시도합니다. 면역요법은 정해진 치료 기간이 없으며, 치료를 시작한 후 2년 이내에 효과가 없으면 치료를 중단하고 재평가를 해야 합니다. 사실 면역력을 높여주면서 치료를 한다는 면역요법의 이론 자체는 이상적이지만 약한 천식에 처음부터 사용되는 방법은 아닙니다. 최근에는 심하지 않은 천식의 경우 싱귤레어 같은 먹는 약을 사용하는 것이 보편화되고 있습니다. 하지만 아직도 흡입 치료는 천식 치료의 가장 일반적인 치료법이라는 것을 잊지 마십시오.

• **꾸준히 해야만 효과가 있는 호흡운동요법** 운동은 적당한 강도로 꾸준히 해야만 효과가 있습니다. 적당한 운동은 호흡하는 힘을 길러주고 정신적으로 안정감을 줄 수 있지만, 과도한 운동은 천식을 더욱 악화시킬 수 있습니다. 특히 수영은 평소에는 천식 환자에게 도움이 되지만 감기나 기관지염 등의 호흡기 질환이 동반된 천식의 급성기에는 하지 않는 것이 좋습니다. 그밖에 천식 체조라는 것도 있는데, 이것은 소아과 의사에게 문의하면 알려줄 것입니다. 그리고 심한 운동을 하기 전에 준비 운동을 적당히 하면 천식의 증세가 나타나는 것을 조금이라도 줄일 수 있습니다.

# 알레르기에 대해 꼭 알아야 할 것들

요즘 많은 사람들이 환경 오염과 늘어나는 스트레스 때문에 알레르기로 고생하고 있습니다. 게다가 많은 엄마들이 아기에게 모유 대신 분유를 먹이는 것도 알레르기를 더욱 증가시키는 요인이 되고 있습니다. 최근에는 대기 오염이 심해지면서 호흡기 알레르기인 천식과 알레르기성 비염이 증가하고 있습니다. 이처럼 워낙 흔하기 때문에 누구나 다 아는 것 같아 보이는 병이 바로 알레르기입니다. 그래서 우리나라 인구 4천만에 4천만의 명의가 있다고 의사들은 농담 삼아 말하기도 합니다. 자신의 경험에 의해 얻은 짧은 의학적 지식으로 무심코 던지는 한 마디 충고는 절박한 사람들에게 어떤 면에서는 큰 힘이 될 수도 있지만, 자칫 올바른 치료를 방해할 수도 있으므로 신중을 기해야 합니다. 알레르기 치료는 환경 오염 문제와 밀접한 관계가 있기 때문에 의사와 엄마의 힘만으로는 한계가 있습니다. 환경 오염을 막기 위한 국가적인 노력이 병행되어야만 제대로 치료할 수 있습니다. 공기 오염이 심하다고 차량 통행을 제한한 프랑스가 부럽기만 합니다.

## 알레르기란 무엇인가요?

알레르기란 한 마디로 어떤 자극에 대해서 보통 사람과는 다른 반응을 보이는 것을 말합니다. 우리 몸에 어떤 자극이 가해지면 우리 몸은 이 자극으로부터 몸을 지키기 위해서 적절한 대응을 하게 됩니다. 그런데 간혹 우리 몸에 도움을 주려고 한 이런 대응이 우리 몸에 도리어 해로운 결과를 초래하기도 하는데, 이것이 바로 알레르기 반응입니다. 예를 들면 먼지가 호흡기로 들어오면 우리 몸은 기침을 해서 먼지를 밖으로 내보내게 됩니다. 하지만 한 번만 기침을 해도 될 것을 알레르기가 있는 사람들은 계속 기침을 하며 멈추지를 못합니다. 우리 몸에 이로운 기침이란 반응이 천식이란 해로운 반응으로 나타나는 것이지요. 이것이 대표적인 알레르기 반응

입니다. 알레르기로 생길 수 있는 병에는 천식 외에도 두드러기, 알레르기성 비염, 알레르기성 결막염, 태열, 음식 알레르기 등이 있습니다.

## 항원과 항체는 또 무엇인가요?

항원은 우리 몸에 들어온 나쁜 균을 말하고 항체는 이 균을 막기 위해 몸에서 만드는 대항 물질을 말합니다. 우리 몸에 병균이 들어오면 몸은 면역체계를 가동시켜 항체를 만들어 균을 죽이고 우리 몸을 지킵니다. 어떤 균에 대해 처음 항체를 만들 때는 시간이 걸리지만, 일단 항체가 한번 만들어지면 우리 몸은 면역체계에 그 방법을 기억시켜둡니다. 그러면 다음에 그 균이 또 들어왔을 때 초전박살을 낼 수 있게 됩니다. 이렇게 항원에 대한 항체 반응은 우리 몸을 지탱하는 가장 중요한 반응인데, 대표적인 항원 항체 반응이 바로 예방접종입니다. 예방접종은 병을 일으키는 나쁜 균을 죽이거나 약화시켜 우리 몸에 투여하는 것입니다. 약한 균을 가지고 우리 몸에 그 균에 대한 항체를 미리 만들어놓는 것이지요. 그런데 항원 항체 반응에는 이처럼 우리 몸에 좋은 반응만 있는 것이 아니라 우리 몸을 위험하게 만드는 반응도 있습니다. 대표적인 것이 주사 쇼크인데, 이것은 우리 몸에 항원인 주사약이 들어왔을 때 병균에 대한 항체만 만드는 것이 아니라 우리 몸을 위험하게 만드는 반응도 함께 일으켜서 생기는 것입니다. 이처럼 우리 몸에 해로운 방향으로 일어나는 항원 항체 반응 가운데 하나가 바로 알레르기 반응입니다.

**전에는 알레르기가 없었는데!!**

살다 보면 어느날 갑자기 아이가 알레르기가 있다는 것을 알게 되는 경우가 흔합니다. 천식이나 두드러기도 아이가 크면서 갑자기 나타나기도 합니다. 간혹 병원을 다니던 중에 알레르기 증상이 나타나면 의사가 잘못 치료해서 알레르기가 생긴 것은 아닐까 하고 생각하는 엄마도 있는데, 치료약에 의한 알레르기가 아니라면 병원 약이 체질을 알레르기로 바꾸는 경우는 생각하기 힘듭니다. 아프다는 것 자체가 아이들의 몸에 스트레스로 작용하기 때문에 아프면 알레르기도 나타나기 쉽다고 설명하는 의사들이 많습니다. 태어날 때부터 알레르기가 나타나는 아이들은 없습니다. 그리고 언제부터 알레르기가 나타날 것인지를 알 수 있는 사람 또한 없습니다. 알레르기는 유전적인 경향이 있긴 하지만, 부모가 알레르기가 없다고 아이도 반드시 그런 것은 아닙니다. 알레르기는 누구에게나 나타날 수 있는 것입니다.

## 체질 개선은 가능한가요?

알레르기를 말할 때는 꼭 체질 개선 이야기가 따라나옵니다. 그리고 실제로 수많은 알레르기 환자들이 체질 개선을 위한 치료를 받고 있습니다. 이 점에 대해 한 마디 드립니다. 체질 개선은 가능합니다. 하지만 우리나라 사람들이 생각하듯 한 번에 체질이 싹 바뀌는 그런 체질 개선은 아직 가능하지 않다는 것이 일반적인 의사들의 생각입니다. 어떤 음식을 먹으면 알레르기가 완치되고, 어떤 약을 먹으면 알레르기가 한 번에 나아서 다시 재발하지 않고, 어느 병원에 가니 우리 아이에게 딱 맞는 좋은 약을 사용하고, 어느 병원에서는 다른 의사들이 모르는 최신 치료법을 사용한다더라는 이야기들은 다 잊으십시오. 그런 방법들로 우리나라 사람들이 생각하는 그런 체질 개선이 가능했다면 노벨 의학상 몇 개 정도는 벌써 받았을 것입니다. 현대 의학에서도 체질 개선 방법은 아직 걸음마 수준입니다. 체질 개선을 위한 약을 부단히 개발하고 있음에도 불구하고 아직도 많은 아이들이 알레르기로 고생하고 있습니다. 몇 가지의 먹는 약이나 주사를 장기간 사용하고 의사의 노력과 엄마의 땀을 투자하면 어느 정도는 체질 개선이 가능하지만, 어떤 약이나 음식을 먹으면 단번에 좋아지는 그런 수준은 아직 아니라는 말입니다. 다시 말씀드리지만 체질 개선은 가능할 수 있습니다. 하지만 체질 개선 치료법은 알레르기가 있는 모든 아이들에게 다 사용할 수 있는 것이 아닙니다. 체질 개선 치료법을 쓰는 데는 많은 노력과 시간이 들며 비용 또한 만만치 않기 때문에 꼭 필요한 아이들에게만 시행합니다. 그리고 체질 개선 치료법으로 치료를 하더라도 현재 생긴 알레르기 증상은 반드시 소아과 의사와 상의해서 계속 치료를 해야 합니다.

**알레르기의 근본적 치료는 불가능한가요?**

알레르기를 치료하는 방법에는 증상을 치료하는 방법과 알레르기 그 자체를 치료하는 방법이 있습니다. 증상을 치료한다는 것은 천식이 있을 때 기관지 확장제를 사용하거나, 두드러기가 있을 때 항히스타민제를 사용하는 것을 말합니다. 하지만 이런 치료법들은 그때만 효과가 있는 방법입니다. 당장은 증상이 치료되더라도 그 병을 완전히 잠재운 것이 아니라서 다음에 항원이 우리 몸에 들어오면 또다시 항원 항체 반응을 일으켜 병이 나타나게 됩니다. 한 번 두 번 알레르기 반응이 되풀이되면 많은 엄마들은 근본적으로 알레르기 자체를 치료하기를 원합니다. 앞에서 말한 근본적인 체질 개선을 원하는 것도 바로 같은 심정에서일 것입니다. 하지만 현재로서는 그런 비법을 알고 있는 의사는 없습니다. 한 병원의 의사가 알고 있는 방법은 다른 병원의 의사도 마찬가지로 알고 있으며, 미국에서 가능한 치료는 우리나라에서도 가능합니다. 다른 소아과 의사들이 모르는 획기적인 치료법을 혼자만 알고 있는 소아과 의사는 없다는 말씀입니다. 간혹 음식으로 알레르기를 싹 없앨 수 있다고 믿는 분들이 있는데, 그런 음식을 권장하는 소아과 의사는 없는 것으로 알고 있습니다. 두 달 만에 체질을 책임지고 싹 개선해 주겠다고 장담한 한의사 이야기를 하는 엄마도 있습니다. 아마 잘못 들은 얘기일 겁니다. 그게 가능하다면 벌써 노벨 의학상을 탔겠지요.

## 환경 개선, 알레르기 치료에 매우 중요합니다

알레르기를 치료하기 위해 좋은 약을 구하거나 병원을 찾아다니는 데 신경을 많이 쓰는 엄마들이 생활환경 개선에는 의외로 신경을 덜 쓰곤 합니다. 사실은 이것이 알레르기 치료에 가장 중요한 기본 사항인데도 말입니다. 제가 알고 있는 한 독일 사람은 어릴 때 많이 아파서 가족들이 몇 년간 시골로 이사를 가서 살았다고 합니다. 우리나라에서는 아직 아이가 아프다고 시골로 이사 가는 사람을 거의 보지 못했습니다. 힘든 일이긴 하지만 한번 생각해볼 만한 일입니다. 아이가 알레르기가 있을 때는 집에서 털 있는 애완동물은 키우지 말아야 합니다. 청소를 할 때도 먼지가 날리지 않게 주의하고, 곰팡이나 바퀴벌레가 없도록 집 안이 늘 깨끗해야 합니다. 털 많은 인형이나 먼지 날리는 소파, 카페트 등도 없는 것이 좋습니다. 꽃을 말리는 것도 안되며, 향수를 쓰는 것도 좋지 않습니다. 물론 집 안에서 담배를 피워도 안되겠지요. 이렇게 생활환경에 신경을 쓰면 알레르기를 치료하는 데 많은 도움이 됩니다. 일단 알레르기의 원인이 밝혀지면 그것은 반드시 피하도록 노력해야 합니다. 그리고 한 가지에 알레르기가 있다는 것이 밝혀져도 다른 것에 알레르기가 있을 수도 있으므로 아이에게 알레르기가 있다면 기본적으로 생활환경 개선에 신경을 써야 합니다. 그리고 미세먼지와 황사도 알레르기 증상을 악화시킬 수 있으므로 집안에 미세먼지 거를 수 있는 공기정화기 하나 정도는 구비하는 것이 좋습니다.

# 치아 건강



YouTube
불소치약 사용과 불소도포

YouTube
불소치약 vs. 저불소치약

YouTube
정말 중요한 치아관리!

YouTube
이앓이! 몽땅 알려드립니다

## Dr.'s Advice

여기에 적힌 치아 건강에 대한 글은 소아과 의사가 일반적인 상식 수준에서 알고 있는 내용을 적은 것입니다. 치아 건강을 위해서는 정기적으로 치과를 다니면서 치아 점검을 하는 것이 좋습니다.

**치아가 나면서부터는 불소가 함유된 보통의 치약을 사용하는 것이 권장됩니다. 세 돌 이전에는 쌀알만큼, 세 돌부터는 콩알만큼 묻혀서 양치질해주세요.** 치실 사용은 하루에 한 번 하는데, 두 치아가 맞닿기 시작하는 두 살에서 두 살 반 사이에 시작하면 좋습니다.

2021년 9월 세계보건기구는 아이들 치약 사용에 대한 지침을 발표했는데, 1000~1500ppm 농도의 불소치약 사용을 권고했습니다. 저불소나 무불소 치약은 권장하지 않고 있습니다. 아기용 치약을 못 구하면 어린이용, 그것도 못 구하면 어른용 치약을 사용할 수 있습니다. **우리나라 지침도 2022년에 1000ppm 이상 불소치약 사용하는 것으로 개정되었습니다.**

**아기가 양치물을 뱉지 못해도 불소치약을 사용해야 합니다.** 어린 아기들 불소치약 사용 지침은 뱉지 못하는 것을 감안해서 만든 지침입니다.

음식을 먹고 나면 양치질하는 습관을 들이는 것이 좋은데 만 7세까지는 반드시 부모가 닦아주거나 잘 닦게 직접 확인해야 합니다. 하루에 적어도 두 번(아침 식후와 자기 전 마지막 음식 먹은 후)은 양치질을 하는 것이 좋습니다.

불소도포는 만 6개월 치아가 나면서부터 바로 해주는 것이 권장되는데, 만 5세까지는 3~6개월마다, 1년에 2~4번 정도 해주는 것이 좋습니다. 불소도포를 해주는 치과나 소아과에서 해주시면 됩니다.

119 소아과

# 치아 관리 어떻게 할까요?

치아 관리에서 가장 중요한 것은 양치질을 자주 하는 것과 단것을 적게 먹는 것입니다. 치아는 어릴 때 많이 썩으므로 아이의 치아가 썩기 전에 치과를 한번 방문해서 충치 예방법에 대해 상의해보는 것이 좋습니다. 불소 성분의 충치 예방약도 치과 의사의 처방을 받아서 먹이는 것이 좋습니다.

**양치질은 하루에 몇 번?**
양치질은 아침 식사 후와 자기 전 마지막 음식 먹은 후, **하루에 적어도 두 번**은 하고, **한 번 할 때 2분** 정도 하고, 치실 사용은 하루에 한 번 합니다. 엄마가 먼저 모범을 보여야 아이도 잘 따라합니다.

**2021년 9월 세계보건기구 불소치약 사용에 대한 권고**
2021년 9월 세계보건기구는 아이들 치약에 대한 공식적인 권고를 만들었습니다. **1000~1500ppm의 불소 함량인 불소치약을 사용**하라고 권고했습니다. 충치 예방에 제일 중요한 것은 불소치약으로 양치질하는 것인데, 저불소나 무불소 치약은 충치를 예방하는 효과가 없다는 것이 세계보건기구의 공식적인 입장입니다.

YouTube
우리나라도 불소치약 지침 완전 개정!

## 아이의 양치질, 언제부터 할까요?

**· 치아가 나면 바로 불소치약과 칫솔을 이용해서 양치질해주십시오** 아기의 치아는 만 6개월 무렵부터 나기 시작합니다. 치아는 나는 그 순간부터 썩을 수 있기 때문에 치아가 나자마자 닦기 시작해야 합니다. 그런데 어릴 때부터 미리미리 거즈로 잇몸을 닦아주는 연습을 해두지 않으면 갑자기 입 벌리고 치아를 닦기가 쉽지 않을 수도 있습니다. 이유식을 하면 아기의 입안에 음식물 찌꺼기가 많이 남게 되므로 음식을 먹인 후에는 물을 먹여서 입안에 음식 찌꺼기가 남지 않도록 입을 헹궈줍니다. 사탕과 초콜릿은 아이가 양치질을 잘할 수 있을 때까지는 먹이지 않는 게 좋습니다. 주스에도 당분이 있고 아이들이 아파서 먹는 약에도 당분이 들어 있어서 밤에 먹고 그냥 자면 치아가 썩기 쉽습니다. 주스나 약을 먹인 다음에는 물을 충분히 먹이고 양치질을 하게 하십시오. 그리고 아기가 돌이 되면 치아를 보호하기 위해서라도 우유병을 끊는 것이 좋습니다. 특히 밤에 우유병을 빨면서 자게 하는 것은 이 썩으라고 고사를 지내는 것과 마찬가지입니다.

**· 치약은 언제부터 사용할 수 있나요?** 이제는 불소 없는 치약이나 불소 함량 1000ppm 미만의 불소치약을 사용하는 것은 권장하지

YouTube
충치예방의 핵심

YouTube
불소치약, 아기도 사용해야

YouTube
아기용 치약 꼭 써야 하나?

YouTube
밥 먹고 바로 양치질 하기??

YouTube
모유 먹이면 충치 안 생기나

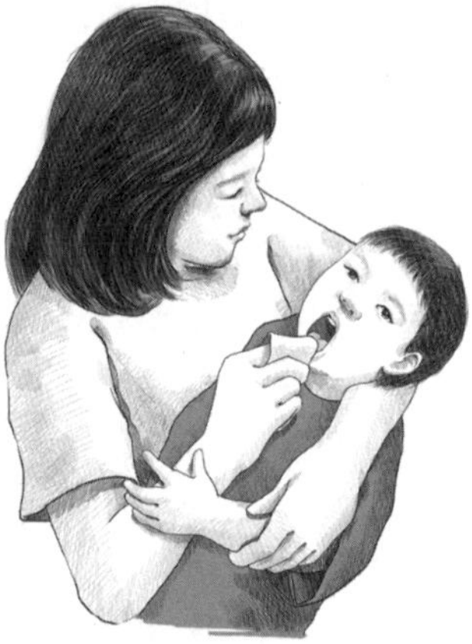

치아가 났는데도 거즈로 닦아주는 것은 바람직하지 않습니다. 치아가 나면 불소치약과 모가 있는 칫솔을 사용하세요.

않습니다. 불소치약은 예전에는 만 2세부터 시작할 수 있다고 했지만 이제는 치아가 나면 바로 사용할 수 있는 것으로 지침이 바뀌었습니다. 치아 한두 개 때는 쌀알만큼, 그 이후부터 3세 미만에는 쌀알 정도의 치약을 칫솔에 발라서 닦아주고 바로 거즈로 남은 치약을 묻혀내 주시고, 3세부터 6세 미만은 콩알 정도의 치약을 칫솔에 묻혀서 사용하시면 됩니다. 충치 예방을 위해서는 1000ppm 이상의 불소 함량을 가진 치약이 중요한데 1000ppm 미만의 함량을 가진 저불소치약은 충치 예방 효과가 없기 때문에 권장하지 않고 있습니다. 이게 새로 바뀐 치약 사용에 대한 세계보건기구의 공식 지침이자 2022년에 개정된 우리나라의 불소치약 사용 지침입니다. 그리고 한방이나 생약 성분 등이 함유된 치약을 아이들에게 사용하는 것은 권장하지 않습니다.

• **칫솔질은 언제부터 할 수 있나요?** 칫솔질은 치아가 나는 순간부터 해야 합니다. 물론 작은 아기의 치아에 맞게 작은 모가 있는 칫솔을 사용해야 하고, 아기가 혼자서 양치질을 할 수 없기 때문에 엄마의 무릎에 앉혀서 닦되 엄마와 아기가 같은 방향을 보고 거울 앞에 앉아서 닦는 것이 좋습니다. 치아의 앞면뿐만 아니라 뒷쪽까지 전부 치카치카 잘 닦아주는 것이 좋습니다.

• **치아는 만 7세 미만은 부모가 닦아주세요** 양치질이라는 것은 아주 고난도의 손기술이 필요하기 때문에 만 7세가 되기 전까지는 아이 혼자서는 양치질을 잘 할 수 없기 때문에 부모가 양치질을 해주는 것이 중요합니다. 하지만 아이 스스로 양치질하는 습관을 들이는 것도 중요하기 때문에 하루에 두 번은 부모가 닦아주고, 한두 번은 아이 스스로 닦게 해주는 것이 좋습니다. 양치질 잘 하는 습관을 들이기 위해서는 엄마 아빠가 열심히 이 닦는 모습을 아이에게 매일 보여주는 것이 중요합니다. 아이가 서툴러도 닦는 시늉을 내도록 권장하고, 아이가 좋아하는 색깔이나 모양의 예쁜 칫솔을 사주는 것도 매우 중요합니다.

## '실란트'란 게 뭔가요?

**충치는 전염병입니다!**
놀랍게도 충치는 병균 때문에 생기는 병이고, 일종의 전염병처럼 옮는 병입니다. 엄마에게 충치가 있다면 아기에게 충치가 더 잘 생길 수 있습니다. 논란이 있는 이야기지만 어린 아기의 입에 뽀뽀를 한다거나 음식의 간을 본 후 그대로 아기에게 다시 먹이거나 우유병이 뜨거운가 알아보기 위해 우유병을 한번 빨아먹어 보고 주거나 방에 떨어진 공갈 젖꼭지를 깨끗하게 하겠다고 엄마가 쪽 빨고 아기에게 물리는 경우도 있는데 이것은 곤란합니다. 이렇게 하면 충치를 일으키는 세균이 옮아서 아기에게 충치가 더 잘 생길 위험이 있습니다.

**유치가 썩으면 영구치도 썩는다!!**
유치의 관리는 매우 중요합니다. 간혹 아이의 치아가 썩어도 어차피 빠지고 새 치아가 날 테니까 괜찮다고 태연하게 말하는 분도 있는데, 유치가 썩으면 유치 밑에 있는 영구치도 영향을 받습니다. 유치 썩은 아이가 영구치라고 안 썩겠습니까? 치아 관리 습관은 어릴 때부터 들여야 합니다. 특히 중앙에서 여섯 번째부터 나는 6세 구치는 영구치입니다. 영구치는 평생 가기 때문에 한 번 썩으면 다시는 새것으로 교체할 수 없습니다. 뿐만 아니라 영구치가 썩으면 다른 치아가 나는 데에도 영향을 미칩니다.

**• 충치의 50퍼센트는 어금니의 씹는 면에 생겨** 어금니의 표면은 음식을 부수고 갈기 위해 올록볼록하게 생겼습니다. 충치의 약 50%는 바로 이 어금니의 씹는 면에서 발생합니다. 어금니 표면의 가느다란 틈새를 열구, 구멍들을 소와라고 하는데, 여기에는 음식물이 잘 끼고 음식물이 끼면 양치질을 해도 제거가 잘 안됩니다. 그리고 열구와 소와가 깊으면 치과에서 사용하는 기구도 잘 들어가지 않는 경우가 있습니다. 당연히 충치가 생길 가능성도 많겠지요.

**• 특히 어린이 영구치의 충치 예방에 좋은 방법입니다** '실란트'라는 예방 치료를 하면 약 65~90% 정도 충치를 예방할 수 있습니다. 실란트란 치아 표면의 틈새에 플라스틱 계통의 복합 레진을 채워 세균이나 음식물의 찌꺼기가 끼지 못하게 함으로써 충치를 예방하는 방법입니다. 전혀 아프지 않고 나중에 떨어지더라도 간단하게 다시 해넣을 수 있습니다. 유치나 영구치 모두에 시술할 수 있는데, 특히 어린이 영구치의 충치 예방에 좋은 방법이라고 합니다. 이제 막 어금니가 난 6세부터 10대 초반까지의 아동, 열구가 깊은 치아를 가진 사람, 충치 발생률이 높은 사람이 하면 좋습니다. 어른이 해도 좋다고 합니다. 어떤 치과 의사는 적극적으로 권유하기도 하고, 또 그렇게 적극적으로 권유하지는 않지만 예방 효과가 좋다고 하는 치과 의사들이 많아서 저의 아이들도 해주었습니다. 소아과 의사가 그런 것도 하느냐구요? 아니죠, 치과에 가서 해주었다는 이야깁니다.

**• 양치질을 열심히 하는 것이 그 어떤 예방 조치보다 중요** 단, 이런 치료를 했다고 해서 이를 잘 안 닦으면 아무런 소용이 없습니다. 이를 잘 닦는데도 구조상 충치가 생기기 쉬운 경우에 효과적이지, 이를 안 닦아 프라그가 잔뜩 끼었는데도 예방 치료를 했으니 괜찮겠지 하면 큰 오산입니다. 아무리 예방 조치를 잘해도 양치질을 열심

충치 사진

히 하는 것이 중요하며, 충치 예방의 첫번째는 양치질이라는 것을 잊지 마십시오. 치아는 한번 충치가 생겨서 상해버리면 다시는 원래의 상태로 되돌아가지 못합니다. 충치가 생기기 전에 예방하는 것이 가장 중요합니다.

## 먹이는 불소약, 충치 예방 효과가 있습니까?

**· 16세까지 불소를 먹이면 충치 예방 효과가 좋습니다** 어릴 때 불소를 먹이면 불소가 유치와 아직 나지 않은 영구치에 강한 보호막을 형성하여 충치 예방에 도움을 준다고 합니다. 보통 16세까지 불소를 먹이면 충치 예방 효과가 좋은데, 12세까지 먹이는 나라도 많습니다. 미국 소아과학회는 음용수에 불소가 3ppm 이하가 들어 있는 경우, 생후 6개월에서 16세까지 불소를 먹이라고 권장합니다. 예전에 미국의 일부 지역 사람들이 다른 지역 사람들보다 충치가 현격하게 적어서 조사를 해본 결과, 음용수에 들어 있는 불소량이 다른 지역보다 높다는 것이 밝혀지면서 수돗물에 불소를 첨가하는 나라가 많아졌습니다. 우리나라에서도 수돗물에 불소를 첨가하자는 운동이 벌어지고 있지만 아직까지는 첨가되고 있지 않습니다.

## 불소 도포, 충치 예방 효과 좋습니다

YouTube
불소 도포는 언제 시작할까?

YouTube
충치 예방 효과 좋은 불소 도포

**· 불소 도포, 꼭 하세요!** 어릴 때부터 치아 표면에 불소를 발라주는 방법이 최근에 각광을 받고 있습니다. 여러 가지 방법 중에서 불소 바니쉬 방법이 가장 손쉽고 효과가 좋고 오래 지속되므로 최근에 이 방법이 가장 많이 사용되고 있습니다. 미국에서는 소아과에서 치아가 나면 바로 불소 바니쉬를 해줘서 충치가 생기는 것을 미리

예방해줍니다. 물론 치과에서도 불소 바니쉬를 해줍니다. 현재 우리나라는 생후 6개월부터 불소 바니쉬를 해주는 것이 보편화되지 않았는데, 우리도 충치 예방을 위해서 모든 아기들에게 불소 바니쉬를 해주면 좋겠습니다.

**불소약이 안 좋다면서요?**
수돗물 불소화에 대한 반발 논의가 있지만, 현재의 논의는 아직 정확한 이론을 근거로 한 것이 아니므로 진행 중이라고 생각하면 됩니다. 아기가 생후 6개월이 되면 미국에서 수입되고 있는 약들 중에 먹일 수 있는 것이 있는데, 이 약은 안전성이 입증된 약이므로 부작용에 대해 걱정하지 않아도 됩니다. 하지만 걱정된다면 굳이 불소약을 먹이지 마세요. 치아 관리를 위해서는 양치질을 열심히 하는 것이 제일 좋은 방법입니다. 영양제나 정장제를 꼭 먹이지 않아도 되는 것처럼 불소약을 안 먹인다고 문제가 될 것은 없습니다. 참고로 미국 소아과학회에서는 아이가 먹는 음식에 불소가 충분하지 않다면 충치의 예방을 위해서 불소약 먹이는 것을 권장합니다.

## 6세 구치가 썩으면 골치 아픕니다

**• 6세 구치는 평생 동안 가지고 있을 치아입니다** 6세 구치는 6세쯤에 젖니 어금니(작은 어금니)의 뒤쪽, 그러니까 중앙에서 6번째부터 나는 12개의 큰 어금니를 말합니다. 6세 구치는 유치가 빠지고 나는 것이 아니라 처음부터 영구치가 나오는 것으로 평생 동안 가지고 있을 치아입니다. 6세 구치가 썩으면 다른 이빨이 나는 데 영향을 미칠 수도 있으므로 신경을 많이 써서 관리해주어야 합니다.

**• 아이의 치아는 이런 순서로 나옵니다** 일반적으로 아기들은 생후 6~7개월쯤 되면 치아가 나기 시작하는데, 맨 처음에는 아래쪽 앞니 2개가 나옵니다. 그리고 3~4개월이 지난 후 위쪽 앞니 4개가 나오는데, 보통 돌이 될 때까지는 6개의 치아로 지내게 되지요. 그 후 여러 달 동안은 치아가 나지 않다가 다시 6개의 치아가 차례로 나오는데, 남은 앞니 2개와 어금니 4개가 계속해서 나오게 됩니다. 최초의 어금니가 나온 후 다시 수개월이 지나고 나서 1년 6개월 무렵에 송곳니가 나오고, 다시 1년쯤 지난 2년 6개월 무렵에 나머지 어금니 4개가 나면 총 20개의 젖니가 완전히 갖추어지는 것이지요. 젖니는 대개 난 순서대로 즉 앞니, 어금니, 송곳니의 순서로 빠지는데, 앞니 2개가 가장 먼저 빠집니다. 영구치는 6세 무렵부터 나며, 일반적으로 12~14세 사이에 모두 영구치로 바뀌게 됩니다.

# 아이가 이를 갈 때는



## 이는 왜 가는 걸까요?

이가 몇 개 나지도 않은 아이가 이를 갈 때가 있습니다. 심지어 이가 제대로 붙어 있는 것이 신기할 정도로 뽀드득 뽀드득 소리를 내며 심하게 가는 아이도 있습니다. 흔히 이를 가는 나이는 3~17세 사이로, 대개 잠을 잘 때 갑니다. 원인은 여러 가지가 있지만 정확한 원인을 밝힐 수 없는 경우가 대부분입니다.

1. 내적인 긴장감을 외부로 발산하는 한 방법으로 이를 가는 경우가 흔합니다. 이때 아이가 이를 가는 것은 부모나 형제들에 대한 적대감이나 감정의 불안정 등 자신의 힘으로 해결하기 힘든 정서적인 문제를 외부로 분출시키는 역할을 합니다.
2. 치과적인 문제가 원인이 되기도 합니다. 이가 날 때 이가 나는 부위가 가려워서 이를 갈기도 하고, 윗니와 아랫니의 맞물림에 이상이 있는 부정 교합이 있을 때도 이를 갈 수가 있습니다.
3. 알레르기가 있는 아이들이 이를 간다는 의견도 있고, 입안이 가려울 때 이를 갈아서 해소하려 한다는 견해도 있습니다.

## 이를 갈면 어떤 문제가 생길 수 있나요?

1. 이를 갈아서 생기는 문제는 별로 없습니다. 주위에서 같이 잠을 자는 사람이 괴로울 수는 있겠지만 대개의 경우 그냥 두면 좋아집니다.
2. 이를 갈 때의 물리적인 충격으로 치아 껍데기가 손상을 입는 경

우가 있습니다. 하지만 대개는 쉽게 회복이 됩니다. 특히 유치라면 이를 가는 것 자체로 치아에 문제가 생기지는 않습니다.
3. 간혹 이를 갈면 유치가 늦게 빠져 영구치 나오는 것이 늦어지는 경우도 있습니다. 따라서 이를 심하게 가는 아이는 영구치가 나는 시기 전에 치과 의사와 상의를 해야 합니다. 필요하면 이를 뽑아야 하는 경우도 있습니다. 영구치가 나는 것이 늦어지면 이가 나는 순서에 장애가 생겨 윗니와 아랫니가 잘 안 맞는 부정 교합이 생길 수 있습니다.
4. 아이가 영구치를 갈면 치주나 턱뼈 등에 문제가 생길 수 있으므로 이럴 때는 치과 의사와 상의하는 것이 좋습니다.

## 이를 갈 때 치료는 어떻게 하나요?

1. 좀 큰 아이들이 이를 갈 때는 아이의 긴장을 풀어주는 방법을 고민해야 합니다. 이를 가는 아이의 대부분이 내재된 긴장을 해소하려고 이를 간다는 사실을 생각해보면 부모와 아이의 관계가 얼마나 중요한지 알 수 있습니다.
2. 야단을 치거나 이를 갈지 말라고 자꾸 잔소리를 하면 아이가 스트레스를 받아 이를 더 갈 수도 있으므로 주의해야 합니다.
3. 아이가 유치원이나 학교 등 단체 생활을 하는 곳에서 스트레스를 받고 있지는 않은지 확인해서 해소시켜주는 것이 좋습니다.
4. 평소에 아이와 대화를 자주 하고, 아이가 잠들기 전에 가벼운 산책을 하면서 얘기를 나누거나 아이가 좋아하는 책을 읽어주는 것이 좋습니다. 그리고 자려는 아이를 안아주며 부모가 아이를 사랑하고 아낀다는 것을 표현하는 것도 좋은 방법입니다.
5. 평소에 아이가 심심하지 않게 하는 것도 중요합니다. 아이 혼자서 심심하거나 하면 이 가는 버릇이 더 잘 나타나기 때문에 아이가

관심과 흥미를 갖고 놀 수 있는 여건을 만들어주는 것이 좋습니다.

6. 이가 나서 간지러워 이를 갈 때는 물고 놀 수 있는 것을 주는 것도 좋습니다. 하지만 그냥 두어도 대개는 별문제 없이 좋아집니다.

7. 영구치 나는 시기를 전후로 해서 이를 갈 때는 치과 의사와 상의를 해야 합니다. 영구치가 나는 것이 지연될 때는 유치를 뽑기도 합니다.

8. 알레르기가 원인이 되어 이를 갈 때는 소아과 의사와 상의해서 치료하는 것이 좋습니다. 하지만 이런 경우는 그리 흔치 않습니다.

# 치아에 대해 엄마가 궁금해하는 것들(Q&A)

### 생후 4개월인데 벌써 이가 났습니다

귀치

## 이 나는 것도 아기들마다 개성이 있습니다.

대부분의 아기들은 생후 6개월에 첫 번째 이가 납니다. 그러나 다른 모든 것이 그렇듯이 이 나는 것도 아기들마다 개성이 있습니다. 태어나면서부터 이가 나는 아기도 있고 돌이 지나도 이가 나지 않아서 엄마를 걱정시키는 아기도 있습니다. 다른 아기들보다 이가 조금 빨리 나는 아기라도 다른 문제만 없다면 특별히 걱정할 필요는 없습니다. 하지만 치아가 너무 일찍 나면 일단 치과 의사에게 보여주는 것이 좋습니다. 일찍 난 치아 중에는 뿌리가 깊지 못하고 비정상적으로 난 치아도 있는데, 이런 것들이 잘못 빠지게 되는 경우 아기의 숨구멍을 막을 수도 있기 때문입니다. 그리고 평균보다 빨리 난 아기의 이는 아무래도 작은 잇몸에서 자란 치아라서 약하기 때문에 충치가 될 가능성이 상대적으로 높습니다. 따라서 이가 일찍 난 아기들은 치아 관리에 좀더 신경을 써주어야 합니다. 이는

나기 시작하면서부터 썩을 수 있으므로 수유 후에 입안에 음식 찌꺼기가 남지 않도록 물을 좀 먹여주시고, 치아가 나면 불소가 함유된 아기용 치약을 쌀알만큼, 그리고 세 돌 되면 콩알만큼 칫솔에 묻혀서 양치질을 해주는 것이 중요합니다.



### 아기가 생후 9개월인데 아직도 이가 안 나요😯

## 드물지 않은 경우입니다.

아기들은 보통 생후 6개월쯤에 첫 치아가 나는데, 돌이 되어도 치아가 한 개도 나지 않았다면 치과 의사의 진료를 받을 것을 권장합니다. 하지만 너무 걱정하지 마세요. 어느날 갑자기 하얀 이가 나는 것을 보게 될 것입니다. 정 걱정이 되시면 아기의 앞니가 날 잇몸을 한번 만져보세요. 이 월령쯤 되면 잇몸이 도톰하게 올라와서 이가 속에 있는 것이 느껴집니다. 이가 거북이처럼 나든 토끼처럼 나든 상관없습니다. 세 살 때까지 스무 개의 이만 있으면 됩니다. 만약 이가 늦게 나는 아기에게 다른 이상이 있다면 소아과 의사와 상의해보시고, 돌이 되어도 이가 안 나서 걱정되면 치과 의사의 진료를 받아보는 것도 좋습니다.

### 이가 날 때 열이 날 수도 있나요?

## 일단 소아과 의사의 진료를 한번 받아보는 것이 좋습니다.

예전에는 이가 날 때 열이 나는 것을 보고 지혜열이라고 했습니다. 아기가 좀 또릿또릿해지면서 이유 없이 열이 난다는 의미였을 것입니다. 이가 날 때 아기가 좀 보채면서 드물지만 열이 나기도 하는데, 이때는 열이 나더라도 37.8도 이하의 미열이 납니다. 일단 37.8도가 넘으면 다른 원인에 의해서 열이 난다고 생각하는 것이 좋습니다. 그리고 미열이라도 이 때문에 열이 난다는 것을 꼭 확인해볼 필요가 있으므로 소아과 의사의 진료를 한번 받아보는 것이

좋습니다. 이가 나기 때문에 열이 나는 수도 있지만 감기가 도는 때라면 감기에 걸려서 열이 날 가능성이 더 많기 때문입니다. 의사 선생님이 이가 나기 때문에 열이 난다고 의심을 할 때는 통상 아기를 진찰해서 목에도 염증이 없을 때입니다. 간혹 이가 날 때 잇몸에 염증이 동반되기도 하는데, 그런 경우라면 진찰하는 의사 선생님이 알 수 있습니다.



드라큐라 이가 먼저 나는데 괜찮을까요?

## 이가 나는 순서는 별로 신경 쓰지 않아도 됩니다.

소아과에서 진료를 하다 보면 엄마들이 흔히 하는 질문이 있습니다. 앞니가 난 다음 송곳니가 나는 것이 아니라 드라큐라 이처럼 송곳니가 앞니보다 먼저 난다는 것입니다. 치과 의사에게 물어보니 이가 나는 순서는 그다지 신경 쓰지 않아도 된다고 합니다. 단 이가 삐뚤게 날 때는 치과에 가보는 것이 좋습니다.

아기 치아가 누렇고 자꾸 부서져서 걱정입니다☹

## 이런 경우 법랑질 형성 부전이란 병을 의심해볼 수 있습니다.

아기의 앞니는 3개의 층으로 이루어져 있는데, 가장 바깥쪽이 법랑질이라고 하는 층입니다. 이 부위는 상당히 견고해서 아기의 치아가 마모되지 않고 충치가 잘 생기지 않도록 막아주는 층입니다. 이 법랑질이 어떤 원인에 의해 잘 발달하지 못했을 때 아기 치아의 표면이 꺼칠꺼칠해지고 자꾸 부서지기도 하고 누렇게 변하기도 합니다. 물론 아기의 이가 부서진다고 모두 법랑질 형성 부전인 것은 아니기 때문에 치과 의사의 진료를 받아볼 필요가 있습니다. 아기의 치아에 대해서는 엄마가 지속적인 관심을 갖고 주기적으로 치과 의사의 점검을 받는 것이 좋습니다. 이런 아기에게 엄마가 해줄

수 있는 조치는 아기의 치아를 자주 양치질해주는 것입니다. 이제는 치아가 나면 바로 불소가 든 치약을 세 돌 전에는 쌀알만큼, 세 돌 지나면 콩알만큼 묻혀서 양치질하는 것을 권장하고 있습니다. 단 치약을 묻혀서 닦아줬을 때는 다시 깨끗한 거즈로 치아에 묻어 있는 치약을 잘 닦아내야 합니다. 칫솔질을 할 때는 치아와 잇몸을 같이 닦아주는 것이 좋습니다. 만 7세까지는 아이의 소근육이 제대로 발달하지 않기 때문에 아이 혼자서 닦게 되면 치아를 제대로 닦기 힘듭니다. 그래서 만 7세까지는 반드시 부모가 하루에 두 번은 닦아주어야 합니다. 아기가 좀 크면 치과에서 레진이란 것을 씌워 손상된 아기 치아의 표면을 보호해주는 방법을 쓰기도 합니다.



**아기가 8개월인데 아직 치아가 나지 않았습니다. 그래서인지 이유식을 제대로 못 먹는 것 같은데 괜찮을까요?**

## 다른 이상이 없다면 그다지 걱정하지 않아도 됩니다.

생후 8개월 정도 된 아기의 경우는 이가 나지 않았건 제법 많이 났건 간에 이로 음식을 씹는 것에 익숙지 않습니다. 그래서 아기 나름대로는 음식을 씹는데도 옆에서 엄마가 볼 때는 그냥 꿀꺽 삼키는 것처럼 보일 수도 있습니다. 잘 먹고 다른 이상이 없다면 걱정하지 않아도 됩니다. 원래 이유식은 씹어 먹는 음식을 주는 것이 아니고 으깨어 먹는 음식을 주는 것입니다. 이가 없으면 잇몸으로 으깨면 됩니다.

**철분제를 먹였더니 아이 이가 검게 변했는데요😱**

## 일시적인 것이므로 너무 걱정하지 않아도 됩니다.

아이에게 시럽으로 된 철분제를 먹이면 치아가 검게 변할 수 있습니다. 철분이 치아와 접촉을 해서 변색이 되는 것인데, 일시적인 것이므로 너무 걱정하지 않아도 됩니다. 물론 예방하는 방법도 몇 가

철분제에 착색된 치아

지 있습니다. 철분제를 먹일 때 약을 입의 안쪽에 넣어주거나, 좀 큰 아이인 경우 알약으로 된 철분제를 먹이거나, 시럽의 경우 빨대를 이용해서 먹이면 됩니다. 약을 먹인 다음 양치질을 시키는 것도 치아의 변색을 줄이는 좋은 방법 중에 하나입니다. 실제로 외국에서 파는 페러스 설페이트(Ferrous Sulfate) 약병 껍데기에는 이렇게 적혀 있습니다. "아이들 손이 닿는 곳에 두지 마세요. 일시적으로 치아의 변색이 생길 수 있는데 양치질을 열심히 하면 줄어듭니다." 그리고 요즘은 이런 약을 아이에게 사용하는 의사가 별로 없지만 테트라사이클린이란 약을 사용하면 아기의 이가 검게 변할 수도 있습니다. 참고로 테트라사이클린은 항생제이기도 하지만 일종의 염색제입니다.

### 잇몸에 좁쌀 같은 게 생겼는데요?

## 비교적 흔한 일로 별문제가 없습니다.

봉입낭종

아기들에게는 잇몸에 좁쌀 같은 것이 생기는 일이 흔합니다. 간혹 아구창 때문에 흰 멍울이 보이기도 하고, 염증이 생겨서 그럴 수도 있지만 대개의 경우는 별문제가 없습니다. 잇몸에 난 좁쌀 같은 것을 전문 용어로는 상피 진주종, 엡슈타인 진주종, 봉입낭종 등이라고 하는데, 엄마가 이런 용어를 세세하게 알 필요는 없습니다. 아기의 잇몸에 난 것이 무엇인지는 의사가 직접 보기 전에는 알 수가 없으니까요. 간혹 치료가 필요한 경우도 있는데, 소아청소년과나 치과에 가서 의사의 진료를 한번 받아보면 어떤 것인지 바로 알 수 있습니다.

### 아이가 전동칫솔을 사용해도 되나요?

## 칫솔이 우선, 전동칫솔은 보조.

시중에 여러 가지 기능이 있는 어린이용 전동 칫솔이 많이 나와 있지만, 아이의 치아 건강을 위해서 가장 좋은 방법은 아이 스스로

칫솔질을 하도록 하는 것입니다. 전동칫솔은 칫솔질을 싫어하는 아이들에게 흥미를 유발할 수는 있지만, 어린아이들이 전동칫솔을 이용해 이를 구석구석 잘 닦기란 쉽지 않은 일입니다. 꾸준한 연습을 통해 아이 스스로 이를 잘 닦을 수 있도록 하는 것이 가장 바람직하므로 전동칫솔보다는 일반 어린이용 칫솔을 사용하는 편이 더 낫습니다. 전동칫솔은 유치 관리의 보조적인 방법 정도로만 사용하는 것이 좋습니다.



**우리 아기는 12개월이 되었는데 윗니가 아랫니의 안쪽으로 들어가 있는 것 같습니다. 혹시 부정교합이 아닌가요?**

## 12개월이면 아직은 좀더 두고보셔도 될 것 같습니다.

부정교합이 생기는 정확한 원인은 아직 밝혀지지 않고 있습니다. 일반적으로 유전적인 요인이 많긴 하지만, 부모가 부정교합이 아닌 경우에도 아이는 부정교합일 수 있습니다. 유전적인 요인 이외에도 손가락을 빠는 등 나쁜 습관이 있거나, 이를 가는 시기에 충치 등으로 인해 유치가 너무 빨리 빠지거나 늦게 빠져도 부정교합이 생길 수 있습니다. 그러나 아기들은 아직 턱의 구조가 완전히 자리잡은 상태가 아니므로 좀더 두고보다가 어금니가 나온 후에도 부정교합 상태가 계속되면 치과 의사의 치료를 받는 것이 좋습니다. 치열 교정은 10세 전후에 시작하는 것이 일반적이지만, 여러 가지 문제를 일으키는 부정교합의 경우에는 유치를 갈 때부터 치과 의사와 상의해서 조기에 교정 치료를 받는 것이 좋습니다.

**유치가 고르지 않아 걱정입니다ㅜㅜ**

## 유치는 치열이 고르지 못한 경우가 많습니다.

유치가 날 때는 이가 서로 겹쳐지거나 기울어져 나는 등 치열이 고르지 못한 경우가 많아 엄마들을 고민하게 합니다. 그러나 그냥 두어도 젖니가 고루 갖추어지는 2세 반에서 3세가 되면 턱의 성장에

의해서 자연스럽게 제자리를 잡는 경우가 많으므로 크게 걱정하지 않아도 됩니다. 게다가 어차피 어릴 때는 교정도 못합니다. 나이가 좀더 들었는데도 계속 이가 삐뚤면 그때 치과 의사와 상의를 하십시오. 바르고 건강한 영구치를 위해서는 젖니 관리를 잘해야 하는데, 첫 치아가 나오기 시작하면 하루에 적어도 한 번씩은 잇몸과 이를 닦아주어야 합니다. 아기의 잇몸은 연약하기 때문에 잇몸과 이를 닦아줄 때는 부드러운 거즈 수건에 식염수나 물을 묻혀 조심스럽게 닦아야 합니다. 그리고 우유를 먹인 후에도 물을 두세 모금 삼키도록 해서 입안에 우유 찌꺼기가 남아 있지 않게 하는 것이 좋습니다.

### 치아발육기라는 게 뭔가요?

## 이가 나느라 근질근질한 잇몸을 시원하게 해주고 잇몸도 튼튼하게 해주는 기구입니다.

치아발육기는 이가 나느라 근질근질한 잇몸을 장난감으로 문질러서 잠시나마 시원함을 느끼게 해주고 막 이가 나려는 잇몸을 튼튼하게 해주는 역할을 합니다. 일반적으로 치아발육기는 생후 3개월 정도부터 사용하는데, 처음에는 헝겊으로 된 것을 주고 점차 고무류, 플라스틱류, 나무류 등 딱딱한 것으로 바꾸어주는 것이 좋습니다.

### 사고로 부러지거나 빠진 이도 붙일 수 있다면서요?

## 30분 이내에 치료를 받으면 이를 살릴 수도 있습니다.

단, 이때 빠지거나 부러진 이를 어떻게 보관하는가가 중요합니다. 사고로 이가 빠졌을 때는 이가 마르거나 더러워지지 않도록 즉시 조치해야 합니다. 치아의 뿌리는 건드리지 말고 빠진 이를 우유에 넣든지 우유가 없으면 깨끗한 티슈에 그대로 싸서 가능한 한 빨리,

늦어도 30분 이내에 병원으로 갑니다. 절대로 빠진 이를 씻어서는 안됩니다. 이가 더러워졌다고 씻는 분도 있는데, 자칫 중요한 기능을 하는 이뿌리 주위의 부착물에 손상을 입힐 수 있습니다. 이가 반쯤 빠져 흔들거릴 경우에는 씻지 말고 다시 밀어넣고 바로 치과 의사에게 갑니다. 이가 부러졌을 때는 부러진 조각을 찾아 치과에 가서 조각을 붙이고 철사 등을 이용해 고정시키는 치료를 받을 수 있습니다. 유치의 경우라도 치아에 외상을 입었다면 그 충격 때문에 밑에 있는 영구치 나는 부위가 충격을 입을 수 있고, 유치가 변색되거나 염증이 생길 수도 있기 때문에 치과 의사의 검진을 받아 보는 것이 좋습니다.

아이가 매일 껌을 서너 개씩 꼭 씹으려 하는데요?

## 껌은 초콜릿보다 더 답니다. 안 씹게 하는 것이 좋습니다.

껌은 충치를 유발하는 주된 요인입니다. 많은 사람들이 식후에 껌을 씹으면 입안이 상쾌해지고 치아를 청결하게 한다고 생각합니다. 하지만 껌에 있는 당분은 치아를 충치의 온상으로 만듭니다. 초콜릿보다 껌이 더 달다면 믿지 못하시겠지만 사실입니다. 어린 아이에게 껌을 씹게 하는 것은 여러모로 좋지 않습니다.

충치로 빠진 곳의 영구치가 안 나서 걱정이에요.

## 좀더 두고보셔도 됩니다.

충치나 외상 등의 이유로 유치가 빨리 빠지게 되면 문제가 발생할 수 있습니다. 앞니가 일찍 빠지게 되면 그 부위의 잇몸 조직이 다소 질겨져 영구치가 그 부위를 뚫고 나오는 데 시간이 걸립니다. 그렇게 되면 다른 아이들보다 영구치가 좀 더디게 나올 수도 있습니다. 세 살이 넘은 아이는 1년에 한두 차례 정도 정기적으로 치과 검진을 받아서 치아 상태를 확인하는 것이 좋습니다.

## 영구치가 삐뚤게 나는데 괜찮을까요?

## 대부분 자연스럽게 교정되므로 너무 걱정하지 않아도 됩니다.

아직은 좀더 두고 봐도 괜찮지만 5세 정도 된 아이는 정기적으로 치과 의사의 검진을 받는 것이 좋습니다. 일반적으로 영구치의 위 앞니 틈이 벌어져 있거나 지그재그로 나는 것은 큰 문제가 없습니다. 당장은 보기 흉하지만 옆니와 송곳니가 나오면서 자연스럽게 교정되는 경우가 많기 때문입니다. 하지만 틈이 너무 많이 벌어지거나 비뚤게 나는 정도가 아주 심한 경우에는 자연 교정이 안될 수도 있으므로 치과 의사의 치료를 받는 것이 좋습니다.

## 유치가 벌써 흔들리는데 혹시 이가 너무 빨리 나서 그런 건 아닌가요?

## 이가 너무 일찍 나면 뿌리가 없어 흔들리는 경우가 많습니다.

이럴 때 그냥 두면 유치가 저절로 빠져 자칫 몸 속으로 들어갈 수 있는데, 만일 기도로 넘어가게 되면 폐렴 등을 일으킬 수 있습니다. 치과 의사와 상담을 통해 상태가 심각하면 뽑는 것이 좋습니다.

## 요구르트를 먹이면 충치가 생기나요?

## 요구르트만이 아니라 모든 음식은 이를 썩게 할 수 있습니다.

요구르트는 먹고 난 후 입안에 당분이 남아 아기의 치아를 썩게 하기 때문에 치아 건강에 좋지 않습니다. 요구르트만이 아니라 모든 음식은 이를 썩게 할 수 있습니다. 아기들의 주식인 분유에도 당분이 들어 있기 때문에 밤에 우유병을 물고 자면 입안에 남은 당분이 아기 치아를 파먹습니다. 이는 나면서부터 썩을 운명을 타고납니다. 그럼 이제 제법 이빨이 난 우리 아기는 어떻게 치아 관리를 해야 하냐고요? 가장 좋은 방법은 음식물을 섭취한 뒤 3분 이내에, 모가 있는 칫솔에 1000ppm 이상의 불소치약을 묻혀서 양치질하

는 것입니다. 양치물을 뱉지 못해도 불소치약 사용하는 것이 전혀 문제가 없습니다. 치아가 조금 났을 때는 거즈로 닦아주어도 되지만, 치아가 완전히 올라온 것이 있는 경우는 칫솔질을 해야 하고 두 개의 치아가 붙어 있는 경우, 손가락에 끼워 사용하는 실리콘 칫솔은 치아 사이를 제대로 닦기 힘들기 때문에 아기용 보통 칫솔을 사용하는 것이 좋습니다. 아이들은 식사 시간과 간식 시간을 정해서 먹이는 것이 좋습니다. 시도 때도 없이 음식을 달고 살면 충치 생기기 딱 좋습니다. 유치가 날 때부터 관리를 잘 해주어야 건강한 영구치를 얻을 수 있습니다. 요즘 아이들은 인스턴트 식품과 단 음식을 많이 먹어서인지 치아가 건강하지 못한 경우가 많습니다. 엄마들이 좀더 신경 써야 합니다.



치아 우식증에 대해 알고 싶은데요!

## 우유병을 물고 자면 우유의 당분이 밤새 입안에 남아 아기 치아를 갉아먹는데, 이를 가리켜 우식증이라고 합니다.

유치 관리를 잘 해야 건강한 영구치를 얻을 수 있기 때문에 아기의 이가 처음 날 때부터 치아 관리에 신경을 써야 합니다. 치아는 나면서부터 썩을 수 있기 때문에 치아가 나면 양치질을 해주어야 합니다. 양치질이 힘든 경우 수유 후에 물을 먹여 입안에 음식 찌꺼기가 남지 않도록 하고, 하루에 한두 차례 거즈 수건 등을 이용해 입안을 닦아줄 수 있습니다. 그리고 무엇보다도 중요한 것은 아기가 시도 때도 없이 우유병을 물게 해서는 안된다는 것이지요. 특히 밤에 잘 때 우유병을 물고 자는 것은 충치가 생기는 지름길입니다. 최근에 알려진 바에 따르면 우유병을 지나치게 오래 빨면 중이염에 걸리기 쉽고, 나중에 알코올 중독자가 되기도 쉽다고 합니다.

# 코의 이상

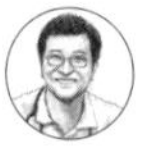

## Dr.'s Advice

콧물이 나오면 이비인후과로 가야 더 빨리 좋아진다고 생각하는 엄마들이 많은데, 이것은 잘못된 생각입니다. 소아의 비염이나 축농증, 중이염은 소아과 의사가 치료합니다. 또 콧물이 나올 때 이비인후과에 가서 코를 뽑아 주어야만 한다고 생각하는 엄마도 있는데, 이것도 잘못된 생각입니다. 콧물을 뽑아 준다고 아이의 코감기가 더 빨리 좋아지는 것은 아닙니다.

누런 코가 나온다고 다 축농증은 아닙니다. 축농증은 두 돌은 지나야 잘 걸리는 병이며, 심한 기침이 동반되는 것이 특징 중의 하나입니다. 아이들의 코와 목과 귀의 병은 당연히 소아과 의사에게 진료를 받으십시오. 수술이 필요한 경우에는 코와 귀와 목의 수술이 전문인 이비인후과에 진료를 의뢰해줄 것입니다.

# 콧물과 코막힘에 대해 알아봅시다

주변에서 보면 콧물이 나오는 아이들이 많습니다. 최근 들어 공기 오염이 부쩍 심해지면서 일년에 몇 달씩 콧물을 흘리는 아이도 흔합니다. 많은 엄마들이 아이가 콧물을 많이 흘리면 혹시 축농증에 걸린 게 아닌가 고민을 하지만, 콧물이 나오는 것은 코 안의 점막이 자극을 받는다는 것을 의미할 뿐입니다. 그렇더라도 콧물이 많이 나오면 중이염이나 축농증 같은 합병증이 잘 생길 수 있으므로 적절한 치료를 하는 것이 좋습니다. 그리고 콧물 외에 다른 증상이 동반될 때는 아이에게 다른 병이 있는 것은 아닌지 반드시 의심을 해봐야 합니다. 간혹 아이가 감기에 걸려 콧물과 가래가 심하면 당장 뽑아야만 되는 줄 아는 엄마들이 있습니다. 그런가 하면 어떤 엄마는 아예 콧물 뽑는 기계를 구입해서 하루에 4회씩 열심히 뽑아주기도 하고, 또 어떤 엄마는 코가 넘어가면 기관지에서 가래로 변한다고 믿어 의사에게 코를 뽑아달라고 부탁하기도 합니다. 그러나 코는 넘어가도 기관지에서 가래가 되지 않으며, 코를 뽑는다고 감기나 비염이 빨리 좋아지는 것도 아닙니다. 코를 함부로 뽑는 것은 좋지 않습니다.

**누런 코가 나오면 항생제를 사용해야 하나?**
감기 치료 중에 누런 코가 나온다고 반드시 항생제를 사용해야 하는 것은 아닙니다.

## 콧물은 왜 나오는 걸까요?

**• 콧물이 나오는 가장 흔한 원인은 감기입니다** 감기는 다른 말로 급성 비인두염이라고도 하는데, 이 말은 감기에는 비염이 동반된다는 뜻입니다. 다시 말해 감기에 걸리면 코의 점막에 염증이 생겨서 콧물을 흘리게 된다는 뜻입니다. 아이를 데리고 소아과에 오는 엄마들 가운데는 아이가 감기에 걸렸는데 비염이 동반된 것 같으니 콧물을 뽑고 치료해 달라는 엄마들이 많습니다. 그러나 비염은 원칙적으로 먹는 약으로 치료하는 병이지 콧물을 뽑아주거나 코를 뻥 뚫리게 하는 점막 수축제를 뿌려 치료하는 병이 아닙니다. 콧물을 뽑거나 코에 약을 뿌리면 우선 당장 콧물을 멎게 하는 데 도움이 될 수는 있지만, 코 점막의 정상적인 기능에 장애를 일으켜 나

중에 상태를 더 악화시킬 수 있기 때문에 위험합니다. 그래서 저는 콧물을 뽑거나 코에 약 뿌리는 것을 권하지 않습니다.

**• 알레르기성 비염 때문에 콧물이 줄줄 흐르기도** 주기적으로 일주일 이상 맑은 콧물이 줄줄 흐르는 경우, 아이가 코가 가려워 후비고 비벼서 코피가 나는 경우, 그밖에 눈이 충혈되거나 눈밑의 피부가 검게 변하는 경우에는 알레르기성 비염을 의심해야 합니다. 이때는 콧물을 멈추게 하는 약을 자꾸 먹이기보다는 소아과 의사의 진료를 받는 것이 좋습니다.

**• 코에 이물질이 들어가도 콧물이 나올 수 있어** 누렇고 냄새가 심한 콧물이 한쪽 코에서만 나온다면 아이의 코에 이물질이 들어가서 그럴 수도 있습니다. 장난감 총알·땅콩·휴지·밥알 등등 아이들의 코를 노리는 것은 한두 가지가 아닙니다. 심지어 일부러 이런 것을 코에 넣는 아이도 있습니다. 코에 이물질이 들어간 경우는 바로 소아과 의사의 진료를 받고 빼주어야 합니다. 만약 콧물이 누렇고 진하게 나온다면 이물질보다는 세균에 감염된 것은 아닌지 의심해야 합니다. 물론 이때도 소아과 의사의 진료를 받는 것이 좋습니다.

**아기들은 코가 막히는 경우가 흔합니다!!**

아기들의 코가 쉽게 막히는 이유는 숨을 쉬는 공기의 양에 비해 콧구멍이 상대적으로 작기 때문이며, 분비물이 비교적 많이 생기기 때문입니다. 분비물이 코 안에서 말라 그대로 코딱지가 되면 안 그래도 작은 콧구멍이 작은 코딱지에도 꽉 막히게 됩니다. 일반적으로 코가 막히는 원인은 두 가지가 있습니다. 하나는 코가 너무 많이 나오기 때문이고, 또 하나는 코는 별로 없는데 코의 점막이 부었기 때문입니다. 아이가 코가 막혔는데도 그다지 힘들어하지 않는다면 그냥 지켜보면서 방 안의 공기가 건조하지 않게만 신경을 써주세요. 심하지 않으면 콧물을 풀지 않고 놔둬도 괜찮습니다. 그냥 놔두면 저절로 위로 넘어가게 됩니다. 그리고 코에는 적당량의 콧물이 있는 것이 좋습니다.

## 코가 막혔을 때는 이렇게 해주세요

**• 물을 충분히 먹이세요** 콧물의 주성분은 물입니다. 그러므로 코가 막혔을 때는 아이에게 물을 충분히 먹이는 것이 좋습니다. 콧물에 물기가 많아지면 묽어져서 끈적끈적한 콧물보다 훨씬 풀기가 쉬워집니다.

**• 코가 막히면 우선 코를 풀어줍니다** 콧물이 너무 많이 나와서 코가 막힐 때는 우선 코를 풀어줍니다. 말귀를 알아듣고 협조가 되는 아이들은 코를 풀 때 한쪽 코를 막고 양쪽을 번갈아가며 풀어줍니다. 그래야 중이염을 예방하는 데 좋습니다.

**콧물! 함부로 뽑지 마세요!!**

콧물이 누렇게 나온다고 열심히 콧물을 뽑아주는 나라는 전세계에서 우리나라밖에 없을 것입니다. 코에 약을 뿌리고 코를 뽑아내는 것은 단지 콧속을 잘 보이게 하여 진찰하는 데 도움을 얻기 위해서입니다. 약을 뿌리고 코를 빼주면 일시적으로 코가 뚫려 아이가 시원해하기도 합니다. 그러나 꼭 필요해서 소아과 의사가 뽑아주는 경우가 아니라면 저는 콧물을 뽑아서는 안된다고 생각합니다. 대부분의 소아과 의사들이 콧물을 뽑고 약을 칙칙 뿌리지 않는 것은 그만 한 이유가 있기 때문입니다. 반복해서 콧물을 뽑아주다 보면 코의 점막이 마르게 되어 코가 더 막힐 수 있으며, 콧물이 제거되면 코 점막이 부족해진 방어물질을 더 많이 만들어 분비시킴으로써 증상이 더욱 악화될 수도 있습니다. 자칫 콧물 속에 들어 있는 유익한 성분(병균과 대항하는 성분)까지 몽땅 없앰으로써 결과적으로 우리 몸의 자연 치유 능력을 떨어뜨릴 수 있기 때문에 권하지 않는 것입니다. 실제로 대한 소아 알레르기 및 호흡기 학회의 전문가들은 진찰 이외의 목적으로 콧물을 뽑는 것에 반대하고 있습니다.

**• 가습기를 사용하는 것도 아주 좋은 방법입니다** 건조한 공기를 들이마시면 콧물이 더 말라붙을 수 있고, 코 안의 점막이 자극을 받아 부으면서 코가 막히기도 합니다. 습도는 40~50%로 맞추는 것이 좋으나 코가 많이 막히면 의사와 상의해서 더 높일 수도 있습니다. 가습기를 사용할 때는 기본적인 주의사항을 잘 지켜야 합니다(가습기에 관한 자세한 내용은 '가습기와 청정기' 편을 참조). 그리고 코에 따뜻한 물수건을 대주면 일시적으로나마 막힌 코를 뚫어 줄 수 있습니다. 옛날 영화를 보면 엄마가 감기 걸린 아이를 안고 김이 모락모락 나는 목욕탕에 앉아 있는 장면이 나옵니다. 이런 방법도 막힌 코를 뚫거나 가래를 묽게 해주는 데 도움이 됩니다.

**• 흡입기나 뻥코로 살짝 한두 번 빨아주는 것도 도움이 돼** 코에 식염수를 두세 방울 넣고 2~3분이 지난 후에, 아기용품점에서 파는 흡입기나 소아과에서 파는 뻥코를 이용해서 살짝 한두 번 빨아주는 것도 도움이 됩니다. 하지만 너무 자주 빨아내거나 강하게 빨아내면 코 안의 점막이 손상을 입을 수 있으므로 주의해야 합니다. 뻥코 하나쯤은 장만해두시면 좋습니다.

**• 면봉을 콧속 깊이 넣지 마세요** 면봉은 코 입구에 콧물이 딱딱하게 말라붙은 것을 제거하는 목적으로만 사용해야 합니다. 막힌 코를 뚫겠다고 면봉을 콧구멍 속으로 깊이 넣으면 절대로 안됩니다. 누가 그렇게까지 하겠느냐고 생각하실지 모르지만 간혹 그러는 분들도 있습니다.

## 코 막힘을 둘러싼 오해 세 가지

**• 오해 하나 : 콧물은 무조건 뽑아주는 것이 좋다?** 콧물을 뽑는 문제는 의사의 재량에 따라 다를 수 있습니다. 확실히 콧물을 뽑아주면 코 막힘이 덜해진다는 말은 맞습니다. 시중의 아기용품점에서 쉽

게 구입할 수 있는 흡입기 같은 기구는 아주 가벼운 압력으로 콧물을 뽑아내는 것이기 때문에 아기가 코가 많이 막혀서 힘들어할 때 한두 번 사용해도 괜찮습니다. 하지만 병원에서 사용하는 강력한 기구를 이용해서 콧물을 뽑아내는 것은 여러 가지 면에서 그리 권장할 만한 일은 아닙니다. 저는 감기에 걸렸을 때 콧물을 뽑아야 감기가 빨리 낫는다고 생각하지 않습니다.

• **오해 둘 : 코가 뻥 뚫려야 축농증이 안 생긴다?** 코가 뻥 뚫려야 축농증이 안 생긴다는 것 역시 의사들은 별로 동의하지 않는 이야기입니다. 간혹 막힌 코를 뚫으려고 코에다 칙칙 뿌리는 약을 함부로 사용하는 분들이 있는데, 점막수축제는 일시적으로는 코를 뻥 뚫리게 하지만 나중에는 점막을 마르게 해서 코 막힘을 더 심하게 만들기도 합니다. 코에 뿌리는 약은 함부로 사용하지 마십시오. 물론 괜찮은 약도 있지만 모든 약은 반드시 의사의 처방을 받은 후에 사용해야 합니다.

• **오해 셋 : 아기의 코가 막히면 코에 젖을 짜 넣는다?** 아기의 코가 막혔다고 코에 젖을 짜 넣어주는 엄마들이 가끔 있습니다. 젖을 코에 넣으면 코에 자극을 줄 뿐만 아니라 경우에 따라서는 염증이 생길 수도 있습니다. 아기가 코가 막혀할 때는 코에 식염수를 서너 방울 넣어 녹여주는 것이 좋습니다. 좀 큰 아이가 코가 많이 막히는 경우는 식염수를 곱게 분사되는 분무기에 넣고 콧구멍 안으로 뿌려주어도 좋습니다.

**코 막힌 데 기가 막히게 잘 듣는 약!!**
먹는 약으로 항히스타민제나 에페드린 계통의 약을 복용하면 콧물을 줄이고 부은 점막을 수축시킬 수 있는데, 이런 약들은 의사의 처방을 받아 사용해야 합니다. 코에 뿌리는 점막수축제는 처음에는 '코가 막히게'가 아니라 '기가 막히게' 잘 듣습니다. 하지만 며칠 사용하다 보면 코가 더 막힐 수도 있고, 게다가 장기간 사용하면 축농증이 발생할 확률이 높다는 보고도 있으니 주의해야 합니다. 특히 아기에게 사용할 때는 반드시 소아과 의사의 처방을 받아 사용해야 합니다.

# 축농증에 대해 알아봅시다

축농증은 소아과 의사가 치료하는 병입니다. 돌 전의 어린 아기들도 걸리기는 하지만 축농증은 두 돌이 지나야 잘 걸리는 병입니다. 축농증은 비교적 흔한 병이긴 해도 일부 엄마들 생각처럼 누런 코만 나오면 무조건 축농증일 만큼 그렇게 흔한 병도 아닙니다. 심한 기침과 콧물이 10일 이상 지속되면 소아과 의사들은 일단 축농증을 염두에 둡니다. 하지만 기침과 콧물이 10일 이상 지속되는 병 또한 한두 가지가 아니기 때문에 기침과 콧물이 10일 이상 지속된다고 무조건 축농증으로 속단해서는 안됩니다. 축농증이 있으면 기침이 심한데 잠을 자려고 누워 있을 때나 아침에 깨고 난 후에 기침을 많이 하고, 심한 경우 기침을 하면서 토하기도 합니다. 이런 상태가 10일 이상 지속될 때 일단 축농증을 염두에 두고 진찰을 합니다. 축농증의 치료는 아이들의 경우 약으로 합니다. 수술은 하지 않습니다.

## 누런 코가 나오면 다 축농증?

**• 감기나 비염이 오래가면 축농증이 생길 수 있어** 축농증이란 코뼈 양옆에 있는 부비동이라는 동굴에 염증이 생기는 병을 말합니다. 부비동은 촉촉하게 젖은 섬모로 덮여 있고 공기가 차 있는 공간인데, 감기나 비염이 오래가서 부비동에 염증이 생기면 고름이 고여 축농증이 생길 수 있습니다. 따라서 축농증을 예방하려면 감기를 잘 다스려야 합니다.

**• 축농증에 걸리면 코가 위로 들어가는 경우가 많아** 많은 엄마들이 아기 코에서 누런 코만 나오면 축농증이 아닐까 걱정하는데, 축농증은 심한 기침이 동반되는 병입니다. 사실 축농증은 엄마들이 생각하는 것보다 드문 병입니다. 그리고 누런 코는 감기나 만성 비염 등에 걸렸을 때 더 많이 생기며, 이때 생긴 누런 코는 대부분 밖으로 흘러나옵니다. 반면 축농증에 걸렸을 때는 코가 밖으로 흘러나

**아이가 축농증에 걸렸을 때는!!**

축농증은 이거다 할 만한 증상이 별로 없습니다. 단지 누런 코가 계속 나온다고 축농증이라고 생각해서는 안됩니다. 감기 같은 바이러스 질환에 걸려도 코가 누렇게 나오니까요. 축농증은 보통 감기와 증상이 비슷하고, 실제로 감기가 오래갈 때 감기 치료를 하면서 발견되는 경우가 많습니다. 축농증에 걸리면 누런 코가 한쪽 코에서 나오기도 하고, 기침을 많이 하기도 하며, 새벽기침을 장시간 하기도 합니다. 보통 누렇고 진한 코가 나오지만 맑고 투명한 콧물이 나오는 경우도 있습니다. 아이가 축농증에 걸렸을 때는 되도록이면 가습기를 사용하고, 물을 많이 먹이며, 경우에 따라서는 식염수를 코 안에 뿌려주는 것도 도움이 됩니다.

오기보다는 목을 통해 위로 들어가는 경우가 많습니다. 따라서 소아과 의사는 심한 기침과 누런 콧물이 10일 이상 지속되는 아이들의 목 안을 살펴 목 뒤의 벽에 끈적끈적한 콧물이 붙어 있으면 축농증을 일단 의심하게 됩니다. 큰 아이의 경우는 필요한 경우 코 엑스레이를 찍기도 합니다. 그런데 아이들의 경우는 축농증이 아니라 감기에 걸려도 코 엑스레이 사진상 부비동 부위가 뿌옇게 나올 수 있으므로 의사들은 축농증 진단에 상당한 주의를 기울입니다. 진단을 위해서 엑스레이 사진을 꼭 찍어야할 필요는 없습니다. 특히 7세 이전의 아이들의 경우는 코 엑스레이 사진은 진단에 별 도움이 되지 않습니다.

• **이런 경우에는 축농증을 의심해봐야 합니다** 축농증의 증상은 상기도 감염처럼 기침과 콧물과 열이 나는데 급성 축농증에는 세 가지 경우가 있습니다. **심한 발병의 경우**로는 39도 이상의 고열이 갑자기 나면서 화농성 콧물이나 안면통증이 최소 3-4일 이상 연속으로 나타나는 경우이고, **지속되는 증상의 경우**는 콧물이나 낮 시간의 기침이 10일 이상 지속되면서 호전되지 않는 경우이고, **악화되어 나타나는 경우**는 상기도 감염의 증상이 5-6일 지속되다 호전추세를 보이던 중 새로 발병되는 발열, 두통, 기침, 콧물이 있는 경우가 있는데 다른 상기도 감염이 겹친 것이 아닌 경우는 급성 축농증을 의심할 수 있습니다.

# 축농증은 수술보다 약으로 치료하는 게 원칙!

• **아이들은 축농증 수술을 거의 하지 않습니다** 축농증 하면 우선 수술을 머리에 떠올리는 분들이 많습니다. 그만큼 축농증 수술은 축농증의 치료에 중요합니다. 하지만 이것은 어른의 경우입니다. 똑같은 병에 걸려도 아이들은 어른들과 전혀 다른 양상을 나타내기

**축농증 치료에 대한 오해!**

축농증 때문에 병원에 온 엄마들은 약은 주면서 왜 코는 치료해주지 않느냐고 의사에게 묻습니다. 콧물을 뽑고 코에 약을 뿌려야 축농증이 빨리 치료되는 줄 아시는데, 이것은 오해입니다. 대개의 경우 콧물을 뽑는 것은 코 안을 들여다볼 목적 외에는 권장하지 않습니다. 기계로 콧물을 뽑아주는 것은 축농증 치료에 도움이 안되지만 코 안을 식염수로 헹구어주는 것은 도움이 됩니다. 식염수를 체온 정도로 데워서 코 안으로 넣었다가 자연스럽게 흘려내리면 됩니다. 하지만 이게 말처럼 쉬운 것이 아니어서 좀 큰 아이들은 가능하지만 작은 아이들은 잘 안됩니다.

도 하므로 치료 방법이 다를 수 있습니다. 축농증이 바로 이런 병으로, 아이들의 축농증은 수술을 하는 경우가 거의 없습니다. 아직 발육 단계에 있는 아이들의 부비동을 수술했다가는 부비동 주위의 발육에 이상이 오는 경우가 있기 때문에 아이들의 축농증은 약으로 치료하는 것을 원칙으로 합니다. 물론 축농증이 반복될 때 간혹 아이의 코 안에 물혹이 자라는 경우가 있는데, 이럴 때는 물혹을 제거하는 수술을 하기도 합니다.

**• 증상이 좋아졌다고 약을 임의로 끊으면 안돼** 축농증은 이름 그대로 고름이 고인 병이므로 축농증의 치료에 제일 중요한 약은 항생제입니다. 항생제는 적어도 10일 이상 사용하는 것이 일반적이고 4주 이상 사용하는 경우도 있습니다. 증상이 좋아졌다고 중간에 치료를 중단하면 다시 재발하기 때문에 일단 진단이 붙으면 소아과 의사가 그만 치료하라고 할 때까지 약을 계속 먹여야 합니다. 그밖에 필요에 따라서 콧물을 줄여주거나 코 점막의 염증을 가라앉히는 약을 처방하기도 합니다.

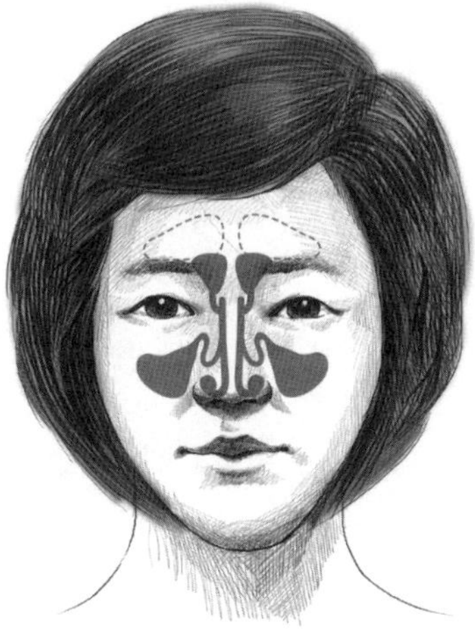

**축농증이 잘 생기는 위치**

축농증이란 코뼈 양 옆에 있는 부비동이라는 동굴에 염증이 생기는 병을 말합니다. 옆의 그림은 부비동이 있는 위치입니다. 특히 눈 밑에 있는 상악동이라는 곳에 축농증이 잘 생깁니다.

## 아이들 축농증은 소아과에서 치료!

**• 이비인후과는 코와 귀와 목의 수술적 질환을 주로 치료하는 곳** 축농증은 이비인후과에서만 치료하는 줄 알고 가까운 소아과를 두고 멀리 있는 이비인후과를 차를 타고 다녔다는 엄마들이 있습니다. 심지어 감기란 병이 코와 목에 걸리는 병이니 코와 목을 전문으로 보는 이비인후과로 가야 하는 줄 아는 엄마도 있습니다. 물론 감기는 어떤 의사라도 치료할 수 있는 병입니다. 다만 분명히 말씀드리고 싶은 것은 어떤 질환에 대해 전문 분야가 어디냐 하는 점입니다. 비염은 소아과 영역의 질환입니다. 알레르기성 비염도 마찬가지로 소아과 영역의 질환입니다. 감기도 물론 소아과의 영역입니다. 저도 아기를 받아본 적이 있습니다. 딱 한 번뿐이지만요. 의사인 저에게 아기를 받아도 되는 법적인 자격은 있습니다만, 저는 아기를 받는 전문가는 아닙니다.

**• 소아과 질환은 소아과에서, 이비인후과 질환은 이비인후과에서** 통상적인 감기는 의사라면 누구나 치료할 수 있다고 앞에서 말씀드렸습니다. 그러나 감기나 비염은 여러 가지 합병증을 일으킬 수 있고 다른 질환이 동반되기도 하므로 반드시 종합적인 안목으로 환자를 진찰해야 합니다. 그래야 감기나 비염으로 인한 부작용과 합병증을 줄이거나 예방할 수 있습니다. 어린아이의 감기나 비염, 축농증이나 중이염 등은 소아과에서 치료받기를 권합니다. 어떤 분은 이 말을 듣고 "소아과에서 이비인후과에 가지 말라고 했다"고 오해하기도 하는데, 이것은 정확한 표현이 아닙니다. 소아과 질환은 소아과에서, 이비인후과 질환은 이비인후과에서 진료합니다. 저도 감기에 중이염이 겹쳤을 때 귀를 치료하다가 청력 검사 또는 귀에 물이 많이 차서 구멍을 뚫거나 튜브를 박는 수술이 필요할 때는 환자를 이비인후과로 보냅니다. 소아과 의사는 감기를 치료할 때 반드시 청진을 한 뒤 치료해야 한다고 생각합니다. 당연한 이야기입니다.

# 비염에 대해 알아봅시다

## 코 점막에 만성적으로 염증이 생기는 만성 비염

**• 비염에 걸리면 콧물이 많이 나오고 코 점막이 붓습니다** 비염이란 코 안의 점막에 염증이 생기는 것을 말합니다. 비염은 비염 단독으로 오는 경우도 있지만, 대부분 다른 호흡기 질환이나 알레르기성 질환의 한 증상으로 생깁니다. 비염에 걸리면 콧물이 많이 나오는 데다 코 점막이 붓고 막혀서 아기가 많이 답답해하고 힘들어합니다. 코는 알레르기성 비염뿐만 아니라 바이러스성 감기 등에 의해서도 막히는데, 이것을 엄마들이 구별하기는 힘듭니다. 따라서 아기가 코막힘으로 힘들어하면 소아과에서 진료를 받는 것이 좋습니다.

**• 호흡기 질환에 한번 걸리면 오래가기 일쑤입니다** 다 느끼시는 일이라 생각합니다만 우리나라의 공기는 심하게 오염되어 있습니다. 그러다 보니 아이들이 호흡기 질환에 한 번 걸리면 엄청나게 고생하고 오래가기 일쑤입니다. 이런 상황에서는 코막힘에 대한 근본 치료가 거의 불가능하다고 봐야 합니다. 하지만 이런 악조건 속에서도 알레르기에 대한 일반적인 조치는 당연히 취해야 합니다. 그래야 아이가 덜 힘들어합니다.

## 알레르기성 비염, 지레 겁먹고 포기하지 마세요

**• 알레르기성 비염에 걸리면 이런 증상들이 나타납니다** 비염은 호흡기의 가장 들머리인 코의 점막에 염증이 생기는 병으로서, 알레르기를 잘 일으키는 꽃가루나 곰팡이 포자, 집먼지 진드기, 동물의

**알레르기성 비염일 땐 집안을 청결히 해야!!**

알레르기성 비염은 알레르기가 발병의 주요 원인으로, 어떤 물질에 대해 코가 과민반응을 보이는 것입니다. 알레르기성 비염은 가족력이 있는 것으로 알려져 있으며, 콧물·재채기·코막힘이 3대 증상입니다. 감기에 비해 발작적으로 발병하고 재채기가 잦고 콧물도 많은 편이며, 1년 내내 감기가 떨어지지 않는 경우가 많습니다. 알레르기를 일으키는 원인이 제거되거나 체질이 변하지 않는 한 계속 발병하기 쉽습니다. 알레르기성 비염은 먼지가 많으면 증상이 더 심해지기 때문에 집 안 청결에 더욱 신경을 써야 합니다. 게다가 코로 숨쉬기 어렵다고 입을 벌려 숨쉬면 치과적인 문제도 생길 수 있습니다. 그 밖에 알레르기성 비염이 있는 아이는 아데노이드 비대증이나 중이염, 축농증 등의 합병증도 생기기 쉽습니다.

털이나 바퀴벌레의 죽은 가루들을 들이마실 때 잘 생깁니다. 아이에게 알레르기성 비염이 있으면 코가 막히고 숨쉬기 힘들어하며 재채기가 나올 수 있습니다. 코 막힌 소리를 내기도 하고 심하면 코를 골기도 합니다. 알레르기성 비염이 있는 아이는 코가 가려워 잘 후비고 콧물이 자주 나기도 합니다. 간혹 눈 밑이 약간 검게 변해 있는 경우도 있는데, 이런 아이들은 호흡기에 알레르기가 있는 경우가 흔합니다.

**• 콧물을 뽑거나 코에 뿌리는 약은 주의해야** 코가 막힌다고 콧물을 자꾸 뽑으면 처음에는 코가 뻥 뚫리고 시원할지 몰라도 콧물이 없어진 코는 알레르기의 항원에 바로 노출될 수 있으며, 콧물 속에 들어 있는 병균과 싸우는 성분도 없어지므로 우리 몸의 자연 치유 능력을 떨어뜨리게 됩니다. 그리고 콧물을 인위적으로 자꾸 제거하면 우리 몸은 콧물이 부족하다고 생각해 콧물을 더 많이 만들어 냅니다. 그렇게 되면 상태가 더 악화될 수 있으므로 콧물 뽑는 것을 저는 권장하지 않습니다. 코에 뿌리는 약도 주의해야 합니다. 코 점막을 수축시키는 약을 함부로 뿌리면 나중에 더 나빠질 수 있으므로 반드시 의사의 처방을 받아 사용하는 것이 좋습니다. 하지만 최근에 개발된 코에 뿌리는 약 가운데는 아주 효과적으로 알레르기성 비염을 치료할 수 있는 약들이 있습니다. 대표적인 것이 스테로이드 계통의 약으로 먹는 것은 부작용이 많지만 직접 코에 뿌리는 것은 흡수량이 적어서 부작용이 거의 없으면서도 비교적 좋은 효과를 보입니다. 이런 약들은 소아과 의사와 상의를 하면 처방을 해주는 경우가 있습니다. 최근의 알레르기성 비염 치료는 이미 콧물 멎게 하는 약을 먹이는 수준을 많이 넘어섰습니다. 싱귤레어 같은 약은 증상 호전뿐 아니라 체질도 어느 정도 바꾸어줄 수 있습니다. 임의로 콧물 멎게 하는 약만 먹일 것이 아니라 소아과 의사와 상의하면 더 나은 치료를 받을 수 있습니다. 감기에 걸리면 알레르기성 비염이 동반되는 경우가 많기 때문에 두 가지를 연관시켜 진료하는 경우도 많습니다.

**• 알레르기성 비염은 피부 반응 검사 등으로 쉽게 진단할 수 있어** 코가 막힌다고 다 축농증은 아닙니다. 축농증은 부비동이라고 코 옆에 붙은 동굴에 생기는 병이고, 코 안의 점막에 염증이 생겨 코가 막히는 것은 비염입니다. 알레르기성 비염, 지레 겁을 먹고 치료를 포기하지 마세요. 치료를 잘 하면 아이가 덜 고생합니다. 알레르기성 비염의 원인은 피부 반응 검사나 혈액 면역 검사 등으로 쉽게 진단할 수 있습니다. 그러나 어린 아기의 경우 면역 체계가 아직 성숙되지 않아 알레르기를 일으키는 원인을 알아내기가 쉽지 않습니다. 따라서 아이에게 알레르기가 있을 때는 집에 애완동물은 물론 꽃도 키우면 안되며, 집 안을 청소할 때도 쓸거나 털지 말고 먼지가 나지 않게 걸레질을 해야 합니다. 바퀴벌레 같은 해충도 없애고, 카페트나 먼지 날리는 소파도 치우고, 메밀 베개나 곰 인형 같은 것도 치워야 합니다. 이런 곳에는 알레르기의 원인이 되는 집먼지 진드기가 잘 자랍니다. 아이의 몸을 청결히 하고 공기를 맑게 하며 알레르기를 일으키는 원인을 줄이면, 알레르기성 비염에 걸린 아이가 덜 고생합니다.

# 그밖에 코에 대해 궁금한 것들

## 코는 왜 골며 치료는 어떻게 할까요?

**• 코고는 소리는 어디서 나는 걸까요?** 자신이 코를 고는 잠버릇이 있다는 것을 아는 사람은 별로 없습니다. 아이도 마찬가지입니다. 사실 아이가 코를 고는 일은 흔치 않습니다. “무슨 애가 코를 다 골아요?” 하고 엄마들이 이상하다는 듯 얘기하는 것만 봐도 알 수 있습니다. 코 고는 소리는 숨을 쉴 때 공기가 흐르는 통로 중의 일부가 떨려서 나는 것입니다. 좀더 쉽게 이야기하면 밤에 자면서 숨을 쉴 때 연구개나 편도, 목젖, 목구멍의 여러 조직들이 공기의 압력

에 의해 떨리면서 소리가 나는 것입니다.

**• 코를 심하게 골면 일시적 호흡곤란 현상도 생겨** 너무 힘들게 놀았거나 감기 등의 호흡기 질환에 걸려서 호흡기 계통에 염증이 생긴 경우 일시적으로 코를 골 수 있습니다. 이런 경우는 대개 시간이 지나면서 해결되므로 큰 문제는 없습니다. 코골이 치료가 힘들기는 어른이나 아이나 마찬가지입니다. 코를 고는 습관이 잘 고쳐지지 않고 계속된다면 같이 자는 사람에게도 피해를 줄 수 있습니다. 코를 고는 사람 역시 숨을 쉬는 데 어려움을 느껴 잠을 깊이 잘 수 없게 됩니다. 코를 심하게 골면서 잠을 설친 경우 낮에 학교에 가서 공부하는 데 어려움을 겪을 수 있습니다. 또 코를 심하게 골면 일시적으로 숨이 멈추는 호흡곤란 현상까지 생겨 건강에 지장을 초래할 수도 있습니다. **만일 10초 이상 숨을 멈추는 것이 한 시간에 5회 이상인 경우는 수면 무호흡이 있는 것이고 한 시간에 5회 미만이라도 고혈압이나 신경근육질환 같은 질병이 같이 있거나 비만이 심하거나 잠이 부족한 증상이 있는 경우 수면 무호흡에 준해서 진료를 받아야 하고, 편도선이나 아데노이드 비대가 있는 경우 수술을 하는 경우도 있습니다.**

**• 코골이 치료는 이렇게 합니다** 코를 고는 중요한 원인 가운데 하나는 비만입니다. 따라서 비만인 사람이 코를 골 때는 살을 빼는 것이 제일 먼저 할 일입니다. 감기에 걸려도 코를 골 수 있는데, 이때는 감기 치료를 하면서 가습기를 틀어 방 안의 습도를 높여주면 좋습니다. 호흡기 점막에 습기를 제공하여 건조해지는 것도 막고 숨쉬기도 한결 편해지기 때문입니다. 그밖에 잠자는 자세를 바꿔보는 것도 코를 골지 않게 하는 데 좋습니다. 그리고 무엇보다도 아이를 너무 피곤하게 하지 말고 충분한 휴식을 취하게 하는 것이 중요합니다.

**• 필요한 경우에는 편도선이나 아데노이드 제거 수술을 하기도** 편도선이나 아데노이드가 많이 비대해져서 코를 곤다면 필요에 따라 이것들을 제거하는 수술을 해야 합니다. 요즘은 이비인후과에서

**수면 무호흡 주의하세요!**

아이들의 수면 무호흡은 편도선과 아데노이드의 비대와 연관이 많습니다. 수면 무호흡이 있으면 잠을 제대로 자지 못하기 때문에 밤에 숙면을 취하기 힘들어지고 수면이 부족해지니 낮에도 졸리게 됩니다. 졸리니 집중력이 떨어지고 보채고 행동 장애가 생길 수 있고 졸리는 것 때문에 안전사고도 생길 수 있습니다. 수면무호흡이 지속될 경우 숨을 제대로 쉬지 못해 저산소증이 생길 수 있고 자율신경계에도 영향을 미쳐 고혈압이 생길 수 있고 심혈관질환과 뇌질환 등의 문제가 생길 수 있습니다. 아이들의 경우 성장 장애가 생기는 경우도 있고 학교수업을 제대로 들을 수 없어 공부하는데도 지장이 생길 수도 있기에 아이에게 수면 무호흡이 있으면 반드시 의사의 진료를 받아야 한다는 것은 꼭 알아두셔야 합니다. 수면 무호흡이 있으면 수면다원검사를 합니다. 검사상 이상이 있으면 치료를 하는데 수면 무호흡의 원인과 심한 정도에 따라서 치료가 달라질 수 있기 때문에 이 점은 진료한 의사와 상의해야 합니다. 양압기를 사용하는 방법도 있는데 이것은 자는 동안 마스크를 사용하여 코에 약간의 압력을 가한 공기를 지속적으로 불어넣어주는 것인데 대개 편도선아데노이드 절제 수술 후에도 좋아지지 않는 경우 사용합니다.

몇 가지 최신 기술로 쉽게 수술할 수 있습니다. 만약 편도선이 비대하고, 코를 많이 골고, 코를 골 때 가끔씩 숨을 멈춘다면 반드시 소아과 의사와 수술이 필요한지에 대해 상의해야 합니다.

## 아이가 코를 너무 후벼서 걱정이에요?

**• 코를 후비는 것은 코가 막혀 있거나 간지럽기 때문** 다른 아이들보다 유난히 코를 잘 후비는 아이가 있습니다. 감기에 걸리기 전후로 더욱 심해지기도 합니다. 엄마들은 코 후비는 모습이 더러워 보이고 창피하기도 해 야단을 치지만 쉽게 고쳐지지는 않습니다. 코를 후비는 것은 코가 막혀 있거나 간지럽기 때문입니다. 코를 많이 후비는 아이는 대개 눈 밑이 약간 검게 변해 있는데, 이런 아이들은 호흡기에 알레르기가 있는 경우가 많습니다. 코를 많이 후비면 콧구멍도 커지고 코도 약간 위로 들려지게 되므로 주의해야 합니다. 습관적으로 코를 후비면 코 앞쪽 혈관이 모여 있는 부위의 실핏줄이 터져 코피가 자주 나게 됩니다. 뿐만 아니라 손톱에 의한 상처로 코 안이 곪기도 합니다. 아이가 코를 너무 후벼서 코의 점막이 상하거나 코가 헐면 무조건 약부터 넣는 엄마들도 있는데, 약을 함부로 사용하면 나중에 더 심해질 수 있으므로 조심해야 합니다.

**• 아이가 코를 후빌 때는 이렇게 해주세요** 아이가 코를 후빈다고 야단을 쳐봐야 소용없습니다. 가려울 때 긁는 것은 당연한 것입니다. 이럴 때는 손을 잘 씻기고, 손톱을 짧게 깎아 주고, 아이의 관심을 다른 데로 돌려주어야 합니다. 그리고 집 안에 먼지나 곰팡이가 생기지 않도록 하고, 새나 개, 고양이 등의 애완동물과 꽃은 키우지 않는 것이 좋으며, 청소를 할 때는 쓸거나 터는 대신 걸레로 닦고 진공청소기도 되도록이면 좋은 것을 사용해야 합니다. 메밀 베개는 사용하지 말고 카페트도 깔지 말고 소파도 먼지가 날리지 않는 것을 사용하도록 합니다. 또 바퀴벌레도 없어야 하고 꽃도 말리지 말아야 하며 털옷도 되도록이면 입히지 말아야 합니다.

# 토할 때

## Dr.'s Advice

신생아가 자꾸 토할 때는 소아과 의사의 진료를 한번 받아 다른 이상은 없는지 확인해야 합니다. 만일 위식도 역류 같은 병이 있을 때 그냥 내버려두게 되면 여러 가지 합병증이 생길 수도 있습니다. 특히 아이가 커가면서 계속 토하거나 토하는 것이 심해지거나 몸무게가 늘지 않는다면 이것은 문제가 됩니다.

공기를 마시고 토하는 아기들이 많습니다. 따라서 수유 후에는 반드시 트림을 시켜야 합니다. 모유를 먹여도 트림은 시키는 것이 원칙이며, 아이가 자주 토할 때는 수유하는 중간중간에 여러 번 트림을 시키는 것이 좋습니다.

YouTube
구토하는 아이

YouTube
골치 아픈 두통

**선생님의 한마디!!**
멀쩡하게 잘 먹고 잘 놀던 아기가 갑자기 토하면 엄마는 당황하게 마련입니다. 아기가 토하는 이유는 여러 가지가 있지만 대부분은 정상입니다. 특히 돌이 안된 아기들은 자주 토합니다. 그러다 보니 아기가 토하면 나이가 들면서 좋아진다고 생각해서 그냥 두는 분들이 가끔 있습니다. 그러나 항상 괜찮은 것은 아니므로 아기가 계속 토할 경우 원인을 밝히는 것이 무엇보다 중요합니다. 게다가 계속 토하면 원인이 무엇이든 간에 토한 것이 호흡기를 자꾸 자극해 흡입성 폐렴에 반복해서 걸릴 수 있으며, 잘 먹지 못해 성장 장애가 나타날 수도 있습니다. 토하는 원인에 따라 문제가 있으면 바로 치료해 주는 것이 아이들이 건강하게 성장하는 데 도움이 됩니다.

## 신생아는 문제가 없어도 잘 토합니다

**• 신생아는 위의 발달이 덜 되어 정상인데도 쉽게 토해** 신생아는 정상인데도 토하는 경우가 많습니다. 그래서 신생아가 토하는 것을 '올린다'고 표현하기도 합니다. 흔히 밥통이라고 부르는 위는 물주머니와 같은데, 위에는 아래쪽과 위쪽을 잡아주는 근육이 있어 음식물이 들어오면 위쪽으로 토하는 것은 물론 소화가 될 때까지 아래쪽으로 흘러가는 것을 막아줍니다. 그런데 신생아는 위의 발달이 덜 되었기 때문에 위쪽을 잡아주는 근육의 힘이 약해서 쉽게 토하게 됩니다. 이때 토하는 양은 한두 모금 정도로 입가에 주루룩 흘러내립니다.

**• 수유 중 공기가 들어가지 않도록 하고 수유 후엔 트림을 시켜야** 신생아는 배부르게 먹거나 먹은 후 갑자기 위치를 바꾸면 쉽게 토합니다. 수유 중에 공기를 많이 마시면 더 잘 토하므로 너무 굶겼다 울 때 허겁지겁 먹이지 마십시오. 모유를 먹일 때는 젖꼭지를 깊숙이 물리고, 분유를 먹일 때는 우유병을 충분히 기울여 공기가 들어가지 않도록 주의해야 합니다. 수유 후에는 트림을 충분히 시키는 것이 좋습니다. 아기가 다 먹기도 전에 토하면 한쪽 젖을 먹이고 다른 쪽 젖으로 바꾸는 중간에 트림을 시키세요. 수유 직후에는 지나치게 놀게 하지 말고, 트림을 잘 하지 않으면 수유 후 20분 정도 안고 있거나 비스듬히 앉혀두는 것이 좋습니다. 그래도 토하면, 이유식 하는 아기라면 분유에 쌀미음을 몇 숟가락 정도만 타서 주는 방법을 사용하는 사람도 있기는 합니다.

**• 잘 토하던 아기도 자라면서 토하지 않게 됩니다** 신생아 때 잘 토하던 아기도 대개 6개월이 지나 앉을 수 있게 되면 괜찮아집니다. 좀 많이 토하는 아기라도 걷거나 컵을 사용하게 되면 대부분 토하지 않게 됩니다. 그리고 신생아가 토하는 것 때문에 몸무게가 잘 늘지 않는 일은 별로 없습니다.

## 아기는 이럴 때 잘 토합니다

아기가 토하는 이유는 여러 가지가 있지만 대부분은 정상입니다. 그러나 우선은 아기가 정상이라는 것을 소아과에 가서 확인해야 합니다. 소아과에서 큰 문제가 없다는 진단을 받았는데도 잘 토하는 아기들의 상당수는 이유식을 하지 않고 분유를 많이 먹는 아기들입니다. 물론 감기에 걸려도 잘 토할 수 있습니다. 그리고 토하는 것부터 시작하는 장염도 있는데 이때는 흔히 말하는 체했다는 것, 과식해서 토하는 것과 구분하기 어렵습니다. 아기가 갑자기 토하는 이유를 정리해보면 다음과 같습니다.

1. 과식했을 때.
2. 분유 먹을 때 공기를 갑자기 많이 들이마신 경우. 평소 아기에게 분유를 먹여보지 않던 사람이 먹이면 이런 일이 잘 발생합니다.
3. 분유를 너무 진하게 타서 먹였을 때. 간혹 분유를 안 타본 사람이 분유를 진하게 타서 먹이면 아기가 토할 수 있습니다. 다른 사람에게 분유 타는 것을 부탁할 때는 분유와 물의 배합률을 정확하게 알려주십시오.
4. 장염에 걸렸을 때.
5. 아기가 정신적으로 스트레스를 받았을 때.
6. 기타 다른 이유로 아기들은 토하게 됩니다.

**아기가 노란 액체를 토할 때!!**
아기들은 아직 위의 발달이 덜 된 상태여서 별문제 없이도 잘 토합니다. 특히 수유 중에 공기를 들이마시면 쉽게 토할 수 있습니다. 하지만 아기가 노란 액체를 토할 때는 바로 소아과 의사의 진찰을 받는 것이 좋습니다. 이렇게 노란 액체를 토할 때는 장의 일부가 막혀 있을 가능성이 높으니까요.

**돌도 안된 아기가 토하면서 호흡장애를 일으킬 때!**
아기가 토할 때 음식물이 콧구멍 속이나 목구멍 속, 후두, 기관, 기관지 속 등으로 갑자기 들어가 기도 속 일부 또는 전부를 막으면 호흡 곤란이 생기기도 합니다. 아기가 숨 막혀하면 엄마는 일단 당황하지 말고 침착해야 합니다. 돌이 안된 아기가 기도에 이물이 막혀 호흡 장애를 일으켰을 때 대처하는 방법은 하임리히법입니다. 네이버나 유튜브에서 하임리히로 검색하시면 동영상을 보실 수 있습니다.

## 잘 토할 때 의심해야 하는 질환들

• **위식도 역류** 가벼운 위식도 역류는 거의 정상적인 것으로 토하긴 해도 문제가 안됩니다. 하지만 식도와 기도는 붙어 있기 때문에 토한 것이 호흡기를 자꾸 자극하면 폐렴을 반복해서 일으킬 수 있고, 천식이나 식도염, 빈혈이 생길 수도 있습니다. 이런 경우는 아

**구역질하는 아기!!**

아기가 구역질을 할 때는 몸에 이상이 생겼다고 보면 됩니다. 아주 가볍게는 그냥 두어도 좋은 것에서부터 심한 경우는 치료를 해야 할 정도까지 말입니다. 아이가 잘 먹고 잘 논다면 소화가 잘되는 음식을 먹이고 수분을 충분히 섭취시킨 다음 쉬게 하면서 조금 기다려봅니다. 상태가 심하지 않은 경우라면 시간이 지나면서 회복되기도 합니다. 하지만 아기가 구역질하면서 힘들어하거나 잘 먹지 않는다면 바로 소아과를 방문하는 것이 좋습니다.

기를 앉히듯이 눕히는 것은 별 소용이 없고 엎드리는 자세가 도움이 됩니다. 하지만 엎드려 재우면 영아돌연사가 증가될 수 있기 때문에 모니터링을 하거나 직접 관찰하는 동안만 엎드려두는 것이 좋습니다. 분유를 좀더 진하게 먹이거나 묽은 쌀미음을 분유에 섞어주는 방법은 전문가가 권장하는 경우에만 사용하세요.

**· 위식도 역류가 아주 심한 경우 수술이 필요하기도** 위식도 역류는 제대로 진단을 붙여 치료하면 아기가 고생을 덜하지만, 내버려두면 간혹 폐렴을 일으키기도 합니다. 심하게 토하는 아기는 소아과 의사의 진료를 받고 치료하면 도움이 되므로 나이가 들어도 토하는 것이 나아지지 않는다면 소아과 의사와 상의하세요. 기침이 오래가거나 토하는데 피가 섞여 있거나 사레가 잘 들어도 소아과 선생님과 상의해야 합니다. 위식도 역류가 아주 심한 경우 수술이 필요한 때도 있습니다. 아기들은 원래 토하게 마련이라는 말을 너무 믿다가는 아기를 고생시킬 수도 있으니 주의해야 합니다.

**· 유문협착증** 만일 생후 2개월도 안된 아기가 먹고 난 후 매번 왈칵 토한다면 유문협착증이 아닌지 의심해봐야 합니다. 물론 의심한다고 엄마들이 할 수 있는 것은 없습니다. 다만 소아과 의사에게 이렇게 토하는 것을 정확히 알려주시라는 말입니다. 유문협착이란 선천적으로 발생하는 것으로서 정상인 아기는 우유를 먹으면 위에서 십이지장(유문)을 거쳐 장으로 나가게 됩니다. 그런데 십이지장의 근육층이 두터워져 협착이 일어나면 위에서 장으로 우유가 나가지 못하기 때문에 아기가 토하게 됩니다. 유문협착증이 있으면 일반적으로 생후 2~3주일쯤부터 토하기 시작해 시간이 갈수록 토하는 것이 점점 더 심해지고 아기의 몸무게가 잘 늘지 않습니다. 물론 장의 다른 부분이 막혀도 계속 토할 수 있는데, 토할 때 녹색물이 나오면 바로 소아과에 가야 합니다.

**· 유문협착증은 수술을 하면 금방 좋아져** 예전에는 유문협착증일 경우 전혀 손을 못 대고 그냥 둘 수밖에 없었지만 요즘은 수술을 하

면 금방 좋아집니다. 이 수술은 별로 위험하지 않아서 수술 후 4~6시간이 지나면 바로 수유를 해도 될 정도입니다. 아기가 자꾸 토할 때는 그냥 두지 마시고 반드시 주기적으로 소아과 의사의 진료를 받아서 별다른 이상이 없다는 것을 확인하는 것이 중요합니다.

**• 장염이나 그 밖의 다른 병을 의심해야** 아기가 장염에 걸려도 갑자기 심하게 토할 수 있습니다. 이런 경우 전해질 용액을 먹이고 장염 치료를 해야 합니다. 아기에게 우유 알레르기가 있어도 계속 토하고 설사를 하는데, 매일 HA 분유 같은 특수 분유를 먹이면 증상이 좋아집니다. 그러나 함부로 우유 알레르기라고 판단해 특수 분유를 먹여서는 안됩니다. 의사가 우유 알레르기라고 진단을 붙이면 처방에 따라 특수 분유를 먹여야 하며, 증세가 나아져도 계속 먹여야 하는 경우도 있습니다. 그밖에 중추신경 계통의 이상, 신장의 이상, 선천성 대사 이상 등으로 토할 수도 있으므로 토하는 것이 오래가면 일단 소아과 의사의 진료를 받는 것이 좋습니다. 토를 한다고 토하는 것을 멈추게 하는 약을 함부로 먹이는 것은 좋지 못합니다. 토하는 것을 우선 멈추게 하는 것은 비교적 쉽습니다. 하지만 토하는 것은 병의 한 증상일 수 있으므로 약을 먹여 토하는 것을 멈추게 하면 병이 심해질 때까지 발견하지 못할 수도 있습니다. 토하는 것에 대한 자세한 내용은 이 책 '장염' 편의 토하는 부분을 참조하십시오.

**장염으로 토할 때**
**이런 경우는 응급실로!!**

- 토한 것에 피가 섞여 나온 경우
- 토한 것에 초록빛을 띤 노란 것이 섞여 있을 경우
- 구토로 인해 탈수가 심한 경우 : 1세 이하의 아기가 소변을 8시간 이상 보지 않거나, 1세 넘는 아이가 12시간 이상 소변을 보지 않을 때, 입술이 마르거나 눈이 쑥 들어가고 울어도 눈물이 나오지 않을 때, 피부가 차고 축축해 보일 때
- 기운이 없어 축 처지거나, 깨워도 반응이 없거나, 아기가 몹시 아파 보이는 경우
- 심한 복통이 2시간 이상 동반되는 경우
- 구토가 6시간 이상 지속되는 경우
- 구토를 하면서 열이 심한 경우
- 3개월도 안된 아기가 2번 이상 토하는 경우

**주의하세요!!**
아기가 자꾸 토한다고 토하지 않게 하는 약을 먹이는 분이 있습니다. 아기가 토할 때는 토하는 원인을 밝히는 것이 무엇보다 중요하기 때문에 함부로 약을 먹여서는 안됩니다. 자주 토하는 아기는 어떤 경우 빨리 수술을 하지 않으면 성장을 방해하는 병에 걸렸을 수도 있기 때문에 반드시 소아과 의사의 진료를 받아서 이상이 없다는 것을 확인해야 합니다.

## 아기가 토할 때는 이렇게 해주세요

**• 아기가 토할 땐 기도가 막히지 않도록** 아기가 토할 때는 우선 분유든 이유식이든 조금씩 자주 먹이는 것이 좋습니다. 토한다고 해서 분유를 묽게 먹이거나 이유식을 멀건 죽만으로 먹여서도 곤란합니다. 토하는 이유가 무엇이든 아기가 토할 때 입에 든 것이 기도를

**이렇게 토할 때도 응급실로!!**
• 원인을 잘 모르는 구토를 하는데 머리가 심하게 아픈 경우
• 토하는 것이 앞으로 팍 튀어나올 정도로 분수처럼 토하는 경우
• 최근 72시간 이내에 머리를 다친 적이 있는 경우
• 이상한 것을 집어먹고서 토하는 경우

**돌 지난 아이는 액체음식보다는 고체음식을 먹여야!**
같은 칼로리라도 액체음식은 고체음식보다 부피가 크기 때문에 위에 부담을 주게 됩니다. 그리고 우유병을 너무 오래 빨면 다른 음식을 거부하는 습관이 생기기 쉬운데, 좀더 나이가 들면 일부러 토하는 아기들도 생깁니다. 돌 지난 아이가 잘 토하는 게 특별한 병 때문이 아닐 때 엄마가 우선 해야 할 일은 우유병을 끊고 우유는 하루에 400~500cc 정도로 줄이는 것이 좋습니다. 그리고 나머지는 고체음식으로 먹여야 합니다. 이렇게 한다고 토하는 것이 반드시 줄어드는 것은 아니지만 그래도 좋아지는 아기들이 꽤 많습니다.

**아가가 토한다고 멀건 죽만 줘서는 안됩니다!!**

---

막지 않도록 주의해야 합니다. 그리고 토할 때는 고개를 옆으로 돌려주어 토한 것이 밖으로 흘러나오게 해주십시오. 토하는 것이 기도를 막아서 숨 막혀할 때에는 하임리히법을 사용하는 것이 좋습니다.

**• 자꾸 토하면 탈진이 되지 않게 물이라도 먹여야** 사실 맹물보다 더 좋은 것은 설탕을 탄 소금물인데 정확히 농도를 맞추기 힘들므로 약국에서 '에레드롤'이나 '페디라' 같은 전해질 용액을 사서 먹이는 것이 좋습니다. 문제는 이런 것을 먹여도 자꾸 토하는 것인데 그래도 쉬엄쉬엄 먹여보는 것이 좋습니다. 그래도 자꾸 토하면 병원으로 가야 합니다.

**• 아기가 오줌을 잘 안 누거나 처져 보이면 바로 응급실로** 밤에 아기가 자꾸 토하더라도 오줌을 잘 누면 아직 탈진이 안되고 별다른 문제가 발생하지 않은 것이므로 다음날 아침에 병원을 방문하면 됩니다. 하지만 오줌을 눈 지가 8시간이 지났거나, 아기가 처져서 기운이 없으면 바로 응급실로 가야 합니다. 그리고 아기의 마음을 편하게 해주는 것도 중요합니다. 너무 혼란스럽거나 시끄러워서 스트레스를 받으면 더 잘 토할 수 있기 때문입니다.

**• 이유식을 제대로 하는 것이 가장 중요합니다** 아기가 토하면 약이나 특이한 방법에만 의존하려는 분들이 있는데, 잘 토하는 아기는 그 나이에 맞는 식사를 하는 것이 최우선입니다. 모든 육아책에 이유식에 대한 글이 많이 적혀 있는 이유는 이유식이 여러 면에서 아기에게 많은 영향을 미치기 때문입니다. 이유식은 소화기뿐 아니라 아기의 육체적, 정신적인 성장에도 영향을 미치므로 이유식을 제대로 하는 것은 매우 중요합니다. 이유식을 제때 시작해서 고체음식을 먹여야 하는 이유 중 하나는 액체음식을 오래 먹는 아기들 가운데는 잘 토하고 편식을 하는 아기가 간혹 있기 때문입니다.

# 틱

## Dr.'s Advice

아이가 눈을 깜빡이거나 얼굴을 씰룩이면 야단을 치는 엄마들이 많습니다. 만일 이런 행동이 틱이라면 엄마가 하지 말라고 할수록 증상은 심해집니다. 틱 증상이라고 하는 것이 아이들 마음대로 그만두고 싶다고 그만둘 수 있는 게 아닙니다. 틱이 있을 때 하지 말라고 말려도 아이가 계속하는 경우, 그것이 반항적인 행동이 아니라는 것을 엄마는 알고 있어야 합니다.

틱은 스트레스를 받으면 더 심해질 수 있기 때문에 아이의 생활을 잘 관찰하는 것이 중요합니다. 아이가 틱에 대해서 궁금해하면, 아무런 문제가 없으며 대개 몇 개월이 지나면 좋아진다는 것을 알려주십시오.

# 틱이란 무엇인가요?

**틱 장애**

틱은 흔한데 20명 중 한 명 정도에서 한 번 정도는 틱 증상을 보입니다. 틱 증상은 심해졌다 약해졌다 반복되는데 일시적으로 생겼다가 없어지면 틱이라고 하지는 않습니다. 4주 이상 지속되면 일과성 틱 장애라고 하고 1년 이상 지속되면 만성 틱 장애라고 부릅니다.

틱이 있어도 상당수는 나이가 들면서 저절로 좋아집니다. 하지만 틱 증상이 너무 심하거나 1년 이상 지속되거나 틱 증상으로 사회나 학교 생활에 지장이 생기거나 욕하는 증상이 포함되면 의사의 진료를 받고 치료가 필요한 정도인가를 확인하는 것이 좋습니다. 가장 흔한 일과성 틱은 대개 1년 안에 저절로 없어지기 때문에 특별한 약을 사용해서 치료할 필요는 없습니다.

· **틱이란 어떤 병인가요?** 아이들이 특별한 이유 없이 자신도 모르게 얼굴이나 목, 어깨, 몸통 등의 신체 일부분을 아주 빠르게 반복적으로 움직이거나 이상한 소리를 내는 경우가 있습니다. 이러한 현상을 가리켜 '틱'(tic)이라고 합니다. 아이가 자꾸 눈을 깜빡인다거나, 어깨를 으쓱거린다거나, 이상한 소리를 낸다거나 하면 많은 엄마들이 아이에게 그러지 말라고 야단을 칩니다. 하지만 엄마가 야단칠수록 아이의 이상한 행동은 점점 심해져만 갑니다. 소아과에 가서 상의했더니 의사는 엄마에게 '하지 말라'는 말을 하지 말라고 합니다. What can I do? 이것이 바로 틱 장애의 대표적인 스토리입니다.

· **틱의 주요 증상은 이렇습니다** 아이가 자신도 모르게 몸의 일부분을 움직이거나 이상한 소리를 내는 걸 말합니다. 눈을 깜박이고 얼굴을 씰룩이고 어깨를 으쓱거리고 머리카락을 자꾸 쓰다듬는 등 몸의 한 부분을 자꾸 만지기도 하며 어떤 아이는 자꾸 목청 가다듬는 소리를 내기도 합니다. 자신의 의지로 억제할 수가 없는 것이 특징 중의 하나입니다. 이러한 틱 증상은 대개 1초 정도밖에 지속되지 않습니다. 금방 또 하는 것이 문제지만요.

· **틱은 아이의 의지로 억제하기 힘듭니다** 틱이 문제가 되는 것은 틱의 증상으로 나타나는 행동을 아이 스스로의 의지로 억제하기가 힘들다는 데 있습니다. 억지로 신경을 쓰는 그 순간은 틱의 증상으로 나타나는 행동을 하지 않을 수도 있지만, 그것도 잠시뿐 신경을 끄기만 하면 다시 또 눈을 깜빡 코를 씰룩이게 됩니다. 하지만 아이가 잠을 자는 동안에는 틱 증상이 사라지고, 아이의 마음이 편하면 증상이 줄어들기도 합니다. 아이가 자꾸 눈을 깜빡거리거나 한쪽 얼굴을 씰룩이는 것을 보면 어른들은 야단부터 치게 마련인데, 틱은 야단을 친다고 고쳐지는 버릇이 아닙니다.

## 틱은 스트레스가 주된 원인입니다

**·틱 증상은 이럴 때 잘 나타납니다** 틱 증상은 아이가 스트레스를 해소하기 위해 하는 행동으로 알려져 있습니다. 감수성이 예민한 아이와 스트레스를 많이 받는 아이에게 특히 틱이 잘 나타나기 때문입니다. 그리고 아이에 대한 부모의 욕심이 지나쳐도 틱이 잘 나타나는데, 부모의 욕심대로 아이를 키우려 하다 보면 아이가 심한 스트레스를 받을 수 있기 때문입니다. 아이는 아이에 맞게 키워야 합니다. "형 좀 본받아라" 하는 식으로 형제간에 자꾸 비교를 하거나, 아이에게 잔소리를 많이 하거나, 야단을 자주 치거나 하면 틱 증상이 심해집니다. 한편 알레르기가 있는 아이에게 틱이 잘 생긴다는 보고도 있지만, 아직은 논란이 많습니다.

**·다른 병일 수도 있으므로 일단 의사와 상의해야** 아이가 눈을 깜빡거리거나 이상한 행동을 보인다고 해서 그것이 반드시 틱은 아닙니다. 알레르기성 결막염이 있을 때도 아이가 눈을 깜빡이는데, 이때 자꾸 눈을 깜빡인다고 아이를 야단치면 이 행동이 그대로 틱이 되는 경우도 있습니다. 그리고 틱과 비슷한 증상이 나타나면 간질이 아닌지도 확인해야 합니다. 틱은 간질과 달리 의식을 잃거나 기억을 상실하는 일이 없습니다. 만일 이러한 증상이 동반된다면 뇌파 검사를 받아봐야 합니다.

**틱 증상이 갑자기 나타났을 때!!**
아이에게 갑자기 틱 증상이 나타났을 때는 틱을 유발하는 원인이 무엇인지 주의 깊게 살펴보십시오. 피아노 치라는 말만 들어도 틱 증상이 나타나는 아이도 있었습니다. 틱 증상이 최근에 생겼다면 대개 일시적인 경우가 많습니다. 이때는 아이의 갈등 요소를 찾아서 해결해주려는 노력을 해야 합니다. 부모가 아이를 이해해주는 태도를 취하면 증상이 저절로 좋아지는 경우가 많습니다. 그리고 간혹 과잉 행동을 치료하기 위해 처방받은 약이나 코를 뚫기 위해 사용한 감기약 때문에 틱이 나타나는 경우도 있습니다.

## 틱은 어떻게 치료하나요?

**·틱은 부모가 신경 쓰면 오래갑니다** 대부분의 틱은 일시적입니다. 1~2주 정도 지나면 저절로 없어지는 경우가 많고, 1년 이상 지속되는 경우 또한 거의 없습니다. 하지만 틱 증상이 오래가서 1년 이상 지속되는 경우에는 만성이 되기도 합니다. 틱 치료에 있어서 가장

**이럴 땐 소아과 의사와 상의해야!!**

아이가 주위의 놀림에 신경을 쓰거나 틱 때문에 일상생활을 하는 데 문제가 된다면 의사와 상의해야 합니다. 또 틱 증상이 나타나면서 소리가 동반되거나, 틱 행동을 못 하게 하면 불안해하거나, 얼굴·머리·어깨를 제외한 다른 부위를 반복적으로 움직이거나, 틱 행동을 너무 자주 하거나, 1년 이상 틱 증상이 없어지지 않을 때도 역시 소아과 의사와 상의해야 합니다. 이렇게 증상이 아주 심하거나 틱 때문에 일상생활에 불편함이 있을 때는 소아과 의사와 상의해서 약물 복용을 통해 증상을 완화시켜 주는 것이 좋습니다.

중요한 것은 엄마가 아이의 틱 증상에 민감하게 반응하지 않는 것입니다. "너 요즘 눈 깜빡거리지 않는구나" 하고 엄마가 좋아서 한 이 한 마디에 아이는 또 눈을 깜빡일 수 있습니다. 아이가 틱 증상에 관심을 가질 만한 어떤 이야기도 하지 마십시오. 엄마가 아이의 증상에 관심을 가지면 그것이 곧 아이에게 스트레스가 되고, 이 스트레스는 다시 틱을 유발할 수 있습니다. 아이에게 틱이 있다는 걱정도 감추고, 아이의 틱이 멎었다는 기쁨도 감추십시오. 부모가 신경을 쓰면 쓸수록 아이의 틱 증상은 오래갑니다. 부모가 불안해하면 아이가 온몸으로 그 불안을 느껴 틱이 오래가게 됩니다.

• **아이를 야단치거나 혼내서는 안됩니다** 아이에게 틱 증상이 나타날 때 중요한 것은 혼내거나 야단쳐서는 안된다는 것입니다. 야단을 칠수록 아이의 긴장감이 더해져서 틱 증상이 심해질 수 있습니다. 일상생활이나 학교 생활에 별다른 지장이 없는 한, 그냥 두는 것이 좋습니다. 속으로는 신경이 많이 쓰이더라도 겉으로 드러내지는 마세요.

• **아이가 스트레스받는 원인을 해결해주세요** 틱은 주변 여건으로 인한 스트레스가 원인이 되는 경우가 많으므로, 아이의 주변을 자세히 살펴서 그 원인을 해결해주면 쉽게 치료됩니다. 아이가 긴장을 풀 수 있도록 충분한 휴식 시간을 갖게 하는 것도 중요하며, 아이가 잘한 행동에 대해서는 칭찬을 해서 용기를 북돋아주는 것도 틱을 없애는 데 도움이 됩니다. 또 소극적이고 부끄러움을 잘 타는 아이일수록 틱이 잘 생기므로, 이런 아이는 평소에 친구와 어울려 놀 수 있는 분위기를 만들어주는 것이 좋습니다. 가정에 불화가 있으면 증상이 더 심해질 수 있으므로 평소에 화목한 가정 분위기를 만드는 데도 신경을 써야 합니다. 부모가 잘 알 수 없는 학교 생활에 대해서는 아이와 대화를 해서 파악하고 선생님과도 잘 상의해야 합니다.

# 편도선과 목

## Dr.'s Advice

편도선은 우리 몸에 좋은 것입니다. 편도선은 목으로 나쁜 것이 들어오는 것을 막아주는 수문장 같은 역할을 하기 때문에 함부로 떼어내면 안됩니다. 시간이 지나면 크기가 작아지므로 떼어내는 것이 꼭 필요한 경우에도 가능하면 나이가 들 때까지 버텨봅니다.

편도선을 떼어낸다고 해서 감기에 덜 걸리거나 아기가 잘 크는 것은 아닙니다. 도리어 편도선을 떼어내면 감기에 더 잘 걸린다고 믿는 소아과 의사가 많습니다. 편도선은 우리 편입니다.

편도선도 꼭 떼어내야 할 때에는 떼어내야 합니다. 이때 아데노이드가 큰 경우 같이 제거하기도 합니다.

# 편도선에 대해 알아볼까요?

## 편도선은 무조건 떼어내는 것이 좋다?

많은 엄마들이 아이가 열나는 감기에만 걸리면 편도선이 붓는다고 말합니다. 그래서 그 편도선이란 것을 떼어내기만 하면 감기에도 덜 걸리고 비염이나 축농증도 금방 좋아질 거라고 생각합니다. 여러분 생각은 어떻습니까? 편도선을 떼어내면 감기에 덜 걸리고 걸리더라도 좀 약하게 걸릴 것 같습니까? 한동안은 의학계에서도 그렇게 생각한 적이 있었습니다. 미국에서도 편도선이란 편도선은 몽땅 제거한 적이 있었고, 우리나라에서도 80년대 초까지는 편도선은 무조건 떼어내야 좋다고 생각했으니까요. 그런데 악명(?)을 떨치던 편도선도 의학이 발달하면서 우리 몸에 유익한 것이란 사실이 밝혀지게 됨에 따라 오랫동안 성장 장애와 감기의 주범으로 인식되어온 누명을 드디어 벗게 되었습니다. 따라서 요즘은 편도선을 떼어내는 수술을 별로 하지 않습니다. 의학의 발달로 새로운 사실이 밝혀지면서 편도선에 대한 인식이 좋아진 탓도 있지만, 새로운 약이 나오면서 편도선을 떼어내지 않고도 치료할 수 있는 방법이 개발됐기 때문입니다.

## 예전에 편도선을 떼어낸 이유 두 가지

**• 첫째, 편도선의 염증 때문에 병에 시달린다고 생각해서** 과거에 편도선을 떼어낸 이유는 크게 두 가지였습니다. 첫 번째는 자꾸 생기는 편도선의 염증 때문에 아이들이 병에 시달리느라 성장이 늦어지고

체력이 많이 소모된다고 생각했기 때문입니다. 확실히 과거에는 좋은 항생제가 없었기 때문에 편도선에 세균이 번식하게 되면 콩팥이나 심장에 문제가 생기기도 했습니다. 그러나 이것은 어디까지나 옛날 이야기일 뿐입니다. 요즘은 좋은 항생제가 많이 개발되었으니까요. 쉬운 예로 전에는 디프테리아균이 편도선에 자리잡으면 치료하기가 쉽지 않았지만, 요즘은 디프테리아균을 구경조차 할 수 없는 데다 설령 디프테리아균이 몸에 침범하더라도 약이 워낙 좋아 치료에 그다지 애를 먹지 않습니다.

**• 둘째, 편도선을 떼어내면 감기에 덜 걸린다고 생각해서** 과거에 편도선을 떼어낸 또 한 가지 이유는 편도선을 떼어내면 감기에 덜 걸린다고 생각했기 때문입니다. 쉬운 말로 편도선이 붓기 때문에 감기에 잘 걸린다고 생각한 거지요. 편도선을 떼어내게 되면 감기가 줄어드는 것처럼 보이는 것은 사실입니다. 실제로 편도선 제거 수술을 받고 나서 1~2년 사이에 감기가 확 줄었다고 말하는 엄마들이 있으니까요. 그럼 편도선을 떼어내면 감기에 덜 걸린다는 말은 사실일까요? 흔히 경험에 의한 판단은 오류를 낳을 수 있습니다. 아이들은 커가면서 어느 시점이 되면 감기에 걸리는 것이 급격히 줄어드는데, 편도선을 제거한 아이의 엄마들은 그 이유가 바로 편도선을 떼어냈기 때문이라고 생각합니다. 그러나 편도선을 떼어내지 않은 아이도 똑같이 감기에 걸리는 것이 줄어듭니다. 즉 편도선을 떼어냈기 때문에 감기에 덜 걸리는 것이 결코 아니라는 이야기지요. 실제로 수술을 받고 나서 1~2년 정도가 지난 후에 편도선을 떼어낸 아이와 떼어내지 않은 아이를 비교해보면, 감기에 걸리는 횟수에 별 차이가 없다는 사실을 쉽게 확인할 수 있습니다.

## 편도선은 어떤 경우에 떼어내나요?

**• 편도선이 자꾸 부으면 엄마들은 떼어내고 싶어합니다** 우리나라는

**편도선은 우리 몸에 좋은 것입니다!!**
요즘은 어지간해서는 편도선을 떼어내지 않습니다. 편도선을 떼어낸다고 해서 감기에 덜 걸리거나, 약하게 걸리거나, 합병증이 적게 생기는 것은 아니기 때문입니다. 또 편도선을 떼어낸다고 비염이나 축농증, 중이염이 치료되거나 예방되는 것도 아닙니다. 오히려 편도선은 우리 몸에 좋은 것으로서, 목구멍에 버티고 있으면서 우리 몸에 들어오는 나쁜 것을 막아주는 수문장 역할을 합니다.

**아이들의 편도선은 원래 큽니다!!**
아이들은 어른보다 편도선의 크기가 원래 더 큽니다. 아이들 입안을 들여다보면 커다란 편도선이 목구멍을 턱 막고 있어서 엄마 숨이 다 막히는 것 같지요. 게다가 편도선을 보기 위해 입을 벌리게 하면 편도선의 크기가 훨씬 더 커 보입니다. 그렇지만 편도선이 크기 때문에 문제가 되는 경우는 별로 없습니다. 간혹 두 개의 편도선이 서로 맞닿을 정도로 커서 목구멍이 아예 없는 것처럼 보이는 아이도 있지만, 별다른 증상이 없으면 걱정하지 않아도 됩니다. 편도선은 아이가 커가면서 크기가 서서히 줄어들며, 몸의 저항력이 커지는 다섯 살쯤 되면 그 중요성이 감소됩니다. 편도선이 커서 약간씩 숨 막혀하던 아이도 이때가 되면 대개는 별문제 없이 괜찮아집니다.

공기가 나빠서 비염이나 감기에 걸리기가 쉽습니다. 감기를 흔히 비인두염이라고 표현하기도 하는데, 그 이유는 감기에 걸리게 되면 으레 비염이 동반되기 때문입니다. 감기에 걸려 비염이 동반되면 코가 잘 막히는데, 이때 편도선이 같이 커지면 엄마들은 아이가 숨이 막히지는 않을까 걱정해서 편도선을 떼어내는 것이 어떻겠냐고 의사에게 묻기도 합니다. 그럼 편도선은 어떤 경우에 떼어낼까요?

**• 편도선은 맹장처럼 꼭 필요한 경우에만 떼어냅니다** 편도선이 너무 커서 숨쉬는 것이 힘들어나 음식 먹는 데 지장이 생기거나 수면 장애가 생기면 떼어내야 합니다. 편도선에 암이 생기거나 농양이 생겨도 수술을 합니다. 그외에도 편도선염이 반복되는 경우도 수술을 하는데 지난 1년 동안 세균성 인두염이 7번 이상 있었거나 2년 동안 매년 다섯 번 이상 또는 3년간 세번 이상인 경우는 수술을 고려 합니다. 물론 이런 경우도 기다릴 수 있는 만큼 충분히 기다리고 수술은 신중하게 결정해야 합니다.

**편도선 수술 필요 없는 것 아닙니다**
요즈음은 편도선 수술 하면 이제는 필요 없어진 수술 정도로 생각하시는 분들이 있는데 그것은 아닙니다. 물론 예전에는 편도선 수술을 많이 하다가 요즘은 많이 줄기는 했습니다. 최근에는 편도선 비대로 수면 무호흡 같은 수면 장애가 생긴 경우에는 성장과 두뇌발달에 영향을 줄 수 있다는 것이 알려지면서 수면 장애가 동반된 경우는 아이들이라도 전문가의 진료를 받고 필요한 경우 수술을 하게 됩니다.
편도선도 맹장이나 마찬가지로 우리 몸에 도움이 되는 기관이므로 함부로 떼어내지 않습니다. 하지만 맹장처럼 일단 문제가 생기면 수술이 필요하다는 것을 알아두시면 좋습니다.

## 아데노이드 비대증이란 무엇인가요?

**• 아데노이드란 편도선의 일종입니다** 아데노이드란 편도선의 일종으로 코와 목구멍 사이에서 몸에 나쁜 균이 들어오지 못하도록 막는 수문장 역할을 합니다. 아데노이드에 염증이 생겨서 붓는 상태를 아데노이드 비대증이라고 합니다. 아데노이드 비대증이 있는 아이는 코가 막혀 숨을 쉬느라 항상 입을 벌리게 되는데, 이런 모습을 가리켜 일명 '아데노이드 얼굴'이라고도 합니다.

**• 아데노이드가 만성적으로 커져 있을 때는 문제가 됩니다** 아데노이드가 잠시 커졌다면 별로 문제될 게 없지만 만성적으로 커져 있을 때는 문제가 됩니다. 아데노이드가 코를 막아 항상 입을 벌리고 숨을 쉬게 만들기 때문입니다. 아데노이드 비대증일 때 수술 여부는

아이의 상태에 따라 다릅니다. 그리고 같은 증상이라도 의사의 주관에 따라 치료하는 방법이 조금 달라질 수도 있습니다. 일반적으로 아데노이드 비대증은 수술해야 하는 경우가 많은데, '아데노이드 얼굴'을 한 아이, 코가 막혀 입으로 숨을 쉬면서 콧소리(비음)를 심하게 내는 아이, 코골이 하면서 숨을 멈추는 아이, 중이염이 만성적으로 진행되거나 반복적으로 나타나는 아이는 수술을 해주는 것이 좋습니다.

**• 합병증이 있을 때는 수술을 해주는 것이 좋아** 아데노이드 비대증은 비대증 그 자체보다는 합병증이 생겼을 때 더 수술이 필요합니다. 아데노이드 비대증으로 인해 중이염이나 비인두염 등이 반복되거나 지속되면 수술을 받는 것이 좋습니다. 수술은 편도 적출술 및 아데노이드 절제술을 합니다. 수술 후의 합병증으로 출혈이 문제가 될 때도 있지만 치료가 가능하고, 합병증의 발생률이 매우 낮으므로 걱정하지 않으셔도 됩니다.



# 목이 붓거나 목소리가 쉬면

## 목이 부었을 때

열나는 감기에 걸리면 열이 나면서 목(인두)에 염증이 생기기 쉽습니다. 이때 열이 나는 이유는 목에 염증이 생겨서 그런 것이 아니라, 감기 바이러스가 몸에 침범하면 온몸이 다 감기 바이러스의 영향을 받아서 목에 염증도 생기고 열도 나는 것입니다. 어떤 엄마는 목감기는 목을 치료해야 한다고 알고 있는데, 특별한 경우가 아니면 목에 직접 약을 발라서 치료하는 것은 별로 소용이 없습니다. 감기는 대개 호흡기로 감염되어 전신으로 퍼지므로, 목이 아프다

고 목을 치료해야 낫는 것이 결코 아닙니다. 물론 인두나 편도선이나 호흡기의 특정 부위에만 염증이 생겨서 그곳만 치료하면 좋아지는 병도 있긴 하지만, 그리 흔치는 않습니다. 목이 붓는 것을 예방할 수 있는 특별한 방법은 없습니다. 단지 감기 예방법처럼 일찍 자고 일찍 일어나고, 무리하지 말고, 편히 쉬고, 양치질을 자주 하고, 손발을 자주 씻으면 어느 정도는 예방할 수 있습니다.

## 임파선이 부었을 때

**· 이런 증상을 보이면 바로 의사의 진료를 받아야** 임파선이 부으면서 열이 나거나, 돌이 되지 않은 아기가 임파선이 부었거나, 임파선 부은 곳 위의 피부색이 변하거나, 임파선이 붓고 아프거나, 온몸의 임파선이 부어 있으면 바로 소아과 의사의 진찰을 받는 것이 좋습니다. 임파선이 부은 아이가 숨을 쉬기 힘들어하거나 음식을 삼키기 힘들어해도 바로 소아과 의사의 진료를 받아야 합니다.

**· 대개 별문제 없는 염증 때문에 목의 임파선이 붓는 경우가 많아** 임파선은 바이러스나 세균이 침입했을 때 면역작용을 하는 것으로 감염이 되면 커집니다. 흔히 감기나 편도선염, 중이염에 걸렸을 때 임파선이 커질 수 있으며, 결핵에 걸려도 목에 있는 임파선이 커지는 경우가 있습니다. 드물지만 혈액 종양 때문에 임파선이 커질 수도 있는데, 이때는 돌처럼 딱딱한 임파선이 염주알처럼 줄줄이 있는 경우가 많습니다. 아이들 목의 임파선이 붓는 경우는 대부분 크게 문제가 되지 않는 염증에 의한 것이 많습니다. 따라서 아프지 않고 별다른 증상이 동반되지 않는 경우라면 좀 기다려볼 수 있습니다.

**· 임파선이 부은 것은 시간이 지나면 대부분 사라져** 임파선이 부었을 때 초기에는 원인을 밝힐 수 없는 경우가 대부분입니다. 그리고 임파선이 붓는 정확한 원인은 모르지만 시간이 지나면 사라지는 경

**아이 목에 멍울이 만져지면?**
아이의 목에 멍울이 생기는 이유는 여러 가지가 있습니다. 가장 흔한 이유는 목에 있는 임파선이 커지기 때문입니다. 임파선이 커지는 원인 역시 매우 다양한데, 때로는 그 원인을 밝힐 수 없는 경우도 있습니다. 따라서 아이의 목에 멍울이 만져지면 일단은 소아과를 방문해서 그 멍울이 무엇인지 진찰을 받고 임파선을 커지게 만든 원인을 찾아야 합니다.

우가 많습니다. 질병의 정확한 원인을 밝히는 것이 항상 최선은 아닙니다. 시간이 지나면 사라질 것을 두고, 굳이 원인을 밝히기 위해서 아이에게 여러 가지 힘든 검사를 다 할 필요는 없을 것입니다. 특별히 다른 문제가 동반되지 않는다면 기다려보고, 시간이 지나도 가라앉지 않으면 필요에 따라서 결핵반응검사나 혈액검사 등을 하면 됩니다. 물론 기다리는 도중에 크기가 커지거나 다른 곳의 임파선이 또 붓는다면 바로 소아과 의사의 진료를 받는 것이 좋습니다. 임파선의 크기를 확인한다고 자꾸 만지고 주물럭거리면, 임파선이 더 커지고 아이가 더 아파할 수도 있습니다.

## 목이 부어서 아이가 잘 안 먹으려고 해요

**• 목이 부으면 아이들은 액체 음식만 먹으려고 합니다** 이유식을 해야 하는 아기가 인두나 편도선에 염증이 생기거나 감기에 걸리면 분유의 양이 늘어나는 경우가 많습니다. 이것은 아기가 분유를 더 먹으려고 해서 그렇기도 하지만, 아기가 다른 음식을 잘 안 먹으니까 탈진할까 봐 엄마들이 분유를 더 많이 주기 때문이기도 합니다. 일시적으로 분유량이 늘어나는 것은 괜찮습니다. 그러나 아기의 병이 나은 뒤에는 반드시 분유의 양을 줄여야 한다는 것을 잊지 마십시오. 한 번 늘어난 분유량은 쉽게 줄지 않습니다.

**• 목이 부었을 때 찬 것을 먹여도 될까요?** 먹여도 되는 병이 있고 먹이면 안되는 병이 있습니다. 열나는 감기는 감기 바이러스가 장까지 침범하는 경우가 많아 열이 좀 떨어지면 변이 묽어지기도 합니다. 이럴 때 찬 것을 먹이면 설사를 하는 수가 있습니다. 그러나 일부 병의 경우에는 찬 것을 먹여도 됩니다. 예를 들어 인두의 통증 때문에 열이 나고 밥도 못 먹는 경우에 아이스크림을 먹이면 목의 통증도 완화되고 수분 섭취와 영양 보충도 되므로 의사가 아이스

크림을 먹이라고 권하기도 합니다. 그리고 수족구병이나 허판자이나 같은 병에 걸렸을 때도 아이스크림을 먹일 수 있습니다. 아이에게 찬 것을 먹여도 되는지 안되는지는 아이를 진찰한 소아과 의사의 소견에 따라 판단할 문제입니다.

## 아이가 목이 쉬었어요

**• 목이 쉬는 것에도 여러 가지 원인이 있습니다** 감기나 후두염 같은 호흡기 질환에 걸려도 목이 쉴 수 있고, 소리를 너무 크게 지르거나 말을 지나치게 많이 해서 성대를 혹사하는 경우에도 목이 쉴 수 있습니다. 감기나 후두염으로 목이 쉬는 경우 대개 시간이 지나면 나아지는데, 보통 2주 정도 이내에 좋아집니다. 별다른 문제가 없다면 집에서 아이를 쉬게 하고 말을 조용조용 적게 하도록 해야 합니다. 한번 시간을 내서 의사에게 진찰을 받아보는 것도 좋습니다. 간혹 문제가 되는 병이 있는데, 그리 흔하지는 않습니다. 목이 쉬는 것도 원인에 따라 특별히 치료를 해야 하는 경우도 있습니다.

**• 입안을 건조하지 않게 하면 목 쉬는 것을 예방하는 데 좋아** 평소에 따뜻한 물이나 주스를 자주 먹이고, 침을 자주 삼키게 하며, 껌을 씹게 하거나 사탕을 빨게 하는 것도 좋습니다. 가습기를 사용해서 들이마시는 공기를 건조하지 않게 해주는 것도 좋습니다. 어린아이들의 경우 목이 쉬어도 할 말을 다 하려 하고, 필요한 것이 있으면 엄마를 부르려고 하기 때문에 아이가 필요한 것을 엄마가 좀더 신경 써서 미리 챙겨주는 것이 좋습니다. 목이 너무 쉰 경우는 호루라기를 주어서 엄마를 부를 때 사용하게 하는 것도 권할 만합니다. 아이가 2주 이상 목이 많이 쉰 상태라면 일단 의사의 진료를 받아 다른 문제가 없는지 확인할 필요가 있습니다.

# 풍진

## Dr.'s Advice

**임신할 계획이 있다면 병원에서 풍진 항체 검사를 해서 항체가 없다면 3번째 MMR 접종을 하고 임신하는 것이 중요합니다. 이게 최근에 바뀐 임산부 풍진 예방접종에 대한 공식지침입니다.**

풍진은 아이들에게 별문제를 일으키지 않습니다. 하지만 임신부에게 풍진이 전염되면 기형아를 출산할 위험성이 높습니다. 풍진에 걸린 아이는 외출을 못 하게 하십시오. 특히 임산부 근처에는 절대 못 가게 하십시오.

12~15개월에 홍역·볼거리·풍진의 혼합 백신인 MMR을 접종하고, 4~6세에 추가접종을 해줍니다. 그런데 이 추가접종은 97년부터 생겼기 때문에, 어른들 중 **1967년 이후**에 태어나고 MMR을 한 번만 접종한 경우는 지금이라도 1회 더 접종하셔야 합니다.

만일 4~6세에 MMR 추가접종을 하지 않았다면 지금이라도 해야 합니다.

임신을 하기 전에 풍진 항체가 없는 분들은 미리 MMR로 접종을 하셔야 합니다. **MMR 접종 후 한 달간은 임신을 하면 안됩니다.**

### 질병별 격리기간

| | |
|---|---|
| 홍역 | 발진 후 5일 |
| 볼거리 | 부은 후 5일 |
| 풍진 | 발진 후 7일 |
| 수두 | 모든 물집에 딱지 생길 때까지 |
| 수족구병 | 열 떨어지고 입안의 물집이 다 나을 때까지 |
| 농가진 | 항생제 치료 시작 후 24시간 |

질병별 격리기간

# 풍진에 대해 꼭 알아야 할 것들

## 풍진은 사흘 홍역이라고도 합니다

**• 풍진에 걸리면 감기 증상이 나타나며 온몸에 발진이 돋아** 풍진은 전염성이 매우 강한 풍진 바이러스에 의해 걸리는 질병입니다. 풍진에 걸리면 감기 증상이 나타나며 얼굴부터 발진이 생겨 빠른 시간 내에 온몸으로 퍼집니다. 뿐만 아니라 목, 귀 뒤, 뒤통수 아래의 임파선도 붓습니다. 증상은 홍역과 비슷하나 홍역보다는 가벼운 편으로 온몸에 퍼진 발진은 사흘쯤 지나면 다 없어져 사흘 홍역이라고도 합니다.

**• 몸에 발진이 돋으면 임의로 진단 내리지 말고 소아과에 가야** 풍진에 걸리면 몸에 흔히 열꽃이라고 하는 것이 피는데, 열꽃이 피는 것만 보고서는 풍진과 다른 병을 구분하기 어렵습니다. 집에서 임의로 풍진 진단을 내릴 생각은 하지 마세요. 풍진이 유행할 때 아이가 감기와 비슷한 증상을 보이면서 몸에 발진이 돋으면 반드시 병원을 방문하여 풍진이 아닌지를 확인해야 합니다. 또한 평소에도 몸에 발진이 돋으면 그 발진이 무엇인지를 확인하기 위해 소아과를 방문하는 것이 좋습니다.

## 풍진은 전염성이 매우 강합니다

**• 풍진에 걸리면 전염시키는 것을 막기 위해 집에서 쉬어야** 풍진 바이러스의 잠복기는 보통 14~21일 정도입니다. 다시 말해서 풍진에 걸린 사람과 접촉을 하면 그로부터 14~21일 사이에 풍진에 걸리게

**임산부, 풍진 조심하세요!!**
풍진은 어린아이에서부터 어른에 이르기까지 누구나 다 걸릴 수 있지만 임산부를 제외하면 그다지 큰 위험은 없습니다. 그리고 풍진에 걸린 사람 가운데 60% 이상이 별다른 증상 없이 넘어갈 정도로 밖으로 드러나지 않는 풍진이 더 많습니다. 그러나 임산부는 밖으로 드러나지 않는 풍진에 걸려도 태아에게 문제가 될 수 있으므로 각별히 조심해야 합니다.

된다는 말입니다. 몸에 발진이 나타난 후 7일 동안은 학교에 보내거나 외출을 하면 안됩니다. 풍진은 전염성이 굉장히 강한 병이어서 외출을 하면 다른 사람에게 옮길 가능성이 매우 높습니다. 아이가 풍진에 걸리면 별로 아프지 않기 때문에 집에 있는 것을 참지 못하고 자꾸 밖에 나가 놀려고 하는데, 그렇다고 아이를 밖으로 내보내면 절대로 안됩니다. 다른 사람을 위해 반드시 집에서 쉬게 해야 합니다.

**• 입원을 할 때도 격리 치료를 해야** 풍진에 걸린 아이가 돌아다니면 특히 임산부에게 엄청난 피해를 줄 수 있습니다. 이것은 임산부 외의 다른 사람을 위해서도 반드시 지켜야 할 사항입니다. 간혹 입원을 해야 하는 경우도 있는데, 이때는 격리 치료를 해야 합니다. 풍진는 대부분 가벼운 감기 같은 증상을 보이므로 특별한 치료보다는 대증요법을 사용합니다. 그러나 풍진은 치료보다 진단이 더 중요한 병입니다. 증상이 가볍다고 평상시처럼 생활하면 절대로 안됩니다.

## 풍진 추가 접종, 꼭 필요한가요?

예전에 풍진 예방접종을 하지 않았을 때는 아이가 5~14세가 되면 풍진에 많이 걸렸습니다. 그러나 요즘은 거의 모든 아기들이 생후 12~15개월에 MMR이라는 홍역·볼거리·풍진 예방접종을 하기 때문에 5~14세의 아이들이 풍진에 걸리는 경우는 거의 없습니다. 그런데 아이들이 커가면서 MMR 예방접종의 효과가 점점 떨어져, 예전보다 높은 연령층에서 홍역, 볼거리, 풍진에 걸리는 경우가 점차 늘어나고 있습니다. 따라서 지금은 주로 10대와 청년층에서 많이 걸립니다. 1997년부터는 이러한 변화된 상황을 반영하여 4~6세의 아이에게 MMR을 추가로 접종해주는 것을 기본접종으로 하고

있습니다. 미국의 어떤 지역에서는 결혼 신고를 하기 전에 풍진 혈청 검사를 해야 하는 지역도 있습니다. 돌 이후에 총 2번의 MMR을 접종하는 것이 기본이라는 것은 꼭 알아두셔야 합니다.

## 임산부가 풍진에 걸리면 위험하다면서요?

**임산부가 풍진 추가접종을 하면 안되는 경우!**

한 가지 반드시 알아두어야 할 것은 MMR 접종 후 1개월 동안은 절대로 임신하면 안되며, 또 현재 임신 중이거나 임신인지 아닌지 확실치 않을 때는 절대로 접종하면 안된다는 것입니다. 지금 풍진이 유행하는 것도 아닌데 무슨 예방접종이냐고 할지 모르지만 만약 임신했을 때 풍진이 유행하게 되면 그때는 정말 대책이 없습니다.

- **기형아를 출산할 위험이 높습니다** 특히 임신 4개월 이내의 임산부에게 풍진이 전염되었을 때가 가장 위험한데, 이때 풍진에 걸리게 되면 태어날 아기에게 심각한 후유증을 남길 확률이 80% 이상입니다. 그리고 임신 4개월이 지난 임산부가 풍진에 걸려도 10% 정도는 아기에게 문제가 생길 수 있습니다.
- **예비엄마는 풍진 접종을 한 번 더 하는 것이 좋습니다** 모든 임신이 다 계획한 대로 되는 것이 아니므로 가임여성은 미리 2번의 MMR을 맞아야 하는데 지금 20대와 30대 여성 중에는 아직 MMR 2번째를 접종하지 않은 사람이 많아 반드시 2번 접종을 확인하고 미리 맞아야 합니다. 그리고 **2번 맞았어도 임신할 계획이 있다면 병원에서 풍진 항체 검사를 해서 항체가 없다면 3번째 MMR 접종을 하고 임신하는 것이 중요합니다.** 3번째 MMR 접종한 후에는 더 이상의 풍진 항체 검사는 할 필요가 없습니다. 이게 최근에 바뀐 임산부 풍진예방접종에 대한 공식지침입니다.
- **MMR 접종 2번 했다고 끝나는 것 아닙니다** 예전에는 MMR 2번을 접종하면 풍진 항체 검사를 할 필요가 없다고 생각한 적도 있습니다. 하지만 이제는 항체가 없는 사람은 1번 더 접종해서 총 3번까지 접종하는 것을 권장하기 때문에 1번 MMR 맞은 임신 준비 여성에게 항체 검사 없이 MMR 1번 더 접종하는 것으로 끝내는 방법을 이제는 사용하지 않습니다.

# 임산부와 풍진에 대해 궁금한 것들

**예전에 풍진에 걸린 적이 있는 임산부가 풍진 환자와 접촉을 했다면요?**

## 그렇더라도 바로 병원에 가야 합니다.

임상적으로 풍진항체 검사 없이 붙은 진단은 정확하지 않기 때문에, 풍진에 걸린 적이 있더라도 반드시 병원에 바로 가야 합니다. 풍진은 워낙 특징이 없는 병이고, 또 증상이 비슷한 병도 많기 때문에 전에 걸린 적이 있다고 안심해서는 안됩니다. 의사들은 자신이 풍진이라고 진단 붙였던 사람이 나중에 임신을 한 뒤 풍진에 걸린 사람과 접촉했다며 다시 찾아오면 먼젓번 진단을 무시하고 다시 조치를 취합니다. 엄마와 아기의 안전을 위해 작은 가능성이라도 무시할 수 없기 때문입니다. 할머니가 "너는 예전에 풍진에 걸렸었단다" 하고 말씀하셨더라도 절대로 안심해서는 안됩니다. 이런 경우에도 응급으로 풍진항체 검사를 받아야 합니다.

**풍진항체가 없는 임산부가 풍진 환자와 접촉을 했다면요?**

## 의사와 상의해서 대처 방법을 결정합니다.

임산부에게 풍진항체가 없는 것이 확인된 경우에는 감마 글로불린을 사용하는 방법과 두고 보는 방법이 있는데, 어느 방법을 사용할지는 의사와 상의하면 됩니다.

**임산부인데 풍진 환자와 접촉을 했어도 풍진에만 안 걸리면 괜찮겠죠?**

## 아닙니다.

풍진은 증상이 밖으로 드러나지 않는 풍진이 반은 넘습니다. 밖으로 드러나지 않는 풍진에 걸려도 태아에게는 똑같이 문제가 될 수 있습니다.

**임신 초기의 임산부인데 풍진에 걸린 것으로 의심되는 사람과 접촉했습니다. 어떻게 하면 좋을까요?**

## 바로 풍진항체 검사를 받아보십시오.

임신 초기에 풍진 환자와 접촉했을 때는 바로 병원을 방문해 풍진 항체 검사를 받아봐야 합니다. 검사를 해서 결과가 양성으로 나오면 걱정할 것 하나도 없습니다.

**임산부인데 어릴 때 풍진 예방접종을 했습니다. 그래도 풍진 환자와 접촉하면 안됩니까?**

## 안됩니다.

임산부라면 언제 풍진 예방접종을 했든지 간에 풍진 환자와 접촉한 것이 확실하다면 바로 병원을 방문해서 풍진항체 검사를 받아야 합니다. 서두르십시오. 응급입니다.

**풍진은 임신 초기에만 주의하면 되나요?**

## 천만의 말씀입니다.

임신 초기에 더욱 위험하다는 이야기이지 초기만 지나면 풍진에 걸려도 괜찮다는 이야기는 결코 아닙니다. 풍진은 임신 전 시기를 거쳐 위험성이 있으므로 임산부는 풍진에 걸린 사람과 접촉하면 절대로 안됩니다. 그리고 풍진 환자와 접촉한 임산부는 응급으로 병원을 방문하여 풍진항체 검사를 받아야 합니다.

# 피부 질환

## Dr.'s Advice

연고를 함부로 바르지 마십시오. 피부 질환은 다 비슷해 보이지만, 병에 따라서 사용하는 연고가 전혀 다를 수 있습니다. 그리고 똑같은 병이라도 나이와 부위와 정도에 따라서 사용하는 연고의 종류가 달라질 수 있습니다. 특히 호르몬제가 들어 있는 연고제를 의사의 처방 없이 함부로 사용해서는 곤란합니다.

아토피성 피부염이 있는 아이들이 많습니다. 아토피성 피부염은 원래 장기간 치료를 해도 좋아지지 않는 경우가 많은데, 그렇더라도 꾸준히 소아과 의사의 진료를 받는 것이 좋습니다. 아토피성 피부염이 있을 때 저절로 좋아지기를 기다리며 버티거나 더 좋은 비법을 찾아 헤매지 마세요. 아토피성 피부염이 있는 아기를 목욕시키는 법은 이 책의 '아토피성 피부염' 편에 실려 있으니 꼭 읽어보십시오.

119 소아과

# 피부 질환에 대한 기본적인 주의사항

## 피부병은 다 비슷비슷해 보입니다

아이에게 흔히 나타나는 몇 가지 피부 질환은 엄마 눈에 다 똑같아 보입니다. 그래서 예전에 처방받았던 피부 연고를 이번에도 잘 듣겠지 하고 무심코 바르다가 병을 악화시키는 경우가 종종 있습니다. 또한 부신 피질 호르몬인 스테로이드가 든 연고를 바르면 피부 질환의 종류와는 상관없이 외관상 좋아지는 경우가 많으므로 많은 엄마들이 피부 질환을 가볍게 생각하는 경향이 있습니다. 그러나 의사의 정확한 진단 없이 피부 연고를 함부로 바르면 병이 심해질 때까지 제대로 진단을 붙이지 못하게 됩니다. 따라서 정확히 알지 못하는 피부 발진 등에 걸렸을 때는 의사의 진료를 받은 뒤 처방받은 피부 연고를 사용해야 합니다.



## 잘 듣는 피부 연고 없나요?

많은 분들이 피부 질환에 잘 듣는 연고 어디 없냐고 찾습니다. 한 번 효과를 본 피부 연고는 다음에 전혀 다른 피부 질환에 걸렸어도 피부 질환에 관한 한 만병통치약쯤으로 생각하고 마구 바르는 것이 우리의 현실입니다. 어떤 병에 어떤 연고라는 식의 구체적이고 과학적인 비교가 아니라 막연히 어떤 피부 연고가 더 낫다라는 식의 단순 비교를 합니다. 하지만 피부 질환을 치료하는 데는 피부 연고의 비교보다 어떤 피부 질환이냐를 정확하게 구분하는 것이 더 중요합니다. 진단이 정확하게 붙으면 치료는 거의 정해집니다.

**잠깐 의학상식!!**
피부에 바르는 연고를 꺼림칙해하는 분들이 있습니다. 상당히 많은 종류의 피부 연고가 부신피질 호르몬을 함유하고 있으니까요. 그러나 의사의 처방대로 사용하면 치료에 많은 도움이 됩니다. 약은 무조건 겁낼 필요도 없으며, 그렇다고 함부로 남용해서도 안되는 것입니다. 참고로 소아과에서 가장 많이 사용하는 7등급 스테로이드 연고는 미국에서 슈퍼마켓에서 팔 정도로 가장 안전한 약 중에 하나입니다.

아직도 주위에서 잘 듣는 피부 연고 하나로 모든 피부 질환을 해결할 수 있다고 믿다가 큰코 다치는 경우를 가끔 봅니다.

### 피부약은 독하다는데

많은 분들이 피부 질환에 먹는 약은 독하다고 생각합니다. 아이의 피부가 다 헐어도 독한 약은 안 먹이겠다고 버티며 아이를 고생시키는 엄마도 있습니다. 하지만 심한 가려움증을 그대로 방치하다가는 아이의 성격 형성에 지장을 줄 수도 있습니다. 피부약도 종류가 다양합니다. 몇 개월 동안 사용해도 거의 부작용이 없는 약이 있는가 하면, 당장은 기찬 효과가 있지만 남용하면 엄청난 손해가 되는 약도 있습니다. 부작용이 심한 약을 사용할 때는 의사들도 주의를 더 기울이고 엄마에게도 그만큼 주의를 더 당부하므로 무작정 피부약은 독하니 안 먹이겠다는 것은 좀 곤란합니다.



## 흔히 볼 수 있는 피부 질환들

다른 모든 증상이 다 그렇지만 특히 피부 질환과 관련된 증상은 의사가 직접 눈으로 보지 않고는 진단을 붙일 수 없습니다. 아기의 증상이 아무리 책에 나온 설명과 똑같다고 해도 막상 진단해 보면 다른 병이거나 아무 문제 없는 경우가 더 많습니다. 아기의 피부가 조금이라도 이상해 보일 때는 소아과를 찾아가서 이상이 있는지 없는지를 알아보는 것이 먼저입니다.

### 선천적인 붉은 반점, 혈관종

혈관종은 피부 아래에서 혈관들이 자라서 생기는 것인데 여러 종

류가 있지만 가장 흔한 딸기상 혈관종에 대해서 말씀드립니다.

**• 딸기상 혈관종** 혈관종은 절반 이상이 출생 후에 생기고 커지기 때문에 태어날 때 못 봤다고 황당해할 필요 없습니다. 대충 5%의 아가들에게 발생하는 가장 흔한 양성 종양입니다.

처음에는 조그맣게 시작된 것이 보통 생후 3개월에서 5개월까지 자랍니다. 늦은 경우 18개월까지 자라는 경우도 있습니다. 그 후부터는 서서히 줄어들어 없어지는데 그렇게 걱정되던 혈관종이 나중에는 신기하게 흔적도 없이 사라집니다. 그런데 우리 아가는 왜 안 사라지냐구요? 그거 한참 걸립니다. 사라지는 아이들이 1년에 10% 정도씩인데 10살 정도가 되면 대개의 아이들에게서 사라집니다. 드물기는 해도 이 나이가 되어서도 없어지지 않는다면 이제는 치료를 고려해야 합니다.

**• 딸기상 혈관종의 치료** 딸기상 혈관종은 대부분 아무런 치료를 하지 않아도 저절로 좋아진다는 것이 기본 원칙입니다. 부모들은 뭔가를 해주고 싶어하지만 대부분의 경우 아무것도 하지 않는 것이 제일 좋습니다. 처음부터 의사의 진료를 받고 일단 방침을 정하면 흔들리지 않는 것이 중요합니다.

하지만 혈관종이 많이 큰 경우나 입술, 콧잔등, 빰에 생긴 것은 나중에 없어지더라도 피부에 자국이 남을 수도 있으니 치료가 필요할 수도 있습니다. 그리고 혈관종의 위치가 눈을 가리는 경우 아기의 시력발달에 문제가 되므로 가능하면 빨리 안과의사의 진료를 받아야 합니다. 귀를 막아 청력발달에 문제가 되거나, 먹고 숨쉬는데 방해되는 혈관종도 바로 치료를 해야 합니다.

그리고 혈관종의 표면이 손상되거나 다쳐서 피가 자꾸나는 경우도 치료가 필요한 경우입니다. 피가 날 경우 지혈이 중요한데 눌러서 멎지 않는다면 바로 의사의 진료를 받는 것이 안전합니다.

혈관종의 치료에는 레이저 치료와 약물 치료 등이 있는데 아기의 상태에 맞는 치료와 시기를 의사와 상의해서 결정하시면 됩니다.

**스테로이드 피부 연고 사용 주의!!**

스테로이드 피부 연고는 그 세기에 따라서 여러 등급으로 나누어져 있습니다. 쎈 약일수록 효과는 좋지만 부작용 또한 엄청나게 증가합니다. 아이들은 피부가 연약해서 부작용이 더 잘 나타나기 때문에 의사의 처방 없이 함부로 스테로이드 피부 연고를 발라서는 안됩니다. 그리고 똑같은 병이라도 병의 정도나 치료 시기에 따라서 사용하는 스테로이드 피부 연고의 종류가 달라질 수 있습니다. 그리고 얼굴과 몸, 다리, 엉덩이 등에서 스테로이드 피부 연고의 흡수되는 정도가 다르기 때문에 연고의 선택을 함부로 해서는 안됩니다. 제 경험상 엄마들이 약국에서 사서 아기에게 바르는 연고는 절반 이상이 잘못된 선택이었더랬습니다.

혈관종 사진

**• 주로 얼굴 한쪽에 생기는 화염상 모반** 화염상 모반은 모세혈관이 확장되어 생기는 경계가 확실한 붉은색의 반점입니다. 주로 얼굴 한쪽에만 발생하는 경우가 많으며, 다른 기형을 동반할 수도 있습니다. 최근 화염상 모반을 치료하는 데 레이저 광선 요법이 이용되어 좋은 효과를 얻고 있습니다.

## 보는 엄마가 더 가려운 지루성 피부염

지루성 피부염은 어린 아기에게 잘 생기는 피부 질환으로 할머니들은 흔히 '쇠똥'이라고 부르기도 합니다. 머리, 얼굴, 겨드랑이 등에 잘 생기고 염증이 난 부위에서는 노란 지방성 진물이 배어나옵니다. 정작 아기는 별로 가려워하지 않는데 지켜보는 엄마가 더 가려워합니다. 대개는 큰 문제가 없지만 보기에 흉해서 고민들을 많이 합니다. 그러나 보기 싫다고 손으로 문지르거나 손톱으로 뜯어내다가는 두꺼운 딱지 밑으로 염증이 생겨 고생하게 됩니다. 머리에서 진물이 좀 많이 난다 싶으면 반드시 의사의 진료를 받아야 합니다. 지루성 피부염이 심하면 부신피질 호르몬제 연고를 사용하기도 합니다. 그런데 어떤 것은 비슷하게 보여도 지루성 피부염이 아닌 것이 있습니다. 간혹 농가진이 진물이 흘러 지루성 피부염처럼 보이는 경우도 있는데, 이때는 부신피질 호르몬제 연고를 바르면 안됩니다. 피부 연고는 반드시 의사의 진찰을 받은 후 사용해야 합니다.

지루성 피부염

**머리의 쇠똥 딱지를 없애는 방법!!**
아이가 지루성 피부염에 걸렸을 때 머리에 생긴 딱지를 없애는 방법은 두 가지가 있습니다. 우선 아기용 샴푸로 머리를 자주 감기는 방법이 있습니다. 샴푸를 묻힌 후 아기 눈에 들어가지 않게 조심스럽게 몇 분간 기다리면 딱지 진 것이 불어 부드러워지는데, 이때 부드러운 솔을 이용해서 살살 씻어내면 됩니다. 다른 방법으로는 오일을 묻혀서 제거하는 방법이 있습니다. 존슨앤존슨 같은 아기용품 만드는 곳에서는 센스티브 스킨용이라고 자극이 적은 오일이 나옵니다. 이것을 머리에 발라 살살 문질러주고 좀 기다렸다가 부드러워지면 부드러운 빗으로 살살 긁어내면 됩니다. 절대 강제로 뜯어내지 마십시오.

## 피부가 동그랗게 튀어나오는 물사마귀

**• 물사마귀는 그냥 두어도 몇 년 안에 저절로 없어집니다** 물사마귀는

물사마귀 사진

전염성이 있는 바이러스성 피부 질환으로 피부가 동그랗게 튀어나옵니다. 팔, 다리, 몸통에 잘 생기며 한 군데 생기면 몸의 다른 곳으로 잘 퍼집니다. 물사마귀는 중앙이 약간 들어가 있으며 여러 개 몰려서 생기는 경우가 많습니다. 크기는 좁쌀만 한 것에서부터 콩알만 한 것까지 다양합니다. 별로 가렵지 않은데도 아이들은 마치 가려운 듯 긁어대기도 합니다. 물사마귀는 그냥 두어도 몇 년 안에 저절로 없어집니다. 세월이 약인 셈이지요. 하지만 심한 경우 그냥 두게 되는 경우는 그리 많지 않습니다.

**• 자꾸 건드려서 염증이 생기면 병원에 가서 하나하나 짜내야** 그런데 아이들이 이걸 그냥 둘 리 없지요. 자꾸 건드려서 피를 내기도 하고 염증을 일으키기도 합니다. 이런 경우는 병원에 가서 하나하나 짜내야 합니다. 물사마귀는 피부과, 소아과, 외과 등 어떤 과의 의사라도 치료할 수 있습니다. 물사마귀를 짜면 비지 같은 것이 나오는데 이것을 다 긁어내야 합니다. 그러나 긁어내는 것이 좀 아파서 아이가 힘들어할 뿐만 아니라 잘못 긁어내면 재발할 수도 있으므로 잘 치료하는 것이 중요합니다. 치료 후에 목욕을 해서 피부에 붙은 바이러스를 없애주는 것도 재발을 줄이는 방법 가운데 하나입니다. 이 점은 아기를 치료한 의사와 상의를 해야 합니다. 잘못하면 염증이 생길 수도 있기 때문입니다. 간혹 물사마귀가 아닌데 물사마귀라고 생각해 집에서 치료하다가 아이를 고생시키는 일도 있습니다. 물사마귀라고 생각되더라도 일단 소아과를 방문해서 확인할 필요가 있습니다. 절대 집에서 치료하지 마세요.

농가진 사진

## 물집이 잡히고 딱지가 생기는 농가진

**• 농가진은 다른 사람에게 옮길 수도 있으므로 주의해야** 농가진은 불결한 피부를 긁다 상처난 부위로 균이 침입해서 생기는 피부 질환

YouTube
농가진에 대하여

**농가진 격리기간**
항생제 치료 시작 후 24시간.

**농가진 후 합병증 주의!**
농가진은 대개의 경우 별 문제 없이 좋아지지만 간혹 골수염, 관절염, 폐렴, 패혈증 같은 심각한 합병증을 일으킬 수 있으니 주의하여야 합니다. 그 중에서도 제일 신경 써야 할 병이 급성 사구체 신염입니다. 농가진이 생긴 후 2~3주 사이에 발생할 수 있는데 신장에 염증이 생겨 고혈압이 생기고 혈뇨가 나올 수 있습니다. 만일 농가진 앓은 후 수주일 후에 소변에서 피가 나오거나 진한 갈색의 소변이 나오는 경우 바로 소아청소년과 의사의 진료를 받아야 합니다.

으로서 주로 얼굴이나 팔다리에 잘 생깁니다. 균이 침범하면 둥그스름한 환부에 물집이 잡히고 터져서 딱지가 생기고, 환부 가장자리에 다시 물집이 생기면서 상처 부위가 커집니다. 농가진은 가려워서 심하게 긁게 되며 몸의 임파선이 붓기도 합니다. 진물이 나는 상처를 긁은 손으로 다른 부위를 긁으면 그대로 옮게 됩니다. 물론 자신의 몸에서 더 잘 퍼지지만 다른 사람에게도 옮길 수 있으므로 주의해야 합니다.

**• 농가진이 번지지 않게 하려면 특히 청결에 신경 써야** 농가진이 번지는 것을 막으려면 아이의 손을 잘 씻기고 청결에 신경을 많이 써야 합니다. 긁지 못하게 주의를 주는 것도 중요합니다. 물론 쉽지 않은 일입니다. 환부에 GV라는 보라빛 약이나 소아과 의사의 처방을 받아 항생제 연고를 바르기도 하고, 경우에 따라서는 항생제를 먹여서 치료하기도 합니다. 연고는 딱지진 것을 따뜻한 물을 묻혀 불려서 제거하고 발라주어야 합니다. 농가진은 제대로 치료하지 않으면 사구체 신염이나 관절염 등의 무서운 병을 일으킬 수도 있으므로 의사가 그만 치료하자고 할 때까지 꾸준히 치료해야 합니다. 몇 번 농가진이 생기다 보면 나중에 별로 신경을 안 쓰는 엄마들도 있는데, 농가진은 생길 때마다 신경 써서 치료해야 합니다.

## 감기 걸린 아이의 몸에 생긴 발진

**• 소위 감기에 걸린 아이 몸에 발진이 생기는 경우는 여러 가지** 첫째, 바이러스성 발진일 가능성이 있고 둘째, 열이 났을 때 먹은 약 때문에 그럴 수 있으며 셋째, 아픈 아이에게 아토피성 피부염이 생겨서 그럴 수도 있습니다. 이 중에서 가장 흔한 것은 바이러스성 발진이고, 열이 난 후 몸에 발진이 생기는 경우도 드물지는 않습니다.

바이러스성 발진

**• 바이러스성 발진은 바이러스가 침범해 열꽃이 나타나는 병** 바이러스성 발진은 말 그대로 바이러스가 온몸을 침범해 흔히 말하는 열꽃이 나타나는 것을 말합니다. 바이러스성 발진은 바이러스에 의해 생기는 너무나 다양한 질병을 뭉뚱그려 부르는 이름이라 한 마디로 딱 꼬집어 설명하기는 어렵습니다. 하지만 치료는 거의 같으므로 굳이 종류를 구별할 필요는 없습니다. 물론 처음부터 어떤 바이러스가 원인인지 바로 구분되는 경우도 있는데, 이때는 의사가 주의해야 할 점을 미리 알려줍니다. 그리고 열감기에 의한 바이러스성 발진에는 열이 떨어지기 전에 나는 발진과 열이 떨어진 후에 나는 발진이 있습니다. 이런 발진은 2~3일간 심해졌다 가라앉으며 특수한 발진인 경우를 제외하고는 늦어도 1주 내에 사라집니다. 만일 특수한 발진이라면 소아과 의사가 진료 시 병명에 대해 언급을 했을 것입니다. 그냥 바이러스성 발진이라고 했다면 그다지 걱정하지 않아도 됩니다.

**• 일부 의사들은 바이러스성 질환을 통칭해서 감기라고 하기도 합니다** 바이러스성 발진이 생기는 병을 그냥 단순히 감기라고 표현하는 의사들이 많습니다. 사실 소아과 의사들이 '감기'라고 말하는 병은 다양합니다. 엄마들은 열나고 기침하고 콧물이 나면 감기라고 생각하지만, 의사들은 기타 여러 종류의 바이러스성 질환까지 포함시켜 감기라고 하기도 합니다. 소아과에서 아이의 몸에 생긴 발진을 보고 감기라고 했다면 바이러스성 발진이 동반되는 병일 가능성이 높습니다.

**• 바이러스성 질환과 감기는 치료 방법이 거의 같습니다** 다만 시간이 지나면서 병의 양상이 달라지면 의사의 진단이 바뀌기도 합니다. 아이의 상태가 하루하루 바뀌듯 의사의 진단도 그에 따라 바뀔 수 있습니다. 어떤 엄마들은 병을 치료하다 아이의 상태가 바뀌면 다른 병원을 찾기도 하는데, 그러면 간혹 다른 진단이 붙는 수도 있어 의사에 대한 불신감이 싹트기도 합니다. 하지만 아이의 상태가

**아기 엉덩이의 몽고반점**

아기의 엉덩이 부분에 있는 푸른 점을 몽고반점이라고 부릅니다. 이 몽고반점은 동양의 몇몇 나라에서만 볼 수 있는 것으로서 우리나라 아기들은 대부분이 퍼런 반점을 갖고 태어납니다. 몽고반점은 엉덩이에만 있는 것이 보통이지만, 간혹 엉덩이를 포함해 등까지 퍼런 경우도 있습니다. 아이마다 정도의 차이는 있으나 성장하면서 점차 없어집니다. 물론 몽고반점이 없어지면서 피부색이 변하거나 하는 문제는 없으니 걱정할 필요가 전혀 없습니다.

**피부가 곰팡이균에 감염돼 생기는 어루레기(어루러기)!**

어루레기(전풍)는 피부가 곰팡이균에 감염되어 생기는 피부 질환입니다. 피부에 얼룩이 생기고 버짐이 피며 간혹 가려움증을 느끼기도 합니다. 주로 목이나 가슴 등에 많이 생기는데, 작고 버짐이 있는 하얀색 또는 붉은색, 거무스름한 색의 반점들이 나타납니다. 그러나 이렇게 색이 변하는 피부 질환은 매우 많기 때문에 아무리 장황하게 어루레기에 대해 설명해도 엄마가 보고는 알 수 없습니다. 어루레기의 진단은 의사만이 할 수 있습니다.

바뀌더라도 병원을 옮기지 말고 꾸준히 다니면 의사가 그에 따른 적절한 조치를 취해줄 것입니다.

**• 바이러스성 발진에 땀띠나 아토피가 겹쳐 있는 경우** 아이에게 바이러스성 발진만 있는 경우는 대개 일주일 정도면 증상이 가라앉습니다. 그러나 바이러스성 발진에 땀띠나 아토피성 피부염이 겹쳐 있다면 증상이 오래갈 수도 있습니다. 그리고 이렇게 병이 겹치면 초기에는 거의 구분이 안되고 시간이 지나야 구분이 되기도 합니다. 특히 여름에 바이러스성 발진과 땀띠가 같이 난 경우에는 바이러스성 발진이 좋아져도 땀띠는 계속 남을 수 있으므로 꾸준히 진료를 받아야 합니다. 바이러스성 발진과 땀띠는 치료 방법이 다를 뿐만 아니라 초기에는 거의 구분하기 힘들므로 의사의 진료를 받는 것이 중요합니다. 일반적으로 땀띠와 알레르기와 바이러스성 발진을 엄마들이 구별하기는 힘듭니다. 그리고 잘못 판단하면 아이가 고생할 수 있으므로 엄마가 임의로 판단하면 안됩니다. 아이 목에 뭔가가 났을 때는 집에서 이것저것 고민하지 말고 가까운 소아과를 찾아가세요. 소아과는 아이가 아플 때만 가는 곳이 아니라 이상이 있는지 없는지 잘 모를 때 괜찮다는 것을 확인하기 위해서도 가는 곳이니까요.

## 피부 밑으로 균이 들어가 곪는 종기

**• 종기쯤이야 하다가 결국 병원에서 째는 경우가 많아** 종기는 피부 밑으로 균이 들어가서 생기는 것입니다. 아기의 몸에 난 종기가 잡힐 정도면 병원에서 항생제를 처방받아 먹이면서 치료를 하는 것이 좋습니다. 예전에는 집에서 고약을 발라 좋아지기도 했지만 이제는 이런 식으로 잘못 치료하면 아이를 고생시킬 수도 있습니다. 우리나라 사람들은 종기 치료에 대해 잘못된 상식을 많이 가지고 있

어서 약만 잘 먹이면 나을 것을 민간요법을 쓰다가 아이들 고생시키는 경우를 종종 봅니다. 종기쯤이야 하다가 결국 병원에서 째는 경우가 제법 있으니까요. 종기는 치료만 잘하면 거의 문제없습니다. 그러나 제대로 치료하지 않고 고약만 붙이고 있거나 종기가 심한데도 약을 제대로 안 먹이면 종기가 덧나서 엄청나게 고생할 수 있습니다. 현대 의학의 가장 큰 성과 가운데 하나가 바로 항생제의 발명입니다. 예전에는 조그만 종기 하나로도 생명이 위태로웠던 적이 있었습니다. 그러나 요즘은 특별한 경우를 제외하고는 현대 의학으로 쉽게 종기를 치료할 수 있습니다. 종기가 심하면 가까운 동네 병원을 찾아가십시오. 심하지 않은 종기는 항생제를 사용해서 대부분 치료가 됩니다. 고름이 잡힌 경우라면 절개를 해서 고름을 배출시켜주고 항생제를 사용할 것입니다. 만일 동네 병원에서 치료가 안된다면 큰병원으로 보내줍니다. 처음부터 큰병원에 가는 것은 좋지 않습니다. 큰병원의 시스템은 종기를 치료하기에는 오히려 부적합합니다.

**· 종기는 곪아터질 때까지 그냥 두어야 한다?** 주위에서 흔히 듣는 이야기 가운데 하나가 "다래끼나 종기는 약을 먹으면 더 오래가니 곪아터질 때까지 그냥 두어야 한다"는 것입니다. 소아과에 있다 보면 종기가 심해서 고름이 줄줄 나는 아이가 찾아오기도 합니다. 어떤 아이는 염증 때문에 다리가 땡땡할 정도로 부어서 오기도 합니다. 엄마들에게 왜 이 지경이 되도록 그냥 두었냐고 물어보면 항생제를 먹여 치료하다가는 고름 주머니가 생겨서 두고두고 고생한다고 해 그냥 곪아터지도록 기다렸다고 합니다. 물론 그냥 두어야 하는 경우도 있습니다. 하지만 어떤 경우에 그냥 두어도 괜찮은지 엄마가 쉽게 판단할 수 없기 때문에 의사와 상의하는 것이 좋습니다. 종기가 심하거나 여러 개가 나면 반드시 항생제를 먹이면서 치료하다가 필요에 따라서는 배농을 해야 하는데, 이때는 뜨거운 찜질을 해서 종기가 완전히 곪으면 째서 짭니다.

## 피부가 희끗희끗한 마른버짐

**아이들이 많이 걸리는 접촉성 피부염!!**

접촉성 피부염은 과민 반응을 일으키는 물질에 접촉했을 때 생기는 피부 질환입니다. 아이들에게 많이 나타나는 접촉성 피부염은 콧물이 많이 날 때 코밑이 허는 경우와 침이 묻어 턱밑이 발갛게 변하는 경우입니다. 가려워서 긁다 보면 상처가 생기고, 이 상처로 인해 균이 침입해서 염증이 생길 수도 있습니다. 콧물 때문에 코밑이 허는 경우는 아파서 코도 못 풀 정도이므로 의사의 치료를 받는 것이 좋습니다. 헌 부위가 가렵다고 하면 찬물 찜질을 해주고, 심하면 의사의 처방을 받아 항히스타민제를 먹이거나 연고를 바릅니다. 접촉성 피부염에 농가진이 겹치는 경우도 있는데, 이런 경우를 잘 구별해야 하므로 조금 진물이 나오는 듯하면 바로 의사와 상의하는 것이 좋습니다.

**• 마른버짐처럼 보이는 것이 생기면 피부과 전문의의 진찰을 받아야** 마른버짐은 아이의 얼굴에 동전 크기만 하게 하얀 분가루를 바른 듯한 것이 나타나는 피부 질환입니다. 그런데 사람들은 피부 색소가 희끗희끗해진 경우나 습진이 생긴 경우, 곰팡이로 인해 피부색이 변한 경우도 다 마른버짐이라고 합니다. 일단 아이의 얼굴에 마른버짐처럼 보이는 것이 생기면 피부과 전문의의 진찰을 받아보는 것이 좋습니다. 사실 피부 질환은 전문가가 아니면 다 그게 그거 같고 증상이 비슷하기 때문에 주변에서 병명을 잘못 붙이는 경우가 흔합니다.

**• 피부가 희끗희끗하다고 다 마른버짐은 아닙니다** 소아과에 마른버짐 때문에 찾아오는 아이들의 대부분은 '백색비강진'인 경우가 많습니다. 마른버짐처럼 보여서 엄마들이 혼동을 일으키는 질환은 백색비강진 외에도 여러 가지가 있습니다. 어루레기, 반상경피증, 백반증 등도 피부색이 희끗희끗해지는 질환들이라 대부분의 엄마들이 마른버짐이라고 착각하게 됩니다. 백색비강진은 주로 얼굴, 팔, 목 부위에 원형이나 타원형의 백색 인설(피부 표면의 각질 세포가 병적으로 떨어지는 증상. 인비늘이라고도 함)이 나타나는 피부병입니다. 주로 소아나 십대에게 잘 생기고 그냥 두면 수개월에서 수년에 걸쳐 괜찮아지는데, 상태를 호전시키기 위해 의사의 처방에 따라 연고를 사용하면 효과를 보기도 합니다. 백색비강진은 피부과 의사가 눈으로 보면 바로 진단을 붙일 수 있으므로 피부과 의사의 진찰을 받는 것이 가장 좋습니다. 그리고 진단이나 정도에 따라 치료가 달라지므로 집에서 아무 연고나 함부로 바르면 안됩니다.

## 백반증과 전신성 백색증

**• 백반증은 어느 정도 가족력이 있는 것으로 알려져 있습니다** 백반증은 색소가 없어져 하얀 반점이 생기는 피부 질환입니다. 신체 어느 부위든 생길 수 있으며, 보통 좌우 양쪽에 대칭으로 생깁니다. 우리 몸의 색소 세포에서 만들어지는 멜라닌 색소는 피부, 모발, 눈의 색깔을 결정합니다. 그러나 어떤 이유 때문인지는 몰라도 색소 세포가 죽어 색소를 만들어내지 못하면 피부가 하얗게 변하게 됩니다. 현재로서는 원인이 정확하게 밝혀지지 않고 있는데, 어느 정도 가족력이 있는 것으로 알려져 있습니다.

**• 백반증은 한동안 증세가 번지다가 이유 없이 갑자기 중단되기도** 전형적인 백반증은 우유빛으로 하얗게 보이지만, 하나의 반점 안에서 색소가 균일하게 빠지지 않을 수도 있습니다. 색소가 빠진 부위 주변의 피부는 더 까맣게 보이기도 합니다. 백반증은 갑자기 시작되는 경향이 있는데, 한동안 증세가 번지다가도 이유 없이 갑자기 중단되는 등의 주기성을 반복적으로 보이기도 하며, 아주 드물게는 저절로 좋아지기도 합니다. 담당 의사의 진료를 받아 바르는 약을 처방받기도 하지만, 사실 백반증은 특별한 치료 방법이 없습니다. 백반증에 걸린 아이는 자외선 차단 크림과 화장품 등이 최선의 치료 방법일 수 있습니다.

**• 유전적 질환인 전신성 백색증은 특별한 치료법이 없어** 상염색체 열성 유전으로 생기는 전신성 백색증은 멜라닌 색소 형성 과정에 장애가 생겨 나타나는 병입니다. 전신성 백색증의 증상은 피부가 유즙같이 하얗고, 모발은 황백색이며, 눈의 홍채가 투명에 가깝습니다. 피부가 햇볕에 몹시 약하고 홍반이 잘 생깁니다. 이 병은 선천적인 것이기 때문에 특별한 치료법이 없습니다. 담당 의사의 지시에 따라 평소에 피부가 햇볕에 타지 않도록 적당한 크림을 바르고 선글라스를 끼는 것이 최선의 방법입니다.

## 피부나 점막에 출혈 반점이 생기는 자반증

**잠깐 의학상식!!**

카페오레 반점은 없어지지 않습니다. 이 반점은 그냥 두고 보는 수밖에 없습니다. 물론 레이저 시술로 없앨 수는 있지만 크기가 클 때는 신경에 문제가 생길 수 있기 때문에 반드시 소아과 의사에게 카페오레 반점이 있다는 것을 알려주어야 합니다. 카페오레 반점은 지금 없앨 수 있는 것이 아니라 커서 시술하는 것이므로 일단 소아과 의사에게 보여주고 기다리세요.

카페오레 반점

**· 자반증은 의사의 지시에 따라 꾸준히 치료를 받아야** 자반증은 크게 두 종류로 나뉘는데, 알레르기에 의한 것과 바이러스에 의한 것이 있습니다. 일반적으로는 바이러스에 의한 것이 많으며, 이는 혈소판이 감소되어 발생합니다. 감기 같은 바이러스성 질환을 앓고 난 후 자반증에 걸리는 경우가 많은데 아직 정확한 원인은 밝혀지지 않고 있습니다. 자반증의 경우 한 달 이상 치료가 필요한 경우도 있으므로 아이를 봐주시는 선생님의 지시에 따라 꾸준히 치료를 받아야 합니다. 치료는 특별한 것이 없으며, 원인으로 생각되는 요인을 제거하고 병의 증상에 따라 알맞게 조처하는 대증요법으로 치료합니다. 그리고 무엇보다 중요한 것은 안정과 휴식입니다.

**· 혈소판 감소로 인한 자반증은 제대로 조치를 취해야** 혈소판은 피의 성분 가운데 하나로 피를 멎게 하는 중요한 역할을 합니다. 보통 검사를 해보면 혈소판 수가 10만 개를 넘습니다. 그런데 어떻게 된 일인지 혈소판의 수가 감소되어 제 기능을 못하는 경우가 있습니다. 혈소판 감소로 인한 자반증에는 특발성 혈소판 감소증, 선천성 혈소판 감소증, 신생아 혈소판 감소증 등이 있습니다. 대개의 경우 피부와 점막에 피가 맺히거나 출혈 반점이 생길 수 있으며, 피부에 쉽게 멍이 듭니다. 더 심한 경우에는 코피가 나고 두개강 내출혈, 위장 출혈, 비뇨기 출혈 등이 생길 수도 있습니다. 감소된 혈소판의 수에 따라 증상이 다른데, 간혹 피의 응고를 더디게 해서 문제가 되기도 하므로 반드시 제대로 조치를 취해야 합니다.

연어반 사진

## 신생아의 연어반

아기들의 얼굴에는 엷은 반점이 흔히 생깁니다. 특히 이마 정면과

눈꺼풀 위, 뒤통수의 머릿속부터 목까지의 부위에 잘 나타납니다. 이런 엷은 반점 가운데 가장 흔한 것이 연어반인데, 이것은 화염상 모반의 일종입니다. 대개의 엄마들은 아기가 갓 태어났을 때는 엷은 점이 있는 줄 모르고 있다가 어느날 갑자기 발견하고는 깜짝 놀랍니다. 아기들의 30~50% 정도에서 이런 점들이 나타나는데, 대개는 시간이 지나면서 좋아집니다. 눈꺼풀에 있는 엷은 점은 몇 년 지나면 서서히 없어지지만, 뒤통수 아래쪽 목 부분의 점은 쉽게 없어지지 않아 엄마들이 고민하기도 하는데, 점점 색이 옅어지고 또 머리카락으로 가려지므로 크게 걱정할 필요는 없습니다. 하지만 눈꺼풀에 있는 엷은 점들이 모두 때가 되면 사라지는 연어반은 아닙니다. 눈꺼풀에 붉은 점이 보이면 DPT 접종하러 소아과에 갈 때 한번 물어보세요.

**눈가의 푸르스름하고 검은 반점, 오타 모반**

색소성 질환 가운데 하나인 오타 모반은 특히 우리나라 사람들에게 드물지 않게 나타나는 피부 질환으로서 눈 주위의 푸르스름하거나 검은색을 띤 넓은 반점을 말합니다. 오타 모반은 피부 진피층에 검은색의 멜라닌을 생성하는 비정상적인 멜라닌 세포가 많이 생겨 검게 나타나는 것입니다. 대개 선천적인 것으로 태어날 때부터 생겨 나이가 들수록 점점 확산되고 검어지는 경향이 있습니다. 오타 모반은 저절로 없어지지 않으므로 아이가 좀 큰 다음 치료를 받아야 합니다. 오타 모반은 뿌리가 깊어 한 번의 치료로 말끔해지지 않기 때문에 일정 간격을 두고 3~8회 정도 치료를 받아야 하지만, 대부분 레이저 시술로 깨끗이 없앨 수 있으므로 너무 걱정하지 않아도 됩니다.

## 사람의 접촉에 의해 전염되는 옴

**• 옴의 원인과 증상은 이렇습니다** 옴은 옴을 일으키는 진드기가 원인인 피부 질환으로서 사람과 사람의 접촉에 의해 전염됩니다. 옴은 사람의 몸에서 떨어져 나와도 2~3일 정도 살기 때문에 옴에 걸린 환자가 와서 자고 가면 걸릴 수 있습니다. 또 한 명이 걸리면 집안 식구가 몽땅 걸리기도 합니다. 이놈들은 피부에 수도(burrow)라는 굴을 파고 살며, 전염 후 2~4주가 지나면 감작반응(어떤 항원을 예민한 상태로 만드는 일)에 의해 가려워집니다. 밤이고 낮이고 가려워 긁다 보면 환부에 세균이 침입해서 염증이 생기거나 농가진이 생기기도 합니다.

**• 옴의 치료에는 주로 쿠웰 로션을 사용합니다** 엄마들이 봐서는 옴을 구분하기가 쉽지 않으므로 반드시 피부과 의사의 진단을 받아야 합니다. 피부과 의사들은 먼저 눈으로 확인해 진단을 붙이고, 의심

이 되면 검사를 해서 확진합니다. 옴 치료에는 여러 가지 방법이 있으나 주로 쿠웰 로션을 사용합니다. 이 약은 잘못 사용하면 중독될 수 있으므로 반드시 의사의 진단과 처방 지시를 따라야 합니다. 특히 어린 아이와 임산부는 주의해야 합니다. 아이가 잠들기 전에 목욕을 시킨 뒤 쿠웰 로션을 목부터 발끝까지 발라주고, 아침에 다시 목욕을 해 약물을 씻어냅니다. 필요한 경우에는 의사의 판단에 따라 이틀 또는 일주일 간격으로 2~3회 사용하기도 합니다.

**· 이불과 옷은 삶은 다음 일광소독하고 치료는 온 가족이 받아야** 몸에서 떨어져 나온 옴 진드기는 2~3일 동안 이불이나 옷에서 살아남을 수 있으므로 이불과 옷은 몽땅 삶아 햇볕에 바짝 말려야 합니다. 옴은 전염성이 강하기 때문에 접촉한 사람은 반드시 몽땅 치료받아야 합니다. 그리고 긁어서 염증이나 농가진이 생기면 그에 따른 치료를 꾸준히 해야 합니다.



## 관절염이나 관절통이 동반되는 헤노흐 자반증

헤노흐 자반증

헤노흐 자반증은 증상이 다양한데 피부에 자반이 생기고, 관절에 관절통이나 관절염이 생기며, 복통과 신장염을 동반하기도 합니다. 이 피부 질환은 알레르기성이라고는 해도 원인을 밝히지 못하는 경우가 대부분입니다. 헤노흐 자반증은 증상에 따라 대증요법으로 치료합니다. 균에 감염되었을 때는 항생제를 사용하기도 하며, 필요한 경우에는 스테로이드를 주사로 맞거나 먹이기도 하는데 약을 함부로 중단해서는 안됩니다. 경우에 따라 쉽게 재발하며 수년 동안 계속되기도 합니다. 드물게는 만성 신염이나 신부전증이 될 수 있으므로 치료에 더욱 신경을 써야 합니다. 현재로서 이 병을 근본적으로 치료할 수 있는 방법은 없습니다. 체질을 개선한다고 되는 것도 아닙니다. 그리고 안타깝게도 재발 방지 비법도 없습니다.

# 그밖에 피부에 관해 궁금한 것들

## 겨울만 되면 아이 볼이 빨개져요

**• 아이 얼굴이 텄을 때 집에서 엄마가 해줘야 할 일들** 아이들은 피부가 연약해서 찬바람이 조금만 불어도 쉽게 건조해져 얼굴이 꺼칠꺼칠하고 붉게 변하며 트게 됩니다. 특히 침을 많이 흘리는 시기의 아이가 얼굴이 트게 되면, 엎드려 자는 동안 뺨에 침이 묻어 피부에 자극을 주고, 먹을 때 음식이 뺨 주위에 묻어 상태가 더욱 악화되기도 합니다. 아이의 얼굴이 텄을 때 얼굴에 물기가 남아 있으면 피부가 건조해져 상태가 더욱 악화되므로 물기를 깨끗이 닦아주고 보습제 로션이나 크림, 오일 등을 발라 피부를 항상 촉촉한 상태로 유지해주는 것이 중요합니다. 그리고 겨울에는 날씨가 매우 건조하므로 가능하면 찬바람을 직접 쏘이지 않도록 합니다. 또 실내에는 빨래를 널어놓거나 가습기를 틀어 적절한 실내 온도와 습도를 유지하는 것이 좋습니다. 목욕을 시킬 때는 목욕 시간을 짧게 하고, 얼굴을 씻길 때는 때를 밀듯이 너무 세게 밀어서 자극을 주면 안됩니다. 비누도 연한 비누는 괜찮지만 증상이 심한 경우에는 비누를 사용하지 않는 것이 좋습니다. 비누를 사용한 경우에는 물로 깨끗이 헹궈 비누 성분이 남지 않도록 해야 하며, 목욕 후에는 피부 보습제를 발라주는 것이 좋습니다.

**• 아이의 얼굴이 텄다고 함부로 피부 연고를 쓰면 안돼** 어떤 경우든지 피부 연고는 함부로 쓰면 안됩니다. 피부 연고에는 대개 호르몬제가 함유되어 있습니다. 이 호르몬제를 사용하면 지저분해 보이던 아기의 피부가 금방 깨끗해집니다. 강한 피부 연고를 사용할수록 기가 막히게 효과가 좋습니다. 하지만 강한 연고는 그만큼 부작용도 많다는 것을 염두에 두어야 합니다. 호르몬제는 칼날의 양면과 같아서 주의해서 제대로 사용하면 굉장히 안전하고 도움이 되지

만, 잘못 사용하면 여러 가지 부작용이 생기므로 전문의의 진단에 따라 신중하게 사용해야 합니다.

## 아기 발바닥에 딱딱한 티눈이 생겼어요

티눈

**· 티눈은 너무 오래 걷거나 잘못된 보행 습관 탓에 생깁니다** 티눈은 너무 오래 걷거나, 잘못된 자세로 걷거나, 신발이 잘 맞지 않거나, 눌리거나, 발 모양이 이상하거나 해서 발의 특정 부위가 자꾸 자극을 받아 그곳의 피부가 딱딱하게 굳게 되는 것을 말합니다. 티눈이 생기면 걸을 때 딱딱해진 피부가 자극을 받아 아프게 됩니다. 티눈은 많이 걷지 않고 지내면 저절로 없어질 수 있지만, 이것은 현실적으로 불가능합니다. 티눈이 심하지 않으면 신발을 헐렁하게만 신어도 좋아지기도 하지만 심한 경우는 약을 발라 딱딱한 피부를 무르게 하거나 깎아내는 등의 치료를 해야 합니다. 치료를 하더라도 티눈이 생긴 원인을 찾아 고치지 않으면 재발하는 경우가 많습니다.

**· 어린 아이들은 많이 걷는 일이 드물기 때문에 티눈이 잘 안 생겨** 발바닥에 딱딱한 것이 생기기만 하면 티눈이라고 생각하는 분들이 많습니다. 이것은 아마도 어른들의 발바닥에 생긴 티눈을 많이 보았기 때문일 것입니다. 하지만 아기 발바닥에 생기는 하얗고 딱딱한 것이 전부 티눈은 아닙니다. 어린 아이들은 많이 걷는 일이 드물기 때문에 티눈이 잘 생기지 않습니다. 아이의 발바닥에 딱딱한 것이 생겼다면 일단 의사의 진료를 받아 그것이 무엇인지 확인해야 합니다. 발에 티눈이 생겼다며 찾아오는 아이들 가운데 사마귀 등의 다른 질환이 있는 경우가 많습니다. 간혹은 아기 발에 무좀이 생긴 경우도 있는데, 이때 흔히 바르는 피부 연고를 바르면 더 나빠질 수 있으므로 정확한 원인을 모를 때는 일단 의사의 진료를 받는 것이 안전합니다. 무엇인지 정확히 모르는 채 티눈약을 붙이다가는 부작용이 생길 가능성이 크므로 주의해야 합니다.

## 귤을 많이 먹으면 피부가 노랗게 되나요?

귤 killer 사진

이것은 소아과 의사가 척 보면 한눈에 알 수 있는 문제입니다. 귤을 많이 먹으면 일시적으로 피부색이 노랗게 될 수 있습니다. 그러나 다른 기질적인 이상이 있는 경우에도 이런 증상이 나타날 수 있으므로 아이의 피부가 노랗게 변하면 일단 소아과 의사의 진단을 받아보는 것이 좋습니다. 피부와 눈이 노랗게 변하면 황달일 수 있는데, 심한 황달인 경우 여러 가지 문제가 있을 수 있으며, 빨리 발견해서 치료하지 않으면 뇌가 손상될 수도 있습니다. 황달은 그 자체가 질병이라기보다는 내재하는 다른 질병으로 인해 나타나는 2차적인 증세입니다. 적혈구 파괴 현상이 나타나는 질환에 걸리게 되면 빌리루빈이 혈액 내에 축적되면서 피부가 노란색을 띱니다. 그밖에 간염이나 담즙관의 폐색, 특정 형태의 빈혈증 등에 걸려도 황달이 나타날 수 있습니다. **황달의 경우는 눈의 흰자위도 노랗게 되지만, 귤을 먹어서 피부가 노랗게 된 경우는 눈의 흰자위의 색깔은 흰색 그대로입니다.** 아기의 피부가 노랗다면 일단 소아과 의사의 진단을 받아보고, 귤 먹이는 양도 좀 줄여보세요. 아기가 좋아한다고 한 가지 음식을 지나치게 먹이는 것 또한 편식입니다.



## 손발의 피부가 잘 벗겨져요

아기에게 손과 발의 피부가 벗겨지는 일은 흔합니다. 손이나 발의 피부가 벗겨질 때는 그것이 혹시 곰팡이 때문은 아닌지 확인하는 것이 매우 중요합니다. 만일 곰팡이 때문에 피부가 벗겨진 것을 모르고 집에서 함부로 피부 연고를 발랐다가는 상태가 갑자기 악화될 수도 있으니까요. 이런 경우 엄마 눈에는 그것이 곰팡이 때문인지 아닌지 구별할 수 없기 때문에 반드시 의사의 진료를 받아야 합니다. 손이나 발의 피부가 벗겨지는 아이들은 한번쯤 단골 소아과 선생님께 여쭤보세요. 아기의 상태에 따라 피부과 치료가 필요한 경우라면 적절히 조치해줄 겁니다. 물론 바로 피부과를 방문해도 괜찮습니다.

# 호흡기 질환

## 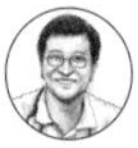 Dr.'s Advice

기침을 한다고 다 감기인 것은 아닙니다. 그리고 기침을 한다고 무조건 종합 감기약을 사 먹여서는 곤란합니다. 호흡기 질환에 걸리면 대개 기침을 하게 되는데, 호흡기 질환 가운데는 종합 감기약을 먹이면 병이 더 심해지는 것도 있습니다.

기침은 우리 몸에 있는 나쁜 것을 내보내는 것입니다. 기침을 없애는 것이 중요한 게 아니라 병을 치료하는 것이 중요합니다. 호흡기 질환 중에는 감기같이 보이지만 꼭 항생제를 사용해야 하는 병이 있는데, 이런 병은 일정 기간 동안 약을 먹여 제대로 치료하지 않으면 나중에 심장이나 콩팥이 망가지는 경우도 생기기 때문에 주의해야 합니다. 이런 병의 경우에는 소아과 의사의 진료를 받는 것이 중요합니다.

2021년 12월 현재 우리나라는 코로나19가 유행하고 있습니다. 가볍게 앓는 사람들이 많지만, 엄청나게 전염력이 강하고 너무나 많은 사람들이 걸릴 수 있는 병이기 때문에 위험해지는 사람도 많습니다. 다행히 아이들은 잘 안 걸리고, 걸려도 심하게 걸리지 않지만, 걸릴 수 있기 때문에 똑같이 주의를 해야 합니다.

코로나19가 겁난다고 아이를 집안에서만 키워서는 안됩니다. 특히 두 돌 이전의 아기들은 언어발달과 인간관계 형성에 매우 중요한 시기이기 때문에 부모가 아이를 데리고 이웃 사람들과 친구 만나는 것을 보여주고, 아이가 또래랑 놀게 해주는 것이 중요합니다.

YouTube
위드코로나
시대!

YouTube
위드코로나,
육아와 질병 문제

YouTube
코로나로부터
아이를 보호하기

YouTube
아기와 아이들
코로나 감염!

# 호흡기 질환의 예방과 치료

감기보다 심한 호흡기 질환으로는 모세기관지염, 폐렴, 천식 등이 있습니다. 호흡기는 코, 인두, 후두, 기관지, 모세기관지, 폐 등 숨쉬는 데 관여하는 기관을 이르는 것으로, 이곳에 염증이 생겨서 병에 걸리는 것을 호흡기 질환이라고 합니다. 아이들은 어른에 비해 기도의 지름이 작습니다. 그래서 호흡기 질환에 걸려 가래가 조금만 나와도 어른에 비해 숨이 더 가쁘고 힘들 뿐만 아니라 합병증도 더 잘 생깁니다.

## 호흡기 질환의 예방법

호흡기 질환의 기본적인 주의사항들은 감기, 모세기관지염, 후두염, 폐렴 등 병의 종류에 상관없이 거의 마찬가지입니다. 다만 병의 종류와 상태에 따라서 쓰는 약이 달라집니다. 약간씩의 차이는 있지만 엄마들이 집에서 해줄 수 있는 예방법과 치료법에는 거의 차이가 없습니다. 호흡기 질환 자체에 대한 설명보다는 호흡기 질환을 앓을 때 엄마가 할 수 있는 것 위주로 설명드리겠습니다.

**• 기본적인 주의사항을 지키면 호흡기 질환의 예방에 도움이 돼** 호흡기 질환을 엄마들이 만족할 만큼 예방하는 방법은 아직 없습니다. 다만 환절기에 일상생활에서 기본적인 주의사항을 잘 지킴으로써 호흡기 질환에 걸리는 것을 조금 줄일 수는 있습니다. 사람이 많은 곳에는 가능하면 가지 않고, 나갔다가 돌아온 후에는 손발을 잘 씻고 양치질을 열심히 하며, 피곤하지 않게 충분한 휴식을 취하면서 영양 있는 식사를 하면 호흡기 질환에 덜 걸릴 것입니다.

**• 손발을 잘 씻는 것이 무엇보다도 중요** 바이러스는 아이의 손을 통해서 입으로 들어가기 때문에 아이의 손발을 자주 씻게 하면 호흡기 질환에 덜 걸릴 수 있습니다. 그리고 공기 좋은 곳에 살고, 집 안

**봄철 황사 조심하세요!!**

황사가 날릴 때는 호흡기 질환과 안질에 잘 걸리므로 가능하면 외출을 삼가야 합니다. 중국이 현대화되면서 요즘 황사에는 카드뮴 등의 중금속이 포함되어 있으므로 몸에 굉장히 나쁩니다. 특히 아이들은 황사가 날릴 때 외출하지 않는 것이 좋습니다. 만일 피치 못할 사정으로 외출을 할 때는 가능하면 빠른 시간 내로 귀가하고, 외출 뒤에는 대문 앞에서 옷과 머리를 털고 들어가는 것이 좋습니다. 집에 들어가서는 손발을 씻고, 양치질을 하고, 머리도 감으십시오. 가능하면 샤워도 하는 것이 좋습니다. 집에 들어오는 어른들도 아이들을 만지기 전에 반드시 씻고 만지는 것이 좋습니다. 감기 등의 호흡기 질환에 잘 걸릴 뿐만 아니라 감기의 합병증도 잘 생기므로 감기 치료도 더 열심히 해야 합니다. 황사가 날릴 때는 하루에 몇 번이고 방을 닦아야 합니다. 일단 황사가 날려 방 안에 황사가 들어오면 일주일 이상이 지나도 황사가 완전히 씻기지 않으므로 주의해야 합니다. 적어도 일주일 정도는 방을 물걸레로 열심히 닦아주는 것이 좋습니다.

에 곰팡이가 피지 않도록 구석구석 잘 닦고, 금연 등을 해서 실내 공기오염을 줄이면 호흡기 질환에 좀 덜 걸릴 것입니다. 난방 기구도 연소 가스가 실외로 배출되는 것을 사용하고, 가스레인지 등을 사용할 때도 반드시 환풍기를 틀어서 연소 가스를 실외로 배출시키는 등 주의를 기울여야 합니다.

• **환절기에는 보온에 신경을 써야 합니다** 환절기에는 심한 일교차 때문에 아이들이 적응하기 힘듭니다. 새벽에는 생각보다 기온이 많이 떨어지므로 이불을 잘 덮어주고 너무 추우면 난방도 해야 합니다. 특히 환절기에 난방이 안 들어오는 아파트에서는 새벽에 아이가 추워하면 전기 스토브라도 켜주는 것이 좋습니다. 아이가 외출할 때는 옷도 잘 챙겨 입혀서 춥지 않게 해야 합니다. 하지만 너무 덥게 입히지는 마세요. 또 환절기처럼 건조한 계절에는 실내 습도를 적당히 유지하는 것이 중요합니다. 그래야 호흡기 점막의 자극이 줄어서 호흡기 질환에 덜 걸리게 되니까요.

• **아이에게 알레르기가 있을 때 꼭 지켜야 할 주의사항** 아이에게 알레르기가 있을 때는 집에 새나 개나 고양이 등 털 있는 동물은 키우지 않는 것이 좋고, 키우더라도 아이와 같은 방에서 자지 않게 하는 것이 좋습니다. 꽃을 키우거나 말리는 것도 좋지 않습니다. 집안 청소를 할 때는 먼지를 쓸거나 털지 말고, 진공 청소기도 좋은 것을 사용해야 합니다. 카페트나 먼지 날리는 소파, 메밀베개, 곰인형 등도 치워야 하는데, 이런 곳에는 알레르기의 원인이 되는 집먼지 진드기가 잘 자라기 때문입니다. 물론 이런 주의사항을 잘 지킨다고 해서 눈에 띄게 호흡기 질환에 덜 걸리는 것은 아니지만, 안 지키면 그만큼 더 호흡기 질환에 잘 걸리는 것은 확실합니다.

## 호흡기 질환에 걸리면 이렇게

• **쉬는 것이 제일 중요합니다** 호흡기 질환에 걸린 아이는 무엇보다

**가습기 사용, 이런 점에 주의하세요!!**

꼭 필요한 경우가 아니라면 그리고 소아과 의사가 특별히 처방한 경우가 아니라면 가습기를 머리맡에 두고 사용하지 마십시오. 밤에는 가습기를 아이 쪽이 아닌 방향으로 돌려서 틀어 밤새 아이가 축축해지지 않도록 주의해야 합니다. 아이가 젖은 채로 밤을 지내게 되면 체온이 떨어져 병이 심해질 수도 있으니까요. 가습기를 사용할 때 기본적인 주의사항은 네 가지입니다. 물을 매일 갈 것, 청소를 매일 할 것, 끓였다 식힌 물을 사용할 것, 환기를 잘 시킬 것 등입니다.

쉬는 것이 가장 중요합니다. 그리고 가능하면 외출도 하지 않는 것이 좋습니다. 그런데 안타깝게도 좋은 약을 먹이면 그것이 치료의 전부라고 믿고 이 점을 잘 지키지 않는 분들이 의외로 많습니다. 어린 아기가 호흡기 질환에 걸린 경우 엄마가 아기를 데리고 외출하는 것은 피해야 하는데, 아픈 아이를 데리고 다니면 다른 아이들에게 병을 옮길 수도 있기 때문입니다. 호흡기 질환에는 특효약이 없고, 그때그때 증상에 따라서 치료하는 대증요법을 씁니다.

**• 수분을 충분히 섭취해야 합니다** 호흡기 질환에 걸려서 호흡이 가빠지면 보통 때보다 몸 밖으로 나가는 수분의 양이 증가하고 음식도 잘 못 먹게 되므로 그만큼 물을 더 먹여야 합니다. 가래를 묽게 하기 위해서라도 수분은 충분히 섭취하는 것이 좋습니다. 평소만큼 물을 먹는다고 안심하면 안됩니다. 호흡기 질환에 걸려서 호흡이 가빠지면 보통 때보다 숨으로 나가는 수분의 양이 증가하므로 물을 평소보다 더 많이 먹여야 합니다.

**• 가습기를 많이 틀어줘야 합니다** 끈적끈적한 가래를 묽게 하려면 가습기를 많이 틀어주어야 합니다. 방이 약간 춥거나 가습기의 차가운 김 때문에 아이가 추워하거나 기침을 더 하면, 가습기 물통에 미지근한 물을 넣어서 사용합니다. 이때 전기 스토브를 같이 사용하는 것도 좋습니다.

**• 등 두들겨주지 마세요** 가래가 너무 많거나 끈적끈적해서 아이가 힘들어할 때는 가래를 쉽게 배출할 수 있도록 예전에는 손바닥을 오목하게 만들어서 아이의 가슴과 등을 가볍게 통통 두들겨주는 구타진동법을 사용했습니다. 하지만 이제는 일반적인 호흡기 질환에 집에서 부모가 사용하는 것은 권장하지 않습니다. 다만 전신마취 수술한 후 자기 스스로 가래를 배출하기 힘든 경우에 회복실에서는 이런 방법을 사용하는 것이 도움이 되기도 합니다.

**• 실내 환경을 쾌적하게 해야 합니다** 집 안의 공기가 나쁘면 치료가 더욱 더뎌집니다. 곰팡이나 먼지가 없도록 주의하고, 가스레인지

를 사용할 때는 창문을 열어두거나 환풍기를 틀어놓아 연소 시에 발생하는 질소 산화물이 공기 중에 떠다니지 않도록 하십시오. 집 안에서는 담배를 피워서도 안됩니다. 그리고 가능하면 조용한 것이 좋습니다.

• **증세가 갑자기 심해지면 바로 응급실로 가야 합니다** 아이가 숨이 차 보이면 머리와 가슴을 올려줘서 앉은 상태가 되도록 해주세요. 하지만 가슴이 쑥쑥 들어갈 정도로 숨이 차 하거나 물도 잘 못 먹고 오줌도 못 눠서 몸이 축 처지면 바로 응급실로 데려가야 합니다. 응급실을 이용할 때 진료 의뢰서는 없어도 되지만 건강보험증은 반드시 잊지 말고 가져가야 합니다. 어린 아기라면 우유병과 분유를 챙기는 것도 잊지 마십시오. 큰병원에는 분유를 탈 수 있는 따뜻한 물이 있긴 하지만 그래도 물을 준비해가는 것이 좋습니다.

# 호흡기 질환의 종류와 특징



## 소아과에서 반상회를 하는 모세기관지염

• **모세기관지염은 의사가 청진을 해야만 진단할 수 있어** 감기보다 심한 호흡기 질환 가운데 가장 흔하게 걸리는 병이 바로 모세기관지염입니다. 급성 세기관지염이라고도 부르는 이 병은 바이러스에 의해 세기관지에 걸리는 호흡기 질환으로 늦가을부터 초겨울까지, 그리고 봄에 많이 유행합니다. 한창 유행할 때는 아파트 한 동에 사는 꼬맹이란 꼬맹이는 죄다 모세기관지염에 걸려서 소아과에서 반상회를 한다고 농담하는 엄마들이 있을 정도입니다. 주로 2세 이하의 아기들이 많이 걸리고 의사가 청진을 해야만 진단할 수 있는 병입니다.

**잠깐 의학상식!!**

호흡기 질환은 대개 걸린 부위에 따라 병의 이름을 붙입니다. 우리가 코나 입을 통해서 공기를 들이마시면 공기는 인두, 후두, 기관, 기관지, 세기관지를 거쳐 폐에 도달합니다. 공기가 통과하는 각 부위의 명칭을 따라 코와 인두에 걸린 병을 감기나 인두염이라고 부르고, 후두에 걸린 병은 후두염, 세기관지에 염증이 생긴 경우는 세기관지염, 폐에 염증이 생긴 경우는 폐렴이라 부릅니다.

YouTube
마이코플라즈마 폐렴

**· 모세기관지염, 절대로 가볍게 생각해선 안돼** 모세기관지염에 걸리면 쌕쌕거리고, 기침을 심하게 하고, 가래가 끓고, 콧물도 나며, 숨을 가쁘게 쉽니다. 심해지면 숨이 차고 잘 먹지도 못합니다. 열은 나는 경우도 있고 안 나는 경우도 있습니다. 모세기관지염은 천식과 증상이 비슷해 구별하기 어려운데 간혹 천식과 겹치기도 합니다. 일단 이 병에 걸리면 치료하는 중이라도 2~3일간은 증세가 심해지기도 합니다. 따라서 아기가 모세기관지염에 걸렸을 때는 감기에 걸렸을 때보다 더 신경을 써야 합니다.

**· 모세기관지염에 자꾸 걸리면 천식이 생길 수도 있어** 모세기관지염에는 특효약이 없으며, 주로 그때그때 증상에 따라서 치료하는 대증요법을 씁니다. 열이 나면 해열제를 쓰고, 잘 못 먹으면 탈수 방지를 위해서 전해질 용액을 먹입니다. 상태가 심하면 흉부 엑스선 사진을 찍기도 하고, 숨이 차면 산소 호흡기로 산소를 공급해주며, 산혈증이 생기면 이것을 교정합니다. 산혈증이란 숨을 너무 가쁘게 쉬어 신진대사에 장애가 초래되면서 혈액의 산 중화 능력이 감소되는 상태를 말합니다. 오전에 소아과에 다녀왔더라도 오후에 증세가 심해졌다면 다시 그 소아과를 방문해서 의사와 상의하십시오. 경우에 따라서는 큰병원으로 보내줄 것입니다. 어릴 때 자꾸 모세기관지염에 걸리는 아이는 나중에 천식이 생길 수도 있으므로 치료에 주의를 기울이는 것이 좋습니다. 기침을 한다고 다 감기라고 생각해서는 안됩니다. 감기라 생각하고 기침 줄이는 약을 먹였다가는 병을 더 악화시킬 수 있기 때문에 주의해야 합니다.

## 모세기관지염에 대해 흔히 하는 오해들

**· 아이가 숨이 차 할 때는 가래나 코를 뽑아야 한다?** 모세기관지염에 걸린 아이가 가래와 코 때문에 더욱 숨이 차는 것 같으니 가래와

**모세기관지염에 걸렸을 때 주의하세요!!**

아기가 모세기관지염에 걸렸는데도 감기가 심하게 걸렸다고만 생각하는 엄마들이 많습니다. 모세기관지염에 걸리면 갑자기 증세가 심해져서 아기가 탈수에 빠지거나 호흡 곤란으로 문제가 생길 수 있으니 절대로 가볍게 생각해서는 안됩니다. 단순한 감기라 생각하고 기침 줄이는 약을 먹였다가는 병을 더 악화시킬 수도 있으므로 주의해야 합니다.

코를 뽑아달라며 소아과를 찾아오는 분들이 있습니다. 가래나 코를 뽑아주면 일시적으로 아이가 편해 보이는 것은 사실입니다. 그러나 대한 소아알레르기 및 호흡기 학회의 전문가들은 호흡기 질환의 치료를 위해서 가래와 코를 뽑아내고 코와 목에 약을 뿌리는 것을 권하지 않습니다.

**• 기침이 심하면 폐가 나빠진다?** 기침은 우리 몸 속의 나쁜 것을 내보내기 위해서 하는 것입니다. 그래서 꼭 필요한 경우가 아니면 기침을 줄이지 않습니다. 병이 나으면 기침은 자연스럽게 멎게 마련입니다. 기침을 일으키는 병이 나쁜 것이지, 기침 그 자체는 좋은 것입니다.

**• 센 항생제를 사용하면 빨리 좋아진다?** 일반적인 기관지염은 아무리 센 항생제를 사용해도 합병증이 줄거나 병이 빨리 낫지는 않습니다. 항생제를 남용하면 내성만 생기고 부작용이 생길 수 있습니다.

**• 처음부터 큰병원에서 치료하는 것이 좋다?** 아이의 병을 치료하는 것은 병원이 아니라 의사입니다. 큰병원이나 동네 소아과나 아이의 모세기관지염을 치료하는 방법은 마찬가지입니다. 다만 아이의 상태가 심해져 숨을 가빠하거나, 잘 못 먹어서 혈관 주사로 수액을 맞아야 하거나, 폐렴이 의심되어 검사나 입원을 해야 하는 경우에는 동네 소아과에서 바로 큰병원으로 보내줍니다. 처음부터 큰병원에 가는 것은 아이에게 도리어 손해입니다.

## 폐에 염증이 생기는 폐렴

**• 폐렴의 종류에는 여러 가지가 있습니다** 폐렴은 세기관지보다 더 아래쪽인 폐에 염증이 생기는 병으로 호흡기 질환 중에서도 비교적 심한 질환에 속합니다. 폐렴은 주로 바이러스에 의해 걸리는데, 마이코폴라즈마라는 세균이 원인이 될 때도 있습니다. 종류도 여

러 가지가 있어서 그냥 심한 감기라고 생각될 정도로 기침만 심한 폐렴부터, 숨쉬기조차 힘들고 누가 봐도 중병이라고 생각되는 폐렴까지 다양합니다. 폐렴에 걸리면 기침이 나고, 열이 나며, 가래가 끓고, 호흡이 곤란해지기도 합니다. 심한 감기나 급성 세기관지염과 거의 비슷한 증상이 나타납니다. 폐렴 치료에 특별히 좋은 방법은 없습니다. 폐렴을 어떻게 치료하느냐는 의학 교과서에 적혀 있기 때문에 전세계의 모든 의사들이 거의 동일한 방법으로 치료합니다. 폐렴은 의사가 바로 진단을 붙이는 경우도 있지만, 처음에는 증상이 가볍기 때문에 감기로 치료하다가 며칠이 지난 뒤에야 진단이 붙는 경우도 있습니다. 소아과 의사가 진찰해서 폐렴이 의심되면 흉부 엑스선 사진을 찍거나 큰병원으로 보내줍니다. 물론 가벼운 폐렴은 동네 소아과에서도 치료할 수 있습니다.

**• 아이가 폐렴에 걸렸을 때 엄마가 알아두어야 할 것들** 아이가 폐렴에 걸리면 엄마는 다음 사항에 특히 유의해야 합니다. 첫째, 아이가 폐렴에 걸렸다고 반드시 입원을 해야만 하는 것은 아닙니다. 종류에 따라서 동네 소아과에서 약만 잘 먹어도 치료가 되는 폐렴도 있으니까요. 이런 폐렴은 소아과 의사라면 다 판단할 수가 있습니다. 둘째, 항생제를 사용해야만 하는 경우 반드시 의사가 그만 먹이라고 할 때까지 먹여야 합니다. 며칠 동안 먹이다가 증상이 호전되면 투약을 중단하는 분도 있는데, 약은 반드시 정해진 기간을 채워야 합니다. 특히 입원 치료를 하다 급성기가 지나서 퇴원한 후에는 약을 지시대로 안 먹이는 분들이 제법 있습니다. 셋째, 흔히 폐렴 예방접종이라고 부르는 예방접종이 있는데, 이것은 엄마들이 알고 있는 것처럼 모든 종류의 폐렴을 다 예방할 수 있는 주사가 아닙니다. 아이가 폐렴에 한번 걸리고 나면 엄마들은 아이가 감기에만 걸려도 가슴이 덜컥 내려앉습니다. 그래서 폐렴 예방주사가 있다는 말을 듣고 소아과에 오셔서 폐렴 예방접종을 해달라고 하십니다. 이 접종은 폐구균에 의해서 걸리는 폐렴만 예방하는 접종이고, 대부

분 아이들은 이미 어릴 때 접종했을 겁니다. 2, 4, 6개월, 12~15개월 총 4회 접종하는 폐구균 접종을 말하는 겁니다. 폐구균 예방접종은 폐렴뿐 아니라 중이염도 상당수 예방하기 때문에 반드시 접종을 하고 만일 어릴 때 맞지 않았다면 나중에라도 접종해야 합니다.

## 기침할 때 개짖는 소리가 나는 후두염

**• 5세 미만의 아이들이 잘 걸리며 기침소리가 특징적입니다** 후두염은 크룹이라고도 하는데, 후두에 염증이 생기는 병으로 주로 5세 미만의 아이에게 잘 걸립니다. 후두염에 걸린 아이들은 '컹컹' 소리가 나는 기침을 합니다. 후두염에 걸린 아이를 한번도 본 적이 없는 엄마들은 소아과에 와서 표현할 말을 몰라 이상한 기침을 한다고 합니다. 의사가 "기침 소리가 개 짖는 소리 같습니까?" 하고 물어보면 무릎을 탁 치면서 바로 그 소리라고 할 만큼 기침 소리가 특이합니다. 후두염의 증상으로는 '컹컹' 소리가 나는 기침 외에도 숨이 차고, 목이 쉬고, 숨을 들이마실 때 '꺽꺽' 소리가 나기도 합니다. 또 치료 중이라도 2~3일간은 증세가 아주 심해지기도 하는데, 특히 밤에 더 심해집니다. 완치가 되더라도 2~3년간은 겨울이 되면 재발하기 쉽습니다. 보통 밤 11시부터 새벽 2시 사이에, 한두 시간 정도 심하게 고생하다가 조금씩 호전됩니다.

**• 아침에 멀쩡해 보여도 반드시 의사의 진료를 받아야** 후두염에 걸리면 따뜻한 물을 충분히 먹이고 공기가 건조하면 가습기를 사용하는 것이 좋습니다. 돌이 지난 아이라면 기침이 심할 때 꿀을 반 스푼 정도 먹이면 도움이 될 수 있습니다. 기침이 심해서 힘들어할 때는 목욕탕에 문 닫고 들어가서 뜨거운 증기가 가득 차게 한 상태에서 아이를 안고 있는 것이 도움이 될 수 있습니다. 예전에는 차가운 가습기를 얼굴에 대고 펑펑 틀어주는 것이 권장되었지만, 최

**성홍열 주의하세요!!**

성홍열은 A군 베타 용혈성 연쇄구균의 발열성 외독소에 의해서 생기는 급성발열성 질환입니다. 성홍열에 걸리면 열이 나고 목이 아프고 머리 아프고 혀가 딸기처럼 보이기도 합니다. 식욕이 떨어지는데 구토와 복통이 동반되기도 합니다. 하루이틀 후 발진이 생기는 것이 특징인데 입 주위와 손과 발바닥을 제외한 온몸에 생길 수 있습니다. 발진은 거칠게 느껴지고 가려운 경우가 많습니다. 열이 떨어지면서 같이 없어지기 시작합니다. 회복 후에 손발의 껍질이 벗겨지는 경우도 있습니다.

성홍열은 그 자체도 힘들지만 제대로 치료하지 않는 경우 중이염, 임파선염 같은 화농성 합병증이 생길 수 있고 류마티스열과 류마티스 심장병과 급성사구체 신염 같은 비화농성 합병증이 생길 수 있다는 점은 정말 주의해야 합니다. 성홍열의 자가 치료는 꿈도 꾸지 마십시오.

특히 목이 아프다고 하면 소아청소년과 의사의 진료를 받는 것이 안전합니다. 열이 나고 몸에 발진이 돋으면 무조건 병원에 가야 합니다. 인두염 중에는 세균성이 있는데 증상만으로는 이 병이 세균성인지 바이러스성인지를 구분하기 힘듭니다. 세균성인 경우는 항생제를 사용해야 제대로 치료되는데 특히 성홍열의 경우는 합병증이 무섭기 때문에 소아청소년과 의사의 확인이 매우 중요합니다. 일부 농가진도 성홍열을 일으킬 수 있기 때문에 의사의 진료를 받고 치료해야 합니다.

근에는 말리지는 않지만 꼭 그렇게 해야 한다고 권고하지는 않습니다. 후두염이 있는 경우, 종합감기약을 먹이는 것은 권장되지 않습니다. 밤에 고생하다가 낮에 멀쩡해 보인다고 밖에 나가 놀게 하거나 유치원에 보내면 그날 밤에 더 고생할 수도 있습니다. 밤에 심하다가 아침에 멀쩡해 보여도 소아청소년과 의사의 진료를 받는 것이 좋습니다. 그리고 낮에 소아과에서 치료받을 때는 별로 심하지도 않고 약도 잘 먹었는데 밤에 갑자기 숨쉬기 힘들어하면서 가슴이 쑥쑥 들어가는 경우가 있습니다. 이런 경우는 후두염이 갑자기 심해지는 경우인데, 이럴 때는 응급실로 가서 치료를 해주는 것이 좋습니다. 최근에는 호흡기 치료와 약물 치료로써 증상을 빨리 좋아지게 할 수 있습니다. 응급실에서는 필요하면 산소 호흡기를 사용하기도 합니다. 후두염이 아주 심한 경우에는 위험할 수도 있으므로 소아청소년과 의사와 잘 상의해야 합니다. 그리고 발작성 후두염일 때는 구토를 시켜주면 도움이 될 때도 있지만 집에서 엄마들이 하는 것은 권하고 싶지 않습니다. 한 가지 주의해야 할 것은 아이의 증상이 심하다고 해서 엄마가 당황하는 모습을 보이면 아이가 겁을 먹어서 병이 더 나빠질 수도 있다는 것입니다. 속이 타더라도 아이 앞에서는 태연해야 합니다.

**성홍열의 치료**

성홍열 치료는 항생제를 사용하는데 하루이틀이면 증상이 좋아지는데 그래도 10일 이상을 사용해야 합니다. 증상이 사라졌다고 항생제를 중단하면 재발할 수 있고 합병증이 잘 생깁니다. 만일 약을 제대로 먹지 못하는 경우 주사로 맞을 수도 있습니다. 어떤 방법을 사용하든 반드시 소아청소년과 의사가 그만 치료하라고 할 때까지 치료해야 한다는 것 잊지 마십시오.

성홍열은 법정전염병이고 가까이 있으면 전염이 잘 되기 때문에 격리해야 하는 병입니다. 항생제 치료를 시작한 후 24시간이 지나면 전염성이 없어지기 때문에 단체 생활이 가능합니다. 발진 그 자체는 전염성이 없으므로 발진이 있어도 상관없습니다. 만일 항생제를 투여하는데도 이틀 내로 열이 떨어지지 않거나 목이 많이 아프다고 하는 경우는 다시 의사의 진료를 받아야 합니다.

성홍열은 같이 생활하는 가족도 옮을 수 있습니다. 손 잘 씻고 기침할 때 입을 가리고 기침하는 것이 상호간에 전염을 줄일 수 있는 방법입니다. 만일 5일 이내에 다른 가족이 열이 나거나 목이 아픈 경우는 반드시 의사의 진료를 받아야 합니다.

최근 우리나라에 성홍열이 많이 발생하고 있습니다. 목 아프고 열 나고 발진이 있는 경우 성홍열을 꼭 염두에 두시고 소아청소년과 의사의 진료를 받아야 합니다.

## 흔히 목감기라 불리는 인두염

인두염은 흔히 엄마들이 목감기라고 부르는 병인데, 목감기가 전부 인두염은 아닙니다. 인두염에 걸리면 주로 열이 나고 목이 아픈데, 감기와 증상이 비슷해서 뚜렷하게 감기와 구분할 만한 설명은 하기 힘듭니다. 인두염 중에서도 연쇄상구균에 의한 인두염은 최소 10일 이상 제대로 치료하지 않으면 지금은 괜찮아 보여도 나중에 심장과 콩팥에 심각한 합병증이 생길 수 있습니다. 대개 하루이

### 돌발진

돌발진은 헤르페스 계통의 바이러스가 일으키는 병인데 생후 6개월에서 2년 사이에 잘 걸립니다. 돌발진은 고열이 납니다. 3일에서 5일까지 고열이 난 후에 열이 떨어지면서 열꽃이 피는 것이 특징입니다. 열꽃은 몇 시간 만에 없어지기도 하지만 보통 하루이틀은 가는데 3일간 지속되는 경우도 있습니다. 돌발진은 고열이 먼저 나는데 고열에도 불구하고 아이가 많이 아파 보이지 않습니다. 특히 열이 조금 떨어질 때는 열이 있는데도 아이가 잘 노는 경우가 많습니다. 열이 떨어지면서 열꽃이 몸통에 주로 생기는데 굉장히 많이 생기기 때문에 겁나 보이지만 열꽃 그 자체가 문제가 되지는 않습니다. 돌발진이 있으면 고열 때문에 열성경련이 생길 수는 있습니다.

돌발진은 고열이 나고 해열제를 먹어도 3일에서 5일까지 열이 나는 경우가 많기 때문에 많은 부모들이 열 때문에 고민합니다. 아무리 열이 심해도 해열제는 정해진 용법과 용량을 초과해서는 안 되고 두 개의 해열제를 교차복용하는 것은 이제는 권장하지 않습니다.

고열과 잘 먹지 못해서 탈수증상이 생기는 수도 있으니 수분 섭취에 신경써야 합니다. 돌발진은 발진이 생기기 전까지는 돌발진인지 모르는 경우가 많기 때문에 고열이 나는 경우 소아청소년과 의사의 진료를 받는 것이 좋습니다.

YouTube 돌발진과 열꽃

YouTube 누구나 겪는 돌치레

를 사용하면 열도 떨어지고 아이가 크게 아파 보이지도 않는데 이때도 항생제 치료를 임의로 중단해서는 안되고 반드시 소아청소년과 의사가 먹으라는 기간 동안 끝까지 항생제를 챙겨 먹이는 것이 중요합니다. 간혹 항생제가 몸에 나쁘다는 선입견으로 처방한 항생제를 먹이지 않는 부모도 있는데 이 역시 아이들의 건강에 큰 위협이 될 수 있으므로 주의하여야 합니다. 항생제를 먹여야 하는 인두염과 먹일 필요가 없는 인두염은 부모들로서는 구분하는 것이 힘듭니다. 아니, 의사가 진찰하지 않고는 구분할 수 없다고 생각하시면 됩니다. 따라서 가볍게 목감기라고만 생각하고 의사의 진찰 없이 함부로 약을 사먹이는 것은 무모하다기보다 위험하다고 해야 할 것입니다. 인두염의 치료는 감기와 거의 동일한데, 연쇄상구균에 의한 인두염은 충분한 기간 동안 반드시 항생제를 사용해야 합니다. 감기를 비인두염이라 부르기도 하는데, 쉽게 말해서 인두염에 비염이 동반되는 병이라고 생각하면 됩니다.

## 기침할 때 쇳소리가 나는 기관 기관지염

기관 기관지염이란 글자 그대로 기관과 기관지에 염증이 생기는 질병입니다. 흔히 기관지염이라고도 부르는데 할머니들은 아이가 '항아리 기침'을 한다고 표현하고, 요즘 엄마들은 아이가 기침할 때 '쇳소리'가 난다고 표현합니다. 하지만 엄마들이 기침 소리만으로 기관지염과 감기를 구분하기는 어렵습니다. 기관지염의 치료를 위해서는 휴식과 충분한 수분 섭취, 습도 조절이 가장 중요합니다. 이 병은 주로 바이러스가 원인이기 때문에 아무리 센 항생제를 사용해도 병이 빨리 낫지 않습니다. 도리어 내성만 증가시킬 뿐입니다. 간혹 어디서 구하셨는지 아이에게 항생제를 먼저 먹이고 소아과에 오는 엄마들이 있는데, 기침이 심하면 먼저 의사의 진료를 받는 것이 좋습니다.

## 기침을 심하게 하는 백일해

YouTube
백일해에 대해 알려드립니다

YouTube
백일해 대유행! 알아둬야 할 것

**• 백일해는 경련성 기침을 심하게 하는 것이 특징입니다** 백일해는 백일해균이라는 박테리아가 호흡기에 침입해서 생기는 급성 호흡기 전염병으로 경련성 기침을 심하게 하는 것이 특징입니다. 병이 진행되면서 백일해성 기관지염이 생기기도 하고, 기침을 심하게 하다 보면 모세혈관이 파열되는 경우도 있습니다. 심한 기침 탓에 잠도 잘 못 자고 먹는 것도 잘 못 먹어서 몸이 부실해지기 쉬우므로, 아이가 백일해를 앓을 때는 탈수가 되지 않도록 물을 자주 먹여야 합니다. 백일해는 합병증이 없는 한 6~10주 정도 지나면 자연히 회복되는데, 백일해에 일단 걸리면 완전히 낫기 전까지 백일해의 자연적인 진행을 막는 방법은 없습니다. 의사의 지시에 잘 따르고 약도 꾸준히 복용하십시오.

**• 백일해! 현재 진행형입니다** 한동안 사라졌다고 생각되었던 백일해가 최근 우리나라에서도 관심의 대상이 되고 있습니다. 예전처럼 기침이 아주 심각한 백일해는 별로 볼 수 없지만 장기간 기침이 지속되는 백일해가 아직도 제법 있다고 합니다. 미국 같은 지역에서는 최근 수십 년 이래 최고로 백일해 환자가 많이 발생해서 어른들에게도 백일해가 포함된 Tdap 접종을 적극적으로 권고하고 있습니다. 특히 어린 아이를 키우는 부모들은 Tdap를 꼭 접종해주는 것이 권고되고 있습니다. 저도 현재 Tdap를 접종하지 않은 모든 어른들에게 Tdap를 권고하고 있으며 그중에서도 특히 임산부와 어린 아기를 키우는 부모와 가족 그리고 해외여행을 가는 어른들은 꼭 Tdap를 접종하게 권고하고 있습니다. 아기를 키우는 부모인데 아직 Tdap를 맞지 않았다구요? 오늘 당장 접종하는 것이 좋습니다. 만일 40세 이상이라면 예전에 DPT 맞은 기록이 없는 경우, 총 3회의 접종을 해야 합니다.

# 홍역

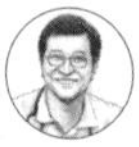

## Dr.'s Advice

홍역은 처음에는 감기와 마찬가지 증상을 보입니다. 열꽃이 피면서 홍역의 진단이 붙는 경우가 많은데 치료는 처음에는 감기 치료와 마찬가지로 시작해서 증상에 따라서 거기에 맞는 치료를 하게 됩니다.

홍역은 소아과 의사의 치료가 꼭 필요한 병입니다. 치명적일 수 있는 병이므로 집에서 치료도 하지 않고 버텨서는 안됩니다.

홍역은 예방접종을 하면 예방이 가능한 병입니다. 유행 시에는 6개월부터 홍역 접종을 하고 돌 지나서는 MMR 접종을 하며, 4~6세에 다시 MMR 추가접종을 해야 합니다.

4~6세에 MMR 추가접종을 하지 않은 모든 아이들은 빠른 시일 내에 MMR 추가접종을 해야 합니다. 홍역을 예방하는 가장 확실한 방법은 대한소아과학회가 주장하는 바와 같이 홍역 접종이 제대로 되지 않은 모든 아이들에게 홍역 접종을 해주는 것입니다.

홍역 유행 지역으로 여행가는 경우, 어른들은 MMR 두번째를 접종하고 가야 합니다. 돌 때 MMR 맞은 아이들은 4세가 되지 않아도 MMR 두번째 접종을 해야 합니다. 6개월에서 11개월 사이의 아기도 MMR 접종을 하고 가야 하고, 돌 지나서 다시 MMR 접종을 해야 합니다.

# 홍역에 대해 알아봅시다

2000~2001년에 우리나라를 강타한 홍역은 그 후에도 간헐적으로 나타나서 2014년 4월 현재, 유행이라고 보기는 힘들지만 우리나라의 일부 지역에서 홍역 환자가 발생하고 있습니다. 홍역은 과거의 병이 아니고 현재진행형인 질병입니다. 홍역의 증상과 홍역에 걸렸을 때 어떻게 해야 할까 등등 많은 부모님들이 궁금해하는 내용들을 한번 알아봅시다.

## 홍역이 전국을 휩쓸었습니다

할머니들에게 홍역은 아주 무서운 병이었습니다. 마을에 한번 홍역이 돌면 많은 엄마들이 슬픔에 젖곤 했었죠. 열이 나고 열꽃이 피면서 아이가 힘들어하는데, 운이 좋으면 열꽃이 지면서 회복되지만 운이 나쁘면 아이가 목숨을 잃는 경우도 있었으니까요. 다행히 홍역은 한번 걸리면 평생 동안 다시는 걸리지 않습니다.

홍역은 홍역 바이러스에 의한 급성 유행성 전염병인데, 예방접종의 실시 이후 한동안 홍역의 발생이 많이 감소했었습니다. 2000년부터 2001년 초반까지 전국을 휩쓸었던 홍역은 2001년 초반 이후 국가의 대대적인 홍역 집단 접종 정책이 효과를 거두어 한풀 꺾였습니다. 당시 홍역의 대유행은 4~6세에 홍역 추가접종을 하지 않은 수많은 아이들이 홍역에 걸려 홍역 바이러스를 퍼뜨린 것이 주된 원인이었습니다.

YouTube
2024년
홍역 유행

YouTube
홍역과
홍역 접종(2019년)

## 홍역은 어떻게 걸리게 되나요?

• **홍역은 홍역 바이러스가 원인이 되어 걸리는 질병입니다** 홍역은 한

번 걸리면 평생 면역이 생기기 때문에 두 번 다시 걸리지는 않습니다. 홍역 바이러스는 환자가 기침할 때 나오는 분비물에 오염된 손, 물건 등을 통해 호흡기로 전염됩니다. 홍역 바이러스에 대한 면역성이 없는 경우(예방접종을 받지 않았거나, 홍역에 걸린 적이 없거나, 면역결핍 상태에 있는 경우) 바이러스에 노출되면 홍역에 걸릴 확률은 90% 이상입니다.

**• 홍역에 걸리면 접촉을 막아야** 아이가 홍역에 걸렸다면 집에 다른 아이들이 오게 해서는 안됩니다. 당연히 아이가 외출을 해서도 안 됩니다. 홍역은 환자를 직접 만져야만 옮는 병이 아니고, 내쉬는 숨이나 침 속에 홍역 바이러스가 날려 다니며 옮는 병이기 때문에 접종을 하지 않은 아이라면 옮을 수가 있습니다. 홍역에 걸린 아이는 홍역 환자와 접촉한 후 7일째부터, 열꽃이 나타난 후 4일이 지날 때까지는 전염의 위험이 있으므로 다른 사람과 접촉하지 못하게 하십시오. 그리고 홍역 환자와 접촉한 아이도 격리하는 것이 좋습니다. 우리나라에서는 안타깝게도 이것이 잘 지켜지지 않고 있습니다.

**• 홍역은 잠복기 동안 전염시킬 수 있어** 홍역 바이러스가 아이 몸에 들어간 후 첫 10~12일간을 잠복기라고 하는데, 이 시기에는 아무 증상도 나타나지 않습니다. 쉽게 말해 잠복기는 홍역 바이러스가 아이 몸 속에서 병을 일으킬 만큼의 병균으로 자라는 데 걸리는 시간입니다. 이 잠복기 동안에 멀쩡해 보이는 아이가 홍역을 전염시킬 수 있습니다. 홍역 환자와 접촉한 후, 즉 홍역 바이러스가 몸 안에 들어간 후 7일째부터는 다른 사람에게 홍역을 전염시킬 수 있습니다. 이것은 매우 중요한 의미를 가집니다. 홍역에 걸린 아이가 증상이 나타나 학교를 쉬어도 이미 홍역 바이러스는 다른 아이들에게 퍼뜨려졌을 테니까요. 홍역은 미리 예방접종을 해두지 않으면 유행하는 것을 막을 수가 없습니다.

**홍역 키 포인트!!**

- 홍역은 처음에는 감기처럼 시작합니다.
- 홍역 초기에는 감기 치료와 마찬가지 치료를 합니다.
- 감기처럼 치료하다가 열꽃이 피면서 홍역의 진단이 붙는 경우가 많습니다.
- 홍역에 걸려 열이 날 때도 해열제를 사용하는 것이 좋습니다.
- 홍역은 소아과 의사의 치료가 필요한 병이며 제대로 치료를 받으면 대개는 별문제가 없이 좋아집니다.

**홍역 의 격리 기간**

발진 발생 전 4일부터
발진 발생 후 4일까지

## 홍역의 증상은 이렇습니다

**홍역, 합병증을 주의해야 합니다!!**
아이가 홍역에 걸려 고생하고 힘들어해도 무사히 넘어가면 행복한 경우입니다. 홍역이 심한 경우 열 때문에 경기를 하기도 하고, 폐렴이나 중이염을 앓는 경우도 많으며, 장염 비슷한 증상이 동반되거나, 잘못하면 뇌염이 동반되기도 합니다. 예전에는 이런 합병증으로 아이들이 위험한 경우가 많았습니다. 특히 먹지 못한 상태에서 고열이 나면 탈수 증상에 빠지게 되어 많은 아이들이 목숨을 잃곤 했습니다.

**· 홍역은 감기와 똑같은 증상으로 시작됩니다** 열이 나고, 기침과 콧물이 동반되며, 눈이 충혈되기도 하고, 눈곱이 끼기도 합니다. 감기랑 똑같아 보이는 증상이 3~5일간 지속됩니다. 감기 치료를 하는 도중에 갑자기 열이 더 나면서 몸에 발진이 돋습니다. 그리고 열꽃이 심하게 피면서 모든 증상이 심해지고 아이가 힘들어하면서 홍역은 절정에 달합니다.

**· 홍역 발진의 양상은 이렇습니다** 발진은 아주 작고 붉은 융기로 시작되어 점차 합쳐집니다. 목, 귀 뒤, 뺨의 뒷부분에서 시작된 열꽃은 곧 얼굴로 퍼지고, 하루 정도면 팔과 가슴까지 퍼지며, 그 다음 날엔 배와 등으로 퍼지고, 점점 아래로 내려가 허벅지까지 퍼집니다. 빠르면 이틀, 늦으면 사흘 정도 안에 열꽃은 발 끝까지 퍼지는데, 열꽃이 발 끝에 다다르면 좋아질 때가 된 겁니다. 이때가 되면 열이 갑자기 떨어지면서 하루 정도 지나면 급격히 회복되기 시작해 이틀 정도 지나면 많이 회복됩니다. 다시 말해 발진이 나타난 지 3~4일쯤 되면 열도 떨어지고 아이가 덜 힘들어하게 됩니다. 열꽃은 핀 순서대로 위에서부터 아래로 사라지는데, 이때 피부가 벗겨지기도 하고 피부에 짙은 색깔을 남기기도 하지만, 보통 10일 안에 사라집니다.

**· 열꽃이 심할수록 홍역을 심하게 앓는 것입니다** 열꽃이 심하면 아이는 더 힘들어하고 심한 합병증도 잘 생깁니다. 턱과 뒷목 부근의 임파선이 붓는 경우가 많고, 온몸의 여러 부분이 홍역으로 몸살을 앓습니다.

홍역

## 홍역은 이렇게 진단합니다

**아이가 홍역에 걸려 진료를 받을 때는!!**

의사에게 발진의 양상뿐 아니라 열이나 기침 등 다른 증상에 대해서도 잘 설명해야 합니다. 병원 방문 시 의사는 병이 다른 아이에게 옮지 않도록 아이를 다른 환자들로부터 격리된 상태에서 보고 싶어할 것입니다. 접수할 때 홍역이 의심된다는 사실을 미리 알리고 접수를 해야 합니다. 홍역은 발진이 돋기 수일 전부터(홍역 환자를 접촉하고 나서 7일째부터) 열이나 발진이 없어질 때까지 전염성이 있습니다. 따라서 홍역이라고 진단이 붙으면 병원에 가는 것 외에는 아이를 집 밖으로 내보내서는 안됩니다. 다시 말해 이 병에 면역성이 없는 다른 사람들과 격리를 시켜야 하는 것입니다. 발진이 없어질 때까지는 아이를 집 안에서 나가지 못하게 하십시오. 발진이 사라진 후에는 전염성이 없기 때문에 발진이 나타나고 5일 정도가 지나면 유치원이나 학교에 보낼 수 있습니다.

**· 열꽃만 보고 함부로 진단을 붙여서는 안됩니다** 일단 열꽃이 피면 경험이 많은 소아과 의사는 보기만 해도 홍역인지 알 수가 있습니다. 소아과 의사뿐 아니라, 주위에서 홍역 환자를 몇 명 본 경험이 있는 엄마라면 홍역 환자를 봤을 때 아이가 홍역에 걸렸다는 것을 알 수가 있습니다. 하지만 홍역은 함부로 진단을 붙여서는 안됩니다. 홍역 같아 보여도 다른 병인 경우가 참 많습니다. 그래서 홍역을 두 번 한다는 아이도 있는 것입니다. 그중에 한 번은 홍역이 아닙니다. 홍역은 평생 한 번만 걸리는 병이니까요.

**· 초기에 홍역 진단을 붙일 수 있는 경우는 별로 없어** 홍역 초기에 기침과 콧물 등 감기 증상이 나타날 때부터 홍역 진단을 붙일 수 있는 경우는 별로 없습니다. 처음에는 감기 치료를 하다가 며칠 지나서 홍역의 열꽃이 핀 후에야 홍역이라는 진단을 붙이는 경우가 많습니다. 물론 열꽃이 피기 전에 입안을 들여다보고 홍역인지 미리 알 수 있는 경우도 있지만, 그렇지 못한 경우도 많습니다. 그러니 소아과 의사가 홍역도 모르고 감기 치료만 했다고 오해하지는 마십시오. 홍역이 의심될 때 미리 검사를 하면 되지 않느냐는 엄마도 있지만, 검사를 해서 홍역 진단을 붙이는 경우는 거의 없습니다. 다만 홍역의 합병증은 검사를 해서 진단을 붙이는 경우가 많습니다. 심한 경우 아이의 상태를 보기 위해 혈액 검사를 하기도 하고, 폐렴이 의심될 경우 가슴 엑스레이 사진을 찍기도 합니다.

**· 경험 있는 소아과 의사가 보는 것이 가장 중요** 홍역 진단을 붙이는 데 있어 경험 있는 소아과 의사가 눈으로 보는 것은 중요한 과정입니다. 기침, 콧물, 결막염이 미열과 함께 나타난 후 2~3일이 지나면 입안의 아래 어금니 맞은편 쪽으로 모래알 같은 작은 회색 점들(Koplik spots)이 나타나 12~18시간이 지나면 곧 없어집니다. 입안을 진찰할 때 이것을 보면 소아과 의사들은 곧 홍역의 열꽃이 필 것이라는 것을 예측할 수 있어 열꽃이 없어도 홍역 진단을 붙입니다.

## 진료 전에 집에서 조치할 것

**소아과 의사의 한마디!!**
홍역의 진단은 특징적인 임상 증상을 보고 하며, 따라서 확진을 하기 위해서는 반드시 의사의 진찰을 받아야 합니다. 홍역과 비슷하게 시작되는 병이 많고 홍역은 전염력이 강하여 격리를 해야 하고 합병증이 올 수도 있으므로 소아과 의사의 진료를 받는 것이 좋습니다.

일단 홍역이 의심되면 발진이 나타난 순서와 양상, 열이나 기침, 콧물, 기타 다른 증상 등에 대해 잘 살펴두어야 합니다. 그리고 소아과 의사의 진찰을 받기 전까지는 아이를 집 밖에 내보내지 마십시오. 병원에 갈 때도 되도록 환자가 많지 않은 시간에 아이를 데려가는 것이 좋겠지요. 의사는 다른 아이들에게 홍역이 옮지 않도록 격리된 공간에서 대기하도록 할 것이며, 바로 아이를 보고 싶어 할 것입니다.

거듭 말씀드리지만 나이 드신 분들 가운데 홍역에 걸리면 바람을 쐬서는 안 된다고 이불을 덮어두는 분들도 계신데 이것은 잘못된 방법입니다. 예전에는 홍역이 퍼질까 봐 바람을 쐬지 말라고 한 것입니다. 홍역에 걸려 열이 심하게 나는 아이도 감기에 걸렸을 때와 마찬가지로 해열제를 먹이고 옷을 벗기고 그래도 열이 심한 경우에는 물로 닦아주기도 합니다. 그리고 홍역에 걸리면 생가재즙을 구해 먹이려는 분이 아직도 계신데, 이런 민간요법은 기생충에 감염될 수 있으므로 피해야 하는 방법입니다. 발진이 돋으면 무조건 홍역이라고 하시는 분들도 있는데, 홍역과 비슷한 병은 많기 때문에 의사의 확진이 꼭 필요합니다.



# 홍역 치료에 대하여

## 홍역은 감기처럼 치료합니다

• **홍역에 걸려도 처음에는 감기처럼 치료합니다** 사실 홍역 치료는 다른 합병증이 생기지 않는다면 감기 치료와 다를 것이 없습니다. 집

에서는 잘 먹이고 물을 많이 먹게 하고 편히 쉬게 하는 것이 좋습니다. 집 안이 건조하면 가습기를 사용하십시오. 홍역에 걸렸을 때 바람이 들면 큰일 난다고 이불로 꼭 싸주는 분도 있는데, 이렇게 하면 위험할 수 있습니다.

**• 합병증이 생겼을 때의 치료는** 열나면 해열제를 사용하고, 탈수 증상이 있으면 링겔을 놔주며, 합병증이 생기면 그에 맞는 치료약을 씁니다. 흔히 생기는 합병증으로는 중이염, 폐렴, 뇌염이 있는데 필요에 따라서 항생제를 사용하기도 하고 입원시켜서 치료하기도 합니다. 결막염이 있을 땐 눈이 부시면 눈이 아플 수도 있으므로 방을 좀 어둡게 해주는 것이 도움이 됩니다.

**• 감기와 마찬가지로 홍역 바이러스에 대한 특효약은 없어** 특효약이 없다는 말이 곧 치료가 소용이 없다는 말은 아닙니다. 간혹 할머니가 홍역에 걸렸을 때 바람을 쐬면 큰일 난다며 아이가 다 퍼지도록 병원에도 못 가게 말려서 아이를 들쳐 업고 몰래 소아과에 와서 진료를 받는 엄마도 있습니다. 예전에 집에서 이불 뒤집어씌우고 그냥 두던 시절에는 아이들이 참 많이 죽었습니다. 하지만 찬바람 쐬고 병원에 가서 치료하는 요즘은 홍역으로 죽는 아이가 별로 없습니다. 치료하는 것이 더 낫다는 이야기입니다. 아이가 몸이 약하거나 심한 질병을 앓아서 힘들어하는 상태일 때 홍역에 걸리면 특별히 더 신경을 써서 치료해야 합니다. 위험할 수도 있으니까요.

**홍역 합병증이 의심되는 경우**

- 귀가 아프다고 하거나, 귀를 만지거나, 귀에서 고름이 나올 때.
- 아이가 많이 보챌 때.
- 눈에서 노란 분비물이 나올 때.
- 코 부위나 눈 주위가 아프다고 하거나 누르면 많이 아파할 때.
- 발진이 시작되고 3일이 지났는데 열이 떨어지지 않을 때.

## 홍역에 접촉한 후에는 어떻게 해야 하나요?

아이가 홍역에 걸린 사람과 접촉을 했거나, 집안 식구 중 누군가가 홍역에 걸렸을 땐 다음과 같은 조치를 취할 수도 있습니다.

1. 6개월부터 만 1세 이하까지의 아기나 임신 중인 엄마들 가운데 면역성이 없는 엄마는 의사의 판단에 따라서 홍역에 접촉한 후

5일 이내에 면역 글로불린(immune globulin)을 맞을 수 있습니다. 이 월령의 아기들은 또한 홍역 예방접종도 해야 합니다(이것을 맞고 나중에 또 표준 예방접종 2회를 더 해야 합니다).

2. 생후 6개월 이하의 아기들은 아기 엄마가 홍역에 면역성이 없을 경우 역시 면역 글로불린을 맞을 수 있습니다. 엄마가 홍역에 면역성이 있는 경우라면 맞을 필요가 없겠지요. 우리나라의 엄마들은 대부분 면역성이 있습니다.

3. 아이가 만 1세 이상이고 건강한 편이면 홍역 환자와 접촉한 후 72시간 안에 예방접종을 해야 합니다. 아이가 1차례 홍역 예방접종을 받은 적이 있고, 그 후 한 달이 지났으면, 2차 접종을 받을 수 있습니다.

**응급실에 가야 할 상황!!**

홍역은 대개 소아과에서 진료를 받으면 좋아집니다. 하지만 진료 중이라도 다음과 같은 경우에는 내일 가야지 하고 기다리지 말고 밤중이라도 응급실로 가야 합니다.

- 아이가 숨쉬기 힘들어하거나 갑자기 기침이 심해질 때.
- 어린 아기가 콧속을 청결히 한 후에도 호흡이 가쁜 때.
- 두통이 심해지거나 갑자기 구토를 심하게 할 때.
- 의식이 흐려지거나 경련을 일으키는 등 심한 증상이 동반되는 때.

## 홍역, 이런 것들이 궁금해요

Q. 전에도 홍역에 걸렸었는데 이번에도 홍역이라니요?

A. 홍역은 평생 동안 한 번만 걸리는 병입니다. 홍역은 한 번 앓고 나면 영구 면역이 생기기 때문에 다시 걸리지 않습니다. 다만 홍역 접종을 한 후에는 가볍게 홍역에 걸릴 수 있어서 잘 구분하지 못하는 경우도 있을 수 있습니다. 이런 경우 전에 홍역과 비슷한 다른 병에 걸렸을 때 그것을 홍역으로 오인했을 수도 있습니다. 하지만 이런 종류의 병들은 다 유사하게 치료하기 때문에 아이의 진료에는 문제가 없습니다.

Q. 홍역 열꽃과 다른 열꽃은 어떤 차이가 있나요?

A. 홍역은 열꽃이 피었을 때 증상이 심합니다. 열꽃이 돋는 다른 병들과 홍역의 큰 차이점은 홍역은 몸에 발진이 돋아 있는 상태에서 열이 나고 증상이 심하지만, 다른 종류의 바이러스 발진은 발진이 돋아 있는 상태에서 아이의 상태가 그런대로 큰 문제가 없

다는 것입니다. 홍역은 꽃이 피었을 때 열이 많지만, 다른 심하지 않은 열꽃은 열이 떨어지면서 열꽃이 피는 경우가 많습니다.

Q. 생후 6개월 이전에는 홍역에 안 걸리나요?

A. 생후 6개월 이전의 아기는 홍역에 잘 걸리지 않습니다. 태어날 때 엄마에게서 받은 홍역에 대한 면역성이 생후 6개월까지는 홍역을 예방할 만큼 지속되기 때문에 생후 6개월 이전의 아기는 홍역에 잘 걸리지 않습니다. 하지만 만일 엄마가 홍역에 걸린 적이 없어 홍역 항체가 없다면 아기에게 물려줄 항체도 당연히 없을 것이고 따라서 이런 경우에는 신생아라도 홍역에 걸릴 수가 있습니다.

Q. 홍역에 걸리면 열꽃이 피게 하는 주사를 맞춰야 하나요?

A. 그렇지 않습니다. 홍역은 발진이 돋고 2~3일간은 특히 증상이 심한데, 이 시기를 무사히 넘기면 아이의 상태가 좋아지면서 회복이 됩니다. 이 때문에 예전에는 열꽃을 빨리 피게 하려고 노력을 한 부모들이 많았습니다. 그리고 예전에는 갑자기 홍역의 열꽃이 희미해지면서 아이가 위험해지는 경우가 있었기 때문에 홍역에 걸렸을 때 열꽃이 잘 피어야 한다고 생각한 분들이 많았습니다. 열꽃을 잘 피우기 위해서 이불을 푹 뒤집어 씌운 엄마도 있었고, 열꽃을 더 빨리 많이 피게 하려고 열꽃 피게 하는 주사라는 것을 맞추는 엄마도 있었습니다. 하지만 이것은 잘못된 생각입니다.

홍역에 걸린 아이가 위험하게 될 때 발진이 희미해진 이유 중에 하나는 고열로 인해 힘들어 먹지 못하니 수분의 손실이 많아지고, 폐렴 등의 여러 합병증으로 인해 탈수 증상이 생기면서, 피부의 혈관이 수축해 피부에 혈액이 공급되지 않았기 때문입니다. 하지만 요즘은 이런 주사를 사용하지 않습니다. 열꽃을 피게 하는 주사를 맞으면 아이가 더 심하게 앓아서 고생하는 수도 있고, 그 주사라는 것이 아이에게 별로 좋은 것이 아니기 때문에 이런 방법은 홍역 치료에 도움이 되지 않습니다. 거듭 말씀드리

**아이 몸에 발진이 돋았는데 홍역 아닌가요?**

아이 몸에 돋은 발진이 다 지고 나서 소아과에 와 홍역을 앓았다고 주장하시는 분이 있습니다. 하지만 홍역과 비슷한 병은 너무나 많기 때문에 몸에 발진이 돋은 것만으로 집에서 홍역의 진단을 붙이는 것은 권장하지 않습니다. 그리고 홍역은 발진이 사라진 후에 몸에 검은 색소를 가진 점이 일시적으로 나타납니다.

**홍역이 돌 때 아이의 접종은?**

홍역은 돌 때 한 번 접종하고, 4~6세에 두번째를 접종하지만 홍역이 유행할 때는 생후 6개월부터 MMR을 1회 접종합니다. 이 접종은 돌까지만 효과가 있는 것이기 때문에 돌부터 원래의 두 번 접종을 다시 해야 합니다. 돌에 한 번 접종한 아이는 홍역이 돌 때 4~6세까지 기다리지 않고 지난번 접종한 때부터 한 달만 지났다면 2차 MMR 접종을 즉시 하시면 됩니다. 이렇게 미리 맞은 아이는 4~6세에 접종하지 않습니다.

지만 홍역에 걸렸을 때 열꽃을 피게 하는 주사는 사용하지 않습니다. 현대 의학에서는 링겔 주사로 대표되는 수액 주사를 이용해서 탈수를 적절히 치료할 수 있기 때문에 홍역으로 인한 탈진 때문에 발진이 사라져 위험하게 되는 아이들은 보기 힘듭니다.

**홍역에 좋은 민간요법은 없나요?**
홍역에 걸린 아이가 병원에 가면 큰일 난다고 믿는 분들이 아직도 있습니다. 예전에는 다 민간요법으로 아이들을 살렸다고 하시면서요. 하지만 이 말은 다시 생각해볼 필요가 있습니다. 예전에는 민간요법과 한의학으로 홍역에 걸린 수많은 아이들을 살렸습니다. 그렇지만 민간요법과 한의학으로 치료하던 수많은 아이들이 홍역으로 목숨을 잃었던 것도 사실입니다. 심지어 최고의 한의사들이 치료해주던 궁중의 공주와 왕자들도 홍역에 걸려 목숨을 잃었습니다. 하지만 현재 우리나라에서 만 수만 명의 아이들이 홍역에 걸렸지만 목숨을 잃은 아이들은 그렇게 많지 않습니다. 현대 의학은 조용히 아이들의 목숨을 구하고 있습니다. 의학은 철학이 아닙니다. 결과로서만 따져야 합니다. 민간요법에 의존한 홍역의 치료는 위험할 수 있습니다. 그리고 기침으로 인한 후유증을 줄인다고 홍역에 걸린 아이에게 생가재즙을 먹이는 민간요법을 쓰시는 할머니도 계신데, 권장할 만한 방법이 아닙니다. 잘못하면 기생충 감염으로 고생할 수 있습니다.

## 홍역에 대한 잘못된 상식들

**· 홍역에 걸리면 바람을 쐬면 안되는가?** 예전에는 홍역이 걸린 아이가 바람을 쐬면 안된다고 방에 꼼짝하지 못하게 한 적도 있었습니다. 바람을 쐬면 안된다는 말을 시원하게 하면 안된다는 의미로 해석해서 심지어 이불을 푹 씌워두어야 한다고 주장하는 할머니도 있고, 홍역에 걸려 열이 펄펄 나는 아이에게 해열제를 주면 큰일 나는 것은 아닌가 고민하는 할머니도 있습니다. 하지만 홍역에 걸렸을 때 바람을 쐬지 말라는 말은 약간 다른 측면에서 생각해야 합니다. 이 말은 홍역의 전염을 막으려는 옛 선인들의 지혜가 담긴 말입니다. 하지만 홍역에 걸렸을 때 바람을 쐬면 절대로 안될 이유는 없으며, 열이 심한 경우 열감기에 걸렸을 때와 마찬가지로 옷을 가볍게 입히고 해열제를 먹이며, 심한 경우에는 옷을 벗기기도 합니다. 다만 다른 사람에게 전염을 시킬 위험이 있으므로 외출은 반드시 금지시켜야 합니다.

**· 홍역은 병원에서 치료하는 병이 아니라는데** 무슨 말씀이십니까. 물론 홍역이 아주 가벼운 경우 그냥 두어도 큰 문제가 없을 수도 있습니다. 하지만 가벼워 보이는 홍역도 일단 합병증이 생기면 위험할 수 있기 때문에 바로 소아과 의사의 진료를 받는 것이 가장 안전합니다.

**· 홍역은 해열제를 사용하면 안된다는데** 홍역이 있을 때 열을 적절하게 떨어뜨려주지 않으면 아이가 힘들어할 뿐 아니라 화기가 머리에 차서 열성 경련을 일으킬 수도 있습니다.

# 화상

## Dr.'s Advice

화상을 입으면 병원에 가서 치료를 하는 것이 아기의 상처와 흉을 줄이는 제일 좋은 방법입니다. 특히 물집이 잡힌 화상의 경우는 의사의 진료를 받아 치료할 것을 권장합니다.

화상을 입으면 찬물로 화상 부위를 3~10분 정도 식힌 후 바로 의사의 진료를 받으세요. 하지만 너무 오래 찬물에 담구거나 얼음물로 식히는 것은 도리어 상처 부위에 해가 될 수 있으므로 피하는 것이 좋습니다.

아기를 위협하는 것은 도처에 있습니다. 전기 밥솥, 뜨거운 국, 엄마가 좋아하는 커피, 다리미, 전기 후라이팬, 심지어 뜨거운 김이 나오는 온습기에도 아기는 델 수 있습니다. 미리미리 아기의 눈높이에서 안전을 점검하는 것이 중요합니다.

화상에 의해 생긴 물집은 집에서 터트리지 마십시오. 균이 잘 들어갈 수 있습니다. 물집이 터진 경우는 병원에서 물집 주머니를 잘라내야 합니다. 내버려두면 균이 잘 자랄 수 있습니다.

119 소아과

# 화상을 입었을 때는 이렇게

아이가 화상을 입으면 가능한 한 빨리 의사의 진료를 받아야 합니다. 너무나 당연한 이야기를 하는 이유는 약간 데인 것을 집에서 치료하다가 화상 부위가 곪아서 상처가 덧나는 경우를 흔히 보기 때문입니다. 작은 물집이 아직 터지지 않았다면 물집 위에다 연고를 바르는 것은 별 효과가 없습니다. 약간 데어서 생긴 작은 물집은 터지지 않았다면 그냥 두어도 흡수되는 경우가 있긴 하지만 의사가 치료하면 엄마가 집에서 치료하는 것보다 더 잘 치료해서 그만큼 나중에 흉이 생기는 것을 줄일 수 있습니다. 화상을 입은 부분이 몸 전체의 10% 이상인 경우나 **얼굴, 목, 눈, 귀, 외음부, 손에 화상을 입었을 때**나 화재 등으로 뜨거운 연기나 김을 마셨을 때는 반드시 병원에 가서 치료를 해야 합니다. 일단 수포가 생긴 화상은 의사가 치료를 하는 것이 가장 좋습니다. 수포가 생긴 것은 2도 이상의 화상인데, 아이들은 아픈 것을 제대로 표현할 수 없어 2도와 3도 화상을 구분하기 힘듭니다. 2도 화상도 제대로 치료하지 않으면 3도 화상과 마찬가지로 심각한 후유증을 남길 수가 있습니다.

2도 화상 사진

## 어느 정도나 데었을까?

- **1도 화상** 가벼운 화상으로 피부 색깔이 발갛게 변하고 화끈거리며 약간씩 아프지만 물집은 잡히지 않습니다. 피부 표면만 약간 덴 정도의 아주 가벼운 화상입니다. 햇볕에 발갛게 익은 것도 1도 화상입니다. 보통 일주일 정도 지나면 화상 부위가 벗겨지면서 아물게 됩니다.
- **2도 화상** 담뱃불이나 끓는 물에 데면 쓰리고 붓고 피부에 수포가 생깁니다. 이 정도 되면 보통 엄마들이 아이를 병원에 데려옵니다. 2도 화상 정도 되면 집보다 병원에서 치료하는 것이 더 낫습니다.
- **3도 화상** 피부 깊숙이 화상을 입은 상태로 피부 아래의 신경까지 손상을 입어 만져도 아픔을 느끼지 못할 수도 있습니다. 3도 화

**옷에 불이 붙은 경우!!**
우선 불을 끄기 위해 아이를 바닥에 굴리거나 옷이나 담요를 덮는 것이 좋습니다. 만일 물이나 소화기가 주위에 있다면 사용하십시오. 불을 먼저 끈 후에 옷을 벗기는데 절대로 무리하게 벗겨서는 안됩니다. 옷을 칼이나 가위로 잘라서 벗기십시오. 잘 안 벗겨지는 것은 병원에서 해결해 줍니다. 옷을 다 벗기면 바로 병원에 가야 합니다.

**옷 위에 뜨거운 물 쏟은 경우!**
옷 위에 뜨거운 물이 쏟아져 화상을 입은 경우는 옷을 벗기다가 다른 곳에 화상을 또 입힐 수도 있고 옷 벗기다가 시간이 지체될 수도 있으므로 옷 위로 찬물을 부워서 식힌 후에 옷을 벗기는 것이 좋습니다.

상을 입은 아이를 치료할 때 아이가 특별히 아파하지 않는다고 안심하는 엄마도 있는데, 의사는 아이가 울지 않으면 도리어 불안합니다.

## 2도 이상의 화상은 면적이 매우 중요

2도 이상의 화상은 화상을 입은 면적이 매우 중요합니다. 면적이 넓으면 위험하기 때문입니다. 화상이 심하면 탈수로 쇼크 상태에 빠질 수도 있습니다. 화상 부위의 면적의 합은 몇 도 화상이냐는 분류만큼이나 중요합니다. 화상을 입은 면적을 계산하는 방법은 나이마다 틀립니다. 예를 들면 신생아의 화상 면적은 머리 19%, 몸통 앞 뒤 각각 13%, 어깨에서 팔꿈치까지 4%, 팔꿈치부터 팔목까지 3%, 손 2.5%, 대퇴부 5.5%, 하퇴부 5%, 발 3.5%, 목·손바닥·외음부 각각 1%로 계산합니다. 물론 팔, 다리, 손처럼 좌우 구분이 있는 경우에는 좌우 각각 따로 계산해줍니다. 아이들은 화상에 대해 어른보다 약하므로 전신 화상을 입은 경우 2세 미만은 체표 면적의 6%만 2도 이상의 화상을 입어도 입원시키는 것을 고려합니다. 그리고 2세 이상에서는 체표 면적의 10% 이상일 때 입원을 고려합니다. 하지만 얼굴, 손, 발, 외음부 등에 3도 화상을 입은 경우에는 화상 면적이 작더라도 입원해서 치료하는 편이 좋습니다.

## 화상을 입었을 때는 어떡해야 하나요?

**· 화기를 뺀 다음 아무것도 바르지 말고 바로 병원으로** 아이가 화상을 입었을 때는 우선 **화상 부위를 흐르는 찬물에 15분 정도 담궈** 화기를 뺀 다음 물집을 터뜨리거나 상처를 건드리지 말고 바로 가까운 병

**물집은 터트리는 것이 좋은가?**
치료상 필요한 경우가 아니라면 물집은 터트릴 필요가 없습니다. 심하지 않은 화상 물집은 그냥 두었다가 저절로 아물게 하는 것이 좋습니다. 그리고 터지지 않은 작은 물집 위에다 화상 연고를 바르는 것은 별 소용이 없습니다. 아이에게도 주의를 시켜 물집을 터트리지 않도록 하십시오. 가벼운 2도 화상의 경우 집에서 물집을 터트려 치료하다가 염증이 생겨서 병원에 오는 경우가 종종 있습니다. 물집이 터지면 그 순간부터 소독을 철저하게 해야 합니다. 그러지 않으면 세균에 의한 2차 감염 때문에 상처가 덧나기 쉽습니다.

원으로 가십시오. 이것이 제일 중요합니다. 하지만 화상 부위의 화기를 뺀다고 얼음이나 알코올을 사용해서는 안됩니다. 특히 이때 소독도 같이 한다고 소주나 독한 술을 부어주는 경우도 간혹 보는데, 이런 일은 절대로 피해야 합니다. 아직도 화상을 입었을 때 집에서 간장, 된장, 밀가루 반죽, 콩가루 반죽, 항생제 가루 등 별의별 것을 다 바르는 분들이 있습니다. 그러나 이런 것을 화상 부위에 바르고 병원에 가면 오히려 치료에 방해가 됩니다. 제발 아무것도 바르지 말고 바로 병원에 가십시오. 그리고 병원에 갈 때는 불에 그을린 옷이나 화상 부위의 옷을 벗기고 가야 하는데, 옷에 불이 붙어서 피부에 달라붙은 경우에는 무리하게 옷을 벗기려고 하면 안됩니다. 자칫 옷에 달라붙은 피부가 떨어져나가면서 피부의 손상이 깊어질 위험이 있습니다. 그밖에 뜨거운 물을 마시다 데었을 때도 시간이 지나면 기도나 식도에 문제가 생길 수 있기 때문에 바로 병원에 가야 합니다. 특히 숨구멍이 좁아지는 경우 갑자기 위험해질 수도 있습니다.

**· 치료를 한 다음에는 상처 부위를 붕대로 감싸두어야 합니다** 물집이 잡히지 않고 발갛게 변하기만 한 1도 화상의 경우에는 화상 부위를 찬물에 담그고 진통제만 먹여도 치료가 잘 됩니다. 그러나 수포(물집)가 생긴 2도 이상의 화상은 병원에 가서 치료를 받는 것이 좋습니다. 화상 부위를 깨끗한 거즈로 덮고 바로 병원으로 가십시오. 깨끗한 거즈가 없는 경우에는 깨끗한 수건을 사용해도 좋습니다. 병원에 갈 때는 물로 씻는 것 외에 다른 응급조치는 하지 말고 가는 것이 좋습니다. 바셀린을 비롯해서 소독약을 바르거나 여러 가지 민간에서 사용하는 것을 바르고 병원에 가면, 치료에 오히려 방해가 될 수도 있고 염증을 일으킬 위험도 있습니다. 병원에서는 오염된 상처 부위를 깨끗하게 소독하고 화상 연고를 바른 뒤 균이 들어가지 않게 붕대를 감아줍니다. 간혹 병원에서 화상을 치료하고 나서 거즈나 붕대로 상처를 감싸두는 것을 꺼려하는 분들이 있습니

**화상이 나은 뒤에도 햇볕은 조심해야!!**

아이들의 화상 치료가 다 끝나면 의사가 여름에도 긴소매 옷을 입히라고 할 것입니다. 화상을 입었던 부위는 아문 뒤라도 햇볕에 많이 노출되면 검게 변하므로 6개월 이상된 아기의 경우 자외선 차단제를 발라주고 상처 부위를 가릴 수 있는 옷을 입히는 것이 좋습니다. 아이들의 화상 부위 피부가 검게 변하는 일은 흔하며 대개 2년 정도 지나면 원래의 피부색으로 돌아옵니다. 하지만 이것 때문에 고민하는 아이들도 있으므로 엄마가 미리 신경을 써주는 것이 좋습니다.

**심재성 2도 화상이란?**

아이들 피부에 물집이 잡히면 적어도 2도 화상입니다. 2도 화상은 표재성과 심재성 2가지가 있는데 흔히 동네 병원에서 치료하는 2도 화상은 거의 다 표재성이라고 생각하시면 됩니다. 같은 2도 화상이라도 심재성 2도 화상은 피부의 깊은 곳까지 화상을 입어서 흉터를 남기기 때문에 1~2주 안에 치료되고 흉이 전혀 남지 않는 화상은 표재성이라고 생각하시면 됩니다. 표재성 2도 화상 치료 후에 심재성 2도 화상으로 진단서를 발급받으시려는 분도 있는데 이것은 거의 불가능한 이야기입니다. 병의 경과 자체가 완전히 다르기 때문입니다.

다. 예전에는 소독약과 염증을 가라앉히는 약이 없어서 상처를 감싸두면 더 곪은 것도 사실입니다. 하지만 요즘은 치료약이 좋아져서 치료를 하고 난 다음에는 거즈나 붕대로 감싸두는 것이 더 좋습니다. 상처 부위를 제대로 감싸두지 않으면 균이 들어가기도 쉽고 밤에 자는 동안 상처 부위가 옷이나 이불에 닿아서 아이가 더 아파할 수도 있기 때문입니다. 물론 상처 부위를 감싸두지 말아야 하는 경우도 있는데, 이런 경우는 의사가 별도로 조치를 취해줄 것입니다. 화상이 아주 심할 때는 이식 수술을 하기도 하는데, 수술 여부는 의사와 상의해서 결정하면 됩니다.

## 2도 이상의 화상은 바로 병원으로

아직도 화상이 덧나고 심해져야 아이를 병원에 데려오는 분들이 많습니다. 왜 늦게 오셨느냐고 물으면 화상은 병원에 가봐야 아무 소용 없다고 생각하신 분도 있고, 어른들 말씀 듣고 그냥 집에서 치료했다는 분도 있습니다. 옛날에는 화상을 몇 가지 민간요법으로 치료하고 그냥 두었습니다. 하지만 그 당시 치료법은 현대의학의 치료법만 못합니다. 그냥 두어도 좋아지는 경우도 있겠지만 2차 감염이라도 되면 아이가 많이 고생하게 됩니다. 의료보험이 없던 시절에는 병원 진료비가 워낙 비싸서 웬만한 질병은 거의 민간요법에 의존해서 치료를 했습니다. 그러나 이제는 의료보험으로 화상을 치료하는 것이 그렇게 비싸지 않습니다. 괜히 집에서 고생하지 말고 2도 이상의 화상을 입었을 때는 바로 병원에 가서 치료하는 것이 아이도 편하게 하고 흉도 적게 생기게 하는 방법입니다.

## 심한 화상, 피부 이식도 해야 하나?

**화상 입었을 때 응급실 가야 하는 경우!!**

- 화상 부위가 크거나 화재 현장에서 입과 코가 그을려 뜨거운 연기를 맡았다고 생각되면 119를 불러 바로 응급실로 가야 합니다.
- 물집 잡힌 2도 이상의 화상을 입은 경우
- 얼굴이나 목이나 성기 부위에 화상을 입은 경우
- 전기에 의한 화상을 입은 경우

**• 3도 화상을 입으면 상태를 봐서 이식 수술을 하기도** 심한 화상의 경우에는 피부가 제대로 재생이 안되고 상처가 남을 수 있습니다. 펄펄 끓는 물이나 전기 밥솥의 뜨거운 김에 데어서 3도 화상을 입으면 피부 속 깊이 손상을 입어 치료가 잘 안될 수도 있습니다. 3도 화상을 입으면 어느 정도 치료를 한 후에 상태를 봐서 피부 이식을 하기도 합니다. 아이들이 화상을 입었을 때는 2도인지 3도인지 구분이 잘 안 가는 경우가 많습니다. 이런 때는 일단 화상 부위에 염증이 생기지 않도록 화상 연고 등을 바르면서 치료를 하다가 급성기를 넘긴 후에 상태를 봐서 피부 이식을 하기도 합니다.

**• 화상 치료는 동네 병원이나 큰병원이나 같은 방법으로 합니다** 간혹 큰병원에 가지 않고 동네 병원에서 치료했다가 나중에 피부 이식까지 했다고 후회하는 분들을 보는데 이것은 조금 다른 이야기입니다. 적은 부위의 급성기 화상은 큰병원이나 동네 병원이나 치료법이 같습니다. 화상 치료는 모든 의사들이 거의 동일한 방법으로 치료합니다. 그리고 심한 화상은 동네 병원에서 치료하지 않습니다. 2도인지 3도인지 잘 구분이 안 가거나 비교적 가볍다고 생각되는 화상만 동네 병원에서 치료하는데, 어린 아이의 경우 의사 소통이 잘 안돼 화상의 정도를 판단하기가 어려울 때도 있습니다. 미리 큰병원에 간다고 특별히 화상의 정도를 잘 구분할 수 있는 것은 아닙니다. 급성기가 지나도 잘 아물지 않으면 이식을 하기 위해서 동네 병원에서 큰병원으로 보내주는데, 이런 경우 미리 큰병원에 갔다고 화상이 잘 아무는 것은 아닙니다.

**• 이식 수술을 한다고 흉이 말끔히 없어지지는 않습니다** 피부 이식 여부는 화상의 정도에 따라 다르기 때문에 의사의 의견을 듣고 판단해야 합니다. 하지만 피부 이식을 한다고 해도 원래의 피부처럼 말끔하게 원상복구되지는 않으며, 피부 이식 수술 역시 흉터를 많이

남기므로 꼭 필요한 경우에만 합니다. 흉터는 떼어낸 부위와 새로 붙인 부위 두 군데 다 남습니다. 따라서 이식 수술은 최후의 선택이라 할 수 있습니다. 화상에 의한 흉터 성형수술은 어릴 때 하는 경우는 별로 없으며, 아이가 좀 커서 청소년기가 됐을 때 성형외과 의사와 상의해서 합니다. 피부 이식과 마찬가지로 화상 흉터 역시 성형을 해도 원하는 만큼 말끔하게 없어지지는 않습니다.

**· 화상을 입은 아이는 잘 먹여야 합니다** 아이가 화상을 입으면 스트레스 때문에 식욕을 잃기 쉽습니다. 심한 화상을 입을수록 잘 안 먹는 경향이 있는데, 상처의 빠른 회복을 위해서는 고단백 고칼로리의 식사가 필수적입니다. 그밖에 비타민의 섭취도 매우 중요하므로 신선한 채소를 골고루 먹여야 합니다. 그리고 수분을 충분히 섭취하게 하는 것도 잊지 마십시오.

# 아이는 이럴 때 화상을 입어요

이틀이 멀다하고 소아과에는 손을 데거나 발을 덴 아이들이 옵니다. 하지만 집에서 제대로 응급조치를 한 뒤 아이를 데리고 오는 엄마는 드뭅니다. 심지어 화상은 집에서 치료해야지 병원에 가면 흉만 더 생긴다는 생각에 며칠 동안 집에서 밀가루나 콩가루 등으로 치료하다가 아이의 상처가 덧나서야 병원에 오는 엄마도 있습니다. 화상이 문제가 되는 것은 나중에 아이에게 흉이 남을 수 있기 때문입니다. 심한 화상은 어차피 흉이 남게 마련이지만 가벼운 화상은 염증이 생기면 안 생길 흉이 생기기도 하고 조금 생길 흉이 더 커지기도 합니다. 따라서 일단 화상을 입었을 때는 바로 병원에 가서 치료를 하는 것이 좋습니다. 나이가 어릴수록 화상은 위험합니다. 아주 어린 아이들은 조금만 화상을 심하게 입어도 수분의 손실을 견딜 수 없고 면역성이 부족한 탓에 쉽게 병균에 감염되어 위험할 수도 있기 때문에 특히 더 주의해야 합니다.

## 전기 밥솥에 의한 화상

아이들이 가장 흔히 입는 화상은 전기 밥솥의 김 나오는 구멍에 손을 데는 경우입니다. 아이들은 전기 밥솥에서 김이 나는 게 신기하니까 손을 잘 갖다대는데, 아직 걷지 못하는 아기들은 체중이 실린 채로 손을 짚으므로 뜨거워도 얼른 손을 못 떼서 화상을 심하게 입습니다. 전기 밥솥에 손을 데면 대부분 손가락 두 개에 2도 이상의 심한 화상을 입기 때문에 아이도 힘들어하고 치료하기도 힘이 듭니다. 게다가 아이들이 화상 입은 손이라고 그냥 둘 리 없습니다. 침을 흘리기도 하고, 빨아먹기도 하고, 심지어는 붕대가 답답하니까 쥐어뜯어 풀기도 합니다. 아이의 손이 닿는 곳에는 전기 밥솥을 두지 마십시오. 특히 겨울이 되면 방을 덮이고 습도를 유지할 목적으로 바닥에 전기 밥솥을 내려두는 엄마들이 많아서 다른 계절보다 전기 밥솥에 화상을 입어서 병원에 오는 아이들이 많습니다.

## 다리미에 의한 화상

전기 밥솥 다음으로 아이들이 화상을 입는 흔한 경우가 전기 다리미에 데는 경우입니다. 아이들은 엄마가 다리미질하는 것을 구경하다가 자기도 모르는 사이에 무심히 손을 갖다댑니다. 엄마는 다리미질에 신경을 쓰느라 아이가 심하게 데지 않으면 한참 동안 모르는 경우도 있습니다. 심지어 선명하게 도장처럼 찍혀 있는 상처를 보고서야 아이가 다리미에 화상을 입은 것을 아는 엄마도 있습니다. 다리미질을 할 때는 아이를 다른 방에 있게 하든지 아니면 아이가 다리미질하는 근처에 아예 접근하지 못하도록 해야 합니다. 아이들은 다리미가 뜨거워서 화상을 입을 수 있다는 사실을 전

전기 밥솥 화상 사진

**뜨거운 햇볕도 주의하세요!!**

아이들의 피부는 햇볕에 대한 저항력이 약합니다. 외출을 잘 하지 않는 아이는 차 안에서 잠깐 동안 햇볕을 쬐도 얼굴이 발갛게 익을 수 있습니다. 차를 탈 때는 햇볕이 쬐는 방향을 고려하여 아이가 햇볕에 직접 노출되지 않도록 주의해야 합니다. 특히 여름철의 해변은 자외선의 복사로 태양 광선의 강도가 훨씬 강하니 특별히 주의해야 합니다.

가열식 가습기에 의한 화상도 조심하세요!!

소아과 의사들은 가열식 가습기 사용을 신중하게 하라고 권고하고 있습니다. 가열식 가습기의 뜨거운 김이 아이들의 호흡기에 자극을 적게 주는 것은 사실이지만 뜨거운 김에 의해서 화상을 입을 위험이 있기 때문입니다. 실제로 온습기라 부르는 가열식 가습기에 화상을 입어서 오는 아이들이 있습니다. 가열식 가습기를 사용할 때는 아이 손이 닿지 않게 주의하십시오.

혀 알지 못합니다. 그리고 다리미질이 끝나면 대개의 엄마들이 신경을 덜 쓰는데, 다리미의 코드를 뺀 다음에도 다리미가 완전히 식을 때까지 주의해야 합니다. 의외로 코드를 뺀 후 열기가 식지 않은 뜨거운 다리미에 아이들이 데어서 병원에 오고는 합니다.

## 뜨거운 음식에 의한 화상

어른들에게는 별것 아닌 국그릇의 뜨거운 국물에 화상을 입는 아이도 있습니다. 아이들은 어떤 행동이라도 할 수 있다는 것을 늘 염두에 두고, 아이들의 손이 닿는 곳에는 뜨거운 음식을 두면 안됩니다. 심지어 밥그릇에 손을 푹 집어넣어 화상을 입는 아이도 있습니다. 아이들이 화상을 입는 제일 위험한 경우는 식탁 위의 음식을 뒤집어쓰는 경우입니다. 식탁보가 밑으로 늘어뜨려져 있으면 아이가 식탁보를 잡아당겨 식탁 위에 있는 음식 그릇들이 아이의 머리로 떨어지게 됩니다. 식탁 위에 뜨거운 찌개라도 올려져 있다면 끔찍한 일이 발생하겠지요. 어린 아이가 있는 집에서는 식탁보를 쓰지 말거나 짧게 사용하거나 식탁에 완전히 고정하여 아이가 식탁보를 당길 수 없게 해야 합니다.

## 전기에 의한 화상

아이들은 전기가 위험한 줄 몰라 젓가락이나 못으로 전기 콘센트를 후비기도 합니다. 슈퍼마켓에 가면 콘센트 구멍을 막아두는 안전 기구를 파는데, 이것을 사서 집 안의 콘센트를 꼭 막아두십시오. 그리고 방바닥에 멀티탭을 늘어놓고 쓰는 분도 있는데, 아이들이 실수로 물이라도 흘리면 바로 감전될 위험이 있으므로 잘 치워

**가스레인지 주의하세요!!**

저희 큰 녀석이 어릴 때 가스레인지를 가지고 장난 치다가 저에게 혼난 적이 있었습니다. 마침 근처 아파트에 불이 나서 소방차가 몰려왔는데 불장난을 하다가 불이 난 것이라는 말을 듣고, 다시는 장난을 치지 않았습니다. 가스레인지를 사용하지 않을 때는 가스를 꼭 잠가두어야 하고 가스레인지를 사용할 때는 아이가 접근하지 못하게 해야 합니다. 파란 불이 예쁘게 보여 손을 뻗는 아이도 있습니다. 그리고 요리를 할 때 요리 기구의 손잡이는 전부 안쪽으로 밀어넣어 아이가 잡을 수 없게 하십시오. 손잡이를 잡아당기다가 뜨거운 국이라도 뒤집어쓰면 큰일납니다. 실제로 요리 기구의 손잡이를 당기다가 가슴을 반 이상 덴 아이도 있었습니다.

놓아야 합니다. 또 요즘 전기 제품 중에는 몸체와 전선이 분리되어 있는 제품도 있는데, 이런 제품을 쓸 때는 특히 주의해야 합니다. 콘센트에 전원이 꽂혀 있는 상태에서 아이가 제품을 빨기라도 하면 침 때문에 바로 감전되면서 혀와 입에 화상을 입기도 합니다. 전기에 의한 화상은 외관상 별로 심해 보이지 않아도 속으로 깊이 화상을 입는 경우가 있기 때문에 의사의 치료를 반드시 받아야 합니다. 손끝에만 전기화상을 입은 경우라도 일단 응급실에 가서 심전도 등의 기본적인 검사는 해야 하고 4~6시간 정도는 관찰하는 것이 좋습니다. 전기 화상은 정말 조심해야 합니다. 전기 화상이 신체의 두 군데 이상인 경우는 뇌나 심장에 심각한 손상을 초래할 수 있으므로 반드시 응급실을 방문 치료하고 입원해서 관찰을 해야 합니다.

## 수도꼭지나 정수기의 온수에 의한 화상

아파트에는 늘 온수가 나옵니다. 그래서 수도꼭지를 어느 방향으로 틀어야 뜨거운 물이 나오는지 잘 모르는 아이들은 뜨거운 물이 나오는 온수 꼭지를 틀다가 화상을 입기도 합니다. 그런가 하면 수도를 사용한 후 수도꼭지를 뜨거운 쪽으로 둔 채 잠가서 아이들이 무심코 틀다가 손을 데는 경우도 있습니다. 수도를 사용하고 나면 항상 수도꼭지를 찬물 쪽으로 돌려둔 뒤 잠그는 습관을 들이는 것이 좋습니다. 그리고 정수기 중에는 냉수와 온수가 같이 나오는 것이 있는데, 아이가 있을 때는 뜨거운 물이 나오지 않게 조절해두는 편이 안전합니다.

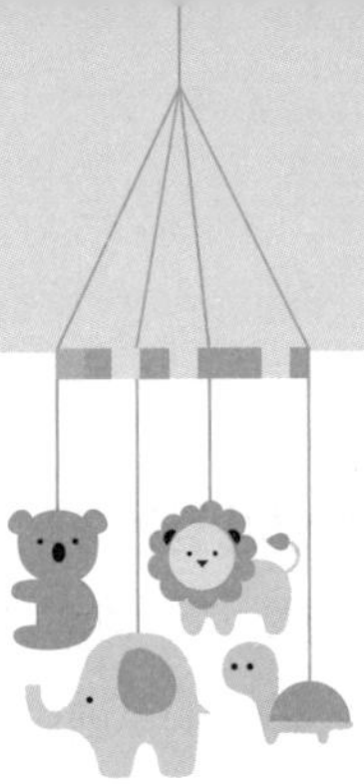

"엄마들이 잘못 알고 있는"

# 육아상식 66가지

# 66

## Things Mom's Misunderstand

## about Childcare

01

**보행기를 일찍 태우면 빨리 걷는다?**

많은 분들이 아기를 보행기에 태우면 걸음마를 빨리 배우게 된다고 생각합니다. 그러다 보니 보행기는 백일 선물의 단골 메뉴가 되어 손님들과 미리 입을 안 맞추었다가는 한꺼번에 두세 개씩 생기기도 합니다. 그러나 애석하게도 보행기를 사용하면 오히려 아기가 걸음마를 배우는 시기가 늦어집니다. 게다가 안전 사고가 날 위험성이 커서 대부분의 소아과 의사들은 되도록이면 보행기를 사용하지 말 것을 권하고 있습니다. 물론 보행기가 나쁜 점만 있는 것은 아닙니다. 보행기에 태우면 아기 혼자 여기저기 다닐 수 있어 새로운 경험을 하게 되며, 엄마의 손도 좀 덜 수 있어 좋습니다. 따라서 엄마가 잘 관찰할 수만 있다면, 필요에 따라 보행기를 조금씩 사용하는 것도 괜찮습니다. 보행기는 아기가 허리를 제대로 가누고 앉을 수 있을 때 태우기 시작하는 것이 좋습니다. 그리고 아기가 보행기를 타기보다는 스스로 걷고 싶어할 때 보행기를 그만 태우면 됩니다.

02

**바다에서 나는 것은 날것으로 먹어도 안전하다?**

바닷물고기에도 기생충이 있을 수 있습니다. 따라서 생선을 익히지 않고 회로 먹는 건 좋지 않습니다. 특히 아이들은 잘 씹지 못해서 어른들에게 별문제가 없는 기생충의 성충이 씹히지 않고 들어가 병을 일으킬 수도 있습니다.

03

**엎어 재우면 심장이 튼튼해지는 등 여러모로 아기에게 좋다?**

아기를 엎어 재우면 어깨 근육 발달에 약간 도움이 될지는 몰라도 심장이 튼튼해지지는 않습니다. 돌까지는 엎어 재우지도 말고 옆으로도 눕혀 재우지도 말고 바로 눕혀 재울 것을 권장합니다. 아기를 바로 눕혀 키우면 엄마의 얼굴뿐만 아니라 집 안의 여러 가지를 볼 수 있으므로 오히려 아기의 발달에 더 좋을 수 있습니다. 낮에는 엎어 놀게 하세요.

## 04 대소변은 빨리 가릴수록 좋다?

아이가 대소변을 빨리 가린다고 머리가 더 좋은 것은 아닙니다. 신체의 발달과 지능은 상관이 없습니다.

## 05 텔레비전을 보면 눈이 나빠진다?

많은 분들이 아이가 텔레비전을 가까이에서 보면 눈이 나빠진다고 야단을 치는데, 반드시 그런 것은 아닙니다. 하지만 두 돌까지는 텔레비전을 보여주지도 말고 아이 옆에 켜두지도 마세요.

## 06 아기는 덥게 키워야 한다?

우리나라 엄마들은 아기를 대체로 덥게 키우는 경향이 있습니다. 산후조리도 방을 자글자글 끓게 해서 거의 익히는 수준입니다. 그런 방 안에 아기를 누이는데, 옷을 입히고 수건으로 싸고 그것도 모자라서 이불을 두 겹으로 똘똘 말아 폭 싸두는 경우가 많습니다. 그러나 아기는 어른과 달리 체온 조절이 잘 안됩니다. 특히 신생아는 따뜻한 곳에 폭 싸두기만 해도 열이 날 수 있으며, 수분이 소실되어 탈수 증세가 나타나기 쉽습니다. 그리고 탈수가 되면 열이 갑자기 더 심해질 수도 있습니다. 권장되는 방 안 온도는 20~22도인데, 25도까지는 봐줄 수 있습니다. 아기의 체온이 일정하게 유지되도록 하려면 옷을 입히고 적당한 두께의 아기 이불로 싸두는 정도에 그쳐야 합니다. 신생아에게 옷을 입힐 땐 어른보다 하나 더 입히면 됩니다.

## 07 모빌을 보면 사시가 된다?

모빌을 오래 보면 사시가 된다고 말씀하는 분들이 많습니다. 하지만 모빌 때문에 사시가 되는 경우는 없습니다.

## 08

**아기들은 원래 눈이 모여 보인다?**

아닙니다. 그중에는 진짜 사시가 있는 아기도 있으므로 아기의 눈이 심하게 모인 듯하면 안과 의사의 진찰을 받아봐야 합니다.

## 09

**아기가 설사를 할 때는 굶긴다?**

어떤 엄마는 아기가 음식만 먹었다 하면 설사를 한다고 아기를 아예 굶기기도 합니다. 그런가 하면 또 어떤 엄마는 아기가 물만 먹어도 설사를 한다고 하루 이틀씩 물도 못 먹게 해서 아기를 탈진하게 만들기도 합니다. 설사하는 아기들은 먹었다 하면 쌉니다. 그러다 보니 엄마들은 아기를 굶기는 것이 설사를 멈추게 만드는 제일 좋은 방법인 줄 압니다.

설사가 심해서 탈수가 된 경우 급성기에는 전해질 용액을 먹여서 탈수를 교정하는 것이 중요합니다. 늦어도 반나절 이내에 원래 먹던 음식을 다시 먹이는 것을 권장하고 있습니다. 하지만 소아과에서 권하는 것들을 먹여도 아기가 계속 설사를 하는 경우가 많으니 진짜 먹여도 되나 하고 궁금해하는 분들이 있습니다. 의사가 먹여도 된다고 했으면 아무리 먹는 족족 설사를 해도 먹이세요. 설사할 때 먹이는 특수 분유나 전해질 용액들은 설사를 멎게 만드는 치료약이 아니라 설사를 할 때 먹일 수 있는 음식일 뿐입니다. 쉽게 말하면 먹여도 설사가 더 심해지지 않게 하는 음식이란 뜻입니다. 아기들의 경우 음식을 먹게 되면 식도뿐만 아니라 장도 같이 움직이기 때문에 장 속에 이미 만들어진 설사가 밀려나옵니다. 어른이야 훈련에 의해 식도 따로 장 따로 움직일 수 있으니 이런 걱정은 별로 없지요. 하지만 아기들은 아직 훈련이 안되어서 먹으면 바로 싸는 경우가 많습니다.

아기가 설사를 한다고 함부로 굶기지 마세요. 설사가 오래갈수록 제대로 먹이려고 노력하세요. 소아과 의사가 먹일 수 있는 음식을 알려주면 싸더라도 그냥 먹이세요. 먹이면서 치료하는 것이 굶기면서 치료하는 것보다 당연히 낫습니다.

10

**아기가 통통해도 크면서 다 빠진다는데……**

어릴 때 몸무게가 많이 나가더라도 비만이라고 말하지는 않습니다. 이때는 키가 따라서 크는 경우도 많고 조절이 가능하기 때문에 비만 대신에 과체중이라는 말을 사용합니다. 이 말을 잘못 이해해서 어릴 때 비만이 없으니 몸무게가 많이 나가도 별문제가 되지 않는다, 어릴 때 찐 살은 다 빠진다, 이런 식으로 오해를 해서는 안됩니다. 어릴 때 몸무게가 많이 나가는 경우 처음에는 키가 따라 크지만 어느 순간 키는 더 이상 잘 크지 않고 몸무게만 그대로 늘게 되는 시점이 오게 됩니다. 키가 안 큰다고 과식하는 습관이 저절로 고쳐지지는 않기 때문입니다. 그럼 비만으로 직행하게 되는 겁니다. 돌까지 과체중이 심각한 아이는 나중에도 비만이 될 확률이 50%가 넘고 두 돌까지 과체중이 심한 아이는 나중에도 비만이 될 확률이 80%가 넘습니다. 게다가 어린 아기가 살찌는 것은 어른이 살찌는 것과 다릅니다. 어른이 되어 살이 찌는 것은 지방세포의 크기가 커지는 것이지만, 어린 아기 때 살이 찌는 것은 지방세포의 수가 늘어나는 것입니다. 아기 때 비만이었던 아이는 키가 크면서 대개 살이 빠지는 것처럼 보이지만 이때 살이 빠진다고 지방세포의 수가 줄어드는 것은 아닙니다. 아기 때 비만으로 늘어났던 지방세포의 수는 시한폭탄처럼 숨어 있다가 어른이 되어 날씬할 필요가 있을 때 다시 무자비하게 살을 찌울 수도 있습니다. 아기가 너무 살이 쪘다고 몸무게를 줄이는 것은 피해야 합니다. 현재의 몸무게를 유지하되, 아기가 자라면서 상대적으로 날씬해질 수 있는 방법을 택해야 합니다. 어린 아기 때는 우리 몸이 가장 왕성히 성장하고 두뇌도 가장 급속히 자라는 때이므로 살이 좀 쪘다고 아기를 함부로 굶겼다가는 평생 두고두고 고생할 수도 있으니 주의하십시오. 아기들은 원래 다 통통하다든지, 어릴 때 찐 살은 다 빠진다든지 하는 이야기는 조금 생각해볼 필요가 있는 이야기입니다.

## 11

**아기들은 원래 젖을 먹고 나면 잘 토한다?**

아기들은 어른들에 비해서 아직 위의 발달이 덜 되었기 때문에 특별한 문제가 없어도 토하는 경우가 많습니다. 하지만 토하는 아기들이 다 별문제가 없는 것은 아닙니다. 간혹 빨리 치료를 받아야 하는 병 때문에 토하는 아기도 있으므로, 아기가 잘 토하면 소아과에서 진찰을 받아봐야 합니다.

## 12

**우유를 많이 먹으면 키가 많이 크는가?**

대부분의 엄마들은 우유를 많이 먹을수록 아이의 키가 더 많이 큰다고 생각합니다. 물론 우유에는 뼈의 성장에 좋은 칼슘과 단백질이 많이 들어 있습니다. 따라서 적당량 먹으면 당연히 아이의 성장에 많은 도움을 줍니다. 하지만 뼈는 단백질과 칼슘만으로 이루어지는 것은 아닙니다. 인 등의 다른 무기 물질과 여러 가지 필수 영양소들이 골고루 들어 있는 제대로 된 식사를 해야 뼈가 잘 자라고 아이가 잘 크게 됩니다. 우유가 몸에 좋고 키를 크게 한다고 필요 이상 먹이면 다른 음식을 먹는 데 지장을 주어 오히려 아이의 성장에 방해가 될 수도 있습니다. 우유의 적정량은 4살 미만에서는 500cc, 4세부터 9세 미만은 600cc, 9세부터는 하루에 700cc 정도입니다.

## 13

**땀띠에는 소금물이 최고?**

아기들은 땀띠가 잘 생기는데, 의외로 땀띠에는 소금물이 최고라고 믿는 엄마들이 많습니다. 땀띠에 소금물을 발라 말리면 자극이 심해지고, 대부분 피부에 묻은 소금을 제대로 없애지 못해 오히려 아기에게 괴로움만 줄 뿐입니다. 아토피성 피부염일 경우 해수욕을 하면 증세가 좋아지기도 하는데, 이것은 자외선 때문이라고 생각됩니다. 땀띠를 치료하는 데 제일 좋은 방법은 시원한 물로 씻어서 잘 말리고, 시원하게 해주는 것입니다. 만약 땀띠가 심하면 병원에서 치료를 하는 것이 좋습니다.

14

**땀띠에는 땀띠분을 발라야 한다?**

아닙니다. 땀띠분의 설명서를 보면 피부병이 있을 때는 땀띠분을 바르지 말라고 적혀 있는 것이 있습니다. 땀띠도 피부병의 일종입니다. 땀띠분은 땀띠로 인해 연약해진 피부에 자극을 줄 수 있고, 땀구멍을 막을 수도 있으므로 권장하지 않습니다.

15

**녹변을 누면 놀랬다?**

아기의 똥이 노란색이어야 한다고 믿는 사람들이 제법 있습니다. 심지어 황금색이면 금상첨화라고 믿는 사람도 있습니다. 하지만 이것은 잘못된 생각입니다. 아기의 똥은 노란색일 수도 있지만 녹색일 수도 있습니다. 어느 것이나 건강한 아기에게서 볼 수 있는 똥입니다. 너무 아기의 똥 색깔에 의미를 부여하다 보니 노란 똥을 만들기 위해서 이런저런 무리를 하는 엄마들이 있는데 이것은 곤란합니다. 녹변 그 자체는 대개 문제가 없습니다. 아기가 녹변을 보든 노란색 변을 보든, 변의 색깔은 문제가 되지 않습니다. 변에 물기가 많고 변을 보는 횟수가 늘면 그것이 문제입니다. 녹변을 눈다고 약을 함부로 먹이는 것은 합리적이지 못한 행동입니다. 아기가 흥분했을 때나 녹색 음식을 너무 많이 먹었을 때 녹변을 보기도 합니다. 장염에 걸리거나 우유 알레르기가 있거나 담즙이 증가하는 여러 가지 병에 걸린 경우에도 녹변을 볼 수 있습니다. 녹변이 정상적인 것인지 아닌지 구별하기 힘들거나, 아기가 계속 녹변을 볼 때는 한번쯤 소아과 의사의 진찰을 받아 이상 유무를 확인하는 것이 좋습니다.

16

**젖니는 칫솔질을 할 필요가 없다?**

아닙니다. 젖니가 썩으면 나중에 나올 영구치 또한 문제가 생깁니다. 따라서 젖니도 아기용 칫솔에 불소함유 치약을 묻혀서 잘 닦아주어야 합니다.

17

**공갈 젖꼭지를 오래 빨거나 손가락을 빨면 치아가 삐뚤어진다?**

손가락이나 공갈 젖꼭지를 너무 심하게만 빨지 않는다면 영구치가 나오는 만 6세 이전에 중지하면 뻐드렁니가 되지 않습니다. 하지만 공갈 젖꼭지를 오래 빨면 중이염이 더 잘 생길 수 있으므로 주의해야 합니다.

18

**콧물이 나면 코를 뽑아주어야 한다?**

콧물은 우리 몸에 좋은 것이기 때문에 자꾸 뽑아주면 곤란합니다. 아이가 코가 막혀서 힘들어하지 않는다면 그냥 두고 방 안의 공기가 건조해지지 않도록 신경을 써주십시오. 가습기를 사용해도 좋습니다. 콧물은 풀지 않더라도 위로 넘어가게 됩니다. 그리고 코에는 적당량의 콧물이 있어야 합니다.

19

**상처를 입었을 때 싸두면 안된다?**

아이가 상처를 입어 병원에 오면 의사는 열심히 치료를 하고 붕대로 감싸둡니다. 그러나 그 다음날 다시 병원을 찾은 그 아이를 살펴보면 상처에 감은 붕대는 온데간데 없습니다. 그 이유를 물으면 아이를 데려온 엄마는 상처를 싸놓으면 덧날까 봐 풀었다고 합니다. 옛날에는 상처를 싸두면 큰일 난다고 생각했습니다. 그리고 사실 상처를 싸두면 구더기가 더러 생기기도 했습니다. 소독약이 없다 보니 상처에 세균이 침입하기 쉽고, 그렇게 세균이 들어간 상처를 싸두면 균이 번식해서 잘 곪고 상처가 더 커졌습니다. 하지만 요즘에는 병원에서 소독을 하면 상처 부위가 멸균 상태가 되므로 외부에서 균이 들어가지 못하도록 싸두는 것이 상처 부위를 보호하고 회복하는 데 도움이 됩니다. 따라서 병원에서 치료한 다음 상처에 감아둔 붕대는 함부로 벗기면 안됩니다. 화상을 입은 경우에도 마찬가지로 치료한 뒤 싸둔 붕대를 임의로 벗기면 안됩니다.

## 20 손발이 차고 하품하면 체했다?

아이가 손발이 차고 하품을 하면 체했다고 병원을 찾는 분들이 많습니다. 그러나 아이들은 원래 체온을 잘 조절하지 못합니다. 더구나 손과 발의 말초 혈액 순환이 제대로 안되는 경우가 흔하므로 평소에도 손발이 찬 경우가 많습니다. 특히 열이 나면 손발이 차게 마련입니다. 아이가 열이 나고 손발이 차며 하품하고 토하는 것은 여러 가지 병 때문에 생길 수 있는 증상입니다. '체했다'는 아이들을 진찰해보면 인두염, 성홍열, 중이염, 뇌막염, 장염 등 여러 가지 다른 병에 걸린 경우들입니다. '체했다'는 것은 현대의학에는 없는 병입니다. 체했다는 것은 병을 제대로 구분하지 못했던 과거에 사용하던 병명일 뿐입니다. 하지만 아무리 열심히 설명해도 "의사가 체한 것도 모르나?" 하고 의심하는 분들이 많기 때문에 일반 의사들 중에는 그냥 체했다고 설명하고는 진찰 소견대로 치료하는 분들도 있습니다. 그래도 미심쩍어하는 엄마들은 "손발을 땄더니 검은 피가 나오는데요?" 합니다. 손발을 따면 검은 피가 나오는 것은 당연합니다. 지금 당장 엄마의 손을 따도 검붉은 피가 나올 것입니다. 바로 정맥피니까요. 저는 지금껏 '체한' 아이를 본 적이 없습니다.

## 21 감기는 센 항생제를 써야 빨리 좋아진다?

아이의 감기를 빨리 떨어뜨려야 한다며 센 감기약을 원하는 분들이 있습니다. 항생제가 센 만큼 감기가 빨리 낫는다고 믿기 때문입니다. 그러나 감기는 바이러스가 원인이므로 항생제는 아무런 도움이 안될 뿐 아니라 오히려 우리 몸에 나쁘게 작용할 수 있습니다.

## 22 예방접종은 여름을 피하라?

그럴 필요 없습니다.

## 23

**동시 접종을 하면 부작용이 심해진다?**

아닙니다. 접종은 여러 대를 한꺼번에 맞는다고 이상반응이 증가하지 않는다는 것은 이미 과학적으로 입증된 내용입니다. 선진국에서는 아기들을 위해서 도리어 동시 접종이 적극적으로 권장되고 있습니다.

## 24

**포경수술은 태어나자마자 해주는 것이 좋다?**

포경수술을 반드시 아기 때 해야 하는 것은 아닙니다. 그리고 포경수술을 반드시 해야 하는 것도 아닙니다.

## 25

**귀지는 파주어야 하나?**

아이들의 귀지는 될 수 있으면 집에서 파내지 않는 것이 좋습니다. 귀지를 함부로 파다가 외이도에 상처를 내 고생하는 경우가 꽤 있습니다. 귀지는 대개 밖으로 밀려나오므로 그냥 두어도 괜찮습니다. 간혹 귀지가 귀를 완전히 막고 있는 경우가 있는데, 이때는 의사와 상의해서 귀지를 뽑아내거나 녹여서 없애면 됩니다. 특히 아이들이 보는 앞에서 귀후비개로 귀를 후비지 마십시오. 어떤 아이는 그것을 보고 동생의 귀지를 파준다고 이쑤시개로 찌르는 일도 있습니다. 아이들은 어른의 흉내를 잘 냅니다. 그리고 아이들은 자신이 하는 일이 얼마나 위험한지를 판단할 능력이 부족하므로 아이들 앞에서는 행동을 조심해야 합니다.

## 26

**아기들은 매일 목욕을 시켜야 잘 자란다?**

흔히들 목욕을 시켜야 아기가 잘 자란다고 합니다. 그래서 하루에 두 번 세 번 아기를 목욕시키는 분들도 많습니다. 그러나 매일 목욕시킨다고 해서 아기가 잘 자라는 것은 아닙니다. 돌 이전의 아기는 일주일에 2~3번 정도만 목욕을 시키는 것이 좋습니다.

27

### 사고로 빠진 치아는 어쩔 수 없다?

한번 빠진 치아는 어쩔 수 없다고 생각하기 쉬운데, 그렇지 않습니다. 유치의 경우 빠진 치아를 우유에 담아서 늦어도 2시간 내에 치과나 응급실로 가야 합니다. 영구치의 경우 가능하면 빨리 제자리에 꽂아주고 2시간 내에 치과에서 다시 이식해줘야 합니다.

28

### 화상을 입으면 상처 부위를 술에 담근다?

화상을 입었을 때 참 많은 분들이 상처 부위에 별의별 것을 다 바릅니다. 술, 간장, 된장, 밀가루 반죽, 콩가루 반죽 등등 주방에 있는 거의 모든 재료가 화상 치료에 동원됩니다. 화상을 입었을 때 집에서 제일 먼저 할 일은 흐르는 수돗물에 상처를 10분 정도 대고 있는 것입니다. 그런 다음 바로 의사의 진료를 받습니다. 옷이 상처에 달라붙었을 때는 무리하게 벗기지 말고 그냥 옷 입은 채로 병원에 가야 합니다. 살갗이 발갛게 변했지만 물집이 잡히지 않은 1도 화상인 경우에는 상처 부위를 찬물에 담그고 진통제를 먹이면 별문제가 없습니다. 그러나 물집이 잡힌 2도 이상의 화상인 경우에는 병원에서 치료를 받아야 합니다. 2도 이상의 화상을 입었을 때 집에서 응급처치를 한다고 상처 부위를 술에 담그거나 간장, 된장 등을 바르고 병원에 가면 오히려 치료에 방해가 될 수 있습니다. 이때는 화상 입은 상처 부위를 찬물로 씻어주고 바로 병원에 가는 것이 제일 좋습니다. 화상을 제대로 치료하지 않으면 흉이 생길 수도 있습니다.

29

### 신생아는 눈물을 흘리지 않는다?

신생아도 눈물을 흘릴 수 있습니다. 다만 생후 2개월 이전의 아기들은 통증이나 기타 자극에 의해 눈물을 흘리는 경우가 별로 없으므로 울어도 눈물이 나오지 않는 경우가 많습니다. 그렇다고 눈물이 절대로 안 나오는 것은 아닙니다.

## 30

### 이유식 만들어 먹이면 아기가 영양실조에 걸린다?

아직도 이유식을 만들어 먹이면 영양이 부족해진다고 생각하는 분들이 있습니다. 이유식을 만들어 먹이는 엄마들조차 영양을 보충할 목적으로 시중에서 파는 이유식을 같이 먹이기도 합니다. 그러나 이유식은 엄마가 만들어 먹이는 것이 최고입니다. 그리고 이유식은 만들어 먹이는 것이 원칙입니다. 영양의 균형에 대해 지나치게 걱정하지 않아도 됩니다. 육아책에 나오는 정도로 조금만 신경을 쓰면 훌륭한 엄마가 될 수 있습니다. 그리고 생후 6개월 이전에는 모유나 분유로 대부분의 영양을 섭취하므로 이 시기에는 영양보다는 고체 음식을 먹이는 연습이라 생각하고 느긋하게, 그러나 끈기 있게 이유식을 해야 합니다. 시중에서 파는 이유식은 엄마가 직장을 다니거나 바빠서 어쩔 수 없는 경우에 먹이는 것입니다. 엄마의 정성이 담긴 이유식만은 못하지만 그런대로 먹일 만은 합니다.

## 31

### 주스는 2개월부터 먹여야 한다?

주스는 돌 전에는 먹이지 마십시오. 그리고 어떤 분들은 주스를 많이 먹이면 좋다고 생각하는데, 이는 잘못된 생각입니다. 주스를 너무 많이 먹이면 아기가 분유를 잘 먹지 않을뿐더러 지나치게 많이 먹일 경우 성장을 저해할 수도 있습니다.

## 32

### 이유식은 백일부터 시작해야 한다는데……

아닙니다. 이유식은 적어도 생후 6개월에 시작하는 것을 권장합니다. 모유를 먹든 분유를 먹든 6개월(180일) 이전에는 이유식을 시작하지 않는 것이 좋습니다. 그리고 시판 이유식 말고 만들어 먹이는 것이 좋습니다.

33

**선식이 이유식으로는 제일 좋다?**

아닙니다. 이유식은 한 번에 한 가지씩 재료를 사용해 아기에게 맛을 보도록 하는 것이 좋습니다. 이것저것 갈아서 섞은 선식을 이유식으로 권장하는 소아과 의사는 본 적이 없습니다.

34

**돌 이전의 아기들에게 꿀을 먹여도 된다?**

아닙니다. 돌 이전의 아기에게는 꿀을 먹이지 않는 것이 좋습니다. 돌 전에는 꿀을 끓여 먹여도 안됩니다. 참고로 계란은 완숙을 해서 먹이는 것이 좋고, 생우유는 돌이 지난 다음 먹이는 것이 좋습니다.

35

**황달이 있으면 모유를 끊어야 한다?**

모유 먹이는 엄마가 어쩔 수 없이 모유를 끊는 가장 큰 이유 가운데 하나가 바로 황달 때문입니다. 하지만 이제는 황달이 있다고 해서 모유를 중지하지는 않습니다. 모유가 황달의 원인인 경우에도 혼합수유를 하면서 황달의 수치를 낮추어주면 황달 때문에 아기에게 문제가 생기는 것을 막아줄 수 있습니다. 황달이 아주 심한 경우가 아니라면 모유수유를 중단할 필요는 없습니다. 아기의 상태가 좋아지면 모유성 황달임을 알 수 있는데, 이 경우 다시 모유를 먹여도 괜찮습니다. 모유성 황달인 경우 계속 모유를 먹인다고 해서 아기에게 문제가 생기거나 하지는 않기 때문입니다.

36

**모유는 6개월이 지나면 영양이 없다?**

모유는 아기에게 최고의 음식입니다. 두 돌까지 모유를 먹이는 것은 기본이며, 두 돌이 지나서도 아이가 더 먹으려 하면 더 먹여도 좋습니다.

## 37

### 엄마가 간염보유자이면 젖을 못 먹인다?

아닙니다. 엄마가 B형간염 보유자인 경우라도 출생 직후에 헤파빅과 간염 예방주사를 맞은 아기라면 모유를 먹여도 상관이 없습니다. HBeAg이 양성이든 음성이든 상관없이 모유를 먹일 수 있다는 사실이 밝혀졌습니다.

## 38

### 물을 많이 먹으면 모유가 묽어진다?

간혹 "엄마가 물을 많이 먹으면 모유가 묽어지나요?" 하고 묻는 엄마들이 있습니다. 그런가 하면 또 어떤 엄마는 "엄마가 주스를 많이 먹으면 모유가 묽어져서 아기가 설사를 하는 건 아닌가요?" 하고 묻기도 합니다. 그러나 엄마가 물을 많이 먹는다고 모유가 묽어지는 것은 결코 아닙니다. 엄마가 먹는 음식과 상관없이 모유의 성분은 일정합니다.

## 39

### 물젖이라 모유를 먹일 수 없다?

모유를 먹는 아기들은 변을 하루에 5~10회까지 볼 수 있습니다. 어떤 아기는 변에 거품이 일기도 하는데, 모두 정상인 경우입니다. 하지만 우리의 할머니들은 엄마가 물젖이라 아기가 설사를 하는 것이라며 모유를 끊으라고 충고를 하십니다. 하지만 물젖이란 것은 없습니다. 모유를 먹는 아기는 변을 묽게 볼 수 있는데, 이것이 소위 말하는 물젖 때문은 아닙니다. 아기들이 성장함에 따라 모유는 그 성분이 점차 변해 처음보다 묽어지는 것처럼 보이는데, 이것은 아기에게 필요한 수분의 양이 늘어나기 때문입니다. 모유가 묽게 보여도 영양은 충분하고 아기의 성장에도 최고입니다. 변이 묽다 하더라도 아기에게 별다른 이상이 없으면 계속 모유를 먹이는 것이 좋습니다. 설사를 할 때도 대부분 모유는 계속 먹여도 됩니다. 모유는 한쪽을 충분히 물리는 습관을 들이는 것이 중요합니다.

## 40

### 모유를 먹이면 몸매가 나빠진다?

절대 그렇지 않습니다. 모유를 먹이면 분유를 먹이는 것보다 엄마의 몸매를 임신 전의 상태로 돌리기가 쉽습니다. 여성은 임신을 하면 출산 후 아기에게 젖을 먹이기 위해 배에 지방을 저장합니다. 이 지방은 모유를 만들기 위해서 저장한 것으로 출산 후 모유를 먹이지 않으면 고스란히 배에 남아 배를 볼록하게 만듭니다. 모유를 먹이지 않으면 아무리 운동을 해도 다른 곳의 지방이 빠질 뿐, 뱃살은 모유를 만들 때를 대비해서 최후까지 남게 됩니다. 모유를 열심히 먹이면 다이어트할 때보다 오히려 빨리 날씬해집니다. 모유를 먹인다고 가슴이 처지는 것도 아닙니다. 출산 후 몸매를 가꾸는 데는 모유를 먹이면서 운동을 적당히 하는 것이 최고의 방법입니다. 물론 모유가 아기에게 제일 좋다는 것은 다 아시겠지요. 모유는 두 돌까지 먹이는 것이 원칙이며, 모유 먹여 키운 아이는 IQ가 5~10은 더 좋아집니다.

## 41

### 설사를 할 때는 모유를 끊고 분유를 먹여야 한다?

아기가 설사를 한다고 모유를 끊어야 하는 경우는 거의 없습니다.

## 42

### 분유를 먹고 자란 아이들이 모유를 먹고 자란 아이보다 더 잘 자란다?

오히려 모유를 먹고 자란 아이들이 분유를 먹고 자란 아이보다 더 건강하고 두뇌 발달도 좋습니다. 하지만 많은 엄마들이 분유를 먹고 자란 아이들이 더 잘 자란다고 생각하는 경향이 있는데, 이는 모유를 먹는 아기보다 분유를 먹는 아기가 몸무게도 더 나가고 키도 더 크기 때문에 생긴 오해입니다. 분유수유아가 몸무게 더 나가는 것은 비만이라고 말하는 전문가들이 많습니다. 원래는 모유를 먹든 분유를 먹든 같이 자라는 것이 정상인데, 필요 이상 분유를 더 먹이기 때문이라고 생각합니다.

## 43

### 빈혈을 예방하려면 분유를 먹여야 한다?

빈혈을 예방하려면 이유식 할 때 고기나 채소 같은 철분이 많은 음식을 먹이는 것이 제일 중요합니다. 분유를 먹일 것인지 생우유를 먹일 것인지 이런 논쟁은 별 의미 없는 논쟁입니다. 간혹 빈혈을 예방하기 위해 분유를 두 돌까지 먹여야 한다고 믿는 분도 있지만, 이것은 사실이 아닙니다. 다만 고기나 채소를 제대로 안 먹는 아이가 철분이 부족한 생우유를 많이 먹으면 빈혈이 생길 수 있기 때문에 이런 경우는 고기와 채소를 제대로 먹을 때까지는 철분이 조금 더 많은 분유를 먹이는 것이 더 낫습니다. 물론 두 돌까지는 생우유나 분유 대신 모유를 먹이는 것이 더 낫다는 것은 잊지 마십시오.

## 44

### 분유를 차게 먹이면 장이 튼튼해진다?

분유를 차게 해서 먹이면 아기의 장이 튼튼해진다는 것은 근거 없는 이야기입니다. 이 말은 아마 분유를 편리하게 먹이기 위해 만들어낸 말인 듯합니다. 분유의 온도는 체온 정도가 적당하고, 적어도 상온 정도의 온도로 해서 먹이는 것이 좋습니다. 분유를 타는 물은 끓였다가 70도 정도의 물에 타서 체온 정도로 식혀서 먹이는 것이 좋습니다.

## 45

### 분유는 다른 회사 분유와 섞어 먹이면 좋다?

TV나 잡지에 난 분유의 광고를 보고는 어떤 분유를 먹일까 고민하다가 좋다는 분유를 골고루 먹여볼 생각으로 여러 회사의 분유를 번갈아 가며 먹이거나 섞어 먹이는 분들이 있습니다. 그러나 분유마다 아기에게 필요한 기본 성분은 거의 비슷합니다. 그리고 이렇게 여러 통의 분유를 한꺼번에 개봉해서 사용하면 사용 기간이 길어져 분유가 오염될 가능성이 커지므로 별로 권하고 싶지 않습니다.

46

**변비가 있을 때는 분유를 진하게 준다?**

아기에게 변비가 있을 때는 물을 더 주는 것이 좋고, 분유의 농도는 소아과 의사가 처방한 농도대로 먹이는 것이 좋습니다.

47

**분유를 먹는 아기는 영양제를 먹이는 것이 좋다?**

비타민D는 반드시 먹이세요. 분유를 먹는 아기에게 다른 영양제가 꼭 필요한 것은 아니라는 것이 소아과 의사들의 일반적인 견해입니다.

48

**콩분유가 분유보다 좋다?**

의학적으로 건강한 아기에게는 콩분유나 산양분유보다 우유로 만든 분유를 먹이는 것이 더 좋습니다. 물론 제일 좋은 것은 모유입니다.

49

**우유병 소독을 잘못하면 아구창이 생긴다?**

아구창은 엄마가 우유병 소독을 게을리해서 생기는 병이 아닙니다. 아무리 우유병을 깨끗하게 소독해서 먹여도 아기에게 아구창이 생길 수 있습니다. 하지만 아기가 먹는 우유병은 평소에 소독을 철저히 해야 합니다.

50

**신생아의 배꼽에 물이 들어가면 안된다?**

신생아의 배꼽에 물이 들어간다고 해서 큰일 나는 것은 아닙니다. 그러나 배꼽이 떨어지기 전까지는 물에 담가 목욕시키는, 이른바 '통목욕'은 피하는 것이 좋습니다. 만일 실수로 아기의 배꼽에 물이 들어간 경우에는 잘 닦고 말려주면 됩니다.

51

**아이들의 탈장은 수술을 할 필요가 없다?**

어른과는 달리 아이들의 탈장은 반드시 수술을 해야 합니다.

## 52

**배꼽에 젖을 짜 넣어야 배꼽이 잘 아문다?**

배꼽은 잘 씻고 말려서 균이 자라지 못하게 하는 것이 원칙입니다. 그런데 배꼽에 젖을 짜 넣으면 젖의 영양분 때문에 균이 쉽게 자라서 곪을 수가 있습니다. 어떤 엄마들은 신생아의 눈에 눈곱이 끼거나 코가 막혀도 젖을 짜 넣는데, 이것 역시 염증을 유발할 수 있으므로 좋은 방법이 아닙니다.

## 53

**신생아는 원래 황달이 있으므로 그냥 두면 된다?**

아기의 황달은 대개 별문제가 없지만, 간혹 바로 치료를 해야만 하는 경우도 있을 수 있습니다. 따라서 아기에게 황달이 있으면 바로 소아과 의사의 진료를 받는 것이 좋습니다.

## 54

**아기의 젖은 짜줘야 한다?**

신생아들은 호르몬의 영향으로 젖이 부풀게 되는데, 간혹 그것을 짜주어야 가라앉는다고 생각하는 엄마들이 있습니다. 어떤 엄마는 주위의 귀동냥으로 아기의 젖을 열심히 짜다가 피가 나온다고 달려오기도 합니다. 또 어떤 엄마는 여자 아기의 젖꼭지가 약간 들어갔다고 나중에 커서 모유를 먹이려면 젖을 짜주어야 한다며 피가 나올 정도로 짜주기도 합니다. 그러나 지금 젖을 짜봐야 별로 소용이 없습니다. 젖꼭지가 들어간 아기는 나중에 크면 대개 밖으로 나옵니다. 아기들의 젖은 원래 약간 부풀어 있어서 젖꼭지가 말려들어간 것처럼 보이기도 합니다. 아기의 젖은 함부로 짜지 맙시다. 자칫하면 염증이 생길 수 있고, 젖꼭지에 손상을 입힐 수 있습니다. 만일 아기의 젖을 짜다가 염증이 생긴 경우에는 바로 병원에 가야 합니다. 염증이 생긴 것을 그냥 두었다가는 나중에 아기가 커서 곤란해질 수 있습니다. 아기의 젖은 함부로 짜면 안됩니다.

55

## 아이가 열이 날 때는 이불을 덮어준다?

요즘은 아이가 열이 난다고 이불을 덮어주는 분들이 많지 않습니다. 대부분의 엄마들은 아이가 열이 많이 나면 옷을 다 벗기고 미지근한 물수건으로 닦아줍니다. 하지만 의외로 고등교육을 받은 엄마들 사이에 최근의 신토불이 바람을 타고 '우리 아기들에게는 우리의 전통요법이 좋다'며 아기가 열날 때는 이불로 꽁꽁 싸줘야 한다는 얘기가 많이 퍼지고 있습니다. 여기서 엄마들이 반드시 알아두어야 할 것은, 과거의 방법이 그 당시에는 합당한 방법일 수 있었겠지만 현재는 그보다 나은 방법이 생겼을 수 있다는 점입니다. 과거엔 열이 나는 전염병이 많았기 때문에 옛 어른들은 병이 퍼지는 걸 막기 위해 '열날 때 바람 들면 안된다', '열날 때는 이불을 씌워놓아야 한다'며 환자를 격리시켰습니다. 그러나 요즘은 거의 모든 전염성 열병을 현대의학으로 치료할 수 있으므로 전염 방지 때문에 환자를 고생시킬 필요가 없습니다. 이제는 열이 나면 물로 닦아주는 것은 기본적으로 권장하지 않습니다.

56

## 열이 나면 머리가 나빠진다?

흔히들 열이 많이 나면 머리가 나빠진다고 합니다. 예전에는 실제로 그렇게들 생각했는데, 열이 많이 나는 뇌염이나 결핵성 뇌막염 등 엄청난 후유증을 앓기 쉬운 병에 걸리면 그 병을 제대로 진단 붙일 수조차 없었기 때문에 열이 나면 머리가 나빠진다고 생각한 것입니다. 그러나 열이 나는 병 가운데 뇌에 손상을 주는 병이 있는 것이지, 열 자체가 머리를 나쁘게 하는 것은 아닙니다. 즉, 감기 등으로 인해 열이 난다고 해서 머리가 나빠지거나 하지는 않는다는 것입니다. 또 항생제를 많이 먹으면 머리가 나빠진다, 마취를 하면 머리가 나빠진다, 열성 경기를 하면 머리가 나빠진다 등등의 말들도 많은데, 이것 역시 잘못 알고 있는 상식입니다.

57

## 아이가 깜짝깜짝 잘 놀라면 기응환을 먹인다?

조그만 소리에도 화들짝 놀라는 아이들이 있습니다. 가끔씩 손발을 부르르 떨거나 턱을 덜덜 떨기도 하는데, 대부분 걱정하지 않아도 되는 경우들입니다. 대개 부르르 떠는 것은 금방 멎으며, 손으로 잡아주면 쉽게 멈춥니다. 하지만 아주 드물게 아이의 신경 계통에 문제가 있거나 칼슘 같은 전해질이 부족해도 그럴 수 있으므로 아이가 자주 부르르 떨 때는 한 번쯤 소아과 의사의 진찰을 받아보는 것이 좋습니다. 아이가 몸을 부르르 떨면 대부분의 엄마들은 임의로 가정 상비약으로 둔 기응환이나 청심환 등을 챙겨 먹입니다. 그러나 이는 별로 권하고 싶지 않습니다. 만일 별 문제가 없는 경우라면 굳이 약을 먹일 필요가 없을 것이고, 드물지만 진짜로 문제가 있는 경우라도 이런 약들을 먹이면 오히려 증상만 가라앉혀 진단을 붙이는 데 방해가 되고, 그렇게 되면 치료 시기를 놓칠 수 있기 때문입니다. 저희 소아과를 찾아온 한 엄마는 아이가 잘 놀란다고 기응환을 하루에 두 개씩 먹였다고 합니다. 진찰 중에도 아이가 잘 놀라길래 살펴보니 그 아이는 칼슘이 일시적으로 결핍되어 경기를 계속하는 경우였습니다. 놀라는 것은 증상입니다. 기응환이나 청심환 등은 일시적으로 놀라는 증상을 치료할 뿐입니다. 그러나 놀라는 증상만을 치료하는 것은 별로 의미가 없습니다.

58

## 중이염은 이비인후과에서 치료하는 병이다?

많은 엄마들이 오해하고 있는 잘못된 상식 가운데 하나입니다. 그러나 아이들의 중이염은 소아과 의사가 치료하는 병입니다. 미국에서도 아이들의 중이염은 이비인후과 의사가 아닌 소아과 의사가 주로 치료를 합니다. 물론 감기, 비염, 아이들의 축농증도 소아과 의사가 전문적으로 치료하는 병입니다.

## 59

### 귀에 물이 들어가면 면봉으로 닦아낸다?

수영을 하거나 머리를 감다가 아이의 귀에 물이 들어가면 중이염이 생길까 봐 면봉으로 닦아내는 분들이 많습니다. 어떤 분들은 아이를 목욕시킨 뒤 꼭 귀를 후벼주기도 합니다. 하지만 이것은 좋은 방법이 아닙니다. 귀는 중이와 외이가 귀고막으로 막혀 있으므로 귓구멍으로 들어간 물은 귀고막이 파열되거나 중이염 등이 심해서 귀고막에 튜브 등을 박아둔 아주 특수한 경우가 아니라면 중이로 들어갈 수 없습니다. 귓속에 들어간 물은 대개 체온에 의해 증발하며, 그냥 두면 다 흘러나옵니다. 물이 많이 들어갔을 때는 귀를 한쪽씩 아래쪽으로 기울이면 물이 좀더 빨리 나오기도 합니다. 아이들의 경우 보통 귀에 물이 들어가서 중이염이 생기진 않으므로 아이의 귀에 물이 들어갔다고 함부로 면봉을 넣어서 후비면 안됩니다. 물이 들어간 귓구멍 안의 피부는 물에 불어서 약해지는데, 이때 면봉을 넣어서 물을 닦다간 오히려 귓구멍 안의 피부에 손상을 입혀 외이도에 염증을 일으키기 쉽습니다. 면봉은 귀 뒤와 귓바퀴를 깨끗이 닦는 데만 사용하면 됩니다. 물론 평소에도 아이들의 귀지를 함부로 파주면 안됩니다.

## 60

### 기저귀 발진에는 천 기저귀가 더 좋다?

반드시 그런 것은 아닙니다. 천 기저귀든 종이 기저귀든 자주 갈아주면 됩니다.

## 61

### 껌을 씹으면 소화가 잘 된다?

많은 분들이 식후에 껌을 씹으면 소화가 잘 된다고 생각합니다. 하지만 일부 껌 속에 들어 있는 솔비톨이란 인공 감미료는 간혹 부작용을 일으켜 장에 부담을 주기도 합니다. 따라서 식후에 껌을 씹는 것이 항상 소화를 돕는 것은 아닙니다. 껌을 삼키는 아이는 절대 껌을 주지 마세요.

## 62

### 아이가 열이 날 때는 얼음물로 냉찜질하면 된다?

많이들 오해하기 쉬운 부분이 바로 열이 날 때 찬물로 찜질해야 한다는 것입니다. 그러나 열이 난다고 냉찜질을 하면 오히려 역효과가 나타날 수 있습니다. 냉찜질을 하면 체온과 차이가 많이 나므로 아이가 추워서 덜덜 떨게 됩니다. 이렇게 추워서 떨면 근육에서 열이 발생해 오히려 체온이 더 올라가게 됩니다. 찬물은 또한 피부의 말초혈관을 수축시키는 작용을 합니다. 열은 피부를 통해 발산되는데, 냉찜질을 하면 혈액 순환이 원활하지 않게 되어 열이 효과적으로 발산되지 않습니다. 아이가 열이 심하게 날 때 해열제를 사용하는 것이 중요합니다. 예전에는 열이 심할 때 미지근한 물수건으로 닦아주는 것을 권장했지만, 이제는 물수건으로 닦아주는 것이 기본적으로 권장되지 않습니다.

## 63

### 종기는 약을 먹으면 더 오래가니 그냥 두어야 한다?

간혹 종기가 심해서 고름이 줄줄 나는 아이가 소아과를 찾아옵니다. 어떤 아이는 다리가 땡땡할 정도로 염증이 퍼져 있기도 합니다. 이럴 때 엄마들에게 왜 그냥 두었냐고 물어보면 하나같이 약을 먹이면 고름 주머니가 생겨 두고두고 고생한다고들 해서 곪아터지게 그냥 두었다고 합니다. 현대의학의 뛰어난 발명품 가운데 하나가 바로 항생제입니다. 예전에는 작은 종기 하나만으로도 생명이 위협을 받곤 했지만, 요즘은 항생제 치료 덕에 종기로 생명이 위협을 받는 일은 없습니다. 종기가 생겼을 때 약을 먹이면 종기가 오래간다는 얘기는 틀립니다. 물론 그냥 두어야 하는 경우도 있지만, 종기가 심하거나 여러 개가 생긴 경우에는 반드시 항생제를 먹이며 치료해야 하며, 필요에 따라서는 배농을 해야 합니다.

64

**머리쇠똥은 발바닥에 흙을 묻히면 좋아진다?**

아기의 머리쇠똥은 발바닥에 흙을 묻히면 좋아진다는 속담이 있습니다. 머리쇠똥뿐 아니라 태열도 발바닥에 흙을 묻히면 좋아진다는데, 이 말을 그대로 믿고 정말로 아기의 발바닥에 흙을 묻히고 오는 분들이 있습니다. 그러나 이 말은 아기가 걸을 나이가 되면 좋아진다는 뜻입니다.

65

**경기를 하면 기응환이나 청심환을 먹인다?**

열성 경기는 비교적 흔한 병으로, 열이 많이 나면 아이들은 열성 경기를 할 수 있습니다. 아이가 경기를 하면 엄마들의 머릿속에 제일 먼저 떠오르는 것이 기응환과 청심환입니다. 어떤 엄마들은 어디서 들었는지 손가락을 찔러서 피를 몇 방울 먹이기도 합니다. 그러나 아이가 경기를 할 때는 아무것도 먹이면 안됩니다. 물도 먹이면 안됩니다. 의식이 없는 상태에서 뭔가를 먹이면, 잘못하면 기도로 들어가 흡입성 폐렴이 생기기도 하고, 경우에 따라서는 숨이 막힐 수도 있습니다. 특히 진정제는 더더욱 먹이면 안됩니다. 나중에 진단을 붙이는 데 방해가 되어 진짜로 중한 병인 경우에 진단과 치료가 늦어질 수 있습니다.

66

**한약이 양약보다 안전하다는데……**

한약이 양약보다 안전하다는 임상 결과는 어디에서도 찾아볼 수 없습니다. 의사들은 양약이라 불리는 현대의학에서 사용되는 약들이 한약보다 훨씬 더 안전하다고 생각합니다. 만약 최고의 명의라 불리는 허준 선생이 살던 시대의 약과 의학이 현대의학보다 좋다면 조선 시대 보통 사람들의 평균 수명이 20대 초반이고, 임금님의 평균 수명조차도 40대를 넘기지 못했다는 것이 이상하지요?

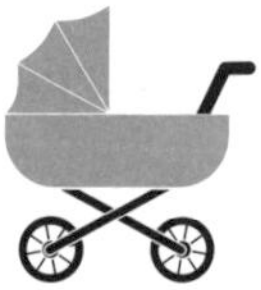

"엄마들이 쉽게 확인할 수 있는"

# 성장 기준표 & 찾아보기

# Growth chart & Index

성장 기준표는 아이가 제대로 자라고 있는지 확인할 수 있는 가장 기준이 되는 표입니다.
주기적으로 키와 몸무게를 확인해서 아이의 성장 상태를 확인하시는 것이 좋습니다.

## 2006년 세계보건기구 어린이 성장 기준과 질병관리본부 성장도표

- 우리나라의 성장 기준은 2017년 12월 말을 기점으로 새로이 개정되어 있습니다. 가장 큰 차이는 3세 미만은 2006년 세계보건기구가 만든 어린이 성장 기준표를 11년 만에 우리나라에서 도입하여 국가 표준으로 삼은 것입니다. 3세부터는 세계보건기구의 성장 기준이 아닌 우리나라의 소아발육표를 사용하고 있습니다. 질병관리본부 홈페이지(cdc.go.kr/CDC)를 참조하세요.
- 이번에 도입한 세계보건기구의 성장표는 전세계 대다수의 나라가 체택한 기준입니다. 이 표를 사용하게 되면 우리나라의 어린이들이 영양 결핍이나 비만의 위험 없이 건강하게 성장할 수 있는 가장 중요한 근본 바탕을 마련할 수 있게 될 것입니다.

세계보건기구 어린이성장기준

- 세계보건기구의 어린이 성장 기준은 1997~2003년간, 전세계 6개 대륙을 망라하는 지역(브라질, 가나, 인도, 노르웨이, 오만, 미국)에서 건강한 8,440명의 모유수유아를 대상으로, 엄격한 기준하에 신체 측정 및 관련 자료를 수집하고 과학적 분석 작업을 통해 얻은 결과입니다. 이번에 1차로 발표된 연령별 체중, 신장 지수 등은 모유수유를 하고, 엄마가 담배를 피우지 않고, 아기에게 반복되는 감염성 설사와 같은 질병이 없이 영아 성장에 기본적으로 요구되는 조건이 충족된다면, 인종이나 민족에 상관없이 전세계 어린이가 그에 따라 성장해야 하는 기준으로 제시되었다는 점에서 매우 큰 의미를 갖습니다.

질병관리본부 홈페이지 링크

- 도표와 그래프에 쓰인 나이는 모두 만 나이입니다. 예를 들어 1개월은 태어난 날로부터 30일째 되는 날이고, 돌은 12개월로 365일째 되는 날을 말합니다.
- 백분위수(퍼센타일)란 100명 가운데 어느 위치에 있는가를 나타내는 수치입니다. 즉 신장에서 백분위수가 1인 아이는 100명 가운데 신장이 가장 작다는 뜻이고, 백분위수가 100인 아이는 100명 가운데 신장이 가장 크다는 뜻입니다. 백분위수가 50이라는 것은 그 또래의 평균치가 되겠지요. 백분위수가 3 이하이거나 97 이상인 아이는 평균치에서 상당히 많이 벗어나 있는 것입니다.

**체중, 신장 백분위수** 0~24개월의 남자 아기와 여자 아기의 체중과 신장 백분위수는 남아와 여아의 체중과 신장의 표준치를 나타낸 도표입니다. 여러분의 아기가 같은 성별, 같은 나이의 아이들에 비해 키가 어느 정도 크고 작은지, 몸무게가 어느 정도 많고 적은지 등을 알 수 있습니다. 예를 들어 생후 8개월 된 남자 아기의 체중이 8kg이라면 이 아기의 체중 백분위수는 25입니다. 이 말은 8개월 된 남자 아기들 100명 가운데 25번째로 몸무게가 적게 나간다는 뜻으로, 이 아기는 평균보다 약간 적게 몸무게가 나가는 것입니다.

**누운 신장별 체중 백분위수** 아이의 키와 몸무게를 알 때 어느 정도 말랐는지 혹은 비만인지를 알 수 있는 도표입니다. 다시 말해 아이의 비만 정도를 쉽게 알 수 있는 도표입니다. 예를 들어 남자 아기의 키가 97cm이고 몸무게가 16.5kg이라면, 이 아기의 백분위수는 95입니다. 즉 같은 키의 남자 아기 100명 가운데 5번째로 몸무게가 많이 나간다는 뜻이지요. 따라서 이 아기는 평균치보다 몸무게가 상당히 많이 나가는 편이라는 것을 알 수 있습니다.

**신장표를 읽을 때 주의할 것** 24개월까지는 누워서 잰 키이고 24개월 이상은 서서 잰 키입니다. 그렇기 때문에 24개월에 잰 키보다 일시적으로 키가 작게 표시된 것은 키를 재는 방식이 다르기 때문입니다.

남자

## 세계보건기구 어린이 성장 기준 : **0~13주(0~3개월)** 남아의 체중(kg) 백분위수 (우리나라의 성장 기준과 동일합니다)

체중

| | 1 | 3 | 5 | 15 | 25 | 50 | 75 | 85 | 95 | 97 | 99 |
|---|---|---|---|---|---|---|---|---|---|---|---|
| 0주 | 2.3 | 2.5 | 2.6 | 2.9 | 3.0 | **3.3** | 3.7 | 3.9 | 4.2 | 4.3 | 4.6 |
| 1주 | 2.4 | 2.6 | 2.7 | 3.0 | 3.2 | **3.5** | 3.8 | 4.0 | 4.4 | 4.5 | 4.8 |
| 2주 | 2.7 | 2.8 | 3.0 | 3.2 | 3.4 | **3.8** | 4.1 | 4.3 | 4.7 | 4.9 | 5.1 |
| 3주 | 2.9 | 3.1 | 3.2 | 3.5 | 3.7 | **4.1** | 4.5 | 4.7 | 5.1 | 5.2 | 5.5 |
| 4주 | 3.2 | 3.4 | 3.5 | 3.8 | 4.0 | **4.4** | 4.8 | 5.0 | 5.4 | 5.6 | 5.9 |
| 5주 | 3.4 | 3.6 | 3.7 | 4.1 | 4.3 | **4.7** | 5.1 | 5.3 | 5.8 | 5.9 | 6.3 |
| 6주 | 3.6 | 3.8 | 4.0 | 4.3 | 4.5 | **4.9** | 5.4 | 5.6 | 6.1 | 6.3 | 6.6 |
| 7주 | 3.8 | 4.1 | 4.2 | 4.5 | 4.8 | **5.2** | 5.6 | 5.9 | 6.4 | 6.5 | 6.9 |
| 8주 | 4.0 | 4.3 | 4.4 | 4.7 | 5.0 | **5.4** | 5.9 | 6.2 | 6.6 | 6.8 | 7.2 |
| 9주 | 4.2 | 4.4 | 4.6 | 4.9 | 5.2 | **5.6** | 6.1 | 6.4 | 6.9 | 7.1 | 7.4 |
| 10주 | 4.4 | 4.6 | 4.8 | 5.1 | 5.4 | **5.8** | 6.3 | 6.6 | 7.1 | 7.3 | 7.7 |
| 11주 | 4.5 | 4.8 | 4.9 | 5.3 | 5.6 | **6.0** | 6.5 | 6.8 | 7.3 | 7.5 | 7.9 |
| 12주 | 4.7 | 4.9 | 5.1 | 5.5 | 5.7 | **6.2** | 6.7 | 7.0 | 7.5 | 7.7 | 8.1 |
| 13주 | 4.8 | 5.1 | 5.2 | 5.6 | 5.9 | **6.4** | 6.9 | 7.2 | 7.7 | 7.9 | 8.3 |

## 성장표 이용할 때 알아둘 것들

- 이제는 이 표가 우리나라에서도 공인된 표입니다. 3세 미만에서는 예전의 책에 있던 대한소아과학회의 성장표는 더 이상 사용하지 않습니다.
- 작은 아이부터의 순서로 1퍼센타일은 100명 중에서 제일 작은 아이를 말합니다. 95퍼센타일은 95번째로 큰 아이니까 많이 큰 아이입니다.
- 아가들은 태어날 때 몸무게를 기준으로 자라는 것이 일반적입니다. 적게 태어난 아이가 서서히 다른 아이를 따라가는 것은 문제가 없습니다. 크게 태어난 아이가 서서히 다른 아이에 맞추어도 됩니다.
- 몸무게가 늘지 않거나 몸무게의 퍼센타일이 짧은 시간에 떨어질 경우는 바로 소아청소년과 의사의 진료를 받는 것이 좋습니다. 어린 아가의 경우 몸무게가 제대로 늘지 않는 경우 성장은 물론 두뇌 발달에도 문제가 될 수 있습니다.

## 세계보건기구 어린이 성장 기준 : **0~13주(0~3개월)** 여아의 체중(kg) 백분위수



| | 1 | 3 | 5 | 15 | 25 | 50 | 75 | 85 | 95 | 97 | 99 |
|---|---|---|---|---|---|---|---|---|---|---|---|
| **0주** | 2.3 | 2.4 | 2.5 | 2.8 | 2.9 | **3.2** | 3.6 | 3.7 | 4.0 | 4.2 | 4.4 |
| **1주** | 2.3 | 2.5 | 2.6 | 2.9 | 3.0 | **3.3** | 3.7 | 3.9 | 4.2 | 4.4 | 4.6 |
| **2주** | 2.5 | 2.7 | 2.8 | 3.1 | 3.2 | **3.6** | 3.9 | 4.1 | 4.5 | 4.6 | 4.9 |
| **3주** | 2.7 | 2.9 | 3.0 | 3.3 | 3.5 | **3.8** | 4.2 | 4.4 | 4.8 | 5.0 | 5.3 |
| **4주** | 2.9 | 3.1 | 3.3 | 3.5 | 3.7 | **4.1** | 4.5 | 4.7 | 5.1 | 5.3 | 5.6 |
| **5주** | 3.1 | 3.3 | 3.5 | 3.8 | 4.0 | **4.3** | 4.8 | 5.0 | 5.4 | 5.6 | 5.9 |
| **6주** | 3.3 | 3.5 | 3.7 | 4.0 | 4.2 | **4.6** | 5.0 | 5.3 | 5.7 | 5.9 | 6.2 |
| **7주** | 3.5 | 3.7 | 3.8 | 4.2 | 4.4 | **4.8** | 5.2 | 5.5 | 5.9 | 6.1 | 6.5 |
| **8주** | 3.7 | 3.9 | 4.0 | 4.4 | 4.6 | **5.0** | 5.5 | 5.7 | 6.2 | 6.4 | 6.7 |
| **9주** | 3.8 | 4.1 | 4.2 | 4.5 | 4.7 | **5.2** | 5.7 | 5.9 | 6.4 | 6.6 | 7.0 |
| **10주** | 4.0 | 4.2 | 4.3 | 4.7 | 4.9 | **5.4** | 5.8 | 6.1 | 6.6 | 6.8 | 7.2 |
| **11주** | 4.1 | 4.3 | 4.5 | 4.8 | 5.1 | **5.5** | 6.0 | 6.3 | 6.8 | 7.0 | 7.4 |
| **12주** | 4.2 | 4.5 | 4.6 | 5.0 | 5.2 | **5.7** | 6.2 | 6.5 | 7.0 | 7.2 | 7.6 |
| **13주** | 4.3 | 4.6 | 4.7 | 5.1 | 5.4 | **5.8** | 6.4 | 6.7 | 7.2 | 7.4 | 7.8 |

## 성장표 이용할 때 알아둘 것들

- 몸무게가 너무 빨리 늘어나는 것 역시 주의하여야 합니다. 아가들의 경우 몸무게가 늘면 키도 같이 크는 경우가 대부분인데 이런 경우를 비만이라고 하지 않고 과체중이라고 합니다. 키 몸무게 비율이 정상이라면 단기적으로 별 문제가 없습니다. 하지만 키는 부모키를 닮기 때문에 어릴 때 몸무게 많이 늘어서 키가 큰다고 나중에도 계속 키가 크게 되는 것이 아니란 점 유의하십시오. 나이가 들어서도 몸무게가 계속 늘어날 경우 키는 어느 날 더 이상 급격하게 자라지 않는데 과식하는 습관을 고치기 힘들어서 몸무게는 계속 늘게 되면 비만이 되기 쉬우니 주의하여야 합니다. 하지만 어릴 때 몸무게가 많이 나가는 것은 식습관 조절 등으로 적절한 대응을 하면 대부분 별 문제가 없습니다.
- 체중이 아주 적게 태어난 경우 다른 아이를 너무 빨리 따라가는 것은 주의하여야 합니다. 너무 빨리 따라가면 몸무게가 계속 늘어서 과체중이 되기 쉽고 나중에 성인병의 위험성도 높아질 수 있습니다. 1%도 안되게 태어난 아가라면 두세 돌까지 다른 아이들을 따라가도 아무런 문제가 없습니다.

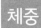

## 세계보건기구 어린이 성장 기준 : **0~13주(0~3개월)** 남아의 체중 및 신장 백분위수



| | | 1 | 3 | 5 | 15 | 25 | 50 | 75 | 85 | 95 | 97 | 99 |
|---|---|---|---|---|---|---|---|---|---|---|---|---|
| 0주 | 체중(kg) | 2.3 | 2.5 | 2.6 | 2.9 | 3.0 | **3.3** | 3.7 | 3.9 | 4.2 | 4.3 | 4.6 |
| | 신장(cm) | 45.5 | 46.3 | 46.8 | 47.9 | 48.6 | **49.9** | 51.2 | 51.8 | 53.0 | 53.4 | 54.3 |
| 1주 | 체중(kg) | 2.4 | 2.6 | 2.7 | 3.0 | 3.2 | **3.5** | 3.8 | 4.0 | 4.4 | 4.5 | 4.8 |
| | 신장(cm) | 46.7 | 47.5 | 48.0 | 49.1 | 49.8 | **51.1** | 52.4 | 53.1 | 54.2 | 54.7 | 55.5 |
| 2주 | 체중(kg) | 2.7 | 2.8 | 3.0 | 3.2 | 3.4 | **3.8** | 4.1 | 4.3 | 4.7 | 4.9 | 5.1 |
| | 신장(cm) | 47.9 | 48.8 | 49.2 | 50.4 | 51.1 | **52.3** | 53.6 | 54.3 | 55.5 | 55.9 | 56.8 |
| 3주 | 체중(kg) | 2.9 | 3.1 | 3.2 | 3.5 | 3.7 | **4.1** | 4.5 | 4.7 | 5.1 | 5.2 | 5.5 |
| | 신장(cm) | 48.9 | 49.8 | 50.2 | 51.4 | 52.1 | **53.4** | 54.7 | 55.4 | 56.6 | 57.0 | 57.9 |
| 4주 | 체중(kg) | 3.2 | 3.4 | 3.5 | 3.8 | 4.0 | **4.4** | 4.8 | 5.0 | 5.4 | 5.6 | 5.9 |
| | 신장(cm) | 49.9 | 50.7 | 51.2 | 52.4 | 53.1 | **54.4** | 55.7 | 56.4 | 57.6 | 58.0 | 58.9 |
| 5주 | 체중(kg) | 3.4 | 3.6 | 3.7 | 4.1 | 4.3 | **4.7** | 5.1 | 5.3 | 5.8 | 5.9 | 6.3 |
| | 신장(cm) | 50.8 | 51.7 | 52.1 | 53.3 | 54.0 | **55.3** | 56.7 | 57.4 | 58.6 | 59.0 | 59.9 |
| 6주 | 체중(kg) | 3.6 | 3.8 | 4.0 | 4.3 | 4.5 | **4.9** | 5.4 | 5.6 | 6.1 | 6.3 | 6.6 |
| | 신장(cm) | 51.7 | 52.5 | 53.0 | 54.2 | 54.9 | **56.2** | 57.6 | 58.3 | 59.5 | 59.9 | 60.8 |
| 7주 | 체중(kg) | 3.8 | 4.1 | 4.2 | 4.5 | 4.8 | **5.2** | 5.6 | 5.9 | 6.4 | 6.5 | 6.9 |
| | 신장(cm) | 52.5 | 53.4 | 53.8 | 55.0 | 55.7 | **57.1** | 58.4 | 59.1 | 60.3 | 60.8 | 61.7 |
| 8주 | 체중(kg) | 4.0 | 4.3 | 4.4 | 4.7 | 5.0 | **5.4** | 5.9 | 6.2 | 6.6 | 6.8 | 7.2 |
| | 신장(cm) | 53.3 | 54.1 | 54.6 | 55.8 | 56.5 | **57.9** | 59.2 | 60.0 | 61.2 | 61.6 | 62.5 |
| 9주 | 체중(kg) | 4.2 | 4.4 | 4.6 | 4.9 | 5.2 | **5.6** | 6.1 | 6.4 | 6.9 | 7.1 | 7.4 |
| | 신장(cm) | 54.0 | 54.9 | 55.4 | 56.6 | 57.3 | **58.7** | 60.0 | 60.7 | 61.9 | 62.4 | 63.3 |
| 10주 | 체중(kg) | 4.4 | 4.6 | 4.8 | 5.1 | 5.4 | **5.8** | 6.3 | 6.6 | 7.1 | 7.3 | 7.7 |
| | 신장(cm) | 54.7 | 55.6 | 56.1 | 57.3 | 58.0 | **59.4** | 60.7 | 61.5 | 62.7 | 63.2 | 64.1 |
| 11주 | 체중(kg) | 4.5 | 4.8 | 4.9 | 5.3 | 5.6 | **6.0** | 6.5 | 6.8 | 7.3 | 7.5 | 7.9 |
| | 신장(cm) | 55.4 | 56.3 | 56.8 | 58.0 | 58.7 | **60.1** | 61.5 | 62.2 | 63.4 | 63.9 | 64.8 |
| 12주 | 체중(kg) | 4.7 | 4.9 | 5.1 | 5.5 | 5.7 | **6.2** | 6.7 | 7.0 | 7.5 | 7.7 | 8.1 |
| | 신장(cm) | 56.0 | 56.9 | 57.4 | 58.7 | 59.4 | **60.8** | 62.1 | 62.9 | 64.1 | 64.6 | 65.5 |
| 13주 | 체중(kg) | 4.8 | 5.1 | 5.2 | 5.6 | 5.9 | **6.4** | 6.9 | 7.2 | 7.7 | 7.9 | 8.3 |
| | 신장(cm) | 56.6 | 57.6 | 58.0 | 59.3 | 60.0 | **61.4** | 62.8 | 63.5 | 64.8 | 65.2 | 66.2 |

## 세계보건기구 어린이 성장 기준 : 0~13주(0~3개월) 여아의 체중 및 신장 백분위수



| | | 1 | 3 | 5 | 15 | 25 | 50 | 75 | 85 | 95 | 97 | 99 |
|---|---|---|---|---|---|---|---|---|---|---|---|---|
| 0주 | 체중(kg)<br>신장(cm) | 2.3<br>44.8 | 2.4<br>45.6 | 2.5<br>46.1 | 2.8<br>47.2 | 2.9<br>47.9 | **3.2**<br>**49.1** | 3.6<br>50.4 | 3.7<br>51.1 | 4.0<br>52.2 | 4.2<br>52.7 | 4.4<br>53.5 |
| 1주 | 체중(kg)<br>신장(cm) | 2.3<br>45.9 | 2.5<br>46.8 | 2.6<br>47.2 | 2.9<br>48.4 | 3.0<br>49.1 | **3.3**<br>**50.3** | 3.7<br>51.6 | 3.9<br>52.3 | 4.2<br>53.4 | 4.4<br>53.9 | 4.6<br>54.7 |
| 2주 | 체중(kg)<br>신장(cm) | 2.5<br>47.1 | 2.7<br>47.9 | 2.8<br>48.4 | 3.1<br>49.5 | 3.2<br>50.2 | **3.6**<br>**51.5** | 3.9<br>52.8 | 4.1<br>53.5 | 4.5<br>54.6 | 4.6<br>55.1 | 4.9<br>55.9 |
| 3주 | 체중(kg)<br>신장(cm) | 2.7<br>48.0 | 2.9<br>48.8 | 3.0<br>49.3 | 3.3<br>50.5 | 3.5<br>51.2 | **3.8**<br>**52.5** | 4.2<br>53.8 | 4.4<br>54.5 | 4.8<br>55.6 | 5.0<br>56.1 | 5.3<br>56.9 |
| 4주 | 체중(kg)<br>신장(cm) | 2.9<br>48.9 | 3.1<br>49.7 | 3.3<br>50.2 | 3.5<br>51.4 | 3.7<br>52.1 | **4.1**<br>**53.4** | 4.5<br>54.7 | 4.7<br>55.4 | 5.1<br>56.6 | 5.3<br>57.0 | 5.6<br>57.9 |
| 5주 | 체중(kg)<br>신장(cm) | 3.1<br>49.7 | 3.3<br>50.5 | 3.5<br>51.0 | 3.8<br>52.2 | 4.0<br>52.9 | **4.3**<br>**54.2** | 4.8<br>55.6 | 5.0<br>56.3 | 5.4<br>57.5 | 5.6<br>57.9 | 5.9<br>58.8 |
| 6주 | 체중(kg)<br>신장(cm) | 3.3<br>50.4 | 3.5<br>51.3 | 3.7<br>51.8 | 4.0<br>53.0 | 4.2<br>53.7 | **4.6**<br>**55.1** | 5.0<br>56.4 | 5.3<br>57.1 | 5.7<br>58.3 | 5.9<br>58.8 | 6.2<br>59.7 |
| 7주 | 체중(kg)<br>신장(cm) | 3.5<br>51.2 | 3.7<br>52.1 | 3.8<br>52.5 | 4.2<br>53.8 | 4.4<br>54.5 | **4.8**<br>**55.8** | 5.2<br>57.2 | 5.5<br>57.9 | 5.9<br>59.1 | 6.1<br>59.6 | 6.5<br>60.5 |
| 8주 | 체중(kg)<br>신장(cm) | 3.7<br>51.9 | 3.9<br>52.8 | 4.0<br>53.2 | 4.4<br>54.5 | 4.6<br>55.2 | **5.0**<br>**56.6** | 5.5<br>57.9 | 5.7<br>58.7 | 6.2<br>59.9 | 6.4<br>60.4 | 6.7<br>61.3 |
| 9주 | 체중(kg)<br>신장(cm) | 3.8<br>52.5 | 4.1<br>53.4 | 4.2<br>53.9 | 4.5<br>55.2 | 4.7<br>55.9 | **5.2**<br>**57.3** | 5.7<br>58.7 | 5.9<br>59.4 | 6.4<br>60.6 | 6.6<br>61.1 | 7.0<br>62.0 |
| 10주 | 체중(kg)<br>신장(cm) | 4.0<br>53.2 | 4.2<br>54.1 | 4.3<br>54.6 | 4.7<br>55.8 | 4.9<br>56.6 | **5.4**<br>**57.9** | 5.8<br>59.3 | 6.1<br>60.1 | 6.6<br>61.3 | 6.8<br>61.8 | 7.2<br>62.7 |
| 11주 | 체중(kg)<br>신장(cm) | 4.1<br>53.8 | 4.3<br>54.7 | 4.5<br>55.2 | 4.8<br>56.4 | 5.1<br>57.2 | **5.5**<br>**58.6** | 6.0<br>60.0 | 6.3<br>60.7 | 6.8<br>62.0 | 7.0<br>62.5 | 7.4<br>63.4 |
| 12주 | 체중(kg)<br>신장(cm) | 4.2<br>54.3 | 4.5<br>55.3 | 4.6<br>55.8 | 5.0<br>57.0 | 5.2<br>57.8 | **5.7**<br>**59.2** | 6.2<br>60.6 | 6.5<br>61.4 | 7.0<br>62.6 | 7.2<br>63.1 | 7.6<br>64.1 |
| 13주 | 체중(kg)<br>신장(cm) | 4.3<br>54.9 | 4.6<br>55.8 | 4.7<br>56.3 | 5.1<br>57.6 | 5.4<br>58.4 | **5.8**<br>**59.8** | 6.4<br>61.2 | 6.7<br>62.0 | 7.2<br>63.2 | 7.4<br>63.7 | 7.8<br>64.7 |

남자

## 세계보건기구 어린이 성장 기준 : **0~36개월** 남아의 월령별 체중 백분위수

체중

| | 1 | 3 | 5 | 10 | 15 | 25 | 50 | 75 | 85 | 90 | 95 | 97 | 99 |
|---|---|---|---|---|---|---|---|---|---|---|---|---|---|
| **0개월** | 2.3 | 2.5 | 2.6 | 2.8 | 2.9 | 3.0 | **3.3** | 3.7 | 3.9 | 4.0 | 4.2 | 4.3 | 4.6 |
| **1개월** | 3.2 | 3.4 | 3.6 | 3.8 | 3.9 | 4.1 | **4.5** | 4.9 | 5.1 | 5.3 | 5.5 | 5.7 | 6.0 |
| **2개월** | 4.1 | 4.4 | 4.5 | 4.7 | 4.9 | 5.1 | **5.6** | 6.0 | 6.3 | 6.5 | 6.8 | 7.0 | 7.4 |
| **3개월** | 4.8 | 5.1 | 5.2 | 5.5 | 5.6 | 5.9 | **6.4** | 6.9 | 7.2 | 7.4 | 7.7 | 7.9 | 8.3 |
| **4개월** | 5.4 | 5.6 | 5.8 | 6.0 | 6.2 | 6.5 | **7.0** | 7.6 | 7.9 | 8.1 | 8.4 | 8.6 | 9.1 |
| **5개월** | 5.8 | 6.1 | 6.2 | 6.5 | 6.7 | 7.0 | **7.5** | 8.1 | 8.4 | 8.6 | 9.0 | 9.2 | 9.7 |
| **6개월** | 6.1 | 6.4 | 6.6 | 6.9 | 7.1 | 7.4 | **7.9** | 8.5 | 8.9 | 9.1 | 9.5 | 9.7 | 10.2 |
| **7개월** | 6.4 | 6.7 | 6.9 | 7.2 | 7.4 | 7.7 | **8.3** | 8.9 | 9.3 | 9.5 | 9.9 | 10.2 | 10.7 |
| **8개월** | 6.7 | 7.0 | 7.2 | 7.5 | 7.7 | 8.0 | **8.6** | 9.3 | 9.6 | 9.9 | 10.3 | 10.5 | 11.1 |
| **9개월** | 6.9 | 7.2 | 7.4 | 7.7 | 7.9 | 8.3 | **8.9** | 9.6 | 10.0 | 10.2 | 10.6 | 10.9 | 11.4 |
| **10개월** | 7.1 | 7.5 | 7.7 | 8.0 | 8.2 | 8.5 | **9.2** | 9.9 | 10.3 | 10.5 | 10.9 | 11.2 | 11.8 |
| **11개월** | 7.3 | 7.7 | 7.9 | 8.2 | 8.4 | 8.7 | **9.4** | 10.1 | 10.5 | 10.8 | 11.2 | 11.5 | 12.1 |
| **12개월** | 7.5 | 7.8 | 8.1 | 8.4 | 8.6 | 9.0 | **9.6** | 10.4 | 10.8 | 11.1 | 11.5 | 11.8 | 12.4 |
| **13개월** | 7.6 | 8.0 | 8.2 | 8.6 | 8.8 | 9.2 | **9.9** | 10.6 | 11.1 | 11.4 | 11.8 | 12.1 | 12.7 |
| **14개월** | 7.8 | 8.2 | 8.4 | 8.8 | 9.0 | 9.4 | **10.1** | 10.9 | 11.3 | 11.6 | 12.1 | 12.4 | 13.0 |
| **15개월** | 8.0 | 8.4 | 8.6 | 9.0 | 9.2 | 9.6 | **10.3** | 11.1 | 11.6 | 11.9 | 12.3 | 12.7 | 13.3 |
| **16개월** | 8.1 | 8.5 | 8.8 | 9.1 | 9.4 | 9.8 | **10.5** | 11.3 | 11.8 | 12.1 | 12.6 | 12.9 | 13.6 |
| **17개월** | 8.3 | 8.7 | 8.9 | 9.3 | 9.6 | 10.0 | **10.7** | 11.6 | 12.0 | 12.4 | 12.9 | 13.2 | 13.9 |
| **18개월** | 8.4 | 8.9 | 9.1 | 9.5 | 9.7 | 10.1 | **10.9** | 11.8 | 12.3 | 12.6 | 13.1 | 13.5 | 14.2 |
| **19개월** | 8.6 | 9.0 | 9.3 | 9.7 | 9.9 | 10.3 | **11.1** | 12.0 | 12.5 | 12.9 | 13.4 | 13.7 | 14.4 |
| **20개월** | 8.7 | 9.2 | 9.4 | 9.8 | 10.1 | 10.5 | **11.3** | 12.2 | 12.7 | 13.1 | 13.6 | 14.0 | 14.7 |
| **21개월** | 8.9 | 9.3 | 9.6 | 10.0 | 10.3 | 10.7 | **11.5** | 12.5 | 13.0 | 13.3 | 13.9 | 14.3 | 15.0 |
| **22개월** | 9.0 | 9.5 | 9.8 | 10.2 | 10.5 | 10.9 | **11.8** | 12.7 | 13.2 | 13.6 | 14.2 | 14.5 | 15.3 |
| **23개월** | 9.2 | 9.7 | 9.9 | 10.3 | 10.6 | 11.1 | **12.0** | 12.9 | 13.4 | 13.8 | 14.4 | 14.8 | 15.6 |
| **24개월** | 9.3 | 9.8 | 10.1 | 10.5 | 10.8 | 11.3 | **12.2** | 13.1 | 13.7 | 14.1 | 14.7 | 15.1 | 15.9 |
| **25개월** | 9.5 | 10.0 | 10.2 | 10.7 | 11.0 | 11.4 | **12.4** | 13.3 | 13.9 | 14.3 | 14.9 | 15.3 | 16.1 |
| **26개월** | 9.6 | 10.1 | 10.4 | 10.8 | 11.1 | 11.6 | **12.5** | 13.6 | 14.1 | 14.6 | 15.2 | 15.6 | 16.4 |
| **27개월** | 9.7 | 10.2 | 10.5 | 11.0 | 11.3 | 11.8 | **12.7** | 13.8 | 14.4 | 14.8 | 15.4 | 15.9 | 16.7 |
| **28개월** | 9.9 | 10.4 | 10.7 | 11.1 | 11.5 | 12.0 | **12.9** | 14.0 | 14.6 | 15.0 | 15.7 | 16.1 | 17.0 |
| **29개월** | 10.0 | 10.5 | 10.8 | 11.3 | 11.6 | 12.1 | **13.1** | 14.2 | 14.8 | 15.2 | 15.9 | 16.4 | 17.3 |
| **30개월** | 10.1 | 10.7 | 11.0 | 11.4 | 11.8 | 12.3 | **13.3** | 14.4 | 15.0 | 15.5 | 16.2 | 16.6 | 17.5 |
| **31개월** | 10.3 | 10.8 | 11.1 | 11.6 | 11.9 | 12.4 | **13.5** | 14.6 | 15.2 | 15.7 | 16.4 | 16.9 | 17.8 |
| **32개월** | 10.4 | 10.9 | 11.2 | 11.7 | 12.1 | 12.6 | **13.7** | 14.8 | 15.5 | 15.9 | 16.6 | 17.1 | 18.0 |
| **33개월** | 10.5 | 11.1 | 11.4 | 11.9 | 12.2 | 12.8 | **13.8** | 15.0 | 15.7 | 16.1 | 16.9 | 17.3 | 18.3 |
| **34개월** | 10.6 | 11.2 | 11.5 | 12.0 | 12.4 | 12.9 | **14.0** | 15.2 | 15.9 | 16.3 | 17.1 | 17.6 | 18.6 |
| **35개월** | 10.7 | 11.3 | 11.6 | 12.2 | 12.5 | 13.1 | **14.2** | 15.4 | 16.1 | 16.6 | 17.3 | 17.8 | 18.8 |
| **36개월** | 10.8 | 11.4 | 11.8 | | 12.7 | 13.2 | **14.3** | 15.6 | 16.3 | | 17.5 | 18.0 | 19.1 |

여자

## 세계보건기구 어린이 성장 기준 : **0~36개월** 여아의 월령별 체중 백분위수

체중

| | 1 | 3 | 5 | 10 | 15 | 25 | 50 | 75 | 85 | 90 | 95 | 97 | 99 |
|---|---|---|---|---|---|---|---|---|---|---|---|---|---|
| **0개월** | 2.3 | 2.4 | 2.5 | 2.7 | 2.8 | 2.9 | **3.2** | 3.6 | 3.7 | 3.9 | 4.0 | 4.2 | 4.4 |
| **1개월** | 3.0 | 3.2 | 3.3 | 3.5 | 3.6 | 3.8 | **4.2** | 4.6 | 4.8 | 5.0 | 5.2 | 5.4 | 5.7 |
| **2개월** | 3.8 | 4.0 | 4.1 | 4.3 | 4.5 | 4.7 | **5.1** | 5.6 | 5.9 | 6.0 | 6.3 | 6.5 | 6.9 |
| **3개월** | 4.4 | 4.6 | 4.7 | 5.0 | 5.1 | 5.4 | **5.8** | 6.4 | 6.7 | 6.9 | 7.2 | 7.4 | 7.8 |
| **4개월** | 4.8 | 5.1 | 5.2 | 5.5 | 5.6 | 5.9 | **6.4** | 7.0 | 7.3 | 7.5 | 7.9 | 8.1 | 8.6 |
| **5개월** | 5.2 | 5.5 | 5.6 | 5.9 | 6.1 | 6.4 | **6.9** | 7.5 | 7.8 | 8.1 | 8.4 | 8.7 | 9.2 |
| **6개월** | 5.5 | 5.8 | 6.0 | 6.2 | 6.4 | 6.7 | **7.3** | 7.9 | 8.3 | 8.5 | 8.9 | 9.2 | 9.7 |
| **7개월** | 5.8 | 6.1 | 6.3 | 6.5 | 6.7 | 7.0 | **7.6** | 8.3 | 8.7 | 8.9 | 9.4 | 9.6 | 10.2 |
| **8개월** | 6.0 | 6.3 | 6.5 | 6.8 | 7.0 | 7.3 | **7.9** | 8.6 | 9.0 | 9.3 | 9.7 | 10.0 | 10.6 |
| **9개월** | 6.2 | 6.6 | 6.8 | 7.0 | 7.3 | 7.6 | **8.2** | 8.9 | 9.3 | 9.6 | 10.1 | 10.4 | 11.0 |
| **10개월** | 6.4 | 6.8 | 7.0 | 7.3 | 7.5 | 7.8 | **8.5** | 9.2 | 9.6 | 9.9 | 10.4 | 10.7 | 11.3 |
| **11개월** | 6.6 | 7.0 | 7.2 | 7.5 | 7.7 | 8.0 | **8.7** | 9.5 | 9.9 | 10.2 | 10.7 | 11.0 | 11.7 |
| **12개월** | 6.8 | 7.1 | 7.3 | 7.7 | 7.9 | 8.2 | **8.9** | 9.7 | 10.2 | 10.5 | 11.0 | 11.3 | 12.0 |
| **13개월** | 6.9 | 7.3 | 7.5 | 7.9 | 8.1 | 8.4 | **9.2** | 10.0 | 10.4 | 10.8 | 11.3 | 11.6 | 12.3 |
| **14개월** | 7.1 | 7.5 | 7.7 | 8.0 | 8.3 | 8.6 | **9.4** | 10.2 | 10.7 | 11.0 | 11.5 | 11.9 | 12.6 |
| **15개월** | 7.3 | 7.7 | 7.9 | 8.2 | 8.5 | 8.8 | **9.6** | 10.4 | 10.9 | 11.3 | 11.8 | 12.2 | 12.9 |
| **16개월** | 7.4 | 7.8 | 8.1 | 8.4 | 8.7 | 9.0 | **9.8** | 10.7 | 11.2 | 11.5 | 12.1 | 12.5 | 13.2 |
| **17개월** | 7.6 | 8.0 | 8.2 | 8.6 | 8.8 | 9.2 | **10.0** | 10.9 | 11.4 | 11.8 | 12.3 | 12.7 | 13.5 |
| **18개월** | 7.8 | 8.2 | 8.4 | 8.8 | 9.0 | 9.4 | **10.2** | 11.1 | 11.6 | 12.0 | 12.6 | 13.0 | 13.8 |
| **19개월** | 7.9 | 8.3 | 8.6 | 8.9 | 9.2 | 9.6 | **10.4** | 11.4 | 11.9 | 12.3 | 12.9 | 13.3 | 14.1 |
| **20개월** | 8.1 | 8.5 | 8.7 | 9.1 | 9.4 | 9.8 | **10.6** | 11.6 | 12.1 | 12.5 | 13.1 | 13.5 | 14.4 |
| **21개월** | 8.2 | 8.7 | 8.9 | 9.3 | 9.6 | 10.0 | **10.9** | 11.8 | 12.4 | 12.8 | 13.4 | 13.8 | 14.6 |
| **22개월** | 8.4 | 8.8 | 9.1 | 9.5 | 9.8 | 10.2 | **11.1** | 12.0 | 12.6 | 13.0 | 13.6 | 14.1 | 14.9 |
| **23개월** | 8.5 | 9.0 | 9.2 | 9.7 | 9.9 | 10.4 | **11.3** | 12.3 | 12.8 | 13.3 | 13.9 | 14.3 | 15.2 |
| **24개월** | 8.7 | 9.2 | 9.4 | 9.8 | 10.1 | 10.6 | **11.5** | 12.5 | 13.1 | 13.5 | 14.2 | 14.6 | 15.5 |
| **25개월** | 8.9 | 9.3 | 9.6 | 10.0 | 10.3 | 10.8 | **11.7** | 12.7 | 13.3 | 13.8 | 14.4 | 14.9 | 15.8 |
| **26개월** | 9.0 | 9.5 | 9.8 | 10.2 | 10.5 | 10.9 | **11.9** | 12.9 | 13.6 | 14.0 | 14.7 | 15.2 | 16.1 |
| **27개월** | 9.2 | 9.6 | 9.9 | 10.4 | 10.7 | 11.1 | **12.1** | 13.2 | 13.8 | 14.3 | 15.0 | 15.4 | 16.4 |
| **28개월** | 9.3 | 9.8 | 10.1 | 10.5 | 10.8 | 11.3 | **12.3** | 13.4 | 14.0 | 14.5 | 15.2 | 15.7 | 16.7 |
| **29개월** | 9.5 | 10.0 | 10.2 | 10.7 | 11.0 | 11.5 | **12.5** | 13.6 | 14.3 | 14.7 | 15.5 | 16.0 | 17.0 |
| **30개월** | 9.6 | 10.1 | 10.4 | 10.9 | 11.2 | 11.7 | **12.7** | 13.8 | 14.5 | 15.0 | 15.7 | 16.2 | 17.3 |
| **31개월** | 9.7 | 10.3 | 10.5 | 11.0 | 11.3 | 11.9 | **12.9** | 14.1 | 14.7 | 15.2 | 16.0 | 16.5 | 17.6 |
| **32개월** | 9.9 | 10.4 | 10.7 | 11.2 | 11.5 | 12.0 | **13.1** | 14.3 | 15.0 | 15.5 | 16.2 | 16.8 | 17.8 |
| **33개월** | 10.0 | 10.5 | 10.8 | 11.3 | 11.7 | 12.2 | **13.3** | 14.5 | 15.2 | 15.7 | 16.5 | 17.0 | 18.1 |
| **34개월** | 10.1 | 10.7 | 11.0 | 11.5 | 11.8 | 12.4 | **13.5** | 14.7 | 15.4 | 15.9 | 16.8 | 17.3 | 18.4 |
| **35개월** | 10.3 | 10.8 | 11.1 | 11.6 | 12.0 | 12.5 | **13.7** | 14.9 | 15.7 | 16.2 | 17.0 | 17.6 | 18.7 |
| **36개월** | 10.4 | 11.0 | 11.3 | | 12.1 | 12.7 | **13.9** | 15.1 | 15.9 | | 17.3 | 17.8 | 19.0 |

남자

## 세계보건기구 어린이 성장 기준 : **0~36개월** 남아의 월령별 신장 백분위수

키

| | 1 | 3 | 5 | 10 | 15 | 25 | 50 | 75 | 85 | 90 | 95 | 97 | 99 |
|---|---|---|---|---|---|---|---|---|---|---|---|---|---|
| **0개월** | 45.5 | 46.3 | 46.8 | 47.5 | 47.9 | 48.6 | **49.9** | 51.2 | 51.8 | 52.3 | 53.0 | 53.4 | 54.3 |
| **1개월** | 50.2 | 51.1 | 51.5 | 52.2 | 52.7 | 53.4 | **54.7** | 56.0 | 56.7 | 57.2 | 57.9 | 58.4 | 59.3 |
| **2개월** | 53.8 | 54.7 | 55.1 | 55.9 | 56.4 | 57.1 | **58.4** | 59.8 | 60.5 | 61.0 | 61.7 | 62.2 | 63.1 |
| **3개월** | 56.7 | 57.6 | 58.1 | 58.8 | 59.3 | 60.1 | **61.4** | 62.8 | 63.5 | 64.0 | 64.8 | 65.3 | 66.2 |
| **4개월** | 59.0 | 60.0 | 60.5 | 61.2 | 61.7 | 62.5 | **63.9** | 65.3 | 66.0 | 66.6 | 67.3 | 67.8 | 68.7 |
| **5개월** | 61.0 | 61.9 | 62.4 | 63.2 | 63.7 | 64.5 | **65.9** | 67.3 | 68.1 | 68.6 | 69.4 | 69.9 | 70.8 |
| **6개월** | 62.6 | 63.6 | 64.1 | 64.9 | 65.4 | 66.2 | **67.6** | 69.1 | 69.8 | 70.4 | 71.1 | 71.6 | 72.6 |
| **7개월** | 64.1 | 65.1 | 65.6 | 66.4 | 66.9 | 67.7 | **69.2** | 70.6 | 71.4 | 71.9 | 72.7 | 73.2 | 74.2 |
| **8개월** | 65.5 | 66.5 | 67.0 | 67.8 | 68.3 | 69.1 | **70.6** | 72.1 | 72.9 | 73.4 | 74.2 | 74.7 | 75.7 |
| **9개월** | 66.8 | 67.7 | 68.3 | 69.1 | 69.6 | 70.5 | **72.0** | 73.5 | 74.3 | 74.8 | 75.7 | 76.2 | 77.2 |
| **10개월** | 68.0 | 69.0 | 69.5 | 70.4 | 70.9 | 71.7 | **73.3** | 74.8 | 75.6 | 76.2 | 77.0 | 77.6 | 78.6 |
| **11개월** | 69.1 | 70.2 | 70.7 | 71.6 | 72.1 | 73.0 | **74.5** | 76.1 | 77.0 | 77.5 | 78.4 | 78.9 | 80.0 |
| **12개월** | 70.2 | 71.3 | 71.8 | 72.7 | 73.3 | 74.1 | **75.7** | 77.4 | 78.2 | 78.8 | 79.7 | 80.2 | 81.3 |
| **13개월** | 71.3 | 72.4 | 72.9 | 73.8 | 74.4 | 75.3 | **76.9** | 78.6 | 79.4 | 80.0 | 80.9 | 81.5 | 82.6 |
| **14개월** | 72.3 | 73.4 | 74.0 | 74.9 | 75.5 | 76.4 | **78.0** | 79.7 | 80.6 | 81.2 | 82.1 | 82.7 | 83.8 |
| **15개월** | 73.3 | 74.4 | 75.0 | 75.9 | 76.5 | 77.4 | **79.1** | 80.9 | 81.8 | 82.4 | 83.3 | 83.9 | 85.0 |
| **16개월** | 74.2 | 75.4 | 76.0 | 76.9 | 77.5 | 78.5 | **80.2** | 82.0 | 82.9 | 83.5 | 84.5 | 85.1 | 86.2 |
| **17개월** | 75.1 | 76.3 | 76.9 | 77.9 | 78.5 | 79.5 | **81.2** | 83.0 | 84.0 | 84.6 | 85.6 | 86.2 | 87.4 |
| **18개월** | 76.0 | 77.2 | 77.8 | 78.8 | 79.5 | 80.4 | **82.3** | 84.1 | 85.1 | 85.7 | 86.7 | 87.3 | 88.5 |
| **19개월** | 76.8 | 78.1 | 78.7 | 79.7 | 80.4 | 81.4 | **83.2** | 85.1 | 86.1 | 86.8 | 87.8 | 88.4 | 89.7 |
| **20개월** | 77.7 | 78.9 | 79.6 | 80.6 | 81.3 | 82.3 | **84.2** | 86.1 | 87.1 | 87.8 | 88.8 | 89.5 | 90.7 |
| **21개월** | 78.4 | 79.7 | 80.4 | 81.5 | 82.2 | 83.2 | **85.1** | 87.1 | 88.1 | 88.8 | 89.9 | 90.5 | 91.8 |
| **22개월** | 79.2 | 80.5 | 81.2 | 82.3 | 83.0 | 84.1 | **86.0** | 88.0 | 89.1 | 89.8 | 90.9 | 91.6 | 92.9 |
| **23개월** | 80.0 | 81.3 | 82.0 | 83.1 | 83.8 | 84.9 | **86.9** | 89.0 | 90.0 | 90.8 | 91.9 | 92.6 | 93.9 |
| **24개월*** | 80.0 | 81.4 | 82.1 | 83.2 | 83.9 | 85.1 | **87.1** | 89.2 | 90.3 | 91.0 | 92.1 | 92.9 | 94.2 |
| **25개월** | 80.7 | 82.1 | 82.8 | 84.0 | 84.7 | 85.9 | **88.0** | 90.1 | 91.2 | 92.0 | 93.1 | 93.8 | 95.2 |
| **26개월** | 81.4 | 82.8 | 83.6 | 84.7 | 85.5 | 86.7 | **88.8** | 90.9 | 92.1 | 92.9 | 94.0 | 94.8 | 96.2 |
| **27개월** | 82.1 | 83.5 | 84.3 | 85.5 | 86.3 | 87.4 | **89.6** | 91.8 | 93.0 | 93.8 | 94.9 | 95.7 | 97.1 |
| **28개월** | 82.8 | 84.2 | 85.0 | 86.2 | 87.0 | 88.2 | **90.4** | 92.6 | 93.8 | 94.6 | 95.8 | 96.6 | 98.1 |
| **29개월** | 83.4 | 84.9 | 85.7 | 86.9 | 87.7 | 88.9 | **91.2** | 93.4 | 94.7 | 95.5 | 96.7 | 97.5 | 99.0 |
| **30개월** | 84.0 | 85.5 | 86.3 | 87.6 | 88.4 | 89.6 | **91.9** | 94.2 | 95.5 | 96.3 | 97.5 | 98.3 | 99.9 |
| **31개월** | 84.6 | 86.2 | 87.0 | 88.2 | 89.1 | 90.3 | **92.7** | 95.0 | 96.2 | 97.1 | 98.4 | 99.2 | 100.7 |
| **32개월** | 85.2 | 86.8 | 87.6 | 88.9 | 89.7 | 91.0 | **93.4** | 95.7 | 97.0 | 97.9 | 99.2 | 100.0 | 101.5 |
| **33개월** | 85.8 | 87.4 | 88.2 | 89.5 | 90.4 | 91.7 | **94.1** | 96.5 | 97.8 | 98.6 | 99.9 | 100.8 | 102.4 |
| **34개월** | 86.4 | 88.0 | 88.8 | 90.1 | 91.0 | 92.3 | **94.8** | 97.2 | 98.5 | 99.4 | 100.7 | 101.5 | 103.2 |
| **35개월** | 86.9 | 88.5 | 89.4 | 90.7 | 91.6 | 93.0 | **95.4** | 97.9 | 99.2 | 100.1 | 101.4 | 102.3 | 103.9 |
| **36개월** | 87.5 | 89.1 | 90.0 | | 92.2 | 93.6 | **96.1** | 98.6 | 99.9 | | 102.2 | 103.1 | 104.7 |

*24개월부터 누운 키에서 선 키로 신장 측정 방법을 변경합니다.

여자

## 세계보건기구 어린이 성장 기준 : **0~36개월** 여아의 월령별 신장 백분위수

키

| | 1 | 3 | 5 | 10 | 15 | 25 | 50 | 75 | 85 | 90 | 95 | 97 | 99 |
|---|---|---|---|---|---|---|---|---|---|---|---|---|---|
| **0개월** | 44.8 | 45.6 | 46.1 | 46.8 | 47.2 | 47.9 | **49.1** | 50.4 | 51.1 | 51.5 | 52.2 | 52.7 | 53.5 |
| **1개월** | 49.1 | 50.0 | 50.5 | 51.2 | 51.7 | 52.4 | **53.7** | 55.0 | 55.7 | 56.2 | 56.9 | 57.4 | 58.2 |
| **2개월** | 52.3 | 53.2 | 53.7 | 54.5 | 55.0 | 55.7 | **57.1** | 58.4 | 59.2 | 59.7 | 60.4 | 60.9 | 61.8 |
| **3개월** | 54.9 | 55.8 | 56.3 | 57.1 | 57.6 | 58.4 | **59.8** | 61.2 | 62.0 | 62.5 | 63.3 | 63.8 | 64.7 |
| **4개월** | 57.1 | 58.0 | 58.5 | 59.3 | 59.8 | 60.6 | **62.1** | 63.5 | 64.3 | 64.9 | 65.7 | 66.2 | 67.1 |
| **5개월** | 58.9 | 59.9 | 60.4 | 61.2 | 61.7 | 62.5 | **64.0** | 65.5 | 66.3 | 66.9 | 67.7 | 68.2 | 69.2 |
| **6개월** | 60.5 | 61.5 | 62.0 | 62.8 | 63.4 | 64.2 | **65.7** | 67.3 | 68.1 | 68.6 | 69.5 | 70.0 | 71.0 |
| **7개월** | 61.9 | 62.9 | 63.5 | 64.3 | 64.9 | 65.7 | **67.3** | 68.8 | 69.7 | 70.3 | 71.1 | 71.6 | 72.7 |
| **8개월** | 63.2 | 64.3 | 64.9 | 65.7 | 66.3 | 67.2 | **68.7** | 70.3 | 71.2 | 71.8 | 72.6 | 73.2 | 74.3 |
| **9개월** | 64.5 | 65.6 | 66.2 | 67.0 | 67.6 | 68.5 | **70.1** | 71.8 | 72.6 | 73.2 | 74.1 | 74.7 | 75.8 |
| **10개월** | 65.7 | 66.8 | 67.4 | 68.3 | 68.9 | 69.8 | **71.5** | 73.1 | 74.0 | 74.6 | 75.5 | 76.1 | 77.2 |
| **11개월** | 66.9 | 68.0 | 68.6 | 69.5 | 70.2 | 71.1 | **72.8** | 74.5 | 75.4 | 76.0 | 76.9 | 77.5 | 78.6 |
| **12개월** | 68.0 | 69.2 | 69.8 | 70.7 | 71.3 | 72.3 | **74.0** | 75.8 | 76.7 | 77.3 | 78.3 | 78.9 | 80.0 |
| **13개월** | 69.1 | 70.3 | 70.9 | 71.8 | 72.5 | 73.4 | **75.2** | 77.0 | 77.9 | 78.6 | 79.5 | 80.2 | 81.3 |
| **14개월** | 70.1 | 71.3 | 72.0 | 72.9 | 73.6 | 74.6 | **76.4** | 78.2 | 79.2 | 79.8 | 80.8 | 81.4 | 82.6 |
| **15개월** | 71.1 | 72.4 | 73.0 | 74.0 | 74.7 | 75.7 | **77.5** | 79.4 | 80.3 | 81.0 | 82.0 | 82.7 | 83.9 |
| **16개월** | 72.1 | 73.3 | 74.0 | 75.0 | 75.7 | 76.7 | **78.6** | 80.5 | 81.5 | 82.2 | 83.2 | 83.9 | 85.1 |
| **17개월** | 73.0 | 74.3 | 75.0 | 76.0 | 76.7 | 77.7 | **79.7** | 81.6 | 82.6 | 83.3 | 84.4 | 85.0 | 86.3 |
| **18개월** | 74.0 | 75.2 | 75.9 | 77.0 | 77.7 | 78.7 | **80.7** | 82.7 | 83.7 | 84.4 | 85.5 | 86.2 | 87.5 |
| **19개월** | 74.8 | 76.2 | 76.9 | 77.9 | 78.7 | 79.7 | **81.7** | 83.7 | 84.8 | 85.5 | 86.6 | 87.3 | 88.6 |
| **20개월** | 75.7 | 77.0 | 77.7 | 78.8 | 79.6 | 80.7 | **82.7** | 84.7 | 85.8 | 86.6 | 87.7 | 88.4 | 89.7 |
| **21개월** | 76.5 | 77.9 | 78.6 | 79.7 | 80.5 | 81.6 | **83.7** | 85.7 | 86.8 | 87.6 | 88.7 | 89.4 | 90.8 |
| **22개월** | 77.3 | 78.7 | 79.5 | 80.6 | 81.4 | 82.5 | **84.6** | 86.7 | 87.8 | 88.6 | 89.7 | 90.5 | 91.9 |
| **23개월** | 78.1 | 79.6 | 80.3 | 81.5 | 82.2 | 83.4 | **85.5** | 87.7 | 88.8 | 89.6 | 90.7 | 91.5 | 92.9 |
| **24개월*** | 78.2 | 79.6 | 80.4 | 81.6 | 82.4 | 83.5 | **85.7** | 87.6 | 89.1 | 89.9 | 91.0 | 91.8 | 93.2 |
| **25개월** | 79.0 | 80.4 | 81.2 | 82.4 | 83.2 | 84.4 | **86.6** | 88.8 | 90.0 | 90.8 | 92.0 | 92.8 | 94.2 |
| **26개월** | 79.7 | 81.2 | 82.0 | 83.2 | 84.0 | 85.2 | **87.4** | 89.7 | 90.9 | 91.7 | 92.9 | 93.7 | 95.2 |
| **27개월** | 80.4 | 81.9 | 82.7 | 83.9 | 84.8 | 86.0 | **88.3** | 90.6 | 91.8 | 92.6 | 93.8 | 94.6 | 96.1 |
| **28개월** | 81.1 | 82.6 | 83.5 | 84.7 | 85.5 | 86.8 | **89.1** | 91.4 | 92.7 | 93.5 | 94.7 | 95.6 | 97.1 |
| **29개월** | 81.8 | 83.4 | 84.2 | 85.4 | 86.3 | 87.6 | **89.9** | 92.2 | 93.5 | 94.4 | 95.6 | 96.4 | 98.0 |
| **30개월** | 82.5 | 84.0 | 84.9 | 86.2 | 87.0 | 88.3 | **90.7** | 93.1 | 94.3 | 95.2 | 96.5 | 97.3 | 98.9 |
| **31개월** | 83.1 | 84.7 | 85.6 | 86.9 | 87.7 | 89.0 | **91.4** | 93.9 | 95.2 | 96.0 | 97.3 | 98.2 | 99.8 |
| **32개월** | 83.8 | 85.4 | 86.2 | 87.5 | 88.4 | 89.7 | **92.2** | 94.6 | 95.9 | 96.8 | 98.2 | 99.0 | 100.6 |
| **33개월** | 84.4 | 86.0 | 86.9 | 88.2 | 89.1 | 90.4 | **92.9** | 95.4 | 96.7 | 97.6 | 99.0 | 99.8 | 101.5 |
| **34개월** | 85.0 | 86.7 | 87.5 | 88.9 | 89.8 | 91.1 | **93.6** | 96.2 | 97.5 | 98.4 | 99.8 | 100.6 | 102.3 |
| **35개월** | 85.6 | 87.3 | 88.2 | 89.5 | 90.5 | 91.8 | **94.4** | 96.9 | 98.3 | 99.2 | 100.5 | 101.4 | 103.1 |
| **36개월** | 86.2 | 87.9 | 88.8 | | 91.1 | 92.5 | **95.1** | 97.6 | 99.0 | | 101.3 | 102.2 | 103.9 |

*24개월부터 누운 키에서 선 키로 신장 측정 방법을 변경합니다.

남자

## 세계보건기구 어린이 성장 기준 : 0~24개월 **남아**의 누운 신장별 체중(kg) 백분위수 ①

| 신장(cm) | 백분위수 | | | | | | | | | | |
|---|---|---|---|---|---|---|---|---|---|---|---|
| | **1** | **3** | **5** | **15** | **25** | **50** | **75** | **85** | **95** | **97** | **99** |
| **45** | 2(kg) | 2.1 | 2.1 | 2.2 | 2.3 | **2.4** | 2.6 | 2.7 | 2.9 | 2.9 | 3 |
| **45.5** | 2.1 | 2.1 | 2.2 | 2.3 | 2.4 | **2.5** | 2.7 | 2.8 | 2.9 | 3 | 3.1 |
| **46** | 2.1 | 2.2 | 2.3 | 2.4 | 2.5 | **2.6** | 2.8 | 2.9 | 3 | 3.1 | 3.3 |
| **46.5** | 2.2 | 2.3 | 2.3 | 2.5 | 2.5 | **2.7** | 2.9 | 3 | 3.1 | 3.2 | 3.4 |
| **47** | 2.3 | 2.4 | 2.4 | 2.5 | 2.6 | **2.8** | 3 | 3.1 | 3.2 | 3.3 | 3.5 |
| **47.5** | 2.3 | 2.4 | 2.5 | 2.6 | 2.7 | **2.9** | 3 | 3.1 | 3.3 | 3.4 | 3.6 |
| **48** | 2.4 | 2.5 | 2.6 | 2.7 | 2.8 | **2.9** | 3.1 | 3.2 | 3.4 | 3.5 | 3.7 |
| **48.5** | 2.5 | 2.6 | 2.6 | 2.8 | 2.9 | **3** | 3.2 | 3.3 | 3.5 | 3.6 | 3.8 |
| **49** | 2.6 | 2.7 | 2.7 | 2.9 | 2.9 | **3.1** | 3.3 | 3.4 | 3.6 | 3.7 | 3.9 |
| **49.5** | 2.6 | 2.7 | 2.8 | 2.9 | 3 | **3.2** | 3.4 | 3.5 | 3.8 | 3.8 | 4 |
| **50** | 2.7 | 2.8 | 2.9 | 3 | 3.1 | **3.3** | 3.5 | 3.7 | 3.9 | 4 | 4.1 |
| **50.5** | 2.8 | 2.9 | 3 | 3.1 | 3.2 | **3.4** | 3.6 | 3.8 | 4 | 4.1 | 4.2 |
| **51** | 2.9 | 3 | 3.1 | 3.2 | 3.3 | **3.5** | 3.8 | 3.9 | 4.1 | 4.2 | 4.4 |
| **51.5** | 3 | 3.1 | 3.2 | 3.3 | 3.4 | **3.6** | 3.9 | 4 | 4.2 | 4.3 | 4.5 |
| **52** | 3.1 | 3.2 | 3.3 | 3.4 | 3.5 | **3.8** | 4 | 4.1 | 4.4 | 4.5 | 4.6 |
| **52.5** | 3.2 | 3.3 | 3.4 | 3.6 | 3.7 | **3.9** | 4.1 | 4.3 | 4.5 | 4.6 | 4.8 |
| **53** | 3.3 | 3.4 | 3.5 | 3.7 | 3.8 | **4** | 4.3 | 4.4 | 4.6 | 4.7 | 4.9 |
| **53.5** | 3.4 | 3.5 | 3.6 | 3.8 | 3.9 | **4.1** | 4.4 | 4.5 | 4.8 | 4.9 | 5.1 |
| **54** | 3.5 | 3.6 | 3.7 | 3.9 | 4 | **4.3** | 4.5 | 4.7 | 4.9 | 5 | 5.3 |
| **54.5** | 3.6 | 3.8 | 3.8 | 4 | 4.2 | **4.4** | 4.7 | 4.8 | 5.1 | 5.2 | 5.4 |
| **55** | 3.7 | 3.9 | 4 | 4.2 | 4.3 | **4.5** | 4.8 | 5 | 5.3 | 5.4 | 5.6 |
| **55.5** | 3.9 | 4 | 4.1 | 4.3 | 4.4 | **4.7** | 5 | 5.1 | 5.4 | 5.5 | 5.8 |
| **56** | 4 | 4.1 | 4.2 | 4.4 | 4.6 | **4.8** | 5.1 | 5.3 | 5.6 | 5.7 | 5.9 |
| **56.5** | 4.1 | 4.3 | 4.3 | 4.6 | 4.7 | **5** | 5.3 | 5.4 | 5.7 | 5.9 | 6.1 |
| **57** | 4.2 | 4.4 | 4.5 | 4.7 | 4.8 | **5.1** | 5.4 | 5.6 | 5.9 | 6 | 6.3 |
| **57.5** | 4.4 | 4.5 | 4.6 | 4.8 | 5 | **5.3** | 5.6 | 5.8 | 6.1 | 6.2 | 6.5 |
| **58** | 4.5 | 4.6 | 4.7 | 5 | 5.1 | **5.4** | 5.7 | 5.9 | 6.2 | 6.4 | 6.6 |
| **58.5** | 4.6 | 4.8 | 4.9 | 5.1 | 5.3 | **5.6** | 5.9 | 6.1 | 6.4 | 6.5 | 6.8 |
| **59** | 4.7 | 4.9 | 5 | 5.2 | 5.4 | **5.7** | 6 | 6.2 | 6.6 | 6.7 | 7 |
| **59.5** | 4.8 | 5 | 5.1 | 5.4 | 5.5 | **5.9** | 6.2 | 6.4 | 6.7 | 6.9 | 7.2 |
| **60** | 5 | 5.1 | 5.2 | 5.5 | 5.7 | **6** | 6.3 | 6.5 | 6.9 | 7 | 7.3 |
| **60.5** | 5.1 | 5.3 | 5.4 | 5.6 | 5.8 | **6.1** | 6.5 | 6.7 | 7.1 | 7.2 | 7.5 |
| **61** | 5.2 | 5.4 | 5.5 | 5.8 | 5.9 | **6.3** | 6.6 | 6.8 | 7.2 | 7.4 | 7.7 |
| **61.5** | 5.3 | 5.5 | 5.6 | 5.9 | 6.1 | **6.4** | 6.8 | 7 | 7.4 | 7.5 | 7.8 |
| **62** | 5.4 | 5.6 | 5.7 | 6 | 6.2 | **6.5** | 6.9 | 7.1 | 7.5 | 7.7 | 8 |
| **62.5** | 5.5 | 5.7 | 5.8 | 6.1 | 6.3 | **6.7** | 7 | 7.3 | 7.6 | 7.8 | 8.1 |
| **63** | 5.6 | 5.8 | 5.9 | 6.2 | 6.4 | **6.8** | 7.2 | 7.4 | 7.8 | 8 | 8.3 |
| **63.5** | 5.7 | 5.9 | 6 | 6.3 | 6.5 | **6.9** | 7.3 | 7.5 | 7.9 | 8.1 | 8.4 |
| **64** | 5.8 | 6 | 6.2 | 6.5 | 6.6 | **7** | 7.4 | 7.7 | 8.1 | 8.2 | 8.6 |
| **64.5** | 5.9 | 6.1 | 6.3 | 6.6 | 6.8 | **7.1** | 7.6 | 7.8 | 8.2 | 8.4 | 8.7 |
| **65** | 6 | 6.3 | 6.4 | 6.7 | 6.9 | **7.3** | 7.7 | 7.9 | 8.3 | 8.5 | 8.9 |
| **65.5** | 6.1 | 6.4 | 6.5 | 6.8 | 7 | **7.4** | 7.8 | 8.1 | 8.5 | 8.7 | 9 |
| **66** | 6.2 | 6.5 | 6.6 | 6.9 | 7.1 | **7.5** | 7.9 | 8.2 | 8.6 | 8.8 | 9.1 |
| **66.5** | 6.3 | 6.6 | 6.7 | 7 | 7.2 | **7.6** | 8.1 | 8.3 | 8.8 | 8.9 | 9.3 |

남자

## 세계보건기구 어린이 성장 기준 : 0~24개월 **남아**의 누운 신장별 체중(kg) 백분위수 ②

| 신장(cm) | 백분위수 | | | | | | | | | |
|---|---|---|---|---|---|---|---|---|---|---|
| | 1 | 3 | 5 | 15 | 25 | 50 | 75 | 85 | 95 | 97 | 99 |
| 67 | 6.4(kg) | 6.7 | 6.8 | 7.1 | 7.3 | **7.7** | 8.2 | 8.4 | 8.9 | 9.1 | 9.4 |
| 67.5 | 6.5 | 6.8 | 6.9 | 7.2 | 7.4 | **7.9** | 8.3 | 8.6 | 9 | 9.2 | 9.6 |
| 68 | 6.6 | 6.9 | 7 | 7.3 | 7.5 | **8** | 8.4 | 8.7 | 9.2 | 9.3 | 9.7 |
| 68.5 | 6.7 | 7 | 7.1 | 7.4 | 7.7 | **8.1** | 8.5 | 8.8 | 9.3 | 9.5 | 9.8 |
| 69 | 6.8 | 7.1 | 7.2 | 7.5 | 7.8 | **8.2** | 8.7 | 8.9 | 9.4 | 9.6 | 10 |
| 69.5 | 6.9 | 7.1 | 7.3 | 7.6 | 7.9 | **8.3** | 8.8 | 9.1 | 9.5 | 9.7 | 10.1 |
| 70 | 7 | 7.2 | 7.4 | 7.7 | 8 | **8.4** | 8.9 | 9.2 | 9.7 | 9.9 | 10.3 |
| 70.5 | 7.1 | 7.3 | 7.5 | 7.8 | 8.1 | **8.5** | 9 | 9.3 | 9.8 | 10 | 10.4 |
| 71 | 7.2 | 7.4 | 7.6 | 8 | 8.2 | **8.6** | 9.1 | 9.4 | 9.9 | 10.1 | 10.5 |
| 71.5 | 7.3 | 7.5 | 7.7 | 8.1 | 8.3 | **8.8** | 9.3 | 9.6 | 10.1 | 10.3 | 10.7 |
| 72 | 7.4 | 7.6 | 7.8 | 8.2 | 8.4 | **8.9** | 9.4 | 9.7 | 10.2 | 10.4 | 10.8 |
| 72.5 | 7.5 | 7.7 | 7.9 | 8.3 | 8.5 | **9** | 9.5 | 9.8 | 10.3 | 10.5 | 11 |
| 73 | 7.5 | 7.8 | 8 | 8.4 | 8.6 | **9.1** | 9.6 | 9.9 | 10.4 | 10.7 | 11.1 |
| 73.5 | 7.6 | 7.9 | 8 | 8.4 | 8.7 | **9.2** | 9.7 | 10 | 10.6 | 10.8 | 11.2 |
| 74 | 7.7 | 8 | 8.1 | 8.5 | 8.8 | **9.3** | 9.8 | 10.1 | 10.7 | 10.9 | 11.4 |
| 74.5 | 7.8 | 8.1 | 8.2 | 8.6 | 8.9 | **9.4** | 9.9 | 10.3 | 10.8 | 11 | 11.5 |
| 75 | 7.9 | 8.2 | 8.3 | 8.7 | 9 | **9.5** | 10.1 | 10.4 | 10.9 | 11.2 | 11.6 |
| 75.5 | 8 | 8.2 | 8.4 | 8.8 | 9.1 | **9.6** | 10.2 | 10.5 | 11 | 11.3 | 11.7 |
| 76 | 8 | 8.3 | 8.5 | 8.9 | 9.2 | **9.7** | 10.3 | 10.6 | 11.2 | 11.4 | 11.9 |
| 76.5 | 8.1 | 8.4 | 8.6 | 9 | 9.3 | **9.8** | 10.4 | 10.7 | 11.3 | 11.5 | 12 |
| 77 | 8.2 | 8.5 | 8.7 | 9.1 | 9.4 | **9.9** | 10.5 | 10.8 | 11.4 | 11.6 | 12.1 |
| 77.5 | 8.3 | 8.6 | 8.7 | 9.2 | 9.5 | **10** | 10.6 | 10.9 | 11.5 | 11.7 | 12.2 |
| 78 | 8.4 | 8.7 | 8.8 | 9.3 | 9.5 | **10.1** | 10.7 | 11 | 11.6 | 11.8 | 12.3 |
| 78.5 | 8.4 | 8.7 | 8.9 | 9.3 | 9.6 | **10.2** | 10.8 | 11.1 | 11.7 | 12 | 12.4 |
| 79 | 8.5 | 8.8 | 9 | 9.4 | 9.7 | **10.3** | 10.9 | 11.2 | 11.8 | 12.1 | 12.5 |
| 79.5 | 8.6 | 8.9 | 9.1 | 9.5 | 9.8 | **10.4** | 11 | 11.3 | 11.9 | 12.2 | 12.7 |
| 80 | 8.7 | 9 | 9.1 | 9.6 | 9.9 | **10.4** | 11.1 | 11.4 | 12 | 12.3 | 12.8 |
| 80.5 | 8.7 | 9.1 | 9.2 | 9.7 | 10 | **10.5** | 11.2 | 11.5 | 12.1 | 12.4 | 12.9 |
| 81 | 8.8 | 9.1 | 9.3 | 9.8 | 10.1 | **10.6** | 11.3 | 11.6 | 12.2 | 12.5 | 13 |
| 81.5 | 8.9 | 9.2 | 9.4 | 9.9 | 10.2 | **10.7** | 11.4 | 11.7 | 12.3 | 12.6 | 13.1 |
| 82 | 9 | 9.3 | 9.5 | 10 | 10.2 | **10.8** | 11.5 | 11.8 | 12.5 | 12.7 | 13.2 |
| 82.5 | 9.1 | 9.4 | 9.6 | 10.1 | 10.3 | **10.9** | 11.6 | 11.9 | 12.6 | 12.8 | 13.3 |
| 83 | 9.2 | 9.5 | 9.7 | 10.1 | 10.4 | **11** | 11.7 | 12 | 12.7 | 13 | 13.5 |
| 83.5 | 9.3 | 9.6 | 9.8 | 10.3 | 10.6 | **11.2** | 11.8 | 12.2 | 12.8 | 13.1 | 13.6 |
| 84 | 9.4 | 9.7 | 9.9 | 10.4 | 10.7 | **11.3** | 11.9 | 12.3 | 12.9 | 13.2 | 13.7 |
| 84.5 | 9.5 | 9.8 | 10 | 10.5 | 10.8 | **11.4** | 12 | 12.4 | 13.1 | 13.3 | 13.9 |
| 85 | 9.6 | 9.9 | 10.1 | 10.6 | 10.9 | **11.5** | 12.2 | 12.5 | 13.2 | 13.5 | 14 |
| 85.5 | 9.7 | 10 | 10.2 | 10.7 | 11 | **11.6** | 12.3 | 12.7 | 13.3 | 13.6 | 14.1 |
| 86 | 9.8 | 10.1 | 10.3 | 10.8 | 11.1 | **11.7** | 12.4 | 12.8 | 13.5 | 13.7 | 14.3 |
| 86.5 | 9.9 | 10.2 | 10.4 | 10.9 | 11.2 | **11.9** | 12.5 | 12.9 | 13.6 | 13.9 | 14.4 |
| 87 | 10 | 10.3 | 10.5 | 11 | 11.4 | **12** | 12.7 | 13.1 | 13.7 | 14 | 14.6 |
| 87.5 | 10.1 | 10.4 | 10.6 | 11.2 | 11.5 | **12.1** | 12.8 | 13.2 | 13.9 | 14.2 | 14.7 |
| 88 | 10.2 | 10.6 | 10.7 | 11.3 | 11.6 | **12.2** | 12.9 | 13.3 | 14 | 14.3 | 14.9 |
| 88.5 | 10.3 | 10.7 | 10.9 | 11.4 | 11.7 | **12.4** | 13.1 | 13.5 | 14.2 | 14.4 | 15 |

남자

## 세계보건기구 어린이 성장 기준 : 0~24개월 **남아**의 누운 신장별 체중(kg) 백분위수 ③

| 신장(cm) | 백분위수 | | | | | | | | | | |
|---|---|---|---|---|---|---|---|---|---|---|---|
| | 1 | 3 | 5 | 15 | 25 | **50** | 75 | 85 | 95 | 97 | 99 |
| 89 | 10.4(kg) | 10.8 | 11 | 11.5 | 11.8 | **12.5** | 13.2 | 13.6 | 14.3 | 14.6 | 15.2 |
| 89.5 | 10.5 | 10.9 | 11.1 | 11.6 | 11.9 | **12.6** | 13.3 | 13.7 | 14.4 | 14.7 | 15.3 |
| 90 | 10.6 | 11 | 11.2 | 11.7 | 12.1 | **12.7** | 13.4 | 13.8 | 14.6 | 14.9 | 15.4 |
| 90.5 | 10.7 | 11.1 | 11.3 | 11.8 | 12.2 | **12.8** | 13.6 | 14 | 14.7 | 15 | 15.6 |
| 91 | 10.8 | 11.2 | 11.4 | 11.9 | 12.3 | **13** | 13.7 | 14.1 | 14.8 | 15.1 | 15.7 |
| 91.5 | 10.9 | 11.3 | 11.5 | 12 | 12.4 | **13.1** | 13.8 | 14.2 | 15 | 15.3 | 15.9 |
| 92 | 11 | 11.4 | 11.6 | 12.2 | 12.5 | **13.2** | 13.9 | 14.4 | 15.1 | 15.4 | 16 |
| 92.5 | 11.1 | 11.5 | 11.7 | 12.3 | 12.6 | **13.3** | 14.1 | 14.5 | 15.2 | 15.5 | 16.1 |
| 93 | 11.2 | 11.6 | 11.8 | 12.4 | 12.7 | **13.4** | 14.2 | 14.6 | 15.4 | 15.7 | 16.3 |
| 93.5 | 11.3 | 11.7 | 11.9 | 12.5 | 12.8 | **13.5** | 14.3 | 14.7 | 15.5 | 15.8 | 16.4 |
| 94 | 11.4 | 11.8 | 12 | 12.6 | 12.9 | **13.7** | 14.4 | 14.9 | 15.6 | 16 | 16.6 |
| 94.5 | 11.5 | 11.9 | 12.1 | 12.7 | 13.1 | **13.8** | 14.5 | 15 | 15.8 | 16.1 | 16.7 |
| 95 | 11.6 | 12 | 12.2 | 12.8 | 13.2 | **13.9** | 14.7 | 15.1 | 15.9 | 16.2 | 16.9 |
| 95.5 | 11.7 | 12.1 | 12.3 | 12.9 | 13.3 | **14** | 14.8 | 15.3 | 16 | 16.4 | 17 |
| 96 | 11.8 | 12.2 | 12.4 | 13 | 13.4 | **14.1** | 14.9 | 15.4 | 16.2 | 16.5 | 17.2 |
| 96.5 | 11.9 | 12.3 | 12.5 | 13.1 | 13.5 | **14.3** | 15.1 | 15.5 | 16.3 | 16.7 | 17.3 |
| 97 | 12 | 12.4 | 12.6 | 13.2 | 13.6 | **14.4** | 15.2 | 15.7 | 16.5 | 16.8 | 17.5 |
| 97.5 | 12.1 | 12.5 | 12.7 | 13.4 | 13.7 | **14.5** | 15.3 | 15.8 | 16.6 | 17 | 17.6 |
| 98 | 12.2 | 12.6 | 12.8 | 13.5 | 13.9 | **14.6** | 15.5 | 15.9 | 16.8 | 17.1 | 17.8 |
| 98.5 | 12.3 | 12.7 | 13 | 13.6 | 14 | **14.8** | 15.6 | 16.1 | 16.9 | 17.3 | 18 |
| 99 | 12.4 | 12.8 | 13.1 | 13.7 | 14.1 | **14.9** | 15.7 | 16.2 | 17.1 | 17.4 | 18.1 |
| 99.5 | 12.5 | 12.9 | 13.2 | 13.8 | 14.2 | **15** | 15.9 | 16.4 | 17.2 | 17.6 | 18.3 |
| 100 | 12.6 | 13 | 13.3 | 13.9 | 14.4 | **15.2** | 16 | 16.5 | 17.4 | 17.8 | 18.5 |
| 100.5 | 12.7 | 13.2 | 13.4 | 14.1 | 14.5 | **15.3** | 16.2 | 16.7 | 17.6 | 17.9 | 18.7 |
| 101 | 12.8 | 13.3 | 13.5 | 14.2 | 14.6 | **15.4** | 16.3 | 16.8 | 17.7 | 18.1 | 18.8 |
| 101.5 | 12.9 | 13.4 | 13.6 | 14.3 | 14.7 | **15.6** | 16.5 | 17 | 17.9 | 18.3 | 19 |
| 102 | 13 | 13.5 | 13.8 | 14.5 | 14.9 | **15.7** | 16.6 | 17.2 | 18.1 | 18.5 | 19.2 |
| 102.5 | 13.2 | 13.6 | 13.9 | 14.6 | 15 | **15.9** | 16.8 | 17.3 | 18.3 | 18.6 | 19.4 |
| 103 | 13.3 | 13.8 | 14 | 14.7 | 15.2 | **16** | 17 | 17.5 | 18.4 | 18.8 | 19.6 |
| 103.5 | 13.4 | 13.9 | 14.1 | 14.8 | 15.3 | **16.2** | 17.1 | 17.7 | 18.6 | 19 | 19.8 |
| 104 | 13.5 | 14 | 14.3 | 15 | 15.4 | **16.3** | 17.3 | 17.8 | 18.8 | 19.2 | 20 |
| 104.5 | 13.6 | 14.1 | 14.4 | 15.1 | 15.6 | **16.5** | 17.4 | 18 | 19 | 19.4 | 20.2 |
| 105 | 13.7 | 14.2 | 14.5 | 15.3 | 15.7 | **16.6** | 17.6 | 18.2 | 19.2 | 19.6 | 20.4 |
| 105.5 | 13.9 | 14.4 | 14.6 | 15.4 | 15.9 | **16.8** | 17.8 | 18.4 | 19.4 | 19.8 | 20.6 |
| 106 | 14 | 14.5 | 14.8 | 15.5 | 16 | **16.9** | 18 | 18.5 | 19.6 | 20 | 20.8 |
| 106.5 | 14.1 | 14.6 | 14.9 | 15.7 | 16.2 | **17.1** | 18.1 | 18.7 | 19.7 | 20.2 | 21 |
| 107 | 14.2 | 14.8 | 15 | 15.8 | 16.3 | **17.3** | 18.3 | 18.9 | 19.9 | 20.4 | 21.2 |
| 107.5 | 14.4 | 14.9 | 15.2 | 16 | 16.5 | **17.4** | 18.5 | 19.1 | 20.1 | 20.6 | 21.4 |
| 108 | 14.5 | 15 | 15.3 | 16.1 | 16.6 | **17.6** | 18.7 | 19.3 | 20.3 | 20.8 | 21.7 |
| 108.5 | 14.6 | 15.2 | 15.5 | 16.3 | 16.8 | **17.8** | 18.8 | 19.5 | 20.5 | 21 | 21.9 |
| 109 | 14.7 | 15.3 | 15.6 | 16.4 | 16.9 | **17.9** | 19 | 19.6 | 20.8 | 21.2 | 22.1 |
| 109.5 | 14.9 | 15.4 | 15.7 | 16.6 | 17.1 | **18.1** | 19.2 | 19.8 | 21 | 21.4 | 22.3 |
| 110 | 15 | 15.6 | 15.9 | 16.7 | 17.2 | **18.3** | 19.4 | 20 | 21.2 | 21.6 | 22.6 |

여자

## 세계보건기구 어린이 성장 기준 : 0~24개월 **여아**의 누운 신장별 체중(kg) 백분위수 ①

| 신장(cm) | 백분위수 | | | | | | | | | | |
|---|---|---|---|---|---|---|---|---|---|---|---|
| | 1 | 3 | 5 | 15 | 25 | 50 | 75 | 85 | 95 | 97 | 99 |
| **45** | 2.0(kg) | 2.1 | 2.1 | 2.2 | 2.3 | **2.5** | 2.6 | 2.7 | 2.9 | 2.9 | 3.1 |
| **45.5** | 2.1 | 2.2 | 2.2 | 2.3 | 2.4 | **2.5** | 2.7 | 2.8 | 3.0 | 3.0 | 3.2 |
| **46** | 2.1 | 2.2 | 2.3 | 2.4 | 2.5 | **2.6** | 2.8 | 2.9 | 3.1 | 3.1 | 3.3 |
| **46.5** | 2.2 | 2.3 | 2.3 | 2.5 | 2.6 | **2.7** | 2.9 | 3.0 | 3.2 | 3.2 | 3.4 |
| **47** | 2.3 | 2.4 | 2.4 | 2.6 | 2.6 | **2.8** | 3.0 | 3.1 | 3.3 | 3.3 | 3.5 |
| **47.5** | 2.4 | 2.4 | 2.5 | 2.6 | 2.7 | **2.9** | 3.1 | 3.2 | 3.4 | 3.4 | 3.6 |
| **48** | 2.4 | 2.5 | 2.6 | 2.7 | 2.8 | **3.0** | 3.2 | 3.3 | 3.5 | 3.5 | 3.7 |
| **48.5** | 2.5 | 2.6 | 2.7 | 2.8 | 2.9 | **3.1** | 3.3 | 3.4 | 3.6 | 3.7 | 3.8 |
| **49** | 2.6 | 2.7 | 2.7 | 2.9 | 3.0 | **3.2** | 3.4 | 3.5 | 3.7 | 3.8 | 3.9 |
| **49.5** | 2.7 | 2.8 | 2.8 | 3.0 | 3.1 | **3.3** | 3.5 | 3.6 | 3.8 | 3.9 | 4.1 |
| **50** | 2.7 | 2.8 | 2.9 | 3.1 | 3.2 | **3.4** | 3.6 | 3.7 | 3.9 | 4.0 | 4.2 |
| **50.5** | 2.8 | 2.9 | 3.0 | 3.2 | 3.3 | **3.5** | 3.7 | 3.8 | 4.0 | 4.1 | 4.3 |
| **51** | 2.9 | 3.0 | 3.1 | 3.2 | 3.4 | **3.6** | 3.8 | 3.9 | 4.2 | 4.3 | 4.4 |
| **51.5** | 3.0 | 3.1 | 3.2 | 3.4 | 3.5 | **3.7** | 3.9 | 4.0 | 4.3 | 4.4 | 4.6 |
| **52** | 3.1 | 3.2 | 3.3 | 3.5 | 3.6 | **3.8** | 4.0 | 4.2 | 4.4 | 4.5 | 4.7 |
| **52.5** | 3.2 | 3.3 | 3.4 | 3.6 | 3.7 | **3.9** | 4.2 | 4.3 | 4.6 | 4.7 | 4.9 |
| **53** | 3.3 | 3.4 | 3.5 | 3.7 | 3.8 | **4.0** | 4.3 | 4.4 | 4.7 | 4.8 | 5.0 |
| **53.5** | 3.4 | 3.5 | 3.6 | 3.8 | 3.9 | **4.2** | 4.4 | 4.6 | 4.9 | 5.0 | 5.2 |
| **54** | 3.5 | 3.6 | 3.7 | 3.9 | 4.0 | **4.3** | 4.6 | 4.7 | 5.0 | 5.1 | 5.3 |
| **54.5** | 3.6 | 3.7 | 3.8 | 4.0 | 4.2 | **4.4** | 4.7 | 4.9 | 5.2 | 5.3 | 5.5 |
| **55** | 3.7 | 3.9 | 3.9 | 4.1 | 4.3 | **4.5** | 4.8 | 5.0 | 5.3 | 5.4 | 5.7 |
| **55.5** | 3.8 | 4.0 | 4.0 | 4.3 | 4.4 | **4.7** | 5.0 | 5.2 | 5.5 | 5.6 | 5.8 |
| **56** | 3.9 | 4.1 | 4.2 | 4.4 | 4.5 | **4.8** | 5.1 | 5.3 | 5.6 | 5.8 | 6.0 |
| **56.5** | 4.0 | 4.2 | 4.3 | 4.5 | 4.7 | **5.0** | 5.3 | 5.5 | 5.8 | 5.9 | 6.2 |
| **57** | 4.1 | 4.3 | 4.4 | 4.6 | 4.8 | **5.1** | 5.4 | 5.6 | 5.9 | 6.1 | 6.3 |
| **57.5** | 4.3 | 4.4 | 4.5 | 4.8 | 4.9 | **5.2** | 5.6 | 5.7 | 6.1 | 6.2 | 6.5 |
| **58** | 4.4 | 4.5 | 4.6 | 4.9 | 5.0 | **5.4** | 5.7 | 5.9 | 6.2 | 6.4 | 6.7 |
| **58.5** | 4.5 | 4.6 | 4.7 | 5.0 | 5.2 | **5.5** | 5.8 | 6.0 | 6.4 | 6.5 | 6.8 |
| **59** | 4.6 | 4.8 | 4.9 | 5.1 | 5.3 | **5.6** | 6.0 | 6.2 | 6.6 | 6.7 | 7.0 |
| **59.5** | 4.7 | 4.9 | 5.0 | 5.2 | 5.4 | **5.7** | 6.1 | 6.3 | 6.7 | 6.9 | 7.2 |
| **60** | 4.8 | 5.0 | 5.1 | 5.4 | 5.5 | **5.9** | 6.3 | 6.5 | 6.9 | 7.0 | 7.3 |
| **60.5** | 4.9 | 5.1 | 5.2 | 5.5 | 5.6 | **6.0** | 6.4 | 6.6 | 7.0 | 7.2 | 7.5 |
| **61** | 5.0 | 5.2 | 5.3 | 5.6 | 5.8 | **6.1** | 6.5 | 6.7 | 7.2 | 7.3 | 7.6 |
| **61.5** | 5.1 | 5.3 | 5.4 | 5.7 | 5.9 | **6.3** | 6.7 | 6.9 | 7.3 | 7.5 | 7.8 |
| **62** | 5.2 | 5.4 | 5.5 | 5.8 | 6.0 | **6.4** | 6.8 | 7.0 | 7.4 | 7.6 | 8.0 |
| **62.5** | 5.3 | 5.5 | 5.6 | 5.9 | 6.1 | **6.5** | 6.9 | 7.2 | 7.6 | 7.8 | 8.1 |
| **63** | 5.4 | 5.6 | 5.7 | 6.0 | 6.2 | **6.6** | 7.0 | 7.3 | 7.7 | 7.9 | 8.3 |
| **63.5** | 5.5 | 5.7 | 5.8 | 6.1 | 6.3 | **6.7** | 7.2 | 7.4 | 7.9 | 8.0 | 8.4 |
| **64** | 5.6 | 5.8 | 5.9 | 6.2 | 6.4 | **6.9** | 7.3 | 7.5 | 8.0 | 8.2 | 8.5 |
| **64.5** | 5.7 | 5.9 | 6.0 | 6.3 | 6.6 | **7.0** | 7.4 | 7.7 | 8.1 | 8.3 | 8.7 |
| **65** | 5.8 | 6.0 | 6.1 | 6.5 | 6.7 | **7.1** | 7.5 | 7.8 | 8.3 | 8.5 | 8.8 |
| **65.5** | 5.9 | 6.1 | 6.2 | 6.6 | 6.8 | **7.2** | 7.7 | 7.9 | 8.4 | 8.6 | 9.0 |
| **66** | 6.0 | 6.2 | 6.3 | 6.7 | 6.9 | **7.3** | 7.8 | 8.0 | 8.5 | 8.7 | 9.1 |
| **66.5** | 6.1 | 6.3 | 6.4 | 6.8 | 7.0 | **7.4** | 7.9 | 8.2 | 8.7 | 8.9 | 9.3 |

여자

## 세계보건기구 어린이 성장 기준 : 0~24개월 **여아**의 누운 신장별 체중(kg) 백분위수 ②

| 신장(cm) | 백분위수 | | | | | | | | | | |
|---|---|---|---|---|---|---|---|---|---|---|---|
| | 1 | 3 | 5 | 15 | 25 | 50 | 75 | 85 | 95 | 97 | 99 |
| 67 | 6.1(kg) | 6.4 | 6.5 | 6.9 | 7.1 | **7.5** | 8.0 | 8.3 | 8.8 | 9.0 | 9.4 |
| 67.5 | 6.2 | 6.5 | 6.6 | 7.0 | 7.2 | **7.6** | 8.1 | 8.4 | 8.9 | 9.1 | 9.5 |
| 68 | 6.3 | 6.6 | 6.7 | 7.1 | 7.3 | **7.7** | 8.2 | 8.5 | 9.0 | 9.2 | 9.7 |
| 68.5 | 6.4 | 6.7 | 6.8 | 7.2 | 7.4 | **7.9** | 8.4 | 8.6 | 9.2 | 9.4 | 9.8 |
| 69 | 6.5 | 6.7 | 6.9 | 7.3 | 7.5 | **8.0** | 8.5 | 8.8 | 9.3 | 9.5 | 9.9 |
| 69.5 | 6.6 | 6.8 | 7.0 | 7.3 | 7.6 | **8.1** | 8.6 | 8.9 | 9.4 | 9.6 | 10.0 |
| 70 | 6.7 | 6.9 | 7.1 | 7.4 | 7.7 | **8.2** | 8.7 | 9.0 | 9.5 | 9.7 | 10.2 |
| 70.5 | 6.7 | 7.0 | 7.1 | 7.5 | 7.8 | **8.3** | 8.8 | 9.1 | 9.6 | 9.9 | 10.3 |
| 71 | 6.8 | 7.1 | 7.2 | 7.6 | 7.9 | **8.4** | 8.9 | 9.2 | 9.8 | 10.0 | 10.4 |
| 71.5 | 6.9 | 7.2 | 7.3 | 7.7 | 8.0 | **8.5** | 9.0 | 9.3 | 9.9 | 10.1 | 10.5 |
| 72 | 7.0 | 7.3 | 7.4 | 7.8 | 8.1 | **8.6** | 9.1 | 9.4 | 10.0 | 10.2 | 10.7 |
| 72.5 | 7.1 | 7.4 | 7.5 | 7.9 | 8.2 | **8.7** | 9.2 | 9.5 | 10.1 | 10.3 | 10.8 |
| 73 | 7.2 | 7.4 | 7.6 | 8.0 | 8.3 | **8.8** | 9.3 | 9.6 | 10.2 | 10.4 | 10.9 |
| 73.5 | 7.2 | 7.5 | 7.7 | 8.1 | 8.3 | **8.9** | 9.4 | 9.7 | 10.3 | 10.6 | 11.0 |
| 74 | 7.3 | 7.6 | 7.8 | 8.2 | 8.4 | **9.0** | 9.5 | 9.9 | 10.4 | 10.7 | 11.2 |
| 74.5 | 7.4 | 7.7 | 7.8 | 8.3 | 8.5 | **9.1** | 9.6 | 10.0 | 10.5 | 10.8 | 11.3 |
| 75 | 7.5 | 7.8 | 7.9 | 8.3 | 8.6 | **9.1** | 9.7 | 10.1 | 10.7 | 10.9 | 11.4 |
| 75.5 | 7.6 | 7.8 | 8.0 | 8.4 | 8.7 | **9.2** | 9.8 | 10.2 | 10.8 | 11.0 | 11.5 |
| 76 | 7.6 | 7.9 | 8.1 | 8.5 | 8.8 | **9.3** | 9.9 | 10.3 | 10.9 | 11.1 | 11.6 |
| 76.5 | 7.7 | 8.0 | 8.2 | 8.6 | 8.9 | **9.4** | 10.0 | 10.4 | 11.0 | 11.2 | 11.7 |
| 77 | 7.8 | 8.1 | 8.2 | 8.7 | 9.0 | **9.5** | 10.1 | 10.5 | 11.1 | 11.3 | 11.8 |
| 77.5 | 7.9 | 8.2 | 8.3 | 8.8 | 9.1 | **9.6** | 10.2 | 10.6 | 11.2 | 11.4 | 11.9 |
| 78 | 7.9 | 8.2 | 8.4 | 8.9 | 9.1 | **9.7** | 10.3 | 10.7 | 11.3 | 11.5 | 12.1 |
| 78.5 | 8.0 | 8.3 | 8.5 | 8.9 | 9.2 | **9.8** | 10.4 | 10.8 | 11.4 | 11.7 | 12.2 |
| 79 | 8.1 | 8.4 | 8.6 | 9.0 | 9.3 | **9.9** | 10.5 | 10.9 | 11.5 | 11.8 | 12.3 |
| 79.5 | 8.2 | 8.5 | 8.7 | 9.1 | 9.4 | **10.0** | 10.6 | 11.0 | 11.6 | 11.9 | 12.4 |
| 80 | 8.3 | 8.6 | 8.7 | 9.2 | 9.5 | **10.1** | 10.7 | 11.1 | 11.7 | 12.0 | 12.5 |
| 80.5 | 8.3 | 8.7 | 8.8 | 9.3 | 9.6 | **10.2** | 10.8 | 11.2 | 11.9 | 12.1 | 12.7 |
| 81 | 8.4 | 8.8 | 8.9 | 9.4 | 9.7 | **10.3** | 10.9 | 11.3 | 12.0 | 12.2 | 12.8 |
| 81.5 | 8.5 | 8.8 | 9.0 | 9.5 | 9.8 | **10.4** | 11.1 | 11.4 | 12.1 | 12.4 | 12.9 |
| 82 | 8.6 | 8.9 | 9.1 | 9.6 | 9.9 | **10.5** | 11.2 | 11.6 | 12.2 | 12.5 | 13.1 |
| 82.5 | 8.7 | 9.0 | 9.2 | 9.7 | 10.0 | **10.6** | 11.3 | 11.7 | 12.4 | 12.6 | 13.2 |
| 83 | 8.8 | 9.1 | 9.3 | 9.8 | 10.1 | **10.7** | 11.4 | 11.8 | 12.5 | 12.8 | 13.3 |
| 83.5 | 8.9 | 9.2 | 9.4 | 9.9 | 10.2 | **10.9** | 11.5 | 11.9 | 12.6 | 12.9 | 13.5 |
| 84 | 9.0 | 9.3 | 9.5 | 10.0 | 10.3 | **11.0** | 11.7 | 12.1 | 12.8 | 13.1 | 13.6 |
| 84.5 | 9.1 | 9.4 | 9.6 | 10.1 | 10.5 | **11.1** | 11.8 | 12.2 | 12.9 | 13.2 | 13.8 |
| 85 | 9.2 | 9.5 | 9.7 | 10.2 | 10.6 | **11.2** | 11.9 | 12.3 | 13.0 | 13.3 | 13.9 |
| 85.5 | 9.3 | 9.6 | 9.8 | 10.4 | 10.7 | **11.3** | 12.1 | 12.5 | 13.2 | 13.5 | 14.1 |
| 86 | 9.4 | 9.8 | 9.9 | 10.5 | 10.8 | **11.5** | 12.2 | 12.6 | 13.3 | 13.6 | 14.2 |
| 86.5 | 9.5 | 9.9 | 10.1 | 10.6 | 10.9 | **11.6** | 12.3 | 12.7 | 13.5 | 13.8 | 14.4 |
| 87 | 9.6 | 10.0 | 10.2 | 10.7 | 11.0 | **11.7** | 12.5 | 12.9 | 13.6 | 13.9 | 14.5 |
| 87.5 | 9.7 | 10.1 | 10.3 | 10.8 | 11.2 | **11.8** | 12.6 | 13.0 | 13.8 | 14.1 | 14.7 |
| 88 | 9.8 | 10.2 | 10.4 | 10.9 | 11.3 | **12.0** | 12.7 | 13.2 | 13.9 | 14.2 | 14.9 |
| 88.5 | 9.9 | 10.3 | 10.5 | 11.0 | 11.4 | **12.1** | 12.9 | 13.3 | 14.1 | 14.4 | 15.0 |

여자

## 세계보건기구 어린이 성장 기준 : 0~24개월 **여아**의 누운 신장별 체중(kg) 백분위수 ③

| 신장(cm) | 백분위수(%) | | | | | | | | | | |
|---|---|---|---|---|---|---|---|---|---|---|---|
| | 1 | 3 | 5 | 15 | 25 | 50 | 75 | 85 | 95 | 97 | 99 |
| **89** | 10.0(kg) | 10.4 | 10.6 | 11.2 | 11.5 | **12.2** | 13.0 | 13.4 | 14.2 | 14.5 | 15.2 |
| **89.5** | 10.1 | 10.5 | 10.7 | 11.3 | 11.6 | **12.3** | 13.1 | 13.6 | 14.4 | 14.7 | 15.3 |
| **90** | 10.2 | 10.6 | 10.8 | 11.4 | 11.8 | **12.5** | 13.3 | 13.7 | 14.5 | 14.8 | 15.5 |
| **90.5** | 10.3 | 10.7 | 10.9 | 11.5 | 11.9 | **12.6** | 13.4 | 13.8 | 14.6 | 15.0 | 15.6 |
| **91** | 10.4 | 10.8 | 11.0 | 11.6 | 12.0 | **12.7** | 13.5 | 14.0 | 14.8 | 15.1 | 15.8 |
| **91.5** | 10.5 | 10.9 | 11.1 | 11.7 | 12.1 | **12.8** | 13.7 | 14.1 | 14.9 | 15.3 | 15.9 |
| **92** | 10.6 | 11.0 | 11.2 | 11.8 | 12.2 | **13.0** | 13.8 | 14.2 | 15.1 | 15.4 | 16.1 |
| **92.5** | 10.7 | 11.1 | 11.3 | 12.0 | 12.3 | **13.1** | 13.9 | 14.4 | 15.2 | 15.6 | 16.3 |
| **93** | 10.8 | 11.2 | 11.5 | 12.1 | 12.5 | **13.2** | 14.0 | 14.5 | 15.4 | 15.7 | 16.4 |
| **93.5** | 10.9 | 11.3 | 11.6 | 12.2 | 12.6 | **13.3** | 14.2 | 14.7 | 15.5 | 15.9 | 16.6 |
| **94** | 11.0 | 11.4 | 11.7 | 12.3 | 12.7 | **13.5** | 14.3 | 14.8 | 15.7 | 16.0 | 16.7 |
| **94.5** | 11.1 | 11.5 | 11.8 | 12.4 | 12.8 | **13.6** | 14.4 | 14.9 | 15.8 | 16.2 | 16.9 |
| **95** | 11.2 | 11.6 | 11.9 | 12.5 | 12.9 | **13.7** | 14.6 | 15.1 | 16.0 | 16.3 | 17.0 |
| **95.5** | 11.3 | 11.8 | 12.0 | 12.6 | 13.0 | **13.8** | 14.7 | 15.2 | 16.1 | 16.5 | 17.2 |
| **96** | 11.4 | 11.9 | 12.1 | 12.7 | 13.2 | **14.0** | 14.9 | 15.4 | 16.3 | 16.6 | 17.4 |
| **96.5** | 11.5 | 12.0 | 12.2 | 12.9 | 13.3 | **14.1** | 15.0 | 15.5 | 16.4 | 16.8 | 17.5 |
| **97** | 11.6 | 12.1 | 12.3 | 13.0 | 13.4 | **14.2** | 15.1 | 15.6 | 16.6 | 16.9 | 17.7 |
| **97.5** | 11.7 | 12.2 | 12.4 | 13.1 | 13.5 | **14.4** | 15.3 | 15.8 | 16.7 | 17.1 | 17.9 |
| **98** | 11.8 | 12.3 | 12.5 | 13.2 | 13.6 | **14.5** | 15.4 | 15.9 | 16.9 | 17.3 | 18.0 |
| **98.5** | 11.9 | 12.4 | 12.7 | 13.3 | 13.8 | **14.6** | 15.5 | 16.1 | 17.0 | 17.4 | 18.2 |
| **99** | 12.0 | 12.5 | 12.8 | 13.5 | 13.9 | **14.8** | 15.7 | 16.2 | 17.2 | 17.6 | 18.4 |
| **99.5** | 12.2 | 12.6 | 12.9 | 13.6 | 14.0 | **14.9** | 15.8 | 16.4 | 17.4 | 17.8 | 18.5 |
| **100** | 12.3 | 12.7 | 13.0 | 13.7 | 14.1 | **15.0** | 16.0 | 16.5 | 17.5 | 17.9 | 18.7 |
| **100.5** | 12.4 | 12.9 | 13.1 | 13.8 | 14.3 | **15.2** | 16.1 | 16.7 | 17.7 | 18.1 | 18.9 |
| **101** | 12.5 | 13.0 | 13.2 | 14.0 | 14.4 | **15.3** | 16.3 | 16.9 | 17.9 | 18.3 | 19.1 |
| **101.5** | 12.6 | 13.1 | 13.4 | 14.1 | 14.5 | **15.5** | 16.4 | 17.0 | 18.0 | 18.5 | 19.3 |
| **102** | 12.7 | 13.2 | 13.5 | 14.2 | 14.7 | **15.6** | 16.6 | 17.2 | 18.2 | 18.6 | 19.5 |
| **102.5** | 12.8 | 13.3 | 13.6 | 14.4 | 14.8 | **15.8** | 16.8 | 17.4 | 18.4 | 18.8 | 19.7 |
| **103** | 13.0 | 13.5 | 13.7 | 14.5 | 15.0 | **15.9** | 16.9 | 17.5 | 18.6 | 19.0 | 19.9 |
| **103.5** | 13.1 | 13.6 | 13.9 | 14.6 | 15.1 | **16.1** | 17.1 | 17.7 | 18.8 | 19.2 | 20.1 |
| **104** | 13.2 | 13.7 | 14.0 | 14.8 | 15.3 | **16.2** | 17.3 | 17.9 | 19.0 | 19.4 | 20.3 |
| **104.5** | 13.3 | 13.9 | 14.1 | 14.9 | 15.4 | **16.4** | 17.4 | 18.1 | 19.1 | 19.6 | 20.5 |
| **105** | 13.5 | 14.0 | 14.3 | 15.1 | 15.6 | **16.5** | 17.6 | 18.2 | 19.3 | 19.8 | 20.7 |
| **105.5** | 13.6 | 14.1 | 14.4 | 15.2 | 15.7 | **16.7** | 17.8 | 18.4 | 19.5 | 20.0 | 20.9 |
| **106** | 13.7 | 14.3 | 14.6 | 15.4 | 15.9 | **16.9** | 18.0 | 18.6 | 19.7 | 20.2 | 21.1 |
| **106.5** | 13.9 | 14.4 | 14.7 | 15.5 | 16.0 | **17.1** | 18.2 | 18.8 | 20.0 | 20.4 | 21.4 |
| **107** | 14.0 | 14.5 | 14.8 | 15.7 | 16.2 | **17.2** | 18.4 | 19.0 | 20.2 | 20.6 | 21.6 |
| **107.5** | 14.1 | 14.7 | 15.0 | 15.8 | 16.4 | **17.4** | 18.5 | 19.2 | 20.4 | 20.9 | 21.8 |
| **108** | 14.3 | 14.8 | 15.1 | 16.0 | 16.5 | **17.6** | 18.7 | 19.4 | 20.6 | 21.1 | 22.1 |
| **108.5** | 14.4 | 15.0 | 15.3 | 16.2 | 16.7 | **17.8** | 18.9 | 19.6 | 20.8 | 21.3 | 22.3 |
| **109** | 14.6 | 15.1 | 15.5 | 16.3 | 16.9 | **18.0** | 19.1 | 19.8 | 21.0 | 21.5 | 22.5 |
| **109.5** | 14.7 | 15.3 | 15.6 | 16.5 | 17.0 | **18.1** | 19.3 | 20.0 | 21.3 | 21.8 | 22.8 |
| **110** | 14.9 | 15.4 | 15.8 | 16.7 | 17.2 | **18.3** | 19.5 | 20.2 | 21.5 | 22.0 | 23.0 |

남자

## 2017 소아청소년 성장 도표 : **0~35개월** 남아의 월령별 머리둘레 백분위수

두위

| | 3 | 5 | 10 | 15 | 25 | 50 | 75 | 85 | 90 | 95 | 97 |
|---|---|---|---|---|---|---|---|---|---|---|---|
| **0개월** | 32.1 | 32.4 | 32.8 | 33.1 | 33.6 | **34.5** | 35.3 | 35.8 | 36.1 | 36.6 | 36.9 |
| **1개월** | 35.1 | 35.4 | 35.8 | 36.1 | 36.5 | **37.3** | 38.1 | 38.5 | 38.8 | 39.2 | 39.5 |
| **2개월** | 36.9 | 37.2 | 37.6 | 37.9 | 38.3 | **39.1** | 39.9 | 40.3 | 40.6 | 41.1 | 41.3 |
| **3개월** | 38.3 | 38.6 | 39.0 | 39.3 | 39.7 | **40.5** | 41.3 | 41.7 | 42.0 | 42.5 | 42.7 |
| **4개월** | 39.4 | 39.7 | 40.1 | 40.4 | 40.8 | **41.6** | 42.4 | 42.9 | 43.2 | 43.6 | 43.9 |
| **5개월** | 40.3 | 40.6 | 41.0 | 41.3 | 41.7 | **42.6** | 43.4 | 43.8 | 44.1 | 44.5 | 44.8 |
| **6개월** | 41.0 | 41.3 | 41.8 | 42.1 | 42.5 | **43.3** | 44.2 | 44.6 | 44.9 | 45.3 | 45.6 |
| **7개월** | 41.7 | 42.0 | 42.4 | 42.7 | 43.1 | **44.0** | 44.8 | 45.3 | 45.6 | 46.0 | 46.3 |
| **8개월** | 42.2 | 42.5 | 42.9 | 43.2 | 43.7 | **44.5** | 45.4 | 45.8 | 46.1 | 46.6 | 46.9 |
| **9개월** | 42.6 | 42.9 | 43.4 | 43.7 | 44.2 | **45.0** | 45.8 | 46.3 | 46.6 | 47.1 | 47.4 |
| **10개월** | 43.0 | 43.3 | 43.8 | 44.1 | 44.6 | **45.4** | 46.3 | 46.7 | 47.0 | 47.5 | 47.8 |
| **11개월** | 43.4 | 43.7 | 44.1 | 44.4 | 44.9 | **45.8** | 46.6 | 47.1 | 47.4 | 47.9 | 48.2 |
| **12개월** | 43.6 | 44.0 | 44.4 | 44.7 | 45.2 | **46.1** | 46.9 | 47.4 | 47.7 | 48.2 | 48.5 |
| **13개월** | 43.9 | 44.2 | 44.7 | 45.0 | 45.5 | **46.3** | 47.2 | 47.7 | 48.0 | 48.5 | 48.8 |
| **14개월** | 44.1 | 44.4 | 44.9 | 45.2 | 45.7 | **46.6** | 47.5 | 47.9 | 48.3 | 48.7 | 49.0 |
| **15개월** | 44.3 | 44.7 | 45.1 | 45.5 | 45.9 | **46.8** | 47.7 | 48.2 | 48.5 | 49.0 | 49.3 |
| **16개월** | 44.5 | 44.8 | 45.3 | 45.6 | 46.1 | **47.0** | 47.9 | 48.4 | 48.7 | 49.2 | 49.5 |
| **17개월** | 44.7 | 45.0 | 45.5 | 45.8 | 46.3 | **47.2** | 48.1 | 48.6 | 48.9 | 49.4 | 49.7 |
| **18개월** | 44.9 | 45.2 | 45.7 | 46.0 | 46.5 | **47.4** | 48.3 | 48.7 | 49.1 | 49.6 | 49.9 |
| **19개월** | 45.0 | 45.3 | 45.8 | 46.2 | 46.6 | **47.5** | 48.4 | 48.9 | 49.2 | 49.7 | 50.0 |
| **20개월** | 45.2 | 45.5 | 46.0 | 46.3 | 46.8 | **47.7** | 48.6 | 49.1 | 49.4 | 49.9 | 50.2 |
| **21개월** | 45.3 | 45.6 | 46.1 | 46.4 | 46.9 | **47.8** | 48.7 | 49.2 | 49.6 | 50.1 | 50.4 |
| **22개월** | 45.4 | 45.8 | 46.3 | 46.6 | 47.1 | **48.0** | 48.9 | 49.4 | 49.7 | 50.2 | 50.5 |
| **23개월** | 45.6 | 45.9 | 46.4 | 46.7 | 47.2 | **48.1** | 49.0 | 49.5 | 49.9 | 50.3 | 50.7 |
| **24개월** | 45.7 | 46.0 | 46.5 | 46.8 | 47.3 | **48.3** | 49.2 | 49.7 | 50.0 | 50.5 | 50.8 |
| **25개월** | 45.8 | 46.1 | 46.6 | 47.0 | 47.5 | **48.4** | 49.3 | 49.8 | 50.1 | 50.6 | 50.9 |
| **26개월** | 45.9 | 46.2 | 46.7 | 47.1 | 47.6 | **48.5** | 49.4 | 49.9 | 50.3 | 50.8 | 51.1 |
| **27개월** | 46.0 | 46.3 | 46.8 | 47.2 | 47.7 | **48.6** | 49.5 | 50.0 | 50.4 | 50.9 | 51.2 |
| **28개월** | 46.1 | 46.5 | 47.0 | 47.3 | 47.8 | **48.7** | 49.7 | 50.2 | 50.5 | 51.0 | 51.3 |
| **29개월** | 46.2 | 46.6 | 47.1 | 47.4 | 47.9 | **48.8** | 49.8 | 50.3 | 50.6 | 51.1 | 51.4 |
| **30개월** | 46.3 | 46.6 | 47.1 | 47.5 | 48.0 | **48.9** | 49.9 | 50.4 | 50.7 | 51.2 | 51.6 |
| **31개월** | 46.4 | 46.7 | 47.2 | 47.6 | 48.1 | **49.0** | 50.0 | 50.5 | 50.8 | 51.3 | 51.7 |
| **32개월** | 46.5 | 46.8 | 47.3 | 47.7 | 48.2 | **49.1** | 50.1 | 50.6 | 50.9 | 51.4 | 51.8 |
| **33개월** | 46.6 | 46.9 | 47.4 | 47.8 | 48.3 | **49.2** | 50.2 | 50.7 | 51.0 | 51.5 | 51.9 |
| **34개월** | 46.6 | 47.0 | 47.5 | 47.8 | 48.3 | **49.3** | 50.3 | 50.8 | 51.1 | 51.6 | 52.0 |
| **35개월** | 46.7 | 47.1 | 47.6 | 47.9 | 48.4 | **49.4** | 50.3 | 50.8 | 51.2 | 51.7 | 52.0 |

## 2017 소아청소년 성장 도표 : **0~35개월** 여아의 월령별 머리둘레 백분위수



| | 3 | 5 | 10 | 15 | 25 | 50 | 75 | 85 | 90 | 95 | 97 |
|---|---|---|---|---|---|---|---|---|---|---|---|
| **0개월** | 31.7 | 31.9 | 32.4 | 32.7 | 33.1 | **33.9** | 34.7 | 35.1 | 35.4 | 35.8 | 36.1 |
| **1개월** | 34.3 | 34.6 | 35.0 | 35.3 | 35.8 | **36.5** | 37.3 | 37.8 | 38.0 | 38.5 | 38.8 |
| **2개월** | 36.0 | 36.3 | 36.7 | 37.0 | 37.4 | **38.3** | 39.1 | 39.5 | 39.8 | 40.2 | 40.5 |
| **3개월** | 37.2 | 37.5 | 37.9 | 38.2 | 38.7 | **39.5** | 40.4 | 40.8 | 41.1 | 41.6 | 41.9 |
| **4개월** | 38.2 | 38.5 | 39.0 | 39.3 | 39.7 | **40.6** | 41.4 | 41.9 | 42.2 | 42.7 | 43.0 |
| **5개월** | 39.0 | 39.3 | 39.8 | 40.1 | 40.6 | **41.5** | 42.3 | 42.8 | 43.1 | 43.6 | 43.9 |
| **6개월** | 39.7 | 40.1 | 40.5 | 40.8 | 41.3 | **42.2** | 43.1 | 43.5 | 43.9 | 44.3 | 44.6 |
| **7개월** | 40.4 | 40.7 | 41.1 | 41.5 | 41.9 | **42.8** | 43.7 | 44.2 | 44.5 | 45.0 | 45.3 |
| **8개월** | 40.9 | 41.2 | 41.7 | 42.0 | 42.5 | **43.4** | 44.3 | 44.7 | 45.1 | 45.6 | 45.9 |
| **9개월** | 41.3 | 41.6 | 42.1 | 42.4 | 42.9 | **43.8** | 44.7 | 45.2 | 45.5 | 46.0 | 46.3 |
| **10개월** | 41.7 | 42.0 | 42.5 | 42.8 | 43.3 | **44.2** | 45.1 | 45.6 | 46.0 | 46.4 | 46.8 |
| **11개월** | 42.0 | 42.4 | 42.9 | 43.2 | 43.7 | **44.6** | 45.5 | 46.0 | 46.3 | 46.8 | 47.1 |
| **12개월** | 42.3 | 42.7 | 43.2 | 43.5 | 44.0 | **44.9** | 45.8 | 46.3 | 46.6 | 47.1 | 47.5 |
| **13개월** | 42.6 | 42.9 | 43.4 | 43.8 | 44.3 | **45.2** | 46.1 | 46.6 | 46.9 | 47.4 | 47.7 |
| **14개월** | 42.9 | 43.2 | 43.7 | 44.0 | 44.5 | **45.4** | 46.3 | 46.8 | 47.2 | 47.7 | 48.0 |
| **15개월** | 43.1 | 43.4 | 43.9 | 44.2 | 44.7 | **45.7** | 46.6 | 47.1 | 47.4 | 47.9 | 48.2 |
| **16개월** | 43.3 | 43.6 | 44.1 | 44.4 | 44.9 | **45.9** | 46.8 | 47.3 | 47.6 | 48.1 | 48.5 |
| **17개월** | 43.5 | 43.8 | 44.3 | 44.6 | 45.1 | **46.1** | 47.0 | 47.5 | 47.8 | 48.3 | 48.7 |
| **18개월** | 43.6 | 44.0 | 44.5 | 44.8 | 45.3 | **46.2** | 47.2 | 47.7 | 48.0 | 48.5 | 48.8 |
| **19개월** | 43.8 | 44.1 | 44.6 | 45.0 | 45.5 | **46.4** | 47.3 | 47.8 | 48.2 | 48.7 | 49.0 |
| **20개월** | 44.0 | 44.3 | 44.8 | 45.1 | 45.6 | **46.6** | 47.5 | 48.0 | 48.4 | 48.9 | 49.2 |
| **21개월** | 44.1 | 44.5 | 45.0 | 45.3 | 45.8 | **46.7** | 47.7 | 48.2 | 48.5 | 49.0 | 49.4 |
| **22개월** | 44.3 | 44.6 | 45.1 | 45.4 | 46.0 | **46.9** | 47.8 | 48.3 | 48.7 | 49.2 | 49.5 |
| **23개월** | 44.4 | 44.7 | 45.3 | 45.6 | 46.1 | **47.0** | 48.0 | 48.5 | 48.8 | 49.3 | 49.7 |
| **24개월** | 44.6 | 44.9 | 45.4 | 45.7 | 46.2 | **47.2** | 48.1 | 48.6 | 49.0 | 49.5 | 49.8 |
| **25개월** | 44.7 | 45.0 | 45.5 | 45.9 | 46.4 | **47.3** | 48.3 | 48.8 | 49.1 | 49.6 | 49.9 |
| **26개월** | 44.8 | 45.2 | 45.7 | 46.0 | 46.5 | **47.5** | 48.4 | 48.9 | 49.2 | 49.8 | 50.1 |
| **27개월** | 44.9 | 45.3 | 45.8 | 46.1 | 46.6 | **47.6** | 48.5 | 49.0 | 49.4 | 49.9 | 50.2 |
| **28개월** | 45.1 | 45.4 | 45.9 | 46.3 | 46.8 | **47.7** | 48.7 | 49.2 | 49.5 | 50.0 | 50.3 |
| **29개월** | 45.2 | 45.5 | 46.0 | 46.4 | 46.9 | **47.8** | 48.8 | 49.3 | 49.6 | 50.1 | 50.5 |
| **30개월** | 45.3 | 45.6 | 46.1 | 46.5 | 47.0 | **47.9** | 48.9 | 49.4 | 49.7 | 50.2 | 50.6 |
| **31개월** | 45.4 | 45.7 | 46.2 | 46.6 | 47.1 | **48.0** | 49.0 | 49.5 | 49.8 | 50.4 | 50.7 |
| **32개월** | 45.5 | 45.8 | 46.3 | 46.7 | 47.2 | **48.1** | 49.1 | 49.6 | 49.9 | 50.5 | 50.8 |
| **33개월** | 45.6 | 45.9 | 46.4 | 46.8 | 47.3 | **48.2** | 49.2 | 49.7 | 50.0 | 50.6 | 50.9 |
| **34개월** | 45.7 | 46.0 | 46.5 | 46.9 | 47.4 | **48.3** | 49.3 | 49.8 | 50.1 | 50.7 | 51.0 |
| **35개월** | 45.8 | 46.1 | 46.6 | 47.0 | 47.5 | **48.4** | 49.4 | 49.9 | 50.2 | 50.7 | 51.1 |

남자

## 2017 소아청소년 성장 도표 : **3~6세** 남아의 월령별 체중 백분위수

체중

| | 3 | 5 | 10 | 15 | 25 | 50 | 75 | 85 | 90 | 95 | 97 |
|---|---|---|---|---|---|---|---|---|---|---|---|
| 36개월(3세) | 12.3 | 12.6 | 13.0 | 13.3 | 13.8 | **14.7** | 15.7 | 16.3 | 16.7 | 17.3 | 17.7 |
| 37개월 | 12.4 | 12.7 | 13.2 | 13.5 | 14.0 | **14.9** | 15.9 | 16.5 | 16.9 | 17.5 | 17.9 |
| 38개월 | 12.5 | 12.8 | 13.3 | 13.6 | 14.1 | **15.1** | 16.1 | 16.7 | 17.1 | 17.8 | 18.2 |
| 39개월 | 12.7 | 13.0 | 13.4 | 13.8 | 14.3 | **15.3** | 16.3 | 16.9 | 17.4 | 18.0 | 18.5 |
| 40개월 | 12.8 | 13.1 | 13.6 | 13.9 | 14.4 | **15.4** | 16.5 | 17.2 | 17.6 | 18.3 | 18.7 |
| 41개월 | 12.9 | 13.2 | 13.7 | 14.0 | 14.6 | **15.6** | 16.7 | 17.4 | 17.8 | 18.5 | 19.0 |
| 42개월 | 13.0 | 13.4 | 13.8 | 14.2 | 14.7 | **15.8** | 16.9 | 17.6 | 18.1 | 18.8 | 19.3 |
| 43개월 | 13.2 | 13.5 | 14.0 | 14.3 | 14.9 | **16.0** | 17.1 | 17.8 | 18.3 | 19.1 | 19.6 |
| 44개월 | 13.3 | 13.6 | 14.1 | 14.5 | 15.0 | **16.1** | 17.3 | 18.0 | 18.5 | 19.3 | 19.8 |
| 45개월 | 13.4 | 13.8 | 14.3 | 14.6 | 15.2 | **16.3** | 17.5 | 18.3 | 18.8 | 19.6 | 20.1 |
| 46개월 | 13.6 | 13.9 | 14.4 | 14.8 | 15.3 | **16.5** | 17.7 | 18.5 | 19.0 | 19.8 | 20.4 |
| 47개월 | 13.7 | 14.0 | 14.5 | 14.9 | 15.5 | **16.7** | 17.9 | 18.7 | 19.2 | 20.1 | 20.7 |
| 48개월(4세) | 13.8 | 14.2 | 14.7 | 15.1 | 15.6 | **16.8** | 18.1 | 18.9 | 19.5 | 20.4 | 20.9 |
| 49개월 | 14.0 | 14.3 | 14.8 | 15.2 | 15.8 | **17.0** | 18.4 | 19.1 | 19.7 | 20.6 | 21.2 |
| 50개월 | 14.1 | 14.4 | 15.0 | 15.4 | 16.0 | **17.2** | 18.6 | 19.4 | 20.0 | 20.9 | 21.5 |
| 51개월 | 14.2 | 14.6 | 15.1 | 15.5 | 16.1 | **17.4** | 18.8 | 19.6 | 20.2 | 21.1 | 21.8 |
| 52개월 | 14.4 | 14.7 | 15.3 | 15.7 | 16.3 | **17.5** | 19.0 | 19.8 | 20.4 | 21.4 | 22.1 |
| 53개월 | 14.5 | 14.8 | 15.4 | 15.8 | 16.4 | **17.7** | 19.2 | 20.0 | 20.7 | 21.7 | 22.3 |
| 54개월 | 14.6 | 15.0 | 15.5 | 15.9 | 16.6 | **17.9** | 19.4 | 20.3 | 20.9 | 21.9 | 22.6 |
| 55개월 | 14.7 | 15.1 | 15.7 | 16.1 | 16.7 | **18.1** | 19.6 | 20.5 | 21.1 | 22.2 | 22.9 |
| 56개월 | 14.9 | 15.2 | 15.8 | 16.2 | 16.9 | **18.2** | 19.8 | 20.7 | 21.4 | 22.5 | 23.2 |
| 57개월 | 15.0 | 15.4 | 16.0 | 16.4 | 17.1 | **18.4** | 20.0 | 20.9 | 21.6 | 22.7 | 23.5 |
| 58개월 | 15.1 | 15.5 | 16.1 | 16.5 | 17.2 | **18.6** | 20.2 | 21.2 | 21.9 | 23.0 | 23.8 |
| 59개월 | 15.3 | 15.6 | 16.3 | 16.7 | 17.4 | **18.8** | 20.4 | 21.4 | 22.1 | 23.3 | 24.1 |
| 60개월(5세) | 15.4 | 15.8 | 16.4 | 16.8 | 17.5 | **19.0** | 20.6 | 21.6 | 22.4 | 23.5 | 24.3 |
| 61개월 | 15.5 | 15.9 | 16.5 | 17.0 | 17.7 | **19.1** | 20.8 | 21.9 | 22.6 | 23.8 | 24.6 |
| 62개월 | 15.7 | 16.1 | 16.7 | 17.1 | 17.9 | **19.3** | 21.0 | 22.1 | 22.9 | 24.1 | 24.9 |
| 63개월 | 15.8 | 16.2 | 16.8 | 17.3 | 18.0 | **19.5** | 21.3 | 22.3 | 23.1 | 24.4 | 25.2 |
| 64개월 | 15.9 | 16.3 | 17.0 | 17.4 | 18.2 | **19.7** | 21.5 | 22.6 | 23.4 | 24.6 | 25.5 |
| 65개월 | 16.1 | 16.5 | 17.1 | 17.6 | 18.3 | **19.9** | 21.7 | 22.8 | 23.6 | 24.9 | 25.8 |
| 66개월 | 16.2 | 16.6 | 17.3 | 17.8 | 18.5 | **20.1** | 21.9 | 23.1 | 23.9 | 25.2 | 26.2 |
| 67개월 | 16.4 | 16.8 | 17.4 | 17.9 | 18.7 | **20.3** | 22.2 | 23.3 | 24.2 | 25.6 | 26.5 |
| 68개월 | 16.5 | 16.9 | 17.6 | 18.1 | 18.9 | **20.5** | 22.4 | 23.6 | 24.5 | 25.9 | 26.9 |
| 69개월 | 16.7 | 17.1 | 17.8 | 18.3 | 19.0 | **20.7** | 22.7 | 23.9 | 24.8 | 26.2 | 27.3 |
| 70개월 | 16.8 | 17.2 | 17.9 | 18.4 | 19.2 | **20.9** | 22.9 | 24.1 | 25.1 | 26.5 | 27.6 |
| 71개월 | 16.9 | 17.4 | 18.1 | 18.6 | 19.4 | **21.1** | 23.2 | 24.4 | 25.3 | 26.9 | 28.0 |
| 72개월(6세) | 17.1 | 17.5 | 18.3 | 18.8 | 19.6 | **21.3** | 23.4 | 24.7 | 25.7 | 27.2 | 28.3 |
| 73개월 | 17.2 | 17.7 | 18.4 | 19.0 | 19.8 | **21.6** | 23.7 | 25.0 | 26.0 | 27.6 | 28.7 |
| 74개월 | 17.4 | 17.8 | 18.6 | 19.1 | 20.0 | **21.8** | 24.0 | 25.3 | 26.3 | 27.9 | 29.1 |
| 75개월 | 17.5 | 18.0 | 18.8 | 19.3 | 20.2 | **22.0** | 24.2 | 25.6 | 26.6 | 28.3 | 29.5 |
| 76개월 | 17.7 | 18.2 | 18.9 | 19.5 | 20.4 | **22.3** | 24.5 | 25.9 | 27.0 | 28.7 | 29.9 |
| 77개월 | 17.8 | 18.3 | 19.1 | 19.7 | 20.6 | **22.5** | 24.8 | 26.2 | 27.3 | 29.0 | 30.3 |
| 78개월 | 18.0 | 18.5 | 19.3 | 19.9 | 20.8 | **22.7** | 25.1 | 26.5 | 27.6 | 29.4 | 30.7 |
| 79개월 | 18.2 | 18.7 | 19.5 | 20.1 | 21.0 | **23.0** | 25.4 | 26.9 | 28.0 | 29.8 | 31.1 |
| 80개월 | 18.3 | 18.8 | 19.6 | 20.2 | 21.2 | **23.2** | 25.7 | 27.2 | 28.3 | 30.2 | 31.5 |
| 81개월 | 18.5 | 19.0 | 19.8 | 20.4 | 21.4 | **23.5** | 25.9 | 27.5 | 28.7 | 30.6 | 31.9 |
| 82개월 | 18.6 | 19.2 | 20.0 | 20.6 | 21.6 | **23.7** | 26.2 | 27.8 | 29.0 | 30.9 | 32.3 |
| 83개월 | 18.8 | 19.3 | 20.2 | 20.8 | 21.8 | **24.0** | 26.5 | 28.2 | 29.4 | 31.3 | 32.8 |

여자

## 2017 소아청소년 성장 도표 : **3~6세** 여아의 월령별 체중 백분위수

체중

| | 3 | 5 | 10 | 15 | 25 | 50 | 75 | 85 | 90 | 95 | 97 |
|---|---|---|---|---|---|---|---|---|---|---|---|
| 36개월(3세) | 11.7 | 12.0 | 12.4 | 12.8 | 13.3 | **14.2** | 15.2 | 15.7 | 16.1 | 16.6 | 17.0 |
| 37개월 | 11.8 | 12.1 | 12.6 | 12.9 | 13.4 | **14.4** | 15.4 | 15.9 | 16.3 | 16.9 | 17.2 |
| 38개월 | 11.9 | 12.2 | 12.7 | 13.1 | 13.6 | **14.5** | 15.6 | 16.1 | 16.5 | 17.1 | 17.5 |
| 39개월 | 12.1 | 12.4 | 12.9 | 13.2 | 13.7 | **14.7** | 15.8 | 16.3 | 16.8 | 17.4 | 17.8 |
| 40개월 | 12.2 | 12.5 | 13.0 | 13.3 | 13.9 | **14.9** | 16.0 | 16.6 | 17.0 | 17.6 | 18.1 |
| 41개월 | 12.3 | 12.7 | 13.1 | 13.5 | 14.0 | **15.1** | 16.2 | 16.8 | 17.2 | 17.9 | 18.3 |
| 42개월 | 12.5 | 12.8 | 13.3 | 13.6 | 14.2 | **15.2** | 16.4 | 17.0 | 17.5 | 18.1 | 18.6 |
| 43개월 | 12.6 | 12.9 | 13.4 | 13.8 | 14.3 | **15.4** | 16.6 | 17.2 | 17.7 | 18.4 | 18.9 |
| 44개월 | 12.7 | 13.1 | 13.6 | 13.9 | 14.5 | **15.6** | 16.8 | 17.4 | 17.9 | 18.7 | 19.2 |
| 45개월 | 12.9 | 13.2 | 13.7 | 14.1 | 14.6 | **15.7** | 17.0 | 17.7 | 18.2 | 18.9 | 19.5 |
| 46개월 | 13.0 | 13.3 | 13.9 | 14.2 | 14.8 | **15.9** | 17.2 | 17.9 | 18.4 | 19.2 | 19.7 |
| 47개월 | 13.1 | 13.5 | 14.0 | 14.4 | 14.9 | **16.1** | 17.4 | 18.1 | 18.6 | 19.5 | 20.0 |
| 48개월(4세) | 13.3 | 13.6 | 14.1 | 14.5 | 15.1 | **16.3** | 17.6 | 18.3 | 18.9 | 19.7 | 20.3 |
| 49개월 | 13.4 | 13.7 | 14.3 | 14.7 | 15.2 | **16.4** | 17.8 | 18.5 | 19.1 | 20.0 | 20.6 |
| 50개월 | 13.6 | 13.9 | 14.4 | 14.8 | 15.4 | **16.6** | 18.0 | 18.8 | 19.3 | 20.2 | 20.9 |
| 51개월 | 13.7 | 14.0 | 14.6 | 15.0 | 15.6 | **16.8** | 18.2 | 19.0 | 19.6 | 20.5 | 21.1 |
| 52개월 | 13.8 | 14.2 | 14.7 | 15.1 | 15.7 | **17.0** | 18.4 | 19.2 | 19.8 | 20.8 | 21.4 |
| 53개월 | 14.0 | 14.3 | 14.9 | 15.2 | 15.9 | **17.1** | 18.6 | 19.4 | 20.0 | 21.0 | 21.7 |
| 54개월 | 14.1 | 14.4 | 15.0 | 15.4 | 16.0 | **17.3** | 18.8 | 19.7 | 20.3 | 21.3 | 22.0 |
| 55개월 | 14.2 | 14.6 | 15.1 | 15.5 | 16.2 | **17.5** | 19.0 | 19.9 | 20.5 | 21.6 | 22.3 |
| 56개월 | 14.4 | 14.7 | 15.3 | 15.7 | 16.3 | **17.7** | 19.2 | 20.1 | 20.8 | 21.8 | 22.6 |
| 57개월 | 14.5 | 14.8 | 15.4 | 15.8 | 16.5 | **17.8** | 19.4 | 20.3 | 21.0 | 22.1 | 22.9 |
| 58개월 | 14.6 | 15.0 | 15.6 | 16.0 | 16.6 | **18.0** | 19.6 | 20.5 | 21.2 | 22.4 | 23.1 |
| 59개월 | 14.8 | 15.1 | 15.7 | 16.1 | 16.8 | **18.2** | 19.8 | 20.8 | 21.5 | 22.6 | 23.4 |
| 60개월(5세) | 14.9 | 15.3 | 15.9 | 16.3 | 17.0 | **18.4** | 20.0 | 21.0 | 21.7 | 22.9 | 23.7 |
| 61개월 | 15.0 | 15.4 | 16.0 | 16.4 | 17.1 | **18.5** | 20.2 | 21.2 | 22.0 | 23.2 | 24.0 |
| 62개월 | 15.2 | 15.5 | 16.1 | 16.6 | 17.3 | **18.7** | 20.4 | 21.5 | 22.2 | 23.4 | 24.3 |
| 63개월 | 15.3 | 15.7 | 16.3 | 16.7 | 17.4 | **18.9** | 20.6 | 21.7 | 22.5 | 23.7 | 24.6 |
| 64개월 | 15.4 | 15.8 | 16.4 | 16.9 | 17.6 | **19.1** | 20.8 | 21.9 | 22.7 | 24.0 | 24.9 |
| 65개월 | 15.6 | 16.0 | 16.6 | 17.0 | 17.8 | **19.3** | 21.0 | 22.1 | 22.9 | 24.3 | 25.2 |
| 66개월 | 15.7 | 16.1 | 16.7 | 17.2 | 17.9 | **19.5** | 21.3 | 22.4 | 23.2 | 24.6 | 25.5 |
| 67개월 | 15.8 | 16.2 | 16.9 | 17.3 | 18.1 | **19.7** | 21.5 | 22.7 | 23.5 | 24.9 | 25.9 |
| 68개월 | 16.0 | 16.4 | 17.0 | 17.5 | 18.3 | **19.9** | 21.7 | 22.9 | 23.8 | 25.2 | 26.2 |
| 69개월 | 16.1 | 16.5 | 17.2 | 17.7 | 18.4 | **20.1** | 22.0 | 23.2 | 24.1 | 25.5 | 26.6 |
| 70개월 | 16.2 | 16.6 | 17.3 | 17.8 | 18.6 | **20.2** | 22.2 | 23.4 | 24.4 | 25.8 | 26.9 |
| 71개월 | 16.4 | 16.8 | 17.5 | 18.0 | 18.8 | **20.4** | 22.5 | 23.7 | 24.6 | 26.2 | 27.2 |
| 72개월(6세) | 16.5 | 16.9 | 17.6 | 18.1 | 18.9 | **20.7** | 22.7 | 24.0 | 24.9 | 26.5 | 27.6 |
| 73개월 | 16.6 | 17.1 | 17.8 | 18.3 | 19.1 | **20.9** | 23.0 | 24.3 | 25.3 | 26.8 | 28.0 |
| 74개월 | 16.8 | 17.2 | 17.9 | 18.5 | 19.3 | **21.1** | 23.2 | 24.6 | 25.6 | 27.2 | 28.4 |
| 75개월 | 16.9 | 17.4 | 18.1 | 18.6 | 19.5 | **21.3** | 23.5 | 24.9 | 25.9 | 27.5 | 28.7 |
| 76개월 | 17.0 | 17.5 | 18.3 | 18.8 | 19.7 | **21.5** | 23.7 | 25.1 | 26.2 | 27.9 | 29.1 |
| 77개월 | 17.2 | 17.6 | 18.4 | 19.0 | 19.9 | **21.7** | 24.0 | 25.4 | 26.5 | 28.2 | 29.5 |
| 78개월 | 17.3 | 17.8 | 18.6 | 19.1 | 20.0 | **22.0** | 24.3 | 25.7 | 26.8 | 28.6 | 29.9 |
| 79개월 | 17.5 | 17.9 | 18.7 | 19.3 | 20.2 | **22.2** | 24.6 | 26.0 | 27.2 | 29.0 | 30.3 |
| 80개월 | 17.6 | 18.1 | 18.9 | 19.5 | 20.4 | **22.4** | 24.8 | 26.4 | 27.5 | 29.3 | 30.7 |
| 81개월 | 17.7 | 18.2 | 19.1 | 19.7 | 20.6 | **22.4** | 25.1 | 26.7 | 27.8 | 29.7 | 31.1 |
| 82개월 | 17.9 | 18.4 | 19.2 | 19.9 | 20.8 | **22.9** | 25.4 | 27.0 | 28.2 | 30.1 | 31.5 |
| 83개월 | 18.0 | 18.5 | 19.4 | 20.0 | 21.0 | **23.1** | 25.7 | 27.3 | 28.5 | 30.5 | 31.9 |

남자

## 2017 소아청소년 성장 도표 : **3~6세** 남아의 월령별 신장 백분위수

키

| | 3 | 5 | 10 | 15 | 25 | 50 | 75 | 85 | 90 | 95 | 97 |
|---|---|---|---|---|---|---|---|---|---|---|---|
| 36개월(3세) | 89.7 | 90.5 | 91.8 | 92.6 | 93.9 | **96.5** | 99.2 | 100.7 | 101.8 | 103.4 | 104.4 |
| 37개월 | 90.2 | 91.0 | 92.3 | 93.2 | 94.5 | **97.0** | 99.8 | 101.3 | 102.3 | 103.9 | 105.0 |
| 38개월 | 90.7 | 91.5 | 92.8 | 93.7 | 95.0 | **97.6** | 100.3 | 101.8 | 102.9 | 104.5 | 105.6 |
| 39개월 | 91.2 | 92.0 | 93.3 | 94.2 | 95.5 | **98.1** | 100.9 | 102.4 | 103.5 | 105.1 | 106.1 |
| 40개월 | 91.7 | 92.5 | 93.8 | 94.7 | 96.1 | **98.7** | 101.4 | 103.0 | 104.0 | 105.6 | 106.7 |
| 41개월 | 92.2 | 93.0 | 94.3 | 95.3 | 96.6 | **99.2** | 102.0 | 103.5 | 104.6 | 106.2 | 107.2 |
| 42개월 | 92.7 | 93.5 | 94.9 | 95.8 | 97.1 | **99.8** | 102.6 | 104.1 | 105.1 | 106.7 | 107.8 |
| 43개월 | 93.2 | 94.0 | 95.4 | 96.3 | 97.7 | **100.3** | 103.1 | 104.6 | 105.7 | 107.3 | 108.4 |
| 44개월 | 93.7 | 94.5 | 95.9 | 96.8 | 98.2 | **100.9** | 103.7 | 105.2 | 106.3 | 107.9 | 108.9 |
| 45개월 | 94.2 | 95.0 | 96.4 | 97.3 | 98.7 | **101.4** | 104.2 | 105.8 | 106.8 | 108.4 | 109.5 |
| 46개월 | 94.7 | 95.5 | 96.9 | 97.9 | 99.3 | **102.0** | 104.8 | 106.3 | 107.4 | 109.0 | 110.1 |
| 47개월 | 95.2 | 96.0 | 97.4 | 98.4 | 99.8 | **102.5** | 105.3 | 106.9 | 108.0 | 109.6 | 110.6 |
| 48개월(4세) | 95.6 | 96.5 | 97.9 | 98.9 | 100.3 | **103.1** | 105.9 | 107.5 | 108.5 | 110.1 | 111.2 |
| 49개월 | 96.1 | 97.0 | 98.5 | 99.4 | 100.9 | **103.6** | 106.5 | 108.0 | 109.1 | 110.7 | 111.7 |
| 50개월 | 96.6 | 97.5 | 99.0 | 99.9 | 101.4 | **104.2** | 107.0 | 108.6 | 109.6 | 111.3 | 112.3 |
| 51개월 | 97.1 | 98.0 | 99.5 | 100.5 | 101.9 | **104.7** | 107.6 | 109.1 | 110.2 | 111.8 | 112.9 |
| 52개월 | 97.6 | 98.6 | 100.0 | 101.0 | 102.5 | **105.3** | 108.1 | 109.7 | 110.8 | 112.4 | 113.4 |
| 53개월 | 98.1 | 99.1 | 100.5 | 101.5 | 103.0 | **105.8** | 108.7 | 110.3 | 111.3 | 112.9 | 114.0 |
| 54개월 | 98.6 | 99.6 | 101.0 | 102.0 | 103.5 | **106.3** | 109.2 | 110.8 | 111.9 | 113.5 | 114.6 |
| 55개월 | 99.1 | 100.1 | 101.5 | 102.5 | 104.0 | **106.9** | 109.8 | 111.4 | 112.5 | 114.1 | 115.1 |
| 56개월 | 99.6 | 100.6 | 102.0 | 103.1 | 104.6 | **107.4** | 110.3 | 111.9 | 113.0 | 114.6 | 115.7 |
| 57개월 | 100.1 | 101.1 | 102.6 | 103.6 | 105.1 | **108.0** | 110.9 | 112.5 | 113.6 | 115.2 | 116.3 |
| 58개월 | 100.6 | 101.6 | 103.1 | 104.1 | 105.6 | **108.5** | 111.5 | 113.1 | 114.1 | 115.8 | 116.8 |
| 59개월 | 101.1 | 102.1 | 103.6 | 104.6 | 106.2 | **109.1** | 112.0 | 113.6 | 114.7 | 116.3 | 117.4 |
| 60개월(5세) | 101.6 | 102.5 | 104.1 | 105.1 | 106.7 | **109.6** | 112.6 | 114.2 | 115.3 | 116.9 | 118.0 |
| 61개월 | 102.0 | 103.0 | 104.6 | 105.6 | 107.2 | **110.1** | 113.1 | 114.7 | 115.8 | 117.5 | 118.6 |
| 62개월 | 102.5 | 103.5 | 105.1 | 106.1 | 107.7 | **110.7** | 113.7 | 115.3 | 116.4 | 118.1 | 119.1 |
| 63개월 | 103.0 | 104.0 | 105.6 | 106.6 | 108.2 | **111.2** | 114.2 | 115.8 | 117.0 | 118.6 | 119.7 |
| 64개월 | 103.5 | 104.5 | 106.1 | 107.1 | 108.7 | **111.7** | 114.8 | 116.4 | 117.5 | 119.2 | 120.3 |
| 65개월 | 104.0 | 105.0 | 106.6 | 107.7 | 109.2 | **112.2** | 115.3 | 117.0 | 118.1 | 119.8 | 120.9 |
| 66개월 | 104.5 | 105.5 | 107.1 | 108.2 | 109.8 | **112.8** | 115.8 | 117.5 | 118.7 | 120.4 | 121.5 |
| 67개월 | 105.0 | 106.0 | 107.6 | 108.7 | 110.3 | **113.3** | 116.4 | 118.1 | 119.2 | 120.9 | 122.1 |
| 68개월 | 105.5 | 106.5 | 108.1 | 109.2 | 110.8 | **113.8** | 116.9 | 118.6 | 119.8 | 121.5 | 122.6 |
| 69개월 | 105.9 | 107.0 | 108.6 | 109.7 | 111.3 | **114.4** | 117.5 | 119.2 | 120.3 | 122.1 | 123.2 |
| 70개월 | 106.4 | 107.5 | 109.1 | 110.2 | 111.8 | **114.9** | 118.0 | 119.7 | 120.9 | 122.7 | 123.8 |
| 71개월 | 106.9 | 108.0 | 109.6 | 110.7 | 112.3 | **115.4** | 118.6 | 120.3 | 121.5 | 123.3 | 124.4 |
| 72개월(6세) | 107.4 | 108.4 | 110.1 | 111.2 | 112.8 | **115.9** | 119.1 | 120.8 | 122.0 | 123.8 | 125.0 |
| 73개월 | 107.9 | 108.9 | 110.5 | 111.6 | 113.3 | **116.4** | 119.6 | 121.4 | 122.6 | 124.4 | 125.6 |
| 74개월 | 108.3 | 109.4 | 111.0 | 112.1 | 113.8 | **117.0** | 120.2 | 121.9 | 123.2 | 125.0 | 126.1 |
| 75개월 | 108.8 | 109.9 | 111.5 | 112.6 | 114.3 | **117.5** | 120.7 | 122.5 | 123.7 | 125.5 | 126.7 |
| 76개월 | 109.3 | 110.4 | 112.0 | 113.1 | 114.8 | **118.0** | 121.3 | 123.0 | 124.3 | 126.1 | 127.3 |
| 77개월 | 109.8 | 110.8 | 112.5 | 113.6 | 115.3 | **118.5** | 121.8 | 123.6 | 124.8 | 126.7 | 127.9 |
| 78개월 | 110.3 | 111.3 | 113.0 | 114.1 | 115.8 | **119.0** | 122.3 | 124.1 | 125.4 | 127.2 | 128.4 |
| 79개월 | 110.7 | 111.8 | 113.5 | 114.6 | 116.3 | **119.5** | 122.8 | 124.7 | 125.9 | 127.8 | 129.0 |
| 80개월 | 111.2 | 112.3 | 113.9 | 115.1 | 116.8 | **120.0** | 123.4 | 125.2 | 126.4 | 128.3 | 129.5 |
| 81개월 | 111.7 | 112.7 | 114.4 | 115.6 | 117.3 | **120.5** | 123.9 | 125.7 | 127.0 | 128.9 | 130.1 |
| 82개월 | 112.1 | 113.2 | 114.9 | 116.1 | 117.8 | **121.0** | 124.4 | 126.2 | 127.5 | 129.4 | 130.6 |
| 83개월 | 112.6 | 113.7 | 115.4 | 116.5 | 118.3 | **121.6** | 124.9 | 126.8 | 128.0 | 129.9 | 131.2 |

여자

## 2017 소아청소년 성장 도표 : **3~6세** 여아의 월령별 신장 백분위수

키

| | 3 | 5 | 10 | 15 | 25 | 50 | 75 | 85 | 90 | 95 | 97 |
|---|---|---|---|---|---|---|---|---|---|---|---|
| **36개월(3세)** | 88.1 | 89.0 | 90.4 | 91.4 | 92.8 | **95.4** | 98.1 | 99.5 | 100.5 | 102.0 | 103.0 |
| **37개월** | 88.7 | 89.6 | 90.9 | 91.9 | 93.3 | **95.9** | 98.6 | 100.1 | 101.1 | 102.6 | 103.5 |
| **38개월** | 89.2 | 90.1 | 91.5 | 92.4 | 93.8 | **96.5** | 99.2 | 100.6 | 101.6 | 103.1 | 104.1 |
| **39개월** | 89.7 | 90.6 | 92.0 | 93.0 | 94.4 | **97.0** | 99.7 | 101.2 | 102.2 | 103.7 | 104.7 |
| **40개월** | 90.2 | 91.1 | 92.5 | 93.5 | 94.9 | **97.6** | 100.3 | 101.8 | 102.8 | 104.3 | 105.3 |
| **41개월** | 90.8 | 91.7 | 93.1 | 94.0 | 95.4 | **98.1** | 100.8 | 102.3 | 103.3 | 104.8 | 105.8 |
| **42개월** | 91.3 | 92.2 | 93.6 | 94.5 | 96.0 | **98.6** | 101.4 | 102.9 | 103.9 | 105.4 | 106.4 |
| **43개월** | 91.8 | 92.7 | 94.1 | 95.1 | 96.5 | **99.2** | 101.9 | 103.4 | 104.5 | 106.0 | 107.0 |
| **44개월** | 92.4 | 93.3 | 94.7 | 95.6 | 97.0 | **99.7** | 102.5 | 104.0 | 105.0 | 106.5 | 107.6 |
| **45개월** | 92.9 | 93.8 | 95.2 | 96.1 | 97.6 | **100.3** | 103.0 | 104.5 | 105.6 | 107.1 | 108.1 |
| **46개월** | 93.4 | 94.3 | 95.7 | 96.7 | 98.1 | **100.8** | 103.6 | 105.1 | 106.1 | 107.7 | 108.7 |
| **47개월** | 93.9 | 94.8 | 96.2 | 97.2 | 98.6 | **101.4** | 104.1 | 105.7 | 106.7 | 108.3 | 109.3 |
| **48개월(4세)** | 94.5 | 95.4 | 96.8 | 97.7 | 99.2 | **101.9** | 104.7 | 106.2 | 107.3 | 108.8 | 109.8 |
| **49개월** | 95.0 | 95.9 | 97.3 | 98.3 | 99.7 | **102.4** | 105.2 | 106.8 | 107.8 | 109.4 | 110.4 |
| **50개월** | 95.5 | 96.4 | 97.8 | 98.8 | 100.2 | **103.0** | 105.8 | 107.3 | 108.4 | 110.0 | 111.0 |
| **51개월** | 96.0 | 96.9 | 98.4 | 99.3 | 100.8 | **103.5** | 106.3 | 107.9 | 108.9 | 110.5 | 111.6 |
| **52개월** | 96.6 | 97.5 | 98.9 | 99.9 | 101.3 | **104.1** | 106.9 | 108.4 | 109.5 | 111.1 | 112.1 |
| **53개월** | 97.1 | 98.0 | 99.4 | 100.4 | 101.8 | **104.6** | 107.4 | 109.0 | 110.1 | 111.6 | 112.7 |
| **54개월** | 97.6 | 98.5 | 99.9 | 100.9 | 102.4 | **105.1** | 108.0 | 109.5 | 110.6 | 112.2 | 113.3 |
| **55개월** | 98.1 | 99.1 | 100.5 | 101.5 | 102.9 | **105.7** | 108.5 | 110.1 | 111.2 | 112.8 | 113.8 |
| **56개월** | 98.7 | 99.6 | 101.0 | 102.0 | 103.4 | **106.2** | 109.1 | 110.7 | 111.7 | 113.3 | 114.4 |
| **57개월** | 99.2 | 100.1 | 101.5 | 102.5 | 104.0 | **106.8** | 109.6 | 111.2 | 112.3 | 113.9 | 115.0 |
| **58개월** | 99.7 | 100.6 | 102.1 | 103.0 | 104.5 | **107.3** | 110.2 | 111.8 | 112.8 | 114.5 | 115.5 |
| **59개월** | 100.2 | 101.2 | 102.6 | 103.6 | 105.0 | **107.8** | 110.7 | 112.3 | 113.4 | 115.0 | 116.1 |
| **60개월(5세)** | 100.7 | 101.7 | 103.1 | 104.1 | 105.6 | **108.4** | 111.3 | 112.9 | 114.0 | 115.6 | 116.7 |
| **61개월** | 101.2 | 102.2 | 103.6 | 104.6 | 106.1 | **108.9** | 111.8 | 113.4 | 114.5 | 116.1 | 117.2 |
| **62개월** | 101.7 | 102.7 | 104.1 | 105.1 | 106.6 | **109.4** | 112.4 | 114.0 | 115.1 | 116.7 | 117.8 |
| **63개월** | 102.2 | 103.2 | 104.6 | 105.6 | 107.1 | **110.0** | 112.9 | 114.5 | 115.6 | 117.3 | 118.3 |
| **64개월** | 102.7 | 103.7 | 105.2 | 106.2 | 107.7 | **110.5** | 113.4 | 115.0 | 116.2 | 117.8 | 118.9 |
| **65개월** | 103.3 | 104.2 | 105.7 | 106.7 | 108.2 | **111.0** | 114.0 | 115.6 | 116.7 | 118.4 | 119.5 |
| **66개월** | 103.7 | 104.7 | 106.2 | 107.2 | 108.7 | **111.6** | 114.5 | 116.1 | 117.3 | 118.9 | 120.0 |
| **67개월** | 104.2 | 105.2 | 106.7 | 107.7 | 109.2 | **112.1** | 115.1 | 116.7 | 117.8 | 119.5 | 120.6 |
| **68개월** | 104.7 | 105.7 | 107.2 | 108.2 | 109.7 | **112.6** | 115.6 | 117.2 | 118.4 | 120.0 | 121.1 |
| **69개월** | 105.2 | 106.1 | 107.7 | 108.7 | 110.2 | **113.2** | 116.1 | 117.8 | 118.9 | 120.6 | 121.7 |
| **70개월** | 105.6 | 106.6 | 108.2 | 109.2 | 110.7 | **113.7** | 116.7 | 118.3 | 119.4 | 121.1 | 122.2 |
| **71개월** | 106.1 | 107.1 | 108.6 | 109.7 | 111.3 | **114.2** | 117.2 | 118.9 | 120.0 | 121.7 | 122.8 |
| **72개월(6세)** | 106.6 | 107.6 | 109.1 | 110.2 | 111.8 | **114.7** | 117.8 | 119.4 | 120.5 | 122.2 | 123.3 |
| **73개월** | 107.1 | 108.1 | 109.6 | 110.7 | 112.3 | **115.2** | 118.3 | 120.0 | 121.1 | 122.8 | 123.9 |
| **74개월** | 107.5 | 108.5 | 110.1 | 111.2 | 112.8 | **115.8** | 118.8 | 120.5 | 121.6 | 123.3 | 124.5 |
| **75개월** | 108.0 | 109.0 | 110.6 | 111.7 | 113.3 | **116.3** | 119.4 | 121.0 | 122.2 | 123.9 | 125.0 |
| **76개월** | 108.5 | 109.5 | 111.1 | 112.2 | 113.8 | **116.8** | 119.9 | 121.6 | 122.7 | 124.5 | 125.6 |
| **77개월** | 108.9 | 110.0 | 111.6 | 112.6 | 114.3 | **117.3** | 120.4 | 122.1 | 123.3 | 125.0 | 126.1 |
| **78개월** | 109.4 | 110.4 | 112.0 | 113.1 | 114.8 | **117.8** | 121.0 | 122.7 | 123.8 | 125.6 | 126.7 |
| **79개월** | 109.9 | 110.9 | 112.5 | 113.6 | 115.2 | **118.3** | 121.5 | 123.2 | 124.4 | 126.1 | 127.3 |
| **80개월** | 110.3 | 111.4 | 113.0 | 114.1 | 115.7 | **118.8** | 122.0 | 123.7 | 124.9 | 126.7 | 127.9 |
| **81개월** | 110.8 | 111.8 | 113.4 | 114.6 | 116.2 | **119.3** | 122.5 | 124.3 | 125.5 | 127.3 | 128.4 |
| **82개월** | 111.2 | 112.3 | 113.9 | 115.0 | 116.7 | **119.8** | 123.1 | 124.8 | 126.0 | 127.8 | 129.0 |
| **83개월** | 111.7 | 112.8 | 114.4 | 115.5 | 117.2 | **120.3** | 123.6 | 125.3 | 126.6 | 128.4 | 129.6 |

남자

체중

## 질병관리본부 어린이 성장 곡선 : 0~3년 남아의 **체중** 백분위수
## (세계보건기구의 성장 곡선과 같은 것입니다)

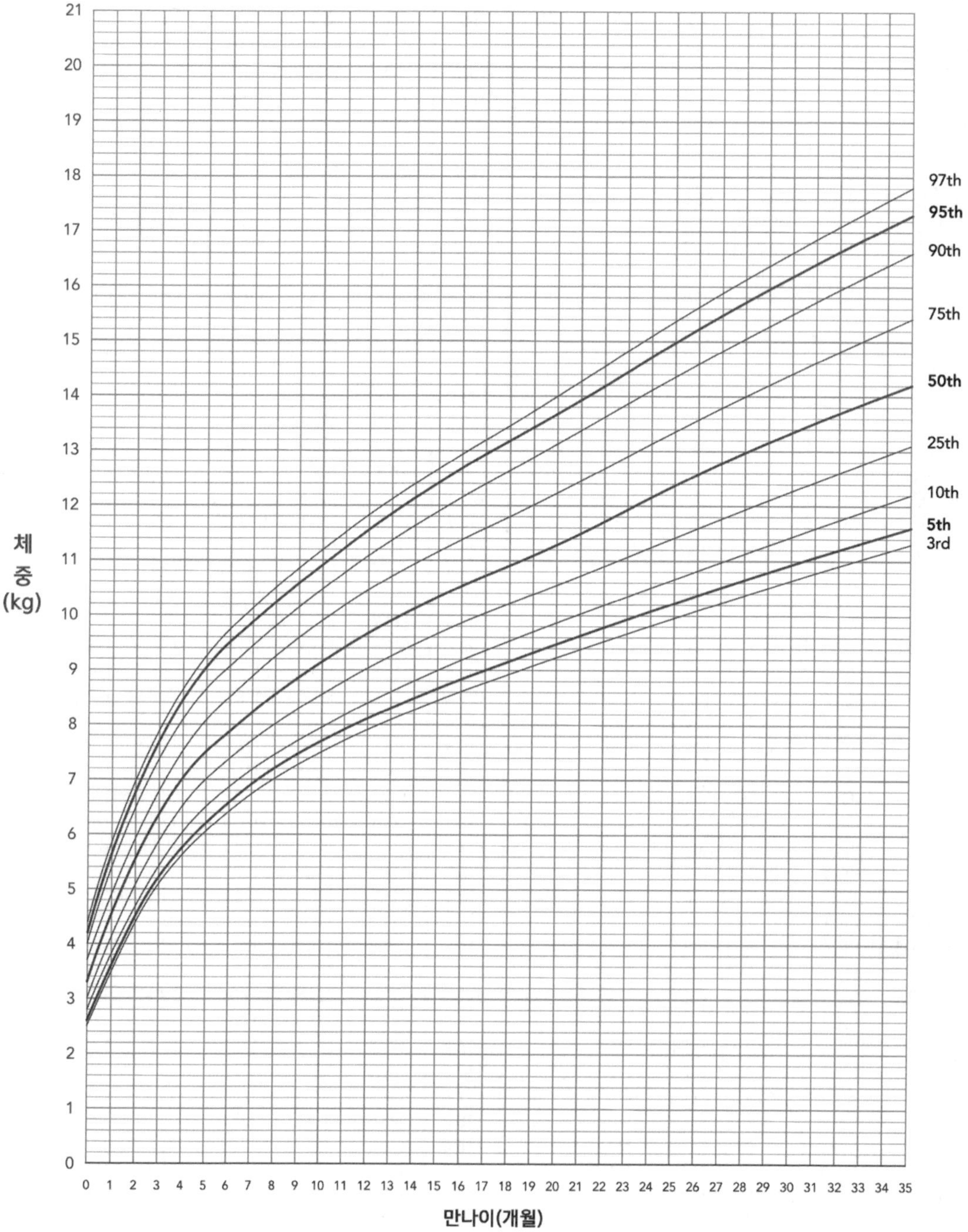

여자

체중

## 질병관리본부 어린이 성장 곡선 : 0~3년 여아의 **체중** 백분위수
## (세계보건기구의 성장 곡선과 같은 것입니다)

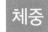

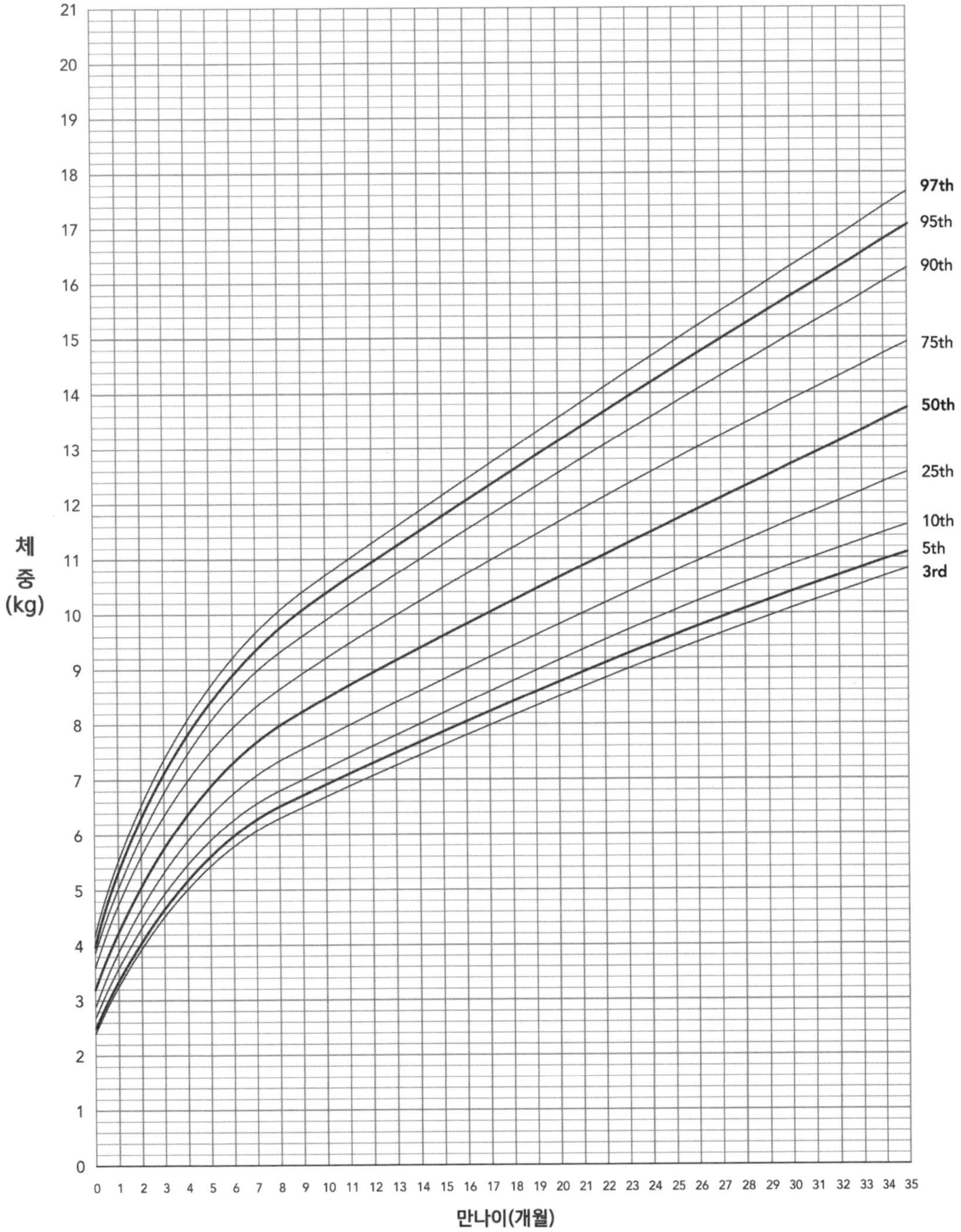

남자

키

## 질병관리본부 어린이 성장 곡선 : 0~3년 남아의 **신장** 백분위수
## (세계보건기구의 성장 곡선과 같은 것입니다)

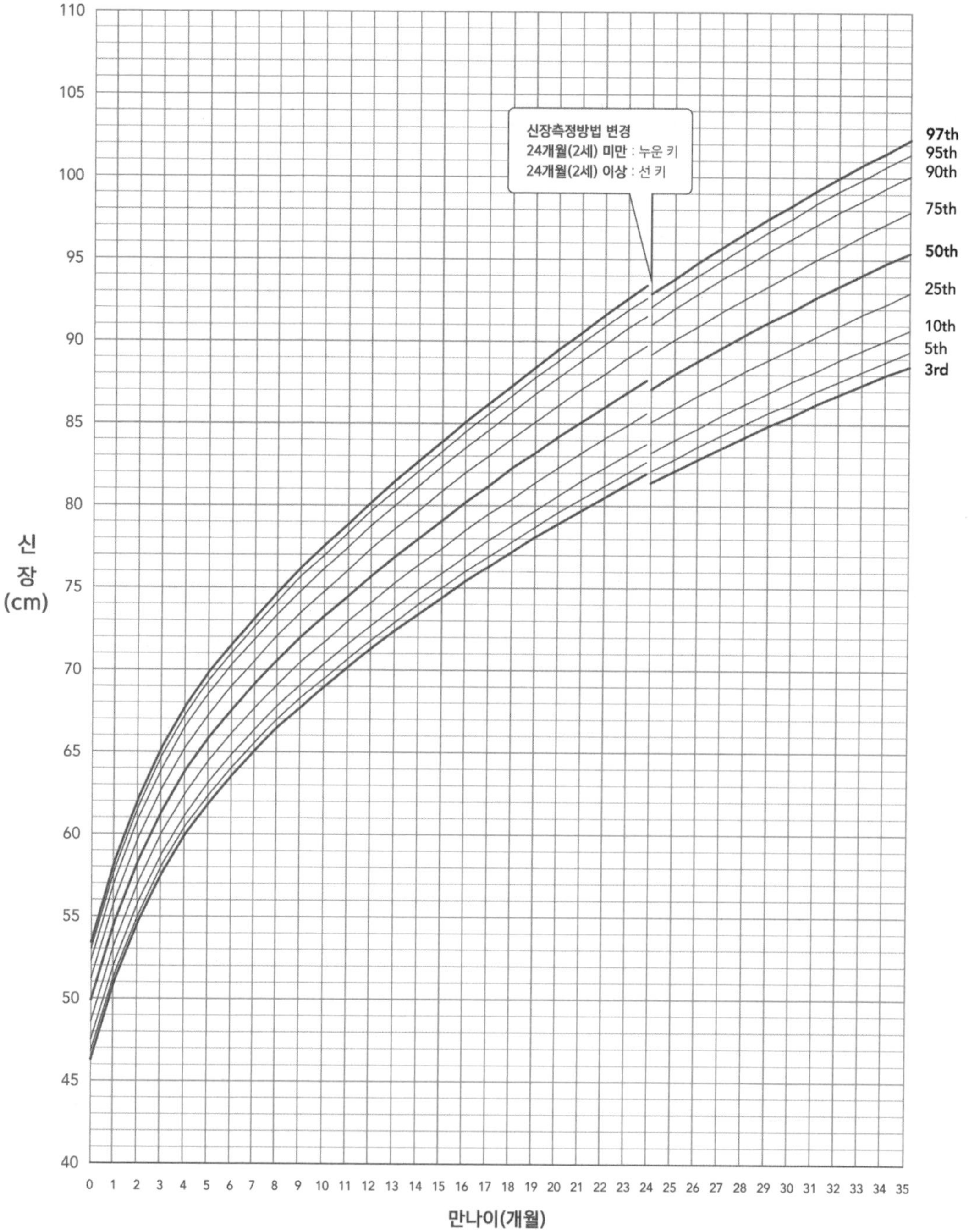

여자

# 질병관리본부 어린이 성장 곡선 : 0~3년 여아의 **신장** 백분위수
## (세계보건기구의 성장 곡선과 같은 것입니다)



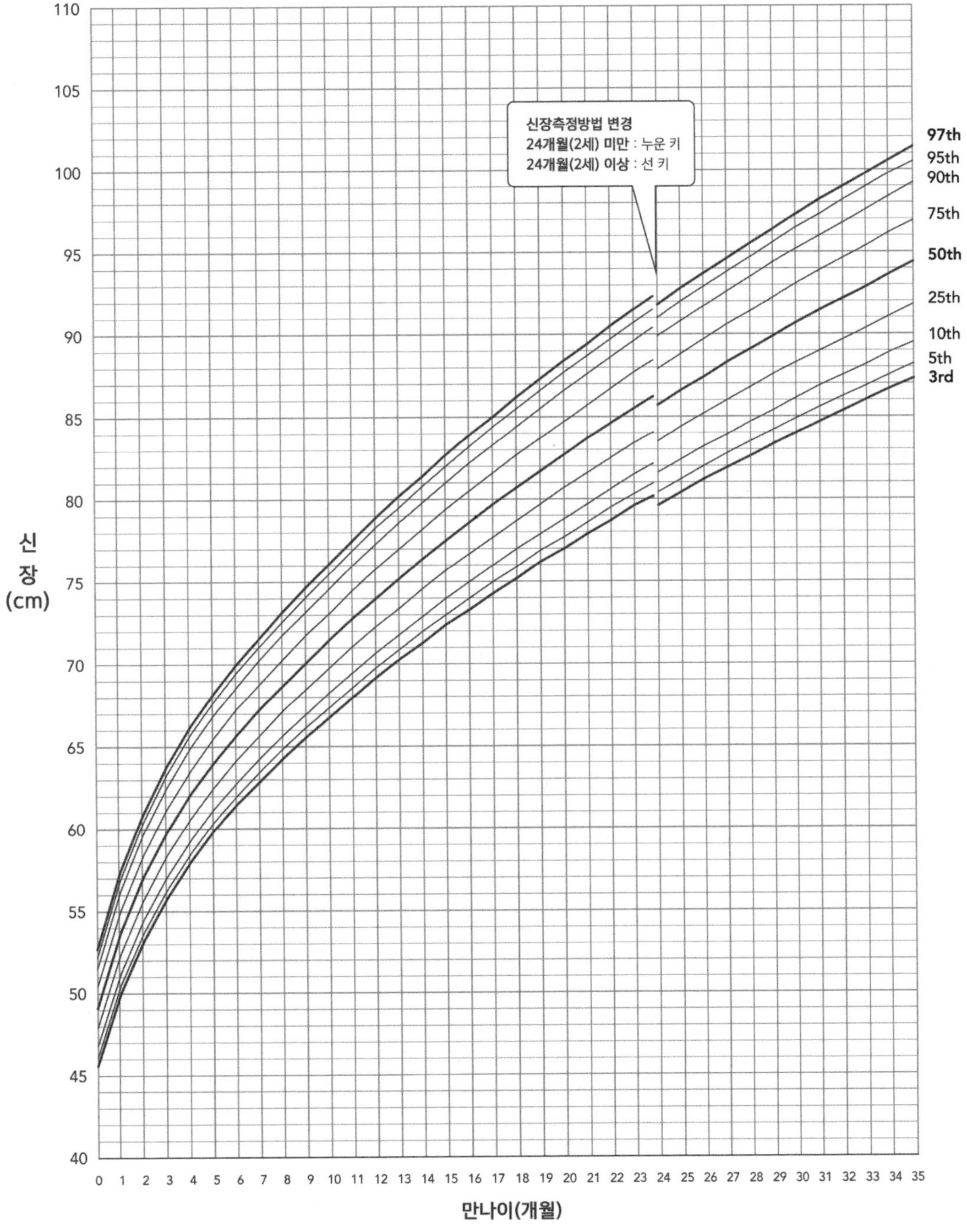

# 찾아보기

ㄱ

## ㄴ

ㅂ

## ㅅ

삐뽀삐뽀 119 소아과

초판 1쇄 — 1997년 1월 25일
초판 10쇄 — 1999년 9월 5일
개정 1판 1쇄 — 2000년 5월 30일
개정 1판 5쇄 — 2001년 6월 25일
개정 2판 1쇄 — 2001년 9월 10일
개정 2판 2쇄 — 2001년 12월 15일
개정 3판 1쇄 — 2002년 3월 10일
개정 3판 2쇄 — 2002년 5월 15일
개정 4판 1쇄 — 2002년 7월 30일
개정 5판 1쇄 — 2002년 10월 25일
개정 5판 2쇄 — 2002년 12월 30일
개정 6판 1쇄 — 2003년 3월 5일
개정 6판 11쇄 — 2004년 11월 5일
개정 7판 1쇄 — 2005년 1월 5일
개정 7판 19쇄 — 2008년 4월 25일
개정 8판 1쇄 — 2008년 7월 15일
개정 8판 8쇄 — 2010년 1월 10일
개정 9판 1쇄 — 2010년 2월 25일
개정 9판 9쇄 — 2011년 11월 10일
개정 10판 1쇄 — 2012년 2월 10일
개정 10판 14쇄 — 2014년 2월 25일
개정 11판 1쇄 — 2014년 5월 10일
개정 11판 21쇄 — 2016년 6월 5일
개정 12판 1쇄 — 2016년 7월 30일
개정 12판 24쇄 — 2023년 11월 5일
개정 13판 1쇄 — 2024년 1월 5일
개정 13판 2쇄 — 2024년 2월 15일
개정 13판 3쇄 — 2024년 5월 15일
개정 13판 4쇄 — 2024년 8월 15일
개정 13판 5쇄 — 2024년 11월 15일

지은이 — 하정훈
사진·동영상 — 하정훈
편집 — 주승일
일러스트 — 임솔비

펴낸이 / 하정훈
펴낸곳 / (주) 유니책방 · 신고번호 제25100-2016-000021호
주소 / 서울시 동작구 사당로 230-1, 3층
전화 / 02-587-8277 팩스 / 02-587-8278 E-mail / yoonibook@naver.com


ISBN 979-11-957955-0-5
이 도서의 국립중앙도서관 출판예정도서목록(CIP)은 서지정보유통지원시스템 홈페이지(http://seoji.nl.go.kr)와
국가자료공동목록시스템(http://www.nl.go.kr/kolisnet)에서 이용하실 수 있습니다.(CIP제어번호: CIP2016012817)